T. Liem

Psychosomatische Osteopathie

Torsten Liem

Psychosomatische Osteopathie

1. Auflage

Unter Mitarbeit von Prof. Dr. med. Joachim Bauer, Marianne Bentzen, Lucas Bohlen, Dr. Riccardo Cassiani Ingoni, Dr. Francesco Cerritelli, Giandomenico D'Alessandro, Dr. Jaques Vigne, Dr. Ursula Wirtz

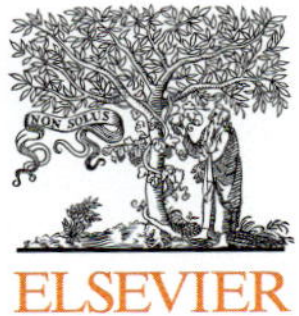

ELSEVIER

Elsevier GmbH, Bernhard-Wicki-Str. 5, 80636 München, Deutschland
Wir freuen uns über Ihr Feedback und Ihre Anregungen an kundendienst@elsevier.com

ISBN 978-3-437-55047-8
eISBN 978-3-437-06203-2

Wichtiger Hinweis
Die medizinischen Wissenschaften unterliegen einem sehr schnellen Wissenszuwachs. Der stetige Wandel von Methoden, Wirkstoffen und Erkenntnissen ist allen an diesem Werk Beteiligten bewusst. Sowohl der Verlag als auch die Autorinnen und Autoren und alle, die an der Entstehung dieses Werkes beteiligt waren, haben große Sorgfalt darauf verwandt, dass die Angaben zu Methoden, Anweisungen, Produkten, Anwendungen oder Konzepten dem aktuellen Wissensstand zum Zeitpunkt der Fertigstellung des Werkes entsprechen.
Der Verlag kann jedoch keine Gewähr für Angaben zu Dosierung und Applikationsformen übernehmen. Es sollte stets eine unabhängige und sorgfältige Überprüfung von Diagnosen und Arzneimitteldosierungen sowie möglicher Kontraindikationen erfolgen. Jede Dosierung oder Applikation liegt in der Verantwortung der Anwenderin oder des Anwenders. Die Elsevier GmbH, die Autorinnen und Autoren und alle, die an der Entstehung des Werkes mitgewirkt haben, können keinerlei Haftung in Bezug auf jegliche Verletzung und/oder Schäden an Personen oder Eigentum, im Rahmen von Produkthaftung, Fahrlässigkeit oder anderweitig übernehmen.
Obwohl alle Werbemittel mit ethischen (medizinischen) Standards übereinstimmen, stellt die Erwähnung in dieser Publikation keine Garantie oder Anerkennung der Qualität oder des Wertes dieses Produkts oder der Aussagen der Herstellerfirmen dar.

Für die Vollständigkeit und Auswahl der aufgeführten Medikamente übernimmt der Verlag keine Gewähr.
Geschützte Warennamen (Warenzeichen) werden in der Regel besonders kenntlich gemacht (®). Aus dem Fehlen eines solchen Hinweises kann jedoch nicht automatisch geschlossen werden, dass es sich um einen freien Warennamen handelt.

Bibliografische Information der Deutschen Nationalbibliothek
Die Deutsche Nationalbibliothek verzeichnet diese Publikation in der Deutschen Nationalbibliografie; detaillierte bibliografische Daten sind im Internet über https://www.dnb.de abrufbar.

24 25 26 27 4 3 2 1

In ihren Veröffentlichungen verfolgt die Elsevier GmbH das Ziel, genderneutrale Formulierungen für Personengruppen zu verwenden. Um jedoch den Textfluss nicht zu stören sowie die gestalterische Freiheit nicht einzuschränken, wurden bisweilen Kompromisse eingegangen. Selbstverständlich sind **immer alle Geschlechter** gemeint.

Planung: Marco Schweizer, München; Laura Eichhorn, München
Projektmanagement: Dagmar Wiederhold, München; Birgit Pietzsch, München; Sophie Eckart, München
Redaktion: Dr. Stefanie Gräfin v. Pfeil, Kirchheim/Teck
Bildredaktion und Rechteklärung: Katja Sieger-Schauer, München; Lisa Neulinger, München
Herstellung: Renate Hausdorf, Gräfelfing
Satz: STRAIVE, Puducherry/Indien
Druck und Bindung: Drukarnia Dimograf Sp. z o. o., Bielsko-Biała/Polen
Umschlaggestaltung: SpieszDesign, Neu-Ulm
Titelfotografie: Simone Schneider Fotografie GmbH, Stuttgart

Aktuelle Informationen finden Sie im Internet unter www.elsevier.de

Geleitwort

As a clinical professor and educator of osteopathic medicine and with many years of the full practice of osteopathic medicine and surgery, I have the pleasure of introducing this book *Psychosomatic Osteopathy* by Torsten Liem. The reader will appreciate Liem's new concepts and approaches, as well as his comprehensive applications of the science and philosophy of osteopathy to the diagnosis and treatment of patients. His text should be considered as part of modern osteopathic student and postgraduate teaching. He puts together in a clear and meaningful way many of the observations and conditions that many osteopathic physicians have seen and treated but not fully described, and expands them to include entirely new perspectives and clinical approaches, e.g. in the consideration of soma-physiology-experience-context-dysfunction patterns and new diagnostic and treatment approaches.

Some of the basic concepts that A. T. Still described and taught as to applied physiology and functional anatomy along with the mind body relationships are explained and are supplemented, for example, with holarchic bottom-up- and top-down-dynamics, person-context interactions, adaptivity, proactivity, concepts of energy, energy provision, and energy distribution. Liem's new approaches are based on insights into mechanisms of action that were not yet known in Still's time, so that it was not possible for early osteopathy to formulate appropriate treatment approaches based on them. Practical applications of the concepts in Liem's chapters will be of use to all physicians in today's health care practices.

Torsten Liem is known internationally for his contributions to the science and art of osteopathy. He is author and editor of numerous published books, articles, and works that have contributed to the world of medicine. He has headed many international osteopathic programs, he is joint principle of the *Osteopathie Schule Deutschland*, is an educator, and practicing osteopath.

I am certain that the reader will find this a very useful reference book as well as an excellent and most important work on practical diagnostic and treatment approaches to clinical practice. It has new perspectives as to clinical applications of osteopathy. The reader will improve and expand approaches to patient care. This work by Torsten Liem is a much needed major and important contribution to world medicine. It is an honor to contribute to the forward of this text.

William H. Devine, DO
Clinical Professor Osteopathic Medicine
Midwestern University, Arizona Post Graduate Program
C-Osteopathic Neuromusculoskeletal Medicine and Osteopathic Manipulative Medicine
C-Osteopathic Family Medicine and Osteopathic Manipulative Treatment

Vorwort und Danksagung

Durch klinische Herausforderungen in der Praxis wurde ich zunehmend dazu motiviert, ein tieferes Verständnis von Gesundheit und Krankheit zu erlangen. Insbesondere bei Beschwerden aufgrund langwieriger ungelöster Probleme und chronischer allostatischer Einflüsse reichten meine bisherigen osteopathischen Ansätze und Techniken meist nicht aus, um Patienten langfristig in Richtung Gesundheit zu unterstützen. Das lag einerseits daran, dass mehrere Systeme, z.B. Hormon-, Stoffwechsel-, Immun- und Verdauungssystem und Psyche, gleichzeitig im Ungleichgewicht waren. Andererseits konnte dies darauf zurückgeführt werden, dass Patienten zunehmend nicht nur funktionelle Störungen, sondern auch anatomische Veränderungen aufwiesen, z.B. Fibrosierungen, einen Abbau von Glukokortikoidrezeptoren im Hypothalamus, Insulinrezeptoren in Muskelzellen oder eine Fetteinlagerung in der Leber.

Hinzu kam die Erfahrung, dass die osteopathische Behandlung somatischer Dysfunktionen wie auch Ansätze funktioneller energetischer Behandlungen nicht zwangsläufig in der Lage waren, unflexible Muster im Erleben der Patienten – seien es kognitive, limbische oder neurovegetative Erlebnismuster – sowie metabole, endokrine und immunologische Bezüge aufzulösen. Zudem waren Patienten im osteopathischen Behandlungsprozess meist passiv. Sowohl strukturelle als auch funktionelle oder energetische Behandlungsansätze waren meist nicht geeignet, Patienten darin zu unterstützen, proaktives Verhalten im Hinblick auf ihren Lebenskontext zu erlernen und Lebensgewohnheiten zu ändern, obwohl dies ein wesentlicher Faktor für die Gesundung und v. a. für die Gesundheitserhaltung ist.

Daraufhin habe ich begonnen, weitere zugrundeliegende Wirkmechanismen zu studieren. Daraus sind in den letzten 20 Jahren multiple neue osteopathische diagnostische und therapeutische Ansätze und Techniken sowie modifizierte und erweitere Prinzipien der Behandlung entstanden. Diese neuen Ansätze und Techniken habe ich als „psychosomatische Osteopathie“ bezeichnet. Der größte Teil dieser Wirkmechanismen beruht auf Studien der letzten 30 Jahre. Somit waren diese A. T. Still und den frühen Osteopathen nicht zugänglich, sodass diese auch nicht in der Lage waren, ihre Ansätze in Bezug auf diese Wirkmechanismen zu gründen.

Hauptziel dieses Buches ist es, praxisrelevante Diagnostik- und Behandlungsansätze und neue Sichtweisen in der klinischen Anwendung der Osteopathie zu vermitteln. Einerseits werden für die Osteopathie weitergehende Ansätze und Techniken angeboten, die den klinischen Rahmen und den „Werkzeugkasten“ praktizierender Osteopathen erweitern. Andererseits ermöglichen neue Sichtweisen, Prinzipien und Modelle die Identifizierung und Verknüpfung weiterer bisher unberücksichtigter klinisch relevanter Faktoren im Hinblick auf Gesundheit und Allostase. Deshalb sprechen wir nicht von einer primären somatischen Dysfunktion, sondern von Soma-Physiologie-Erlebnis-Kontext-Dysfunktionsmustern, die bei der Diagnostik in Betracht gezogen werden. Ferner wird berücksichtigt, welche Ressourcen das bestehende Gleichgewicht aufrechterhalten und welche Veränderungen des Patienten mit welchen osteopathischen Zugängen zum jeweiligen Zeitpunkt möglich sind.

Das gesamte Buch ist darauf ausgerichtet, die diagnostischen und therapeutischen Zugänge für in der Praxis auftretende Herausforderungen und Beschwerdebilder zu verbessern und zu erweitern. Dies beinhaltet kognitive, limbische, neurovegetative, immunologische, biochemische, homöostatische und allostatische Prozesse, die Berücksichtigung sensomotorischer, vitaler, emotionaler, mentaler und spiritueller Bewusstseinskomponenten, neue und erweiterte palpatorische Annäherungen, die Einbeziehung des biographischen Lebensweges und der Entwicklungslinien für klinisch relevante osteopathische Zugänge, die Berücksichtigung multimodaler und multidimensionaler Ressourcen, die während der Behandlung aktiviert werden können, Kompetenzen für die Koregulation der Patienten, um diese in einen dynamischen Balance- und Flow-Zustand begleiten zu können sowie die Förderung eines zielgerichteten proaktiven Verhaltens. Spezifische Anwendungen werden z.B. bei Schmerzsyndromen, einem posttraumatischen Belastungssyndrom, chronischem Stress, emotionaler Dysregulation, einem Schädel-Hirn-Trauma, Brain Fog und bei Kindern vorgestellt.

Ich danke insbesondere den Mitautoren des Buches, Prof. Dr. Joachim Bauer, Marianne Bentzen, Lucas Bohlen, Dr. Riccardo Cassiani-Ingoni, Dr. Francesco Cerritelli, Giandomenico D'Alessandro, Dr. Ursula Wirtz und Dr. Jaques Vigne für Ihre wertvollen Beiträge zum Buch sowie Dr. Stefanie Gräfin v. Pfeil für die unendlichen Stunden der redaktionellen Bearbeitung. Des Weiteren danke ich Birgit Schiller und Ulrike Mersinli für ihr Feedback zu einigen Kapiteln, zahlreichen Studenten der Osteopathie Schule Deutschland für die Forschungsarbeit im Feld der psychosomatischen Osteopathie und vielen weiteren Kollegen, Kursteilnehmern und Patienten, die mir durch ihre Fragen und Erfahrungen Inspiration und Ansporn waren, dieses Buch zu schreiben.

Ich wünsche Ihnen von Herzen viel Erfüllung und Erfolg beim Praktizieren.

Hamburg, im Juli 2023
Torsten Liem

Adressen

Prof. Dr. med. Joachim Bauer
Gastprofessor der International Psychoanalytic University Berlin
www.psychotherapie-prof-bauer.de/
E-Mail: prof.joachim.bauer@posteo.de

Marianne Bentzen
Foraarsvej 1
2920 Charlottenlund
Dänemark
www.mariannebentzen.com

Lucas Bohlen
Osteopathie Schule Deutschland GmbH
Mexikoring 19
22297 Hamburg

Dr. Riccardo Cassiani Ingoni
Via S. Paolo 14
56125 Pisa
Italien

Dr. Francesco Cerritelli
Via Majano, 9
66100 Chieti
Italien

Giandomenico D'Alessandro
Via Fleming 4
70014 Conversano
Italien

Torsten Liem
Osteopathie Schule Deutschland GmbH
Mexikoring 19
22297 Hamburg

Dr. Jaques Vigne
22 rue Boissière 22
75116 Paris
Frankreich

Dr. Ursula Wirtz
Belsitostr. 9
8044 Zürich
www.wirtz.ch

Abkürzungen

A(a).	Arteria(e)
ANS	autonomes Nervensystem
BEFNVT	Balanced Entodermal-Fascial-Neural-Vascular Tension
BLT	Balanced Ligamentous Tension
BMT	Balanced Membranous Tension
BT	Balanced Tension
CCT	kraniale Computertomografie
CPG	Central Pattern Generator
CRH	Corticotropin-Releasing-Hormon
CT	Computertomografie, -gramm
DBT	Dynamic Balanced Tension
EEG	Elektroenzephalografie
EKG	Elektrokardiogramm
EMDR	Eye Movement Desensitization and Reprocessing
GOT	General Osteopathic Treatment
HPA-Achse	Hypothalamus-Hypophysen-Nebennierenrinden-Achse
HRV	Herzfrequenzvariabilität
HVT	High-Velocity-Techniken
IFN	Interferon
IL	Interleukin
IPA	integrative posturale Analyse
MBI	multimodale bifokale Integration
MET	Muskel-Energie-Technik
MFR	myofaszialer Release
NLP	Neurolinguistisches Programmieren
OBS	osteopathische bilaterale Stimulation
OMT	osteopathische manuelle Therapie
PAG	mesenzephales periaquäduktales Grau
PBET	Point of Balanced Entodermal Tension
PBFT	Point of Balanced Fascial Tension
PBT	Point of Balanced Tension
PTBS	posttraumatische Belastungsstörung
RAS	retikuläres Alarmsystem
SBS	Synchondrosis sphenobasilaris
SIAS	Spina iliaca anterior superior
SIBO	Small Intestinal Bacterial Overgrowth (bakterielle Überbesiedelung des Dünndarms)
SPEKM	Soma-Physiologie-Erlebnis-Kontext-Muster
SPEKD	Soma-Physiologie-Erlebnis-Kontext-Dysfunktionsmuster
STT	Soft-Tissue-Technik
SUD	Subjective Units of Disturbance
TBO	Total Body Adjustment
TNF-α	Tumornekrosefaktor-α
VAKOG(I)	visuell, auditiv, kinästhetisch, olfaktorisch, gustativ, (interozeptiv)
VNS	Stimulation des N. vagus (Vagusnervstimulation)

Fehler gefunden?

An unsere Inhalte haben wir sehr hohe Ansprüche. Trotz aller Sorgfalt kann es jedoch passieren, dass sich ein Fehler einschleicht oder fachlich-inhaltliche Aktualisierungen notwendig geworden sind.
Sobald ein relevanter Fehler entdeckt wird, stellen wir eine Korrektur zur Verfügung. Mit diesem QR-Code gelingt der schnelle Zugriff.

https://else4.de/978-3-437-55047-8

Wir sind dankbar für jeden Hinweis, der uns hilft, dieses Werk zu verbessern. Bitte richten Sie Ihre Anregungen, Lob und Kritik an folgende E-Mail-Adresse: kundendienst@elsevier.com

Abbildungsnachweis

Der Verweis auf die jeweilige Abbildungsquelle befindet sich bei allen Abbildungen im Werk am Ende des Legendentextes in eckigen Klammern.

E1020-002 McGlone, F./et al.: Discriminative and Affective Touch: Sensing and Feeling. In: NEURON. Vol. 82, Issue 4, Pages 737-755. Elsevier, 2014

E1075 Liem, T.: Morphodynamik in der Osteopathie. Georg Thieme Verlag KG, 2013

E1075 Liem, T.: Morphodynamik in der Osteopathie. Georg Thieme Verlag KG, 2013

E1115 Liem, T.: Praxis der Kraniosakralen Osteopathie. Georg Thieme Verlag KG, 2019

F423-008 Nummenmaa, L./et al.: Bodily maps of emotions. In: Proceedings of the National Academy of Sciences, Jan 2014, 111 (2), Pages 646-651; DOI: 10.1073/pnas.1321664111

F735-004 Liem, T.: Osteopathy and (hatha) yoga. In: Journal of Bodywork and Movement Therapies, Vol. 15, Issue 1, Pages 92-102. Elsevier, Jan. 2011

F791-002 Lee, Y.S./et al.: Understanding Mind-Body Interaction from the Perspective of East Asian Medicine. In: Evidence-Based Complementary and Alternative Medicine, Vol. 2017, Article ID 76 18419, 6 pages, 2017. https://doi.org/10.1155/2017/7618419

F813-005 Tetangco, E.P./et al.: Mo1610 – Characterizing Symptoms of Brain Fogginess and Its Association with D-Lactic Acidosis and Sibo. In: Gastroenterology, Vol. 156, Issue 6. Elsevier, May 2019

F971-003 Lupien, A.J./et al.: Effects of stress throughout the lifespan on the brain, behaviour and cognition. In: Nature Reviews Neuroscience, Vol. 10, Issue 6, Pages 434-45. Springer Nature, June 2009

F973-004 Michopoulos, V./et al.: Diagnostic Biomarkers for Posttraumatic Stress Disorder: Promising Horizons from Translational Neuroscience Research. In: Biological Psychiatry, Vol. 78, Issue 5, Pages 344-353. Elsevier, September 2015

F1080-004 Liem, T./et al.: Psychosomatische Osteopathie bei Trauma am Beispiel der bifokalen Integration. In: Osteopathische Medizin, Vol. 4, Issue 1, Pages 6-13. Elsevier, 2020

F1080-005 Liem, T.: Update zur Liquorforschung und Drainage des Gehirns. In: Osteopathische Medizin, Vol. 18, Issue 2, Pages 22-27. Elsevier, 2017

F1080-006 Liem, T.: Intuitive Beurteilung im Kontext des Clinical Reasoning in der Osteopathie. In: Osteopathische Medizin, Vol. 19, Issue 1, Pages 4-10 Elsevier, 2018

F1081-001 Berger, J. Meyer/et.al.: Mediation of the Acute Stress Response by the Skeleton. In: Cell Metabolism, Vol. 39, Issue 5. Elsevier, 2019

F1086-001 McGlone, F./et al.: The role of gentle touch in perinatal osteopathic manual therapy. In: Neuroscience & Biobehavioral Reviews, Vol. 72, Issue n/a, Pages 1-9. Elsevier, 2017

F1087 Kikusui, T.; Nagasawa, M.: Neuroendocrine Mechanisms of Social Bonds and Separation Stress in Rodents, Dogs, and Other Species. In: Springer eBook. Springer Nature, 2021

F1088 Fuchs, T.; Koch, S.C.: Embodied affectivity: on moving and being moved. In: Front. Psychol., 2014, 5:508

F1088-002	Payne, P.; Levine, P.A.; Crane-Godreau M.A.: Somatic experiencing: using interoception and proprioception as core elements of trauma therapy. In: Front. Psychol., 2015, 6:93
F1089	Preston G./et al.: The role of sub-optimal mitochondrial function in vulnerability to post-traumatic stress disorder. In: JOURNAL OF INHERITED METABOLIC DISEASE, Vol. 41, Issue 4, Page 12. John Wiley and Sons, 2018
F1090	Sivandzade, F.; Alqahtani, F.; Cucullo, L.: Traumatic Brain Injury and Blood-Brain Barrier (BBB): Underlying Pathophysiological Mechanisms and the Influence of Cigarette Smoking as a Premorbid Condition. In: International Journal of Molecular Sciences, 2020, 21(8):2721
F1097	Bentzen, M.: Dances of connection: Neuroaffective development in clinical work with attachment. In: Body Movement & Dance Psychotherapy, Vol. 10, Issue 4, Pages 211-226. Taylor & Francis, Oct. 2015
F1098	Vittner, D./et al.: Increase in Oxytocin from Skin-to-Skin Contact Enhances Development of Parent-Infant Relationship. In: Biological Research for Nursing, Vol. 20, Issue 1, Page 9. SAGE Publications, January 2018
F1110	Schäfer, I.; Wingenfeld, K.; Spitzer, C.: „ACE-D“, 2009; Deutsche Version des „Adverse Childhood Experiences Questionnaire (ACE)“. Hamburg Universität, Hamburg
F1111	Hanser, H.: Lexikon der Neurowissenschaft. Springer, 2001
G489-003	Maercker, A. (Hrsg.): Posttraumatische Belastungsstörungen. Springer, 3. Aufl. 2009
H120-002	Peters A./et al.: Uncertainty and stress: Why it causes diseases and how it is mastered by the brain. In: Progress in Neurobiology, Vol. 156, Pages 164-188. Elsevier, 2017
H152-002	Liem, T.: Pitfalls and challenges involved in the process of perception and interpretation of palpatory findings. In: International Journal of Osteopathic Medicine, Volume 17, Issue 4, Pages 243-249. Elsevier, 2014
H283	Bohlen, L.; Shaw, R.; Cerritelli, F.; Esteves, J.E.: Osteopathy and Mental Health: An Embodied, Predictive, and Interoceptive Framework. In: Front. Psychol., 2021, 12:767005. doi: 10.3389/fpsyg.2021.767005
K433	Simone Schneider Fotografie GmbH, Stuttgart
L143	Heike Hübner, Berlin
L190	Gerda Raichle, Ulm
L231	Stefan Dangl, München
M1140	Lucas Bohlen, Hamburg
P1143	Torsten Liem, Hamburg
P1273	Dr. Riccardo Cassiani, Pisa
R100	Urban & Fischer Verlag, München
[S700]	Sobotta-Archiv aus Paulsen/Waschke. Sobotta Atlas der Anatomie. 25. A. 2022 © Elsevier GmbH

Inhaltsverzeichnis

KAPITEL

0 Psychosomatische Osteopathie (PSO)

Torsten Liem

Zusammenfassung

Dieses Kapitel gibt eine Übersicht über das spezifische Denken und Handeln in der psychosomatischen Osteopathie. Es werden Grundannahmen, erweiterte Prinzipien, Dysfunktionsmodelle, Diagnostik- und Behandlungsansätze erklärt sowie Unterschiede zu herkömmlichen Osteopathieansätzen erläutert. Ätiologische Faktoren, Risikofaktoren und Wirkmechanismen von Beschwerden, Heilreaktionen und Soma-Physiologie-Erlebnis-Kontext-Dysfunktionsmustern (SPEKD) werden dargestellt, um ein Verständnis der spezifischen Behandlungsansätze im Rahmen der PSO zu entwickeln. So sind die Berücksichtigung verschiedener voneinander abhängiger und dynamisch miteinander verwobener Einflüsse, holarchischer Regulationsebenen und Gleichgewichtssysteme bei der Diagnostik und Therapie klinisch ebenso relevant wie die Identifikation und Unterscheidung von genetischen, epigenetischen und metabolen Einflüssen. Behandlungsindikationen und der Behandlungsaufbau im Rahmen der PSO werden vermittelt. Das „Warum" und „Wie" der besonderen Bedeutung von Ressourcen, Koregulation und Feedbackschleifen im Behandlungssetting der PSO werden anschaulich herausgearbeitet.

0.1 Vom Beginn der Osteopathie zur psychosomatischen Osteopathie

Die Osteopathie entstand Ende des 19. Jahrhunderts für die Behandlung akuter Infektionskrankheiten (Liem 2017; Liem et al. 2012) im soziokulturellen Kontext der industriellen Revolution und der Anatomisierung der Medizin (Liem 2016). Dabei besteht bei der Interpretation von menschlichen und zwischenmenschlichen Phänomenen als primär anatomisch und physiologische Prozesse oder bei der Reduktion innerer Erfahrungen auf die energetische oder körperliche Ebene, wie zu Beginn der Osteopathie praktiziert, eine gewisse Gefahr, die Multidimensionalität des Patienten unangemessen zu reduzieren (Liem et al. 2017). Strukturelle und physiologische Dynamiken können zwar als Voraussetzung, aber nicht als hinreichende Ursache für menschliche Phänomene betrachtet werden und sollten auch nicht dazu führen, ausschließlich das Korrelat zu behandeln, das im Gewebe repräsentiert ist (Liem et al. 2017). Diese Reduktionismen finden sich aufgrund der medizinischen Paradigmen und historisch-hermeneutischen Kontexte des 19. Jahrhunderts in den iatromechanischen und iatrovitalistischen Konzepten der frühen Osteopathie wieder und charakterisieren i. d. R. auch aktuelle osteopathische Methoden (Liem 2006; Liem 2008). Zudem begegnen uns in der Klinik heute v. a. Patienten mit chronischen Krankheiten und Schmerzbeschwerden anstatt mit akuten Infektionskrankheiten wie zu Beginn der Osteopathie.

Um den gegenwärtigen, die Gesundheit betreffenden Herausforderungen osteopathisch zu begegnen, sind weitere **Kompetenzen** nötig, z. B. die Fähigkeit, innerliche Bewusstseinskomponenten erfahren und berücksichtigen zu können, Kenntnis und praktische Integration von miteinander vernetzten Wirkmechanismen wie Top-down- und Bottom-up-Wechselwirkungen, ontogenetischen Morphodynamiken und Risikofaktoren in Gesundheit wie in allostatischer Last (➤ Abb. 0.1, ➤ Abb. 0.3, ➤ Abb. 0.5) sowie zusätzliche palpatorische Techniken. Ein Großteil

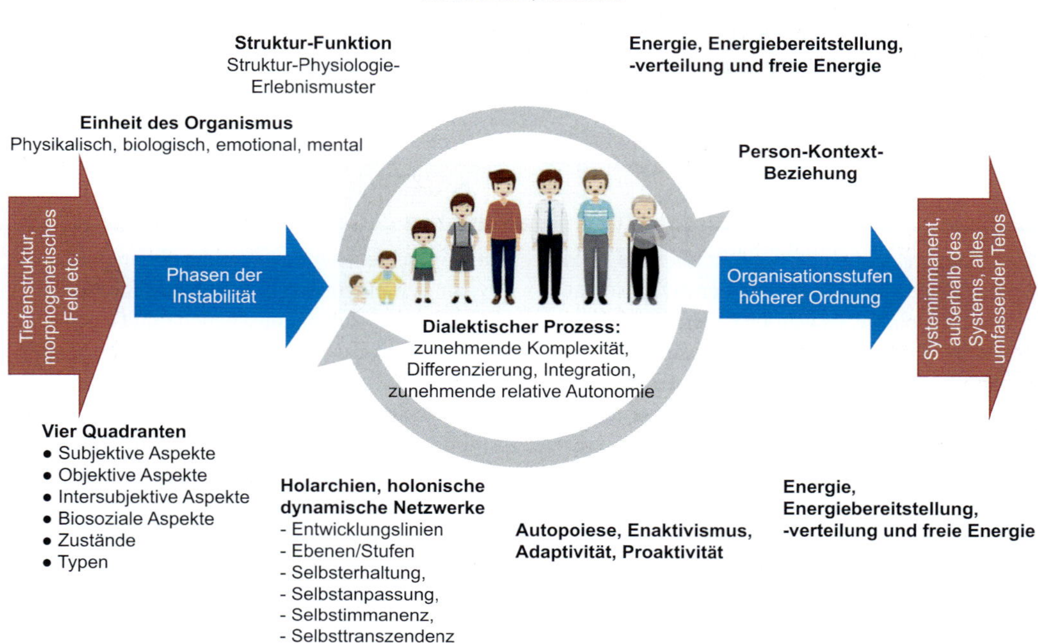

Abb. 0.1 Prinzipien der Osteopathie: aus der frühen Zeit der Osteopathie stammende, z. T. modifizierte bzw. neu interpretierte und neu formulierte Prinzipien [L143]

dieser Kenntnisse und Wirkmechanismen war zu Beginn der Osteopathie nicht bekannt und erst später der Forschung zugänglich. Aus diesem Grund konnten diese in den frühen Ansätzen nicht berücksichtigt werden. Das bedeutet, dass es damals nicht möglich war, diese im Rahmen der osteopathischen Behandlung zu identifizieren, sie in Beziehung zu anderen physiologischen und pathophysiologischen Kontexten zu setzen, zu befunden, zu differenzieren, zu relativieren oder zu integrieren.

Die Auseinandersetzung mit den osteopathischen Prinzipien (➤ Abb. 0.1) und Modellen (➤ Abb. 0.3) sowie weiteren Erkenntnissen, Wirkmechanismen, ätiologischen Prozessen, Risiko- und epidemiologischen Faktoren, klinischer Forschung und klinischer sowie eigener Erfahrung führte zu einer weiteren Ausdifferenzierung und Entwicklung **neuer Prinzipien, Modelle, Behandlungsansätze und spezifischer Techniken**, die als **psychosomatische Osteopathie (PSO)** in diesem Buch vorgestellt werden. Die in diesem Buch dargelegten osteopathischen Zugänge berücksichtigen z. B. muskuloskelettale, posturale, biochemische, metabole, immunologische, endokrine, neurovegetative, neuronale, emotionale, kognitive, sensomotorische, verhaltens- und entwicklungsbezogene Bezüge. Ebenso werden bei der Diagnostik und Behandlung Teile-Ganze-Aspekte wie biosoziale und intersubjektive Person-Kontext-Aspekte sowie evolutionäre, epigenetische und anthropogene Einflüsse miteinbezogen.

Die Auswahl der Behandlungsansätze und Techniken berücksichtigt zu jedem Zeitpunkt der Behandlung die proximale Lernzone des Patienten, d. h. das Verarbeitungs-, Veränderungspotenzial und die zugängliche Regulationsfähigkeit. Die osteopathischen Behandlungsmodelle und -ansätze finden multioperational und entwicklungsdynamisch, Top-down und Bottom-up statt. Sie werden auf verschiedenste, sich wechselseitig beeinflussende lokale, regionale und globale Kontexte und Dynamiken angewendet. Es können kurzfristige, z. B. metabole, wie auch mittelfristige, z. B. epigenetische, Adaptationen nötig sein. Sie inkludieren sowohl multiple Entwicklungsverläufe und -abhängigkeiten als auch die Variabilität aller Arten von menschlichen Fähigkeiten und Musterbildungen. Therapeutische Schnittstellen sind jegliche Arten von osteopathischen Behandlungsansätzen und -techniken, die neue Reize darstellen und auf diese Weise emergente Reaktionen und in der Folge neue Musterbildungen anstoßen und hervorrufen. Wesentlich sind die feine und dosierte Abstimmung therapeutischer Reize im klinischen Setting – unter Berücksichtigung der dysfunktionalen bzw. pathophysiologischen Faktoren, der proximalen Lernzone des Patienten und aller zur Verfügung stehenden Ressourcen – sowie die reflektierte Proaktivität des Patienten im Behandlungskontext. Ziele sind nicht nur das Verschwinden und die Verbesserung von Beschwerdebildern, sondern ebenso eine verbesserte proaktive und flexiblere Haltung in Bezug zu Lebenskontexten, die mit den Beschwerdebildern in Beziehung stehen.

0.2 Prinzipien der Osteopathie

In Anlehnung an Liem (2006) wurden die Prinzipien der Osteopathie z. T. neu interpretiert bzw. modifiziert sowie im Rahmen der PSO weitere Prinzipien formuliert (➤ Abb. 0.1, ➤ Tab. 0.1) (Liem et al. 2021). Die menschliche Entwicklung von der Befruchtung bis zum Tod geht mit Phasen von Instabilitäten einher, die in Organisationsstufen höherer Ordnung münden. Insbesondere diese Instabilitätsphasen zeigen möglicherweise Krankheitssymptome. Wesentlich ist deshalb, dass diese Symptome aus der Gesamtentwicklung des Menschen zu verstehen und nicht losgelöst von diesen zu behandeln sind.

Die Osteopathie kann in der gesamten Lebensspanne eines Menschen angewendet werden, ebenso bei speziellen Bereichen wie im Sport. Je nach Lebensabschnitt, z. B. Kleinkinder, Kinder, alternde Menschen, und je nach Bereichen, z. B. Sport, sind weitere spezielle Kenntnisse und Kompetenzen für den klinischen Zugang nötig.

0.2.1 Einheit des Organismus

Zu Beginn der Osteopathie wurde die Einheit des Organismus aus relativ gleichwertig und horizontal zueinander in Wechselwirkung stehenden anatomischen Aspekten wie Gelenken, Muskeln, Arterien, Venen, Lymphe, Nervensystem usw. gesehen. Dabei zeigte die Theorie der mechanischen Ursache von Krankheiten (➤ Abb. 0.2) eine spezifische osteopathische Pathophysiologie: Bewegungseinschränkungen der Knochen und Muskeln können zu lokalen Blut- und Lymphstagnationen führen, die wiederum Nervenreizungen bedingen und in entfernten Organen und

Tab. 0.1 Relativierung osteopathischer Prinzipien und Entstehung weiterer Prinzipien

Prinzipien der Osteopathie	Erweiterte Sichtweise	Daraus entstandene weitere Prinzipien
Einheit des Organismus	Hierarchische Strukturierung und Dynamik	• Holarchien und holonische dynamische Netzwerke • Autopoiese
Struktur- bzw. Form-Funktion-Wechselbeziehung	Integration der Erlebnismuster in die Funktion	• Holarchien und holonische dynamische Netzwerke • Autopoiese, Enaktivismus, Adaptivität und Proaktivität • Vier-Quadranten-Modell
Selbstheilung	Homöostatische, allostatische und autopoietische Prozesse	• Holarchien und holonische dynamische Netzwerke • Autopoiese, Enaktivismus, Adaptivität und Proaktivität
Person-Kontext-Beziehung	Evolutionäres und ontogenetisches Verständnis von Adaptationen und Regulationen	• Vier-Quadranten-Modell inklusive Zuständen und Typen • Holarchien und holonische dynamische Netzwerke • Autopoiese, Enaktivismus, Adaptivität und Proaktivität
„Rule of the Artery"	Abhängigkeit aller Lebensprozesse von Energie und damit von Energiebereitstellung und -verteilung	Energie, Energiebereitstellung, Energieverteilung und freie Energie

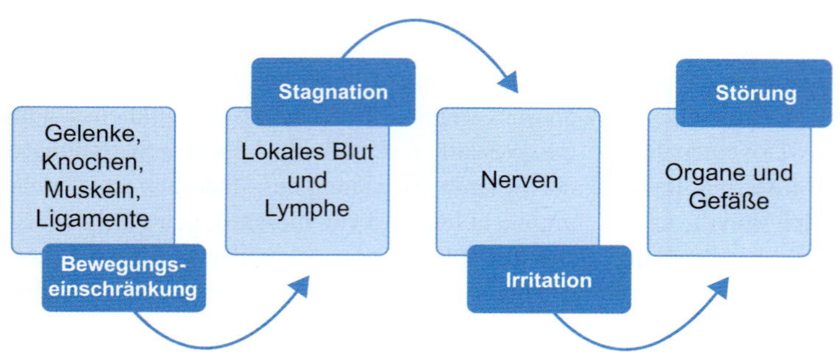

Abb. 0.2 Osteopathische Läsion: Theorie der mechanischen Ursache von Krankheiten zu Beginn der osteopathischen Medizin [L143]

Gefäßen Störungen bewirken können, die schließlich in Krankheiten bzw. Krankheitssymptome münden. Diese Sichtweise kann u. a. auf Einflüsse des 19. Jahrhunderts zurückgeführt werden wie die industrielle Revolution, den Stand der damaligen Anatomie, die systematische Bezüge zwischen klinischer Symptomatik und anatomischer Pathologie formulierte, und die damaligen Erkenntnisse der Neuroanatomie, in der Modelle der spinalen Reflexe und das klinische Konzept der „spinalen Irritation“ entwickelt wurden. Diese Sichtweisen sind zu relativieren. Vielmehr stellt sich die Einheit des Organismus als **hierarchische Strukturierung** und **Dynamik** dar und führt zu erweiterten Prinzipien im Rahmen der PSO: zu **Holarchien** und **holonischen dynamischen Netzwerken** (➤ Kap. 0.4.2) und **Autopoiese** (➤ Kap. 0.4.3).

0.2.2 Struktur/Form und Funktion

Die Wechselbeziehung zwischen Struktur/Form und Funktion hat zu Beginn der Osteopathie relativ wenig das innere Erleben des Patienten differenziert. Die PSO hingegen differenziert und integriert das **innere Erleben** des Patienten ebenso wie auch **soziale und intersubjektive Faktoren,** sodass in Gesundheit wie in Krankheit raum- und zeitlich begrenzte, hierarchisch sich wechselseitig beeinflussende **Struktur-Physiologie-Bewusstseinsmuster** in Erscheinung treten, bei deren Wechselwirkungen auch interobjektive und intersubjektive Wirkungsmechanismen wesentlich sind. Dies führte zu den Prinzipien der **Holarchien** und **holonischen dynamischen Netzwerken** (➤ Kap. 0.4.2), **Autopoiese, Enaktivismus, Adaptivität** und **Proaktivität** (➤ Kap. 0.4.3) und dem **Vier-Quadranten-Modell** (➤ Kap. 0.4.1).

0.2.3 Homöostase und Allostase

Das iatrovitalistische Prinzip der **Selbstheilung** in der Frühzeit der Osteopathie findet eine klinisch relevante Überarbeitung. Dadurch werden die Prinzipien der **Holarchien** und **holonischen dynamischen Netzwerke** (➤ Kap. 0.4.2) sowie der **Autopoiese, Adaptivität** und **Proaktivität** (➤ Kap. 0.4.3) angewendet.

0.2.4 „The Rule of the Artery“

A. T. Still propagierte stetig das Gesetz der Zirkulation, das er auch als „The Rule of the Artery“ bezeichnete (Still 1897). Dies sollte durch manuelle Ansätze, z. B. langsame, rhythmische Traktion und Entspannung der Wirbelsäule (Patton Hitner 1929), unterstützt werden. Diese Sichtweise führte zur Formulierung des Prinzips der Energie, Energiebereitstellung, -verteilung und freien Energie (➤ Kap. 0.4.4).

0.2.5 Person-Kontext-Beziehung

Ein weiteres Prinzip, das weniger auf A. T. Still zurückgeführt werden kann, sondern von Littlejohn entwickelt wurde, und selten direkt als Prinzip bezeichnet wurde, ist die Person-Kontext-Beziehung. Littlejohn begrenzte die Anpassung nicht auf körperliche Strukturen, sondern weitete die Sichtweise auf den Körper in seiner Beziehung zu sich selbst, seinen Teilen und seiner Umwelt aus und bezog auch soziale Umgebungen mit ein. Dafür verwendete er den Begriff **„umweltbedingte Läsionen“** (Liem 2015; Littlejohn 2008). Dies ist ein essenzielles Prinzip der PSO, das weiter ausgearbeitet wurde. Es erweiterte einerseits ein evolutionäres und ontogenetisches Verständnis von Adaptationen und Regulationen bei Gesundheit und Krankheit und ermöglichte andererseits neue und differenziertere therapeutische Zugänge. Dieses wurde beim Prinzip der **Holarchien** und **holonischen dynamischen Netzwerke** weiter ausdifferenziert und anwendungsorientierte Vorgehen wurden entwickelt (➤ Kap. 0.4.2).

0.3 Weitere Prinzipien

Die in diesem Buch dargestellten diagnostischen und therapeutischen Vorgehensweisen beruhen – zusätzlich zu den bisherigen, z. T. modifizierten osteopathischen Prinzipien (➤ Kap. 0.2) – auf vier weiteren Grundsätzen bzw. Prinzipien, die dem Denken und Handeln in der PSO zugrunde liegen. Sie finden ihren spezifischen Ausdruck in den Soma-Physiologie-Erlebnis-Kontext-Mustern (SPEKM) sowie in den ätiologischen Faktoren der Soma-Physiologie-Erlebnis-Kontext-Dysfunktionsmuster (SPEKD).

0.3.1 Prinzip der vier Quadranten

Eine wesentliche Grundlage der PSO ist die Einbeziehung folgender **Aspekte menschlicher Erfahrung,** um der Komplexität von Gesundheit, Krankheit und Behandlungsprozessen gerecht zu werden (Liem 2006; Wilber 2005):

- **Subjektive Aspekte:** wie Kognition, Überzeugungen, emotionale Regulation, Arousalzustände, Körperempfindungen
- **Objektive Aspekte:** wie Gewebedynamiken, Körperhaltung, Physiologien, Verhalten, Blutbild
- **Intersubjektive Aspekte:** wie Kultur, Familie, Werte
- **Biosoziale Aspekte:** wie Einkommen, Wohnverhältnisse, sozialer Stand.

Diese Aspekte werden in einem vier Perspektiven beinhaltenden Rahmen, dem **Vier-Quadranten-Modell** (➤ Kap. 5.2.1), zusammengefasst (Liem et al. 2022; Shea et al. 2019; Liem 2006; Wilber 2005). So werden Perspektiven auf die Welt, die aus inneren und äußeren Aspekten bestehen, sowie Wahrnehmungen von der Welt auf der individuellen als auch kollektiven Ebene integriert. Jeder der Quadranten zeigt dabei phylo- und ontogenetische Entwicklungsdynamiken. Das Zusammenspiel zwischen individuellen (subjektiven und objektiven) und kollektiven (biosozialen und intersubjektiven) Faktoren ist nicht statisch, sondern prozesshaft und reziprok (Liem 2006).

Zudem umfasst das Vier-Quadranten-Modell Zustände und Typen:

- **Zustände** bezeichnen unterschiedlich Erlebnis- und Bewusstseinszustände.
- **Typen** kennzeichnen verschiedene Existenzweisen, z. B. weiblich, männlich oder intersexuell sowie serotonerger oder dopaminerger

Mittels dieses Prinzips können multiple wechselseitige Ressourcen wie die Allostase, Einflussfaktoren und Wirkmechanismen sowie Person-Kontext-Dynamiken bei den Behandlungszugängen berücksichtigt werden.

0.3.2 Prinzip der Holarchien und holonischen dynamischen Netzwerke

Das Prinzip der Holarchien und holonischen dynamischen Netzwerke ist von der Sichtweise geprägt, dass es keine abgetrennten Ganzheiten gibt, sondern jedes Ganze **(Holon)** einerseits aus kleineren Teilen (= Subholons) besteht und andererseits Teil eines größeren Ganzen ist. Der Begriff „Holon" wurde von Arthur Koestler (1967) geprägt. Dabei wird die hierarchische Anordnung von Holons als **Holarchie** bezeichnet. Diese holarchische Organisation kann auf evolutionäre und ontogenetische Dynamiken zurückgeführt werden.

Die PSO basiert auf der Annahme, dass das Leben im Allgemeinen und homöostatische wie allostatische Prozesse im Besonderen durch mehrere interagierende Holons geformt werden. Im menschlichen Körper z. B. kann eine Zelle einerseits als autonome Einheit und andererseits als Teil eines Gewebes betrachtet werden. Diese ganzheitliche Organisation zeichnet sich durch Selbstorganisation und Autonomie auf allen Ebenen aus. Wir betrachten dementsprechend den Patienten oder ein bestimmtes Dysfunktionsmuster, z. B. einen angespannten Muskel, einerseits als Ganzes, also als ein Ganzes in sich und von sich selbst, und andererseits immer auch als Teil von etwas anderem bzw. als Teil eines größeren Ganzen.

Bei **Beschwerden** hat sich auf bestimmte Art und Weise ein Ganzes gegenüber seinen Teilen (Subholon) oder ein Teil gegenüber einem Ganzen dysfunktional verschoben, z. B. ein Gewebe gegenüber einem Organ oder ein überreagierendes Immunsystem gegenüber der Person. Dies wird als spezifisches **Dysfunktionsmuster** bzw. **Dysfunktionskomplex** befundet, zu welcher der Therapeut in Resonanz tritt. So bestehen dynamische klinisch relevante Teile-Ganzheits-Beziehungsgefüge, welche die gesamte palpatorische Annäherung prägen, z. B. ein Muskel als Ganzes ist auch Teil anderer Ganzheiten (z. B. der M. iliopsoas einerseits als Ganzes und andererseits in Abhängigkeit zur Zäkumregion, zur Körperhaltung, zur sitzenden Lebensweise, zu Insulinresistenz).

Das Prinzip der Holarchien findet außerdem seinen Ausdruck in multiplen sich wechselseitig beeinflussenden Bottom-up- und Top-down-Dynamiken und -Mustern. Eine weitere Grundlage der psychosomatischen Osteopathie ist, dass sich Gesundheit und Krankheit auf dynamisch entwickelnden, verschiedenen hierarchisch gegliederten, interagierenden Ebenen abspielen (Liem et al. 2020; Liem et al. 2021). Die Identifikation und Differenzierung dieser Adaptations-, Regulations- und Allostaseprozesse bei der Diagnostik ermöglichen individuell angepasste osteopathische Zugänge im klinischen Kontext.

Eine vereinfachte Darstellung dieser **holarchischen Wechselwirkungen** in seiner klinisch osteopathischen Bedeutung zeigt > Abb. 0.3.

Dabei können außerdem Entwicklungslinien und Ebenen unterschieden werden:

- **Entwicklungslinien** beschreiben die verschiedenen Fähigkeiten des Selbst, z. B. die kognitive, Selbst-, Bedürfnis-, emotionale, zwischenmensch-

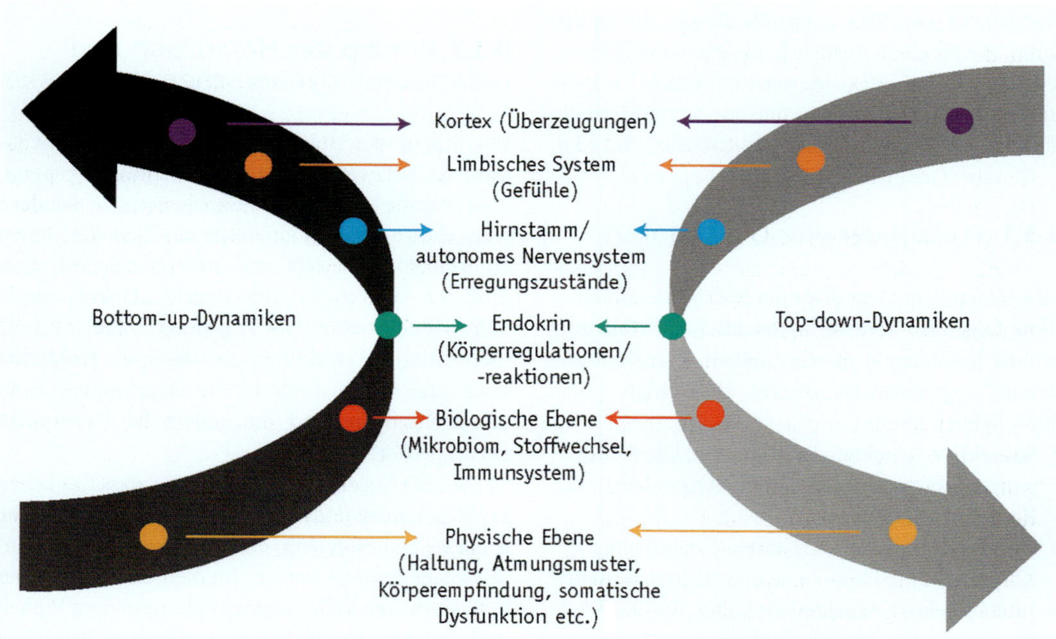

Abb. 0.3 Integration von Top-down- und Bottom-up-Prozessen in die therapeutische Begegnung. Bei Dysfunktionalität und auch während der Genesung interagieren verschiedene auf- und absteigende Dynamiken als Top-down- und Bottom-up-Mechanismen zwischen peripheren Geweben und dem Gehirn, einschließlich des Immun- und des Nervensystems. Sie tragen sowohl zur physischen als auch zur psychischen Gesundheit bei. Beispielsweise kann die Überzeugung „das Leben ist unsicher" Emotionen wie Angst im limbischen System auslösen, was zu einer erhöhten sympathischen Aktivität mit schneller, flacher Atmung und körperlichen Manifestationen wie vom Nacken in die Stirn ziehenden Spannungskopfschmerzen, feuchten und kühlen Händen und Verspannungen im Nacken- und Schulterbereich führen kann. Bestimmte assoziierte somatische Dysfunktionen könnten in diesem Fall begünstigt werden, wie Bewegungseinschränkungen im Bereich von C1, C2, ein erhöhter Tonus der subokzipitalen Muskeln, des M. semispinalis capitis, des M. trapezius oder des N. occipitalis major. [F1080-004]

liche, moralische, kinästhetische Entwicklung. Diese beeinflussen sich einerseits gegenseitig und entwickeln sich andererseits auch relativ unabhängig von- und zueinander.

- **Ebenen/Stufen** beziehen sich auf die zunehmende Kompetenz jeder Entwicklungslinie.

Dieses Prinzip erfasst die Teile-Ganze-Einflüsse im Allgemeinen sowie die Person-Kontext-Wechselbeziehungen, Entwicklungsdynamiken, Bottom-up- und Top-down-Dynamiken bei jedem Beschwerdebild im Besonderen. Es ermöglicht die Einordnung und das Verständnis interagierender genetischer, epigenetischer und weiterer Einflussfaktoren auf einer Zeitschiene.

So zeigt sich die **Selbstheilungsdynamik** in homöostatischen, allostatischen und autopoietischen Prozessen in folgenden Formen, die in der Diagnostik berücksichtigt werden (➤ Kap. 5.2.2, ➤ Kap. 5.6, ➤ Kap. 5.7).

- Die **Selbsterhaltung** ist Ausdruck seiner Ganzheit mit dem Bestreben die Autonomie gegenüber Umweltzwängen zu erhalten. Vermindert sich die Autonomie, bedroht dies die Existenz. Dies trifft auf allen Ebenen zu: auf Atome, Moleküle, Zellen, Gewebe, Organismen und auch auf mentale Ganzheiten.
- Die **Selbstanpassung** bezieht sich auf die Tendenz, Beziehungen einzugehen und sich in Kontexte und Umgebungen einzufügen und ist Ausdruck seiner Teilheit. Passt es als Teil nicht mehr in seinen Kontext in eine andere Ganzheit, wird dies ebenso seine Existenz bedrohen.
- **Selbstimmanenz** äußerst sich als Umarmung und Relativierung des Niedrigeren durch das Höhere, z. B. der Zellorganellen durch die Zelle oder des limbischen Systems durch den präfrontalen Cortex. Dysfunktionell können Dissoziierungen in Erscheinungen treten, wobei beispielsweise limbische Reaktionen nicht nur relativiert, sondern negiert werden, im Falle von Anorexia nervosa das Hungergefühl.
- **Selbsttranszendenz** bezeichnet einen evolutionären Drang zu einer höheren Ebene und wird über das Bestehende hinausgelangt. In diesem Prozess emergieren neue Holons. Dysfunktionell kann diese als Regression in Erscheinung treten. Dies kann auftreten, wenn Stressoren zu stark werden. Z.B. oder möglicherweise in der Kindheit durch Trennung der Eltern tritt im Kind Enuresis nocturna oder latenter Strabismus auf, oder wenn im Erwachsenen statt aerober Glykolyse nur noch anaerobe Glykolyse stattfindet. Die Regression bzw. der Holonzerfall findet im umgekehrten Schritt zum Holonaufbau statt.

0.3.3 Prinzip von Autopoiese, Enaktivismus, Adaptivität und Proaktivität

Autopoiese

Autopoietische Systeme als Netzwerke biochemischer Dynamiken sind durch **Selbstorganisation** und Integrität im Sinne einer kohärenten, selbstbestimmenden und selbsterhaltenden Einheit charakterisiert. „Organisation" bezeichnet dabei die Relation zwischen den Bestandteilen eines Systems. Die Selbstorganisation bedingt die gegenseitige Entsprechung von Struktur und Funktion.

Mittels **Selbsterneuerung** (Selbstproduktion) und **Selbstunterscheidung** (Selbstdifferenzierung) wird eine Kontinuität über die Zeit hinweg erreicht. Dies wird durch Randbildung und Abgrenzung gegenüber der Entropie der Umwelt erreicht. Über diese Randbildung stehen autopoietische Systeme mit der Außenwelt in Verbindung und ermöglichen Materie-, Energie- und Informationsaustauschprozesse. Bezogen auf mögliche Beschwerdebilder könnte dies bedeuten: Aufgrund des Kontexts kann sich das Risiko erhöhen, krank zu werden. Die Person als autopoietische Einheit entscheidet dabei allerdings, ob sie krank wird und welche Krankheit entsteht. Hier können wohl dosierte Top-down- und Bottom-up-Regulationsangebote zu neuen emergenten Regulationen und Reaktionen führen.

Enaktivismus

Enaktivismus gründet auf der Sichtweise, dass Kognition im Allgemeinen wie auch Fühlen, Wahrnehmen, Handeln, Vorstellen und Überzeugungen im Spezifischen aus der **Wechselwirkung von Lebewesen mit ihrem Kontext** entstehen. Grundlegend ist dabei, dass Lebewesen körperlich mit der Umwelt interagieren. Klinisch relevant ist die Einbeziehung des geschichtlichen Aspekts der multiplen dynamischen Wechselwirkungen zwischen autopoietischen Netzwerken und ihren Kontexten bzw. Umgebungen.

Dabei ist für Behandlungsinteraktion wesentlich, dass **Zeitsymmetrien gebrochen** werden und so neue Korrelationen und Kopplungen entstehen, sodass statische Zustände im Sinne zeitinvarianter Bedingungen potenziell nicht mehr gegeben sind. Die osteopathische Behandlung im Rahmen der PSO ist also nicht darauf ausgerichtet, dass sich alte Zustände von Gesundheit wiedereinstellen. Vielmehr werden therapeutisch Prozesse unterstützt, durch die neue Organisationsebenen im Patienten entstehen können bzw. emergieren.

Kontexte und insbesondere **Kontextveränderungen** führen potenziell zu **Anpassungsreaktionen, neuen Entwicklungen und Transformationen.** Dies betrifft bei der Behandlung z. B. Embryogenese, Lebenszyklusmuster, epigenetische Variabilität, neuronale Entwicklungsplastizität, Wahrnehmungslernen, Gewohnheitsbildung, Reaktionen des Immunsystems auf Toxine, Erreger, Körperaktivität, Ernährung, emotionalen, biochemischen, sozialen und elektromagnetischen Stress sowie neuroendokrine Muster.

Adaptivität

Adaptivität ist definiert als die Fähigkeit des Systems, seinen **Zustand** und seine **Beziehung** zur Umwelt so zu **regulieren,** dass die **Lebensfähigkeit sichergestellt** wird. Dies wird durch Änderung der Beziehungen zur Umwelt, durch (Ent-)Kopplung mit anderen Systemen sowie durch Änderung von Zwängen oder Randbedingungen erreicht. Klinisch relevant sind die Befundung von Ressourcen und Einschränkungen der Adaptivität einer Person, angemessen auf Kontextveränderungen in ihrem Leben zu reagieren, und daraus resultierende therapeutische Zugänge. Einerseits können schädliche Einflüsse auf jeder Entwicklungsstufe auftreten, die weitere Differenzierungen und Transzendierungen beeinträchtigen können. Andererseits können Kontextveränderungen während des gesamten Lebens auftreten, an die Anpassungen nur teilweise erfolgreich sein können mit der Folge von allostatischen Reaktionen, Symptomen, Beschwerdebildern oder Regressionssymptomen. Diese sind zu identifizieren, um sie durch osteopathische Behandlungszugänge berücksichtigen zu können.

Diagnostisch liegt der Fokus – unter Berücksichtigung evolutionärer, epigenetischer sowie anthropogener Wirkmechanismen und Faktoren – auf dem Erkennen und Differenzieren von Adaptationsverlusten bzw. -störungen gegenüber Kontextveränderungen und allostatischen Faktoren sowie auf der Identifizierung von Ressourcen und Wegen, diese zu verbessern.

Therapeutisch können so unter Berücksichtigung der individuellen Geschichte des Menschen multimodale osteopathische Annäherungen angewendet werden. Ziele dabei sind die Verbesserung der muskuloskelettalen und posturalen, kognitiven, emotionalen, metabolen, immunologischen, endokrinen oder neurovegetativen Adaptivität sowie eine proaktivere Haltung und Verhaltenskompetenz. Die Fähigkeit soll unterstützt werden, auf jeweils sich verändernde Kontexte (z. B. Anforderungen im Beruf, Sport, Partnerschaft) angemessene adaptative Reaktionen ausführen zu können. In diesem Sinne sind die therapeutische Intervention und die Heilungsreaktion keine reine Erhaltung, da sie neue Kopplungen etc. beinhalten. Deutlich wird hier, dass also nicht nur die adaptiven Dynamiken des Individuums in sich, sondern auch der Kontakt zum Kontext und der Kontext an sich dadurch geändert werden können. Die therapeutische Annäherung ebenso wie der eigentliche adaptive Akt benötigen Zeit, verlaufen in einem bestimmten zeitlichen Rahmen und sind zeitlich und räumlich gebunden. Dies umfasst fortlaufende Brüche in dynamischen Zwängen, Parametern und Variablensätzen sowie in multiplen ineinander verzahnten Top-down- und Bottom-up-Dynamiken während des ganzen Lebens, in dem sich die gegenseitigen Abhängigkeiten zwischen Mensch und Umwelt (einschließlich anderer Organismen) ändern (DiPaolo et al. 2022).

Proaktivität

Einer der bedeutsamsten Aspekte der PSO stellt die Proaktivität des Patienten dar. Darunter versteht man **aktives, selbstbewusstes und zielgerichtetes Handeln und Eigeninitiative** in Bezug zu Lebenskontexten. Proaktivität ermöglicht so relativ unabhängig von situativen Zwängen eine Tendenz zum Herbeiführen von Veränderungen in assoziierten Lebens- und Umweltkontexten sowie bei der Gesundung und Gesunderhaltung.

Wesentlich ist es, diese mit in den Hauptfokus der Behandlung zu stellen. Die osteopathische Behandlung unterstützt den Patienten schrittweise in Anlehnung an reflektierte Lebensziele in seinem Vermögen, Lebensgewohnheiten wie auch multiple Beziehungsgefüge in seinem Lebenskontext proaktiv zu gestalten. Dies umfasst einen Heilungsprozess, der den Patienten vom „Opfer" zum „Helden" seiner Lebensumstände macht.

Dies impliziert ebenfalls – und zwar im weitaus stärkeren Maße als bisher in der osteopathischen Behandlung – die aktive Beteiligung des Patienten bei den Techniken der PSO.

0.3.4 Prinzip der Energie, Energiebereitstellung, -verteilung und freien Energie

Lebens- und Heilungsprozesse können nicht energieunabhängig ablaufen. Homöostatische wie allostatische Prozesse benötigen Energie. Deshalb ist es wesentlich, die Energiegewinnung, -verfügbarkeit, -bereitstellung und -verteilung diagnostisch zu befunden. Im therapeutischen Kontext sind die Behandlungsziele, -zugänge, -schritte, -ansätze und -techniken in Anlehnung an diese individuell anzupassen.

Therapeutisch bedeutsam ist die Ausrichtung auf die Optimierung der Energiegewinnung und -bereitstellung sowie des metabolischen Energieverbrauchs und der Normalisierung inhärenter Energieverteilungen. Beispielsweise sind v. a. bei chronischen Krankheitszuständen wesentliche Fragestellungen, wieviel Energie für Veränderungen zum Zeitpunkt der Behandlung vorhanden ist, wie und inwiefern die Energiebereitstellung verbessert (z. B. mitochondriale Optimierung) und wie die Energieverteilung optimiert (z. B. vom chronisch aktivierten Immunsystem in Richtung Muskel-, Organregeneration) werden kann.

Auch Sichtweisen zur freien Energie sind im begrenzten klinischen Kontext zu nutzen. Diese ist dadurch gekennzeichnet, dass das Gehirn – und jedes empfindungsfähige Artefakt – Vorhersagen über die kausale Struktur und die Zustände der Welt trifft, um Überraschungen oder Vorhersagefehler zu minimieren (Friston et al. 2010). Ziel ist es, Ungleichgewichtszustände zu **vermeiden,** die zu einer **unkontrollierten Freisetzung freier Energie** führen würden. Bei der Diagnostik werden hier mögliche dysfunktionale Beziehungen zwischen der Persönlichkeit (sowie SPEKD) und der prädiktiven Aktivität des Gehirns in Bezug auf den Kontext und die Umgebung des Patienten befundet.

0.4 Die fünf osteopathischen Modelle

Die fünf osteopathischen Modelle wurden auf der Basis der osteopathischen Prinzipien von einer Gruppe von Ausbildern des Educational Council on Osteopathic Principles (ECOP) 1987 für die klinische Anwendung entwickelt und erstmals von Greenman (1987, 1989) und von Mitchell Jr. (Retzlaff 1987) vorgestellt und später von Hruby weiter differenziert (Hruby 1991; Hruby 1992). Alle fünf Bereiche für sich und ihre Wechselwirkungen werden nicht nur zueinander, sondern im Hinblick auf homöostatische allostatische Kontexteinflüsse diagnostisch untersucht und mittels multipler osteopathischer Zugänge behandelt (➤ Abb. 0.4) (Liem et al. 2021). Wesentlich ist, dass mögliche allostatische bzw. dysfunktionale Reaktionen durch Kontextveränderungen hervorgerufen werden, wie z. B. toxogene, pathogene, metabole, biochemische, emotionale, physische, soziale oder elektromagnetische Stressfaktoren. Aus diesem Grund ist die wechselseitige Dynamik zwischen Person und Kontext bei der Befundung und Behandlung zu berücksichtigen.

0.5 Ätiologische Faktoren, Risikofaktoren und Wirkmechanismen

Kommen Patienten zu einer osteopathischen Konsultation, stellen ihre Beschwerden, Befindensstörungen und somatischen Dysfunktionen nur die Spitze

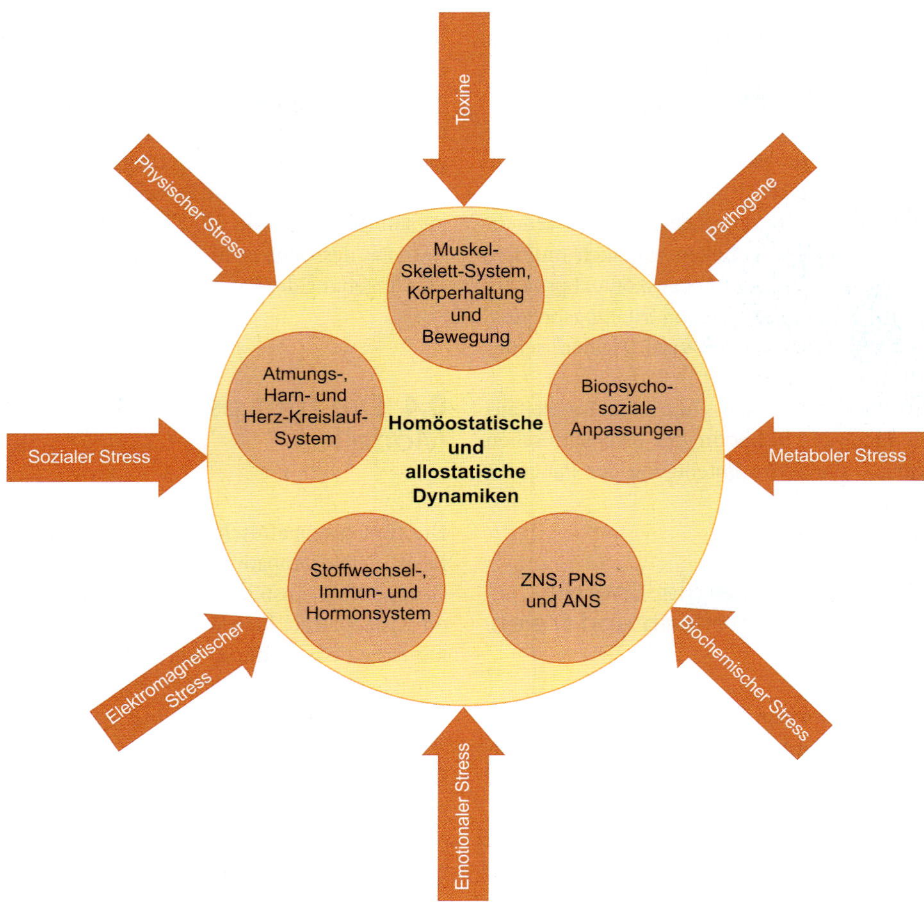

Abb. 0.4 Die 5 osteopathischen Modelle [L143]

eines Eisbergs dar. Darunter – nicht selten relativ unbemerkt – wirken eine Vielzahl von länger und kürzer andauernden, mehr oder weniger wechselwirkenden, sich gegenseitig verstärkenden oder vermindernden Risikofaktoren, Wirkmechanismen und allostatische Einflüsse (➤ Abb. 0.5). Dazu zählen z. B. Genetik, transgenerationale Einflüsse, Verlauf der Schwangerschaft, prä-, peri-, postnatale Faktoren, Stress in der frühen Lebenszeit, Infektionen, Unfälle, Top-down-, Bottom-up-Prozesse, Lebensumstände (Beruf, Partnerschaft, Finanzen, Familiensituation, Freundschaften, Wohnverhältnisse), Lebensgewohnheiten, Zustände des Stoffwechsel-, Immun-, Hormon-, Atmungs-, Herz-Kreislauf- und muskuloskelettalen Systems.

0.6 Dysfunktionsdynamik

Die besondere Organisation der Körperlichkeit und der Persönlichkeit lassen uns die Welt auf eine bestimmte Weise wahrnehmen und geben uns so die Möglichkeit, in der Welt zu leben und für unser Wohlergehen zu sorgen. Dieses dynamische Wechselspiel von Person und Kontext hat sich über Millionen von Jahren evolutionär und genetisch entwickelt, ebenso wie durch transgenerationale, epigenetische und anthropogene Einflussfaktoren. Unser klinisches hypothetisches Arbeitsmodell bezieht sich darauf, dass sowohl positive bzw. lebensfördernde als auch negative bzw. schädliche **Kontext- und**

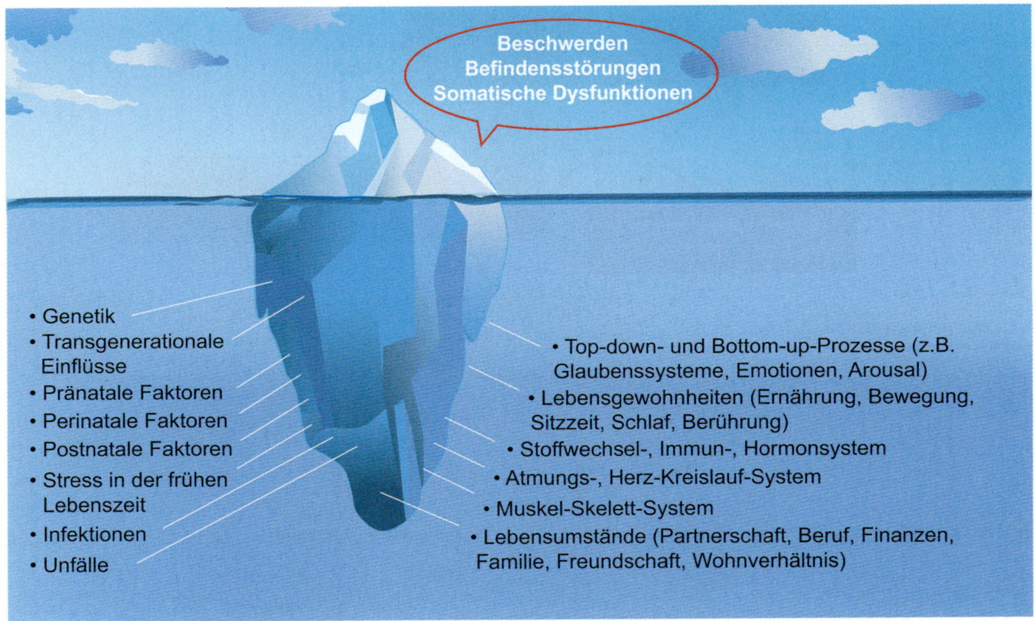

Abb. 0.5 Beschwerden und somatische Dysfunktionen stellen oft nur die Spitze des Eisbergs dar. Deren Ursachen, Wirkmechanismen und Risikofaktoren liegen meist weniger offensichtlich unter der Wasseroberfläche. [L143]

Umwelteinflüsse während des gesamten Lebens auftreten können (➤ Abb. 0.6).

Schädliche Einflüsse können zu allostatischen Reaktionen, dysfunktionalen psychophysiologischen und strukturellen Anpassungen sowie starren, überholten Konditionierungen führen. Diese belasten Physiologien, Reaktions- und Erlebensmuster der Person, mindern die Fähigkeit, auf gegenwärtige Herausforderungen im Leben adäquat und flexibel reagieren zu können, und erhöhen das Risiko für das Auftreten von Beschwerde- und Krankheitsbildern. Dabei spielen nicht nur die **Stärke** und **Dauer** der schädlichen Kontextfaktoren eine Rolle, sondern auch der **Zeitpunkt** ihres Auftretens. Frühe Perioden der ontogenetischen Entwicklung sind besonders anfällig. Je früher in der Lebensperiode (inkl. der vorgeburtlichen Zeit) **Schutz- und Überlebensreaktionen** initiiert werden müssen, desto tiefere Unflexibilitäten und dysfunktionale Konditionierungen können daraus resultieren. Bei der Zeugung spielen mögliche Polymorphismen eine Rolle.

Je nach Lebensperiode sowie Intensität und Dauer der schädlichen Einflüsse sind die aus den Schutz- und Überlebensreaktionen resultierenden Unflexibilitäten **unterschiedlich.** Zur Veranschaulichung wird die Analogie der Hard- und Software eines Computers genutzt: Je früher schädliche Einflüsse auftreten, desto eher können wesentlichere Strukturen geschädigt werden. Dies wird im Folgenden bildhaft veranschaulicht, ohne dass diese Analogien überwertet werden sollten:

- Ab Zeugung kann die Hardware betroffen sein, d. h. die Genetik.
- Die fetale Programmierung wird durch die Funktionsweise des BIOS veranschaulicht. Hier wirken bei chronischem Stress Prozesse der Kortisolämie und Kortisolresistenz auf das ungeborene Kind mit zahlreichen Krankheitsrisiken im späteren Leben ein (z. B. Drake 2007; Cottrell et al. 2009).
- Peri- und postnatale Prozesse könnten durch Einfluss auf den Treiber eines Computers, der Hardwaregeräte steuert, versinnbildlicht werden. Geburtsprozesse wirken sich z. B. auf die Konditionierung in der Raphe nuclei in Bezug auf die Serotoninproduktion aus (Prakash et al. 2020).

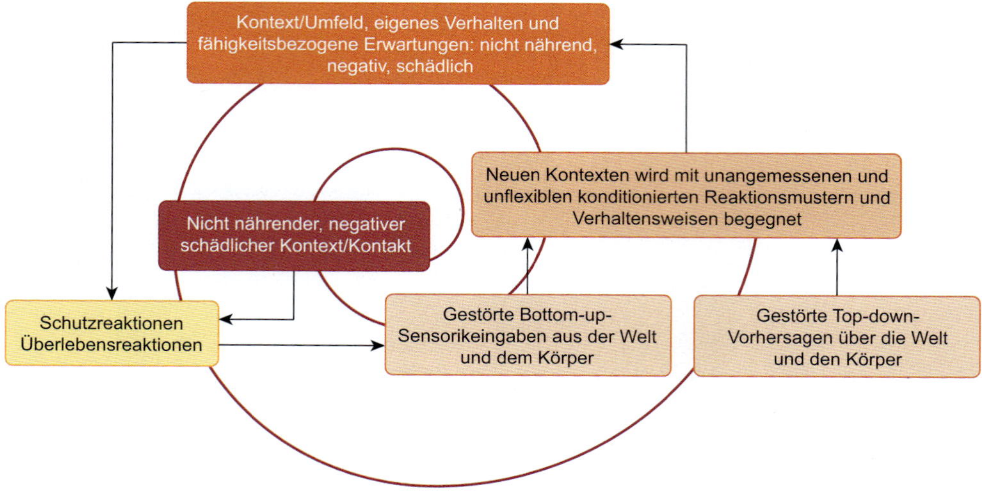

Abb. 0.6 Dysfunktionsdynamik. Schema zur Darstellung der Auswirkung nicht nährender sowie negativer und schädlicher Kontexte. [L143]

- Bis zum 4. Lebensjahr können sich schädliche Einflüsse auf das Betriebssystem auswirken, welches das Zusammenspiel der Hardware- und Software-Komponenten eines Computers verwaltet. Frühkindlicher Stress zeigt erhöhte Krankheitsrisiken im Erwachsenenalter, indem interagierende Dysregulationen in multiplen physiologischen Systemen die Fähigkeit beeinträchtigen, flexibel auf Stresskontexte zu reagieren (Taylor 2010). Es ergeben sich z. B. anhaltende und tiefgreifende Auswirkungen auf präfrontale, hypothalamische, amygdala- und dopaminerge Schaltkreise (Smith et al. 2020).
- Störfaktoren im Vorschulalter wirken sich auf die Programme eines Computers aus. Gesundheitsprobleme in dieser Zeit werden z. B. durch psychosoziale Mechanismen aufrechterhalten (Dalton et al. 2016).

Außerdem sind Einflüsse in der kindlichen Zeit mit der Entstehung von bestimmten Phänotypen assoziiert (Peters et al. 2015), die wiederum für bestimmte allostatische Reaktionsmuster und Krankheitsbilder prädisponieren.

Folge dieser Unflexibilitäten sind multiple Vorhersagefehler inhärenter Feedbacksysteme in Bezug auf innere und äußere Kontexte:

- Nach innen z. B. Reaktionsweisen auf Alkohol, Sport, Fernsehen, fähigkeitsbezogene Erwartungen (Lee et al. 2020; Weaver et al. 2016; Sternberg 2011; Raman 2011)
- Nach außen im Hinblick auf Mentalisierungsprozesse, z. B. wie andere Menschen auf einen reagieren (Snyder et al. 1978)

Indem neuen Kontexten mit unangemessenen konditionierten Reaktionsmustern und Verhaltensweisen begegnet wird, werden Erfahrungen begünstigt, die sich nicht nährend, negativ und schädlich auswirken – im Sinne von selbsterfüllenden Prophezeiungen – und zu **weiteren unangemessenen dysfunktionalen Schutz- und Überlebensstrategien** und Unflexibilitäten führen können. Dabei kann auch jede länger andauernde, ungelöste Dynamik und/oder ein Problem im Leben des Patienten allostatisch wirken. Diese können sich auf posturaler, muskuloskelettaler, metaboler, immunologischer (in Bezug auf Pathogene und Toxine), neuroendokriner, emotionaler, mentaler, sozialer, intersubjektiver (z. B. Partnerschaft) oder biosozialer (Arbeit, Finanzen, Umweltkontexte) Ebene abspielen. Die **Folgen** können vielfältig sein:

- Chronische Aktivierung und Desynchronisation von Stressachsen
- Insulinresistenz
- Erhöhte Durchlässigkeit von Barrieren
- Endotoxämie

- Niedriggradige Entzündung
- Entstehung multipler Krankheitsbilder, inklusive chronischer Schmerzzustände

Selten ist ausschließlich eine einzelne Ursache zu identifizieren. Aus diesem Grund sind auch anatomisch-energetische Reduktionismen und Absolutismen sowie die Idee der primären Dysfunktion oder die Eingrenzung therapeutischer Interaktionen auf einen einzigen Wirkmechanismus zu relativieren. Es ist vielmehr die **Summe aller Risikofaktoren,** die die Krankheitswahrscheinlichkeit erhöht. Deshalb sprechen wir eher von raum- und zeitlich begrenzten Soma-Physiologie-Erlebnis-Kontext-Mustern. Daher ist klinisch gesehen die Berücksichtigung von einem – für jeden Patienten anders gelagerten – individuellen dynamischen „Cocktail“ von holarchischen Top-down- und Bottom-up-Wechselwirkungen, im Wechselspiel mit Teile-Ganze-Aspekten, dem Person-Kontext-Gefüge und im Hinblick auf die Summation von Risikofaktoren und zugänglichen Ressourcen über die Zeit für den Behandlungszugang wesentlich und unabdingbar.

Die Wirkmechanismen, die den jeweiligen Beschwerdebildern zugrunde liegen, werden sich zunächst funktionell festigen, je länger die ungelösten Dynamiken anhalten, allerdings auch strukturell bzw. anatomisch. Auswirkungen und allostatische Belastungen, z. B. eine niedriggradige Entzündung oder Dissoziierungsstörungen als Folgen von chronischem Stress, Stressbelastungen aus der frühen Kindheit, Schwangerschaft oder langfristigen dysfunktionalen Gewohnheiten lösen sich nicht zwangsläufig von selbst auf, wenn die Gründe für ihr Entstehen nicht mehr aktiv sind. Insbesondere wenn sich Muster über viele Jahre etabliert haben, reicht es nicht, ursprüngliche Ursachen oder Auslöser auszuschließen und abzustellen. Stattdessen sind Wirkungsmechanismen zu identifizieren, zu differenzieren und aktiv zu inhibieren. Zu Beginn der Entstehung der Osteopathie waren diese Wirkmechanismen und ihre Wechselwirkungen sowie ihre Einflüsse auf die Gesundheit kaum und nur rudimentär bekannt. Aus diesem Grunde stehen uns gegenwärtig deutlich mehr Kenntnisse und damit osteopathische Behandlungszugänge zur Verfügung.

0.7 Behandlungsaufbau

In einem klar umrissenen Setting werden die der klinischen Symptomatik zugrundeliegenden und assoziierten SPEKD behandelt. Der Behandlungsaufbau in der psychosomatischen Osteopathie untergliedert sich grob in **5 Phasen:**

1. **Therapeutische Beziehung:** Eine klare, stabile, transparente und die Heilung unterstützende therapeutische Beziehung ist die Basis aller weiteren Methoden, Ansätze und Techniken. Dabei stehen u. a. die interpersonelle Wechselbeziehung und Resonanz, Empathie, Lösungsstrategien für Behandlungshindernisse und die Einstimmung auf die Behandlung im Vordergrund.
2. **Diagnostik:** Im Gewebe und in der Körperlichkeit spiegeln sich die Verwobenheiten, Sichtweisen und Konditionierungen des Patienten wider. Auch verdrängte Bewusstseinsinhalte oder Körperenergien finden ihren entsprechenden Ausdruck im Gewebe. Mit der Palpation können gewisse Anteile der den Symptomen, Beschwerdebildern und somatischen Dysfunktionsmustern zugrundeliegenden Wirkmechanismen erfasst werden. Es sind jedoch weitere Fachkenntnisse und Wahrnehmungstools nötig, um die palpatorischen Befunde mit den genannten Einflüssen in Beziehung setzen zu können. Gleichzeitig entziehen sich auch einige dieser Einflüsse der Befundung mittels eines Palpationszugangs. Hier sind weitere diagnostische Kompetenzen nötig, wie Anamnese, Befundung des Verhaltens, der Mimik, und im weiteren ggf. auch Fragebögen, Laborbefunde etc.

Die Diagnostik ist auf folgende Aspekte ausgerichtet:
   - Erkennen der evolutionären Gesetzmäßigkeiten und ihr Wirken im jetzigen Kontext des Patienten
   - Befundung der beteiligten Wirkmechanismen
   - Identifikation und Differenzierung dysfunktionaler Muster und der Entwicklungsdynamik der Beschwerdebilder einerseits sowie Ressourcen andererseits

Die Diagnostik gliedert sich in nichtpalpatorische und palpatorische Untersuchungsvorgehen. Bei der Palpation werden z. B. Schnittstellen und Wechselwirkungen zwischen Körperregionen, Neurovegetativum, limbischem System, energetischen Phänomenen, psychischem Erleben, der Selbstwahrnehmung des Patienten sowie assoziierten Kontextfaktoren erkundet.

3. **Stabilisierungsphase:** Diese umfasst eine Vielzahl von Kompetenzen, z. B. zur verbalen Begleitung palpatorischer Ansätze, und insbesondere osteopathisch manuelle Vorgehen zur Stabilisierung und Koregulation.
4. **Integrations-/Konfrontationsphase:** Hier kommen alle bis dahin diskutierten und dargestellten Inhalte und Kompetenzen zum Einsatz. Beispielsweise werden Ressourcen aktiviert, ätiologische Faktoren und Risikofaktoren bestmöglich abgestellt, länger andauernde sowie ungelöste Dynamiken möglichst aufgelöst und beendet (➤ Kap. 0.6), dysfunktionale Wirkungsmechanismen – insbesondere bei länger andauernden Störungen und Dysfunktionen – inhibiert und SPEKD aufgelöst oder aufgearbeitet.
   Die Aufarbeitung und Integration von SPEKD, Belastungen, chronischen Schmerz-, Stress- oder unverarbeitetem Traumaerleben findet in einem klar definierten Rahmen mittels einer dosierten Aktivierung und gleichzeitigen Koregulation (Aspekt der Stabilitätsphase) durch den Therapeuten statt.
5. **Integration im Alltag:** Die osteopathische Konsultation gleicht einem therapeutischen Uterus. Die dort erreichten erfolgreichen Veränderungen müssen sich im Alltag bewähren. Die Behandlung wird auch darauf abgestimmt, inwieweit die therapeutischen Impulse in den Alltag hineinwirken. Bei chronischen Beschwerdebildern geschieht die Heilung oder ggf. die Umsetzung im Alltag schrittweise und ist wesentlicher Teil des therapeutischen Wirkens.

Diese 5 Behandlungsphasen sind nicht strikt voneinander abgegrenzt. Sie gehen ineinander über und beeinflussen sich wechselseitig.

Bei der Behandlung werden **osteopathische Zugänge** entwickelt und angewendet, um ressourcenorientierte Wirkmechanismen zu aktivieren bzw. dysfunktionale Wirkmechanismen zu inhibieren. Außerdem wird den Patienten ein Zugang zu Einstellungen, Haltungen und tiefen Bedürfnissen ermöglicht, die vorher nicht bewusst und zugänglich waren, indem sie dabei unterstützt werden, spezifische Reaktionsmuster im Hinblick auf die therapeutische Berührung bewusst zu erleben. Diese Behandlungszugänge bestehen aus einer dosierten und feinabgestimmten Echtzeit-Interaktion von multimodalen ineinander wirkenden Interventionen (palpatorisch, akustisch, visuell, kognitiv, emotional, neurovegetativ, aktiver und passiver Bewegung, interozeptiver Fokus, Atmung etc.). Sie werden angewendet, um die genannten Aspekte zu integrieren, z. B. anatomisch-physiologische Wechselwirkungen, Wahrnehmungs- oder sensomotorische Zustände und Dynamiken. Dabei werden die Patienten koregulierend unterstützt, diese agierenden Kräfte und ihren Bezug zu ihrem Lebenskontext mittels osteopathischer Palpation wahrzunehmen, zu differenzieren und zu integrieren. Die aktive Partizipation des Patienten ist essenzieller Bestandteil. Dabei werden eigene Koregulationen entwickelt und aktiviert sowie Heilungsprozesse in Gang gesetzt.

Viel hängt von dem Feingefühl, dem „Tunen" und der Resonanzfähigkeit des Therapeuten ab, eine angemessene, stimmige kohärente therapeutische Berührung und Begegnung zu jedem Zeitpunkt der Behandlung geschehen zu lassen. Dieser **therapeutische Prozess** unterstützt die Entstehung von Emergenzen im Patienten. Diese führen zu/zur:

- Relativierung und Integrierung von dysfunktionalen Soma-Physiologie-Erlebnis-Kontext-Mustern
- Organisationsstufen höherer Ordnung, zunehmender Komplexität und relativer Autonomie
- Verbesserter Adaptivität, z. B. bei postural-muskuloskelettalen, immunologischen, metabolen, neurovegetativen, psychologischen Dynamiken und Wirkungsmechanismen, im Hinblick auf gegenwärtige Herausforderungen und Kontextveränderungen
- Unterstützung und Aktivierung des Potenzials für Heilung und Gesundheit
- Flexibleren und proaktiveren Haltungs- und Verhaltenskompetenzen
- Fehlerminimierung inhärenter Vorhersageprozesse
- Adäquaterer und differenzierterer Wahrnehmung (z. B. von Schmerzfreiheit)
- Zunahme an Proaktivität in Bezug zum Lebenskontext

0.8 Koregulation und Feedbackschleifen

In der PSO wirkt der **Therapeut als Koregulator,** der während der gesamten Behandlung neurovegetative, limbische und kognitive Reaktionen des Patienten z. B. anhand Mimik, Gestik, Verhalten, Körperhaltung, Atmung, Puls, Pupille, Sprache (bezüglich Inhalt, Betonung, Nachdruck, Ton, Rhythmus) wahrnimmt (Bhatara et al. 2016) (➤ Abb. 0.7).

Die Lösung von dysfunktionalen Mustern, die Aufarbeitung und Integration finden in einem **dynamischen Balance- und Flow-Zustand** statt, der durch mühelose Aufmerksamkeit und eine nicht erzwungene, spontane emergierende Erfahrung des Patienten gekennzeichnet ist. In der **Integrationsphase** (im Gegenteil zur Stabilisierungsphase) hat der Patient dosierten Kontakt zu Triggern und dysfunktionalen Aspekten der SPEKD und die Behandlungsansätze finden in einem **leichtem neurovegetativen Arousal** des Patienten statt, möglicherweise außerdem in einer dynamischen Balance zwischen negativen und positiven Emotionen sowie zwischen Impulsinhibition und -aktivierung. Gleichzeitig ist es wesentlich, jede Form von **Retraumatisierung** zu **vermeiden.** Deshalb ist auf Basis der therapeutischen Beziehung die proximale Lernzone des Patienten zu identifizieren; damit ist die Integrationsebene gemeint, die für den Patienten erreichbar ist. Außerdem ist während der gesamten Behandlung der Kontakt zum subjektiven Erleben des Patienten aufrecht zu erhalten, sodass Ressourcen der Stabilisierung in der Integrations- bzw. Konfrontationsphase individuell angepasst und dosiert als Koregulation angewendet werden können.

Während einer Behandlung werden zusätzlich zur Berührungsintervention viele weitere, fein abgestimmte **Interventionsaspekte** genutzt. Außerdem werden die Proaktivität des Patienten aktiv vom Osteopathen gefördert und im Weiteren das innere Erleben des Patienten als therapeutisches Tool und inhärenter Teil der Behandlung genutzt. Dies umfasst eine Vielzahl interagierender multimodaler holarchischer Top-down- und Bottom-up-Interventionen und Reaktionen, um einen Flow-Zustand und in dessen Folge innere **Bearbeitungsprozesse** zu aktivieren, die multiple **Wirkungsmechanismen** und **Feedbackschleifen** betreffen. Beispielsweise können in diesem Prozess evozierte, emergente neue Körperhaltungen, Aktivitätsmuster in Körperregionen, Veränderungen von Muskeltonus, Atmung, Puls, Zirkulation und weitere Physiologien entstehen. Mittels Achtsamkeitsunterstützung kann der Patient in der Folge unterstützt werden, assoziierte neue Körperempfindungen, Interozeptionen, Propriozeptionen und weitere somatische Marker wahrzunehmen. Ferner kann er Wechselwirkungen mit Überzeugungen, Glaubensmustern und Gefühlen identifizieren. Auch können mögliche Veränderungen von diesen entstehen und

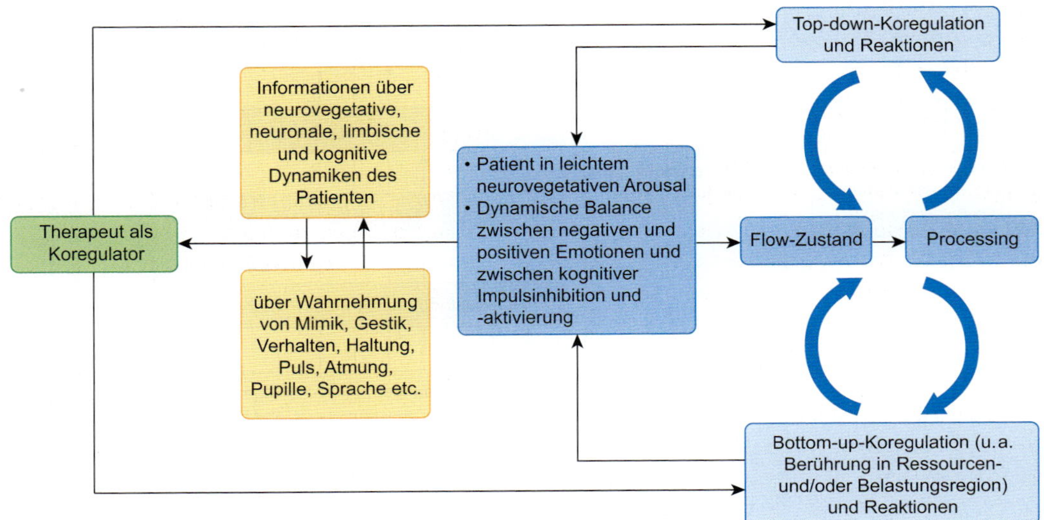

Abb. 0.7 Schema zur Rolle des Therapeuten als Koregulator in der Stabilitäts- und Integrationsphase [L143]

es können sich flexiblere Wirkungsmechanismen etablieren, sodass schließlich potenziell erweiterte Koregulationen und Wahrnehmungsebenen im Lebenskontext angeeignet werden können.

Im Rahmen der PSO muss der Therapeut einige **Wechselwirkungen** beachten (➤ Abb. 0.8). Er hat ein Verständnis für Wirkungsmechanismen und Wechselwirkungen der Körpersysteme und Organe sowie die dynamischen Einflussnahmen von Kontextfaktoren und sich summierenden Risikofaktoren im Patienten in Relation zum SPEKD. Während der gesamten Behandlung nimmt er Wechselwirkungen wahr und wendet ggf. Koregulationen an. Außerdem fördert er während der osteopathischen Behandlung die Achtsamkeit des Patienten für die assoziierten multiplen Wechselwirkungen sowie die Kompetenzen der Koregulation im Patienten.

Im Folgenden werden einige wesentliche Wechselwirkungen und Aspekte aufgeführt, die in der Wahrnehmungskompetenz des Therapeuten liegen sollten, auf die der Therapeut beim Patienten koregulierend einwirken können sollte und hinsichtlich derer er den Patienten unterstützen sollte, schrittweise die Kompetenz bei der Koregulation zu erarbeiten:

- Körperempfindungen, Interzeptionen: mittels Sprache (Introspektion des Patienten)
- Körperhaltung und Gewebereaktion: mittels Sichtbefund der Körperhaltung und Palpation (➤ Kap. 6.21)
- Atmungs- und kardiovaskuläres System: mittels Befundung von Atmung und Puls
- Neurohormonelles System: zahlreiche Stressreaktionen mittels Sprache (z. B. Fragen zu Stresswahrnehmung), Inspektion, Untersuchung, Palpation, Introspektion des Patienten, spezifische Stresstests, Labor
- Autonomes Nervensystem: mittels Puls, HRV, Pupillenreaktion, Haut, Atmung, Verhalten, Palpation, Fragen an den Patienten
- Limbisches System: mittels mimischer Reaktionen, Körperhaltung, körperlichen Ausdrucks, Verhalten und weiterer emotionaler Kennzeichen, Palpation, Fragen zu Körperregionen gesteigerter

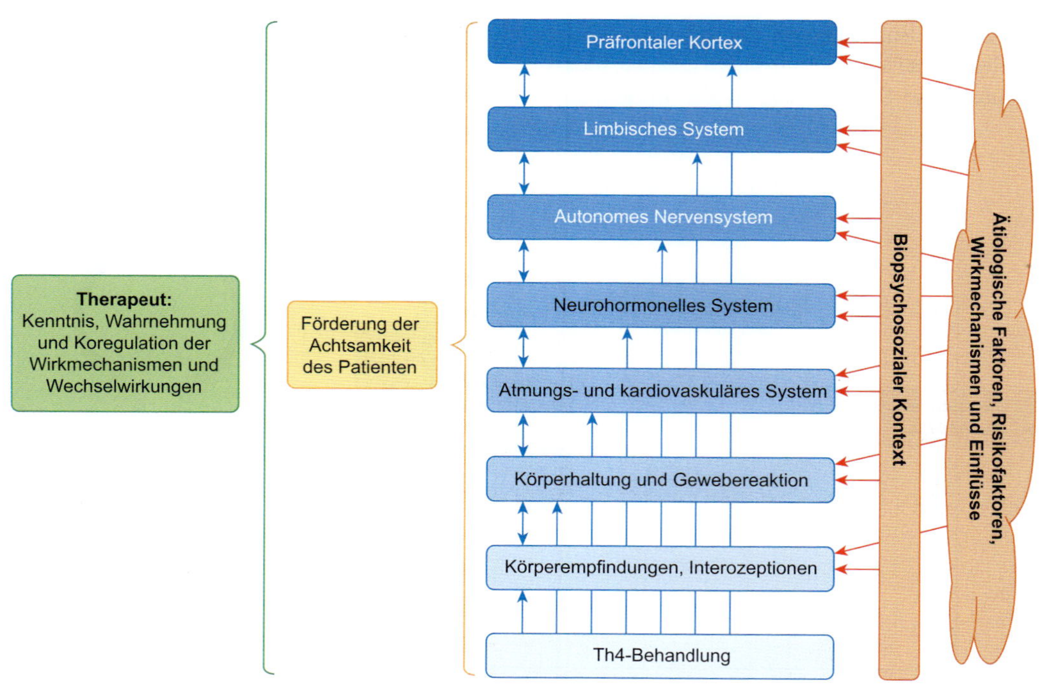

Abb. 0.8 Behandlungsschema am Beispiel von Th4, das aber entsprechend für alle anderen Regionen und Strukturen gilt. Nicht eingezeichnet sind potenzielle Wechselwirkungen jedes Systems zu jedem anderen System. [L143]

oder verminderter Aktivierung und Wahrnehmungsempfindung
- Präfrontaler Kortex: mittels Fragen, Wahrnehmung von Verhalten in Bezug auf die Impulsaktivierung und -kontrolle

0.9 Indikationen der Ansätze der psychosomatischen Osteopathie

Die Indikationen für eine Behandlung entsprechend der PSO entsprechen denen, die auch für jede andere osteopathische Behandlung gelten, ergänzt um einige weitere Beschwerdebilder. **Indikationen** für die Diagnostik und ggf. eine Behandlung sind z. B.:
- SPEKD
- Chronische Schmerzzustände
- Sekundäre chronische Verletzungen
- Stressassoziierte und multimorbide Krankheitsbilder
- Chronische Funktionsstörungen mit psychischen Komponenten, wie möglicherweise Lernstörungen
- Bei einer osteopathischen Behandlung oder Palpation auftretende zurückliegende, belastende Erlebnisse, Erinnerungen oder signifikante Teile davon
- Optimierung der Proaktivität und Adaptivität des Patienten in Bezug auf seine intersubjektiven und biosozialen Lebenskontexte – in Anlehnung an u. a. Ich-Erfahrungen, Bedürfnisse, Emotionen, Lebensziele, Selbstwirksamkeiten, Überzeugungen und Dispositionen
- Zunahme an Bewusstheit und Proaktivität im Hinblick auf Gewohnheiten, Lebensstilfaktoren und Überzeugungen im Zusammenhang mit Beschwerdebildern
- Jegliche für die Osteopathie zugängliche Beschwerdebilder und Krankheiten, wie Spannungskopfschmerzen

Je nach Kompetenz des Osteopathen beinhaltet die PSO auch folgende Indikationen:
- Negative Emotionen, Ängste, Phobien und dysfunktionale Emotionsregulation
- Suchtverhalten
- Bearbeitung von biografischen Hintergründen bei somatischen Dysfunktionen
- Gegenwärtige, den Alltag einschränkende Auslöser und Gewohnheitsmuster
- Allergien
- Irrationale negative Kognitionen
- Traumatisierungen und posttraumatische Belastungsstörungen

0.10 Fallbeispiel

Ein verkürztes und vereinfachtes Fallbeispiel soll die Vorgehensweise in der psychosomatischen Osteopathie verdeutlichen. Der 49-jähriger Patient kam aufgrund einer **Leistungsminderung beim Halbmarathon** und **verstärkten Bruxismus beim Schlafen** in die Praxis. Die Probleme waren vor mehreren Monaten aufgetreten.

0.10.1 Befunde

Der Patient zeigte eine leicht verminderte Rezeptorenafferenz im Dermatomfeld des N. femoralis des rechten Beins und eine minimal verminderte Kraft des M. rectus femoris (➤ Kap. 6.27.1, ➤ Kap. 6.27.5). Dies könnte eine Erklärung für die mögliche Einbuße von verschiedenen zerebralen Kartografierungen sein, die zur verminderten neuronalen Belastbarkeit des N. femoralis, zu einem veränderten arthrokinematischen Muster, zur veränderten Kraftübertragung und zur dysfunktionalen faszialen Spannung des rechten Beins geführt haben könnten, die sich als Verlangsamung beim Laufen äußerten. Mögliche Engpässe im Lig. inguinale waren nicht vorhanden. Der M. psoas rechts zeigte Einschränkungen der Extension und einen leicht erhöhten Tonus. Könnte ein dadurch verursachtes Entrapment die Einbußen des N. femoralis erklären? War das die Ursache des Problems und wäre die Symptomatik durch neuronale Entlastung und Behandlung des M. psoas zu lösen?

Weitere Befunde waren Dysfunktionen der Segmente L2 und L3, der rechten faszialen anterioren oberen spiralförmigen Kette (➤ Kap. 6.21.4) und ein dysfunktionaler Utriculus (➤ Kap. 6.27.13). In der Untersuchung zeigte sich ferner ein deutlicher

Druckschmerz des terminalen Ileums, der Ileozökalklappe, der Region des Zäkums und des inferioren Colon ascendens. War das die Ursache für die erhöhte Psoasspannung, die Extensionseinschränkung der rechten Hüfte und die Dysfunktion der rechten anterioren oberen spiralförmigen Kette? Ist deshalb eine viszerale Behandlung indiziert?

Auffällig war das sehr gute Ernährungsverhalten. Dennoch wurde aufgrund der druckschmerzhaften ileozökalen Region eine Stuhluntersuchung durchgeführt.

0.10.2 Behandlung

1 Sitzung

Es wurden der M. psoas, die Hüfte, der N. femoralis, mittels eines entodermal-faszial-neuralen Zugangs die rechte Darmregion (Teile einer Balanced-Entodermal-Fascial-Neural-Vascular-Tension-Integrationstechnik; ➤ Kap. 11.11.15) und der dysfunktionale Utriculus behandelt. Eine Manipulationstechnik wurde für die Region von L2/L3 durchgeführt.

2 Sitzung

Es gab kaum Veränderungen des Beschwerdebilds.

Die Stuhluntersuchung ergab einen deutlich erhöhten α_1-Antitrypsinwert und einen stark verminderten Wert des gramnegativen Bakteriums *Akkermansia muciniphila* (➤ Kap. 7.15.5, ➤ Kap. 7.15.6). Ist also eine probiotische Behandlung angezeigt? Der Patient ergänzte seine Angaben zur Ernährung: Einerseits hatte er seit etwa 5 Monaten tagsüber weniger Nahrung zu sich genommen als sonst, andererseits seit einigen Monaten abends eine halbe Flasche Rotwein getrunken und eine Tafel Schokolade gegessen. Sollte daher eine Ernährungsintervention durchgeführt werden? Die abendliche Einnahme von Süßigkeiten weist möglicherweise auf eine emotionale Bedürftigkeit hin (Heißhunger nach dem Essen auf Süßes tagsüber wäre eher ein Hinweis auf eine Insulinresistenz). Auf die Frage, ob etwas Besonderes vor 5 Monaten passiert sei, berichtete der Patient, dass sich seine langjährige Lebenspartnerin in dieser Zeit von ihm getrennt hat. Die subjektive Belastung der Trennung zum jetzigen Zeitpunkt gab der Patient mit 8 von 10 an. Ich vermutete daher einen Zusammenhang zur emotionalen Belastung durch die Trennung. Deshalb wurde der Patient mittels der multimodalen bifokalen Integration (MBI) behandelt (➤ Kap. 10.5), in deren Verlauf sich die emotionale Last auf 1/10 verringerte. MBI ist eine 15-Step-Technik, die besonders darauf ausgerichtet ist, die Anpassungsfähigkeit des Patienten zu verbessern.

Auf Nachfrage gab der Patient an, dass saures Aufstoßen und/oder ein Brennen hinter dem Sternum auftreten würden, wenn er im Bett liege, seitdem er abends Schokolade und Wein konsumiere. So ließ sich der Bruxismus während des Schlafens erklären, der durch Reflux ausgelöst werden kann.

3 Sitzung

Die emotionale Last lag nur noch bei 4–5/10. Es traten zudem deutliche Besserungen auf: Die Afferenzen im Dermatom des rechten N. femoralis normalisierten sich und die Laufzeiten hatten sich verbessert. Außerdem hatte sich der abendliche Konsum von Schokolade und Rotwein deutlich verringert, ohne dass weitere Interventionen nötig waren. Auch das Aufstoßen und Sodbrennen waren fast vollständig verschwunden. Ferner hatte sich der Befund der rechten anterioren oberen spiralförmigen Kette aufgelöst, ohne dass es nötig wurde, diese spezifisch zu behandeln.

Es wurde die osteopathische herzfokussierte Palpation (OHP) durchgeführt (➤ Kap. 8.5) mit dem Ziel, Entspannung zu fördern, Stressreaktionen weiter zu vermindern, das autonome Nervensystem auszugleichen und die Ansprechbarkeit auf therapeutische Impulse zu erhöhen. Zusätzlich wurden der Ösophagus, der M. constrictor pharyngis superior, das Zwerchfell und die myofaszialen Bezüge im Bereich der rechten Hüfte behandelt.

4 Sitzung

Der Bruxismus hatte sich deutlich reduziert und die Laufzeiten waren zum Ausgangswert zurückgekehrt. Die emotionale Last war auf 1/10 gesunken.

0.10.3 Zusammenfassung

Die diagnostische Frage, die ich mir zu jeder Sitzung stellte, war: Welche Systeme und Funktionseinheiten zeigen einen Verlust an Adaptationsfähigkeit, sind diese Veränderungen noch funktionell (z.B. geringere Zuckeraufnahme in die Muskulatur), anatomisch-physiologisch bedingt (z.B. geringere Anzahl an Insulinrezeptoren in der Muskulatur) oder bereits pathologisch (z.B. Sarkopenie)? Welche Kontexte können eine Rolle spielen? Welche sind die spezifischen dysfunktionalen Wirkmechanismen, die „Big Players", bei diesem Patienten? Welche osteopathischen Zugänge können eine Verbesserung von Flexibilität im Patienten ermöglichen? Die palpatorische Annäherung beruhte auf dem Vier-Level-Fokus: Clinical Reasoning, Open Mind, Open Heart, Integration im Hier und Jetzt (➤ Kap. 6.1).

Ist alles immer so einfach und klar wie bei diesem Fallbeispiel? Sicherlich nicht. Die Identifizierung, Differenzierung und Relativierung klinischer Muster, die Einbeziehung von Kontextfaktoren, die Verminderung von Risikofaktoren, die Inhibition von dysfunktionalen Mustern, die Förderung von Ressourcen und der Proaktivität der Patienten erlauben jedoch häufig eine tiefgreifende und anhaltende Verbesserung.

0.11 Hinweis zum Verständnis der Anwendung von OMT in der PSO

In diesem Buch werden auch einige osteopathische manipulative Techniken (OMT) für somatische Dysfunktionen dargestellt. Dies ist darauf zurückzuführen, dass diese einen thematisch engeren Bezug zu psychischen Dynamiken oder zu den in diesem Buch dargestellten und diskutierten Beschwerdebildern aufweisen als vielleicht andere OMT. Da jedoch jedes Dysfunktionsmuster einen spezifischen Cocktail zahlreicher dynamischer Wechselwirkungen darstellt, sind bei einem SPEKD potenziell alle Kombinationen von somatischen Dysfunktionen (inkl. Körperhaltungen, faszialen Spannungsmustern, viszeralen und kranialen Dysfunktionen), physiologischen Reaktionen, subjektiven Erlebnismustern, intersubjektiven und biosozialen Kontexten sowie Dynamiken möglich. Das bedeutet – und es sei an dieser Stelle ausdrücklich darauf hingewiesen –, dass potenziell **alle osteopathisch manipulativen Techniken aller Regionen** im Körper zum Einsatz kommen können. Diese können ggf. um weitere Kompetenzen, Diagnostik- und Behandlungsprinzipien, -modelle, -methoden, -ansätze und -techniken (➤ Kap. 5, ➤ Kap. 6, ➤ Kap. 7, ➤ Kap. 8, ➤ Kap. 10) ergänzt werden.

Ziel ist es, eine möglichst ganzheitliche, tiefe und vielschichtige Sicht und osteopathische Annäherung für Beschwerdebilder zu ermöglichen. Dafür können u. a. folgende Aspekte in der osteopathischen Behandlung berücksichtigt und integriert werden:

- Proaktivität des Patienten
- Inneres Erleben des Patienten, z. B. Körperempfindungen, neurovegetatives Arousal, Emotionen, Mentalisierungen, Glaubensmuster, Sinneswahrnehmungen und Erinnerungen
- Physiologische, energetische Aspekte
- Ätiologische Aspekte oder Risikofaktoren für somatische Dysfunktionen
- Intersubjektive Kontexte
- Biosoziale Kontexte
- Holarchische Organisationsdynamiken

Wenn nicht anders angegeben, befindet sich der Patient in Rückenlage und der Therapeut am Kopfende. Allerdings können die Techniken i. d. R. auch in anderen Körperpositionen ausgeführt werden, z. B. im Sitzen.

REFERENZEN

Bhatara A,; Laukka P,; Boll-Avetisyan N./et al.: Second Language Ability and Emotional Prosody Perception. PLoS One 2016; 11 (6): e0156855

Cottrell EC, Seckl JR. Prenatal stress, glucocorticoids and the programming of adult disease. Front Behav Neurosci 2009; 3: 19

Dalton ED, Hammen CL, Brennan PA, Najman JM. Pathways maintaining physical health problems from childhood to young adulthood: The role of stress and mood. Psychol Health 2016; 31 (11): 1255–1271

Di Paolo E, Thompson E, Beer R. Laying down a forking path: Tensions between enaction and the free energy principle. Philosophy and the Mind Sciences 2022; 3

Drake AJ, Tang JI, Nyirenda MJ. Mechanisms underlying the role of glucocorticoids in the early life programming of adult disease. Clin Sci 2007; 113 (5): 219–232

Greenman PE. Models and mechanisms of osteopathic manipulative medicine. Osteopathic Medical News 1987; 4 (5): 1–20
Greenman PE. Principles of manual medicine. Baltimore: Williams & Wilkins; 1989
Hruby RJ. Pathophysiology models and the selection of osteopathic manipulative techniques. J Osteopath Med 1991; 6: 25–30
Hruby RJ. Pathophysiologic models and the selection of osteopathic manipulative techniques. J Osteopath Med 1992; 6: 25–30
Koestler A. The Ghost in the Machine. London: Penguin; 1967
Lee CM, Fairlie AM, Ramirez JJ et al. Self-fulfilling prophecies: Documentation of real-world daily alcohol expectancy effects on the experience of specific positive and negative alcohol-related consequences. Psychol Addict Behav 2020; 34 (2): 327–334
Liem T. A. T. Still's Osteopathic Lesion Theory and Evidence-Based Models Supporting the Emerged Concept of Somatic Dysfunction. Journal of the American Osteopathic Association 2016; 116 (10): 654–656
Liem T. Osteopathische Läsion – Teil 1: Begriffsentstehung und Konzept. Osteopathische Medizin 2017; 18 (1): 18–19
Liem T, Ciranna-Raab C. Osteopathische manuelle Behandlung von Scharlach bei Kindern im 19. und 20. Jahrhundert. Osteopathische Medizin 2012; 13 (4): 4–9
Liem T, Flatscher M. What is health? What is disease? Thoughts on a complex issue. In: Liem T. Van den Heede P. Foundations of Morphodynamics in Osteopathy: An Integrative Approach to Cranium, Nervous System, and Emotions. Pencaitland: Handspring; 2017
Liem T. Morphodynamik in der Osteopathie. Stuttgart: Hippokrates; 2006
Liem T, Sommerfeld P, Wührl P. Theorien osteopathischen Denkens und Handelns; Stuttgart: Hippokrates; 2008
Liem T, Lunghi C. Osteopathie als personenzentrierte und integrierende Behandlungsmethode. Teil 2. Osteopathische Medizin 2022; 23 (4): 10–19
Liem T, Van Den Heede P. Geist-Körper-Interdependenz in der osteopathischen Behandlung. Osteopathische Medizin 2021; 22 (3): 28–32
Liem T, Tsolodimos C. Das Osteopathie-Selbsthilfe-Buch: Wie Osteopathie wirkt und die Selbstheilung fördert. Mit Übungen für jeden Tag. Stuttgart: Trias; 2021
Liem T. Zwischen Traditionalisten und Reformern: Littlejohns Konzept der Anpassung. Osteopathische Medizin 2015; 16 (2): 4–10
Liem T, Neuhuber W. Psychosomatische Osteopathie bei Trauma am Beispiel der bifokalen Integration. Osteopathische Medizin 2020; 21 (4): 6–13
Littlejohn JM. Das große Littlejohn-Kompendium. Pähl: Jolandos: 2008
Maturana HR, Varela FJ. Der Baum der Erkenntnis – Die biologischen Wurzeln menschlichen Erkennens. Frankfurt: Fischer; 2009
Michaelis R, Niemann GW, Wolff M. Entwicklungsneurologie und Neuropädiatrie. Stuttgart: Thieme; 2010
Patton Hitner M. Osteopathic Treatment in Acute Infectious Disease. The Forum of Osteopathy 1929; 3 (7): 144–145
Peters A, McEwen BS. Stress habituation, body shape and cardiovascular mortality. Neurosci Biobehav Rev 2015; 56: 139–150
Prakash N, Stark CJ, Keisler MN et al. Serotonergic Plasticity in the Dorsal Raphe Nucleus Characterizes Susceptibility and Resilience to Anhedonia. J Neurosci 2020; 40 (3): 569–584
Raman VV. A self-fulfilling prophecy: linking belief to behavior. Ann N Y Acad Sci 2011; 1234: 104–107
Retzlaff EW, Mitchell FL Jr. The cranium and its sutures. New York: Springer; 1987: 25
Shea L, Reimer-Kirkham S, Cavan Frisch N. Nursing perspectives on Integral Theory in nursing practice and education: An interpretive descriptive study. Nurs Inq 2019; 26 (2): e12276
Smith KE, Pollak SD. Early life stress and development: potential mechanisms for adverse outcomes. J Neurodev Disord 2020; 12 (1): 34
Snyder M, Swann WB. Hypothesis-testing processes in social interaction. Journal of Personality and Social Psychology 1978; 36: 1202–1212
Sternberg E. A self-fulfilling prophecy: linking belief to behavior. Ann N Y Acad Sci 2011; 1234: 98–89
Still AT. Autobiography of Andrew T. Still: With a history of the discovery and development of the science of osteopathy, together with an account of the founding of the American School of Osteopathy. 1897
Taylor SE. Mechanisms linking early life stress to adult health outcomes. Proc Natl Acad Sci 2010; 107 (19): 8507–8512
Weaver J, Filson Moses J, Snyder M. Self-Fulfilling Prophecies in Ability Settings. J Soc Psychol 2016; 156 (2): 179–189
Wilber K. Toward a comprehensive theory of subtle energies. Explor 2005; 1 (4): 252–270

KAPITEL

1

Marianne Bentzen, Torsten Liem

Neuroaffektive Entwicklung und somatische Charakterbildung

Zusammenfassung

Das vorliegende Kapitel gibt einen Überblick über das neuroaffektive Kompassmodell der drei verschiedenen Ebenen – autonome Wahrnehmung, limbisch-emotionale und präfrontale Mentalisierung – sowie die Entwicklung der neuroaffektiven Interaktionen von Säuglingen. Neuere Erkenntnisse aus der Entwicklungsneurowissenschaft und der Säuglingsforschung werden fünf grundlegenden somatischen Charakterstrukturen gegenübergestellt, die sich aus den drei Charaktersystemen Bioenergetik, Hakomi und Biodynamik ableiten.

1.1 Bindungsprozesse und Mentalisierung in der psychosomatischen Osteopathie

Die **Bindungstheorie,** die in den 1960er-Jahren von Bowlby entwickelt wurde, geht davon aus, dass Kinder in den ersten Lebensjahren Bindungspräferenzen für bestimmte Individuen haben, die sie nicht nur ernähren, sondern auch Komfort und Unterstützung gewähren (Bowlby 1969). Durch diesen Kontakt und die diskrete gegenseitige Regelung dieser Interaktionen ist das Kind in der Lage, interne Modelle des Selbst und des Anderen zu entwickeln. Kernelement dieser Entwicklungsfähigkeiten sind v. a. Synchronisation, Jetzt-Momente und Zyklen von Anpassung, Missverhältnissen und Wiederanpassung. **Synchronisation** wird als eine angeborene Fähigkeit beschrieben, sich sowohl physiologisch als auch emotional mit dem Zustand einer anderen Person gleichzusetzen, das einen im weiteren Verlauf des Lebens in die Lage versetzt, sich emotional auf andere Personen einzustellen und an diese anzupassen. Sie entsteht durch eine Koregulierung bei der Interaktion mit anderen und führt zu **Jetzt-Momenten,** besonderen Momenten, die unvorhersehbar, dynamisch und gemeinsam gestaltet sind. Durch die Koregulierung kann das Kind negative Erfahrungen, wie Schmerzen, überwinden und Hilfe von der Bezugsperson annehmen.

Um unser volles Persönlichkeitspotenzial zu entfalten, sind empathische Reaktionen seitens der Eltern auf den Wunsch des Kindes nach Nähe und Beziehung im Sinne von Lächeln, Schreien, Festklammern, Zur-Mutter-Krabbeln etc. notwendig; für die emotionale Entwicklung des Gehirns müssen wir mit anderen interagieren sowie synchronisiert und gespiegelt werden. Eine reife Persönlichkeitsstruktur, die sich durch Mitgefühl und Empathie mit anderen Menschen auszeichnet, entsteht zunächst im Zusammenspiel mit engen Bindungen. Wenn sich dieser Prozess in den entwicklungssensitiven Stadien nicht ausreichend entfaltet hat, benötigt der Einzelne u. U. gezielte Unterstützung, um seine emotionalen Strukturen zu entwickeln. Normale **Mentalisierungsfähigkeiten** bei Erwachsenen – die Fähigkeit, Einblicke in die innere Erfahrung anderer sowie ein Gefühl dafür zu haben, die eigenen Handlungen aus einer anderen Perspektive sehen zu können – sind nur durch sichere Bindungen zu erreichen. Eine gute Mentalisierung entwickelt sich basierend auf nonverbalen, affektiven Fähigkeiten, die im Folgenden als zentrale Elemente der psychosomatischen Osteopathie dargestellt werden.

1.1.1 Entwicklung der neuroaffektiven Bindung

Nach der **Triune Brain Theory** (Dreifaltigkeit des Gehirns), skizziert von MacLean (1990), verläuft die

1

Entwicklung des Gehirns auf **drei evolutionären Ebenen** (> Abb. 1.1):

- Die älteste Ebene der Reptilien organisiert sich um den **Instinkt** und die **somatische Regulation** (etwa seit 500 Millionen Jahren),
- die mittlere Ebene, das **Dienzephalon** und das **limbische System,** um die **emotionale Interaktion** (etwa seit 165 Millionen Jahren) und
- die neo-säugetierische Ebene, d. h. insbesondere die **präfrontale** Entwicklung, um die **kognitiven Funktionen** (etwa seit 6 Millionen Jahren).

Das menschliche Gehirn hat sich während der Evolution so konfiguriert, dass es sich mit anderen menschlichen autonomen Nervensystemen synchronisieren und affektiv an andere menschliche limbische Systeme anpassen sowie durch seine präfrontalen Strukturen eigene und die Absichten anderer interpretieren kann. Auch die zunehmende Anzahl der Synapsen pro Neuron spiegelt die zunehmende Komplexität wider. So zeigen Neuronen im Hirnstamm etwa 2000 Synapsen, im Zwischenhirn und im limbischen System etwa 5000 Synapsen und in der präfrontalen Region etwa 15000 Synapsen.

Aktivitäten des Hirnstamms können durch das Zwischenhirn und das limbische System in gewissem Rahmen relativiert und downreguliert werden und entsprechend das Zwischenhirn und das limbische System durch den präfrontalen Kortex. Dieser hat keinen eigentlichen Down-Regulator im Sinne eines lokalisierten anatomischen Substrats. Hier sind es v. a. soziale Strukturen und Regeln, welche die Aktivität des präfrontalen Kortex regulieren. Diese Sichtweise mündet im Arbeitsmodell zur Befundung und Behandlung von Krankheitsbildern im Hinblick auf **Top-down- und Bottom-up-Regulationen** (> Kap. 0.3.2).

Die Bewertung, Unterscheidung, Relativierung und Integration der Vielzahl von Bottom-up- und Top-down-Interaktionen als individueller zeitlich und räumlich einmaliger Gesamt-Cocktail im Patienten sollte die Grundlage jeder osteopathischen Konsultation sein, da dieser den Rahmen für ein sinnvolles, therapeutisches Fulkrum bildet. So sind Bottom-up- und Top-down-Prozesse auf vielschichtige Weise in ein osteopathisches klinisches Setting der psychosomatischen Osteopathie zu integrieren.

Die ersten drei Monate nach der Geburt sind durch eine signifikante Aktivität in den Bereichen des Gehirns gekennzeichnet, die den sensorischen Prozessen und der autonomen Regulation entsprechen, gefolgt von der Entwicklung einer intensiven emotionalen Interaktion entsprechend der Reifung des limbischen Systems bis zum 9. Lebensmonat. Schließlich entwickeln sich innere Repräsentationen und eine Kontrolle im Zusammenhang mit der präfrontalen kortikalen Reifung, die um den

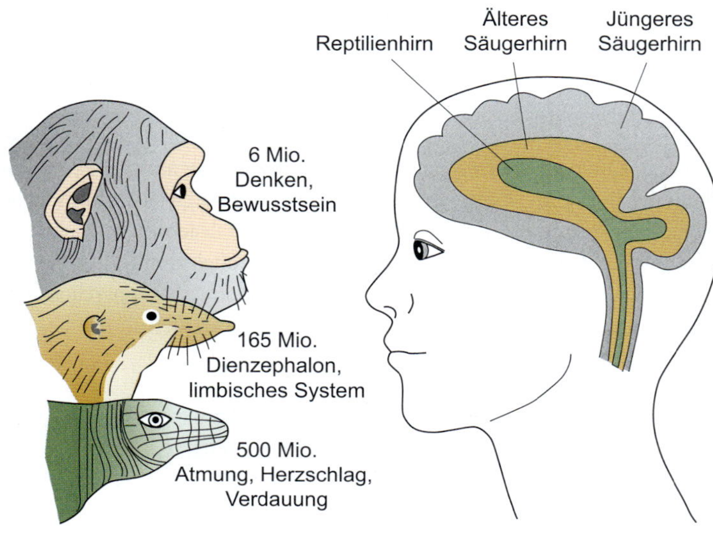

Abb. 1.1 Organisation der drei evolutionären Ebenen des Gehirns [F1097/L143]

9.–12. Lebensmonat beginnt. Basierend auf dieser evolutionären Perspektive ist die **neuroaffektive psychologische Entwicklung** auf **drei Ebenen** zu betrachten (Bentzen und Hart 2015; Hart 2008, 2010) (➤ Tab. 1.1):

1. Autonome Ebene: Erkennung
2. Limbische Ebene: Gefühl
3. Präfrontale Ebene: Mentalisierung

Die im Folgenden dargestellten neuroaffektiven Kompasse dienen der Verdeutlichung zentraler Entwicklungsfähigkeiten und Erfahrungszustände, die für ein normales Handeln auf diesen drei Ebenen erforderlich sind (Bentzen und Hart 2015).

0–3 Monate: Autonome Regulierung und Synchronität

Die Entwicklung von neuronalen Netzen in der späten Schwangerschaft und in den ersten drei Monaten nach der Geburt erfolgt durch das „Anschalten" von **Hirnstamm** sowie Bereichen des **Zerebellums** und der **Parietallappen.** Durch die Entwicklung und Vernetzung dieser Bereiche wird die grundlegende Fähigkeit erlangt, eine **neurovegetative Erregungsregulierung** durch Interaktionen hervorzurufen sowie grundlegende **Körperempfindungen** wahrzunehmen und auch ein **Gefühl der Sicherheit** zu erfahren, sodass synchronisierte, konsistente und angemessene Reaktionen hervorgerufen werden. Damit wird die Grundlage für das **Verkörpertsein** im Erwachsenenalter gelegt, das ein Leben lang durch unablässige Synchronisation und die Erfahrung, von anderen erlebt zu werden, beibehalten wird. Die **Koregulation** ist die Grundlage für eine gesunde Selbstregulation, die in der späteren Entwicklung internalisiert wird, die aber immer von positiven Wechselwirkungen abhängig ist. Für die Entwicklung eines sicheren Gefühls des In-der-Welt-Seins braucht der Säugling jedes Mal aufs Neue propriozeptive Stimulationen und Erfahrungen mit inneren Mustern der Spannung und Vitalität (Stern 1995). Durch Vernachlässigung oder traumatische Erfahrungen kann es zu unterentwickelten, beeinträchtigten

Tab. 1.1 Die drei Ebenen der neuroaffektiven psychologischen Entwicklung nach Bentzen und Hart (2015)

Neuroaffektive Entwicklungsebene	Primärer Entwicklungszeitraum	Sich aktiv entwickelnde Gehirnbereiche	Interaktionsfähigkeiten
Autonom: Erkennung	0–3 Monate	• Hirnstamm • Kleinhirn • Mittelhirn • Parietal- und Okzipitallappen	• Expression und Reaktionen auf Vergnügen und Unlust • Erregungsregulierung (auf, ab) • Somatische Synchronisation • Spiegelungsaktivität • Kontingenz • Vorhersagbarkeit • Regulierung der neurovegetativen Erregung durch dyadische Blicke und Blickabneigung • Nachahmung von Gesichtsausdrücken und Tönen
Limbisch: Gefühl	3–9 Monate	• Limbisches System • Temporallappen	• Emotionale Abstimmung • Erleben einer ausgeprägten Spiegelung aller grundlegenden Emotionen • Komplexer nonverbaler Austausch oder „Konversation" • Erlernen unterschiedlicher Interaktionsgewohnheiten für diverse Kontexte
Präfrontal: Mentalisierung	9–24 Monate	Präfrontaler Lappen	Sozialisation: • Impulshemmung • Vorsätzliche Handlungen • Interaktionen um Verbote und Lob • Spiel mit Symbolen und Sprache • Bezug zur Erfahrung • Empathie

oder dissoziierten Körperempfindungen und Vitalitätseffekten kommen. Ebenso sind die Interaktionen auf autonomer Ebene bei Erwachsenen von entscheidender Bedeutung, da sämtliche Erlebnisse von Synchronisation und Jetzt-Momenten von ihnen abhängen und somit jegliches zwischenmenschliche Lernen.

Mit Hilfe des autonomen Kompasses (➤ Abb. 1.2) können **autonome Erfahrungen** in zwei Dimensionen eingeteilt werden: **Unbehagen/Unmut** oder **Komfort/Genuss** können sowohl bei hoher (sympathischer Zustand) als auch geringer Erregung (parasympathischer Zustand) auftreten. Diese Erfahrungen sind die sensorischen und autonomen Ecken des Kompasses der affektiven Erfahrung (Bentzen und Hart 2015). Die spätere Entwicklung limbischer Emotionen wie Wut, Angst, Traurigkeit, Verspieltheit, Freude und Überraschung kann ohne sie nicht stattfinden.

Die Regulierung von neurovegetativer Erregung im Normalzustand läuft in einem flexiblen Rhythmus zwischen Ruhezuständen und aktiver Anteilnahme am Geschehen ab, wobei bei unerwarteten oder unangenehmen Ereignissen entsprechende Stressreaktionen aktiviert werden. Jeder Mensch besitzt eine **individuelle Wohlfühlzone** des Energiemanagements, die von höheren und niedrigeren Erregungszuständen sowie den jeweiligen Empfindungen definiert wird. Diese ist der Erfahrungsraum, in dem die Selbstregulation stattfindet oder die Regulation durch positive Interaktionen mit anderen.

Während diese regulierte Zone bei gesunden Personen relativ groß ist, kann bei extremem Stress sowie bei unzureichend entwickelter Regulierungskompetenz die flexible Energiemanagementzone sehr klein sein, sodass sich der Einzelne in selbstschützende Reaktionen wie Kampf/Flucht oder Freeze-Zustand/Zusammenbruch, tagträumerische Trancen oder manische Zustände flüchtet. Er kann in diesen Zuständen seine Verbindungen zu anderen oder sein eigenes grundlegendes Sein in der Welt nicht mehr bzw. nur eingeschränkt spüren.

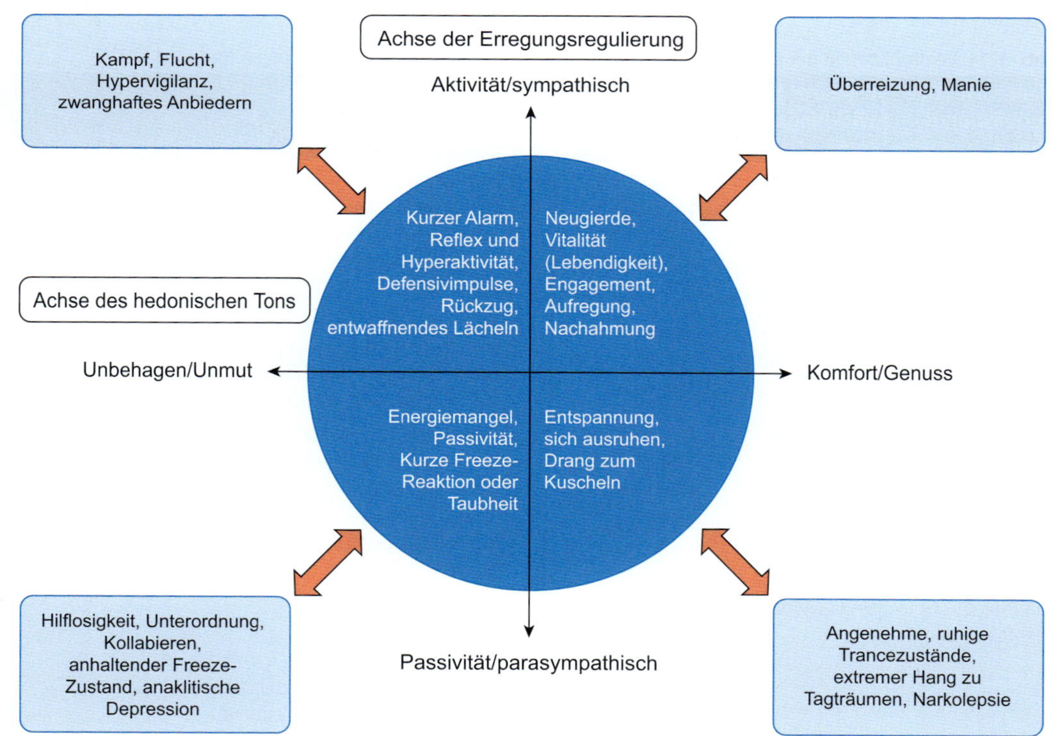

Abb. 1.2 Autonomer Kompass (dunkelblau) mit Selbstschutzreaktionen (hellblaue Felder) [F1097/L143]

Fallbeispiel: Synchronisation auf autonomer Ebene

Dieses Fallbeispiel ist vom aufmerksamen Wechselspiel der Synchronisationen zwischen Patient und Osteopath und der spezifischen Fokussierung auf Ressourcen des Patienten im Hinblick auf das autonome Nervensystem (ANS) gekennzeichnet. Diese Annäherung zielte darauf ab, die vorhersagbare und synchronisierte autonome Koregulierung mittels Beziehungsaufbau und osteopathischer Palpation zu fördern. Die Behandlung war, neben einer rein osteopathisch manuellen Vorgehensweise, durch das Angebot von Nähe gekennzeichnet, die sich durch die geschulte Wahrnehmung des Osteopathen in Resonanz zu den Körpersignalen des Patienten organisch entwickelte.

Finn, ein 10-jähriger Junge, kam wegen Konzentrations- und Lernstörungen in die Praxis. Neben der osteopathischen Untersuchung zeigte eine Herzratenvariabilitätsmessung eine hohe sympathische Aktivität. Bereits im Kindergarten fiel Finn durch ein zum Teil erhöhtes Aggressionspotenzial und einen niedrigen Toleranzspiegel auf. Von den anderen Kindern sonderte er sich eher ab.

Die Anamnese ergab eine sehr hohe Stressbelastung der Mutter während der Schwangerschaft aufgrund einer schweren Krankheit eines Elternteils. Die Geburt stockte und die Herztöne verminderten sich kurzzeitig bedrohlich. Mit Hilfe von Saugglocke und Kristeller-Handgriff kam Finn dann auf natürliche Weise zur Welt. Nach der Geburt wurde er zunächst für einen Tag auf der Intensivstation beobachtet. Später konnte er nicht gestillt werden, da sich die Brustwarzen der Mutter stark entzündet hatten. Die Kindheit verlief wohlbehütet. Diese kurze biographische Übersicht dient nur dem Verständnis des Therapeuten. Es wurden keine regressiven Ansätze durchgeführt.

Das Hauptziel der ersten Sitzung bestand darin, einen Kontakt aufzubauen und die erhöhte Aktivität des sympathischen Nervensystems zu verstehen sowie Finn möglicherweise darin zu unterstützen, die Aktivität des ANS besser regulieren zu können. Während der Behandlung wurden einige Synchronisationen mittels Haltung, Blick, Mimik, Sprechfluss, Tonalität und Atmung angeboten. Dabei wurde seitens des Osteopathen auf Körperausdruckszeichen von Finn, insbesondere im Hinblick auf Entspannungs- und Stresszeichen, geachtet. Besondere Aufmerksamkeit wurde auf die Synchronisation mit inhärenten Ressourcen des Patienten gerichtet, z. B. entspannte er besonders bei einer sanften Berührung in Synchronisation mit Rhythmen der Atmung und weiterer inhärenter Körperrhythmen an der linken Hand, während bei Berührungen an anderen Stellen sowie bei Augenkontakt keine Entspannungsreaktion auftrat.

In der zweiten Behandlungssitzung blickte Finn dem Osteopathen hin und wieder in die Augen, öffnete sich auch weiteren Berührungen und konnte mittels der osteopathischen herzfokussierten Palpation (OHP; ➤ Kap. 8.28) bei weiteren Entspannungsreaktionen unterstützt werden, die er möglicherweise auch als Referenzerfahrung nutzen konnte.

Bei der dritten Behandlung konnte die auf dem Bauchbereich liegende Hand des Osteopathen Finn darin unterstützen, weniger in den Brustkorb und verstärkt in den Bauchraum zu atmen. Außerdem vertieften und verlangsamten sich die Atemzyklen. Diese Übung wurde mit der Mutter zweimal am Tag für zunächst zwei Minuten weitergeführt. Durch diese Koregulation konnte Finn zunehmend Entspannung erfahren.

In den folgenden Behandlungen schaffte es Finn zunehmend, durch eigene Regulation die Aktivität seines ANS zu beeinflussen. Dies geschah zunächst, indem er selbst seine Hand auf den Bauch legte, und schließlich durch Lenkung der Aufmerksamkeit auf die Bauchregion beim Atmen. Die osteopathische Behandlung bestand zudem darin, mittels General Osteopathic Treatment und sanften Dehnungen in Schlüsselregionen die Entspannung zu fördern.

3–9 Monate: Limbische emotionale Interaktion und Improvisation

Das grundlegende Gefühl der Selbstständigkeit entwickelt ein Säugling während der limbischen Entwicklungsphase zwischen dem 3. und 9. Lebensmonat. Durch intensiven dyadischen Kontakt werden aufregende und befriedigende Interaktionen geschaffen und eine gemeinsame Aufmerksamkeit mit seiner Bezugsperson entwickelt. Für diese emotionalen Abstimmungsprozesse ist die Entwicklung des limbischen neuronalen Schaltkreises von zentraler Bedeutung (Panksepp und Biven 2012).

Mit etwa 3 Monaten beginnt der Säugling, sich an spielerischen Initiativen der Bezugsperson zu erfreuen. Die Imitation weicht einem improvisierten Umschwenken in Gesten und Mimik und es entwickelt sich ein konkretes nonverbales Gespräch. Ein sich wiederholendes Element des oft raschen und neuheitsorientierten limbischen Spiels ist die fehlerhafte Anpassung, bei der Betreuer und Kind die Synchronisation verlieren, wobei beide schnell alles daran setzen, die Synchronität wieder herzustellen, wodurch **Zyklen** von Anpassung, fehlerhafter Anpassung bzw. Missverhältnissen und erneuter Anpassung durchlaufen werden (Braten 1993, Emde 1989, Stern 1995, Tronick und Gianino, 1986). Durch die ständige fehlerhafte Anpassung und Wiederanpassung entwickelt das Kind ein **Gefühl für das Selbst,** wobei es lernt, zwischen sich und dem Anderen zu unterscheiden. Die **Dimension des Anderen** bildet eine der Achsen im limbischen Kompass (➤ Abb. 1.3). Das Kind verschiebt seine Aufmerksamkeit zwischen sich und anderen hin und her, wobei die Kernkompetenz der **ego- und alterozentrierten Partizipation** entwickelt wird.

Die andere limbische Kompassachse sind **positive und negative Emotionen,** wobei Freude und Verspieltheit eine wesentliche Bedeutung für die limbische Entwicklung des Kindes haben. Durch markante Spiegelung der affektiven Darstellung des Kindes seitens der Bezugsperson kann das Kind seine eigenen Affektzustände modulieren und Emotionen in sich selbst erkennen. Diese Zustände und Emotionen können aber nur dann erkannt werden, wenn die Bezugsperson diese erkennt und angemessen darauf reagiert.

Der limbische Kompass umfasst einen normalen limbisch emotionalen Bereich der Interaktion zwischen Konzentration auf sich selbst und anderen sowie zwischen positiven und negativen Emotionen. Während gesunde Menschen ein breites emotionales Spektrum aufweisen, ist bei Personen mit schwach ausgeprägten emotionalen Fähigkeiten der emotionale Bereich enger, wobei es oft zu selbstschützenden Reaktionen kommt (➤ Kap. 11).

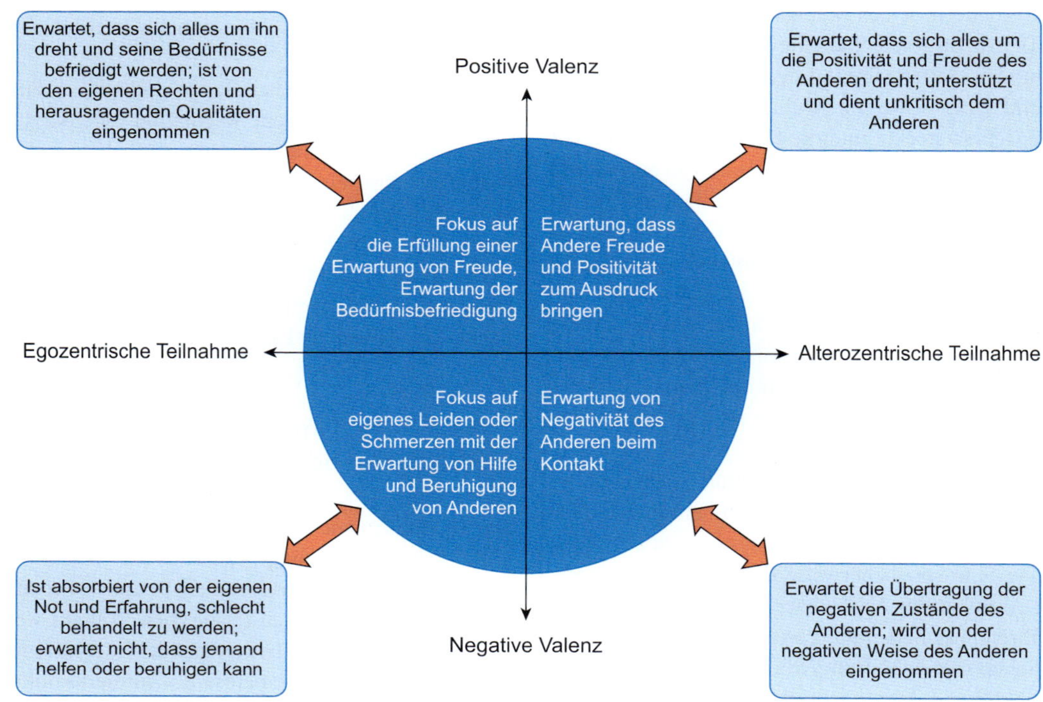

Abb. 1.3 Limbischer Kompass (dunkelblau) mit Selbstschutzreaktionen (hellblaue Felder) [F1097/L143]

9–24 Monate: Präfrontales Bedürfnismanagement und Mentalisierung

Im Alter von 8–12 Monaten beginnt die Reifung der **mentalen Organisation,** wobei sich neuronale Netzwerke von den limbischen Ebenen in die tiefsten Ebenen des präfrontalen Kortex ausbreiten. Intensive motorische Aktivitäten und Erregungen bestimmen nun den Alltag des Kindes. Ab dem Alter von 12 Monaten kann das Kind ein Verhalten beenden, wenn die Bezugsperson „Nein" sagt. Im zweiten Lebensjahr zeigt sich **Empathie** mit anderen, die durch Mentalisierung erweitert wird, und die Fähigkeit, sich von außen und andere von innen zu sehen, die sich in den folgenden Jahren kontinuierlich weiterentwickelt.

Die horizontale Achse im präfrontalen Kompass (➤ Abb. 1.4) bezieht sich auf das **Bedürfnismanagement,** wobei die präfrontale Ebene in der Lage ist, Bedürfnisse zu hemmen und unangenehme, aber erforderliche Aktivitäten einzuleiten. Die vertikale Achse zeigt den **Mentalisierungsgrad,** wobei ein hohes Niveau darauf hinweist, dass die Folgen der eigenen Wünsche vorhersehbar sind und das Verhalten entsprechend reguliert wird, während ein niedriges Mentalisierungsniveau auf das Bestimmen von Verhalten und Gefühlen durch automatischere und konkrete Denkweisen hinweist.

Fallbeispiel: Balance zwischen limbischer Erfahrung und präfrontalem Dialog

Dieses Fallbeispiel veranschaulicht einige Elemente der limbischen und präfrontalen Beziehungsentwicklung.

Marie, eine 38-jährige Sachbearbeiterin, kam wegen Ängsten bezüglich einer kürzlich diagnostizierten Sarkoidose zur osteopathischen Behandlung. Sie fürchtete, dass sich diese Erkrankung lebensbedrohlich entwickeln könnte. Die Belastung gab sie mit 9/10 Punkten auf einer Belastungs- bzw. Stressskala an.

In der ersten Behandlung reduzierte sich die Angst auf 1/10. In der Folgebehandlung blieb der Belastungswert niedrig (2/10). In der zweiten Behandlungssitzung

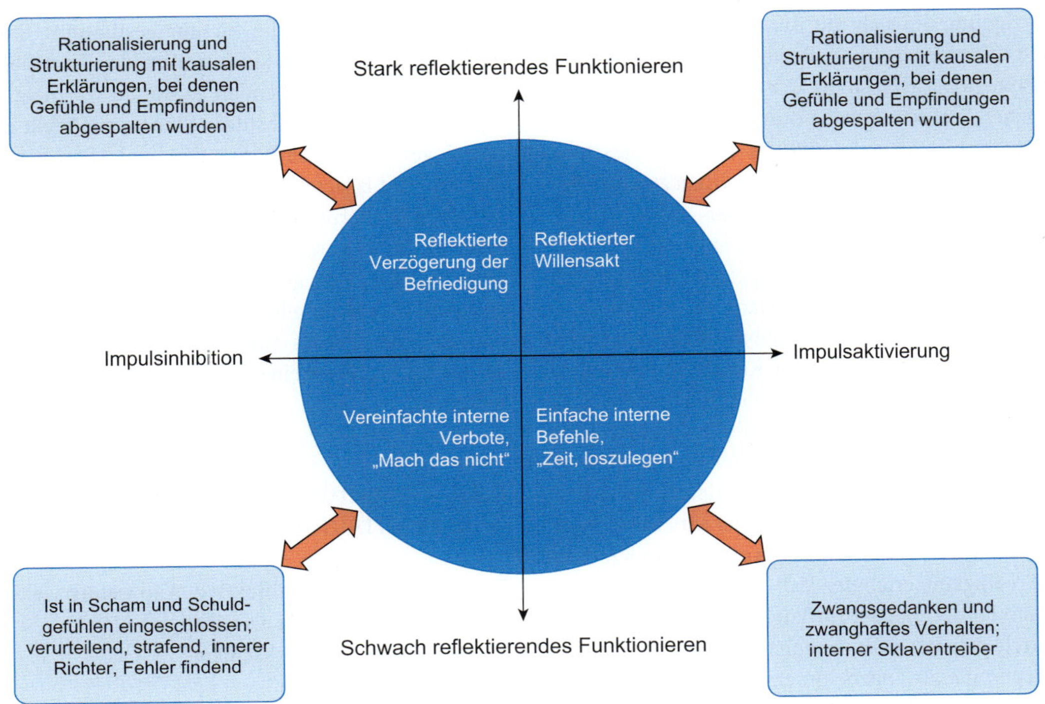

Abb. 1.4 Präfrontaler Kompass (dunkelblau) mit Selbstschutzreaktionen (hellblaue Felder) [F1097/L143]

trat ein weiterer Stressfaktor an die Oberfläche. Dies war die Zusammenarbeit mit ihrer Vorgesetzen (9/10 auf der Belastungsskala) und die Sichtweise, dass das Leben insgesamt eine Belastung sei und dies mit ihrer schweren Geburt zusammenhing, bei der sie beinahe gestorben sei.

Bei diesem Erklärungsmodell schien der Einfluss der Geburt auf ihr Leben sehr stark zu sein, insbesondere hinderte dies Marie daran, aktiver ihr Leben zu lenken. Von einem präfrontalen Gesichtspunkt her glaubte Marie, dass sie aufgrund ihrer Belastung in der Vergangenheit (Geburt) nicht oder nur eingeschränkt in der Lage sei, sich den Herausforderungen ihres Lebens zu stellen. Im Laufe der 2. Behandlungssitzung weichte diese Haltung mittels osteopathischen Reframings auf und erlaubte z. B. auch Alternativinterpretationen ihrer schweren Geburt, z. B., dass diese eine Ressource darstellen könnte, um schwierige Momente im Leben besser meistern zu können. Diese flexibleren Glaubensmuster in Relation zum präfrontalen Kortex erlaubten Marie, nicht nur ihr Leben bewusster zu gestalten, sondern begünstigten dies sogar. Es standen ihr nun auch mehr Wahlmöglichkeiten und Energie zur Verfügung, um sich mit ihren Gefühlen von Angst und Überforderung in Bezug auf ihre Vorgesetzte auseinanderzusetzen. Es war der Umstand, dass ihr eigener Perfektionismus durch die Kritik und den perfektionistischen Anspruch ihrer Vorgesetzten noch übertroffen wurde, der die Arbeit zu einer dysfunktionalen Belastung werden ließ.

Durch eine kombinierte palpatorische Annäherung in Verbindung mit Introspektion (multimodale bifokale Integration) lernte Marie im Verlauf der 3. Behandlungssitzung, sich selbst besser zu fühlen sowie das Wechselspiel von Körperempfindungen, neurovegetativen Erregungen, Gefühlen und Gedanken wahrzunehmen. So wurde ihr bewusst, dass ihr die berufliche Arbeit an sich viel Freude bereitet. Dies führte zu einer stärkeren Fähigkeit der Selbstkompetenz, durch die Marie einerseits ihre Freude an der Arbeit wertschätzen lernte und andererseits die Fähigkeit erlangte, sich gegenüber unrealistischen Forderungen ihrer Vorgesetzten abzugrenzen. Durch palpatorische Annäherung an Regionen im Körper, die als angenehm empfunden wurden – in Relation zu unangenehm empfundenen Körperregionen und Zyklen verschiedener ANS-Aktivitäten, Gefühlen und Entspannungszyklen –, minderte sich die Belastung auf 0/10. Insbesondere war Marie nun in der Lage, unter Berücksichtigung ihrer Bedürfnisse angemessener, mit mehr emotionaler Flexibilität und eigenverantwortlicher mit ihrer Arbeitssituation in Bezug auf ihre Vorgesetzte umzugehen.

1.2 Entwicklungspsychologie und somatische Charakterbildung

Die meisten somatischen Charaktertheorien gehen davon aus, dass motorische Gewohnheiten und Energiemuster im Körper durch emotionale und psychologische Muster entstehen. Die Erfahrung prägt den Körper und die Psyche in kohärenter und charakteristischer Weise. Die psychosomatische Osteopathie sieht den Körper als wesentlichen Bestandteil der Geschichte der Psyche an, jedoch nicht ihrer gesamten Geschichte. Zeigt eine Person bei der Interaktion mit dem Therapeuten bestimmte Haltungen, Bewegungen und Gesten, die für ein bestimmtes Entwicklungsalter typisch sind, nimmt der Therapeut an, dass die entsprechenden Zustände von neurologischer Aktivität, Selbstdarstellung und Affekt zu einem gewissen Grad vorhanden sind (Bernhardt, Bentzen und Isaacs 1996). Die somatischen Charaktertheorien interpretieren eine spezifische **Charakterstruktur** als durch das **Alter,** frühere und spätere **Erfahrungen** sowie gegenwärtige **Lebensumstände geformt.** Elemente aller Charakterstrukturen werden in jeder Person mit normaler Hirnfunktion aufgezeigt, wobei oft ein oder zwei Strukturen dominieren.

1.2.1 Gestaltungsfaktoren der Charakterbildung

Für eine gute **intersubjektive Anpassung** gelten **drei mentale Zustände** als wichtig:

1. Gemeinsame Aufmerksamkeit
2. Gemeinsame Absicht
3. Fähigkeit, an den affektiven Befindlichkeiten des Anderen teilzunehmen

Die überaus komplexen Prozesse der interaktiven Anpassung bestehen aus tausenden von täglich aufeinanderfolgenden, intersubjektiven „Tanzbewegungen", welche die Grundlage für die Synchronisation von gesunden Missverhältnissen zwischen Eltern und Kindern bilden. Diese Mikrointeraktionen, die vor der Geburt beginnen und während des gesamten Lebens beibehalten werden, schaffen die Erfahrung unseres In-der-Welt-Erlebens. Sie ermöglichen dem Kind ebenso durch somatische Spiegelung, positive wie auch negative Zustände der Bezugspersonen zu identifizieren und zu absorbieren (Stern 1995). Der **somatische Charakter** wird **durch die Interaktionen** und die **psychomotorischen Fähigkeiten** während und durch die Mikrointeraktionen mit den Eltern in den spezifischen Entwicklungsstadien **beeinflusst.**

Die neuronalen **Spiegelsysteme** hingegen erlauben es dem Menschen, die Absichtsbewegungen und Gefühlszustände anderer als ihre eigenen erleben **zu** können. Die Spiegelaktivität kann durch Stress geschwächt oder deaktiviert bzw. von Machtbeziehungen beeinflusst werden.

1.2.2 Systeme der somatischen Entwicklungscharakterstruktur

Drei Systeme der somatischen Charakterstruktur werden hier eingeführt, die auf den Arbeiten Reichs, dem Entwickler der ersten systematische Methode der psychodynamischen somatischen Charakterstruktur (Reich 1949), aufbauen und im Laufe der Zeit in ihrer Theorie stetig weiterentwickelt wurden:

1. Die **bioenergetische Analyse** (fortan **Bioenergetik** genannt) stammt direkt von Reichs Arbeiten ab. Sie ist ein Therapieansatz, der sich auf den **Geist,** den **Körper** und die **zwischen ihnen fließende Energie** konzentriert, und basiert auf der Voraussetzung, dass Geist und Körper als Einheit funktionieren. Im Lauf der Jahre hat dieses System die psychosexuelle Verantwortung als zentrales Konzept aufgegeben und die Bindungstheorie mit Fluss und Muskelblockade als Antwort auf Entwicklungsstillstände begriffen.
2. **Hakomi** wurde Mitte der 1970er-Jahre entwickelt. **Charaktereigenschaften** werden hier als **überentwickelte Fähigkeiten** angesehen. Die Entwicklung wird als Lernprozess eines sich selbst organisierenden Körper-Geist-Systems dargestellt, das bestimmte gesunde Erfahrungen erfordert, um optimal zu reifen. Die Charakterbildung entspringt damit einem konstruktiven Versuch, mit ungesunden Interaktionen fertig zu werden.
3. Die **bodynamische Analyse** (fortan **Bodynamics** genannt) entwickelte sich aus einem Modell, das auf der motorischen und psychologischen Entwicklung von Kindern sowie einer entsprechenden Theorie der **spezifischen Muskelaktivierung** basiert. Der Grundantrieb hierbei ist die **gegenseitige Verbindung** anstatt Sexualität. Die Reaktion der Umgebung auf diesen Grundantrieb bestimmt, ob sich ein gesunder oder ungesunder Charakter entwickelt.

Der Schwerpunkt wird im Folgenden auf die Bereiche der allgemeinen Übereinstimmung und einige grundlegende Körperkonzepte gelegt und nicht auf Details und Unterschiede zwischen den Systemen.

Die folgenden fünf **Charakterstrukturen** werden von allen drei Systemen beschrieben:

1. Schizoid (hysterisch)
2. Oral
3. Psychopathisch
4. Masochistisch
5. Starr (phallisch und hysterisch)

1.2.3 Charakterstrukturen und somatische Muster

Prä- und neonatale Entwicklung und chronischer Stress

Bestimmte Verhaltenszustände, z. B. Kampf- und Fluchtverhalten, Immobilisierung oder Risikobewertung, und die einhergehenden autonomen, motorischen und endokrinen Wirkungen werden durch das mesenzephale periaquäduktale Grau (PAG) koordiniert, das sowohl mit dem Hypothalamus als auch mit dem limbischen System in Beziehung steht, und hier insbesondere mit der Amygdala und dem präfrontalen Kortex (Liem und Neuhuber 2019). Die ontogenetische Reifung im Sinne holarchischer Ebenen findet chronologisch statt; zuerst über den Hirnstamm, dann über das limbische System und das Zwischenhirn und schließlich über den präfrontalen Kortex.

Eine **angenehme Interaktion** und ein **ressourcenreicher Zustand** ermöglichen dem Kind ein Verhalten, das durch eine **fein abgestimmte Bindung und Loslösung von der Umgebung** gekennzeichnet ist. Dies äußert sich durch Lächeln, Gurgeln oder verschiedene andere Geräusche des Kindes. Das Erreichen und Verstärken dieses Verhaltens erklärt sich mit vagalen kardiopulmonalen und trigeminalen (durch Sensoren im myofasziokutanen System des Gesichts) afferenten Substanzen, welche die PAG-limbisch-präfrontalen Kreisläufe aktivieren (Liem und Neuhuber 2019).

Umgekehrt verläuft die Reaktion des Kindes in **Stresssituationen.** Hier reagiert das Kind zunächst mit einer sympathischen Erregungslage, d. h. mit Kampf- und Fluchtverhalten. Es fängt beispielsweise an zu weinen, was bei verstärkendem Stress in lautes Schreien übergehen kann. Wenn die Stresssituation nicht beseitigt wird, reagiert es mit Immobilisierung und Dissoziation, d. h., es zieht sich schlussendlich zurück, wird passiv, ruhig oder starr und zeigt wenig Interesse an Kontakt oder Nahrung. Dabei befindet sich das Kind in einem Zustand verängstigter Hilflosigkeit und Resignation. Diese Säuglinge mit anhaltendem unregulierten Stress können als hyperpassiv, stabil oder hyperaktiv charakterisiert werden:

- Dem typischen **hyperpassiven Kind** (entspricht dem **dissoziativen Zustand** und der **schizoiden Struktur**) macht es nichts aus, **alleingelassen** zu werden. Es scheint jeglichen **Körperkontakt abzulehnen** und zeigt keine somatischen Reaktionen, die den Kontakt für andere lohnend machen.
- Die **stabilen Kinder** zeigen einfache und stabile biologische Funktionen und Rhythmen und versuchen, mit ihren Müttern mit häufigem Lächeln und positiven Reaktionen zu interagieren. Wenn die Mütter nicht zur Verfügung stehen, wenden sich diese Kinder gerne an andere Personen, um deren Kontakt und Aufmerksamkeit aufzusaugen. Sie zeigen ein hohes Maß an **sympathischer Erregung,** sind aber noch in Kontaktstrategien organisiert. Sie haben **Schwierigkeiten, sich zu entspannen** und **verweilen häufig in Alarmbereitschaft.** Die motorischen **Muster** sind oft **abgehackt und unkoordiniert.** Da diese Kinder selten von ihren Müttern gehalten werden, entwickeln sie **starke Spannungen** in Rücken, Schultern und Nacken, um sich selbst zu halten.
- Im Gegensatz dazu sind die **hyperaktiven Kinder** (Ebene der unorganisierten sympathischen Aktivierung und der Kampf-Flucht Reaktion) in ihrer **Bewegung diffus** und können zumeist **spastisch** wirken. Ihre allgemeinen **Aktivitätslevel** sind **hoch** und sie gehen oft in Zustände des **Schreiens** und **Wimmerns** über. Die biologischen Rhythmen dieser Kinder sind sehr unregelmäßig und sie werden leicht gestört und aufgebracht.

In der Bioenergetik ist das Grundbedürfnis des frühen postnatalen Daseins als das „Recht auf Existieren" dargestellt, das, wenn es bedroht ist, in schizoiden oder hysterischen Charakterstrukturen mündet. Während die **schizoide Struktur** aus anhaltender Feindseligkeit, Kälte oder Verlassenheit entsteht, wird die **hysterische Struktur** im Allgemeinen als Anpassung an plötzliche, weniger konstante traumatische Ereignisse verstanden. Der Hysteriker lebt im Allgemeinen in einem Kontinuum von sympathisch aufgeladener überlebensmotivierter Sozialisation bis hin zur sympathischen Kampf-Flucht-Bewegung, während der Schizoide im dissoziativen parasympathischen Zustand beginnt, der durch den sympathischen Kampf-Flucht-Zustand unter extremer Belastung außer Kraft gesetzt werden kann.

Schizoide Charakterstruktur

- Schizoide Personen sind i. d. R. kontaktvermeidend. Sie empfinden soziale Interaktionen und andere Menschen als fremd, stressig oder feindlich.
- Die innere Erfahrung dieser Personen wird als fremd, fragmentiert und abgestumpft wahrgenommen.

Schizoides somatisches Muster

- Personen mit schizoider Charakterstruktur zeichnen sich durch steife und unbeholfene Bewegungen aus.
- Ihr Atem ist flach.
- Der allgemeine körperliche Eindruck ist der einer Person, die sich von der allgemeinen Lebendigkeit zurückgezogen hat.
- Der Körper scheint auf Nähe nicht zu reagieren und gegenseitiger Blickkontakt wird oft vermieden.

- Die Bioenergetik sieht in der schizoiden Charakterstruktur allgemeine Zeichen von primärem Blockieren um die Augen und in den subokzipitalen Muskeln. Der Körper zeichnet sich durch tiefe, „eingefrorene" Haltemuster in und um die Gelenke, Verdrehungen und erhebliche Unterschiede in der Organisation zwischen rechter und linker Seite sowie zwischen verschiedenen Körperteilen aus.
- Hakomi beschreibt den Schizoiden, als hätte er „einen langen Hals".

Hysterische Charakterstruktur

Bodynamics sieht die Hysterie als Teil der Schizoid- oder Existenzstruktur an, als Ergebnis der Schizoid-Hysterie-Spaltung, die durch Lake zum ersten Mal beschrieben wurde (Lake 1966).

- Hysterische Personen sind eher kontaktsuchend.
- Ein Säugling, der jegliche Anstrengung unternimmt, in Kontakt mit anderen zu kommen, wird seine Überlebensstrategien im Laufe der Zeit mit flirtendem oder verführerischem Verhalten ausdehnen. Der Erwachsene mit hysterischen Charakterstrukturen reagiert mit starkem Kontakthunger, Gefühl und Erregung, um die ersehnte zwischenmenschliche Nähe zu erreichen, die ihm hilft, sich weniger bedroht zu fühlen: „Auf Wiedersehen zu sagen, ist wie Sterben." (Lake, 1966)

Hysterisches somatisches Muster

- Die hysterische Existenzstruktur wird in Bodynamics dargestellt, als „hätte sie einen kleinen Kopf".
- Wie bei der schizoiden Struktur sind die Körpermerkmale fragmentiert, aber symmetrischer.
- Die Gelenke sind i. d. R. überflexibel.
- Diese Existenzstruktur zeichnet sich durch ein starkes Minenspiel, ausdrucksstarke Körperbewegungen und Emotionen aus.

Das 1. Lebensjahr

Das 1. Lebensjahr ist durch expansives neuronales Wachstum gekennzeichnet, das mit spezifischen Lebensbedingungen und Interaktionen des Säuglings einhergeht. Mit etwa 6 Wochen ist der Säugling in der Lage, gegenseitige Blickinteraktionen durch Gesicht- und Augenausdrücke mitzugestalten. Die Gehirnbereiche des **Spiegelneuronennetzes reifen** im 1. Jahr. Exakte Spiegelungen und einfache rhythmische Abstimmungen sind für die wachsenden komplexen Interaktionen des Säuglings mit seiner Bezugsperson von zentraler Bedeutung, da die implizierte Spiegelung ein wachsendes Gefühl der inneren Zustände des Gegenüber ermöglicht. Die liebevolle, regulierende und ermutigende Bezugsperson prägt den emotionalen Ton des Selbstgefühls, das der Säugling während dieser Prozesse entwickelt. Er kann nicht in die Mutter und Vater hineinschauen, aber er kann erfahren, wie sie auf ihn reagiert. Der orbitofrontale Kortex reift von der Geburt bis zum 18. Lebensmonat und ist von zentraler Bedeutung für die Fähigkeit zur **Selbstregulierung des Affekts,** für die **Regulierung des autonomen Nervensystems** und der **Internalisierung von Liebe und sicherer Zuwendung.**

Vor allem in den ersten sechs Lebensmonaten besteht die Welt für den Säugling aus einem dyadischem Kontakt, und er entwickelt Schemata für alle seine Familienmitglieder sowie für wiederkehrende Ereignisse und deren Variationen. Mit etwa 6 Monaten werden Objekte interessant, und die Rolle der Bezugsperson wechselt vom primären Fokus zu einem Punkt im Dreieck Mutter/Vater – Kind – Spiel.

Die Bioenergetik deutet an, dass das Problem im 1. Lebensjahr ist, das Recht auf Bedürfnisse zu haben und als eigenständiges Wesen geliebt zu werden. Es wird angenommen, dass die **orale Charakterstruktur** aus einem **Mangel an frühzeitiger zwischenmenschlicher Wärme und Unterstützung** resultiert. Werden die inneren Bedürfnisse nicht reflektiert oder darauf nicht reagiert, gelangt das Kind in einen Zustand der Hilflosigkeit und Resignation. Diese Erfahrung wird in der Selbstdarstellung verinnerlicht: Die Person erfährt keine Befriedigung und ist in ihren Wünschen unerfüllt. Der betroffene Erwachsene versucht freundlich, die gewünschte Nähe in seiner Beziehung zu Vertrauten oder zu einem Therapeuten herzustellen. Diese Versuche sind jedoch von Resignation geprägt, als ob ein „Nein" erwartet wird.

Orale Charakterstruktur

- Personen mit oraler Charakterstruktur sind stets offen für Kontakt, wenn die Möglichkeit besteht, und sie sind stets dankbar für alles, was sie bekommen können. Sie können aber nicht unterscheiden, ob dieser Kontakt ihren Bedürfnissen entspricht oder nicht.
- Aufgrund der Unzufriedenheit des Säuglings, seine inneren Bedürfnisse durch die Bezugsperson permanent nicht erfüllt zu sehen, misstraut die orale Struktur des Erwachsenen der Echtheit des Gegebenen; sie besitzt allerdings genug Entschlossenheit und Stärke, die Unterstützung völlig abzublocken und sich nur auf sich selbst zu verlassen.
- Bei der Interaktion mit anderen sind Versuche, die späte orale Struktur zu befriedigen, oft von Fehlschlägen begleitet, weil orale Charakterstrukturen zwar klare Vorstellungen haben, was sie brauchen und tun sollten, sich aber nicht mit dem Gegebenen zufriedengeben oder so lange die anderen korrigieren, bis das Gewünschte erhalten wird.

Orales somatisches Muster

- Erwachsene mit einer oralen Charakterstruktur haben nach Bioenergetik, Bodynamik und Hakomi eine zusammengefallene S-förmige Wirbelsäule, einen eingesunkenen Brustkorb, einen nach vorn gehaltenen Kopf und schwache Beine mit versteiften Knien.
- Die frühe orale Struktur wird mit einem sehnsuchtsvollen Blick und weichen, einladenden Lippen in Verbindung gebracht, während bei der späten ein argwöhnischer Ausdruck sowie ein schmollender Mund oder ein zusammengepresster Kiefer hervorstechen.
- Der Energiefluss im ganzen Körper ist schwach, die stärkste und kontaktfreudigste Energie ist jedoch um Mund und Augen zu finden.
- Die Tiefenmuskulatur der Wirbelsäule und die Rumpfmuskulatur scheinen nicht in der Lage zu sein, die orale Struktur des Erwachsenen in einer aufrecht stehenden Position zu halten, was durch eine Überbeanspruchung der Nacken- und Kopfmuskulatur kompensiert wird.

8–15 Monate

Gegen Ende des 1. Lebensjahrs findet eine Vielzahl von kortikalen Entwicklungen statt. Zwischen 8 und 15 Monaten durchläuft das Gehirn eine massive **Dezimierung synaptischer Verbindungen,** indem ungenutzte ausgesondert werden. Eine solche tritt mehrmals in der Kindheit auf und hängt wahrscheinlich mit qualitativen Fortschritten in der affektiven und kognitiven Organisation zusammen.

Ab dem 10. Lebensmonat erfolgt eine starke **Erhöhung des positiven Affekts,** während gleichzeitig der negative Affekt abnimmt. Der orbitofrontale Kortex geht „online". Durch die Reifung der rechten Gehirnhälfte kann der Säugling ein inneres Schema der verschiedenen emotionalen Ausdrucksformen seiner Bezugsperson bilden und diese mit seinen eigenen inneren Reaktionen und Emotionen verknüpfen. Ab diesem Zeitpunkt kann er sich unabhängig fortbewegen.

Das grundlegende Problem der psychopathischen Struktur wird von der Bioenergetik als das Recht auf Freiheit und das somatische Spannungsmuster als Widerstand gegen das Herunterfallen verstanden. Hakomi verbindet die psychopathische Struktur mit der Bildung des kindlichen Selbstbilds sowie dem Erlernen von Ehrlichkeit in Bezug auf seine Emotionen und Bedürfnisse. Bodynamics sieht die psychopathische Struktur als Ausdruck der Erregung des Kleinkinds und seinem Beharren darauf, den eigenen Wünschen zu folgen.

Die prägende Dynamik der psychopathischen Struktur liegt in einer extrem **manipulierenden Bezugsperson,** welche die Hilflosigkeit, Bedürftigkeit und Schwächen des Kindes ignoriert und sich nur zu dessen Stärken bekennt, was in unrealistische Ansichten des Kindes von sich selbst und seinen Fähigkeiten mündet. Oder die Bezugsperson ist unfähig, die Aufregung über die Errungenschaften ihres Kindes zu regulieren, und wird stattdessen in die sympathische Erregungsflut miteinbezogen, was das Kind schlichtweg überwältigt, wobei die eigenen Gefühle und Aktivitäten in der Welle mütterlichen Affekts und Kontakts verlorengehen.

Psychopathische Charakterstruktur

- Die psychopathische Struktur des Erwachsenen zeigt die Erregung als ständigen Antrieb zur nächsten Aktivität, ohne Zeit zum Nachdenken oder zur Reflektion. Die betreffende Person ist sehr enthusiastisch und bei allem begeistert, was sie gerade macht, jedoch geht sie schnell zur nächsten Leidenschaft über, sobald sie sich langweilt oder unangenehme Gefühle mit ihrer Aktivität entwickeln.

- Sie kann mit extremer Wut reagieren, wenn versucht wird, sie zu korrigieren.
- Anderen Menschen bietet sie Hilfe an, hat aber nicht das Gefühl, dass sie selbst Hilfe braucht – Gefühle der Bedürftigkeit werden nicht erkannt, da diese Schemata dafür nur teilweise oder gar nicht vorhanden sind.
- Personen mit dieser Charakterstruktur haben eine sehr einnehmende Art.

Psychopathisches somatisches Muster

- Das somatische Muster zeigt ein enges Becken, verspannte Beine und die Neigung, auf den Zehen zu gehen sowie den ganzen Körper an den Schultern anzuheben. Der sich im Laufen übende Säugling tut dies auf dem Vorfuß. Arme und Schultern werden verwendet, um das Gleichgewicht zu halten.
- Ein Erwachsener mit psychopathischer Struktur fühlt sich in seinem Körper „oben auf", was sich in einer Faszination des Kletterns auf hohe Gegenstände widerspiegelt, wie Treppen, Stühle, Küchentheken.

12–18 Monate

Im Alter von 12–14 Monaten beginnt nach dem allgemeinen Zustand der freudigen Erregung die Periode **ängstlicher, depressiver,** auf **Schamreaktionen** reagierender Aktivitäten. Die Interaktion mit dem 10 Monate alten Kind besteht zu einem sehr großen Teil aus Liebe und positiven Interaktionen und zu etwa 5 % aus Grenzensetzen. Mit fortschreitender Entwicklung erhöht sich die Anzahl der Interaktionen, bei denen das Kleinkind kreativ versucht, das zu tun, was es will, während die Eltern bemüht sind, es daran zu hindern. Scham wird als primäres Mittel eingesetzt, mit dem Bezugspersonen die Handlungen ihrer Kinder regulieren. Peinlichkeit und Scham werden nach etwa 14 Monaten erstmals beobachtet. Nach etwa 18 Monaten werden Schamsignale zu einem internen Leitsystem (Greenspan 1988).

Unregulierte elterliche Wut und Verachtung können intensive und ungelöste Scham- und Erniedrigungsgefühle auslösen, was zu einem vagal dominierten Zustand mit verminderter Bewegung und geringem Interesse an der Umgebung mit einem allgemeinen Angstzustand führen kann, wenn der Stress im Leben des Kindes zu überwältigend ist.

In der somatischen masochistischen Charakterstruktur bezieht sich Bioenergetics auf das „Recht auf Selbstbestimmung" und auf das somatische Spannungsmuster, das sich gegen Demütigung und Scham richtet. Hakomi geht davon aus, dass das Problem der masochistischen Struktur in seiner Verantwortung und Freiheit liegt, wobei die Struktur „festgeklemmt ist und am Boden haftet". Bodynamik sieht das Recht der Struktur darin, Entscheidungen zu treffen und Willen zu entwickeln. Die Struktur ist stark von Scham, Schuld und Überverantwortung bestimmt.

Masochistische Charakterstruktur

- Durch eine kontrollierende, nörgelnde oder beschämende Bezugsperson reagiert das Kind mit Scham und Schuld, was unweigerlich in Selbstverurteilung mündet. Das Kind zieht sich sowohl von Aktivitäten als auch aus Beziehungen zurück. Die innere Repräsentation des Selbst besteht darin, dass es unzulänglich ist, und dass sein Versagen die Ursache für alle Arten von Unglück ist.
- Die masochistische Struktur kann sowohl durch Zukunftsangst als auch durch Angst vor den Konsequenzen der Handlung unbeweglich gemacht werden.
- Personen mit dieser Charakterstruktur sind unterwürfig und selbstsüchtig und haben Angst vor Entscheidungen und unabhängigem Handeln. Belastungen oder Aufgaben werden übernommen, sind aber von Versagensängsten überschattet.
- Die zentrale Überzeugung dieser Struktur ist „Unterwerfung ist der Preis für Intimität".
- Eine weitere Entwicklung der masochistischen Struktur ist die **sadistische** Struktur (Bioenergetik und Bodynamik). Diese hat die gleiche innere Dynamik, allerdings lehnt die sadistische Struktur Intimität und Unterwerfung ab und wählt stattdessen

Selbstbehauptung und Einsamkeit. Diese spätere Struktur nimmt eine kontrollierende, bewertende Haltung ein; sie geht zum Kommentieren, Korrigieren, Bestrafen und Beschämen des Verhaltens anderer über. Sie gibt die Intimität auf und ist kalt und kontrolliert wütend. Die Haltung ähnelt der masochistischen Struktur, drückt jedoch eher Zorn als Scham aus.

Masochistisches somatisches Muster

- Die masochistische Haltung basiert auf einem auf Scham oder Schuld beruhenden Zusammenfallen der Wirbelsäule, die sich wie ein beschämtes Kleinkind nach innen krümmt. Der Po ist angezogen und die Schultern sind schützend nach oben gezogen.
- Das Kleinkind versucht, Gegenstände zu tragen, die für seinen Körper zu schwer sind. Es übt seinen Eintritt in die Welt der Verantwortung durch Annehmen von körperlichen und emotionalen Belastungen, fühlt sich aber von den angenommenen Aufgaben überfordert und verwirrt.
- Bei der **sadistischen** Struktur wird die Wirbelsäule hinter dem Solarplexus aggressiv gerade gehalten anstatt zusammenzufallen.

18–24 Monate

Mitte des 2. Lebensjahres kann das Kind die Geschlechter von Mädchen und Jungen richtig identifizieren und sowohl sein Gehirn als auch sein Selbstbewusstsein zeigen ein nicht umkehrbares Geschlecht auf. Das Kind hat bereits Modelle von Männlichkeit und Weiblichkeit verinnerlicht, und Eltern reagieren mit bestimmten Emotionen auf geschlechtsspezifische Spiele, indem z. B. Jungen für ihr Erkundungsverhalten belohnt werden und Mädchen für ruhige soziale Aktivitäten. Das Kleinkind etabliert tiefere Beziehungen zu anderen Menschen als der Mutter und sammelt erste Erfahrungen mit Dreiecksbeziehungen – mit dem Vater zusammen zu sein fühlt sich anders an als mit der Mutter.

Die starr phallische Struktur wird im Allgemeinen an einer sexuellen und aufgabenorientierten Leistung festgemacht. Personen mit dieser Charakterstruktur werden in Hakomi und Bioenergetics als fleißig und hochfokussiert beschrieben. Bodynamics sieht den Schlüssel für die geschlechtsspezifische Differenzierung in der Qualität der Interaktionen und der zugewiesenen Identität: Definieren die Eltern das Kind als geschlechtsspezifisch, ist dies die Identität, die es verinnerlicht. Wenn die Interaktion mit dem Kind als nicht-geschlechtsspezifisch definiert wird, ist dies die Identität, die es verinnerlichen wird.

Phallische Charakterstruktur

- Die phallische Struktur dreht sich um die innere Erfahrung, erwachsen zu werden und etwas zu leisten oder zu erreichen.
- Die betroffene Person fühlt sich nur dann vollkommen und geliebt, wenn es ihr gelingt, eine Aufgabe perfekt durchzuführen.

Phallisches somatisches Muster

- Die phallische Struktur zeigt eine gerade Haltung, mit einem gut geformten angespannten Brustbereich und ein straffes, erhobenes Becken.
- Der Rücken ist gerade oder gewölbt, die Beine sind gerade und der allgemeine Eindruck ist der eines Soldaten (Hakomi), Toreadors (Bodynamics) oder Ritters (Bionergetik).

REFERENZEN

Bentzen M, Hart S. Windows of opportunity – A neuroaffective approach to child psychotherapy. London: Karnac Books, 2015.
Bentzen M. Dances of connection: Neuroaffective development in clinical work with attachment. Body, Movement and Dance in Psychotherapy, 2015; 10 (4): 211–226.
Bernhardt P, Bentzen M, Isaacs J. Waking the Body Ego II. Energy & Character, 1996; 27 (1): 38–50.
Bowlby J. Attachment. Attachment and loss: Vol. 1. New York: Basic Books, 1969.
Braten S. The virtual other in infants' minds and social feelings. In: Wold AH. The dialogical alternative. Oslo: Scandinavian University Press, 1993.
Emde RN. The infant's relationship experience: Developmental and affective aspects. In: Sameroff J, Emde RN. Relationship disturbances in early childhood: A developmental approach. New York: Basic Books Publisher, 1989.
Greenspan SI. The development of the Ego: Insights from clinical work with infants and children. Journal of the American Psychoanalytical Association, 1988; 36 (suppl).: 3–55.
Hart S. Brain, attachment, personality: An introduction to neuroaffective development. London: Karnac Books, 2008.

Hart S. The impact of attachment. New York: Norton & Co, 2010.

Lake F. Clinical Theology. London: Darton, Longman & Todd, 1966.

Liem T, Neuhuber W. Clinical practice: The osteopathic treatment approach of psycho-emotional trauma specifically by means of bifocal integration. J Am Osteopath Assoc, 2020; 120 (3): 180–189.

MacLean PD. The triune brain in evolution: Role in paleocerebral functions. New York: Plenum Press, 1990.

Panksepp J, Biven L. The archaeology of mind: Neuroevolutionary origins of human emotions. New York: Norton & Co, 2012.

Reich W. Character Analysis. Rangeley, Maine: Orgone Institute Press, 1949.

Stern DN. The motherhood constellation. New York: Basic Books, 1995.

Tronick E, Gianino A. Interactive mismatch and repair: Challenges to the coping infant. Zero to Three, 1986; 6 (3): 1–6.

KAPITEL

2 Stress, Allostase, Trauma – ein kurzer Überblick

Torsten Liem

Zusammenfassung

Dieses Kapitel gibt einen Überblick über akuten und chronischen Stress sowie Allostase und Trauma. Es werden für die osteopathische Praxis wesentliche neuroendokrine physiologische Hintergründe, die Entstehung von Stress prä-, peri- und postnatal sowie in weiteren Lebensperioden, Risikofaktoren, epidemiologischen Faktoren, Wirkungsmechanismen sowie ihre Auswirkungen z. B. auf Organe, Körperbarrieren, Knochenstoffwechsel, Gehirnasymmetrie, Persönlichkeitsentwicklung, mitochondriales Energiesystem, Immunsystem und die Ausprägung bestimmter Phänotypen erörtert und im klinischen Kontext diskutiert.

2.1 Einleitung

Leben und Kontextveränderungen konfrontieren uns mit Herausforderungen und Stress sowie andere Grenzerfahrungen. Diese ermöglichen Wachstum, indem wir neue Kompetenzen erwerben, sich neue Verschaltungen im Gehirn bilden und sich neue Sichtweisen entwickeln. Es kann jedoch vorkommen, dass sie zu schnell, intensiv oder komplex sind, uns überfordern und wir nicht in der Lage sind, darauf angemessen zu reagieren, sondern im Gegenteil, dass das Erleben möglicherweise ganz von **Kontrollverlust, Hilf- und Hoffnungslosigkeit** geprägt ist. Dann kann diese Erfahrung als **Trauma** bezeichnet werden.

Bildlich gesprochen: Läuft alles gut für uns im Leben, befinden wir uns in einem entspannt fließenden Fluss. Hier erleben wir das Leben mit einem gesunden Grundvertrauen – uns, den Menschen und der Welt gegenüber –, sind flexibel in unserem Erleben und Reaktionen, den jeweiligen Situationen angemessen und auch unser innerer Gesundheitssteuermann zeigt grundsätzlich einen Bias Richtung Vertrauen in unsere Gesundheit. Herausforderungen im Leben wirken jedoch wie Steine in diesem Fluss, die das Wasser etwas herumwirbeln und uns nötigen zu wachsen, neue Wege zu erkunden, Lösungen zu suchen und die jeweiligen Herausforderungen zu meistern. Sind es allerdings zu viele oder zu große Steine oder immer wiederkehrende große Steine, die uns überfordern, können diese den Lauf des Flusses hemmen, sodass unser Vermögen, am freien Fluss des Lebens teilzunehmen, eingeschränkt wird.

Bei für uns schweren Traumata bricht das Wasser sogar über die Ufer des Flussbetts und verursacht eine grenzüberschreitende Erfahrung, die mit Gefühlen von Kontrollverlust, Hilf- und Hoffnungslosigkeit einhergeht und möglicherweise **nachhaltige Auswirkungen** hinterlassen. Diese werden **posttraumatische Belastungsstörung** genannt.

2.2 Stress und Allostase

2.2.1 Definitionen

Der 1936 von Selye geprägte Begriff **„Stress"** hat viele Definitionen, ohne genaue theoretische Grundlage. Beispielsweise äußern sich laut Selye biochemische, mechanische und emotionale stressvolle Stimuli auf den Körper auf gleiche Weise in einem generalisierten Anpassungssyndrom. Er unterschied dabei Alarmreaktion, Widerstands- und Adaptations- oder Erschöpfungsstadium. Laut Levine wird der Begriff „Stress" als die Unfähigkeit des komplexen dynamischen Systems des autonomen Nervensystems, wieder normal zu funktionieren, definiert (Levine 1977).

Allostase beschreibt die Anpassungsdynamiken an Umweltanforderungen, mit denen mittels Variation von Parameter- bzw. Sollwerten versucht wird, die Stabilität und das Energiegleichgewicht aufrechtzuerhalten – im Gegensatz zur Homöostase, die meist auf einen unveränderlichen Sollwert beschränkt ist (Ramsay et al. 2014). Allostase ist quasi eine Vorhersage des Gehirns, welche die Bedürfnisse des Körpers vorhersieht und sich darauf vorbereitet, diese zu befriedigen, bevor sie entstehen (Barrett et al. 2016). Beispielsweise wird dies im Gehirn erreicht, indem Informationen aus der Außenwelt mittels der Sinnesorgane und aus dem Körper mittels Interozeption mit Top-down-Vorhersagen über die Außenwelt und den Körper abgeglichen werden (Clark 2013). Diskrepanzen zwischen Feedback- und Feedforward-Dynamiken werden als Vorhersagefehler identifiziert, die eine potenzielle Unsicherheit und Gefahr darstellen. Diese führen zu Reaktionen und Handlungen mit dem Bestreben, die Bedrohungen, Unsicherheiten, Probleme bzw. Ursachen der Fehler aufzulösen und so Vorhersagefehler zu reduzieren, um das bestmögliche Gleichgewicht wieder herzustellen. Je flexibler, proaktiver und angepasster diese Maßnahmen auf die jeweiligen Umstände abgestimmt werden können, desto höher ist die Wahrscheinlichkeit des Erfolgs.

Der Begriff **„allostatische Belastung"** bezieht sich auf die komplexen neurologischen und endokrinen Veränderungen, die sich aus der ständigen Anpassung an die Umweltbeanspruchungen ergeben (McEwen et al. 2003), ohne die genaue Art der Belastungsreaktion zu definieren (Payne et al. 2015).

Stressoren lassen sich grob einteilen in **biologische** Stressfaktoren, bei denen der Stressor eine eindeutige physikalische und physiologische Wirkung auf den Organismus ausübt, und **psychosoziale** Faktoren, wobei die Wirkung auf den Stressor durch die Auslegung, welche die Organisation der äußeren Situation macht, bestimmt wird.

Stress **wirkt** sich auf vielerlei **Ebenen des Gehirns** aus. Dazu zählen:

- Autonomes Nervensystem (ANS) mit dem Hypothalamus
- Emotional motorisches System mit Teilen der Basalganglien, Ncl. ruber, mesenzephales periaquäduktales Grau (PAG) (De Gelder 2006)
- Retikuläres Alarmsystem (RAS) (Krout et al. 2002)
- Limbisches System mit Amygdala, Hippokampus und Septalregion (Heimer et al. 2006)
- Kognitives System im präfrontalen Kortex

Diese Systeme interagieren stark durch ineinander verschachtelte mehrfache Feed-back- und Feedforward-Verbindungen (Payne et al. 2015).

Auswirkungen des gestressten Zustands sind bestimmte **Belastungsreaktionen,** die als Circulus vitiosus zu einer andauernden und sich unter bestimmten Umständen verstärkenden Störung des normalen Funktionierens führen können (Juster et al. 2010). Laut Levine haben die wesentlichen Elemente dieses Funktionskreises im gestressten Zustand ihre Flexibilität verloren und stagnieren in einem **gestörten Funktionsmodus,** der jedoch nicht mehr von der äußeren Situation bestimmt und vollständig reversibel sein soll (Payne et al. 2015). Je besser aber diese wesentlichen neuronalen Elemente funktionieren, desto höher sollte das Toleranzvermögen der jeweiligen Person sein, auf herausfordernde Umweltbedingungen reagieren zu können, ohne allostatische Last zu akkumulieren.

2.2.2 Akute Stressreaktion

Peters et al. (2017) präsentieren erstmals einen informationstheoretischen Ansatz von Stress, der auf dem **Prinzip der „freien Energie"** basiert und als das **Wesen von Stress** die **Unsicherheit** definiert. Demzufolge wird eine akute Stressreaktion bei Unsicherheiten und Gefahren ausgelöst und verläuft nach einem immer ähnlichen Muster ab, um die Unsicherheit zu vermindern. Zur **Verringerung** dieser aktiviert der anteriore zinguläre Kortex-Amygdala-Komplex drei Subsysteme (Peters et al. 2017) (➤ Abb. 2.1):

- Die Aktivierung des **Locus coeruleus** führt zur Freisetzung von Noradrenalin im Gehirn, um die kortikale Informationsübertragung zu erhöhen.
- Die Aktivierung des **sympathischen Nervensystems** erhöht die Glukosezufuhr zum Gehirn.
- Die Aktivierung der **HPA-Achse** führt mittels Glukokortikoidsekretion zu einer Erhöhung der kortikalen Plastizität.

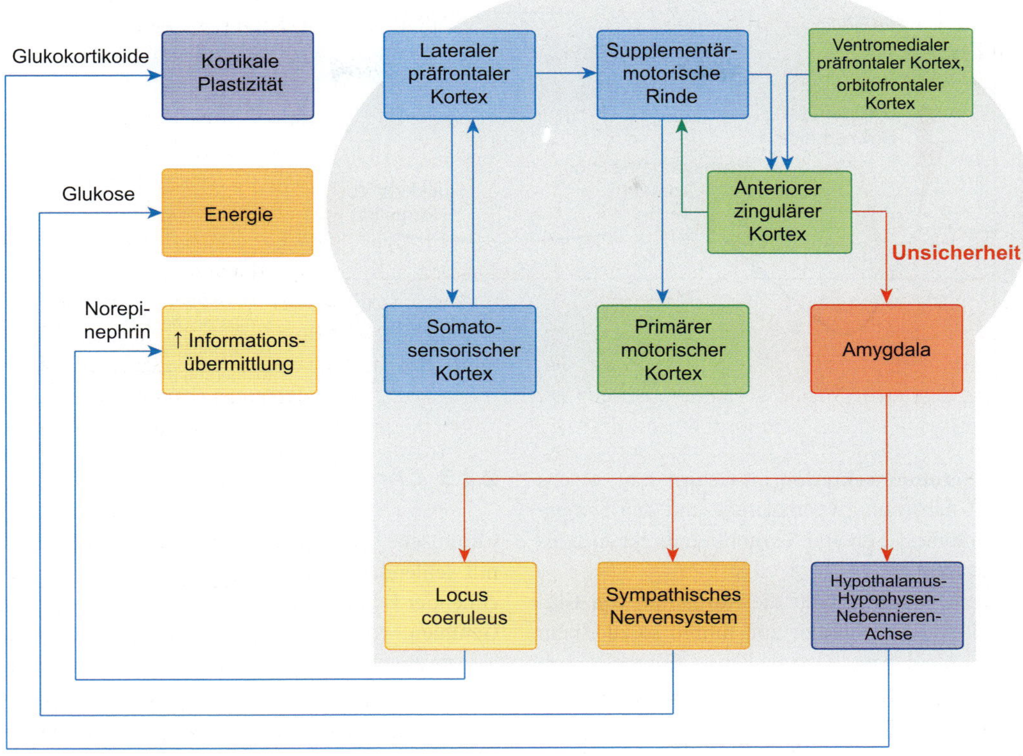

Abb. 2.1 Stressreaktionen zur Verringerung der Unsicherheit und Bewältigung von Herausforderungen (nach Peters et al. 2017) [H120-002/L143]

Außerdem führen Noradrenalin, Adrenalin und Kortisol zu einer Energieumverteilung in Richtung Muskeln und Herz und einer Aktivierung des Immunsystems, um die Unsicherheit zu vermindern und die akute Gefahr zu meistern, z. B. durch Bekämpfung von Erregern durch Immunzellen.

Während wir einer Vielzahl von Umweltreizen ausgesetzt sind, gilt es zu entscheiden, ob diese für das Überleben nützlich oder schädlich sind und ob Verhalten und Handlungen diesbezüglich begünstigt oder verhindert werden sollten (Williams et al. 2020). Dies macht die Zuschreibung von Wertigkeiten nötig, die mit positiver oder negativer Valenz kodiert werden, die im Nucleus paraventricularis des Hypothalamus verortet sind, der auch neuroendokrine Stressreaktionen vermittelt (Kim et al. 2019).

Neurovegetativ befindet sich der Mensch tagsüber physiologisch in einem **parasympathischen Zustand.** Besteht keine Stresssituation, sind auch die **Glutamatwerte** relativ **niedrig,** da Glutamat als aktivierender Neurotransmitter fungiert. Bei Herausforderungen, Unsicherheiten bzw. akutem leichten **Stress** entsteht eine Sympathikusaktivität, die mit einer deutlichen Verringerung des vagalen (parasympathischen) Tonus einhergeht. Diese **sympathische Aktivierung** begünstigt eine angemessene Reaktion auf den Stressor. Diese wird von einem propriozeptiven Feedback begleitet, dass die Reaktion erfolgreich abgeschlossen wurde. Die Sympathikusaktivierung nimmt daraufhin ab und geht wieder in eine parasympathische Aktivität über (➤ Abb. 2.2). Eine starke emotionale Belastung und/oder akute Gefahr führt zu einer Amygdala-Aktivierung. Über den N. facialis und N. trigeminus reagieren die mimische Muskulatur sowie die Kau- und Hyoidalmuskulatur mit erhöhter Aktivität. Die **Beendigung der Stressreaktion** findet auch

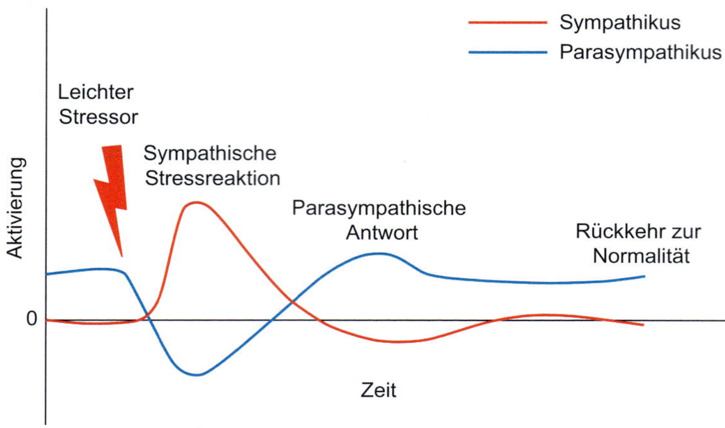

Abb. 2.2 Akute (leichte) Stressreaktion mit assoziierter sympathischer Aktivierung und parasympathischer Aktivitätsverminderung (nach Payne 2015) [F1088-002/L143]

mittels **Serotoninsekretion** im Gehirn statt, welche die HPA-Achse im Hypothalamus und den Sympathikus inhibiert. So wirkt Serotonin indirekt auch als Blutdrucksenker.

Stressoren begünstigen die Aufnahme von Glutamat durch Osteoblasten und führen so zu einem Anstieg bioaktiven Osteokalzins innerhalb von Minuten (➤ Abb. 2.3). Durch **Osteokalzin** wird der parasympathische Tonus gehemmt (Aktivitätshemmung postsynaptischer parasympathischer Neuronen mit Inhibition von Acetylcholinsynthese und Recycling in diesen Neuronen). Der Sympathikotonus bleibt hingegen aktiv, wodurch die Auslösung von Kampf- und Fluchtverhalten bei akuter Stressreaktion gewährleistet wird. Osteokalzin begünstigt den sympathischen Tonus dabei entweder direkt im Gehirn oder indirekt in peripheren Organen (Berger et al. 2019).

Das sympathische Nervensystem wie auch der Osteokalzin-Signalweg dienen beide der schnellen Energiemobilisierung und Verstärkung der Muskelfunktion bei akuter Gefahr. Wichtig ist in diesem Zusammenhang auch, dass Patienten mit einer Nebenniereninsuffizienz dennoch mit einer normalen akuten Stressreaktion reagieren können. Dies ist auf eine Erhöhung des zirkulierenden Osteokalzins zurückzuführen. Dementsprechend kann der Knochen als Stressorgan und Osteokalzin als ein Stresshormon angesehen werden (Berger et al. 2019).

2.2.3 Chronischer Stress

Chronische, unvorhersehbare Stresssituationen, die mit fehlendem Wissen über die Behebung, nicht endender Unsicherheit, mangelnder Kontrolle sowie Gefühlen von Hilflosigkeit einhergehen, wirken jedoch zunehmend pathophysiologisch. Sie können beispielsweise die Aktivität des präfrontalen Kortex auf eine Weise erhöhen, dass über den posterioren Hypothalamus und den Ncl. tractus solitarius durch den Ncl. periventricularis glukokortikoidvermittelte endokrine, verhaltensbedingte und metabolische Funktionsstörungen verursacht werden (Flak et al. 2012). Sollte die Unsicherheit nicht reduziert oder die Gefahr nicht beseitigt werden, kann dies **allostatische Belastungsreaktionen** bewirken und zu lokalen Funktionsstörungen (z. B. von Gehirn, Organen wie Leber, Niere, Darm oder Knochen) und systemischen Dysfunktionen führen.

Folgen können u. a. Adipositas (Ishai et al. 2019), Gedächtnisstörungen, Atherosklerose, Diabetes mellitus und nachfolgende kardio- und zerebrovaskuläre Ereignisse sein (Peters et al. 2017). Es konnte ein Zusammenhang zwischen regionaler Hirnaktivität der Amygdala, z. B. bei chronischem Stress (Tawakol et al. 2017) oder bei niedrigerem sozioökonomischem Status (Tawakol et al. 2019), und späteren Herz-Kreislauf-Erkrankungen belegt werden. Die Aktivität der Amygdala ist teilweise über einen Weg beteiligt, der eine erhöhte Aktivität des Knochenmarks und eine arterielle Entzündung einschließt (Tawakol et al. 2017).

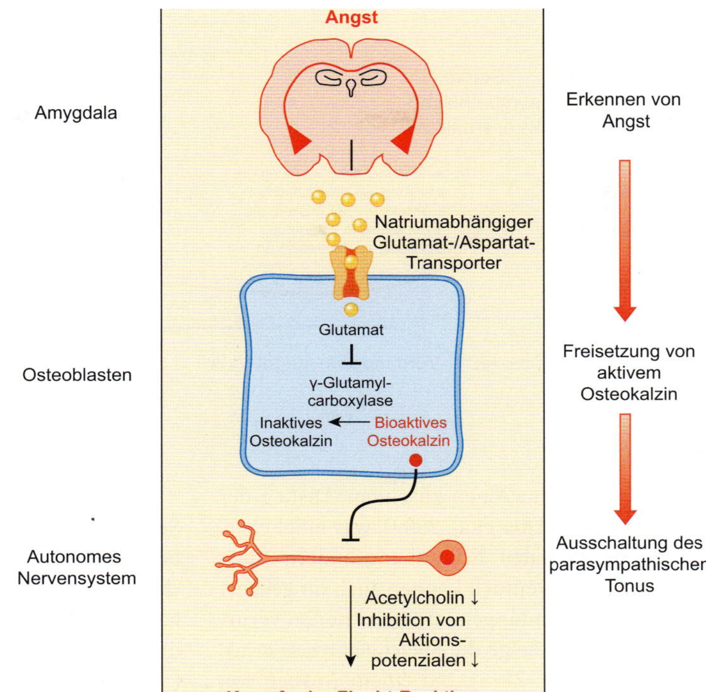

Abb. 2.3 Wirkmechanismus der akuten Stressreaktion und Osteokalzinfreisetzung (nach Berger et al. 2019). Akute Stressbelastungen erhöhen die Glutamataufnahme in Osteoblasten, was zu einem Anstieg des zirkulierenden Osteokalzins führt, welches das parasympathische Nervensystem inhibiert und so die Stressreaktion gewährleistet. [F1081-001/L143]

Hormonell steigen bei chronischem Stress auch Kortisol, Noradrenalin und Adrenalin chronisch an, ohne dass jedoch eine Lösung des Problems erreicht wird. Die Immunaktivität bleibt minimal langfristig aktiv. Es entsteht eine Divergenz der Achsen. Die hormonelle HPA-Achse desensibilisiert sich zunehmend und es kommt zu einer Kortisolresistenz. Gleichzeitig sensibilisiert sich der Sympathikus.

Wenn der Stressor einen spezifischen Grad oder eine bestimmte Zeitspanne überschreitet, kann dies beispielsweise zu einem übermäßigen sympathischen und ungenügenden parasympathischen Aktivierungsmuster führen. Dann treten **Fight-Flight-Reaktionen** – ein von dem US-amerikanischen Physiologen Walter Cannon geprägter Begriff – stärker in den Vordergrund. Diese sind u. a. beschleunigte Atmung, beschleunigter Herzschlag, Muskelanspannung, Glukosebereitstellung in der Leber und Blasenentspannung. Dieser Zustand kann für unbestimmte Zeit und möglicherweise auch unbegrenzt andauern und sich zu einem Zustand chronischen Stresses entwickeln (➤ Abb. 2.4). Dieser ist dadurch gekennzeichnet, dass der Organismus unangemessen mit **übermäßiger Aktivierung** auf umweltbedingte Herausforderungen reagiert. Dieser chronische dysfunktionale Zustand führt zum Anstieg der Allostase und zur zunehmenden Beeinträchtigung des Organismus, wenn geeignete Interventionen nicht die Rückführung in einen normalisierten, funktionsfähigen Zustand einleiten (Payne et al. 2015).

Dieser stark dysfunktional wirkende Einfluss von chronischem Stress kann auch bereits **während der Schwangerschaft** nachhaltig auf die Entwicklung des ungeborenen Kindes wirken. Während sich akuter Stress kaum auf die Entwicklung auswirkt, führt chronischer Stress in der Schwangerschaft zu nachhaltig veränderten Physiologien. Er vermindert die Stresstoleranz und erhöht das Risiko für Fettleibigkeit, Bluthochdruck etc.

Chronischer Stress wirkt sich unterschiedlich auf die **Entwicklung von Hirnzentren** aus – je nach dem, in welcher Lebensphase er stattfindet. Chronische Stressoren haben auch noch viele **andere Folgen.** Sie können eine erhöhte Aktivität des sympathischen Nervensystems bewirken.

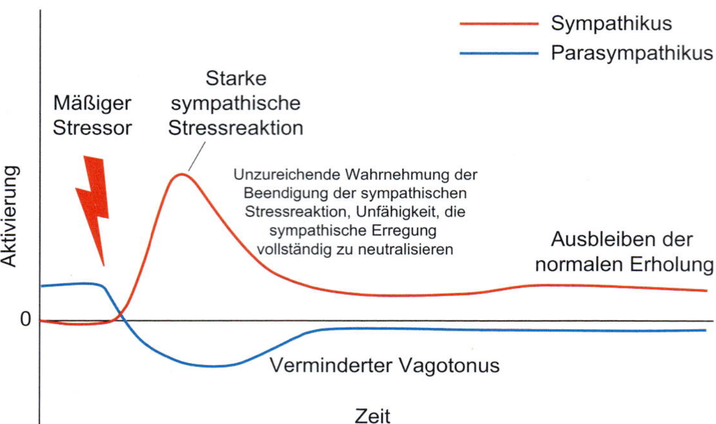

Abb. 2.4 Chronische Stressantwort [F1088-002/L143]

So führen Stresssituationen zu einem Anstieg der Speichelamylase (Nater et al. 2009), was möglicherweise zu peridontalen Erkrankungsbildern führt (Rai et al. 2011). Eventuell können auch umgekehrt parodontale Entzündungen Stressreaktionen verursachen und in der Folge die Speichelamylase erhöhen (Sánchez et al. 2011). Bei einem Anstieg von Glutamat entstehen zudem Übererregungen und möglicherweise Schlafstörungen, ferner Verdauungssymptome wie Durchfall und Erbrechen. Steigt der Glutamat-Command im Gehirn noch höher, kann Glutamat wie ein freies Radikal wirken und Fettsäurebarrieren (Doppellipidschicht) zerstören. Dadurch kommt es zu intrazellulären Folgen. Das endoplasmatische Retikulum und schließlich auch die Mitochondrien werden beeinträchtigt bzw. zerstört (Bhardwaj et al. 2019).

Da ATP zur Umwandlung von Tryptophan in Serotonin benötigt wird, dieses aber aufgrund der beeinträchtigten Mitochondrien nicht mehr ausreichend zur Verfügung steht, sinkt der Serotoningehalt im Gehirn. Dadurch können die Amygdala und die HPA-Achse nicht ausreichend inhibiert werden (➤ Abb. 2.5). Es kommt zu einer ungezügelten Aktivierung der HPA-Achse mit einer Desynchronisierung der Hormon- und neurovegetativen Achse (Kortisolresistenz und gleichzeitig verstärkte Sensibilisierung des Sympathikus). Diese bewirken eine Öffnung der Barrieren, insbesondere im Darmbereich (Ilchmann-Diounou et al. 2020).

Während akute Stressreaktionen physiologisch sinnvoll sind, um akute Herausforderungen zu meistern, führen chronische, lang andauernde Stressreaktionen zu pathophysiologischen Adaptationen (➤ Tab. 2.1).

Tab. 2.1 Reaktionen bei akutem und chronischem Stress

Akute Stressreaktion	Pathologien bei chronischem Stress
• Energiemobilisation • Erhöhte kognitive Leistungsfähigkeit, kortikale Plastizität, Anstieg der Informationsübertragung • Erhöhter kardiovaskulärer Tonus • Gehemmte Verdauung • Gehemmtes Wachstum • Gehemmte Reproduktion • Gehemmtes Immunsystem	• Myopathie • Ermüdung • Steroiddiabetes • Fettleibigkeit • Neuronaler Zelltod • Gedächtnisstörungengen, Angststörungen, Depression • Stressinduzierte Hypertonie, Herzhypertrophie • Ulzera des Magen-Darm-Trakts • Psychogener Zwergwuchs, Osteoporose • Amenorrhö, Impotenz, Libidoverlust • Erhöhtes Risiko für Infektionskrankheiten, Zytokinanstieg • Niedriggradige Entzündung (low grade inflammation) • Erhöhtes Risiko für Autoimmunkrankheiten

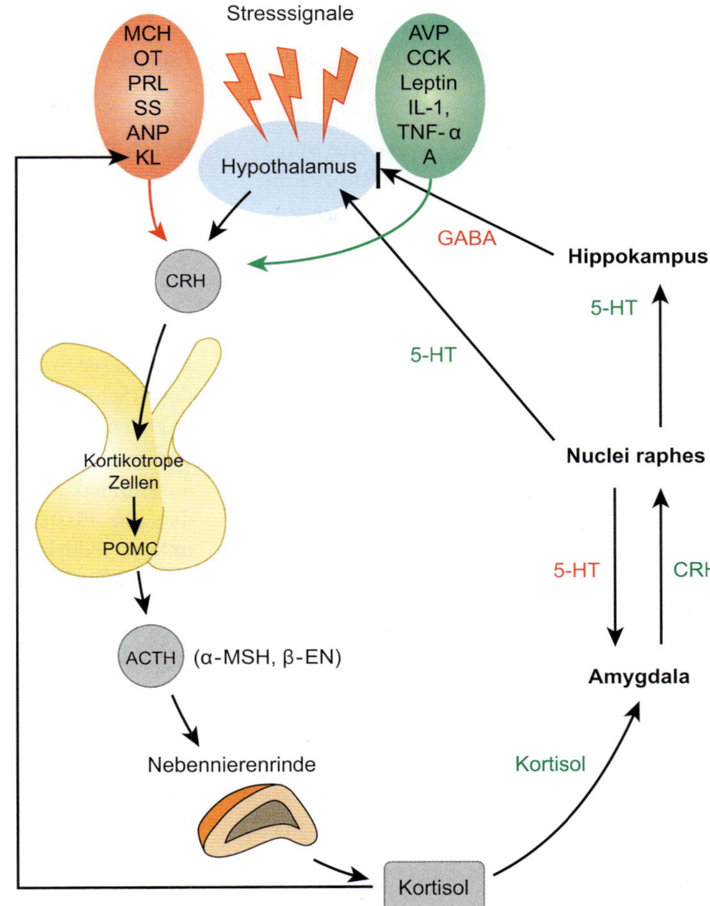

Abb. 2.5 Stress und hormonelle Reaktionsmuster (5-HT = 5-Hydroxytryptamin, Serotonin; GABA = γ-Aminobuttersäure; CRH = Corticotropin-Releasing-Hormon; MCH = Melanin-konzentrierendes Hormon, OT = Oxytocin; PRL = Prolaktin; SS = Somatostatin; ANP = atriales natriuretisches Peptid; KL = Klotho; AVP = antidiuretisches Hormon; CCK = Cholecystokinin; POMC = Proopiomelanokortin; ACTH = adrenokortikotropes Hormon; MSH = Melanozyten-stimulierendes Hormon; β-EN = β-Endorphin) [L143]

Phänotypen

Untersuchungsergebnisse von Pulkki-Raback et al. (2015) deuten auf einen Dosis-Wirkungs-Zusammenhang zwischen günstigen psychosozialen Faktoren in der Jugend und kardiovaskulärer Gesundheit im Erwachsenenalter hin. Auch Peters und McEwen (2015) weisen darauf hin, dass **unsichere Umgebungen** den **Phänotyp von Menschen verändern** können und differenzieren 3 Phänotypen:

- **Gut proportionierter Phänotyp:** Menschen, die in einem günstigen sozioökonomischen und emotionalen Umfeld aufwachsen und leben, werden nur mit **gutem Stress** konfrontiert. Sie erleben Situationen, die sie meistern können, und entwickeln so ein gesundes Selbstwertgefühl. Taille, Hüfte und Höhe sind **gut proportioniert** und ihr kardiovaskuläres Sterberisiko ist gering.
- **Habituators:** Erleben Menschen **erträglichen Stress,** können sie sich daran gewöhnen, indem sie die allostatische Belastung puffern. Sie werden zu Habituators und zeigen einen Phänotyp, der von einer **Korpulenz mit schmaler Taille** gekennzeichnet ist. Die Aktivität der HPA-Achse nimmt ab, das Gehirn verliert die Fähigkeit, Energie zu sich zu ziehen, sodass Glukose mehr in das Gehirn „geschoben" werden muss, was durch eine erhöhte Nahrungsaufnahme erreicht

wird. Folgen sind Übergewicht und eine Zunahme von subkutanem Fettgewebe mit einem erhöhten Risiko für Osteoarthritis und schlechte Beweglichkeit.

- **Non-Habituators:** Menschen, die mit häufiger ungepufferter allostatischer Überlastung durch **toxischen Stress** konfrontiert sind, entwickeln sich zu sog. Non-Habituators, die durch einen **mageren, aber weit taillierten** Phänotyp gekennzeichnet sind. Die Reaktivität der HPA-Achse bleibt intakt und führt zu einer kortisolvermittelten Entwicklung großer viszeraler Fettdepots. Dieser Phänotyp zeigt weniger Selbstbewusstsein und ein erhöhtes Risiko für eine kardiovaskuläre Mortalität und psychische Störungen, wie z. B. Depressionen.

2.2.4 Auswirkungen von Stress

Im Folgenden werden beispielhaft einige Auswirkungen von Stress dargestellt.

Stress während der Schwangerschaft

Bei einer **akuten** Stressbelastung wird das von der Mutter freigesetzte Kortisol in der Plazenta durch die 11β-Hydroxysteroid-Dehydrogenase 2 (11β-HSD2) weitgehend inaktiviert (Drake et al. 2007).

Bei einer **chronischen** Stressbelastung der Mutter ist dies allerdings nicht der Fall, sodass es zu einer fetalen Überexposition gegenüber Glukokortikoiden kommt. Die Folge ist eine verminderte Expression von Glukokortikoidrezeptoren (GR) im Hippokampus, die – mittels eingeschränkter negativer Rückkopplung – eine überaktive HPA-Achse sowohl im normalen Zustand als auch unter Stressbedingungen verursacht (Cottrell et al. 2009). Schließlich kommt es zu epigenetischen Modifikationen und fetalen Anpassungen, die zur Änderung der Organstruktur und Genexpression und schließlich zu einem erhöhten Risiko für Bluthochdruck, Hyperglykämie und Verhaltensdysfunktionen führen (Drake 2007).

Abgesehen davon beeinträchtigen auch viele weitere Faktoren wie Fehlernährung oder gesundheitliche Störungen während der Schwangerschaft die Plazentafunktion und somit die Versorgung des Fetus mit Nährstoffen (Cottrell et al. 2009).

Perinataler Stress

Perinataler Stress könnte sich auf die Raphe-Kerne auswirken. Möglicherweise kann dieser die Aktivität des antidepressivumartig wirkenden interfaszikulären Teils des dorsalen Raphe-Kerns beeinträchtigen. Vielleicht beeinflusst dieser auch das antipanische serotonerge System im dorsalen ventrolateralen Teil des Raphe-Kerns bzw. ventrolateralen periaquaeduktalen Grau sowie das angstbezogene serotonerge System im dorsalen Raphe-Kern (Hale et al. 2012). So konnten Prakash et al. beispielsweise belegen, dass die Plastizität des serotonergen Systems zur unterschiedlichen Stressanfälligkeit von Menschen beiträgt (Prakash et al. 2020).

Postnataler Stress

Im Tierversuch konnten Hackmann et al. zeigen, dass das Lecken und Pflegen von Neugeborenen schilddrüsenhormonabhängige Erhöhungen des Serotoninspiegels im Hippokampus aktiviert. Kommt es hingegen zu einem stark vermindertem oder keinem Lecken und Pflegen, wird die Expression des Transkriptionsfaktor-Nervenwachstumsfaktor-induzierbaren A (NGFIA) und die Expression des zyklischen AMP-Response-Element-bindenden (CREB) Proteins (CBP) und deren Assoziation mit dem neuronenspezifischen Exon-17-GR-Genpromotor inhibiert. Folgen sind ein erhöhter Kortisolspiegel und verstärkte Ängstlichkeit bei Neugeborenen. Außerdem zeigen die erwachsenen Nachkommen von Müttern, die eine niedrige Leck- und Pflegeleistung aufweisen, eine erniedrigte Glukokortikoidrezeptor-Expression (assoziiert mit einer erniedrigten negativen Rückkopplungsempfindlichkeit gegenüber Glukokortikoiden, einer erhöhten CRF-Expression im Hypothalamus sowie einer stärkeren Hypophysen-Nebennieren-Reaktion auf Stress, im Vergleich zu Nachkommen, die verstärkt geleckt und gepflegt wurden) (Hackman et al. 2010).

2.2.5 Stress und Immunsystem

Akute, zeitlich begrenzte Stressoren und kurzfristige Herausforderungen sind mit einer potenziell adaptiven Hochregulierung einiger Parameter der angeborenen Immunität und einer Herunterregulierung einiger Funktionen der spezifischen Immunität assoziiert. Sie neigen dazu, die zelluläre Immunität zu supprimieren und gleichzeitig die humorale Immunität zu erhalten (Segerstrom et al. 2004).

Evolutionär waren die Gefahren unserer Vorfahren durch akute Stressoren wie Fressfeinde, bakterielle Infektionen und Toxine sowie Nahrungs-, Wassermangel und Hitze geprägt. So sind noch zu Zeiten A. T. Stills und der Ursprünge der Osteopathie zwischen 15–30 % der Kinder an Infektionskrankheiten gestorben. Chronisch langanhaltender Stress ist hingegen relativ neu in der Evolution.

Chronischer Stress entsteht bei ungelösten Herausforderungen, z. B. psychischen Problemen, chronischen Pathogenbelastungen, Vertreibung, Verletzung, die zu einer körperlichen Behinderung führt, oder Betreuung eines Ehepartners mit schwerer Behinderung. Diese Umstände sind stabil, d. h. Betroffene wissen, dass die Situation nicht enden wird, bzw. wissen nicht, ob sie enden wird. Sie wirken tiefgreifend auf das Leben ein und zwingen Betroffene, ihre Identität oder sozialen Rollen neu zu strukturieren. Langzeitstress ist mit der Unterdrückung der zellulären und humoralen Abwehr sowie mit der Entstehung von chronischen Entzündungen aufgrund einer Insulinresistenz (Straub 2014) assoziiert, die u. a. Infektionskrankheiten, Diabetes mellitus, Herz-Kreislauf-Erkrankungen, Autoimmunerkrankungen, bestimmte Krebsarten sowie allgemeine Gebrechlichkeit und Sterblichkeit begünstigen (Seiler et al. 2020). Auch die Hautimmunität wird unterdrückt (Dhabhar 2009). Psychologischer Stress erhöht zudem die Darmpermeabilität, die wiederum durch Endotoxämie eine chronisch niedriggradige Entzündung begünstigt.

Zusätzlich wird das Immunsystem durch eine erhöhte Produktion der 11β-Hydroxysteroid-Dehydrogenase und dadurch vermehrte Umwandlung von aktivem Kortisol in inaktives Kortikosteron dem Kortisol gegenüber resistent. Folge ist eine minimale, aber langfristig erhöhte Immunaktivität bei chronischem Stress mit zahlreichen möglichen Beeinträchtigungen.

Ferner kommt es zu einer Divergenz der Achsen. Der Sympathikus sensibilisiert sich zunehmend, während sich die hormonelle HPA-Achse desensibilisiert und eine Kortisolresistenz entsteht. Schließlich können die Nebennieren durch langanhaltende erhöhte Entzündungsmarker des Immunsystems ihre Kortisolproduktion vermindern. Dabei ist die Kortisolproduktion typspezifisch unterschiedlich. So produzieren Männer mehr Kortisol und haben 84 zusätzliche auf Glukokortikoide ansprechende Gene, was darauf hindeutet, dass die entzündungshemmenden Wirkungen von Glukokortikoiden bei Männern ausgeprägter sind (Duma et al. 2010).

2.2.6 Traumatische Stressreaktion

Extreme Herausforderungen können in einer permanenten extremen ergotropen und verminderten vagalen Aktivität resultieren. Sie können durch eine starke Aktivierung des PAG, des dorsal-vagalen Systems sowie des Sympathikus zu einer Erstarrungsreaktion und starker Dissoziation führen. Durch die dabei entstehende hohe Sympathikus- sowie Vagusaktivität können sich **Panik- und Erstarrungsreaktionen abwechseln** (➤ Abb. 2.6).

2.2.7 Stresseinflüsse und Lebenszyklen

Der Einfluss von chronischem oder wiederholtem Stress oder eines einzelnen schweren Stresserlebnisses ist abhängig davon, in welchen Lebensabschnitten dieser stattgefunden hat. Wesentlicher Faktor ist dabei die **Entwicklung von Hirnregionen** in den jeweiligen Lebensabschnitten (➤ Abb. 2.7).

Pränatal sind alle sich entwickelnden Hirnareale empfindlich für die Auswirkungen von Stresshormonen. In dieser Phase wird durch Stress die Entwicklung eines Großteils der Hirnregionen beeinträchtigt, die mit der HPA-Achse assoziiert sind. Dazu zählen insbesondere Amygdala, Hippokampus und der frontale Kortex. Die Auswirkungen werden **Programmiereffekte** genannt (Lupien et al. 2009).

Eine **postnatale** Stressexposition zeigt je nach Umgebung unterschiedliche Auswirkungen **(Differenzierungseffekte).** Eine mütterliche Trennung in

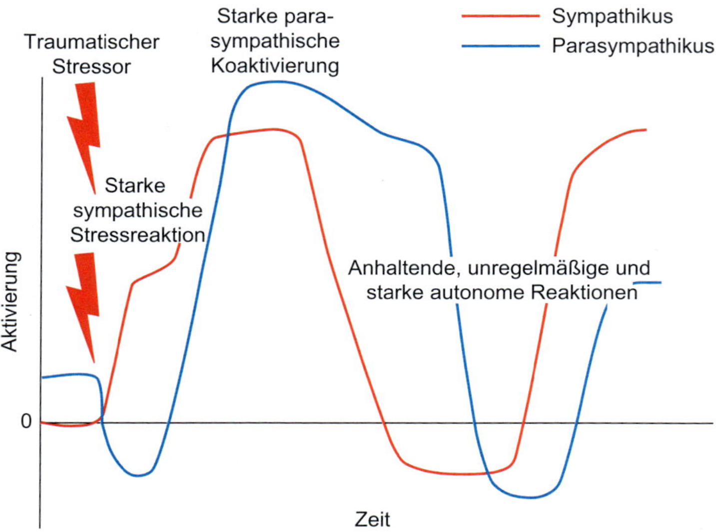

Abb. 2.6 Traumatische Stressreaktion (nach Payne 2015) [F1088-002/L143]

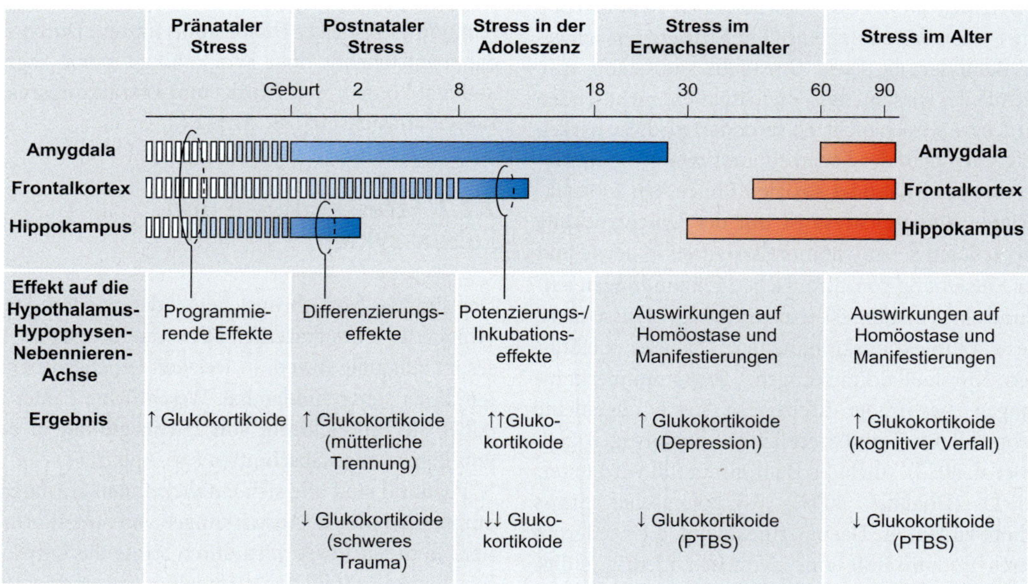

Abb. 2.7 Stresseinflüsse in Relation zu Lebenszyklen (nach Lupien 2009). Sich entwickelnde Hirnareale werden durch gebrochene blaue Balken dargestellt. Sie sind in dieser Phase besonders empfindlich für die Auswirkungen von Stresshormonen. Starke Wachstumsphasen werden durch durchgehende blaue Balken dargestellt. Die am stärksten sich zurückbildenden Hirnregionen während des Erwachsenenalters und des Alterns sind mit roten Balken gekennzeichnet. [F971-003/L143]

der Kindheit führt zu einem Glukokortikoidanstieg, während Missbrauch mit einer Verminderung der Glukokortikoidsekretion einhergeht. Die Hirnregionen zeigen postnatal unterschiedliche schnelle Wachstumsphasen. Diese Perioden sind besonders anfällig für Stress. Der Hippokampus entwickelt sich insbesondere von der Geburt bis zum 2. Lebensjahr und könnte deshalb in dieser Zeit besonders anfällig für Stress sein. Die Amygdala zeigt hingegen ein längeres Wachstumsfenster. So könnten im Zeitfenster von der Geburt bis zur späten Kindheit Stresserfahrungen zu Veränderungen im Volumen der Amygdala führen.

In der **Jugend** ist der Hippokampus bereits vollständig organisiert, die Amygdala ist noch in Entwicklung und der frontale Kortex zeigt eine starke Volumenzunahme, sodass in diesem Zeitfenster letzterer eine besondere Anfälligkeit gegenüber Stressexposition zeigt. Bis ins Erwachsenenalter ist eine Glukokortikoidreaktion auf Stress nachweisbar. Diese Phase wird **Potenzierung bzw. Inkubation** genannt. Möglicherweise ist das der Grund, warum Heranwachsende eine hohe Anfälligkeit für Stress aufweisen.

Im **Erwachsenenalter** und während des **Alterns** gibt es Unterschiede beim Abbau von Hirnregionen. Stress in diesen Phasen kann einerseits zu einer frühen Beeinträchtigung des Gehirns **(Manifestationseffekt)** oder andererseits zur Aufrechterhaltung chronischer Stressfolgen **(Erhaltungseffekt)** führen (Lupien et al. 2009).

2.3 Trauma

2.3.1 Epidemiologie

Weltweit erleben mehr als 70 % der Erwachsenen in ihrem Leben ein traumatisches Ereignis und 31 % erleben vier oder mehr (Benjet et al. 2016). Die Exposition beträgt durchschnittlich 3,2 Traumata pro Kopf (Kessler et al. 2017). Eine **posttraumatische Belastungsstörung** (PTBS) ist die am weitesten verbreitete psychopathologische Folge (Shalev et al. 2017). Sie betrifft 4–6 % der Weltbevölkerung. (Koenen et al. 2017).

Aber nicht alle Patienten, die ein Trauma erlebt haben, entwickeln eine PTBS. Es bestehen im Gegenteil deutliche Unterschiede zwischen den Traumata und dem Ausbruch einer PTBS. Die robuste Beschreibung der Ätiologie einer PTBS ist daher schwer fassbar. So kann das Risiko für eine bestimmte Person, nach Traumaexposition an einer PTBS zu erkranken, zwischen 1 % und mehr als 50 % variieren (Spoont et al. 20015).

Weltweit schwankt die **Prävalenz,** während des Lebens an einer PTBS zu erkranken, je nach sozialem Hintergrund und Wohnsitzland zwischen 1,3 und 12,2 % (Karam et al. 2013). Die Prävalenz der PTBS ist in Deutschland wesentlich niedriger, als aus amerikanischen Studien bekannt ist. Eine Untersuchung einer repräsentativen Bevölkerungsstichprobe hat ergeben, dass zwar 26 % der männlichen Personen und 17,7 % der weiblichen ein traumatisches Erlebnis widerfahren ist, jedoch entwickelten nur wenige darauffolgend eine vollständige PTBS (1 % der Männer und 2,2 % der Frauen) (Perkonigg et al. 2000).

Die **Schwere** einer Traumaexposition scheint den Schweregrad einer nachfolgenden PTBS nicht voraussagen zu können (Karam et al. 2013). Allerdings ist die Anzahl der erlebten Traumaexpositionen prädiktiv für die PTBS-Anfälligkeit und den Schweregrad der Symptome. So zeigt eine PTBS in Verbindung mit 4 oder mehr Traumaexpositionen eine deutlich höhere PTBS-Anfälligkeit und einen höheren Schweregrad der Symptome (Karam et al. 2013; Benjet et al. 2016).

Traumata mit **zwischenmenschlicher Gewalt** zeigten das höchste Risiko für eine PTBS. Die Belastung durch PTBS betrug 77,7 Personenjahre/100 Befragte. Assoziiert damit waren Vergewaltigung (13,1 %), andere sexuelle Übergriffe (15,1 %), Stalking (9,8 %) und der unerwartete Tod eines geliebten Menschen (11,6 %), letzteres mit geringerem PTBS-Risiko (Kessler et al. 2017).

Laut Copeland et al. (2007) gibt es bei Kindern ziemlich häufig potenziell traumatische Ereignisse, wobei eine PTBS lediglich nach mehrfachen Traumata oder Angststörungen in der Vorgeschichte auftritt. Traumatische Ereignisse können neben einer PTBS auch zu vielen weiteren psychopathologischen Störungen führen. Die stärksten Korrelationen bestehen dabei mit Angst- und depressiven Zuständen (Copeland et al. 2007).

Traumatische Ereignisse und eine vollständige PTBS stellen einen großen Risikofaktor für die Entwicklung einer weiteren **psychiatrischen Störung** dar. Liegt bereits eine psychische Erkrankung vor, erhöht sich ebenfalls das Risiko, eine PTBS zu entwickeln. Somit kommen **Komorbiditäten** sehr häufig vor. Epidemiologische Daten zeigen, dass ein Großteil der Personen mit PTBS mindestens eine Komorbidität aufweist und ein beträchtlicher Prozentsatz die Kriterien für 3 oder mehr psychiatrische Störungen erfüllt (Brady et al. 2000).

Das Erleben eines Traumas ist von Person zu Person unterschiedlich. Was für den einen ein Trauma ist, muss für den anderen keines sein. Ein Trauma geht i. d. R. mit einem zu intensiven, zu schnellen und zu plötzlichen Erleben einher. Auch ist eine PTBS nicht durch das Ereignis selbst, sondern durch eine Dysregulation des Nervensystems gekennzeichnet.

Bei einem Trauma zeigen Opfer, Täter, Zeuge ein unterschiedliches Risiko für **Folgestörungen:**

- Das **Opfer** neigt zu depressiven Symptomen.
- Der **Täter** zeigt eher kardiovaskuläre Beschwerden.
- Ein möglicher **Zeuge** hat ein erhöhtes Risiko für depressive und kardiovaskuläre Folgestörungen.

2.3.2 Formen von Trauma

Mono- bzw. Schocktraumata (Typ-I-Traumata)

Mono- bzw. Schocktraumata sind durch ein **einmaliges, unvorhergesehenes, kurzandauerndes heftiges Ereignis** gekennzeichnet. Sie sind durch einen Anfang und ein Ende in einem sonst normalen Leben abgegrenzt. Beispiele sind ein Verkehrsunfall, eine Gewalttat, eine Vergewaltigung, eine Operation oder eine Naturkatastrophe (➤ Tab. 2.2). Die Symptome sind meist lebendige Wiedererinnerungen mit der Ausbildung des Vollbilds einer PTBS. Die Prognose ist i. d. R. gut.

Komplextraumatisierung, Entwicklungstrauma bzw. multiple Traumatisierungen (Typ-II-Traumata)

Diese sind langandauernd bzw. sich **wiederholende** und dadurch z. T. **vorhersehbare** oder eine **Serie von traumatischen Erfahrungen** ohne klar abgrenzbaren Anfang und ohne eindeutiges Ende. Dazu zählen z. B. Entwicklungstrauma wie Vernachlässigung, Defizite bei der Bedürfnisbefriedigung, Überforderung, Missbrauch, wechselnde Bezugspersonen, chronisch kranke Eltern oder auch politische Inhaftierung, Kriegserleben und Folter (➤ Tab. 2.2). Symptome sind eine starke Dissoziationsneigung, Bindungsstörungen und häufig nur diffuse Wiedererinnerungen. Entwicklungstraumata erfordern weitaus mehr Erfahrungen und Kenntnisse bei der Behandlung als Monotraumata. Die Prognose hier ist schlechter und der Behandlungsverlauf langwieriger.

Medizinisch bedingte Traumata

➤ Tab. 2.2

Tab. 2.2 Einteilung von Traumata (nach Maercker 2009)

	Typ-I-Traumata	Typ-II-Traumata	Medizinisch bedingte Traumata
Akzidentielle Traumata	• Verkehrsunfall • Sekundäres berufsbedingtes Trauma • Kurz andauernde Katastrophe	• Lang andauernde Naturkatastrophe • Technische Katastrophe	• Akute lebensgefährliche Erkrankung • Chronische, lebensgefährliche Krankheit • Notwendiger medizinischer Eingriff • Verkehrsunfall
Interpersonelle Traumata	• Sexueller Übergriff • Kriminelle bzw. körperliche Gewalt • Ziviles Gewalterleben	• Vernachlässigung • Sexuelle und körperliche Gewalt/Missbrauch • Kriegserleben • Folter • Politische Inhaftierung	Komplizierter Behandlungsverlauf nach angenommenem Behandlungsfehler

Bindungstraumata

Bindungstraumata sind häufig und ihr Verständnis wesentlich für den Behandlungserfolg. Die Beziehung zu den Eltern ist für das Überleben des Kindes und die Regulation homöostatischer Prozesse lebensnotwendig. Die Entstehung von Bindung ist assoziiert mit dem Befriedigen von Bedürfnissen. Ein Kleinkind lernt beispielsweise mit Hilfe der Eltern seine Bedürfnisse kennen. Ebenso lernt es über die Beziehung zu seinen Eltern, dosiert mit Frustrationen umzugehen, sich selbst zu regulieren und Impulse zu kontrollieren. In dieser frühen Zeit ist das Risiko für Entwicklungstraumata hoch, da die Abhängigkeit zu den Eltern real ist. Außerdem ist die weitere Hirnentwicklung des Kindes stark durch die Beziehungsdynamik zu den Eltern geprägt. Das Gehirn ist in dieser frühen Zeit besonders vulnerabel, da etwa ¾ des Gehirns in der Kindheit kontext- und benutzerabhängig reift.

Über die Gestaltung der interpersonellen Dynamik zu den Eltern lernt das Kind außerdem den Umgang mit anderen (implizites Beziehungswissen). Defizite in der Eltern-Kind-Beziehung, z. B. bei der Bedürfnisbefriedigung oder bei Überforderung, treten besonders als Missverhältnisse zwischen dem Entwicklungsstand des Kindes und Anforderungen der Außenwelt hervor. Beziehungsverluste können zwar das ganze Leben lang vorkommen, aber solche in der frühen Kindheit zeigen ein höheres Risiko für bleibende Störungen. Interpersonelle Traumata, die mit Absicht durch andere Menschen ausgelöst wurden, können möglicherweise unser Vertrauen in Menschen insgesamt erschüttern.

Die Veränderung der psychischen Integrität im Sinne von fragmentierten Anteilen (➤ Kap. 2.5) drückt sich u. a. aus in:

- Verhalten
- Innerem Erleben
- Physiologie
- Körperhaltung
- Bewegung
- Spannung verschiedener Muskelgruppen
- Atmung
- Tendenz für bestimmte somatische Dysfunktionen

Diese Aspekte sind der osteopathischen Annäherung bei der Diagnostik und Therapie zugänglich.

2.3.3 Therapie

Goldstandard bei der Behandlung einer PTBS sind **expositionsbasierte Ansätze,** bei denen Patienten den Erinnerungen an das Trauma dosiert ausgesetzt werden. Allerdings sprechen nicht alle Patienten auf diesen Therapieansatz an (Powers et al. 2010), insbesondere Angstpatienten zeigen einen verminderten Erfolg bei der Auflösung des Angstgedächtnisses (Anderson et al. 2006; Milad et al. 2008) und eine Rückfallneigung (Boschen et al. 2009) sowie eine hohe Quote des vorzeitigen Therapieabbruchs (Schottenbauer et al. 2008).

Derzeitige pharmakologische Behandlungsansätze sind nur begrenzt wirksam, auch wenn sie den Schweregrad der Symptome etwas lindern. Zudem besteht aufgrund der Vielzahl verschiedener Symptome die Gefahr der Polypharmazie (Krystal et al. 2017).

2.4 Trauma, Gehirnasymmetrie und Hirnwellen

2.4.1 Gehirnasymmetrie

Eine Gehirnasymmetrie wurde bei Tieren und Menschen in Bezug auf anatomische Regionen, Funktion und Verhalten beobachtet (Toga et al. 2003). Aus evolutionären Gesichtspunkten könnte sie einen Vorteil und eine Überlebensstrategie darstellen. Vielleicht sind sogar Stresserfahrungen nach Kampf- oder Fluchtreaktionen an der Entstehung dieser Asymmetrien beteiligt (Richardson et al. 2019; Faurie et al. 2013). **Ursachen** einer Gehirnasymmetrie sind u. a. die Lage des Fetus im Mutterleib, Vererbung, Geschlecht, Hormoneinfluss und funktionelle Anpassung (Toga et al. 2003; Liem 2018).

Hochauflösende MRI-Studien zeigen **Asymmetrien** in frontalen (rechts > links), okzipitalen (links > rechts) und in hinteren Sprachregionen (links > rechts) sowie im zingulären Sulkus (rechts > links), im Nucleus caudatus (rechts > links) und im anterioren insulären Kortex (rechts > links) (Watkins et al. 2001).

2

Die Lateralisierung des Gehörs wird laut Previc (1991) durch eine Asymmetrie in der kraniofazialen Entwicklung, eine vestibuläre Dominanz durch die Lage des Fetus im letzten Trimenon bedingt. Eine asymmetrische Hörerfahrung kann zu einer lateralisierten Sprachwahrnehmung führen. Eine linksotolithische Dominanz kann eine rechtsseitige motorische Dominanz und eine rechtshemisphärische Überlegenheit bei den meisten visuell-räumlichen Funktionen begünstigen.

2

Beim Menschen ist i. d. R. die linke Gehirnhälfte auf die Sprachfähigkeit (Pouratian et al. 2002) und die Wahrnehmung kleiner Details spezialisiert. Die rechte Hirnhälfte ist für räumliches Denken, Gesichtserkennung, Zahlenverständnis, Sprachmelodie und das Lesen zwischen den Zeilen verantwortlich. Gehirnasymmetrie, Sprachlateralität und Handdominanz hängen zusammen. Die Wechselwirkungen sind komplex (Desmond et al. 1995). Allerdings sind Verallgemeinerungen, insbesondere im populäresoterischen Bereich, wie die linke Hemisphäre sei für analytisches, die rechte für ganzheitliches und empathisches Wahrnehmen zuständig, unbelegt.

Einfluss von Traumata

Traumatische Ereignisse können Muster der **Gehirnasymmetrie beeinflussen** und eine interhemisphärische Deregulierung induzieren. Möglicherweise sind die rechte Hemisphäre (Bob 2008) und der rechte ventrale anteriore zinguläre Kortex, der u. a. an der Verarbeitung von Angst und Furcht mitwirkt, anfälliger für traumatische Ereignisse (Sekiguchi et al. 2013).

Einer der **Mechanismen** ist die Freisetzung von Glukokortikoiden und die unterschiedliche Empfindlichkeit auf Glukokortikoide in den Hirnregionen (Logue et al. 2018), z. B. weist der Hippokampus eine große Anzahl von Glukokortikoidrezeptoren auf. Allerdings wird dies kontrovers diskutiert. So könnte eine verminderte Hippokampusgröße auch ein erhöhtes Risiko für die Entwicklung einer PTBS darstellen. Beispielsweise zeigten Zwillingsstudien, dass ein geringeres Hippokampusvolumen ein vererbbarer Risikofaktor für die Entwicklung einer PTBS sein kann (Gilbertson et al. 2002).

Es gibt auch Hinweise darauf, dass eine kleine basolaterale Amygdala eine stärkere Angst- und Kortisolreaktion bei Stress auslöst (Yang et al. 2008), während chronischer Stress bei Nagetieren mittels Kortikosteron zu einer Hypertrophie der Amygdala führen könnte (Roozendaal et al. 2009). Auf der anderen Seite wäre es auch möglich, dass einmalige Stresserfahrungen in jungen Lebensjahren die Amygdalagröße erhöhen, während häufige Aktivierungen sie schließlich verkleinern.

Hippokampus und Amygdala

Der Hippokampus ist maßgeblich für die Angstverarbeitung, für Gedächtnisprozesse im Zusammenhang mit der PTBS-Symptomatologie sowie für episodisches und kontextuelles Lernen verantwortlich. Laut Logue et al. ist ein verkleinerter Hippokampus mit einer PTBS assoziiert, aber nicht mit dem Kindheitstrauma selbst, wohingegen eine verminderte Amygdala signifikant mit stärkeren Kindheitstraumata – sowohl mit als auch ohne PTBS – korreliert (Logue et al. 2018). Ein Review zeigte bei PTBS-Patienten einen stärker links verminderten Hippokampus sowie kleinere linke Amygdala-Komplexe bei Traumaexposition wie auch bei PTBS (O'Doherty et al. 2015).

Kleinhirn

Wahrscheinlich treten bei PTBS auch verminderte Volumen der linken Kleinhirnhemisphäre auf, die mit depressiven Symptomen im Zusammenhang stehen (Baldaçara et al. 2011).

Rechter präfrontaler ventromedialer Kortex

Misshandelte Jugendliche mit PTBS weisen ein vermindertes Volumen des rechten präfrontalen ventromedialen Kortex auf (Morey et al. 2016). Auch reagieren Schaltkreise von ventromedialen, dorsolateralen und orbitofrontalen Regionen und Amygdala unter akutem und chronischem Stress unterschiedlich (Arnsten et al. 2015). Eine Metaanalyse konnte eine Volumenzunahme des linken Seitenventrikels feststellen (Logue et al. 2018). Funktionell wiederum konnte eine Links-Rechts-Lateralität im Bereich des präfrontalen Kortex gezeigt werden (Zach et al. 2016).

Nucleus caudatus

Der rechte Nucleus caudatus ist bei PTBS größer (Looi et al. 2009).

2.4.2 Alphawellen-Aktivierung

PTBS-Symptome sind häufig mit einer stärkeren Alphabandleistung rechtsparietal gegenüber links assoziiert. Diese gehen mit einer übertriebenen neurovegetativen Erregung, welche die Filterung von Umweltdistraktoren beeinträchtigen kann, einher. Es zeigen sich zudem übertriebene frontozentrale Reaktionen auf aufgabenirrelevante Distraktoren und verminderte parietale Reaktionen auf aufgabenrelevante Zielstimuli, die mit Aufmerksamkeitsstörungen assoziiert sein können (Butt et al. 2019).

2.5 Persönlichkeitsmodell nach F. Ruppert

Durch ein Trauma entsteht eine Art kompensatorischer Riss in der Kontinuität des Lebens und von Körperempfindungen und es kommt laut Ruppert zu einer neurovegetativen Erregung, veränderten Gefühlen und Gedanken. Diese **Abspaltungen** sind ein Ausdruck unserer Homöostase, bestmöglich mit diesem grenzüberschreitenden Erleben zurechtzukommen und einen Weg in den normalen Alltag zu finden. Sie hinterlassen allerdings deutliche Spuren und meist dauerhafte Änderungen, z. B. in Verhaltensmustern, und schränken unser Erleben ein, da wir zu bestimmten Erlebnisebenen keinen Zugang mehr haben, Bewegungsimpulse und Gefühle eingefroren sind oder Kognitionen beeinträchtigt und Gedanken wirr werden. Das Ausmaß der Abspaltung ist bei der Befundung zu eruieren.

Durch diese Abspaltung entstehen laut Ruppert drei **Persönlichkeitsanteile** (Ruppert 2017) (> Abb. 2.8):

- **Überlebens-Anteil:** Dieser Schutzmechanismus sichert in der Traumasituation einerseits das Überleben, indem er Traumaanteile vom Erleben ausschließt. Andererseits steht er der Integration und Auflösung der Traumafolgen im Weg, da die vergangene Bedrohung für ihn immer noch real ist und er deshalb multiple Verdrängungs-, Vermeidungs- und Kompensationsstrategien entwickelt und aufrechterhält, um das Erinnern an die Traumasituation zu verhindern und die damaligen schmerzhaften Erfahrungen zu verdecken.
- **Trauma-Anteil:** Dieser enthält die abgespaltenen Anteile des unbewältigten Erlebens der Traumasituation, wie Kontrollverlust, Hilf- und Hoffnungslosigkeit. Allerdings bringt er die unbewältigten Erlebensinhalte – jedoch verzerrt – an die Oberfläche, indem er Intrusionen, unbewusste Konflikte und Somatisierungen verursacht. Beispielsweise können Konflikte in Beziehungen ausgelöst werden oder es zeigen sich Fluchtmuster mit ständig unruhigem, fahrigem,

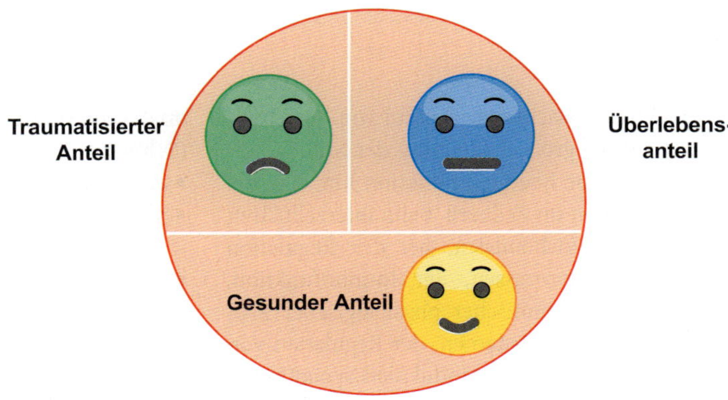

Abb. 2.8 Modell einer posttraumatisch gespaltenen Persönlichkeit [L143]

flüchtigem Verhalten oder Kampfmuster mit ständigen Streitereien und Wutausbrüchen oder Ohnmachtsgefühle mit erstarrtem, immobilen Körperausdruck und situationsunangemessener Hilflosigkeit.
- **Gesunder Anteil:** Dieser Anteil steht für den Willen nach Wahrheit, Authentizität, Realitätsbezug und gesunden Beziehungen. Er nimmt Situationen angemessen wahr, zeigt eine angemessene Konfliktbereitschaft und kann Grenzen angemessen wahrnehmen. In ihm ist auch die Bereitschaft lokalisiert, traumatische Erfahrungen anzuerkennen. Er wird auch von der Außenwelt als angemessen empfunden. Er ist ein angeborener und/oder erworbener homöostatischer Teil, der in Bezug zum Leben und sich selbst gegenüber grundsätzlich ausgeglichen positiv eingestellt ist. Bei der Behandlung ist dieser Anteil für die Integration traumatischen Erlebens wesentlich.

Dieser Ansatz von Ruppert ist bisher nicht wissenschaftlich untersucht worden und dient als **Arbeitshypothese.** Er kann für das Verständnis und die Behandlung traumatisierter Menschen hilfreich sein, indem die unterschiedlichen Anteile gewürdigt werden und entsprechend dem Ausdruck der jeweiligen Anteile vorgegangen wird. So kann man mit dem gesunden Anteil in Kontakt treten und entsprechend seinem Gestaltspielraum vorgehen, den Patienten ggf. dabei unterstützen, diesen zu erweitern, und ihn beim dosierten Erleben traumatisierter Anteile koregulierend begleiten.

2.6 Trauma, Stress und Mitochondrien

Eine zunehmend wachsende Anzahl von Forschungen weist auf die große Bedeutung der Mitochondrien zusätzlich zur Energieproduktion hin, z. B. bei der Genexpression im Zellkern, beim interzellulären Transfer von Mitochondrien, bei der Regulation von Entzündungsprozessen, der Immunfunktion, der Modulation systemischer physiologischer Prozesse zwischen Organsystemen, der Regulation von Gehirnfunktionen wie der Modulation synaptischer Übertragungen im Gehirn oder der Verhinderung von Glukosemangel in neuronalen Zellen (Picard et al. 2016). Es konnte eine Vielzahl von menschlichen Erkrankungen belegt werden, die eine zugrunde liegende Pathogenese **mitochondrialer Dysfunktion** aufweisen. Immunologische, metabolische, onkologische, intensivmedizinische wie auch neurologische Erkrankungen werden zunehmend mit einer Dysfunktion der energieliefernden Mitochondrien in Verbindung gebracht (Picard et al. 2016). Sie sind auch an verschiedenen Psychopathologien, inkl. stressbedingten psychischen Störungen, beteiligt (Flaquer et al. 2015).

Genetische Studien haben eine **pathogene Rolle der Mitochondrien** bei einer **PTBS** aufgezeigt (➤ Abb. 2.9). Die Symptomatik einer PTBS ist vielfältig und durch verschiedene (patho-)physiologische Prozesse im Körper bedingt. Dazu zählen u. a. abnormes Angstlernen, synaptische Plastizität, Aktivierung des Gehirnnetzwerks und der Steroidgenese sowie Entzündungsprozesse im Körper. All diesen pathophysiologischen Änderungen ist gemein, dass den Mitochondrien eine entscheidende Rolle dabei zugesprochen wird (Preston et al. 2018). Durch pathologische Untersuchungen an postmortalen Gehirnen konnten beispielsweise dysregulierte Mitochondrien-fokussierte Gene bei PTBS-Patienten lokalisiert werden. Im Tierversuch konnten in der Amygdala gestresster Ratten eine Hochregulation von 34 Mitochondrien-ausgerichteten Genen nachgewiesen werden. Diese äußerte sich z. B. in einer Dysregulation des Fettsäuremetabolismus und der Peroxisom-Proliferator-aktivierten Rezeptorwege (PPAR). Bei Menschen mit PTBS gegenüber nicht traumatisierten Probanden konnte ein gestörter Fettsäuremetabolismus belegt werden.

Diese Ergebnisse deuten darauf hin, dass der Fettsäuremetabolismus und PPAR-Pfade als Blut-Biomarker bei PTBS verwendet werden können (Zhang et al. 2015) (➤ Kap. 5.10.6, ➤ Kap. 7.15.18). **Laboranalysemethoden** ermöglichen Informationen über (Schütz et al. 2019):

- ATP-Bildung bei und nach zellulären Belastungen
- Funktionelle Struktur der Mitochondrienmembran und über deren Schädigungsgrad
- Produktion und Verbrauch von reaktiven Sauerstoffspezies (ROS)
- Antioxidatives Potenzial der Zellen

Therapieansätze sollten diese Wirkmechanismen einbeziehen inklusive der Berücksichtigung anthropo-

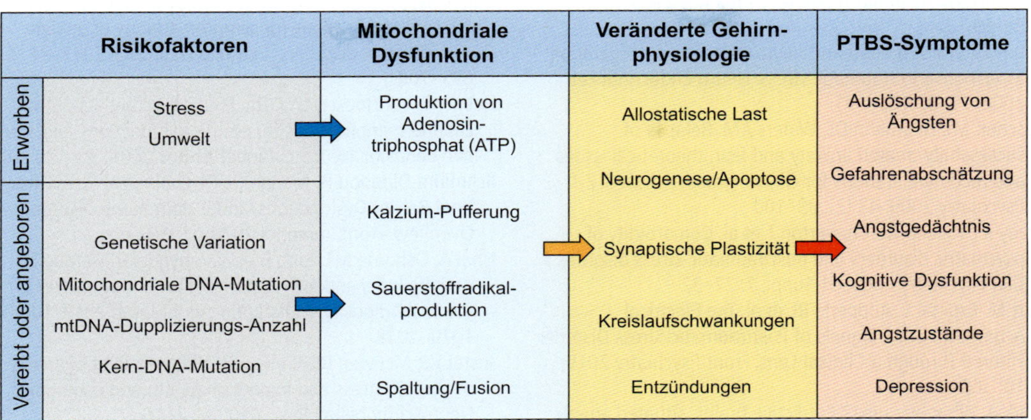

Abb. 2.9 Risikofaktoren mitochondrialer Dysfunktion und PTBS-Symptome (nach Preston et al. 2018). Eine mitochondriale Dysfunktion (MD) kann entweder genetisch oder erworben sein. Sie beeinträchtigt die Produktion von ATP, die Pufferung von Ca^{2+} im Zytoplasma, die Produktion von reaktiven Sauerstoffspezies (ROS) sowie die mitochondriale Spaltung und Fusion. Folge sind gestörte Stressreaktionen im Gehirn, die einerseits die Anfälligkeit für PTBS begünstigen und andererseits an der Entstehung von Symptomen bei einer PTBS beteiligt sind. [F1089/L143]

gener Faktoren (wie z. B. Bewegung, Übungen), welche die Erhaltung mitochondrialer Funktionen und die Bildung neuer Mitochondrien unterstützen sowie der Anhäufung von Schäden durch mitochondriale Fehlfunktionen vorbeugen (Picard et al. 2016). Dies hat auch wichtige Implikationen für die Prävention und Therapie einer PTBS. Die Behandlungsoption erster Wahl für Menschen mit PTBS stellen momentan noch die Antidepressiva dar. Diese hemmen jedoch nachweislich die Mitochondrienfunktion. Alternative Therapien bewirken hingegen eine Verbesserung dieser, weshalb diese sich als potenziell wirksamer darstellen (Preston et al. 2018). Nicht nur Traumata, sondern auch Erschöpfungserkrankungen scheinen durch mitochondrial basierte Therapieansätze gut behandelbar zu sein (Kuklinski 2015).

Schließlich kann durch emotional belastende Situationen und Erlebnisse über Reaktionen des Hormon- und neurovegetativen Systems sowie auf Ebene der Neurotransmitter (Erhöhung von Glutamat) eine Mitochondriopathie entstehen (➤ Abb. 2.10).

REFERENZEN

Anderson KC, Insel TR. The promise of extinction research for the prevention and treatment of anxiety disorders. Biol Psychiatry 2006; 60 (4): 319–321
Arnsten AF, Raskind MA, Taylor FB, Connor DF. The Effects of Stress Exposure on Prefrontal Cortex: Translating Basic Research into Successful Treatments for Post-Traumatic Stress Disorder. Neurobiol Stress 2015; 1: 89–99
Baldaçara L, Jackowski AP, Schoedl A et al. Reduced cerebellar left hemisphere and vermal volume in adults with PTSD from a community sample. J Psychiatr Res 2011; 45 (12): 1627–1633
Barrett LF, Quigley KS, Hamilton P. An active inference theory of allostasis and interoception in depression. Philos Trans R Soc Lond B Biol Sci 2016; 371 (1708): 20160011.
Benjet C, Bromet E, Karam EG et al. The epidemiology of traumatic event exposure worldwide: results from the World Mental Health Survey Consortium. Psychol Med 2016; 46: 327–343
Berger JM, Singh P, Khrimian L et al. Mediation of the Acute Stress Response by the Skeleton. Cell Metab 2019; 30 (5): 890–902
Bhardwaj A, Bhardwaj R, Dhawan DK, Kaur T. Exploring the Effect of Endoplasmic Reticulum Stress Inhibition by 4-Phenylbutyric Acid on AMPA-Induced Hippocampal

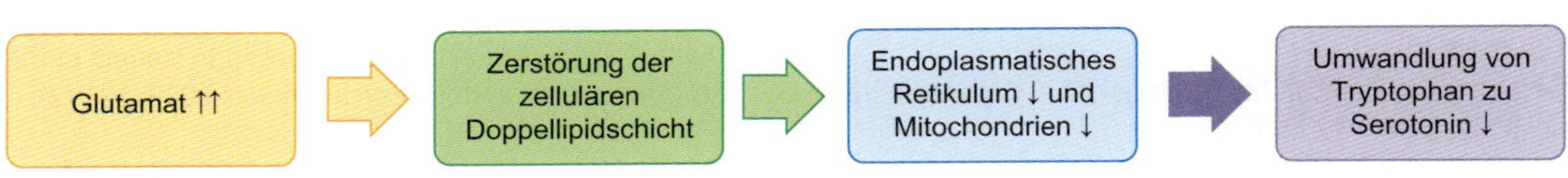

Abb. 2.10 Auswirkungen von Stressreaktionen auf die Mitochondrien [L143]

Excitotoxicity in Rat Brain. Neurotox Res 2019; 35 (1): 83–91

Bob P. Lateralized brain and neuroendocrine dysregulation as response to traumatic stress. Neuro Endocrinol Lett 2008; 29 (2): 185–191

Boschen MJ, Neumann DL, Waters AM. Relapse of successfully treated anxiety and fear: theoretical issues and recommendations for clinical practice. Aust N Z J Psychiatry 2009; 43 (2): 89–100

Brady KT, Killeen TK, Brewerton T et al. Comorbidity of psychiatric disorders and posttraumatic stress disorder. J Clin Psychiatry 2000; 61 Suppl. 7: 22–32

Butt M, Espinal E, Aupperle RL et al. The Electrical Aftermath: Brain Signals of Posttraumatic Stress Disorder Filtered Through a Clinical Lens. Front Psychiatry 2019; 10: 368

Clark A. Whatever next? Predictive brains, situated agents, and the future of cognitive science. Behav Brain Sci 2013; 36 (3): 181–204

Copeland WE, Keeler G, Angold A et al. Traumatic events and posttraumatic stress in childhood. Arch Gen Psychiatry 2007; 64 (5): 577–584

Cottrell EC, Seckl JR. Prenatal stress, glucocorticoids and the programming of adult disease. Front Behav Neurosci 2009; 3: 19

De Gelder B. Towards the neurobiology of emotional body language. Nat Rev Neurosci 2006; 7: 242–249

Desmond JE, Sum JM, Wagner AD et al. Functional MRI measurement of language lateralization in Wada-tested patients. Brain 1995; 118: 1411–1419

Dhabhar FS. Acute stress enhances while chronic stress suppresses skin immunity. The role of stress hormones and leukocyte trafficking. Ann N Y Acad Sci 2000; 917: 876–893

Drake AJ, Tang JI, Nyirenda MJ. Mechanisms underlying the role of glucocorticoids in the early life programming of adult disease. Clin Sci 2007; 113 (5): 219–232

Duma D, Collins JB, Chou JW, Cidlowski JA. Sexually dimorphic actions of glucocorticoids provide a link to inflammatory diseases with gender differences in prevalence. Sci Signal 2010; 3 (143): ra74

Faurie C, Raymond M. The fighting hypothesis as an evolutionary explanation for the handedness polymorphism in humans: where are we? Ann N Y Acad Sci 2013; 1288: 110–113

Flak JN, Solomon MB, Jankord R et al. Identification of chronic stress-activated regions reveals a potential recruited circuit in rat brain. Eur J Neurosci 2012; 36 (4): 2547–2555

Flaquer A, Baumbach C, Ladwig KH et al. Mitochondrial genetic variants identified to be associated with posttraumatic stress disorder. Transl Psychiatry 2015; 5 (3): e524

Gilbertson MW, Shenton ME, Ciszewski A et al. Nat Neurosci 2002; 5 (11): 1242–1247

Hackman DA, Farah MJ, Meaney MJ. Socioeconomic status and the brain: mechanistic insights from human and animal research. Nat Rev Neurosci 2010; 11 (9): 651–659

Hale MW, Shekhar A, Lowry CA. Stress-related serotonergic systems: implications for symptomatology of anxiety and affective disorders. Cell Mol Neurobiol 2012; 32 (5): 695–708

Heimer L, VanHoesen GW. The limbic lobe and its output channels: implications for emotional functions and adaptive behavior. Neurosci Biobehav Rev 2006; 30: 126–147

Ilchmann-Diounou H, Menard S. Psychological Stress, Intestinal Barrier Dysfunctions, and Autoimmune Disorders: An Overview. Front Immunol 2020; 11: 1823

Ishai A, Osborne MT, Tung B et al. Amygdalar Metabolic Activity Independently Associates With Progression of Visceral Adiposity. J Clin Endocrinol Metab 2019; 104 (4): 1029–1038

Juster RP, McEwen BS, Lupien SJ. Allostatic load biomarkers of chronic stress and impact on health and cognition. Neurosci Biobehav Rev 2010; 35: 2–16

Karam EG, Friedman MJ, Hill ED et al. Cumulative traumas and risk thresholds: 12-month PTSD in the World Mental Health (WMH) surveys. Depress Anxiety 2013; 31: 130–142

Kessler RC, Aguilar-Gaxiola S, Alonso J et al. Trauma and PTSD in the WHO World Mental Health Surveys. Eur J Psychotraumatol 2017; 8 (suppl. 5): 1353383

Kim J, Lee S, Fang YY et al. Rapid, biphasic CRF neuronal responses encode positive and negative valence. Nat Neurosci 2019; 22 (4): 576–585

Koenen KC, Sumner JA, Gilsanz P et al. Post-traumatic stress disorder and cardiometabolic disease: improving causal inference to inform practice. Psychol Med 2017; 47 (2):209–225

Krout KE, Belzer RE, Loewy AD. Brainstem projections to midline and intralaminar thalamic nuclei of the rat. J Comp Neurol 2002; 448 (1): 53–101

Krystal JH, Davis LL, Neylan TC et al. It Is Time to Address the Crisis in the Pharmacotherapy of Posttraumatic Stress Disorder: A Consensus Statement of the PTSD Psychopharmacology Working Group. Biol Psychiatry 2018; 83 (3): 296 [published correction]

Kuklinski B. Mitochondrien – Symptome, Diagnose und Therapie. Bielefeld: Aurum-Verlag; 2015

Levine PA. Accumulated Stress, Reserve Capacity and Disease. Ann Arborm 1977; University of California, Berkeley

Liem T. Kraniosakrale Osteopathie. Stuttgart: Thieme; 2018

Logue MW, van Rooij SJH, Dennis EL et al. Smaller Hippocampal Volume in Posttraumatic Stress Disorder: A Multisite ENIGMA-PGC Study: Subcortical Volumetry Results From Posttraumatic Stress Disorder Consortia. Biol Psychiatry. 2018; 83 (3): 244–253

Posttraumatic Stress Disorder Consortia. Biol Psychiatry. 2018; 83 (3): 244–253

Looi JC, Maller JJ, Pagani M et al. Caudate volumes in public transportation workers exposed to trauma in the Stockholm train system. Psychiatry Res 2009; 171 (2): 138–143

Lupien SJ, McEwen BS, Gunnar MR, Heim C. Effects of stress throughout the lifespan on the brain, behaviour and cognition. Nat Rev Neurosci 2009; 10 (6): 434–445

Maercker A. Posttraumatische Belastungsstörungen. Berlin: Springer; 2009

McEwen BS, Wingfield JC. The concept of allostasis in biology and biomedicine. Horm Behav 2003: 43: 2–15

Milad MR, Orr SP, Lasko NB et al. Presence and acquired origin of reduced recall for fear extinction in PTSD: results of a twin study. J Psychiatr Res 2008; 42 (7): 515–520

Morey RA, Haswell CC, Hooper SR et al. Amygdala, Hippocampus, and Ventral Medial Prefrontal Cortex Volumes Differ in Maltreated Youth with and without Chronic Posttraumatic Stress Disorder. Neuropsychopharmacology 2016; 41 (3): 791–801

Nater UM, Rohleder N. Salivary alpha-amylase as a non-invasive biomarker for the sympathetic nervous system: current state of research. Psychoneuroendocrinology 2009; 34 (4): 486–496

O'Doherty DC, Chitty KM, Saddiqui S et al. A systematic review and meta-analysis of magnetic resonance imaging measurement of structural volumes in posttraumatic stress disorder. Psychiatry Res 2015; 232 (1): 1–33

Payne P, Levine PA, Crane-Godreau MA. Somatic experiencing: using interoception and proprioception as core elements of trauma therapy. Front Psychol 2015; 6: 423 [published correction]

Perkonigg A, Kessler RC, Storz S et al. Traumatic events and post-traumatic stress disorder in the community: prevalence, risk factors and comorbidity. Acta Psychiat Scand 2000; 101: 46–59

Peters A, McEwen BS. Stress habituation, body shape and cardiovascular mortality. Neurosci Biobehav Rev 2015; 56: 139–150

Peters A, McEwen BS, Friston K. Uncertainty and stress: Why it causes diseases and how it is mastered by the brain. Prog Neurobiol 2017;156: 164–188

Picard M, Wallace DC, Burelle Y. The rise of mitochondria in medicine. Mitochondrion 2016; 30: 105–116

Pouratian N, Bookheimer SY, Rex DE et al. Utility preoperative functional magnetic resonance imaging foridentifying language cortices in patients with vascular malformation. J Neurosurg 2002; 97: 21–32

Powers MB, Halpern JM, Ferenschak MP et al. A meta-analytic review of prolonged exposure for posttraumatic stress disorder. Clin Psychol Rev 2010; 30 (6): 635–641

Prakash N, Stark CJ, Keisler MN et al. Serotonergic Plasticity in the Dorsal Raphe Nucleus Characterizes Susceptibility and Resilience to Anhedonia. J Neurosci 2020; 40 (3): 569–584

Preston G, Kirdar F, Kozicz T. The role of suboptimal mitochondrial function in vulnerability to post-traumatic stress disorder. J Inherit Metab Dis 2018; 41 (4): 585–596

Previc FH. A general theory concerning the prenatal origins of cerebral lateralization in humans. Psychol Rev 1991; 98 (3): 299–334

Rai B, Kaur J, Anand SC, Jacobs R. Salivary stress markers, stress, and periodontitis: a pilot study. J Periodontol 2011; 82 (2): 287–292

Ramsay DS, Woods SC. Clarifying the roles of homeostasis and allostasis in physiological regulation. Psychol Rev 2014; 121 (2): 225–247

Richardson T, Gilman RT. Left-handedness is associated with greater fighting success in humans. Sci Rep 2019; 9 (1):15402

Roozendaal B, McEwen BS, Chattarji S. Stress, memory and the amygdala. Nat Rev Neurosci 2009; 10 (6): 423–433

Ruppert F. Seelische Spaltung und innere Heilung. Traumatische Erfahrungen integrieren. 5. Aufl. Stuttgart: Klett-Cotta; 2017

Sánchez GA, Miozza V, Delgado A, Busch L. Determination of salivary levels of mucin and amylase in chronic periodontitis patients. J Periodontal Res 2011; 46 (2): 221–227

Schottenbauer MA, Glass CR, Arnkoff DB et al. Nonresponse and dropout rates in outcome studies on PTSD: review and methodological considerations. Psychiatry 2008; 71 (2): 134–168

Schütz B, Thiem A, Müller HJ. Neue Möglichkeiten in der Mitochondrien-Analytik. biovis' Diagnostik. www.biovis-diagnostik.pdf (letzter Zugriff: 22.03.2019)

Segerstrom SC, Miller GE. Psychological stress and the human immune system: a meta-analytic study of 30 years of inquiry. Psychol Bull 2004; 130 (4): 601–630

Seiler A, Fagundes CP, Christian LM. The Impact of Everyday Stressors on the Immune System and Health. In: Choukèr A. Stress Challenges and Immunity in Space. Cham: Springer; 2020

Sekiguchi A, Sugiura M, Taki Y et al. Brain structural changes as vulnerability factors and acquired signs of post-earthquake stress. Mol Psychiatry 2013; 18 (5): 618–623

Shalev A, Liverzon I, Marmar C. Post-traumatic stress disorder. N Engl J Med 2017; 376: 2459–2469

Spoont MR, Williams JW, Kehle-Forbes S et al. Does this patient have posttraumatic stress disorder? Rational clinical examination systematic review. JAMA 2015; 314 (5): 501–510

Straub RH. Insulin resistance, selfish brain, and selfish immune system: an evolutionarily positively selected program used in chronic inflammatory diseases. Arthritis Res Ther 2014; 16 (suppl 2): S4

Tawakol A, Ishai A, Takx RA et al. Relation between resting amygdalar activity and cardiovascular events: a longitudinal and cohort study. Lancet 2017; 389 (10071): 834–845

Tawakol A, Osborne MT, Wang Y al. Stress-Associated Neurobiological Pathway Linking Socioeconomic Disparities to Cardiovascular Disease. J Am Coll Cardiol 2019; 73 (25): 3243–3255

Toga AW, Thompson PM. Mapping brain asymmetry. Nat Rev Neurosci 2003; 4: 37–48

Watkins KE, Paus T, Lerch JP et al. Structural asymmetries in the human brain: a voxel-based statistical analysis of 142 MRI scans. Cereb Cortex 2001; 11 (9): 868–877

Williams JHG, Huggins CF, Zupan B et al. A sensorimotor control framework for understanding emotional communication and regulation. Neurosci Biobehav Rev 2020; 112: 503–518

Yang RJ, Mozhui K, Karlsson RM et al. Variation in mouse basolateral amygdala volume is associated with differences in stress reactivity and fear learning. Neuropsychopharmacology 2008; 33 (11): 2595–2604

Zach P, Vales K, Stuchlik A et al. Effect of stress on structural brain asymmetry. Neuro Endocrinol Lett 2016; 37 (4): 253–264

Zhang L, Li H, Hu X et al. Mitochondria-focused gene expression profile reveals common pathways and CPT1B dysregulation in both rodent stress model and human subjects with PTSD. Transl Psychiatry 2015; 5 (6): e580

KAPITEL

3 Therapeutische Beziehung

Torsten Liem

Zusammenfassung

In diesem Kapitel werden die wesentlichen Faktoren diskutiert, die eine klare, stabile, transparente und die Heilung unterstützende therapeutische Beziehung ermöglichen. Dies umfasst interpersonelle Wechselbeziehungen und Resonanz, die Empathie, den Aufmerksamkeitsfokus, die Bedeutung der Stille, die Kompetenzen des Therapeuten sowie die Lösung von Behandlungshindernissen und die Einstimmung auf die Behandlung.

3.1 Einleitung

Zunächst ist wichtig zu verstehen, dass eine **therapeutische Beziehung immer entsteht,** wenn ein Patient von einem Osteopathen behandelt wird, unabhängig davon, ob diese von Seiten des Osteopathen oder des Patienten nun bewusst wahrgenommen oder gewünscht wird oder nicht. Eine **Vielzahl von Faktoren** beeinflusst die therapeutische Beziehung. Dabei ist die Etablierung einer die Heilung fördernden therapeutischen Beziehungsgestaltung keine Technik im eigentlichen Sinne.

Menschliche Interaktion im Allgemeinen und eine gute therapeutische Beziehungsgestaltung im Speziellen zeichnen sich durch zahlreiche Koordinationsmuster aus (Kimmel et al. 2015; Abney et al. 2014; Dale et al. 2013), die sich in Bewegungen und Äußerungen zeigen (Fuchs et al. 2008) sowie sich physiologisch z. B. beim Hautleitwert, bei der Herzfrequenzvariabilität und Synchronität zwischen den Gehirnen widerspiegeln (Kleinbub 2017).

Diese unterliegt allerdings auch gewissen Prinzipien und Regeln und wird durch Kompetenzen seitens des Osteopathen begünstigt.

Wesentlich für den Behandlungserfolg ist es, den **Patienten in seiner Ganzheit** zu erfahren: eine einzigartige strukturell-funktionelle Integrität, die sich über die Zeit aufgrund genetischer, epigenetischer und Lebensstil-Faktoren entwickelt hat und dieses Menschenleben sich auf spezifische Art und Weise in der Welt verhalten und reagieren lässt – mit einem „Mix" aus spezifischen Körperhaltungen, Atmungsmustern, Körperempfindungen, Arousalzuständen, Gefühlen, Gedankenmustern, neuroendokrinen, metabolen und immunen Wirkweisen. Diese spezifische Einheit ist auch an Wahrscheinlichkeiten geknüpft, bestimmte Krankheiten, Symptome, Beschwerden und Dysfunktionen zu entwickeln, mit Anteilen, die Änderung wollen, und Anteilen, die überhaupt keine Änderung wollen.

Darüber hinaus ist es wesentlich, diesen Menschen in seinen vielschichtigen, interagierenden und holarchischen, sich entwickelten und unterschiedlich in Entwicklung befindenden Facetten differenzieren zu können. Diese **Differenzierung** bezieht z. B. das subjektive Erleben, das Funktionieren auf Ebene der Gewebe, der Organe, der metabolen und neuroendokrinen Systeme, das Lebensumfeld (Partner, Familie, Freunde, Arbeits- und Sportkollegen etc.), den biosozialen Kontext sowie die physischen, biologischen, emotionalen, mentalen und spirituellen Ebenen und Entwicklungslinien mit ein (Liem et al. 2021; Liem 2017).

Förderlich sind z. B. die Kenntnis von und ein reflektierter Umgang mit eigenen Bindungsmustern, das Erkennen von Bindungsmustern beim Patienten, die Würdigung der Bedürfnisse des Patienten nach Kontrolle und aller weiteren Bewältigungsstrategien (Copingstrategien) sowie die Berücksichtigung von

Ressourcen und des Levels von Regulations- und Wahrnehmungsfähigkeiten im Patienten (Liem et al. 2017). Der Therapeut könnte sich dem Patienten in seiner Körperlichkeit, palpatorisch im Sinne eines „Sich-zeigen-Lassens", annähern und sich (zunächst) jeder Bedeutungszuordnung verweigern. Im Weiteren werden gemeinsam Ziele der weiteren therapeutischen Interaktion festgelegt.

Die therapeutische Beziehung vollzieht sich nicht unidirektional vom Therapeuten zum Patienten, sondern stellt einen **gegenseitigen Austausch** dar. Reziprozität und gegenseitige Beeinflussung haben insofern einen großen Einfluss auf die Therapeuten-Patienten-Interaktionen, als mehr positive oder negative Kommunikation von einem Teilnehmer zu ähnlichen Reaktionen des anderen führt (Street et al. 2007). Es ist jedoch der **Therapeut** dafür **verantwortlich,** das Umfeld für die therapeutische Beziehung zu entwickeln und gedeihen zu lassen (Crepeau et al. 2011). Dies kann erreicht werden, wenn neben den manuellen Kompetenzen des Osteopathen auch die Zusammenarbeit und Beziehung zwischen Therapeut und Patient Beachtung finden. Dazu zählen beispielsweise Fähigkeiten wie Humor zur Förderung der Gegenseitigkeit, das Gespräch zum Aufbau einer Beziehung sowie Aufmerksamkeit als Ausdruck von Fürsorge (Crepeau et al. 2011).

Die therapeutische Beziehung ist nicht nur wesentlich für den **Behandlungserfolg** und den gesamten **Behandlungsverlauf,** sondern bereits **an sich heilsam.** So ist diese Art Beziehung, insbesondere bei Entwicklungstraumata, eine Art „therapeutischer Uterus", gewissermaßen eine ideale Eltern-Kind-Beziehung. In diesem geschützten Raum kann die Person sich neu erleben, neue Beziehungsmuster und Regulationen kennenlernen und einüben. Diese dienen als Orientierung für den Patienten, nicht nur im Chaos des Traumaerlebens, sondern ebenso bei dysfunktionalen Erlebens- oder Krankheitsmustern, als Blaupause für an sich veränderte Umstände und – von der Vergangenheit emanzipierte – angemessene Haltungs- und Verhaltensweisen.

Dabei ist zwischen präreflexiven und reflexiven Formen der Erfahrung (Legrand 2007; Legrand 2007) zu differenzieren. **Präreflexiv** ist eine Erfahrung ohne Subjekt-Objekt-Unterscheidung, nicht selten implizit und spürbar, wenn der Fluss unserer Handlung beeinträchtigt ist, z. B. durch unwillkürliche Gefühlsausdrücke. Dies kann möglicherweise indirekt oder direkt Intention der Konsultation sein oder dieser kann während der Behandlung koreguliert begegnet werden. Präreflexive klinisch relevante Aspekte sind z. B. Beschwerden, Krankheiten, Dysfunktionen beeinflussende oder diesen zugrundeliegende Gewohnheits- und Aufmerksamkeitsmuster, Überzeugungen, Regulationsstörungen und emotionale Dispositionen. Demgegenüber zeichnen sich **reflexive** Formen durch Subjekt-Objekt-Unterscheidung aus, sind explizit und phänomenologisch dominant und zeigen sich in bekundetem Willen, Kontrolle und Absicht (Arandia et al. 2021). Für die Behandlung und Heilung relevante Aspekte sind hier Motivationen, Intentionen, Hoffnungen, Erwartungen, Narrative und die Berücksichtigung von Selbstwirksamkeiten.

Diese beiden Aspekte sowie deren Wechselwirkungen sind bei der therapeutischen Beziehung und im Behandlungssetting zu identifizieren und einzubeziehen. Beispielsweise können wir Kontakt zum reflexiven Teil des Patienten aufnehmen, um Intentionen für die Behandlung sowie Behandlungsziele zu konkretisieren oder/und Patienten auf bewusste Entscheidungsmöglichkeiten hinzuweisen. Gleichzeitig sind für den Aufbau und die Vertiefung der therapeutischen Beziehung präreflexive Aspekte zu berücksichtigen. Ferner können Patienten auf relevante präreflexive Reaktionen im Rahmen der Behandlungsinteraktion sowie auf Wechselwirkungen beider im therapeutischen Prozess aufmerksam gemacht werden.

3.2 Neurozeption

Porges führte den Begriff der „Neurozeption" (Porges 2004) ein. Dieser bezeichnet einen neuralen **Prozess unterhalb der Wahrnehmungsschwelle,** der uns in die Lage versetzt, **Merkmale der Umwelt (und der Viszera)** als sicher, gefährlich oder lebensbedrohlich **einzuschätzen.** Diese neuronale Bewertung erfolgt über neurale Schaltkreise, die wir mit unseren Wirbeltiervorfahren gemeinsam haben. Dementsprechend stellt die Neurozeption einen

Mechanismus dar, der den Ausdruck und die Störung positiven **Sozialverhaltens,** die Regulierung von **Emotionen** und die **viszerale Homöostase** vermittelt (Porges 2007).

Durch die Neurozeption werden also alle Situationen, in denen wir uns befinden, nach ihrem Risiko für unser Wohlergehen bewertet. Dazu gehört auch die therapeutische Beziehung. Neue Erkenntnisse aus der Forschung haben gezeigt, dass der Behandlungserfolg mehr von der **Qualität der Beziehung** zwischen Therapeut und Patient, voll präsent und engagiert zu sein, und möglicherweise nur minimal von den angewendeten Techniken abhängt (Geller et al. 2012; Siegel 2010; Duncan et al. 1994; Lambert et al. 2008; Martin et al. 2000). Dieses Phänomen lässt sich mithilfe der Neurozeption erklären, denn nur wenn die Person und das autonome Nervensystem die therapeutische Situation als „sicher" einstuft, sind optimale Behandlungsergebnisse zu erwarten. Der Therapeut ist durch das Zeigen von Empathie, Engagement, Offenheit, Zugewandtheit und Präsenz dafür verantwortlich, dem Patienten ein solches **sicheres Gefühl** zu vermitteln. Dazu zählt auch die nonverbale Kommunikation, wie z. B. Stimmlage und Körperhaltung (Liem et al. 2020). Das Vermögen, präsent und empathisch den Kontakt zum Patienten zu halten, unterstützt diesen darin, sich zu regulieren und selbst präsent zu sein (Geller et al. 2014).

Die Neurozeption kann durch Merkmalsdetektoren getriggert werden. Dabei sind Regionen des Temporallappens, die mit dem zentralen Nukleus der Amygdala und dem periaquäduktalen Grau (PAG) kommunizieren, involviert. Stimmen, Mimik und Handbewegungen modulieren diese limbischen Reaktionen, während mittels Neurozeption das angenommene Ziel der Bewegungen und Klänge unbelebter wie lebendiger Objekte funktional dekodiert und interpretiert wird (Porges et al. 2016). Dieser Vorgang läuft unbewusst ab, kann jedoch therapeutisch genutzt werden.

Indem eine sichere Behandlungsumgebung und positive therapeutische Beziehung etabliert werden, beispielsweise durch eine klangvolle Stimme, einen warmen, präsenten empathischen Gesichtsausdruck und Berührung, kann der Zustand des **autonomen Nervensystems** adaptiv so **reguliert** werden, dass die Aktivierung des Sympathikus gedämpft und das vom Sauerstoff abhängige zentrale Nervensystem, v. a. der Kortex, geschützt wird (Porges et al. 2016). Auch wenn wir uns der Stimuli, die unterschiedliche neurozeptive Antworten triggern, oft nicht bewusst sind, kann der Patient (wieder) lernen, die körperlichen Reaktionen wahrzunehmen, und Gefühle und Empfindungen von Sicherheit und Vertrauen können zunehmen und verankert werden.

3.3 Interpersonale Wechselbeziehung und Resonanz

3

Bei der therapeutischen Interaktion finden ständig **Übertragungen** statt, z. B. über Mimik, Gestik, Körperhaltungen, Stimme sowie Kohärenz zwischen Inhalt des Gesprächs und Körperausdruck. Wenn der Patient von sich berichtet, kann dies in uns Reaktionen auslösen. Diese werden z. B. mittels Mimik, Gestik, Körperhaltung, Stimme und Inhalt des Gesagten vermittelt. Verschiedene Faktoren beeinflussen die therapeutische Interaktion, wie z. B. die Intensität, mit welcher er durch diese getriggert wird, wie er mit diesen neurovegetativen Erregungszuständen umgeht oder inwieweit er gelernt hat, z. B. polarisierende Emotionen halten zu können. Die Fähigkeiten, bewusst Körpersensationen, neurovegetative Erregungszustände, Gefühle, Kognitionen und Glaubensmuster in sich und im Patienten wahrzunehmen, Erregungszustände und polare Emotionen zuzulassen und aushalten zu können, ohne in reaktive Muster zu verfallen, haben maßgeblich Einfluss auf die weitere Interaktion. Je weniger wir dysfunktional getriggert werden und je bewusster wir damit umgehen können, wenn uns Triggerreize erreichen, desto mehr können wir einen Raum von Verständnis und Empathie für den Patienten aufrechterhalten. Dementsprechend müssen wir unsere Fähigkeit, als Container und Koregulator im Behandlungsprozess zu wirken, entwickeln.

➤ Abb. 3.1 verdeutlicht die Dynamiken der **interpersonalen Wechselbeziehung.** Das Selbst, als Person mit gewissen Emotionen, wie z. B. Angst, wirkt sich körperlich aus, wie auch in ihrem Ausdruck und in der Kommunikation. Der möglicherweise assoziierte sympathische Erregungszustand kann sich als

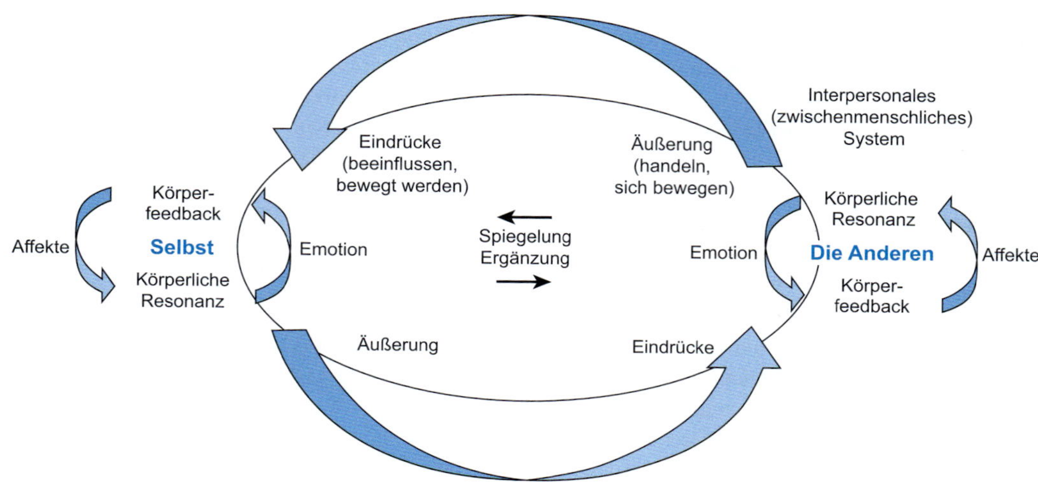

Abb. 3.1 Dynamiken der interpersonalen Wechselbeziehung und Resonanz [F1088/L143]

Druckgefühl im Sonnengeflecht äußern. Die **körperliche Resonanz** macht sich über den Körperausdruck für den anderen bemerkbar, wie beispielsweise durch eine erhöhte Kieferspannung, hochgezogene Schultern, vergrößerte Pupillen oder eine unsichere Stimme. Außerdem kann dieser Ausdruck im anderen mehr oder weniger bewusste unangenehme Spannungen, Unwohlsein oder andere Körpergefühle hervorrufen. Das bedeutet, dass die andere Person die Emotionen nicht nur im Gesicht und der Körperhaltung des Gegenübers sieht, sondern in sich selbst durch ihre eigene körperliche Resonanz wahrnimmt und durch diese in ihr selbst weitere Reaktionen getriggert werden können. Diese sind wiederum für die andere Person sichtbar und fühlbar.

Deshalb ist das Ausmaß der Fähigkeit des Therapeuten, sich der Interaktion - in sich selbst wie im Patienten - von Kognitionen, Gefühlen, Arousalzuständen und Körpersensationen bewusst zu sein und polarisierende Emotionen halten zu können, wesentlich für den Behandlungserfolg. Je differenzierter und akkurater diese Wahrnehmung ist, desto eher können die für diesen Moment am besten geeigneten therapeutischen Interventionen, Techniken und Koregulationen ausgewählt und angewendet werden.

Eine gute Beziehungsdynamik zwischen Therapeut und Patient ist davon abhängig, wie bewusst wir selbst im Erleben der Interaktion von Kognitionen, Gefühlen, neurovegetativen Erregungszuständen und Körpersensationen sind und ob wir gelernt haben, polarisierende Emotionen halten zu können und ob wir in der Lage sind, Kontakt zum eigenen inneren Erleben und zum Erleben des Patienten halten zu können. Andernfalls besteht das Risiko für unbewusste Übertragungen bzw. Gegenübertragungen und Retraumatisierung. Für den Patienten ist es wesentlich, dass wir für ihn spürbar sind, denn dieses Spüren ist Teil notwendiger Koregulationen im Behandlungsprozess. Allerdings werden therapeutische Veränderungsprozesse nicht nur durch die Präsenz des Therapeuten (und des Patienten) unterstützt, sondern auch durch den besonderen zeitlichen Verlauf von Synergien (Garcia et al. 2018).

3.4 Einfache Regeln für die Anamnese

Begegnen Sie Ihrem Patienten, wenn möglich, auf gleicher Augenhöhe und sitzen Sie dem Patienten **nicht frontal** gegenüber, sondern leicht schräg. So hat der Patient die Wahl, Ihrem Blick auszuweichen, wenn gewünscht. Richten Sie Ihren **Blick** tief aus Ihrem Hinterkopf auf Ihren Patienten. Dieser wirkt dabei weiter und empfänglicher.

Für den Erfolg der Therapie ist es bedeutsam, was bei der Konsultationszeit geschieht (Ripke 1994). Ein Faktor, um eine gute therapeutische Beziehung entstehen zu lassen, ist dabei, Patienten **Raum** zu geben und **ausreden** zu lassen. Dies verstärkt einerseits die Zufriedenheit und das Gefühl, gesehen und wertgeschätzt zu werden, und liefert andererseits auch weitere für die Heilung wichtige Hinweise. Lassen Sie Ihren Patienten frei erzählen und **vermeiden** Sie zu häufiges **Unterbrechen.** Patienten benötigen durchschnittlich 92 Sekunden, um ihr Problem zu erklären, wenn sie nicht unterbrochen werden (Langewitz et al. 2002). Ein Hausarzt unterbricht seinen Patienten allerdings im Durchschnitt nach etwa 11–24 Sekunden (Wilm et al. 2004). Physiotherapeuten unterbrechen in 60 % der Fälle die wichtigste klinische Frage (Chester et al. 2014).

Beginnen Sie die Konversation, wann immer möglich, mit **offenen Fragen.** Diese beginnen mit den Worten „wie", „warum", „was", „wann", „wo" etc. und können nicht mit einem einfachen „Ja" oder „Nein" beantwortet werden. Anschließend nutzen Sie Aufforderungen wie „**Erzählen Sie mir,** was vorher passt ist", „**Erklären Sie mir,** was Ihre wichtigste Motivation für die heutige Behandlung ist", „**Beschreiben Sie mir,** wie Sie sich dabei gefühlt haben oder was Sie sich als Ergebnis dieser Behandlung wünschen".

Vermeiden Sie Worte wie „kurz", „schnell", „nur", z. B. „ich will *nur* noch *kurz* den Rücken untersuchen". Stattdessen sagen Sie: „Ich möchte jetzt ausführlich Ihren Rücken untersuchen." Dies gilt nicht nur für die Anamnese, sondern für die gesamte Behandlung.

Allgemein gesagt, lassen Sie den Patienten sich wertgeschätzt und besonders fühlen und begünstigen Sie die **Empathie** zwischen Ihnen und Patient (➤ Kap. 3.6).

3.5 Arbeitsbündnis und Basis der Zusammenarbeit

Zunächst werden die **Ziele** der therapeutischen Interaktion gemeinsam mit dem Patienten entwickelt, die Patienten über das therapeutische **Vorgehen** informiert und eine klare stabile, therapeutische **Beziehung** entwickelt.

Es können laut Vermunt et al. (2018) krankheits- oder symptomspezifische, funktionelle und grundlegende **Ziele** differenziert werden:

- **Symptomspezifische Ziele:** Linderung von Symptomen und Beschwerden und Antworten auf direkte Anliegen
- **Funktionelle Ziele:** spezifische funktionelle Aufgaben, wie die Wiedererlangung der Fähigkeit, zu wandern, zu rennen oder den Haushalt erledigen zu können
- **Grundlegende Ziele:** meist weniger klar definierte Ziele, welche die Werte, Hoffnungen und Prioritäten des Patienten im Leben spezifizieren und sich auf seine Kernbeziehungen beziehen

Dabei werden insbesondere die **erwachsenen Anteile** des Patienten, das „Erwachsenen-Ich", **gestärkt,** das einerseits Situationen weitestgehend realitätsgerecht sehen und auf diese angemessen reagieren kann und sich andererseits um die verletzlichen und verletzten Anteile kümmern kann. Letztere äußern sich nicht selten auch in Form von Flashbacks, Alpträumen, Ängsten oder plötzlichen Schmerzen.

Es soll **keine Regression** in der Beziehung zwischen Therapeut und Patient zugelassen werden. Die Bedürfnisse des Patienten nach Kontrolle und alle weiteren Bewältigungsstrategien sind zu würdigen. Bei Traumapatienten bestehen häufig sich widersprechende Subpersönlichkeiten. Durch Teilearbeit können diese gehört, identifiziert und differenziert werden. Die verletzlichen Anteile, häufig die kindlichen traumatisierten Anteile, können beispielsweise Angst vor einer therapeutischen Begegnung haben.

Kindliches Verhalten (Verhalten, das nicht zu einer erwachsenen Person passt) kann mitgeteilt werden. Daran schließt sich die Frage an, wie alt der Patient ist, wenn er sich auf diese Weise fühlt und verhält. Die Arbeit mit kindlichen Anteilen bedeutet in der Stabilisierungsphase, diesen Anteilen Sicherheit zu geben und zu trösten. Der Patient lernt, auch für seine kindlichen Anteile selbstständig zu sorgen. In der Konfrontationsphase werden die schmerzhaften Erlebnisse angeschaut.

Täterintrojekte (durch Grenzüberschreitungen des Täters verinnerlichte komplexe psychische täterloyale Anteile im Opfer, die meist aus dem Verborgenen agieren) hingegen können sich stark gegen den therapeutischen Prozess richten und diesen zu vereiteln versuchen. Es ist wichtig, diese widersprüchlichen Anteile wahrzunehmen. Teilearbeit kann hier sehr hilfreich sein.

Eine Herausforderung und gleichzeitige Chance für den Therapeuten ist es, wenn Äußerungen des Patienten eigene **unbewältigte Bewusstseinsinhalte** auslösen. Wird dieser Prozess seitens des Therapeuten wahrgenommen, ist das weitere Vorgehen folgendes: Entweder können die dadurch hervorgerufenen Bewusstseinsinhalte unmittelbar durch das eigene Vermögen der Koregulation integriert werden oder der Therapeut ist zunächst damit überfordert und nicht in der Lage, diese Emotion, Körperempfindungen etc. in der Schwebe zu halten. Im letzteren Fall können diese kurz registriert werden und dann mittels Dissoziationstechniken zunächst beiseitegestellt werden, um sich weiter auf den Prozess mit dem Patienten einzulassen und in einem späteren Coaching diese Inhalte zu bearbeiten. Sollte dies auch nicht gelingen, sollte das gegenwärtige Soma-Physiologie-Erlebnis-Kontext-Dysfunktionsmuster (SPEKD) nicht weiter behandelt, sondern ein anderer Zugang zum Patienten gefunden werden, sodass der Therapeut nicht reaktiv auf die Äußerungen des Patienten reagiert, oder ggf. die Behandlung unterbrochen werden muss.

3.6 Empathischer Kontakt

Empathie bedeutet **Ein- oder Mitfühlen,** d. h. fühlen und verstehen können, was Andere fühlen. Empathischer Kontakt bedeutet, dass diese Fähigkeit in das therapeutische Handeln einfließt (Steinmair et al. 2021). Empathie ist vom Mitleiden abzugrenzen. Bei Letzterem wird eine Grenze zum Anderen überschritten und es kommt zur teilweisen Identifikation mit dem Anderen. **Voraussetzungen** für einen empathischen Kontakt sind laut Steinmair et al. (2021) die Fähigkeit, eigene Erfahrungswelten nicht auf das Gegenüber zu übertragen, sowie Containment, Mentalisierungsfähigkeit und Emotionsregulation.

Ein erfolgreicher empathischer Kontakt zeigt Wirkeffizienz z. B. im Hinblick auf Schmerzempfinden, Lebensqualität, Patientenzufriedenheit (Howick et al. 2018; Mercer et al. 2016; Fujimori et al. 2014; Vangronsveld et al. 2012; Soltner et al. 2011), Vertrauen in den Behandler und Stressreduktion (Weiss et al. 2017; Riess 2017), Therapietreue (Howick et al. 2018; Riess 2017) sowie die Verbesserung von Depression und Angst (Howick et al. 2018; Weiss et al. 2017; Riess 2017) und zeigt in der Psychotherapie die größte Effektstärke in Bezug auf den Therapieerfolg (Wampold 2015) und vermindert seitens des Therapeuten das Risiko für ein Burn-out (Sturzu et al. 2019).

Empathie entsteht, wenn wir:

- den anderen **ernst nehmen** und für seine Gefühle und Bedürfnisse empfänglich sind.
- **Präsenz zeigen** und dem Patienten im Hier und Jetzt die volle **Aufmerksamkeit schenken** und seine Lebensumstände, Gefühle und Bedürfnisse wahrnehmen und uns unserer eigenen Situation, unserer Lebensumstände, Gefühle und Bedürfnisse bewusst sind. Erfahrung unserer eigenen Tiefen ist eine Voraussetzung, mit diesen Ebenen im Patienten bewusster in Resonanz treten zu können, wenn wir berühren. Tritt eine Projektion im Therapeuten auf, d. h. er selbst reagiert mit starken Emotionen auf den Patienten, kann er beispielsweise in seinen Bauch atmen und sich der eigenen inneren Betroffenheit bewusst werden und diese integrieren.
- uns **Zeit** für den anderen nehmen, damit er sein Anliegen vollständig ausdrücken kann, ohne sich gehetzt zu fühlen, und mit unserer Aufmerksamkeit dabei bleiben, bis wir eine Erleichterung spüren.
- **Worte** wählen, um die Verbindung zu bestätigen, z. B. indem Bedürfnisse und Gefühle erfragt werden.
- **unterbrechen,** um den Patienten zum Lebendigen zurückzubringen.

Um einen empathischen Kontakt noch besser zu verstehen, ist es hilfreich, Verhaltensweisen zu identifizieren, die sich von der Empathie abgrenzen. Empathie ist **nicht:**

- Belehren: Das kann sich in eine sehr positive Erfahrung verwandeln, wenn Sie nur....
- Verstärken: Das ist noch gar nichts, hören Sie erst mal, was mir passiert ist!
- Ratschläge geben: Es wäre gut, wenn Sie…
- Trösten: Das war gar nicht Ihr Fehler, Sie haben Ihr Bestes gegeben.

- Sympathie zeigen: Das kenne ich auch.
- Mitleid zeigen: Ach, Sie Armer, Sie haben es wirklich schwer!
- Verhören: Wann hat das angefangen? Hatte Ihre Mutter eine schwere Kindheit?
- Erklären: Oh, ich hätte ja angerufen, wenn…
- Argumentieren: Also so ist das nicht gewesen. So können Sie das nicht sagen.
- Geschichten erzählen: Das erinnert mich daran, als ich…
- Ermutigen, verbessern: Kommen Sie, lassen Sie doch den Kopf nicht hängen, so schlimm ist das ja gar nicht und außerdem scheint die Sonne.
- Über den Mund fahren: Jetzt übertreiben Sie aber!

Je stärker der Therapeut in der Lage ist, empathischen Kontakt zum Erleben im Patienten zu halten, ohne zu bewerten oder zu verurteilen, desto mehr kann er als Koregulator in der Behandlung dienen. Das bedeutet, dass er die Körperempfindungen, Arousalzustände, Gefühle, Gedanken und Überzeugungen eines Patienten in Bezug zur palpatorischen Befundung setzt.

3.7 Reflektierendes Zuhören

Auf der Basis eines empathischen Kontakts kann **reflektierendes Zuhören** ausgeübt werden. Dies ist dadurch gekennzeichnet, dass
- nach bestem Wissen und Gewissen **gehört** wird, was die andere Person durch Worte und Körpersprache kommuniziert und
- der Zuhörer auf die andere Person **reagiert,** indem die Gedanken und Gefühle, die gehört wurden, in seinen Worten, seinem Tonfall, seiner Körperhaltung und seinen Gesten wiederholt bzw. wiedergegeben werden (➤ Abb. 3.2).

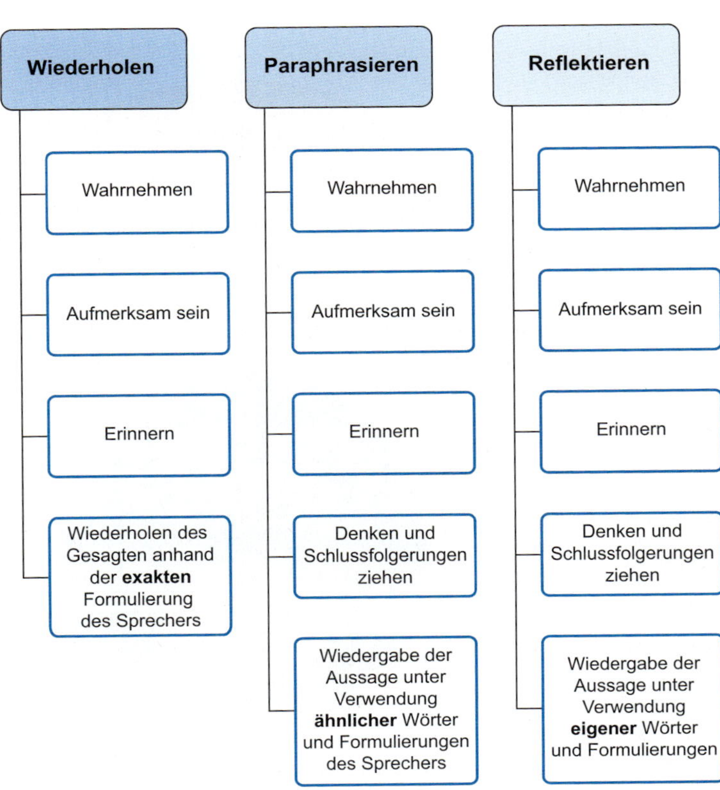

Abb. 3.2 Grad des aktiven Zuhörens [L143]

3

Dies kann z. B. bedeuten, dass Sie wichtige Aussagen des Patienten wiederholen, indem Sie dessen eigene Worte verwenden. Dadurch werden die Äußerungen des Patienten, seine Bedenken, Beschwerden und Werte wertgeschätzt und mögliche Missverständnisse der Anliegen des Patienten aufgedeckt (Braillon et al. 2020). Außerdem fühlt sich der Patient verstanden und gewinnt Vertrauen. Behalten Sie im Hinterkopf, dass eine gute therapeutische Beziehung an sich bereits heilsam wirkt.

3

3.8 Fokus der Aufmerksamkeit

Die Fähigkeit, den Fokus der Aufmerksamkeit zu **verlagern** und **auszurichten,** ist ein wesentlicher Faktor des Therapeuten für die erfolgreiche Ausübung der psychosomatischen Osteopathie während der Stabilisation und Integration. Folgende Aspekte haben sich in meiner Praxis als besonders relevant erwiesen:

- **Zentrierung:** Die Aufmerksamkeit wird nach innen gerichtet. Die Ausrichtung auf ein bestimmtes Fulcrum (z. B. Kontakt der Füße zum Boden, Solarplexus, Herzregion, 3. Ventrikel, dynamische Stille oder Leere, Mantra, innere Bilder) kann diesen Prozess unterstützen.
- **Therapeutischer Fokus** kann auf folgende **Aspekte** gerichtet werden (➤ Abb. 3.3):
  - Jenseits des Horizonts bzw. von Zeit und Raum
  - Größere Zusammenhänge und Ordnungskräfte (Ökologie im Patienten) in Beziehung zum SPEKD
  - Auf Kontexte der somatischen Dysfunktion:
    - Objektiv: auf andere Gewebe, physiologische Parameter, Verhalten
    - Subjektiv: auf inneres Erleben wie Körperempfindungen, Arousal, Gefühle, Kognitionen, Überzeugungen, Mentalisierungen, Erinnerungen und Bilder

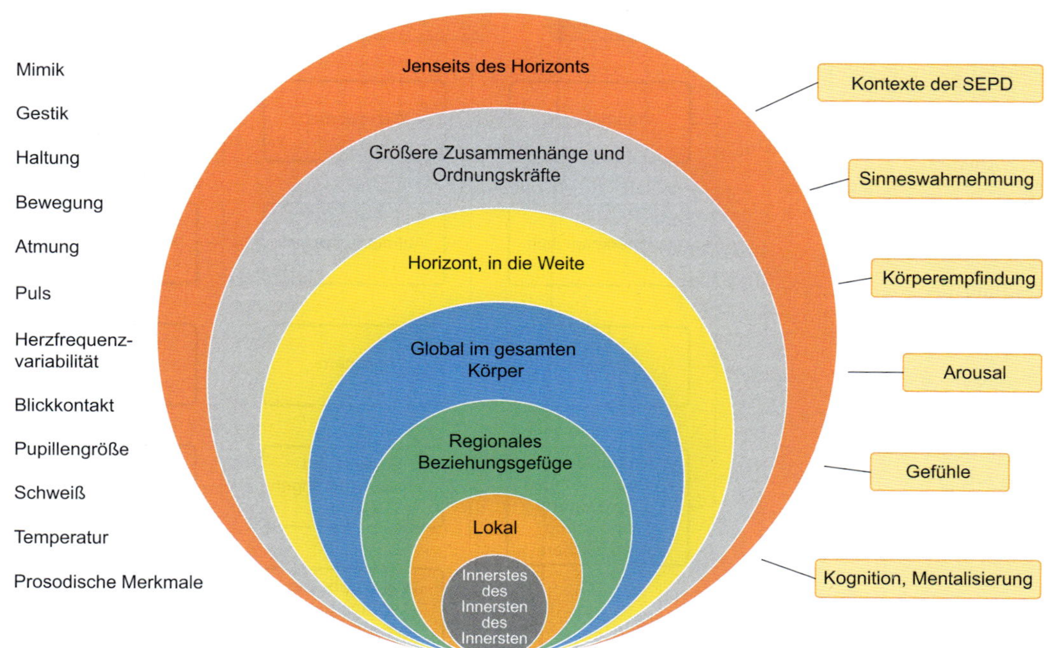

Abb. 3.3 Fokus der Aufmerksamkeit während der therapeutischen Interaktion und in Relation zu Kontexten der SPEKD (rechte Spalte) mittels verschiedener Ausdruckskanäle des Patienten (linke Spalte) [L143]

  - Intersubjektiv: auf Partner, Familie, Freunde, Arbeits-, Sportkollegen, Bindungsdynamiken
  - Soziobiologisch: auf Lebensumstände, Arbeit, Finanzen, Wohnort, Waldnähe
- Horizont, in die Weite ausbreitend: die Aufmerksamkeit expandiert entspannt bis an den Horizont bzw. in die Weite, vergleichbar eines in die Ferne gerichteten unfokussierten entspannten Blicks
- Feld um den Körper herum
- Global im gesamten Körper, auf den gesamten körperlich-energetisch-psychischen Ausdruck
- Homöodynamisch-rhythmische Kräfte im Patienten (die „Gesundheit")
- Hemmende Kräfte, Blockaden
- Regionales Beziehungsgefüge der SPEKD
- Lokale Qualitäten der SPEKD
- Das Innerste im Innersten des Inneren eines SPEKD bzw. die in der Tiefe einer Dysfunktion vorhandenen homöodynamischen Kräfte, welche die Dysfunktion aufrechterhalten
- **Wichtig:** Zu jeder Zeit der therapeutischen Interaktion und Palpation ruht ein Teil der Aufmerksamkeit auf dem inneren Erleben des Patienten, wie Körperempfindung, Arousal, Gefühle, Kognition und Mentalisierung

• **Therapeutischer Fokus:** ist auf folgende **Veränderungen und Reaktionen des Patienten** gerichtet (➤ Abb. 3.3): Mimik, Gestik, Haltung, Bewegung, Atmung, Puls, Herzfrequenzvariabilität, Blickkontakt, Pupillengröße, Schweiß, Temperatur, Sprachinhalte und prosodische Merkmale
• **Chronologische Vorgehensweise:** Zu Beginn der Palpation ist eine möglichst nicht fokussierte Aufmerksamkeit mit einer bewussten Unschärfe nützlich, um für möglichst alle Informationen des Organismus offen zu bleiben. Im zweiten Schritt kann es dann nötig sein, die Aufmerksamkeit auf bestimmte Regionen und schließlich lokale Stellen zu fokussieren.
• **Alternierender bzw. oszillierender oder multifokaler Fokus:** Im weiteren Prozess einer Technikausführung kann ein alternierender bzw. oszillierender oder, wenn möglich, ein multifokaler Fokus genutzt werden.
• **Gewebe kommen lassen:** Die Hände dringen nicht in die zu behandelnde Struktur ein, sondern der Therapeut lässt das Gewebe in seine Hände kommen.

Unterstützende Modulatoren zur Fokussierung:
• Blick nach oben richten: dopaminerge Aktivierung, im Sinne von Weitung des Fokus und Ausrichtung auf das Dort und Morgen
• Blick nach unten richten: serotoninerge Aktivierung, im Sinne von Verengung des Fokus und Ausrichtung auf das Hier und Jetzt
• Fußlängsachsen divergieren: Defokussierung, Weitung
• Fußlängsachsen konvergieren: Fokussierung, Verengung der Aufmerksamkeit, z. B. auf das Innerste im Innersten des Innersten

Voraussetzung für eine vertiefte Kompetenz der Aufmerksamkeitsfokussierung und der Synchronisation mit tieferen Seinsebenen im Anderen setzt ein eigenes authentisches Gewahrsein dieser Ebenen voraus, wobei jeder Lebensaspekt mit eingeschlossen ist (unsere eigene Beziehung und Sichtweisen auf Körper, Lebenspartner, Kinder, Freunde, Sexualität, Ernährung, Finanzen, Macht etc.). Hier können auch Methodologien aus dem Yoga unterstützen (➤ Abb. 3.4) (Liem 2011).

Wird der Fokus der Aufmerksamkeit auf die **holarchischen Beziehungsdynamiken** gelenkt, kann er gerichtet sein auf (Liem 2006):
• Logische, lineare, räumlich und zeitlich begrenzte objektive Bezüge im Patienten (entweder – oder wenn – dann)
• Dynamische, systemische, subjektive, komplexe Bezüge, alles ist mit allem verbunden (sowohl – als auch)

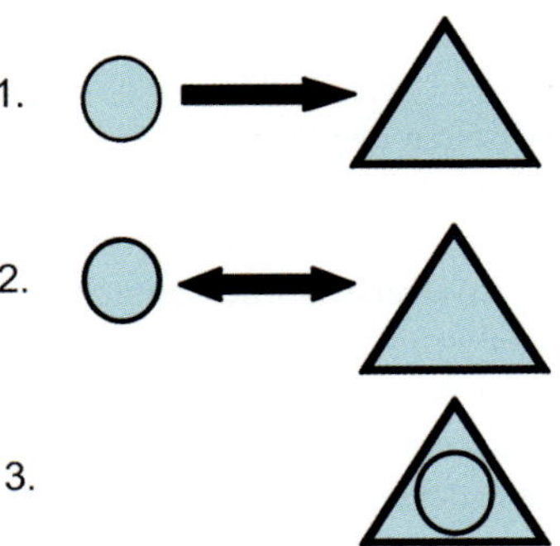

Abb. 3.4 Training der palpatorischen Aufmerksamkeit. 1. Konzentration auf einen bestimmten Aspekt im Patienten, ein Gewebe etc. (Dharana). 2. Dies entwickelt sich im Laufe der Zeit zu einem kontinuierlichen Fluss von Aufmerksamkeit und Verbindung (Dhyana). 3. Das Bewusstsein verschmilzt mit dem Objekt der Aufmerksamkeit (Samadhi). [F735-004/L143]

3

- Konstruktivistische, symbolische, symbolhafte, analoge, hermeneutische Bezüge (einerseits – andererseits, *zwei* Seiten einer Medaille)
- Holistische, symbiotische Bezüge, Alles-ist-eins-Einheitserlebnisse (zwei Seiten *einer* Medaille)

Diese Wirklichkeitsbetrachtungen können je nach klinischer Notwendigkeit flexibel genutzt werden.

3.9 Bedeutung der Stille

Die Stille zeigt unterschiedliche Facetten und Zugänge, die therapeutisch bedeutsam sein können. **Zugänge** zur Stille können folgende sein:

- **Behandlungsbeginn:** Zu Beginn der Sitzung kann der Therapeut für einige Momente Stille zwischen sich und dem Patienten einkehren lassen und der Stille Raum zum Füllen geben, bis die Qualität einer dynamischen Stille zwischen ihm und dem Patienten wahrnehmbar ist.
  Dieser Moment der Stille gibt dem Patienten die Gelegenheit, anzukommen, sich zu vergegenwärtigen und auf die Behandlung sowie die Art des potenziellen Seins, d. h. auf das Potenzial eines freien, kreativen und transformierenden Erlebens, im Körper einzustimmen. Er steht außerdem für die Potenzialität von Veränderungen und Heilung und stellt eine Art Urgrund des therapeutischen Kontakts dar. Zu dieser Stille kann während der folgenden Techniken stets Kontakt gehalten werden.
- **Stille zwischen den Worten und Sätzen:** Einerseits ist damit eine Wahrnehmung für diese Momente im intertherapeutischen Kontext gemeint. Andererseits wird dadurch auch eine mehr oder weniger bewusst gewählte Intervention seitens des Therapeuten gekennzeichnet. Indem nach einer Aussage des Therapeuten oder des Patienten innegehalten und für einen Moment geschwiegen wird, kann ein Raum für verstärkte Wahrnehmung und Untersuchung des eben Gesagten oder Erlebten, Verankerung, und/ oder vertieftes Erleben entstehen.
- **Urgrund und Fulcrum für die Physiologie im Gewebe:** In gesundem Gewebe kann die freie Wechselwirkung mit der Stille erspürt werden. Bei dieser Palpation wird wahrgenommen, wie die Stille gewissermaßen den Urgrund und das Fulcrum für die Physiologie im Gewebe darstellt und die Potenz dieser Stille in der Dynamik des Gewebes zum Ausdruck kommt.
- **Dysfunktionsmuster:** Die Bewusstheit für die Stille, welche die Dysfunktionsmuster organisiert, kann eine Veränderung in diesen begünstigen. Dabei können Interaktionen zwischen den homöodynamischen Kräften und dem Problem bzw. der Dysfunktion im Patienten wahrgenommen werden.
- **Momente des unmittelbaren Erlebens:** Stille dient als Raum, in dem sich etwas Neues zeigt, etwas Altes neu verstanden wird oder eine neue Verbundenheit, z. B. zwischen Erlebtem, Körperempfindung, VAKOGI (visuell, auditiv, kinästhetisch, olfaktorisch, gustativ, interozeptiv/ propriozeptiv), Gefühl, Kognition und Verständnis, entsteht. Damit kann auch Stille als eine Art „Point" oder „State of Balance" gemeint sein, in dem ein neues tieferes Beziehungsgefüge im Körper entsteht.
- **Markierung und Verankerung:** Der Therapeut kann Stille nutzen, um eine wertvolle Erkenntnis oder einen besonders berührenden Moment für den Patienten zu würdigen und zu ankern.

3.10 Kompetenzen des Therapeuten

Im Folgenden werden Kompetenzen genannt, die sich als besonders wesentlich erwiesen haben, um therapeutische Prozesse beim Patienten unterstützen zu können:

- **Öffnung, Flexibilität, Synchronisation, Stabilität:** Die Fähigkeit, flexibel und offen den Dynamiken in der Behandlung zu begegnen, ist abhängig von der Fähigkeit der Sammlung und Stabilität.
- **Selbsterfahrung und Selbstreflexion:** Das Verständnis der engen Vernetzung multimodaler Wirkungen innerer und äußerer Stimuli auf unser Erleben und Leben ist erst selbst bewusst zu

erfahren und zu integrieren, um diese im Wirken des Patienten tiefer verstehen zu können. Der eigene Bewusstseinsprozess des Therapeuten steht in direktem Zusammenhang zu seinen therapeutischen Möglichkeiten (Davis 2001), wenn diese an die Ganzheit des Organismus in seinem Wirkungsumfeld gerichtet sein sollen. Die Zentriertheit in der Gegenwart, die Fähigkeit, sich dem Leben zu öffnen und hingeben zu können (anstatt es kontrollieren und manipulieren zu wollen), der Zugang zur eigenen Verletzlichkeit und die Selbstbewusstheit beeinflussen unsere Interaktion mit dem Patienten und wirken an sich schon heilsam.

- **Empathiefähigkeit:** ➢ Kap. 3.6
- **Leerwerden:** Die Qualität des Leerseins bezeichnet einen Zustand von Unvoreingenommenheit und Nichtwissen, der die therapeutische Interaktion verbessert. Sie ist bei allen Behandlungen der Startpunkt, aber umso mehr bei traumatisierten Patienten eine wichtige Voraussetzung für die Behandlung, da die Multidimensionalität bei einem Trauma unser ganzes Sein verlangt, um angemessen auf Unvorhergesehenes reagieren zu können und dem Patienten ein authentisches Gefühl von Sicherheit spüren zu lassen. Dieses Leerwerden erlaubt auch, hinter das Offensichtliche zu blicken und vor der Formgebung die Wirkkräfte und Risikofaktoren zu erkennen.
- **Spielerischer, kreativer Umgang mit dem Leben:** Die innere Haltung und der Prozess, dem Leben und seinen Herausforderungen kreativ zu begegnen, sowie die Flexibilität, Situationen und Geschehen von verschiedenen Gesichtspunkten zu sehen und zu erleben, schaffen Kompetenzen für die therapeutische Praxis im Umgang mit Patienten und deren – nicht selten komplexen – Lebenskontexten.
- **Polaritäten erlauben und zulassen:** Entwicklung heißt, insbesondere polaritäres Erleben zuzulassen, z. B. einerseits Stärke und andererseits Schwäche und Verletzlichkeit zu zeigen und spüren zu können. Bei der Behandlung bedeutet dies ein Feingespür für das Wahrnehmen und das dosierte Einsetzen von:
  - Dem Patienten verbunden und gleichzeitig losgelöst von ihm zu sein
  - Chaos und Ordnung
  - Kontrolle und Loslassen
  - Weisheit und Konzentration bzw. Disziplin
  - Stabilität und Transformation
  - Ernsthaft und spielerisch sein
  - Aktiv und passiv sein
  - Analytisch-reduktionistisches Vorgehen und Synthese, das Ganze betrachten
- **Gesunder Optimismus:** Dieser ist nötig, um den Bias des Krankseins des Patienten auszugleichen. Er beinhaltet die Freude, am Prozess der Lösung beteiligt sein zu dürfen. Dazu zählt auch eine gewisse unschuldige Neugierde (Leerwerden). Dabei ist das Vertrauen in den individuellen Heilungsprozess jedes Einzelnen nötig. Ähnlich wie Sherlock Holmes, erlaube ich mir, Fehler zu machen, lasse mit Disziplin, Geduld und Einfühlsamkeit Puzzlestücke sich zusammenfügen, Vertrautes in der Lebens- und Krankengeschichte des Patienten fremd und Fremdes vertraut werden, bis ein Ganzes für Patienten und mich sichtbar und erlebbar wird und schließlich die Auflösung am Horizont erscheint.
- **Zeitliche Abläufe zu ordnen:** Die Abfolge, Dynamik und Entstehungsgeschichte der Befindensstörung zu entschlüsseln, um so z. B. mögliche dysfunktionale Wirkmechanismen zu inhibieren, Risikofaktoren auszuschalten, unvollendete innere oder äußere Konflikte zu beenden helfen.
- **Feingespür für dosierte Koregulation:** Dies umfasst auch Achtsamkeit gegenüber physiologischen und emotionalen Reaktionen während der Palpation. Dies ist besonders wesentlich, um den dynamischen Balancepunkt in jeder Sekunde der Behandlung zwischen negativen und positiven Emotionen, zwischen Hypo- und Hyperarousal, zwischen Ressourcen und Auslösern zu erspüren und so einen Flow-Zustand mit leicht aktivierter Erregung im Heilungsprozess gewährleisten zu können.
- **Fähigkeit, den Patienten zu inspirieren:**
  - Authentisch sein
  - Reflektierendes Zuhören (➢ Kap. 3.7)
  - Unterstützung des Patienten bei der Suche nach Antworten und Lösungen anstatt der „Verordnung" von Lösungen
  - Erarbeiten einfacher erreichbarer Ziele gemeinsam mit dem Patienten, und dabei ggf. Aufteilung der Ziele des Patienten, die (noch) nicht erreichbar sind, in kleinere Zieletappen

3

  - Weiter- bzw. Mitgabe von Informationen, z. B. einfacher verständlicher Studien, in Bezug auf erfolgreiche Strategien zur Heilung spezifischer Beschwerdebilder
- **Weitere Qualitäten** sind:
  - Achten auf die eigene Gesundheit, eigenes emotionales Coaching, Supervision und Kommunikationstraining
  - Fürsorge, reguläres Feedback von Patienten (Montgomery 1996)
  - Gutes Zeitmanagement
  - Sinn für Humor, denn Humor entspannt und löst, insbesondere wenn wir täglich mit viel Leiden konfrontiert werden
  - Integration von Interventionen, die den Placebo-Effekt fördern, u. a. das Vertrauen des Therapeuten in die Behandlungsform, Empathie, Wärme, Verständnis, Erweckung von Hoffnung, emotionales Arousal, veränderte Aktivität und Förderung eines veränderten Verständnisses von sich selbst und seinen Problemen (Frank 1984)

Bei all dem gilt es zu berücksichtigen, dass eigenes echtes Wachstum und eigene Entwicklung, Mitgefühl wie auch Gleichmut nicht erzwungen, sondern nur begünstigt werden können. Diese Entwicklung wird unterstützt, wenn wir eine innere Haltung der Wertschätzung und Geduld auch uns selbst gegenüber fördern.

3.11 Behandlungshindernisse

Die im Folgenden beschriebenen Hindernisse bei der Behandlung habe ich bei mir und bei der Arbeit mit anderen festgestellt. Sie können zu einer Verminderung der therapeutischen Flexibilität und einer reduzierten therapeutischen Anerkennung der Einzigartigkeit des Patienten führen und das Heilungspotenzial einschränken. Das Auftreten dieser Hindernisse ist Teil jeder therapeutischen Entwicklung. Um eine therapeutische Weiterentwicklung zu fördern, sind diese Hindernisse und Herausforderungen jedoch als solche zu erkennen, ihre Begrenztheiten zu identifizieren, zu relativieren und unter Berücksichtigung des eigenen Wegs, Tempos und der eigenen Möglichkeiten entsprechend zu transformieren, um daran zu wachsen (Liem 2017). Hilfreich sind dabei Supervisionen, Coachings oder Peergroup-Treffen. Auch das Ansehen von Videoaufzeichnungen der eigenen Behandlung kann unterstützend eingesetzt werden.

Mögliche **Hindernisse** sind:

- **Niedriges Selbstwertgefühl,** das dazu führen kann, stark dogmatischen Einstellungen und Ideologien zu folgen, z. B. ausschließlich indirekt zu arbeiten, nur einem einzigen osteopathischen Ansatz Raum zu geben, wie ausschließlich kraniale Osteopathie oder HVLA zu praktizieren. Auch andere Hindernisse können daraus resultieren. Das hat zur Folge, sich nicht zu trauen, eine eigene kreative Behandlung zu entwickeln, die an die Einzigartigkeit der Patienten angepasst ist.
- **Fehlendes Wissen** von anatomisch-physiologischen Zusammenhängen, Wechselwirkungen, Wirkmechanismen, ätiologischen Prozessen, Risiko- und epidemiologischen Faktoren, klinischer Forschung in Bezug auf Beschwerden von Patienten und zur Heilung.
- **Eingeschränkte Wahrnehmung** und **verminderte Berücksichtigung** von Körperempfindungen, Gefühlen, Arousalzuständen, Mentalisierungen (in Bezug auf Lebenskontexte, innere und äußere Trigger) und den jeweiligen Markern (Atmung, Gestiken, Pupillengröße, Körperhaltung etc.) des Patienten. So können Techniken und Ansätze nicht angemessen angewendet werden, weil der richtige Zeitpunkt und Kontext für die Anwendung und die momentanen Bedürfnisse des Patienten nicht wahrgenommen werden.
- **Zu starke Fokussierung auf Anatomie, Wissen** und Dominanz, z. B. aufgrund von Angst vor Gefühlen (des Patienten und der eigenen) oder einem dysfunktionalen eigenen Gefühlsleben.
- **Zu großer Fokus auf Gefühle,** z. B. aufgrund der Identifikation mit sich selbst als Opfer, das sich selbst in seinem Leben als Opfer erlebt.
- **Den Patienten in die Rolle eines passiven Empfängers drängen:** Bei vielen osteopathischen Ansätzen erlebt sich der Patient als passives Opfer gegenüber den manuellen Techniken, z. B. bei strukturellen, funktionellen sowie metaphysischen, esoterischen oder energetischen osteopathischen Ansätzen. Hier stellt sich die Frage, wie

ein Patient Proaktivität erlernen kann, wenn er sich in einer osteopathischen Behandlung mehr oder weniger passiv erlebt.

- **Uneingeschränkte Anhaftung an traditionellen osteopathischen Behandlungsweisen,** ohne Einbeziehung neuer Erkenntnisse.
- **Kopie von Lehrern,** anstatt der eigenen kreativen Annäherung zu vertrauen.
- **Zu starke Fokussierung auf die Symptombeseitigung,** anstatt auf das Verständnis der tieferen Kontexte zu achten. Eine erste schnelle Verbesserung ist häufig hilfreich, insbesondere um Vertrauen in die Behandlung zu stärken. Die Heilung chronischer Beschwerden ist jedoch selten kurzfristig möglich und benötigt Engagement und Proaktivität seitens des Patienten.
- **Überfokussierung auf Techniken,** anstatt auf die Einzigartigkeit von Patienten zu vertrauen und die Techniken aus dem Verständnis der Wirkmechanismen sich jeweils von Patient zu Patient und von Moment zu Moment neu entwickeln zu lassen.
- **Überidentifikation mit der Rolle als Osteopath,** die einen empathischen aufrichtigen therapeutischen Kontakt verhindern kann.
- **Angst vor Versagen und Misserfolg:** Dies führt dazu, nicht zu wagen, dem therapeutischen Prozess zu folgen. In diesem Fall wird die Behandlung meist als stabilisierend erlebt, wobei eine tiefe Veränderung der Haltung und des Verhaltens (auch Krankheitsverhalten) eher ausbleibt.
- **Zu ernsthaftes Vorgehen,** ohne den spielerischen kreativen Aspekten jeder Behandlung Raum zu geben.
- **Übersehen der bestehenden Ressourcen** im Patienten.
- **Zu starke Angst vor Neuem,** die dazu führen kann, im therapeutischen Handeln weniger zu wagen und zu stark rückwärtsgewandt zu agieren.
- **Eigene Polaritäten in der Persönlichkeit nicht integriert,** die blinde Flecke bei der Wahrnehmung von anderen zur Folge hat.
- **Angst, seinen therapeutischen Einfluss geltend zu machen:** Anstatt das zu tun, wovon wir innerlich überzeugt sind, hadern wir, z. B. aus Angst, dem gewünschten Bild eines Therapeuten nicht zu entsprechen oder etwas falsch zu machen, und verbleiben passiver als angemessen.
- **Fehlendes Vertrauen in den Flow:** Angst, dem Geschehenlassen Raum und Zeit zu geben, und stattdessen gelernte Behandlungsschemata stur durchzusetzen.

3.12 Gewahrseinsübung und Einstimmung des Therapeuten

Atembewusstheit an sich wirkt bereits als Anker koregulierend und unterstützt Gewahrsein. Eine regelmäßige Übung schafft Strukturen und lässt die Achtsamkeit für sich und andere entwickeln. Dies ist die Basis für alle in diesem Buch dargestellten Behandlungsansätze und der meisten Techniken.

In der im Folgenden beschriebenen Grundübung ist stets ein neues dynamisches **Gleichgewicht** zwischen **Konzentration und Weisheit bzw. Weichheit** zu suchen. Bei ausschließlicher Anwendung konzentrativer Techniken besteht die Gefahr, dass nicht gewollte unangenehme Geistesinhalte nur ausgeblendet, unterdrückt oder in tiefere Bewusstseinsschichten verdrängt werden, anstatt sie zu erleben, zu akzeptieren, zu differenzieren und zu integrieren. Der Versuch Weisheit ohne eine gewisse Fähigkeit der Konzentration mündet meist in guten Absichten, die aber keine innere Struktur und Stabilität erlangen. Hilfreich für Therapeuten ist ein Coach oder regelmäßige Supervisionen, die unterstützen, mögliche auftretende Hindernisse, Herausforderungen und Blindspots zu lösen.

Wir alle haben in unserem Leben nicht immer das erhalten, was wir gebraucht hätten – manchmal sogar das Gegenteil davon. Auch werden wir alle nicht nur mit glücklich machenden, sondern auch mit mehr oder weniger unangenehmen oder Angst besetzten Bewusstseinsinhalten und Erlebnissen konfrontiert. Therapeuten befinden sich hier in der gleichen Situation wie Patienten.

Das eigene innere Gewahrsein, gekoppelt mit der Fähigkeit der Koregulation, ist aufs Engste mit der Wahrnehmung, dem Verstehen, der Auseinandersetzung, dem Akzeptieren und dem Integrieren dieser Bewusstseinsinhalte, Erlebnisse und SPEKD verknüpft, ebenso wie mit der Kompetenz, Patienten bei Ansätzen der psychosomatischen Osteopathie zu unterstützen. Dies umfasst die Wahrnehmung multipler dynamischer Wechselwirkungen von Gewebemustern, Körperempfindungen, neurovegetativen Erregungen, endokrinem, metabolem und immunologischem Wirken, Emotionen, Mentalisierungen und Glaubensmustern im konkreten Alltag unserer zahlreichen Lebensbezüge.

Die folgende **Gewahrseinsübung** unterstützt das Heilwerden und die Integration aller Teile – auch der unbewussten oder bisher nicht akzeptierten Anteile des Selbst. Die Dauer dieser Übung können Sie selbst bestimmen (2 Minuten sollten aber das Minimum sein), so wie es für Sie stimmig ist. Gut ist es – zumindest für die ersten Jahre –, eine regelmäßige, d. h. tägliche, Sitzung durchzuführen, damit sich eine Stabilität0 im Gewahrsein entwickeln kann. Mit zunehmender Stabilität der Fähigkeit des Gewahrseins und der Koregulation wird das tägliche Leben zum Übungsplatz werden. Gehen Sie bei der Übung folgendermaßen vor:

- Setzen Sie sich so auf einen Stuhl, dass beide Füße guten Kontakt zum Boden und beide Sitzbeinhöcker einen guten Kontakt zum Stuhl haben. Richten Sie die Wirbelsäule entspannt auf. Das Kinn ist leicht zurückgezogen und die Halswirbelsäule sanft gestreckt.
- Sind Sie sehr beweglich in den Beinen, können Sie sich auch im Halblotus oder Lotus auf den Boden setzen und ein festes Kissen unter den Po legen, sodass beide Knie am Boden aufliegen. Diese Sitzhaltung ist wichtig für eine stabile Haltung mit einer entspannt aufgerichteten Wirbelsäule.
- Beginn (für mindestens 4 Wochen):
  - Lenken Sie Ihre Aufmerksamkeit sanft auf die Atembewegungen im Brustkorb, im Bauchraum oder an die Nasenlöcher während des Ein- und Ausatmens. Entscheiden Sie sich entweder für den Bereich des Brustkorbs, des Bauchraums oder für die Nasenöffnungen, aber springen Sie mit Ihrer Aufmerksamkeit nicht zwischen den drei Bereichen hin und her. Am besten ist es, die Aufmerksamkeit auf den Oberbauch zu richten.
  - Wann immer Sie feststellen, dass Ihre Aufmerksamkeit abdriftet, nehmen Sie dies mit Empathie zur Kenntnis und kehren Sie mit Ihrer Achtsamkeit behutsam zur Atembewegung zurück. Dieses Wandern der Gedanken ist völlig normal und von den Erlebnissen und Konditionierungen der Vergangenheit abhängig. Sie können und sollten es nicht verhindern. Jedes Mal, wenn Sie das Abschweifen und Zurückkehren zur Atmung erkennen, befinden Sie sich in einem Moment der Achtsamkeit. Dieser Prozess ist zugleich eine sanfte Methode der Dekonditionierung.
- Ab der 5.–10. Woche: jeweils täglich für eine Woche wird der Fokus auf einen der folgenden Bereiche, Ebenen bzw. Aspekte gelenkt:
  - Körperempfindungen (Interozeption, Propriozeption) (➤ Kap. 6.2.7, ➤ Kap. 8.8) und Tastsinn (➤ Kap. 6.27): Führen Sie einen Bodyscan aus und richten Sie dabei die Aufmerksamkeit auf die Temperatur, die Feuchtigkeit der Haut und auf Berührungsqualitäten der Haut sowie auf den Muskeltonus.
  - Neurovegetative Erregungen (➤ Kap. 6.2.1)
  - Emotionen (➤ Kap. 6.6, ➤ Kap. 11.2, ➤ Kap. 11.11.2, ➤ Kap. 11.11.5, ➤ Kap. 11.11.6) (Rothschild 2002 in Liem 2006)
  - Mentalisierungen (➤ Kap. 1, ➤ Kap. 6.2.3) und Glaubensmuster
  - Rotierende Wahrnehmung der Körperregionen der sieben Chakren: Becken-, Unterbauch-, Oberbauch-, Herz-, Hals-, Stirn- und Scheitelregion (➤ Tab. 6.5, ➤ Tab. 6.8)
  - Rotierende Wahrnehmung aller Sinnesreize: Übung nach Dolan (➤ Kap. 7.10.3) und VAKOG (➤ Kap. 7.8)

Nehmen Sie sich einmal in der Woche Zeit, zu den jeweiligen Ebenen in Bezug auf Ihren Tagesablauf ein Tagebuch zu führen: In welchen Situationen traten welche Körperempfindungen auf? In welchen Situationen wurde welches Arousal erlebt?

- Ab der 11.–20. Woche:
  - Lenken Sie Ihre Aufmerksamkeit sanft auf die Atembewegungen im Bauchraum (oder ggf. auf eine andere Region).
  - Wann immer Sie merken, dass Ihre Aufmerksamkeit woanders hingezogen wird, registrieren Sie dies mit Empathie für sich und nehmen Sie auch wahr, welche der genannten Ebenen und Aspekte oder welche Kontexte involviert sind, z. B. ein Anspannen im Bauch assoziiert mit einem Gefühl von Unsicherheit und einer Erinnerung an eine Situation. Vielleicht können Sie auch differenzieren, ob einer der Aspekte

zuerst da war und die anderen möglicherweise begünstigt hat. Anschließend richten Sie Ihre Aufmerksamkeit wieder auf die Atembewegungen im Bauchraum.

- Jederzeit können Sie auch entspannende Musik während der Gewahrseinsübung einsetzen.
- Ab der 21. Woche: Wenn Sie merken, dass starke Arousals bzw. belastende Emotionen im Laufe der Gewahrseinsübung auftreten, setzen Sie Koregulationen ein (➤ Kap. 10.5.11). Probieren Sie am besten jede der genannten Koregulationen für einige Tage aus.

Nutzen Sie die Chance, beim **Abschweifen der Aufmerksamkeit** eine der genannten Aspekte oder Kontexte zu identifizieren und richten Sie dann ihre Aufmerksamkeit zurück auf die Atmung. In der Regel entsteht als Reaktion auf diese Aspekte mit starker neurovegetativer Erregung oder unangenehmen Gefühlen, dass wir uns von ihnen einnebeln lassen, uns in ihren assoziierten Bildern, Inhalten oder Erinnerungen verlieren, auf sie reagieren oder sie ablehnen. Mit dieser Übung lernen Sie hingegen Ihre Wahrnehmung und Achtsamkeit zu verfeinern und Ihre Koregulation immer weiter auszubilden, sodass Sie bereits die Ebenen und Aspekte in ihrer Entstehung erkennen, ihre wechselseitigen Wirkungen – auch auf Ihr Verhalten – wahrnehmen und ihre Vergänglichkeit erfahren. Indem Sie diese weder verdrängen noch sich in ihnen verlieren, nimmt die Achtsamkeit zu. Dieser Prozess ermöglicht es Ihnen, in Ihrer Rolle als Therapeut die wechselseitigen dynamischen Muster im Patienten wertfrei wahrzunehmen und auf eine adäquate Art und Weise mit diesen in Kontakt zu treten.

Sie können die Gewahrseinsübung einige Minuten vor Beginn der Praxistätigkeit oder auch zwischen den Patientenkonsultationen durchführen. Empfehlenswert ist es, diese Übung immer zur gleichen Zeit auszuführen.

3.13 Tipps für die Konsultation

- Den **Praxisraum** im Hinblick auf Farbwahl, Einrichtungsgegenstände, Objekte etc. so gestalten, dass sich Patienten geborgen und sicher fühlen. Dabei beispielsweise Bilder vermeiden, die Schmerzgeschehen darstellen, wie einen Bandscheibenvorfall.
- Der erste Kontakt, d. h. bereits die **Begrüßung** des Patienten, ist bei der Behandlungsinteraktion wesentlich.
- Es kann hilfreich sein, die **Behandlungsgespräche** mit Erlaubnis des Patienten aufzunehmen und anhand dieser die Gesprächsführung zu reflektieren, möglicherweise auch mittels Supervision.
- Versuchen Sie, jedem Patienten das Gefühl zu geben, **wertgeschätzt** und **besonders** zu sein.
- Gut ist es, zunächst **offene Fragen** zu stellen: „Erzählen Sie mir…", „Erklären Sie mir…", „Beschreiben Sie mir". Worte wie „einfach" oder „schnell" sind zu vermeiden.

REFERENZEN

Abney DH, Paxton A, Dale R, Kello CT. Complexity matching in dyadic conversation. J Exp Psychol Gen 2014; 143 (6): 2304–2315

Arandia IR, Di Paolo EA. Placebo From an Enactive Perspective. Front Psychol 2021; 12: 660118

Braillon A, Taiebi F. Practicing 'Reflective listening' is a mandatory prerequisite for empathy. Patient Educ Couns 2020; 103 (9): 1866–1867

Chester EC, Robinson NC, Roberts LC. Opening clinical encounters in an adult musculoskeletal setting. Man Ther 2014; 19 (4): 306–310

Crepeau EB, Garren KR. I looked to her as a guide: the therapeutic relationship in hand therapy. Disabil Rehabil 2011; 33 (10): 872–881

Dale R, Fusaroli R, Duran N, Richardson DC. The Self-Organization of human interaction. Psychology of Learning and Motivation – Advances in Research and Theory 2014; 59: 43–95

Davis W. Energetics and Therapeutic Touch. In: Heller M. The flesh of the soul: the body we work with. Selected papers of the 7th Congress of the European Association of Body Psychotherapy, 2.–6. September 2001

Duncan BL, Moynihan DW. Applying outcome research: intentional utilization of the client's frame of reference. Psychother Theory Res Pract Train 1994; 31 (2): 294

Frank JD. Persuasion and healing: a comparatrive study of psychotherapy. Baltimore: John Hopkins University; 1984

Fuchs T, De Jaegher H. Enactive intersubjectivity: Participatory sense-making and mutual incorporation. Phenomenology and the Cognitive Sciences 2009; 8 (4): 465–486

Fuchs T, Koch SC. Embodied affectivity: on moving and being moved. Front Psychol 2014; 5: 508

Fujimori M, Shirai Y, Asai M et al. Effect of communication skills training program for oncologists based on patient preferences for communication when receiving bad news: a randomized controlled trial. J Clin Oncol 2014; 32 (20): 2166–2172

García E, Di Paolo EA. Embodied Coordination and Psychotherapeutic Outcome: Beyond Direct Mappings. Front Psychol 2018; 9: 1257

Geller SM, Greenberg LS. Therapeutic presence: a mindful approach to effective therapy. Washington: American Psychological Association; 2012

Geller SM, Porges SW. Therapeutic presence: neurophysiological mechanisms mediating feeling safe in therapeutic relationships. J Psychother Integrat 2014; 24 (3): 178

Howick J, Moscrop A et al. Effects of empathic and positive communication in healthcare consultations: a systematic review and meta-analysis. J R Soc Med 2018; 111 (7): 240–252

Kimmel M, Irran C, Luger MA. Bodywork as systemic and inter-enactive competence: participatory process management in Feldenkrais® Method and Zen Shiatsu. Front Psychol 2015; 5: 1424

Kleinbub JR. State of the Art of Interpersonal Physiology in Psychotherapy: A Systematic Review. Front Psychol 2017; 8: 2053

Lambert MJ, Simon W. The therapeutic relationship: central and essential in psychotherapy outcome. In: Hick SF, Bien T. Mindfulness and the therapeutic relationship. New York: Guilford; 2008: 19–33

Langewitz W, Denz M, Keller A et al. Spontaneous talking time at start of consultation in outpatient clinic: cohort study. BMJ 2002; 325 (7366): 682–683

Legrand D. Pre-reflective self-as-subject from experiential and empirical perspectives. Conscious Cogn 2007a; 16 (3): 583–599

Legrand D. Pre-reflective self-consciousness: on being bodily in the world. Janus Head 2007b; 9 (2): 493–519

Liem T. Paradigmen in der Heilkunde. In: Liem T. Morphodynamik in der Osteopathie. Stuttgart: Haug; 2006

Liem T. Osteopathy and (Hatha) Yoga. Journal of Bodywork and Movement Therapies 2011; 15 (1): 92–102

Liem T. Morphodynamik in der Osteopathie. Stuttgart: Haug; 2017

Liem T, Lunghi C. Reconceptualizing Principles and Models in Osteopathic Care: A Clinical Application of the Integral Theory. Altern Ther Health Med 2021; 15: AT6750

Liem T, Neuhuber W. Osteopathic Treatment Approach to Psychoemotional Trauma by Means of Bifocal Integration. J Am Osteopath Assoc 2020; 120 (3): 180–189

Liem T, Van den Heede P. Morphodynamics in osteopathy. An integrative approach to cranium, nervous system and emotions. Pencaitland: Handspring Publisher; 2017

Martin DJ, Garske JP, Davis MK. Relation of the therapeutic alliance with outcome and other variables: a meta-analytic review. J Consult Clin Psychol 2000; 68 (3): 438

Mercer SW, Fitzpatrick B et al. The CARE plus study – awhole-system intervention to improve quality of life of primary care patients with multimorbidity in areas of high socioeconomic deprivation: exploratory cluster randomised controlled trial and cost-utility analysis. BMC Med 2016; 14 (1): 88

Montgomery CL: The care-giving relationship: paradoxical and transcendant aspects. Altern Therap 1996; 2: 52–57

Porges SW. Neuroception: A subconscious system for detecting threat and safety. Zero to Three: Bulletin of the National Center for Clinical Infant Programs 2004; 24: 5, 19–24

Porges SW. The polyvagal perspective. Biological Psychology 2007; 74: 116–143

Porges SW, Liem T. Die Polyvagaltheorie in der Osteopathie. OM 2016; 17 (2): 14–20

Riess H. The science of empathy. J Patient Exp 2017; 4 (2): 74–77

Ripke T. Patient und Arzt im Dialog. Praxis der ärztlichen Gesprächsführung. Stuttgart: Thieme; 1994

Siegel DJ. Mindsight: The new science of personal transformation. New York: Bantam Books; 2010

Soltner C, Giquello JA, Monrigal-Martin C et al. Continuous care and empathic anaesthesiologist attitude in the preoperative period: impact on patient anxiety and satisfaction. Br J Anaesth 2011; 106 (5): 680–686

Steinmair D, Löffler-Stastka H. Zusammenhänge zwischen Empathie, therapeutischer Haltung und Wirkeffizienz. Psychopraxis, Neuropraxis 2021; 24: 166–171

Street RL Jr, Gordon H, Haidet P. Physicians' communication and perceptions of patients: is it how they look, how they talk, or is it just the doctor? Soc Sci Med 2007; 65 (3): 586–598

Sturzu L, Lala A, Bisch M et al. Empathy and burnout – a cross-sectional study among mental healthcare providers in France. J Med Life 2019; 12 (1): 21–29

Vangronsveld KL, Linton SJ. The effect of validating and invalidating communication on satisfaction, pain and affect in nurses suffering from low back pain during a semi-structured interview. Eur J Pain 2012; 16 (2): 239–246

Vermunt NP, Harmsen M, Elwyn G et al. A three-goal model for patients with multimorbidity: A qualitative approach. Health Expect 2018; 21 (2): 528–538

Wampold BE. How important are the common factors in psychotherapy? An update. World J Psychiatry 2015; 14 (3): 270–277

Weiss R, Vittinghoff E, Fang MC et al. Associations of physician empathy with patient anxiety and ratings of communication in hospital admission encounters. J Hosp Med 2017; 12 (10): 805–810

Wilm S, Knauf A, Peters T, Bahrs O. Wann unterbricht der Hausarzt seine Patienten zu Beginn der Konsultation? Z Allg Med 2004; 80: 55–57

KAPITEL

4

Joachim Bauer

Empathie in der therapeutischen Interaktion

Zusammenfassung

Wissen über ihre Patienten schöpfen Therapeuten nicht nur aus den „Rohdaten", die sich aus Anamnese, körperlicher Untersuchung, Laboranalyse und apparativen Zusatzuntersuchungen ergeben. Diese medizinischen Informationen sind zwar durch nichts zu ersetzen, aber Therapeuten können weitere Zeichen beim Patienten wahrnehmen, die etwas entstehen lassen, was als **empathisches Verstehen** bezeichnet werden kann.

Eindrücke gelangen aber nicht nur vom Patienten zum Arzt, sondern fließen auch in umgekehrter Richtung und können so den Therapieerfolg maßgeblich beeinflussen. Es soll deutlich gemacht werden, dass intuitives, empathisches Verstehen (bzw. Nicht-Verstehen) ein wesentlicher Bestandteil der Therapeuten-Patienten-Beziehung ist.

Empathie ist kein metaphysisches Phänomen, sondern hat im System der Spiegelnervenzellen ein neurobiologisches Korrelat. Als entscheidende Komponente der Therapeuten-Patienten-Beziehung hat empathisches Verstehen maßgeblichen Einfluss auf die Qualität der diagnostischen und therapeutischen Arbeit.

4.1 Der Therapeut als Resonanzkörper

Beschwerden, die den eigenen Körper und damit das eigene Schicksal betreffen, sind unweigerlich emotional aufgeladen und dies in vielerlei Hinsicht: Gesundheitliche Störungen können im Zusammenhang mit ängstlichen Befürchtungen stehen, aber auch mit Wünschen, Erwartungen und Ansprüchen verbunden sein. Beschwerden können z. B. mit Scham- oder Schuldgefühlen einhergehen. Nicht nur die Beschwerden per se, v. a. auch die (oft diagnoseweisenden) Kontexte, aus denen heraus sich Beschwerden entwickelt haben, können scham- oder tabubelegt sein.

Die **emotionale Aufladung seiner Beschwerden** ergibt sich für den Patienten aus Gründen, die in der eigenen Person (z. B. bei Hemmungen oder Schamgefühlen) oder im privaten und beruflichen Umfeld liegen können: Wie Angehörige, Kollegen oder Vorgesetzte auf eine eventuelle vorliegende Erkrankung des Patienten reagieren, kann sich signifikant auf dessen emotionale Situation auswirken. Schließlich können sich emotionale Reaktionen beim Patienten nicht nur durch die unmittelbaren und mittelbaren Folgen seiner Beschwerden, sondern auch durch die Begegnung mit dem Therapeuten ergeben. Manchmal haben Patienten z. B. Zuwendungs- oder Wunderheilungserwartungen, ebenso kann der Patient gegenüber dem Therapeuten aber auch von Misstrauen beseelt sein.

Emotionale Konnotationen, denen wir Menschen – und Patienten zumal – unterliegen, sind ein impliziter Teil unseres Erlebens. Entsprechend sind die emotionalen Implikationen, die sich für Patienten zusammen mit gesundheitlichen Beschwerden ergeben können, i. d. R. nicht Teil des expliziten Rapports, den der Therapeut bei der Anamnese zu hören bekommt. Die emotionale Position des Patienten kann aber seine Beschwerdeschilderung – manchmal sogar sein Beschwerdeerleben – implizit beeinflussen, z. B. durch Bagatellisierung, Aggravation, durch Weglassungen oder durch Verschiebungen des Wahrnehmungs- oder Aufmerksamkeitsfokus (manchmal auch durch Verschiebungen der Beschwerden selbst).

Durch emotionale Begleitvorgänge verursachte, implizite (und i. d. R. unbewusste) **Veränderungen oder Verfälschungen** der Beschwerdeschilderung können den diagnostischen Prozess erheblich in die Irre führen. Diagnostische Irrwege ziehen meist auch Einbußen hinsichtlich des Therapieerfolgs nach sich. Ein therapeutisches Nichtansprechen kann sich nicht nur durch diagnostische Sackgassen, sondern auch aus **emotionalen Verwicklungen** ergeben, die mit der unmittelbaren Begegnung des Patienten mit seinem Therapeuten zu tun haben. Fehlendes Vertrauen, verdeckte Vorwurfshaltungen, aber auch übersteigerte Versorgungs- und Bindungswünsche können z. B. dazu führen, dass es einem Patienten gar nicht besser gehen „darf".

4

Therapeuten verfügen über eine Möglichkeit, durch emotionale Einflüsse verursachte Veränderungen der Beschwerdeschilderung und des Beschwerdeerlebens ihrer Patienten **intuitiv und empathisch wahrzunehmen.** Worauf beruht die Fähigkeit, bei einem anderen Menschen „hinter die Kulissen zu schauen" und ihn intuitiv zu verstehen? Darauf, dass Therapeuten nicht nur genau zuhören, was der Patient explizit zu sagen vermag, sondern auch darauf achten, **wie** er etwas sagt: auf die Art, wie der Patient spricht, welche Zeichen seine Stimme aussendet, z. B. ein etwaiges Stocken seiner Rede oder ein „Zutexten", auf seine Mimik, sein Blickverhalten und seine sonstige Körpersprache. Quelle intuitiven Verstehens ist – neben der Sprache – v. a. die **Körpersprache** des Patienten. Therapeuten, die während des Anamnesegesprächs nicht die Person des Patienten, sondern nur den Bildschirm ihres PC oder nur ihre Unterlagen im Blick haben, haben diese wichtige Informationsquelle nicht zur Verfügung.

Körpersprachliche Zeichen können den Therapeuten – wenn er diese zu lesen bereit und in der Lage ist – über **emotionale Konnotationen und Einflussfaktoren** der Beschwerden seines Patienten informieren, z. B. über Scham, eine nicht eingestandene Bedrückung oder Hoffnungslosigkeit, stillen Ärger oder eine andere seelisch und/oder sozial bedingte Notlage. Die intuitive Wahrnehmung solcher Zeichen und die Fähigkeit, sie zu lesen, sind kein Selbstzweck, sondern können dem Therapeuten helfen, seinen Patienten zu erreichen und sein Vertrauen zu gewinnen. Spürt der Therapeut z. B., dass den Patienten etwas bislang Unausgesprochenes bedrückt, so kann er den Patienten vorsichtig fragen: „Könnte es sein, dass Sie noch etwas sagen wollen?" oder: „Ich habe das Gefühl, dass Ihnen noch etwas auf dem Herzen liegt". Es liegt auf der Hand, dass vom Therapeuten plump vorgetragene Vermutungen oder gar Unterstellungen kontraproduktiv wären. Je vorsichtiger, taktvoller und einfühlsamer von therapeutischer Seite vorgegangen wird, umso eher wird sich ein Patient öffnen.

4.2 Neurobiologische Basis von intuitivem empathischen Verstehen

Intuitive Wahrnehmungen wurden – mit Blick auf ihre Qualität und Zuverlässigkeit – lange Zeit als reichlich unsichere Auskunftsquelle betrachtet. Schließlich war völlig unklar, wie sie zustande kommen. Es konnte nicht einmal ausgeschlossen werden, dass sie ein Produkt purer Einbildung sind. Die Bedeutung intuitiven Verstehens muss neu bewertet werden, seit – erstmals Anfang der 1990er-Jahre durch eine italienische Arbeitsgruppe um Rizzolatti (Bauer 2006) – das System der **Spiegelnervenzellen** entdeckt wurde. Dieses System ist eine Art neurobiologischer Resonanzboden: Eine Untergruppe von Nervenzellen des menschlichen Gehirns wird nicht nur dann aktiv, wenn der durch sie initiierbare Prozess im eigenen Körper realisiert werden soll, sondern auch dann, wenn sich ebendieser Prozess im Körper einer anderen Person abspielt (Bauer 2006).

Spiegelnervenzellen sind in der Lage, im Gehirn des Beobachters einen Vorgang zu simulieren bzw. zu imitieren, der sich tatsächlich nur im Körper des beobachteten Anderen abspielt. Sehen wir einen anderen Menschen motorisch tätig werden, kommt es zu einer stillen, nicht notwendigerweise mit motorischen Aktionen verbundenen Mitaktivierung motorischer Neurone im Gehirn des Betrachters. Entsprechendes gilt, wie experimentell gezeigt wurde (Bauer 2006), für die Beobachtung somatosensibler Erfahrungen. Spiegelresonanzen wurden auch dann nachgewiesen, wenn man z. B.

am Gesichtsausdruck erkennt, wie sich ein anderer Mensch ekelt. Es kommt zu einer begleitenden, sozusagen spiegelbildlichen Mitaktivierung der in der Insula befindlichen Ekelzentren. Sieht man, wie sich ein Anderer schmerzhaft verletzt, führt dies im Beobachtergehirn zu einer Aktivierung von Teilen der neuronalen Schmerzmatrix.

Das System der Spiegelnervenzellen ist in der Lage, in uns einen inneren Eindruck, eine Vorstellung oder ein (Mit-)Gefühl bezüglich des jeweiligen **inneren Zustands eines anderen** in unserem Wahrnehmungshorizont befindlichen Menschen hervorzurufen. Spiegelneurone sind eine wesentliche neurobiologische Grundlage für die Fähigkeit des Menschen, sich in andere Personen einzufühlen und intuitiv zu verstehen. Sie arbeiten präreflexiv, d. h., sie werden ohne bewusstes Nachdenken oder anstrengende kognitive Aktionen tätig. Alleinige Voraussetzung für ihr Tätigwerden ist der Zufluss von Informationen, die sich aus der **Sprache** und **Körpersprache anderer Menschen** ergeben. Falls sich Sprache und Körpersprache widersprechen (z. B. bei einem Patienten, dessen Redefluss aus erkennbarer Scham ins Stocken geraten ist, der uns aber gleichzeitig versichert, er habe nichts auf dem Herzen), glauben wir der Körpersprache (als dem evolutionär älteren Kommunikationsmittel) mehr als der (evolutionär jüngeren) verbalen Sprache.

Kognitive Anstrengungen haben keinen unmittelbaren Einfluss auf die Funktionstüchtigkeit des Spiegelsystems. Die Funktionstüchtigkeit des Systems der Spiegelneurone ist bei Menschen sehr unterschiedlich ausgeprägt. **Defizite** der Spiegel-, Resonanz- und Intuitionsfähigkeit finden sich häufiger bei **Männern** als bei Frauen (ein vermutlich auf geschlechtsspezifisch unterschiedlichen Oxytocin-Aktivitäten, zusätzlich wohl aber auch auf geschlechtsspezifischen Sozialisationen beruhendes Phänomen).

Entsprechend der neurobiologischen Use-it-or-lose-it-Grundregel, der zufolge häufiger benutzte neuronale Systeme ihre Funktionstüchtigkeit verbessern, darf jedoch angenommen werden, dass über längere Zeit gehende **Übungen,** sich in die Situation eines anderen einzufühlen (wie es im Rahmen von professionellen Supervisions-, Intervision- oder Balintgruppen geschieht), das Potenzial des Spiegelsystems und das **therapeutische Einfühlungsvermögen verstärken.**

4.3 Intuitive Wahrnehmungen des Patienten

Intuitive Informationen nehmen ihren Weg nicht nur vom Patienten zum Therapeuten, sondern auch in entgegengesetzter Richtung. Eindrücke, die sich für den Patienten aus dem Auftreten des Therapeuten ergeben, können einen signifikanten (positiven oder negativen) Einfluss auf das diagnostische und therapeutische Geschehen haben. Innere **Haltungen und Einstellungen des Therapeuten** haben unweigerlich entsprechende körpersprachliche Zeichen zur Folge, die vom Patienten wahrgenommen werden.

Was der Patient am Therapeuten wahrnimmt, **beeinflusst** sein Verhalten, seine Kooperationsbereitschaft, seine Offenheit und seine Heilungszuversicht. Wie für alle Menschen, so gilt auch für den Therapeuten die berühmte von Paul Watzlawick stammende Aussage: „Es ist weder möglich, nicht zu kommunizieren, noch ist es möglich, sich nicht zu verhalten." Haltungen und Einstellungen des Therapeuten haben einerseits mit seiner eigenen Person oder Situation zu tun, andererseits sind sie auch Reaktionen (bzw. Spiegelungen) auf das, was der Therapeut an seinem Patienten wahrnimmt. Es ist evident, dass Persönlichkeitsvariablen wie Zugewandtheit, Aufmerksamkeit und Einfühlungsvermögen die Bereitschaft des Patienten erhöhen, sich angenommen zu fühlen und sich zu öffnen. Entsprechend lösen situative äußere Faktoren, wie sie das therapeutische Tun manchmal beeinflussen (Überlastung, Zeitnot und ein sich daraus ergebendes Gehetztsein), beim Patienten entsprechend negative Intuitionen aus.

4.4 Therapeutische Ansagen als Self-Fulfilling Prophecy

Besonders gravierende, häufig nicht beachtete Folgen ergeben sich aus der Art und Weise, wie Therapeuten ihren Patienten Verdachtsdiagnosen oder Diagnosen mitteilen. Die Prognose, die ein Therapeut seinem Patienten gibt, kann – auch dann, wenn sie nicht Gegenstand expliziter Aussagen des Arztes ist – nachhaltige **Auswirkungen auf den Erkrankungsverlauf** haben. Aus dem Verhalten des Arztes erkennbare, für den Patienten zwischen den Zeilen lesbare Einstellungen des Therapeuten erzeugen beim Patienten eine spiegelbildliche emotionale Reaktion (z. B. Zuversicht oder Apathie), die u. a. sein Gesundheitsverhalten beeinflussen kann. Dies bedeutet aber nicht, einem ernst erkrankten Patienten keine wahrheitsgemäße Auskunft über die Diagnose zu geben.

Spiegelresonanzen sind für den wahrnehmenden Empfänger (z. B. für einen Patienten) nicht nur eine intuitive Informationsquelle über die inneren Vorgänge eines anderen Menschen (z. B. über die prognostischen Einschätzungen des Arztes). Sie können, wie entsprechende Studien überzeugend zeigten (Bauer 2006; Bauer 2022), auch den inneren Zustand des (Resonanz-)Empfängers verändern. Vom Spiegelsystem vermittelte „Ansteckungseffekte" sind uns allen auch aus dem Alltag bekannt: Die Traurigkeit oder Zuversicht eines anderen Menschen kann uns selbst traurig oder zuversichtlich machen. Selbst vegetativ bzw. unbewusst verankerte Funktionen wie Ekel, Lachen oder Gähnen unterliegen der Möglichkeit der Ansteckung. Da Pessimismus und Depressivität biologische Folgen nach sich ziehen (und z. B. immunologische Parameter verändern) können, ist es nicht nur ein oberflächlich-psychologischer, sondern ein physiologischer Unterschied, ob sich vom Therapeuten auf den Patienten eine Haltung überträgt, die spürbar macht, dass – auch angesichts einer ernsten Diagnose – eine positive Lebenseinstellung, weitere therapeutische Anstrengungen und eine gesunde Lebensweise Sinn haben.

4.5 Zusammenfassung

Störungen der Gesundheit haben für den Patienten immer auch eine emotionale Bedeutung. Mit gesundheitlichen Störungen unvermeidlich verbundene emotionale Konnotationen des Patienten wie Angst, Scham, Ärger oder das Gefühl der Verlassenheit oder Hilflosigkeit können vom Therapeuten empathisch wahrgenommen werden. Die empathische Wahrnehmung der Gefühle des Patienten ist von großer Bedeutung, weil Emotionen mit neurobiologischen Begleitprozessen, insbesondere mit der Aktivierung oder Inaktivierung von immunologischen und neurogenetischen Programmen (z. B. mit der Aktivierung von Stressgenen oder der Inaktivierung der Motivationssysteme) einhergehen (Bauer 2008; Bauer 2010).

Aufgrund ihrer vielfältigen Auswirkungen auf den diagnostischen und therapeutischen Prozess stellen die Empathiefähigkeit des Therapeuten und die Qualität der Therapeuten-Patienten-Beziehung ein Qualitätskriterium dar. Eine wesentliche Rolle innerhalb der dieser Beziehung spielen wechselseitige, intuitiv ablaufende Informations- und Beeinflussungsprozesse. Ihr neurobiologisches Korrelat ist das System Spiegelnervenzellen. Intuitiv ablaufende Prozesse zwischen Therapeut und Patient zu beachten und im Sinne einer professionellen Gestaltung der Therapeuten-Patienten-Beziehung nutzbar zu machen, sollte Teil der therapeutischen Kunst sein.

REFERENZEN

Bauer J. Warum ich fühle, was du fühlst. München: Heyne; 2006

Bauer J. Prinzip Menschlichkeit. München: Heyne; 2008

Bauer J. Das Gedächtnis des Körpers. München: Piper; 2013

Bauer J. Selbststeuerung. München: Blessing; 2018

Bauer J. Wie wir werden, wer wir sind. Die Entstehung des menschlichen Selbst durch Resonanz. München: Heyne; 2022

4

KAPITEL

5 Diagnostik

Torsten Liem

Zusammenfassung

In diesem Kapitel werden weitergehende osteopathische Befund- und Diagnostikmethoden diskutiert und dargestellt. Dabei soll ausdrücklich betont werden, dass potenziell auch alle anderen Methoden im Rahmen der PSO genutzt werden können, auch wenn diese hier nicht aufgeführt werden.

Zusätzlich zu den Prinzipien der Osteopathie werden vier weitere grundlegende Prinzipien vorgestellt, die im Rahmen der PSO klinische Anwendung finden (Prinzip der vier Quadranten, Prinzip der Holarchien und holonischen dynamischen Netzwerke inklusive Person-Kontext-Wechselbeziehung sowie Bottom-up- und Top-down-Dynamiken, Prinzip von Autopoiese, Adaptivität und Proaktivität, Prinzip der Energiebereitstellung, -verteilung und freien Energie). Wesentlich ist, dass diese Prinzipien erweiterte diagnostische und therapeutische Ansätze für alle der Osteopathie zugänglichen Beschwerdebilder erlauben und die Basis für das klinische Verständnis der Soma-Physiologie-Erlebnis-Dysfunktionsmuster (SPEKD) darstellen.

Es werden die Befundung von Dynamiken der Selbsterhaltung und -anpassung sowie der Selbstimmanenz und -transzendenz beschrieben und die sechs besonders relevanten Wahrnehmungsebenen im Rahmen der Befundung aufgezeigt. Zudem werden die Anamnese und die Traumdiagnostik beschrieben. Letztere ist i. d. R. nicht als Kompetenz im osteopathischen Curriculum verankert, aber sie ist bei posttraumatischen Belastungsstörungen im Rahmen der PSO sehr hilfreich.

5.1 Einführung und Kennzeichen der Diagnostik und Behandlung

Jede der bisherigen medizinischen Methoden hat unser **Verständnis von Krankheit und Gesundheit** erheblich **erweitert.** Das Verständnis von Genetik, Epigenetik, Umwelteinflüssen, biochemischen, neuroendokrinen, metabolen, immunologischen, biomechanischen, psychologischen, sozialen Prozessen und Wechselwirkungen sowie unbewussten Prozessen und bewussten Entscheidungen im Leben einer Person finden so verstärkt Eingang in die Diagnostik- und Behandlungszugänge der PSO. Je nach Berücksichtigung und Integration dieser Kenntnisse und Wechselwirkungen in der osteopathischen Anwendung ergeben sich gewisse Kompetenzen wie auch Grenzen der Behandlung. Dabei sind Krankheit und Befindensstörungen – je nach Beschwerdebild – ein mehr oder weniger den ganzen Menschen und mit seinem Kontext assoziiertes Phänomen und nicht nur lokal auf ein bestimmtes Dysfunktionsgeschehen limitiert.

Gesundheit ist dabei mehr als die Abwesenheit von Krankheit und die erfolgreiche Behandlung mehr als nur das Verschwinden von Symptomen. Eine Krankheit, z. B. chronische Rückenschmerzen, kann als nicht bewältigbar und die (Inter-)Aktionsmöglichkeiten können als einschränkend wahrgenommen werden. Diese unsichere und belastende Situation erfordert Aufmerksamkeit, Handeln, Verhaltensänderung und eine Suche nach Lösung und Sinn. Dieser Prozess kann therapeutisch begleitet werden.

Zusätzlich kann die Behandlung dabei unterstützen, Möglichkeiten zu schaffen und zu erarbeiten, Optionen aufzuzeigen, um neue Potenziale zu erschließen und mit bestehenden Spannungen und Herausforderungen angemessen umzugehen (Arandia et al. 2021). Die dafür nötigen Aspekte sind diagnostisch abzubilden.

Einige wesentliche **Kennzeichen des Diagnostik- und Behandlungsprozesses** sind:

- Multiple Wechselwirkungen, wie muskuloskelettale, posturale, biochemische, metabole, immunologische, endokrine, neurovegetative, neuronale, emotionale, kognitive, sensomotorische, verhaltens- und entwicklungsbezogene Bezüge, werden berücksichtigt.
- Dynamiken an Reibungsflächen von Teile-Ganze-Aspekten (wie biosoziale und intersubjektive Person-Kontext-Aspekte in Anlehnung an u. a. Ich-Erfahrungen), Bedürfnissen, Emotionen, Lebenszielen, Selbstwirksamkeiten, Überzeugungen und Dispositionen werden miteinbezogen.
- Die Kenntnis und die Berücksichtigung evolutionärer, ontogenetischer, epigenetischer und anthropogener Einflüsse sind erforderlich.
- Die Kenntnis und die Einbeziehung von sich gegenseitig beeinflussenden Entwicklungsverläufen, -abhängigkeiten und Variabilitäten aller Arten von menschlichen Fähigkeiten und Musterbildungen sind notwendig.
- Ätiologische Faktoren und Risikofaktoren werden bestmöglich abgestellt.
- Länger andauernde, ungelöste Dynamiken, z. B. emotional, mental, metabol, immunologisch (in Bezug auf Pathogene und Toxine), neuroendokrin, intersubjektiv (z. B. Partnerschaft, Mobbing) oder biosozial, werden bestmöglich gelöst und beendet.
- Dysfunktionale Wirkmechanismen werden inhibiert.
- Der Patient ist weder beim Diagnostik- und noch weniger beim Behandlungsprozess passiv, sondern i. d. R. proaktiv beteiligt. So kann z. B. die Einbeziehung des Patienten in Behandlungsoptionen die Wirksamkeit der Behandlung verbessern (Geers et al. 2013). Dafür ist es u. a. nötig, dass Symptome und Dysfunktionsmuster für den Patienten verständlich und nachvollziehbar sowie in Bezug zu seinem Lebenskontext kommuniziert werden. Das Ausmaß der Proaktivität und die Ausrichtung auf die Förderung der Proaktivität und Adaptivität sind je nach Patient, Behandlungsauftrag, Beschwerdebild, assoziierten dysfunktionalen Faktoren, Ressourcen und Behandlungsziel variabel und entsprechend anzupassen.
- Zu jedem Zeitpunkt der Behandlung wird die proximale Lernzone des Patienten befundet. Diese bezeichnet die für den Patienten zu erreichende Veränderung und Regulation zum Zeitpunkt der Behandlung, z. B. bezüglich Arousal, emotionaler Regulation, Überzeugungen, Glaubens-, Aufmerksamkeitsmuster, Energieverteilung, Gewohnheiten, Haltungs- und Verhaltensänderung. Die Techniken sind entsprechend der proximalen Lernzone auszurichten.
- Behandlungen finden multioperational und entwicklungsdynamisch, Top-down und Bottom-up statt.
- Behandlungen werden in Anlehnung an verschiedenste, sich wechselseitig beeinflussende lokale, regionale und globale Kontexte und Dynamiken angewendet.
- Je nach Beschwerdebild, assoziierten systemischen Ungleichgewichten und Ressourcen können kurzfristige, z. B. metabole, wie auch mittelfristige, z. B. epigenetische, Adaptationen therapeutisch nötig sein.
- Die Anwendung osteopathischer Behandlungsansätze und -techniken findet u. a. aufgrund ihres Potenzials statt, emergente Reaktionen und in der Folge neue Musterbildungen sowie Modulationen von Regulations- und Individuationsprozessen anzustoßen, zu begünstigen wie auch hervorzurufen.
- Es findet eine feine und dosierte Abstimmung therapeutischer Reize im klinischen Setting statt.
- Unter kontinuierlicher Wahrnehmung von Ausdrücken und Reaktionen werden – je nach Notwendigkeit – angepasste Koregulationen angewendet, um z. B. Flow-Zustände zu begünstigen.

Einerseits ist jeder Behandlung die Diagnostik vorangestellt, andererseits finden auch während der Behandlung eine kontinuierliche diagnostische Wahrnehmung bzw. ein ständiges Feintuning und Abgleich des therapeutischen Vorgehens im Hinblick auf die Reaktionen des Patienten, statt. Dabei gilt es, die während der Behandlung auftretenden Reaktionen von Mimik, Körperhaltung, Atmung, Puls, Gewebespannung und Sprache zu erkennen. Dies setzt die Kompetenz des Osteopathen voraus, diese wahrzunehmen, einordnen und berücksichtigen zu können, was für eine feinabgestimmte Koregulation und Anwendung therapeutischer Tools entscheidend ist.

5.2 Vier weitere grundlegende Prinzipien der ganzheitlichen Diagnostik und Behandlung

Zusätzlich zu den bisherigen osteopathischen Prinzipien (➤ Kap. 0.2) liegen dem Denken und Handeln in der PSO vier weitere Grundsätze bzw. Prinzipien zugrunde. Auch wenn diese Auflistung nicht abschließend ist, so ermöglicht sie dennoch ein tieferes Verständnis der Ansätze und Techniken der PSO.

Die folgenden diagnostischen und therapeutischen Vorgehensweisen beruhen v. a. auf Prinzipien der Osteopathie sowie auf dem Hintergrund von vier weiteren Sichtweisen bzw. Prinzipien, die den SPEKD zugrunde liegen. Diese finden stets gleichzeitig Anwendung, ergänzen sich gegenseitig und ermöglichen eine möglichst **ganzheitliche Sicht** bei der Annäherung an den Patienten sowie spezifische sich daraus entwickelnde therapeutische **Zugänge.**

Die **vier weiteren Prinzipien** sind:

1. Prinzip der vier Quadranten, inklusive Zuständen und Typen
2. Prinzip der Holarchien und holonischen dynamischen Netzwerke
3. Prinzip von Autopoiese, Enaktivismus, Adaptivität und Proaktivität
4. Prinzip der Energiebereitstellung, -verteilung und freien Energie

Alle vier Prinzipien liegen dem Denken und Handeln in der PSO zugrunde. Sie finden ihren spezifischen Ausdruck in den Soma-Physiologie-Erlebnis-Kontext-Mustern (SPEKM) und sind in Anlehnung an die ätiologischen Faktoren der SPEKD formuliert.

5.2.1 Prinzip der vier Quadranten

Das Prinzip der vier Quadranten umfasst **vier Grundeinflussfaktoren (= Quadranten)** (➤ Abb. 5.1), die in Bezug auf Entwicklungslinien und Lebenszyklen sowie Entwicklungsebenen dynamisch und holarchisch organisiert sind (➤ Kap. 5.2). Die subjektiven, intersubjektiven und biosozialen Faktoren sind gewissermaßen im biopsychosozialen Modell der

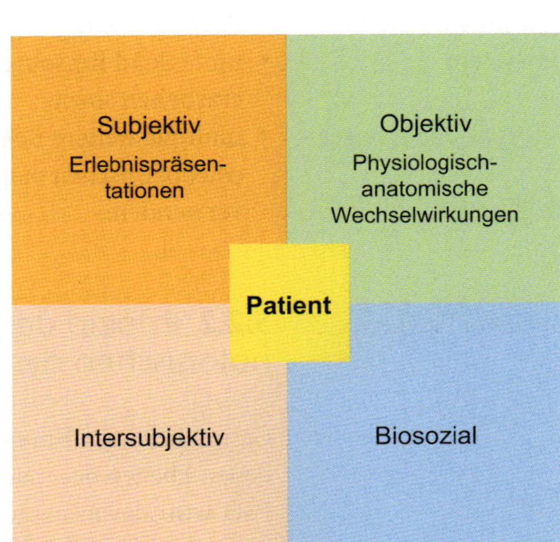

Abb. 5.1 Befundung mittels des Modells der vier Quadranten [P1143/L143]

5

fünf osteopathischen Modelle verortet, auch wenn diese Faktoren in der Osteopathie i. d. R. nicht ausreichend differenziert berücksichtigt wurden.

- **Subjektive Faktoren:** Erlebnisrepräsentationen
  - Mentalisierung, Kognition
  - Glaubenssysteme, Überzeugungen
  - Emotionen
  - Neurovegetative Erregung
  - Körperempfindungen (Propriozeption, Interozeption)
  - Sinneswahrnehmungen
  - Erinnerungen wie Bilder, Körperempfindungen
  - Bedürfnisse
  - Bedeutung, Sinn: Verbundenheit mit etwas Größerem als der Person selbst, eine spirituelle Ausrichtung, ein religiöser Glauben, eine selbstlose oder eine gemeinschaftliche Tätigkeit etc.
- **Objektive Faktoren:** physiologisch-anatomische Wechselwirkungen (hier sind vier der fünf osteopathischen Modelle enthalten: das biomechanische, neurologische, respiratorisch-zirkulatorische und metabolisch-energetische Modell)
  - Struktur des Gewebes
  - Körperhaltung
  - Physiologie des Körpers
  - Somatische Marker
  - Verhalten
  - Blutbild, Biomarker
  - Gestik
  - Biomechanik
  - Neurologie, Herz, Kreislauf, Atmung, Metabolismus, Endokrinium, Immunsystem
  - Energetisches System
  - Anthropogene Faktoren (Park et al. 2020; Egger et al. 2015; Egger 2014)
- **Intersubjektive Faktoren:** Beziehungen, kulturelle Einflüsse
  - Kulturelles Umfeld
  - Partnerschaft, Trennung von einem Partner (Oberndorfer et al. 2022)
  - Familiäres Umfeld
  - Freunde
  - Kollegen
  - Sexualität
  - Werte, die sich dadurch in Bezug auf die Bedürfnisse entwickeln
  - Aufstellung von Rollen (➤ Kap. 7.14)
- **Biosoziale Faktoren:** politische und sozioökonomische Ereignisse haben großen Einfluss auf die Gesundheit (Stepanikova et al. 2017; Stringhini et al. 2012; Friedman et al. 2010)
  - Beruf, Jobverlust (Michaud et al. 2016)
  - Einkommen
  - Wohnverhältnisse
  - Naturumgebung
  - Lokale und globale Umwelteinflüsse
  - Sozialer Status
  - Gesundheitssystem

Dieses Modell umfasst zudem Bewusstseinszustände im Erleben des Patienten und Typen, die differenziert wahrgenommen werden. **Zustände** bezeichnen dabei unterschiedliche Erlebnis- und Bewusstseinszustände, die beim Erleben des Patienten, für die Beschwerdebilder und für mögliche Behandlungszugänge wesentlich sind. **Typen** kennzeichnen die Berücksichtigung unterschiedlicher Existenzweisen, z. B. weiblich/männlich/intersexuell, serotonerg/dopaminerg (➤ Kap. 5.5).

In diesem wie im folgenden Prinzip finden auch die Befundung und klinische Anwendung der **Person-Kontext-Beziehung** ihre Berücksichtigung. Dabei werden langfristige evolutionäre genetische, mittelfristige epigenetische und kurzfristige, z. B. metabole, Adaptationen hinsichtlich Kontextveränderungen befundet.

Mithilfe dieses Prinzips ist es möglich,

- eine Vielzahl wechselseitiger Einflussfaktoren und Wirkmechanismen für das Beschwerdebild und die Behandlung des Patienten zu berücksichtigen,
- umfassend Ressourcen zu aktivieren und zu erarbeiten sowie
- multiple weitere Behandlungszugänge bei der osteopathischen palpatorischen Annäherung zu verwenden.

5.2.2 Prinzip der Holarchien und holonischen dynamischen Netzwerke

Gesundheit und Krankheit spielen sich auf verschiedenen Ebenen des menschlichen Befindens ab. In der PSO wird davon ausgegangen, dass Leben im Allgemeinen und homöostatische wie allostatische Prozesse im Besonderen von multiplen sich gegenseitig beeinflussenden Holons geprägt sind. Der Begriff „Holon“

wurde 1967 von Arthur Koestler entwickelt. Ein **Holon** ist definiert als ein Ganzes, das einerseits aus kleineren Teilen (= Subholons) besteht und andererseits Teil eines größeren Ganzen ist. Dies trifft z. B. auf subatomare Teilchen, Atome, Moleküle, Zellorganellen, Zellen, Organe, Individuen oder Systeme zu (➤ Abb. 5.2). Die Verbindung zwischen Holons bzw. genauer die **hierarchische Anordnung** von Holons wird als **Holarchie** bezeichnet. Im Körper kann beispielsweise eine Zelle einerseits als autonome Einheit und andererseits als Teil von Geweben angesehen werden. Diese holarchische Organisation ist durch Selbstorganisation und Autonomie auf jeder Ebene gekennzeichnet.

Dabei entwickeln sich das Leben und das Universum zu immer komplexeren Zuständen. Erstens ist jede hierarchische Ebene eines Holons einerseits vom Bestehen und Funktionieren untergeordneter Holons (eine Zelle benötigt Zellorganellen zum Funktionieren) abhängig, während sie andererseits deren Autonomität im Sinne von strukturellen oder operativen Variationen und Wirken relativiert (Zellorganellen verhalten sich im Dienste einer Zelle). Zweitens werden die Variationen im Wirken und Verhalten auf jeder Ebene eines Holons wiederum von übergeordneten Holons relativiert (eine Zelle ordnet sich den Anforderungen eines Organs sowie dem Handeln einer Person unter) und bilden gleichzeitig deren Basis (ohne Zellen kein Organ).

Bei der Diagnostik wie auch Behandlung wird der Patient als **Ganzheit** erfasst, die aus **vielen Subholons** und als **Teil anderer Ganzheiten,** z. B. bestimmter Lebenskontexte, besteht. Im klinischen Kontext der PSO sind Befindensstörungen und Symptome mit einem Missverhältnis von Teile-Ganze-Beziehungsgefügen assoziiert. Im Patienten hat sich z. B. ein Ganze-Aspekt gegenüber einem Teile-Aspekt oder ein Teile-Aspekt gegenüber einem Ganze-Aspekt dysfunktional verschoben. Dies ist ein essenzielles Prinzip der PSO, da es ein evolutionäres und ontogenetisches Verständnis von Adaptationen und Regulationen ermöglicht.

Die Wahrnehmung und Berücksichtigung der dynamischen Ganze-Teile-Beziehung und daraus entstehende Bottom-up- und Top-down-Dynamiken und -Muster durchdringen das gesamte osteopathische Handeln und Denken und ermöglichen individuell angepasste osteopathische Zugänge im klinischen Kontext. Der **Ganze-Aspekt** zeigt sich dabei in der **Selbsterhaltungstendenz** im Patienten, im Bestreben, die Autonomie gegenüber Umweltzwängen zu erhalten. Der **Teileaspekt** findet in der **Selbstanpassungstendenz** seinen Ausdruck, d. h. dem Bestreben, sich in Kontexte und Beziehungen einzufügen. Bei Befindensstörungen sind diese im Ungleichgewicht (➤ Kap. 5.6). Beispielsweise koppelt sich eine karzinogene Zelle aufgrund ihrer Selbsterhaltungstendenz von der Umgebung ab oder der M. iliopsoas kann sich bei einer entzündeten Zäkumregion übermäßig anpassen und dadurch seine Dehnungs- oder/und Kontraktionsfähigkeit einbüßen.

Die Relativierung des Niedrigeren bzw. evolutionär Älteren durch das Höhere bzw. evolutionär Jüngere (Impulse des limbischen Systems können durch den präfrontalen Kortex relativiert werden) wird **Selbstimmanenz** genannt. Klinisch relevant ist die Befundung von dysfunktionalen Dissoziierungen (Abspaltung von Körperempfindungen, Personlichkeitsanteilen etc.). Der evolutionäre oder

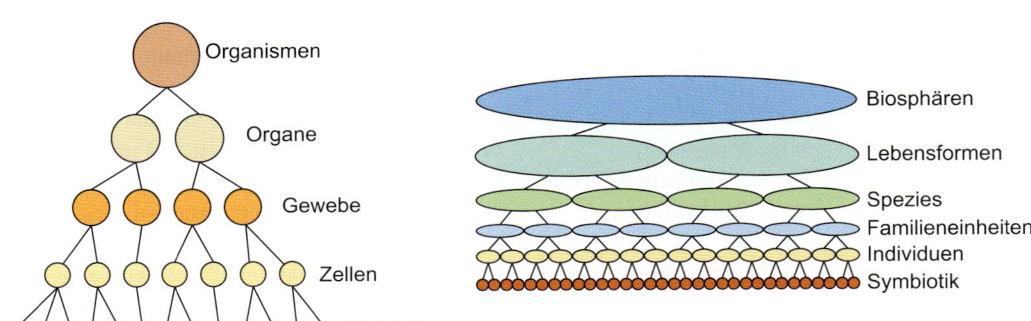

Abb. 5.2 Beispiele für aufsteigende Holarchien als Klassifikationssysteme [L143]

ontogenetische Drang zu einer höheren Ebene wird als **Selbsttranszendenz** bezeichnet. So werden z. B. frühkindliche Reflexe durch höhere Zentren inhibiert. Klinisch relevant ist die Befundung von dysfunktionalen Regressionen (z. B. anaerobe statt aerobe Glykolyse bei starken Belastungen oder Wiederauftreten von frühkindlichen Reaktionsmustern) (➢ Kap. 5.7).

Auch interne Modelle der Ziel-Sensor-Motor-Beziehungen sind hierarchisch organisiert. Einerseits kann jede Handlung auf eine Reihe spezifischer Muskelkontraktionen zurückgeführt werden. Andererseits können sich einfache Handlungen zu immer komplexeren Handlungen zur Ausführung langfristiger Pläne summieren. Dabei können laut Williams et al. (2020) längerfristige Pläne so weit von den zu ihrer Verwirklichung durchgeführten Handlungen entfernt sein, dass sie weitgehend unabhängig von diesen einzelnen Handlungen sind. Auf jeder Ebene prägen weitere Kontextfaktoren die Absicht und Pläne. So kann ein Sportler, der sich immer wieder verletzt und dessen Heilungsphase verlängert ist, vielleicht von langfristigen Plänen getrieben werden, die nicht erhaltene Aufmerksamkeit in der frühen Phase seines Lebens durch Erfolg im Sport nachträglich zu erlangen. Seine Aktivität ist durch ständiges Über-die-Grenzen-Gehen und Übertraining geprägt. Folgen dieser Strategie sind eine verminderte Regenerationsphase und ein erhöhtes Verletzungsrisiko. Die reine immer wiederkehrende Behandlung ausschließlich der Muskelverletzungen wird dieser Dynamik und dem Muster nur unzureichend gerecht. Deshalb ist auch bei Muskelgelenkschmerzen nicht nur die Behandlung des Muskelskelettsystems zu berücksichtigen, sondern ebenso beteiligte – nicht selten unbewusste – längerfristige Pläne, höhere Ebenen wie limbische Schaltkreise sowie multiple (und auf jeder Ebene potenziell andere) beeinflussende Kontextfaktoren und Wechselwirkungen wie mit dem Immun- und Stoffwechselsystem.

Dynamische Holarchieorganisationen treten u. a. bei folgenden Aspekten in Erscheinung:

- Person-Kontext-Interaktion
- Entwicklungslinien und Lebenszyklen
- Entwicklungsebenen
- Bottom-up- und Top-down-Dynamiken in Bezug auf das Nervensystem und auf weitere Funktionsebenen

Person-Kontext-Interaktion in Homöostase und Allostase

Physiologische, homöostatische und kurzfristige allostatische Reaktionen im Menschen haben sich auf der Basis **dynamischer Wechselwirkungen** von Person und Kontext evolutionär, genetisch, transgenerational und epigenetisch entwickelt. Die besondere Organisation der daraus resultierenden Körperlichkeit und Persönlichkeit lassen uns die Welt auf eine bestimmte Weise bewusst und unbewusst wahrnehmen und geben uns so die Möglichkeit, in der Welt zu leben und für unser Wohlergehen zu sorgen.

Ziele sind eine **bestmögliche Anpassung** der Person an ihren Kontext und auf Kontextveränderungen sowie eine Erweiterung von Flexibilitäten, um ggf. neue Kontexte zu erschließen Nicht nur einmalig starke schädliche Einflüsse, sondern insbesondere anthropogene neuartige Einflussfaktoren mit starken Änderungen von Kontextfaktoren, inklusive Lebensstilfaktoren, die im Vergleich zu genetischen und epigenetischen Regulationsmechanismen in relativ kurzen Zeitperioden auftreten, können zu langanhaltenden allostatischen Reaktionen führen. Dadurch nimmt das Risiko für chronische Krankheitsbilder zu.

Allostatische bzw. **dysfunktionale Reaktionen** werden z. B. durch Kontextveränderungen hervorgerufen wie toxogene, pathogene, metabole, biochemische, emotionale, physische, soziale oder/und elektromagnetische **Stressfaktoren** (➢ Abb. 0.4, ➢ Abb. 5.3). Stressoren werden im Kontext des Lebens erlebt. Kontextfaktoren umfassen Merkmale auf individueller Ebene wie Genetik, Epigenetik, Ontogenetik, Persönlichkeits- und demographische Faktoren, die Umgebung, in der man lebt, sowie aktuelle und frühere Stressor-Expositionen und Schutzfaktoren. Zusammengenommen determinieren diese den allostatischen Grundzustand der physiologischen Regulierung und die Linse, durch die Stressoren wahrgenommen und mit Bedeutung belegt werden. Kontextfaktoren und Gewohnheitsprozesse beeinflussen gemeinsam die psychologischen und physiologischen Reaktionen auf akute und tägliche Stressfaktoren. Diese Netzwerke struktureller und funktioneller Beziehungsgefüge können zu allostatischer Belastung und in der Folge zu Krankheit und biologischer Alterung führen (Epel et al. 2018).

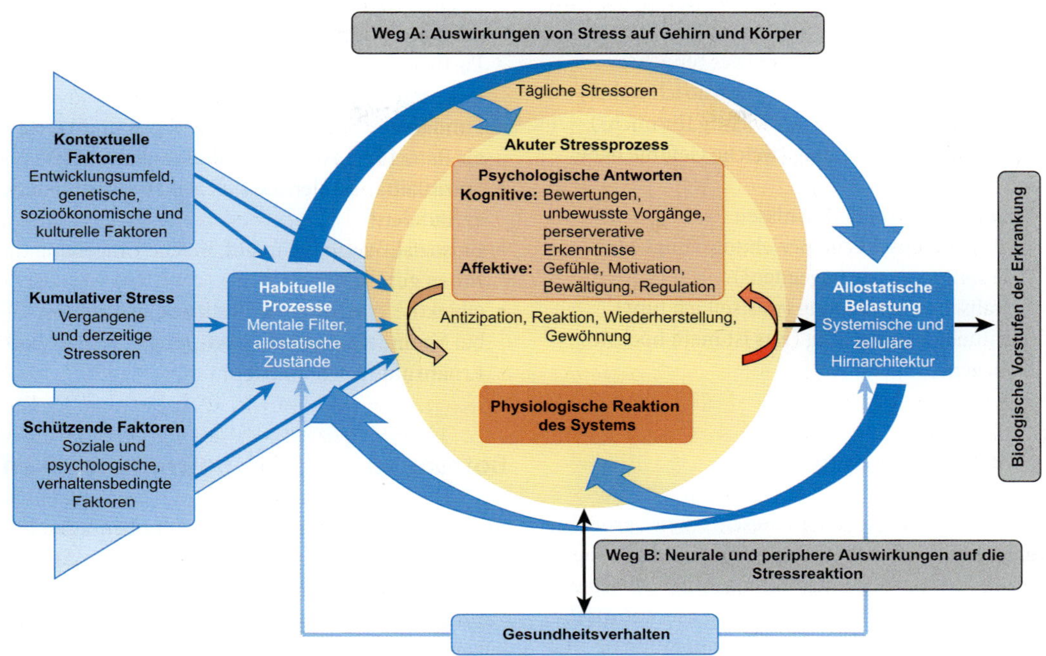

Abb. 5.3 Stress als Zusammenspiel von interaktiven und emergenten Prozessen [L143]

Die Entstehungsdynamiken sind nicht linear kausal. Jeder der genannten Aspekte bei der Entstehung der allostatischen Last kann mehrere miteinander verbundene Zyklen oder Feedbackschleifen und dysfunktionale Gleichgewichte umfassen. Das macht einerseits die Diagnostik und andererseits die Behandlung komplexer und schwieriger, aber nicht unmöglich.

Das Verständnis der Wechselwirkungen und zugrundeliegenden Wirkmechanismen ist für das Verständnis von Beschwerdebildern des Patienten sowie für die osteopathische Diagnostik, Behandlung und Prognose wesentlich. In der Regel werden Patienten aufgrund körperlicher Befunde osteopathisch manuell behandelt und die somatische Dysfunktion wird als Ursache für Beschwerden und Krankheiten angesehen. Die PSO basiert auf der Sichtweise, dass die **Identifizierung des spezifischen Wechselspiels** zwischen Teile-Ganze-Aspekten, Kontext und zu behandelnder Person der Schlüssel zum Verständnis für Beschwerden und Ressourcen und zum bestmöglichen angemessenen Behandlungszugang ermöglicht.

Bei der Befundaufnahme werden dementsprechend subjektive, intersubjektive und objektive Ebenen des Patienten (➤ Abb. 0.6) ebenso wie die holarchische (Entwicklungs-)Dynamik (➤ Abb. 0.3), z. B. physikalische, biologische, emotionale und mentale Musterbildungen, gleichermaßen berücksichtigt. Diese werden in Beziehung zur interaktiven Einheit des Patienten und zu den dynamischen Funktions-Strukturwechselbeziehungen erfasst, mitgefühlt, empathisch erfahren, betrachtet, differenziert und relativiert. Dadurch wird es mittels osteopathischer Annäherungen auf multiplen Ebenen möglich, therapeutische Resonanzen bei der Behandlung bilden zu können, in deren Folge Integrations- und Heilungsprozesse emergieren.

Entwicklungslinien und Lebenszyklen

Die im Modell der vier Quadranten genannten Faktoren sind nicht statisch, sondern in Entwicklung begriffen und weisen somit **Entwicklungslinien** auf. So beziehen sich diese auf die Entwicklung des Selbst

durch die inneren Ebenen des Wachstums oder des Seins, z. B.:
- Ich- oder Selbstentwicklung (wer bin ich?)
- Kognitive Entwicklung (was nehme ich wahr?)
- Werteentwicklung (was ist wichtig für mich?)
- Emotionale Entwicklung (welche Gefühle habe ich dazu?)
- Entwicklung von Bedürfnissen (was brauche ich?)
- Zwischenmenschliche Beziehungsfähigkeit (wie sollen wir uns begegnen?)
- Moralische Entwicklung (was soll ich tun?)
- Spirituelle Entwicklung (was ist mein höchstes Anliegen?)

Entwicklungsebenen

Die Entwicklungsebenen beschreiben erreichte **Stufen oder Schritte** der Kompetenz und Komplexität im Verlauf der Entwicklungslinien. Beispielsweise können nach Piaget die sensomotorische, die präoperationale, die konkret-operationale und die formal-operationale Entwicklungsebene differenziert werden. Weitere mögliche Entwicklungsebenen können sich auf die Fähigkeit beziehen, innere Bilder, Symbole, Konzepte und Regeln zu verstehen und umzusetzen. Es können auch eine physische, biologische, emotionale, geistige und spirituelle Entwicklungsebene unterschieden werden. Ein weiteres Beispiel stellt die Unterscheidung verschiedener Ebenen bei der Werteentwicklung der Spiraldynamik dar. Die meisten Entwicklungen können sowohl kontinuierlich als auch diskontinuierlich verlaufen, je nach Sichtweise, biologischen Anlagen sowie biosozialen und intersubjektiven Einflüssen.

Beispielhafte **Fragen zur Wahrnehmungsschulung und Ressourcenaktivierung** in Anlehnung an die Entwicklungsebenen und an die 4 Quadranten sind (➤ Kap. 7.3.3):
- VAKOGI: Wie nehmen Sie wahr? Wie empfinden Sie es? Wo im Körper spüren Sie es?
- Arousal: Macht Sie das ruhig, neugierig, wachsam, lässt es Sie erstarren? Spüren Sie Flucht- oder Kampftendenzen?
- Emotionale: Welches Gefühl hat es?
- Kognitiv: Was denken Sie über sich und andere? Wo kommt es her?
- Freunde, Kollegen: Wie wirkt sich das in Ihrem auf andere aus?
- Partnerschaft: Wie wirkt es sich auf Ihre Beziehung und zu Ihrem Partner aus?
- Fundament: Welche Überzeugungen und Werte als Basis Ihres Weltverständnisses haben Sie?
- Spiritualität: Fühlen Sie sich mit etwas Größerem verbunden?
- Biosozial: Welches Umfeld, welche Umgebung tut Ihnen gut?
- Objektiv: Wie helfen Biofeedback, Messungen bei Veränderungen von Bewegungs-, Schlaf- und Ernährungsgewohnheiten?

Bottom-up- und Top-down-Dynamiken

Eine Gesundheitsstörung kann von oben ausgehen, etwa der Überzeugung eines Menschen, dass die Umwelt stets unsicher ist. Diese Überzeugung kann Veränderungen im für das Gefühlsleben verantwortlichen limbischen System (wie Angst) und im autonomen Nervensystem (wie erhöhte Wachsamkeit, Kampf- oder Fluchttendenzen) und weiter darunter gelegenen Ebenen begünstigen. Sie kann sich auch in der Körperhaltung, in Atmungsmustern, spezifischen Muskelspannungen, einem erhöhten Risiko für die Entstehung bestimmter Befindensstörungen und möglichen somatischen Dysfunktionen äußern. Dies wird als **Top-down-Dynamik** bezeichnet. Sie führt von den Gedanken im Vorderhirn zu Gefühlen im limbischen System, zu Erregungszuständen im autonomen Nervensystem, zu hormonellen Reaktionen im endokrinen System etc. Die **Bottom-up-Dynamik** verläuft in umgekehrter Richtung. Es kann sich z. B. ein verstauchter Fuß auf das Becken, auf Körperempfindungen, Gefühle und Glaubensmuster und Mentalisierungen auswirken (Liem et al. 2021).

Eine dysfunktionale Ernährungsgewohnheit (z. B. zu viel Getreide und Süßigkeiten) kann zu einer Veränderung des Mikrobioms führen und einerseits über eine Bottom-up-Dynamik mittels Hormonen, Neuropeptiden, Zytokinen und Afferenzen vom N. vagus negative Emotionen und eine Aktivierung der zingulofrontalen Region sowie andererseits mittels einer Top-down-Dynamik entzündungsabhängige Schmerzsymptome in Muskeln und Gelenken begünstigen. Jeder Patient zeigt einen anderen individuellen Cocktail verschiedener Top-down- und Bottom-up-Dynamiken (➤ Abb. 0.3).

Dabei sind diese Kettenreaktionen nicht statisch, sondern zeigen eine Dynamik, eine **Entstehungsgeschichte,** die zu verstehen für eine individuell angepasste und auf diese Dynamiken abgestimmte Behandlung bedeutsam ist. Von der Befruchtung an durchläuft jeder Mensch – und im Gegensatz zu anderen Tierarten viel stärker nach der Geburt – zahlreiche Entwicklungsstufen. Das bedeutet aber auch, dass auf jeder Entwicklungsstufe etwas schiefgehen kann und die weitere Entwicklung möglicherweise dadurch behindert wird. Hier kann die Osteopathie unterstützend ansetzen, indem sie diese Beschränkungen aufzulösen hilft (Liem et al. 2021). Außerdem sind die Folgen und die Summation vieler Wechselwirkungen chaotisch, emergent und kaum vorhersehbar. So können alle Faktoren der 4 Quadranten (➤ Kap. 5.2.1) mögliche Trigger für die Aktivierung älterer holarchischer dysfunktionaler Dynamiken sein oder die Bildung von neuen begünstigen. Das Identifizieren von wesentlichen Top-down- und Bottom-up-Dynamiken und -Mustern ermöglicht individuell angepasste osteopathische Zugänge für den Patienten.

Ein anderes Beispiel für **Top-down-Prozesse** stellen regressive Dynamiken im Hinblick auf evolutionäre Hirnreaktionen dar, die in Anlehnung an Leibold et al. (2015) je nach der Distanz zu bedrohlichen Situationen unterschiedlich aktiv werden (➤ Abb. 5.4). Bei einer **potenziellen Bedrohung,** z. B. einer drohenden Arbeitslosigkeit, reagieren die rostralen kortikalen Gehirnstrukturen einschließlich des präfrontalen Kortex. Es entstehen Unruhe, Besorgnis, Verunsicherungen, Befürchtungen, komplexe Ängste und komplexe Risikobewertungen, wie sie bei Zwangsvorstellungen und sozialen Ängsten auftreten. Je **kleiner der Abstand zur Bedrohung** ist, desto notwendiger ist eine schnelle Reaktion, die mit einer kaudalen Verlagerung auf evolutionär ältere primitivere Hirnstrukturen verbunden ist. Bei direkter Gegenwart einer Bedrohung reagieren daher limbische und Hirnstammstrukturen. Dabei entsteht Angst, die zu einer schnellen primitiven Reaktion

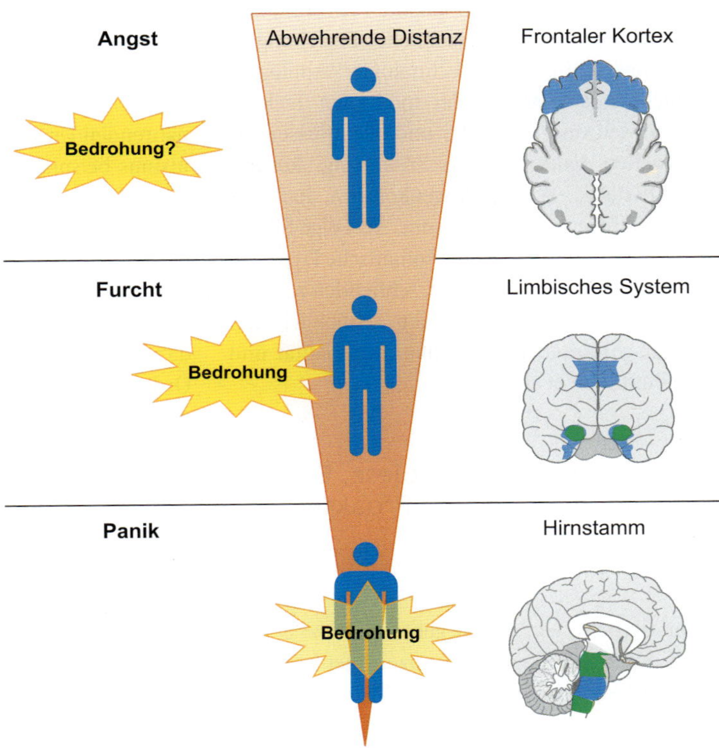

Abb. 5.4 Schematische Darstellung eines verhaltensbezogenen Abwehrsystems. Je nach Distanz zur Bedrohung werden evolutionär jüngere oder ältere Hirnregionen aktiviert, um entsprechende assoziierte Verhaltensweisen auszulösen. [L143]

führt, um die gefährliche Situation zu vermeiden oder zu verlassen. Dies zeigt sich durch Kampf- oder-Flucht-Verhalten und defensive Vermeidung. Bei unmittelbarer Lebensgefahr, also der **kleinstmöglichen Verteidigungsdistanz,** reagieren primordiale Hirnstammstrukturen mit Panikreaktionen.

Für die Befundung ist hier bedeutsam, ob und wie Patienten in einer dieser Reaktionsweisen quasi **feststecken** und dadurch ihre Adaptivität verloren haben, angemessen auf Kontextveränderungen zu reagieren. Das heißt, sie reagieren z. B. mit Panikverhalten auf eigentlich sichere Kontextsituationen.

Proximale, mediale und distale Einflüsse für chronische Befindensstörungen

Die vier beteiligten möglichen Einflussfaktoren des Quadrantenmodells sind nicht zwangsläufig horizontal und symmetrisch angeordnet. Es können u. U. hierarchische Einflussebenen unterschieden werden.

Distale Umgebungsfaktoren, z. B. soziokulturelle, politische, ökonomische und physikalische Faktoren, stellen die Ursache für **soziale Faktoren,** z. B. chronischen Stress, interpersonelle Beziehungen, soziale Ungerechtigkeiten, Technologie-Pathologien (schädliche Auswirkungen der modernen Technologie), Umwelt und Beruf, dar und beeinflussen die **individuellen Faktoren** wie Ernährung, körperliche Aktivitäten, Schlaf, Drogenkonsum, Rauchen und übermäßigen Alkoholkonsum. Als Folge führen multiple Risikofaktoren, wobei somatische Dysfunktionen nur einer von vielen sind, schließlich zu einer niedriggradigen Entzündung, die schließlich das Risiko für chronische Krankheiten, Morbidität und Tod erhöht (Liem et al. 2021).

5.2.3 Prinzip von Autopoiese, Enaktivismus, Adaptivität und Proaktivität

Autopoiese

Mit der Existenz von Leben geht ein Prozess einher, der durch Autopoiese gekennzeichnet ist (Liem 2006). Der Begriff bezeichnet die **Selbsterschaffung und -erhaltung** eines Systems. Dieses zeichnet sich durch **Autonomie** aus, sodass es mittels eines Netzwerks multipler Prozesse aktiv eine Identität erzeugt und aufrechterhält (De Jaegher et al. 2007).

Autopoietische Systeme als Netzwerke biochemischer Dynamiken sind dementsprechend **selbsterneuernde** Systeme. Sie sind durch Selbstorganisation und Integrität charakterisiert, die mittels Selbsterneuerung bzw- Selbstproduktion (autokatalytisch = selbstvermehrend) und Selbstunterscheidung (Selbstdifferenzierung) eine Kontinuität über die Zeit hinweg (Dauerhaftigkeit) erreichen können. Autopoiese ist in diesem Sinne die Beschreibung einer Organisation von Systemen, die durch die Erhaltung der biologischen Organisation und durch eine adaptive Beziehung zum Kontext gekennzeichnet sind, wodurch eine Identität in einem Netzwerk miteinander gekoppelter multipler Prozesse entsteht und aufrechterhalten wird. Dies umfasst die Sicherstellung des energetischen und informellen Transfers im System. Einerseits hält die damit einhergehende operative Geschlossenheit durch Abgrenzung von der Umwelt ihre innere Ordnung aufrecht. Andererseits stehen über diese Randbildung autopoietische Systeme mit der Außenwelt in Verbindung und ermöglichen Materie-, Energie- und Informationsaustauschprozesse. Dadurch erlangen sie eine Autonomität gegenüber ihrer Umwelt und erhalten ihre eigene Form und Größe relativ unabhängig von der nährenden Umwelt. So kann der menschliche Organismus beispielsweise weitab eines thermodynamischen Gleichgewichts agieren.

Die **Selbstorganisation** – wobei „Organisation" die Relation zwischen den Bestandteilen eines Systems bezeichnet – bedingt die gegenseitige Entsprechung von Struktur und Funktion. Wesentlich ist dabei, dass die Struktur die räumliche und zeitliche Ordnung von Prozessen bezeichnet. Maturana definiert diese als die Bestandteile und die Relationen, die eine Einheit bilden und ihre Organisation verwirklichen (Liem 2006).

Autopoietische Einheiten sind **zyklisch,** d. h. kreisförmig geschlossen, organisiert. Das bedeutet, dass kein direkter Austausch zwischen den Systemen existiert, sodass Veränderungen im autopoietischen Netzwerk durch den Kontext nur im Rahmen einer strukturellen Kopplung ausgelöst werden. Mittels Umwandlungs- oder Katalyseprozessen werden Teile des Systems ausgetauscht, sodass sich die Struktur erneuern kann und gleichzeitig die Ganzheit erhalten bleibt, wodurch die gemeinsame Evolution eines Systems mit seiner Umwelt möglich wird (Jantsch 1992). Wesentlich ist dabei, dass der Kontext und einhergehende Perturbationen der Umgebung die Reaktionen von Lebewesen nicht determinieren. Es ist die Struktur des Lebewesens, die festlegt, zu welchem Wandel es infolge der Perturbation in ihm kommt (Maturana et al. 2009). Das autopoietische Netzwerk bringt dementsprechend selbst hervor, was als Realität erfahren wird.

Bezogen auf mögliche Beschwerdebilder könnte das überspitzt bedeuten: Aufgrund des Kontexts kann sich das Risiko erhöhen, krank zu werden. Die Person als autopoietische Einheit entscheidet dabei allerdings, ob sie krank wird und welche Krankheit entsteht (Maturana et al. 2009). Hier können wohl dosierte Top-down- und Bottom-up-Regulationsangebote zu neuen emergenten Regulationen und Reaktionen führen.

Enaktivismus

Enaktivismus ist ein theoretischer Ansatz innerhalb der Kognitionswissenschaften. Er gründet auf der Sichtweise, dass Kognition im Allgemeinen wie auch Fühlen, Wahrnehmen, Handeln, Vorstellen sowie Überzeugungen im Speziellen aus der **Wechselwirkung von Lebewesen mit ihrem Kontext** entstehen – ein wichtiges Prinzip der PSO. Grundlegend ist dabei, dass Lebewesen körperlich mit der Umwelt interagieren (➢ Kap. 7.7.1).

Der enaktive Ansatz bildet sich aus fünf Begriffen (Sivertsen et al. 2022):

- **Autonomie**
- **Sinngebung:** Diese bezeichnet die Auseinandersetzung mit der Umwelt mittels Erzeugung von Bedeutung durch unseren Körper und unsere Handlungen.
- **Emergenz:** Sie ist durch die Entstehung neuer Eigenschaften oder Prozesse aus der Interaktion verschiedener bestehender Prozesse oder Ereignisse gekennzeichnet.
- **Erfahrung:** Diese ist im Sinne verkörperter Aktivität mit Lebendigsein und dem Eintauchen in eine bedeutungsvolle Welt assoziiert.
- **Embodiment:** Darunter wird eine Person als erfahrender und ausdrückender Körper (d. h. ein verkörpertes Selbst) verstanden. Dieser steht mittels sensomotorischer Prozesse der sozialen Interaktion in Beziehung zu anderen. Dabei werden soziales Verstehen und Sinngebung als interaktive und interkorporale Prozesse angesehen.

Enaktivismus fokussiert sich dabei insbesondere auf den geschichtlichen Aspekt der multiplen dynamischen Wechselwirkungen zwischen autopoietischen Netzwerken mittels sensomotorischer Auseinandersetzung mit ihren Kontexten bzw. Umgebungen (García et al. 2022). Dazu zählen Körperhaltung, zwischenmenschliche Distanz, Gesten, Mimik, Äußerungen, Rhythmus und Mikrobewegungen.

Dabei ist wesentlich, dass **Zeitsymmetrien gebrochen** werden. Variablen, Kopplungen, Gesetzmäßigkeiten, Randbedingungen und selbst Wirkungsmechanismen verändern sich und dies führt zu neuen Korrelationen und Kopplungen, sodass statische Zustände im Sinne zeitinvarianter Bedingungen potenziell nicht mehr gegeben sind. Während gebrochene Zeitsymmetrien in allen Arten von physikalischen Systemen auftreten – meist in Form einzelner kritischer Übergänge –, sind biologische Systeme als historisch anzusehen, da sie durch kontinuierliche, ausgedehnte kritische Übergänge gekennzeichnet sind (DiPaolo et al. 2022). Autopoietische Systeme sind aufgrund sich verändernder Möglichkeitsräume und asymmetrischer Zeit- und Organisationsachsen in der Lage, sich diesen veränderten Zeitsymmetrien und assoziierten Folgen bis zu einem gewissen Grad anzupassen, und behalten so auch ihre Geschichte.

Die Evolution ist dieser Sichtweise zufolge durch **dynamische Prozesse** der Anpassung und Autopoiese gekennzeichnet – auf der Grundlage, dass der Organismus und die Umwelt in dauernder Strukturkopplung existieren (Maturana et al. 2009). Da diese Prozesse in der Ontogenese jedes Menschen stattfinden, sind diese Sichtweisen höchst praxisrelevant. Auch wenn der Mensch phylogenetisch gesehen gegenüber anderen Spezies eine bereits große Tiefe erreicht hat, beginnt dennoch jeder Einzelne als Individuum ontogenetisch gewissermaßen beim Nullpunkt und durchläuft im Laufe seiner Entwicklung alle entsprechenden Entwicklungsebenen (Liem 2006).

Zudem ist jeder Mensch potenziell neuen **Kontextveränderungen** ausgesetzt, die zu **Anpassungsreaktionen, neuen Entwicklungen und Transformationen** führen können. Dies umfasst z. B.:

5

- Biologische Prozesse wie die Embryogenese, aber ebenso Lebenszyklusmuster und epigenetische Variabilität
- Neurokognitive Prozesse wie Entwicklungsplastizität
- Auf Verhaltensebene Personen- und Kontextdynamiken mit Folgen für die Entwicklungen im Wahrnehmungslernen und bei der Gewohnheitsbildung
- Auf immunologischer Ebene Reaktionen des Immunsystems bei neuartigen Erregern und Lebensweisen (z. B. sesshaftes Leben, an gesättigten Fettsäuren reiche Ernährungsweise)
- Neuroendokrine Einflüsse wie Sonnenlichtexposition, Blaulicht, Schlaf, Nahrungsaufnahme

Die osteopathische Behandlung im Rahmen der PSO ist nicht so sehr darauf ausgerichtet, dass sich alte Zustände der Gesundheit wiedereinstellen. Vielmehr werden therapeutisch Prozesse unterstützt, durch die neue Organisationsebenen beim Patienten entstehen können bzw. emergieren.

Adaptivität

Das Konzept der Adaptivität ist definiert als die Fähigkeit des Systems, seinen **Zustand und seine Beziehung zur Umwelt** so zu **regulieren,** dass die Lebensfähigkeit sichergestellt wird, z. B. durch Änderung der Beziehungen zur Umwelt, durch (Ent-)Kopplung mit anderen Systemen und durch Änderung von Zwängen oder Randbedingungen (DiPaolo et al. 2022). Adaptivität impliziert ausdrücklich **gebrochene Zeitsymmetrien** und die mit ihr einhergehenden Modifikationen und führt dementsprechend zu einem veränderten Phasenraum des adaptiven Systems. Das bedeutet:

- Auf jeder Entwicklungsstufe kann etwas schiefgehen und eine Differenzierung und Transzendierung erfolgt vielleicht gar nicht oder nur unvollständig. So kann es zu **Störungen,** gewissermaßen Unfällen, in der Entwicklungs-, Bewegungsapparat-, Körperhaltungs-, Stoffwechsel-, Immun-, Verhaltens-, Beziehungs-, Bedürfnis-, Kognitions- und Gefühlsgeschichte eines Menschen kommen. Wenn die auslösenden Ereignisse besonders toxisch intensiv und grenzüberschreitend waren oder die Einwirkungen lange andauern oder durch weitere Ereignisse verstärkt werden, können sich neue Gewohnheitsmuster und Copingstrategien ausbilden.
- Während des gesamten Lebens können Kontextveränderungen auftreten, an die **Anpassungen nur teilweise erfolgreich** sein können. Folgen sind Symptome, Beschwerdebilder oder Regressionssymptome (z. B., wenn ein Kind die Fähigkeit der Kontinenz wieder teilweise verliert und nächtliches Bettnässen nach der Trennung der Eltern auftritt oder Menschen bei einer Stressbelastung auf anaeroben Stoffwechsel wechseln).

In beiden Fällen kann möglicherweise die Fähigkeit der Flexibilität bzw. Adaptivität einer Person eingeschränkt werden, angemessen auf Kontextveränderungen in ihrem Leben zu reagieren. Dies umfasst z. B. **Maladaptationen** von Verhalten, Stoffwechsel, Immunreaktionen, Körperhaltung, Bewegung, Neuroendokrinum und -vegetativum, Gefühlsreaktionen oder Kognition. Diese können sich durch Beschwerden und Symptome ausdrücken. Hier kann die Osteopathie therapeutisch wirksam werden.

Auch die rhythmische Regulation ist zu berücksichtigen. Unser gesamtes Leben ist von **biologischen Rhythmen** geprägt und unser Organismus besitzt nicht nur eine räumliche, sondern auch eine zeitliche Struktur (Liem et al. 2016). Diese unterliegt der Steuerung durch ein endogenes Zeitprogramm und setzt einen vorhersagbaren und repetitiven Rhythmus in der Phylogenese voraus. Dieses endogene Zeitprogramm findet bei Säugetieren z. B. im **suprachiasmatischen Nukleus** (SCN) des Hypothalamus sein morphologisches Korrelat (Liem et al. 2018). Bei Säugern ist die innere Rhythmik mittels des SCN hierarchisch organisiert, indem dieser die peripheren Oszillatoren in allen anderen Geweben wie auch unser Zeitgefühl durch endokrine und neurovegetative Signale mittels afferenter und efferenter Verbindungen reguliert und synchronisiert. Dies umfasst z. B. den thyreotropen Regelkreis und lokale oszillatorische Systeme auf Organ- bzw. Gewebeebene. Deshalb zeigt die Berücksichtigung biologischer Rhythmen eine hohe klinische Relevanz und viele praktische Implikationen für die osteopathische Diagnostik und Behandlung.

Proaktivität

Wesentlich ist es, die Proaktivität des Patienten mit in den Hauptfokus der Behandlung zu stellen. Eine proaktive Einstellung umfasst **aktives, selbstbewusstes**

und zielgerichtetes Handeln und Eigeninitiative in Bezug zu Lebenskontexten. Sie ist durch eine Handlungstendenz gekennzeichnet, Veränderungen bei assoziierten Lebens und -Umweltkontexten wie auch bei der Gesundung und Gesunderhaltung zu bewirken – und zwar relativ unabhängig von situativen Zwängen. Die osteopathische Behandlung unterstützt die Fähigkeit des Patienten, die Lebensgewohnheiten und die vielfältigen Beziehungen im Lebensumfeld proaktiv zu gestalten. Dieser Prozess geschieht schrittweise und individuell angepasst an reflektierte Lebensziele, zur Verfügung stehenden Fähigkeiten und Ressourcen. Dies schließt einen Genesungsprozess ein, der Patienten von „Opfern" zu „Helden" ihrer Lebensumstände macht.

Dabei ist der diagnostische Fokus auf die Wahrnehmung sich verändernder relationaler Zwänge, ablaufende Adaptationen, Wirkungsmechanismen, Unflexibilitäten und für gegenwärtige Kontextherausforderungen unangemessene Gewohnheits- bzw. Reaktionsmuster gerichtet. Dies umfasst die Berücksichtigung der individuellen Geschichte des Patienten, und zwar nicht nur ontogenetisch, sondern auch mit dem Moment der Konsultation beginnend von Augenblick zu Augenblick während der Behandlungsinteraktion. Die Befunderhebung dieser **zeitlichen Dimension** ist ein wesentlicher Faktor, der eine bedeutsame und sinnvolle therapeutische Interaktion ermöglicht. Ferner bedeutet dies – in weitaus größerem Umfang als bisher in der osteopathischen Behandlung – die aktive Mitarbeit des Patienten.

5.2.4 Prinzip der Energiebereitstellung, -verteilung und freien Energie

Alle Lebensprozesse, homöostatische wie allostatische Prozesse, sind energieabhängig. Deshalb ist die Frage der Energiegewinnung, -bereitstellung und -verteilung bei der Diagnostik sowie beim Behandlungs- und Heilungsprozess essenziell. Dabei ist der Patient global zu befunden sowie die Körpersysteme und die lokalen Regionen, v. a. Immunsystem, Gehirn und metabolisches System, da letztere die Energieverteilung im Körper stark beeinflussen und dominieren können.

Einerseits kostet jede Veränderung Energie. Andererseits steht umso weniger Energie zur Verfügung, je chronischer die pathophysiologischen Prozesse andauern und je tiefgreifender die Beschwerden sind. Diagnostisch und therapeutisch stehen folgende Fragestellungen im Vordergrund:

- Wie groß ist die allgemeine und lokale Energieverfügbarkeit? Ein Energiemangel kann sich z. B. durch Erschöpfung und Müdigkeit zeigen.
- Besteht eine Flexibilität von aerober mitochondrialer Phosphorylierung (MOP) und anaerober zytoplasmatischer Substratkettenphosphorylierung (SLP) oder zeigt sich eine Verschiebung zu letzterer (➤ Kap. 2.2.2, ➤ Kap. 2.6, ➤ Kap. 5.10.6)?
- Welche ätiologischen und Kontext-Faktoren sind möglicherweise an Störungen der Energiegewinnung und -verteilung beteiligt?
- Welche Wirkmechanismen sind aktiv, die den Energiemangel aufrechterhalten?
- Wieviel Energie steht zum Zeitpunkt der Behandlung für Heilungsprozesse und Veränderungen zur Verfügung?
- Welche Möglichkeiten gibt es, die Energiegewinnung und -bereitstellung im Körper und in den einzelnen Zellen zu verbessern (➤ Kap. 7.15.18)?
- Wie können die Energieverteilung und die Regulation des Energiegleichgewichts optimiert werden?
- Wie bekommt der Patient Energie? Wenn Sie müde sind, tanken Sie wieder auf, indem Sie Zeit mit sich (introvertierter oder serotonerger Typ) oder mit anderen verbringen (extrovertierter oder dopaminerger Typ)?
- Wie ist Ihr Schlaf und wie fühlen Sie sich nach dem Schlafen energetisch? Sind Sie nach dem Essen erschöpft oder energiereicher?
- Welche Behandlungszugänge ergeben sich aus diesen Betrachtungen?

Das Verständnis von Krankheit, Heilung und energetischer Regulation ist für die Befundung und für die Behandlung wesentlich. Die Behandlungsziele und die Behandlungsschritte sind entsprechend individuell anzupassen. Eine **Optimierung der Energiegewinnung, des metabolischen Energieverbrauchs und der inhärenten Energieverteilungen** müssen bei der Behandlung mitberücksichtigt werden.

Während die Sichtweisen zur Autopoiese den großen Rahmen für die Entwicklung von Adaptivitäten abbilden, ist auch die Sichtweise zur freien Energie im begrenzten klinischen Kontext zu nutzen. Dabei ist zu berücksichtigen, dass möglicherweise die Verflechtung von organischen, sensomotorischen und sozialen Prozessen sowie die Interaktion über physiologische, psychologische und soziale Ebenen, welche die körperliche und psychologische Differenz und Variabilität erklären, möglicherweise unzureichend berücksichtigt wird (Arandia et al. 2021).

Nach dem Prinzip der freien Energie macht das Gehirn – und jedes empfindungsfähige Artefakt – mittels Bayes-Inferenz ständig Vorhersagen über die kausale Struktur und die Zustände der Welt, um Überraschungen oder Vorhersagefehler zu minimieren (Friston et al. 2010). Es versucht ständig, unzählige Ungleichgewichtszustände zu **vermeiden,** die zu einer **unkontrollierten Freisetzung freier Energie** führen, d. h. zu **Vorhersagefehlern,** die nicht durch Änderung der Vorhersagen (d. h. Wahrnehmung) oder durch Austausch mit der Welt (d. h. Handlung) behoben werden können. Eine ergänzende Lesart des Prinzips der freien Energie beruht auf der Feststellung, dass die freie Energie die Umkehrung der Bayes-Modellevidenz ist. Einfach ausgedrückt kann die Minimierung von Vorhersagefehlern als **Maximierung der Evidenz** für unsere (generativen) Modelle der erlebten Welt verstanden werden. Dies wird manchmal als **Selbstevidenz** bezeichnet (Hohwy 2016). Psychische Regulierungen können daher als Dienst an dem existenziellen Imperativ verstanden werden, die freie Energie zu minimieren. Dies kann in Form von aktiven Inferenz- und Lernprozessen ausgedrückt werden, die dazu beitragen, (unangenehme) Überraschungen zu vermeiden. Die Gewebebildung von Hirnstrukturen durch Lernprozesse ist dabei ein integraler Bestandteil der Selbsterkenntnis.

Dysfunktionale Schlüsse – auf mehreren Abstraktionsebenen – über die kausale Struktur der Welt können zu einem unkontrollierten Anstieg der freien Energie führen. Dementsprechend kann die Symptomatik mehrerer klinischer Phänotypen und entsprechender Störungen des Wohlbefindens als eine übergeordnete Sammlung dysfunktionaler Überzeugungen verstanden werden. Die Annahme, dass Dinge da sind, obwohl sie nicht da sind, bietet beispielsweise eine geeignete Erklärung für Dysmorphophobie, Halluzinationen und Wahnvorstellungen, während die Annahme, dass Dinge nicht da sind, obwohl sie da sind, eine formale Erklärung für Vernachlässigungssyndrome und verwandte dissoziative Zustände liefert. Diese Geisteszustände gehen fast immer mit Schwierigkeiten bei der Vorhersage und daraus resultierender Unsicherheit einher. Dementsprechend könnte sich eine **Beeinträchtigung** der Fähigkeit, Überraschungen zu reduzieren, auch als **emotionale Regulationsstörung** ausdrücken, die mit einem psychischen Ungleichgewicht, Angst und einem gefühlten Kontrollverlust einhergeht (Peters et al. 2017).

Diese Formulierung ermöglicht es, mögliche dysfunktionale Beziehungen zwischen der Persönlichkeit (sowie SPEKD) und der prädiktiven Aktivität des Gehirns in Bezug auf den Kontext und die Umgebung des Patienten zu identifizieren bzw. zu **befunden.** Nach der Bayes-Formulierung der Selbstevidenz werden Persönlichkeitstypen durch unsere früheren Überzeugungen bestimmt, die ihrerseits durch den Prozess der Selbstevidenz revidiert werden können, was zu einem Circulus vitiosus führt (Moutoussis et al. 2014).

Therapeutisch können diese Überzeugungen und inneren Haltungen mittels neuer Beobachtungen, Wahrnehmungen, Neubewertungen und Erwartungen der Kontexte modifiziert werden, die aus der Behandlungsinteraktion erworben werden. Mit anderen Worten, es werden **neue Hypothesen für das „Selbst"** aufgestellt und damit neue Wege für die Selbstevidenz eröffnet, die durch die Erfahrungen der therapeutischen Interaktionen eröffnet werden. Diese beruhen auf den Erfahrungen von Wechselwirkungen, insbesondere palpatorischer Annäherungen in Bezug auf koregulierte Körperempfindungen, Sinneswahrnehmungen, neurovegetative Arousal, Emotionen und Mentalisierungen seitens des Patienten hinsichtlich äußerer Kontexte. In diesem Prozess können sich potenziell neue Einsichten und Regulationsautomatismen entwickeln, die durch ein verändertes Verständnis z. B. im Hinblick auf eigene Lebensbezüge und -zusammenhänge gekennzeichnet sind. Die phänotypische Remission der Befindensstörungen ist an diese Prozesse gekoppelt und abhängig davon, dass die zerebralen Überzeugungen über Strukturen der Welt zu relevanten Haltungs- und Verhaltensänderungen und einer flexibleren Persönlichkeit (d. h. Dispositionen, die auf früheren Überzeugungen beruhen) führen, wodurch

Ungleichgewichtszustände reduziert werden, die ansonsten zu einem unkontrollierten Freiwerden von Energie führen würden.

Jeder Prozess der Glaubensaktualisierung (Schaffung oder Zerstörung von Informationen) erfordert Energie (Jarzynski 1997). Aus diesem Grund geht das psychische Gleichgewicht mit der physiologischen und thermodynamischen Effizienz Hand in Hand.

5.3 Soma-Physiologie-Erlebnis-Kontext-Dysfunktionsmuster (SPEKD)

Anstelle des Modells der somatischen Dysfunktion nutzen wir in der PSO den Begriff **Soma-Physiologie-Erlebnis-Kontext-Dysfunktionsmuster (SPEKD)**. Denn der Begriff „somatische Dysfunktion“ kann die Aspekte der erweiterten vier Prinzipien, die im Rahmen der PSO formuliert werden, nicht ausreichend abbilden. Dieser Begriff ermöglicht auch weitere diagnostische und therapeutische Zugänge sowie die Berücksichtigung weiterer Wirkmechanismen im Rahmen osteopathischer Konsultationen.

Der Mensch besteht nicht nur aus Körper und Psyche, sondern stellt eine bis ins Innerste verwobene **psychosomatische Einheit** dar. Die Komplexität der materiellen Form durch den Evolutionsprozess geht Hand in Hand mit der Komplexität assoziierter Energiemuster bzw. -felder und mit der Zunahme der inneren Bewusstheit. In dieser phylo- wie ontogenetischen Dynamik ist die Materie als die äußerliche Form durchgängig bis zum höchsten innerlichen Subjektiven präsent. **Gewebedysfunktionen** spiegeln sich in bestimmten **konditionierten Bewusstseinsmustern** wider und vice versa. Dabei sollte vermieden werden, innerliche Erfahrungen auf die energetische Ebene oder das Körperliche zu reduzieren oder umgekehrt.

Die Sicht der wechselwirkenden Verkörperung, die der PSO zugrunde liegt, kommt der enaktiven Sicht des menschlichen Körpers sehr nahe. So werden auch in der PSO Körper als „aktive Prozesse fortlaufender Individuation und Zyklen der Regulierung, die komplexe und verflochtene organische, sensomotorische und soziale Dimensionen einschließen“ (Arandia et al. 2021) verstanden. Multiple Regulationsdynamiken und -zyklen interagieren nichtlinear und spiegeln die aktive Entstehungsgeschichte von Organismus und Umwelt – onto- wie phylogenetisch – wider. Im ständigen Prozess der Individuation, der wechselwirkenden Regulationen multipler Körpersysteme und Organe wie auch in den Person-Kontext-Dynamiken treten zwangsläufig Spannungen zwischen internen Prozessen, zwischen Teilen/Ganzen-Aspekten, zwischen evolutionären, epigenetischen und metabolen Einflüssen, zwischen Dispositionen und Risikofaktoren/anthropogenen Faktoren, zwischen internen und externen Dynamiken und zwischen der Person und ihrem biosozialen und intersubjektivem Umfeld auf.

Ungleichgewichte aktiv aufrechtzuerhalten (z. B. thermodynamisches Gleichgewicht, intrazelluläres Kalium-Kalzium Gleichgewicht) und Spannungen zu erneuern zeichnet lebende Organismen aus. Diese werden laut Simondon (2020) zunächst organisch organisiert. Reichen diese Adaptivitäten nicht aus, werden sie durch Wechselwirkungen psychisch-sensomotorischer und kollektiver (Individuum-Gesellschaft) Dynamiken der Individuation bewältigt, beispielsweise mittels Aspekten der Wahrnehmung, Emotionen, Erinnerung, Gedanken, Überzeugungen und Handlungen. Wahrnehmung fungiert zur Integration multimodaler Sinneseindrücke zu einem sinnvollen Ganzen. Emotionen organisieren das Handeln entlang multipler Achsen wie z. B. Hunger/Sättigung, Schmerz/Lust (Arandia et al. 2021).

Beispielsweise kann die Glukosehomöostase zunächst durch erhöhten Glukagenausstoß aus der Leber aufrechterhalten werden. Wenn diese Strategie nicht ausreicht, kann der Glukosebedarf durch Schärfung der Sinnesorgane für kalorienreiche Nahrungsmittel, im nächsten Schritt durch erhöhte Muskelaktivität zur Nahrungssuche und schließlich mittels aggressiven Verhaltens versucht werden zu lösen. Weitere soziale Lösungsstrategien können institutionalisiert werden.

Potenzielle SPEKD entwickeln sich in **Abhängigkeit** zu den genannten multiplen, komplexen und sich wechselseitig beeinflussenden teils divergenten Spannungen und regulativen Anforderungen – d. h. von physischen, biologischen, intersubjektiven und biosozialen Kontexten sowie von phylogenetischen

5

und ontogenetischen Einflüssen, die entsprechende genetische, epigenetische und anthropogene Lifestyle-Faktoren aufweisen. SPEKD können sich mit verschiedenen Symptomen in den fünf osteopathischen Modellen ausdrücken. Dabei sind bei der Befundung und Therapie die Person-Kontext-Bezüge und Person-Kontext-Grenzflächen zu berücksichtigen (➤ Abb. 0.4, ➤ Kap. 0.2.5, ➤ Kap. 0.4).

Die **somatische Dysfunktion** aus einer integrativen Sicht ist ein Muster, das wechselwirkend auf spezifische Art und Weise in Individuationsprozessen sowie in Bottom-up- und Top-down-Bezügen in Erscheinung tritt – eingebettet in einer dynamischen und je nach Beschwerdebild anders gelagerten evolutionären und ontogenetischen Summierung von Risikofaktoren und interagierenden intersubjektiven und biosozialen Kontexten. Sie kann daher als **SPEKD** bezeichnet werden (Liem et al. 2020).

Die potenziellen Spannungen und ihre Beziehungen sind klinisch relevant und bei jedem Patienten bezüglich Ressourcen und SPEKD zu identifizieren, zu differenzieren sowie therapeutisch zu relativieren und zu integrieren. Dementsprechend werden bei der **Palpation** in der psychosomatischen Osteopathie beispielsweise auch diese Individuationsprozesse sowie **Bottom-up-** und **Top-down-Dynamiken** (➤ Kap. 5.2.2, ➤ Kap. 1, ➤ Kap. 9.4) **integriert.** Diese umfassen einerseits allgemeine Prinzipien und Modelle, andererseits verschiedene Methoden, spezifische Ansätze und Techniken. So werden auf differenzierte Art und Weise die Gewebe bzw. Physiologien und das assoziierte innerliche Erleben des Patienten **im Kontext** kultureller, familiärer und soziobiologischer Einflüsse sowie weiterer Lebensbezüge mittels Anamnese, Inspektion, Untersuchung, Palpation und spezifischer Tests befundet und behandelt (➤ Abb. 0.6). Das Ausmaß der Fähigkeit, innerliches Erleben und Reflexion in Bezug auf körperliche Dynamiken und Lebensbezüge wahrnehmen, differenzieren und regulieren zu können sowie eine therapeutische Beziehung entstehen zu lassen, bestimmt das Vermögen, osteopathische Sichtweisen, Prinzipien, Modelle, Ansätze und Techniken im klinischen Kontext angemessen anzuwenden.

Diese Vorgehensweisen basieren auf den osteopathischen Läsionen bzw. somatischen Dysfunktionen. Dabei sollten jedoch auch ätiologische Faktoren, Risikofaktoren, Wirkmechanismen und Einflüsse der SPEKD **berücksichtigt** werden (Liem 2017; Liem 2017; Liem 2016; Liem 2015; Liem et al. 2011), z. B. Genetik, transgenerationelle Einflüsse, Verlauf der Schwangerschaft, prä-, peri-, postnatale Faktoren, Stress in der frühen Lebenszeit, Infektionen, Unfälle, Top-down- und Bottom-up-Prozesse (➤ Abb. 0.3) (z. B. Glaubenssysteme, emotionales Erleben, neurovegetative Zustände), Lebensumstände (Beruf, Partnerschaft, Finanzen, Familiensituation, Freundschaften, Wohnverhältnisse), Lebensgewohnheiten, Zustände des Stoffwechsel-, Immun-, Hormon-, Atmungs-, Herz-Kreislauf- und des Muskel-Skelett-Systems (➤ Abb. 0.5). Je nach Lebensperiode sowie Intensität und Dauer der schädlichen Einflüsse entstehen unterschiedliche Unflexibilitäten, die aus Schutz- und Überlebensreaktionen resultieren und bei den Beschwerdebildern sowie SPEKD unterschiedlich wirksam sind. Sie sind für das Verständnis des Patienten wie auch für den bestmöglich angepassten therapeutischen Zugang zu befunden und zu differenzieren. Mögliche Dysfunktionsdynamiken sind in ➤ Abb. 0.7 dargestellt.

Die **Diagnostik** findet zu Beginn der Behandlung sowie auch fortwährend bei der therapeutischen Interaktion statt. Sie ist auf die Wahrnehmung der Aktivitätsmuster der jeweiligen Einflüsse, die Bedürfnisse und die Integrationsfähigkeiten des Patienten gerichtet. Dies umfasst u. a.:

- Die Anerkennung der jeweiligen Fähigkeiten des Patienten der proximalen Lernzone: Beispielsweise nimmt der Therapeut wahr, inwieweit der Patient in der Lage ist, die mit der palpierten Region und dem SPEKD assoziierten und einhergehenden Körperempfindungen, neurovegetativen Erregungen, limbischen Gefühlsmuster, präfrontalen Glaubensmuster und Bewusstseinsinhalte in einem ressourcenreichen Flow-Zustand erleben und integrieren zu können.
- Unsere eigene therapeutische Fähigkeit der Koregulation während der Behandlung.
- Die Verbesserung der koregulativen Kompetenzen des Patienten während der osteopathischen Behandlung.
- Das Erkennen und ggf. Inhibieren von strukturellen dysfunktionalen Stabilitäten, die sich im Laufe pathophysiologischer Einflüsse gebildet haben, z. B. eine niedriggradige Aktivierung des Immunsystems.

Durch die Befundung mittels der vier Quadranten, Entwicklungslinien und -ebenen, Top-down- und Bottom-up-Prozessen und dem Modell von Autopoiese, Enaktivismus und Adaptivität wird dem Osteopathen einerseits eine weitgehend umfassende Berücksichtigung wesentlicher Einflussfaktoren für Befindensstörungen und somatisch-energetisch-psychische Dysfunktionsmuster ermöglicht. Andererseits zeigt es auch die Herausforderungen bei der therapeutischen Interaktion, denen ein Therapeut ausgesetzt ist, da dieser ebenso durch diese Aspekte geprägt ist und so einen spezifischen Bias in der Befundaufnahme und Therapie aufweist.

5.4 Osteopathische Diagnostik

Die osteopathische Diagnostik dient der Feinabstimmung für die Anwendung von Vorgehensweisen der Integrations- bzw. Konfrontationsphase. Vor einer osteopathischen Befunderhebung ist eine **medizinisch-psychologische Diagnostik** vorzunehmen.

Die Stressfaktoren, die bei der osteopathischen Behandlung von emotionalen und chronischen Stress-Belastungen, chronischen Schmerzen oder PTBS zu berücksichtigen sind und von außen und innen auf den Körper einwirken, müssen zunächst identifiziert werden. Dann sollten interferierend stärkende sowie dysfunktionale Einflüsse und Wirkmechanismen eruiert werden. Hier ist eine **einfühlsame Anamnese** wichtig und Teil der Therapie. Einerseits ist es wesentlich, dass die Patienten diese Belastungen nur kurz beschreiben, ohne in das Erleben zu gehen, da eine assoziierte detaillierte Erläuterung das Arousal im Patienten ggf. zu stark aktivieren könnte. Andererseits kann die Benennung von Erlebnissen, die als unfassbar erlebt wurden, bereits dazu führen, dass diese bereits ein Stück weit weniger mächtig wirken.

Die osteopathische Diagnostik und Behandlung von emotionalen und chronischen Stress-Belastungen, chronischen Schmerzen oder PTBS kann auf die **Grundprinzipien** (➤ Abb. 0.1) und **Modelle der Osteopathie** (➤ Abb. 0.4) zurückgeführt werden. Die dynamische interferierende Beziehung zwischen Struktur und Funktion und die Wechselbeziehung zwischen der Einheit des jeweiligen Menschen und seinem soziobiologischen sowie kulturellen Kontext ist eines der Hauptprinzipien osteopathischen Denkens und Handelns. Der Hauptfokus ist dabei auf das Individuum, auf *eine* Person ausgerichtet – im Bestreben, ihre spezifischen Interferenzen wahrzunehmen, zu relativieren, zu differenzieren und in die Behandlung zu integrieren. Aus diesem Verständnis heraus entwickelt sich im osteopathisch-salutogenetischen Ansatz (Liem et al. 2017) das osteopathisch-spezifische klinische **Reasoning.** Die osteopathische Behandlung basiert auf der Interaktion adaptiver biomechanisch-posturaler Faktoren, neurologischer Steuerungsprozesse, respiratorisch-zirkulatorischer Dynamiken, metabolisch-immunologischer-endokriner Abläufe und biopsychosozialer Einflüsse der jeweiligen Person. Jedes dieser fünf Modelle fußt wiederum auf den Prinzipien der Anatomie, Physiologie, Biochemie und Psychologie. Die Anwendung dieser Modelle stellt ein Hilfsmittel dar, durch das ein Diagnostik- und Behandlungszugang ermöglicht und nachvollziehbar wird.

Der osteopathische Behandlungsablauf umfasst sowohl zentrale Steuerungsprozesse als auch periphere Wechselwirkungen und orientiert sich an den Grundprinzipien und den Aspekten der fünf osteopathischen Modelle. Dies beinhaltet ebenso die Übungstherapie, die Berücksichtigung weiterer Lebensfaktoren, Gewohnheiten und des Umfelds des Patienten sowie wichtige Erklärungen für das Verständnis und die Motivation des Patienten.

Die osteopathische Befunderhebung entscheidet über die zu behandelnde **Region** (Kopf, Brustkorb, Wirbelsäule, Becken und/oder Extremitäten) und die mögliche **Reihenfolge** der Behandlungsschritte. Osteopathische Diagnostik und Behandlung interagieren und umfassen qualitative subjektive Zugangswege, z. B. Stimmigkeit, Instabilität und Sensibilität, sowie objektivierbare Befunde. Die Intuition ist dabei ein wichtiger Faktor und entwickelt sich im Laufe des klinischen Lernens (Liem 2014; Liem 2017).

Psychische Diagnosen sind von Osteopathen i. d. R. nicht zu stellen. Bei Verdacht auf ein psychisches Erkrankungsbild ist auf die jeweiligen Fachkräfte (Psychiater, klinischer Psychologe) zu verweisen. Die zugrundeliegenden psychosomatisch-osteopathischen Befunderhebungen werden im Folgenden beschrieben.

5.5 Serotonerger und dopaminerger Typ

5.5.1 Typen: weiblich, männlich und intersexuell

Laut WHO umfasst und differenziert der Begriff „sex“ genetische, biologische, hormonelle und weitere physiologische Faktoren, während der Begriff „gender“ soziokulturelle, ökonomische und politische Faktoren erfasst (WHO 2022). In der Osteopathie und Medizin ist es wesentlich, **geschlechterspezifische Unterschiede** als Teil von Risikofaktoren und Wirkmechanismen für Homöostase und Allostase angemessen zu berücksichtigen.

Biologische, psychische und soziokulturelle Faktoren nach DeCola (2012) sind:

- **Biologische Faktoren:** Körpergröße, Gewicht, Verhältnis Knochen-/Muskelmasse, prozentueller Körperfettgehalt, hormonelle Zyklen
- **Psychische Faktoren:** Emotionalität, Empathie, Affektbewältigungsstrategien
- **Soziokulturelle Faktoren:** Bildung, Einkommen, Religion, soziale Normen, Ethnizität, sexuelle Ausrichtung

Pränatale Faktoren, welche die sexuelle Orientierung beeinflussen können, sind ebenso zu beachten (Swaab 2007; Roselli 2018):

- Genetische Faktoren
- Hormone
- Chemikalien
- Immunantworten
- Soziale Faktoren

Zudem haben eine **Vaterabsenz** (Culpin et al. 2013; McLanahan et al. 2013) und eine **Mutterabsenz** (Mao et al. 2013) Einfluss auf die Entwicklung des Kindes.

Insbesondere sind geschlechts- und genderspezifische Unterschiede und Einflüsse bei **Beschwerden,** der Beurteilung von **Krankheitsrisiken,** in der **Prophylaxe, Diagnostik** und bei **Behandlungszugängen** zu berücksichtigen. Beispielsweise variiert das Schmerzempfinden von Frauen während des Zyklus (Vincent et al. 2010) und ist bei hohen Progesteronkonzentrationen erhöht (Stening et al. 2007). Sportlerinnen sind 4–6-mal stärker gefährdet für vordere Kreuzbandverletzungen als Männer (Nessler et al. 2017).

Während das derzeitige Wissen über Pathophysiologie, Diagnostik und Behandlung von Krankheiten in erster Linie auf Männern beruht (Mauvais-Jarvis et al. 2020) und so einen Gender-Health-Gap aufweist, sollte eine angemessene Gender-Medizin die Bedürfnisse beider Geschlechter gleichermaßen im Auge haben (Regitz-Zagrosek 2012).

Mauvais-Jarvis et al. (2020) zeigten sex- und genderspezifische Unterschiede bei den häufigsten **Krankheiten** auf:

- **Herzleiden:**
  - Frauen: älter, häufiger koronare mikrovaskuläre Dysfunktionen und Herzinsuffizienz mit erhaltener Auswurffraktion
  - Männer: jünger, häufiger obstruktive Koronararterien und Herzinsuffizienz mit reduzierter Auswurffraktion
  - Geschlechtsspezifische Unterschiede, Frauen im Vergleich zu Männern: seltener evidenzbasierte Therapie
- **Krebs:**
  - Frauen: Prävalenz und Mortalität erhöht
  - Männer: Prävalenz und Sterblichkeit bei einigen Krebsarten vermindert
- **COPD, Asthma:**
  - Frauen: früher Beginn mit geringerer Tabakexposition, verminderte Lungenfunktion in der Menopause, prämenstruelles Asthma
  - Männer: Prävalenz erhöht, bei Asthma Prävalenz präpubertär erhöht
  - Geschlechtsspezifische Unterschiede, Frauen im Vergleich zu Männern: häufig Fehldiagnosen
- **Ischämischer Apoplex:**
  - Frauen: älter, Risikofaktoren sind hypertensive Schwangerschaftsstörungen, Gestationsdiabetes, Empfängnisverhütung, häufig unzureichend behandelt
  - Männer: jünger
- **Alzheimer-Krankheit:**
  - Frauen: Prävalenz erhöht v.a. bei Schwangerschaft, Schwangerschaftshypertonie und früher Menopause
  - Männer: Prävalenz vermindert
  - Geschlechtsspezifische Unterschiede, Frauen im Vergleich zu Männern: häufig verzögerte oder verpasste Diagnose

- **Typ-2-Diabetes:**
  - Frauen: häufig gestörte Glukosetoleranz, Menopause prädisponiert
  - Männer: häufiger gestörte Nüchternblutzuckerwerte, Testosteronmangel prädisponiert
  - Geschlechtsspezifische Unterschiede, Frauen im Vergleich zu Männern: häufig Unterbehandlung
- **Influenza:**
  - Frauen: v.a. Erwachsene, Morbidität und Mortalität erhöht, v.a. in Schwangerschaft und Kindheit
  - Männer: überwiegend bei Jungen
  - Geschlechtsspezifische Unterschiede, Frauen im Vergleich zu Männern: geringere Inanspruchnahme des Impfstoffs

5.5.2 Serotonerger und dopaminerger Typ

Im Folgenden wird die Befunderhebung des serotonergen und dopaminergen Typ dargestellt. Eine flexible Persönlichkeit würde je nach Kontextanforderungen ein serotonerges oder dopaminerges Verhalten zeigen, i. d. R. neigen Patienten aber eher zu einem der beiden Typen. Da sich diese im Hinblick auf ihr Verhalten, physiologische und pathophysiologische Faktoren, Dysfunktionen sowie Krankheitsrisiken unterscheiden, sind diese äußerst praxisrelevant. Dabei sind alle Angaben als Tendenzen zu verstehen (➤ Tab. 5.1).
Darüber hinaus existieren auch weitere Modelle, z. B. von Jiang et al. (2022) und Liang et al. (2021), die drei

Tab. 5.1 Wesentliche Merkmale des serotonergen und dopaminergen Typus

Parameter	Serotonerger Typus	Dopaminerger Typus
Persönlichkeit (Delvecchio et al. 2016; Deyoung 2013; Dong et al. 2022; Previc 2009)	Hier-und-Jetzt-Persönlichkeit	Dort-und-Morgen-Persönlichkeit
Ausdruck, Verhalten (Previc 2009; Ward et al. 2017; Delvecchio et al. 2016; Deyoung 2013)	• Egozentrisch, intrapersonell • Ruhig, Entspannt • Zufrieden mit dem, was ist	• Alterozentrisch, interpersonell • Neugierig, motiviert • Neuheitssuche, impulsiv
Bildungsort der Hormone	Nuclei raphe	Ventrales Tegmentum, Substantia nigra, Nucleus arcuatus hypothalami
Dysfunktion allgemein (Provençal et al. 2015; Ward et al. 2017; Seo et al. 2008; Previc 2009; Delvecchio et al. 2016; Deyoung 2013)	Emotionale Erregung ↑, Unruhe, Angstsymptome ↑ bei belastenden Lebensereignissen (5-HTTLPR-L-Allel), Fluchtverhalten	Wut, aggressives, delinquentes, ungehemmtes, externalisierendes, unkontrolliertes emotionales Verhalten, Suchtverhalten, rücksichtslos sich und anderen gegenüber, Paranoia
Polymorphismen (Chiao et al. 2010; Lin et al. 2007; Delvecchio et al. 2016; Zahavi et al. 2016)	Serotonin-Transporter (SLC6A4, 5-HTTLPR) (L- oder S-Allel)	Dopamin-Transporter (DAT1), Dopamin-Rezeptor D4 (DRD4), Katechol-O-Methyl-Transferase-Gen (COMT-Gen)
Epigenetik (Provençal et al. 2015; Hale et al. 2012; Previc et al. 2007; Juárez et al. 2016)	Early Life Stress, pränataler Stress	Early Life Stress, pränataler Stress, oxidativer Stress
Neurovegetativum (Brindley et al. 2017; Mannelli et al. 1997; Cornell University 2019; Lokhandwala et al. 1983)	Sympathikus ↑	Sympathikus ↓, Ncl. dorsalis n. vagi, Ncl. ambiguus ↑, speziell viszeroefferente Ncll. V, VII, IX, XI ↑
Neurovegetative Dysfunktion (Mannelli et al. 1997; Cornell University 2019)	Fluchtverhalten, Pulsfrequenz ↑, Atmungsfrequenz ↑	Immobilisation, Freezing-Reaktion, Atmungsfrequenz ↓
Hormonelle Dysfunktion (Underland et al. 2018; Yadav et al. 2011)	Möglicherweise Insulin-, Leptinmangel	Möglicherweise Insulin-, Leptin-, Kortisolresistenz

5

Tab. 5.1 Wesentliche Merkmale des serotonergen und dopaminergen Typus. *(Forts.)*

Parameter	Serotonerger Typus	Dopaminerger Typus
Immunsystem (Capitanio et al. 2008)	Eher proinflammatorisch	Eher antiinflammatorisch
Ekel (Jiang et al. 2022; Liang et al. 2021)	↑	↓
Krankheitsrisiko (Previc et al. 2007; Previc 2009; Ward et al. 2017; Delvecchio et al. 2016; Zahavi et al. 2016; Juárez et al. 2016)	Niedriggradige Entzündung, chronische Schmerzsyndrome, Fibromyalgie, Depression, Angststörungen, Autoimmunerkrankungen	Suchtkrankheiten, Krebs, Burn-out, Infektionen, ADHS, Autismus, Zwangsstörungen, Morbus Parkinson, Motivationsverlust

Haupthormone unterscheiden: Serotonin, Dopamin und Noradrenalin für Freude, Angst und Ekel. Unabhängig von der Typendifferenzierung vermutet Previc (1999), dass Ursprünge der menschlichen Intelligenz auf eine Ausweitung der dopaminergen Systeme in der frühen Evolution der Hominiden zurückzuführen sind und bezieht dies insbesondere auf die Beteiligung von Dopamin bei der Regulation linkshemisphärischer kognitiver Fähigkeiten.

5

5.6 Selbsterhaltung und Selbstanpassung

Die Befundung und Diagnostik holarchischer wechselseitiger Dynamiken sind wesentlich, um ein Verständnis für wirkende Kräfte, dysfunktionale Muster und Ressourcen des Patienten zu erhalten. Dabei wird auf jeder Ebene das dynamische Gleichgewicht zwischen Selbsterhaltung und Selbstanpassung befundet.

Die **Selbsterhaltungstendenz** ist Ausdruck der **Ganzheit** des Patienten. Sie zeigt sich im Bestreben, die Autonomie gegenüber Umweltzwängen zu erhalten. Eine verminderte Autonomie bedroht die Existenz. Dies trifft auf alle Ebenen zu, auf Atome, Moleküle, Zellen, Gewebe und Organe, aber auch auf die Person als Ganzes sowie auf mentale Ganzheiten.

Die **Selbstanpassung** ist Ausdruck davon, dass der Patient **Teil eines Ganzen** ist. Sie zeigt sich im Bestreben, Beziehungen einzugehen und sich in Kontexte und Umgebungen einzufügen. Eine verminderte Selbstanpassung verringert die Fähigkeit, sich als Teil in seine Kontexte einzugliedern und anzupassen. Auch dies bedroht die Existenz und kann auf allen Ebenen stattfinden.

Bei der Krankheitsentstehung ändert sich die **Beziehung** des jeweiligen **Teils zu seinem Ganzen** in Bezug auf vielfältige homöostatische Gleichgewichtsprozesse. Bei der Befundung wird auf dysfunktionale Beziehungsgefüge zwischen Ganze und Teile-Aspekten des Patienten bzw. auf Gleichgewichtsprozesse zwischen beiden geachtet. In der Regel führen Kontextveränderungen zur Krankheitsentstehung in der Person und die Person entscheidet gewissermaßen, welche Symptome und Beschwerdebilder entstehen.

Diagnostische **Fragen zur Selbsterhaltung:**

- Gibt es Defizite in der Fähigkeit des Menschen, seine Ganzheit aufrechtzuerhalten bzw. sich gegenüber familiären, beruflichen und anderen Kontexten abzugrenzen?
- Kann sich der Patient zu wenig abgrenzen?
- Hat eine bestimmte Struktur palpatorisch ihre relative Autonomie gegenüber der regionalen Umgebung und Ganzheit verloren (ist z. B. die Dehnfähigkeit oder Kontraktionskraft des M. psoas aufgrund einer gereizten Zäkumregion vermindert), sind die Grenzen zu schwach?
- Ist der energetische Ausdruck des Patienten zentrifugal vermindert oder erhöht?
- Wird zu viel Energie aufgenommen?
- Wie stehen diese Defizite im Kontext zu den Beschwerden des Patienten?

Diagnostische **Fragen zur Selbstanpassung:**

- Gibt es Defizite in der Anpassung des Patienten an sein familiäres, berufliches, kulturelles und biosoziales Umfeld?
- Kann sich der Patient zu wenig anpassen?
- Ist eine bestimmte Struktur palpatorisch zu abgegrenzt bzw. isoliert gegenüber der regionalen Umgebung und Ganzheit (ist z. B. die Gleitfähigkeit eines Gefäßes, Nervs oder Organs gegenüber

der Umgebung vermindert), sind die Grenzen zu stark?
- Ist der energetische Ausdruck des Patienten zentripedal vermindert oder erhöht?
- Wird zu viel Energie abgegeben?

Diagnostische **Fragen zur Selbsterhaltung und Selbstanpassung:**
- Welche Kontexte (aktuelle und vergangene) sind an dem Beschwerdebild als Risikofaktoren beteiligt?
- Was sind mögliche ätiologische Faktoren der verminderten Selbsterhaltungs- oder/und Selbstanpassungsmuster?
- Gibt es aktuelle Auslöser bzw. Trigger für die Selbsterhaltungs- oder/und Selbstanpassungsmuster?
- Welche Wirkmechanismen halten dysfunktionale Selbsterhaltungs- oder/und Selbstanpassungsmuster sowie die Beschwerdebilder aufrecht?
- Wie sind diese Befunde im Kontext zu den Beschwerden des Patienten durch Differenzierung, Relativierung und Hierarchisierung dieser Faktoren zu bewerten?
- Sind die Krankheitssymptome Ausdruck von Prozessen, die in Richtung verminderte oder zu starke Selbstanpassung oder Selbsterhaltung verlaufen?
- Welche Beziehungsgefüge halten das Gleichgewicht und das gegenwärtige Ungleichgewicht aufrecht? Wo und auf welcher Ebene befinden sich diese?
- Wie hält der Organismus seine Integrität und Intaktheit unter den gegebenen Bedingungen aufrecht? Dabei werden homöodynamische und weitere Regulationstendenzen identifiziert. Die Synchronisation mit diesen und ihre Aktivierung ist für einen ressourcenorientierten Behandlungszugang wesentlich. Diese sollten vor Dysfunktionsintegration oder gleichzeitig mit dieser ausgeführt werden.
- Welche Behandlungszugänge können dysfunktionale Wirkmechanismen inhibieren?
- Welche Behandlungszugänge können dysfunktionale Wirkmechanismen auflösen oder integrieren?
- Welches sind mögliche kurzfristige, mittelfristige und langfristige therapeutische Zugänge und Ressourcen?
- Welche Behandlungszugänge können neue Emergenzen und Integrationsprozesse entstehen lassen? Schließlich ist Heilung auch dadurch gekennzeichnet, dass die jeweiligen krankmachenden Kontexte keinen Anhalts- bzw. Anheftungspunkt mehr finden und dass der Patient proaktiv sein Verhältnis zum Kontext verändert.

5.7 Selbstimmanenz und Selbsttranszendenz

Auch die Befundung der Selbstimmanenz und Selbsttranszendenz im Rahmen holarchischer wechselseitiger Dynamiken ist wesentlich, um angemessene therapeutische Zugänge einleiten zu können. **Selbstimmanenz** ist Ausdruck der Relativierung des Niedrigeren bzw. evolutionär Älteren durch das Höhere bzw. evolutionär Jüngere. So werden die einzelnen Zellorganellen durch die Zelle und die Zelle durch das Gewebe reguliert oder Impulse des limbischen Systems durch den präfrontalen Kortex relativiert. Bei Dysfunktionen können Dissoziierungen auftreten. Hier findet nicht nur eine Relativierung statt, sondern es werden niedrigere Ebenen negiert. Dissoziierungen zeigen sich durch das teilweise oder völlige Abspalten von Körperempfindungen, Gefühlen, Bedürfnissen, Erinnerungen etc., wie beispielsweise bei Anorexia nervosa das Hungergefühl nicht berücksichtigt oder sogar nicht mehr wahrgenommen wird.

Selbsttranszendenz bezeichnet einen evolutionären oder ontogenetischen Drang zu einer höheren Ebene. So werden z. B. frühkindliche Reflexe durch höhere Zentren inhibiert. Bei Dysfunktionen können Regressionen auftreten, z. B. wenn Stressoren zu stark werden. Die Regression bzw. der Holonzerfall findet als umgekehrter Schritt zum Holonaufbau statt.

Diagnostische Fragen zur **Selbstimmanenz:**
- Treten dysfunktionale Dissoziationsmuster auf?
- Was sind mögliche ätiologische Faktoren?
- Gibt es aktuelle Auslöser bzw. Trigger?
- Welche Wirkmechanismen halten diese Dissoziationsmuster aufrecht?

- Zeigt sich eine Abspaltung der Wahrnehmungsfähigkeit zu
  - Körperbereichen, Körperempfindungen,
  - eigenen Gefühlen wie Angst, Trauer, Wut, Glück,
  - Bedürfnissen wie Hunger, Durst, Nähe, Berührung,
  - bestimmten Kognitionen und Mentalisierungen,
  - Erinnerungen an die eigene Vergangenheit oder
  - zur eigenen Person oder Umgebung?
- Wo im Patienten liegen die Ressourcen für Top-down-Regulationen (z. B. Psychoedukation)?

Diagnostische Fragen zur **Selbsttranszendenz:**

- Treten dysfunktionale Regressionsmuster auf?
- Was kann der Patient erreichen – kurz-, mittel-, langfristig?
- Auf welcher Ebene treten Regressionen auf? Welche Gleichgewichte sind davon betroffen? Zum Beispiel
  - Blutzuckerspiegel, Glukosehomöostase
  - Säure-Basen-Haushalt
  - Oxidatives Gleichgewicht, aerobe oder anaerobe Glykolyse
  - Hormonelle Stressachse
  - Neurovegetativum
  - Temperaturgleichgewicht
  - Emotionale Regulation
  - Kognitionsdefizite
  - Verhalten
- Sind weitere Regressionszeichen vorhanden, z. B. latenter Strabismus, Enuresis nocturna, frühkindliche Reaktionsmuster wie asymmetrisch tonischer Nackenreflex (➤ Kap 6.20.3)?
- Was sind mögliche ätiologische Faktoren, z. B. Early Life Stress, Infektionen, Trennung, physisches und/oder psychisches Trauma?
- Gibt es aktuelle Auslöser bzw. Trigger?
- Welche Wirkmechanismen halten diese Regressionsmuster aufrecht?
- Wo im Patienten liegen die Ressourcen der Selbsttranszendenz, d. h. die Wandlung eines Ungleichgewichts in ein Gleichgewicht höherer Ordnung?
- Wo im Patienten liegen die Ressourcen für eine Bottom-up-Regulation, z. B. Verminderung nozizeptiver Afferenzen?
- Was kann der Patient erreichen – kurz-, mittel-, langfristig?

5.8 Sechs Wahrnehmungsebenen

Es ist auf Inkohärenzen von Ausdruck und Afferenzen des Patienten zu achten, ob z. B. der Inhalt des Gesagten mit Betonung, Nachdruck, Ton und Rhythmus der Sprachäußerung, der Mimik sowie der Körperhaltung übereinstimmt oder nicht. Auf folgende **Aspekte** ist die Aufmerksamkeit bei der Befunderhebung zu richten:

1. **VAKOGI:**
   - **Visuell:** Sehen, Seherinnerung und -vorstellung
   - **Auditiv** inkl. **vestibulär:** Hören, Hörerinnerung, Hörvorstellung, Sprachinhalt und Prosodie, Gleichgewicht, Balance, Orientierung des Körpers im Raum, Richtung der Schwerkraft und Beschleunigung
   - **Kinästhetik:** taktil (Oberflächensensibilität); Wahrnehmung von Druck, Berührung, Schmerz und Temperaturwechsel)
   - **Olfaktorisch:** Riechen, Geruchserinnerung und -vorstellung
   - **Gustativ:** Schmecken, Geschmackserinnerung und -vorstellung
   - **Interozeption, Propriozeption:** „I" umfasst in diesem Fall die interozeptive und die propriozeptive Wahrnehmung
     - Interozeption: Herzschlag, Atemfrequenz, Spannung von Magen, Darm, Blase etc.
     - Propriozeption (Tiefensensibilität): Muskel-, Gelenkwahrnehmung, Lage-, Kraft-, Bewegungssinn, Körperempfindungen
2. **Bewegungsebene:** Körperhaltung, Mimik, Gestik, Körperbewegungen
3. **Hirnstammebene, Ebene des autonomen Nervensystems:** Wahrnehmung unterschiedlicher neurovegetativer Erregungen, aktiv/passiv, behaglich/unbehaglich, Entspannung/Tagträume, Energiemangel/passiv, erhöhte Wachsamkeit/Kampf-Flucht/Freezing-Reaktionen, Neugierde/Manie (➤ Kap 6.2.1, ➤ Kap. 9.5, ➤ Kap. 10.5.11, ➤ Tab. 10.1, ➤ Tab. 1.1, ➤ Abb. 1.2)
4. **Limbische, emotionale Ebene:** Wahrnehmung von ego- oder alterozentrischen, negativen und

positiven Gefühlen, auf sich und auf andere gerichtet (➤ Kap. 11, ➤ Abb. 1.3, ➤ Tab. 1.1)

5. **Kortexebene, Kognition, Mentalisierung:** Reflektionen, Impulsinhibition und -aktivierung, Rationalisierungen, Zwangsgedanken, Scham-, Schuldgefühle (➤ Kap. 1.1, ➤ Kap. 6.2.3, ➤ Kap. 7.10.12, ➤ Abb. 1.4, ➤ Tab. 1.1)
6. Ebene der **dysfunktionalen Zeichen** und **Verhaltensmuster**

Die Palpation bei der Diagnostik und Behandlung wird unmittelbar mit dem assoziierten subjektiven Erleben des Patienten, d.h. seinen Wahrnehmungsebenen, in Relation gesetzt (z.B. seinem inneren Erleben, Reaktionen und Ausdruck mittels Mimik, Körperhaltung, Gestik) und mittelbar zu intersubjektiven (z.B. seiner Beziehungsdynamik zu Partnern, Kindern, Eltern, Freunden, seinem kulturellen Hintergrund), objektiven (z.B. Gewebezustand, Labor- oder Röntgenbefund) und biosozialen Faktoren und Kontexten (z.B. Einkommen, sozialer Stand, Wohnsituation) (➤ Abb. 5.5).

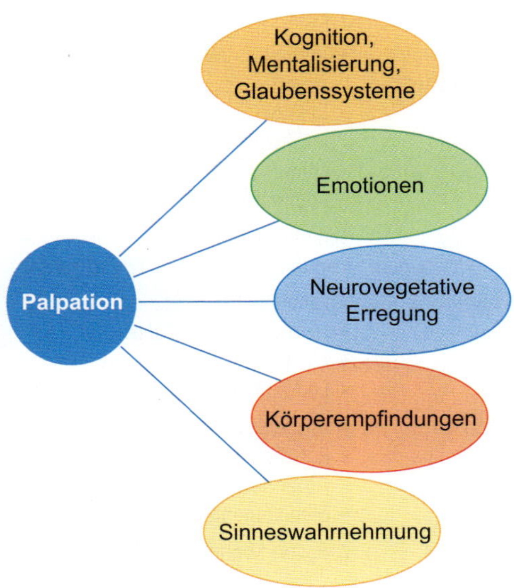

Abb. 5.5 Die Palpation wird in Beziehung zu subjektiven Erlebnismustern gesetzt t [P1143/L143]

5.9 Allgemeine Anamnese

5.9.1 Grundlagen

Auch für einen manuell arbeitenden Osteopathen ist die Anamnese wesentlich und umfasst u.a. biomedizinische und biografische Fragen. Bei der Anamnese wird versucht, die interagierenden dynamischen Aspekte zu erfassen und sie mit den weiteren Untersuchungsbefunden abzugleichen. Dabei sollte die Anamnese nicht nur problem-, sondern **auch lösungsorientiert** sein. Von Beginn an wird der Fokus im Gespräch auch darauf gerichtet, was dem Patienten Freude bereitet und wo seine Ressourcen liegen.

Die Patienten sollten zunächst **frei erzählen,** was der Grund ihrer Konsultation ist. Ermutigen Sie sie ggf. zu genaueren Beschreibungen. Es kann sein, dass sich Patienten mit dem Erwähnen von **Gefühlen** und **Emotionen** zurückhalten, weil sie denken, diese würden nicht dazugehören. Teilen Sie ihnen in diesen Fällen mit, dass Sie an der Äußerung von Gefühlen ebenso interessiert sind wie an anderen Fakten.

ACHTUNG

Insbesondere bei traumatisierten Patienten ist darauf zu achten, keine emotionalen Erinnerungen wachzurufen oder die Patienten damit zu konfrontieren, um Retraumatisierungen zu vermeiden. Deshalb ist ein behutsames Vorgehen wesentlich und es sollten ausschließlich sachbezogene Fragen zu Ereignissen gestellt werden.

Wenn der Patient seinen spontanen Bericht beendet hat, fragen Sie gezielt nach noch offenen Unklarheiten. Sie sollten durch die Anamnese eine Idee der **chronologischen Entwicklung der Beschwerden** erhalten.

Ungünstig und zu vermeiden ist es außerdem, Weltbilder oder unpassende Konzepte aufzudrängen, zu diskutieren, zu verurteilen, zu schnell zu interpretieren, Suggestivfragen zu stellen, von oben herab zu lehren oder die Ressourcen des Patienten zu unter- oder überschätzen.

Hilfreich bei der Interaktion mit dem Patienten hingegen sind:

5

- Empathisches, wertschätzendes, aktives und offenes Zuhören
- Strukturiertes Fragen
- Teilnehmende, klärende, stimulierende und Feedback-Fragestellungen
- Nachfragen und Wiederholen wichtiger Äußerungen
- Beachtung des Ganzen, ohne sich im Detail zu verlieren
- Aufmerksam sein für Projektionen
- Offene Grundhaltung

Bei der Anamnese werden **eruiert:**

- Beschwerdebilder
- Qualitäten und mögliche Kausalitäten der Beschwerden, Wirkmechanismen
- Belastung durch die Beschwerden (0–10: 0–1 keine Belastung, 10 Höchstbelastung)
- Fähigkeit der Emotionsregulation
- Anthropogene Faktoren (➤ Tab. 5.2)
- Ressourcen
- Kontraindikationen

Fragen im Bezug zum Patienten, die sich der **Therapeut** stellen muss:

- Welche Ätiologien, Risikofaktoren und epidemiologische Faktoren liegen den Beschwerdebildern zugrunde?
- Welche Trigger und Auslöser bestehen?
- Welche länger andauernden, ungelösten Dynamiken bestehen, z. B. auf emotionaler, mentaler, metaboler, immunologischer (in Bezug auf Pathogene und Toxine), neuroendokriner, intersubjektiver (z. B. Partnerschaft, Mobbing) oder biosozialer Ebene?
- Welche Wirkmechanismen sind aktiv und können möglicherweise inhibiert werden?
- Welche Gleichgewichte sind gestört?
- Welche inneren Ressourcen stehen zur Verfügung und wo befinden sich die Stärken?
- Welche Ressourcen haben den Patienten bis hierher gebracht?
- Was konnte sich bisher frei entfalten? Welche Potenziale wurden behindert?
- Welche Kompensationen waren nötig und seit wann?
- Welche Erlebnisse konnten nicht integriert werden und wie äußern diese sich im SPEKM?
- Reichen die Ressourcen, um desintegrierte Anteile, Belastungen und Traumata zu integrieren?

Tab. 5.2 Anthropogene Faktoren, die mit chronischen Krankheiten assoziiert sind

Anthropogener Faktor	Einflüsse
Ernährung	• Verarbeitung der Nahrung • Nährstoffüberschuss: Zucker, Fett, Salz, Energie • Nährstoffmangel: Vitamine, Mineralien, Ballaststoffe, Eiweiß
Körperliche Aktivität	• Inaktivität • Mangel an ausreichender Bewegung • Übermäßig langes Sitzen in Freizeit- und/oder Arbeitszeit • Zu viel körperliche Belastung, z.B. im Ausdauersport
Chronischer Stress	Langfristig ungelöste Konflikte jeglicher Art
Schlaf	• Schlafqualität, -dauer • Schlafstörungen • Häufig bidirektionaler Einfluss: Schlafmangel begünstigt chronische Krankheiten, diese wiederum beeinträchtigen die Schlafqualität
Beruf	• Arbeitsbedingungen • Schichtarbeit • Sicherheit des Arbeitsplatzes
Interpersonelle Beziehungen	• Fürsorge, Unterstützung • Zugehörigkeitsgefühl • Early Life Stress
Soziale Ungerechtigkeiten	• Verhältnis zwischen Reichtum und Armut • Relative Ungerechtigkeit wirkt sich im Vergleich zur absoluten Armut stärker aus, und zwar auf allen Ebenen der Gesellschaft
Technologie-Pathologien	Schädliche Auswirkungen der modernen Technologie, z. B. Bildschirmzeit
Umwelt	• Umweltverschmutzung, Feinstaub • Licht-, Lärmbelastung • Manipulation durch Werbung • Endokrin wirksame Chemikalien
Genussgifte und Medikamente	• Drogenkonsum • Rauchen • (Übermäßiger) Alkoholkonsum • Medikamentenabusus
Über- oder Unterexposition	z. B. von Sonnenlicht

- Wo befinden sich die Fulkren im Körper, die eine tiefere Integration ermöglichen?

Eine **gute Anamnese liefert:**

- Klar formulierte Behandlungsziele
- Ein gewisses chronologisches Verständnis für die assoziierten Bedingungen bei der Entstehung der Beschwerden
- Biografische Einflüsse
- Ressourcen des Patienten
- Differenzialdiagnosen
- Informationen, um eine erste Behandlungshypothese, Behandlungsschritte, -sequenzen und eine Prognose zu formulieren (➤ Kap. 5.2.2, ➤ Kap. 6.9, ➤ Kap. 7.3.2, ➤ Kap. 9.1)

Dabei ist bereits bei der Anamnese alles dafür zu tun, eine hohe Compliance des Patienten zu erreichen. Während der gesamten Behandlungssitzung achtet der Therapeut auf kohärente und inkohärente Aspekte im Ausdruck (Inhalt des Gesprochenen, Prosodie, Gestik, Mimik, Verhalten, Haltung etc.) des Patienten.

5.9.2 Visuelle Analogskala

Die „Subjective Units of disturbance/discomfort/distress" (SUD) ist eine Skala von 0 bis 10 zur Messung der **subjektiven Intensität von Störungen oder Distress,** die von einer Einzelperson erlebt wird. Diese beurteilt selbst, wo sie auf der Skala steht. Das SUD-Level wurde von Wolpe entwickelt und bei kognitiven Verhaltensbehandlungen für Angststörungen genutzt wie auch zu Forschungszwecken verwendet (Wolpe 1969).

Indikationen:

- Befundung der subjektiven Belastung einer Störung, eines Distress, eines konkreten Symptoms, eines Schmerzes, eines Ereignisses, nach einem traumatischen Ereignis, eines schlimmsten Moments, eines Traums, eines Gefühls, einer Erinnerung, eines Bildes oder eines SPEKD.
- Die SUD-Skala kann für den Therapeuten und den Patienten als Maßstab zur Bewertung des Behandlungsverlaufs angewendet werden. Auf diese Weise können z. B. eine Verbesserung oder Desensibilisierung befundet und der Endpunkt einer Behandlungssitzung markiert werden.

Es gibt keine strenge Regel, nach der ein Patient seiner Störung oder seinem Leiden selbst eine SUD-Bewertung zuweisen kann. Wichtig ist nur, dass die beschriebene Intensität so sein muss, wie sie im gegenwärtigen Augenblick erlebt wird. Eine mögliche Fragestellung kann sein: „Wenn Sie jetzt daran denken, wie belastend ist das Ereignis/der schlimmste Moment/das Bild/das Symptom/die Erinnerung/der Traum/das Gefühl etc. jetzt für Sie auf einer Skala von 0–10 (0 = Bestnote, nicht belastend; 10 = größte vorstellbare Belastung)?"

Es kann zu jedem Zeitpunkt der Behandlung der subjektive Belastungsgrad befundet werden. Regelmäßige Selbsteinschätzungen während der Behandlungssitzung geben einen Überblick über den Behandlungsverlauf. Es kann z. B. gefragt werden: „Wenn Sie jetzt noch einmal zum Ausgangsthema zurückgehen und den schlimmsten Moment bzw. das Startbild/Ereignis etc. holen, wie belastend ist er/es auf einer Skala von 0–10?" oder: „Wie belastend ist … jetzt auf einer Skala von 0–10?"

Der Therapeut achtet dabei auch auf die Mimik, Gestik und die Körperhaltung des Patienten. Eine Anspannung von Körperteilen oder eine inkohärente Mimik oder Gestik kann auf einen höheren subjektiven Belastungsgrad als angegeben hinweisen.

5.9.3 Entwicklungsebenen auf Basis der Spiraldynamik

Um mit einem Patienten in vollem Umfang in Kontakt treten zu können, ist es notwendig, dessen **Entwicklungsstand** zu verstehen und ihn dort abzuholen, wo er sich befindet, und das unterschiedliche Erleben, Bewusstsein, Welt-, Wertebild und Verständnis für Gesundheit und Krankheit sowie die jeweiligen stabilisierenden oder transformierenden Möglichkeiten zu respektieren und angemessen zu fördern.

Ein Beispiel, wie der Entwicklungsstand in der osteopathischen Diagnostik erhoben werden kann, sind die **Entwicklungsebenen nach Habecker und Liem** auf Basis der Spiraldynamik (➤ Tab. 5.3). Die **Spiraldynamik** basiert auf empirischen Beobachtungen der Entwicklungspsychologie, dass Menschen ontogenetisch wie auch im Laufe der Menschheitsgeschichte Bewusstseinsstufen durchlaufen. Dieses Modell ist spekulativ. Um Diskriminierungen oder

Tab. 5.3 Entwicklungsebenen nach Habecker und Liem auf Basis der Spiraldynamik (nach Liem 2017). Die beige Ebene ist die unterste Ebene, die türkise die höchste.

	Vorkommen[1]	Patientenbewusstsein	Konsolidierende Maßnahmen	Transformatorische Maßnahmen	Problematische Faktoren
Beige: archaisch-instinktiv	• Neugeborene, geistig behinderte, stark verwirrte oder traumatisierte Menschen • Etwa 0,1 % der erwachsenen Bevölkerung, 0 % Macht	• Präpersonal • Ebene des reinen Überlebens (gewohnheitsmäßiges und instinkthaftes Handeln) • Bei Neugeborenen entwicklungsbedingt	• Sicherstellung der Grundbedürfnisse: Nahrung, Wärme, körperlicher Schutz • Bei Alzheimerpatienten aufgrund einer Erkrankung	• Heilung physisch-psychischer Traumata, v. a. in Bezug auf Nichtbefriedigung von Grundbedürfnissen und Existenzängste[2]	• Außer Überlebensinstinkt gibt es auf dieser Ebene so gut wie keine Einsicht • Fast rein instinktgesteuert
Purpur: magisch-animistisch	• 18 Monate–2. Lebensjahr • 3. Welt, Gangs, Sportmannschaften • 10 % der Bevölkerung, 1 % der Macht	• Magische Kräfte lenken die Welt • Bis 2. Lebensjahr entwicklungsgemäß • Problematisch: z. B. „Da denkt jemand Schlechtes über mich, und jetzt bin ich krank."	Positive „gute" Wünsche als magische Kraft nutzen	Alles, was dieses magische Weltbild entzaubert: alles Objektivierende, Ich-Stärke kräftigen	Magie als alleiniges Welterklärungsmodell
Rot: Machtgötter	• 3.–4. Lebensjahr • Wutanfälle Zweijähriger, rebellierende Jugend, Anführer von Gangs, New-Age-Narzissmus, wilde Rockstars • 20 % der Bevölkerung, 5 % der Macht	• Egozentrisch orientiert • Macht, was er will • „Ich kann alles, wenn ich nur will." • Bis 4. Lebensjahr entwicklungsgemäß	• Einsatz dieses (egozentrischen) Wunschdenkens für die Therapie: Vertrauen in die eigene Kraft, Stärke und den Willen, Ich-Stärkung • Konsolidierung der eigenen Ich-Grenze (was will ich, was will ich nicht) • Geführte Meditation als Heldenreise, bei welcher der Held eine Krankheit besiegt und überwindet	Alles, was über die Begrenzungen des eigenen Ich hinausführt: alles Objektivierende, aber auch der Hinweis auf Höheres, die eigenen Ich-übersteigenden Kräfte (das wäre schon der Weg zu blau)	• Damit verbundene Uneinsichtigkeit • Trick: das, was für den Patienten richtig ist, ihm so zu verkaufen, dass er es als eigene Intention erkennt • Oder: darauf hinweisen, dass u. U. das „Ich" stärker leiden wird, wenn die Empfehlung nicht befolgt wird

5

Tab. 5.3 Entwicklungsebenen nach Habecker und Liem auf Basis der Spiraldynamik (nach Liem 2017). Die beige Ebene ist die unterste Ebene, die türkise die höchste. *(Forts.)*

	Vorkommen[1]	Patientenbewusstsein	Konsolidierende Maßnahmen	Transformatorische Maßnahmen	Problematische Faktoren
Blau: mythische Ordnung, konformistische Regeln	• 5.–7. Lebensjahr • Fundamentalismus, Patriotismus, Ethnozentrismus • 40 % der Bevölkerung, 30 % der Macht	• Soziozentrisch (folgt den Regeln einer bestimmten Gruppennorm) • Religion, Kultur, „-ismen" • Individuum erkennt, dass es die Welt nicht nach eigenem Belieben steuern kann, glaubt jedoch, dass eine höhere Kraft/Macht dieses kann (der Vater, ein Gott, eine Religion, z. T. auch die Wissenschaft) • Aus welchen Normen heraus lebt der Patient?	Erkennen, wie der Glaube (die Religion) des Patienten aussieht, wo er heilende (konsolidierende und integrierende) Wirkungen ausübt und wo er evtl. krank macht	• Aufdeckung der (noch) unbewussten Glaubensüberzeugungen (Ernährung, Sexualität, Krankheit/Gesundheit usw.) • Ihre behutsame Diskussion mit dem Patienten, wo sie einer Heilung im Wege stehen • Ihre Stärkung und Bestätigung, wo Heilungsprozess unterstützt wird	• Verständnis der für den Patienten geltenden Normen sind essenziell: innerhalb dieser ist therapeutische Interaktion möglich • Patient kooperiert, wenn es seiner „Norm" entspricht, anderenfalls eher nicht bzw. muss versucht werden, zu überzeugen
Orange: wissenschaftliche Leistung	• Beginn etwa 8. Lebensjahr • Aufklärung, aufstrebende Mittelklasse • 30 % der Bevölkerung, 50 % der Macht	Technisch-funktional (richtet sich überwiegend nach messbar objektiven Kriterien, z. B. Kosten, Nutzen, Effizienz, Praktikabilität)	• Erklärung der bestehenden Fakten (rationale Erklärungen) essenziell, sodass Patient entsprechenden Methoden offen gegenübersteht[3]	Alles, was die Patienten in ihre inneren Erlebnisräume führt[4]	• Wissenschaftlichkeit beruft sich meist nur auf die äußeren, harten, konkreten Fakten • Innere Erfahrungsbereiche werden ausgeklammert oder herabgewürdigt

Tab. 5.3 Entwicklungsebenen nach Habecker und Liem auf Basis der Spiraldynamik (nach Liem 2017). Die beige Ebene ist die unterste Ebene, die türkise die höchste. *(Forts.)*

	Vorkommen[1]	Patientenbewusstsein	Konsolidierende Maßnahmen	Transformatorische Maßnahmen	Problematische Faktoren
Grün: sensitives Selbst	• Postmodernismus, humanistische Psychologie, Greenpeace, politische Korrektheit, Bewegungen der Vielfalt • 10 % der Bevölkerung, 15 % der Macht	• Pluralistisch-alternativ (offen für die Vielfalt der Möglichkeiten) • Alternativ-unkonventionelle Methoden werden i. d. R. bevorzugt	• Bezug zum Ganzen, aber oft ohne ausreichende Differenzierung („alles ist eins") • Pluralistik, Innerlichkeit und Sensitivität werden voll anerkannt und wirken konsolidierend • Nähe ist kein Problem, Therapeut sollte daher (auch) auf Abstand achten	• Unterscheidungsfähigkeit im Patienten unterstützen, um aus pluralistisch-isolierten Entitäten Ganzheiten entstehen zu lassen • Entwicklungsgedanke ist hervorzuheben	Pluralistische Sichtweise kann zu weit gehen, sodass der Patient wertenden Unterscheidungen (die bei jeder Therapie notwendig sind) ablehnend gegenübersteht
Gelb: integrativ	1 % der Bevölkerung, 5 % der Macht	• Holarchisch, flexibel (handelt nach Wissen und Kompetenz anstelle von Macht oder Status) • Selbst, Natur und Kultur werden gleichberechtigt (an)erkannt und erfahren	• Sehr mündiger Patient, übernimmt selbstständig Verantwortung für sein Leben • Leichte therapeutische Anstöße nötig • Patient weiß um Bedeutung aller Entwicklungsebenen und integriert sie in sein Leben • Eigenes Ich wird klar erfahren, ohne sich damit zu identifizieren • Kulturelle Sozialisierung, Familien- und Freundesumfeld (inkl. förderlicher Traditionen, Grundwerten) werden voll gewürdigt • Wissenschaftlichkeit wird genutzt und integriert • Sensitivität, Multikulturalität und Pluralismus werden umgesetzt • Diese Qualitäten stehen nicht neben- oder gegeneinander, sondern sind in eine lebendige Holarchie integriert		
Türkis: holistisch	0,1 % der Bevölkerung, 1 % der Macht	• Vereinigung von Fühlen und Wissen • Anerkennung verschiedener Ebenen der Interaktion, von Resonanzen und Fließen	• Gemeinsames bewusstes Fließen therapeutischer Interaktion • Vielfache Impulse können selbstständig integriert werden • Zusätzlich zu gelben Qualitäten tritt subtiler (Traum-)Zustand immer mehr in den Vordergrund, Bewusstheit erstreckt sich in den Schlaf • Therapie wird v. a. auch zur unmittelbar erfahrenen Körper-Seele-Einheit		

[1] Die Prozentwerte sind nur ungefähre Angaben und ergeben deshalb insgesamt keine 100 %.
[2] Eine Heilung traumatischer physisch-psychischer Erfahrungen kann in jeder Stufe nötig werden in Bezug auf die Hauptthemen der jeweiligen Entwicklungsstufen, v. a. zu den Zeiten ihres physiologischen Auftretens (z. B. bei rot: plötzliche extreme oder kontinuierliche Unterdrückung egozentrischer Tendenzen und der eigenen Stärke).
[3] Ein Patient auf dieser Ebene ist meist nicht in der Lage, echte Transrationalität von prärationaler Magie zu unterscheiden, weshalb er diese verwechselt und eher grundsätzlich ablehnt. Deshalb sollten möglichst nicht logische Aussagen – auch wenn sie aus höheren Einsichten stammen – vermieden werden.
[4] Möglich ist es, dem Patienten zu erklären, dass auch diese (subjektiv und intersubjektiv) einer wissenschaftlichen Untersuchung offenstehen.

5

Aburteilungen von niederen Ebenen zu vermeiden, wurde bewusst auf eine Nummerierung der Ebenen verzichtet und es wurden stattdessen Farben für die einzelnen Ebenen gewählt.

Alle **Ebenen bauen nacheinander auf,** und sollten nacheinander von unten nach oben angegangen werden. Zum Beispiel gibt man einem hungrigen Menschen (Ebene archaisch-instinktiv) zunächst etwas zu essen, ein präkonventioneller Mensch muss erst konventionell werden, bevor er in die Transkonventionalität eintritt. Das **Ausmaß** und die **Flexibilität der Selbsteinsicht** nehmen von unten nach oben zu. Die unteren Ebenen bleiben in ihren Grundfunktionen voll erhalten und können jederzeit aktiviert werden. Ein Patient auf blauer Ebene (mythisch, konformistischen Regeln folgend) kann nicht plötzlich auf die grüne Ebene (sensitiv) springen, sondern muss erst die orange Ebene (technisch-funktionales Bewerten) durchleben. Ebenso wenig wird sich dieser verstanden fühlen, wenn er mittels roter Werte angesprochen wird.

Auf der archaisch-instinktiven Ebene (beige) stehen ein präpersonales Bewusstsein und das instinkthafte Verhalten im Vordergrund. Die magisch-animistische Ebene (purpur) ist durch ein Weltbild geprägt, das davon ausgeht, dass die Welt durch magische Kräfte gelenkt wird. Die Ebene der Machtgötter (rot) ist durch ein vorrangig egozentrisches Bewusstsein geprägt. Die Ebene der mythischen Ordnung und konformistischer Regeln (blau) zeigt ein soziozentrisches Weltbild und Werteverhalten. Bei der Ebene wissenschaftlicher Leistung (orange) steht ein technisch-funktionales Werteempfinden im Vordergrund. Die Ebene des sensitiven Selbst (grün) ist in einem pluralistischen Werteempfinden, auf der integrativen Ebene (gelb) ist das Bewusstsein in einem holarchischen Weltbild verankert. Die holistische Ebene (türkis) ist durch ein Weltbild gekennzeichnet, bei dem Fühlen und Wissen vereinigt sind.

Für jede Ebene wurden für die praktische Umsetzung der Therapeuten-Patienten-Interaktion einerseits konsolidierende Maßnahmen, wodurch sich der Patient in seiner Sicht bestätigt und verstanden fühlt, sowie andererseits transformatorische Maßnahmen herausgearbeitet, wodurch der Patienten unterstützt wird, sich auf die nächsthöhere Ebene zu zubewegen. Zudem wurden limitierende, die Flexibilität einschränkende Faktoren jeder Ebene beschrieben (➤ Tab. 5.3).

5.9.4 Biomarker

Eine hohe **allostatische Belastung** kann durch folgende Marker objektiviert werden (Juster et al. 2010):

- **Neuroendokrine Marker:** Kortisol, Adrenalin, Noradrenalin, Dehydroepiandrosteron (DHEA), Dopamin, Aldosteron
- **Metabolische Marker:** High-Density-Lipoprotein (HDL), Low-Density-Lipoprotein (LDL), Triglyceride, glykosyliertes Hämoglobin (HbA_{1c}), Glukose, Insulin, Albumin, Kreatinin, Cystatin C, Homocystein, Aspartat-Aminotransferase (AST), Alanin-Aminotransferase (ALT), γ-Glutamyltransferase (γGT)
- **Immunologische Marker, Entzündungsmarker:** insulinähnlicher Wachstumsfaktor 1, Interleukine (z. B. IL-1, IL-6), Tumor-Nekrose-Faktor (TNF), Epstein-Barr-Virus (EBV), Anzahl der weißen Blutkörperchen (WBC), C-reaktives Protein (CRP), Fibrinogen, Calprotectin, Telomerase-Aktivität und Länge der Telomere, Triglycerid/HDL-Ratio bei Zytokinresistenz (Jonas et al. 2019)
- **Kardiovaskuläre und respiratorische Marker:** systolischer und diastolischer Blutdruck, Herzfrequenz, Herzfrequenzvariabilität (HRV), Pulswellengeschwindigkeit, Peak Exspiratory Flow (PEF)
- **Anthropometrische Marker:** Hüft-Taille-Quotient, Body-Mass-Index (BMI), Taillenumfang

Klyne et al. (2021) zeigten, dass viele **Muskel-Skelett-Erkrankungen** sowie **chronische stoffwechsel- und lebensstilbedingte Erkrankungen** durch systemische Entzündungen, Muskelentzündungen und Muskelfibrose gekennzeichnet sind. ➤ Tab. 5.4 zeigt zwei Beispiele mit assoziierten veränderten Biomarkern.

5

Tab. 5.4 Biomarker bei LWS-Schmerzen und beim komplexen regionalen Schmerzsyndrom (CCL2 = Chemokin (C-C-Motiv)-Ligand 2; CCN2 = Cellular Communication Network Factor 2; FAPs = Fibro/Adipogenic Progenitors; IFN = Interferon γ; IL = Interleukin; MDA = Malondialdehyd; NF-κB = Nuclear Factor κ-Light-Chain-Enhancer of Activated B Cells; sIL-1R1 = löslicher Interleukin-1-Rezeptor Typ 1; sIL-2R = löslicher Interleukin-2-Rezeptor; SP = Substanz P; sRAGE = löslicher Rezeptor für fortgeschrittene Glykierungsendprodukte; sTNFR1 = löslicher Tumor-Nekrose-Faktor-Rezeptor 1; sTNFR2 = löslicher Tumor-Nekrose-Faktor-Rezeptor 2; TGF-β1 = transforming growth factor β1; TNF = Tumornekrosefaktor)

	Untere LWS-Schmerzen	Komplexes regionales Schmerzsyndrom
Systemische Entzündung	• Akute Phase (< 2 Wochen): CRP, IL-6 und TNF ↑ • Späte/chronische Phase (> 3 Monate): TNF ↑	• < 6 Monate nach Auftreten der Symptome: IL-8 und sTNFR1/2 ↑ • > 6 Monate nach Auftreten der Symptome: CCL2, IL-2, IL-4, IL-7, IL-1Ra, IFN, sIL-1R1, sIL-2Ra, sRAGE und TNF ↑, SP ↓
Muskelentzündung	Späte/chronische Phase (> 6 Monate): benachbarter Muskel (M. multifidus) betroffen, IL-1, TNF ↑, M1-Makrophagenpolarisierung	≤ 4 Wochen nach Beginn (im Tiermodell): lokale und/oder nahe gelegene Muskeln (untere Gliedmaßen) betroffen: IL-1 β, IL-6, MDA, NF-κB und TNF ↑
Muskelfibrose	Späte/chronische Phase (> 6 Monate): nahegelegener Muskel (M. multifidus) betroffen: CCN2 und TGF-β1 ↑, Bindegewebe (einschließlich Kollagen I/III, Fibronektin) ↑, verdicktes Epimysium, Proliferation von FAPs	• Chronische Phase: lokale und benachbarte Muskeln (obere und untere Gliedmaßen) betroffen: Bindegewebe ↑ • 2 Wochen nach Auslösung (im Tiermodell): lokale und benachbarte Muskeln (untere Gliedmaßen): TGF-β1 ↑, verdicktes Epimysium, Perimysium und Endomysium

5

5.10 Traumadiagnostik

5.10.1 Diagnostik traumareaktiver Entwicklungen

Im Folgenden wird eine differenzierte Diagnostik zu möglichen Traumata dargestellt, da dieser Grenzbereich des osteopathischen Handelns in diesem Buch behandelt, aber i. d. R. nicht als Kompetenz im osteopathischen Curriculum gelehrt wird. Das aktuelle DSM-5 erfordert für eine PTBS, dass eine Person – direkt oder indirekt – mit einem traumatischen Ereignis in Form einer lebensbedrohlichen Situation, einer schweren Verletzung oder sexueller Gewalt selbst konfrontiert wurde, ein enges Familienmitglied betroffen war oder es zu wiederholter Exposition eines solchen traumatischen Ereignisses gekommen ist.

Das syndromale Störungsbild ist laut ICD 10 (F 43.1) durch folgende **Symptome** geprägt:

- **Intrusionen** (sich aufdrängende, belastende Gedanken und Erinnerungen an das Trauma) oder **Erinnerungslücken** wie Bilder, Alpträume, Flashbacks, partielle Amnesie
- **Übererregungssymptome** wie Schlafstörungen, Schreckhaftigkeit, vermehrte Reizbarkeit, Affektintoleranz, Konzentrationsstörungen
- **Vermeidungsverhalten** (Vermeidung traumaassoziierter Stimuli)
- **Emotionale Taubheit** wie allgemeiner Rückzug, Interesseverlust, innere Teilnahmslosigkeit

Im **Kindesalter** finden sich teilweise veränderte Symptomausprägungen, z. B. wiederholtes Durchspielen des traumatischen Erlebens, Verhaltensauffälligkeiten oder z. T. aggressive Verhaltensmuster. Generell kann die Symptomatik **unmittelbar** oder auch mit z. T. mehrjähriger **Verzögerung** nach dem traumatischen Geschehen auftreten (verzögerte PTBS). Diese Symptome können auf mögliche Defekte neuronaler Schaltkreise im Zusammenhang mit Angstlernen, Erkennung von Bedrohungen, Kontextverarbeitung und Exekutivfunktion zurückgeführt werden (Shalev et al. 2017; Flory et al. 2015).

In der Diagnostik traumareaktiver Entwicklungen sind folgende **Aspekte** besonders zu beachten:

- Diagnostik nach klinischen Kriterien (➤ Kap. 5.7.1, ➤ Kap. 5.7.5)
- Berücksichtigung traumatischer Auslöser bei der Beschwerdeentwicklung

- Abgrenzung gegenüber akuten Belastungsreaktionen, Anpassungsstörungen und relevanten psychischen Vorerkrankungen
- Berücksichtigung traumaassoziierter und komorbider Störungen (Angststörungen, Depression, somatoforme Störungen, dissoziative Störungen, Suchterkrankungen, Substanzmissbrauch, Organerkrankungen)
- Diagnosesicherung am besten durch PTBS-spezifisches Interview und ergänzende psychometrische Diagnostik (**cave:** sensible Exploration)
- Berücksichtigung subsyndromaler Störungsbilder mit klinischer Relevanz (z. B. Intrusionen und Übererregungssymptome ohne Vermeidungsverhalten)

Eine PTBS kann auch **übersehen** werden bei

- **lange zurückliegender** Traumatisierung (z. B. körperliche und sexualisierte Gewalt bei Kindern, frühere Kriegserfahrungen),
- klinisch auffälliger **Komorbidität** (Depression, Angst, Somatisierung, Sucht, Dissoziation),
- unklaren, therapieresistenten **Schmerzsyndromen** (z. B. somatoforme Schmerzstörung),
- **misstrauischen, feindseligen und emotional-instabilen Verhaltensmustern** (z. B. insbesondere bei Persönlichkeitsstörungen) und/oder
- **medizinischen Eingriffen und Erkrankungen** (z. B. Malignome, Patienten nach Intensivbetreuung, Problemgeburten).

5.10.2 Symptompräsentationen

Ein Trauma kann sich auf **verschiedene Funktionsebenen** mit jeweils unterschiedlichen Symptomausprägungen auswirken. So führt die Beeinflussung des autonomen Nervensystems zum Erleben von Bedrohung für Leib und Leben. Im limbischen System zeigt sich die Auswirkung als Bedrohung für das Überleben, die Existenz und die Beziehung und im kognitiven System äußert sie sich als Bedrohung der Identität.

Wesentlich bei der Diagnostik ist die Differenzierung zwischen akuter und lange zurückliegender Traumatisierung sowie die Unterscheidung von einfach und komplex traumatisierten Patienten.

Patienten mit **akuten Traumasymptomen** kommen i. d. R. nicht direkt in eine osteopathische Praxis, zumindest weniger für die Behandlung der typischen Traumasymptome als möglicherweise aufgrund von Somatisierungen, wie untere Rücken-, Kopfschmerzen, Magen- oder Darmproblemen. Allerdings bringen die Patienten bei akuten Traumata ihre Veränderungen häufig mit dem jeweiligen Ereignis in Verbindung. Wenn es bei der Anamnese um das Ereignis geht, treten meist deutliche Zeichen der Übererregung (Hyperarousal) und der emotionalen Überforderung auf. Weitere typische Symptome können sich außerdem in Form von Schlaf- und Konzentrationsstörungen, erhöhter Schreckhaftigkeit und Nervosität, gedrückter Stimmung oder Depression sowie Rückzug von sozialen Aktivitäten zeigen. Auch Vermeidungsstrategien sind zu beachten.

Patienten berichten i. d. R. nicht von sich aus über spezifische Symptome einer PTBS. Ein behutsames Nachfragen ist indiziert, ohne direkt nach Traumata zu fragen. Ein Fragekatalog kann bei Verdacht auf eine PTBS hilfreich sein (z. B. Fragekatalog nach van der Kolk ➤ Kap. 5.10.5).

Bei einem **länger zurückliegenden Trauma** sind die Verbindungen zwischen den Symptomen und den traumatischen Ereignissen für den Patienten meist nicht bewusst und für den Behandler auch nicht sofort offensichtlich. Deshalb ist eine ausführliche Anamnese für die Zeit auch vor Auftreten der Symptome stets wesentlich – wenn auch diese möglicherweise für den Patienten keine Zusammenhänge zum Trauma erkennen lässt.

Die **komplexe posttraumatische Belastungsstörung** (PTBS) ist ein sehr heterogenes Krankheitsbild. Sie entsteht meist in der Folge von schweren, anhaltenden oder wiederholten Traumatisierungen. Im Gegensatz zur einfachen PTBS ist die komplexe PTBS durch zahlreiche und ausgeprägte Beeinträchtigungen im Bereich des Denkens, der Gefühle und der sozialen Beziehungen gekennzeichnet. Es sollten mindestens **zwei der vier Symptome** über einen Zeitraum von mindestens zwei Jahren vorliegen:

- Andauerndes Gefühl der Leere und Hoffnungslosigkeit
- Andauerndes Gefühl von Nervosität oder Bedrohung ohne äußere Ursache
- Feindliche oder misstrauische Haltung gegenüber anderen
- Sozialer Rückzug und andauerndes Gefühl der Entfremdung von anderen Menschen

Außerdem treten laut der deutschsprachigen Gesellschaft für Psychotraumatologie folgende **Veränderungen** auf:

- Verminderte Emotionsregulation und Impulskontrolle
- Dissoziative Episoden, Erinnerungslücken oder Derealisations- bzw. Depersonalisationserleben
- Erleben von Hilflosigkeit, Schuld- und Schamgefühlen, geringes Selbstwertgefühl
- Beziehungsstörungen im Sinne von Vertrauensverlust
- Geringe Konfliktbewältigungskompetenz
- Geringe Grenzwahrnehmung
- Somatisierungen
- Hoffnungslosigkeit und Verzweiflung

Die Patienten können auch mit **körperlichen Symptomen** in die osteopathische Praxis kommen. Häufig sind dabei Depressionen und Angstzustände sowie Suchtprobleme vorhanden. Während der Befundung sind ebenfalls Zeichen von einer neurovegetativen Überregung zu beachten.

Insbesondere Patienten, die Zeichen von **Spaltungen, Dissoziation** und **Erstarren** aufweisen, zeigen ein erhöhtes Risiko für eine PTBS. Deshalb ist ein behutsames Eruieren wichtig. Einige Hinweise für eine starke Spaltung sind:

- Neglect: Der Patient hat keinen Zugang zu allen Erlebnisinhalten und -ebenen und meidet bestimmte Ebenen des Erlebens, wie VAKOGI (➤ Kap. 5.8), faktische kognitive Erinnerungen und Gefühle, und kann diese nicht hinreichend mit dem Erlebten verknüpfen.
- Es treten Flashbacks auf.
- Es zeigt sich eine Sprunghaftigkeit im Erleben.

Tatsächlich können die **psychischen Beschwerdebilder** sogar zunehmen, wenn die körperlichen Beschwerden bzw. Verletzungen zurückgehen.

ACHTUNG

Wenn der Verdacht auf eine PTBS besteht und keine Behandlungskompetenzen vorliegen, ist es wichtig, den Patienten darin zu unterstützen, sich zusätzlich zur osteopathischen Behandlung fachlich kompetente Hilfe bei einem Psychologen oder Facharzt zu suchen, um das Trauma erfolgreich zu verarbeiten.

5.10.3 Risikofaktoren

Es konnten **Risikofaktoren** zur Entwicklung einer PTBS identifiziert werden. Besonders gewichtige Faktoren sind (Brewin et al. 2000; Ozer et al. 2003):

- Schwere des Traumas
- Mangel an sozialer Unterstützung
- Lebensstress
- Wahrgenommene Lebensbedrohung
- Wahrgenommene Unterstützung
- Peritraumatische Emotionen
- Peritraumatische Dissoziationen

Ebenso zeigen ein **höheres Risiko** für eine PTBS (Shalev et al. 2004):

- Kinder: Dadurch besteht die Gefahr einer langfristigen Beeinträchtigung der körperlichen und psychischen Gesundheit (Ewing-Cobbs et al. 2017). Forschungsergebnisse deuten darauf hin, dass etwa 25–33 % der Kinder nach Verkehrsunfällen mit Verletzung eine PTBS entwickeln. Die frühen PTBS-Symptome werden jedoch selten bei der Notfallversorgung festgestellt (Langeland et al. 2008).
- Frauen
- Personen mit psychiatrischer Erkrankung
- Personen, die erhebliche Verluste erlitten haben
- Personen, die in Lebensgefahr waren
- Personen mit unzureichenden psychologischen und sozialen Unterstützungssystemen
- Personen mit Symptomen einer Funktionsstörung
- In Industrieländern kann Massengewalt, die durch böswillige menschliche Absichten verursacht wird, eine PTBS stärker begünstigen als andere Arten von Massentraumata, wie z. B. technische oder Naturkatastrophen (Shalev et al. 2004).
- Subkonkusive Stöße oder Beschleunigungsmomente des Kopfes, auch wenn sie keine erkennbaren Symptome beispielsweise einer Gehirnerschütte-

rung auslösen. Solche Kopfbelastungsmomente treten häufig im Sport auf und können neurale Veränderungen – einschließlich Entzündungen – hervorrufen (Naumann et al. 2018).

Allerdings ist nach Stand der derzeit verfügbaren Forschung ein prädiktives Screening für eine PTBS nicht möglich. Es konnte bisher keine Entwicklung einer PTBS vorhergesagt werden (National Collaborating Centre for Mental Health 2005).

5.10.4 Kontraindikationen

Kontraindikationen für die Anwendung von Techniken der Integrations- bzw. Konfrontationsphase sind:

- Aktuelle psychotische Syndrome
- Hirnorganische Erkrankungen (die meisten können durch Ansätze dieses Buches nicht geheilt werden)
- Reduzierte Ich-Stärke (eine relative Kontraindikation stellen Borderline-Patienten dar)
- Starker sekundärer Krankheitsgewinn
- Geringe Therapiemotivation
- Geringe körperliche Belastbarkeit
- PTBS (sofern nicht genügend Kompetenzen seitens des Therapeuten vorliegen; dies gilt für alle zu behandelnden Krankheitsbilder)

5.10.5 Fragebögen für die Anamnese

ACE-Fragebogen

Eine groß angelegte Studie von Felitti et al. (1998) an ca. 17000 Erwachsenen untersuchte den **Zusammenhang** zwischen dem Ausmaß von nachteiligen **Belastungen und Traumata in der Kindheit** (Adverse Childhood Experiences = **ACE**) und **Auswirkungen,** die für zahlreiche führende Todesursachen im Erwachsenenalter mitverantwortlich sind. Die Studie wurde mittels retrospektiver Befragung zu psychosozialen Belastungsfaktoren (ACE) in der Kindheit an 60-jährigen Personen aus der US-amerikanischen Mittelschicht durchgeführt (➤ Abb. 5.6).

Es wurden zehn Arten von Kindheitstraumata zu den Themenblöcken Missbrauch, Vernachlässigung und familiäre Faktoren untersucht. Pro positiv beantworteter Frage erhält der Proband einen Punkt. Der Gesamtwert, der ACE-Score, der die Vorbelastung anzeigt, ergibt sich aus der Beantwortung aller zehn Fragen. Fünf Traumatisierungen beziehen sich dabei auf die untersuchte Person mit folgenden Ergebnissen: körperliche Misshandlung (28,3 %), sexueller Missbrauch (20,7 %), emotionaler Missbrauch (10,6 %), körperliche Vernachlässigung (9,9 %) und emotionale Vernachlässigung (14,8 %). Fünf Belastungen sind auf das familiäre Umfeld ausgerichtet und zeigen folgende Ergebnisse: häusliche Gewalt gegenüber der Mutter (12,7 %), Suchtmittel-Missbrauch im Haushalt (26,9 %), psychische Erkrankungen im Haushalt (19,4 %), Trennung oder Scheidung der Eltern (23,3 %) und Inhaftierung eines Familienmitglieds (4,7 %).

Diese wie auch andere Studien kommen zu dem Schluss, dass nachteilige Belastungen und Traumata in der Kindheit nicht nur oft vorkommen, sondern dass ein deutlicher Zusammenhang zwischen ihnen und der späteren Gesundheit der Betroffenen im Erwachsenenalter besteht. Je höher die Belastungsfaktoren waren, desto höher ist der negative Einfluss auf die Gesundheit (Felitti et al. 1998; Anda et al. 2006; Felitti 2002). Die **Gesundheitsfolgen** umfassen Alkoholismus, Drogenmissbrauch, Depression und andere psychische Störungen, Selbstmordversuch, Rauchen, schlechte Selbsteinschätzung der Gesundheit, Ansteckung mit einer sexuell übertragbaren Erkrankung, bewegungsarme Lebensweise, ernsthaftes Übergewicht, Erkrankung von Leber, Herz und Lunge, verschiedene Krebsarten sowie Totgeburten. Bei sechs oder mehr Belastungen vermindert sich die Lebenserwartung sogar um etwa 20 Jahre.

Weitere Fragebögen

Ein weltweit sehr häufig genutztes Selbstbeurteilungsinstrument zur Beurteilung einer psychischen Belastung ist die **Symptom-Checkliste SCL-90-R**. Die Gesamtskala ist ein reliables Instrument zur Erfassung der globalen psychischen Symptombelastung. Allerdings ist eine valide Messung voneinander abgegrenzter Symptomenbereiche mittels verschie-

ACE-Score Datum _______ ID______

Vor Ihrem 18. Geburtstag:

1. Hat ein Elternteil oder ein anderer Erwachsener in Ihrem Haushalt Sie **oft** oder **sehr oft**...
...beschimpft, beleidigt, erniedrigt oder gedemütigt?
oder
...so gehandelt, dass Sie Angst hatten, Sie könnten körperlich verletzt werden? Ja ☐ Nein ☐

2. Hat ein Elternteil oder ein anderer Erwachsener in Ihrem Haushalt Sie **oft** oder **sehr oft**...
...gestoßen, gepackt, geschlagen oder etwas nach Ihnen geworfen?
oder
...Sie **jemals** so stark geschlagen, dass Sie Spuren davon aufwiesen oder verletzt wurden? Ja ☐ Nein ☐

3. Hat ein Erwachsener oder eine Person, die mindestens 5 Jahre älter war Sie **jemals**...
...auf sexuelle Art und Weise angefasst oder gestreichelt oder Sie veranlasst, deren Körper in sexueller Art und Weise zu berühren?
oder
...oralen, analen oder vaginalen Geschlechtsverkehr versucht mit Ihnen zu haben oder tatsächlich gehabt? Ja ☐ Nein ☐

4. Haben Sie **oft oder sehr oft** empfunden, dass ...
...niemand in Ihrer Familie Sie liebte oder dachte, Sie seien wichtig oder etwas Besonderes?
oder
...Ihre Familienangehörigen nicht aufeinander aufpassten, sich einander nicht nahe fühlten oder sich gegenseitig nicht unterstützten? Ja ☐ Nein ☐

5. Haben Sie **oft oder sehr oft** empfunden, dass ...
...Sie nicht genug zu essen hatten, Sie schmutzige Kleidung tragen mussten und niemanden hatten, der Sie beschützte?
oder
...Ihre Eltern zu betrunken oder "high" waren, um sich um Sie zu kümmern oder Sie zum Arzt zu bringen, wenn Sie es benötigten? Ja ☐ Nein ☐

6. Verloren Sie **jemals** ein biologisches Elternteil durch Scheidung, dadurch, dass es Sie verlassen hat, oder aus anderen Gründen? Ja ☐ Nein ☐

7. Wurde Ihre Mutter oder Stiefmutter...
...**oft oder sehr oft** gestoßen, gepackt, geschlagen oder wurde etwas nach ihr geworfen?
oder
...**manchmal, oft oder sehr oft** getreten, gebissen, mit der Faust oder mit einem harten Gegenstand geschlagen?
oder
...**jemals** über mindestens einige Minuten wiederholt geschlagen oder mit einer Pistole oder einem Messer bedroht? Ja ☐ Nein ☐

8. Haben Sie mit jemandem zusammengelebt, der Alkoholprobleme hatte, alkoholabhängig war oder Drogen konsumierte? Ja ☐ Nein ☐

9. War ein Mitglied Ihres Haushalts depressiv oder psychisch krank oder hat ein Mitglied Ihres Haushalts einen Selbstmordversuch unternommen? Ja ☐ Nein ☐

10. War ein Mitglied Ihres Haushalts im Gefängnis? Ja ☐ Nein ☐

Abb. 5.6 Der ACE-Fragebogen kann in der Praxis genutzt werden, um Belastungen der Kindheit für die Gesundheit einzuschätzen. [F1110]

dener Subskalen mit diesem Test nicht möglich (Hessel et al. 2001). Dieser Test ist sehr umfangreich, aussagekräftig und validiert, allerdings sehr kostspielig.

Als Ergänzung für ein strukturiertes Interview bezüglich des diagnostisch-statistischen Manuals psychischer Störungen (DSM-5) ist ein **semistrukturiertes Interview** nach den **Diagnosekriterien für die psychosomatische Forschung** (Diagnostic Criteria for Psychosomatic Research, DCPR) nützlich (Piolanti et al. 2019).

In der Praxis kann ein einfacher selbst bewerteter Fragebogen wie der **Psychosocial Index** (PSI) ein nützliches Werkzeug zur Entdeckung einer aktuellen Notlage des Patienten sein (Piolanti et al. 2016).

Maercker und Bromberger (2005) geben eine Übersicht über wesentliche **Checklisten, Fragebögen und Interviews** zur Erfassung traumatischer Lebensereignisse, z. B.

- Childhood Trauma Questionnaire (CTQ)
- Early Trauma Inventory (ETI)
- Harvard Trauma Questionnaire (HTQ)
- Peritraumatic Distress Inventory (PDI)

Fragenkatalog nach van der Kolk

Van der Kolk (2016) erstellte einen Fragenkatalog, der für den Therapeuten und den traumatisierten Patienten gleichermaßen hilfreich ist und sich in meiner osteopathischen Praxis bewährt hat. Diese Fragen können ggf. verbal gestellt werden.

- Mit was versuchen Sie fertigzuwerden?
- Welche internen und externen Ressourcen können Sie nutzen?
- Auf welche Weise beruhigen Sie sich?
- Wie sorgen Sie für Ihren Körper?
- Auf welche Art entspannen Sie sich?
- Wie verbessern Sie die Kraft und Vitalität Ihres Körpers?
- Können Sie dynamisch mit anderen interagieren?
- Wer kennt und liebt Sie wirklich, so wie Sie sind, und zeigt eine fürsorgliche Beziehung zu Ihnen?
- Wenn Sie Angst haben, selbst krank sind oder Ihr Kind krank ist, auf wen können Sie sich verlassen?
- Haben sie eine Bezugsgruppe oder Freunde, denen Sie vertrauen können?
- Sind Sie wichtig für die Menschen, mit denen Sie interagieren, oder spielen Sie eine wichtige Rolle in deren Leben?
- Welche besonderen Fähigkeiten brauchen Sie, um mit anderen so in Kontakt zu treten, dass Sie sich wohlfühlen?
- Können Sie sich konzentrieren oder welche spezifischen Fähigkeiten benötigen Sie, um sich konzentrieren, aufmerksam sein oder Entscheidungen treffen zu können?
- Glauben Sie, Ihr Leben hat einen Sinn und Zweck?
- Was können Sie besonders gut?
- Wie kann ich Ihnen helfen, ein Gefühl der Kontrolle über Ihr Leben zu entwickeln?

Vorschlag für einen Trauma-Anamnesebogen

Biomedizinische Daten

- Alter
- Familienstatus
- Aktuelles Problem
- Unfälle
- Operationen
- Medikamenteneinnahme
- Organbezogene Anamnese
- Krankheitsgeschichte, Vorerkrankungen
- Bisherige Therapien und deren Erfolge
- Somatische Symptome, z. B. Schmerz:
  - Wo beginnt der Schmerz, wo setzt er sich fort, strahlt er aus, wechselt er die Seiten?
  - Welcher Schmerzcharakter liegt vor: kontinuierlich/anhaltend, pochend, dumpf?
  - Seit wann besteht der Schmerz, wie ist sein Verlauf, in welchen Intervallen tritt er auf?
  - Ist der Schmerz beeinflussbar, wodurch wird er schlimmer oder besser?
  - Auslösefaktoren?
  - Gibt es begleitende Symptome?
- Welche wesentlichen Faktoren spielen eine Rolle (fünf Modelle der Osteopathie):
  1. Haltung und Bewegung: Bewegungsverhalten
  2. Biopsychosoziobiologie: sozialer Status, Verdienst, kulturelle, familiäre, partnerschaftliche Faktoren, Glaubensmodelle, Emotionen, Arousal/neurovegetativer Erregungszustand, psychischer Status

5

3. Neurologie: zentrales, peripheres, autonomes Nervensystem, z. B. Gedächtnisfunktion
4. Metabolisch, Immunität, Endokrinium: Ernährung, Schlaf-, Wachverhalten, Zyklus, Libido, Schilddrüse, Status von Mundhöhle, Zähnen und Zahnfleisch, Mikrobiom des Darms, Energiezustand des Patienten, müde nach dem Essen
5. Zirkulation und Atmung

Allgemeine Anamnese

- Transgenerationelle Faktoren und Familienanamnese: Gesundheitszustand bzw. Krankheiten von Eltern und Großeltern, inkl. Multisystemerkrankungen der Mutter (z. B. Diabetes mellitus Typ 2)
- Pränatal (z. B. Alkohol, Rauchen, psychische Belastungen, Stress in der Schwangerschaft)
- Perinatal:
  - Geburtsdauer, -lage, -komplikationen
  - Nabelaffekt
- Postnatal (z. B. Stillzeit, Schlaf)
- Kindheit:
  - Frühkindliche Entwicklung
  - Kindheitserfahrungen (ACE-Fragebogen)
  - Erworbene Belastungen: Antibiotika, Toxine, Elektrosmog, HWS-Trauma, Kinderkrankheiten, virale Belastungen
  - Lern-, Konzentrationsstörung, Infektanfälligkeit, Müdigkeit
- Schulausbildung
- Beruf, berufstätig, arbeitslos
- Finanzieller Status: unabhängig, abhängig
- Wohnsituation
- Hobbys
- Stressfaktoren, Umgang mit Stress
- Wesentliche Lebensereignisse (chronologisch)
- Appetit, Gewicht
- Ernährung
- Schlaf
- Bewegung
- Miktion, Stuhlgang
- Allergien
- Suchtverhalten
- Infektionen
- Beziehung zu Lebenspartner (mehr positiv oder mehr negativ bewertet)
- Beziehung zu Kindern
- Beziehung zu Eltern und Geschwistern
- Freunde
- Ressourcen

Psychopathologischer Befund

- Erscheinungsbild
- Körperhaltung, Gestik, Mimik, Psychomotorik
- Sprechverhalten
- Bewusstseinslage
- Orientierung hinsichtlich Ort, Zeit und Situation
- Amnesie, Merk-, Konzentrations-, Aufmerksamkeitsfähigkeit
- Motivation
- Zirkadiane Rhythmen
- Grundstimmung
- Implizite und explizite Muster
- Dissoziationen
- Ich-Störungen
- Phobien, Zwänge, Ängste
- Fremd-, Eigengefährdung, Selbstverletzung

Traumata

Wenn möglich, sollte man nicht direkt nach Traumata fragen, sondern nach für den Patienten **belastenden Situationen,** da ein Trauma immer vom Erleben des Patienten abhängt.

- Typ 1 (Mono-, Schocktrauma), Typ 2 (Komplextrauma)
- Welche Art Trauma
- Aktuellstes Trauma
- Schlimmstes erinnertes Trauma
- Frühestes erinnertes Trauma
- Symptomatik nach Trauma:
  - Einfache Verlaufsform
  - Komorbiditäten
  - Persönlichkeitsprägende Symptomatik und Verlauf (Dissoziationen, starke emotionale Instabilität, Bindungs-, Beziehungsstörung)
  - Komplexe dissoziative Symptome

Weiteres

- Genogramm
- Ressourcenerarbeitung
- Therapieziele: gemeinsam mit dem Patienten entwickelt

Am Ende der Anamnese sollte der Therapeut ein biografisches Bild der Beschwerden des Patienten bekommen haben, Arbeitshypothesen und Differenzialdiagnosen formulieren sowie die Ressourcen und Ziele des Patienten kennen.

5.10.6 Biomarker bei PTBS

Neuroendokrine, metabolische und immunologische Biomarker

Im Blut und Urin können Biomarker nachgewiesen werden, die bei einer PTBS verändert sind (➤ Tab. 5.5). Eine PTBS geht mit einer erhöhten Aktivität des sympathischen Nervensystems und deshalb mit erhöhten **Noradrenalinspiegeln** im Urin einher (Pan et al. 2018).

Morgens entnommene Speichelproben bei Patienten mit PTBS zeigen einen niedrigeren **Speichelkortisolspiegel** auf als bei Kontrollpersonen (Pan et al. 2018). Außerdem weist ein niedriger Kortisolspiegel nach einem Trauma auf ein erhöhtes Risiko für die spätere Entwicklung einer PTBS hin (Mouthaan et al. 2014). Erniedrigte Spiegel des **Serotonin-Transporters** (5-HTT) weisen auf neurovegetative Erregungs- und Vermeidungssymptome hin. Eine verminderte 5-HTT-Expression innerhalb der Amygdala ist beispielsweise mit einer Zunahme von Angst und depressiven Symptomen assoziiert.

Tab. 5.5 Neuroendokrine, metabolische und immunologische Biomarker für eine PTBS (nach Michopoulos et al. 2015)

Biomarker	Beziehung zur PTBS
HPA-Achse	
Glukokortikoide, Glukokortikoidrezeptoren	↑
Kortisol basal	↓
Akutes Kortisol nach Trauma	Niedrige Werte erhöhen das Risiko für PTBS
Steroidhormone	
Östradiol	Niedrige Werte erhöhen das Risiko für PTBS
Allopregnanolon	↓ bei Frauen mit PTBS
Dehydroepiandrosteron (DHEA)	↑
Dehydroepiandrosteronsulfat (DHEAS)	↑; hohe Werte erhöhen das Risiko für PTBS
Testosteron	Niedrige Werte erhöhen das Risiko für PTBS
Metabolische Hormone	
Neuropeptid Y	↓
Insulin	Erhöhte Ausschüttung nach Glukosegabe
Endocannabinoide	↓
Immun-Biomarker	
Interleukin-6 (IL-6)	↑
Interleukin-1β (IL-1β)	↑
Interleukin-2 (IL-2)	↑
C-reaktives Protein (CRP)	↑; hohe Werte erhöhen das Risiko für PTBS
Nukleärer Faktor κB (NF-κB)	↑
Tumornekrosefaktor α (TNF-α)	↑
Empfindlichkeit der Immunzellen gegenüber Glukokortikoiden	↑ (mit erhöhter Entzündung einhergehend)

Wichtige Laborparameter

Folgende wichtige Laborparameter sollten bei V. a. eine PTBS und ein chronisches Stresssyndrom bestimmt werden:

- Proentzündliche Zytokine (IL-1ß, IL-6, IL-8, IL-12, TNF-α)
- DNS-Oxidation
- Coenzym Q10
- Carnitin
- Vitamine, Mineralstoffe, Spurenelemente
- Glutathionsystem
- Cystein
- Thiole
- Neurotransmitter: Adrenalin, Noradrenalin, Serotonin, Melatonin, GABA, Tagesprofil Kortisol
- Hormonstatus: Testosteron, Östradiol, DHEA
- Fettsäurestatus
- Aminosäurestatus

Mitochondrienaktiviät

Wichtige Laboruntersuchungen, die bei Verdacht mitochondrialer Belastungen im Rahmen eines PTBS durchgeführt werden können, sind folgende:

5

- Im **Serum:**
  - Nitrotyrosin ↑: Es entsteht durch Einwirkung der reaktiven Stickstoffspezies Peroxinitrit auf Tyrosin und dient als Biomarker für Apoptose.
  - Laktat-Pyruvat-Verhältnis ↑: Ein Verhältnis > 10 : 1 ist ein Hinweis auf eine Mitochondriopathie, da es zeigt, dass das Sauerstoffangebot nicht den Stoffwechselbedürfnissen entspricht.
- Im **Urin:**
  - Citrullin ↑: Marker für die NO-Bildung.
  - Nitrophenylessigsäure ↑: Abbauprodukt von Nitrotyrosin.
  - Methylmalonsäure ↑: Marker für einen intrazellulären Vitamin-B_{12}-Mangel (Vitamin B_{12} ist ein bedeutender NO-Fänger).
  - Nitrophenylessigsäure ↑: Nitrotyrosin sowie sein Abbauprodukt Nitrophenylessigsäure korrelieren mit der Peroxinitritbildung und dem Nitrostress.

Zur Behandlung von Mitochondriopathien ➤ Kap. 7.15.18.

5

REFERENZEN

Al Aboud NM, Tupper C, Jialal I. Genetics, Epigenetic Mechanism. Treasure Island: StatPearls; 2022

Anda RF, Felitti VJ, Bremner JD et al. The enduring effects of abuse and related adverse experiences in childhood. European Archives of Psychiatry and Clinical Neuroscience 2006; 256 (3): 174–186

Arandia IR, Di Paolo EA. Placebo From an Enactive Perspective. Front Psychol 2021; 12: 660118

Beck E, Cowan CC. Spiral Dynamics – Leadership, Werte und Wandel: Eine Landkarte für das Business, Politik und Gesellschaft im 21. Jahrhundert. Bielefeld: Kamphausen; 2007

Brewin CR, Andrews B, Valentine JD. Meta-analysis of risk factors for posttraumatic stress disorder in trauma-exposed adults. J Consult Clin Psychol 2000; 68 (5): 748–766

Brindley RL, Bauer MB, Blakely RD, Currie KPM. Serotonin and Serotonin Transporters in the Adrenal Medulla: A Potential Hub for Modulation of the Sympathetic Stress Response. ACS Chem Neurosci 2017; 8 (5): 943–954

Bugiardini R, Ricci B, Cenko E et al. Delayed Care and Mortality Among Women and Men With Myocardial Infarction. J Am Heart Assoc 2017; 6 (8): e005968

Capitanio JP, Abel K, Mendoza SP et al. Personality and serotonin transporter genotype interact with social context to affect immunity and viral set-point in simian immunodeficiency virus disease. Brain Behav Immun 2008; 22 (5): 676–689

Chiao JY, Blizinsky KD. Culture-gene coevolution of individualism-collectivism and the serotonin transporter gene. Proc Biol Sci 2010; 277 (1681): 529–537

Cornell University. Fight or flight: Serotonin neurons prompt brain to make the right call. www.sciencedaily.com/releases/2019/01/190131162458.html; letzter Aufruf: 14.02.2023

Culpin I, Heuvelman H, Rai D et al. Father absence and trajectories of offspring mental health across adolescence and young adulthood: Findings from a UK-birth cohort. J Affect Disord 2022; 314: 150-159

DeCola PR et al. Handbook of Clinical Gender Medicine. Karger: Basel; 2012

De Jaegher H, Di Paolo E. Participatory sense-making: An enactive approach to social cognition. Phenomenology and the Cognitive Sciences 2007; 6 (4): 485–507

Delvecchio G, Bellani M, Altamura AC, Brambilla P. The association between the serotonin and dopamine neurotransmitters and personality traits. Epidemiol Psychiatr Sci 2016; 25 (2): 109–112

Deyoung CG. The neuromodulator of exploration: A unifying theory of the role of dopamine in personality. Front Hum Neurosci 2013; 7: 762

Di Paolo E, Thompson E, Beer R. Laying down a forking path: Tensions between enaction and the free energy principle. Philosophy and the Mind Sciences 2022; 3

Dong J, Xiao T, Xu Q et al. Anxious Personality Traits: Perspectives from Basic Emotions and Neurotransmitters. Brain Sci 2022; 12 (9): 1141

Egger G, Colquhoun D, Dixon J. „Anthropogens" in Lifestyle Medicine. Am J Lifestyle Med 2015; 9 (3): 232–240

Egger G, Dixon J. Beyond obesity and lifestyle: a review of 21st century chronic disease determinants. Biomed Res Int 2014; 2014: 731685

Epel ES, Crosswell AD, Mayer SE et al. More than a feeling: A unified view of stress measurement for population science. Front Neuroendocrinol 2018; 49: 146–169

Ewing-Cobbs L, Prasad MR, Cox CS et al. Altered stress system reactivity after pediatric injury: Relation with post-traumatic stress symptoms. Psychoneuroendocrinology 2017; 84: 66–75

Felitti VJ. The Relation Between Adverse Childhood Experiences and Adult Health: Turning Gold into Lead. Perm J 2002; 6 (1): 44–47

Felitti VJ, Anda RF, Nordenberg D et al. Relationship of Childhood Abuse and Household Dysfunction to Many of the Leading Causes of Death in Adults: The Adverse Childhood Experiences (ACE) Study. American Journal of Preventive Medicine 1998; 14 (4): 245–258

Flory JD, Yehuda R. Comorbidity between post-traumatic stress disorder and major depressive disorder: alternative explanations and treatment considerations. Dialogues Clin Neurosci 2015; 17 (2): 141–150

Fowler JW. Stages of Faith: The Psychology of Human Development and the Quest for Meaning. San Francisco: Harper & Row; 1981

Friedman EM, Herd P. Income, education, and inflammation: differential associations in a national probability sample (The MIDUS study). Psychosom Med 2010; 72 (3): 290–300

Friston K, Kilner J, Harrison L. A free energy principle for the brain. J Physiol 2006; 100 (1–3): 70–87

Friston K. The free-energy principle: a unified brain theory? Nat Rev Neurosci 2010; 11 (2): 127–138

Galobardes B, Shaw M, Lawlor DA et al. Indicators of socioeconomic position (part 1). J Epidemiol Community Health 2006; 60 (1): 7–12

García E, Di Paolo EA, De Jaegher H. Embodiment in online psychotherapy: A qualitative study. Psychol Psychother 2022; 95 (1): 191–211

Geers AL, Rose JP, Fowler SL et al. Why does choice enhance treatment effectiveness? Using placebo treatments to demonstrate the role of personal control. J Pers Soc Psychol 2013; 105 (4): 549–566

Ginsburg HP, Opper S, Kober H. Piagets Theorie der geistigen Entwicklung. Stuttgart: Klett Cotta; 2004

Goleman D. Emotionale Intelligenz. München: dtv; 1997

Hale MW, Shekhar A, Lowry CA. Stress-related serotonergic systems: implications for symptomatology of anxiety and affective disorders. Cell Mol Neurobiol 2012; 32 (5): 695–708

Hessel A, Schumacher J, Geyer M, Brähler E. Symptom-Checkliste SCL-90-R: Testtheoretische Überprüfung und Normierung an einer bevölkerungsrepräsentativen Stichprobe. Diagnostica 2001; 47: 27–39

Hohwy J. The Self-Evidencing Brain. Noûs 2016; 50: 259–285

Jantsch E. Die Selbstorganisation des Universums. München: Hanser; 1992

Jarzynski C. Nonequilibrium Equality for Free Energy Differences. Physical Review Letters 1997; 78: 2690–2693

Jiang Y, Zou D, Li Y et al. Monoamine Neurotransmitters Control Basic Emotions and Affect Major Depressive Disorders. Pharmaceuticals 2022; 15 (10): 1203

Jonas K, Magoń W, Podolec P, Kopeć G. Triglyceride-to-High-Density Lipoprotein Cholesterol Ratio and Systemic Inflammation in Patients with Idiopathic Pulmonary Arterial Hypertension. Med Sci Monit 2019; 25: 746–753

Juárez Olguín H, Calderón Guzmán D, Hernández García E, Barragán Mejía G. The Role of Dopamine and Its Dysfunction as a Consequence of Oxidative Stress. Oxid Med Cell Longev 2016; 2016: 9730467

Juster RP, McEwen BS, Lupien SJ. Allostatic load biomarkers of chronic stress and impact on health and cognition. Neurosci Biobehav Rev 2010; 35 (1): 2–16

Klyne DM, Barbe MF, James G, Hodges PW. Does the Interaction between Local and Systemic Inflammation Provide a Link from Psychology and Lifestyle to Tissue Health in Musculoskeletal Conditions? Int J Mol Sci 2021; 22 (14): 7299

Kohlberg L. Die Psychologie der Moralentwicklung. Frankfurt: Suhrkamp; 1996

Langeland W, Olff M. Psychobiology of posttraumatic stress disorder in pediatric injury patients: A review of the literature. Neuroscience & Biobehavioral Reviews 2008; 32 (1): 161–174

Leibold NK, van den Hove DL, Esquivel G et al. The brain acid-base homeostasis and serotonin: A perspective on the use of carbon dioxide as human and rodent experimental model of panic. Prog Neurobiol 2015; 129: 58–78

Liang F, Feng R, Gu S et al. Neurotransmitters and Electrophysiological Changes Might Work as Biomarkers for Diagnosing Affective Disorders. Dis Markers 2021; 2021: 9116502

Liem T. Pitfalls and challenges involved in the process of perception and interpretation of palpatory findings. Int J Osteopath Med 2014; 17 (4): 243–249

Liem T. Zwischen Traditionalisten und Reformern: Littlejohns Konzept der Anpassung. OM 2015; 16 (2): 4–10

Liem T. A. T. Still's Osteopathic Lesion Theory and Evidence-Based Models Supporting the Emerged Concept of Somatic Dysfunction. JAOA 2016; 116 (10): 654–656

Liem T. Intuitive Judgement in the Context of Osteopathic Clinical Reasoning. J Am Osteopath Assoc 2017a; 117 (9): 586–594

Liem T. Osteopathische Läsion – Teil 1: Begriffsentstehung und Konzept. OM 2017b; 18 (1): 18–19

Liem T. Osteopathische Läsion – Teil 2: Definitionen und Terminologien. OM 2017c; 18 (4): 17–21

Liem T. Morphodynamik in der Osteopathie. Stuttgart: Haug; 2017d

Liem T, Ciranna-Raab C. Osteopathic manual treatment of children with scarlet fever in the nineteenth and twentieth centuries. AAO Journal 2011; 21 (3): 16–22

Liem T, Flatscher M. What is health? What is disease? Thoughts on a complex issue. In: Liem T, Van den Heede P. Foundations of Morphodynamics in Osteopathy: An Integrative Approach to Cranium, Nervous System, and Emotions. Pencaitland: Handspring; 2017

Liem T, Havel M. Der suprachiasmatische Nukleus und seine klinische Bedeutung. Osteopathische Medizin 2018; 19 (4): 13–20

Liem T, Lunghi C. Reconceptualizing Principles and Models in Osteopathic Care: A Clinical Application of the Integral Theory. Altern Ther Health Med 2021; 15: AT6750

Liem T, Lunghi C. Osteopathie als personenzentrierte und integrierende Behandlungsmethode (Teil 2). OM 2022; 23 (4): 14–19

Liem T, Moser M. Biologische Rhythmen und ihre Bedeutung für die Osteopathie. Osteopathische Medizin 2016; 17 (1): 22–26

Liem T, Neuhuber W. Psychosomatische Osteopathie bei Trauma am Beispiel der bifokalen Integration. OM 2020; 21 (4): 6–13

Liem T, Tsolodimos C. Das Osteopathie-Selbsthilfe-Buch: Wie Osteopathie wirkt und die Selbstheilung fördert. Mit Übungen für jeden Tag. Stuttgart: Trias; 2021

Liem T, Van den Heede P. Foundations of Morphodynamics in Osteopathy: An Integrative Approach to Cranium, Nervous System, and Emotions. Pencaitland: Handspring; 2017

Lin SC, Wu PL, Ko HC et al. Specific personality traits and dopamine, serotonin genes in anxiety-depressive alcoholism among Han Chinese in Taiwan. Prog Neuropsychopharmacol Biol Psychiatry 2007; 31 (7): 1526–1534

Lokhandwala MF, Barrett RJ. Dopamine receptor agonists in cardiovascular therapy. Drug Dev Res 1983; 3: 299–310

Maercker A, Bromberger F. Checklisten und Fragebogen zur Erfassung traumatischer Ereignisse in deutscher Sprache. Trierer Psychologische Berichte 32, Heft 2; 2005

Mannelli M, Lazzeri C, Ianni L et al. Dopamine and sympathoadrenal activity in man. Clin Exp Hypertens 1997; 19 (1–2): 163–179

Mao M, Zang L, Zhang H. The Effects of Parental Absence on Children Development: Evidence from Left-Behind Children in China. Int J Environ Res Public Health 2020; 17 (18): 6770

Maslow AH. Motivation und Persönlichkeit. Reinbek: Rowohlt; 2002

Maturana HR, Varela FJ. Der Baum der Erkenntnis – Die biologischen Wurzeln menschlichen Erkennens. Frankfurt: Fischer; 2009

Mauvais-Jarvis F, Bairey Merz N, Barnes PJ et al. Sex and gender: modifiers of health, disease, and medicine. Lancet 2020; 396 (10250): 565-582

McLanahan S, Tach L, Schneider D. The Causal Effects of Father Absence. Annu Rev Sociol 2013; 39: 399-427

Meewisse ML, Reitsma JB, de Vries GJ et al. Cortisol and post-traumatic stress disorder in adults: systematic review and meta-analysis. Br J Psychiatry 2007; 191: 387–392

Michaud PC, Crimmins E, Hurd M. The Effect of Job Loss on Health: Evidence from Biomarkers. Labour Econ 2016; 41: 194–203

Michopoulos V, Norrholm SD, Jovanovic T. Diagnostic Biomarkers for Posttraumatic Stress Disorder: Promising Horizons from Translational Neuroscience Research. Biol Psychiatry 2015; 78 (5): 344–353

Millett ERC, Peters SAE, Woodward M. Sex differences in risk factors for myocardial infarction: cohort study of UK Biobank participants. BMJ 2018; 363: k4247

Mouthaan J, Sijbrandij M, Luitse JS et al. The role of acute cortisol and DHEAS in predicting acute and chronic PTSD symptoms. Psychoneuroendocrinology 2014; 45: 179–186

Moutoussis M, Fearon P, El-Deredy W et al. Bayesian inferences about the self (and others): a review. Conscious Cogn 2014; 25 (100): 67–76

National Collaborating Centre for Mental Health (UK) Post-Traumatic Stress Disorder: The Management of PTSD in Adults and Children in Primary and Secondary Care. NICE Clinical Guidelines, No. 26. Leicester: Gaskell; 2005

Naumann EA, Thomas M, Talavage TM. Subconcussive trauma. In: Hainline B, Stern RA. Handbook of Clinical Neurology, Vol. 158 (3rd series). Amsterdam: Elsevier; 2018

Nessler T, Denney L, Sampley J. ACL Injury Prevention: What Does Research Tell Us? Curr Rev Musculoskelet Med 2017; 10 (3): 281-288

Oberndorfer M, Mogg C, Haider S et al. Partner loss and its effect on frailty trajectories: results from the 13-year follow-up Survey of Health, Ageing and Retirement in Europe (SHARE). J Epidemiol Community Health 2022; 76 (3): 209–215

Ozer EJ, Best SR, Lipsey TL, Weiss DS. Predictors of posttraumatic stress disorder and symptoms in adults: a meta-analysis. Psychol Bull 2003; 129 (1): 52–73

Pan X, Wang Z, Wu X et al. Salivary cortisol in post-traumatic stress disorder: a systematic review and meta-analysis. BMC Psychiatry 2018a; 18 (1): 3

Pan X, Kaminga AC, Wen SW, Liu A. Catecholamines in Post-traumatic Stress Disorder: A Systematic Review and Meta-Analysis. Front Mol Neurosci 2018b; 11: 450

Park JH, Moon JH, Kim HJ et al. Sedentary Lifestyle: Overview of Updated Evidence of Potential Health Risks. Korean J Fam Med 2020; 41 (6): 365–373

Peters A, McEwen BS, Friston K. Uncertainty and stress: Why it causes diseases and how it is mastered by the brain. Prog Neurobiol 2017; 156: 164–188

Piaget J. Das Weltbild des Kindes. Stuttgart: Klett Cotta; 2002

Piaget J, Fatke R, Kober H. Meine Theorien der geistigen Entwicklung. Weinheim: Beltz; 2003

Piolanti A, Offidani E, Guidi J. Use of the Psychosocial Index: A Sensitive Tool in Research and Practice. Psychother Psychosom 2016; 85: 337–345

Piolanti A, Gostoli S, Gervasi J. A Trial Integrating Different Methods to Assess Psychosocial Problems in Primary Care. Psychother Psychosom 2019; published online

Previc FH. Dopamine and the origins of human intelligence. Brain Cogn 1999; 41 (3): 299–350

Previc FH. Prenatal influences on brain dopamine and their relevance to the rising incidence of autism. Med Hypotheses 2007; 68 (1): 46–60

Previc FH. The Dopaminergic Mind in Human Evolution and History. Cambridge: Cambridge University; 2009

Provençal N, Binder EB. The effects of early life stress on the epigenome: From the womb to adulthood and even before. Exp Neurol 2015; 268: 10–20

Regitz-Zagrosek V. Sex and gender differences in health. Science & Society Series on Sex and Science. EMBO Rep 2012; 13 (7): 596-603

Roselli CE. Neurobiology of gender identity and sexual orientation. J Neuroendocrinol 2018; 30 (7): e12562

Selman RL. Die Entwicklung des sozialen Verstehens. Entwicklungs- psychologische und klinische Untersuchungen. Frankfurt: Suhrkamp; 1984

Seo D, Patrick CJ, Kennealy PJ. Role of Serotonin and Dopamine System Interactions in the Neurobiology of Impulsive Aggression and its Comorbidity with other Clinical Disorders. Aggress Violent Behav 2008; 13 (5): 383–395

Shalev A, Liverzon I, Marmar C. Post-traumatic stress disorder. N Engl J Med 2017; 376: 2459–2469

Shalev AY, Tuval-Mashiach R, Hadar H. Posttraumatic stress disorder as a result of mass trauma. J Clin Psychiatry 2004; 65 (Suppl. 1): 4–10

Simondon G. Individuation in Light of Notions of Form and Information. Minneapolis: University of Minnesota; 2020

5

Sivertsen M, De Jaegher H, Alstadhaug KB et al. The precarity of patient participation – a qualitative interview study of experiences from the acute stroke and rehabilitation journey. Physiother Theory Pract 2022; 7: 1–16

Stening K, Eriksson O, Wahren L et al. Pain sensations to the cold pressor test in normally menstruating women: comparison with men and relation to menstrual phase and serum sex steroid levels. Am J Physiol Regul Integr Comp Physiol 2007; 293 (4): R1711-R1716

Stepanikova I, Bateman LB, Oates GR. Systemic Inflammation in Midlife: Race, Socioeconomic Status, and Perceived Discrimination. Am J Prev Med 2017; 52 (1S1): S63–S76

Stringhini S, Tabak AG, Akbaraly TN et al. Contribution of modifiable risk factors to social inequalities in type 2 diabetes: prospective Whitehall II cohort study. BMJ 2012; 345: e5452

Swaab DF. Sexual differentiation of the brain and behavior. Best Pract Res Clin Endocrinol Metab 2007; 21 (3): 431-444

Underland LJ, Mark ER, Katikaneni R, Heptulla R. The Impact of Dopamine on Insulin Secretion in Healthy Controls. Indian J Crit Care Med 2018; 22 (4): 209–213

Vincent K, Tracey I. Sex hormones and pain: the evidence from functional imaging. Curr Pain Headache Rep 2010; 14 (5): 396-403

Ward R, Sreenivas S, Read J et al. The role of serotonin in personality inference: tryptophan depletion impairs the identification of neuroticism in the face. Psychopharmacology 2017; 234 (14): 2139–2147

Weaver IC, Cervoni N, Champagne FA et al. Epigenetic programming by maternal behavior. Nat Neurosci 2004; 7 (8): 847–854

Weaver IC, D'Alessio AC, Brown SE et al. The transcription factor nerve growth factor-inducible protein a mediates epigenetic programming: altering epigenetic marks by immediate-early genes. J Neurosci 2007; 27 (7): 1756–1768

Williams JHG, Huggins CF, Zupan B et al. A sensorimotor control framework for understanding emotional communication and regulation. Neurosci Biobehav Rev 2020; 112: 503–518

Wolpe J. The Practice of Behavior Therapy. New York: Pergamon; 1969

www.therapie.de/psyche/info/index/diagnose/trauma/komplexe-ptbs/; letzter Aufruf: 15.2.2022

www.degpt.de/informationen/fuer-betroffene/trauma-und-traumafolgen/wie-äußern-sich-traumafolgestörungen/komplexe-posttraumatische-belastungsstörung/; letzter Aufruf: 15.2.2022a

www.who.int/standards/classifications/classification-of-diseases; letzter Aufruf: 15.2.2022b

Yadav VK, Oury F, Tanaka KF et al. Leptin-dependent serotonin control of appetite: temporal specificity, transcriptional regulation, and therapeutic implications. J Exp Med 2011; 208 (1): 41–52

Zahavi AY, Sabbagh MA, Washburn D et al. Serotonin and Dopamine Gene Variation and Theory of Mind Decoding Accuracy in Major Depression: A Preliminary Investigation. PLoS One 2016; 11 (3): e0150872

Van der Kolk B. Verkörperter Schrecken: Traumaspuren in Gehirn, Geist und Körper und wie man sie heilen kann. Lichtenau: G. P. Probst; 2016

KAPITEL

6 Palpatorische Diagnostik

Torsten Liem

Zusammenfassung

In diesem Kapitel werden wesentliche palpatorische Herangehensweisen der psychosomatischen Osteopathie vorgestellt. Diese sind besonders darauf ausgerichtet, die multiplen interaktiven, holarchischen und dynamischen Wechselwirkungen und Aspekte inkl. der Soma-Physiologie-Erlebnis-Kontext-Dysfunktionsmuster (SPEKD) zu befunden und zu behandeln. Ihr Schwerpunkt ist auf die Schnittstellen zwischen palpierten Körperregionen, Neurovegetativum sowie limbischem System und energetischen Phänomenen, psychischem Erleben und Selbstwahrnehmung des Patienten sowie seine Kontextfaktoren gerichtet.

Es wird der Vier-Level-Fokus vorgestellt, der bei der Untersuchung und auch bei Behandlung angewendet werden kann. Bei der Befundung werden außerdem Marker für Aktivitätszustände des ANS, der emotionalen Regulation und der präfrontalen Mentalisierung inkl. typspezifischer Reaktionsmuster und Merkmale für die Beziehungsdynamiken genutzt. Palpatorische Annäherungen für emotionale und Arousal-Zentren im Körper inkl. mimischer Muskeln werden erklärt. Besonders wesentlich für die Prognose ist die Differenzierung der peripheren und zentralen Sensibilisierung.

Im Weiteren werden Stoßdämpfersysteme, thorakale Zylinder, Übergangsregionen, Schlüsselläsionen der Wirbelsäule, Körperrhythmen, Wärmezonen im Bereich der Stirn, Energiefelder, die hormonelle Stressachse inkl. Nebenniere sowie Teilmuster frühkindlicher Reflexe bzw. Reaktionen befundet. Wesentliche Aspekte der Körperhaltung und der Faszienorganisation sowie Schlüsselregionen körperlicher Reaktionen werden differenziert und weiterführende Befunde z. B. mittels Fingerbeerenlinien und Zwei-Punkt-Diskrimination vorgestellt. Ebenso können weitere osteopathische Untersuchungsmethoden integriert werden, auch wenn sie im Folgenden nicht explizit genannt werden.

6.1 Vier-Level-Fokus

Die **Berührung** ist die Kompetenz, welche die osteopathische Vorgehensweise auszeichnet. Der Fokus des Osteopathen bei der Interaktion mit dem Patienten im Allgemeinen und bei der palpatorischen Annäherung im Besonderen entscheidet maßgeblich darüber, welche Beziehungsgefüge wahrgenommen werden (Liem 2017). Die in ➤ Tab. 6.1 vorgestellte Systematik kann den Therapeuten unterstützen, **verschiedene Wahrnehmungen** differenziert und gezielt anzuwenden. Sie basiert auf der Arbeit von Otto Scharmer und kann nicht nur bei der Befundung, sondern ebenso bei der Behandlung angewendet werden. Während der Palpation ist oszillierend und/oder gleichzeitig auf folgende **vier Level** der Wahrnehmung zu achten:

1. **Clinical Reasoning:** Die Erkennungsmusterdiagnostik beruht auf der Synthese, konstanter Reflexion und Verinnerlichung vergangener klinischer Erfahrungen.
2. **Open Mind:** Hier steht die Offenheit im Vordergrund, dass für den Therapeuten noch nicht bekannte Wechselbezüge jeglicher Art in diesem individuellen Patienten vorliegen und Bedeutung für die Heilung haben könnten.

Tab. 6.1 Intuitions- und Wahrnehmungsfokus bei der therapeutischen Interaktion (nach Liem 2018)

Level	Wahrnehmungsstatus	Haltung des Therapeuten
1. Clinical Reasoning	Wahrnehmungen werden mit vergangenen Erfahrungen verglichen	Der Therapeut ist in seiner Routine und in Mustern aus seiner Vergangenheit verankert und sucht nach Bestätigung für bereits erprobte Diagnostik- und Behandlungsmöglichkeiten.
2. Open Mind	Offen für neue Ideen, wissenschaftliche Neugier, Entdeckung der Einzigartigkeit jedes Patienten, Interesse an individuellen Fällen	Der Therapeut öffnet sich, wird wissbegierig und versucht, objektiv zu sein. Er ist vorbereitet auf die Überschreitung individueller Grenzen, um Neues zu lernen. Neue Erfahrungen und abweichende Standpunkte werden als potenziell bereichernd erachtet.
3. Open Heart	Empathische Wahrnehmung vom Standpunkt einer anderen Person aus	Der Therapeut verlässt seinen Referenzrahmen und versucht, die Welt durch die Augen des Patienten zu sehen. Geist und Herz des Therapeuten sind offen, er beginnt, mit dem Patienten mitzufühlen und über sich hinauszuwachsen, was radikal neue Einsichten ermöglicht.
4. Hier und Jetzt	Intuition, zeitgebundene Wahrnehmung	Der Therapeut beginnt, die Fülle von Informationen wahrzunehmen, die jeder Moment enthält. Dieses Stadium ermöglicht Entwicklung und Erneuerung auf allen Stufen. Der Therapeut verlässt sich auf seine Intuition und vertraut ihr.

3. **Open Heart:** Damit ist eine empathische Wahrnehmung, ein „Mitfühlen“ gemeint, sodass die innere und äußere Welt quasi durch die Augen des Patienten für den Therapeuten erfahrbar wird.
4. **Hier und Jetzt:** Die Fähigkeit, die Aufmerksamkeit und Intention im Hier und Jetzt zu verorten, heißt, einen möglichst großen Anteil der Physiologien sowie der afferenten und efferenten Bewusstseinsinhalte auf die Behandlungsinteraktion mit dem Patienten zu richten.

6

6.2 Kennzeichen und Marker

Die **Wahrnehmung** der im Folgenden beschriebenen **Dynamiken** ist die Voraussetzung für eine sichere und erfolgreiche Anwendung jeder therapeutischen Interaktion.

6.2.1 Aktivitätszustand des ANS

Während der Behandlung ist die **Wahrnehmung des neurovegetativen Arousals** wesentlich für die fein abgestimmte koregulierte Anwendung von Techniken. Anhaltspunkte für die Befundung liefert ➤ Tab. 6.2. Die folgenden Aspekte der Befundung sind wesentlich, um

- jede Art von Retraumatisierung schon im Ansatz zu vermeiden,
- die dynamischen Wechselbeziehungen von SPEKD und der Dynamik des neurovegetativen Arousals vor und während der Behandlung einschätzen zu können,
- holarchische Dysfunktionsdynamiken im Patienten zu erkennen sowie
- proximale Lernzonen und Kompetenzen in Bezug zum Neurovegetativum zu identifizieren, zu nutzen oder zu fördern.

Dadurch wird es möglich, therapeutische Ansätze und Techniken sowie die Auflösung von SPEKD individualisiert und in Abhängigkeit von Dynamiken des Neurovegetativums anzuwenden und zu begleiten.

Auch folgende Kennzeichen für die Bewusstheit der **Aktivitätszustände des ANS** können bei der therapeutischen Interaktion befundet werden, basierend auf dem Kompass des ANS (➤ Kap. 1.1.1, ➤ Abb. 1.2):

- **Aktivierung:** Ist diese hoch oder niedrig?
- **Erleben in der Gegenwart und im Allgemeinen:** Ist dieses eher behaglich/angenehm oder unbehaglich/unangenehm? Dabei auf Marker im Gesicht und im Körper achten.

Tab. 6.2 Neurovegetativum und Patientenzustand (PNS = parasympathisches Nervensystem; SNS = sympathisches Nervensystem) (nach Rothschild 2002)

	Neurovegetative Lage	Atmung, Herzfrequenz, Haut, Pupille	Patient
1) Entspannter Zustand	Moderate Aktivierung des PSN	• Atmung leicht und tief • Herzfrequenz niedrig • Hauttonus normal	Ruhig und entspannt
2a) Leichtes Arousal	leichte bis moderate Erhöhung des SNS	• Atem- und Herzfrequenz beschleunigt mit normaler Hautfärbung • Haut bleich und etwas feucht mit normaler Atem- und Herzfrequenz • Evtl. Pupille leicht vergrößert	Freude oder erträgliches Unbehagen
2b) Moderates Hyperarousal	Starke Erhöhung des SNS	• Atem- und Herzfrequenz beschleunigt mit Hauterbleichen • Pupille leicht vergrößert	Schwierigkeiten, den therapeutischen Prozess zu integrieren oder Auftauchen starker Angst
3a) Starkes Hyperarousal	Weitere Erhöhung des SNS	• Atem- und Herzfrequenz stark beschleunigt mit Hauterbleichen, kaltem Schweiß usw. • Pupille vergrößert	Nicht mehr in der Lage zu integrieren
3b) Gefährliches Hyperarousal	Starke Erhöhung des SNS und PNS	• Bleiche Haut mit sehr niedriger Herzfrequenz • Mydriasis mit starkem Erröten • Sehr niedrige Herzfrequenz mit beschleunigter Atmung • Sehr langsame Atmung mit stark erhöhter Herzfrequenz	Stark traumatisierter Zustand
4) Bewegungsloser Zustand (eingefroren)	Starke Aktivierung des PSN	• Patient regungslos, unbeweglich • Atmung langsam und unmerklich • Herzfrequenz niedrig • Haut kühl	Unbeteiligt, zieht sich vom therapeutischen Prozess und seinem Körper zurück, depressiv, müde, hält zurück, dissoziiert

6

- **Zustand des ANS:** Ist dieser entspannt? Aktivität und Neugierde gegenüber anderen Menschen und der Umgebung? Wachsamkeit und Defensivimpulse (Kampf und Flucht kann sich auch in zwanghaftem Anbiedern äußern)? Kurze Freeze-Reaktionen und Energiemangel?
- **Gesichtsausdruck:** Ist er lebendig, steif, unbeweglich, übertrieben im Ausdruck und im Einklang mit dem Bauchgefühl?
- **Augen:** Ist der Augenkontakt starr, synchronisiert, leer? Wie ist die Größe der Pupillen?
- **Stimme:** Wie ausdrucksstark ist die Stimme in Bezug auf Tonus, Rhythmus, Behagen und Unbehagen?
- **Kontakt zu sich:** Scheint die Person in Kontakt mit sich zu sein oder wirkt sie dissoziativ?
- **Wahrnehmung:** Ist eine Wahrnehmung der anderen Person möglich? Wie ist die assoziierte Resonanz in mir?
- **Abneigung und Zurückziehen:** Sind Zeichen davon sichtbar? Wenn ja, welche?
- **Somatische Synchronisation** im Kontakt mit anderen: Erfolgen z. B. kleine Bewegungen, die mit der anderen Person beim Sprechen und Zuhören synchronisiert werden, was ist mit Rederhythmus, Rededauer, Augenkontaktrhythmen, Länge und Frequenz von Pausen, Bewegung oder Stille?
- **Fähigkeit der Regulation:** Können Kälte, Hitze, Unbehagen, Schmerz, somatische Empfindungen, Empfindungen einer Stimmung oder eines Gefühls, wie Kribbeln, Strömen, Ruhe, Anspannung oder Ausweitung, erlebt und gehalten werden?
- **Kohärenz:** Wie ist diese bei Händedruck oder Körperkontakt?
- **Begegnungsmomente:** Wie zeigen sich diese in der Wahrnehmung von ANS-Reaktionen und Synchronisation?

- **Verhalten:** Wie verhalte ich mich üblicherweise, wenn ich mich im jetzigen ANS-Zustand befinde?
- **Proximale Lernzone:**
  - Welche Veränderung ist möglich, um den ANS-Zustand zu verändern?
  - Wie reguliere ich mein Arousal und meine Erregung und wie kann ich die Regulation verbessern?
  - Wie können rhythmische Reize – Berührung, auditive und visuelle Reize – den ANS-Zustand verändern?
  - Wie kann ich mich motivieren, in Aktion zu gehen, und wie kann ich mich beruhigen?
  - Wie kann ich die Atmung nutzen, um mich zu regulieren?
  - Wie können Therapeuten mir helfen, mich zu regulieren?

Bei dysregulierten Kindern kann es vorkommen, dass sich diese in einem Freeze-Zustand befinden. Dieser ist durch paradoxe Reaktionen gekennzeichnet, z. B. ein regungsloses Gesicht oder unfokussierte Augen, aber gleichzeitig eine schnelle Atmung.

6.2.2 Befundung der Emotion

➤ Kap. 11.10

6.2.3 Präfrontale Mentalisierung

Unter präfrontaler Mentalisierung versteht man die Fähigkeit, das **eigene Verhalten** oder das **Verhalten anderer** durch **Attribuierung mentaler Zustände** zu interpretieren. Folgende Kennzeichen der präfrontalen Mentalisierung können bei der therapeutischen Interaktion befundet werden, basierend auf dem präfrontalen Kompass (➤ Kap. 1.1, ➤ Abb. 1.3):

- **Impulskontrolle:** Ist es möglich, unangemessene Impulse zu bremsen bzw. zu verzögern?
- **Impulsaktivierung:** Können notwendige Aufgaben erledigt werden, auch wenn man sich nicht danach fühlt?
- **Auslösende Faktoren der Impulskontrolle:** Werden diese ausgelöst von einer „Kommandozentrale", einem „inneren Richter" oder durch Reflexion darüber, was das angemessenste, beste, angenehmste Handeln wäre?
- **Einfache oder komplexe Mentalisierung:** Bestehen innere Reflektionen und Theorien aus einer oder multiplen Blickwinkeln?
- **Selbstwahrnehmung:** Welcher ist der gegenwärtige Zustand der Mentalisierung? Impulskontrolle (z. B. verzögerte Befriedigung) aufgrund von Reflektionen oder aufgrund einfacher innerer Verbote? Impulsaktivierung aufgrund von Reflektionen oder aufgrund einfacher innerer Befehle?
- **Überprüfung:** Werden innere Theorien anhand der Realität überprüft?
- **Perspektivenwechsel:** Kann die Person die Situation aus der Perspektive einer anderen Person wahrnehmen?
- **Lenkung der Aufmerksamkeit und Differenzierung:** Fallen der Person Neues und Veränderungen auf?
- **Proximale Lernzone:**
  - Welche Veränderung ist möglich, um den Zustand der Mentalisierung zu ändern oder welche kleine Veränderung könnte erkundet werden?
  - Auf mich gerichtet:
    - Was benötige ich, um an eine Veränderung zu glauben und für möglich zu erachten?
    - Welche Ressourcen in mir kann ich fördern, um mich in die Richtung weiterzuentwickeln, die mir wichtig ist?
    - Wie kann ich eine realistische Skepsis entwickeln?
    - Wie kann ich das Gewahrsein innerlicher Konflikte fördern?
    - Wie kann ich die Neugierde für mich selbst steigern?
    - Wie kann ich das Gewahrsein für eigene innere Prozesse, z. B. Affekte und Bedürfnisse, steigern?
  - Auf andere gerichtet:
    - Wie kann ich Sicherheit in bestimmten unsicheren Bedingungen entwickeln?
    - Wodurch kann ich das Gewahrsein für die Auswirkungen meines eigenen Verhaltens steigern?
    - Wie kann ich besonnene Betrachtung und Reflexion fördern?
    - Was kann ich tun, um weitere Gesichtspunkte einer Situation, die mich belastet, einzunehmen?
    - Wie kann ich das Vermögen, mir und anderen zu verzeihen, steigern?

Diese Befundung ist wesentlich, um

- die dynamischen Wechselbeziehungen von SPEKD, Kognitionen und Mentalisierungen vor und während der Behandlung einschätzen zu können,
- holarchische Dysfunktionsdynamiken im Patienten zu erkennen sowie
- proximale Lernzonen und Kompetenzen zu nutzen oder zu fördern.

Dadurch wird es möglich, therapeutische Ansätze und Techniken sowie die Auflösung von SPEKD individualisiert und in Abhängigkeit von Dynamiken der Kognition und Mentalisierung anzuwenden und zu begleiten.

6.2.4 Typspezifische Reaktionsmuster

➤ Tab. 6.3 fasst **typspezifische Reaktionsmuster** zusammen, die auf das Vorliegen der Zustände Ohnmacht bzw. Hilflosigkeit, Furcht sowie Kampf bzw. Wut und Ärger hinweisen. Dies ermöglicht dem Therapeuten, anhand von Körperstruktur und -haltung, Mimik, Atmung, Verhalten, Herzfrequenz und weiterer Merkmale typspezifische Reaktionsmuster zu befunden und diese angemessen im Behandlungsprozess und bei der Anwendung von Techniken berücksichtigen zu können. Zum Beispiel können möglicherweise Reaktionen durch die Anwendung von Techniken ausgelöst werden oder Techniken

Tab. 6.3 Typspezifische Reaktionsmuster

	Ohnmacht, Hilflosigkeit	Furcht	Kampf, Wut, Ärger
Körperstruktur und -haltung	• Kopf anteriorisiert • Schulter eingefallen • Hüfte verkürzt • Genu valgum	• Schnelle, plötzliche, unberechenbare Bewegungen • Verstecken der Gliedmaßen oder Verschränken der Arme • Unbeholfene Haltung • Oberkörper dreht sich weg vom Gegenüber • Kopf eingezogen	• Aufgeplusterter, starrer Brustkorb • Angespannter Kiefer
Mimik	• Ausdruckslos • Immobil	• Augenbrauen angehoben und zusammengezogen • Obere Augenlider hochgezogen • Lidspalte gespannt • Lippen gestretcht • Mund offen (Kiefermuskulatur entspannt)	• Angespannte Kiefermuskeln • Augenbrauen zusammen und nach unten gezogen • Obere Augenlider hochgezogen • Lidspalte verengt bzw. gespannt • Lippen zusammengezogen
Atmung	Flach, fast unmerklich	Schnell, fahrig	Brustatmung, tief
Verhalten	• Passiv • Immobil • Rückzug	• Unruhe • Nichts sehen, nichts hören und nichts sagen wollen • Aufschieben von Konflikten • Schuldzuweisung auf Andere • Sucht Distanz	• Streitbar, kämpferisch • Kommt Gegenüber zu nah
Herzfrequenz	↓	↑	↑↑
Kortisol	↑↑	↑	–
Noradrenalin	↓	↑	↑↑
Adrenalin	–	↑↑	?
Testosteron	↓↓	?	↑↑
Sympathikus	?	↑↑	↑↑
Parasympathikus	↑	↓	↓

6

werden gezielt genutzt, um typspezifische Reaktionsmuster zu beeinflussen. Dosierte koregulierte Aktivierungen sind hilfreich, starke zu vermeiden.

6.2.5 Merkmale für die Beziehungsdynamik und -fähigkeiten

Auch auf die folgenden **Merkmale** in Bezug zu Beziehungsdynamiken ist während der gesamten therapeutischen Interaktion zu achten bzw. sind diese gezielt zu fördern (Bentzen 2016):

- **Synchronisation und Abwechseln:** Dies besteht in einem sich aufeinander beziehenden abwechselnden Ausdruck in Mimik, Gestik, Verhalten und Sprache, insbesondere Prosodie (Betonung, Nachdruck, Ton und Rhythmus der Sprachäußerung), Gähnen, abwechselnder Gesprächsfluss.
- **Jetzt-Momente:** Diese sind durch Momente der Übereinstimmung im gemeinsamen Erleben (von Gesehenem, Gehörtem, Gespürtem) zwischen Personen gekennzeichnet. Hier geht es um die Intensität, die Bedeutung und die Qualität des miteinander Teilens.
- **Zustimmung/Nicht-Zustimmung bzw. miteinander Eingestimmtsein/miteinander Nicht-Eingestimmtsein:** Wenn Patienten nicht in einem Flucht- und Kampfmodus oder Freeze-Zustand feststecken, entsteht eine Einstimmung meist innerhalb einiger Augenblicke. In der therapeutischen Interaktion achtet der Therapeut darauf, wie der Patient auf Gesagtes, Verhalten und auf therapeutische Interventionen reagiert, und nutzt Momente des Nicht-Eingestimmtseins, um die Beziehung zu vertiefen, indem er dem Patienten die Möglichkeit gibt, seine Sichtweise deutlich zu machen.
- **Selbst – andere – wir:** Dies kennzeichnet die Fähigkeit des Bewusstwerdens, des Hin- und Herpendelns und des abwechselnden Erlebens von Vereinigung und Trennung.
- **Markiertes Spiegeln:** Dieses drückt sich im empathischen Mitfühlen und assoziiertem Ausdruck von Mimik und Gestik sowie in Worten aus. Es ist durch die Fähigkeit charakterisiert, in Kontakt mit einer anderen Person zu sein und – wenn nötig – Halt zu geben, ohne sich völlig mit dem anderen zu identifizieren. Beim **unmarkierten Spiegeln** kommt es zu einem zu starken Identifizieren und Verschmelzen mit der anderen Person.

6.3 Palpation der Körperlichkeit ohne Bedeutungszuordnung

Zunächst wird die Körperlichkeit im Sinne eines **sich zeigen Lassens ohne Bedeutungszuordnung** ausgeführt. Der Therapeut lässt sich von seiner Intuition leiten und legt seine Hände sanft auf verschiedene Körperstellen. Die Hände bewegen sich in einer ruhigen Weise über den Körper, wie ein fließendes Gleiten von achtsamer Berührung – achtsam für jede Art von Reaktion im Patienten auf seine Berührung. Es ist ein erstes Einstimmen und palpatorisches Annähern. Dabei enthält sich der Therapeut, Gewebedynamiken in irgendeiner Art und Weise beeinflussen zu wollen. Er nimmt wahr, wann der Patient und seine Gewebe das bestmögliche Ausmaß an Resilienz erreicht haben bzw. für Behandlungsimpulse am ansprechendsten sind. Diese erste Annäherung findet in aller Regel einige Minuten lang statt.

6.4 Fragen zum Gewebekontakt

Folgende Fragen unterstützen den Osteopathen während des Gewebekontakts:

- Ist die palpierte Struktur glücklich?
- In welcher Körperregion ist ein Ungleichgewicht lokalisiert?
- Wo ist das Gleichgewicht des Ungleichgewichts im Körper und im subjektiven Erleben, in intersubjektiven Bezügen und biosozialen Verhältnissen lokalisiert?
- Welche Botschaft möchte mir der Körper des Patienten mitteilen?

- Welches Bedürfnis wurde wenig oder gar nicht befriedigt, wie ist es heute und wie drückt es sich im Körper aus?
- Welches sind freie und welches sind eingeschränkte Bewegungsqualitäten?
- Ist die Bewegungseinschränkung oder die Spannung des Gewebes primär oder Folge?
- Welche anderen Körperstrukturen sind mit diesem Spannungsmuster (SPEKD) assoziiert (Faszien, Muskeln, Suturen, Liquor, Ligamente, Membranen)?
- Welche Körperempfindungen, Arousal-Zustände, Emotionen und Glaubensmuster sind mit diesem Spannungsmuster (SPEKD) assoziiert?
- Welche intersubjektiven Bezüge und biosozialen Verhältnisse sind mit diesem Spannungsmuster (SPEKD) assoziiert?
- Welche Energiefelddynamiken sind mit diesem Spannungsmuster (SPEKD) assoziiert?
- Wie lange bestehen Spannungsmuster und Bewegungseinschränkungen?
- Welche Einflüsse haben möglicherweise zu diesem Spannungsmuster (SPEKD) geführt?
- Hat sich seitdem etwas verändert?
- Welche Adaptionen waren bzw. sind nötig?
- Wie hat sich dadurch die Sichtweise auf die Welt und sich selbst verändert?
- Was hält die jetzige Homöostase des Körpers aufrecht?
- Wie wird der Mensch mit dieser Organisation in der Zukunft funktionieren?
- Was ändert sich, wenn diese Spannungsmuster nicht anwesend wären?
- In welcher Körperregion sind Ressourcen bzw. Gesundheit verortet, die eine Veränderung unterstützen?
- Wo ist das Potenzial lokalisiert, das die SPEKD aufrechterhält?
- Wo ist das Potenzial lokalisiert, die SPEKD aufzulösen und zu integrieren?
- Was ist die Herausforderung des Patienten, was möchte er lernen, was kann er lernen, was ist die proximale Lernzone?
- Möchte der Patient symptomfrei oder gesund werden?

Diese inneren Fragen unterstützen den Therapeuten bei der Wahrnehmung der Dynamiken, Qualitäten, Wechselwirkungen und Aspekte der Gewebepalpation und verbessern die diagnostische und therapeutische Palpationskompetenz.

6.5 Palpation von emotionalem Gewebe-Loading

Klare palpatorische Zuordnungen zu psychischen Entwicklungsstufen, wie z. B. von Piaget oder der Spiraldynamik formuliert, konnten nicht belegt werden. Allerdings wurden von Keleman (1992), Kurtz (1979), Latey (1996) u. a. bestimmte Körpermuster und Kennzeichen im Hinblick auf psychische Konstitutionen hypothetisiert. So wurden beispielsweise von Pierrakos und Brennan (1998) **Hauptmerkmale und Körper-Gewebe-Energiemuster** von fünf **Hauptcharakterstrukturen** beschrieben (➤ Tab. 6.4).

Starre Zuordnungen sind zu vermeiden. Die Angaben in ➤ Tab. 6.4 sind nur als Hinweise zu nutzen. Stattdessen ist bei der Befunderhebung insbesondere auf die Kongruenz von Inhalt des Gesprochenen und Tonfall, Stimmhöhe, Mimik sowie Körperhaltung zu achten. So zeigte sich beispielsweise in Studien, dass die Wahrnehmung von inkongruenten Gesichtsausdrücken somatosensorische Repräsentationen und von inkongruenten emotionalen Körperhaltungen motorische und prämotorische Repräsentationen aktiviert. Dies deutet auf eine enge **Verbindung zwischen Emotion, Ausdruck und Handlung** (Calbi et al. 2017) hin. Therapeutisch ist wesentlich, dass die Struktur-Funktions-Beziehung zwischen Gehirn und Emotionen nicht linear, sondern mehrdimensional stattfindet und eine Pluripotenzialität zeigt.

Emotionskategorien sind nicht spezifisch in bestimmten Hirnregionen lokalisiert, sondern eine neuronale Struktur kann mehrere Funktionen bezüglich emotionaler Verarbeitung erfüllen, je nach dem funktionellen Netzwerk und Muster der Koaktivierungen, die zu einem bestimmten Zeitpunkt angezeigt werden (Celeghin et al. 2017). So ist eine Vielzahl von emotionalen Erfahrungen mit dynamischen Interaktionen funktioneller Hirnnetzwerke verbunden (Raz et al. 2016).

Tab. 6.4 Hauptmerkmale der fünf Charakterstrukturen: Körper- und Energiesystem nach Pierrakos und Brennan (1998) (nach Liem 2013)

	Schizoid	Oral	Psychopathisch	Masochistisch	Rigide
Körperbau	• Langgestreckt • Rechts-links-Ungleichgewicht	• Dünn • Eingefallene Brust	• Vorgewölbte Brust • Oberkörper schwer	• Kopf vorgebeugt • Schwer	• Rücken starr • Becken nach hinten gekippt
Körperspannung	• Ringspannung • Unkoordiniert • Schwache Gelenke	• Kraftlos • Glatte Muskeln • An sich haltend	• Obere Hälfte gestaut • Untere Hälfte spastisch	Explosive Spannung	• Spastisch • Gitterblockade • Eisenrüstung
Kreislauf	Kalte Hände und Füße	Kalte Brust	Beine und Unterleib kalt	Kaltes Gesäß	Kaltes Becken
Energieniveau	• Überaktiv • Nicht auf dem Boden	• Unteraktiv • Wenig Energie	Überaktiv, danach Kollaps	Unteraktiv (Energie wird nach innen gewendet)	Überaktiv (hohe Energie)
Energieverteilung	Im Kern erfroren	• Im Kopf • Überall zu wenig	Im Oberkörper	Kocht innerlich	• An der Peripherie • Energie wird vom Kern ferngehalten
Wichtigste aktive Chakras	• 7 • 6A • 3A • 2 • Asymmetrisch	• 7 • 6A • 2A	• 7 • 6A und 6B • 4B	• 6. vorne • 3. vorne	• Willenszentren • 6. vorne
Psychodynamik der offenen Chakras	• Geist • Intellekt • Wille	• Geist • Intellekt • Liebe	• Intellekt • Wille	• Geist • Gefühl • Wille	• Wille • Geist
Energetisches Abwehrsystem	• Rückzug • Stacheln aufstellen • Neben sich stehen	• Oral saugen • Leer schwätzen • Hysterisch explodieren	• An den Haken nehmen • Hysterisch explodieren	• Schweigendes Brüten • Fangarme	• Stärke zur Schau stellen • Durch Überheblichkeit isolieren

6.6 Emotionale und Arousal-Zentren im Körper

Emotionale und Arousal-Zentren im Körper (➤ Tab. 6.5) sind einerseits mittels **Introspektion** seitens des **Patienten** (z.B. durch einen Bodyscan dieser Zentren) zu befunden. Diese Selbstwahrnehmung ist integraler Bestandteil bei der Befundung und Behandlung. Dies wird im Folgenden nicht immer wiederholt, ist aber immer zu berücksichtigen. Dazu kann man den Patienten fragen: Wie fühlt sich das an? Treten Körperempfindungen, neurovegetative Erregung (Arousal), Gefühle, Bilder und/oder Erinnerungen auf? Zur weiteren Differenzierung der sprachlichen Begleitung ➤ Kap. 7.8 (Sinneskanäle und Submodalitäten), ➤ Kap. 8.2 (verbale Begleitung), ➤ Kap. 8.27 (osteopathischer Felt-sense), ➤ Kap. 8.28 (osteopathische herzfokussierte Palpation), ➤ Kap. 10.5 (MBI), ➤ Kap. 11.11.8 (OER).

Andererseits werden sie mittels **Inspektion** und **Palpation** (z.B. Listening, Spannung, Tonus, Elastizität, Resistenz, Resilienz, Dichte) seitens des **Therapeuten** beurteilt. Dieser achtet dabei auf Spannungen in diesen Regionen. Neben der Palpation können die Zentren auch mittels Thermodiagnostik befundet werden.

Für alle Techniken gilt:

- **Patient:** In Rückenlage.
- **Therapeut:** Sitzt am Kopfende des Patienten.

Tab. 6.5 Wesentliche emotionale und Arousal-Zentren

Arousal-Zentrum	Normalbefund	Hinweis auf Belastung
Vertex (➤ Kap. 6.6.1)	Offen	Geschlossen
Augen (➤ Kap. 6.6.2)	Weich, entspannt, Bereich um die Augen herum (M. orbicularis oculi) entspannt	Hart, in die Orbita gesunken, gereizt, gespannt, brennend, juckend, retroorbitales Schwereempfinden, Schmerzen des Bulbus, Augenkneifen, Lidschlag rekurrierend, Heliophobie, M. orbicularis oculi angespannt
Zunge (➤ Kap. 6.6.3)	Entspannt am Gaumen positioniert	Nach anterior, posterior, inferior oder superior gezogen
Unterkiefer (➤ Kap. 6.7.2)	Entspannt hängend	Zähne zusammengebissen
Weicher Gaumen (➤ Kap. 6.6.5)	Entspannt	Fest
Subokzipitale Region (➤ Kap. 6.6.6)	Entspannt	Angespannt
Hals (➤ Kap. 6.6.7)	Weit, frei, durchlässig/offen	Eng, Kloßgefühl, undurchlässig
Schulter (➤ Kap. 6.6.15)	Entspannt nach hinten unten gesunken	Hochgezogen, protrahiert
Atmung (➤ Kap. 6.6.9)	Tief, langsam, fließend	Oberflächlich, schnell, gehalten
Herz (➤ Kap. 6.6.10)	Offen, ruhig, langsam	Verschlossen, unruhig/springend, schnell
Ganglien und Plexus, v.a. Plexus solaris (➤ Kap. 6.6.11)	Weich, sich ausbreitend, warm	Hart, Faustgefühl/zusammengezogen, kalt
Verdauungstrakt (➤ Kap. 6.6.12)	Wohlsein, gesättigt, weich	Übelkeit, hungrig, Druckgefühl, gespannt
Beckenboden (➤ Kap. 6.6.13)	Entspannt	Angespannt, hochgezogen
Haut (➤ Kap. 6.6.14)	Warm, trocken, rosig	Kalt, schweißig, bleich
Muskeln (➤ Kap. 6.6.15)	Flexibel, entspannt, tonisch	Steif, angespannt, schlaff/kollabiert
Gelenke (➤ Kap. 6.6.16)	Flexibel, stabil	Fest/eingefrorenen, instabil

- Alle Techniken können jedoch ebenso im Sitzen oder anderen Körperpositionen durchgeführt werden. Entsprechend passt sich der Therapeut an.
- **Handposition:** Je nach Befund kann die 2. Hand während der Behandlungssequenz auf mitbetroffene Strukturen gelegt werden.
- Die **Selbstwahrnehmung des Patienten** umfasst immer auch die Frage: Welche Körperempfindungen, neurovegetative Erregung (Arousal), Gefühle, Bilder und Erinnerungen treten auf?
- Die Selbstwahrnehmung wird auch während der Behandlung entsprechend der Beschreibung der Befundung weitergeführt.

6.6.1 Vertex

Handposition: Die Handfläche einer Hand zum Vertex richten (➤ Abb. 6.1).

Befundung:
- Die Wahrnehmung ist darauf gerichtet, ob der Vertex offen oder geschlossen ist und ob man energetisch weggestoßen wird.
- Selbstwahrnehmung des Patienten: Ist die Stirnregion entspannt oder zusammengezogen, sind die Augenbrauen angespannt? Fühlt sich die Region nach oben offen, mit einem Gefühl des Fließens und des Kontakts nach oben oder verschlossen und abgetrennt an?

Behandlung: Mittels indirekter und direkter Techniken Folgendes lösen:
- Energetische Dynamiken von sog. Hirnfeldern: Dazu die Handfläche einige Zentimeter entfernt von der Kopfoberfläche halten.
- Mikrobewegungen im Bereich der Galea aponeurotica: Die Hand in der Region des Vertex auflegen.

6.6.2 Augen

Handposition: Mit Daumen, Zeige-, Mittel- und Ringfinger beidseitig die Augäpfel umfassen (➤ Abb. 6.2). Für den M. orbicularis oculi um die Orbita herumgreifen.

Befundung:
- Zugspannungen, Dichte und Elastizität und Wärme des Augapfels testen.
- Selbstwahrnehmung des Patienten: Sind Spannungen im Auge spürbar? Falls ja, sind diese in eine Richtung gezogen? Fühlen sich die Augen entspannt und in die Augenhöhle gesunken oder angespannt, weich oder hart, gereizt, brennend, juckend an? Gibt es retroorbitales Schwereempfinden, Schmerzen des Bulbus, Augenkneifen, rekurrierenden Lidschlag oder Heliophobie? Wie ist die Spannung um die Augen herum?
- Fremdwahrnehmung bei Blickkontakt: Ist ein echter Augenkontakt vorhanden oder entsteht der Eindruck, als würde der Patienten durch den Therapeuten hindurchblicken oder die Augen würden hart werden?

Behandlung:
- Mit den Fingern einen leichten Druck ausüben, um die Resonanz zu erhöhen und den Mikrobewegungen des Augapfels folgen.
- Unwinding: Mit den Fingern den Spannungen des Augapfels sowie seiner Bezüge folgen, z. B. zur

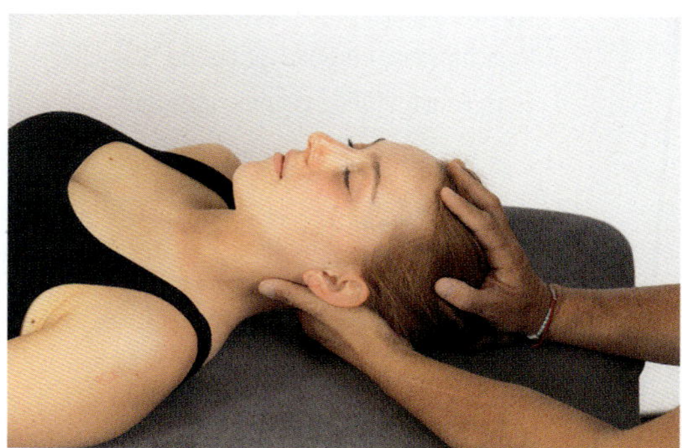

Abb. 6.1 Befundung des Vertex [K433]

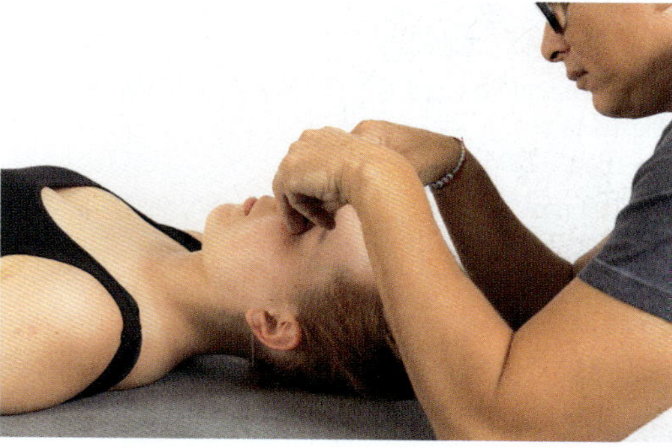

Abb. 6.2 Befundung der Augen [K433]

6

Orbita, zu den Augenmuskeln, zur Sklera, zum N. opticus und dessen Verbindung zum Chiasma opticum und zur Dura mater cranialis.
- Den M. orbicularis oculi mobilisieren.

6.6.3 Zunge

Handposition: Mit Zeige-, Mittel- und Ringfinger die Zunge umfassen (➤ Abb. 6.3).
Befundung:
- Zugspannungen palpieren.
- Viszerales Schlucken: Mittels Wangenhaltern den Mund offenhalten und den Patienten schlucken lassen. Ein viszerales Schluckmuster liegt vor, wenn sich die Zunge während des Schluckakts zwischen die Zahnreihen verlagert. Spätestens bis zum 4. Lebensjahr sollte sie sich bei geschlossenen Zahnreihen im Mundraum befinden.
- Selbstwahrnehmung des Patienten: Liegt die Zunge entspannt am Gaumen oder ist sie nach vorne, hinten, unten oder oben gezogen?

Behandlung:
- Mit den Fingern dem Unwinding und inhärenten Mikrobewegungen der Zunge folgen.
- Der Patient versucht, die Zunge bestmöglich loszulassen und bewusst für auftretende Körperempfindungen, neurovegetative Erregung (Arousal) und Gefühle, Bilder und Erinnerungen zu sein.

Hilfreich ist es auch, ein spezifisches Zungentraining durchzuführen, z. B. Positionierung der Lippe an den Gaumen direkt hinter den Schneidezähnen, Zungenschnalzen, Dehnen der am Gaumen angesaugten Zunge, Zählen der Zähne, Zunge gegen die Wange drücken, gerade, breite und schlanke Zunge, Einrollen der Zungenspitze, Zunge rückwärts und abwärts bewegen. Gegebenenfalls kann der Patient außerdem Übungen mit einem Faceformer oder einem anderen Lippentrainer ausführen, da diese durch Unterdruckbildung im Mundbereich Funktionsstörungen beheben können. Dies gilt ebenso für die Bereiche Unterkiefer, weicher Gaumen und subokzipitale Region.

6.6.4 Unterkiefer

➤ Kap. 6.7.2

6.6.5 Weicher Gaumen

Handposition: Zeigefinger und/oder Mittelfinger beidseitig posterior der Lamina horizontalis ossis palatini auf den weichen Gaumen legen (➤ Abb. 6.4).
Befundung:
- Den Tonus des weichen Gaumens befunden.
- Selbstwahrnehmung des Patienten: Fühlt sich der weiche Gaumen fest oder entspannt an? Fühlt sich das an, als ob es vom Gaumen ausgehend eher gestaut ist oder als ob sich Energie vom Gaumen um und über den Kopf weit ausbreitet, und fühlt sich der Kopf hell und weit an?

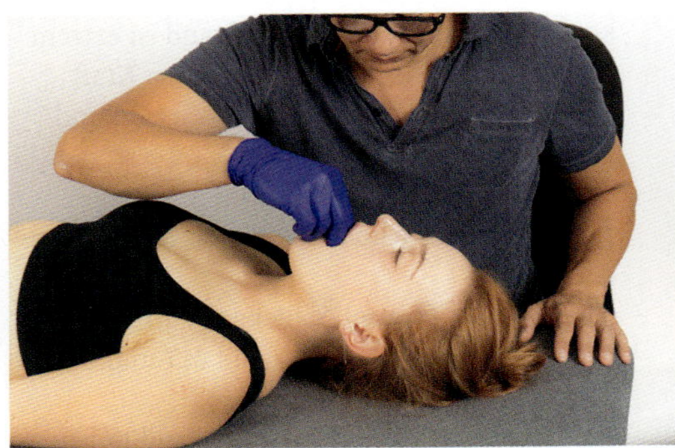

Abb. 6.3 Befundung der Zunge [K433]

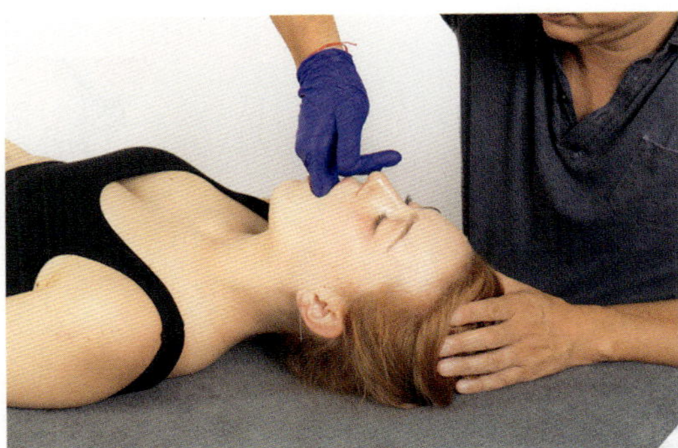

Abb. 6.4 Befundung des weichen Gaumens [K433]

Behandlung:

- Mit den Fingern auf dem weichen Gaumen den Mikrobewegungen der Gaumenaponeurose folgen.
- Wenn nötig, M. tensor veli palatini, M. levator veli palatini oder M. palatopharyngeus spezifisch lösen.

6.6.6 Subokzipitale Region

Handposition (➤ Abb. 6.5):

- Beide Hände liegen unter dem Okziput.
- Die Handflächen berühren sich ulnar und sind nach anterior gerichtet.
- Die Zeigefinger liegen beidseitig auf dem Bereich des M. obliquus capitis superior.
- Die Mittelfinger liegen beidseitig auf dem Bereich des M. rectus capitis posterior major.
- Die Ringfinger liegen paramedian beidseitig auf dem Bereich des M. rectus capitis posterior minor.
- Die Fingerbeeren berühren den Unterrand des Okziputs.

Befundung:

- Den Tonus der superfizialen, mittleren und subokzipitalen Muskeln sowie der ligamentären und faszialen Strukturen prüfen.
- Selbstwahrnehmung des Patienten: Ist die Region entspannt oder zusammengezogen? Welche Körperempfindungen, neurovegetative Erregung (Arousal), Gefühle, Bilder und Erinnerungen treten auf?

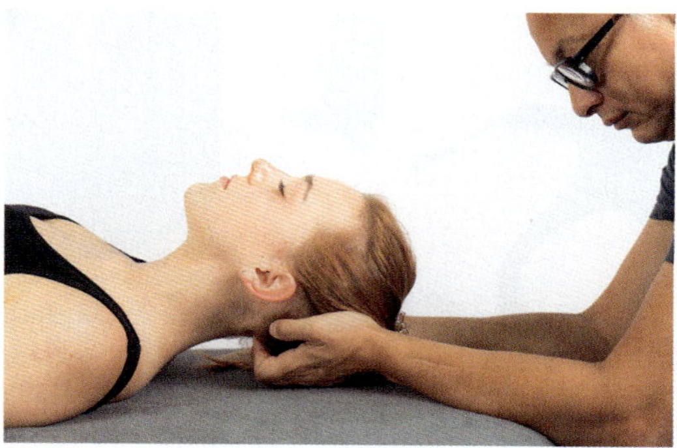

Abb. 6.5 Befundung der subokzipitalen Region [K433]

Behandlung:

> **ACHTUNG**
> Insbesondere bei einem Schleudertrauma oder einer Mitochondriopathie sollten keine Impulstechniken in der hochzervikalen Region durchgeführt werden.

- Die betroffenen superfizialen und mittleren Muskeln lösen.
- Die betroffenen subokzipitalen Muskeln und myoduralen Verbindungen je nach Befund lösen.
- Für C1 und C2 kann eine Muskel-Energie-Technik mittels Einstellung über die Augen ausgeführt werden. Die Rotation in Richtung der Einschränkung (direkte Technik) einstellen. Den Patienten auffordern, in die entgegengesetzte Richtung zu blicken.
- Pulsierende Muskel-Energie-Technik nach Ruddy (1961):
  - Das Gelenk bzw. Gewebe bis zum Ende seines Bewegungsbereichs in Richtung Barriere führen (kurz bevor, bis eine Einschränkung wahrgenommen wird). Auf diese Weise für alle Bewegungsrichtungen vorgehen (Rotation, Seitneigung, Translation, Extension, Flexion, Anteriorität, Posteriorität) und als Stacking einstellen. Es darf dabei keinerlei Unbehagen für den Patienten entstehen.
  - Den Patienten auffordern, sich gegen den festen Widerstand des Therapeuten in Richtung eines Kraftvektors sanft anzuspannen (evtl. auch nur mit Augenbewegungen).
  - Die Anspannung des Patienten soll kurz, schnell, rhythmisch bzw. pulsierend und sehr kontrolliert sein. Der Kraftaufwand ist extrem gering (soll etwa 10 % der möglichen Kraft betragen), ohne dass dabei ein Wackeln und Schwanken auftritt.
  - Die Muskelkontraktion für ca. 1 Sekunde ausüben und anschließend für ca. 1 Sekunde entspannen.
  - Die Anweisung kann „Schieben" und „Stoppen" bzw. „Entspannen" oder „1 und 2, 1 und 2" lauten.
  - Im Verlauf der Technik können Amplitude und Widerstandsgrad allmählich leicht erhöht werden.

  - Nach etwa 20 Kontraktionen das Bewegungsmaß erneut testen. Gegebenenfalls neue Bewegungsbereiche einstellen und den Patienten auffordern, in Richtung eines anderen Kraftvektors rhythmisch anzuspannen.
- Atlantookzipitaler-Release mit Inspir-Apnoe nach Jordan (2017):
  - Handhaltung wie bei Untersuchung mit dem Kopf in leichter Extensionshaltung.
  - Der Patient atmet ein und hält den Atem in der Einatmung an (Apnoe in Inspirationshaltung).
  - Während der Apnoe den Mikrobewegungen der Gewebe (Muskeln, Ligamente, Faszien) folgen.
  - Den Atem so lange wie möglich anhalten, bis schließlich eine unwillkürliche Ausatmung stattfindet.
  - In diesem Moment wird eine deutliche Entspannung in der subokzipitalen Region wahrnehmbar.

6.6.7 Hals

Handposition (➤ Abb. 6.6):
- Eine Hand befindet sich auf dem vorderen Halsbereich.
- Die andere Hand befindet sich auf der Rückseite des Halses.

Befundung:
- Der Fokus – insbesondere mit der anterior aufgelegten Hand – liegt auf dem Bereich des anterioren Halses, inkl. der viszeralen Strukturen.
- Spannungen und energetische Phänomene im Bereich des Halses wahrnehmen.

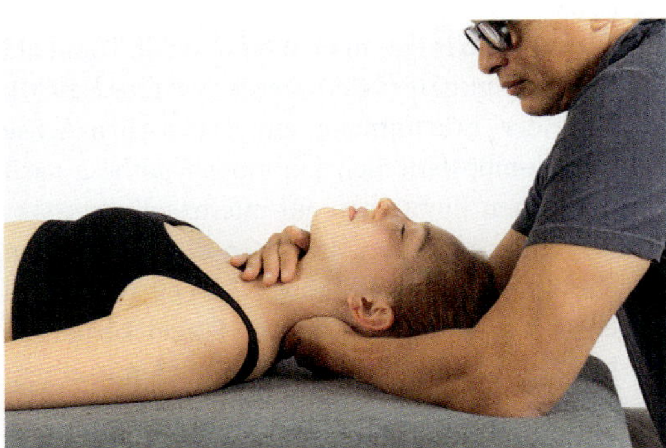

Abb. 6.6 Befundung des Halses s [K433]

- Selbstwahrnehmung des Patienten: Fühlt sich die Halsregion offen und durchlässig an oder gibt es ein Enge- oder Kloßgefühl?

Behandlung:
- Mit der oben aufliegenden Hand sanften Druck nach posterior ausüben, bis das Gewebe beginnt, sich zu bewegen.
- Dann dem Gewebe entsprechend der Unwinding-Technik folgen.
- Die untere Hand dient als Widerstand gegen den von ventral nach dorsal ausgeübten Druck. Mit fortschreitender Übung kann auch die unten liegende Hand den faszialen Spannungsmustern folgen.
- Es werden fluide und elektromagnetische Dynamiken integriert. Ebenso kann mittels der posterioren Hand ein Fluid Drive unterstützend eingesetzt werden.

6.6.8 Schulter

➤ Kap. 6.6.15

6.6.9 Atmung

Handposition: Die Hände befinden sich beidseitig auf dem Brustkorb.

Befundung:
- Inspektion und Palpation: Ist die Atmung tief, langsam, fließend und frei oder oberflächlich, schnell, gehalten und gegen Widerstand? Findet die Atmung im Bauch oder im Brustkorb statt? Gibt es besondere Bereiche, die während der Atmung besonders frei oder angespannt sind?
- Selbstwahrnehmung des Patienten: Ist die Atmung tief, langsam, fließend und frei oder oberflächlich, schnell, gehalten und gegen Widerstand? Findet die Atmung im Bauch oder im Brustkorb statt? Gibt es besondere Bereiche, die sich während der Atmung besonders frei oder angespannt anfühlen (z. B. oberer oder mittlerer Rücken, obere, untere, linke oder rechte Rippen, Brustbein, Hals)?

Behandlung: Mittels OMT-Techniken potenzielle Dysfunktionsmuster des Atmungstraktes – in Wechselwirkung mit der proaktiven Selbstwahrnehmung des Patienten – lösen. Gegebenenfalls zusätzlich spezifische Ansätze wie multimodale bifokale Integration (MBI; ➤ Kap. 10.5) anwenden.

6.6.10 Herz

Handposition (➤ Abb. 6.7):
- Eine Hand befindet sich anterior auf der Herzregion.
- Die andere Hand befindet sich posterior auf Höhe der Herzregion.

Befundung:
- Zunächst passiv die jeweilige Gewebespannung, Gewebeschichten, Dynamik und Relationen (z. B. zu Mediastinum, Lunge, Zwerchfell) spüren. Aktiv können sanft ein Druck in das Gewebe gegeben sowie eine mögliche Spannung (Resistenz) und ein möglicher Elastizitätsverlust (Resilienz) palpiert werden. Ebenso können die Dichte, fluide Felder und die Felder um das Herz herum wahrgenommen werden.
- Interpersonelle Wahrnehmung: Nimmt das Herz Anteil an der Außenwelt, zeigt es sich, ist es offen oder hat sich das Herz zurückgezogen, ist es verhärtet oder verschlossen?
- Fühlt sich die Herzregion gestaut oder ist dort ein Mangel palpabel?
- Selbstwahrnehmung des Patienten: Fühlt sich die Herzregion offen oder verschlossen, ruhig oder schnell, springend, expandierend oder verengend an? Sind Spannungen oder ein Druckgefühl wahrnehmbar?

Behandlung: ➤ Kap. 8.28 (osteopathische herzfokussierte Palpation)

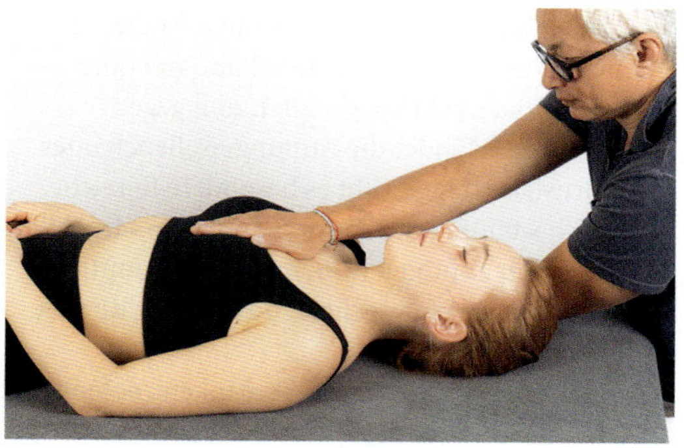

Abb. 6.7 Befundung des Herzens s [K433]

6.6.11 Ganglien und Plexus

Die folgenden Ganglien und Plexus sind dem autonomen Nervensystem zugehörig. Es bestehen jedoch auch enge Wechselwirkungen zu anderen Stimuli. Emotionale Stimuli modulieren die Rückenmarkaktivität, wobei diese unterschiedlich ausfällt, je nachdem, ob sie mit oder ohne motorische Reaktion einhergehen. So führen **negative Emotionen mit motorischer Reaktion** (emotionale Motorik) zu bilateralen Aktivierungen in somatosensorischen Kernen, die mit den Brustmuskeln (Th1–Th2 → Plexus brachialis) sowie dem Unterbauch und den Hüften (Th11–Th12) assoziiert sind. Es kommt zu rechtsventralen Aktivierungen in Thoraxsegmenten Th2, Th6–Th7 und Th12, verbunden mit einer Muskelkontrolle der oberen Gliedmaßen, des Brustkorbs und des Abdomens. Die Aktivierung der Thoraxsegmente projiziert sich in die zervikalen Ganglien (Th2, Th4), das Ganglion coeliacum (Th6–Th7, Th9) und das Nebennierenmark (Th10–Th11), assoziiert mit sympathischer Aktivierung der Augen, des Kopfes, des kardiopulmonalen Systems (Th1–Th4), der Leber und des Verdauungssystems (Th5–Th9) sowie mit der Sekretion von Noradrenalin und Adrenalin im Nebennierenmark (Th10–Th12) (Kornelsen et al. 2015).

Wenn **keine Bewegungen** ausgeführt werden, führt das Anschauen negativer Bilder zur verstärkten Aktivität im Segment Th4, links Th7 und rechts Th8 (Ganglion coeliacum), assoziiert mit Muskelkontraktionen in der Pektoralregion, somatosensorischen Reaktionen sowie mit sympathischer Aktivität der Leber und des Verdauungssystems (Kornelsen et al. 2015).

Für den Osteopathen Fulford sind die **emotionalen Zentren** neuroanatomisch in **Ganglien,** in **Plexus** und im **Gehirn** repräsentiert. Eines der wesentlichsten emotionalen Zentren stellt für ihn der **Plexus solaris** dar, in dem emotionale Traumata gewissermaßen gespeichert werden (Fulford 1980). Anhand der Erkenntnisse zur Darm-Hirn-Achse und der homöostatischen Emotionshypothese nach Craig beruhen Emotionen auf interozeptiven viszeralen Feedbackschleifen, an denen die Ganglien im Bauchraum beteiligt sind (Mayer 2011). Laut Fulford zeigen sich chronische Angst und Furcht körperlich in der Region des Plexus solaris, sind mit einem angespannten Zwerchfell assoziiert und können so Expansions- und Kontraktionsimpulse beeinträchtigen (Fulford 1980). Auch beim autogenen Training ist die Plexus solaris Region ein wesentlicher Zugang zur Beeinflussung des Neurovegetativums (Caponnetto et al. 2019).

Im Folgenden werden neben dem Plexus solaris (= Plexus coeliacus und Plexus mesentericus superior) auch weitere Ganglien und Plexus auf Spannung untersucht und ggf. behandelt. Für alle gelten die gleichen Angaben zu Befundung und Behandlung.

Befundung:

- Zunächst passiv die Gewebespannung spüren.
- Aktiv kann sanft ein Druck in das Gewebe gegeben werden.
- Eine mögliche Spannung (Resistenz) sowie ein möglicher Elastizitätsverlust (Resilienz) können palpiert werden.
- Die freiere Rotationsrichtung befunden.
- Auch Druckschmerzhaftigkeit weist auf eine Dysfunktion hin.
- Selbstwahrnehmung des Patienten: Wie fühlt sich das an? Treten Körperempfindungen, neurovegetative Erregung (Arousal), Gefühle, Bilder und/oder Erinnerungen auf?

Behandlung:

- Der freieren Rotationsrichtung folgen.
- Diese mit einem sanften Druck mittels der Finger auf die Region der jeweiligen Plexus bzw. Ganglien kombinieren. Diesen Druck für ca. 90 Sekunden halten.
- Zudem gleichzeitig den Gewebedynamiken bzw. Mikrobewegungen folgen, um eine Gewebeentspannung zu erzielen.
- Dies kann mit einem Fluid Drive in die Region der jeweiligen Plexus bzw. Ganglien kombiniert werden.
- Selbstwahrnehmung des Patienten: Er ist aufmerksam für Körperempfindungen, neurovegetative Erregung (Arousal), Gefühle, Bilder und/oder Erinnerungen.

Ganglion cervicale superius (C1–C4)

Handposition (➤ Abb. 6.8):

- Zeige-, Mittel- und Ringfinger der kontralateralen Hand liegen auf dem 1., 2. und 3. Zervikalwirbel.
- Zeige- und Mittelfinger der homolateralen Hand befinden sich anterior der Procc. transversi vom 1., 2. und 3. Zervikalwirbel.

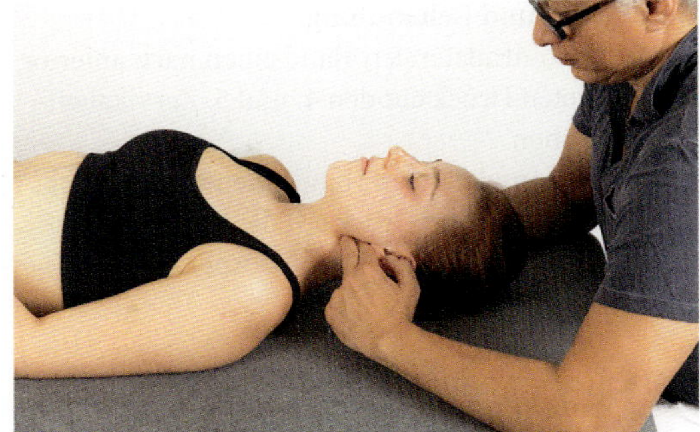

Abb. 6.8 Befundung des Ganglion cervicale superius [K433]

Befundung und Behandlung:

- Mit der kontralateralen Hand einen nach anterior gerichteten Druck auf den 1., 2. und 3. Zervikalwirbel ausüben.
- Mit der homolateralen Hand einen sanften nach medial gerichteten Druck auf die Region des Ganglions anterior der Wirbelkörper ausüben.

Ganglion cervicale medius (C4–C5, evtl. C6)

Handposition (➤ Abb. 6.9):

- Zeige-, Mittel- und Ringfinger der gegenüberliegenden Hand liegen auf dem 4. und 5. Zervikalwirbel.
- Zeige- und Mittelfinger der homolateralen Hand befinden sich anterior der Procc. transversi vom 4. und 5. Zervikalwirbel.

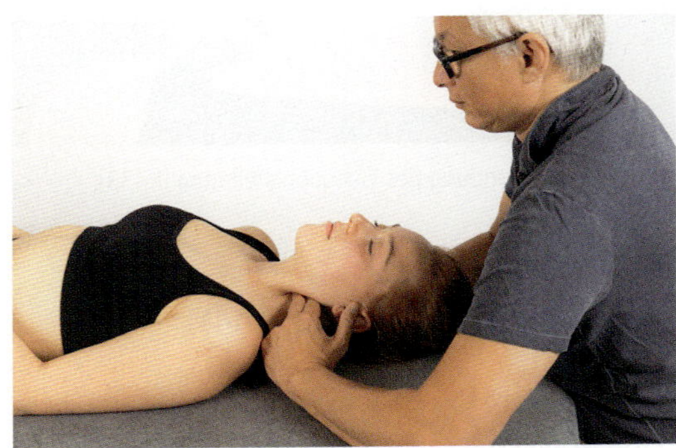

Abb. 6.9 Befundung des Ganglion cervicale medius [K433]

Befundung und Behandlung:
- Mit der kontralateralen Hand einen nach anterior gerichteten Druck auf den 4. und 5. Zervikalwirbel ausüben.
- Mit der homolateralen Hand einen sanften nach medial gerichteten Druck auf die Region des Ganglions anterior der Wirbelkörper ausüben.

Ganglion stellatum (C6–Th1)

Handposition (➢ Abb. 6.10):
- Die Mittelfinger liegen auf dem 7. Zervikalwirbel, die Zeigefinger auf dem 1. Thorakalwirbel.
- Die Daumen befinden sich seitlich anterior des M. trapezius (Pars descendens) und anterior des 1. Thorakalwirbels bzw. anterior des Caput costae der 1. Rippe. Topografisch projizieren sie sich posterior der Pleurakuppel zwischen der A. vertebralis und der A. carotis communis in Richtung Ganglion stellatum.
- Der Nacken ist leicht extendiert.

Befundung und Behandlung: Mit Zeige- und Mittelfinger einen sanften, nach anterior gerichteten Druck auf die Wirbel ausüben, während die Daumen nach medial in Richtung der Region des Ganglion stellatum drücken.

6

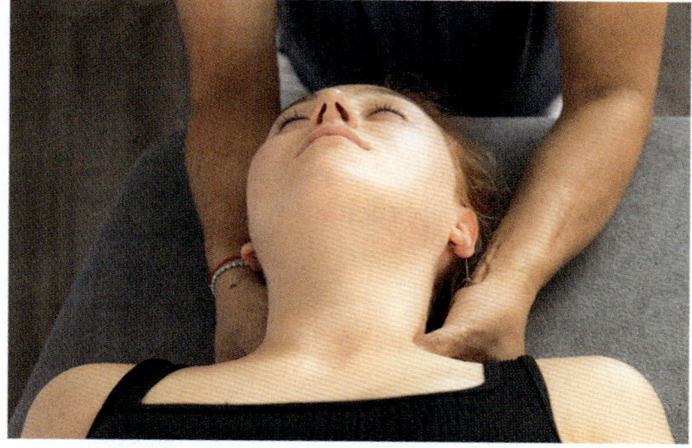

Abb. 6.10 Befundung des Ganglion stellatum [K433]

Plexus pulmonalis (Th2–Th4)

Handposition: Der Daumen befindet sich para- bzw. retrosternal etwas kranial im Bereich des 1. (oder 2.) Interkostalraums (➢ Abb. 6.11).

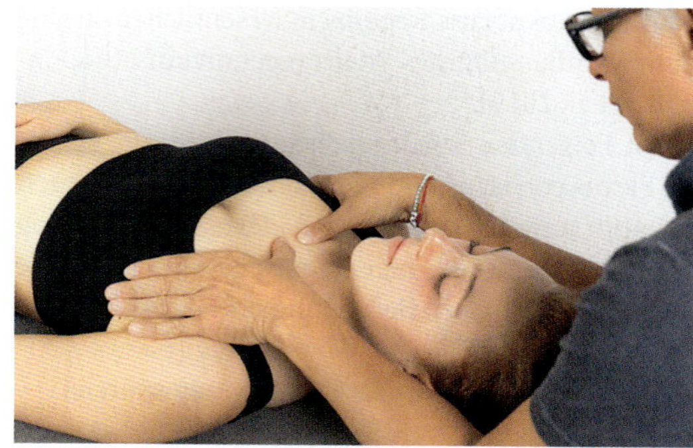

Abb. 6.11 Befundung des Plexus pulmonalis [K433]

Plexus cardiacus (Th2–Th4)

Handposition: Der Daumen befindet sich para- bzw. retrosternal im Bereich des 2. Interkostalraums (➢ Abb. 6.12).

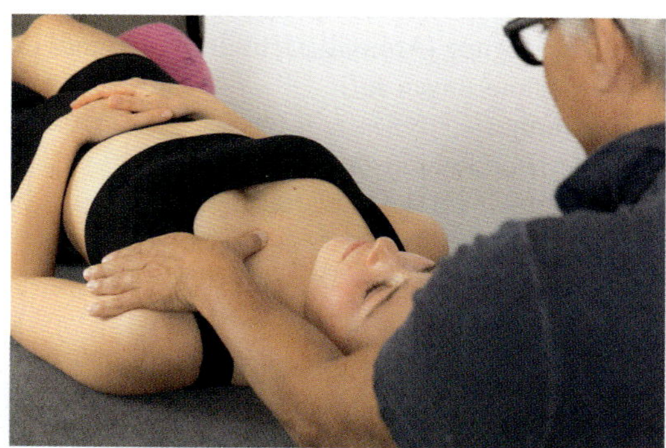

Abb. 6.12 Befundung des Plexus cardiacus [K433]

Plexus coeliacus (Th5–Th9)

Handposition (➢ Abb. 6.13):
- Mit den diagonal aufgestellten Fingern im superioren Drittel auf einer Linie zwischen Nabel und Proc. xiphoideus durch die Linea alba hindurch palpieren.
- Sanften Kontakt mit den intraperitoneal liegenden Ganglien im Bereich des Truncus coeliacus aufnehmen.
- Da sich der Plexus coeliacus dorsal des Omentum minus befindet, etwas rechts der Mitte palpieren, bis die Finger eine Pulsation wahrnehmen (A. hepatica propria).

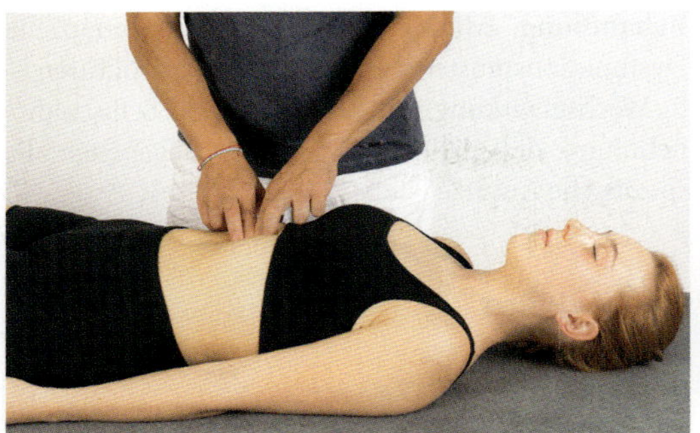

Abb. 6.13 Befundung des Plexus coeliacur [K433]

- Ein sanfter, nach links gerichteter Zug auf die Curvatura minor des Magens spannt das Omentum minus an und lässt die Pulsation verschwinden.
- Nach Nachlassen der Spannung noch etwa 2 cm tiefer eindringen. Dann befindet man sich etwa auf Höhe des Plexus coeliacus.

Plexus mesentericus superior (Th10–Th11)

Handposition: Mit den diagonal aufgestellten Fingern im mittleren Drittel auf einer Linie zwischen Nabel und Proc. xiphoideus durch die Linea alba hindurch im Bereich der A. mesenterica superior palpieren (➢ Abb. 6.14). Weiter wie beim ➢ Plexus coeliacus.

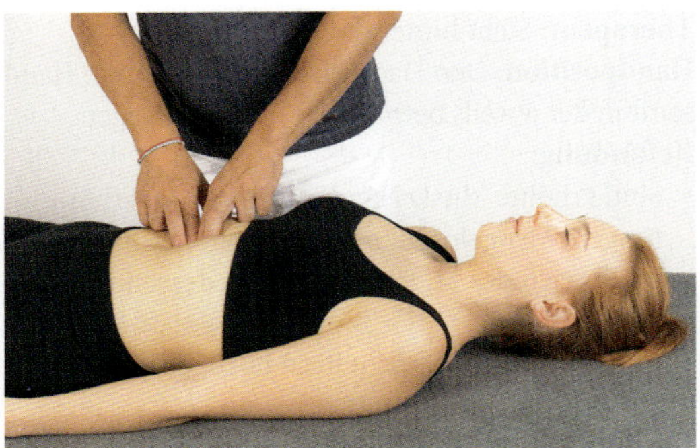

Abb. 6.14 Befundung des Plexus mesentericus superior [K433]

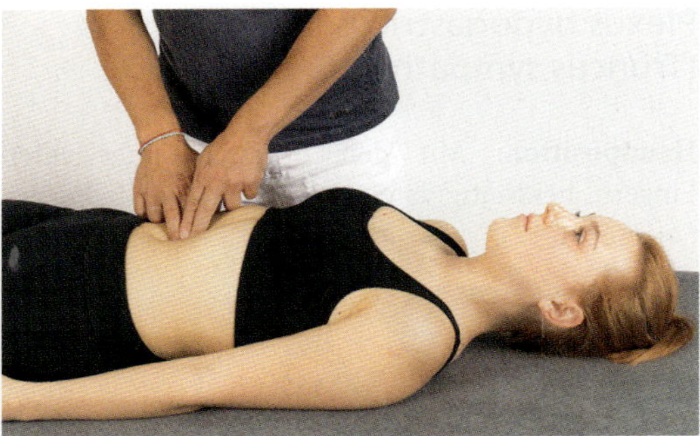

Abb. 6.15 Befundung des Plexus mesentericus inferior [K433]

Plexus mesentericus inferior (Th12–L2)

Handposition: Mit den diagonal aufgestellten Fingern im unteren Drittel auf einer Linie zwischen Nabel und Proc. xiphoideus durch die Linea alba hindurch palpieren (➢ Abb. 6.15).

Plexus hypogastricus superior (Truncus sympathicus von Th12–L1)

Postganglionäre Fasern stammen aus dem Plexus aorticus abdominalis, präganglionäre Fasern kommen von den 3. und 4. Nn. splanchnici lumbales.

Handposition: Mit den diagonal aufgestellten Fingern unterhalb des Bauchnabels etwa auf Höhe der Aortenbifurkation (4. LWK) palpieren (➢ Abb. 6.16).

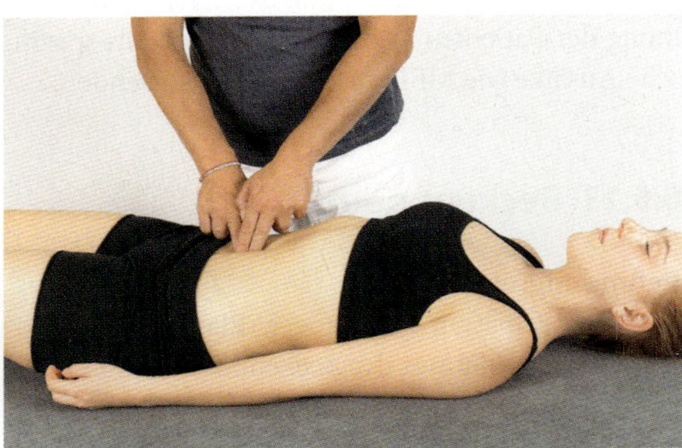

Abb. 6.16 Befundung des Plexus hypogastricus superior [K433]

Plexus hypogastricus inferior (Truncus sympathicus von L1–L2)

Handposition: Mit den diagonal aufgestellten Fingern beidseitig lateral des Rektums palpieren (➤ Abb. 6.17).

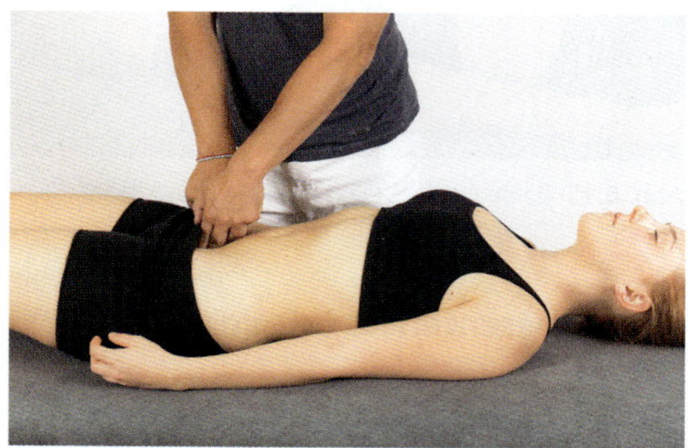

Abb. 6.17 Befundung des Plexus hypogastricus inferior [K433]

6.6.12 Verdauungstrakt

Befundung:

- Mittels Palpation Spannungen, Elastizitäten, Dichte und Temperatur der Region des Verdauungstrakts beurteilen.
- Selbstwahrnehmung des Patienten: Fühle ich mich wohl, gesättigt oder empfinde ich Übelkeit und Hunger? Fühlt sich die Magen-Darm-Region weich, entspannt oder drückend, gespannt an?

Behandlung: Mittels OMT-Techniken potenzielle Dysfunktionsmuster des Verdauungstrakts – in Wechselwirkung mit der proaktiven Selbstwahrnehmung des Patienten – lösen. Gegebenenfalls spezifische Ansätze wie MBI (➤ Kap. 10.5) anwenden.

6.6.13 Beckenboden

Befundung:

- Mittels Palpation Spannungen, Elastizitäten, Dichte, Temperatur der Beckenbodenregion beurteilen.
- Selbstwahrnehmung des Patienten: Fühlt sich die Beckenbodenregion entspannt oder angespannt, hochgezogen an?

Behandlung: Mittels OMT-Techniken potenzielle Dysfunktionsmuster der Beckenbodenstrukturen – in Wechselwirkung mit der proaktiven Selbstwahrnehmung des Patienten – lösen. Gegebenenfalls spezifische Ansätze wie MBI anwenden.

6.6.14 Haut

Befundung:

- Auf erhöhte oder verminderte Temperatur, Trockenheit oder erhöhte Feuchtigkeit, Pigmentierung, Rötung, unreine Haut achten.
- Selbstwahrnehmung des Patienten: Fühlt sich die Haut warm oder kalt, trocken oder schweißig an?

Behandlung: Sanft die Haut bzw. die betroffenen Hautareale und deren Verschiebeschichten (Epidermis, Dermis, Subcutis) palpieren sowie deren Dynamik, Mikrobewegungen, fluidem und energetischem Ausdruck folgen.

6.6.15 Muskeln

Die Befundung wird am Beispiel der Gesäß-, Lumbal- und Schulterregion, v. a. M. trapezius (Pars descendens), gezeigt (mimische Muskeln ➤ Kap. 6.7, ➤ Kap. 8.22 weitere Muskeln, z. B. mit Bezug zur Körperhaltung und myofasziale Strukturen, ➤ Kap. 6.21) (➤ Abb. 6.18)).

Patient: Für Gesäß- und Lumbalregion stehend und vornübergebeugt, dabei die Unterarme auf die Liege abgestützt. Für die Schulter- und Trapeziusmuskulatur sitzend.

Therapeut: Steht hinter dem Patienten.

Handposition: Den Daumen oder die gesamte Hand sanft in der jeweils betroffenen Region auflegen.

Befundung:

- Sind erhöhte Muskelspannungen und -verhärtungen, Myogelosen im Gesäß, paralumbal oder im Bereich des M. trapezius (Pars descendens) zu palpieren?
- Schultern: Sind die Schultern hochgezogen, protrahiert oder entspannt?
- Selbstwahrnehmung des Patienten: Sind erhöhte Muskelspannung, Schmerzen und Druckschmerz in den genannten Regionen, aber auch in anderen

Muskeln spürbar? Sind die Schultern entspannt und nach hinten unten gesunken oder angespannt und nach oben gezogen? Es kann auch ein Bodyscan des gesamten muskulären Systems durchgeführt werden.

Behandlung:

- Mit Daumen oder aufliegenden Händen mit sanftem Druck die Muskelspannung auflösen.
- Gegebenenfalls mit den Daumen Myogelosen durch Druck und Drehbewegungen lösen.
- Wut und Ärger ausdrücken: Einerseits kann gelernt werden, diese kontextangemessen in der Beziehung auszudrücken, andererseits können diese Emotionen auch durch Tanzen oder in therapeutischen Sitzungen ausgedrückt werden.

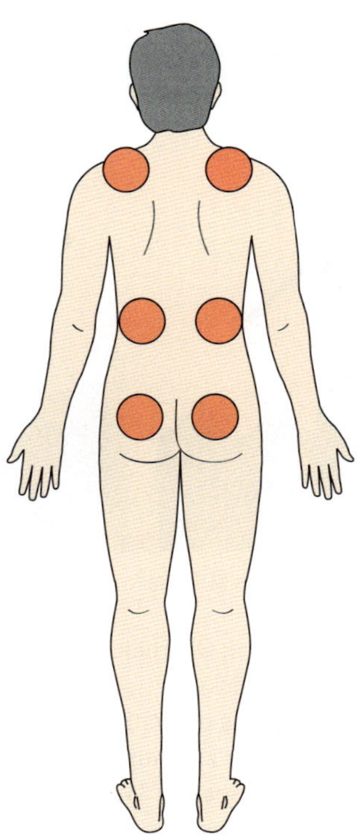

Abb. 6.18 Befundung der Gesäß-, Lumbal- und Schulterregion. Patienten berichten über Schmerzen oder Verspannungen im Gesäß, paralumbal oder im Bereich des M. trapezius (Pars descendens) (= Kreise in der Abbildung). Gleichzeitig können erhöhte Muskelspannungen und -verhärtungen, Myogelosen, in diesen Regionen palpiert werden, die mit einer erhöhten Druckempfindlichkeit einhergehen. [L143]

Laut Sarno sind Rücken-, Schulter- und Nackenschmerzen sowie viele andere Krankheiten oft Folge von Muskelverspannungen. Auslöser sind v. a. Stress, Ängste und unterdrückte Wut (Sarno 2006).

6.6.16 Gelenke

Befundung:

- Die Gelenke mittels Kompressions- und Dekompressionstest befunden. Dafür diese sanft komprimieren und dekomprimieren.
- Die Richtung der Blockierung und den Grad der Resistenz wahrnehmen: Befindet es sich geblockt in Kompressions- oder Dekompressionshaltung?
- Selbstwahrnehmung des Patienten: Fühlen sich die Gelenke flexibel und stabil oder fest, eingefrorenen und instabil an? Es kann auch ein Bodyscan in Bezug auf alle Körpergelenke durchgeführt werden.

Behandlung:

- Bei Kompression: Das betroffene Gelenk in die Kompression begleiten oder/und bringen, bis eine Lösung wahrnehmbar ist.
- Bei Dekompression: Das betroffene Gelenk in die Dekompression begleiten oder/und bringen, bis eine Lösung wahrnehmbar ist.
- Diese Lösung in Wechselwirkung mit proaktiver Selbstwahrnehmung des Patienten ausführen.
- Mittels OMT-Techniken, z. B. Artikulationstechniken, potenzielle Dysfunktionsmuster des Gelenksystems – in Wechselwirkung mit der proaktiven Selbstwahrnehmung des Patienten – lösen. Gegebenenfalls spezifische Ansätze wie MBI anwenden.

6.7 Emotionen und mimische Muskeln

Die mimischen Muskeln werden mittels Inspektion, Listening sowie Palpation hinsichtlich Druckschmerzhaftigkeit, Triggerpunkte (mit Ausstrahlung), Tonus, Spannung und Myogelosen durch den Therapeuten sowie mittels Introspektion (z. B. Bodyscan) vom Patienten beurteilt (➤ Tab. 6.6). Weitere Behandlungsaspekte ➤ Kap. 8.22.

Tab. 6.6 Mimische Muskeln und deren emotionaler Ausdruck sowie Funktion

Muskel	Emotionaler Ausdruck, Funktion
M. frontalis	Stirnrunzeln, Hebung der Augenbrauen
M. corrugator supercilii	Zornesfalten (senkrechte Hautfalten zwischen den Augenbrauen im Bereich der Glabella), Wut
M. levator palpebrae superioris	Hebung des Augenlids
M. orbicularis oculi	Zukneifen des Auges, Lidschluss, Ermüdungszeichen (unwillkürlich), Flirten (willkürlich) (Meinold 2005), bei allen untersuchten Basisemotionen aktiviert (Maihofer 2012)
M. depressor supercilii	Augenbrauen nach unten ziehen, waagerechte Falte, gemeinsam mit M. procerus Bildung der Zornesfalte
M. risorius	Breiter Mund, gemeinsam mit M. zygomaticus major Lachen
M. masseter	Zusammenbeißen der Zähne, emotionale Anspannung
M. temporalis	Emotionale Anspannung
M. depressor anguli oris	Zieht Mundwinkel nach unten, Ausdruck von Enttäuschung oder Trauer
M. levator labii superioris alaeque nasi	Oberlippenhebung, Ausdruck von Ekel
M. depressor labii inferioris	Zieht Unterlippe nach unten, Ausdruck von Trauer und Enttäuschung, mit M. depressor anguli oris Bildung einer Schnute
M. zygomaticus major	Mundwinkelhebung, Ausdruck von Freude
M. buccinator	Zusammenziehen der Wange

Die Befundung und Behandlung wird am Beispiel des M. frontalis sowie des M. masseter und M. temporalis dargestellt (➤ Kap. 6.7.1, ➤ Kap. 6.7.2; ➤ Kap. 8.22).

6

6.7.1 M. frontalis und Stirnregion

Patient: In Rückenlage.
Therapeut: Sitzt am Kopfende des Patienten.
Handposition: Die Finger beider Hände nebeneinander auf die Stirn legen, wobei sich die Zeigefinger median berühren (➤ Abb. 6.19).
Befundung:

- Querfalten auf der Stirn durch Anspannung des M. frontalis können zu einer erhöhten Spannung auf der Haut, Zusammendrückung der an dieser Stelle mehr an der Oberfläche liegenden Blutgefäße sowie zu einer Sensibilisierung der Nn. supraorbitales medialis und lateralis führen. Der M. frontalis ist nach kaudal mit der fibromuskulären Schicht des superfizialen muskuloaponeurotischen Systems (SMAS) verbunden.
- Ist die Region gerunzelt oder glatt?
- Den Tonus des M. frontalis prüfen.

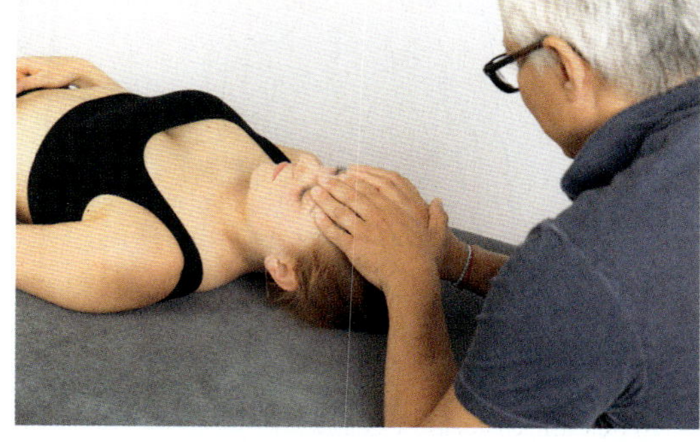

Abb. 6.19 Befundung des M. frontalis und der Stirnregion [K433]

- Triggerpunkt testen: Oberhalb der Augenbraue auf den Muskel drücken.
- Selbstwahrnehmung des Patienten: Ist die Stirnregion entspannt oder zusammengezogen, sind die Augenbrauen angespannt? Welche Körperempfindungen, neurovegetative Erregung (Arousal), Gefühle, Bilder und Erinnerungen treten auf?

Behandlung: Den M. frontalis inkl. der Augenbrauenregion mobilisieren und/oder den Patienten auffordern, die Stirn zu runzeln und die Augenbrauen hoch- und runterzuziehen und dabei mit den Fingern einen Gegendruck ausüben.

6.7.2 M. masseter, M. temporalis und Unterkiefer

Patient: In Rückenlage.
Therapeut: Sitzt am Kopfende des Patienten.
Handposition:

- Zeige-, Mittel- und Ringfinger auf den Angulus und Ramus des Unterkiefers auflegen.
- Die Daumen befinden sich auf dem M. masseter (➤ Abb. 6.20) oder auf dem posterioren Anteil des M. temporalis (➤ Abb. 6.21).

Befundung: :

- Ist der Muskelbauch hypertroph, treten Muskelzuckungen auf?
- Den Tonus des M. masseter und des M. temporalis befunden.
- Triggerpunkte testen: Bei geöffnetem Mund für die Pars superficialis den M. masseter gegen den Ramus mandibulae drücken sowie für die Pars profunda gegen den hinteren Teil des Ramus mandibulae und entlang des unteren Jochbeinrands. Für den M. temporalis einen Finger vom Arcus zygomaticus entlang einer horizontalen Linie drücken.
- Selbstwahrnehmung des Patienten: Ist der Unterkiefer entspannt und kann hängen oder sind die Zähne zusammengebissen? Welche Körperempfindungen, neurovegetative Erregung (Arousal), Gefühle, Bilder und Erinnerungen treten auf?

Behandlung:

- Der Patient beißt leicht die Zähne zusammen (Zahnkontakt).
- Die Hände üben einen nach kranial gerichteten Druck am Unterkiefer aus.

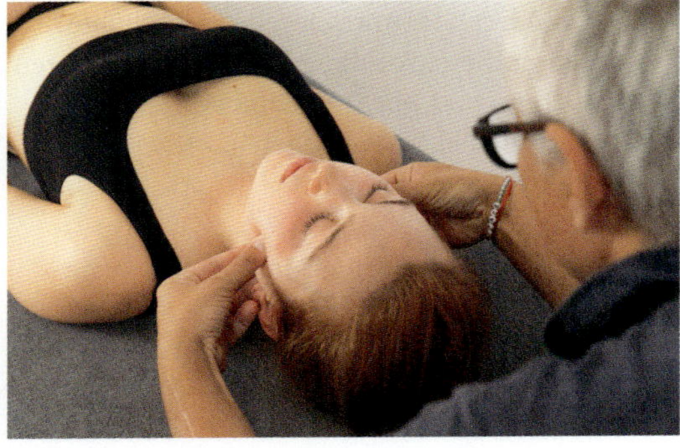

Abb. 6.20 Befundung des M. masseter [K433]

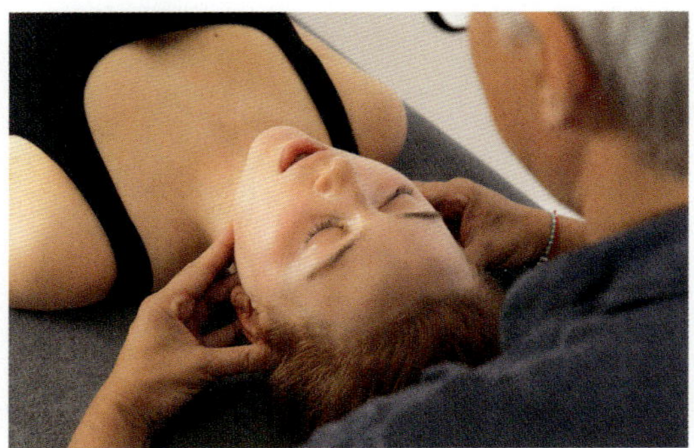

Abb. 6.21 Befundung des M. temporalis [K433]

- Gleichzeitig den M. masseter nach kaudal ausstreichen und ausbalancieren. Gegebenenfalls auch den posterioren Anteil des M. temporalis ausstreichen.
- Bewegungen des Unterkiefers zulassen, ohne den Druck nach kranial zu vermindern.
- Der Patient öffnet leicht den Mund (kein Zahnkontakt).
- Einen nach kaudal gerichteten Zug am Unterkiefer ausüben.
- Gleichzeitig den M. masseter nach kaudal ausstreichen und ausbalancieren. Gegebenenfalls auch den posterioren Anteil des M. temporalis ausstreichen.

6.8 Metamere Relationen eines SPEKD

Die Befundung assoziierter Segmente eines SPEKD und afferenter Nozizeptionen ist einerseits für das Verständnis möglicher klinischer Wechselwirkungen wesentlich und ermöglicht andererseits multiple Behandlungszugänge. Basis sind u. a. Metamere, d. h. die Summe der segmentalen Zuordnung eines Wirbelsegments und deren Rückenmarksnerven: assoziiertes Dermatom, Sklerotom, Myotom, Fasziotom, Neurotom, Angiotom und Viszerotom sowie Teile des vegetativen Nervensystems (➤ Abb. 6.22). Die Befundung erfolgt über Anamnese möglicher Symptome bestimmter Segmente, Inspektion (z. B. Hautveränderungen), Palpation

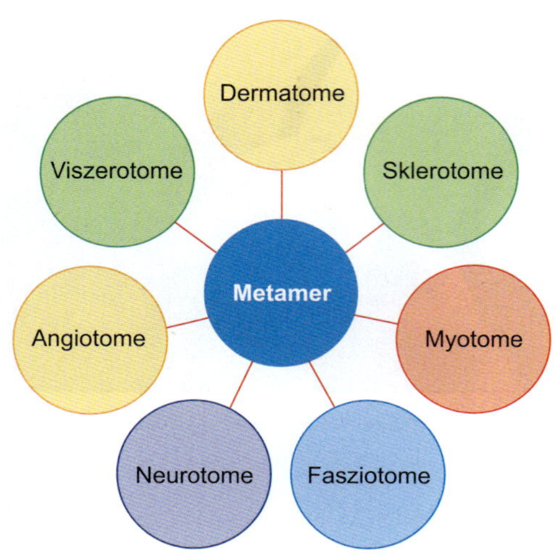

Abb. 6.22 Metamere Relationen eines SPEKD [P1143/L143]

sowie mittels spezifischer Testungen (z. B. Nadelreize bei Hyperalgesie, mechanisch-dynamische Testung der Allodynie).

Dabei sind die Wechselwirkungen bei der Behandlung zu berücksichtigen. So kann die Erkrankung oder funktionelle Störung eines Metamerteils möglicherweise auch zu einer Reaktion einer anderen zugehörigen Struktur führen.

6.9 Periphere und zentrale Sensibilisierung

Insbesondere bei chronischen Schmerzzuständen und chronischen Belastungen ist es wichtig, **sensibilisierte Spinalsegmente** mittels Untersuchung der entsprechenden Dermatome, Myotome und Sklerotome zu befunden.

Patient: In Rückenlage oder sitzend.

Therapeut: Seitlich des Patienten.

Befundung:

- **Paraspinal** im Dermatom mögliche Hinweise auf eine **Hyperalgesie** und/oder **Allodynie** suchen.
  - Zur Befundung einer Hyperalgesie mit dem scharfen Ende einer Büroklammer oder mit einem Nadelrad über die Haut streichen.
  - Zur Testung einer Allodynie mit Daumen und Zeigefinger eine Hautfalte anheben und zwischen den Fingern rollen.
  - Eine Schmerzreaktion bzw. eine Verstärkung der Schmerzreaktion ist ein Hinweis für eine Sensibilisierung.
- **Myotome** können auf Druckschmerzhaftigkeit untersucht werden. Das Ausmaß der Druckschmerzhaftigkeit ist ein Hinweis auf die Schwere der Sensibilisierung. Mittels eines Algometers können die Befunde objektiviert werden.
- **Sklerotome** können mittels Palpation der mit den Segmenten assoziierten Ligamenten, Sehnen, Sehnenansätzen und Bursen untersucht werden. Auch hier können die Befunde mit Hilfe eines Algometers objektiviert werden.
- Wesentlich ist zu differenzieren, ob es sich um eine periphere Sensibilisierung oder um eine zentrale Sensibilisierung handelt:
  - Eine **zentrale Sensibilisierung** ist durch gleichzeitig wirkende dysfunktionale auf- und absteigende sowie afferente und efferente Prozesse gekennzeichnet. Insbesondere bei chronischen Belastungen treten nicht selten zentrale Sensibilisierungsprozesse auf. Diese sind für die Prognose der Behandlung wichtig, denn sie erfordern i. d. R. eine länger währende Behandlung.
  - Eine **periphere Sensibilisierung** ist durch eine erhöhte Schmerzempfindlichkeit z. B. von Muskeln gekennzeichnet, die auf den Ort der Verletzung oder Erkrankung beschränkt ist. Sie geht mit einer Freisetzung von Entzündungsmediatoren, einer Absenkung der Aktivierungsschwelle primär afferenter Nozizeptoren (Aδ- und C-Fasern) einher und zeigt sich durch erhöhte spontane Aktivität, verminderte Antwortschwelle und erhöhte Reaktionsbereitschaft peripherer Nozizeptoren auf Noxen bzw. auf Stimulation ihrer – möglicherweise auch vergrößerten – rezeptiven Felder.

Behandlung (➤ Abb. 6.23):

- Die Sensibilisierung mittels Inhibition vermindern oder auflösen.
- Dafür beispielsweise einen sanften Druck auf die Gelenkfortsätze in Bezug auf die Bereiche des Hinterhorns im Rückenmark ausüben und den Mikrobewegungen folgen.

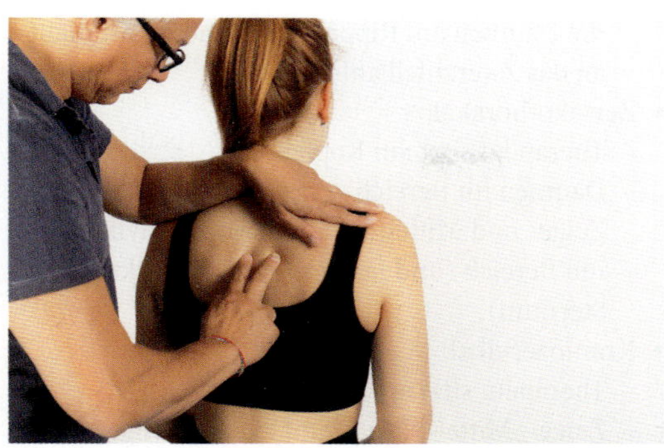

Abb. 6.23 Behandlung einer Sensibilisierung im Bereich des Hinterhorns des Rückenmarks mittels Inhibition [K433]

6.10 Stoßdämpferregionen

Trauma und Schock zeigen in meinen Befunden regelmäßig mechanische Auswirkungen in den Stoßdämpferregionen des Körpers (➤ Abb. 6.24). Insbesondere bei chronischen emotionalen Belastungen oder Patienten mit PTBS scheinen die **Übergangsbereiche der Wirbelsäule,** inkl. Beckenboden, Zwerchfell und der thorakale Eingang häufiger Dysfunktionen aufzuweisen, die durch erhöhte Resistenz und verminderte Resilienz gekennzeichnet sind. Aber auch weitere Stoßdämpferregionen, wie alle **Gelenke,** zeigen möglicherweise eine verminderte Resilienz und erhöhte Resistenz. Leitend sind Schmerzäußerungen oder Instabilitäten in diesen Regionen.

Handposition: Den jeweiligen Bereich möglichst flächig umfassen.

Befundung:

- Das zu testende Gelenk komprimieren und dekomprimieren.
- Dabei wahrnehmen, ob eine Bewegung leichter auszuführen ist. Der Patient erspürt, welche Bewegung angenehmer ist.
- Eine Kompressionsdysfunktion bessert sich i. d. R., wenn Druck und Belastung ausgeübt werden, z. B. einen Rucksack tragen. Eine Dekompressionsdysfunktion bessert sich durch Dehnung und Ausstrecken, z. B. im Liegen.

Behandlung:

- Indirekt behandeln.

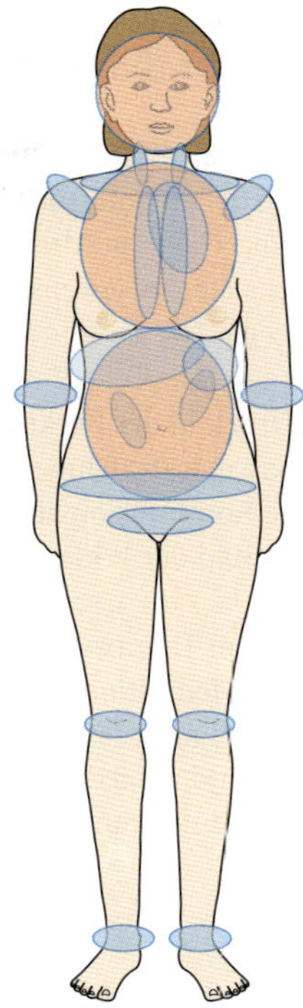

Abb. 6.24 Stoßdämpferregionen (blau) sowie Becken-, Bauch- und thorakale Regionen (rot) [L143]

- Bei einer Kompressionsdysfunktion eine Kompression auf das jeweilige Gelenk ausüben, d. h. die Gelenkfacetten annähern.
- Bei einer Dekompressionsdysfunktion eine Dekompression (Disengagement) auf das jeweilige Gelenk ausüben, d. h. die Gelenkfacetten auseinanderziehen.
- In beiden Fällen dabei den Mikrobewegungen folgen.

6.11 Veränderte Druckverhältnisse der thorakalen Zylinder

Bei der Befundung der Druckverhältnisse der Becken-, Bauch- und thorakalen Region traten nach Erfahrung des Autors bei Patienten mit PTBS häufig Dysfunktionen, Bewegungseinschränkungen,

6

veränderte Druckverhältnisse und Kompressionen der thorakalen Zylinder (Lunge, Mediastinum) auf (➢ Abb. 6.24).

Patient: In Rückenlage.

Therapeut: Seitlich der zu untersuchenden Region.

Handposition: Eine Hand auf die Vorderseite, eine Hand auf die Rückseite der jeweils zu untersuchenden Region auflegen.

Befundung:

- Zunächst den Druck in der Becken-, Bauch- und Thoraxregion passiv wahrnehmen. Zusätzlich kann eine sanfte Kompression auf die jeweilige Region ausgeübt und der Widerstand wahrgenommen werden.
- Die drei Zylinder im Thorax – linke Lunge, rechte Lunge und Mediastinum – untersuchen. Dafür jeweils eine Hand posterior und eine Hand anterior auflegen und zusätzlich zu einer sanften Kompression auch eine kraniokaudale Verschieblichkeit testen.

6.12 Übergangsregionen

Die kraniozervikale, zervikothorakale, thorakolumbale und lumbosakrale Region kann mit der Testung nach Zink untersucht werden (Liem 2019).

Patient: In Rückenlage. Idealerweise wird die Untersuchung entsprechend auch im Stand und Sitzen durchgeführt.

Therapeut und Handposition:

- Lumbosakral:
  - Therapeut steht seitlich im Bereich der Beckenregion.
  - Mit der Handfläche die Spina iliaca anterior superior umfassen, der Zeigefinger ist oberhalb und Mittelfinger unterhalb der Crista iliaca.
- Thorakolumbal:
  - Therapeut steht seitlich etwa im Bereich der Zwerchfellregion.
  - Zeige-, Mittel-, Ringfinger und kleiner Finger befinden sich in den 6.–9. Interkostalräumen, die Daumen am Rippenbogen möglichst dicht an das Zwerchfell anlegen.
- Zervikothorakal:
  - Therapeut sitzt am Kopfende.
  - Daumen im Bereich von Th1–Th4 auflegen, Zeige- und Mittelfinger im korakoklavikulären Bereich (und falls möglich, Kontakt zum Sternum).
- Kraniozervikal:
  - Therapeut sitzt am Kopfende.
  - Zeige-, Mittel-, Ring- und kleinen Finger im Bereich von C0/C1 auflegen.

Befundung:

- Die Rotationsfähigkeit der jeweiligen Übergangsregionen untersuchen.
- Die Rotation zervikothorakal evtl. zusätzlich mit einer Translation ausführen.
- Kraniozervikal zuerst eine leichte Translation ausführen und zusätzlich dann eine Rotation hinzufügen und in Rotation testen.
- Die kompensierte fasziale Organisation feststellen und die Ebenen, die von dieser kompensierten Organisation abweichen, erkennen (➢ Abb. 6.25).
  - **Kompensierte** fasziale Organisation: Meist ist diese bei gesunden Personen zu befunden. Die Richtungen der faszialen Beweglichkeit wechseln hier von einer Übergangsregion zur nächsten ab, z. B. lumbosakral nach rechts, thorakolumbal nach links, zervikothorakal nach rechts, kraniozervikal nach links oder umgekehrt.
  - **Dekompensierte** fasziale Organisation: Hier wechseln sich die faszialen Beweglichkeitsrichtungen von einer zur anderen Übergangsregion nicht ab.
- Die Regionen, die im Liegen, Sitzen und Stehen vom kompensierten Muster abweichen, sind besonders zu behandeln.
- Dysfunktionale Abweichungen im Stand können ein Hinweis auf aufsteigende dysfunktionale Ketten sein, dysfunktionale Abweichungen nur im Sitzen auf absteigende dysfunktionale Ketten.

Behandlung: Die Übergangsregionen können mittels myofaszialer Techniken behandelt werden, die

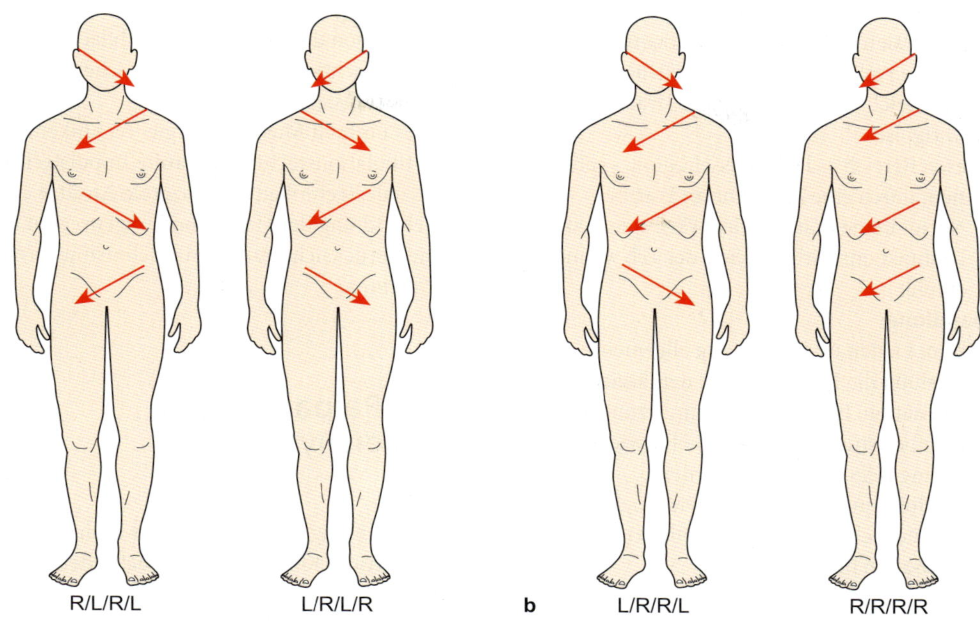

Abb. 6.25 Kompensierte (**a**) und dekompensierte (**b**) fasziale Organisatio n [E1075/L143]

assoziierten Wirbeldysfunktionen mittels Strain-/Counterstrain, Balanced-Ligamentous-, Artikulations- oder HVLA-Techniken.

6.13 Lokalisation der Schlüsselläsion in der Wirbelsäule

Um die Schlüsselläsion zu lokalisieren, kann – neben vielen weiteren Tests – der Wärme-Provokationstest nach Zink angewendet werden (Liem 2019).

Patient: In Rückenlage.
Therapeut: Seitlich des Patienten.
Handposition:

- Eine Hand im Bereich zwischen Th12 und L4 auf den Bauch legen.
- Die Finger sind nach kranial gerichtet.

Befundung (> Abb. 6.26):

- Einen posterioren Druck ausüben, um die venösen Strukturen in der lokalen Bauch- und Wirbelregion zu komprimieren (V. azygos, V. hemiazygos und venöse Wirbelplexus).
- Arbeitshypothese: Durch diese Kompression der Venen in der lokalen Bauch- und Wirbel-

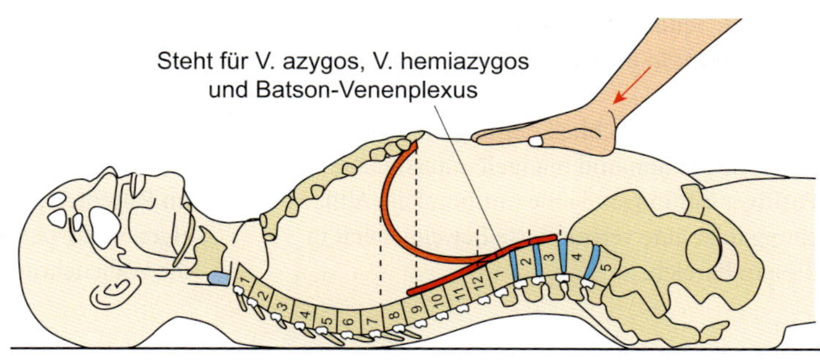

Abb. 6.26 Herausfinden der Schlüsselläsion mit dem Wärme-Provokationstest nach Zink. Mit der Hand wird ein Druck nach posterior zur Kompression von V. azygos, V. hemiazygos und Batson-Venenplexus ausgeübt. [L143]

region entleeren sich die segmentalen Venen in die zentralen venösen Plexus und anschließend drainieren alle ihr venöses Blut zurück, außer in dem Bereich, in dem die venöse Drainage beeinträchtigt ist.
- Diesen Bereich – die Schlüsselregion – spürt der Patient durch eine Zunahme an Wärme.
  - Norm: Keine Wärme oder Wärme am Sakrum.
  - Dysfunktion: Wirbelbereich, der sich wärmer anfühlt.

Behandlung:
- Gehen, Laufen und Bewegung allgemein unterstützt die Kompensation der faszialen Organisation. Bewegungsverminderungen oder Extrembelastungen können die Entwicklung in Richtung Dekompensation fördern.
- Der Erfolg einer Behandlung wird meist von einer Rückkehr zu einer kompensierten faszialen Organisation begleitet.

6.14 Verminderte Kyphose der BWS

Eine abgeflachte mitthorakale Zone (etwa im Bereich Th4–Th7; ➤ Abb. 6.27), häufig mit einer verstärkten thorakolumbalen Kyphose, kann insbesondere bei Fibromyalgie und chronischem Erschöpfungssyndrom (CFS) befundet werden (Perrin 2012). Auch bei traumatisierten Patienten wurde vom Autor ein rigider mitthorakaler Bereich häufig gefunden. Ein Zusammenhang zur jugendlichen Osteochondrose, wie von Perrin vermutet, konnte nicht festgestellt werden.

Patient: Sitzend oder stehend.

Therapeut: Seitlich des Patienten.

Handposition: In der Region Th4–Th7 auflegen.

Befundung:
- Form und Beweglichkeit der Region Th4–Th7 durch Inspektion und manuell untersuchen.
- Positiver Befund sind eine mitthorakale Abflachung oder eine verminderte Beweglichkeit in diesem Bereich.

Behandlung:
- Die Region der mitthorakalen Abflachung unter Berücksichtigung viszerosomatischer Reflexmuster mobilisieren.
- Dies umfasst Muskel-Energie-Techniken, Artikulationstechniken, sanfte Impulstechniken, fasziale Techniken wie viszerale Ansätze zur Behandlung der Herz- und Lungenregion und die Berücksichtigung von Erlebnismustern des Patienten.

6.15 Palpation von Körperrhythmen

Neben Atmung und Puls werden auch weitere, z. T. hypothetische Körperrhythmen befundet, z. B. (Liem 2018):
- Mikrovibration (4–8 ×/Sekunde)
- Kranialer Rhythmus:
  - 10–14 Zyklen/Minute: 4–6-Sekunden-Zyklus
  - 6(8)–12 Zyklen/Minute: 5–10-Sekunden-Zyklus
- Midtide: 2,5 Zyklen/Minute: 24-Sekunden-Zyklus
- Long Tide: 6–10 Zyklen in 10 Minuten: 60–100-Sekunden-Zyklus
- Deep Tide: 1 Zyklus in 5 Minuten: 300-Sekunden-Zyklus

Patient: In jeglicher Position möglich.

Therapeut: Nahe der zu palpierenden Region.

Handposition:
- Die Hände flächig auf die zu palpierende Region auflegen.
- Erdung und Fulcrum: Bei der Palpation guten Kontakt zum Boden gewährleisten und, wann immer möglich, die Hände von einem Fulcrum aus koordinieren, z. B. indem die Ellenbogen auf die Liege aufgestützt oder am Körper angelegt werden.

Befundung:
- Über die Hände mit rhythmischen Erscheinungen im Patienten synchronisieren und diese in seinem eigenen Körper spüren. Dadurch verstärkt sich die Wahrnehmung.

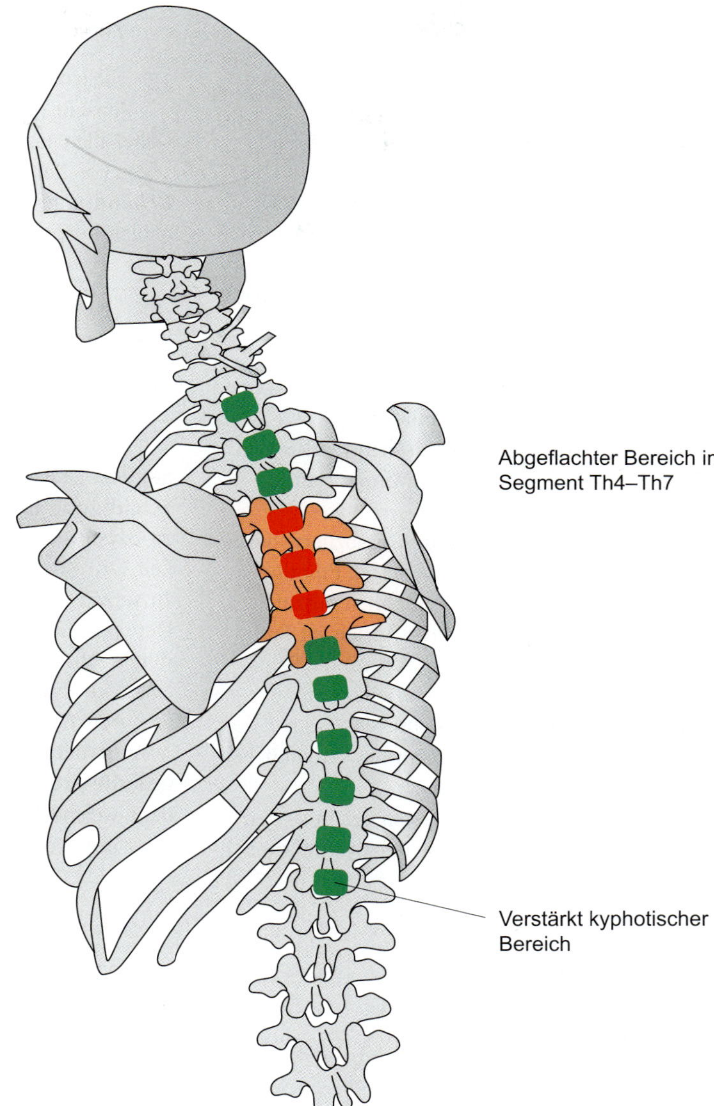

Abb. 6.27 Abgeflachte mitthorakale Zone [L143]

- Sich zunächst der eigenen rhythmischen Phänomene bewusstwerden, dann der des Patienten.
- Die innere Haltung einer nicht verurteilenden Achtsamkeit einnehmen.
- Folgende Qualitäten der Körperrhythmen werden befundet:
  - Expansion, Ausdehnung, zentripedal
  - Retraktion, Sammlung, zentrifugal
  - Symmetrie
  - Frequenz
  - Amplitude
  - Endgefühl der jeweiligen Phase
  - Natürliches Disengagement am Ende der Inspirationsphase
  - Natürliche Kompression/Nähe am Ende der Exspirationsphase
  - Leichtigkeit des Ausdrucks
  - Kraft/Stärke des Ausdrucks

  - Fülle oder Leere im Gewebe
  - Unregelmäßigkeiten oder asynchrone chaotische Bewegungen während der (Teil-)Phasen
  - Zugspannungen
  - Kurzer Stopp oder Verminderung während bedeutsamer Momente
- Den gesamten Körper von den Füßen aufsteigend untersuchen. Es werden drei Zonen unterschieden:
  1. Regionen, in denen die palpablen homöodynamischen Kräfte eine deutliche freie Aktivität aufweisen
  2. Regionen mit deutlicher Einschränkung
  3. Übergangszonen zwischen freier und eingeschränkter Gewebedynamik
- Dabei auf assoziierten somatischen Marker und Körperausdruckszeichen wie Mimik, Haltung etc. achten.
- Zusätzlich den Patienten bitten, assoziierte besondere Körperempfindungen, Arousal, Emotionen, Bilder, Erinnerungen und Gedanken mitzuteilen.
- Eine tiefe Lungenatmung oder Apnoe am Ende der Einatmung des Patienten scheint die Palpation von Körperrhythmen zu erleichtern.
- Auch eine sanfte Gewebekompression kann Rhythmen und Dysfunktionsmuster verdeutlichen.
- Multifokale Wahrnehmung:
  - Auf das Innerste des Innersten des Innersten
  - Regional in der Umgebung der Dysfunktion
  - Global im gesamten Körper
  - Feld, um den Körper herum
  - Horizont, in die Weite ausbreitend
  - Jenseits des Horizonts/von Zeit und Raum

Dabei auch neurovegetative Zustände berücksichtigen (➤ Tab. 6.2).

Behandlung: ➤ Kap. 8.6 (Synchronisation mit palpablen Körperrhythmen)

6.16 Wärmezone im Bereich der Stirn

Studien zeigen, dass Patienten mit **linksseitiger Schädigung im Bereich des präfrontalen Kortex** zu dysfunktionalem Weinen, zu Antriebslosigkeit, zu einer verminderten Fähigkeit, sich Ziele zu setzen und diese zu verfolgen, und zu weiteren Depressionssymptomen neigen. Eine **Schädigung der rechten präfrontalen Region** führt hingegen zu dysfunktionalem Lachen (Gainotti 1972) (➤ Abb. 6.28).

Außerdem wurde Folgendes festgestellt: Auf **Fragen, die zum Nachdenken anregen,** findet, je nachdem, welche der beiden Hemisphären aktiviert wird, eine unterschiedliche **Augenbewegung** statt. Auf

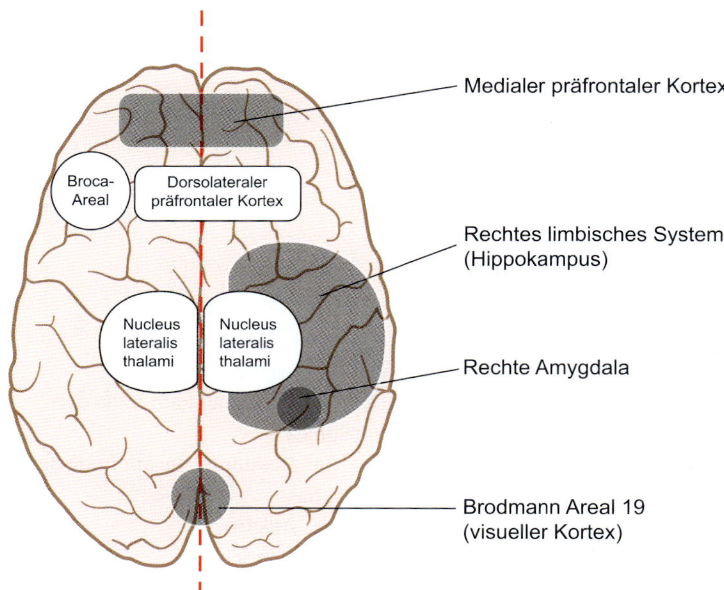

Abb. 6.28 Wärmezonen im Bereich der Stirn und weiterer Hirnregionen [L231]

Fragen, die zum Nachdenken anregen, reagieren die Augen mit lateralen Bewegungen: Augenbewegung nach rechts bei linker aktiver Hirnregion (in Bezug zu sprachlichen Fähigkeiten und positiven emotionalen Fragen), Augenbewegung nach links bei rechter Hirnaktivierung (räumliches Denken und negative emotionale Fragen) (Davidson 2012).

Mittels EEG-Untersuchungen konnte schließlich bei **negativen Emotionen** eine erhöhte **Aktivität im rechten Kortex** und bei **positiven Emotionen im linken Kortex** nachgewiesen werden (Davidson et al. 1976). In Übereinstimmung mit diesen Messungen löste das Anschauen von Videosequenzen positive Emotionen wie Heiterkeit und Freude aus, während gleichzeitig eine starke Aktivität im linken präfrontalen Kortex registriert wurde. Das Anschauen von Videos, die mit negativen Emotionen wie Angst und Ekel einhergingen, löste eine Aktivität im rechten präfrontalen Kortex aus. Beide Reaktionsmuster gingen zudem mit einem entsprechenden **mimischen Ausdruck** einher (Ekman et al. 1990). Diese Lateralität in der Funktionsweise des präfrontalen Kortex ist bereits bei Kleinkindern angelegt (Davidson et al. 1982; Fox 1986).

Es konnte auch nachgewiesen werden, dass die Reaktion der Kinder bei negativen Stimuli stärker war, wenn die Basiskurve der Aktivität im rechten präfrontalen Kortex höher war (Davidson et al. 1989). Zudem konnte bei depressiven Patienten eine verminderte Aktivität im linken präfrontalen Kortex gemessen worden (Schaffer et al. 1983). MRT-Untersuchungen zeigen, dass die rechte Hemisphäre (Amygdala, limbisches System, insbesondere Hippokampus, medialer präfrontaler Kortex und Brodman-Areal 19) aktiviert wird, wenn Flashbacks von zuvor erlebten Traumata auftraten (Van Kolk 2016).

Anhand persönlicher Erfahrungen seitens des Autors wurde bei PTBS und chronischen Stressbelastungen mittels Wärmepalpation häufig eine verstärkte **Wärmeabstrahlung in der rechten präfrontalen Region,** insbesondere anteromedial, wahrgenommen.

Patient: In Rückenlage.

Therapeut: Sitzt am Kopfende des Patienten.

Handposition: Handinnenfläche der dominanten Hand entspannen und leicht beugen, um sie der Stirnform anzupassen, und ca. 10 cm oberhalb der Hautoberfläche im Stirnbereich halten (➤ Abb. 6.29).

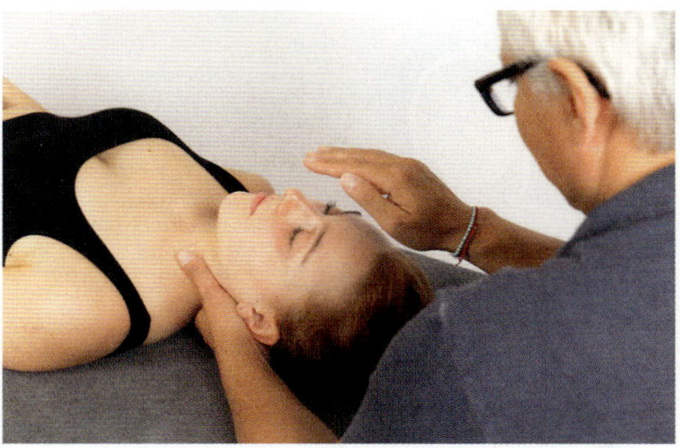

Abb. 6.29 Befundung der Wärmezonen im Bereich der Stirn [K433]

Befundung:

- Die Hand pendelartig von der einen zur anderen Seite bewegen. Dabei vermeiden, die Hand zu lange an einer Stelle zu lassen, um die Haut nicht anzuwärmen.
- In der Region des präfrontalen Kortex die Wärmezonen links und rechts vergleichen: Eine erhöhte Wärmewahrnehmung im rechten Bereich könnte auf eine verstärkte Aktivität des rechten präfrontalen Kortex hinweisen und entsprechend umgekehrt bei einer verstärkten Wärmewahrnehmung linksseitig.
- Auch können möglicherweise Wärmezonen rechts im Bereich der Amygdala, des Hippokampus, der Brodman Area 19 und links im Bereich des Broca-Areals sowie beidseitig in den Regionen des Nucleus lateralis des Thalamus wahrgenommen werden.

Behandlung: ➤ Kap. 8.16.2, ➤ Kap. 8.16.3, ➤ Kap. 8.16.4, ➤ Kap. 8.16.5, ➤ Kap. 8.16.6, ➤ Kap. 8.16.7

6.17 Energiefelder

Im Folgenden wird nicht die ontologische Existenz von Energiefeldern diskutiert, sondern die potenzielle **Bedeutung dieses Modells** und der Phänomene bei der Befundung und Behandlung im Rahmen der **psychosomatischen Osteopathie** dargestellt (Liem et al. 2017; Liem 2013). Einflussfaktoren sind u.a. Vitalität, neurovegetative Erregungen, Emotionen, Kognitionen, Mentalisierungen und Erinnerungen. Die Felder werden auch durch bewusste Intentionen und Gedanken beeinflusst.

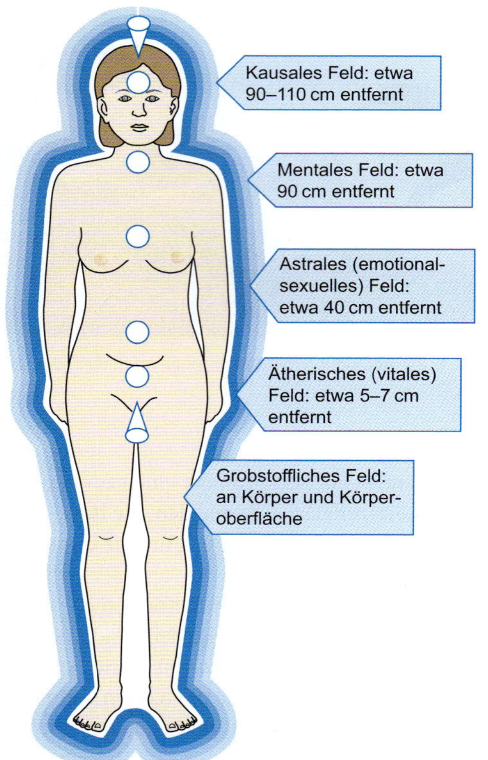

Abb. 6.30 Differenzierung der Energiefelder [E1075/L143]

SPEKD gehen mit physiologischen Veränderungen, energetischen Erscheinungen, körperlichem Erleben, emotionalen Regungen und mentalen Deutungen einher. Mögliche assoziierte Dynamiken, Zustände und Erleben in Energiefeldern (➤ Abb. 6.30) im Rahmen von Gewebe-Energie-Bewusstseinskomplexen werden in ➤ Tab. 6.7 dargestellt.

Handposition:

- Eine Hand oder beide Hände auf die mit dem Körperfeld assoziierte Körperregion legen und der Gewebedynamik folgen.
- Die andere Hand vom Körper entfernt mit der Handfläche zum Körper in Kontakt mit den jeweiligen Schichten der Energiefelder bringen oder den Blick auf die Schichten der Energiefelder richten.

Befundung:

- Mit der Handfläche der dominanten Hand oder beider Hände sich dem Körper – je nach Angaben zur Ausdehnung des jeweiligen Feldes (➤ Tab. 6.7) – so weit annähern, bis ein Widerstand wahrgenommen wird.
- Die Hand scheibenwischerartig über den gesamten Körper führen, ohne lange an einer Stelle zu verbleiben.
- Es kann auch versucht werden, Felder mit den Augen wahrzunehmen – ein phänomenologischer Ansatz, den der Osteopath Bernard Darraillans vermittelte. Dabei kann der Blick dem Umriss des Feldes während der Gewebepalpation folgen.
- Es können folgende Qualitäten wahrgenommen werden:
  - Stärke, Dynamiken, Verformungen, Unebenheiten, Eindellungen, Einschnürungen, Herauswölbungen, Farben, dunkle Flecken, Verdickungen, Ausdünnungen, Risse oder Löcher im Feld
  - Das Feld im Allgemeinen und lokale und regionale Unterschiede

Tab. 6.7 Energiefelder und assoziiertes Erleben bzw. Zustände

	Grobstoffliches Feld	Vitales Feld	Emotional-sexuelles Feld	Mentales Feld	Kausales Feld
Ausdehnung (Entfernung von der Körperoberfläche)	Körper und Körperoberfläche	Etwa 5–7 cm	Etwa 40 cm	Etwa 90 cm	Etwa 90–110 cm
Erleben	Körperempfindungen	Lebenskraft	Begierden und Emotionen	Kognitionen Mentalisierung	Wahrnehmung potenter Leere und formloser Wirklichkeit
Zustände	Wachzustand	Traumzustand, meditative und außergewöhnliche Zustände			Traumloser Tiefschlaf

- Wechselwirkungen zur Palpation von Gewebespannungen
- Wechselwirkungen zum inneren Erleben des Patienten

Behandlung:

- Fokus: Aufmerksamkeit auf die Präsenz und die Dynamik der Schichten der Energiefelder und der Wechselwirkung mit der Gewebedynamik richten.
- Läsionen lösen: Die genannten möglichen Befunde im Energiefeld mittels direkter Technik korrigieren. Dazu die Hände an den jeweiligen Stellen und Schichten des Energiefelds halten, z. B. Risse beheben und gleichzeitig auf die Dynamik im assoziierten Gewebe achten (oder vice versa).
- Durchkämmen des Energiefelds: Mit nach außen gerichteter Handfläche das Feld von nah der Haut senkrecht zur Körperoberfläche nach außen durchkämmen. Das kann auch ganzkörperlich von den Füßen bis zum Scheitel durchgeführt werden.
- Stärkung: Auf den eigenen Vertex fokussieren und dabei mit den Händen die äußere Schicht des Energiefelds berühren und weißes Licht einströmen lassen.
- Selbstwahrnehmung des Patienten: Welche Körperempfindungen, neurovegetative Erregung (Arousal), Gefühle, Bilder und Erinnerungen treten auf?
- Beendigung: Am Ende die Hände während der Einatmung des Patienten aus dem Energiefeld und dem assoziierten Gewebe lösen.

6.18 Chakren

Das Chakrenmodell kann genutzt werden, um **Emotionen zu behandeln.** Ohne den ontogenetischen Beleg für die Existenz der Chakren führen zu wollen, kann ➢ Tab. 6.8 für einen palpatorischen Zugang zu bestimmten Regionen und assoziierten Emotionen genutzt werden.

Handposition: Die Mitte des Handtellers oder die konvergierten Spitzen aller 5 Finger einer Hand sind auf die jeweilige Stelle des Chakras (➢ Abb. 6.31)

Tab. 6.8 Dimensionen und Entwicklungsstufen des Chakrensystems (modifiziert nach Liem 2013)

Chakra	Lokalisation	Grobstofflich	Subtil: vital-/emotional	Subtil: dysfunktional	Kausal	Herausforderung
1. Wurzelchakra/ Muladhara	Perineum, Höhe Spitze Os coccygis; Öffnung nach kaudal	Beine, Füße, Knochen, Kolon, Zähne, Aufbau der Blutzellen, Nebennieren, Plexus coccygeus	Sicherheit, Überleben, Lebenskraft, Stabilität, Materialismus; Zugehörigkeit zu einer Familie oder einem Stamm	Überlebensangst, Angst wegen mangelnder Zugehörigkeit zu einer Familie oder einem Stamm, Einsamkeit, Angst vor Veränderungen	Stille, Sicherheit, Stabilität, Verwurzeltsein, (körperlicher) Wille zum Sein	Materielle Welt
2. Sakralchakra/ Svadhisthana*	Sakrum, ca. 3 cm unterhalb des Bauchnabels; Öffnung nach anterior	Uterus, Genitalien, Nieren, Blase, Kreislaufsystem, Blut, Lymphe, Verdauungssäfte, Sperma, Instinkttriebe, Ovarien, Prostata, Hoden, Plexus sacralis	Soziale Lust, sexuelle Lust, gesunde Grenzen	Promiskuität, sexuell blockiert, Unlust, übermäßige Grenzen, Neid, Begierde, Eifersucht	„Ich fühle", schöpferische Fortpflanzung des Seins	Sexualität und körperliches Verlangen

Tab. 6.8 Dimensionen und Entwicklungsstufen des Chakrensystems (modifiziert nach Liem 2013) *(Forts.)*

Chakra	Lokalisation	Grobstofflich	Subtil: vital-/emotional	Subtil: dysfunktional	Kausal	Herausforderung
3. Solarplexus-Chakra/ Manipura	Zwischen Nabel und Solarplexus; Öffnung nach anterior	Verdauungssystem, Muskeln, neurovegetatives Nervensystem, Pankreas, Plexus coeliacus	Zentriertheit, gut integriert, gesunder Egoismus, Kontrolle, Stabilität, Selbstdisziplin, Selbstwertgefühl, Genährtsein	Depression, Klaustrophobie, niedrige Energie, niedriges Selbstwertgefühl, Angst vor Kontrollverlust, Kritik und Versagen	„Ich kann", Seinsgestaltung	Ego, Persönlichkeit, Erlangen von realistischer Selbstachtung, Vertrauen, Furcht
4. Herzchakra/Anahata	Herz-und Sternumregion; Öffnung nach anterior	Herz, Lunge, Perikard, Brustkorbregion, Thymus, Plexus cardiacus	Selbstliebe, romantische und universelle Liebe, Verständnis, Mitgefühl, Empathie, emotionale Intelligenz	Problem, Liebe zu geben oder zu empfangen, Angst sich zu öffnen, vor Verletzlichkeit, Herzschmerz, Trauer und Verletzung, Selbstmitleid, depressiv	Seinshingabe	Liebe, Hass, Groll, Vergebung, Mitgefühl
5. Halschakra/ Vishuddha	Hals; Öffnung nach anterior	Hals, obere Extremitäten, Schilddrüse, Kehlkopfgeflecht	Fähigkeit, Emotionen zu verarbeiten und mitzuteilen	Ausdrucksmangel, schüchtern, introvertiert, unsicher, unterdrückte Emotionen, Angst vor Konfrontation	Synthese von Ideen zu Symbolen, Seinsresonanz	Selbstausdruck, Täuschung, Unwissenheit
6. Ajna/ Stirnchakra	Mitte zwischen Augenbrauen; Öffnung nach anterior	Gesicht, Augen, Nase, Ohren, Kleinhirn, ZNS, Hypophyse, Glomus caroticum	Intuition, Fähigkeit zu komplexen Gedanken und Entscheidungen, hält sich an Kernpositionen und Überzeugungen in Zeiten von Stress	Unentschlossenheit, Irrationalität, Gleichgültigkeit, Angst, nach innen zu schauen, Gleichgültigkeit, Unzufriedenheit	Seinserkenntnis	Geist, Intuition, Erkennen, Weisheit
7. Kronenchakra/ Sahasrara	Höchster Punkt des Kopfes; Öffnung nach kranial	Großhirnrinde, Epiphyse	Mit Höherem verbunden, Weisheit, Empathie	Melancholie, Halluzinationen, Phobien, Arroganz, Stolz, Apathie, Angst, das Universum sorge nicht für einen	Glückseligkeit, reines Sehen	Spiritualität, Gottvertrauen

* Das Svadhisthana sollte laut Leadbeater nicht aktiviert werden, da dabei nicht nur mehr Energie, sondern auch gesteigerte sexuelle Begierde und negative Emotionen, wie Hass und Eifersucht, ausgelöst werden können. Stattdessen soll das in indischen Werken nicht angegebene seitlich der Wirbelsäule über der Milz lokalisierte Milzchakra aktiviert werden. Dies ist v. a. für die Aufnahme von Vitalenergie aus dem allgemeinen Feld sowie ihre Modifikation und Weiterverteilung, z. B. im physischen Körper, verantwortlich (Leadbeater 1998).

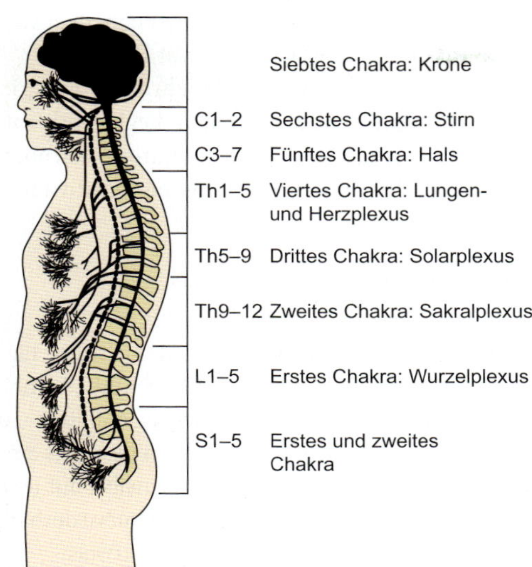

Abb. 6.31 Lokalisation der Chakren [L143]

aufgelegt oder befinden sich ohne Körperkontakt hautnah im Bereich des Chakras.

Befundung:

- Mittels Finger- bzw. Handkontakt die Spannung und andere Gewebedynamiken der jeweiligen Chakralokalisation befunden.
- Ein aktives Chakra ist durch ein kräftiges und großes Feld und angenehme Wärmeempfindung gekennzeichnet, während ein dysfunktionales oder schwaches Chakra ein schwaches Feld, evtl. Kälteempfindung, langsame Drehbewegung, Verbiegungen oder Verschiebungen aufweisen kann.
- Bei der Palpation Wechselwirkungen zwischen Körperregionen, inkl. Nervenplexus und endokrinen Organen (grobstofflich), Emotionen und kausalen Ebenen beachten.
- Selbstwahrnehmung des Patienten: Welche Körperempfindungen, neurovegetative Erregung (Arousal), Gefühle, Bilder und Erinnerungen treten während der Befundung auf?

Behandlung:

- Mittels Finger- bzw. Handkontakt die befundeten Dysfunktionen indirekt und/oder direkt lösen.
- Der Patient ist aktiv beteiligt. Er stellt sich vor, während der Einatmung in das Kronenchakra einzuatmen und den Atem nach kaudal durch alle Chakren hindurchzulassen und durch das Wurzelchakra auszuatmen, bei der nächsten Einatmung umgekehrt, durch das Wurzelchakra ein- und durch das Kronenchakra auszuatmen. Dabei ruht die Achtsamkeit auf den Empfindungen und möglichen Entspannungsreaktionen in jedem Chakra.
- Gegebenenfalls kann dabei auch ein Summton ausgeführt werden.
- Es können auch Vokale genutzt werden: „U“ für das Wurzel- und Sakralchakra, „O“ für das Solarplexus-Chakra, „A“ für das Herzchakra, „E“ für das Halschakra, „I“ für Stirn- und Kronenchakra.

6.19 Hormonelle Stress-Achse (HPA-Achse)

Zur Erläuterung der HPA-Achse ➤ Kap. 2.2.2 (akute Stressreaktion), ➤ Kap. 2.2.3 (chronischer Stress, ➤ Abb. 2.5.

6.19.1 Anamnese

Erste Hinweise auf eine chronische Stressachsenaktivierung können sich aus einer Abflachung der Kortisolkurve ergeben. Dabei kommt es zunächst zu einer kompensatorischen Mehrproduktion von Kortisol mit dem Ziel, den Körper wieder in einen homöostatischen Zustand zu bringen. Langfristig kann dies zu einer **Kortisolresistenz** führen. Klinisch zeigt sich diese häufig zunächst durch **Schwierigkeiten einzuschlafen,** da die Kortisolmenge abends zu hoch ist. Nimmt die Belastung nicht ab oder sogar noch zu und dies i. d. R. in Verbindung mit einer niedriggradigen Entzündung, führt der zunehmende Anstieg von Kortisol zu einem Rückgang von Kortikosteroidrezeptoren, sodass ein erhöhter Kortisolspiegel immer weniger Wirkung erzielt (= zunehmende Kortisolresistenz). Im weiteren Verlauf kann die Nebennierenrinde ab einem gewissen Moment diese hohe Kortisolproduktion nicht mehr leisten und senkt die Sekretion. Dieser Zustand wird auch Nebennierenschwäche oder -erschöpfung bezeichnet. Dann gesellt sich zu den Einschlafstörungen auch eine **morgendliche Müdigkeit** dazu. Zusätzlich ist dann nicht mehr genügend Kortisol vorhanden, um das Immunsystem zu inhibieren.

Allerdings sind die Zeichen der Nebennierenschwäche das Resultat von Störungen zentraler Regulationsachsen, d. h. die Aktivität der HPA-Achse ist reduziert – eine (isolierte) eigentliche Nebennierenerschöpfung existiert nicht. Dies hat praktische Bedeutung für die Therapie.

Eine PTBS geht i. d. R. mit einer Hyporeaktivität von Kortisol (Mayer et al. 2020; Wichmann et al. 2017) und einer Hyperreaktivität des sympathischen Nervensystems einher (Pitman et al. 2012). Die noradrenerge Hyperreaktivität ist mit Hyperarousal und der Erzeugung einer dauerhaften traumatischen Erinnerung gekennzeichnet. Kausale Faktoren sind genetische oder stressbedingte Verminderungen des Neuropeptids Y, das die Freisetzung von Noradrenalin hemmt (Pitman et al. 2012).

Symptome einer **Kortisolresistenz** können langfristig mit einer PTBS einhergehen. Eine Kortisolresistenz ist durch folgende Leitsymptome gekennzeichnet:

- Mondgesicht
- Stiernacken im Bereich C7/Th1
- Stammfettsucht und dünne Extremitäten
- Morgenmüdigkeit
- Unruhe, Übergewicht, gerötete Wangen, Anfälligkeit für blaue Flecken, verminderte Libido, dünne Haut und Hypertonie

Weitere mögliche Symptome einer **Nebennierenerschöpfung** nach Wilson (2011) sind:

- Chronische Müdigkeit und Erschöpfung, Energiemangel (trotz ausreichendem Schlaf)
- Erhöhte Stressanfälligkeit, verminderte Toleranzschwelle
- Salzhunger
- Verlängerte Erholung nach Krankheiten, Operationen, Traumata, seelischer Belastung
- Schwindel nach zu schnellem Aufstehen
- Libidoverlust
- Depressive Neigung
- Verstärktes prämenstruelles Syndrom, Menstruationsbeschwerden
- Verschlimmerung von Symptomen bei Auslassen von Mahlzeiten
- Konzentrations-, Gedächtnis- und Leistungsfähigkeitsstörungen
- Immunschwäche mit erhöhter Infektanfälligkeit oder überschießende Immunreaktionen wie Allergien
- Zirkadiane Symptomatik: Wachheit erst ab etwa 10 Uhr, starker Energiemangel mit Hirnnebel zwischen 15 und 16 Uhr, ab 18 Uhr mehr Energie

Weitere **klinische Bilder** können begleitend auftreten, wie chronisches Fatigue-Syndrom, Burnout, Fibromyalgie oder multiple chemische Sensitivität.

6.19.2 Labor

Ein **Speichel-Kortisoltest** wird i. d. R. mehrfach täglich durchgeführt (z. B. um 6, 9, 12, 15 und 18 Uhr), um den Verlauf des Kortisolspiegels abbilden zu können. Allerdings ist die Aussagekraft des Tests eingeschränkt, da die HPA-Achse sehr sensibel auf jede Art von Stress reagiert und die Kortisolkurve deshalb starke Variationen während des Tages aufweist.

Zu weiteren Biomarkern ➤ Kap. 5.10.6, ➤ Tab. 2.6

6.19.3 Stresstests

Stresstests zeichnen sich durch eine einfache, schnelle und nicht invasive Durchführung aus. Zum Einsatz kommen z. B.

- **Trier sozialer Stresstest** (TSST) (Seddon et al. 2020; Wu et al. 2019; Helminen et al. 2019)
  - 10 Minuten Vorbereitungszeit für eine Präsentation über sich selbst
  - Aufforderung, diese 5 Minuten lang vor einer Kommission zu präsentieren
  - Während dieser Zeit erfolgen keinerlei wertende Kommentare, lediglich Aufforderungen weiterzusprechen, wenn der Vortrag vor Ablauf der 5 Minuten beendet ist
  - 5 Minuten Rechenaufgabe: Herunterzählen von 1022 in 13er-Schritten
  - Kortisolspeicheltest und evtl. Pulsmessungen werden vor und nach Ausführung vorgenommen
- **Kaltwassertest** (Elias et al. 2019):
  - In Ruheposition Messung des Blutdrucks
  - Für 1 Minute Hand oder Fuß in Eiswasser halten (~ 4–5 °C), dabei Messung des Blutdrucks
  - Norm: bei Intervention kommt es systolisch und diastolisch zu einem Blutdruckanstieg von 10–20 mmHg
  - In der Praxis kann dieser Test auch in Kombination mit einer Pulsmessung durchgeführt werden.

- **Maastricht akuter Stresstest** (MAST) (Smeets et al. 2012; Shilton et al. 2017):
  - Kombination der Elemente der beiden vorherigen Tests.
  - 5-minütige Vorbereitungsphase, um die Anweisungen für die bevorstehende Aufgabe zu lesen.
  - Abwechselnd wird die nicht dominante Hand in Eiswasser getaucht (HI) und es werden Kopfrechenaufgaben absolviert (MA): HI (90 s), MA (45 s), HI (60 s), MA (60 s), HI (60 s), HI (60 s), MA (90 s), HI (90 s), MA (45 s), HI (60 s).
  - Die Anzahl der Versuche und die Gesamtdauer der Belastungsphase sind den Teilnehmern nicht bekannt.
  - In der 10-minütigen akuten Stressphase wird körperlicher Stress mit Unvorhersehbarkeit, Unkontrollierbarkeit und sozialer Bewertung in einer Kopfrechenaufgabe kombiniert.

Insbesondere der TSST und der MAST zeigten nachgewiesene gute Ergebnisse (im Gegensatz zu allen osteopathischen Untersuchungen). Ihre Anwendung in der Praxis ist an die Gegebenheiten anzupassen. Der Autor hat beispielsweise in der Praxis Tests mit Eiswasser und Pulsmessung durchgeführt.

6.19.4 Testung der Nebennieren

Nebennierenuntersuchung

Mit folgenden Tests kann die Funktion der Nebennieren weiter untersucht werden:

- **Dermatom:** (> Abb. 6.32):
  - Anterior und posterior: Th10–L1 (Maximalzone: Th11)
- **Neurolymphatische Reflexe nach Chapman** (> Abb. 6.32):
  - Anterior: 3 Querfinger schräg oberhalb des Bauchnabels, paramedian
  - Posterior: zwischen Th11 und Th12 im Bereich zwischen Proc. spinosus und Proc. transversus
- **Triggerpunkte** (entsprechen den Nieren-Triggerpunkten): zwischen 11. und 12. Rippe und an der Spitze der 12. Rippe
- **Periostschmerzpunkte** (> Abb. 6.32):
  - Spitze der 11. und 12. Rippe
  - 3 Querfinger lateral des Proc. transversus (auf Höhe der Rippenwinkel) der 11. und 12. Rippe
  - Proc. transversus Th11 und Th12
- **Hypertonus folgender Muskeln:**
  - Diaphragma abdominale
  - M. psoas
  - M. rectus abdominis
  - Mm. obliqui externus und internus abdominis
  - M. transversus abdominis
  - M. quadratus lumborum
  - M. serratus posterior inferior
  - Mm. intercostali externi und interni
- **Vertebrale Hinweiszeichen:**
  - Th10–L1
  - 11. und 12. Rippe
  - Eventuell Th5–L2 (Nn. splanchnici)
- **Thermodiagnostik:**
  - Wärmezone im Bereich der Nebennieren (oberer Pol der Nieren) könnte auf eine erhöhte Aktivität der Nebennieren hinweisen.
  - Kältezone könnte auf eine Unterfunktion der Nebenniere hinweisen.

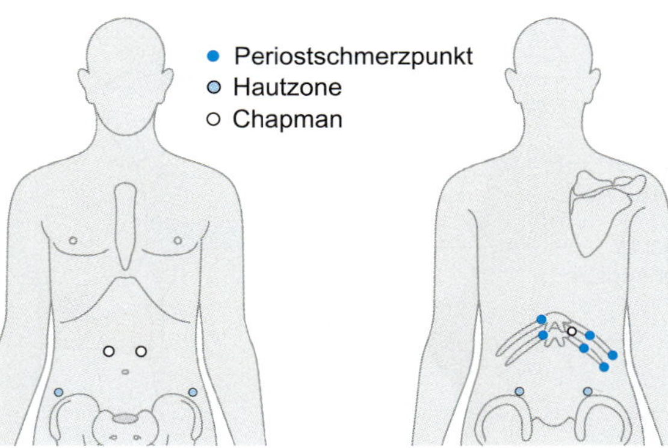

Abb. 6.32 Reflexzonen der Nebenniere [L231]

6

Palpation der Spannung und Mobilitätstest der Nebenniere

Patient: In Rückenlage.

Therapeut: Steht rechts des Patienten auf Höhe der Nieren.

Handposition:

- Die kraniale Hand auf das Trigonum lumbale superius (Raum von Grynfeltt) legen, Daumen- und Kleinfingerballen befinden sich im Bereich der rechten Nebenniere und die Finger im Bereich der linken Nebennierenregion im Bereich der 11. und 12. Rippe (rechte Nebenniere liegt etwas weiter kaudal) (➤ Abb. 6.33, ➤ Abb. 6.34).
- Die kaudale Hand anterior im Bereich der Nebennieren auflegen.

Befundung:

- Die kraniale Hand die Nierenregion sanft in die Hände kommen lassen.
- Das Trigonum lumbale superius anschließend sanft nach anterior heben und dabei die Niere nach anterior kippen.
- Mit der Hand am Bauch versuchen, sich der Region der Nebennieren anzunähern.
- Gegebenenfalls können nicht beide Nieren gleichzeitig palpiert werden. In diesem Fall zunächst die eine und anschließend die andere Nierenregion palpieren.
- Passiv die Qualität der Spannung im Bereich der Nierenloge und die unwillkürliche Motilitätsbewegung befunden.
- Einen aktiven Spannungstest (Resistenz und Resilienz) durchführen: Eine sanfte Kompression durchführen und die darauffolgende Expansion testen.
- Einen Mobilitätstest in der Region der Nebenniere durchführen: Die Nebennierenmobilität aktiv dreidimensional testen und Bewegungseinschränkungen befunden.
- Hinweise für eine Dysfunktion sind eine erhöhte Spannung der Nebennierenregion, eine verminderte Motilität, eine erhöhte Resistenz bzw. verminderte Resilienz und eine eingeschränkte Mobilität.

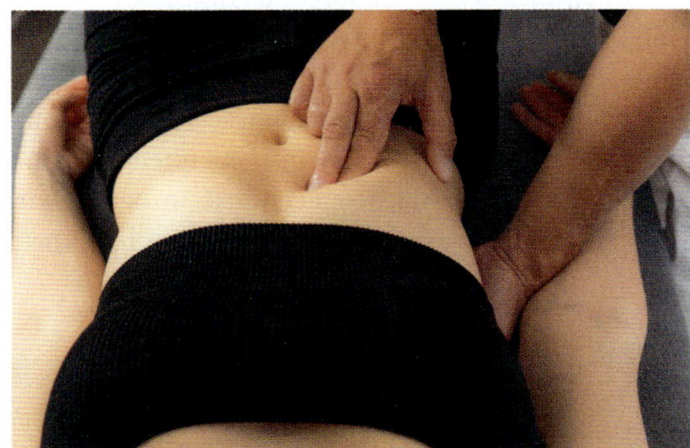

Abb. 6.34 Palpation der Spannung und Mobilitätstest der Nebenniere [K433]

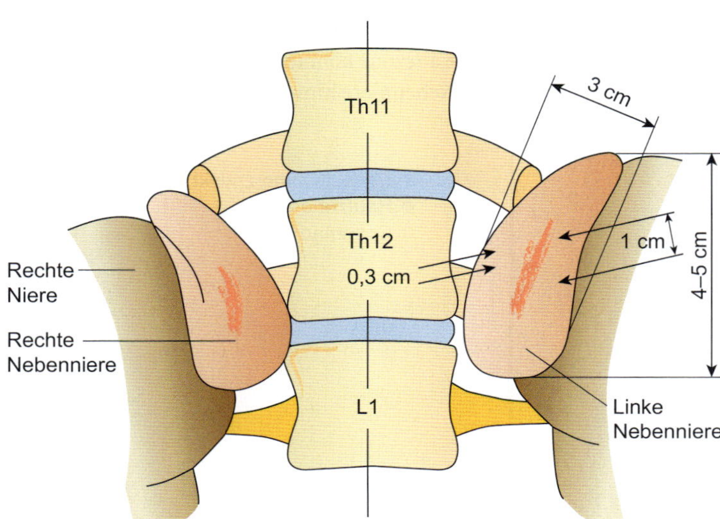

Abb. 6.33 Lage der Nebennieren: rechts anterolateral von Th12, links anterolateral von Th11-Th12 [L143]

6

Möglicherweise kann die Nebenniere palpatorisch nicht deutlich von der Niere abgegrenzt werden.

Testung einer Nebennierenschwäche nach Wilson

Der Patient kann eine Nebennierenschwäche nach Wilson (2011) testen. Dafür setzt er sich in einem verdunkelten Raum auf einen Stuhl vor einen Spiegel und leuchtet von der Seite mit einer Taschenlampe über ein Auge. Es sollte vermieden werden, direkt hineinzuleuchten. Mit dem anderen Auge beobachtet er im Spiegel die Pupille. Im Normalfall bleibt die Pupille zusammengezogen. Bei einer Nebennierenschwäche wird sie sich trotz des Lichteinfalls innerhalb von etwa 2 Minuten wieder erweitern. Diese Erweiterung hält für etwa 30–45 Sekunden an. Anschließend zieht sich die Pupille wieder zusammen. Es wird die Dauer gemessen, wie lange die Pupille erweitert war. Dieser Test kann monatlich wiederholt werden, um den Behandlungsverlauf zu kontrollieren. Die Zeit der Pupillenerweiterung sollte im Idealfall kürzer werden.

Es gibt eigentlich keine „Nebennierenschwäche". Die Zeichen einer sog. Nebennierenschwäche sind das Resultat von Störungen zentraler Regulationsachsen und einer chronischen Kortisolresistenz.

6.19.5 Behandlung der Nebennieren

Therapeutisch kann die Region der Nebennieren ggf. sanft inhibiert, mobilisiert oder aktiviert werden (Liem et al. 2018). Allerdings hat dies kaum eine klinische Bedeutung, da eine Nebennierenschwäche die Folge von Störungen der zentralen endokrinen Regulationsachsen ist. Ansatzpunkt bei der Behandlung sollte die **Normalisierung der zentralen endokrinen Achsen** sein und erst anschließend kann zusätzlich eine Behandlung der Nebennieren erfolgen. Zahlreiche Studien zeigen, dass z. B. thorakale und zervikale Manipulationen die HPA-Achse beeinflussen können (Sampath et al. 2019).

Behandlungsmöglichkeiten bei einer **Kortisolresistenz** sind:

- Unterstützung bei der Auflösung ungelöster Probleme: Dies umfasst soziale, transgenerationelle, mentale, emotionale, pathogen-, toxin-, stoffwechselbedingte, intersubjekive (Partnerschaft, Freundschaften) Probleme und kann durch das in ➤ Kap. 7, ➤ Kap. 8 und ➤ Kap. 10 dargestellte Vorgehen individualisiert gelöst werden.
- Alle Therapiestrategien zur Auflösung von konditionierten dysfunktionalen Glaubensmustern, Gefühlen, neurovegetativen Erregungszuständen und Empfindungen in Relation zu Unsicherheiten.
- Intermittierende Hypoxie- und Hyperkapnieübungen (auch für die Regeneration neuronaler Mitochondrien; ➤ Kap. 8.31)
- Akute Reize, z. B. Kälteanwendungen
- Nahrung und Nahrungsergänzungsmittel: Curcumin, Resveratrol, Sulforaphan, Omega-3-Fettsäuren, Vitamin-B-Komplex, Vitamin B_{12}
- Gegebenenfalls thorakale und zervikale Manipulationen zur Lösung von Dysfunktionen.
- Gegebenenfalls palpatorische Annäherung an Hypothalamus und Hypophyse (➤ Kap. 8.16.8, ➤ Kap. 8.16.9).
- Weitere Behandlungsmöglichkeiten ➤ Kap. 7.15.

6.19.6 6-Step-Integration der Nebenniere

Mit der Balanced Entodermal-Fascial-Vascular-Neural Tension werden die Nebennieren am **Beispiel** der **rechten Nebenniere** behandelt. Wesentlich ist, dass zunächst die zentralen Regulationsebenen behandelt worden sind, d. h. die Techniken für den Hypothalamus und die Hypophyse durchgeführt worden sind (➤ Kap. 8.16.8, ➤ Kap. 8.16.9).

Indikationen: Dysfunktion der Nebenniere, Nebennierenerschöpfung

Patient: In Rückenlage, Beine angestellt.

Therapeut: Steht, auf der rechten Seite des Patienten.

Handposition (➤ Abb. 6.35):

- Die Finger der linken Hand rechts thorakolumbal in der Region der 11. und 12. Rippe (rechte

6

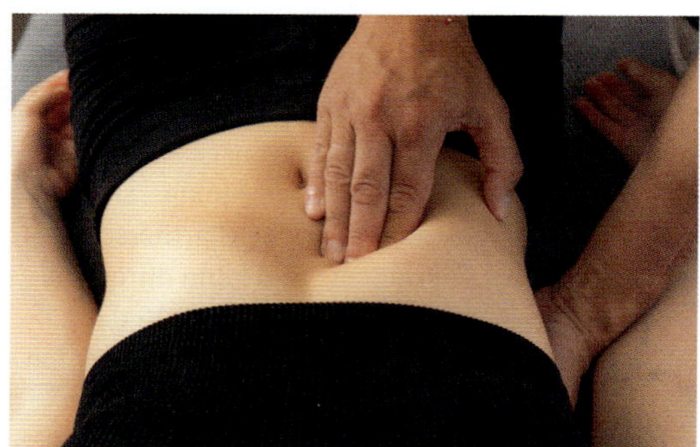

Abb. 6.35 Handposition der 6-Step-Integration der rechten Nebenniere nach Liem [K433]

Nebenniere leicht inferiorer gegenüber der linken) auflegen. Die Finger sind nach kranial gerichtet und heben die rechte Nebennierenregion nach anterior.

- Die rechte Hand in der Region der Nebenniere – etwa 7 Querfinger oberhalb und 2 Querfinger lateral vom Bauchnabel – einsinken lassen. Die linke Nebenniere ist etwa 8 Querfinger oberhalb und 2 Querfinger lateral vom Bauchnabel lokalisiert.
- Die rechte Nebenniere sanft in die Hand kommen lassen.

Behandlung:

- Point of Balanced Entodermal Tension (PBET): Der entodermalen Spannung der Nebenniere in die Position bzw. in die Form folgen, in der die Spannung am besten ausgeglichen ist.
- Neuronale Inhibition Die linke Hand auf verschiedene Ebenen des Rückens legen, die rechte Hand im Nebennierenbereich liegen lassen. Falls es einen Bereich am Rücken gibt, an dem sich die Niere unter der Hand entspannt bzw. sich ihre Bewegungseinschränkung verbessert, mittels sanften konstanten Drucks dort eine Inhibition ausführen, insbesondere in den Bereichen Th5–L2, Th10 bis 12. Rippe (Nn. intercostales Th10–Th12), in der hochzervikalen Region (N. vagus) oder im Bauchraum im Bereich des Ganglion coeliacum, Ganglion aorticorenale und des Ganglion renale.
- Point of Balanced Fascial Tension (PBFT): Ein Spannungsgleichgewicht der faszialen Strukturen der Nebenniere einstellen und die Krafteinwirkung der Hände an sie anpassen bzw. ihnen angleichen durch Annähern und/oder Traktion unter Berücksichtigung der:
  - Aufhängungen: durch Corpus adiposum pararenale, superior Zwerchfell, anterior Fascia perirenalis anterior, posterior Fascia perirenalis posterior, inferior Lig. intersurrenorenale
  - Faszialen Gleitflächen: rechts zu Zwerchfell, Leber, V. cava inferior, Duodenum, Peritoneum parietale posterius sowie rechte Niere und links zu Zwerchfell, Ösophagus, Peritoneum parietale posterius, Bursa omentalis, Pankreas und linke Niere
- Balanced Vascular Tension: Die arterielle Versorgung (Aa. suprarenales superiores in A. phrenica inferior, Aa. suprarenales mediae in Aorta, A. suprarenalis inferior in A. renalis) sowie die venöse (rechts in die V. cava inferior, links in die V. renalis) und lymphatische (in Nll. lumbales und Nll. coeliaci) Drainage behandeln.
- Balanced Dynamic Tension (BDT): Die Hände mit den inhärenten Rhythmen der Nebenniere synchronisieren und sanft die während der Inspir-/Expansionsphase auftretenden dysfunktionalen Gewebedynamiken verstärken. Dies so lange wiederholen, bis ein spontanes Disengagement am Ende der Expansionsphase wahrnehmbar wird.
- Balanced Fluid Tension (BFT): Die Hände mit den fluiden Dynamiken der Nebenniere und dem spontan auftretenden Disengagement am Ende der Inspir-/Expansionsphase synchronisieren, bis ein Balance Point wahrnehmbar wird.
- Selbstwahrnehmung des Patienten: Ist die Region entspannt oder zusammengezogen? Welche Körperempfindungen, neurovegetative Erregung (Arousal), Gefühle, Bilder und Erinnerungen treten auf? Diese Wahrnehmungen des Patienten mittels Techniken, die – je nach Notwendigkeit – die Assoziation oder Dissoziation verstärken, begleiten, um eine koregulierte Flow-Dynamik mit dem Ziel der Auflösung und Integration des SPEKD zu unterstützen.

6.20 Aktivierung von Teilmustern frühkindlicher Reflexe bzw. Reaktionen

Eine **Traumaexposition** kann die Inhibierung frühkindlicher Reflexe bzw. Reaktionen stören, was eine **Aktivierung von Teilmustern dieser Reflexe bzw.**

Reaktionen bewirken kann. Aktivierte Teilmuster können wiederum den Ablauf normaler Bewegungsmuster und Funktionen verändern und chronische Dysfunktionen sowie eine verminderte Resilienz hervorrufen. Es ist nicht gesichert, welche Teilmuster frühkindlicher Reflexe bzw. Reaktionen durch eine Traumasituation aktiviert werden können. Beispielsweise werden Aussagen zur Aktivierung der generalisierten auditorischen Schreckreaktion (ASR) bei PTBS kontrovers diskutiert (Siegelaar et al. 2018). Laut einer Untersuchung von Niles et al. (2018) ist der ASR bei PTBS besonders hoch, wenn Sicherheitssignale verfügbar sind, aber gleichzeitig weiterhin die Möglichkeit einer Gefahr bestehen bleibt und eine hohe Traumaexposition existiert. Es bleibt jedoch fraglich, ob der ASR ein ausreichender Indikator für eine PTBS sein kann.

Angstpatienten reagierten auf Imagination bedrohlicher Bilder mit einer übertriebenen Reaktivität, insbesondere mit Schreckreflexreaktionen. Dabei zeigten Störungen, die durch fokale Angst und Beeinträchtigung gekennzeichnet sind (z. B. spezifische Phobien), eine starke Angstpotenzierung. Umgekehrt reagierten langanhaltende Erkrankungen mit ausgeprägten Angst- und Depressionskomorbiditäten (z. B. PTBS) mit reduzierten Schreckreaktionen auf die Imagination aversiven Inhalts (McTeague et al. 2012).

Bei der Testung werden der **Reifegrad** und die **Integration** der frühkindlichen Reaktion befundet. Nur bei Säuglingen ist der Reflex als unkonditionierte, nicht inhibierte Reaktion zu finden. Bei älteren Kindern und Erwachsenen wird quasi die Nachahmung einer inhärenten genetisch kodierten motorischen Reaktion als Reaktion auf einen bestimmten Reiz bewertet.

6.20.1 Moro-Reaktionsmuster

Der **Mororeflex** ist eine Schutzreaktion auf plötzliche vestibuläre oder propriozeptive Stimuli. Er wird durch Zug am Laken, auditive Reize, ein Rückfallen des Säuglings, einen Stabilitätsverlust oder eine Änderung der Position des Kopfes relativ zur Schwerkraft ausgelöst. Mittels neuronaler Verbindungen mit dem sympathischen Nervensystem hängen Mororeaktionen mit Kampf- oder Fluchtreaktion zusammen.

Der Beginn des Mororeflexes kann in der 9. Woche in utero nachgewiesen werden. Er ist bis zum 3./4. Lebensmonat aktiv. Bis zur 6. Woche findet eine Abduktionsphase (Abduktion der Arme bei gestreckten Ellenbogen) gefolgt von einer Umklammerungsphase (90° Flexionsbewegung der Arme und Beine) statt. Ab der 6. Woche – wenn die Reifung der optischen Orientierung so weit fortgeschritten ist, dass sich das Kleinkind an der Mutter festhalten kann – ist nur noch die Abduktionsphase nachweisbar. Teilmuster des Mororeflexes – Bewegungen der Extremitäten vom Körperzentrum zur Peripherie und umgekehrt – werden beim Erwachsenen bei Verlust einer stabilen Körperposition aktiviert.

Patient: In Rückenlage.

Befundung in Anlehnung an Masgutova (2015):

- Den Kopf vorsichtig nach vorne anheben und dann plötzlich um 30° nach hinten neigen (➤ Abb. 6.36a).

Befund: Aktivierter Mororeflex, wenn die unerwartete vestibuläre Stimulation eine Reaktion an den Extremitäten oder am gesamten Körper auslöst.

- Die Knie sind gebeugt und die Füße auf der Liege aufgestellt. Die Beine sehr schnell ausstrecken. Dabei mit den Händen die Knie unterstützen (➤ Abb. 6.36b, c).

Befund: Aktivierter Mororeflex, wenn die unerwartete Streckung der Beine eine Reaktion an den Extremitäten oder am gesamten Körper auslöst.

- Moro-Schutzhaltung (für bewegliche Patienten): Den Patienten bitten, sich zu beugen und dabei alle Extremitäten in das Körperzentrum zu bringen und auszuatmen. In dieser Position mit einem Kontakt an den Extremitäten eine Kraft ausüben, um die Extremitäten entgegengesetzt zur Flexionsbewegung aus dem Körperzentrum zu bringen. Gleichzeitig den Patienten auffordern, diesem Druck mit seinem Körperzentrum und seinen Extremitäten Widerstand zu leisten.

Befund: Positiv, wenn die Fähigkeit des Patienten, Körperzentrum und Gliedmaßen gleichzeitig zu beugen vermindert, asymmetrisch oder nicht vorhanden ist.

- Moro-Haltung für Körperzentrumöffnung (für bewegliche Patienten): Ausgangsposition wie bei der Moro-Schutzhaltung. Mit einem Kontakt außen an den Extremitäten eine Kraft in Richtung Körperzentrum ausüben. Dabei den Patienten

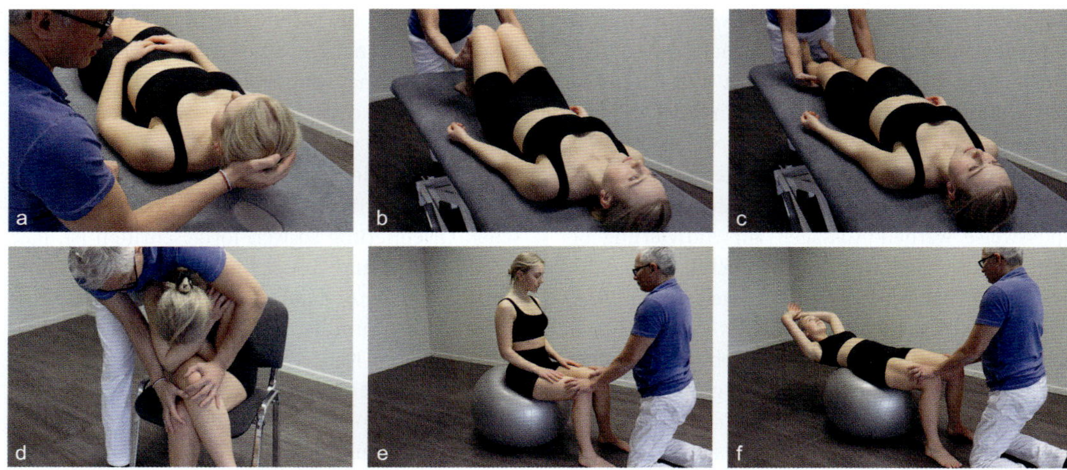

Abb. 6.36 Moro-Reaktionsmuster. **a** Den Kopf vorsichtig nach vorne anheben und dann plötzlich um 30° nach hinten neigen. **b, c** Die Knie sind gebeugt und die Füße auf der Liege aufgestellt. Die Beine sehr schnell ausstrecken. Dabei mit den Händen die Knie unterstützen. **d** Moro-Haltung für Körperzentrumöffnung. **e, f** Rückwärtsfallenlasse. [K433]

auffordern, dieser in Richtung Flexionshaltung gerichteten Kraft mit dem Körperzentrum und den Extremitäten Widerstand zu leisten, indem diese quasi in einer Öffnungsbewegung angespannt werden (➤ Abb. 6.36d).

Befund: Positiv, wenn die Fähigkeit des Patienten, Körperzentrum und Gliedmaßen gleichzeitig zu öffnen vermindert, asymmetrisch oder nicht vorhanden ist.

Rückwärtsfallenlassen: Der Patient sitzt auf einem Ball. Die Knie fixieren (➤ Abb. 6.36e). Der Patient lässt sich nach hinten fallen. Die Rückwärtsbeugung sollte leicht und ohne Mühe möglich sein (➤ Abb. 6.36f).

Befund: Positiv, wenn das Rückwärtsfallenlassen mühsam ist, mit Erschrecken oder Unwohlsein einhergeht oder diese Rückwärtsbewegung verweigert wird.

Fünf **Parameter** der Reflex-Grundmuster werden **bewertet.** Für jeden der fünf Parameter ist eine Punktzahl von 4 Punkten möglich, d. h. es sind 0–20 Punkte zu erreichen. Norm: 15–20 Punkte, dysfunktionales Reflexmuster: < 9–12 Punkte.

- **Sensomotorik:** Die Empfindlichkeit gegenüber dem Reiz und das Aktionsniveau bewerten. Positiver Befund: hypersensitiv, hyposensitiv oder nicht vorhanden.
- **Reihenfolge und Richtung der Reaktionen:** Die motorische Reaktion auf den Reiz bewerten. Positiver Befund: teilweises Muster, falsches Muster oder nicht vorhanden.
- **Intensität:** Die Intensität der muskuloligamentären Reaktion und den Muskeltonus in Bezug auf den Reiz beurteilen. Positiver Befund: hyperton, hypoton oder nicht vorhanden.
- **Timing und Geschwindigkeit:** Die Reaktionsgeschwindigkeit auf einen Reiz bewerten. Positiver Befund: zu schnell, zu langsam.
- **Symmetrie:** Die Symmetrie aller vorher benannten Qualitäten befunden. Positiver Befund: asymmetrisch, gemischt oder nicht vorhanden.

Behandlung:

- Palpation des Sonnengeflechts und aller Regionen im Körper, die eine Reaktionsaktivierung zeigen, und manueller Release der SPEKD.
- Sicherheit geben und stärken, langsame tiefe Atmung in die Region des Sonnengeflechts, Fokus auf die Ressourcenregion im Körper lenken, Blick in die Richtung der Ressourcenstärkung und ressourcenstärkende entspannende auditive bilaterale Klänge, während die positiv getestete Haltung im Mororeflexmuster eingenommen wird.

- Positive Affirmation: „Ich kann meine Angst und vergangene schmerzhafte Erlebnisse loslassen."
- Reframing: „Durch das Erlebnis und das Fallen kann ich lernen aufzustehen."
- Erleben zukünftiger Situationen mit erwünschten Ressourcen: „Wie fühlt es sich an, die Angst losgelassen zu haben, und ein Held zu sein? Wo fühle ich das in meinem Körper und mit meinen Sinnen?"
- Selbstübung: Täglich für etwa drei Minuten in der typischen Morohaltung positionieren und eine angenehme langsame und tiefe Bauchatmung ausführen.

6.20.2 Angstparalyse-Reaktion

Patienten mit Angststörungen inkl. PTBS zeigen eine übertriebene Reaktivität, am stärksten mittels Schreckreflexreaktionen, z. B. bei Imaginationsübungen v. a. bedrohlicher Bilder. Die defensive Neigung variierte jedoch bei den wichtigsten Angststörungen. Störungen, die durch fokale Angst und Beeinträchtigung (z. B. spezifische Phobie) gekennzeichnet sind, zeigten eine robuste Angstpotenzierung. Umgekehrt wurden bei Störungen der langanhaltenden, durchdringenden Erfassung und Vermeidung mit Kompression der breiten Angst und Depression (z. B. PTBS nach kumulativem Trauma) paradoxerweise verminderte Schreckreaktionen auf alle aversiven Inhalte gefunden. Während vestibuläre Stimuli bei Mororeaktionsmustern Kampf- und Fluchtreaktionen auslösen, führen starke auditive, visuelle und taktile Auslösereize bei Angstparalyse-Reaktion zu Erstarrungsmustern.

Patient: In Rückenlage. Dem Patienten die Ausführung dieses Tests erklären und zeigen.

Befundung:

- Die Reaktion des Patienten auf Stimulation des taktilen Systems durch leichtes Antippen an verschiedenen Stellen des Körpers und durch Stimulation des auditorischen Systems durch Klopfen auf den Tisch bewerten.
- Folgende Bereiche durch sanftes Antippen berühren. Die Berührung einmal mit offenen und einmal mit geschlossenen Augen ausführen:
  - Mitte des Sternums (➤ Abb. 6.37a)
  - Gleichzeitiges Berühren am Ansatz des M. deltoideus an beiden Armen (➤ Abb. 6.37b)
  - Gleichzeitiges Berühren des M. triceps an beiden Armen (➤ Abb. 6.37c)
  - Gleichzeitiges Berühren beider Hüftgelenke seitlich (➤ Abb. 6.37d)
  - Gleichzeitiges Berühren in der Mitte der Fußgewölbe beider Füße (➤ Abb. 6.37e)
- Einen akustischen Stimulus durch Klopfen auf den Behandlungstisch erzeugen. Dabei den Patienten nicht berühren.

6

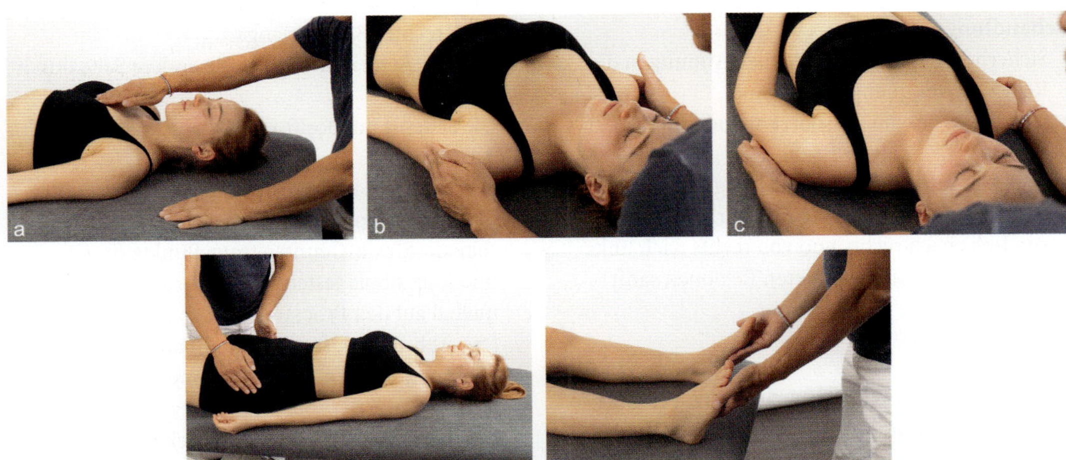

Abb. 6.37 Bereiche, die bei der Angstparalyse-Reaktion berührt werden: Mitte des Sternums (**a**), Ansatz des M. deltoideus (**b**), M. triceps (**c**), Hüftgelenke (**d**), Mitte der Fußgewölbe (**e**). [K433]

- Physiologische Reaktion: Leicht verstärkte Ausatmung und minimal erhöhter Muskeltonus.
- Sensomotorischer Befund positiv: Beschleunigte Atmung oder Anhalten des Atems, aktivierter Kornealreflex (Blinzeln), Pupillendilatation in Verbindung mit Angst-, Stress- oder Schockreaktion, Pupillendilatation in Verbindung mit Angst- und Schockreaktion. Bei hyperaktiver Angstparalyse-Reaktion beträgt die Latenz für die Pupillendilatation 1 Sekunde, bei Schock-/Angstreaktion 1,5 Sekunden, bei Panik 2 Sekunden.
- Befund der Reihenfolge und Richtung der Reaktionen positiv: Hyperaktive muskuläre Reaktion oder starke Schreckreaktion, z. B. Rückzugsschreckreaktion oder Moro-Reaktionsmuster.
- Befund der Intensität der Reaktionen positiv: Starker Anstieg des Muskeltonus im Oberkörper oder im gesamten Körper mit Aktivitätssteigerung des Sympathikus (Erröten, Schwitzen). Eine leichte Zunahme des Muskeltonus in Form einer stärkeren nächsten Ausatmung ist physiologisch.
- Befund des Timings und der Geschwindigkeit der Reaktionen positiv: Überschnelle Reaktion von Muskeltonusanstieg, Erröten, Schwitzen, Dissoziation des Körpers oder verlangsamte oder keinerlei Körperreaktion (z. B. fehlender minimaler Muskeltonusanstieg).
- Befund der Symmetrie der Reaktionen positiv: Asymmetrie im Muskeltonusanstieg und bei Bewegungen.

Behandlung:

- Sicherheit geben, langsame tiefe Atmung in die Region des Sonnengeflechts.
- Den Fokus auf die Ressourcenregion im Körper richten.
- Sehr langsam bilateral mittels Augenbewegung stimulieren. Während die Augen rhythmisch von links nach rechts und von rechts nach links blicken, die positiv getesteten Regionen sanft berühren.

6.20.3 Teilmuster des asymmetrisch tonischen Nackenreflexes (ATNR)

Traumapatienten scheinen häufig aktivierte Teilmuster des ATNR zu zeigen.

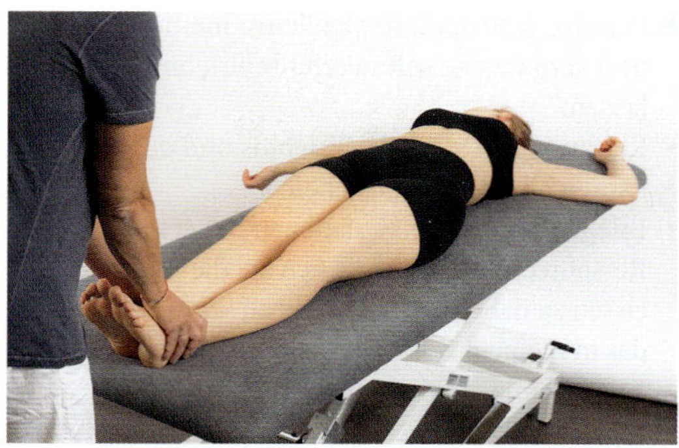

Abb. 6.38 Testung aktivierter Teilmuster des ATNR [K433]

Patient: In Rückenlage.

Befundung:

- Der Patient hebt das Becken einige Zentimeter an und lässt es anschließend locker auf den Behandlungstisch fallen.
- Anschließend die Beinlänge überprüfen, indem die Daumen unterhalb der medialen Malleolen angelegt werden. Das Ergebnis dieser Messung stellt den Ausgangswert dar.
- Zur Testung aktivierter Teilmuster des ATNR den Kopf passiv rotieren (z. B. nach rechts) und den gegenüberliegenden Arm (z. B. linken) 90° im Ellenbogen beugen und im Schultergelenk abduzieren, den homolateralen (rechten) Arm in Abduktion strecken (➤ Abb. 6.38).
- Dabei Druck auf das Sternum ausüben.
- Der Test ist positiv, wenn sich das homolaterale (z. B. rechte) Bein verlängert.
- Anschließend den Test für die andere Seite durchführen.
- Die Seite(n) mit positivem Testergebnis behandeln.

Behandlung:

- Die Testpositionierung bleibt bestehen. In dieser Position auf der oben liegenden Kopfseite die Strain-Counterstrain-Punkte für C1 und Mandibula testen: Für C1 Druck nach medial auf den Proc. transversus von C1 ausüben (➤ Abb. 6.39a), für die Mandibula Druck nach anterior auf den posterioren Rand des Ramus mandibulae (➤ Abb. 6.39b).
- Für die Behandlung von C1 Druck nach medial auf den Proc. transversus von C1 ausüben. Eine kontralaterale Seitneigung und eine kontralaterale Rotation (vom Punkt weg) einstellen und für

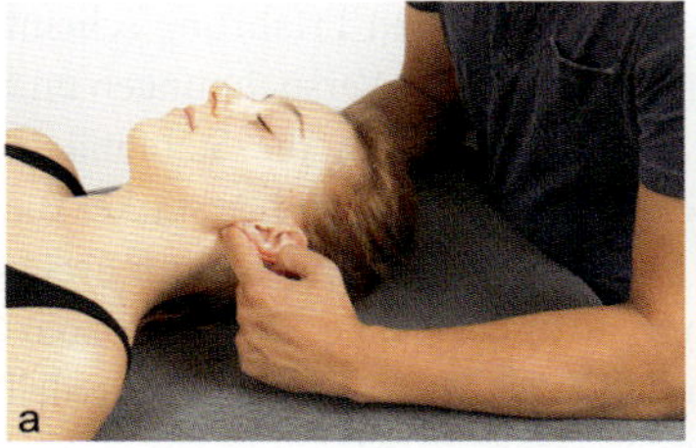

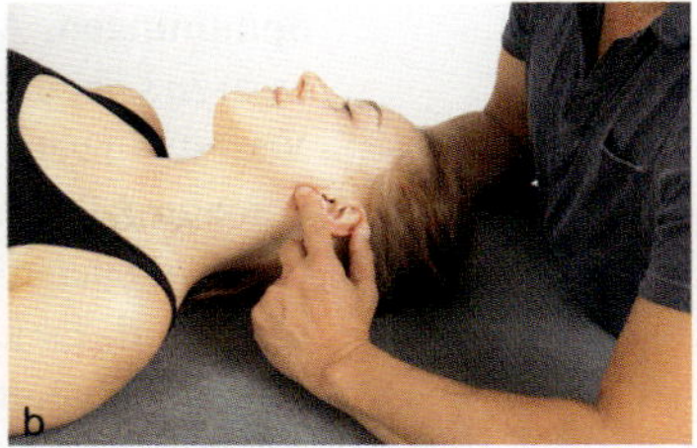

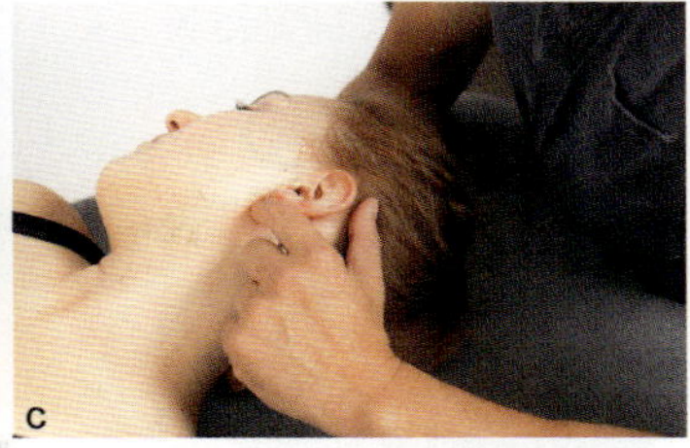

Abb. 6.39 Teilmuster des asymmetrisch tonischen Nackenreflexes. **a** Testung des Strain-Counterstrain-Punkts für C1. **b** Testung des Strain-Counterstrain-Punkts für die Mandibula. **c** Behandlung am Beispiel des Strain-Counterstrain-Punkts für C1. [K433]

etwa 60–90 Sekunden halten (➤ Abb. 6.39c). Inhärenten Mikrobewegungen während dieser Zeit folgen.

- Für die Behandlung des Strain-Counterstrain-Punkts der Mandibula Druck nach anterior auf den posterioren Rand des Ramus mandibulae ausüben. Eine kontralaterale Seitneigung und eine kontralaterale Rotation (vom Punkt weg) einstellen und für etwa 60–90 Sekunden halten. Inhärenten Mikrobewegungen während dieser Zeit folgen.
- Anschließend eine erneute Testung durchführen. Den Patienten in der Ausgangslage positionieren. Er hebt sein Becken an, lässt es auf die Liege fallen und atmet dann tief in den Bauch ein- und aus. Dann erneut die Beinlänge testen.
- Die Behandlung war erfolgreich, wenn sich die Beinlänge auf der Seite der Positionierung nun nicht mehr im Vergleich zur Ausgangsmessung verlängert.
- Selbstübung: Täglich für etwa 3 Minuten in der typischen ATNR-Haltung positionieren. In dieser Position eine angenehme Bauchatmung ausführen.

6.20.4 Teilmuster des Parachute-Reflexes

Der Parachute-Reflex ist eine Schutzfunktion über eine Abstützreaktion der Hände bei möglicher Sturzbereitschaft beim zukünftigen Gehen. Er tritt ab dem 6. Monat auf (Beginn einer potenziellen Gehbereitschaft) und bei Kleinkindern, wenn diese schnell nach vorne gedreht werden.

Patient: In Rückenlage.

Therapeut: Steht seitlich des Patienten, auf Höhe der Schultern.

Befundung:

- Der Patient streckt die Hände nach vorne aus.
- Die Handgelenke des Patienten greifen und einen nach posterior gerichteten Druck ausüben.
- Hinweis auf eine Dysfunktion bzw. ein Trauma oder regulationsgestörte Personen: keine Kraftentwicklung in den Armen, kollabierende Arme oder Kreuzung der Arme.

Behandlung:

- So lange rhythmisch oder in zufälligen Abständen auf die nach vorne gerichteten Arme nach posterior drücken, bis die Muskeln (insbesondere der M. serratus anterior) aktiviert und stark werden (➤ Abb. 6.40).
- Selbstübung: Täglich positioniert sich der Patient für etwa 1 Minute in der Liegestützhaltung. In dieser Position führt er eine angenehme Bauchatmung aus. Wenn diese Übung gut gemeistert wird, können auch einige Liegestütze ausgeführt werden. Dabei ist auf ein kraftvolles Endgefühl beim Strecken der Arme zu achten.

6.21 Körperhaltung und Faszienorganisation

6.21.1 Emotion und Körperhaltung

Der körperliche Ausdruck (Gestik und Körperhaltung) kann mit **Emotion** und **Kognition** in Verbindung gebracht werden. Allerdings sind körperliche Ausdrucksmuster von Emotionen bisher nicht so

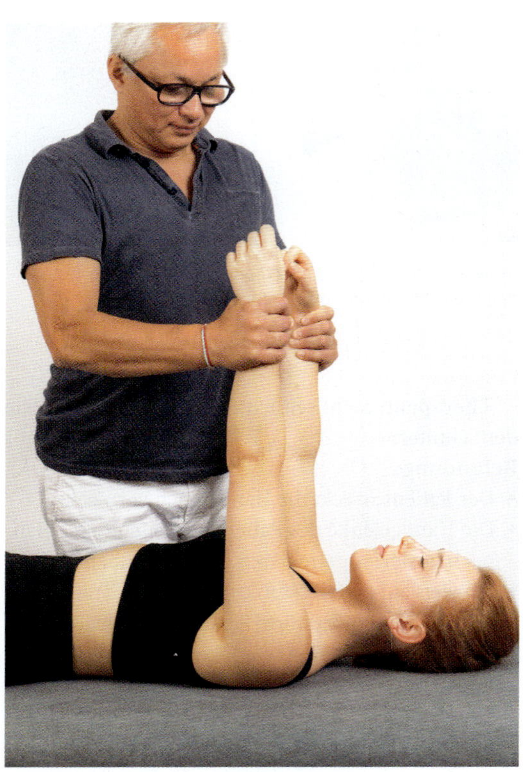

Abb. 6.40 Behandlung eines Teilmusters des Parachute-Reflexes [K433]

intensiv erforscht wie die mimischen Ausdrucksmuster (Hadjikhani et al. 2003). Emotionen können zu einer Aktivierung spezifischer körperlicher Ausdrucksmuster von Gestik und Körperhaltung führen (Dael et al. 2012; Do Rosário et al. 2013; Oosterwijk et al. 2009; Flaisch et al. 2011), die wiederum Emotionen durch propriozeptives und posturales Feedback beeinflussen (Rossberg-Gempton et al. 1993; Riskind et al. 1982). Diese Muster können den Emotionen, die sie ausdrücken, zugeordnet werden (Coulson 2004; Montepare et al. 1999) und beeinflussen assoziierte Hirnregionen (Hadjikhani et al. 2003). Veenstra et al. (2016) beschrieben zudem, dass die Körperhaltung bei der Regulation von Stimmungen beteiligt ist. Nicht nur Traumata, sondern auch **Gefühls-, Gedanken- und Glaubensmuster** könnten sich körperlich ausdrücken und umgekehrt (Keleman 1992; Kurtz et al. 1979; Latey 1996). So zeigt jeder Mensch je nach den Erfahrungen, die er gesammelt hat, ganz spezifische **Körpermerkmale, -haltungen und myofasziale Spannungen.** Aus der klinischen Erfahrung scheint es so zu sein, dass Verhärtungen, Verspannungen und Verfestigungen i. d. R. stärker bzw. die Stabilität in Soma und Psyche unzureichender sind, je stärker die unverarbeiteten Energien, Erfahrungen und Ereignisse sind. Es kann sozusagen eine Soma-Physiologie-Erlebnis-Korrelation als klinisches Arbeitsmodell angenommen werden (Liem 2013).

Den Emotionen wie Wut, Angst, Freude und Trauer können zwar Ganzkörperausdrücke zugeordnet werden (de Gelder et al. 2011), allerdings sind spezifische **Zusammenhänge** von **Emotion** und **Körperhaltung oder Gestik** (wie der Ausdruck von Trauer über die Schulterprotraktion) **wenig beschrieben** (Do Rosário et al. 2013) und bedürfen weiterer Forschung. Beispielsweise untersucht Huis in ’t Veld et al. (2014a, 2014b) den emotionalen gestischen Ausdruck von Angst und Wut im Bezug zur Aktivierung der Nacken-, Schulter-, Arm-, Unterarm-, Rücken- und Wadenmuskulatur.

Ängste könnten sich je nach Art der Angst, die im Vordergrund steht, unterschiedlich in Körperhaltung, -spannung, Mimik und Körperempfindungen ausdrücken:

- Angst vor Nähe zeigt sich in einer Haltung, bei welcher der Bauch versteckt wird und Arme und Hände zu viel oder zu wenig Bewegung zeigen.
- Angst vor Ungewissheit geht tendenziell mit Verspannungen des Nackens und der Schulter sowie einem festen Becken und einer geringen Bewegung der Beine einher.
- Menschen, die Angst haben, dass ihre Grenzen nicht respektiert werden, zeigen oft einen reduzierten mimischen Ausdruck.
- Angst vor Langeweile zeigt sich häufig in Form von unruhigen Beinen.

Die Körperhaltung beeinflusst auch **kognitive Funktionen** wie Denken (Schulman et al.), Arbeitsgedächtnis (Muehlhan et al. 2014), Motivation (Riskind et al. 1982), Selbstbewertung (Briñol et al. 2009), soziales Verhalten (McHugh et al. 2010) und Mathe-Leistungen (Peper et al. 2018). Eine konzeptuelle Zuordnung von körperlichen Ausdrucksmustern zu kognitiven Funktionen existiert bisher nicht.

An dieser Stelle sei auf eine Klassifizierung hingewiesen: die Unterteilung von sieben muskeltonusassoziierten **Charakterstrukturen** (Marcher 2010). Marcher entwickelte eine Körperkarte, mittels derer die Reaktionsmuster und das Zusammenspiel individueller hypo- und hypertoner Muskeln sowie assoziierter Muskelgruppen in der physischen und psychologischen Entwicklung unterschieden werden sollen, wie sie sich in den Charakterstrukturen, -haltungen und Ego-Funktionen widerspiegeln. In der PSO werden Muskeln, Muskelgruppen und myofasziale Strukturen im Rahmen von SPEKM und ggf. in SPEKD integriert. Da es bisher keine Belege für die hypothetischen spezifischen Muskel-Erfahrungsassoziationen des Modells von Marcher gibt, wird dieses im Rahmen der PSO jedoch nicht genutzt.

Da die Körperhaltung bei der Stimmungsregulation beteiligt ist, könnten möglicherweise **osteopathische manuelle Interventionen** für die **Körperhaltung** und die **gestische Muskulatur** insbesondere mittels feinabgestimmter Feedbackschleifen und Koregulationen wie in der PSO zu einer **Beeinflussung von emotionalen Expressionsmustern** sowie zur Unterstützung der Emotionsregulation (Morningstar et al. 2003; Schmidt et al. 2012; Rossberg-Gempton et al. 1993) und der **Kognition** angewendet werden. Mögliche Wirkmechanismen sind ebenso hypothetisch und wahrscheinlich vielfältig wie propriozeptive und/oder posturale Feedbackmechanismen, Muskeltonusregulation oder athrokinematische Reflexe.

6.21.2 Protokoll für die Integrative Posturale Analyse (IPA)

Die Integrative Posturale Analyse (IPA) wird durchgeführt, um mit einem SPEKD assoziierte **Haltungsmuster** identifizieren und behandeln zu können. Mit diesem Protokoll wird befundet, ob das Haltungssystem bei der allostatischen Belastung beteiligt ist, diese verschlimmert hat oder ob es bei den dysfunktionalen Komponenten unbeteiligt ist (➤ Abb. 6.41). Dieses Protokoll besteht aus einer Reihe von klinischen Tests, die nach der Untersuchung in neutraler Position durchgeführt werden, und aus Perturbationsphasen, um afferente Stimuli zu testen, die mit dem gesamten System über ein neuromyofasziales Netzwerk verbunden sind. Der Vergleich der Ergebnisse weist eine interne Hierarchie von Struktur-Funktion-Wechselwirkungen auf.

Da jedes Dysfunktionsmuster eine spezifische Mischung zahlreicher Wechselwirkungen darstellt, sind auch viele andere Kombinationen von SPEKD, Körperhaltung und faszialen Spannungsmustern möglich – letztendlich kann dabei die gesamte Bandbreite aller existierenden Körperhaltungen und faszialen Spannungsdysfunktionsmuster vorliegen. Das ist wichtig zu verstehen und zu berücksichtigen, denn es geht hier nicht um eine Behandlung bei PTBS oder

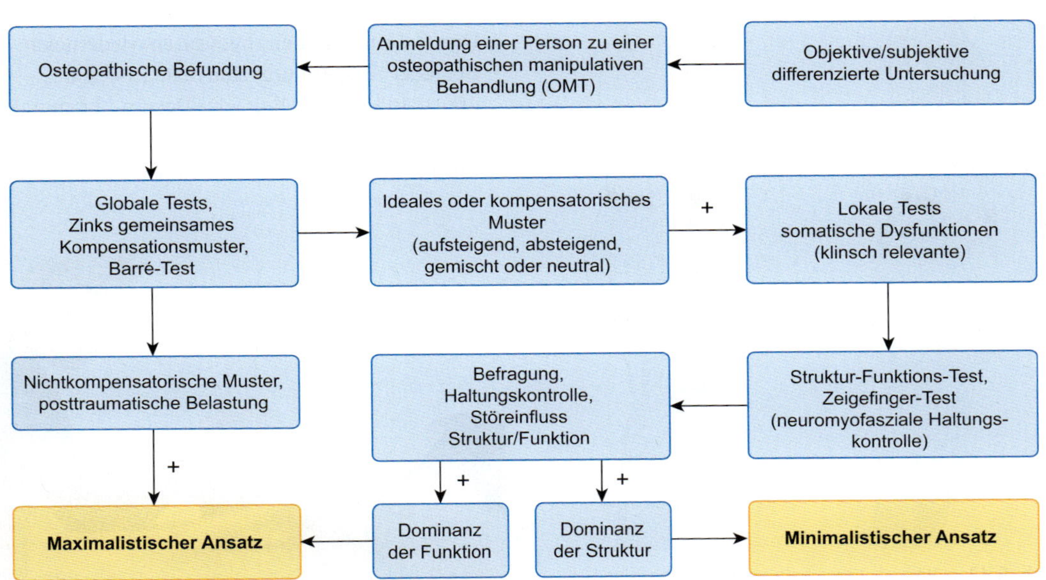

Abb. 6.41 Protokoll für Integrative Posturale Analyse

emotionaler Dysregulation, sondern eine ganzheitliche, tiefe und vielschichtige Sicht und osteopathische Annäherung für jede Art von Beschwerdebild.

Im Folgenden werden exemplarisch einige wesentliche Schlüsselregionen körperlicher Reaktionen in Bezug auf Traumata und starke emotionale Belastungen, deren Befundung und Techniken aufgeführt.

6.21.3 Schlüsselregionen körperlicher Reaktionen

Als Folge von Traumata kann es zu **Anspannungen** in bestimmten Körperregionen kommen. Insbesondere folgende **Regionen** sind betroffen (➤ Abb. 6.42):

- Kraniozervikaler Übergang, insbesondere C0/C1/C2, und subokzipitale Muskulatur → hochzervikale Extensionshaltung
- M. sternocleidomastoideus → nach anterior verschobener Kopf
- M. pectoralis minor → nach vorne und innen geschobene Schultern
- Zwerchfell → verminderte Bauchatmung oder gehaltene Atmung
- M. rectus abdominis → druckschmerzhafte und feste Oberbauchregion
- M. iliopsoas → leicht gebeugter Rumpf
- Hände → hohe Spannung und flektierte Finger

Aus praktikablen Gründen werden im Folgenden Befundung und Behandlung zusammen beschrieben, anstatt diese getrennt voneinander in verschiedenen Kapiteln darzustellen.

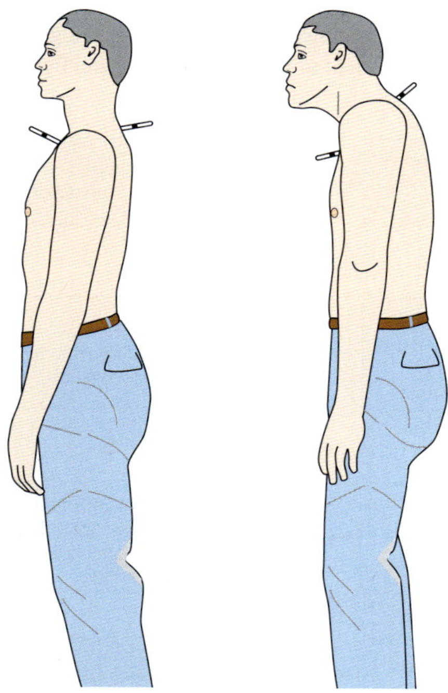

Abb. 6.42 **a** Normale Körperhaltung. **b** Körperhaltung bei traumatischer Belastung. [L143]

MET für die subokzipitale Muskulatur (modifiziert nach Ruddy)

Patient: In Rückenlage.
Therapeut: Sitzt am Kopfende des Patienten.
Handposition (➤ Abb. 6.43):

- Eine Hand befindet sich an der Stirn.
- Die andere Hand im Bereich des Atlantookzipitalgelenks und am Hinterkopf positionieren.

Behandlung:

- Den Patienten bitten, für eine Sekunde den Nacken sanft anzuspannen. Dabei sanften Widerstand im Bereich des Atlantookzipitalgelenks in Relation zu den betroffenen subokzipitalen Muskeln ausüben.
- Anschließend entspannt der Patient den Nacken.
- Dies für 60 Sekunden rhythmisch wiederholen.
- Bei jeder Anspannung eine neue Bewegungsgrenze in Bezug zu den jeweiligen subokzipitalen Muskel- und/oder myoduralen Dysfunktionsmustern (sind nicht selten mit tiefliegenden

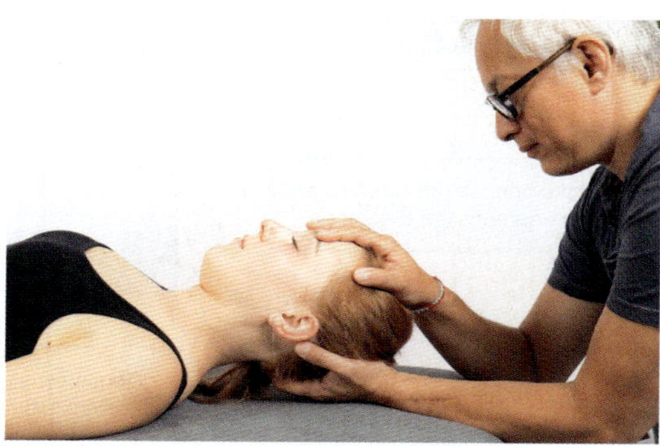

Abb. 6.43 MET für die subokzipitale Muskulatur [K433]

multisegmentalen Schmerzen assoziiert) etablieren.
- Für den M. rectus capitis posterior minor mit hochzervikaler kontralateraler Seitneigung (Liem 2014)
- Für den M. rectus capitis posterior major und M. obliquus capitis inferior mit hochzervikaler kontralateraler Seitneigung und Rotation (Liem 2014)

- Anschließend den Nacken in leichter Flexion halten.
- In dieser Position atmet der Patient ein und schaut gleichzeitig nach kranial.
- Anschließend blickt der Patient mit der Ausatmung nach kaudal.
- Diesen Vorgang 3 × wiederholen.

Atlantookzipitaler Release mit Apnoe in Einatmung (nach Jordan)

Dieser wird i. d. R. im Anschluss an die MET für die subokzipitale Muskulatur durchgeführt.
Patient: In Rückenlage.
Therapeut: Sitzt am Kopfende des Patienten.
Handposition (➤ Abb. 6.44):

- Die Finger befinden sich im Bereich des Atlantookzipitalgelenks.
- Den Kopf in der Handfläche halten.

Behandlung:

- Den Kopf in leichter Extension positionieren.
- Den Patienten bitten, tief einzuatmen und die Luft in Einatemposition so lange wie möglich anzuhalten.
- Bei unwillkürlicher Ausatmung kommt es zu einer starken subokzipitalen Entspannung.

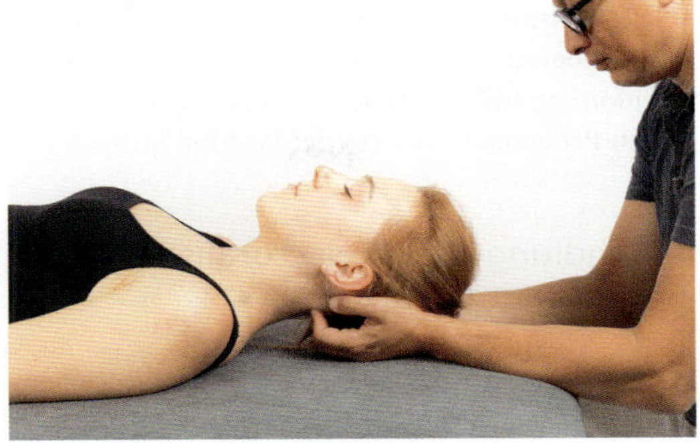

Abb. 6.44 Atlantookzipitaler Release [K433]

Behandlung des M. sternocleidomastoideus (Strain-Counterstrain)

Der M. sternocleidomastoideus wirkt als eine Art Schreckmuskel. Auch bei Stress zeigt er meist eine erhöhte Spannung. Eine bilaterale Kontraktion zieht den Kopf nach anterior und das Atlantookzipitalgelenk in Extension.
Patient: In Rückenlage.
Therapeut: Sitzt am Kopfende des Patienten.
Handposition: Finger im Bereich des Ursprungs des Muskels am medialen Drittel der Klavikula und am Sternum auflegen (➤ Abb. 6.45a).
Befundung:

- Mit der Hand einen medialen Druck am klavikulären Ursprung des Muskels (superior und anterior am medialen Drittel der Klavikula) ausüben.
- Bei positivem Befund wie Schmerz oder Verspannung wird behandelt.

Behandlung:

- Den Nacken in Flexion bringen und den Kopf kontralateral rotieren, bis der Palpationspunkt schmerzfrei und entspannt ist (➤ Abb. 6.45b).

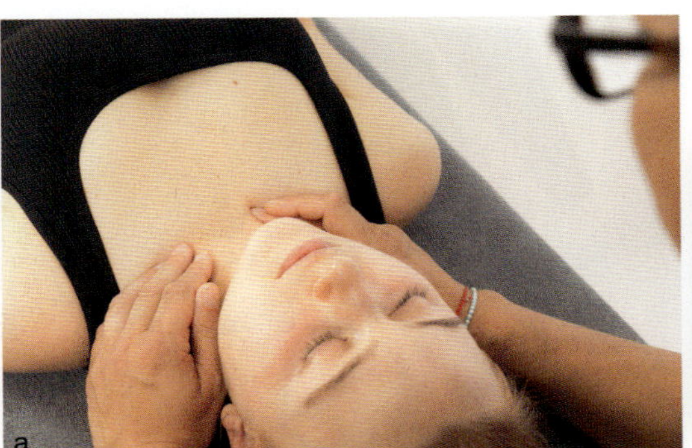

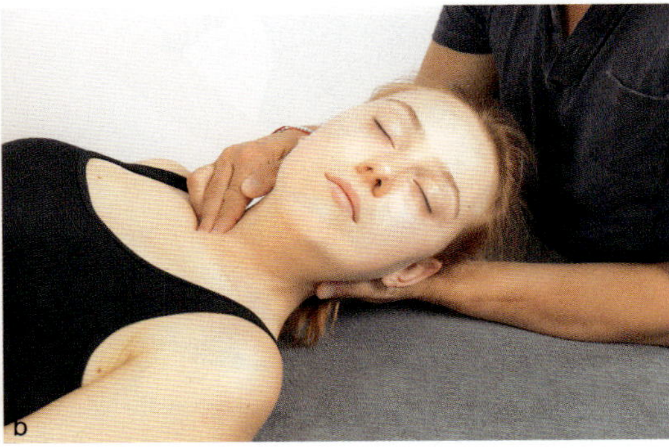

Abb. 6.45 Palpation (**a**) und Behandlung (**b**) des M. sternocleidomastoideus [K433]

- Diese Position 60–90 Sekunden halten und dabei Mikrobewegungen in der Region des M. sternocleidomastoideus folgen.
- Den Patienten passiv aus der Position bringen.

Behandlung des M. pectoralis minor (Strain-Counterstrain)

Der M. pectoralis minor ist oft bei oberen Rippendysfunktionen chronisch verspannt.
Patient: In Rücken- oder Seitenlage.
Therapeut: Sitzt oder steht seitlich im Bereich der Schulterregion des Patienten.

Handposition (➤ Abb. 6.46): Mit Zeige- und Mittelfinger unter den M. pectoralis major auf die 3. Rippe gleiten.
Befundung:

- Mit Zeige- und Mittelfinger einen posterioren Druck auf die 3. Rippe am Ursprung des Muskels (superior an der 3.–5./6. Rippe) ausüben.
- Bei positivem Befund wie Schmerz und Verspannung behandeln.

Behandlung:

- Den Arm in Außenrotation bringen.
- Den Ellenbogen beugen.
- Den Schultergürtel nach kaudal, medial und ventral einstellen.
- Feinjustieren, bis der Palpationspunkt schmerzfrei und entspannt ist.
- Diese Position 60–90 Sekunden halten und dabei Mikrobewegungen in der Region des M. pectoralis minor folgen.
- Den Patienten passiv aus der Position bringen.

Behandlung des Zwerchfells

Patient: In Rückenlage.
Therapeut: Steht seitlich des Patienten.
Handposition (➤ Abb. 6.47): Hände beidseitig flach auf die Interkostalräume der unteren Rippen legen, die Daumen liegen unterhalb der Rippenbögen.
Behandlung:

- Zunächst die Daumen einsinken lassen, bis sie in Kontakt zum Zwerchfell kommen.
- Mit den Daumen einen sanften Druck nach dorsal und anschließend nach kranial ausüben, um unter die Rippenbögen zu gelangen.
- Während der Ausatmung den Druck nach kranial langsam mithilfe der Atmung erhöhen und dem Entwirren der Zwerchfellmuskulatur folgen.
- Während der Einatmung die erreichte Position halten.

Behandlung des M. rectus abdominis

➤ Kap. 6.6.11 Technik für den Plexus coeliacus

Behandlung des M. iliopsoas (Strain-Counterstrain)

Oft findet sich ein erhöhter Tonus des Muskels in Beziehung zu Trauma und Stress. Laut Berceli (2005) sind Lendenmuskeln und Zwerchfell auch Kampf-Flucht-Muskeln.

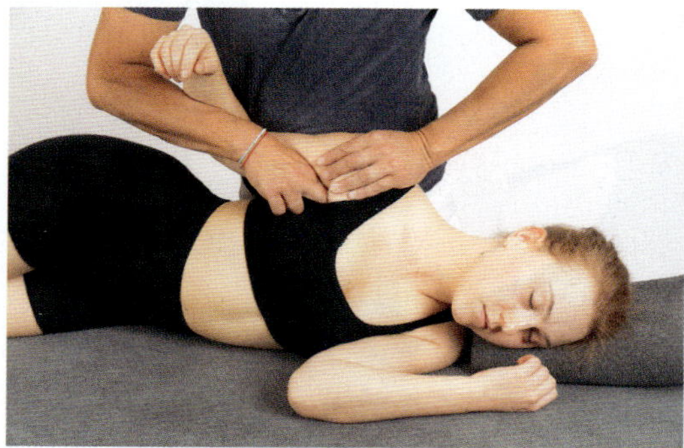

Abb. 6.46 Behandlung des M. pectoralis minor [K433]

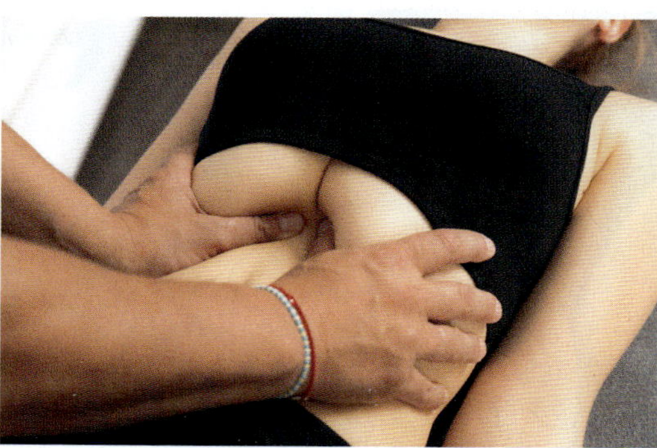

Abb. 6.47 Behandlung des Zwerchfells [K433]

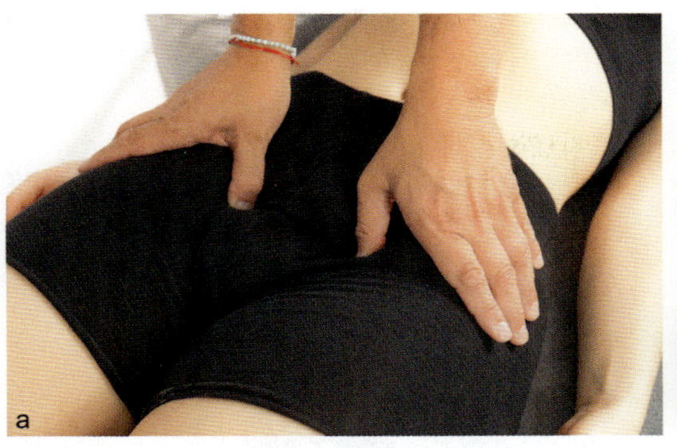
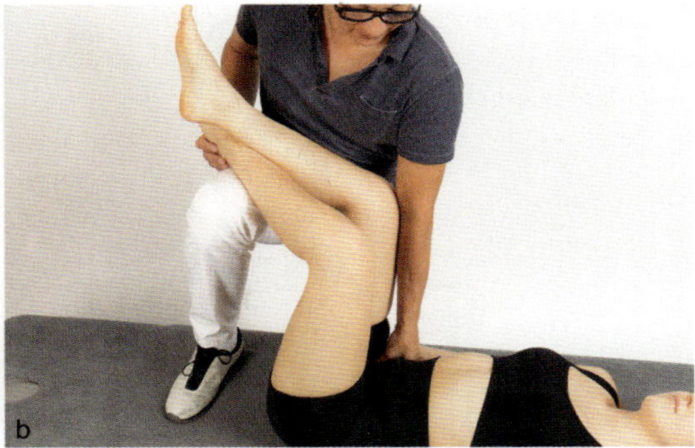

Abb. 6.48 Befundung (**a**) und Behandlung (**b**) des M. iliopsoas [K433]

Patient: In Rückenlage.
Therapeut: Steht lateral an der Hüftregion des Patienten.
Handposition: Den Muskel in der Mitte und oberhalb des Lig. inguinale palpieren (➤ Abb. 6.48a).
Befundung:

- Mit der Hand einen medialen Druck am Condylus femoralis in Richtung Hüfte ausüben.
- Bei positivem Befund wie Schmerz und Verspannung behandeln.

Behandlung (➤ Abb. 6.48b):

- Das Fußgelenk der zu behandelnden Seite kreuzt superior das andere Fußgelenk.
- Eine Hüftflexion und Hüftaußenrotation einstellen, bis der Palpationspunkt schmerzfrei und entspannt ist.
- Diese Position 60–90 Sekunden halten und dabei Mikrobewegungen in der Region des M. iliopsoas folgen.
- Den Patienten passiv aus der Position bringen.

Wichtig ist, dass der Patient zusätzlich sanfte Dehnungsübungen für den M. iliopsoas als Selbstübung durchführt.

Behandlung der Hände

- Den Patienten auffordern, die Hände für ca. 6–10 Sekunden fest zu Fäusten zusammenzudrücken (evtl. auch einen kleinen Gummiball dazu in die Hand geben) und anschließend wieder zu lösen. Dies einige Male wiederholen.
- Anschließend die Hände öffnen lassen und entspannen. Dabei die Hände umfassen und behutsam dem Unwinding der Hände folgen.
- Selbstwahrnehmung des Patienten: Welche Körperempfindungen, neurovegetative Erregung (Arousal), Gefühle, Bilder und Erinnerungen treten auf?

6.21.4 Fasziale Schlüsselmuster

Nach einem toxischen Erleben von Unsicherheit und als Folge eines Traumas registriert der Autor häufig eine **erhöhte Spannung** der tiefen anterioren faszialen Kette und/oder der anterioren oberen spiralförmigen Kette, die mit einer mehr oder weniger kollabierten Körperhaltung assoziiert ist. Dies könnte geschehen, um die weichen, empfindlichen Organe und das innere verletzliche Erleben beim Interagieren mit anderen Menschen zu schützen. Die folgenden Befundungen und Techniken beruhen auf der von Kropman entwickelten **Lyno-Methode** (Kropman 2018).

Befundung der tiefen anterioren faszialen Kette

Die anteriore fasziale Kette (➤ Abb. 6.49) verläuft über M. temporalis, M. masseter, supra- und infrahyoidale Muskeln, Mm. scaleni, M. longus colli, M. longus capitis, Diaphragma, M. psoas major, M.

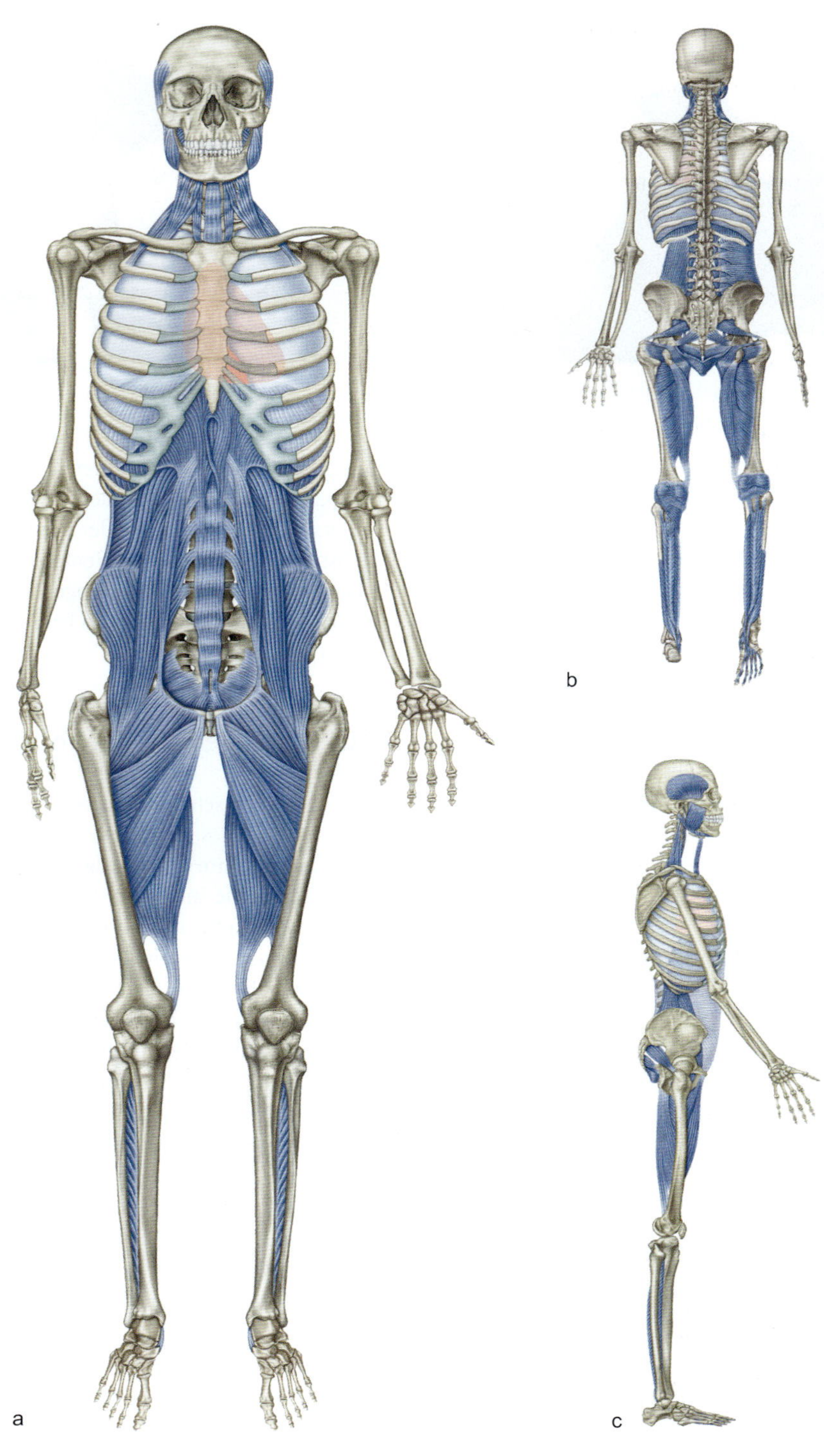

Abb. 6.49 Tiefe anteriore fasziale Kette [G461-001]

quadratus lumborum, Beckenbodenmuskeln, Mm. adductores magnus und longus und brevis, M. pectineus, M. gracilis, M. tibialis posterior, M. flexor hallucis longus, M. flexor digitorum longus und M. extensor hallucis longus. Im Folgenden werden die Befundung und Behandlung der tiefen anterioren faszialen Kette beschrieben.

Kopfextension

Patient: Sitzend.
Therapeut: Steht neben dem Patienten.
Befundung:

- Den Patienten bitten, den Kopf nach hinten hängen zu lassen.
- Norm: 70–80° sind möglich.
- Tritt Schwindel auf, diese Testung nicht weiter durchführen und eventuelle vaskuläre Ursachen ausschließen.

Behandlung:

- Aus der Flexionshaltung des Kopfes den Patienten auffordern, den Kopf in die Extension zu bringen oder diese Bewegung passiv ausführen.
- Gleichzeitig die betroffenen anterioren myofaszialen Halsstrukturen von kranial nach kaudal bis zum Corpus sterni ausstreichen (➤ Abb. 6.50). Dies kann mit den Fingerspitzen oder mit faszialen Geräten, z. B. dem Bumerang, erfolgen. Auf diese Weise wird die Fascia superficialis gegenüber der Fascia profunda mobilisiert.
- Man kann auch umgekehrt aus der Extensionsposition in die Kopfflexion gehen und dabei die myofaszialen Strukturen von kaudal nach kranial lösen.

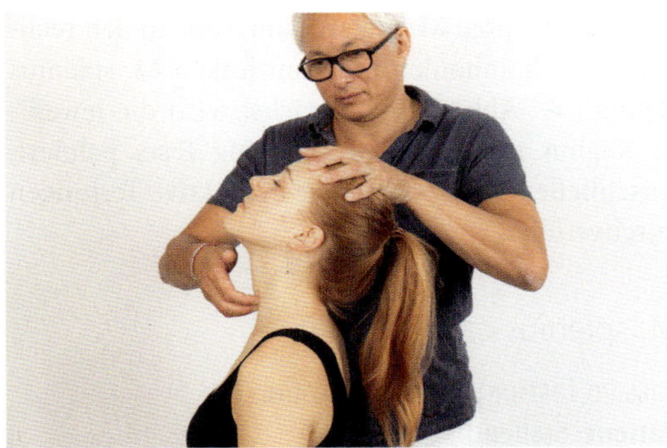

Abb. 6.50 Behandlung der tiefen anterioren faszialen Kette: Kopfextension [K433]

Thoraxextension

Befundung:

- **Patient:** In Bauchlage.
- **Therapeut:** Seitlich des Patienten auf Beckenhöhe.
- **Ausführung:**
  - Den Patienten auffordern, die Hände unter die Schultern auf die Liege zu legen und dann die Arme durchzudrücken (➤ Abb. 6.51).
  - Befunden, wie weit sich die SIAS von der Liege entfernt.
  - Norm: 3–4 Finger.
  - Wenn die anteriore Kette verkürzt ist, ist der Abstand der SIAS zum Tisch vergrößert.

Behandlung (➤ Abb. 6.52):

- **Patient:** Sitzend mit nach hinten aufgestellten Armen.
- **Therapeut:** Steht hinter dem Patienten.
- **Handposition:** Die Finger im Bereich des Xiphoids anlegen.
- **Ausführung:**
  - Aus der Rumpf-Flexionshaltung den Patienten auffordern, den Rumpf in die Extension zu bringen oder diese Bewegung passiv ausführen.
  - Gleichzeitig die betroffenen anterioren myofaszialen Rumpfstrukturen von der Xiphoid-Region nach kaudal bis zur Symphyse ausstreichen.

6

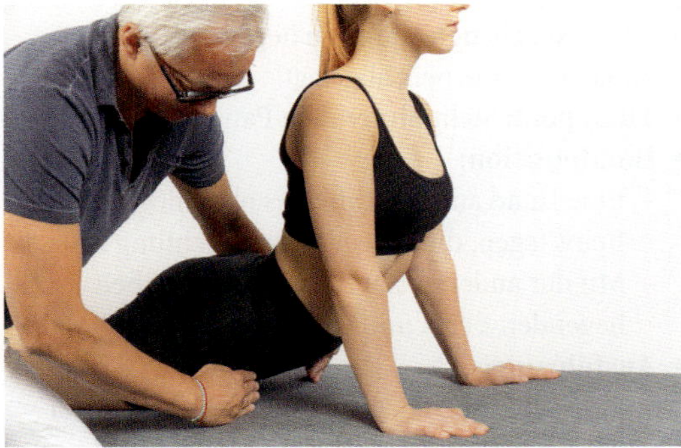

Abb. 6.51 Befundung der tiefen anterioren faszialen Kette: Thoraxextension [K433]

Hüftbeuger (v. a. M. iliopsoas)

Befundung (➤ Abb. 6.53):

- **Patient:** In Seitenlage. Der Körper ist gerade ausgerichtet, Knie und Hüfte des unten liegenden

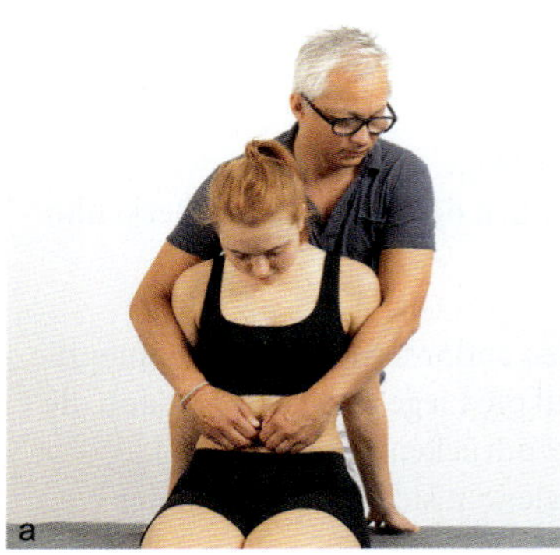

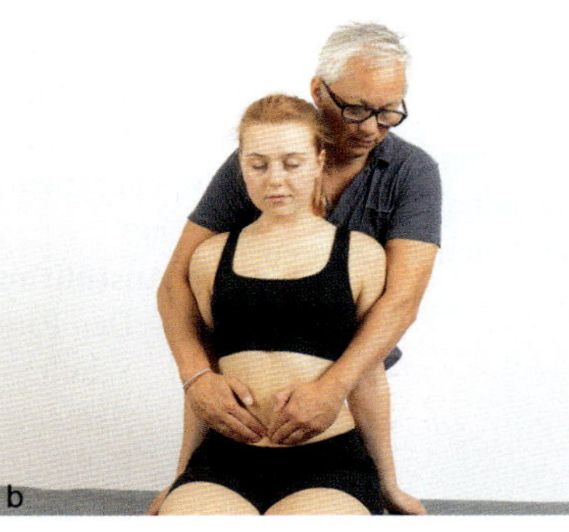

Abb. 6.52 Behandlung der tiefen anterioren faszialen Kette: Thoraxextension [K433]

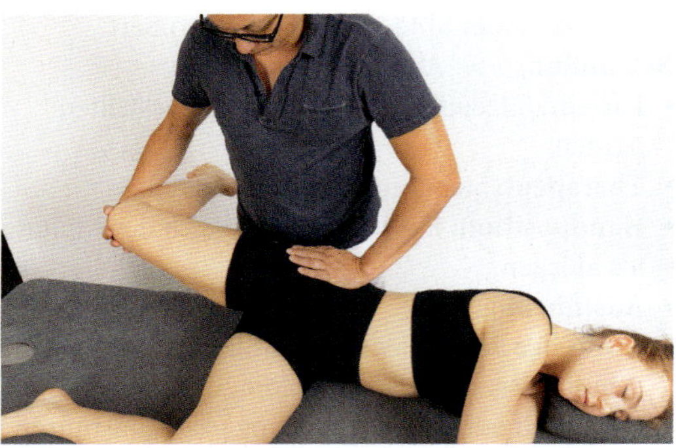

Abb. 6.53 Befundung der tiefen anterioren faszialen Kette: Hüftbeuger [K433]

Beins sind gebeugt, das Knie des oben liegenden Beins ist gebeugt. Die oben liegende Hand ist entlang des Körpers abgelegt.

- **Therapeut:** Steht hinter dem Patienten.
- **Handposition:**
  - Eine Hand auf die Hüfte des oben liegenden Beins legen, die Finger zeigen Richtung Knie.
  - Mit der anderen Hand das Knie des oben liegenden Beins umfassen.
- **Ausführung:**
  - Passiv das oben liegende Bein nach posterior bewegen, bis ein faszialer Widerstand palpiert wird.
  - Norm: Etwa 0° (Messung vom Finger des gestreckten Arms in Verlängerung der gedachten Linie nach posterior zur Kniebeuge).
  - Wenn die anteriore Kette verkürzt ist, kommt es zu einer verminderten Streckung im Hüftgelenk.

Behandlung:

- **Patient:** In Rückenlage mit aufgestelltem, im Knie gebeugtem Bein der betroffenen Seite (➤ Abb. 6.54a).
- **Ausführung:**
  - Den Patienten auffordern, das Knie langsam zu strecken, oder diese Bewegung passiv ausführen (➤ Abb. 6.54b).
  - Gleichzeitig den M. iliopsoas und weitere betroffene anteriore myofasziale Oberschenkelstrukturen von kaudal nach kranial von oberhalb des Knies bis in die Beckenschaufel ausstreichen.

Befundung der anterioren oberen spiralförmigen Kette

Die anteriore obere spiralförmige Kette (z. B. die linke) verläuft von der linken SIAS zum linken M. obliquus internus, zum rechten M. obliquus externus, zum rechten M. serratus anterior, zu den rechten Mm. rhomboidei und zum linken M. splenius capitis (➤ Abb. 6.55). Zunächst wird die jeweilige Region mittels eines Listening-Tests palpiert. Anschließend werden passive und aktive Testungen durchgeführt.

M. splenius capitis

Passive Testung der Kopfrotation

Patient: Stehend.
Therapeut: Steht hinter dem Patienten.

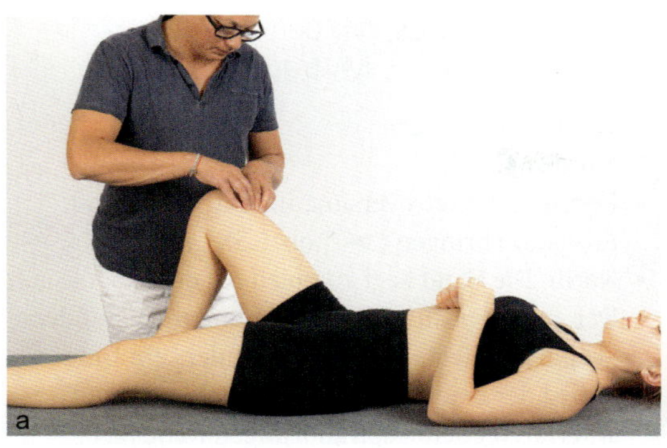

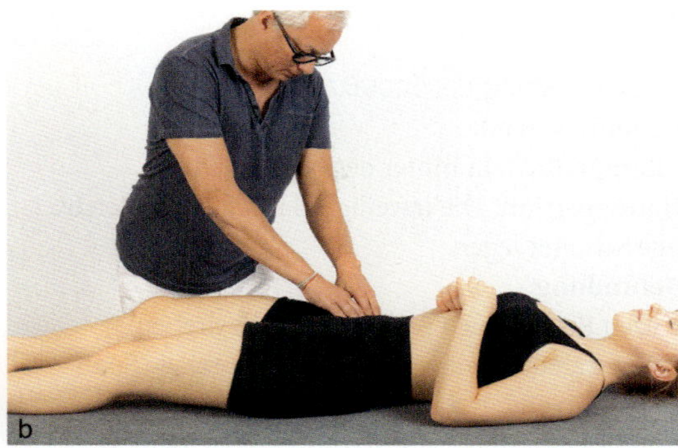

Abb. 6.54 Behandlung der tiefen anterioren faszialen Kette: Hüftbeuger [K433]

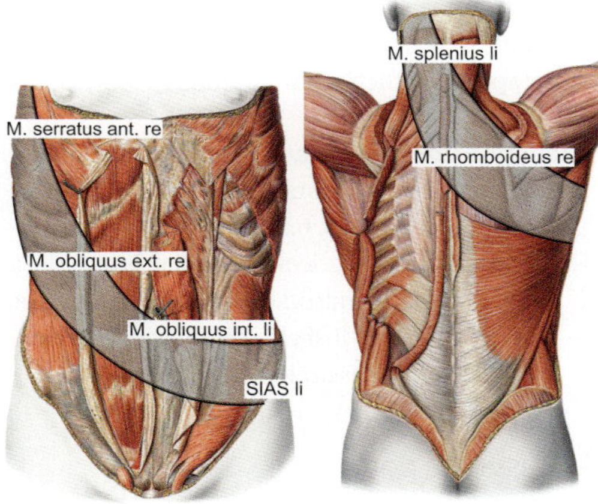

Abb. 6.55 Linke anteriore obere spiralförmige Kette [L190]

Handposition: Eine Hand auf den Scheitel, die andere Hand auf den Bereich des zervikothorakalen Übergangs legen.

Befundung:

- Den Kopf passiv nach links und rechts drehen.
- Befunden, ob eine myofasziale zervikale Spannung in eine Rotationsrichtung, insbesondere in Relation zum M. splenius capitis, wahrnehmbar ist.

Aktive Testung der Kopfrotation

Befundung:

- **Patient:** Stehend.
- **Therapeut:** Steht hinter dem Patienten.
- **Ausführung:**
  - Der Kopf befindet sich in Neutralposition.
  - Den Patienten bitten, den Kopf nach rechts und links zu drehen.
  - Norm: 70–80°.
  - Eine eingeschränkte Rotation (z. B. nach rechts) entspricht einer Einschränkung des gegenüber liegenden M. splenius capitis (z. B. links) und ist ein Hinweis auf eine Einschränkung der gegenüber liegenden anterioren oberen spiralförmigen Kette (z. B. links).

Behandlung:

- **Patient:** Sitzend.
- **Therapeut:** Steht hinter dem Patienten.
- **Handposition:** Die Hände auf den Ansatz des M. splenius capitis an der Linea nuchae superior legen.
- **Ausführung** (➤ Abb. 6.56):
  - Den Kopf des Patienten aktiv oder passiv rotieren.
  - Dabei den kontralateralen M. splenius von kranial nach kaudal ausstreichen.

6

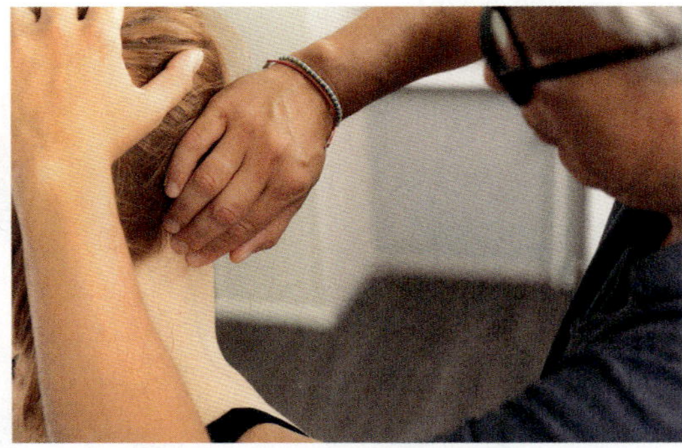

Abb. 6.56 Behandlung der anterioren oberen spiralförmigen Kette: M. splenius capitis [K433]

Thoraxrotation

Passive Testung der Thoraxrotation

Patient: Sitzend.
Therapeut: Steht hinter dem Patienten.
Handposition: Die jeweilige Hand auf die gleichseitige Schulter legen.
Befundung:

- Den Rumpf nach rechts und links drehen.
- Befunden, ob eine myofasziale thorakale Spannung in eine Rotationsrichtung, insbesondere in Relation zu den Mm. rhomboidei, dem M. serratus anterior, den Mm. obliqui externus und internus wahrnehmbar ist.

Aktive Testung der Thoraxrotation

Patient: Sitzend.
Therapeut: Steht hinter dem Patienten.
Befundung:

- Den Patienten bitten, den Rumpf nach rechts und links zu drehen.
- Norm: Etwa 60°.
- Die Rotation nach rechts ist bei einer anterioren oberen spiralförmigen Kette links eingeschränkt.

Behandlung:

- **Handposition:** Die Hände zunächst auf die linken Mm. rhomboidei legen (➤ Abb. 6.57a).
- **Ausführung:**
  - Den Thorax aktiv nach kontralateral rotieren lassen (d. h. in diesem Fall nach rechts).
  - Dann linke und rechte Mm. rhomboidei, rechten M. serratus anterior, rechten M. obliquus abdominis externus und linken M. obliquus abdominis internus schräg von rechts kranial nach links kaudal ausstreichen (➤ Abb. 6.57b).

M. supraspinatus, M. deltoideus, M. triceps brachii, M. trapezius

Patient: In Bauchlage.
Befundung:

- Den Arm in Retroversion, Innenrotation und Pronation bringen (➤ Abb. 6.58).
- Norm: Die Hand liegt komplett auf der Skapula auf.
- Der Test ist positiv, wenn die Hand nicht auf der Skapula aufliegt. Dabei ist besonders ein Unterschied der beiden Arme wesentlich. Bei einer anterioren oberen spiralförmigen Kette (z. B. links) ist die Bewegung des rechten Arms eingeschränkt.

Behandlung:

- **Patient:** In Seitlage.
- **Therapeut:** Seitlich auf Rumpfhöhe vor dem Patienten.
- **Handposition:** Jeweils am M. supraspinatus, M. deltoideus, M. triceps brachii und M. trapezius.
- **Ausführung** (➤ Abb. 6.59):
  - Den im Ellenbogengelenk flektierten Arm adduzieren, sodass der Handrücken auf dem Rücken liegt.
  - Die betroffenen Muskeln spiralig von anterior nach posterior ausstreichen.

M. latissimus dorsi

Differenzdiagnostisch kann der Armhebetest durchgeführt werden. Dieser wäre normalerweise bei einer Einschränkung der anterioren oberen spiralförmigen Kette nicht eingeschränkt. Es könnte allerdings bei den genannten Rotationseinschränkungen auch eine Einschränkung der posterioren oberen spiralförmigen Kette rechts vorliegen. Dann würde eher der Armhebetest links positiv sein.

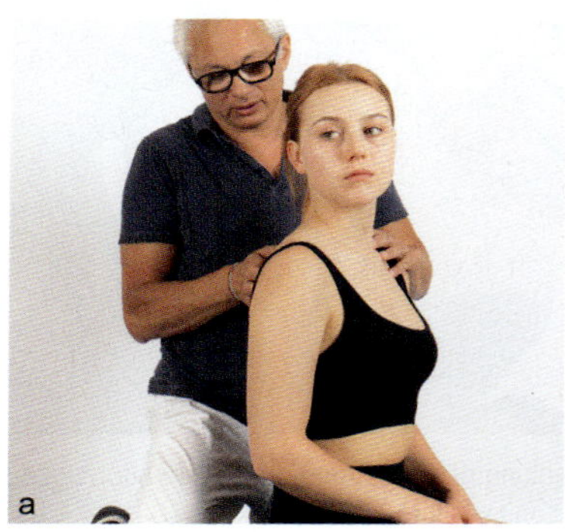

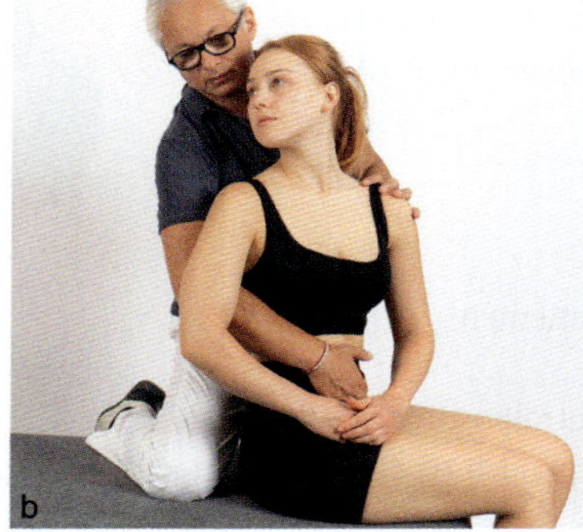

Abb. 6.57 Behandlung der anterioren oberen spiralförmigen Kette. **a** Handposition. **b** Ausstreichen von Mm. rhomboidei links und rechts, M. serratus anterior rechts, M. obliquus abdominis externus rechts und M. obliquus abdominis internus links. [K433]

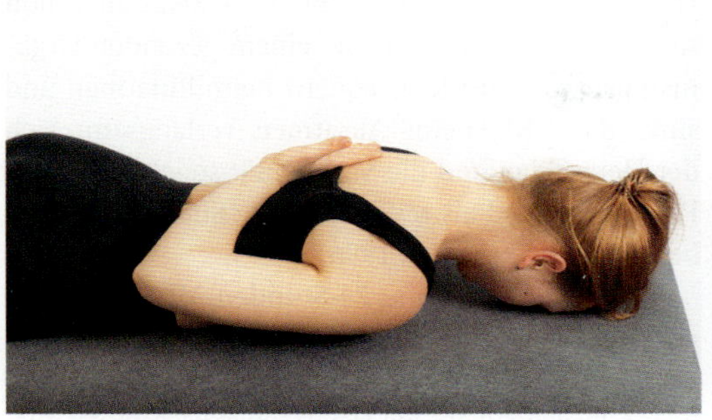

Abb. 6.58 Befundung der anterioren oberen spiralförmigen Kette: M. supraspinatus, M. deltoideus, M. triceps brachii und M. trapezius [K433]

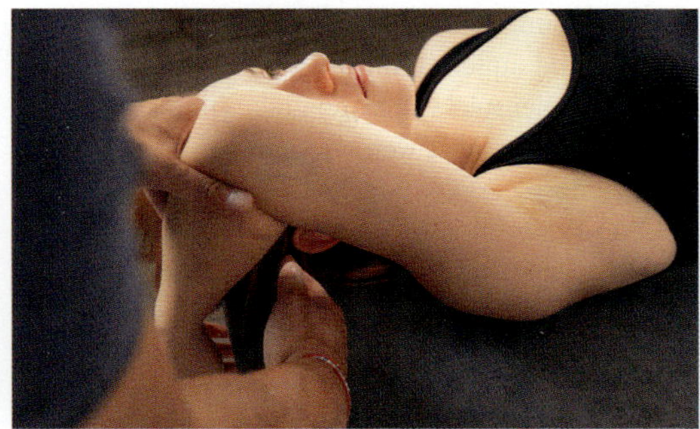

Abb. 6.60 Befundung der anterioren oberen spiralförmigen Kette: M. latissimus dorsi [K433]

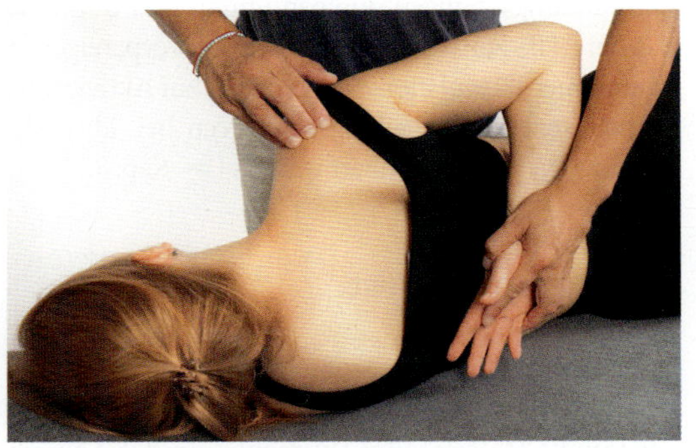

Abb. 6.59 Behandlung der anterioren oberen spiralförmigen Kette: M. supraspinatus, M. deltoideus, M. triceps brachii und M. trapezius [K433]

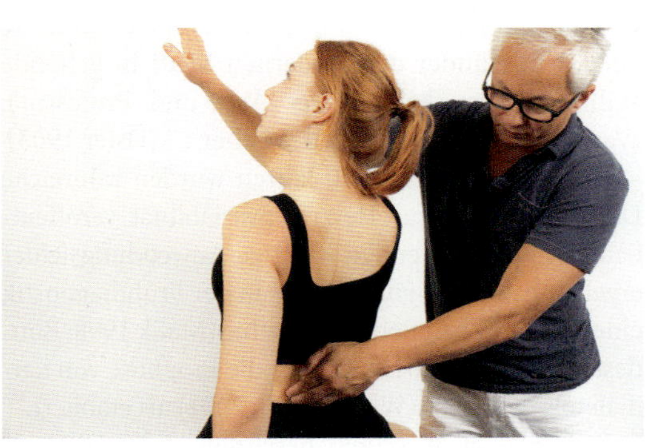

Abb. 6.61 Behandlung der anterioren oberen spiralförmigen Kette: M. latissimus dorsi [K433]

Befundung:

- **Patient:** In Rückenlage, Ellenbogen in Flexion und Supination.
- **Therapeut:** Steht seitlich auf Schulterhöhe.
- **Ausführung** (➤ Abb. 6.60):
  - Den Arm über den Kopf bringen, bis ein erster faszialer Widerstand wahrnehmbar wird.
  - Norm: 3 Finger zur Liege.
  - Bei mehr als 3 Finger Abstand des rechten Arms ist dies ein Hinweis auf eine posteriore obere spiralförmige Kette links.

Behandlung:

- **Patient:** Sitzend.
- **Therapeut:** Steht seitlich des Patienten.
- **Handposition:** Die Hände befinden sich im Bereich des Ansatzes des M. latissimus dorsi an der Crista tuberculi minoris und im Sulcus intertubercularis des Humerus.
- **Ausführung** (➤ Abb. 6.61):
  - Der Patient dreht den Rumpf und hebt den Arm zur Gegenseite.
  - Den M. latissimus dorsi schräg von homolateral kranial im Bereich der Crista tuberculi minoris humeri nach kontralateral kaudal zur Crista iliaca und zum Os sacrum ausstreichen.

6.22 Befundung des autonomen Nervensystems

6.22.1 Herzratenvariabilität (HRV)

Die Herzfrequenzvariabilität ist durch die Fähigkeit des Herzens gekennzeichnet, mit einer **Veränderung der Schlagfrequenz** auf **unterschiedliche Belastungssituationen** zu reagieren (Löllgen 1999; Hottenrott 2002).

Die Anpassungsfähigkeit des Herzens, auf Signale des Körpers und äußere Einflüsse zu reagieren, kann auf das Zusammenspiel von Sympathikus und Parasympathikus zurückgeführt werden (Günther-Borstel 2015). Die Diagnostik erfolgt mit einem EKG.

Erste Erkenntnisse zur Bedeutung des Pulses zu diagnostischen und prognostischen Zwecken stammen aus den Beobachtungen des griechischen Arztes Galen von Pergamon (131–201) (Billman 2011). Auch die Traditionelle Chinesische Medizin arbeitet mit der Pulsdiagnostik, basierend auf den Dokumentationen des Arztes Wang Shu He (265–316), der 24 Pulstypen unterschied und herausfand, dass ein besonders variabler Herzschlag ein Zeichen von Gesundheit ist. Viele Jahrhunderte später erklärte der als Begründer der modernen Medizin geltende William Osler (kanadischer Arzt und Professor): „Variabilität ist das Gesetz des Lebens." (Osler 1903)

In den vergangenen 20 Jahren wurden zahlreiche Untersuchungen zur Herzratenvariabilität veröffentlicht, woraus sich einige wichtige Anwendungsfelder ergeben haben. So gilt die HRV in der Frühdiagnostik einer diabetischen Polyneuropathie (Malik 1998; Bundesärztekammer 2012) und für die Prognose von kardialen Ereignissen (Whitsel et al. 2001) als etabliert.

Birkhofer et al. (2005) beschreiben die HRV als spezifischen **Indikator autonomer Dysfunktionen** und nehmen an, dass eine abgeschwächte autonome Regulationsfähigkeit zu einem verminderten Erleben von Gefühlen im Sinne einer Depression oder einer überschießenden Reaktion in Form von Panikattacken führen kann. Außerdem könne die verminderte Flexibilität des Organismus die Mortalität psychischer Erkrankungen miterklären. Weiterhin zeigte sich eine große Komorbidität von depressiven und kardiovaskulären Erkrankungen (Birkhofer et al. 2005; Carney et al. 2002; Agelink et al. 2004). In diesem Zusammenhang wird v. a. eine verminderte parasympathische Kontrolle des Herzens als pathogen diskutiert (Carney et al. 2002; Deutschle et al. 2002). Im Tierversuch konnte gezeigt werden, dass eine Stimulation des N. vagus nach Herzversagen die Langzeitüberlebensrate nahezu verdoppelte (Li et al. 2004).

Zur HRV-Bestimmung kann eine **fünfminütige Kurzzeitanalyse und eine einminütige Messung der respiratorischen Sinusarrhythmie** vorgenommen werden. Letztere Messung wird durchgeführt, da die Atmung eine deutliche Auswirkung auf die HRV zeigt (Casadei 1996) und diese Messung schon seit langem validiert ist. Bei einem gesunden Organismus steigt die Herzfrequenz beim Einatmen und sinkt die HRV, beim Ausatmen verlangsamt sich der Herzschlag und die Variabilität steigt an. Dieses Phänomen wird als respiratorische Sinusarrhythmie bezeichnet (Gaehtgens 1996).

Außerdem kann eine **24-Stunden-Messung** erfolgen, um mögliche Faktoren im Lebensalltag inklusive des Schlafs zu erkennen, die sich besonders stärkend oder schwächend auf die Herzfrequenzvariabilität auswirken. Zudem bieten günstige **Biofeedbacksysteme,** die bereits mittels Mobiltelefonen funktionieren, gute Einsatzmöglichkeiten seitens des Patienten, tägliche Entspannungsübungen durchzuführen, und tragen so z. B. bei PTBS zur Wiederherstellung der körpereigenen (autonomen) Regulationsfähigkeit und zur Aktivierung körpereigener Selbstheilungsressourcen bei. Ebenfalls kann der N. vagus stimuliert werden (➤ Kap. 8.7).

6.22.2 Pupillentest

Leuchtet man mit einer Lichtquelle in ein Auge, reagiert dieses normalerweise mit einer Verengung der Pupille (Miosis). Bei Dysregulation des ANS im Kopfbereich kann die Verengung nicht lange aufrechterhalten werden und die Pupillengröße beginnt zu schwanken. Pathologische Prozesse (Gehirnerschütterung, Kopfverletzungen, Drogenkonsum, Vergiftungen) sind auszuschließen.

6.22.3 Weitere Diagnostiken der neurovegetativen Aktivität

➤ Kap. 1.1.1, ➤ Kap. 6.2.1, ➤ Tab. 6.2, ➤ Tab. 6.5, ➤ Tab. 10.1

6.23 Befundung von Fingerbeerenlinien

Das Fingerbeerenlinienmuster (➤ Abb. 6.62) ist nicht nur genetisch bestimmt, sondern soll auch von **pränatalen Einflüssen** abhängig sein. Die

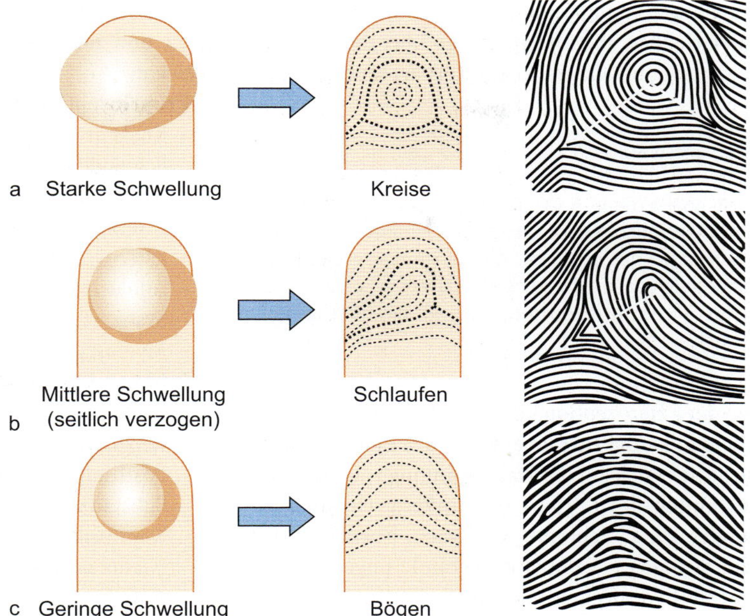

Abb. 6.62 Entstehung und Befundung der Fingerbeerenlinien. Diese erfolgt möglicherweise bei pränatalem Stress um die 10. Woche intrauterin. **a** Kreisförmige Linienmuster als möglicher Hinweis auf starken Stress und Wachstumsverzögerungen. **b** Schlaufenförmige Linienmuster als möglicher Hinweis für mittelstarken Stress. **c** Bogenförmige Linienmuster als möglicher Hinweis für wenig Stress. [L143]

Umverteilung von Blut in den Kopf des ungeborenen Kindes, die unter ungünstigen Umständen z. B. bei Mangel von Nahrungsstoffen oder Sauerstoff auftritt, beeinflusst die Bildung der Fingerbeerenlinien, insbesondere in der kritischen Zeit um die 10. Woche intrauterin. Eine **verstärkte arterielle Durchblutung des Gehirns** soll zu einer verstärkten Anschwellung der Fingerbeeren führen, wodurch sich eher **kreisförmige** bzw. **wirbelförmige** Muster in den Fingerbeeren bilden. Mehr kreisförmige Muster sollen bei Wachstumsverzögerungen in der frühen Kindheit bestehen und sie sollen außerdem auf eine erhöhte Anfälligkeit für Herzerkrankungen im späteren Leben hinweisen. Kommt es zu **keinen starken Umverteilungen von Blut,** entwickeln sich die Fingerbeeren schlank und flach und es bilden sich eher **bogenförmige Linien** (Nathanielsz 1999).

In der frühen fetalen Zeit führt die Arterie, die den rechten Arm versorgt, Blut, das ebenfalls die Kopfregion versorgt, während die Arterie, die zum linken Arm führt, auch Blut für die Beinregion mit sich führt. Nach Nathanielsz (1999) sollen Untersuchungen zeigen, dass kreisförmige Muster verstärkt in den Fingern der rechten Hand auftreten.

Auch die Stressachse bildet sich bereits etwa in der 12. Woche intrauterin. Ob und inwieweit allerdings Zusammenhänge zwischen der HPA-Achse und der Entstehung der Fingerbeerenlinien bestehen, ist nicht bekannt.

6.24 Bedeutung von Exterozeption, Interozeption und Propriozeption

Exterozeption bezieht sich auf die Fähigkeit von Lebewesen, **Informationen** über ihre **Umwelt** und ihre **äußere Umgebung aufzunehmen.** Sie umfasst die Aufnahme und Verarbeitung von Reizen wie Berührung, Licht, Schall, Geruch und Geschmack. Dies geschieht mittels Rezeptoren in der Haut, den Augen, den Ohren, der Nase und dem Mund.

Propriozeption bezieht sich hingegen auf die Fähigkeit des Körpers, die **Position, Bewegung** und **Spannung** seiner **Gliedmaßen und Muskeln** wahrzunehmen und zu kontrollieren. Sie ist ein wichtiger Bestandteil des Gleichgewichts- und Koordinationssinns und ermöglicht es, komplexe Bewegungen auszuführen, ohne dabei ständig auf die Körperposition achten zu müssen. Dies geschieht durch die

Aktivierung von Rezeptoren in den Muskeln, Sehnen und Gelenken, die Informationen über die Position, Bewegung und Spannung des Körpers senden.

Mechanosensorische Endorgane können auf die Wahrnehmung von mechanischen Informationen der Außenwelt über externe Reize **(= Exterozeption),** auf die Wahrnehmung von Körpereigenbewegungen und Lageänderungen des gesamten Köpers, von Lage- und Stellungsänderungen einzelner Körperglieder in Relation zum Körper **(= Propriozeption)** oder auf beides reagieren (Grunwald et al. 2023).

Von der Exterozeption und Propriozeption zu unterscheiden ist die **Interozeption** oder Enterozeption. Sie bezieht sich auf die Wahrnehmung von **internen Zuständen** des Körpers bzw. innerer Organe, wie Hunger, Durst, Schmerz, Müdigkeit, Übelkeit, Kribbeln/Strömen, Temperaturveränderungen, Puls, Sauerstoffversorgung oder Muskelanstrengung. Sie wird durch Rezeptoren in den inneren Organen und Geweben des Körpers vermittelt, die Informationen über interne Zustände senden. Interozeption ist für die Regulierung der physiologischen Funktionen des Körpers und die Wahrnehmung emotionaler Zustände wichtig. Interozeption wird auch als Oberbegriff für Propriozeption und Enterozeption verwendet. Dieser Definition soll hier nicht gefolgt werden.

Obwohl Exterozeption, Propriozeption und Interozeption als **getrennte Konzepte** in der Wahrnehmungspsychologie und der Neurobiologie betrachtet werden, die sich auf verschiedene Arten von sensorischen Informationen und Empfindungen beziehen, **arbeiten** sie i. d. R. **zusammen,** um eine umfassende Wahrnehmung der Umwelt und des Körperzustands zu ermöglichen. Zum Beispiel können Informationen aus der Exterozeption und Propriozeption verwendet werden, um Bewegungen und Handlungen in der Umwelt durchzuführen. Gleichzeitig kann die Interozeption dazu beitragen, dass der Körper angemessen auf interne Bedrohungen oder Belohnungen reagiert, z. B. Hunger oder Durst.

Die Unterscheidung der drei Konzepte ist wesentlich, um die komplexen Wahrnehmungsprozesse zu verstehen, die Lebewesen dazu befähigen, auf ihre Umgebung und ihren Körper angemessen zu reagieren. Zudem ist die Unterscheidung von propriozeptiven und interozeptiven Störungen auch klinisch relevant:

- **Propriozeptive Dysfunktionen:**
  - Rückenschmerzen
  - Schleudertrauma
  - Komplexes regionales Schmerzsyndrom
  - Aufmerksamkeitsdefizit-Störung mit Hyperaktivität (ADHS)
  - Adoleszente idiopathische Skoliose
  - Systemische Hypermobilität
  - Myofasziale Schmerzsyndrome
- **Interozeptive Dysfunktionen:**
  - Essstörungen
  - Reizdarmsyndrom
  - Posttraumatische Belastungsstörung
  - Substanzabusus, Suchtstörungen
  - Depression
  - (Generalisierte) Angststörung
  - Autismusspektrumstörungen
  - Depersonalisation, Derealisationsstörung
  - Somatische Symptomstörungen, funktionelle Störungen
  - Fibromyalgie
  - Chronisches Fatigue-Syndrom

Therapeutisch können diese Einflüsse berücksichtigt werden, indem sich die jeweiligen Zugänge auf das betroffene System richten und die Aufmerksamkeit des Patienten auf die entsprechende Wahrnehmungsmodalität (propriozeptiv, interozeptiv, exterozeptiv) gerichtet wird.

Exterozeption, Interozeption und Propriozeption sind drei wichtige **Aspekte der Sensomotorik,** die wiederum im Enaktivismus als zentraler Aspekt der **Wahrnehmung** und des **Verhaltens** betrachtet wird. Im Enaktivismus wird argumentiert, dass unser Wissen und unsere Fähigkeiten durch unsere körperliche Interaktion mit der Welt um uns herum entstehen. So betont der Enaktivismus, dass Wahrnehmung und Verhalten eng miteinander verknüpft sind und durch die Wechselwirkung zwischen unseren sensorischen Erfahrungen und unseren körperlichen Handlungen beeinflusst werden.

Emotionen werden unbewusst im ZNS auf der Grundlage von Signalen aus dem Körper gebildet. Diese Signale beziehen sich auf **interozeptive und propriozeptive Afferenzen.** Die entstehenden

Emotionen korrelieren dann im späteren Verlauf der Verarbeitung mit bewusst erzeugten Gefühlen, die aus der bewussten Wahrnehmung der eigenen Körperempfindungen resultieren. Das Konzept der verkörperten Kognition besagt, dass unsere kognitiven Prozesse nicht nur im Gehirn stattfinden, sondern auch eng mit unseren körperlichen Erfahrungen und Empfindungen verknüpft sind. Gemäß dieser Vorstellung umfassen emotionale Erfahrungen die Kenntnis des aktuellen und früheren Körperzustands (Horoufchin et al. 2018). Deshalb ist die Einbeziehung dieser Systeme bei der Diagnostik und Behandlung im Rahmen der PSO und insbesondere auch von Emotionen wesentlich.

6.25 Exterozeption

Die Exterozeption wird im Kontext der Propriozeption (➢ Kap. 6.27.11, ➢ Kap. 6.27.12) und weiterer therapeutisch relevanter Aspekte bei Ausführung von Techniken (z. B. ➢ Kap. 10.5) behandelt. Eine ausführliche Behandlung dieses Themas würde den Umfang des Buches überschreiten.

6.26 Interozeption

Zur Interozeption und deren Befundung ➢ Kap. 8.36

6.27 Propriozeption

Die Propriozeption bezieht sich auf die Wahrnehmung von Position, Bewegung und Kraft in den Muskeln, Gelenken und anderen Teilen des Körpers. Diese Wahrnehmung ist essenziell für die Ausrichtung und Orientierung des Körpers im Raum, da sie uns hilft, unsere Körperhaltung und Bewegungen zu steuern und anzupassen. Die Propriozeption ist ein komplexes System, das aus verschiedenen Komponenten besteht. Propriozeptive Informationen werden von **Rezeptoren in der Haut, den Muskeln und Gelenken** aufgenommen. Ihre Neurone sind im peripheren Nervensystem, in den Spinalganglien bzw. im Ganglion trigeminale lokalisiert. Sie sind in der Lage, z. B. Informationen über die Körperhaltung und -bewegung zu sammeln und durch **periphere Nerven** zum **Rückenmark** zu leiten, wo sich weitere Neurone befinden. Dort werden die Informationen durch die Hinterstrangbahn, die vordere Seitenstrangbahn und die Kleinhirnseitenstrangbahn an höhere Regionen des ZNS weitergeleitet: zu **Medulla oblongata, Thalamus, Kleinhirn** und **Parietal**- und **Frontallappen.** Zudem befinden sich im Rückenmark Reflexbögen, die schnelle, unwillkürliche und unbewusste Reaktionsmuster ausführen.

Die Propriozeption ist außerdem eng mit dem Gleichgewichtssystem und dem visuellen System, insbesondere dem peripheren Sehen, verbunden. Das **Gleichgewichtssystem** besteht aus den Vestibularorganen im Innenohr, die uns helfen, unsere Kopf- und Körperposition im Raum wahrzunehmen und unser Gleichgewicht zu halten. Das **visuelle System** nutzt visuelle Informationen, um unsere Umgebung wahrzunehmen und das Körperbewusstsein zu verbessern. Beide Systeme helfen bei der Verarbeitung der propriozeptiven Informationen und steuern die motorischen Reaktionen des Körpers auf diese Informationen. Zusammen bilden diese Komponenten ein komplexes System, das es dem Körper ermöglicht, die Körperhaltung und -bewegung zu regulieren und zu kontrollieren.

Propriozeptionsstörungen können sich auf die Koordination der Körperhaltung und -bewegungen sowie die Feinmotorik auswirken. Umgekehrt können emotionale Störungen die Propriozeption (Ackerley et al. 2017) und die Wahrnehmung von Bewegungen und kinästhetischen Fähigkeiten (Samain-Aupic et al. 2019) beeinträchtigen. Da die propriozeptive Verarbeitung bei der globalen Aktivierung des Gehirns beteiligt ist, sind bei einem reduzierten propriozeptiven Input auch die Aktivitätsmuster des Gehirns vermindert.

Im Folgenden werden für die Propriozeption relevanten Testungen und Techniken beschrieben.

6.27.1 Die Haut und ihre Rezeptoren

Die Haut ist ein riesiges Sinnesorgan mit ca. 200 Millionen Nervenendigungen. Sie besitzt verschiedene Arten von Rezeptoren, die auf spezifische Qualitäten von Reizen reagieren:

- **Mechanorezeptoren** reagieren auf verschiedene Arten von mechanischen Reizen, z. B. Berührung, Druck, Spannung, Dehnung, Vibration, Bewegung, Gewebeschädigung sowie z. T. Gelenk- und Muskelstellung. Es können **vier Klassen** von Mechanorezeptoren unterschieden werden (➢ Tab. 6.9):
  - **Merkel-Tastscheiben**
  - **Ruffini-Körperchen**
  - **Meissner-Körperchen** bzw. **Haarfollikel-Sensoren** in der behaarten Haut
  - **Vater-Pacini-Körperchen** und **Krause-Endkolben**
- **C-Faser-LTMR** (Low-Threshold-Mechanorezeptoren): Zusätzlich zu den genannten Rezeptoren sind in der Epithelschicht der Epidermis 2×10^{12} unspezifische freie Nervenendigungen lokalisiert. Sie reagieren hochsensibel auf jede Art der geringsten Stimulation, insbesondere auf Kälte-, Schmerz- und mechanische Reize. Die Informationen aus den verschiedenen LTMR-Subtypen werden im Rückenmark integriert und verarbeitet und von dort an das Gehirn weitergeleitet. Dies erfolgt in somatotopisch ausgerichteten mechanosensorischen Säulen des Hinterhorns, die eine wichtige Rolle bei der Entschlüsselung der taktilen Informationen spielen (Abraira et al. 2013). Die nichtneuronalen Komponenten der

Tab. 6.9 Hautrezeptoren

Rezeptor	Vorkommen	Sinneswahrnehmung	Anpassung	Stimuliert über
Merkel-Tastscheiben	Stratum basale der Epidermis	Struktur und Textur von Objekten, leichte Berührung, leichter Druck	Langsam	Lage, Größe, Druck von 10 g/cm^2
Ruffini-Körperchen	Stratum reticulare der Dermis, Fingerkuppen, Zungenspitze	Hautdehnung, Berührung	Langsam	Richtung, Stärke, langsam schmelzende myofasziale Techniken, Mikrobewegungen
Meissner-Körperchen	Stratum papillare der Lederhaut	Berührung, Bewegung, Rutschen zwischen Objekt und Haut, Eindrücken der Haut, niedrigschwellige Vibration	Schnell	Geschwindigkeit, Richtung, Frequenz von 30 Hz
Haarfollikel-Sensoren	Um Haarwurzeln	Berührung, Bewegung	Schnell	Richtung, Geschwindigkeit
Vater-Pacini-Körperchen	Subkutis, Unterhautfettgewebe, innere Organe, Muskeln, Gelenke	Berührung, Bewegung, Vibration	Schnell	Frequenz von 100–300 Hz, Schaukeln, schnelle Vibration
Freie Nervenendigungen	Lederhaut, teilweise Oberhaut	Nozizeption, Berührung, Temperatur	Variabel	Gewebeschädigung, Kontakt, Temperaturveränderung
PIEZO2 (mechanosensorischer Ionenkanal)	Nervenenden der Haut, in Merkel-Zellen	Dehnung, Druck		Druck von 10 g/cm^2
Transient Receptor Potential (nicht-spannungsabhängige Kationen-Kanäle)	Auf der Haut	Schmerz, Temperatur, Druck, pH-Wert, Pheromone, Geschmack		Gewebeschädigung, Druck, Temperatur-, pH-Veränderung

6

Endorgane, z. B. die extrazelluläre Matrix und spezialisierte Zellen wie Schwann-Zellen, spielen ebenfalls eine wichtige Rolle bei der Signalübertragung an die LTMR (Zimmermann et al. 2014).

- **Thermorezeptoren** können in Wärme- und Kälterezeptoren differenziert werden. Spezifische Temperaturen stimulieren eine konstante Entladung. Bei einer entgegengesetzten Temperaturwahrnehmung kommt es zu einer plötzlichen Beendigung der Rezeptorentladung.
- **Nozizeptoren** reagieren auf extreme Temperaturen, hohen Druck und Chemikalien, die Gewebeschäden verursachen (Dubin et al. 2010).

6.27.2 Befunderhebung

Im Folgenden sind die Hauptkomponenten aufgeführt, die zu testen sind. Das Prinzip des sensorischen Testens ist, zunächst eine globale Beurteilung durchzuführen und dann individuelle Tests durchzuführen, um spezifische sensorische Defizite zu identifizieren. Dazu erfolgt eine Untersuchung der Hautrezeptoren mittels verschiedener Reizintensitäten oder -arten:

- **Merkel-Tastscheiben:** Struktur- und Texturerkennung mittels leichter Berührung stationärer oder flächenhafter Auflagen
- **Ruffini-Körperchen:** langsame, sanfte Hautdehnung
- **Meissner-Körperchen:** bewegte Berührung wie Gleiten auf der Haut mit der Frage an den Patienten nach Richtung und Geschwindigkeit, sanftes Eindrücken der Haut, Vibrationserzeugung mit der Hand
- **Haarfollikel-Sensoren:** sehr leichtes Entlangstreichen mit kaum Hautkontakt
- **Vater-Pacini-Körperchen:** Vibration mittels kleinem Vibrationsgerät
- **PIEZO2:** Druck von etwa 10 g/cm^2 (➤ Kap. 6.27.3)
- **Temperaturrezeptoren:** Hauterwärmung auf ca. 43 °C

Bei der Testung ist auf folgende **Aspekte** zu achten:

- Reaktionszeit auf einen bestimmten Stimulus
- Präzision der Reizwahrnehmung
- Veränderungen im Verlauf der Reizwahrnehmung
- Dermatombezogene Testung
- Immer im Seitenvergleich testen und interpretieren
- Berücksichtigung der Beobachtung von John Hilton (1860–1862), dass entsprechend der embryologischen Entwicklung die Haut aufgrund der nervalen Innervation auch Bezüge zu darunterliegenden Muskeln und Gelenke hat

Auf Basis dieser Untersuchungen können gezielte Zugänge für sensorische Behandlungsansätze identifiziert werden, um die Funktionalität der jeweiligen Rezeptoren zu verbessern, z. B. indem das betroffene Hautareal wiederholt mittels des identifizierten Reizes stimuliert wird und dabei die Aufmerksamkeit des Patienten auf die jeweilige Hautarealstimulation gelenkt wird.

6.27.3 Zwei-Punkt-Diskrimination

Die **mechanosensorische Ionenkanal-Komponente 2 vom Piezo-Typ** (PIEZO2), ein dehnungsabhängiger Ionenkanal, ist maßgeblich für die Fähigkeit der Mechanosensation, d. h. die Umwandlung mechanischer Reize in neuronale Signale, bei Menschen und Säugetieren verantwortlich (Chesler et al. 2016) und bildet die Grundlage für die Sinne von leichter Berührung, Propriozeption sowie Schmerz. In Verbindung mit für den Tastsinn verantwortlichen kutanen Mechanorezeptoren liefert dieser wichtige Informationen über die Umgebungsbedingungen. Seine Funktionen sind vielfältig; zusätzlich zur Berührungsempfindlichkeit und Propriozeption ist er auch an der Regulierung der Gefäßentwicklung und des Blutdrucks (Zhao et al. 2019), der Atmung, des Volumens der roten Blutzellen und vaskulären Physiologien beteiligt. Er ist Ursache für zahlreiche Genstörungen (Murthy et al. 2017). Er ist für die Koordination der Motorik verantwortlich und hat Bedeutung für soziale Interaktionen wie Trösten oder Streicheln (Chesler et al. 2016).

Dabei zeigen somatosensorische Neuronen eine ausgeprägte Selektivität für mechanische Stimuli. Ebenso ist die Propriozeption ein entscheidender Faktor für die Haltung und kontrollierte Bewegung (Chesler et al. 2016). PIEZO-Proteine haben das Verständnis der Berührungsdetektion verbessert (Coste et al. 2010). PIEZO2 wird in Untergruppen von somatosensorischen Neuronen und Merkel-Zellen exprimiert (Chesler et al. 2016). Genetische Varianten von PIEZO2 wurden mit Arthrogrypose in Verbindung gebracht (Coste et al. 2013).

PIEZO1 und 2 wirken als elektrische Kanäle, die für Oxytocinsignale in der Haut empfänglich sind. Der Wärmeempfindlichkeitsmechanismus beinhaltet eine pigmentabhängige dopaminerge Signalgebung von Haut-Melanozyten, welche die Genexpressionen von hitzesensiblen TRPV1-Kanälen und mechanosensiblen PIEZO2-Kanälen in primärsensorischen Neuronen über D_1-like Rezeptoren modulieren (Ono et al. 2017). So beeinflusst die Pigmentierung der Haut die Empfindlichkeit von PIEZO1 und 2 in der Haut. Dementsprechend hat die Sonnenexposition einen Einfluss auf die Oxytocinproduktion.

PIEZO1 und 2 sind ebenso in vielen Organen wesentlich für die zelluläre Mechanosensitivität, wie z. B. im Verdauungstrakt. Deren Fehlfunktionen führen zu einer Vielzahl von Störungen, z. B. Obstipation, und könnten auch bei der Pathogenese von Darmkrebs beteiligt sein (Alcaino et al. 2019).

Wenn piezolektrische Kanäle an der Wirbelsäule symmetrisch funktionieren, entsteht Symmetrie. Fehlfunktionen können zu Störungen im Knochen führen (Chesler et al. 2016). Möglicherweise hat Körperkontakt, insbesondere in den ersten Lebensjahren, Einfluss darauf, das Risiko für Skoliose zu vermindern. Umgekehrt könnte ein Verlust des Tastsinns oder ein Mangel an Körperkontakt skoliotische Entwicklungen, weitere Deformationen, Obstipation und andere Fehlfunktionen und Organstörungen begünstigen.

Zwei-Punkt-Diskriminationstest

Patient: Sitzend. Die Augen sind geschlossen.
Ausführung:
- Die Dorsalfläche des Unterarms in zufälliger Reihenfolge entweder mit einem Finger oder zwei Fingern (mit einem Abstand von etwa 1 cm) berühren. Dies 10 × durchführen.
- Der Patient teilt jeweils mit, ob er mit einem oder zwei Fingern berührt worden ist.
- Die richtigen Antworten notieren.

Befundung: Mehr als 3–4 Falschantworten können als möglicher Hinweis auf skoliotische Entwicklungen in Betracht gezogen werden, evtl. auch als Hinweis auf Knochen-, Darm-, Lungen-, Hand- und Hautprobleme sowie als Hinweis auf zu wenig Berührung in der Kindheit (oder genetische Einflüsse).

Therapeutische Ansätze: Sonnenexposition (Sonne erhöht die Empfindlichkeit für piezoelektrische Impulse), Gabe von Vitamin D, angenehme Berührungen (z. B. Umarmung).

6.27.4 Fasziale Mechanorezeptoren

Die faszialen Mechanorezeptoren werden verschiedenen Typen zugeordnet, die jeweils in unterschiedlichen Bereichen des Gewebes bzw. des Gelenks lokalisiert sind und verschiedene Aspekte der Gelenkfunktion messen (➤ Tab. 6.10). Durch die Zusammenarbeit der verschiedenen Arten von Gelenkrezeptoren kann das Nervensystem präzise Informationen über die Position, Bewegung und Belastung der Gelenke erhalten, was eine wichtige Rolle bei der Koordination von Bewegungen und der Aufrechterhaltung der Gelenkstabilität spielt.

Behandlungsrelevante Aspekte der faszialen Mechanorezeptoren:
- Langsam adaptierende **Ruffini-Körperchen** sind in äußeren Schichten der Gelenkkapseln lokalisiert und messen die Gelenkstellung. Jeder Rezeptor ist nur über einen kleinen Bereich von Gelenkstellungen aktiv. Therapeutisch können langsame Dehnungen mit Folgen von Mikrobewegungen angewendet werden.
- Schnell adaptierende **FA-** (= fast-adapting) **Rezeptoren** ähneln den **Vater-Pacini-Körperchen** und befinden sich in den Gelenkbändern und im Gelenkknorpel. Sie messen Belastungen und Bewegungen der Gelenke. Therapeutisch können diese durch schnelle vibratorische oder sanfte schaukelnde Techniken stimuliert werden.
- **Golgi-Rezeptoren** sind in äußeren Schichten der Gelenkkapseln und in den Gelenkbändern lokalisiert, reagieren auf Zugbelastungen und messen

Tab. 6.10 Fasziale Mechanorezeptoren. Eine Übersicht über die unterschiedlichen Rezeptorentypen.

Rezeptor	Lokalisation	Sensitivität	Wirkungen
Golgi-Rezeptor U6–01 Typ Ib	• Muskel-Sehnen-Übergang • Aponeurosen-Endigungen • Bänder peripherer Gelenke • Gelenkkapseln	Golgi-Sehnenorgan: muskuläre Kontraktion	Tonussenkung von damit verbundenen Muskelfasern
		Andere Golgi-Rezeptoren: vermutlich nur auf kräftige Dehnreize	
Vater-Pacini-Körperchen U6–02 Typ II	• Muskel-Sehnen-Übergang • Tiefe Kapselschichten • Spinale Ligamente • Umhüllende Muskelfaszien	• Rasche Druckwechsel • Bewegungssteuerung • Vibratorische Manipulationen	Propriozeptives Feedback (Kinästhetik)
Ruffini-Körperchen U6–03 Typ II	• Ligamente peripherer Gelenke • Dura mater • Äußere Kapselschichten • Andere Gewebe, die auf regelmäßige Dehnung angelegt sind	• Wie Vater-Pacini-Körperchen • Anhaltender Druck • Tangenzialbelastungen	Senkung der Sympathikusaktivität
Freie Nervenendigungen Typ III und IV U6–04	• Häufigster Rezeptor • Findet sich fast überall, selbst in Knochen • Dichtestes Vorkommen im Periost	• Wechselnder und anhaltender Druck • 50 % mit hoher und 50 % mit niedriger Reizschwelle	Verstärkung der Vasodilatation und vermutlich auch der Plasmaextravasation

die Spannung in den Bändern. Therapeutisch kann man den Patienten auffordern, Muskeln in Dehnung anzuspannen oder der Dehnung vorübergehend Widerstand zu leisten. Es können zudem kräftige Manipulationen und große Bewegungen ausgeführt werden. Eine Stimulation durch Dehnung bei aktiver muskulärer Kontraktion bewirkt eine Tonusverminderung assoziierter Muskeln. Die Stimulation der Golgi-Rezeptoren entspannt nur die Skelettmuskelfasern, die direkt mit den jeweils unter Spannung stehenden Kollagenfasern verbunden sind.

- **Freie Nervenendigungen,** die sich im Gelenkknorpel, in der Gelenkkapsel und in den Bändern befinden, messen Schmerz und Temperaturänderungen im Gelenk. Therapeutisch sind diese für nicht bedrohliche mechanische Stimuli zu resensitivieren.

6.27.5 Periphere Nerven

Die peripheren Nerven sind für die Weiterleitung der Informationen von den Propriozeptoren zum ZNS zuständig.

Befundung:

- Die motorischen oder/und sensorischen Funktionen des peripheren Nerven testen und mögliche Funktionseinschränkungen befunden.
- Eine Dehnung des Nerven führt bei Dysfunktion seiner Gleitfähigkeit oder Beweglichkeit i. d. R. zur Symptomverschlimmerung.

Behandlung: Diese Behandlungsmethode kann auch bei Hirnnerven angewendet werden.

- Zunächst mögliche muskuläre oder ossäre Engstellen im Verlauf des Nerven lösen.
- Anschließend den gesamten Verlauf des peripheren Nerven entspannen.

- Dann eine dosierte Dehnung des betroffenen Nerven in seinem gesamten Verlauf ausführen und gleichzeitig eine ggf. lokale eingeschränkte Gleitfähigkeit des Nerven zu seinem Umfeld verbessern bzw. die Restriktionen im Bereich des Epineuriums/Mesoneuriums lösen.
  - Dafür einen lokalen divergenten Zug im Bereich der Restriktion ausüben.
  - Unter Beibehaltung des sanften Zugs die Gleitbeweglichkeit in beide Richtungen im Verlauf des Nerven testen.
  - Den Nerven in der freieren Richtung fixieren.
  - In die freie Richtung einen sanften Zug auf den Nerven ausüben und den dabei auftretenden Mikrobewegungen folgen.
  - Dies so lange ausführen, bis die Mikrobewegungen zum Ende kommen und sich die lokale Restriktion gelöst hat.
  - Anschließend im lokalen Bereich der ehemaligen Restriktion eine zusätzliche Mobilisation des Nerven im Bereich des Epi- und Mesoneuriums mit größerer Amplitude ausführen.
  - Zum Schluss die motorischen und/oder sensorischen Funktionen des peripheren Nerven erneut testen.
- Bei einem positiven Cerebellumtest (➤ Kap. 6.27.9) kann der Nerv in seinem gesamten Verlauf gedehnt werden.

6

6.27.6 Rückenmark

Das Rückenmark ist ein wichtiger Bereich für die **Propriozeption.** Es gibt drei Bahnen im Rückenmark, die für die Propriozeption wichtig sind:

- Die **Hinterstrangbahnen** (Fasciculus gracilis, Fasciculus cuneatus) sind für Lageempfindung (bewusste Propriozeption) und feine Hautsensibilität zuständig und umfassen verschiedene Arten von Tastrezeptoren. Sie wird mit leichten Berührungsreizen, Vibration (30 Hz, 100–400 Hz), Hautdehnung, Zwei-Punkt-Diskrimination und Muskelpositionen getestet.
- Die **Vorderseitenstrangbahnen** (Tractus spinothalamicus anterior, Tractus spinothalamicus lateralis) sind für grobe Berührungs- und Tasteindrücke, Druck-, Temperatur- und Schmerzempfindung zuständig. Wärme und Schmerz werden durch freie Nervenendigungen wahrgenommen, während die Spitz-Stumpf-Unterscheidung durch spezialisierte Nervenendigungen in der Haut ermöglicht wird. Diese Informationen sind wichtig für die Gefahrwahrnehmung und den Schutz des Körpers.
- Die **Kleinhirnseitenstrangbahnen** (Tractus spinocerebellares anterior und posterior) leiten Informationen unterbewusster tiefensensibler Reize zum Kleinhirn (Cerebellum). Ihre Aufgaben sind die sensible Steuerung der Feinmotorik aus der Peripherie und die Koordination von Körperbewegungen, d. h. die Wahrnehmung der Muskelposition, -spannung und -dehnung sowie der Gelenkbewegungen. Die Muskelspindeln und Golgi-Rezeptoren registrieren die Längen- und Spannungsveränderungen der Muskeln und Sehnen und geben diese Informationen an das ZNS weiter. Dadurch kann das Gehirn die Position und Bewegung des Körpers im Raum koordinieren und steuern.

6.27.7 Medulla oblongata

Die Medulla oblongata ist ein Teil des Gehirns, der für die **Weiterleitung** der **Informationen der Propriozeption** an höhere Gehirnzentren verantwortlich ist. Um sie zu stimulieren, den Patienten auffordern, Zungen- und Pharynxmuskulatur zu bewegen und zu summen. Sollte diese Stimulation die dysfunktionalen Parameter verbessern, kann sie während der Ausführung palpatorischer Behandlungszugänge zusätzlich durchgeführt werden.

6.27.8 Thalamus

Der Thalamus empfängt die Informationen der Propriozeption aus der Medulla oblongata und leitet sie an die entsprechenden Bereiche des Gehirns weiter. Die **bewusste Tiefensensibilität** nutzt die somatosensorische Bahn, die über den Thalamus verläuft und im Lobus parietalis endet.

6.27.9 Kleinhirn (Cerebellum)

Die **unbewusste Tiefensensibilität,** die über den Tractus spinocerebellaris läuft und für die automatische Kontrolle der Körperhaltung und -bewegung wichtig ist, endet im Kleinhirn. Dieses ist für die Koordination und Integration der **Propriozeptionsinformationen** aus verschiedenen Bereichen des Körpers zuständig. Es ist motorisch ipsilateral verschaltet. Verschiedene Studien haben gezeigt, dass das Kleinhirn eine wichtige Rolle bei der Verarbeitung von sensorischen Informationen und der Wahrnehmung des eigenen Körpers spielt. Es soll laut Miall et al. (2007) Informationen aus motorischen efferenten und sensorischen afferenten Signalen kombinieren, um eine Einschätzung des aktuellen Zustands des motorischen Systems zu erstellen. Die Integration von taktilen handzentrierten Reizen mit visuellen Reizen, die im peripersonalen Raum der Hand auftreten, findet in einem Netzwerk prämotorischer und parietaler Bereiche sowie dem Putamen und dem Zerebellum statt (Blanke et al. 2015). Die Verarbeitung ist dabei möglicherweise durch Einschränkungen der körperlichen Selbstwahrnehmung wie propriozeptiver, körperbezogener visueller Informationen beeinträchtigt.

Ebenso ist das Kleinhirn für die Wahrnehmung des **Gleichgewichts** und der **Körperhaltung** wichtig. Während der Eigenbewegung werden in Afferenzen der Kopfrichtungsneuronen multimodale Informationen kodiert, z. B. propriozeptive und motorische Efferenzsignale, einschließlich blickbezogener Informationen. Das Kopf-Richtungs-Netzwerk muss dabei dynamisch aktualisiert werden, wenn sich die Beziehung zwischen einem motorischen Befehl und seinen sensorischen Konsequenzen ändert (Cullen et al. 2017). So könnte eine beeinträchtigte Funktion des Kleinhirns zu einer verminderten Empfindung von Geerdetsein und körperlichem Verbundensein sowie zu einer beeinträchtigten propriozeptiven Wahrnehmung und Bewegungskoordinationsstörungen führen.

Das Kleinhirn ist bei folgenden **Prozessen beteiligt** (Manto et al. 2012):

- Okulomotorisches Timing und Blickstabilisierung (v. a. Vestibulozerebellum)
- Stützmotorik: Kontrolle und Timing von Haltung und Bewegung (Vestibulo- und Spinozerebellum)
- Zielmotorik: die im Großhirn konzipierte Zielmotorik wird v. a. vom Pontozerebellum für die Kontrolle der willkürlichen Bewegungen der Gliedmaßen ausgearbeitet, Timing
- Kontrolle der Greifkräfte
- Kontrolle der kortikomotorischen Erregbarkeit
- Kontrolle der bewegungsbezogenen sensorischen Informationserfassung
- Zerebrozerebellare Interaktion bei der visuokinästhetischen Wahrnehmung von Handbewegungen
- Sprache: Timing, sensorische Erfassung und motorische Vorhersage
- Steuerung und Bearbeitung von Gefühlen, Kognition (z. B. über Verbindungen zum limbischen System sowie Assoziationsgebieten der Großhirnrinde), Gedächtnis, Zeitwahrnehmung, Viszeromotorik (z. B. über Verbindungen zum Hypothalamus und retikulären System), Orientierung im Raum und Konditionierungsprozessen

Die Aktivität der **Mechanorezeptoren** im Körper, die auf Bewegung, Druck oder Dehnung reagieren, spielt eine wichtige Rolle bei der Informationsübertragung an das Kleinhirn. Werden mehr Mechanorezeptoren aktiviert, senden sie mehr Informationen an das Kleinhirn, was zu einer stärkeren Aktivität dessen führen kann. Wenn umgekehrt das Feedback aus einem bestimmten Bereich des Körpers unzureichend ist, können die Informationen, die an das Kleinhirn gesendet werden, reduziert sein. Dies kann sich auf die Aktivitätsstruktur im Kleinhirn auswirken und zu einer verminderten motorischen Kontrolle führen. Eine unzureichende Information von Mechanorezeptoren kann auch zu einer Beeinträchtigung des Gleichgewichts, der Körperhaltung und der Koordination führen.

Kleinhirntests

Kleinhirntests, z. B. Koordinationstests, können als Hinweis darauf dienen, ob Informationen aus dem Körper unzureichend an das Kleinhirn weitergeleitet werden. Wenn jemand bei einem Kleinhirntest Probleme mit der Koordination oder der motorischen

Kontrolle hat, sind die afferenten Signale, die an das Kleinhirn weitergeleitet werden, nicht ausreichend oder werden nicht gut verarbeitet. Sie können aber auch genutzt werden, um die Wirkung von Übungen zur Verbesserung der Propriozeption zu überprüfen. Ferner können sie Hinweise darauf geben, welche Art von sensorischen Informationen benötigt werden könnten. Es ist jedoch wichtig zu beachten, dass die Kleinhirntests nur eine grobe Einschätzung der sensorischen Bedürfnisse geben und keine spezifischen Informationen liefern. Alte Verletzungen müssen bei sensorischen Tests berücksichtigt werden, da diese das sensorische System beeinträchtigen können und Ursache für eine gestörte Wahrnehmung in bestimmten Bereichen sein können. Bei der Testung sollten auch spezifische Positionen, z. B. stehend, oder Stabilitätstests von posterioren, anterioren, lateralen und medialen Muskelketten sowie Bereiche mit technischen Schwierigkeiten, z. B. Einbeinstand oder Jonglieren mit Bällen, einbezogen werden, insbesondere auch lokale dysfunktionale Bereiche um Muskeln und Gelenke, um herauszufinden, welche sensorischen Informationen zur Verbesserung der genannten technischen Ausführung oder Schmerzreduktion benötigt werden.

Positive Testergebnisse auf einer Seite geben Hinweise darauf, diese Seite zu behandeln, z. B. indem periphere Nerven gedehnt werden.

Test für den Vermis (Teil des spinozerebellaren Systems)

- **Romberg-Test:** Dabei wird die Fähigkeit getestet, den Körper in der Mitte zu stabilisieren. Der Patient steht aufrecht mit den Füßen nebeneinander und den Armen an den Seiten. Die Augen sind geöffnet und der Patient versucht, eine stabile Position zu halten, ohne sich zu bewegen oder aus dem Gleichgewicht zu geraten. Nach 30 Sekunden wird der Test mit geschlossenen Augen wiederholt. Der Test wird als positiv bewertet, wenn der Patient sowohl bei geöffneten als auch bei geschlossenen Augen Schwierigkeiten hat, die Position zu halten, und aus dem Gleichgewicht gerät. Treten die Symptome nur bei geschlossenen Augen auf, ist dies eher kein Kleinhirnzeichen, sondern ein Hinweis auf eine Störung der Propriozeption, entweder aufgrund einer Neuropathie oder einer Schädigung des Tractus spinothalamicus posterior.
- Ein erhöhter Schwierigkeitsgrad besteht, wenn Schubser von links oder rechts gegeben oder die Füße voreinander auf eine Linie gestellt werden.

Tests für die Pars intermedia und das Pontozerebellum

Da es unterschiedliche Bahnen für den oberen und unteren Körperbereich gibt, sind diese getrennt zu testen. Es wird insbesondere die Fähigkeit getestet, rasch aufeinanderfolgende gegensätzliche Bewegungen wiederholt auszuführen (= **Diadochokinese**). Die Ergebnisse hängen mit der Funktion des Kleinhirns, der Basalganglien oder bestimmten Regionen der Hirnrinde zusammen. Die folgenden Testungen sind mit maximaler Geschwindigkeit auszuführen.

- **Händedrehen:** Den Patienten auffordern, mit wechselnder Bewegung der Hand (Handrücken/Handinnenfläche) in die andere Hand zu klatschen. Ein positives Testergebnis weist auf eine Dysfunktion des Pontozerebellum und der Pars intermedia hin.
- **Finger-Tippen:** Mit den Händen in der Luft Klavier spielen oder abwechselnd mit allen Fingern den Daumen zu berühren. Ein positives Testergebnis weist auf eine Dysfunktion im Pontozerebellum, die den Oberkörper betrifft, hin.
- **Fuß-Tippen:** Erst mit dem einem Fuß und anschließend mit dem anderen Fuß schnell wippen. Ein positives Testergebnis weist auf eine Dysfunktion im Pontozerebellum, die den Unterkörper betrifft, hin.
- **Hände-Tippen:** Mit den Händen wippen. Ein positives Testergebnis weist auf eine Dysfunktion der Pars intermedia hin.

Testung der Feinmotorik

- **Finger-zu-Nase-** und **Finger-zu-Finger-Test:** Den Patienten auffordern, den Arm vollständig seitlich auszustrecken und dann die eigene Nase oder den Finger des Therapeuten zu berühren. Ein erhöhter Schwierigkeitsgrad besteht, wenn den Bewegungen des Patienten Widerstand geleistet oder der Finger an verschiedene Stellen bewegt wird. Ein positives Testergebnis wird als Dysmetrie bezeichnet.

- **Ferse-Schienbein-Test:** Den Patienten bitten, mit der Ferse das kontralaterale Schienbein zu berühren und anschließend hinunterzulaufen. Der Test ist positiv, wenn der Fuß nicht auf dem Schienbein gehalten werden kann.
  - Bei Ungenauigkeiten, das Ziel zu berühren: Hinweis auf Dysfunktion im Pontozerebellum.
  - Bei unkoordinierter Bewegung: Hinweis auf Dysfunktion in der Pars intermedia.
  - Bei Balancestörungen, falls die Testung im Stand ausgeführt wird: Hinweis auf Dysfunktion des Vermis.

6.27.10 Lobus parietalis und Lobus frontalis

Diese Gehirnareale sind für die **bewusste Wahrnehmung** und Verarbeitung von propriozeptiven Informationen verantwortlich.

Im **Parietallappen** findet die **multidimensionale Integration** statt, die an der Kontrolle von Bewegungen und an der Raumorientierung beteiligt ist. Wenn die propriozeptiven Informationen über das Stammhirn und den Thalamus die primäre somatosensible Rinde (Gyrus postcentralis) im Lobus parietalis erreichen, werden diese zu bewussten Sinneseindrücken. Dabei werden protopathische und epikritische Afferenzen somatotopisch wiedergegeben (Homunkulus). Die Größe des einzelnen Gebiets ist dabei von der Sensibilität der entsprechenden Struktur abhängig, z. B. haben Hand und Kopf aufgrund ihrer hoher Rezeptorendichte eine große Repräsentation. Bei einer Dysfunktion ist die Wahrnehmung von Berührung, Druck und Temperatur eingeschränkt, die Schmerzempfindung allerdings kaum. Im **posterioren parietalen Kortex** findet die **Integration propriozeptiver, auditiver, vestibulärer und visueller Informationen** statt.

Die verarbeiteten Sinneseindrücke fließen im **prämotorischen Kortex des Lobus frontalis** in die Bewegungsplanung ein. **Aufgaben** des Lobus frontalis sind das Einleiten multipler Handlungen, die Steuerung von erlernten motorischen Fähigkeiten, Gesichtsausdrücken, Hand- und Armgesten, die Koordination von Mimik und Gestik mit der Stimmung und Emotionen sowie die Steuerung komplexer intellektueller Prozesse und der Impulskontrolle.

Eine Schädigung des Frontallappens führt zur Beeinträchtigung dieser Funktionen, je nachdem, welcher Teil betroffen ist. Allgemein kann der Frontallappen mittels rhythmisch alternierender bilateraler Augenbewegungen stimuliert werden (➤ Kap. 10.5.9, ➤ Kap. 10.6.2, ➤ Kap. 10.6.4).

6.27.11 Colliculi superiores

Die Colliculi superiores sind im Tectum mesencephali lokalisiert. Sie sind besonders wichtig bei der Entstehung von Sakkaden und für die **Verarbeitung von peripheren Informationen,** einschließlich von Propriozeptionsinformationen. Sie erhalten afferente Informationen von der Netzhaut, der Großhirnrinde (mittels Tractus corticotectalis), vom Rückenmark (mittels Tractus spinotectalis) und von den Colliculi inferiores.

6.27.12 Visuelles System

Stress kann das visuelle System beeinträchtigen. **Stressreaktionen** im visuellen System können sein: Vergrößerung der Pupillen (kann zu erhöhter Empfindlichkeit für Umgebungsreize und dadurch zu Anspannungen von Augenmuskeln führen), Verengung des Blickfelds, Tunnelblick, verringerte Blinzelrate, verschwommenes Sehen, Anspannung und Steigerung des Blutflusses zu den Augenmuskeln, trockene oder sehr feuchte Augen. Eine verringerte Sehfunktion geht dabei mit einer verminderten Lebensqualität und funktionellen Aktivitäten einher (Knudtson et al. 2005).

Etwa 60 % der Großhirnrinde sind an der Wahrnehmung, Interpretation und Reaktion auf visuelle Reize beteiligt. Dies umfasst zusätzlich zum primären visuellen Kortex im Lobus occipitalis (etwa 15 % der gesamten Großhirnrinde) mehr als 30 verschiedene visuelle Areale (Gegenfurtner et al. 2002). Beispielsweise fließen Informationen von der primären Sehrinde durch den **inferioren Temporallappen** und sind für die **Objekterkennung** verantwortlich. Informationen, die vom primären visuellen Kortex durch den **Parietallappen** fließen, sind für die **Bewegung** bzw. die **räumlichen Komponenten** des Sehens zuständig.

Testung und Behandlung

Das für die Propriozeption besonders relevante periphere Sehen wird folgendermaßen getestet und behandelt:

- **Testung des visuellen Feldes:** Der Patient fixiert einen Punkt. Der Therapeut steht hinter dem Patienten. Den Zeigfinger leicht bewegen und im rechten oberen Quadranten von posterior nach anterior zum Auge hin führen. Der Patient gibt an, sobald der Finger wahrgenommen wird. Dann den linken oberen Quadranten testen und anschließend die beiden unteren Quadranten.
- **Behandlung des visuellen Feldes:** Bei einer Einschränkung des Blickfelds den eingeschränkten Quadranten für ca. 20 Sekunden trainieren, indem im peripheren Sehfeld Fingerbewegungen ausgeführt werden, die für den Patienten sichtbar sein sollen, während sein Blickfokus nach anterior auf einen Punkt gerichtet ist. Dies führt zu einer Stimulation des Lobus occipitalis. Anschließend die Fähigkeit des peripheren Sehens zu Hause weiterüben, indem z. B. beim Laufen Gegenstände in der Peripherie wahrgenommen werden.

6.27.13 Vestibuläres System

Das vestibuläre System besteht aus den Makula- und den Bogengangorganen. Die Makulaorgane sind evolutionär älter und damit wesentlicher und grundlegender in ihrer Funktion. Da sie im Gegensatz zu den Bogengängen Otolithen enthalten, werden sie auch Otolithenorgane genannt.

Die **Makulaorgane,** aus Utriculus und Sacculus bestehend, registrieren **lineare Beschleunigungen** des Körpers. Sie sind für die Orientierung des Körpers gegenüber der Schwerkraft verantwortlich und nehmen die **Lage** und **Stellung** des Körpers im Raum wahr. Während der **Utriculus** die **horizontale Beschleunigung** (Vor-, Rück- und Seitwärtsbewegungen) registriert, nimmt der **Sacculus Auf- und Abbewegungen** wahr. Funktionsstörungen der Makulaorgane können z. B. zu Gangunsicherheiten führen. Der Sacculus ist mit den mimischen Muskeln oben im Gesicht, der Utriculus mit der nach vorne gerichteten mimischen Muskulatur verschaltet.

Die **Bogengangorgane,** die aus drei senkrecht zueinander ausgerichteten Bogengängen bestehen, registrieren **dreidimensionale Bewegung** des Kopfes im Raum. Sie sind für die Messung von **Winkel- oder Rotationsbeschleunigungen des Kopfes** zuständig.

Testung der Makulaorgane

Testung des Utriculus:

- Den Kopf nach vorne und hinten gleiten lassen, während ein Buchstabe oder ein Gegenstand fixiert wird. Der Test ist positiv, wenn es zu einer asymmetrischen Kopfhaltung kommt oder das zielgerichtete Sehen unscharf wird.
- Den Kopf für 20 Sekunden zur Seite neigen, während ein Buchstabe oder ein Gegenstand fixiert wird. Der Test ist positiv, wenn das zielgerichtete Sehen nach 10 Sekunden unscharf wird. Dies ist ein Hinweis darauf, dass der Utriculus zur Kopfneigung dysfunktional ist. Erklärung: Die ersten 10 Sekunden werden die Bogengänge stimuliert, anschließend der Utriculus.
- Den Patienten auffordern, einen Gegenstand zu fixieren und schnell darauf zuzugehen oder sich davon wegzubewegen.
- Der Test ist positiv, wenn es zu einer asymmetrischen Kopfhaltung kommt oder das zielgerichtete Sehen unscharf wird.

Eine einfache **Technik,** um den **Utriculus** zu **stimulieren,** ist, den Kopf für ca. 30 Sekunden zur Seite zu neigen. Im Anschluss daran kann getestet werden, ob diese Stimulation eine beeinträchtigte Hautrezeptorenaktivität oder Muskelfunktionstests auf dieser Seite verbessert. In diesem Fall kann diese Technik als Vorbereitung ausgeführt werden, bevor weitere spezifische Techniken durchgeführt werden.

Testung des Sacculus: Dieser ist bilateral verschaltet, sodass eine einseitige Untersuchung nicht zielführend ist.

- Wippen ohne und mit visuellem Ziel: Den Patienten bitten, auf beiden Beinen zu stehen und ohne visuelles Ziel hin und her zu wippen. Anschließend dies mit einem visuellen Ziel (z. B. einen Punkt oder einen Buchstaben an der Wand fixieren) wiederholen. Fällt dies dem Patienten schwer, ist dies ein Hinweis auf eine Sacculus-Dysfunktion.

- Wippen mit visuellem Ziel und kraniokaudalen Bewegungen im Knie:
  - Während des Wippens schnell runter und langsam hochkommen
  - Während des Wippens langsam runter und schnell hochkommen

  Die Performance, die bei schneller Bewegung schlechter wird, ist Hinweis für die involvierte Störung. Wenn z. B. beim Wippen mit schneller Runterbewegung, die Fähigkeit, das visuelle Ziel zu fokussieren, beeinträchtigt wird, weist dies darauf hin, dass die kaudalwärts gerichtete Bewegung gestört verarbeitet wird.

Behandlungstechnik: Die eingeschränkten Bewegungsmuster wiederholt üben. Eventuell können auch die Augen integriert werden, indem ein Auge abgedeckt und getestet wird, ob ein Auge die Bewegungen schlechter ausführen kann als das andere.

REFERENZEN

Abraira VE, Ginty DD. The sensory neurons of touch. Neuron 2013; 79 (4): 618–639

Ackerley R, Aimonetti JM, Ribot-Ciscar E. Emotions alter muscle proprioceptive coding of movements in humans. Sci Rep 2017; 7 (1): 8465

Agelink MW, Baumann B, Sanner D et al. Komorbidität zwischen kardiovaskulären Erkrankungen und Depressionen. Dtsch Med Wochenschr 2004; 129: 697–700

Alcaino C, Farrugia G, Beyder A. Mechanosensitive Piezo Channels in the Gastrointestinal Tract. Curr Top Membr 2017; 79: 219–244

Anodea J. Lebensräder. München: Goldmann; 2004

Bentzen M. Workshop am Kongress der Osteopathie Schule Deutschland. Berlin, 2016

Berceli D. Trauma Releasing Exercises. Charleston: Booksurge Publishing; 2005

Billman GE. Heart Rate Variability – A Historical Perspective. Frontiers in Physiology 2011; 2: 86

Birkhofer A, Schmidt G, Förstl H et al. Herz und Hirn – Die Auswirkungen psychischer Erkrankungen und ihrer Therapie auf die Herzfrequenzvariabilität. Fortschr Neurol Psychiat 2005; 73: 192–205

Blanke O, Slater M, Serino A. Behavioral, Neural, and Computational Principles of Bodily Self-Consciousness. Neuron 2015; 88 (1): 145–166

Brennan B. Licht-Arbeit. München: Goldmann; 1998: 203–205

Briñol P, Petty R, Wagner B. Body posture effects on self-evaluation: A self-validation approach. Eur J Soc Psychol 2009; 39 (6): 1053–1064

Bundesärztekammer (BÄK), Kassenärztliche Bundesvereinigung (KBV), Arbeitsgemeinschaft der Wissenschaftlichen Medizinischen Fachgesellschaften (AWMF). Nationale VersorgungsLeitlinie Neuropathie bei Diabetes im Erwachsenenalter – Kurzfassung. Version 2. 2012, zuletzt verändert: Januar 2015. www.dm-neuropathie.versorgungsleitlinien.de (letzter Zugriff: 20.08.2021)

Calbi M, Angelini M, Gallese V, Umiltà MA. Embodied Body Language: an electrical neuroimaging study with emotional faces and bodies. Sci Rep 2017; 7 (1): 6875

Caponnetto P, Magro R, Inguscio L, Cannella MC. Quality of life, work motivation, burn-out and stress perceptions benefits of a stress management program by autogenic training for emergency room staff: A pilot study. Ment Illn 2019; 10 (2): 7913

Carney RM, Freedland KE, Miller GE et al. Depression as a risk factor for cardiac mortality and morbidity: a review of potential mechanisms. J Psychosom Res 2002; 53: 897–902

Casadei B. Is respiratory sinus arrhythmias a good index of cardiac vagal tone in exercise? J Appl Physiol 1996; 81 (2): 556–564

Celeghin A, Diano M, Bagnis A et al. Basic Emotions in Human Neuroscience: Neuroimaging and Beyond. Front Psychol 2017; 8: 1432

Chase CR. The Geometry of Emotions: Using Chakra Acupuncture and 5-Phase Theory to Describe Personality Archetypes for Clinical Use. Med Acupunct 2018; 30 (4): 167–178

Chesler AT, Szczot M, Bharucha-Goebel D et al. The Role of PIEZO2 in Human Mechanosensation. N Engl J Med 2016; 375 (14): 1355–1364

Coste B, Houge G, Murray MF et al. Gain-of-function mutations in the mechanically activated ion channel PIEZO2 cause a subtype of distal arthrogryposis. Proc Natl Acad Sci 2013; 110: 4667–4672

Coste B, Mathur J, Schmidt M et al. Piezo1 and Piezo2 are essential components of distinct mechanically activated cation channels. Science 2010; 330: 55–60

Coulson M. Attributing emotion to static body postures: Recognition accuracy, confusions, and viewpoint dependence. J Nonverbal Behav 2004; 28 (2): 117–139

Cullen KE, Taube JS. Our sense of direction: progress, controversies and challenges. Nat Neurosci 2017; 20 (11): 1465–1473

Dael N, Mortillaro M, Scherer KR. Emotion expression in body action and posture. Emotion 2012; 12 (5): 1085–1101

Davidson RJ. Warum wir fühlen, wie wir fühlen: Wie die Gehirnstruktur unsere Emotionen bestimmt – und wie wir darauf Einfluss nehmen können. München: Arkana; 2012

Davidson RJ, Fox NA. Brain Asymmetry Predicts Infants' Response to Maternal Separation. J of Abnormal Psychology 1989; 98: 127–131

Davidson RJ, Fox NA. Asymmetrical Brain Activity Discriminates Between Positive Versus Negative Affective Stimuli in Human Infants. Science 1982; 218: 1235

Davidson RJ, Schwartz, GE. Patterns of Cerebral Lateralization During Cardiac Biofeedback Versus the Self-Regulation of Emotion: Sex Differences. Psychophysiology 1976; 13: 62–68 de Gelder B, Van den Stock J. The bodily expressive action stimulus test (BEAST). Construction and validation of a stimulus basis for measuring perception of whole body expression of emotions. Front Psychol 2011; 2 (181): 1–6

Delmas P, Hao J, Rodat-Despoix L. Molecular mechanisms of mechanotransduction in mammalian sensory neurons. Nat Rev Neurosci 2011; 12 (3): 139–153

Deutschle M, Lederbogen F. Depression and cardiovascular disease: pathogenetic factors of the stress concept. Fortschr Neurol Psychiatr 2002; 70: 268–275

Do Rosário JLP, Diógenes MSB, Mattei R et al. Can sadness alter posture? J Bodyw Mov Ther 2013; 17 (3): 328–331

Dowling T. Chakra system related to pre- and perinatal dynamics. Presencing Institute. Principles and Glossary of Presencing. In: Liem T, van den Heede P. Foundations of morphodynamics in osteopathy: an integrative approach to cranium, nervous system, and emotions. Edinburgh: Handspring; 2017: 437

Dubin AE, Patapoutian A. Nociceptors: the sensors of the pain pathway. J Clin Invest 2010; 120 (11): 3760–3772

Ekman P, Davidson RJ, Friesen WV. The Duchenne Smile: Emotional Expression and Brain Physiology II. J Personality and Social Psychology 1990; 58: 342–353

Elias SO, Ajayi RE. Effect of sympathetic autonomic stress from the cold pressor test on left ventricular function in young healthy adults. Physiol Rep 2019; 7 (2): e13985

Flaisch T, Häcker F, Renner B et al. Emotion and the processing of symbolic gestures: An event-related brain potential study. Soc Cogn Affect Neurosci 2011; 6 (1): 109–118

Fox NA, Davidson RJ. Taste-Elicited Changes in Facial Signs of Emotion and the Asymmetry of Brain Electrical Activity in Human Newborns. Neuropsychologia 24; 1986: 417–422

Fujioka T, Ross B. Beta-band oscillations during passive listening to metronome sounds reflect improved timing representation after short-term musical training in healthy older adults. Eur J Neurosci 2017; 46 (8): 2339–2354

Fulford RC. From Center to Periphery. AAO Convention; 1980

Gaehtgens P. Das Kreislaufsystem. In: Klinke R, Silbernagl S. Lehrbuch der Physiologie. Stuttgart: Thieme; 1996: 142–184

Gainotti G. Emotional Behavior and Hemispheric Side of the Lesion. Cortex 1972; 8: 41–55

Gegenfurtner KR, Walter S, Braun DI. Visuelle Informationsverarbeitung im Gehirn In: Huber HD, Lockermann B, Scheibel M. Bild | Medien | Wissen. Visuelle Kompetenz im medienzeitalter. München: Kopaed; 2002

Grunwald M, Müller S. Wissenschaftliche Grundlagen der Palpation. https://haptiklabor.medizin.uni-leipzig.de/fileadmin/user_upload/Gw_Meu.pdf; letzter Aufruf: 20.2.2023

Günther-Borstel J, Schmidt T, Liem T. Herzratenvariabilität und ihre Anwendungsmöglichkeiten in der Osteopathie. Osteop Med 2015; 16 (3): 4–8

Hadjikhani N, De Gelder B. Seeing Fearful Body Expressions Activates the Fusiform Cortex and Amygdala. Curr Biol 2003; 13 (24): 2201–2205

Hanakawa T, Mima T, Matsumoto R et al. Stimulus-response profile during single-pulse transcranial magnetic stimulation to the primary motor cortex. Cereb Cortex 2009; 19 (11): 2605–2615

Helminen EC, Morton ML, Wang Q et al. A meta-analysis of cortisol reactivity to the Trier Social Stress Test in virtual environments. Psychoneuroendocrinology 2019; 110: 104437

Horoufchin H, Bzdok D, Buccino G et al. Action and object words are differentially anchored in the sensory motor system – A perspective on cognitive embodiment. Sci Rep 2018; 8 (1): 6583

Hottenrott K. Herzfrequenzvariabilität im Sport. Prävention – Rehabilitation – Training. Hamburg: Czwalina Feldhaus; 2002

Huis in 't Veld EMJ, Van Boxtel GJM, de Gelder B. The Body Action Coding System I: Muscle activations during the perception and expression of emotion. Soc Neurosci 2014; 9 (3): 249–264

Huis In't Veld EMJ, van Boxtel GJM, de Gelder B. The body action coding system II: Muscle activations during the perception and expression of emotion. Front Behav Neurosci 2014; 8 (330): 1–13

Jordan TR. Workshop Trauma. OSD-Kongress, Berlin 2017

Keleman S. Verkörperte Gefühle. München: Kösel; 1992

Knudtson MD, Klein BE, Klein R et al. Age-related eye disease, quality of life, and functional activity. Arch Ophthalmol 2005; 123 (6): 807–814

Kornelsen J, Smith SD, McIver TA. A neural correlate of visceral emotional responses: evidence from fMRI of the thoracic spinal cord. Soc Cogn Affect Neurosci 2015; 10 (4): 584–588

Kropman B. Lynomodul 1–3. Berlin: Osteopathie Schule Deutschland; 2018

Kurtz R, Prestera H. Botschaften des Körpers. München: Kösel; 1979

Latey P. Feelings, muscles and movement. J. Bodywork and Movement Therapies 1996; 1 (1): 44–52

Leadbeater CW. Die Chakras. Freiburg: Bauer; 1998

Li M, Zheng C, Sato T et al. Vagal nerve stimulation markedly improves long-term survival after chronic heart failure in rats. Circulation 2004; 109: 120–124

Liem T. Palpation des kraniosakralen Rhythmus. Osteopathische Medizin 2011; 12 (4): 12–17

Liem T. Morphodynamik in der Osteopathie. 2. Aufl. Stuttgart: Haug; 2013

Liem T. Osteopathische Behandlung der Dura mater spinalis in der hochzervikalen Region. OM 2014; 15 (2): 4–11

Liem T. Kraniosakrale Osteopathie. Stuttgart: Thieme; 2018

Liem T. Praxis der Kraniosakralen Osteopathie. Stuttgart: Thieme; 2019

Liem T, Dobler T, Puylaert M. Leitfaden viszerale Osteopathie. 4. Aufl. München: Elsevier; 2018

Liem T, van den Heede P. Foundations of Morphodynamics in Osteopathy: An Integrative Approach to Cranium,

Nervous System, and Emotions. Pencaitland: Handspring; 2017
Löllgen H. Herzfrequenzvariabilität. Deutsches Ärzteblatt 1999; 96 (49): A2029–A2032
Maihofer EIJ. Gesichtsmuskelaktivität während der Betrachtung emotionaler Gesichtsausdrücke: Eine EMG-Studie. Diplomarbeit, 2012; Unversität Wien
Malik M. Heart rate variability. Curr Opin Cardiol 1998; 13: 36–44
Manto M, Bower JM, Conforto AB et al. Consensus paper: roles of the cerebellum in motor control – the diversity of ideas on cerebellar involvement in movement. *Cerebellum* 2012; 11 (2): 457–487
Masgutova S. Reflex Integration for Post-Trauma Survival and Recovery. 2015, Svetlana Masgutova Educational Institute® for Neuro-Sensory-Motor and Reflex Integration, SMEI (USA). https://informedchoicesinhealth.org (letzter Zugriff: 10.10.2020)
Mayer EA. Gut feelings: the emerging biology of gut-brain communication. Nat Rev Neurosci 2011; 12 (8): 453–466
Mayer SE, Peckins M, Kuhlman KR et al. The roles of comorbidity and trauma exposure and its timing in shaping HPA axis patterns in depression. Psychoneuroendocrinology 2020; 120: 104776
McHugh JE, McDonnell R, O'Sullivan C et al. Perceiving emotion in crowds: The role of dynamic body postures on the perception of emotion in crowded scenes. Exp Brain Res 2010; 204 (3): 361–372
McTeague LM, Lang PJ. The anxiety spectrum and the reflex physiology of defense: from circumscribed fear to broad distress. Depress Anxiety 2012; 29 (4): 264–281
Meinold PE. Psychologie des Lidschlags – eine literatur- und methodenkritische Studie. Philosophischen Fakultät der Universität zu Köln. Lippstadt; 2005
Miall RC, Christensen LO, Cain O, Stanley J. Disruption of state estimation in the human lateral cerebellum. PLoS Biology 2007; 5 (11): e316
Montepare J, Koff E, Zaitchik D et al. The use of body movements and gestures as cues to emotions in younger and older adults. J Nonverbal Behav 1999; 23 (2): 133–152
Morningstar MW, Strauchman MN, Weeks DA. Spinal manipulation and anterior headweighting for the correction of forward head posture and cervical hypolordosis: A pilot study. J Chiropr Med 2003; 2 (2): 51–54
Motoyama H, Brown R. Chakra Physiologie. Freiburg: Aurum; 1990
Muehlhan M, Marxen M, Landsiedel J et al. The effect of body posture on cognitive performance: A question of sleep quality. Front Hum Neurosci 2014; 8 (171): 1–10
Murthy SE, Dubin AE, Patapoutian A. Piezos thrive under pressure: mechanically activated ion channels in health and disease. Nat Rev Mol Cell Biol 2017; 18 (12): 771–783
Myss C. Chakren – die sieben Zentren von Kraft und Heilung. München: Knaur; 1997
Nathanielsz PW. Life in the Womb: The Origin of Health and Disease. New York: Promethean; 1999: 15
Niles AN, Luxenberg A, Neylan TC et al. Effects of Threat Context, Trauma History, and Posttraumatic Stress Disorder Status on Physiological Startle Reactivity in Gulf War Veterans. J Trauma Stress 2018; 31 (4): 579–590
Osler W. On the educational value of the medical society. Yale Med J 1903; 9: 325–336
Ono K, Chi T, Viet CT et al. Cutaneous pigmentation modulates skin sensitivity via tyrosinase-dependent dopaminergic signaling. Scientific Reports 2017; 7: 9181
Oosterwijk S, Rotteveel M, Fischer A et al. Embodied emotion concepts: How generating words about pride and disappointment influences posture. Eur J Soc Psychol 2009; 39 (3): 457–466
Peper E, Harvey R, Mason L et al. Do better in math: How your body posture may change stereotype threat response. NeuroRegulation 2018; 5 (2): 67–74
Perrin R. The Perrin Technique: how to beat chronic fatigue syndrome/ME . Hammersmith Books Limited. Kindle-Version; 2012; Pos. 2279–2296
Pitman RK, Rasmusson AM, Koenen KC et al. Biological studies of post-traumatic stress disorder. Nat Rev Neurosci 2012; 13 (11): 769–787
Prabhavananda SW, Isherwood C. Gotterkenntnis. Die Yoga-Sutras des Patanjali. Berlin: Ullstein; 1998
Raz G, Touroutoglou A, Wilson-Mendenhall C et al. Functional connectivity dynamics during film viewing reveal common networks for different emotional experiences. Cogn Affect Behav Neurosci 2016; 16 (4): 709–723
Riskind JH, Gotay CC. Physical posture: Could it have regulatory or feedback effects on motivation and emotion? Motiv Emot 1982; 6 (3): 273–298
Rossberg-Gempton I, Poole GD. The effect of open and closed postures on pleasant and unpleasant emotions. Arts Psychother 1993; 20 (1): 75–82
Rothschild B. Der Körper erinnert sich. Essen: Synthesis; 2002: 163f.
Ruddy T. Osteopathic rhythmic resistive duction therapy. Indianapolis: Yearbook of Academy of Applied Osteopathy; 1961
Samain-Aupic L, Ackerley R, Aimonetti JM, Ribot-Ciscar E. Emotions can alter kinesthetic acuity. Neurosci Lett 2019; 694: 99–103
Sampath KK, Katare R, Tumilty S. Stress axis and osteopathy: A dual hormone approach. Internat J Osteop Med 2019; 33–34: 24–30
Sarno J. Befreit von Rückenschmerzen. München: Goldmann; 2006
Schulman D, Shontz FC. Body posture and thinking. Percept Mot Skills 1971; 32 (1): 27–33
Seddon JA, Rodriguez VJ, Provencher Y et al. Meta-analysis of the effectiveness of the Trier Social Stress Test in eliciting physiological stress responses in children and adolescents. Psychoneuroendocrinology 2020; 116: 104582
Schaffer CE, Davidson RJ, Saron C. Frontal and Parietal Electroencephalogram Asymmetry in Depressed and Nondepressed Subjects. Biological Psychiatry 1983; 18: 753–762

Schleip R, Bartsch K. Faszien als sensorisches und emotionales Organ: Faszien als Sinnesorgan. Osteopathische Medizin 2023; 24 (1): 4–10

Sharamon S, Baginski BJ. Das Chakra-Handbuch. Durach: Windpferd; 1988

Shilton AL, Laycock R, Crewther SG. The Maastricht Acute Stress Test (MAST): Physiological and Subjective Responses in Anticipation, and Post-stress. Front Psychol 2017; 8: 567

Siegelaar SE, Olff M, Bour LJ. The auditory startle response in post-traumatic stress disorder. Exp Brain Res 2006; 174 (1): 1–6

Shoji H, Miyakawa T. Relationships between the acoustic startle response and prepulse inhibition in C57BL/6J mice: a large-scale meta-analytic study. Mol Brain 2018; 11 (1): 42

Smeets T, Cornelisse S, Quaedflieg CW et al. Introducing the Maastricht Acute Stress Test (MAST): a quick and non-invasive approach to elicit robust autonomic and glucocorticoid stress responses. Psychoneuroendocrinology 2012; 37 (12): 1998–2008

Van Gelder-Kunz D, Karagulla S. Die Chakras. 2. Aufl. Grafing: Aquamarin; 1994

Van Kolk B. Verkörperter Schrecken: Traumaspuren in Gehirn, Geist und Körper und wie man sie heilen kann. Lichtenau: G. P. Probst; 2016

Veenstra L, Schneider IK, Koole SL. Embodied mood regulation: the impact of body posture on mood recovery, negative thoughts, and mood-congruent recall. Cogn Emot 2016; 31 (7): 1361–1376

Whitsel EA, Raghunathan TE, Pearce RM et al. RR interval variation, the QT interval index and risk of primary cardiac arrest among patients without clinically recognized heart disease. Eur Heart J 2001; 22: 165–173

Wichmann S, Kirschbaum C, Böhme C, Petrowski K. Cortisol stress response in post-traumatic stress disorder, panic disorder, and major depressive disorder patients. Psychoneuroendocrinology 2017; 83: 135–141

Wilson JL. Grundlos erschöpft? München: Goldmann; 2011

Wu J, Phillip TM, Doretto V et al. An inactive control of the 'Trier Social Stress Test' for Youth 10–17 years: Neuroendocrine, cardiac, and subjective responses. Psychoneuroendocrinology 2019; 104: 152–164

Zhao Q, Zhou H, Li X, Xiao B. The mechanosensitive Piezo1 channel: a three-bladed propeller-like structure and a lever-like mechanogating mechanism. FEBS J 2019; 286 (13): 2461–2470

Zimmerman A, Bai L, Ginty DD. The gentle touch receptors of mammalian skin. Science 2014; 346 (6212): 950–954

KAPITEL 7

Torsten Liem, Lucas Bohlen (Kap. 7.7.1), Torsten Liem
und Lucas Bohlen (Kap. 7.7.2)

Stabilisierungsphase

Zusammenfassung

Die in diesem Kapitel dargestellten Ansätze sind auf die Ressourcenerarbeitung und -aktivierung ausgerichtet. Indem diese auf den erweiterten vier Prinzipien der PSO gründen, werden die multiplen Lebenssphären des Patienten berücksichtigt. Dies umfasst praktische Kompetenzen bei der Anwendung von Aspekten der lösungsorientieren Kurzzeittherapie, der Psychoedukation, von Stressreduktionsansätzen wie Bodyscan, Erdungsübungen und weiteren Imaginationsübungen, die Arbeit mit Sinneskanälen und deren Submodalitäten sowie Assoziierungs- und Dissoziierungsmodifikationen. Außerdem werden Ansätze zur Affektdifferenzierung und -regulierung sowie zur Oxytocinausschüttung erläutert. Des Weiteren werden multiple für die Gesundung bedeutsame Regulations- und Stressfaktoren identifiziert, damit diese in der osteopathischen Behandlung berücksichtigt werden können.

Die vorgestellten Interventionen werden gemeinsam mit den osteopathischen manuellen Behandlungszugängen, die in ➤ Kap. 8 beschrieben werden, als Koregulation in der Integrationsphase angewendet. Diese Interventionen werden im Hinblick auf die Wahrnehmung der multiplen Patientenreaktionen fein abgestimmt und dosiert durchgeführt.

7.1 Einleitung

In der Stabilisierungsphase ist der therapeutische Blick auf die **innere und äußere Stabilität** des Patienten gerichtet. Die Erarbeitung und Aktivierung von Stabilitäten wird in Anlehnung an die erweiterten vier Prinzipien der PSO (➤ Kap. 5) durchgeführt. Das bedeutet, dass sowohl objektive Faktoren als auch subjektive Erlebnispräsentationen, intersubjektive, biosoziale Faktoren, holarchische Dynamiken, spezifische Entwicklungsebenen sowie Bottom-up- und Top-down-Dynamiken berücksichtigt werden. Die Proaktivität des Patienten steht hier besonders im Mittelpunkt. Die Arbeit ist dadurch gekennzeichnet, diese Stabilitäten gemeinsam mit dem Patienten zu identifizieren, zu aktivieren, zu entwickeln, zu stärken, zu mobilisieren und verfügbar zu machen. Die Stabilisierungsphase dient der **Ichstärkung** und ist eine wichtige Voraussetzung für spätere mögliche konfrontative bzw. integrative Ansätze, um belastende Inhalte von SPEKD zu integrieren und zu lösen, und ist weitgehend translatorisch (Liem 2013). Translatorische Prozesse zeichnen sich durch Würdigung und Gestaltung der erreichten Entwicklungsebene, ihr Kennenlernen und in Besitz Nehmen bzw. das Erwerben von Kompetenz und Konsolidierung aus (Liem 2013). Dies umfasst jede Intervention bzw. aufeinander abgestimmte Kopplung von Interventionen, welche die Wahrnehmung und Überzeugung von sich selbst und vom Kontext bzw. von der Umwelt verändert sowie potenziell zu Veränderungen von Haltungs- und Verhaltensmustern, von Alltagserfahrungen und Gewohnheitsmustern führt (inkl. in ➤ Kap. 10 dargestellte transformative Interventionen). Auch wenn selbsterhaltende Gewohnheitsmuster – insbesondere lang anhaltende und seit frühester Kindheit bestehende – dem Patienten nicht selten unveränderlich erscheinen mögen, sind sie dennoch plastisch, dynamisch und sensibel für Erfahrungen und soziale Interaktionen (Arandia et al. 2021).

Therapeutisch sind die dahinterstehenden Dynamiken, z. B. Genetik, prä-, peri-, postnatale Einflüsse, Early Life Stress, Persönlichkeit oder der biosoziale Kontext, beim Behandlungsaufbau, bei den Behandlungsschritten und bei der Prognose entsprechend zu berücksichtigen.

In der Stabilisationsphase kommen **Ansätze der Ressourcenstärkung und -aktivierung sowie der Stressreduktion** zum Einsatz (Porges et al. 2016). Ressourcen bilden die Basis, um die Qualität des Seins erleben zu können und um Halt, Schutz und Raum zu erfahren. Dabei lässt eine nährende Beziehung zur Natur, zu sich und zu anderen Lebensfreude und ein lebensbejahendes Grundgefühl entstehen. Durch Förderung von Wertschätzung und Anerkennung (z. B. unserer Bedürfnisse) durch uns selbst und andere entsteht Selbstwert. Durch erfüllende Aufgaben im Beruflichen oder im Privaten bildet sich ein Gefühl von Sinnhaftigkeit.

7.2 Resilienz

Resilienz ist ein Konstrukt, das u. a. das **effektive Funktionieren trotz belastender Umstände und/oder innerer Anspannung** (Karoly et al. 2006) bezeichnet oder, anders ausgedrückt, das Erreichen eines positiven Ergebnisses angesichts von Widrigkeiten (McEwen et al. 2015). Allerdings besteht keine einheitliche Definition der Resilienz (Kim et al. 2019). Je nach Resilienz sind Menschen mehr oder weniger anpassungsfähig, belastbar bzw. durch äußere Einflüsse zu beeinträchtigen. Je höher die Resilienz ist, desto **geringer** sind die **Anfälligkeit** und das **Risiko einer Erkrankung** und desto mehr wird die **Heilung erleichtert** und **beschleunigt** (Babić et al. 2020). Menschen mit hoher Resilienz weisen z. B. ein niedrigeres Risiko für das Auftreten einer PTBS nach katastrophalen Lebensereignissen (Ahmad et al. 2010) und bessere Strategien bei Schmerz (Karoly et al. 2006) auf.

In der Persönlichkeitspsychologie werden Menschen als resilient bezeichnet, die von den **Big Five** (Fünf-Faktoren-Modell) leicht erhöhte Werte in den Dimensionen Aufgeschlossenheit, Gewissenhaftigkeit, Extraversion und Verträglichkeit sowie einen niedrigen Neurotizismus-Wert aufweisen (Asendorpf et al. 2012).

Es bestehen Hinweise darauf, dass Resilienz durch **Stärkung der Widerstandskraft** und der **Ressourcen** erlernbar ist, z. B. durch Resilienz-Interventionen, die auf einer Kombination aus kognitiver Verhaltenstherapie und Achtsamkeitstechniken basieren (Joyce et al. 2018). So kann Resilienz als Behandlungstool bei chronischem Schmerz erfolgreich eingesetzt werden (Hassett et al. 2016; Bauer et al. 2016), indem z. B. Resilienzmechanismen und Resilienzressourcen berücksichtigt und Bewältigungsreaktionen in Bezug auf Schmerz gestärkt werden (Sturgeon et al. 2010). Im Folgenden werden Möglichkeiten dargestellt und diskutiert, um die Resilienz und die Ressourcen auf den Patienten abgestimmt und individualisiert zu stärken.

7.3 Therapeuten-Patienten-Beziehung und Behandlungsziele

7.3.1 Beziehungsmodelle

Vor Beginn der Behandlung ist zu klären, welchen Auftrag der Patient uns in der Behandlung gibt. Dies umfasst auch, welche **Art von Therapeuten-Patienten-Beziehung** erwünscht ist. Als Therapeut versuchen wir so flexibel und transparent wie möglich zu agieren: Wünscht und wählt der Patient eine paternalistische, eine Dienstleistungs- oder eine partnerschaftliche Beziehung?

Auch wenn in der psychosomatischen Osteopathie i. d. R. das **partnerschaftliche Modell** einer kooperativen, empathischen Zusammenarbeit im Vordergrund steht, liegt es in der Entscheidung des Patienten, ob ggf. eine andere therapeutische Beziehung im Vordergrund stehen soll. Ebenso wird die Wahl der Behandlungsbeziehung von dem jeweiligen zu behandelnden Anliegen beeinflusst. Bei Schmerzen im Fußgelenk, die nach einem einmaligen Umknicken des Fußes entstehen, wird möglicherweise ein anderes Behandlungsmodell (z. B. paternalistisches oder Dienstleistungsmodell) bevorzugt als bei chronischen Schmerzen, die mit zentralen Sensibilisierungen und Schlafstörungen einhergehen (z. B. partnerschaftliches Modell).

7.3.2 Behandlungsziele

In der Osteopathie geht man davon aus, dass das **Symptom** nicht das eigentliche Problem ist. Man sucht die Lösung in anatomischen und physiologischen Wechselwirkungen im Organismus. Ein Symptom ist aber auch gewissermaßen ein Verhalten und hat einen Zweck. Es weist auf Inkonsistenzen sowie auf Konflikt- oder Mangelsituationen hin. In diesem Sinne ist ein Symptom eine **Schutzfunktion.** Es ist die beste gegenwärtige Möglichkeit und damit der bestmögliche Schutz. Ein Symptom ist proaktiv, indem es für die Einleitung von Vermeidungsverhalten fungiert. Das Symptom ist so gesehen die **stärkste Seite des Patienten.** Wenn es bekämpft wird und sein Zweck nicht gelöst ist, kann es nicht wirklich verschwinden, sondern sich möglicherweise nur in seinem Ausdruck verschieben. Man verliert es nur, wenn es keinen Zweck, keinen Sinn mehr hat. Diese Betrachtung ist wesentlich, v. a. im Kontext der in diesem Buch vorgestellten klinischen osteopathischen Ansätze zur Behandlung von SPEKD.

Hieraus ergeben sich wichtige Implikationen für die **Formulierung von Behandlungszielen.** Der Therapeut ist aufmerksam für das Anliegen des Patienten und unterstützt den Patienten ggf. bei der Erarbeitung der Behandlungsziele. Eine klare Zielformulierung ist wesentlich für den Behandlungserfolg. Das klingt vielleicht zunächst merkwürdig, weil die Ziele auf den ersten Blick offensichtlich sind: Schmerzen loswerden, keine Bewegungseinschränkung mehr haben etc. Allerdings gibt es dennoch einiges zu beachten.

Zunächst ist es nicht so, dass Osteopathen nur behandeln und Patienten wie Autos in der Werkstatt die Behandlung einfach über sich ergehen lassen (paternalistisches Behandlungsmodell), sondern für einen Behandlungserfolg – insbesondere von chronischen Erkrankungsbildern wie chronischen Schmerzzuständen – ist es meist nötig, dass der **Patient aktiv** bei der Behandlung mitwirkt. Dafür ist **Motivation** nötig und diese entsteht u. a. durch Verstehen der beteiligten Prozesse und klar formulierten Ziele, die darauf aufbauen. Solche Ziele zu formulieren und erfolgreich umzusetzen, ist eng mit einem Gefühl von **Sinnhaftigkeit** verbunden. Wenn Patienten bei bestimmten Zielen einen Sinn sehen, werden sie auch die Motivation haben, bei der Umsetzung dieser aktiv mitzuwirken. Es ist wichtig, die Ziele so zu wählen, dass diese auch **erreichbar** sind. Jedes Erreichen eines Zieles wird das Selbstwertgefühl und die Zufriedenheit weiter steigen lassen.

Wesentliche Aspekte der **Formulierung von Behandlungszielen** sind:

- **Ziele finden:** Patienten sollten nur Ziele formulieren, an die sie wirklich glauben. Als Osteopath können wir den Patienten unterstützen, dass diese tatsächlich erreicht werden können, da Patienten bei chronischen bzw. lang andauernden Befindensstörungen nicht selten die Erfahrung gemacht haben, dass die Behandlungen keinen Erfolg zeigten und ihnen das auch von medizinischen Fachkräften möglicherweise so mitgeteilt wurde. Vermeiden Sie dabei, Angst zu machen oder den Patienten unter Druck zu setzen.
- **Berücksichtigung** von eingeschränkten homöostatischen Gleichgewichtsprozessen, wie dysfunktionalen **Selbsterhaltungs-Selbstanpassungstendenzen** sowie **Selbstimmanenz-Selbsttranszendenzdynamiken** (➤ Kap. 5.6, ➤ Kap. 5.7): Dies ist auch wesentlich für die Einschätzung der kurz-, mittel- und langfristig zu erreichenden Veränderungen sowie für die Erarbeitung kleiner Ziele.
- **Kleine Ziele:** Es ist wichtig, sich kleine Ziele zu setzen, die auch wirklich erreicht werden können. Es geht darum, die kleinste Änderung mit der größtmöglichen Wirkung zu finden. Patienten können sich die Frage stellen: Was möchte ich in meinem Leben jetzt verändern? Diese Änderung jetzt direkt durchzuführen, wäre allerdings zu groß, um sie zu stemmen und energetisch zu meistern. Dieses Ziel muss daher verkleinert werden. Der Patient kann sich die Frage stellen: Was möchte ich sonst noch verändern? Und: Was ist die kleinstmögliche Veränderung, die ich mir vorstellen kann? Mit dieser letzten Veränderung ist es gut zu beginnen.

Ein Beispiel: Ein Patient kommt wegen chronischer Müdigkeit und Gelenkschmerzen, hat in den letzten 6 Jahren deutlich an Gewicht zugenommen und seit etwa 10 Jahren keinen Sport gemacht. Jetzt hat er den Beschluss gefasst, den nächsten Marathon in seiner Stadt zu laufen, der in einigen Monaten stattfindet.

7

Er möchte damit starten, täglich 5 km zu laufen, und bittet seinen Osteopathen, ihn dabei zu unterstützen. Dieses gesteckte Ziel ist sehr ambitioniert. Abgesehen davon, dass der Patient möglicherweise scheitert, besteht auch ein recht hohes Verletzungsrisiko für ihn. Hier kann der Osteopath einwirken, indem er den Patienten fragt, was sonst sein Ziel sein könne. „Einen Halbmarathon zu laufen und ab jetzt täglich 3 km zu laufen", könnte die Antwort lauten. Daraufhin könnte der Osteopath wiederum versuchen, das Ziel zu verkleinern: „Was ist die kleinstmögliche Veränderung, die Sie sich vorstellen können?" „Ich beginne, zweimal pro Woche eine 2 km lange Strecke schnell zu gehen." Das könnte ein realistisches Ziel sein, bei dem die osteopathische Behandlung unterstützend einwirken könnte. Und von dort kann der Patient dann langsam weiter aufbauen.
- **Information:** Geben Sie dem Patienten alle nötigen Informationen, um das Erreichen der Behandlungsziele zu unterstützen. Dies ist unabdingbar, um eine ausreichende Motivation entwickeln zu können.
- **Zielformulierung:** Das Ziel sollte so konkret und handlungsorientiert wie möglich vom Patienten formuliert werden. Auch der Zeitrahmen ist festzulegen, in dem das Ziel erreicht werden kann. Dem Patienten sind folgende Fragen zu stellen:
  - Wenn Sie dieses Ziel erreicht hätten, wie würde sich das bemerkbar machen und wie würden Sie sich dann fühlen?
  - Was möchten Sie erleben?
  - Was möchten Sie dazu beitragen?
- **Verhaltensweisen identifizieren,** um das Ziel zu erreichen: Der Osteopath unterstützt den Patienten sich zu vergegenwärtigen, warum dieses Ziel für ihn sinnvoll ist und welche Verhaltensweisen ihm ermöglichen, dieses Ziel zu erreichen. „Was müssen Sie tun, um das Ziel zu erreichen?"
- **Stärken identifizieren:** Der Osteopath hilft dem Patienten, sich bewusst zu machen, welche seiner Stärken er dabei einsetzen kann. Wenn der Patient nicht genau weiß, was seine Stärken sind, kann er einen Charakterstärkentest ausfüllen (kostenlos von der Universität Zürich zur Verfügung gestellt (www.charakterstaerken.org/VIA_Interpretationshilfe.pdf).
- **Widerstände und Probleme identifizieren:** Der Osteopath bespricht mit dem Patienten, welche Probleme bei dem Versuch, das Ziel zu erreichen, möglicherweise oder wahrscheinlich auftauchen werden und wie er mit diesen umgehen kann. „Welche möglichen Hindernisse auf dem Weg sind zu überwinden?" Dazu gehört ebenso, boykottierende Schutzanteile im Patienten zu identifizieren, ihnen Gehör zu verschaffen, ihre vielleicht ehemals schützende Funktion erlebbar zu machen und gleichzeitig – falls gewünscht – den Patienten darin zu unterstützen, diese zu integrieren. So kann es vorkommen, dass der Anteil, der die Lösung von Symptomen möchte, gleichzeitig der Anteil ist, der daran mitbeteiligt ist, dass Krankheitssymptome entstanden sind. Der Therapeut ist dann damit konfrontiert, dass der Patient mit dem Wunsch zu ihm kommt, weiterhin seine krankheitsverursachende Lebensweise oder seine Vermeidungsstrategien für bestimmte unangenehme Erlebnisinhalte aufrechtzuerhalten und die Symptomatik, die vielleicht Folgeerscheinung dieser Strategien ist, wegbehandelt haben möchte.
- **Anpassung und Veränderung von Therapiezielen:** Erscheint das Ziel im Laufe der Behandlung zum jetzigen Zeitpunkt nicht erreichbar, kann der Patient darauf hingewiesen werden, sein Ziel zu verändern und dieses an seinen Zustand, seine Motivation und seine vorhandenen Ressourcen anzupassen.
- **Reevaluierung:** Nach zwei Monaten sollte überprüft werden, wie die Zielerreichung vorangekommen ist und ob ggf. anspruchsvollere Ziele angemessen und besser geeignet wären.

7.3.3 Änderung des Blickwinkels

Veränderung ist ein kontinuierlich stattfindender Prozess, Stabilität ist eine Illusion. Warum aber fallen Veränderungen so schwer? Weil stabile Zustände selbsterhaltend sind. Einmal etablierte Gewohnheiten stabilisieren sich mit jeder neuen Wiederholung. Deshalb kostet eine Veränderung viel Energie. Deshalb ist der Trick, mit einer **kleinen Veränderung** zu beginnen (➤ Kap. 7.3.2). Wählt man eine zu große Änderung, fehlt bald die Energie, diese Änderung durchzuhalten oder überhaupt zu beginnen. Es ist also eher die Herausforderung, die richtige kleine Änderung zu finden.

Eine Metaanalyse von 150 Forschungsberichten, welche die Ergebnisse von Interventionen in mehreren Verhaltensdomänen zusammenfasst, untersuchte theoretische Vorhersagen über die Auswirkungen der enthaltenen Anzahl von Empfehlungen auf Verhaltens- und klinische Veränderungen in den Bereichen Rauchen, Ernährung und körperliche Aktivität. Ein wichtiges Ergebnis ist, dass es nicht darum geht, sehr viel gleichzeitig zu verändern. Eine moderate Anzahl von Veränderungen bewirkt stärkere Effekte. Schließlich ist dadurch das notwendige Maß an Motivation zur Umsetzung der empfohlenen Veränderungen gewährleistet. Das führt dazu, dass die gesetzten Ziele auch besser erreicht werden (Wilson et al. 2015).

2–3 Veränderungen bringen den meisten Erfolg. Dabei ist wichtig, dass diese Veränderungen entweder alle in die **Kategorie** fallen, etwas **aktiv** zu machen (z. B. Erhöhung der körperlichen Aktivität, mindestens 30 Minuten pro Tag zu Fuß gehen, häufiger Gemüse und Fisch essen), oder in die Kategorie **Untätigkeit** (Entspannen und Ausruhen, keinen Whisky trinken, Reduzierung von Süßigkeiten, Bildschirmzeit oder Zeit, die man im Sitzen verbringt). Das verstärkt das Ergebnis (Albarracín et al. 2018). Dabei zeigen die Interventionen, die überwiegend etwas sein lassen sollen, eine größere Wirksamkeit bei den Bereichen Ernährung und Bewegung (weniger sitzen, weniger Süßigkeiten essen). Beim Rauchen hingegen ist es umgekehrt (etwas anderes tun, um mit dem Rauchen aufzuhören) (Wilson et al. 2015).

Es sind weniger die Ratschläge von Therapeuten, sondern vielmehr der **eigene aktive Prozess** des Lernens, der den Weg Richtung Glücklichsein und Gesundheit eröffnet. Der Therapeut wirkt dabei eher als aktiver Zuhörer, der dem Patienten Aufmerksamkeit schenkt und dadurch unterstützt und begleitet. Eine Änderung der **Einstellung zum Problem** ist vielleicht die höchste Form der Heilung. Sie hat mit einem anderen Blickwinkel von uns zu tun, der in eine Verhaltensänderung mündet. Eine Haltungs- und Verhaltensänderung, die schließlich zu einer Lösung des Problems führt, ist die höchste Form der Heilung. Es geht darum, hinter die Symptome zu schauen. Und mit dem anderen Schauen beginnt die Lösung, die Heilung, die Veränderung.

Der erste Schritt ist also, den **Blickwinkel zu verändern.** Häufig denken wir, dass alles gut wäre, wenn die Umstände anders wären. Doch Veränderung beginnt bei einem selbst. Es ist die eigene Haltung, welche die Dinge und die Erfahrung verändert. Es geht darum, die Dinge auch anders zu sehen. Der Therapeut wirkt als Begleiter, um diesen Prozess durch die Zielformulierung der Behandlung und bedeutungsvolle therapeutische Berührungen zu begleiten.

Folgende **Selbstübungen** können dazu dienen, den Blickwinkel zu verändern.

Reflexion über den Tag

Reflektieren Sie am Abend für 5–10 Minuten über den Tag und beantworten Sie jede der folgenden Fragen am besten schriftlich:

- Was war schlecht heute und welche positive Bedeutung liegt im schlimmsten Ereignis des Tages?
- Was war gut heute und welche positive Bedeutung liegt im besten Ereignis des Tages?
- Welche positive Bedeutung liegt im scheinbar unwichtigsten Ereignis des Tages?
- Worauf freue ich mich morgen?

Führen Sie diese Reflexionen für 4–6 Wochen täglich oder zumindest 3–4 × pro Woche durch. Bei einer wichtigen, bedeutsamen Erkenntnis führen Sie eine Schmetterlingsumarmung (➤ Kap. 8.26) durch.

Das Neun-Punkte-Problem

Auch hier werden Sie die Erfahrung machen, dass die Lösung darin besteht, den Blickwinkel zu ändern. Die Aufgabe besteht darin, 9 quadratisch angeordnete Punkte mit einem Stift durch höchstens vier gerade Linien zu verbinden, ohne den Stift abzusetzen (➤ Abb. 7.1).

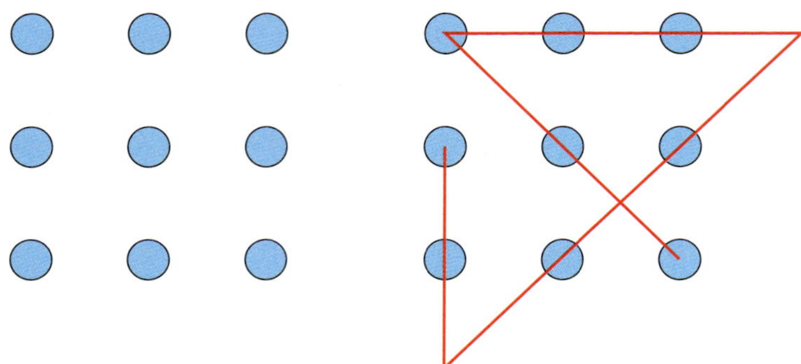

Abb. 7.1 Das Neun-Punkte-Problem [L143]

Der perfekte Tag

Stellen Sie sich selbst in einem oder in zwei oder drei Jahren vor und überlegen Sie sich, wie dann ein perfekter Tag aussieht. Da wir i. d. R. so von unserem Alltag eingenommen sind, nehmen wir uns meist nicht die Zeit, um über uns und unser Leben nachzudenken. So wissen wir auch recht wenig, was wir tief im Inneren wirklich wollen und was uns zufrieden macht, und können dementsprechend auch keine Ziele dahin gehend formulieren und uns darauf ausrichten. Diese Übung ändert den Blickwinkel und unterstützt uns dabei, den Fokus auf unsere Wünsche, Träume und Sehnsüchte und das, was uns im Leben wirklich wichtig ist, zu richten.

7

Beschreiben Sie diesen perfekten Tag so konkret und so emotional wie möglich. Alles ist erlaubt, lassen Sie Ihrer Fantasie freien Lauf. Am besten schreiben Sie die Antworten auf ein Blatt Papier, damit Sie „Ihren perfekten Tag" später noch einmal lesen können.

- Beginnen Sie morgens beim Aufwachen. Wie fühlt sich das Aufwachen an? Wo befinden Sie sich, in einem Haus, einer Wohnung, einem Zelt, in der Natur oder in einer Stadt? Was sehen Sie? Wer ist bei Ihnen? Was befindet sich um Sie herum? Wie sind das Wetter und die Temperatur?
- Was werden Sie an diesem Tag essen und trinken?
- Wie und wo verbringen Sie den weiteren Tag? Was werden Sie an diesem Tag tun?
- Wieviel Zeit werden Sie mit welchen Aktivitäten verbringen?
- Gehen Sie so den gesamten Tag bis zum Abend durch: Mit welchen Empfindungen werden Sie am Abend einschlafen?

Diese Übung kann Sie dabei unterstützen, Ziele zu formulieren.

Die Wunderfrage

„Stellen Sie sich vor, heute Nacht, während Sie schlafen, geschieht ein Wunder, und das Problem, das Sie gerade beschäftigt, ist verschwunden. Woran würden Sie das merken? Was wäre anders?" Diese Wunderfrage wurde von Insoo Kim Berg und Steve de Shazer, dem Begründer der lösungsfokussierten Kurztherapie, entwickelt.

Wenn Sie sich inspirieren lassen wollen und für eine Blickwinkeländerung Unterstützung brauchen, fragen Sie sich: Wer nimmt die Veränderung noch wahr? Was würde sie/er wahrnehmen? Wann war es schon einmal besser? Wie war das damals?

Oder Sie können sich mit Ihren Ressourcen verbinden, indem Sie sich fragen: Wie habe ich es geschafft, dass ich schon bis hier gekommen bin?

Sie können Ihren Blick auf die Ausnahmen richten, z. B. wenn Sie seit langer Zeit Schmerzen haben: Wann ist das nicht so? Wann ist der Schmerz nicht da? Was ist dann anders?

Ebenso können Sie um Hilfe fragen: Wen können Sie um Unterstützung fragen und wie wäre es, dies zu tun?

Oder Sie können sich auf Ziele ausrichten: Was ist mein Ziel?

Wahrnehmungsschulung und Ressourcenaktivierung

Diese Übung habe ich über viele Jahre bei meiner Zusammenarbeit mit Patienten in Anlehnung an die Entwicklungsebenen und das Vier-Quadranten-Modell entwickelt. Sie öffnet den Blick für die Kontexte und Aspekte, die auf uns einwirken. Indem wir deren

Einfm [L143]üsse und uns selbst deutlicher spüren, sind wir besser in der Lage, angemessen auf äußere Umstände zu reagieren und bewusst für uns einzutreten. Sie können diese Wahrnehmungsschulung einfach aus dem Erleben des jetzigen Moments ohne ein bestimmtes Thema oder in Bezug auf eine bestimmte Thematik oder ein bestimmtes Problem durchführen.

Schreiben Sie zu jedem der Punkte auf, was Sie wahrnehmen.

- Sinne (VAKOGI: Sehen, Hören, Tasten, Riechen, Schmecken, interozeptive/propriozeptive Körperempfindungen): Was sehen Sie? Was hören Sie? Was spüren Sie im Hinblick auf Ihren Kontakt zur Umgebung, z. B. Temperatur, Bodenkontakt? Was riechen Sie? Was schmecken Sie? Wie ist die Körperlage und was, wie und wo im Körper empfinden Sie es, z. B. Region des Sonnengeflechts, Muskelspannung?
- Arousal: Wie erregt Sie das in Ihrem Neurovegetativum? Macht Sie das ruhig, neugierig, erstarrt oder wachsam? Spüren Sie Flucht- oder Kampftendenzenoder Entspannung?
- Emotional: Welches Gefühl ist damit assoziiert?
- Kognitiv: Was denken Sie (über sich und andere)? Woran liegt das? Wo kommt es her?
- Freunde, Kollegen: Wie wirkt sich das in Ihrem Leben zu anderen aus? Wie ändert es Ihr Verhalten gegenüber anderen? Ziehen Sie sich zurück oder werden Sie aggressiv?
- Partnerschaft: Wie wirkt es sich in Ihrer Beziehung zu Ihrem Partner aus?
- Sexualität: Wirkt es sich auf Ihre Sexualität aus?
- Identität: Gibt es eine Metapher oder welches Tier drückt es am besten aus?
- Fundament: Welche Überzeugungen und Werte als Basis Ihres Weltverständnisses haben Sie?
- Spiritualität: Fühlen Sie sich mit etwas Größerem oder mit etwas, das über Sie hinausgeht, verbunden? Wie wirkt sich eine bestimmte Thematik bzw. ein Problem darauf aus?
- Biosozial: Welches Umfeld, welche Umgebung tut Ihnen gut, z. B. ein Spaziergang im Park?
- Objektiv: Wie können Biofeedbackgeräte, Messungen, Fragebögen bei der Änderung von Bewegungs-, Ernährungs- und Schlafgewohnheiten helfen?

7.4 Lösungsorientierte Kurzzeittherapie (LKT)

Die lösungsorientierte Kurzzeittherapie (LKT) ist eine besondere Form der **Gesprächstherapie,** die von Steve de Shazer begründet wurde. Sie verfolgt einen salutogenetischen Ansatz. Grundannahme der LKT ist, dass der Patient die Lösung zu seinem individuellen Problem bereits in sich trägt und der Therapeut ihn nur auf der Suche nach dem Schlüssel begleitend unterstützt. Der Fokus ist auf **Wünsche, Ziele und Ressourcen** des Patienten gerichtet und nicht auf seine Probleme, Pathologien und deren Entstehung (Franklin et al. 2012). Damit lässt sie sich in die Familie der systemischen Therapien einordnen (Seidenstücker et al. 2006). Wie der Name es schon sagt, findet eine Fokussierung auf die **Lösung des Problems** statt, indem der Patient unterstützt wird, positive Unterschiede zu erkennen und zu verstärken, und nicht die Erforschung von Ursachen (Barolin 2006).

In der LKT werden spezifische Fragetechniken (z. B. Wunderfragen oder Skalierung) verwendet, um Veränderungen bei Patienten anzustoßen bzw. zu erleichtern (Beyebach 2014). Eine Grundannahme der LKT lautet: „Änderung geschieht stets." (Seidenstücker et al. 2006).

Es gibt zwei therapeutische Kernelemente innerhalb des therapeutischen Gesprächs. Das erste ist die **Ko-Konstruktion.** Darunter versteht man einen kollaborativen Prozess, bei dem Sprecher und Zuhörer zusammenarbeiten, um Sinnzusammenhänge auszuhandeln und dadurch eine Verschiebung dieser Bedeutungen zu bewirken. Es geht also um das Verändern und/oder das Schaffen neuer Bedeutungen bzw. Zusammenhänge. Das zweite Kernelement besteht in der **aktiven Mitgestaltung von Zukunftsvisionen** des Patienten mithilfe von Reflexion von bisherigen Erfolgen, Stärken und Ressourcen, um die gewünschte Vision zu erreichen (Franklin et al. 2017).

Wesentlich ist außerdem das Kernelement der **Einfachheit.** Die Grundannahme ist, dass es in komplexen Situationen nicht zwangsläufig zielführend ist, diese zu modellieren und zu verstehen, sondern den Fokus darauf zu richten, was alles wie gewünscht funktioniert, um kleinschrittig diese Strategien zu verstärken. Auch werden dabei eher einfache Alltagsworte genutzt als eine komplexe, z. B. anatomische, Fachsprache.

Diese Form der Gesprächstherapie dient vornehmlich dazu, die Anliegen des Patienten in den Mittelpunkt zu stellen, und die geführten Gespräche konzentrieren sich auf die Ko-Konstruktion neuer Bedeutungen im Zusammenhang mit den Anliegen des Patienten. Dazu kommen verschiedene therapeutische Mittel zum Einsatz, um dem Patienten zu helfen, eine gewünschte Vision zu ko-konstruieren und andererseits bestehende Probleme durch Fokussierung auf Stärken und bisherige Erfolge zu lösen (Franklin et al. 2012).

Diese Therapieform eignet sich für die Behandlung **chronischer Schmerzen** (Janevic et al. 2021; Ma et al. 2021; Dargan et al. 2014; Simm et al. 2014; Nichols et al. 2011) sowie für **leichte bis mittelschwere psychische Störungen** unterschiedlicher Art. Zu letzteren gehören u. a. Depressionen, Anpassungsstörungen, posttraumatische Belastungsstörungen, Angststörungen und Partnerschaftsprobleme.

ACHTUNG

Absolute Kontraindikationen sind Persönlichkeitsstörungen wie Borderlinestörungen, massive Ängste oder schwere Substanzabhängigkeit (Seidenstücker et al. 2006).

Die **Beziehung zwischen Therapeut und Patient** lässt sich folgendermaßen beschreiben: Der Patient ist der Experte in Bezug auf Ziele, Methoden, Tempo und Dauer der Therapie. Gleichzeitig ist der Therapeut der Experte für die lösungsorientierte Gesprächsführung, um ressourcenorientierte Lösungen beim Patienten anzustoßen. Der Therapeut nimmt also keine Expertenstellung in Bezug auf die Probleme und mögliche Lösungsvorschläge ein, sondern hilft dem Patienten durch gezieltes Fragen, eigene Lösungsideen zu entwickeln (Seidenstücker et al. 2006). Der Therapeut versteht sich mehr als Berater oder Begleiter des Patienten bei der gemeinsamen Suche nach den eigenen Ressourcen und dem Schlüssel zur Lösung der Probleme (Barolin 2006).

Laut De Shazer gibt es **drei Gruppen von Patienten** (Barolin 2006):

- **Besucher:** Sie kommen oft auf Wunsch einer anderen Person zur Therapie, z. B. Ehemänner auf Drängen ihrer Frau, Kinder, die auf Wunsch ihrer Eltern zur Behandlung müssen, oder Angestellte, um ihren Arbeitsplatz zu behalten. Sie zeichnen sich durch eine niedrige Therapiemotivation aus.
- **Beschwerdeführer:** Sie sind durch ihr Problem belastet, sehen aber möglicherweise, dass die Lösung außerhalb ihres Einflusses liegt, und sind noch nicht in der Lage zu erkennen, wie ihr Verhalten das Problem lindern oder lösen könnte.
- **Kunden:** Sie wollen nicht nur ihre Unzufriedenheit äußern oder ihre Probleme in anderen Menschen bzw. äußeren Umständen sehen, sondern ausdrücklich selbst in ihrem Leben etwas verändern.

Kunden eignen sich besonders für die LKT. Beschwerdeführern oder Besuchern sollten hingegen keine Aufgaben oder Übungen aufgegeben werden, weil sie keine Veränderung wollen. Hier könnte zunächst damit begonnen werden, ihre bisherigen Erfolge zu bestätigen. Möglicherweise können Besucher zusätzlich dabei unterstützt werden, etwas zu finden, woran sie arbeiten können, und Beschwerdeführer, um ihren Beitrag zum Problem und ihre Rolle bei dessen Lösung zu entdecken.

Als therapeutische Mittel kommen verschiedene **Techniken** zum Einsatz:

- Besonders häufig werden **Skalierungsfragen** benutzt. Dabei soll der Patient eine Fragestellung auf einer Skala von 1–10 bewerten. Diese Methode eignet sich z. B. sehr gut, um den Therapiefortschritt im Auge zu behalten.
- Ferner gibt es noch die **Wunderfrage** (➤ Kap. 7.3.3), durch die sich der Patient seine optimale Wunschvision bewusst machen kann. Beispielsweise kann bei chronischen Rückenschmerzen nach einem Zukunftsszenario des Aufwachens ohne die Probleme gefragt werden: Was würden Sie tun, wenn Sie keine Rückenschmerzen mehr hätten? (Nichols et al. 2011)
- Ein weiteres Tool bietet die **Externalisierung** von Symptomen oder Problemen, um diese dadurch greifbar zu machen. Beliebt ist z. B. das Externalisieren der eigenen Ressourcen durch private Gegenstände (Barolin 2006).

7.5 Identifizierung und Wertschätzung von Bewältigungsstrategien

Bei vielen Befindensstörungen, Krankheitsbildern, bei der Verarbeitung von belastenden Situationen und in besonderem Maße bei einer PTBS kann es bereits ressourcenaktivierend wirken, zu identifizieren, wie der Patient durch sich selbst oder durch die Hilfe anderer die jeweilige Befindensstörung, belastende Situation oder Traumasituation gemeistert hat. Die folgende Ausführung ist **beispielhaft** auf **Traumasituationen** gerichtet.

Aufgrund von Erfahrungen von Kontrollverlust, Hilf- und Hoffnungslosigkeit ist die Selbstwahrnehmung gestört. Das kann sogar so weit gehen, dass bei einem frühen und komplexen Trauma kein stabiler Selbstwert und keine stabile Identität entwickelt werden konnten oder diese bei späteren traumatischen Erfahrungen stark erschüttert wurden. Nicht selten zeigen Patienten auch offensichtliche krankhafte Verhaltensweisen, die als Überlebensstrategie oder Copingmechanismen nach einem lange zurückliegenden Traumaereignis entstanden sind. Diese gilt es nicht nur zu identifizieren, sondern auch zu würdigen.

Zunächst ist es wesentlich, **Coping- oder Bewältigungsstrategien** nach einem Trauma zu **identifizieren,** wie z. B. erhöhter Alkohol- oder Zuckerkonsum, Rückzug, Isolation, verstärktes Masturbieren. Die Frage, die dem Patienten gestellt werden kann, ist: „Was haben Sie getan, um die Situation erträglicher zu machen?“ Nicht selten kann es passieren, dass sich Traumaopfer für diese Verhaltensweisen verurteilen. Deshalb ist es wichtig, diese Copingstrategien zu **würdigen** – als die zurzeit besten Strategien, um mit den Folgen nach einem Trauma fertig zu werden und den Alltag zu bestehen. Vielleicht können in Zukunft bessere Strategien entwickelt werden, aber zu diesem Zeitpunkt stellen sie die für den Patienten zugänglichen besten Möglichkeiten dar. Auch **Abwehrstrategien** sind dabei Teil der Ressourcen und Bewältigungsstrategien. So sind auch Anteile im Patienten zu identifizieren und zu würdigen, die kein Interesse daran haben, mit verdrängten, unangenehmen Erlebnissen zu arbeiten, anstatt zu versuchen, diese zu eliminieren oder auszuklammern.

Empathie, Halt geben, Grenzen setzen und **Verlässlichkeit** sind wesentliche Qualitäten in der therapeutischen Beziehung wie auch im Umfeld des Patienten (Partnerschaft, Familie, Freunde). Sie sind eine Grundlage dafür, dass die Selbstwahrnehmung in Bezug auf Emotionen und Körperlichkeit sowie die Wahrnehmung von und das Erlernen des Umgangs mit Emotionen anderer Menschen begünstigt werden.

Durch die Förderung von **Wertschätzung** und **Anerkennung,** z. B. von Bedürfnissen, durch den Patienten selbst und durch andere entsteht Selbstwert, d. h., dass man so sein darf, wie man ist. Auch die **Förderung von Sinnhaftigkeit,** z. B. durch erfüllende Aufgaben im Beruflichen oder im Privaten, wirkt sich positiv auf die Behandlung aus.

Insbesondere frühe Traumata stören die emotionale Entwicklung nachhaltig. Wiederholte Erfahrungen von Grenzüberschreitung oder Vernachlässigung resultieren in einem verminderten Vermögen, eigene Emotionen wahrzunehmen, auszudrücken und zu regulieren und je nach Ausmaß in Impulsivität, Dissoziation, mehr oder weniger gestörter Emotionsregulation und gewalttätigen Verhaltensweisen. Wurden grundlegende Beziehungsverhalten, wie Wertschätzung und Respektierung von Grenzen, nicht gelernt, kann dies zu einem gestörten Bindungsverhalten führen, das durch unsichere, vermeidende oder grenzüberschreitende Beziehungsmuster gekennzeichnet ist. Auch und insbesondere in solchen Fällen sind therapeutische Empathie, Respekt, Respektierung von Grenzen und Wertschätzung im therapeutischen Kontext unabdingbar.

Wirkungsvolle Bewältigungsstrategien, die sich spontan während der Behandlung zeigen, z. B. in Form von Erinnerungen, Verhaltensweisen, Körperhaltungen, Mimik oder Atmungsregulation, können dem Patienten bewusst gemacht, verstärkt, bezüglich der Sinneskanäle bzw. Repräsentationssysteme (VAKOG) vervollständigt und verankert und dadurch verfügbar gemacht werden. Hier können einfache Sätze unterstützend angewendet werden: „Bitte zeigen Sie es mir nochmal. Wie genau ist Ihre Körperhaltung dabei? Wie haben Sie den Arm gehalten? Wo spüren Sie das im Körper und wie fühlt sich das an? Wie fühlt sich jetzt die Atmung an?" Diese und weitere Ressourcen werden außerdem abgestimmt und dosiert als Koregulation in der Integrationsphase angewendet, z. B. der multimodalen bifokalen Integration.

Außerdem ist der Zeitpunkt des Erlebens von **Sicherheit** nach einem traumatischen Ereignis oder einer belastenden Situation und anschließend der Moment, in dem noch Sicherheit vorhanden war, zu erfragen und zu verankern. Diese stellen Eckpunkte bei der Bearbeitung des Traumas oder der belastenden Situation dar, sodass die Bearbeitung in einem Rahmen von Sicherheit eingebettet ist. Aus diesem sicheren Terrain wendet sich der Patient später, koreguliert durch den Therapeuten, dem schrittweisen Bearbeiten des Traumas zu.

7.6 Psychoedukation

Es ist sehr wesentlich für den Behandlungserfolg, Patienten die pathophysiologischen Wirkmechanismen einerseits und Behandlungsstrategien der Heilung andererseits in verständlicher Sprache zu vermitteln. Beispielsweise sind bei einer Krankheit die epidemiologischen bzw. Risikofaktoren zu erklären, da diese mittels Lebensstiländerungen i. d. R. sehr gut zu beeinflussen sind, die Änderung von Lebensgewohnheiten aber vom Verständnis dieser Faktoren, der Motivation und Disziplin des Patienten abhängig ist.

Nach z. B. einem Traumaerleben ist über mögliche Folgen desselben aufzuklären. Weiß der Patient, dass Schlafstörungen und möglicherweise Alpträume sowie Intrusionen und Hyperarousal nach einem Trauma normale Reaktionen darstellen, wird das Risiko verringert, dass er sich für diese Reaktionsmuster verurteilt. Im Gegenteil kann er durch dieses Wissen Verständnis für sich und seine Reaktionen entwickeln, was die Heilung begünstigt und den Zugang öffnet, sich selbst Trost zu spenden. Bei der Behandlung von chronischen Schmerzen ist die Erklärung der schmerzbiologischen Wirkungsmechanismen bereits Teil der Heilung und aktiviert Top-down-Regulationen (➤ Kap. 5.2.2, ➤ Kap. 13.3.1).

7.7 Ressourcenarbeit: Übungen zur Stressreduktion

Stabilisierung wird durch Ressourcenarbeit aktiviert und erarbeitet. Dies kann während der Integration von belastendem Material eines SPEKD in der osteopathischen Sitzung wie auch im Alltag nötig sein und geschehen. Ressourcen bilden die Basis, Halt, Schutz und Raum zu erfahren und sein zu können. Dabei lässt eine nährende Beziehung zur Natur, zu sich und anderen Lebensfreuden ein lebensbejahendes Grundgefühl entstehen.

Im Folgenden werden Stressreduktions-, Ressourcen- und Distanzierungsübungen erklärt und beschrieben:

- **Stressreduktionsübungen** (z. B. der Bodyscan) ermöglichen dem Patienten, u. a. bewusst eine Entspannung und einen angenehmen ressourcenreichen vagalen Aktivitätszustand zu induzieren.
- Der **Fokus auf ressourcenorientierte Inhalte** (z. B. beim Moment of Excellence) reduziert nicht nur das subjektive Belastungsempfinden eines SPEKD, sondern ermöglicht zudem, stressbelastende Ereignisse aus einer ressourcenreichen Blickrichtung zu betrachten, sodass die Entwicklung neuer Lösungsstrategien begünstigt wird.
- Mittels **Distanzierungstechniken** erwirbt der Patient die Kompetenz, mögliche belastende schmerzhafte Erinnerungen eines SPEKD bewusst zu verdrängen (z. B. mit der Tresorübung). Dies ist auch wesentlich, wenn im Verlaufe der Integrations- bzw. Konfrontationsphase oder zwischen den Therapiekonsultationen möglicherweise belastende Erinnerungen an die Oberfläche kommen. Übertragungsverzerrungen werden angesprochen, eine differenzierte und liebevolle Körperwahrnehmung gefördert sowie ein kontrollierter Umgang mit schmerzhaften Gefühlen oder traumatischem Material entwickelt und erlernt, sich Trost zu spenden.

7.7.1 Embodiment

Das Konzept des Embodiment wird interdisziplinär für Ansätze in der Philosophie, Psychologie, Psychiatrie und den Neurowissenschaften genutzt (Fuchs et al. 2009). Einerseits **beeinflusst** körperliches **Empfinden** die **Gefühle** und andererseits werden **Körperempfindungen durch Emotionen getriggert.** Da der **Körper die Gefühle und Gedanken beeinflusst,** können mittels Embodimentansätzen solche Prozesse so unterstützt werden, dass Ressourcen zur Heilung und Lösung freigesetzt werden. Die osteopathische manuelle Behandlung des Körpers im Allgemeinen wirkt durch Beeinflussung der Körperspannung und -haltung und der Interozeption u. a. auf diese Weise.

Ergebnisse von Nummenmaa et al. (2018) zeigen, dass bewusste Gefühle mit einem spezifischen körperlichen Feedback assoziiert sind. Möglicherweise hat sich dadurch im Laufe der Evolution ein Bewusstsein herausgebildet, das die Organismen über Gewebeschäden und Wohlbefinden informiert und die Entstehung von Sprache, Denken und Schlussfolgerungen begünstigt hat. Interessant sind diese Studien auch, da sie therapeutisch die Möglichkeit eröffnen, mittels Bewusstwerdung oder bewusster Einflussnahme auf Atmung, Herzschlag, Mimik, Körperhaltung, Muskelspannung, Körperempfinden etc. Gefühle zu beeinflussen.

Konzeptuelle Annäherung

Das Forschungsfeld des Embodiment geht davon aus, dass kognitive und emotionale Prozesse auf sensomotorische Aktivität angewiesen sind (Woloszyn et al. 2017). In anderen Worten: **Kognition** und **Emotion** sind davon abhängig, dass externe (exterozeptive) und interne (interozeptive und propriozeptive) Wahrnehmungen sowie motorische (expressive) Aktionen wieder erlebt werden (Kiefer et al. 2012; Niedenthal 2007). Demnach benötigt Kognition einen Körper (Shapiro 2018) und wird von der Interaktion des Körpers mit der Umwelt beeinflusst (Wilson 2002). Die Theorie schlägt somit vor, dass nicht das Gehirn allein für Kognition und Emotion verantwortlich ist, sondern diese **Prozesse im gesamten Organismus stattfinden** und daher Gehirn-Körper-Umwelt-Grenzen überschreiten (Wilson et al. 2013; Kiverstein et al. 2015). Eine dualistische Trennung von Körper und Geist wird demnach im Rahmen des Embodiment angefochten. Dabei werden primär **sechs Auffassungen von Embodiment** beschrieben (Wilson 2002):

1. Kognition ist verortet: Kognition findet im Kontext der realen Umwelt statt.
2. Kognition steht unter Zeitdruck: Kognition ist von der zeitlichen Interaktion mit der Umwelt abhängig.
3. Wir laden kognitive Arbeit auf die Umwelt ab: Kognition nutzt die Umwelt, um Informationen zu speichern oder zu manipulieren.
4. Die Umwelt ist Teil des kognitiven Systems: Kognition basiert auf der Interaktion von Geist, Körper und Umwelt.
5. Kognition dient der Handlung: Kognition ist dafür da, Handlungen und Verhalten zu lenken.
6. Offline-Kognition basiert auf dem Körper: Kognition (auch wenn diese von der Umwelt entkoppelt ist) basiert auf Mechanismen, die für die Interaktion mit der Umwelt entwickelt sind.

Im Folgenden wird jedoch lediglich die wechselseitige Interaktion von Körper und Geist thematisiert, wonach nicht nur der **Geist den Körper,** sondern auch der **Körper den Geist beeinflusst.** Die Verkörperung von Emotionen ist komplex. Dennoch konnten im Körper manifestierte Ausdrucks- und Wahrnehmungsmuster von Emotionen aufgezeigt werden, denen spezifische Körpergewebe (z. B. emotionaler Ausdruck durch einen mimischen Muskel; ➢ Tab. 6.6) (Ekman et al. 2002a, 2002b) und Körperregionen (z. B. emotionale Wahrnehmung im Brustkorb) (Nummenmaa et al. 2014, 2018) (➢ Tab. 7.1) zugeordnet werden können. Nach der Embodiment-Theorie sind solche Körpergewebe und -regionen allerdings nicht nur an dem Ausdruck oder der Wahrnehmung einer Emotion beteiligt, sondern auch in der Lage, diese Emotion über propriozeptives und interozeptives Feedback zu modifizieren bzw. mit zu erzeugen (Alam et al. 2008; Seth 2013). Dies bietet einen theoretischen Ansatzpunkt für die Osteopathie, da osteopathische Berührung und Manipulation vermutlich den interozeptiven und propriozeptiven Input von peripheren Geweben, die mit der Empfindung oder dem Ausdruck einer Emotion assoziiert sind, beeinflussen können, was wiederum die empfundene oder ausgedrückte Emotion modifizieren könnte. Wir hypothesieren, dass:

- eine osteopathische Berührung von Körperregionen, die mit der Wahrnehmung einer Emotion assoziiert sind, einen interozeptiv-afferenten

Tab. 7.1 Wahrnehmung und Interozeption – achtsame Palpation

Wahrgenommene Emotion	Körperregion mit gesteigerter Wahrnehmungsempfindung	Körperregion mit reduzierter Wahrnehmungsempfindung
Angst	Rumpf, v. a. Brust, Nacken und Bauch	Extremitäten, v. a. Becken und Beine
Trauer	Oberkörper, v. a. Brust, Hals und Augen	Extremitäten, v. a. Unterschenkel
Ekel	Oberkörper, v. a. Mund, Hals, Speiseröhre und Darmbereiche	Untere Extremitäten, v. a. Schenkel- und Genitalregion
Wut	Oberkörper, v. a. Hände, Brust und Kiefer	Untere Körperhälfte, v. a. Becken
Überraschung	Brust und Kopf, v. a. Augen	Untere Extremitäten
Verachtung	Kopf, v. a. Gesicht	Becken, v. a. Genitalregion

Input generiert, der wiederum die wahrgenommene Emotion modifizieren kann.

- eine osteopathische Manipulation von Körpergeweben, die mit dem Ausdruck einer Emotion assoziiert sind, einen propriozeptiv-afferenten Input generiert, der wiederum die ausgedrückte Emotion modifizieren kann.

Interozeption beschreibt den Vorgang, Signale aus dem Körperinneren zu fühlen, zu interpretieren, zu integrieren und zu regulieren (Chen et al. 2021). Auf der einen Seite scheinen interozeptive Signale an der Entstehung von **Emotionen** beteiligt zu sein (Critchley et al. 2017; Seth 2013). Eine Veränderung der Interozeption spielt zudem für die psychische Gesundheit eine entscheidende Rolle (Khalsa et al. 2018). Interventionen, die darauf abzielen, die Interozeption zu verbessern, können vermutlich psychische Erkrankungen reduzieren (Khoury et al. 2018). Auf der anderen Seite scheint die **Osteopathie** über die Interozeption zu wirken (D'Alessandro et al. 2016; Cerritelli et al. 2021) und diese bei Patienten zu verbessern (Edwards et al. 2018; Griffiths et al. 2019; Cathcart et al. 2019); allerdings ist die Studienlage noch dürftig und uneinheitlich. Zudem konnte aufgezeigt werden, dass osteopathische Behandlungen interozeptive Hirnregionen beeinflussen (Cerritelli et al. 2020). Folglich wurde hypothesiert, dass Osteopathie das interozeptive System durch Berührung über afferente C-taktile Fasern aktiviert (D'Alessandro et al. 2016; McGlone et al. 2017), sodass Hirnregionen stimuliert werden, die mit der Verarbeitung von Interozeption und Emotion assoziiert sind (Bordoni und Marelli 2017), z. B. die Insula (Zaki et al. 2012).

Eine konzeptuelle Annäherung zur praktischen Anwendung liefert ➤ Tab. 7.1, die zeigt, wo im Körper Emotionen vermehrt und vermindert wahrgenommen werden (topografische Verkörperung von Emotionen) (Nummenmaa et al. 2014, 2018). Wir schlagen vor, eine sanfte, statische und achtsame **osteopathische Berührung** an Körperregionen anzuwenden, die mit der Empfindung einer Emotion assoziiert sind. Unserer Hypothese nach könnte diese Berührung zur Aktivierung interozeptiver und emotionaler Hirnregionen führen und die assoziierte **Emotion beeinflussen.** Die osteopathische Berührung könnte demnach als eine Art **interozeptive Konfrontationstherapie** angesehen werden (Bohlen et al. 2021), durch die theoretisch die interozeptive Wahrnehmung jener Körpersensation aktiviert und normalisiert werden kann, die mit der Emotion assoziiert ist. Dabei ist jedoch darauf hinzuweisen, dass die subjektive Wahrnehmung von Emotionen komplex ist und die Darstellung in ➤ Tab. 7.1 lediglich als Orientierung dienen kann, die kritisch reflektiert angewendet werden sollte. Zudem muss die Auswahl der zu berührenden Körperregion individuell an den Patienten und seine Geschichte angepasst werden und durch die Untersuchung des Osteopathen geprägt sein. Zuletzt ist die dargestellte Hypothese in klinischen Studien zu überprüfen und der praktische Ansatz nur im Rahmen des Gesamtkonzepts der psychosomatischen Osteopathie anzuwenden.

Ausdruck und Propriozeption

Mimik

➤ Kap. 8.22

7.7.2 Embodimentansätze

Mit folgenden Möglichkeiten können Erkenntnisse des Embodiment in der osteopathischen Praxis nutzbar gemacht werden.

Angsterleben

Angsterleben erfordert 4 Komponenten: das Arbeitsgedächtnis, um Erlebnisse in Beziehung setzen zu können, die Amygdala, den Nucleus basalis, um Angst als eine ganzkörperliche Erregung wahrzunehmen, und eine Rückmeldung angstspezifischer körperlicher Reaktionen, z. B. in der Region des Sonnengeflechts und durch Anspannung von Gesichtsmuskeln. In einer Studie wurde durch Änderung des Feedbacksignals des eigenen Herzschlags Einfluss auf das Angstgefühl genommen. Der registrierte Herzschlag wurde manipuliert und in einem Feedbacksignal hörten die Probanden, wie sich ihr Herzschlag angeblich beruhigte bzw. verlangsamte. Die Folge war, dass die Probanden ihre Angst niedriger einschätzten (Valins 1966). Man kann dies in der Praxis nutzen, indem während der osteopathischen Behandlung die genannten Regionen entspannt und Atmung oder Herzschlag verlangsamt werden und der Patient seine Aufmerksamkeit auf diese Veränderungen und ihre Folgen lenkt. Oder der Patient lernt z. B. durch Biofeedback, den Herzrhythmus zu verlangsamen oder die Herzratenvariabilität zu verbessern.

Entspannte Mimik

In einer Studie von Ekman (1993) wurden Versuchspersonen instruiert, bestimmte Gesichtsmuskeln zu bewegen. Sie wussten nicht, dass es diejenigen waren, die beim Ausdruck bestimmter Gefühle innerviert werden. Sie schätzten ihre Stimmung anschließend viel positiver ein, wenn diejenigen Muskeln aktiviert waren, die für eine positive Emotion charakteristisch sind, als diejenigen, die negative Emotionen ausdrücken. Auch könnte der Patient während der Konfrontation mit Stress auslösenden Erinnerungen gebeten werden, das Gesicht zu entspannen. Dieses körperliche Feedback kann zusätzlich mit einer intuitiven einfühlsamen Palpation seitens des Therapeuten unterstützt werden. Auch im Yoga oder beim Vipassana werden diese Prinzipien angewendet.

Bleistift im Mund

Mit dieser Übung können Muskeln zur Koregulation bewusst aktiviert werden. In einer maßgeblichen Studie zur Facial-Feedback-Hypothese zeigten Strack et al. (1988), dass Probanden, die einen **Stift zwischen die Zähne** nahmen, auf einen Comic mit mehr emotionalem Humor reagierten als Probanden der Kontrollgruppe ohne Stift. Die Autoren sahen ihre Hypothese bestätigt, dass ein Stift zwischen den Zähnen durch die Aktivierung des M. zygomaticus major (primärer Muskel des Lächelns) über afferent propriozeptives Feedback die **Emotion Freude unterstützt** (Alam et al. 2008). In der PSO wird diese Wechselwirkung genutzt, um positive Ressourcen zu aktivieren. Beispielsweise können Patienten einen Stift zwischen die Zähne nehmen, um positive Emotionen in einer herausfordernden Behandlungssituation unterbewusst zu fazilitieren und damit besser zu meistern.

Körperhaltung und -position

Carney et al. (2010) zeigten in einer Studie, dass das Posieren in **mächtigen Posen** das **Selbstbewusstsein steigern** kann. Sie ließen zwei Probandengruppen entweder in einer mächtigen oder nicht mächtigen Körperhaltung für eine Minute posieren. Dabei stellten sie Änderungen des Verhaltens und der neuroendokrinen Parameter fest. Expansive Posen wurden mit einer Erhöhung von Testosteronwerten, Senkung von Kortisolwerten und verstärkten Gefühlen von Macht und Risikobereitschaft in Verbindung gebracht, während kontraktive Posen das gegenteilige Muster aufwiesen. Das vorherige Einnehmen einer solchen Pose zeigte auch eine verbesserte Leistung bei Jobinterviews auf (Cuddy et al. 2015). Während das selbstberichtete Machtgefühl dieser Studien bestätigt werden konnte, sind die Ergebnisse in Bezug zu den postulierten verhaltensbezogenen und physiologischen Effekten zu relativieren und noch als Hypothesen zu bewerten (Ranehill et al. 2015; Simmons et al. 2017).

In der PSO werden diese Erkenntnisse angewendet. Während Patienten normalerweise in nicht mächtigen (kontraktiven, geschlossenen, liegenden und niedrigen) Positionen behandelt werden, erfolgt die Behandlung in der PSO häufig auch im Sitzen oder sogar im Stehen oder in Bewegung. So wird – angepasst an die individuelle Behandlungssituation, die Patienten-Therapeuten-Beziehung und das Patientenerleben – die jeweilige Technik in ermächtigenden (expansiven, offenen, aufrechten und erhöhten) Körperhaltungen der Patienten durchgeführt. Um die Koregulation im Patienten zu unterstützen, ist es wesentlich, dass diese Körperhaltungsinterventionen fein abgestimmt und in enger Wahrnehmung der Kohärenz zum Patientenerleben sowie unter aktiver Beteiligung der Patienten stattfinden.

Außerdem werden Patienten durch Palpation, über sprachliches Feedback sowie viele weitere Interventionen fein abgestimmt, dosiert und koreguliert dabei unterstützt, die Wechselbeziehungen zwischen Körperhaltung und innerem Erleben (z. B. Wahrnehmung von Vitalität, Körperempfindungen, neurovegetativen Zuständen, Emotionen, Kognitionen) wahrzunehmen.

Die Körperhaltung kann genutzt werden, um **psychische und kognitive Prozesse** zu **modulieren.** Kenntnisse der motorischen Elemente und Qualitäten, die bestimmte Emotionen verstärken, ermöglichen eine emotionale Ko- und Selbstregulierung (Shafir et al. 2016). So begünstigen und rufen aufrechte (unabhängig, ob implizit oder explizit ausgelöste) Körperpositionen positive Stimmungen mit einer höheren kognitiven Verarbeitungsgeschwindigkeit hervor (Awad et al. 2021). Das Einnehmen einer aufrechten Körperhaltung oder die Änderung der Körperposition können in der Integrationsphase als Ressource, z. B. während der MBI, genutzt werden.

Es konnte nicht nur gezeigt werden, dass eine gebückte Haltung eine negative Stimmung auslösen kann, sondern auch, dass die Erholung von einer bereits bestehenden negativen Stimmung durch eine gebückte Haltung negativ beeinflusst wird (Veenstra et al. 2017).

Körperliche Aktivität

Körperaktivitäten mit motorischen Qualitäten können das Erleben bestimmter Emotionen begünstigen und triggern (Shafir et al. 2016):

- **Fröhlichkeit:** Springen, Hüpfen, mit sich wiederholenden Bewegungsmustern, einer sich ausbreitenden Bewegung, einer freien, losgelassenen wenig muskulär kontrollierten Bewegung, leichter Kraft, aufwärtsgerichteter Bewegungsrichtung und einer sich hebenden energetischen Bewegungsdynamik.
- **Wut:** Plötzliche, mit starker Kraft ausgeführte und direkte, nach vorne gerichtete Bewegungen. Zum Beispiel kann diese genutzt werden, um sich aus einer Erstarrungsreaktion zu lösen.
- **Angst:** Zurückziehende, sich verdichtende, bindende, d. h. muskulär kontrollierte, sich umschließende Bewegungen.
- **Traurigkeit:** Sich dem Sog der Schwerkraft passiv hingebende, abwärts gerichtete, mit den Armen zum Oberkörper ausgerichtete und den Kopf absenkende Bewegungen.

Diese Kenntnisse und Wirkungsmechanismen ermöglichen multiple Interventionen im Rahmen der PSO:

- Der Patient kann während der Behandlung angeleitet werden, bestimmte Bewegungen auszuführen und/oder motorische Elemente in Bewegungen hinzuzufügen, die z. B. ressourcenreiche Zustände wie Fröhlichkeit triggern (Stabilisationsphase).
- Den vom Patienten spontan durchgeführten Bewegungen, die mit dem Wiedererleben von Belastungssituationen während der Behandlung auftreten, können bestimmte motorische Elemente hinzugefügt werden, die gewünschte positive Emotionen begünstigen und negative Emotionen vermindern (Stabilitäts- und Integrationsphase).
- Patienten können angeleitet werden, motorische Elemente, die mit gewünschten Emotionen wie Fröhlichkeit assoziiert sind, in ihre Alltagsbewegungen zu integrieren. Oder umgekehrt können sie, um spezifische dissoziierte, nicht mehr zugängliche negative Emotionen bestimmter belastender Erfahrungen zu bearbeiten und zu integrieren, zu bestimmten Bewegungselementen angeleitet werden, die diese Emotionen (Traurigkeit) triggern (Integrationsphase).
- Es können für die Bearbeitung nötige Bewegungselemente getriggert werden, um sich z. B. aus einer Erstarrungsreaktion zu lösen, wie Wut begünstigende Bewegungselemente (Integrationsphase).

- Es können OMT angewendet werden, die eine aufrechte Körperhaltung unterstützen (Stabilitätsphase und emotionale Regulation).
- Ebenso können die Bewegungen und Körperhaltungen des Patienten kopiert bzw. gespiegelt werden, damit sich einerseits der Therapeut besser einfühlen kann und andererseits die Beziehung zum Patienten vertieft wird.
- Man kann mit den Patienten gemeinsam laufen gehen. Während über belastende Erfahrungen gesprochen wird, werden durch das Laufen Endorphine produziert, sodass die negativen Erfahrungen viel besser verarbeitet werden können (Integrationsphase).

Watte in der Hand

Kaspar et al. (2015) legten in zwei Experimenten dar, dass die kognitive Leistung (Aufgabenausführung und Verarbeitungsstil) durch die unterbewusste Wahrnehmung haptischer Gewichtsempfindung beeinflusst wird. Die Probanden der Studie wurden aufgefordert, kognitive Aufgaben auf einem leichten (Gruppe 1) oder schweren (Gruppe 2) Klemmbrett zu lösen. Das Halten eines schweren Klemmbretts reduzierte die kognitive Leistung bei der Ausführung der Aufgaben.

Fällt es dem Patienten schwer, über ein bestimmtes Thema zu sprechen, das ihn belastet, kann er etwas Leichtes in die Hand nehmen, z. B. Watte oder ein dünnes Papier. Dies führt dazu, dass die Problematik als leichter empfunden wird und Ressourcen verfügbar werden, um Lösungen zu entwickeln. Watte in die Hand zu nehmen, kann auch in der Integrationsphase als Ressource, z. B. während der MBI, genutzt werden.

Kombination von spontaner aktiver Bewegung, Singen und Musikwahrnehmung

Mit aktiver Bewegung oder Tanzen und gleichzeitigem Singen werden Kognitionen, Emotionen und Körperlichkeit in Einklang gebracht. Durch Beeinflussung des motorischen Verhaltens und der damit assoziierten Propriozeption und Interozeption kann die emotionale Regulation unterstützt werden (➤ Kap. 11). Zudem sind die mentalen Repräsentationen des eigenen Körpers formbar und werden durch Sinneseindrücke ständig aktualisiert. Veränderungen der eigenen Körperrepräsentation führen zu Veränderungen der Objektwahrnehmung und der impliziten Einstellungen (Tajadura-Jiménez et al. 2017). Es konnte außerdem gezeigt werden, dass die Musikwahrnehmung ein dynamischer Prozess ist, der fest in der natürlichen Disposition von Klängen und dem menschlichen auditiven und motorischen System verwurzelt ist (Maes et al. 2014) und automatisch Körperzustände, Bewegungen, Emotion, Belohnung und Motivation sowie soziale Interaktion beeinflusst (Maes 2016).

In der PSO werden diese Wirkmechanismen genutzt, indem neue, ungewohnte motorische Muster durch OMT bei gleichzeitiger Vokalisation des Patienten – ggf. kombiniert mit aktiver Bewegung und Musikhören – genutzt werden, um den Patienten zu unterstützen, neue Gefühle zu erleben. Indem der Therapeut den Patienten anleitet, sich auf eine bestimmte Weise zu bewegen oder ihn durch OMT bewegt, hilft er ihm, bestimmte Emotionen hervorzurufen, zu verarbeiten und zu regulieren (Shafir 2016). Dabei ist die Abstimmung wesentlich, d. h. für den einzelnen Patienten und den jeweiligen Moment muss die passende, dosierte Intervention gefunden werden (Vokalisation, Musik, aktive Bewegung etc.).

Atmung

Wenn wir nicht gut atmen können, fühlen wir uns schlecht. Ein freier Atemfluss begünstigt hingegen positive Gefühle. Eine verlangsamte Atmung ist mit einem Anstieg der autonomen, zerebralen und psychologischen Flexibilität assoziiert. Beispielsweise zeigen sich Veränderungen der parasympathischen und ZNS-Aktivität (erhöhte HRV und LF-Leistung = Low Frequency, die Auskunft über die gemischt parasympathisch-sympathische Modulation gibt [Günther-Borstel et al. 2015]), die mit emotionaler Kontrolle und psychologischem Wohlbefinden bei gesunden Probanden einhergehen. Dabei werden zwei Wirkungsmechanismen diskutiert: Die Regulation innerer Körperzustände oder nasaler Mechanorezeptoren, welche die Aktivität des Bulbus olfactorius modulieren, die wiederum die Aktivität des Kortex beeinflusst (Zaccaro et al. 2018). So kann eine **verlangsamte Atmung** genutzt werden, um Stressreaktionen, Angst und Depressionen zu vermindern (Jerath et al. 2015). Dabei reicht manchmal schon die Aufforderung aus, den Atem ruhig in den Bauch fließen zu lassen. Seufzen reduziert die Atemfrequenz und verbessert die Stimmung (Balban et al. 2023). Zusätzlich kann durch osteopathische Berührungen die Zwerchfellspannung gelöst werden (Bordoni et al. 2018). Andererseits kann eine Atembewusstheit, d. h. Achtsamkeit für die Atmung, zur Verringerung der Dyspnoe bei Lungenerkrankungen (Tan et al. 2019), des Stresses bei Krebspatienten (Lei Chui et al. 2021) oder Studenten (Komariah et al. 2022) führen.

Körperliche und zwischenmenschliche Wärme

Williams et al. (2008) beschrieben Studenten eine fiktive Person und ließen sie anschließend einen Fragebogen zu ihrem Persönlichkeitseindruck der Person ausfüllen. Auf dem Weg zum Untersuchungsraum ließen sie eine Gruppe der Studenten eine Tasse heißen Kaffee und die andere Gruppe einen Eiskaffee im Fahrstuhl halten. Probanden, die eine **heiße Tasse Kaffee** gehalten hatten, **bewerteten** die fiktive Person signifikant **wärmer** als Probanden mit dem Eiskaffee. Die Ursache dafür könnte in der Insula liegen, die sowohl körperliche als auch zwischenmenschliche Wärme verarbeitet. Diese Studie untermauert das allgemeine Verständnis von Osteopathen, den **Behandlungsraum,** aber v. a. auch die **eigenen Hände,** vor einer Behandlung **aufzuwärmen.** Dadurch könnte die Therapeuten-Patienten-Beziehung unterbewusst beeinflusst werden. Ebenso könnte eine warme Tasse Tee während des Anamnesegesprächs gereicht werden. Außerdem kann der Patient während der Behandlung verschiedenen Temperaturreizen ausgesetzt werden. Durch die sensorische Stimulation können wiederum Integrationsvorgänge unterstützt werden.

Händewaschen

In einer Studie von Zhong et al. (2006) wurden Probanden aufgefordert, sich an eine Situation zu erinnern, in der sie entweder ethisch oder unethisch gehandelt hatten. Nach dem Gespräch boten sie den Probanden ein antiseptisches Tuch oder einen Stift als Dank für die Studienteilnahme an. Die Probanden, die sich an eine unethische Situation erinnert hatten, wählten dabei signifikant häufiger das antiseptische Tuch. Im Einklang mit ihren weiteren Experimenten und dem historischen Hintergrund der **moralischen Reinigung** schlussfolgerten die Autoren, dass das **Händewaschen** dabei hilft, die eigenen Sünden abzuwaschen. Da sich ein therapeutisches Gespräch häufig mit negativen oder schädlichen Situationen des Lebens eines Patienten auseinandersetzt (chronische Schmerzen, Trauma, Erkrankung usw.), die mit eigenem moralischen Fehlverhalten assoziiert sein können, könnte das Händewaschen nach einer Behandlung für Patienten hilfreich sein.

Anspannen der Muskulatur

In einer fünfteiligen Studie untersuchten Hung et al. (2011) den Einfluss der Anspannung der Muskulatur auf die Willenskraft. In einem der Experimente wurden Probanden aufgefordert, ihre rechte Hand in einen Eimer mit Eiswasser zu stecken. Sie sollten dabei mit ihrer linken Hand einen Stift zwischen der Handfläche und den Fingern (Muskelanspannungsgruppe), einen Stift locker zwischen Zeige- und Mittelfinger (Muskelentspannungsgruppe) oder keinen Stift halten (Kontrollgruppe). Alle Probanden bezeichneten den Reiz als schmerzhaft. Die Probanden, die ihre Muskulatur durch das **Ballen einer Faust** anspannten, **hielten** dem **Reiz länger stand.** Da manchmal schmerzhafte Interventionen zur Unterstützung der Gesundheit eines Patienten in der osteopathischen Praxis induziert sind, könnte es demnach sinnvoll sein, den Patienten aktiv zu ermutigen, eine Faust zu ballen, um dem gesundheitsförderlichen Reiz länger stand halten zu können.

Essen mit der nicht dominanten Hand

Neal et al. (2011) überprüften Möglichkeiten, um Essgewohnheiten, die von der eigenen Motivation abweichen, zu unterbrechen oder aufrechtzuerhalten. Dafür verglichen sie Popcorn-Esser im Kino und stellten fest, dass Probanden, die reguliert aßen, motivationsgesteuert waren, während Probanden, die unreguliert aßen, von Gewohnheiten getrieben waren. Interessanterweise bemerkten sie auch, dass das **Essen** in ungewohnter Weise, also mit der **nicht dominanten Hand,** die **automatisierte Gewohnheit unterbrechen** konnte. Die Autoren schlussfolgerten, dass **Diäten** davon profitieren könnten, wenn das automatisierte Essverhalten durch die Nutzung der nicht dominanten Hand reguliert werden könnte.

Da die Osteopathie einem biopsychosozialen Ansatz folgt, der Ernährung und Lifestyle als wichtige Faktoren einschließt, scheint diese Studie einen hilfreichen Praxistipp für Patienten aufzuzeigen, die Schwierigkeiten mit der Durchführung einer gesundheitsfördernden Diät haben. Ebenso kann der Patient gebeten werden, am Ende der Behandlung auf einem besonders schönen Papier ein Wort oder einen Satz aufzuschreiben, welche Bedeutung die Behandlung für ihn hatte (Top-down-Verankerung). Dieser sollte dabei mit der nicht dominanten Hand geschrieben werden (Bottom-up-Verankerung).

7.7.3 Count your blessings mit bilateraler Stimulation

Wenn wir uns auf die Dinge konzentrieren, die wir mögen und die uns wichtig sind, können wir uns im Hier und Jetzt erleben und in einen Zustand eintreten, der Flow genannt wird. Die positive Psychologie nach Seligman fokussiert die Stärken des jeweiligen Menschen und nährt die Kompetenzen für Freundlichkeit, Humor, Optimismus und Großzügigkeit. Jeder benötigt Erfolge im Leben. Um Glück und Wohlsein zu empfinden, ist die Kompetenz notwendig, seine **eigenen Erfolge** zu sehen, anzuerkennen und wertzuschätzen. Die folgende Übung ist genau darauf ausgerichtet. Sie verstärkt und aktiviert Ressourcen, positive Emotionen, Wohlgefühl, Lebenszufriedenheit, Vitalität sowie Optimismus und vermindert Depressionen und Stress.

Der Patient zählt für 5 Minuten auf, was in seinem Leben gut läuft und wofür er dankbar ist. Augenkontakt verstärkt den Effekt dieser Übung. Am Ende können die positiven Effekte mit einer Schmetterlingsumarmung (➤ Kap. 8.26) zusätzlich verankert werden.

Ausführung

Patienten können diese Übung auch zuhause ausführen:

- Am Ende des Tages über drei Dinge nachdenken, die am Tag passiert sind, für die man dankbar ist, und diese aufschreiben.
- Außerdem notieren, warum man glaubt, dass diese Dinge passiert sind.
- Diese Übung kann über einen Zeitraum von 6 Wochen 2–3 x pro Woche durchgeführt werden.

7.7.4 Moment of Excellence

Der Moment of Excellence ist eine **ressourcenreiche Situation** im Leben eines Menschen, in der Kontakt zur eigenen inneren Kraft, Energie oder einer positiven Stimmung hergestellt wird. Dies dient der Etablierung und Verankerung eines sehr ressourcenreichen Zustands, z. B. zur Verbesserung der Leistungsfähigkeit in Situationen, in denen Höchstleistungen zu erbringen sind, in Stresssituationen oder zur Aktivierung von Ressourcen, um Konflikte zu lösen, oder in der osteopathischen Behandlung zur Ressourcenaktivierung oder/und Integration von belastendem Material.

Ausführung

Die Schritte 1 sowie 7–11 dieser Übung können je nach Situation übersprungen werden.

1. Bewertung der Situation: Bei aktivierter Stressreaktion diese Problematik auf einer Skala von 0–10 bewerten, wie stark die Belastung der Stressreaktion jetzt ist (0 = keine Belastung, 10 = größtmögliche Belastung).
2. Auswahl von drei Situationen: Der Patient erinnert sich an drei Situationen, in denen er sich besonders gut und im Vollbesitz seiner Kräfte bzw. in einer sehr guten Verfassung gefühlt hat.
3. Auswahl der besten Situation: Der Patient wählt die Situation aus, in der er sich jetzt am besten und ressourcenreichsten fühlt und die ihm jetzt am besten gefällt.
4. Nacherleben der Situation: Mit allen Sinnen (visuell, auditiv, kinästhetisch, olfaktorisch,

gustatorisch) wird die Situation so intensiv wie möglich nachempfunden. Auch das damals anwesende Gefühl wird wachgerufen.

5. Verstärkung: Der Fokus wird auf den wichtigsten, intensivsten und schönsten Augenblick in dieser Situation gerichtet und genossen.
6. Ankerung: Durch eine Schmetterlingsumarmung (➤ Kap. 8.26) oder durch Berührung einer gut zu erreichenden Körperstelle seitens des Patienten wird dieser Moment of Excellence verankert, um ihn jederzeit wachrufen zu können. Es kann auch eine Körperregion durch den Therapeuten berührt werden. Den Patienten aber vorher darauf vorbereiten, dass er vom Therapeuten berührt wird.
7. Eventuell weitere Ankerung: Es kann ein Wort für den Moment of Excellence gefunden werden, welches das Gefühl am besten ausdrückt. Es können außerdem Bewegungen bewusst ausgeführt werden, die während der Wahrnehmung des Moments of Excellence gemacht wurden.
8. Testung der Ankerung: Während eines neutralen Gesprächs die geankerte Stelle berühren oder die Schmetterlingsumarmung bewusst durchführen lassen und die Reaktion des Patienten beobachten.
9. Zukunftscheck: Der Moment of Excellence wird auf eine zukünftige Situation angewendet und die Wirkung des Ankers überprüft. Der Patient denkt an eine Situation, in der er diesen Zustand gut nutzen kann, berührt die geankerte Körperstelle und führt eine Schmetterlingsumarmung aus. Dabei beobachtet der Therapeut die Reaktion des Patienten.
10. Öko-Check: Dem Patienten deutlich machen, dass der Moment of Excellence in jeder Lebenslage angewendet werden kann.
11. Nachbewertung der Stressreaktion: Die Problematik wird auf einer Skala von 0–10 bewertet, wie stark sie nun ist.

7.7.5 Imagination des inneren Helfers

Innere Helfer sind **imaginierte Figuren.** Sie repräsentieren eine Rolle oder eine Tugend. Dies kann eine Gestalt oder Person sein, die alle Kraft und Weisheit in sich birgt und einen beschützt (➤ Kap. 9.2). Diese Imagination erleichtert den Zugriff auf innere Ressourcen, hilft bei Ängsten, dient als Unterstützung für Verhaltensänderungen, fördert Trost und Halt und ermöglicht den Zugang zu dem inneren, unbewussten Wissen für den Heilungsweg.

Bei Kindern können dies Elfen, Zauberer, Kuscheltiere, Verwandte, Paten, Figuren aus dem Fernsehen oder Kino sein, bei Erwachsenen z. B. Helden, beispielsweise aus der griechischen Mythologie wie Sisyphos für Ausdauer, Odysseus für List, jemand Weises, eine Figur aus einem Film oder Buch, ein symbolisches Tier (z. B. Elefant für Gedächtnis), ein übernatürliches Wesen (z. B. Engel), das zukünftige Ich oder Gott. Wenn möglich, werden keine echten Menschen verwendet.

Ausführung

- Beziehungsaufbau (➤ Kap. 3, ➤ Kap. 4).
- Inneren sicheren Ort etablieren (➤ Kap. 7.10.7).
- Kontakt zur inneren Weisheit herstellen: Stellen Sie Kontakt zu einem Teil in Ihnen her, die innere Weisheit genannt werden kann. Diese hat Zugriff auf alle Teile und die Summe aller Ihrer Erfahrungen und Ressourcen.
- Kontakt zu inneren Helfern herstellen:
  - Bitten Sie Ihre innere Weisheit, Kontakt mit einem oder mehreren hilfreichen Wesen herzustellen.
  - Seien Sie offen und nehmen Sie wahr, welche Wesen und Symbole sich zeigen.
  - Diese können Ihnen bereits bekannt sein oder sich jetzt zum ersten Mal zeigen.
  - Begrüßen Sie diese.
- Um Hilfe bitten:
  - Bitten Sie Ihre inneren Helfer, Ihnen für diese Arbeit zur Seite zu stehen. Warten Sie, bis Sie ein Ja-Signal bzw. ein Zeichen ihrer Bereitschaft zur Hilfe erhalten.
  - Dabei den Patienten unterstützen, offen für alle Wahrnehmungen, die auftauchen, zu sein.
  - Welche konkrete Bitte möchten Sie stellen?
  - Wofür und auf welche Weise möchten Sie Unterstützung und Hilfe erhalten, z. B. indem Ihnen diese als Ressource während der multimodalen bifokalen Integration oder anderen Integrationsansätzen und -techniken beiseite stehen?

- Fragen stellen:
  - Sie können Ihren inneren Helfern auch Ihre momentane Situation erzählen, Fragen stellen und um Antworten bitten.
  - Welche Frage möchten Sie Ihrem inneren Helfer jetzt stellen?
  - Seien Sie offen für alle Antworten, ohne diese zu bewerten.
- Sollten Sie etwas nicht verstehen, fragen Sie so lange nach, bis es Ihnen verständlich ist.
- Verankern.
- Bedanken Sie sich bei den inneren Helfern.

7.7.6 Imagination des inneren Heilers

Es kann **Kontakt zu inneren Instanzen** aufgenommen werden, die verbale und nonverbale Hinweise für konkrete Maßnahmen zur Gesundung geben. Dadurch werden Heil- und Gesundungsprozesse, die Gesundheitsfürsorge sowie homöostatische Prozesse gefördert.

Diese Instanz ist im Gegensatz zum inneren Helfer meist nicht personifiziert. Da diese Ratschläge aus dem eigenen Inneren kommen, besteht auch Zugang zum eigenen Unterbewussten, was einen weiteren Blickwinkel ermöglichen kann, der allein durch äußeres Expertenwissen so nicht zur Verfügung steht. Zudem werden diese Impulse auch eher befolgt als externe Verordnungen (➤ Kap. 9.2).

Ausführung

- Beziehungsaufbau (➤ Kap. 3).
- Inneren sicheren Ort etablieren (➤ Kap. 7.10.7).
- Kontakt zur inneren Weisheit herstellen: Stellen Sie Kontakt zu einem Teil in Ihnen her, die innere Weisheit genannt werden kann. Diese hat Zugriff auf alle Teile und die Summe aller Ihrer Erfahrungen und Ressourcen.
- Kontakt zum inneren Heiler herstellen:
  - Bitten Sie Ihre innere Weisheit, Kontakt mit dem inneren Heiler herzustellen.
  - Seien Sie offen und nehmen Sie wahr, auf welche Art und Weise sich der Kontakt zeigt, z. B. durch Symbole, Worte, Körperempfindungen, innere Bilder, Erinnerungen.
  - Begrüßen Sie diesen.
- Um Hilfe bitten:
  - Bitten Sie Ihren inneren Heiler für diese Arbeit und für die Gesundung um Unterstützung. Warten Sie, bis Sie ein Ja-Signal bzw. ein Zeichen der Bereitschaft zur Hilfe erhalten.
  - Dabei den Patienten unterstützen, offen für alle Wahrnehmungen, die auftauchen, zu sein.
- Evtl. Fragen stellen:
  - Sie können Ihrem inneren Heiler auch Ihre momentane Situation erzählen, ihm Fragen stellen und ihn um Antworten bitten.
  - Welche Frage möchten Sie Ihrem inneren Heiler jetzt stellen?
  - Seien Sie offen für alle Antworten, ohne diese zu bewerten.
- Sollten Sie etwas nicht verstehen, fragen Sie so lange nach, bis es Ihnen verständlich ist.
- Verankern.
- Bedanken Sie sich bei Ihrem inneren Heiler.

7.7.7 Baumübung

Bei dieser Übung stellt man sich mit allen Sinnen einen Baum vor und spürt seine nährende Verwurzelung nach unten und seine Öffnung nach oben – wie über die Blätter das Sonnenlicht aufgenommen und umgewandelt werden kann. Dabei lässt man sich vom Unterbewusstsein das geben, was man benötigt, und der Fantasie freien Lauf. Diese Übung dient u. a. dem Stressrelease, der Entspannung, Erdung, Vitalisierung und Energetisierung.

Ausführung

- **Landschaft vorstellen:** So präzise wie möglich eine Landschaft vorstellen und dort etwas verweilen und spazieren gehen, bis ein besonderer Baum erblickt wird.
- **Baum spüren:** Langsam auf diesen Baum zugehen und diesen ganz genau betrachten: den Stamm, die Wurzeln, Äste, Zweige und Blätter. Den Baum mit allen Sinnen wahrnehmen (sehen, riechen, erspüren): spüren, wie sich die Rinde anfühlt, den Baum umarmen, den Rücken an den Baum legen und eins mit diesem werden.

- **Spüren der Wurzeln:** Die eigenen Wurzeln spüren, und wie man Nahrung der Erde mit den Wurzeln aufnimmt. Welche Nahrung benötigt man am meisten (körperlich, emotional, geistig, spirituell)? Spüren, wie man genau mit der benötigten Nahrung genährt wird.
- **Spüren der Blätter:** Die Krone spüren, und wie man mit seinen Blättern das Licht und die Wärme der Sonne aufnimmt. Welche Nahrung benötigt man am meisten von der Sonne (körperlich, emotional, geistig, spirituell)? Spüren, wie man mit der benötigten Nahrung genährt wird.
- **Wachsen:** Spüren, wie die Nahrung der Sonne und die Nahrung der Erde sich in einem so verbindet, dass man zu wachsen beginnt. Alle Zeit nehmen, die man dafür benötigt.
- **Lösen:** Wieder vom Baum lösen, sodass man wieder vom Baum getrennt ist. Einige Schritte vom Baum entfernen. Beim Baum für seine Hilfe bedanken. Zum Abschied verabreden, dass man so oft wie möglich wiederkommt.
- **Abschluss:** Ein paar Mal tief und kräftig ein- und ausatmen, die Muskeln spüren, Fäuste machen und im eigenen Tempo die Augen öffnen, um wieder ganz hier in diesem Raum zu sein.

7.7.8 Baum in der Natur umarmen

Es ist auch sehr hilfreich, einen echten Baum zu umarmen und dabei wie in der letzten Übung vorzugehen. Das hilft beispielsweise gut, wenn nach einem erlebten Trauma Dissoziationen auftreten.

7.7.9 Bodyscan

Der Bodyscan wurde als erstes von Jon Kabat-Zinn als Teil des Mindfulness-Based Stress-Reduction-Programms (MBSR) in die klinische Praxis integriert (Dreeben et al. 2013). Die Technik des Bodyscans kommt ursprünglich aus der Meditationspraxis von U Ba Khin. Sein Schüler S. N. Goenka führte diese Form der Meditation fort (Dreeben et al. 2013).

Menschen beginnen das Praktizieren des Bodyscans oft mit Gedanken über Erfolg und Scheitern sowie Vergnügen und Unbehagen. Diese können dazu führen, dass sie sich müde, unbehaglich, unkonzentriert und psychisch unwohl fühlen. Genau diese Momente können genutzt werden, um zu lernen. Man nimmt wahr, dass die Aufmerksamkeit bei diesen Gedanken und Empfindungen haftet und verschiebt den Fokus der Intention weg von Leistung hin zu bloßer Aufmerksamkeit. So können eine detailliertere Aufmerksamkeit sowie kognitive und physische Erfahrungen gesammelt werden. Zunehmend entwickelt sich die Fähigkeit, die **Aufmerksamkeit** kontinuierlich auf die **Körperempfindungen** zu richten (Dreeben et al. 2013). Dies führt zudem zu einer Vertiefung der Entspannung von Körper und Psyche.

Indikationen und **Wirkungen** des Bodyscans sind:

- Erhöhung der parasympathischen Aktivität (Ditto et al. 2006)
- Verminderung der sympathischen Aktivität (Lush et al. 2009)
- Steigerung des Wohlbefindens (Carmody et al. 2008)
- Verminderung der Reaktivität bezüglich innerer Erfahrungen und zwischenmenschlicher Sensibilität (Carmody et al. 2008)
- Verbesserung bei Angstzuständen (Ott 2012; Lengbacher et al. 2009; Carmody et al. 2008; Smith et al. 2007; Finucane et al. 2006; Williams et al. 2006)
- Verbesserung von Depressionen (Ott 2012; Lengbacher et al. 2009; Smith et al. 2007; Finucane et al. 2006; Williams et al. 2006)
- Verbesserung von wahrgenommenem Stress, emotionalem Wohlbefinden und der gesamten psychischen Gesundheit (Lengbacher et al. 2009)
- Höhere Toleranz in Belastungssituationen, Stressreduktion, verbesserter Umgang mit chronischen Schmerzen, Verbesserung von Angstzuständen, Depressionen und Magenverstimmungen (Ott 2002; Finucane et al. 2006; Williams et al. 2006; Smith et al. 2007)
- Verringerung von posttraumatischen Belastungsstörungen und Depression sowie eine allgemeine Steigerung der Achtsamkeit (Colgan et al. 2015)
- Verminderung von Entzugserscheinungen bei Rauchsucht (Cropley et al. 2007)

Ausführung

- Es ist sinnvoll, den Bodyscan in einer geschützten Umgebung durchzuführen, in der sich der Patient wohl und sicher fühlt und während der Ausführung nicht gestört wird.
- Den Bodyscan in einer komfortablen sitzenden oder liegenden Position beginnen.
- Durch einen Therapeuten oder mittels CD etc. die Aufmerksamkeit durch die verschiedenen Körperregionen führen (Dreeben et al. 2013).
- Während des Bodyscans versuchen, dem Körper und allen Empfindungen mit einer annehmenden und freundlichen inneren Haltung zu begegnen. Dazu ins Hier und Jetzt kommen und versuchen, alles anzunehmen, was gerade ist. Dabei weder von den Gedanken ablenken lassen noch einschlafen.
- Den natürlichen Fluss des Atems in unterschiedlichen Bereichen des Körpers wahrnehmen.
- Wenn man bereit ist, die Aufmerksamkeit auf die Wärme, Feuchtigkeit und Auflageflächen in Anlehnung an die folgende Abfolge jeweils auf die entsprechende Körperregion richten. Die Empfindungen in dem jeweiligen Teil des Körpers fühlen. Dabei nicht anstrengen, sondern lediglich wahrnehmen. Es ist völlig in Ordnung, egal, was man fühlt.
  - Zunächst die Körperempfindungen vom linken Fuß bis zur linken Hüfte wahrnehmen: von der Fußsohle über den Spann, die Ferse, die Wade, das Schienbein, das Knie, den Oberschenkel bis zur Hüfte. Die Aufmerksamkeit entsprechend durch das rechte Bein wandern lassen.
  - Dann die Aufmerksamkeit durch die Beckenregion, den Unterbauch, den Oberbauch, den Brustkorb, den unteren, mittleren und oberen Rücken wandern lassen.
  - Anschließend die Körperempfindungen links von Fingern, Handrücken, Handfläche, Handgelenk, Unterarm, Ellenbogen, Oberarm und Schulter wahrnehmen und entsprechend dann im rechten Arm.
  - Schließlich Hals, Nacken, Unterkiefer, Ohren, Nase, Mittelgesicht, Augen, Stirn, Hinterkopf und Scheitelregion wahrnehmen.
- Zum Schluss die Aufmerksamkeit wieder auf den Kontakt des Körpers mit der Außenwelt richten. Einige Atemzüge tief ein- und ausatmen und z. B. den Rücken in Kontakt mit dem Boden spüren. Den Raum wahrnehmen und sich des Orts und der Zeit bewusstwerden (Kabat-Zinn 1999).
- Alle diese Ressourcen können durch bilaterales Klopfen oder durch Berühren des Körpers an einer gut erreichbaren Stelle geankert werden. So stehen sie jederzeit zur Verfügung, wenn sie benötigt werden, indem das bilaterale Klopfen ausgeübt oder der Körper an der Stelle berührt wird, an dem die jeweilige Ressource geankert wurde.

7.7.10 Erdungsübungen

Erdungsübungen werden angewendet, um Körperempfindungen von innerer Stabilität und Halt zu generieren.

- **Barfuß laufen,** v. a. im feuchten Gras: Dies wirkt nicht nur erdend, sondern auch belebend. Insbesondere ein Review von Menigoz et al. (2020) zeigte, dass sich Körperkontakt mit der natürlichen elektrischen Ladung der Erde allgemein stabilisierend auf die Physiologie auswirkt, Entzündungen, Schmerzen und Stress reduziert, den Blutfluss, die Energie und den Schlaf verbessert und ein größeres Wohlbefinden erzeugt. Es konnten dabei physiologische Änderungen und Verbesserungen der elektrischen Aktivität des Körpers innerhalb von 30–40 Minuten registriert werden. Studien belegen außerdem einen positiven Effekt auf das Immunsystem und eine schmerzlindernde Wirkung (Clintonet al. 2012). Außerdem wird ein regulierender Einfluss auf das Hormon- und das Nervensystem angenommen (Sokal et al. 2011).
- **Spaziergang** in der Natur; dabei möglichst viel direkten Körperkontakt zur Erde, Bäumen, Pflanzen.
- **Wandübung:** Mit festem Stand die Hände mit aller Kraft gegen eine Wand drücken und den Widerstand der Wand spüren.
- **Vorwärtsbeugung** (aus der Bioenergetik; ➤ Abb. 7.2): Die Rückseite des Körpers und der

7

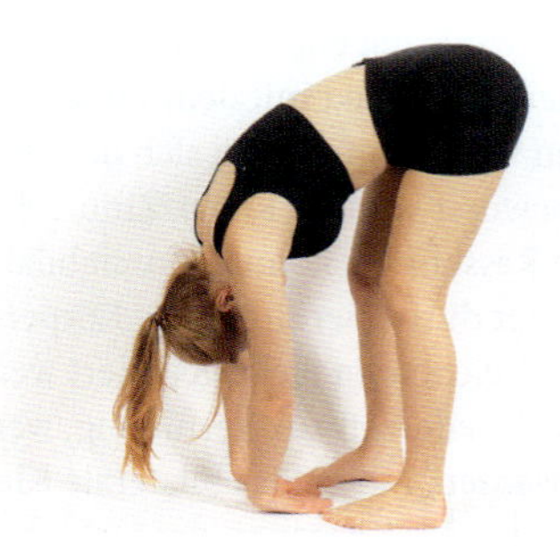

Abb. 7.2 Erdungsübung: Vorwärtsbeugung [K433]

Beine wird dabei gedehnt und die Ausatmung stimuliert.
  - Die Füße hüftbreit voneinander entfernt aufstellen, die Zehen sind leicht nach innen gerichtet. Dies führt zu einer leichten Streckung der Gesäßmuskeln.
  - Mit leicht gebeugten Knien nach vorne beugen und mit den Fingern beider Hände den Fußboden berühren.
  - Das Körpergewicht ruht voll auf den Füßen.
  - Den Kopf entspannt hängen lassen.
  - Während der gesamten Dauer der Übung tief und gleichmäßig durch den Mund atmen und insbesondere den Atem nicht anhalten.
  - Das Gewicht auf die Fußballen verlagern. Die Fersen können dabei leicht angehoben werden.
  - Die Knie können sanft aufgerichtet werden, sodass die Rückseiten der Oberschenkel leicht gedehnt werden. Die Knie sollten jedoch nicht völlig gerade oder durchgestreckt werden.
  - Das Auftreten eines leichten Zitterns oder Vibrierens in den Beinen ist gewünscht.
  - Diese Position für etwa eine Minute halten.
  - Ist kein Zittern zu spüren, können die Knie wieder ein wenig gebeugt und anschließend leicht gestreckt werden.
- **Bogen** (aus der Bioenergetik; ➤ Abb. 7.3): Diese Position ist ein kräftiger Einatemöffner. Insbesondere die vordere Körperseite und der untere Bauchraum werden gelöst.
  - Die Füße etwas weiter als schulterbreit aufstellen, die Zehen sind leicht nach innen gerichtet.
  - Beide Fäuste in den unteren Rücken legen.

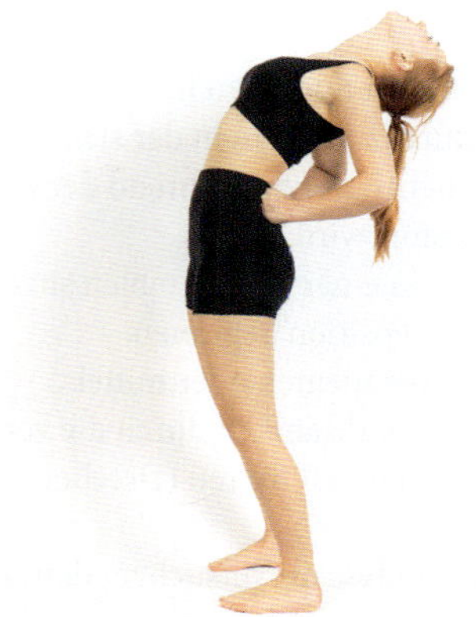

Abb. 7.3 Erdungsübung: Bogen [K433]

  - Die Knie soweit beugen, dass die Fersen noch auf dem Boden bleiben.
  - Dann über die Fäuste nach hinten lehnen.
  - Das Gewicht bleibt dabei auf den Fußballen.
  - Dabei tief in den Bauch atmen.
- **Kniebeugen:** Auch 10–30 Kniebeugen verstärken das Gefühl der Erdung.
- **Kaltes Wasser:** Eine eiskalte Dusche oder ein kaltes Bad nehmen.
- **Realitätsbezug stärken:** Dies kann z. B. dadurch geschehen, dass man sich an dem Stuhl festhält, auf dem man sitzt.
- **Rotwein:** Auch ein kleines Glas Rotwein kann Erdungsempfindungen und Entspannung fördern.

7.8 Arbeit mit Sinneskanälen (VAKOG) und deren Submodalitäten

7.8.1 Sinneskanäle

Die Sinneskanäle dienen der **Informationsaufnahme.** Durch das Gehirn werden verschiedene Reize der Sinnesorgane durch Erfahrung oder Analogieschluss interpretiert und innerliche Vorstellungen über die Welt gebildet. Eine Erfahrung wird so gespeichert und für uns wiedererlebbar.

Die fünf **Hauptkanäle** werdeg [K433] als **VAKOG** zusammen [K433]gefasst:

- Visuell: Sehen
- Auditiv: Hören
- Kinästhetisch: Tastsinn
- Olfaktorisch: Riechempfindungen
- Gustativ: Geschmacksempfindungen

Diese können auf interne oder externe Erfahrungen zurückgeführt werden und sich auf gegenwärtige, erinnerte oder rein vorgestellte Erlebnisse beziehen.

7.8.2 Submodalitäten

Es besteht eine enge Wechselbeziehung zwischen der Verarbeitung der Sinnesreize, der neuronalen Modulation und der Wahrnehmung der inneren und äußeren Wirklichkeit. So sind es nicht die Inhalte von Erinnerungen, die innere emotionale Zustände und Sichtweisen bestimmen, sondern die **Submodalitäten** (Untereigenschaften) – damit werden die **Eigenschaften der jeweiligen Sinne** bezeichnet – die unsere **Erfahrungen kodieren.** So kann durch Veränderung der Submodalitäten die Struktur einer Erfahrung moduliert und geändert werden und dadurch auch ihr Einfluss auf uns.

Dies kann während der osteopathischen Palpation genutzt werden, um die Wahrnehmung der Gewebedynamik und Qualität zu verfeinern und beispielsweise weg vom Schmerzfokus zu lenken. Hier können bei der Palpation nicht nur die Kinästhetik, sondern ebenso visuelle, auditive, olfaktorische oder gustative Assoziationen abgerufen werden oder möglicherweise während der Palpation auftretende Erinnerungen mittels VAKOG und Submodalitäten verfeinert und modifiziert werden.

Die Nutzung von Submodalitäten kann auf den Hypnosetherapeut Milton Erickson zurückgeführt werden und wurde insbesondere beim Neurolinguistischen Programmieren (NLP) als Technik eingesetzt (Bandler 2010). Körperempfindungen und Gefühle sind stärker von Submodalitäten als vom eigentlichen Inhalt beeinflusst. So ist es durch Techniken möglich, die **Submodalitäten einer Erfahrung zu beeinflussen. Gefühle können dadurchbewusst reguliert** bzw. beeinflusst, positive Erlebnisse verstärkt und negative Auswirkungen belastender Erlebnisse abgeschwächt werden.

Differenzierung der Submodalitäten

Bei den Submodalitäten können digitale und analoge unterschieden werden. **Digital** bezeichnet eine Unterscheidung von Submodalitäten nach dem Entweder-oder-Prinzip, d. h. es kann nur einer von beiden Zuständen anwesend sein, z. B. im visuellen Kanal Farbe oder Schwarz bzw. Weiß. **Analog** kennzeichnet hingegen einen fließenden Übergang, z. B. im visuellen Kanal Größe oder Helligkeit.

Visuell

➢ Tab. 7.2

Auditiv

➢ Tab. 7.3

Kinästhetisch

➢ Tab. 7.4

Olfaktorisch

➢ Tab. 7.5

Gustatorisch

➢ Tab. 7.6

Ausführung

Intervention über die Submodalitäten:

- **Feststellen der Hauptkanäle:** Nicht jeder Mensch hat die gleiche Priorisierung der Hauptkanäle. Für die weitere therapeutische Intervention ist es hilfreich zu erkennen, welche Sinneskanäle beim Patienten besonders im Vordergrund stehen und intensiv sind.
  - **Körperhaltung:**
    – **Visuelle Menschen** begünstigen den Sehsinn: Durch verstärktes Blicken nach oben und vorne, können aufgrund der Anspannung der Nackenmuskeln und durch Stirnrunzeln Kopfschmerzen begünstigt werden. Behandlungsstrategie

Tab. 7.2 Visuelle Submodalitäten

Submodalität	Qualitäten	Mögliche Fragen
Visuell analog		
Ansicht	Vordergrund ↔ Hintergrund	Befindet sich die Person im Vorder- oder im Hintergrund? Was befindet sich im Hintergrund?
Entfernung	Nah ↔ fern	Ist der Gegenstand nah oder fern? Wieviele Meter?
Helligkeit	Hell ↔ dunkel	Ist das Bild hell oder dunkel?
Fokus	Detail ↔ Gesamtheit	Ist der Fokus auf das Gesamtbild oder ein Detail gerichtet?
Farbe	Farbe ↔ schwarz-weiß, welche Farben	Ist das Bild farbig oder schwarz-weiß? Welche Farben befinden sich im Bild? Gibt es eine Farbe, die Sie besonders beeindruckt?
Größe	Klein ↔ groß	Ist die Person groß oder klein?
Schärfe	Klar ↔ verschwommen	Ist das Bild klar oder verschwommen?
Kontrast	Stark ↔ schwach	Wie sind die Kontraste im Bild?
Farbintensität	Stark ↔ schwach	Ist die Farbintensität im Bild stark oder schwach?
Proportion	Größer ↔ kleiner als normal, Verhältnis der Figuren zueinander	Sind die Personen bzw. Dinge im richtigen Verhältnis oder größer bzw. kleiner als in der Realität? Ist die Person größer oder kleiner als Sie?
Transparenz	Transparent ↔ undurchsichtig	Kann durch den Gegenstand durchgeschaut werden?
Position	Oben ↔ unten, links ↔ rechts	Wo befindet sich das Bild?
Blickwinkel	Zentral ↔ peripher	Ist der Gegenstand im Zentrum oder am Rand?
Form	Rund ↔ quadratisch ↔ rechteckig	Welche Form haben die Elemente im Bild?
Dimension	Dreidimensional ↔ zweidimensional	Ist das Bild drei- oder zweidimensional?
Dauer	Kurz ↔ lang	Wie lange ist die Dauer des Bildes?
Eigener Standpunkt	Innerhalb ↔ außerhalb	Von welcher Stelle betrachten Sie das Bild?
Bewegung	Langsam ↔ schnell ↔ gemäßigt ↔ fließend-pulsierend	Bewegt sich das Bild schnell, in gemäßigtem Tempo oder langsam?
Bewegungsart	Geradlinig ↔ kreisförmig ↔ schwingend ↔ schwankend	Ist die Bewegung geradlinig oder kreisförmig?
Bewegungsrichtung	Zum Subjekt hin ↔ vom Subjekt weg	Befindet sich ständig ein bestimmtes Element im Brennpunkt?
Aktivität	Aktiv ↔ passiv	Sind Sie aktiv oder passiv im Bild?
Bild/Film	Standbild ↔ Film	Sehen Sie einen Film oder ein Standbild?
Assoziiert/dissoziiert	Assoziiert ↔ dissoziiert	Sind Sie im Bild oder Film drin, nehmen sich als Darsteller wahr oder sehen Sie die Szene von außen?
Visuell digital		
Assoziiert/dissoziiert	Assoziiert ↔ dissoziiert	Sind Sie im Bild oder Film drin, nehmen sich als Darsteller wahr oder sehen Sie die Szene von außen?
Aktivität	Aktiv ↔ passiv	Sind Sie aktiv oder passiv im Bild?
Farbe	Farbe ↔ schwarz-weiß	Welche Farben befinden sich im Bild? Gibt es eine Farbe, die Sie besonders beeindruckt?
Standbild/Film	Standbild ↔ Film	Ist es ein Film oder ein Standbild?
Begrenzung	Rahmen ↔ Panorama	Hat das Bild einen Rahmen oder ist es ein Panorama?

Tab. 7.3 Auditive Submodalitäten

Submodalität	Qualitäten	Mögliche Fragen
Auditiv analog		
Art der Quelle	Töne, Geräusche, Worte oder Stille	Was hören Sie: Töne, Geräusche, Worte oder Stille?
Lautstärke	Laut ↔ leise	Hören Sie es laut oder leise?
Tonhöhe	Hoch ↔ tief	Wie ist die Tonhöhe?
Volumen	Voll ↔ dünn	Ist der Klang voll oder dünn?
Klangcharakter	Weich ↔ hart	Ist der Klang weich oder hart?
Tempo	Schnell ↔ langsam	Sind die Klänge bzw. Geräusche schnell oder langsam?
Dauer der Wahrnehmung	Kurz ↔ lang	Dauern die Klänge an oder sind sie kurz?
Entfernung	Nah ↔ fern	Ist das Geräusch nah oder fern?
Klarheit	Brillant/deutlich ↔ dumpf/undeutlich	Hören Sie das Geräusch deutlich oder undeutlich?
Melodie	Harmonisch ↔ disharmonisch	Hört sich das Geräusch harmonisch oder disharmonisch an?
Position	Innen ↔ außen	Kommt das Geräusch von innen oder von außen?
Tonqualität	Klangvoll, dünn, volltönend, nasal	Ist die Tonqualität klangvoll, dünn, volltönend oder nasal?
Bewegungsrichtung	Zum Subjekt hin ↔ vom Subjekt weg	Bewegt sich der Ton zu Ihnen oder von Ihnen weg?
Richtung	Von oben nach unten ↔ von rechts nach links oder umgekehrt	Von wo kommt das Geräusch her, das Sie hören?
Anzahl der Klangquellen	Eine ↔ mehrere	Gibt es eine oder mehrere Klangquellen?
Rhythmus	Konstant ↔ unregelmäßig	
Auditiv digital		
Position	Extern ↔ intern	Kommt das Geräusch von innen oder von außen?
Abmessung	Stereo ↔ mono	Hören Sie das Geräusch stereo oder mono?

Tab. 7.4 Kinästhetische Submodalitäten

Submodalität	Qualitäten	Mögliche Fragen
Kinästhetisch		
Körperhaltung	Gerade, nach vorne, hinten, seitlich gebeugt	Wie ist die Körperhaltung?
Intensität	Stark ↔ schwach	Wie intensiv ist die Körperempfindung?
Druck	Stark ↔ schwach	Wie ist der Druck?
Temperatur	Heiß ↔ warm ↔ kalt	Wie ist die Temperatur?
Feuchtigkeit	Feucht ↔ trocken	Fühlt es sich feucht oder trocken an?
Lokalisation	Im Körper ↔ am Körper, oben ↔ unten, vorne ↔ hinten, links ↔ rechts, medial ↔ lateral	Wo wird es gefühlt – im oder am Körper, oben oder unten, vorne oder hinten, links oder rechts, medial oder lateral?
Bereich	Klein ↔ groß	Wie groß ist der Bereich, der berührt wird?

Tab. 7.4 Kinästhetische Submodalitäten *(Forts.)*

Submodalität	Qualitäten	Mögliche Fragen
Form	Rund ↔ eckig ↔ flach ↔ Linie ↔ Kugel ↔ Spirale	Wie ist die Form – rund, eckig, flach, linienartig, kugelig oder spiralig?
Gewicht	Leicht ↔ schwer	Fühlt es sich schwer oder leicht an?
Qualität	Entspannt ↔ gespannt ↔ verkrampft ↔ taub ↔ diffus	Wie ist die Qualität – entspannt, gespannt, verkrampft, taub oder diffus?
Art	Eng ↔ weit, leicht ↔ schwer, dumpf ↔ stechend, scharf ↔ stumpf, pulsierend, drückend, spitz	Wie ist die Art der Berührung – eng, weit, leicht, schwer, dumpf, stechend, scharf, stumpf, pulsierend, drückend, spitz?
Dauer	Lang ↔ kurz, anhaltend ↔ pulsierend	Wie lange dauert die Bewegung bzw. Berührung an?
Anzahl	Viel ↔ wenig	Wie ist die Anzahl?
Rhythmus	Konstant ↔ unregelmäßig	Zeigt es einen Rhythmus oder ist es unregelmäßig?
Kontinuum	Zunehmend ↔ abnehmend	Nimmt es zu oder ab?
Begrenzung	Klar ↔ unklar, begrenzt ↔ global	Ist es begrenzt, global? Zeigt es klare oder unklare Grenzen?
Bewegung	Kontinuierlich ↔ diskontinuierlich, fließend, rotierend	Ist die Bewegung kontinuierlich oder diskontinuierlich?
Geschwindigkeit	Schnell ↔ langsam ↔ unbeweglich	Wie schnell bewegen Sie sich, bewegt es sich?
Bewegungsrichtung	Zentripedal ↔ zentrifugal, linienartig, kreisförmig, schwankend, links ↔ rechts, oben ↔ unten	Wie ist die Bewegungsrichtung?
Oberfläche	Fest ↔ weich, rau ↔ glatt	Wie fühlt sich die Oberfläche an – fest, weich, rau, glatt?
Intensität	Schwach ↔ stark	Wie intensiv ist die Körperempfindung?

Tab. 7.5 Olfaktorische Submodaliäten

Submodalität	Qualitäten	Mögliche Fragen
Olfaktorisch		
		Ist in Ihrer Vorstellung ein bestimmter Geruch wahrnehmbar?
Primärgerüche	Blumig, ätherisch, kampferartig, moschusartig, stechend, faulig, pfefferminzartig etc.	Wie riecht das Vorgestellte?
Qualität	Wohlriechend ↔ stinkend, angenehm ↔ unangenehm	Ist es wohlriechend oder stinkend, angenehm oder unangenehm?
Intensität	Stark ↔ schwach	Wie intensiv ist der Geruch?

Tab. 7.6 Gustatorische Submodalitäten

Submodalität	Qualitäten	Mögliche Fragen
Gustatorisch		
		Ist in Ihrer Vorstellung ein bestimmter Geschmack wahrnehmbar?
Grundgeschmäcker	Süß, sauer, salzig, bitter, umami	Wie schmeckt das Vorgestellte – süß, sauer, salzig, bitter, umami?
Qualität	Angenehm ↔ unangenehm	Schmeckt es angenehm oder unangenehm?
Intensität	Stark ↔ schwach	Wie intensiv ist der Geschmack?

kann hier eine Bewusstwerdung und Entspannung des Nackenmuskeltonus sein. Visualisierung im Vergleich zu kinästhetischer Wahrnehmung ist schneller. So kann es vorkommen, dass durch schnelle Visualisierung in stehender oder sitzender Position eher eine schnelle, flache Brustatmung begünstigt wird, sodass es ggf. hilfreich sein kann, auf eine bewusste tiefe Bauchatmung zu achten.

– Menschen mit **auditivem Hauptkanal** zeigen häufig kleine Schwankbewegungen im Körper und neigen den Kopf zu einer Seite. Sie fallen nicht selten durch einen ausdrucksstarken Tonfall auf, bewegen die Lippen, wenn sie zu sich selbst sprechen und hören Stimmen im Kopf.

– Bei Menschen mit **kinästhetischem Hauptkanal** fällt oftmals eine gebeugte Körperhaltung mit einem nach unten gerichteten Blick auf, da dadurch die Wahrnehmung für Körperempfindungen begünstigt wird. Außerdem zeigt sich eine häufiger vorkommende langsame Bauchatmung, die zu einer langsamen sprachlichen Ausdrucksweise führt. Insbesondere kann es zwischen Menschen, deren Hauptfokus auf Körperwahrnehmung liegt, und visuellen Menschen zu Kommunikationsstörungen kommen, da erstere sich langsamer ausdrücken als letztere. Hypochondrische Patienten nutzen i. d. R. vornehmlich den kinästhetischen Kanal. Indem dieser zunächst durch den Therapeuten angesprochen wird und anschließend dem Patienten weitere Kanäle zugänglich gemacht werden, wie der visuelle und auditive, kann sich die hypochondrische Neigung verbessern.

- **Augenbewegung:** Beim NLP wird die Augenbewegung des Patienten beobachtet, um zwischen visueller, auditiver und kinästhetischer Wahrnehmung zu differenzieren und so Hinweise für die Verwendung bestimmter Sinnes- bzw. Repräsentationssysteme zu erhalten. So wurde festgestellt, dass die Augen während einer auditiven Erinnerung i. d. R. nach transversal links und bei fantasierten Klängen nach transversal rechts blicken, bei einer visuellen Erinnerung stattdessen nach oben links und bei fantasierten inneren Bildern nach oben rechts blicken. Ein aktiver kinästhetischer Kanal zeigt sich durch einen Blick nach rechts unten (taktile Gefühle, Emotionen). Ein auditiver innerer Dialog (innere Stimmen) ist durch ein Blicken nach links unten gekennzeichnet (Besser-Sigmund et al. 1993). Muster von Augenbewegungen konnten allerdings im Hinblick auf mögliche Täuschungsversuche des Patienten in Studien nicht eindeutig zugeordnet werden (Wiseman et al. 2012). Auch ist zu berücksichtigen, dass bei Linkshändern möglicherweise die Seiten der Blickrichtung vertauscht sind.
- **Sprache:** Auch der sprachliche Ausdruck weist auf Hauptkanäle der Sinneswahrnehmung wie auch auf Submodalitäten hin, z. B.:
  – Ich sehe schwarz für meine Zukunft → visuell: Helligkeit ↔ Farbe
  – Das liegt mir wie ein Stein im Magen → kinästhetisch: Gewicht ↔ Druck
  – Es schnürt mir die Kehle zu → kinästhetisch
  – Das lässt mich kalt → kinästhetisch: Temperatur
  – Ich kann ihn nicht riechen → olfaktorisch: unangenehm
  – Ich kann es einfach nicht mehr hören → auditiv

• **Ergänzen der Sinneswahrnehmung des Patienten:** Es sollten während der Behandlung möglichst viele Kanäle angesprochen werden und der Patient im Erleben oder in der Erinnerung unterstützt werden, um Sinneswahrnehmungen, die er bisher nicht nutzte, zu ergänzen. Dabei kann während der Palpation nicht nur nach Körperempfindungen gefragt werden, sondern auch nach anderen Sinneskanälen und deren Submodalitäten.
• **Priorisierte Sinneskanäle ansprechen:** Die vom Patienten priorisierten Sinneskanäle können besonders angesprochen werden. Wenn sich der Patient schlecht Körperempfindungen, aber dafür sehr gut innere Bilder vorstellen kann, können diese in der Sprache Eingang finden. So können Formulierungen gewählt werden, wie: „Lassen Sie sich einmal überraschen, welche Bilder Ihnen dazu kommen, wenn ich Sie hier berühre“ oder „Sehen Sie die Lösung vor Ihrem inneren Auge auftauchen?“

- **Kanäle ansprechen, die schwach ausgeprägt sind:** Es können auch insbesondere die Kanäle angesprochen werden, die nur schwach ausgeprägt sind. Manchmal reagieren Patienten gerade auf dem Kanal stark, der in ihnen kaum repräsentiert ist.
- **Modulierung der Sinneswahrnehmung:**
  - Mithilfe der Submodalitäten können angstmachende Erinnerungen, die beispielsweise möglicherweise während der Palpation auftreten, in ihrer Wirkung abgeschwächt oder aufgelöst werden. Eine Schmerzwahrnehmung während der Palpation kann von scharf zu unscharf, von assoziiert zu dissoziiert geändert, von nah in die Ferne, vom Vordergrund in den Hintergrund verschoben und die Größe verkleinert werden. Es kann außerdem die Aufmerksamkeit auf andere Körperempfindungen in der Schmerzregion oder im gesamten Körper gelenkt werden. Ein Erinnerungsbild, das während der Palpation aufgetaucht ist, z. B. eines Vaters, der geschlagen hat, kann von Farbe in schwarz-weiß, von Drei- in Zweidimensionalität, von scharf zu unscharf geändert werden, die Proportion des Vaters kann verkleinert und das Bild von nah in die Ferne verschoben werden.
  - Ressourcenreiche Elemente innerhalb des Prozesses oder Erlebnisses können intensiviert werden, z. B. durch Palpation des Sonnengeflechts, des Perikards, eines Gelenks oder schmerzhafter Körperregionen. Auch wohlig angenehmes Erleben aus der Erinnerung oder Vorstellung, z. B. Sitzen auf einer Wiese oder auf einem Hügel, kann verstärkt werden. Dies kann durch Vervollständigung von Sinneswahrnehmungen, durch Hinzufügung von Submodalitäten sowie durch Fokussierung auf bestimmte Submodalitäten erreicht werden.
- **Erst Pacing, dann Leading:** Bei Behandlungsstrategien ist immer die Regel, zuerst ein **Pacing,** d. h. Spiegeln, feinfühliges Einstellen und Einlassen auf den Patienten sowie einfühlsames Verstehen des Patienten durchzuführen. Dabei kommt es zu einem Angleichen des gesamten auditiven und visuellen Ausdrucks. Dies umfasst die Mimik (Stirnrunzeln), Gestik, Körperhaltung, Minimalbewegungen wie Fußwippen oder Fingerklopfen, Atemrhythmus, Lidschlag sowie Sprachfluss, -rhythmik, Tonlage, Lautstärke der Stimme und Schlüsselworte. Dabei wird bei der Kommunikation berücksichtigt (Sprachstil), ob der Patient im Moment eher visuelle, auditive oder kinästhetische Kanäle nutzt, und auf das Angleichen an diese im Sprachstil geachtet. Pacing kann ebenso in Bezug auf Werte, Sichtweisen, Bedürfnisse oder Selbstbilder erfolgen. Solche Angleichungsprozesse zeigen sich bei gelungener Kommunikation völlig spontan. Sie können allerdings auch bewusst etabliert werden, um einen guten Kontakt zum Patienten aufzubauen. Wenn ein guter Kontakt entstanden ist, öffnet sich der Patient tiefer für Behandlungsimpulse. Der Patient kann außerdem in einem anderen Repräsentationssystem oder mit einer anderen Art von Bewegung gespiegelt werden, z. B. können Sprechpausen des Patienten durch eine bestimmte Mimik oder Körperhaltung ausgedrückt oder Atempausen durch einen bestimmten Palpationsdruck gespiegelt werden. Hat sich ein guter Kontakt etabliert, kann anschließend auch ein **Leading** durchgeführt werden, d. h. der Patient kann zu einem vorher vereinbarten Ziel oder Ergebnis hingeführt werden, z. B. in eine ressourcenreichere Sinneswahrnehmung.

7.9 Assoziieren und Dissoziieren

Assoziation und Dissoziation sind zwei Aufmerksamkeitszustände, die auf unterschiedlichen Wahrnehmungsfähigkeiten beruhen:

- **Assoziation** kennzeichnet das Aufgehen in einer Situation bzw. den Zustand, ganz da, voll präsent und intensiv mit Gefühlen und Körperempfindungen verbunden zu sein. Dieser Zustand kann sich auf die Gegenwart, die Vergangenheit oder die Zukunft beziehen. Beispielsweise erlebt eine Person eine vergangene Situation in einem assoziierten Zustand so, als ob es in der Gegenwart nochmals geschehen würde – mit vielen Sinneswahrnehmungen. Der Prozess des **Assoziierens** ist dementsprechend dadurch gekennzeichnet,

sich in einen Zustand der Assoziation hineinzubegeben oder sich in diesen hineinzusteigern.
- Unter **Dissoziation** wird ein Zustand verstanden, in dem man von dem Erleben in gewissem Ausmaß abgekoppelt und abgespalten ist und eine Situation mit gewissem Abstand erlebt bzw. die Intensität des Erlebens sich mehr oder weniger stark vermindert hat. Dissoziation kann sich zeigen als:
  - Abspaltung von einer bestimmten Körperempfindung, von einem bestimmten Gefühl oder einer Emotion, z. B. in Bezug auf ein Ereignis, Ärger oder Mitgefühl
  - Abspaltung von einem Körperteil
  - Abspaltung von bestimmten Bedürfnissen wie Hunger oder nach Berührung
  - Abspaltung von äußeren Umgebungsreizen

Auch der Zustand der Dissoziation kann sich auf die Gegenwart, Vergangenheit oder Zukunft beziehen. Beispielsweise erlebt eine Person eine vergangene Situation in einem dissoziierten Zustand mit deutlich weniger intensiven oder keinen assoziierten Gefühlen und eher wie ein unbeteiligter Beobachter. **Dissoziieren** bezeichnet den Prozess, sich in einen dissoziierten Prozess hineinzubegeben.

Je nach Persönlichkeit, gemachten Erfahrungen, Kontext und Situationen, entsteht eher eine Neigung zu Assoziations- oder Dissoziationszuständen. Je flexibler Assoziation und Dissoziation für uns zugänglich und möglich sind, desto kompetenter sind wir, je nach Situation ressourcenorientiert zu agieren.

Dysfunktionale Dissoziation und Assoziation

Bei einer teilweisen oder völligen Abspaltung von psychischen Funktionen wie der Erinnerungen an die eigene Vergangenheit, eigenen Gefühle (Schmerz, Angst, Hunger, Durst etc.), der Wahrnehmung der eigenen Person, des eigenen Körpers oder angenehmer Körperempfindungen und der Umgebung mit Rückzug in innere Tagträume sowie bei chronisch andauernden Erstarrungsreaktionen wirkt **Dissoziation dysfunktional.** Beispielsweise kann mental eine krankhafte Dissoziation zur biologischen Ebene (z. B. als Anorexie) oder zum biosphärischen Umfeld (z. B. Umweltzerstörung) entstehen. Dissoziationen können sich durch subjektive oder objektive Veränderungen bemerkbar machen, z. B. ein verändertes Verhalten des Patienten oder Krankheiten wie Anorexie. In der **osteopathischen Praxis** zeigt sich Dissoziation beispielsweise bei der Palpation eines Gewebes, wenn seine Beziehung zu funktionalen oder strukturellen assoziierten Organsystemen vermindert bzw. gestört ist. Allerdings ist die Dissoziation keineswegs auf die Palpation begrenzt. Symptome entstehen beim Überschreiten einer bestimmten Schwelle, wenn bestimmte Anteile wie Materie, Körper, Psyche, Seele usw. aufgrund dissoziativer Prozesse nicht mehr zugänglich sind.

Auch **Assoziation** kann **dysfunktional** werden, z. B. wenn Erinnerungen an schmerzhafte und negative Erlebnisse immer wieder das gegenwärtige Erleben mit vielen Sinneswahrnehmungen überfluten, als wäre es immer noch real.

Therapeutische Intervention

- Grundsätzlich ist es sinnvoll, dass Personen, die tendenziell eher dissoziieren, ihre Reaktionsspanne erweitern, indem sie assoziative Möglichkeiten erlernen und umgekehrt.
- Je nach Kontext können therapeutisch Assoziierungs- oder Dissoziierungstechniken genutzt werden. Sind beispielsweise traumatische Erinnerungen zu stark für die jetzige Situation, sollten Patienten diese zunächst dissoziieren, z. B. mittels der Arbeit mit Submodalitäten (➤ Kap. 7.8.2). Gleichzeitig können Ressourcen assoziativ erlebt und verstärkt werden.
- Zum Verstärken von angenehmen Erlebnissen und Ressourcenzuständen, z. B. der sichere Ort (➤ Kap. 7.10.7), kann der Fokus auf die Assoziation gerichtet werden. Auch kann sich der Patient auf seinen zukünftigen Gesundheitszustand assoziativ fokussieren und dadurch seine Heilungsbereitschaft erhöhen.
- Bei negativ erlebten Situationen, zu starkem Konfliktmaterial oder starker Aktivierung bei traumatischen Erlebniserinnerungen können dissoziative Strategien gewählt werden (z. B. die Kino-Technik, ➤ Kap. 7.10.5), um sich von diesen als belastend erlebten Situationen zu trennen, assoziierte Stressreaktionen zu vermindern, eine

Retraumatisierung zu vermeiden sowie Material von traumatischen Erfahrungen in verdaubare Stücke zu verkleinern und dadurch Lösungen erlebbar zu machen.

7.10 Affektdifferenzierung und - regulierung

Die im Folgenden vorgestellten Interventionen können – je nach Situation abgestimmt – auch während der Integrationsphase eingesetzt werden.

7.10.1 Notfallkoffer

Das Zusammenstellen eines Notfallkoffers ist ein Basiselement der dialektisch-behavioralen Therapie (DBT) (Ahrens 2006) und ist nach Beushausen (2010) zur Affektregulation im Umgang mit Gefühlen wirksam.

Indikationen und **Wirkung:**

- Ressourcenaktivierung (Wachter et al. 2013)
- Emotionalen Regulation (Brunner et al. 2006)
- Affektregulation (Beushausen 2010)
- Notfallprophylaxe (Hantke et al. 2012)
- Selbstwirksamkeitserleben (Hantke et al. 2012)
- Stressbewältigung (Lüdecke et al. 2015)

Bei dieser Übung wird ein Koffer (oder Schachtel, Liste) visualisiert, in den eine für jeden **individuelle Zusammenstellung** von Telefonnummern, Adressen, Aktivitäten, Symbolen und Skills hineingelegt wird, die in **Notfallsituationen helfen** (Sendera et al. 2016). Diese sollten Sicherheit vermitteln sowie Distanz schaffen und Zeit überbrücken helfen, wenn plötzlich auftauchende überwältigende Gefühle aufsteigen. Sie sollten triggerfrei sein und keine Flashbacks oder unangenehme Gefühle auslösen. Es ist sinnvoll, Kontakte, Freunde und Beziehungen zu anderen Menschen in der Liste erst nach Inhalten aufzuführen, die selbst, also ohne fremde Hilfe, ausgeführt werden können. So kann sich der Patient selbstwirksam erleben und muss sich nicht von den Menschen in seinem Umfeld abhängig machen (Hankte et al. 2012).

Bei den Dingen, die im Notfallkoffer enthalten sind, ist wichtig, dass diese in den entsprechenden Situationen auch **verfügbar** bzw. **ausführbar** sind (Hantke et al. 2012). Es ist darauf zu achten, dass schon beim Erstellen des Koffers mögliche auftretende Situationen berücksichtigt werden und überlegt wird, wie genau agiert und was dafür gebraucht wird. Bei den im Koffer enthaltenen Skills bietet es sich an, diese öfters zu üben und zu verfestigen, damit sie in einer Notsituation sofort zur Verfügung stehen und helfen, die Situation zu bewältigen (Riffer et al. 2017). Der Patient kann sich daran orientieren, was bisher schon geholfen und die Handlungsfähigkeit gefördert hat.

Der Notfallkoffer kann sowohl visuell als auch als Liste, Bild, Schachtel oder Box erstellt werden. Wichtig ist nur, dass **jederzeit darauf zugegriffen** werden kann. Diese Liste oder ein Symbol dafür sollte immer erreichbar sein und kann auf einem Zettel ins Portemonnaie gelegt, am Spiegel im Badezimmer befestigt, im Smartphone oder am Computer hinterlegt werden.

Es ist völlig normal, dass der Koffer anfangs noch nicht so gut gefüllt ist – er wird durch Erfahrungen, neue Situationen und Mittel wachsen (Sendera et al. 2016).

7.10.2 Ressourcenkette als Notfallnetz

Es kann an einer Pinwand ein **Notfallnetz** erstellt werden. Dafür werden 10 Dinge auf jeweils eine Karte geschrieben, die helfen (z. B. aus dem Notfallkoffer), und miteinander verbunden. Von jeder Karte kann ein Strich oder Faden zu anderen Karten gezogen werden. So eine **Ressourcenkette** kann abfotografiert werden und dann auf dem Handy oder Computer stets zur Verfügung stehen. Diese Ressourcenkette kann auch als zusätzliche Ressource bei der multifokalen bifokalen Integration in der Ressourcen-Körperregion und Ressourcen-Blickrichtung verankert werden (➤ Kap. 10.5.5, ➤ Kap. 10.5.6).

7.10.3 5-4-3-2-1-Übung nach Y. Dolan

Dies ist eine Übung, um **in das Hier und Jetzt** zu kommen. Der nach außen gerichtete Fokus und die Durchführung der Übung mit geöffneten Augen unterstützen die Beendigung dissoziativer Zustände und das assoziierte Erleben der Gegenwart und des eigenen Körpers sowie Verminderung von Ängsten. Diese Übung kann in jeder Situation angewendet werden. Sie ist besonders für Traumatisierte geeignet, die leicht beim Schließen der Augen oder, wenn sie ihren Fokus nach innen richten, mit emotional belastenden Gedanken oder Erinnerungen konfrontiert sind.

Indikationen für die Übung sind:

- Beendigung von Angst- und Panikattacken, Grübeln und Intrusionen
- Reorientierung bei Albträumen und Flashbacks
- Hilfe beim Einschlafen
- Impulskontrolle
- Entspannung

Ausführung

- Den Patienten bitten, die Augen auf einem Punkt im Raum ruhen zu lassen, der ihm angenehm ist, und anschließend damit zu beginnen, 5 Dinge zu benennen, die er jetzt und hier sieht, dann 5 Dinge, die er hört, und zum Schluss 5 Spürwahrnehmungen. Dann die Abfolge der jeweiligen Sinnesmodalität 4 ×, 3 ×, 2 × und schließlich nur 1 × wiederholen. Am Ende mehrmals wiederholen: Ich sehe… Ich höre… Ich spüre… Es können auch immer wieder die gleichen Dinge benannt werden, wenn das die derzeitige Wahrnehmung ist.
- Sollte in der Phase des Sehens Geräusche stören, kann einfach zum Hören gewechselt werden. Sollte die Abfolge durcheinandergeraten, ist dies ein Zeichen, dass die Übung richtig gemacht wird. Dieselben Wahrnehmungen können auch in der nächsten Runde wieder genannt werden, und falls andere Sinneswahrnehmungen in den Vordergrund treten, auch z. B. vom Sehen zum Hören gewechselt werden. Der Therapeut kann die Antworten durch ein kurzes „Ja“ oder „Hmm“ bestärken.
- Bei Anwendung als Krisenintervention, wenn der Patient sich in Flashbacks verliert, kann die Übung auch direktiver durchgeführt werden und der Therapeut kann dem Patienten auch Wahrnehmungen zur Verifikation anbieten: „Sie sehen die weiße Gardine.“ Sollte der Patient nicht nonverbal zustimmen, kann noch direktiver vorgegangen werden: „Sie sehen die grüne Flasche Wasser, richtig? Was sehen Sie noch?“
- Ziel ist es, die Aufmerksamkeit weg von einer Fokussierung emotional belastender Gedanken auf das Außen zu lenken, in der Gegenwart zu verankern und über eine „Ja-Haltung“ wieder einen verifizierbaren Kontakt zum Patienten herzustellen.

7.10.4 Tresorübung

Dies ist eine Distanzierungsübung, in der etwas, was einen **belastet,** erst einmal weggepackt und **aufbewahrt** wird. Da es später möglich sein soll, diese Dinge noch einmal zu betrachten, bietet es sich an, die betreffenden Situationen, Bilder, Gedanken etc. in einen Tresor zu legen. Später – wenn es notwendig sein sollte – kann dann in einer geschützten Situation wieder darauf zurückgegriffen werden (Reddemann 2016).

Die Tresorübung wird als Imagination in der Stabilisierungsphase angewendet, in der es darum geht, **Stabilität** zu schaffen und **Ressourcen** aufzubauen (Böhm 2016). Sie eignet sich dafür, noch nicht bewältigte Erinnerungen erst einmal beiseitezulegen (Längle 2010). Auch belastende Erinnerungen oder noch nicht ganz aufgelöste Belastungen am Ende einer Behandlungssitzung können so bis zur nächsten Sitzung verwahrt werden. Weitere **Indikationen** für diese Übung sind:

- Wunsch nach Unterbrechung der Konfrontation mit einem Erleben/einem Trauma
- Überwältigung durch Erleben
- Verlust von Stabilität in der Konfrontation eines Traumas

Die Übung führt zur bzw. zum:

- Distanzierung (Sachse 2018)
- Dissoziationsstopp (Junglas 2006)
- Stabilisierung (Böhm 2016)

Die Tresorübung sollte anfangs möglichst oft mit nicht primär traumatischem Material geübt werden, damit es im Krisenfall auch mit Traumafilmen gut klappt (Tesarz et al. 2015). Es kann manchmal nicht dauerhaft möglich sein, Dinge in einen Tresor zu verstauen. In diesem Falle ist die Übung zu wiederholen.

Ausführung

- Stellen Sie sich ein Medium vor, auf dem alle Ihre unangenehmen Gedanken als Filme ablaufen. Dieses Medium kann beispielsweise ein DVD-Spieler mit Bildschirm, ein Laptop oder ein Bilderrahmen sein. Schauen Sie sich dieses Medium in Ihren Gedanken genau an und versuchen Sie, es mit allen Details wahrzunehmen. Nun stellen Sie sich dazu eine Fernbedienung, eine Steuerung über die Tastatur oder eine andere Möglichkeit vor, mit der Sie Kontrolle über das von Ihnen gewählte Medium haben. Gehen Sie in Gedanken durch, wie Sie damit den Film an und aus, lauter und leiser, schneller und langsamer etc. stellen können.
- Wenn Sie soweit sind und das Gefühl haben, die Kontrolle über Ihren Film zu haben, stellen Sie sich vor, dass Ihr Film auf dem von Ihnen gewählten Medium abläuft. Nehmen Sie Ihre Fernbedienung, die Tastatur, oder was auch immer Sie vorher ausgewählt haben, und spulen Sie den Film zurück auf Anfang. Nun stoppen Sie den Film und lassen ihn aus dem Gerät ausgeben. Nehmen Sie die CD, den USB-Stick, das Foto oder einen anderen Gegenstand, auf dem die Inhalte gespeichert sind, und verwahren Sie diesen an einem sicheren Ort, an dem sie alles verschließen können. Dieser Ort kann ein Tresor, eine Kiste, eine Höhle oder Ähnliches sein.
- Idealerweise gibt es dort zwei Fächer: eines für belastende und eines für wertvolle ressourcenreiche Inhalte.
- Versuchen Sie sich vorzustellen, welcher Ort für Sie am sichersten zu sein scheint, um diese Dinge abzulegen. Stellen Sie sich den Ort ganz genau vor. Wie sieht er aus? Wie fühlt er sich an? Wo ist er? Gibt es ein Schloss mit Schlüssel? Gibt es eine Kette? Gibt es andere Schutzmechanismen? Was benötigen Sie, damit das dort abgelegte fest verschlossen ist und nur in Ihr Bewusstsein kommt, wenn Sie es aktiv dort herausholen?
- Wenn Sie diesen Ort für sich gefunden haben, nehmen Sie den von Ihnen gestoppten Film und legen ihn dort ab. Schließen sie den Tresor bzw. ihren Verschlussort und schauen Sie sich ihn im geschlossenen Zustand kurz an. Nun können Sie Ihren Blick abwenden und wieder vollkommen im Hier und Jetzt ankommen. Atmen Sie tief ein und aus und beginnen Sie, ihre Umgebung wahrzunehmen (nach Reddemann 2016).

7.10.5 Kino-Technik

Mit dieser Technik kann durch eine dosierte und auf die Patientenreaktion abgestimmte Dissoziierung mittels Modifizierung der Sinnesqualitäten eine belastende Situation aufgearbeitet und integriert werden.

Indikation für diese Übung ist die Abschwächung und Auflösung unangemessener Angstreaktionen auf einen objektiv ungefährlichen Auslöser. Sie kann zur Zielvisualisierung genutzt werden. **Kontraindikation** ist eine Phobie-Erkrankung.

Ausführung

1. Situation identifizieren, z. B. Angst vor Spinnen. Nach der Verankerung einer Ressource, z. B. des sicheren Orts, den Patienten wie im Folgenden dargestellt anleiten.
2. Stellen Sie sich eine weiße Leinwand mit Rahmen vor und spüren Sie den Kinosessel, auf dem Sie sitzen.
3. Stellen Sie sich vor, Sie sitzen im Filmvorführraum und sehen sich dort im Kino sitzen und vor Ihnen die weiße Leinwand (doppelte Dissoziation).
4. Falls nötig, kann die Dissoziation weiter verstärkt werden, in dem sich der Patient vorstellt, wie er sich auf der Leinwand zuschaut, wie er eine Spinne hinter einem verschlossenen Glaskasten sieht.
5. Aus dieser Perspektive sehen Sie jetzt Ihren Film ganz am Anfang, wo sie sich noch ganz sicher fühlen (im genannten Beispiel: bevor eine Spinne zu sehen ist). Sehen Sie diesen Film in schwarzweiß. Lassen Sie den Film langsam beginnen. Hören Sie gleichzeitig lustige Musik aus den Lautsprechern des Kinos, z. B. Zirkusmusik. Sehen Sie zunächst nur die Bilder, die Gefühle treten in den Hintergrund.

6. Sie können jederzeit im Vorführraum den Film ausschalten, ein Standbild herstellen, die Filmgröße und das Standbild verkleinern oder weg- oder ranzoomen.
7. Lassen Sie den Film abspielen. Stoppen Sie den Schwarz-Weiß-Film kurz vor dem Höhepunkt der die Angst auslösenden Situation (z. B. wenn Sie die Spinne erblicken). Treten Sie in dieses Standbild hinein (Assoziation). Jetzt wird der Film farbig. Lassen Sie den Film in sehr schnellem Tempo rückwärts zum Anfang laufen, als alles noch in Ordnung war und Sie sich sicher gefühlt haben.
8. Öffnen Sie die Augen und orientieren Sie sich hier im Raum.
9. Wiederholen Sie Schritt 7 und 8 mehrmals, wobei der Rücklauf des Films immer schneller wird.
10. Wenn sich die Angst verringert, können langsam Dissoziationen abgebaut werden, z. B. wechselt der Patient die Perspektive vom Vorführraum in den Kinosaal oder vom Kinosaal auf die Leinwand und nimmt schließlich den Glaskasten weg.
11. Schließlich kann bei erfolgreichem Abschluss getestet werden, wie es sich anfühlt, sich die Zukunft vorzustellen, bei der früher eine Angst ausgelöst wurde (z. B. Erblicken einer Spinne).

7.10.6 Innerer Beobachter, innerer Zeuge

Die Technik des inneren Beobachters ist Teil der psychodynamisch-imaginativen Traumatherapie (PITT) und wird zur Traumabearbeitung genutzt. Die PITT (2004 von Reddemann manualisiert) nutzt dissoziatives Verhalten als Ressource, indem sie durch eine Art **bewusstes und aktives Dissoziieren** das **Erleben von Kontrolle** ermöglicht. Dadurch sinkt die Angst vor einer Gefühlsüberflutung und mit der Zeit können immer mehr Gefühle toleriert werden (Reddemann et al. 2010).

Grundlage der Beobachtertechnik ist die Vorstellung, dass alle **erlebenden Teile in Sicherheit** sind (Reddemann et al. 2010). Der Patient kann sich dafür vorstellen, diese seien an einem sicheren, geborgenen Ort (➤ Kap. 7.10.7) und können von dort aus gut geschützt alles beobachten. Der Therapeut beobachtet, ob dies der Fall ist. Bei dieser Form der Selbstbeobachtung wird der präfrontale Kortex aktiviert und es kommt zu einer Desidentifizierung (Reddemann 2010). Nach Singer et al. (2009) führt die Nutzung der intentionalen Kontrollsysteme des Gehirns dazu, interne Repräsentationen zu aktivieren und die Aufmerksamkeit auf diese zu lenken. Dadurch können innere Vorgänge auf dieselbe Art wie Informationen von außen wahrgenommen und verarbeitet werden (Reddemann 2010).

Durch die Desidentifikation kann **Distanz zu dem Erlebten** aufgebaut werden. Damit erlangt der Patient das Vertrauen, dass auch negativ bewertete Gefühle ertragen werden können (Reddemann 2010).

Indikationen:
- Tiefe Verzweiflung (Wilber 2017)
- Traumabearbeitung (Reddemann et al. 2010)
- Affektüberflutung (Reddemann et al. 2010)

Wirkungen:
- Depersonalisation (Reddemann 2010)
- Dissoziation als Ressource
- Desidentifizierung (Reddemann 2010)
- Desensibilisierung (Sack et al. 2013)
- Schutz gegen Affektüberflutung (Reddemann 2010)

Ausführung

- Atmen Sie tief ein und aus und nehmen Sie den Kontakt zum Boden wahr. Machen Sie sich bewusst, dass Sie sich durch die Fähigkeit, sich selbst zu beobachten, wahrnehmen können.
- Lassen Sie Ihre Wahrnehmung langsam durch den gesamten Körper wandern. Wo gibt es unangenehme Empfindungen und wo angenehme? Machen Sie sich bewusst, dass Sie allein dadurch, dass Sie den Körper beobachten und wahrnehmen können, mehr als Ihr Körper sind.
- Widmen Sie sich ihren Gedanken. Nehmen Sie wahr, dass Sie sich selbst beim Denken und beim Beobachten ihres Körpers beobachten können. Machen Sie sich auch hier bewusst, dass Sie dadurch, dass Sie ihre Gedanken beobachten können, mehr als Ihre Gedanken sind.

- Richten Sie die Aufmerksamkeit auf Ihre Stimmung. In welcher Stimmung befinden Sie sich gerade? Hat sie sich verändert? Nehmen Sie wahr, wie Sie die Stimmung beobachten können und damit mehr sind als Ihre Stimmung.
- Gehen Sie weiter zu Ihren Gefühlen und werden Sie sich Ihrer Fähigkeit bewusst, diese zu beobachten.
- Nehmen Sie zum Schluss wahr, wie Sie sich selbst beim Beobachten beobachten können. Spüren Sie, wie neutral sich dieser beobachtende Teil in Ihnen anfühlt. Spüren Sie, wie viel Distanz zwischen ihm und dem Erleben der anderen Ebenen liegt.
- Atmen Sie tief ein und aus und kommen Sie zurück ins Hier und Jetzt.

7.10.7 Innerer sicherer Ort

Die Übung des inneren sicheren Orts ist ein zentrales Element der psychodynamisch-imaginativen Traumatherapie (PITT) nach Luise Reddemann und dient der Stabilisierung (Reddemann et al. 1996). Die Traumaarbeit wird im Rahmen der PITT grundsätzlich von einem inneren, sicheren Ort begonnen, der **Geborgenheit** spendet (Imagination). Damit sind alle erlebenden Teile in **Sicherheit** und die Bearbeitung des Traumas kann aus der Beobachterperspektive begonnen werden (Reddemann et al. 2010). Aus psychodynamischer Sicht kann die imaginäre Arbeit – bezogen auf die eigene Lebensgeschichte – zu vertiefter Selbsterkenntnis und Selbsterfahrung führen (Reddemann et al. 2014).

Indikationen:

- Angstzustände (Nowrouzi 2011)
- Sicherheits- und/oder Schutzbedürfnis (Maerker 2009)

Wirkungen:

- Ressourcenmobilisation (Nowrouzi 2011)
- Stabilisierung (Reddemann 2001)
- Entspannung (Nowrouzi 2011)
- Versorgung verletzter Selbstanteile (Reddemann 2014)
- Distanzierung im Rahmen der Traumakonfrontation (Reddemann 2001)
- Selbstwirksamkeitserleben (Reddemann et al. 2014)

Ausführung

Bei der Ausführung der Übung des inneren sicheren Orts wird versucht, sich den Ort mit allen zur Verfügung stehenden Sinnen vorzustellen (visuell, auditiv, kinästhetisch, olfaktorisch, gustativ = VAKOG) (Reddemann 2001).

- Stellen Sie sich einen Ort vor, an dem Sie sich maximal sicher und geborgen fühlen. Lassen Sie Ihrer Fantasie freien Lauf. Der Ort kann sowohl aus der Realität als auch aus Ihren Gedanken stammen. Wichtig ist, dass es Ihr Ort ist, der nach Möglichkeit frei von anderen Menschen ist.
- Stellen Sie sich diesen Ort ganz genau mit allen Sinnen vor. Was sehen Sie dort? Wie genau sieht es aus? Was hören Sie? Was fühlen Sie? Berühren Sie etwas? Wie fühlt sich das an? Schmecken Sie etwas? Gibt es einen bestimmten Geruch an Ihrem Ort?
- Lassen Sie sich komplett auf diese Wahrnehmung ein. Nehmen Sie alles genau wahr und verändern Sie die Dinge, die Sie als unangenehm empfinden.
- Fügen Sie Dinge hinzu, die Ihren Ort noch sicherer und angenehmer machen können.
- Fühlen Sie, wie Sie sich an Ihrem Ort sicher und geborgen fühlen. Schwenken Sie mit der Aufmerksamkeit auf ihr Körperempfinden an diesem Ort. Wie sind Sie positioniert? Sind Sie entspannt, wenn Sie dort sind?
- Wenn Sie sich nun maximal sicher und wohl fühlen und das Gefühl haben, dass es nichts gibt, was den Ort noch verbessern kann, verankern Sie diesen in Ihnen. Machen Sie eine Geste, die Sie in Zukunft immer leicht an diesen Ort zurückbringt.
- Sollte das Sicherheit vermittelnde Gefühl auf einer Messskala von 0–7 (0 gar nicht sicher, 7 vollkommen sicher) 6 oder 7 betragen, kann am Ende der Übung der sichere Ort zusätzlich bilateral mittels der Schmetterlingsumarmung verankert werden (➢ Kap. 8.26). Dafür beklopft sich der Patient langsam 10–20 × mit den Händen auf der gegenüberliegenden Schulter. Oder der Therapeut berührt den Patienten an einer Körperstelle, z. B. am Knie, um dort das Erleben des sicheren Orts zu verankern. Bei Bedarf kann der Therapeut später im Verlauf der Integrationsphase koregulierend einwirken, indem durch Berühren des Knies diese Ressource aktiviert wird.

7

- Atmen Sie tief ein und aus und kommen Sie zurück ins Hier und Jetzt. Beginnen Sie, den Raum um sich herum wahrzunehmen und bewegen Sie sich kurz.

7.10.8 Schutzraum

Diese Übung kann noch mehr **Sicherheit** geben als der sichere Ort (➤ Kap. 7.10.7) und ist auch im Alltag anzuwenden, oder wenn Personen im Hier und jetzt die Angst haben, dass sie von Dissoziationen überwältigt werden.

Ausführung

- Sicherer Stand und Orientierung im Raum: Die Übung im Sitzen oder Stehen ausführen, nicht in Rückenlage. Eine sitzende oder stehende Haltung wirkt erdend, ebenso die seitliche Embryonalhaltung (Element Erde). Die Rückenlage ist eine Haltung, die unterstützt, in den Fluss zu kommen (Element Wasser).
- Wahl des Schutzraums: Wählen Sie einen Raum, der alles andere außer Ihnen draußen lässt, v. a. alles Gefährliche, der eine Grenze um Sie herum bildet. Dies muss kein Raum im herkömmlichen Sinne sein, sondern kann auch ein unsichtbarer sein, eine Blase oder ein einseitig einsehbarer Lichtmantel. Sollte der Patient keine Idee haben, kann der Therapeut drei Vorschläge machen, sodass der Patient eine Vorstellung dafür bekommt, was als Schutzraum genutzt werden kann.
- Vorschläge für Zwischenräume (Eingangsbereich, Windfang): Wand, Mauer, Glasschirm, Eingänge (Anzahl, vielleicht zwei, damit man sich über den Hintereingang entfernen kann), Öffnungen (keine, eine oder mehrere Öffnungen, z. B. in alle vier Richtungen, um überall hinschauen zu können).
- Vorschläge für die Wahl der Ausstattung des Innenraums: Diese sollten ausnahmslos Gefühle von Sicherheit erzeugen: Farbe, Klang, Kuscheltiere, Hunde, z. B. Wachhund, oder ein Symbol für innere Intuition, das sich rechtzeitig meldet (eher keinen Bären wählen, da dieser ein Täterintrojekt sein könnte und oft symbolisch einen Elternteil symbolisiert), Gerüche, Geschmack.
- Lassen Sie nur positive Eindrücke, die schützend, stärkend, sicher und hilfreich sind, in diesen Raum eintreten.
- Atmen Sie einige Male tief und langsam in den Bauch ein und aus.
- Integrieren Sie den Schutzraum assoziiert, d. h. indem alle Sinneswahrnehmungen (VAKOG) in Bezug auf den Schutzraum verstärkt werden, was auch mit geschlossenen Augen durchgeführt werden kann.

7.10.9 Ressourcen-Liste

Um **Ressourcen** zu **entdecken** und zu **aktivieren,** kann eine Liste mit Dingen erstellt werden, die

- Ein Lächeln auf das Gesicht zaubern
- Einen gut fühlen lassen
- Helfen, sich stark und kompetent zu fühlen
- Helfen, sich sicher und geerdet zu fühlen
- Helfen, sich verbunden zu fühlen

Diese Liste kann in der Hosentasche oder im Mobilphone mitgeführt werden. Sie kann außerdem als Ressourcenkette z. B. in der MBI zusätzlich mit einer assoziierten Körperregion verankert werden und so als Ressource bzw. Koregulation während der Aufarbeitung zusätzlich zur Verfügung stehen (z. B. ➤ Kap. 10.5.11).

7.10.10 Beobachterrolle

Um eine Beobachterrolle zu installieren kann z. B. ein **leerer Stuhl** angeboten werden. Dafür kann eine Stelle im Raum für einen Stuhl gesucht werden, an dem eine Instanz des Patienten als ein objektiver Dritter Platz nehmen kann. Dieser wirkt als innerer Ort, in den kein Trauma Eingang gefunden hat. Eine weitere Möglichkeit ist z. B., den Patienten dazu einzuladen, die **Perspektive** einer bedeutsamen oder vorbildhaften Person, des inneren Kindes oder eines Beobachters eines Films einzunehmen.

Dem Patienten werden so **neue Sichtweisen** ermöglicht und zugänglich gemacht. Bezüglich des leeren Stuhls kann dies mit folgendem Satz eingeleitet werden: „Setzen Sie sich auf diesen dritten Stuhl und schauen Sie, ob es von dort Informationen an Sie gibt."

7.10.11 Charakterstärkentest

Unter www.charakterstaerken.org haben Sie die Möglichkeit, einen Fragebogen selbst auszufüllen und somit mehr über sich und die eigenen Stärken zu erfahren. Mit der Teilnahme wird außerdem die aktuelle Forschung der Fachrichtung Persönlichkeitspsychologie und Diagnostik am Psychologischen Institut der Universität Zürich unterstützt. Das Ausfüllen des Fragebogens ist kostenlos und die Daten werden nicht an Dritte weitergegeben oder für kommerzielle Zwecke genutzt. Beispielsweise könnte der Patient diesen Test zu Hause durchführen. Der Test dauert etwa 30 Minuten und man erhält dann seine Top 25 Charakterstärken. Von den Top 5 können z. B. zwei oder drei ausgesucht werden und bei Herausforderungen das jeweilige Thema oder Behandlungsziel mit diesen angegangen werden. Oder es können eine oder zwei Stärken unter den Top 5 ausgesucht werden, die am meisten Kraft geben, und diese mit der nicht dominanten Hand auf eine Karte geschrieben werden, die dann zur Erinnerung ins Portemonnaie gelegt wird.

7.10.12 Reframing

Reframing (Neurahmung) bedeutet, Ereignissen und Verhaltensweisen eine **neue Bedeutung** zu geben, diese in einen **neuen Kontext** zu setzen oder einen bewussten **Perspektivwechsel** vorzunehmen. Es ist eine im NLP und der systemischen Familientherapie häufig eingesetzte Methode, die von Virginia Satir entwickelt wurde.

Ereignisse werden vor dem Hintergrund bestimmter Erwartungen und Denkmuster interpretiert. Je nach Prägungen, Lebenserfahrungen, Grundeinstellungen und Tagesform werden eher positive oder negative Deutungen vorgenommen. Chronisch negative Deutungen engen dabei nicht nur unsere Wahrnehmung ein, sondern haben auch eine Vielzahl belastender physiologischer Auswirkungen. Reframing bedeutet nicht, unangenehme Gefühle zu verdrängen, sondern ein gesundes Mittelmaß zu finden, eingeschränkte Potenziale zu überwinden sowie Gelassenheit und eine flexiblere Handlungsfähigkeit zu erlangen. Insbesondere, wenn sich der Patient als Opfer der Umstände wahrnimmt und z. B. eine Schmerzempfindung durch assoziierte negative Emotionen und Kognitionen immer stärker gefestigt worden ist, können die Umdeutung der Situation und ein Perspektivwechsel dabei helfen, eingeschränkte Sichtweisen und Verhaltensweisen zu überwinden.

Wichtig für den Erfolg ist, dass Reframings – seien es vom Patienten formulierte oder vom Therapeuten angebotene – dem Glaubenssystem des Patienten entsprechen.

Beispiele:

- Das wird nie funktionieren. Reframing: Ich lasse mich überraschen, ob es klappt, wenn ich es versuche.
- Ich habe keine Zeit, um für mich zu sorgen. Reframing: Ich schaue mal, wie ich mir dafür Zeit freiräumen kann, um für mich zu sorgen.

Indikationen:

- Vermeidung bzw. Auflösung negativer Gedanken und Gefühle (Tkach et al. 2006)
- Stressminderung (Liu et al. 2019)

Es können zwei Arten von Reframing unterschieden werden: Kontext- und Bedeutungsreframing.

Osteopathisches Kontextreframing

Beim Kontextreframing wird ein **neuer bzw. anderer Kontext** gesucht, in dem dann ein als störend und problematisch angesehenes Verhalten einen Vorteil bewirkt und sich so ins Positive verwandelt.

Vorgehen

- Problemidentifikation: Das Problem genau beschreiben und verstehen, z. B.: Ich bin zu ungeduldig und möchte dies ändern.
  - Wann sind Sie zu ungeduldig?
  - In welchen Situationen sind Sie zu ungeduldig?
  - Für wen sind Sie zu ungeduldig?
  - Im Vergleich zu wem sind Sie zu ungeduldig?
  - Was machen Sie genau, wenn Sie sich zu ungeduldig fühlen?
  - Was müsste ich tun, um auch zu ungeduldig zu sein?
  - Wie fühlt sich das im Körper an, wenn Sie das tun?

- Entwicklung einer alternativen Formulierung und eines anderen Kontexts:
  - Wo spüren Sie es im Körper, wenn Sie sich ungeduldig fühlen? Diese Stelle palpieren, dreidimensional einen dynamischen Balancezustand einstellen, den Mikrobewegungen folgen und während der Expansionsphase sanft verstärken.
  - Gegebenenfalls den Fokus auf veränderte Körperempfindungen lenken: Wie fühlt sich diese Stelle jetzt an? Kälter oder wärmer, gebundener oder freier, enger oder weiter, fester oder weicher, starrer oder fließender?
  - Wie würden Sie Ungeduldigsein beschreiben, wenn Sie positive Worte wählen würden?
  - Gibt es Situationen, wo es hilfreich war, ungeduldig zu sein, und dies einen positiven Effekt hatte?
  - Falls Patienten nichts einfällt, können ihnen auch einfühlsam Vorschläge gemacht werden: Vielleicht könnte es auch sein, dass Sie, wenn eine Aufgabe schnell ausgeführt werden muss, gar nicht zu ungeduldig sind, sondern effektiv und zielstrebig.
- Wahrnehmung nonverbaler Veränderungen: Hat sich durch die Intervention die Mimik, Haltung etc. positiv verändert, sind dies Zeichen für ein erfolgreiches Reframing. Den Patienten dann unterstützen, sich dieser Zeichen bewusst zu werden und diesen Zustand mit der Schmetterlingsumarmung (➢ Kap. 8.26) verankern.

Osteopathisches Bedeutungsreframing

Einem Verhalten können normalerweise verschiedene Bedeutungen gegeben werden. Geht diese Flexibilität jedoch verloren und wird einem bestimmten Auslöser immer die gleiche Bedeutung beigemessen, verhindert dies, auch andere Ursachen für das Verhalten bzw. den Auslöser zu erkennen, sodass immer das gleiche negative Gefühl ausgelöst wird und sich infolgedessen auch der eigene Handlungsspielraum einschränkt.

Hier kann das Bedeutungsreframing eingesetzt werden. Dabei ändert sich nicht der Kontext, sondern es wird eine **neue Sichtweise** gesucht, bei der ein altes Verhalten eine **neue Bedeutung** erhält. Ändert sich so die Betrachtungsweise und Bedeutung einer Situation, verändern sich auch die physiologischen Reaktionen auf das Verhalten.

Vorgehen

- Problemidentifikation: Das Problem bzw. die kausale Aussage genau beschreiben, benennen und verstehen, z. B.: Wenn Freunde eine Verabredung absagen, liegt es daran, dass ich zu langweilig bin. Ich möchte das ändern. Wichtig ist, so lange weiter zu fragen, bis eine eindeutig formulierte Aussage erhalten wird und das innere Erleben des Patienten verstanden wurde.
  - Was bedeutet zu langweilig genau für Sie?
  - Was triggert Sie genau, sich zu langweilig zu fühlen?
  - Was passiert, dass Sie sich zu langweilig fühlen?
  - Was machen Sie genau, dass Sie sich zu langweilig fühlen?
  - Wie fühlt es sich im Körper an, wenn Sie sich zu langweilig fühlen?
  - Was müsste ich tun, um auch zu langweilig zu sein?
- Entwicklung einer alternativen Formulierung und Bedeutung:
  - Wo spüren Sie es im Körper, wenn Sie sich zu langweilig fühlen? Diese Stelle palpieren, dreidimensional einen dynamischen Balancezustand einstellen, den Mikrobewegungen folgen und während der Expansionsphase sanft verstärken.
  - Gegebenenfalls den Fokus auf veränderte Körperempfindungen lenken: Wie fühlt sich diese Stelle jetzt an? Kälter oder wärmer, gebundener oder freier, enger oder weiter, fester oder weicher, starrer oder fließender?
  - Überlegen Sie, welche andere Bedeutung dem zu langweilig sein zugeordnet werden könnte.
  - Überlegen Sie, welche andere Bedeutung der Situation, dass ein Freund einen Termin absagt, für den Patienten nützlicher sein könnte, als die zu langweilig zu sein, die er dieser Situation bisher gegeben hat.
- Angebote und Hilfestellung: Könnte es sein, dass das Verhalten, einen Termin abzusagen, auch etwas anderes bedeutet, z. B. dass sie/er eine wichtige familiäre Angelegenheit zu klären hat,

7

erschöpft ist, zu viel berufliche Arbeit zu erledigen hat, keinen freien Kopf hat?
- Wahrnehmung nonverbaler Veränderungen: Hat sich durch die Intervention die Mimik, Haltung etc. positiv verändert, sind dies Zeichen für ein erfolgreiches Reframing.

Selbstübung Reframing

- **Neuer Name:** Patienten können für Situationen und Ereignisse, die ihnen begegnen, einen neuen Namen finden und diesen dadurch einen neuen Kontext geben. „Welchen neuen Namen könnte ich der Körperempfindung geben, die ich vorher Nackenschmerz genannt habe?" Sie können die Übung für den Patienten damit einleiten, offen dafür zu sein, wie sich dies auf ihr Erleben auswirkt. Diese Übung kann einmal pro Woche angewendet werden. So erlangen Patienten zunehmend Kompetenz beim Reframing.
- **Bedeutungsänderung:** Während bilateral Musik gehört wird, kann sich der Patient fragen, welche Lernerfahrung die Schmerzerfahrung für ihn bedeuten könnte. Die Antworten, die spontan auftauchen, schreibt er mit der nicht dominanten Hand auf, z. B. „Es stärkt mich. Es bringt mich dazu, mehr darüber nachzudenken, was mir wirklich im Leben wichtig ist. Es motiviert mich, über meinen Lebensstil nachzudenken und diesen zu verändern. Es bringt mich dazu, statt zu viel am Schreibtisch, im Auto und vor dem Fernseher zu sitzen, Spaß am Bewegen in der Natur zu finden. Es bringt mich dazu, statt unangemessen übermäßig auf das Gewinnen beim Sport abzuzielen und mich dadurch häufig zu verletzen, den Spaß und die Freude am Bewegen stärker in den Mittelpunkt zu stellen. Es unterstützt mich dabei, zuzuhören, was mich wirklich zufrieden macht."
- **Verständnis:** Der Schmerz kann auch ein fürsorgliches Signal darstellen. Dabei kann der Patient seinem Körper wie einem verängstigten Kind zuhören, ihn trösten und Verständnis entgegenbringen: „Kann ich irgendetwas tun, damit du dich besser fühlst?"
- **Reframing und Meditation:** Patienten können Ihre Aufmerksamkeit für 5–10 Minuten pro Tag auf ihren Atem richten. Falls während der Meditation belastende Gedanken auftauchen, führen sie für jeden dieser Gedanken ein spontanes Reframing durch und kehren anschließend mit ihrer Aufmerksamkeit wieder zur Atmung zurück.

7.10.13 Therapeutische Trance

Mittels Trance können vorübergehend Einschränkungen persönlicher gewohnter Bezugsrahmen und Überzeugungen aufgehoben werden, um **neue Assoziationsdynamiken** zu ermöglichen, welche die Lösung von dysfunktionalen Belastungen und SPEKD unterstützen.

Indikationen:
- Entspannungs- (ϑ und α-Rhythmen im EEG) und gleichzeitige Verarbeitungs- bzw. Aktivierungsinduktion (γ-Oszillationen) (Jensen et al. 2015)
- Angstzustände
- Chronische Schmerzsyndrome
- Motorische Störungen mit psychogenem Anteil wie Tics, Bruxismus
- Somatisierungen

Ausführung

- Induktion: Es gibt zahlreiche Möglichkeiten der Tranceinduktion und Beendigung. Ich nutze gerne die Vorstellung, eine Treppe mit zehn Stufen langsam hinabzugehen, und zähle dabei mit verlangsamter tiefer Stimme von eins bis zehn. Gleichzeitig übe ich einen sanften CV-4 aus. Auch die gelenkte Körperwahrnehmung wende ich u. a. an.
- Prozess: Im Anschluss an die therapeutische Trance können viele der in der Stabilisations- und Integrationsphase dargestellten Ansätze durchgeführt werden.
- Beendigung: Patienten wieder in das Alltagsbewusstsein zurückzuführen, z. B. werden zum Beenden die zehn Stufen wieder hochgegangen.

7

7.10.14 Hypnotische Sprachmuster

Hypnotische Sprachmuster werden genutzt, um einen Flow-Zustand oder eine Trance zu induzieren und koregulierend zu begleiten. Diese können z. B. in der Stabilisierungsphase oder zur Koregulation in der multimodalen bifokalen Integration (MBI) während der Integrationsphase angewendet werden. Auch können diese kombiniert mit bilateraler Stimulation und/oder mit sanfter interozeptiv wirkender Berührung, im Bereich des Nackens und/oder mit Ausübung eines CV-4 ausgeführt werden.
Indikationen (Keil 2011):

- Entspannung und Reduktion von Angst
- Schmerzkontrolle
- Akute Belastung
- PTBS
- Phobien
- Somatoforme Schmerzen
- Fibromyalgie
- Schlafstörungen
- Migräne

Kontraindikationen sind unzureichende Mitarbeit des Patienten, akute Psychose, psychotische Zustände (Manie, schizophrener Schub), paranoide Vorstellungen und fortgeschrittene Demenz (Keil 2011).

Ausführung

Die Sprachmuster können zur Einleitung eines Flow-Zustands oder einer Trance oder im Verlauf der Techniken der Stabilitäts- und Integrationsphase abgestimmt im Hinblick auf die Reaktionen des Patienten angewendet werden.

- Wie wird es sich anfühlen, wenn Sie bemerken, dass Sie geheilt sind/die Angst sich gelöst hat/Sie sich entspannt haben?
- Wenn Sie …., dann …: Wenn Sie den ersten Schritt getan haben, dann wird es immer leichter und leichter loszulassen. Haben Sie schon begonnen, dieses Gefühl der Leichtigkeit wahrzunehmen?
- Die Geschichte von damals ist vorbei, auch wenn es noch wehtut, wir haben jetzt das Jahr xy Sie können jetzt heilen.
- Weitere Sprachmuster (➤ Kap. 10.4)

7.10.15 Weitere Ressourcen

Weitere Ressourcen, die insbesondere in der Zeit **außerhalb der Therapiesitzung** hilfreich sind:

- **Halbedelstein,** der aufgrund seiner Farbe, Form oder Bedeutung Ressourcen aktiviert, in der Hosentasche mit sich führen.
- **Andere Körperhaltung,** z. B. eine Siegerpose, einnehmen: Dies könnte gleich morgens beim Aufstehen für 1–2 Minuten durchgeführt werden. Um daran erinnert zu werden, kann ein Zettel auf den Nachttisch, unter das Kissen oder auf den Boden neben das Bett gelegt werden.
- **Positiven Satz** verankern, z. B. durch eine Schmetterlingsumarmung, und, wann immer nötig, wiederholen.
- **Bodenanker:** Drei Ressourcen auf einen Zettel schreiben, diese an einer gewählten Stelle im Raum übereinanderlegen, sich darauf stellen und das Empfinden durch bilaterales Tapping verankern. Diese Worte können auch mittels Wordle ausgedruckt werden und erhalten so eine besondere Schrift (www.wordle.net).
- **Barfuß** im Gras laufen: Feuchtes Gras eignet sich am besten dafür.
- **Symbole:** Zum Beispiel Herzkissen, Stofftiere oder Tierfiguren aus Holz oder Kunststoff, die Kraft, Sicherheit etc. symbolisieren. Im Taschenformat können diese stets mitgeführt werden und sind so im Alltag als Ressource verfügbar.
- **Körperregionen** anfassen und klopfen: Das ist mein Fuß und der gehört zu mir, das ist mein Unterschenkel und der gehört zu mir. Entsprechend einem Bodyscan (➤ Kap. 7.7.9) kann auf diese Weise weiter verfahren werden. Der Fokus kann auch auf bestimmte Körperregionen gelegt werden.
- Fünf tiefe langsame **Atemzüge:** Dabei stärker und länger aus- als einatmen. Dies kann insbesondere in sympathischen Erregungslagen wie in Stresssituationen helfen, sich mit seinen Ressourcen zu verbinden.
- **Lachübung:** Morgens für 5 Minuten vor dem Spiegel aktiv lachen. Dies kann auch nur innerlich vorgestellt werden.

7.11 Entwicklung von Vertrauen und Sicherheit

Insbesondere bei traumatisierten Patienten ist es in jeder Behandlungsphase notwendig, **Vertrauen** und **Sicherheit** aufzubauen, da diese Grundbedürfnisse bei einer traumatischen Erfahrung meist extrem erschüttert wurden. Beispielsweise sind unmittelbar nach einer traumatischen Erfahrung insbesondere menschliche Zuwendung, Sicherheit, Trost und Orientierung wichtig – sei es durch Familienangehörige, Freunde, andere Betroffene oder professionelle Fachkräfte. Je stärker das Vertrauen in die therapeutische Beziehung ist, umso sicherer fühlt sich der Patient, belastenden und Arousal auslösenden Triggern ressourcenreich zu begegnen und damit zu integrieren.

Maßnahmen, die Vertrauen und Sicherheit im Patienten fördern können:

- Übungen, die das Erleben wie innere Sicherheit begünstigen, z. B. tiefe Bauchatmung, Yoga, Meditation, Achtsamkeit und soziale Spiele (Geller et al. 2014).
- Zwischen den Behandlungsterminen können Patienten mit PTBS oder Personen nach einem Trauma stets von einer Bezugsperson, einem Freund oder der Telefonseelsorge eine **Notfallnummer** zur Verfügung zu haben.
- Stabilisierend nach einem Trauma ist es, einen möglichst **geregelten Tagesablauf** beizubehalten oder zu installieren.
- Patienten mit chronischen Beschwerden können davon profitieren und stabilisiert werden, wenn folgende sieben **Aspekte** bestmöglich in den **Lebensalltag** integriert werden:
  - Körperlichee Ressourcen: Bewegung, Ernährung, Getränke, Sonnenlicht
  - Psychische Ressourcen: die genannten Übungen durchführen
  - Arbeit
  - Partnerschaft, enge Freundschaft: Ist dies eine heilende, ressourcenfördernde Beziehung oder eine krankmachende bzw. belastende Beziehung?
  - Freizeit: Treffen mit Freunden, Hobbies, Theater
  - Muße: einfach bewusst nichts tun
  - Ökologische Faktoren: Stressfaktoren vermindern und Wohlbefinden stärken, z. B. eine ressourcenstärkende Wohnsituation

7

7.12 Maltherapeutische Intervention

Diese Interventionen sind auf die katathyme imaginäre Psychotherapie zurückzuführen. Sie können als Gestaltungs-, Symbolisierungs-, Besprechungs- oder Beziehungsvorgang genutzt werden. Dies kann z. B. auch zu Hause durchgeführt und in der Praxis besprochen werden.

Ausführung

- Auf einem Block sechs Seiten hintereinander oben an der Ecke mit 1–6 kennzeichnen.
- Der Patient fokussiert sich auf das Problem bzw. die Belastung und beginnt zu malen, z. B. Knieschmerzen oder nicht mehr rennen können. Das erste Bild kann in der Praxis gemalt werden: „Malen Sie Ihr Problem- bzw. Belastungsbild."
- Wenn das Bild fertig gezeichnet ist, einen Titel oder einen Satz unter das Bild schreiben.
- Anschließend die nächste leere Seite aufschlagen. Es wird so lange bilateral geklopft, bis das nächste Bild innerlich aufsteigt. Dann wieder beginnen zu malen. Der Fantasie kann während des Malens vollkommen freie Bahn gelassen werden.
- So auch mit den restlichen 4 Bildern verfahren.

Nachbesprechung:

- Jede Interpretation des Bildes vermeiden.
- Zur Besprechung der Bilder zunächst dissoziativ vorgehen: „Was ist nachher anders als vorher?"
- Bei Ressourcen kann assoziativ vorgegangen werden: „Was sehen Sie in dem Bild? Was fühlen Sie im Bild?" Die letzte Frage wird i. d. R. erst beim Schlussbild oder ab dem Bild gefragt, wo eine Ressource auftritt.

Alternativen:

- Alternativ kann nach jeder Behandlungskonsultation ein Bild gemalt werden. Nach 4–6 Behandlungen können diese besprochen werden.
- Sandkasten: Bei Kindern oder alternativ kann auch ein Sandkasten genutzt werden. Figuren verschiedener Größe, Playmobilmännchen oder kleine Tierfiguren in den Sandkasten stellen lassen und dann das jeweilige Bild mit dem Handy aufnehmen.

- Tanzen: Alternativ kann auch bilateral geklopft und die Problematik bzw. die Belastung im Tanz ausgedrückt werden. Auch hier können – entsprechend zum Bildermalen – sechs verschiedene Tänze ausgeführt werden.
- Töpfern: Entsprechend zum Bildermalen können auch Figuren getöpfert werden.

7.13 Ressourcenstärkung durch Förderung der Ausschüttung von Oxytocin

7.13.1 Bedeutung und Wirkung von Oxytocin

Oxytocin, auch Kuschel- oder Liebeshormon genannt, ist sowohl Neurotransmitter als auch Hormon, das im Hypothalamus produziert wird. Oxytocin wird gemeinhin mit der emotionalen Verbindung in liebenden Beziehungen, z. B. der Mutter-Kind-Beziehung speziell beim Stillen des Kindes, oder zwischen zwei Liebenden in Verbindung gebracht, geht aber auch weit darüber hinaus und hat u. a. Bedeutung für soziale Beziehungsgefüge sowie die Stressregulation durch Inhibierung der HPA-Achse und hat Einfluss auf die Opiatsekretion und dadurch auf das Schmerzverhalten. Durch diese vielfältigen Wirkungen hat eine Förderung der Oxytocinausschüttung einen **stabilisierenden und ressourcenstärkenden Effekt** im therapeutischen Kontext bei Stressbelastung, chronischen Schmerzen und bei der PTBS.

Das komplexe neurobiologische Phänomen der mütterlichen sowie romantischen Liebe ist mit dem Fortbestand der Spezies verbunden. Liebe basiert auf Vertrauen, Vergnügen und Belohnungsaktivitäten im Gehirn, d. h. limbischen Prozessen mit Signalisierung durch Oxytocin, Vasopressin, Dopamin and Serotonin (Esch 2005). Romantische und mütterliche Liebe aktivieren Hirnregionen, die sowohl spezifisch als auch mit anderen Hirnregionen überlappend sind (z. B. das Belohnungssystem, das reich an Oxytocin- und Vasopressinrezeptoren ist). Gleichzeitig werden Regionen deaktiviert, die mit negativen Emotionen, sozialem Urteilsvermögen und Mentalisierung verbunden sind, d. h. der Einschätzung der Absichten und Emotionen anderer Menschen. Die menschliche Bindung kann also einerseits **soziale Distanzen überwinden,** indem die kritische soziale Bewertung und negative Emotionen vermindert werden, und andererseits durch die Beteiligung des Belohnungszentrums **Individuen miteinander verbinden** (Zeki 2007). Dabei sind belohnende oder vergnügliche Aktivitäten für Motivation und Überleben notwending und bestimmen zumeist biologische Verhaltensweisen, wie Sex, Essen und Fortpflanzung. Durch die Freisetzung von Dopamin wird der Mensch in einen Zustand versetzt, in dem er sich gut fühlt, und Dopamin scheint nicht nur eng mit der Bildung von Beziehungen, sondern auch mit Sex gekoppelt zu sein, was folglich als belohnend und als Wohlbefinden betrachtet wird.

Oxytocin und **Vasopressin** (ein Neuromodulator mit ähnlicher Struktur; ➤ Tab. 7.7) sind funktional miteinander verbunden. Beide werden vom Hypothalamus produziert und sind an der Bildung **sozialer Bindungen** sowie **reproduktiver Verhaltensweisen** beteiligt, wie elterlicher und sexueller Beziehungen. Insbesondere während des Orgasmus sowie während der Geburt und des Stillens gelangen beide Neuromodulatoren ins Blut, wobei die Rezeptoren für beide in Teilen des Hirnstamms verteilt sind, die während der romantischen und mütterlichen Liebe aktiviert werden (Nagasawa 2012). Die Rolle von Oxytocin wird hier als mutmaßlicher Neurotransmitter des ZNS gesehen, der autonome sympathische Neuronen im Rückenmark stimuliert und über den N. vagus eine sensorische Aktivität im Gebärmutterhals zur Induktion von Orgasmen vermitteln kann (Komisaruk 2003).

Weiterhin spielen sie bei **Belohnungsprozessen** eine Rolle und sind daher im autoregulatorischen Signalsystem der endogenen Opioidsignalisierung involviert, was für die Induktion von Vergnügen, die Reaktion auf die zwischenmenschliche Trennung und die Verringerung dieser als Belastung empfundenen Situation entscheidend ist (Esch 2005). Ebenso konnte aufgezeigt werden, dass Oxytocin zur **Anregung des N. vagus** im Nagermodell führt, z. B. bei Ratten mit Herzinsuffizienz, was eine Reduktion der Herzfrequenz und des Blutdrucks zur Folge hatte (Garrott 2017), oder zur Unterdrückung der

7

Tab. 7.7 Wirkungen von Oxytocin und Vasopressin (nach Esch 2005; Baumgartner 2008)

Wirkung von Oxytocin	Wirkung von Vasopressin
Verbessert die Induktion von sozialen Kontakten	Verstärkt positive soziale Verhaltensweisen
Verstärkt die Bildung von Partnerpräferenzen	Verbessert die Partnerselektion
Verbessert Paar- und soziale Bindungen	Erhöht die soziale Bindungsformation
Vermindert Aggressionen	Verstärkt territoriale Verhaltensweisen
Erhöht Entspannung und Wohlbefinden	Verstärkt die Anziehung
Vermindert Angstzustände	Vermindert Angstzustände
Vermindert Stress	Erhöht den Blutdruck
Vermindert die Ausschüttung von Glukokortikoiden	Moduliert die Ausschüttung von Kortikoiden
Verstärkt die Muskelkontraktionen während der Geburt	Eine Komponente der Stressantwort
Erhöht die Reproduktion, sexuelle Verhaltensweisen	Oxytocin-Agonist
Verbessert die sensorische Verarbeitung	Verstärkt sexuelle Verhaltensweisen
Verbessert die Speicher- und Verarbeitungsprozesse im Gehirn	Verantwortlich für Belohnungs- und limbische Verarbeitung
Verbessert die parasympathische autonome Funktion	Verstärkt Aufmerksamkeit, Lernen, Gedächtnis
Verstärkt Vertrauen in Mitmenschen	Verbessert die sympathische und parasympathische Regulation

Nahrungsaufnahme und Reduzierung von Fettleibigkeit bei leptinresistenten Mäusen (Iwasaki 2015). Studien zur Oxytocin-induzierten Modulation des Magentonus durch vagal afferente Fasern konnten die Fähigkeit von Oxytocin zur Modulierung der GABAergen Übertragung zwischen dem Nucleus tractus solitarius und dem Nucleus dorsalis n. vagi aufzeigen (Holmes 2013). Dieser Pfad der Aktivierung scheint allerdings nicht nur in eine Richtung zu gehen; ebenso konnte gezeigt werden, dass bei Aufnahme von Nahrungsmitteln die Oxytocinfreisetzung durch Aktivierung von Vaguseferenzen aktiviert wird (Uvnas-Moberg 2005).

7.13.2 Entwicklung des Oxytocinsystems

Das Oxytocinsystem ist während der Schwangerschaft, Kindheit und Jugend für Umwelteinflüsse anfällig. Die Entwicklung dieses Systems erfordert wichtige neuronale Veränderungen im frühen Leben, die während der Embryogenese beginnen und bis in die frühe postnatale Phase andauern (Grinevitch 2015). Stress in der frühen Lebensphase führt zu einer Dysregulation des sich entwickelnden Oxytocinsystems, was sich auf viele der Funktionen auswirkt, die Oxytocin reguliert, einschließlich der Emotions- und Stressregulierung (Nylander et al. 2012) und des Suchtverhaltens (Buisman-Piijlman 2014). Zum Beispiel wird während der postnatalen Entwicklung die Entwicklung des Oxytocinsystems der Ratte von Umweltfaktoren, wie der Qualität der mütterlichen Fürsorge, beeinflusst. Höhere Plasma-Oxytocinspiegel wurden bei Rattenbabys festgestellt, die einer stärkeren mütterlichen Pflege und Lecken ausgesetzt waren, sowie eine höhere hypothalamische Oxytocin-Konzentration nach Haut-zu-Haut-Kontakt mit der mütterlichen Ratte (Henriques 2014; Kojima 2012).

Stress in frühen Lebensphasen beeinträchtigt auch andere Systeme, die mit Oxytocin interagieren, z. B. das neuroendokrine, das dopaminerge und das Immunsystem (Kim 2016; Buisman-Piijlman 2014). Weiterhin zeigen Tiere, die Stressfaktoren im frühen Leben ausgesetzt waren, im Erwachsenenalter Verhaltensstörungen, die mit Symptomen von Depressionen und Angstzuständen sowie einem erhöhten suchtbedingten Verhalten im Zusammenhang stehen (Enoch 2011; McEwen 2003).

7.13.3 Mutter-Kind-Beziehung

Bei der wechselseitigen Kommunikation im Rahmen der **Mutter-Kind-Beziehung** wird die zent) [F1098/L143]ale Freisetzung von Oxytocin durch sensorische Signale, z. B. Riech-, Hör-, visuelle und physikalische Inputs, stimuliert. Dadurch wird die Freisetzung von Oxytocin im ZNS erhöht, was zu einer Verbesserung von verschiedenen sensorischen, physiologischen und Verhaltensfunktionen sowie zu einer Verstärkung von mütterlichem wie auch affektivem Verhalten führt (➤ Abb. 7.4). Negative Reaktionen, wie Schmerzen, endokriner Stress und Angstzustände, werden durch Oxytocin verringert (Nagasawa 2012).

Ein Anstieg von Oxytocin durch engen **Hautkontakt** zwischen Elternteil und Kind erhöht die Entwicklung der Eltern-Kind-Beziehung (➤ Abb. 7.5) und vermindert die Kortisolausschüttung und Angstzustände (Vittner 2017).

7.13.4 Romantische Beziehungen

Die Zentren der romantischen Liebe sind die ventrale tegmentale Area und der Nucleus caudatus, die im Belohnungs- und Motivationssystem involviert sind. Ihre Aktivierung führt zur Produktion von **Dopamin,** das intensives Wünschen, Motivation, Konzentration und Begierden hervorruft (Fisher 2005).

Die erwachsene menschliche Paarbeziehung zeichnet sich durch soziale Beziehung zwischen Nicht-Verwandten aus, das auf Vertrauen basiert. **Oxytocin** fördert das Vertrauen und reduziert die Angst vor Verrat oder Vertrauensbruch, was durch eine Reduktion der Amygdala-Aktivität entsteht. Beim Menschen konnte nach intranasaler Applikation von Oxytocin eine erhöhte positive Kommunikation während eines Paarkonflikts beobachtet werden (Ditzen et al. 2009). Somit können soziale Bindungen zwischen nicht verwandten Erwachsenen teilweise durch Oxytocin vermittelt werden (Rillig 2011).

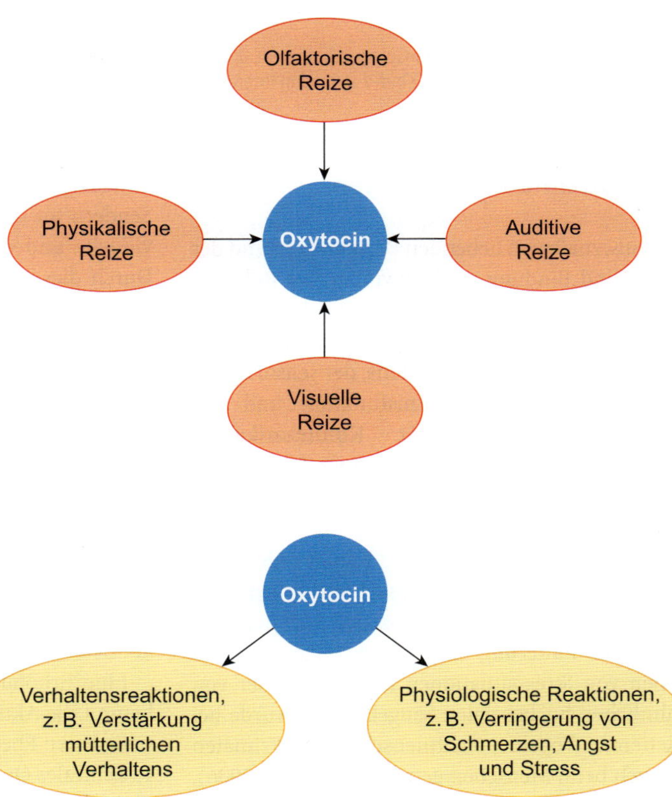

Abb. 7.4 Rolle von Oxytocin bei der wechselseitigen Kommunikation zwischen Mutter und Kind [P1143/L143]

7

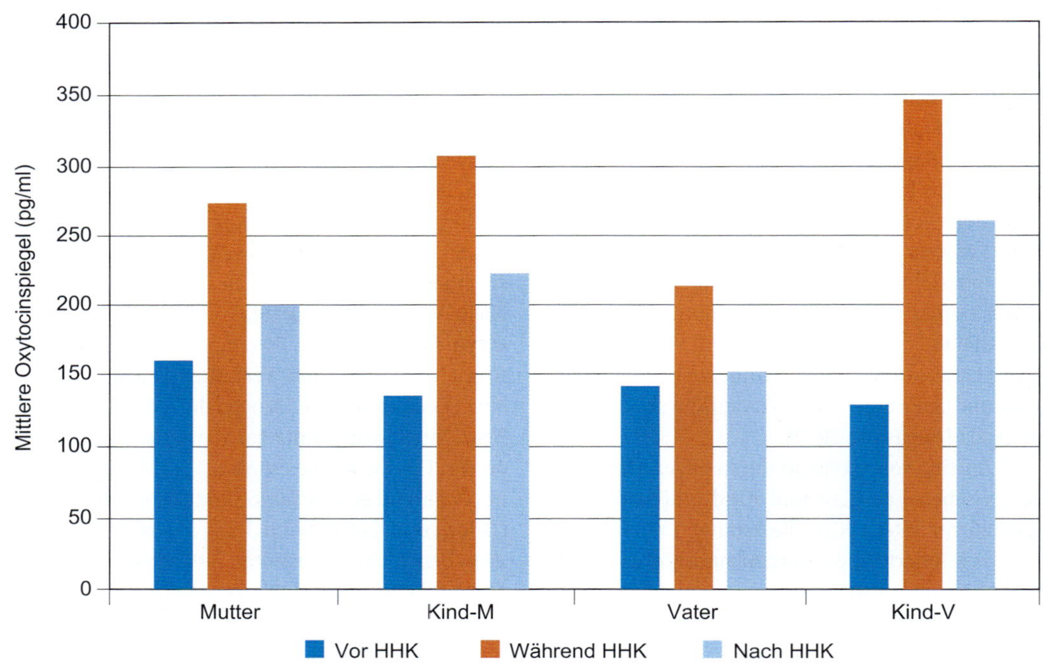

Abb. 7.5 Entwicklung des Oxytocinspiegels bei Eltern und Kind vor, während und nach Haut-zu-Haut-Kontakt (HHK) (Kind-M = Kind in Interaktion mit der Mutter; Kind-V = Kind in Interaktion mit dem Vater) [F1098/L143]

7.13.5 Soziale Beziehungen

Auch außerhalb von liebenden Beziehungen und der Mutter-Kind-Bindung spielt Oxytocin eine Rolle bei der Verstärkung von s) [F1098/L143]zialen Bindungen, Entspannungs- und Wohlgefühl, der Fortpflanzung und des sexuellen Verhaltens, der sensorischen Verarbeitung, der Gedächtnisfunktion und der parasympathischen Aktivität. **Kommunikation** zwischen Mitgliedern innerhalb einer Gesellschaft ist sowohl für den Austausch von Informationen als auch zum Schutz vor äußeren Einflüssen und Gefahren wichtig. Dieser soziale Kontakt übt einen positiven Einfluss auf die psychologischen und physiologischen Aspekte des sozialen Miteinanders aus. Soziale Pufferung bzw. Unterstützung – beim Erleben von Stresssituationen im Miteinander von artähnlichen hochsozialen Säugetieren – wurde bei Nagetieren, Vögeln, nichtmenschlichen Primaten und auch beim Menschen gefunden (Kikusui 2006). Dabei werden **sensorische Stimuli** wie taktile, visuelle, olfaktorische und auditive Signale von den Sendern an die Empfänger transmittiert, die individuelle und emotionale Informationen enthalten. Durch diese sozialen Stimuli erhöht sich die **Freisetzung von Oxytocin** in der Amygdala und Verhaltensreaktionen auf die Stressoren werden moduliert. Dadurch kommt es zu einem positiven Effekt auf die Dopaminübertragung im Nucleus accumbens, der für die Sozialbindungen unerlässlich ist. Weiterhin wird die Bildung von Oxytocin im Hypothalamus erhöht, der für die Linderung von neuroendokrinen Stressreaktionen verantwortlich ist. Oxytocin stimuliert die endogene Opioidtransmission, indem diese die CRF-Aktivität im paraventrikulären Nucleus reduzieren und damit schmerzmindernd wirken können (➤ Abb. 7.6) (Kikusui 2006).

Eine Erhöhung der Ausschüttung von Oxytocin hemmt die Aktivierung der HPA-Achse auf drei verschiedenen Ebenen:

1. Zentrales Oxytocin hemmt die CRF-Aktivierung des Hypothalamus

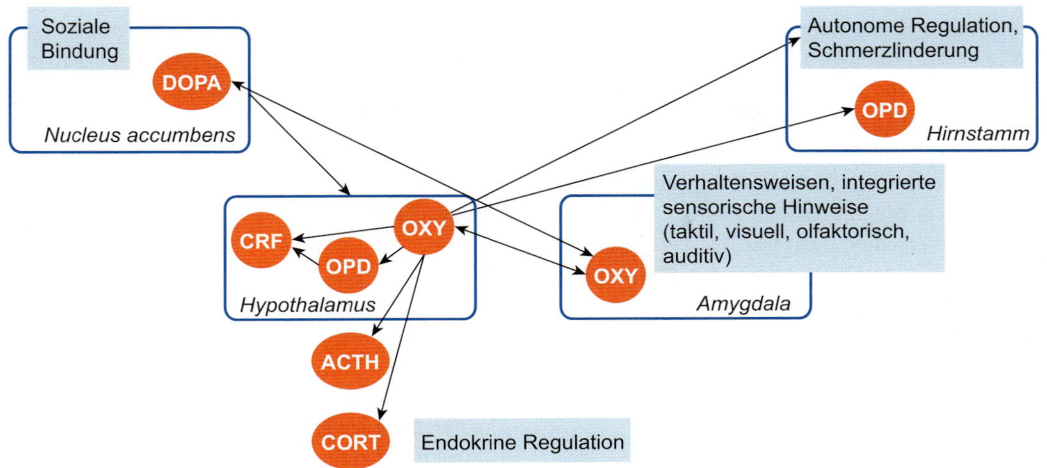

Abb. 7.6 Mechanismen der sozialen Pufferung (DOPA = Dopamin; CRH = Corticotropin-Releasing-Hormon; OPD = Opioid; OXY = Oxytocin; ACTH = adrenokortikotropes Hormon; CORT = Kortison) [F1098/L143]

2. Peripheres Oxytocin hemmt die Freisetzung von ACTH aus der Hypophyse
3. Peripheres Oxytocin wirkt auf die Nebenniere, was die Freisetzung von Kortikosteroiden hemmt

Studien haben gezeigt, dass intranasale Verabreichung von Oxytocin, das direkt in das Gehirn gelangt, die Kortisolreaktion bei psychischem Stress unterdrückt sowie emotionale Funktionen nach Stressepisoden dämpft. Daher wird beim Menschen die **inhibitorische Wirkung** von Oxytocin auf die **HPA-Aktivität** auch im ZNS vermittelt. Weiterhin konnte gezeigt werden, dass die intranasale Verabreichung von Oxytocin **Angstzustände** beim Menschen **reduziert.** In Nagetiermodellen konnten angstverminderte Eigenschaften von Oxytocin sowie eine signifikante Rolle bei der Stressbewältigung gezeigt werden. Diese Ergebnisse zeigen, dass Oxytocin nicht nur die Reaktion der HPA-Achse auf Stress abschwächt, sondern auch negative Emotionen durch besseres soziales Verhalten verringert (Kikusui 2006).

Neuere Forschungsergebnisse legen nahe, dass Oxytocin das **Vertrauen der Menschen untereinander** erhöht. Bei 49 Studienteilnehmern wurde das Vertrauensverhalten unter Oxytocin- oder Plazebogabe untersucht (Baumgartner 2008). Die Teilnehmer wurden in zwei Gruppen eingeteilt, die jeweils intranasal Oxytocin oder Placebo erhielten. Alle Studienteilnehmer durchliefen jeweils 12 Vertrauensspiele (sie interagierten mit einer anonymen Person, die für alle 12 Spiele unterschiedlich war) und 12 Risikospiele (sie interagierten mit einem Computer, der zufällig Entscheidungen traf). Im Vertrauensspiel waren sie dazu angehalten, der anderen unbekannten Person einen bestimmten Geldbetrag zu senden, die diese wiederum entweder mit dem Studienteilnehmer teilen konnte (beide Personen hatten dann also einen gleich hohen Geldbetrag) oder nicht (der Studienteilnehmer ging leer aus, während die anonyme Person den gesamten Geldbetrag erhielt). Diese Spiele waren so konzipiert, dass in 50 % der Fälle die anonyme Person das Vertrauen des Studienteilnehmers missbrauchte und den Geldbetrag nicht teilte. Im Risikospiel sollte der Studienteilnehmer ebenfalls entscheiden, wieviel Geld an den Computer überwiesen werden soll, und dieser entschied dann zufällig, ob das Geld geteilt wurde oder nicht. Nach sechs Vertrauens- und sechs Risikospielen wurde den Studienteilnehmern ein Feedback gegeben, inwieweit ihr Vertrauen missbraucht wurde oder nicht. Als Messung des Vertrauens wurde der Durchschnittsbetrag des Investments von jedem Studienteilnehmer erfasst. Im Ergebnis konnte gezeigt werden, dass sich bei den Vertrauensspie-

7

len das Vertrauen der Studienteilnehmer in der Oxytocingruppe nach dem Feedback, das einen ca. 50%-igen Vertrauensbruch zeigte, nicht änderte, während es in der Placebogruppe geringer wurde. Diese Ergebnisse korrelierten mit einer reduzierten Aktivität der Amygdala, des Mittelhirns und des dorsalen Striatum in der Oxytocingruppe (mit der funktionellen Magnetresonanztomografie gemessen). Im Unterschied dazu war das Vertrauensverhalten von beiden Gruppen bei den Risikospielen gleich und änderte sich auch nach dem Feedback nicht (Baumgartner 2008).

7.13.6 Soziale Unterstützung

Positive soziale Bindungen erhöhen die Oxytocinkonzentration beim Menschen, was einen erhöhten Blutdruck und eine erhöhte Herzfrequenz senken kann, die u. U. durch sozialen Stress und Isolation begünstigt wurden. Studien haben gezeigt, dass sozial unterstützte Personen bestimmte akute Stressoren als weniger bedrohlich und kontrollierbarer eingeschätzt haben als nicht unterstützte Personen. Ebenso konnte gezeigt werden, dass Babys von sozial unterstützten Frauen ein höheres Körpergewicht hatten als die von nicht unterstützten Frauen.

In Laboruntersuchungen (Kikusui et al. 2006) am Menschen wurde aufgezeigt, dass sich eine soziale Unterstützung erheblich auf die Kortisolsekretion sowie auf die Herz-Kreislauf- und Blutdruckreaktionen auf Stress auswirkt. Ebenso konnte das Risiko von Herz-Kreislauf-Erkrankungen gesenkt werden. In Tierversuchen wurde gezeigt, dass autonome Antworten, wie eine stressinduzierte Hyperthermie und Tachykardie, verbessert werden konnten, wenn Ratten und Schafe unter Stressbedingungen von einem Partner begleitet oder sozialen Stimuli ausgesetzt wurde. Bei Nagetieren mit einem experimentell induzierten Schlaganfall konnte eine teilweise Verbesserung des kognitiven und histologischen Schadens durch eine positive soziale Interaktion erreicht werden (Kikusui et al. 2006).

Das Risiko von Depression, Selbstmord, Schizophrenie und sogar Schlaganfall konnte durch soziale Unterstützung deutlich gesenkt werden (Kikusui 2006). Die Verringerung der Antwort der HPA-Achse auf Stress aufgrund sozialer Unterstützung hat noch andere Auswirkungen auf körperliche Funktionen. Wunden von sozial unterstützten Patienten heilten schneller als Wunden bei nicht unterstützten Patienten. Krankheiten wie Asthma und Infektionen, die auf periphere Kortisolspiegel reagieren, heilten besser bei sozial unterstützten Patienten (Kikusui 2006).

7.13.7 Weitere Wirkungen von Oxytocin

- **Analgesie:** Oxytocin wirkt bei direkter Verabreichung in verschiedenen zentralnervösen Strukturen antinozizeptiv, wobei dieser Effekt mehrere Strukturen erfasst, darunter das Rückenmark (Juif 2013).
- **Soziale Synchronität:** Bei der interpersonalen Koordination und Kooperation kann Oxytocin eine Schlüsselrolle bei der Verbesserung von sozialer Synchronität und der Koordinierung von Verhaltensweisen spielen, die für eine gute Zusammenarbeit erforderlich sind (Arüti 2013).
- **Unterstützung der Teamfähigkeit:** Oxytocin kann über biopsychologische Prozesse, die auf die Konvergenz und Stimmungen zwischen den Menschen abzielen, wichtige Teamprozesse unterstützen, z. B. im Sport, wo Vertrauen, Großzügigkeit, Altruismus, Zusammenhalt, Kooperation und soziale Motivation sowie Neid und Entmutigung eine Rolle spielen (Pepping 2012).
- **Reduktion von Körpergewicht:** In einer Reihe von Studien an Mäusen konnte gezeigt werden, dass die Verabreichung von Oxytocin eine signifikante Gewichtsabnahme induzierte und die Gewichtszunahme sowohl bei einer fettreichen Ernährung als auch bei einer genetischen Erkrankung verringerte. Insbesondere erfolgten eine signifikante Abnahme der Fettmasse und eine gleichzeitige Zunahme der Muskelmasse unabhängig von Änderungen der Nahrungsaufnahme (Altirriba 2014; Deblon 2011). Diese Effekte sind allerdings beim Menschen weiterhin unklar (Ding 2019).
- **Kohlenhydrat-spezifischer Inhibitor bei der Nahrungsaufnahme:** In verschiedenen Studien an Mäusen konnte gezeigt werden, dass bei Zugabe

von Sukrose oder Intralipid die Oxytocinproduktion angeregt wurde, wobei die Mäuse, denen Sukrose gegeben wurde, höhere Oxytocinspiegel aufwiesen als die mit Intralipidgabe. Gleichzeitig wurde die Einnahme von Sukrose und Intralipid bei den Mäusen gehemmt (Olszewski 2010; Mullis 2013).

7.13.8 Erhöhung des Oxytocinspiegels

Oxytocin wird als Reaktion v. a. auf positive soziale Signale freigesetzt, wie Augenkontakt, sozialer Kontakt, sexuelles Verhalten und assoziative Vokalisationen. Therapeutische Ansätze, z. B. **Schwedische Massage,** kann zu einem Anstieg der Oxytocinkonzentration im Blut führen. Bei 65 Probanden, an denen eine 15-minütige Schwedische Massage durchgeführt wurde, war die Oxytocinkonzentration nach der Massage höher als bei Probanden, die keine Massage erhalten hatten (Morhenn 2012).

Weiterhin kann das **Hören von Musik,** ob als Entspannungsübung für den täglichen Hausgebrauch oder als geeignete Pflegeintervention, die Oxyocinausschüttung erhöhen und das subjektive Entspannungsniveau verbessern. In der Intensivpflege konnten bei Bypass-Patienten, die kurz nach der Operation Musik vorgespielt bekommen hatten, ein Anstieg der Oxytocinkonzentration im Blut und ein Abnehmen des subjektiven Anspannungsniveaus im Vergleich zu den Patienten, die keine Musik gehört hatten, beobachtet werden (Nilsson 2009). Bei gesunden Studienteilnehmern, die langsame Musik hörten, stieg die Speichelkonzentration von Oxytocin an im Gegensatz zu Teilnehmern, die schneller Musik ausgesetzt waren, bei denen der Kortisolgehalt im Speichel anstieg (Ooishi 2017).

Eine leichte Dehydrierung wurden ebenfalls mit einer Zunahme von Oxytocin im Blut in Verbindung gebracht. Die heutige Form der Wasseraufnahme ist jederzeit und in jeder Menge möglich, was in einer häufigen und im Großen und Ganzen ausreichenden, wenn nicht sogar überschüssigen Flüssigkeitszufuhr resultiert. Neuere wissenschaftliche Erkenntnisse konnten aufzeigen, dass durch leichten Durst die Produktion von Oxytocin gesteigert und die typische Stressreaktion aufgrund der Aktivierung der HPA-Achse und des sympathischen Nervensystems gehemmt wird. Um als Gesellschaft in den Genuss von einer erhöhten Oxytocinausschüttung bei den Mitmenschen und die damit verbundenen positiven Auswirkungen wie Vertrauen, Freundlichkeit und besseres soziales Miteinander zu gelangen, wurde die Hypothese aufgestellt, dass intermittierendes Trinken von größeren Mengen die Oxytocinsignalisierung erhöhen könnte. Dieses wiederum würde das Vertrauen in den Menschen stärken und könnte die Gesundheit durch Herunterregulation der HPA-Stressachse verbessern. Das Trinken von größeren Mengen ist dabei als Trinken bis zur Durstlöschung definiert und nur durch mildes Durstgefühl reguliert (Pruimboom 2016). Um eine optimale Regulation des Flüssigkeitshaushalts zu gewährleisten, sollte die Flüssigkeitszufuhr beendet werden, wenn eine Schluckinhibition auftritt, die sich in einer etwa dreimal höheren Anstrengung, die Flüssigkeit zu trinken, äußert, nachdem das Durstgefühl gelöscht ist (Saker 2016).

➤ Tab. 7.8 zeigt einige weitere Interventionsmöglichkeiten zur Steigerung der Oxytocinausschüttung.

7.14 Aufstellung von Rollen

„Soziale Rolle“ ist ein sozialpsychologischer Begriff. Nach der Definition des amerikanischen Anthropologen Ralph Linton (Linton 1979) stellen soziale Rollen die Gesamtheit der einem gegebenen Status zugeschriebenen **Erwartungen, Werte, Handlungsmuster** und **Verhaltensweisen** dar, die vom sozialen System abhängig sind. Alle in einer Gesellschaft lebende Menschen werden mit Anforderungen entsprechend ihrer Position konfrontiert. SPEKD sind in diese eingebunden. Hier ist im Gesundungsprozess der Einfluss dieser auf die Krankheit und Gesundheit zu eruieren.

Zunächst kann der Patient unterstützt werden, seine verinnerlichten gesellschaftlichen Rollenmuster (Partner, Vater, Mutter, Sohn, Tochter, Großelternteil, Berufstätiger, Sportler, Freizeitlicher, Konsument etc.) zu identifizieren, ressourcenreiche sowie belastende bzw. dysfunktionale Muster zu lokalisieren, Spiel- und Handlungsfreiräume zu erkunden und ggf. – wenn für den Heilungsprozess nötig und möglich – zu modifizieren.

Tab. 7.8 Möglichkeiten zur Steigerung der Oxytocinausschüttung

Intervention	Beschreibung	Referenz
Therapeutisch		
Yoga	Die Oxytocinausschüttung kann durch Stimulierung des N. vagus durch Yoga-Übungen verstärkt werden. Bei Patienten mit Schizophrenie erhöhte sich der Oxytocinspiegel nach Yoga-Ausübung.	Jayaram 2013; Zope 2013
Schwedische Massage	Eine 15-minütige Schwedische Massage konnte den Oxytocinspiegel signifikant im Vergleich mit Probanden ohne Massage erhöhen.	Morhenn 2012
Lebensstil		
Vokalisation	Die Oxytocinfreisetzung bei älteren Kindern unter sozialer Stresseinwirkung (getimtes öffentliches Sprechen und Lösen von Mathematikaufgaben vor einem Publikum) kann positiv beeinflusst werden, wenn die Bezugsperson volle Unterstützung und Kontakt (physisch, vokal und non-verbal) gewährt.	Seltzer 2010
Positive Interaktion, Augenkontakt mit Hunden	Oxytocin kann sowohl bei Hunden als auch bei Menschen nach positiver sozialer Interaktion sowie intensivem In-die-Augen-Schauen freigesetzt werden.	Odendaal 2003; Nagasawa 2015
Hören von langsamer, entspannender Musik	Ein Oxytocinanstieg konnte durch das Hören von entspannender, langsamer Musik sowohl bei gesunden Probanden als auch bei Patienten nach einer Bypass-Operation erreicht werden.	Nilsson 2009; Ooishi 2017
Singen für 30 Minuten	Sowohl bei professionellen als auch bei Amateursängern kann Oxytocin durch 30 Minuten Singen freigesetzt werden.	Grape 2002
Akute Kältezufuhr	Oxytocin wird vermehrt zur Regulation der Körpertemperatur unter Kälteeinwirkung freigesetzt.	Kasahara 2013; Camerino 2018
Inspirierende Geschichten oder Filme	Ein eventueller Empathieanstieg durch rührende Filme oder Geschichten kann zu einer vermehrten Ausschüttung von Oxytocin beitragen.	Zak 2015; Barraza 2009
Umarmung durch Partner	Eine häufige Umarmung des Partners kann bei prämenopausalen Frauen einen Anstieg des Oxytocinspiegels bewirken.	Light 2005
Sexuelle Aktivität	Während der sexuellen Erregung erhöht sich der Plasmaoxytocinspiegel und ist während der Ejakulation bzw. des weiblichen Orgasmus am höchsten.	Murphy 1987; Carmichael 1987; Blaicher 1999
Ernährung		
Intermittierendes Trinken, auf Schluckinhibition achten	Da leichte Dehydrierungszustände mit einer Zunahme des Oxytocinspiegels im Blut einhergehen, wurde die Hypothese aufgestellt, dass intermittierendes Trinken bis zur Durstlöschung die Oxytocinsignalisierung erhöhen könnte, wobei die Flüssigkeitszufuhr bei Auftreten von Schluckinhibition beendet werden sollte.	Pruimboom 2016; Saker 2016
Nahrungsaufnahme	Nahrungsaufnahme führte generell zu einem erhöhten Plasmaoxytocinspiegel bei Ratten und Milchkühen.	Svennersten 1995; Verbalis 1986
Vitamin C	Vitamin C konnte die Produktion von Oxytocin in Rinderzellen stimulieren.	Luck 1987
Magnesium	Magnesium erhöhte die Funktion von Oxytocin am Oxytocinrezeptor von Uteruszellen bei Ratten.	Antoni 1989
Koffein	Bei übergewichtigen Mäusen trug Koffein nicht nur zur Gewichtsreduzierung bei, sondern stimulierte auch oxytocinproduzierende Nerven.	Wu 2017

Tab. 7.8 Möglichkeiten zur Steigerung der Oxytocinausschüttung *(Forts.)*

Intervention	Beschreibung	Referenz
Taurin	Taurin, als Inhaltsstoff von aufputschenden Energydrinks bekannt, das aber auch in Milch, Fleisch, Fisch und anderen tierischen Erzeugnissen enthalten ist, konnte bei Ratten die Produktion von Oxytocin und Vasopressin erhöhen.	Song 2003
Lactobacillus reuteri	Bei Mäusen konnte die Wundheilung durch Gabe von Lactobacillen durch Ausschüttung von Oxytocin begünstigt werden.	Poutahidis 2013
Melatonin	Geringe Dosen von Melatonin (0,5 mg) konnten die Oxytocinproduktion bei gesunden männlichen Probanden stimulieren.	Forsling 2002

Ausführung der Rollenaufstellung

- Zu einer bestimmten Thematik Rollen auf Karten schreiben, z. B. eigener Name, Partner, Vater, Mutter, Sohn, Tochter, Großeltern, Berufstätiger, Sportler.
- Der Patient legt die Karten im Raum so um ihn herum aus, dass Distanz und Position passen.
- Dann stellt sich der Patient auf die jeweilige Karte und spricht darüber, wie es ihm in Bezug auf Körperempfindungen, Arousal, Gefühle, Gedanken (Mentalisierungen) und Glaubensmuster geht.
- Während dieses Prozesses können die jeweiligen Positionen der beschriebenen Karten verändert werden.
- Bestimmte Rollen können im Laufe der Palpation von SPEKD weiter erkundet, modifiziert und integriert werden.

7.15 Berücksichtigung von Regulations- und Stressfaktoren

Stress ist definiert als ein physischer, chemischer oder emotionaler Faktor, der körperliche oder geistige Anspannung verursacht und ein Faktor bei der Krankheitsentstehung sein kann (Merriam-Webster Dictionary). Er wirkt sich auf Gehirn, Gefäßwände, Herz, Immunkompetenz, Organe und endokrine Strukturen aus. Laut WHO sind 90 % aller Erkrankungen stressbedingt und Stress wird als größte Erkrankungsursache und als Hauptbedrohung für die Gesundheit angesehen. Er führt u. a. zu einer Desynchronisation der Stressachsen (Sensibilisierung des sympathikogenen Nervensystems und Resistenz der HPA-Achse). Auch ist eine mitochondriale Belastung meist stressbedingt.

Im Folgenden wird aufgezeigt, wie wesentliche **Faktoren und Einflüsse,** welche die Regulationsfähigkeit des Organismus belasten (➤ Abb. 7.7), **geändert oder behandelt** werden können. Bei der Behandlung sollten die Stressoren vermindert werden, da dies die Resilienz und Regulationsfähigkeit des Patienten unterstützt.

7.15.1 Afferente Nozizeption (somatische Dysfunktion)

OMT wird zur Befundung und Behandlung afferenter Nozizeptionen und assoziierter Segmente genutzt. Unter Berücksichtigung der segmentalen Wechselwirkungen (➤ Kap. 6.8) sind z. B. folgende **Behandlungszugänge** möglich:

- Eine Inhibition auf Segmentebene kann durch passive Flexionsmobilisation der LWS (Bulbulian et al. 2002) oder durch Manipulation der HWS und LWS (Dishman et al. 2003) erreicht werden.
- Eine Manipulation der BWS kann auch supraspinal wirken und zerebrale hämodynamische Reaktionen hervorrufen (Sparks et al. 2013).
- Das autonome Nervensystem und das sympathische Nervensystem konnten durch laterale Gleitmobilisation der HWS beeinflusst werden (Vicenzino et al. 1998).
- GOT und Ganzkörperanpassung (TBO) wirken unterstützend bei PTBS (König 2019).

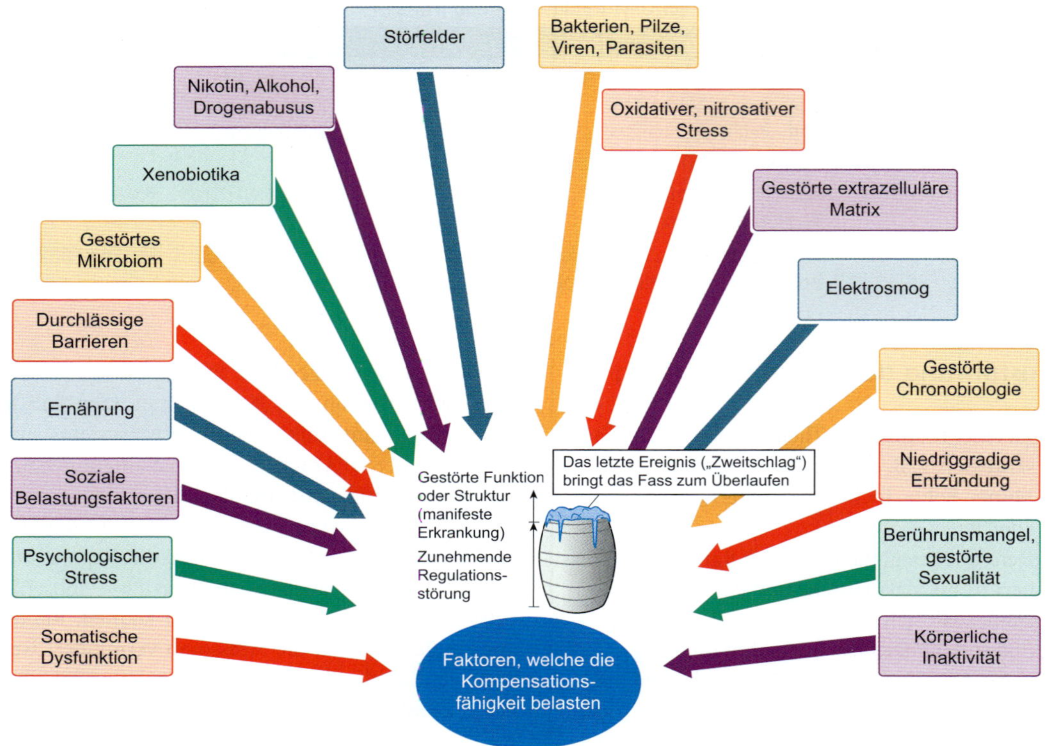

Abb. 7.7 Faktoren, welche die Kompensationsfähigkeit belasten [P1143/L143]

- Eine systematische Übersicht zeigt, dass HVLA-Techniken speziell bei der Behandlung der subokzipitalen Region eine signifikante Veränderung des autonomen Nervensystems bewirken können (Rechberger et al. 2019).
- Eine einmalig ausgeführte OMT-Sitzung führte zu einer schnelleren Erholung der Herzfrequenz und des sympathovagalen Gleichgewichts und verhinderte den typischen Anstieg des Kortisolspiegels nach einem mentalen Stressor (Fornari et al. 2017).
- OMT, z. B. eine subokzipitale Hemmung verbesserte die Herzratenvariationswerte sowie die autonome Balance und verminderte muskuläre Spannungen und das Stressempfinden (Emmet et al. 2018).
- Behandlung der Körperhaltung: ➢ Kap. 6.21 (Protokoll für die Integrative Posturale Analyse)

7.15.2 Psychologischer Stress

Können äußere psychologische Stressfaktoren identifiziert werden, die leicht zu beeinflussen sind, ist dies für die Resilienz und Kompensationsfähigkeit des Patienten hilfreich, weil Patienten mit chronischen Krankheiten, z. B. chronischen Schmerzen, meist zunächst wenig Energie für tiefgreifende Veränderungen haben. Deshalb sind für den Patienten **kleine und einfach umzusetzende Maßnahmen** zu identifizieren und zu erarbeiten, die gleichzeitig einen großen Effekt haben (Liem et al. 2021):

- Bewegungen und Sitzunterbrechungen für körperlichen Ausgleich, z. B. mit dem Fahrrad zur Arbeit fahren, Abendspaziergang
- Genügend Schlaf: keine elektrischen Geräte im Schlafzimmer und keine E-Mails mehr nach dem Abendessen

- Prioritäten identifizieren, zielorientiert vorgehen, Multitasking vermeiden
- Bei Lärmstress rauschunterdrückende Kopfhörer tragen
- Umarmung, körperlicher Kontakt (➤ Kap. 7.13)
- Zeit für Familie, Freunde und Hobbys
- Progressive Muskelrelaxation, um besser mit Stress umgehen zu können
- Anti-Stress-Nahrung: Nüsse, Bananen, Kakao, grünes Gemüse, Nahrung aus dem Meer

7.15.3 Soziale Faktoren

Auch wenn soziale Faktoren i. d. R. nur eingeschränkt zu beeinflussen sind, zeigen sie einen großen Einfluss und sind zu berücksichtigen, da sie auch die Fähigkeit der Heilung beeinflussen. Folgende **Fragen** sind zu stellen:

- Wie ist die Arbeitssituation?
- Wie ist die Finanzsituation?
- Wie ist die Wohnungssituation?
- Wie ist die Partnerschaft, sind die Familienkontakte und der Freundeskreis?

Für eine tiefergehende sozialökonomische Anamnese ➤ Kap. 5.9

Die Änderung sozialer Benachteiligungen ist nur eingeschränkt von Therapeuten zu beeinflussen. Sie können jedoch helfen, die Folgen negativer sozialer Faktoren zu mindern, indem sie Patienten, Achtung, Wertschätzung und Empathie entgegenbringen (Wojtak 2017) und proaktives Verhalten des Patienten im Hinblick auf seine Gesundheit, seinen Lebensstil und seine Interaktion mit seinem Lebensumfeld gemeinsam mit ihm erarbeiten und aktiv unterstützen (➤ Abb. 7.8).

7.15.4 Ernährung und Nahrungsergänzungsmittel

Ernährung

Wesentlich sind hier leicht zu arrangierende kleine Umstellungen, die dem Körper mehr Resilienz und Energie geben und eine niedrig gradige Entzündung senken.

Grundsätzlich wirkt sich Folgendes **günstig** aus (Liem et al. 2021):

- 16/8 Intervallfasten: 13–18 Stunden pro Tag fasten und im Zeitfenster von 6–11 Stunden Nahrung aufnehmen. Das führt z. B. zu stärkerer

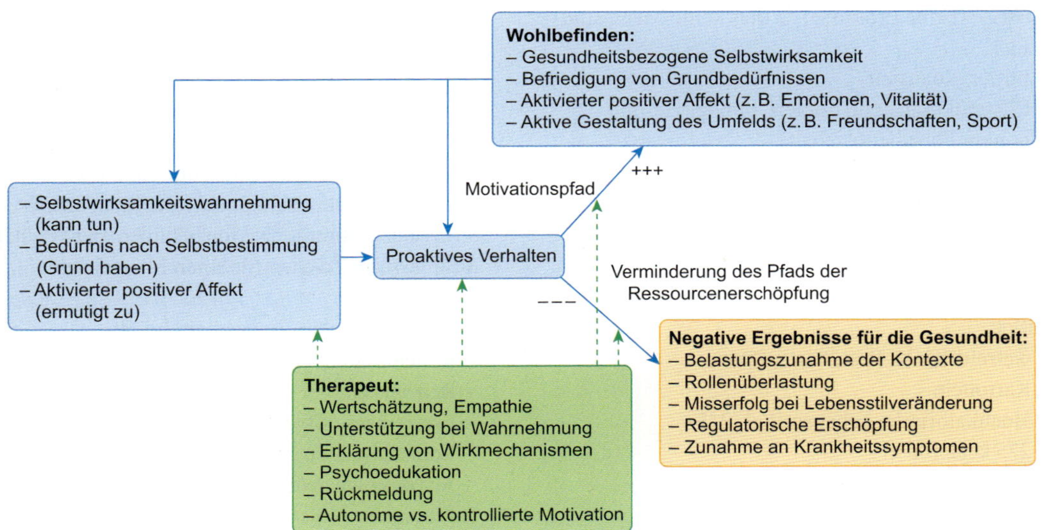

Abb. 7.8 Hypothetisiertes Wohlbefinden als Ergebnis von proaktivem Gesundheitsverhalten [P1143/L143]

Konversionskapazität der Leber nach dem Essen, reguliert den Biorhythmus, den Schlaf, das Darmmikrobiom und reduziert Entzündungsparameter und niedriggradige systemische Entzündungen, die als Hauptursache für viele chronische Krankheiten angesehen werden.
- Essensaufnahme, wenn möglich, im Sommer vor 20.00 Uhr und im Winter vor 17.00 Uhr. Diese verbessert die Insulinsensibilität, vermindert oxidativen Stress und Appetit und hat Antiaging-Effekte.
- Nicht mehr als 2–3 Mahlzeiten pro Tag einnehmen (keine Snacks zwischendurch), um die Entzündungslast im Körper zu vermindern.
- Möglichst mindestens 30 verschiedene Pflanzen pro Woche essen, um das Mikrobiom und die Darmbarriere zu unterstützen.

Geeignete **Getränke:**
- Wasser
- Grüner Tee
- Kaffee
- Ab und zu Rotwein

Grundsätzlich sind folgende **Basisnahrungsmittel** gut geeignet:
- Gemüse (inkl. Kräuter), Pilze
- Obst, insbesondere Heidelbeeren, Mango, Papaya (zu süßes Obst nicht zu oft)
- Avocado
- Sauerkraut
- Nüsse (keine Erdnüsse, da dies keine Nüsse sind)
- Eier
- Butter, Kokosfett
- Olivenöl (kalt zentrifugiert, biologisch, mit hohem Polyphenolgehalt)
- Fisch (z. B. Sardinen, Lachs, Dorade; kein Thunfisch), Meeresfrüchte, Algen
- Geflügel
- Honig

Zu reduzierende und zu **vermeidende** Nahrungsmittel:
- Getreide (inkl. Brot, Pasta, Pizza)
- Kartoffeln
- Hochkalorische Lebensmittel (225–275 kcal/100 g)
- Milchprodukte (außer Butter)
- Hülsenfrüchte, v. a. Soja
- Zucker, Fruktose, Süßstoffe
- Softdrinks, Süßigkeiten
- Fertigprodukte
- Pflanzenöle (v. a. Sonnenblumen-, Erdnuss-, Maiskeim- und Distelöl)
- Rotes Fleisch

Verminderung von Zusatzstoffen in der Nahrung:
- Lebensmitteltaugliche synthetische amorphe Kieselsäure (E551) (Winkler et al. 2017): Diese beeinträchtigen Organe, v. a. Haut, Herz-Kreislauf-System und Gehirn (Shakeel et al. 2016). Dabei kommen Nanopartikel nicht nur in der Nahrung vor, sondern auch in Kosmetika, Sonnencremes oder in der Kleidung werden diese eingesetzt (McClements et al. 2017).
- Titandioxidpartikel (TiO_2): Sie sind ein Zusatz in Lebensmitteln (E171), Zahnpasta, Pharmazeutika sowie Nutrazeutika und werden zu einem gewissen Grad im menschlichen Verdauungstrakt resorbiert (Riedle et al. 2017).

Nahrungsergänzungsmittel (NEM)

Je nach klinischem Kontext, Anamnese und ätiologischen Faktoren weichen die Empfehlungen zum Teil erheblich voneinander ab. Exemplarisch werden einige NEM mit besonderem Fokus auf PTBS und andere psychische Wirkungen genannt:
- **KB220Z,** ein flüssiger glutaminerg-dopaminerger Optimierungskomplex (GDOC) in Nanogröße (McLaughlin et al. 2015): Ziel ist die Verbesserung der Dopaminhomöostase durch Verringerung der Dopaminresistenz und Ausgleich der zerebralen Neurochemie (Duquette et al. 2016). Bei PTBS, Sucht, zum Gewichtsmanagement, zur Förderung von Dopaminempfindlichkeit und -funktion, zur Steigerung von Konzentration, Kognition, Energie, Stressabbau, Stimmung, Wohlbefinden und Vitalität.
- **Magnesium:** Zeichen für einen Mangel sind (Galland 1991)
  - Neuromuskuläre Hyperexzitabilität
  - Ruhelosigkeit
  - Reizbarkeit
  - Konzentrationsprobleme
  - Kopfschmerzen
  - Abdominale Probleme
  - Müdigkeit
  - Muskelschwäche
  - Muskelkrämpfe

- Stress und neuropsychiatrische Störungen
- **Vitamin B_{12}** und gesamter **Vitamin-B-Komplex**
- **Vitamin D:** Zeichen für einen Mangel sind
  - Müdigkeit
  - Unbehagen
  - Muskelschwäche
  - Schmerz (Hsiao et al. 2015; Känel et al. 2015)
  - Depression (von Känel et al. 2015)
- **α-Liponsäure:** Zeigt antientzündliche und antioxidative Wirkung im Nervensystem und kann z. B. nach Schädel-Hirn-Trauma angewendet werden (Kul et al. 2019; de Sousa et al. 2019; Seifar et al. 2019).
- **Omega-3-Fettsäuren:** Insbesondere Omega-3-Fettsäuren können die Beibehaltung positiver Veränderungen, z. B. nach erfolgreicher Anwendung der multimodalen bifokalen Integration, unterstützen. Auch konnte gezeigt werden, dass die soziale Angststörung signifikant durch Phospholipide aus mehrfach ungesättigten Fettsäuren (PUFA) beeinflusst werden kann (Green et al. 2006). Omega-3 Fettsäuren vermindern die Empfindlichkeit für kontextuelle Änderungen.
- **Vitamin A, Vitamin D und Omega-3-Fettsäuren:** Die Kombination zeigt eine verbesserte entzündungshemmende Wirkung auf die Mikroglia als die Einzelgabe (Kurtys et al. 2016).
- **Curcumin:** Mindert oxidativen Stress und eine mitochondriale Dysfunktion in Astrozyten (Daverey et al. 2016).
- **GABA:** Dient der Inhibierung der Stressachse (Cullinan et al. 2008; Camille Melón et al. 2016; Herman et al. 2004).
- **Cholin:** Bildet Acetylcholin, einen wichtigen Neurotransmitter für Gedächtnis, Stimmung und andere Funktionen des Gehirns und des Nervensystems.
- **Vitamin K_2:** Zeigt einen Einfluss auf die Kognition (Alisi et al. 2019; Chouet et al. 2015).
- Serotoninvorläufer **L-Tryptophan** und **5-Hydroxytryptophan:** Sie überwinden die Blut-Hirn-Schranke. Wenn der Serotoninspiegel erhöht ist, verändern sich langfristig der Hippokampus und die Raphekerne, indem beispielsweise im Hippokampus Wachstumshormone freigesetzt werden (BDNF) (Hinz et al. 2012; Weinberg-Wolf et al. 2018). Sie können kurzfristig auch bei Liebeskummer eingesetzt werden (Emanuele et al. 2010).
- **Adaptogene:** Zum Beispiel für den Hypothalamus (CRH) Curcumin, für die Hypophyse (ACTH) Berberin, für den Hippokampus (GABA) Baldrian und Melisse sowie für die Raphekerne Hypericum und Griffonia.
- **L-Glutamin** in Kombination mit **Ribose:** Bei Patienten mit dysfunktionaler Darm-Hirn-Achse.

7.15.5 Durchlässige Barrieren

Zu den Barrieren des Körpers zählen insbesondere Haut, Mund, Darm und Lunge (Liem et al. 2021). Bei einer durchlässigen Darmbarriere **(Leaky Gut)** und anderen Barrierestörungen können Bakterien und bakterielle Rückstände ungehindert in die Blutbahn eindringen.

Ursachen eines Leaky Gut sind (➤ Abb. 7.9):

- Problematische Nahrungsmittel und Nahrungsmittelunverträglichkeiten: Alkohol, Nachtschattengewächse, gentechnisch veränderte Nahrungsmittel, Getreide, Gluten, Hülsenfrüchte, Milch, Milchprodukte, Zucker
- Chemotherapie, Bestrahlung
- Mykotoxine

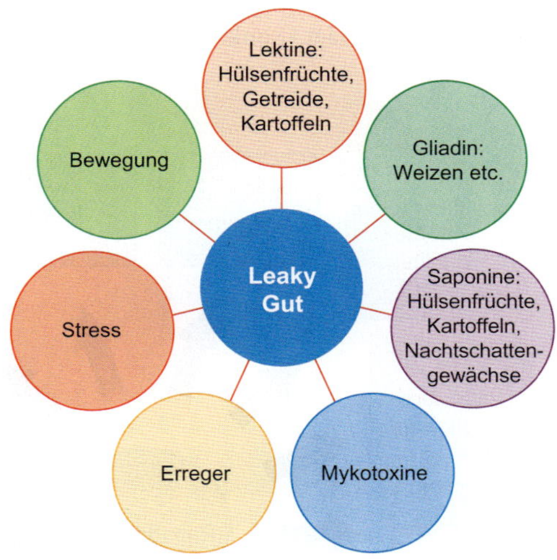

Abb. 7.9 Einflüsse, welche die Entstehung eines Leaky Gut begünstigen [P1143/L143]

- Physischer Stress (Krankheit, Schlafmangel, extrem langfristige Bewegungsaktivitäten wie Marathon, Triathlon), psychischer Stress (Familie, persönlicher und berufsbedingter Druck)
- Darminfektionen
- Störungen des Gleichgewichts der Darmflora durch Parasiten, bakterielle Fehlbesiedlung des Dünndarms (= Small Intestinal Bacterial Overgrowth = SIBO), Überwucherung mit Hefen
- Medikamente: Antibiotika, Empfängnisverhütungsmittel, nichtsteroidale antientzündliche Medikamente, Prednison, Säureblocker
- Operationen

Als Folge dieser Endotoxämie entsteht eine **niedriggradige Entzündung,** die ein wesentlicher Faktor nicht nur verringerter Resilienz und neuropsychologischen Störungen, sondern ebenso der meisten chronischen Krankheiten ist. Der Wiederaufbau der Körperbarrieren ist somit ein wesentlicher Schritt der Gesundung.

Zur **Diagnostik** eines **Leaky Gut** und von Entzündungsprozessen im Darm können Zonulin, α_1-Antitrypsin und Calprotectin im Stuhl untersucht werden.

Entzündungsprozesse des Zahnhalteapparats und eine **gestörte Mundbarriere** belasten den Gesamtkörper und können eine Vielzahl von Krankheiten begünstigen (➤ Abb. 7.10). **Parodontitis** ist eine weit verbreitete chronische Entzündungserkrankung, die nachweislich zu Entzündungspathologien und Krankheiten an anderen Stellen als der Mundhöhle beiträgt (Konkel et al. 2019). Orales Mikrobiom und entzündliche Netzwerke des Wirts agieren dynamisch wechselwirkend bei der oralen Dysbiose und den Auswirkungen des oralen Mikrobioms auf systemische Krankheiten (Kleinstein et al. 2020). Dabei sind zahlreichen Achsen involviert wie: Mund-Stoffwechsel, Mund-Gefäße, Mund-Gehirn, Mund-Darm, Mund-Entwicklung und Mund-Blut. Eine orale Dysbiose kann über diese Achsen pathologische Entzündungsnetzwerke aktivieren, die zu chronischen Entzündungen führen und in Verbindung mit Umweltfaktoren Organe beeinträchtigen und systemische Krankheiten verschlimmern.

Zusätzlich kann *Cutibacterium acnes* die Bandscheibe besiedeln (Granville et al. 2022). Dieses kann von der Haut in großer Menge in den Mundbereich sowie Gastrointestinaltrakt und von dort direkt oder indirekt in das Blutsystem und darüber z. B. in die Bandscheiben gelangen und diese besiedeln. Eine Übersichtsarbeit von Li et al. (2022) kommt zu dem Schluss, dass gezielte Eingriffe in das Darm- und Bandscheiben-Mikrobiom für die Behandlung einer Bandscheibendegeneration und von unteren Rückenschmerzen sinnvoll sind. Dabei werden drei potenzielle Mechanismen diskutiert, durch welche die Darmmikrobiota eine Bandscheibendegeneration auslösen und untere Rückenschmerzen verursachen kann:

1. Translokation der Bakterien durch die Darmepithelbarriere und in die Bandscheibe
2. Veränderung des mukosalen und systemischen Immunsystems

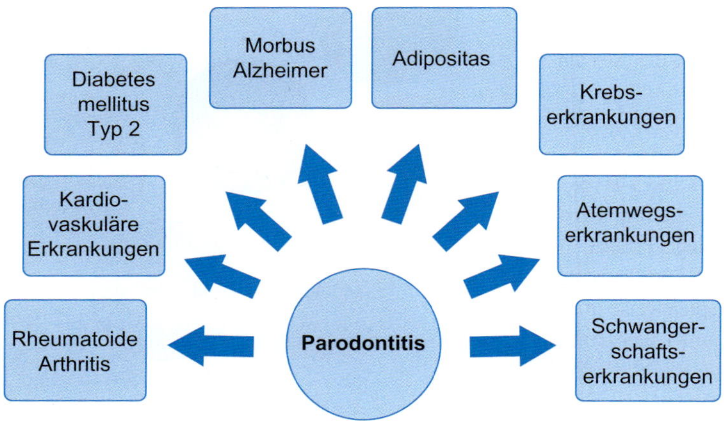

Abb. 7.10 Begünstigung oder Verschlimmerung von Erkrankungen bei Parodontitis [P1143/L143]

3. Veränderung der Nährstoffabsorption und der Bildung von Metaboliten am Darmepis [P1143/L143]hel und deren Diffusion in die Bandscheibe

Gesundheitsfördernde Maßnahmen für die Mundbarriere (Liem et al. 2021):

- Regelmäßige Zahnreinigung
- Abwechslungsreiche Ernährung
- Ausreichend kauen und ruhige Umgebung beim Essen
- Nahrungsaufnahme nicht öfter als 2–3 x/Tag
- Nur geringe Aufnahme von zuckerhaltigen, süßen Nahrungsmitteln und Getränken sowie von Getreide
- Rauchen vermeiden
- Mundatmung behandeln

7.15.6 Mikrobiom

Die Darmmikrobiota gilt als unser zweites Genom. Sie machen 90 % der Gesamtzahl der Zellen aus, die mit unserem Körper interagieren (Grice et al. 2012). Etwa 90 % wirken afferent vom **Darm** auf das **Gehirn** (➤ Abb. 7.11). Das Mikrobiom, insbesondere Butyratbildner, übt einen Einfluss auf die Blut-Hirn-Schranke aus und versorgt das Gehirn mit Energie. Es setzt viele Substanzen frei, die mitochondrales Wachstum in Hirnzellen und in anderen Geweben ermöglicht. Besonders hilfreich sind Bakterien in fermentierten Pflanzen.

Die Mikroglia im Gehirn wird durch Darmbakterien gesteuert. Eine Reduktion der Komplexität der lokalen Darmflora resultiert daher in einer gestörten

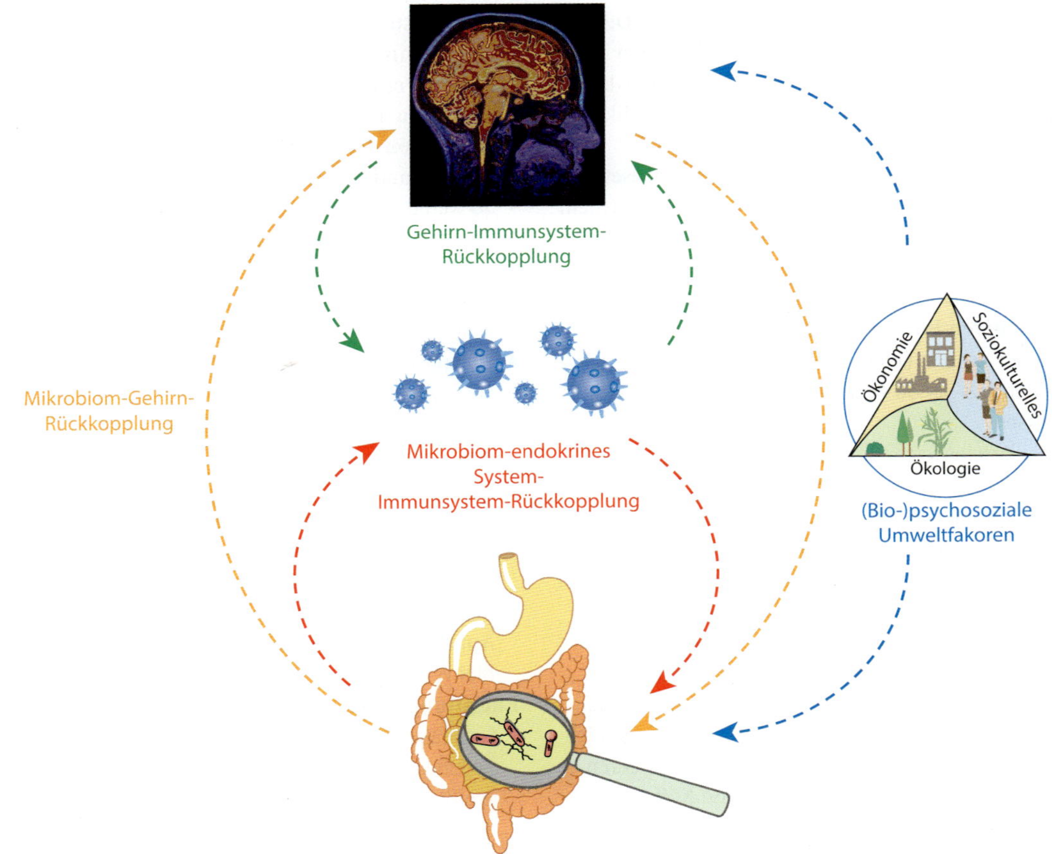

Abb. 7.11 Darm-Gehirn-Achse. Das Mikrobiom bildet Serotonin und neurotransmitterähnliche Stoffe. Es stimuliert Immunzellen zur Zytokinproduktion und beeinflusst auf diese Weise die Neurophysiologie. Außerdem bildet das Mikrobiom Buttersäure und übt so Einfluss auf die Blut-Hirn-Schranke und auf die Mikroglia aus. [P1143/L143]

7

Mikroglia. Kurzkettige Fettsäuren, das sind vom Mikrobiom stammende bakterielle Fermentationsprodukte, steuern das homöostatische Gleichgewicht der Mikroglia im Gehirn. Darmbakterien können Neurotransmittern ähnliche Substanzen bilden, die wahrscheinlich mittels Erregung des N. vagus das Gehirn beeinflussen können. Außerdem werden von ihnen Zytokine und Neuropeptide gebildet. Auch über das Lymph- und Blutsystem kann das Mikrobiom das Gehirn beeinflussen.

Umgekehrt konnte in Tierversuchen an Mäusen nachgewiesen werden, wie Stress eine Entzündung der Darmschleimhaut begünstigt und zu einer Öffnung der Tight Junctions führen kann, sodass Giftstoffe, Bakterien und allergieauslösende Stoffe die Darmbarriere durchqueren können. Depressionen verändern über die Stressachse das Mikrobiom, wie auch umgekehrt bestimmte Mikrobiota Depressionen begünstigen (Kelly et al. 2016; Winter et al. 2018). Im Tierversuch bei Mäusen konnte belegt werden, dass die Immunabwehr stark vom Mikrobiom bestimmt wird.

Auch unterscheidet sich die Zusammensetzung und Vielfalt des Mikrobioms bei schlanken (mehr Bacteroides) und übergewichtigen (mehr Firmicutes) Menschen. Antibiotika, Metformin und Statine senken die Diversität des Mikrobioms.

7

Positiven Einfluss auf das Mikrobiom haben folgende Faktoren (Liem et al. 2021):

- Mehr als 30–50 verschiedene Pflanzen pro Woche essen.
- Ballaststoffreiche Ernährung: Gemüsesorten wie Rosenkohl, Knollensellerie, Karotten, Broccoli, Weißkohl, Fenchel, Rote Bete, Rotkohl, Wirsing, Mais und Blumenkohl, Obstsorten wie alle Beeren, Kiwi, Birne, Apfel, Orange und Bananen, Nüsse wie Haselnüsse, Pistazien und Walnüsse.
- Polyphenolreiche Ernährung: Polyphenole kommen reichlich in Lebensmitteln wie Obst, Gemüse, Kräutern, aber auch in Getränken wie Kaffee, Tee, Kakao und Wein vor. Besonders reich an Polyphenolen sind Grünkohl, frische Beeren, grüner Tee, Walnüsse, Trauben und Kaffee.
- Probiotische Nahrungsmittel: Sauerkraut, Kefir, saure Gurken, Kimchi.
- Körperliche Aktivität.
- Spaziergänge im Wald und in der Natur.
- Meditation und Entspannung.
- Infrarotlicht auf den Bauch.
- Sauna für eine gesundheitsfördernde Darmflora.

7.15.7 Xenobiotika

Xenobiotika sind chemische Verbindungen, die dem biologischen Kreislauf eines Organismus oder natürlichen Ökosystemen fremd sind. Sie enthalten oft Strukturelemente, die in dieser Form nicht oder nur äußerst selten in Naturstoffen vorkommen. Es existieren etwa 80000 industriell eingesetzte Chemikalien in unserer Umwelt. Jährlich kommen etwa 1700 neue Verbindungen hinzu. Es ist kaum möglich, jede einzelne Substanz auf ihre langfristige Unbedenklichkeit zu prüfen, und schier unmöglich, Wechselwirkungen verschiedener Substanzen untereinander zu untersuchen. Jedoch können einfache präventive Maßnahmen ergriffen werden, um die Aufnahme von Xenobiotika zu reduzieren.

Reduktion der Toxinaufnahme (Liem et al. 2021):

- Wasser- und Luftreinigungsfilter verwenden
- So wenig wie möglich Plastikbehälter und -flaschen und stattdessen z. B. Thermoskannen aus Edelmetall benutzen
- Möglichst unbelastetes biologisch angebautes Gemüse und Obst essen
- Unbelastete Körperpflege- und Reinigungsmittel benutzen
- Keine mit Teflon beschichteten Pfannen nutzen, da Perflouroctansäure das Immunsystem schwächt
- Quecksilbersanierung der Zähne
- Schimmelpilze unter Dielen, zwischen Fensterrahmen etc. entfernen
- Insbesondere die Aufnahme von Quecksilber, Antibiotika, Aluminium, Arsen, Kadmium und Blei vermeiden

Entgiftung (Liem et al. 2021):

- Gluthationhaltige Gemüse wie Knoblauch, Zwiebeln, Brokkoli, Grünkohl, Blumenkohl, Weißkohl essen, die den Toxintransport aus dem Körper durch Bindung von freien Radikalen von Quecksilber unterstützen
- Einnahme von Vitamin B_6, B_{12}, Folsäure
- Regelmäßig mehrmals die Woche schwitzen

7.15.8 Nikotin-, Alkohol- und Drogenabusus

Nikotin, Alkohol und Drogen bis auf ein kleines Glas Rotwein pro Tag bestmöglich vermeiden.

7.15.9 Störfelder

Auch Infektionsherde, z. B. in den Zähnen, chronisch entzündete Tonsillen und Narben sind zu beachten. Dazu u. a. Zahnärzte und HNO-Ärzte hinzuziehen.

7.15.10 Pathogene

Einerseits können **Bakterien** mittels Lipopolysacchariden und Toxinen zu bakteriellen Infektionen sowie **Viren** mittels RNS und Flagellen zu akuten Virusinfektionen und akuten Entzündungsreaktionen führen. Dabei sind wichtige Komponenten des angeborenen Immunsystems involviert: Toll-like-Rezeptoren (TLR) v. a. bei Bakterien und NOD-like-Rezeptoren (NLR) bei Viren. Andererseits können chronische Belastungen durch Pathogene wie Toxoplasmen, welche die Immunfunktion langfristig vermindern, chronische Infektionen mit Cytomegalie-, Eppstein-Barr-, Coxsackie-Viren begünstigen. Zudem sind mögliche Belastungen durch überhöhte Konzentrationen gesättigter Fettsäuren in Bezug auf eine Makrophagenaktivierung und einen TLR-4-abhängigen Signalmechanismus z. B. bei Wundheilungsstörungen zu berücksichtigen (David et al. 2020). Gegebenenfalls sind die Patienten an weitere Fachkräften zu verweisen, um mögliche virale und bakterielle Belastungen zu senken.

7.15.11 Oxidativer und nitrosativer Stress

Oxidativer Stress ist durch ein Missverhältnis zwischen aktivierten Sauerstoffstufen, freien Radikalen (ROS) und antioxidativen Schutzmaßnahmen gekennzeichnet (➤ Abb. 7.12). Bei oxidativem Stress [L143] befinden sich zu viele instabile Sauerstoffverbindungen (freie Radikale) im Körper, die zu Schäden an gesunden Zellen führen und Alterungsprozesse sowie Schädigungen am Erbgut begünstigen (Liem et al. 2021). Studien haben gezeigt, dass z. B. Intervallfasten diesem Prozess entgegenwirkt (Weir et al. 2017; Gomez-Pinilla 2008).

Unter **nitrosativem Stress** wird die vermehrte Bildung von iNO (induzierbarem Stickoxid) und seinem oxidativen Metaboliten Peroxinitrit verstanden. Dieser wurde auch mit HWS-Traumata in Verbindung gebracht (Kuklinski 2006).

Oxidativer und nitrosativer Stress sind eng verknüpft und bedingen sich gegenseitig.

7

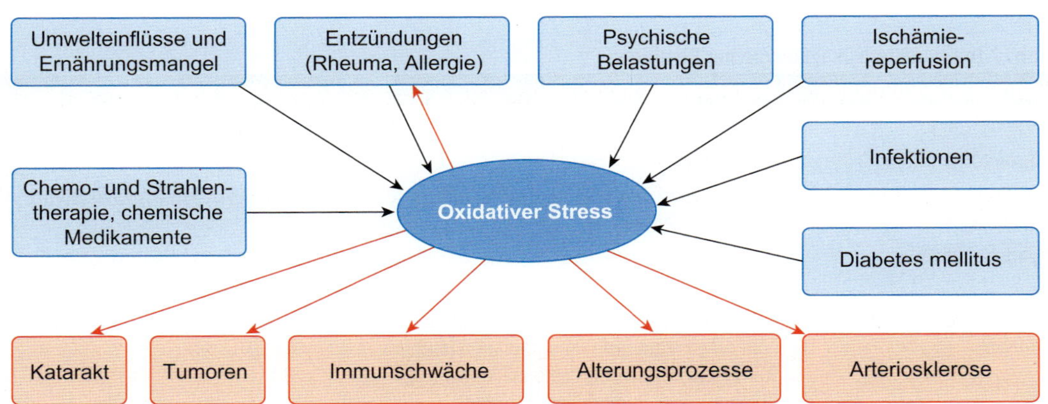

Abb. 7.12 Ursachen und Folgen von oxidativem Stress [L143]

7.15.12 Extrazelluläre Matrix

Als extrazelluläre Matrix werden alle körpereigenen Substanzen zusammengefasst, die im Interzellularraum lokalisiert sind. Blut-, Lymphgefäße und Nervenfasern verlaufen dort. Aufgrund ihrer zahlreichen Funktionen wie Zug-, Druck-, Scherfestigkeit, Stoffwechselvorgäng und Aktivierung der körpereigenen Reparaturmechanismen durch Ausschüttung von Zytokinen ist sie maßgeblich bei Krankheits- und Gesundungsprozessen beteiligt (Heine 2014; Pischinger 1980).

7.15.13 Berührung

Regelmäßige empathische Berührung wirkt sich **inhibierend auf die Stressachse** aus, verbessert den Schlaf und vermindert die Entzündungsneigung (Thomas et al. 2021)
(➤ Kap. 7.13).

7.15.14 Körperliche Inaktivität

In einem systematischen Review, in dem 32 Studien untersucht wurden, konnte ein deutlicher Zusammenhang zwischen depressiver Symptomatik und psychischem Distress sowie der Zeit, die in der Freizeit vor dem Bildschirm verbracht wurde, gefunden werden. Ein schlechterer psychischer Gesundheitszustand wurde bei Jugendlichen festgestellt, die täglich mehr als 2–3 Stunden am Bildschirm verbracht hatten (Hoare et al. 2016).

Das Unterbrechen von längerem Sitzen vermindert Müdigkeit und verbessert die Kognition sowie den Plasmaspiegel von neuroendokrinen Biomarkern. Dafür reichen sogar schon leichte Gehpausen – alle 30 Minuten für drei Minuten aus (Wennberg et al. 2016). Allerdings sind Form, Intensität und Häufigkeit der körperlichen Aktivität, die erforderlich ist, um den schädlichen Auswirkungen eines längeren Sitzens wirksam entgegenzuwirken, von der jeweiligen Person abhängig, insbesondere hinsichtlich ihres üblichen Niveaus körperlicher Aktivität. So scheint eine höhere Intensität bei jüngeren Personen wirksamer zu sein (Benatti et al. 2015). Eine einmalige tägliche sportliche Aktivität kann die Effekte einer sitzenden Lebensweise nicht ausgleichen.

Hilfreich ist es auch, sich 1–2 × pro Woche nüchtern zu bewegen und Sport zu treiben.

7.15.15 Chronobiologie

Dysfunktionale chronobiologische Einflüsse haben starke gesundheitsbeeinträchtigende Einflüsse. So stellen Lebensweisen, die der natürlichen Ordnung hinsichtlich der inneren Rhythmusbiologie zuwiderlaufen, eine Prädisposition für Krankheiten dar (Liem et al. 2016; Liem et al. 2018). Synchronisationsstörungen des Patienten sind wiederum Hinweisgeber für Krankheiten und Belastungen.

Rhythmische Funktionen der mittel- und langwelligen Bereiche (➤ Tab. 7.9) werden aufgrund synchronisierender Einflüsse konstant gehalten. Langwellige Rhythmizitäten treten eher als Pendel-

Tab. 7.9 Charakteristika biologischer Rhythmen

Langwellige Rhythmen	Mittelwellige Rhythmen	Kurzwellige Rhythmen
Tage bis Jahre	Minuten bis Stunden	Millisekunden bis Sekunden
Gesamtorganismus	Ganze Organe	Zellen, Gewebe
Stoffwechsel (z. B. Wach-, Schlafzyklus)	Rhythmisches Transport- und Verteilungssystem (Atmung, Kreislauf)	Informationssystem (Nervensystem)
Pendelschwingung		Impulshafte Schwingungsformen (z. B. Kippschwingung)
Frequenzstabil, amplitudenvariabel	Begrenzt frequenz- und amplitudenvariabel (je höher die Frequenzen im ultradianen [mehrstündigen] Bereich ist, desto stärker ist der Rhythmus i. d. R. modulierungsfähig)	Frequenzvariabel, amplitudenstabil
Hochmolekulare Eiweiße		Ionen (Na^+, K^+, Cl^-)

schwingung auf und stellen komplexe Prozesse dar, die eine Vielzahl von Einzelfunktionen zu einem geordneten Zusammenwirken zusammenfassen. Bei kurzwelligen Rhythmizitäten geschieht das Gegenteil. Diese äußern sich meist in impulshaften Kippschwingungen mit plötzlichen Änderungen.

Eine **rhythmusgerechte Lebensweise** ist ein wichtiger Stabilisator sowie Grundlage für Gesundheit und sollte bei der Behandlung – insbesondere bei chronischen Störungen – stets Beachtung finden (Moser et al. 2008). So scheint beim Menschen die Psyche mittels biotischer Uhren bzw. oszillatorischer Prozesse Wahrscheinlichkeitsprognosen für den Bedarf der eigenen inneren und die Bedingungen der äußeren Welt anfertigen zu können. Dadurch wird eine erfolgreiche Regulation des Energiebedarfs des Organismus ermöglicht (Liem et al. 2016).

Insbesondere der **Schlaf** bzw. regelmäßige Schlafzeiten sind für die Gesundwerdung und -erhaltung wesentlich. Neben Wechselwirkungen zwischen Schlaf und Stressachse gibt es zahlreiche weitere Auswirkungen eines Schlafmangels auf die psychische und physische Gesundheit (Liem et al. 2018; Liem et al. 2016). Einige Maßnahmen können helfen (Liem et al. 2021):

- Lichttherapie morgens (Sonnenlicht- oder Tageslichtlampen mit mindestens 10000 Lux): 20–30 Minuten
- Blaulichtfilter im Computer und Handy, keine Verwendung von Blaulicht ausstrahlenden Lampen
- Heiße Dusche vor dem Zubettgehen
- Temperatur im Schlafzimmer ca. 16–18 °C
- Schlafroutine entwickeln, dafür kann es auch helfen, für 3 Tage zu campen und im Freien zu schlafen

7.15.16 Akute Reize

Akute Stressreize wie kurz andauernde Kälte-, Hitze-, Bewegungs- oder Atemnotreize unterstützen die Gesunderhaltung und machen **resistenter für psychosozialen Stress** und viele Krankheiten (Liem et al. 2021). Bei Herausforderungen und Stress entsteht beispielsweise eine Sympathikusaktivität („Anspannung"), die anschließend wieder in eine parasympathische Aktivität hinüberschwingt.

So konnte gezeigt werden, dass eine Kälte-Hydro-Therapie depressive Symptome wirksam lindern kann (Shevchuk 2008) und eine Kälte-Stimulation in der seitlichen Halsregion bei gesunden Probanden zu einer höheren Herzfrequenzvariabilität und einer niedrigeren Herzfrequenz führt (Jungmann et al. 2018). Kalt duschen wirkt außerdem antipsychotisch und unterdrückt eine psychosebedingte Neurotransmission innerhalb des mesolimbischen Systems (Shevchuk 2008).

Einige Maßnahmen, die gut in den Lebensalltag integriert werden können, sind:

- Kalt duschen für einige Minuten
- Sauna, Schwitzen, Hotyoga
- Hochintensives Intervalltraining
- Hypoxieübungen (➤ Kap. 8.31)

7.15.17 Niedriggradige Entzündung

Mögliche **Folgen** einer niedriggradigen Entzündung (low grade Inflammation, LGI) sind:

- Allgemeine Krankheitszeichen: Müdigkeit, Bewegungsunlust, Erschöpfung, Konzentrationsstörungen, Leistungsminderung
- Herz-, Kreislauferkrankungen: z. B. Hypertonie, Atherosklerose, Herzkrankheiten
- Stoffwechsel- und hormonelle Störungen: Insulinresistenz, Diabetes mellitus (v. a. Typ 2), Schilddrüsenüberfunktion, -unterfunktion
- Adipositas
- Krebserkrankungen: z. B. Darm-, Brust-, Prostata- und Lungenkrebs
- Rücken-, Gelenk- und Knochenerkrankungen: z. B. Tendinopathie, Bursitis, Arthrose, rheumatoide Arthritis, Bandscheibenvorfall, evtl. Osteoporose
- Atemwegserkrankungen: z. B. Asthma bronchiale, COPD, Bronchitis
- Neurodegenerative Krankheiten: z. B. Schlaganfall, Morbus Alzheimer, Morbus Parkinson, Demenz
- Allergien: z. B. Heuschnupfen, Hausstaubmilben-, Lebensmittelallergie
- Psychische Erkrankungen: z. B. Depression, Burnout
- Magen-Darm-Erkrankungen: z. B. Reizdarmsyndrom, Colitis ulcerosa, Morbus Crohn
- Chronische Nierenerkrankungen

- Krankheiten des Reproduktionssystems wie das polyzystische Ovarialsyndrom
- Dermatologische Erkrankungen: z. B. Dermatitis

Behandlungsmöglichkeiten:

- Unterbrechung der Wirkmechanismen
- Verminderung und Auflösung der ursächlichen Faktoren:
  - Physische Inaktivität, sesshaften Lebensstil, aber auch Übertraining vermeiden und stattdessen regelmäßig bewegen
  - Ernährung: Übermäßiges Essen, zu spätes abendliches Essen, zu häufiges Essen, zu wenig Abstände zwischen den Mahlzeiten, zu kalorienreiche Nahrung, zu viel kurzkettige Kohlehydrate, zu viel rotes Fleisch, zu wenig Gemüse, zu wenig gute (Olivenöl, Fisch, Nüsse) und zu viel falsche (pflanzliche, hocherhitzte) Fette, zu viel Salz, auch Unterernährung vermeiden.
  - Zu viel ungesunden psychologischen Stress reduzieren.
  - Umweltfaktoren, technologieinduzierte-Pathologien: Luftverschmutzung, hormonell schädigende Chemikalien, Wasserverschmutzung, Monokulturen, Schwermetallbelastungen, Elektrosmog reduzieren.
  - Biorhythmus: Schlafmangel, Schlafstörungen, zu späten Schlaf, Schichtarbeit vermeiden.
  - Beruf: Berufsrisiken, Mobbing vermeiden.
  - Drogen: Rauchen, Alkohol, Freizeitdrogen vermeiden bzw. reduzieren.
  - Sonnenlicht: Auf richtiges Maß achten; zu viel kann Hautkrebs erzeugen, zu wenig zu einem Vitamin-D-Mangel führen.
  - Beziehungen: Unterstützung, Zugehörigkeit, Pflege fördern und Isolation vermeiden.
  - Soziale Ungleichheit: Wahrgenommene organisatorische Ungerechtigkeit oder Vorurteile nach Möglichkeit reduzieren.

7.15.18 Behandlung von Mitochondriopathien

Folgende Maßnahmen sind bei Mitochondriopathien geeignet:

- Intermittierende Hypoxieübungen (➤ Kap. 8.31)
- Coenzym Q10/Ubiquinol (3 x tgl. 1 Tr.): Coenzym Q 10 ist ein wichtiges Antioxidans und Coenzym für die ATP-Synthese. Ein Anstieg von Nitrotyrosin oder erhöhte Zytokinwerte (TNF-α, IL-6) sind ein Hinweis auf einen möglichen Mangel an Coenzym Q10, weil Tyrosin die endogene Synthese von Q10 reduziert und Entzündungen aufgrund einer gesteigerten ATP-Synthese zu einer stärkeren Reduktion von Coenzym Q10 führen.
- Vitamin B_1 (100–700 mg/Tag): Aktivator der Pyruvatdehydrogenase zur Energiegewinnung.
- Vitamin B_2 (50–400 mg/Tag): Wichtig in der Atmungskette, Baustein für FAD (Flavin-Adenin-Dinukleotid) und Antioxidans.
- Vitamin B_3 (500–300 mg/Tag): Wichtig in der Atmungskette, Baustein für NADH (Nicotinamidadenindinukleotid) und Antioxidans.
- Folsäure (0,4–5 mg/Tag): Vermindert bei erhöhter Stickstoffmonoxid-Synthase.
- Vitamin B_{12} (1–6 mg/Tag): Bedeutender NO-Fänger.
- Vitamin C (1000–5000 mg/Tag): Dient der Entgiftung reaktiver Sauerstoffverbindungen und als Membranschutz.
- Vitamin E (500–1000 IE/Tag): Wird für die Entgiftung reaktiver Sauerstoffverbindungen und als Membranschutz eingesetzt.
- Vitamin D (2000–5000 IE/Tag): Hat eine antiinflammatorische Wirkung.
- Curcumin: Hat eine antioxidative Wirkung.
- Magnesiumorotat (400–900 mg/Tag): Wichtig in der Atmungskette.
- α-Liponsäure (600–2400 mg/Tag): Ist zur Entgiftung und Verminderung reaktiver Sauerstoffverbindungen geeignet.
- L-Glutamin (2 x tgl. 6–10 g): Wichtiger Bestandteil für die Synthese von Glutathion (Antioxidans).
- L-Carnitin (2 x tgl. 1000 mg): Zur Unterstützung der β-Oxidation.

7.15.19 Elektrosmog

„Angesichts der weltweit weit verbreiteten Nutzung der Mobilkommunikation unter Nutzern aller Altersgruppen könnte selbst ein sehr geringer

Anstieg der Krankheitsfälle infolge der Exposition gegenüber RFR (hochfrequenter Strahlung) weitreichende Auswirkungen auf die öffentliche Gesundheit haben.“ (National Institutes of Health) Es ist nicht auszuschließen, dass elektrische und magnetische Wechselfelder Einfluss auf die physische und psychische Gesundheit haben.

Insbesondere im Schlaf kann möglicher Elektrosmog meist einfach deutlich reduziert werden.

Ein elektrisches Wechselfeld kommt überall dort vor, wo elektrischer Strom genutzt wird, (Elektroinstallationen, Metallgestelle im Bett, elektrisch leitfähige Komponenten). Ideal wäre, dass an Schlafplätzen 100 mV nicht überschritten werden. Ein magnetisches Wechselfeld entsteht bei elektrischem Wechselstrom, z. B. bei eingeschalteter Lampe, eingeschaltetem elektrischen Gerät, am Stromnetz angeschlossenen Trafos, Ladegeräten, Netzteilen, Hochspannungsleitungen, Oberleitungen, Erdkabeln und Sicherungskästen.

Mögliche einfache Interventionen zur **Verminderung** von Elektrosmog:

- Ladegeräte und Netzteile in Bettnähe während des Schlafens aus der Steckdose ziehen.
- Auf WLAN möglichst verzichten und dafür Kabel (LAN) verwenden und Notebooks, wenn möglich, per Netzwerkkabel (LAN) mit Router verbinden.
- WLAN und Bluetooth bei Notebooks deaktivieren.
- Das WLAN-Modul von Endgeräten (Notebooks, Tablets, Smartphone) und WLAN-Repeater nur einschalten, wenn diese gebraucht werden, und insbesondere WLAN-Router beim Schlafengehen abschalten.
- WLAN-Drucker senden auch im Standby-Modus ein permanentes WLAN-Signal. Deswegen am besten die Drucker per Netzwerkkabel mit dem Router verbinden.
- Am besten nur kabelgebundene Maus und Tastatur nutzen.
- Elektrische Wechselfelder können z. B. durch spezielle Abschirmstoffe partiell abgeschirmt werden.
- Bei Strahlung durch Mobilfunksendemasten kann eine Abschirmung mittels spezieller Abschirmfarbe erfolgen.
- Einseitig abgeschirmte Handytasche verwenden.

REFERENZEN

Ahmad S, Feder A, Lee EJ et al. Earthquake impact in a remote South Asian population: psychosocial factors and posttraumatic symptoms. J Trauma Stress 2010; 23 (3): 408–412

Ahrens R. Pflege bei Menschen mit Borderline-Persönlichkeitsstörungen nach dem DBT-Konzept (Linehan). In: Needham I. Wissen schafft Pflege – Pflege schafft Wissen: Psychiatrische Pflege als Praxis und Wissenschaft; Vorträge, Workshops und Poster vom 3. Dreiländerkongress in Wien. Unterostendorf: Ibicura; 2006: 65–67

Alam M, Barrett KC, Hodapp RM, Arndt KA. Botulinum toxin and the facial feedback hypothesis: Can looking better make you feel happier? J Am Acad Dermatol 2008; 58 (6): 1061–1072

Albarracín D, Wilson K, Chan MS et al. Action and inaction in multi-behaviour recommendations: a meta-analysis of lifestyle interventions. Health Psychol Rev 2018; 12 (1): 1–24

Alisi L, Cao R, De Angelis C et al. The Relationships Between Vitamin K and Cognition: A Review of Current Evidence. Front Neurol 2019; 10: 239

Altirriba J, Poher AL, Caillon A et al. Divergent effects of oxytocin treatment of obese diabetic mice on adiposity and diabetes. Endocrinology 2014; 155: 4189–4201

Antoni FA, and Chadio SE. Essential role of magnesium in oxytocin-receptor affinity and ligand specificity. Biochemical Journal 1989; 257 (2): 611–614

Arandia IR, Di Paolo EA. Placebo From an Enactive Perspective. Front Psychol 2021; 12: 660118

Arueti M, Perach-Barzilay N, Tsoory MM. When Two Become One: The Role of Oxytocin in Interpersonal Coordination and Cooperation. Journal of Cognitive Neuroscience 2013; 25 (9): 1418–1427

Asendorpf JB, F. J. Neyer FJ. Psychologie der Persönlichkeit. Heidelberg: Springer; 2012

Awad S, Debatin T, Ziegler A. Embodiment: I sat, I felt, I performed – Posture effects on mood and cognitive performance. Acta Psychol 2021; 218: 103353

Babić R, Babić M, Rastović P et al. Resilience in Health and Illness. Psychiatr Danub 2020; 32 (Suppl 2): 226–232

Balban MY, Neri E, Kogon MM et al. Brief structured respiration practices enhance mood and reduce physiological arousal. Cell Rep Med 2023; 4 (1): 100895

Bandler, Richard. Time For a Change: Lernen, bessere Entscheidungen zu treffen. Neue NLP-Techniken. Paderborn: Junfermann; 2010

Barak Y, Achiron A. Happiness and neurological diseases. Expert Rev Neurother 2009; 9 (4): 445–459

Barolin G. Integrierte Psychotherapie-Anwendung in der Gesamtmedizin und benachbarten Sozialberufen. Wien: Springer; 2006

Barraza JA, Zak PJ. Empathy toward strangers' triggers oxytocin release and subsequent generosity. Annals of the New York Academy of Sciences 2009; 1167 (1): 182–189

Bauer H, Emeny RT, Baumert J, Ladwig KH. Resilience moderates the association between chronic pain and

depressive symptoms in the elderly. Eur J Pain 2016; 20 (8): 1253–1265
Baumgartner T, Heinrichs M, Vonlanthen A et al. Oxytocin shapes the neural circuitry of trust and trust adaptation in humans. Neuron 2008; 58 (4): 639–50
Benatti FB, Ried-Larsen M. The Effects of Breaking up Prolonged Sitting Time: A Review of Experimental Studies. Med Sci Sports Exerc 2015; 47 (10): 2053–2061
Besser-Sigmund C, Siegmund H. Denk dich nach vorn. Düsseldorf: Econ; 1993
Beushausen J. Ressourcenorientierte stabilisierende Interventionen. Kontext 2010; 41 (4): 287–307
Beyebach M. Change Factors in Solution-Focused Brief Therapy: A Review of the Salamanca Studies. Journal of Systemic Therapies 2014; 33 (1): 62–77
Blaicher W, Gruber D, Bieglmayer C et al. The role of oxytocin in relation to female sexual arousal. Gynaecologic and obstetric investigation 1999; 47 (2): 125–126
Böhm K. EMDR in der Psychotherapie der PTBS. Berlin: Springer; 2016
Bohlen L, Shaw R, Cerritelli F et al. Osteopathy and mental health: An embodied, predictive, and interoceptive framework. Frontiers in Psychology 2021; 12: 1–22
Bordoni B, Marelli F. Emotions in Motion: Myofascial Interoception. Complement Med Res 2017; 24 (2): 110–113
Bordoni B, Purgol S, Bizzarri A et al. The Influence of Breathing on the Central Nervous System. Cureus 2018; 10 (6): e2724
Brunner R, Fellmann U. Emotionale Regulation: Interventionen bei dissoziativen Phänomenen. In: Needham I. Wissen schafft Pflege – Pflege schafft Wissen: Psychiatrische Pflege als Praxis und Wissenschaft; Vorträge, Workshops und Poster vom 3. Dreiländerkongress in Wien. Unterostendorf: Ibicura; 2006: 320
Buisman-Pijlman FT, Sumracki NM, Gordon JJ et al. Individual differences underlying susceptibility to addiction: Role for the endogenous oxytocin system. Pharmacol Biochem Behav 2014; 119: 22–38
Bulbulian R, Burke J, Dishman JD. Spinal reflex excitability changes after lumbar spine passive flexion mobilization. J Manipulative Physiol Ther 2002; 25 (8): 526–532
Camerino C, Conte E, Caloiero R et al. Evaluation of Short- and Long-Term Cold Stress Challenge of Nerve Grow Factor, Brain-Derived Neurotrophic Factor, Osteocalcin and Oxytocin mRNA Expression in BAT, Brain, Bone and Reproductive Tissue of Male Mice Using Real-Time PCR and Linear Correlation Analysis. Frontiers in Physiology 2018; 11 (8): 1101
Camille Melón L, Maguire J. GABAergic regulation of the HPA and HPG axes and the impact of stress on reproductive function. J Steroid Biochem Mol Biol 2016; 160: 196–203
Cangiano F, Parker S. Proactivity for Mental Health and Well-Being. In: Clarke S et al. The Wiley Blackwell Handbook of Occupational Safety and Workplace Health. Hoboken: John Wiley; 2016
Carmichael MS, Humbert R, Dixen J et al. Plasma oxytocin increases in the human sexual response. The Journal of Clinical Endocrinology & Metabolism 1987; 64 (1): 27–31
Carmody J, Baer RA. Relationships between mindfulness practice and levels of mindfulness, medical and psychological symptoms and well-being in a mindfulness-based stress reduction program. J Behav Med 2008; 31 (1): 23–33
Carney DR, Cuddy AJC, Yap AJ. Power Posing: Brief Nonverbal Displays Affect Neuroendocrine Levels and Risk Tolerance. Psychol Sci 2010; 21 (10): 1363–1368
Cathcart E, McSweeney T, Johnston R et al. Immediate biomechanical, systemic, and interoceptive effects of myofascial release on the thoracic spine: A randomised controlled trial. J Bodyw Mov Ther 2019; 23 (1): 74–81
Cerritelli F, Chiacchiaretta P, Gambi F et al. Effect of manual approaches with osteopathic modality on brain correlates of interoception: an fMRI study. Sci Rep 2020; 10 (3214): 1–12
Cerritelli F, Chiacchiaretta P, Gambi F et al. Osteopathy modulates brain–heart interaction in chronic pain patients: an ASL study. Sci Rep 2021; 11 (4556): 1–15
Chen WG, Schloesser D, Arensdorf AM et al. The Emerging Science of Interoception: Sensing, Integrating, Interpreting, and Regulating Signals within the Self. Trends Neurosci 2021; 44 (1): 3–16
Chouet J, Ferland G, Féart C et al. Dietary Vitamin K Intake Is Associated with Cognition and Behaviour among Geriatric Patients: The CLIP Study. Nutrients 2015; 7 (8): 6739–6750
Clinton O, Sinatra S, Zucker M. Earthing – Heilendes Erden: Gesund und voller Energie mit Erdkontakt. Kirchzarten bei Freiburg: VAK; 2012
Colgan DD, Christopher M, Michael P, Wahbeh H. The Body Scan and Mindful Breathing Among Veterans with PTSD: Type of Intervention Moderates the Relationship Between Changes in Mindfulness and Post-treatment Depression. Mindfulness 2016; 7 (2): 372–383
Critchley HD, Garfinkel SN. Interoception and emotion. Curr Opin Psychol 2017; 17: 7–14
Cropley M, Ussher M, Charitou E. Acute effects of a guided relaxation routine (body scan) on tobacco withdrawal symptoms and cravings in abstinent smokers. Addiction 2007; 102 (6): 989–993
Cuddy A, Wilmuth C, Yap A, Carney D. Preparatory Power Posing Affects Nonverbal Presence.pdf. J Appl Psychol 2015; 100 (4): 1286–1295
Cullinan WE, Ziegler DR, Herman JP. Functional role of local GABAergic influences on the HPA axis. Brain Struct Funct 2008; 213 (1–2): 63–72
Dargan PJ, Simm R, Murray C. New approaches towards chronic pain: patient experiences of a solution-focused pain management programme. Br J Pain 2014; 8 (1): 34–42
D'Alessandro G, Cerritelli F, Cortelli P. Sensitization and interoception as key neurological concepts in osteopathy

and other manual medicines. Front Neurosci 2016; 10 (100): 1–12

da Silveira LT, Junta CM, Monesi N et al. Time course of c-fos, vasopressin and oxytocin mRNA expression in the hypothalamus following long-term dehydration. Cellular and molecular neurobiology 2007; 27 (5): 575–584

de Sousa CNS, da Silva Leite CMG, da Silva Medeiros I et al. Alpha-lipoic acid in the treatment of psychiatric and neurological disorders: a systematic review. Metab Brain Dis 2019; 34 (1): 39–52

Daverey A, Agrawal SK. Curcumin alleviates oxidative stress and mitochondrial dysfunction in astrocytes. Neuroscience 2016; 333: 92–103

Davis FM, denDekker A, Joshi AD et al. Palmitate-TLR4 signaling regulates the histone demethylase, JMJD3, in macrophages and impairs diabetic wound healing. Eur J Immunol 2020; 50 (12): 1929–1940

Deblon N, Veyrat-Durebex C, Bourgoin L et al. Mechanisms of the anti-obesity effects of oxytocin in diet-induced obese rats. PLoS One 2011; 6: e25565

Ding C, Leow MS, Magkos F. Oxytocin in metabolic homeostasis: implications for obesity and diabetes management. Obesity Reviews 2019; 20 (1): 22–40

Dishman JD, Burke J. Spinal reflex excitability changes after cervical and lumbar spinal manipulation: a comparative study. Spine J 2003; 3 (3): 204–212

Ditto B, Eclache M, Goldman N. Short-term autonomic and cardiovascular effects of mindfulness body scan meditation. Ann Behav Med 2006; 32 (3): 227–234

Dreeben SJ, Mamberg MH, Salmon P. The MBSR Body Scan in Clinical Practice. Mindfulness 2013; 4 (4): 394–401

Drummond MS. Conceptualizing the efficacy of mindfulness of body sensations in the mindfulness-based interventions. Constructivism in the Human Sciences. Constructivism in the Human Sciences 2006; 11 (1): 2–29

Duquette LL, Mattiace F, Blum K et al. Neurobiology of KB220Z-Glutaminergic-Dopaminergic Optimization Complex [GDOC] as a Liquid Nano: Clinical Activation of Brain in a Highly Functional Clinician Improving Focus, Motivation and Overall Sensory Input Following Chronic Intake. Clin Med Rev Case Rep 2016; 3 (5): 104

Edwards DJ, Young H, Curtis A et al. The immediate effect of therapeutic touch and deep touch pressure on range of motion, interoceptive accuracy and heart rate variability: A randomized controlled trial with moderation analysis. Front Integr Neurosci 2018; 12 (41): 1–13

Ekman P, Friesen WV, Hager J. Facial Action Coding System: Investigator's Guide. Research Nexus 2002a

Ekman P, Friesen WV, Hager J. Facial Action Coding System – The Manual. Research Nexus 2002b

Ekman P. Facial expression and emotion. American Psychologist 1993; 48: 384–392

Emanuele E, Bertona M, Minoretti P et al. An open-label trial of L-5-hydroxytryptophan in subjects with romantic stress. Neuro Endocrinol Lett 2010; 31 (5): 663–666

Emmet D, Nuño V, Pierce-Talsma S. OMT to Address the Physiologic Effects of Stress. J Am Osteopath Assoc 2018; 118 (2): e11

Enoch M-A. The role of early life stress as a predictor for alcohol and drug dependence. Psychopharmacology 2011; 214: 17–31

Esch T, Stefano GB. The Neurobiology of Love. Neuroendocrinology Letters 2005; 26 (3): 175–192

Finucane A, Mercer SW. An exploratory mixed methods study of the acceptability and effectiveness of Mindfulness-Based Cognitive Therapy for patients with active depression and anxiety in primary care. BMC Psychiatry 2006; 6: 1–14

Fisher H, Aron A, Brown LL. Romantic Love: An fMRI Study of a Neural Mechanism for Mate Choice. J Comp Neurol 2005; 493 (1): 58–62

Fornari M, Carnevali L, Sgoifo A. Single Osteopathic Manipulative Therapy Session Dampens Acute Autonomic and Neuroendocrine Responses to Mental Stress in Healthy Male Participants. J Am Osteopath Assoc 2017; 117 (9): 559–567

Forsling ML and Williams AJ. The effect of exogenous melatonin on stimulated neurohypophysial hormone release in man. Clinical endocrinology 2002; 57 (5): 615–620

Franklin, C., Trepper, T. S., McCollum, E. E., & Gingerich, W. J. (2012). Solution-focused brief therapy: A handbook of evidence-based practice. Oxford University Press.

Franklin C, Zhang A, Froerer A, Johnson S. Solution Focused Brief Therapy: A Systematic Review and Meta-Summary of Process Research. Journal of Marital and Family Therapy 2017; 43(1): 16–30

Fuchs T, Schlimme JE. Embodiment and psychopathology: A phenomenological perspective. Curr Opin Psychiatry 2009; 22 (6): 570–575

Galland L. Magnesium, stress and neuropsychiatric disorders. Magnes Trace Elem 1991–1992; 10 (2–4): 287–301

Garrott K, Dyavanapalli J, Cauley E et al. Chronic activation of hypothalamic oxytocin neurons improves cardiac function during left ventricular hypertrophy-induced heart failure. Cardiovasc Res 2017; 113: 1318–1328

Geller SM, Porges SW. Therapeutic presence: neurophysiologicalmechanisms mediating feeling safe in therapeutic relationships. J Psychother Integrat 2014; 24 (3): 178

Gomez-Pinilla F. The influences of diet and exercise on mental health through hormesis. Ageing Res Rev 2008; 43: 49–62

Granville Smith I, Danckert NP, Freidin MB et al. Evidence for infection in intervertebral disc degeneration: a systematic review. Eur Spine J 2022; 31 (2): 414–430

Grape C, Sandgren M, Hansson LO et al. Does singing promote well-being? An empirical study of professional and amateur singers during a singing lesson. Integrative Physiological & Behavioral Science 2002; 38 (1): 65–74

Green P, Hermesh H, Monselise A et al. Red cell membrane omega-3 fatty acids are decreased in nondepressed patients with social anxiety disorder.Eur Neuropsychopharmacol 2006; 16 (2): 107–113

Grice EA, Segre JA. The human microbiome: our second genome. Annu Rev Genomics Hum Genet 2012; 13: 151–170

Griffiths FS, McSweeney T, Edwards DJ. Immediate effects and associations between interoceptive accuracy and range of motion after a HVLA thrust on the thoracolumbar junction: A randomised controlled trial. J Bodyw Mov Ther 2019; 23 (4): 818–824

Grinevich V, Desarmenien MG, Chini B et al. Ontogenesis of oxytocin pathways in the mammalian brain: late maturation and psychosocial disorders. Frontiers in Neuroanatomy 2015; 8: 1–18

Günther-Borstel J, Schmidt T, Liem T. Herzratenvariabilität: Messung und Anwendungsmöglichkeiten in der Osteopathie. Osteopathische Medizin 2015; 16 (3): 4–8

Hassett AL, Finan PH. The Role of Resilience in the Clinical Management of Chronic Pain. Curr Pain Headache Rep 2016; 20 (6): 39

Heine H. Lehrbuch der biologischen Medizin: Grundlagen und Extrazelluläre Matrix. Heidelberg: Haug; 2014

Hung IW, Labroo AA. From Firm Muscles to Firm Willpower: Understanding the Role of Embodied Cognition in Self-Regulation. J Consum Res 2011; 37 (6): 1046–1064

Hantke L, Görges H-J. Handbuch Traumakompetenz: Basiswissen für Therapie, Beratung und Pädagogik. Paderborn: Junfermann; 2012

Henriques TP, Szawka RE, Diehl LA et al. Stress in neonatal rats with different maternal care backgrounds: monoaminergic and hormonal responses. Neurochemical Research 2014; 39: 2351–2359

Herman JP, Mueller NK, Figueiredo H. Role of GABA and glutamate circuitry in hypothalamo-pituitary-adrenocortical stress integration. Ann N Y Acad Sci 2004; 1018: 35–45

Hinz M, Stein A, Uncini T. 5-HTP efficacy and contraindications. Neuropsychiatr Dis Treat 2012; 8: 323–328

Hoare E, Milton K, Foster C, Allender S. The associations between sedentary behaviour and mental health among adolescents: a systematic review. Int J Behav Nutr Phys Act 2016; 13 (1): 108

Holmes GM, Browning KN, Babic T et al. Vagal afferent fibres determine the oxytocin-induced modulation of gastric tone. The Journal of physiology 2013; 591 (12): 3081–3100

Hsiao MY, Hung CY, Chang KV et al. Is Serum Hypovitaminosis D Associated with Chronic Widespread Pain Including Fibromyalgia? A Meta-analysis of Observational Studies. Pain Physician 2015; 18 (5): E877–887

Iwasaki Y, Maejima Y, Suyama S et al. Peripheral oxytocin activates vagal afferent neurons to suppress feeding in normal and leptin-resistant mice: a route for ameliorating hyperphagia and obesity. American Journal of Physiology-Regulatory, Integrative and Comparative Physiology 2015; 308 (5): R360–R369

Janevic M, Robinson-Lane SG, Murphy SL, Courser R, Piette JD. A Pilot Study of a Chronic Pain Self-Management Program Delivered by Community Health Workers to Underserved African American Older Adults. Pain Med 2021: pnaa468

Jayaram N, Varambally S, Behere RV et al. Effect of yoga therapy on plasma oxytocin and facial emotion recognition deficits in patients of schizophrenia. Indian journal of psychiatry 2013; 55 (3): S409

Jensen MP, Adachi T, Hakimian S. Brain Oscillations, Hypnosis, and Hypnotizability. Am J Clin Hypn 2015; 57 (3): 230–253

Jerath R, Crawford MW, Barnes VA, Harden K. Self-regulation of breathing as a primary treatment for anxiety. Appl Psychophysiol Biofeedback 2015; 40 (2): 107–115

Joyce S, Shand F, Tighe J et al. Road to resilience: a systematic review and meta-analysis of resilience training programmes and interventions. BMJ Open 2018; 8 (6): e017858

Juif PE, Pierrick P. Neurohormonal effects of oxytocin and vasopressin receptor agonists on spinal pain processing in male rats. Pain 2013; 154 (8): 1449–1456

Junglas J. Gesprächsführung in der Behandlung von Traumata. www.psychoforum.de/traumatherapie2006.pdf; letzter Aufruf: 11.01.2023

Jungmann M, Vencatachellum S, Van Ryckeghem D, Vögele C. Effects of Cold Stimulation on Cardiac-Vagal Activation in Healthy Participants: Randomized Controlled Trial. JMIR Form Res 2018; 2 (2): e10257

Kabat-Zinn J. An outpatient program in behavioral medicine for chronic pain patients based on the practice of mindfulness meditation: Theoretical considerations and preliminary results. Gen Hosp Psychiatry 1982; 4 (1): 33–47

Kabat-Zinn J, Kesper-Grossman U. Stressbewältigung durch die Praxis der Achtsamkeit. Freiamt im Schwarzwald: Arbor; 1999

Karoly P, Ruehlman LS. Psychological 'resilience' and its correlates in chronic pain: findings from a national community sample. Pain 2006; 123 (1–2): 90–97

Kasahara Y, Sato K, Takayanagi Y et al. Oxytocin receptor in the hypothalamus is sufficient to rescue normal thermoregulatory function in male oxytocin receptor knockout mice. Endocrinology 2013; 154 (11): 4305–4315

Kaspar K, Vennekötter A. Embodied information in cognitive tasks: Haptic weight sensations affect task performance and processing style. Adv Cogn Psychol 2015; 11 (3): 64–76

Keil P. Induktionstechniken im besonderen Kontext der ärztlichen Hypnose. Diplomarbeit. Medizinischen Universität Graz, 2011

Kelly JR, Borre Y, O'Brien C et al. Transferring the blues: depression-associated gut microbiota induces neurobehavioural changes in the rat. J Psychiatr Res 2016; 82: 109–118

Khalsa SS, Adolphs R, Cameron OG et al. Interoception and Mental Health: A Roadmap. Biol Psychiatry Cogn Neurosci Neuroimaging 2018; 3 (6): 501–513

Khoury NM, Lutz J, Schuman-Olivier Z. Interoception in Psychiatric Disorders: A Review of Randomized, Controlled

Trials with Interoception-Based Interventions. Harv Rev Psychiatry 2018; 26 (5): 250–263

Kiefer M, Trumpp NM. Embodiment theory and education: The foundations of cognition in perception and action. Trends Neurosci Educ 2012; 1 (1): 15–20

Kikusui T, Winslow JT, Mori Y. Social buffering: relief from stress and anxiety. Philos Trans R Soc Lond B Biol Sci. 2006;361(1476):2215–2228

Kim GM, Lim JY, Kim EJ, Park SM. Resilience of patients with chronic diseases: A systematic review. Health Soc Care Community 2019; 27 (4): 797–807

Kim S, Kwok S, Mayes LC et al. Early adverse experience and substance addiction: dopamine, oxytocin, and glucocorticoid pathways. Annals of the New York Academy of Sciences 2016; 1394: 74–91

Kiverstein J, Miller M. The embodied brain: Towards a radical embodied cognitive neuroscience. Front Hum Neurosci 2015; 9 (237): 1–11

Kleinstein SE, Nelson KE, Freire M. Inflammatory Networks Linking Oral Microbiome with Systemic Health and Disease. J Dent Res 2020; 99 (10): 1131–1139

Kojima S, Stewart RA, Demas GE et al. Maternal contact differentially modulates central and peripheral oxytocin in rat pups during a brief regime of mother-pup interaction that induces a filial huddling preference. Journal of Neuroendocrinology 2012; 24: 831–840

Komariah M, Ibrahim K, Pahria T et al. Effect of Mindfulness Breathing Meditation on Depression, Anxiety, and Stress: A Randomized Controlled Trial among University Students. Healthcare 2022; 11 (1): 26

Komisaruk BR, Sansone G. Neural pathways mediating vaginal function: the vagus nerves and spinal cord oxytocin. Scandinavian Journal of Psychology 2003; 44 (3): 241–250

Konkel JE, O'Boyle C, Krishnan S. Distal Consequences of Oral Inflammation. Front Immunol 2019; 10: 1403

Krause EG, de Kloet AD, Flak JN et al. Hydration state controls stress responsiveness and social behavior. Journal of Neuroscience 2011; 31 (14): 5470–5476

Kuklinski B: Das HWS-Trauma. Bielefeld: Aurum; 2006

Kul H, Celik H, Kurtulus A et al. The Effect of Alpha Lipoic Acid on Cerebrospinal Fluid Biochemistry and Brain Edema After Experimental Traumatic Brain Injury. Turk Neurosurg 2020; 30 (5): 666–672

Kuntz H. Imaginationen – Heilsame Bilder als Methode und therapeutische Kunst. Stuttgart: Klett-Cotta; 2009

Kurtys E, Eisel ULM, Verkuyl JM et al. The combination of vitamins and omega-3 fatty acids has an enhanced anti-inflammatory effect on microglia. Neurochem Int 2016; 99: 206–214

König V. Die Auswirkung einer globalen osteopathischen Behandlung auf weibliche Ersthelferinnen, bei denen eine posttraumatische Belastungsstörung diagnostiziert wurde. Dissertation. Kanadische Hochschule für Osteopathische Manuelle Praxis. Campus, Vancouver; 2019

Längle H. Krisenintervention. Kids & Traumatische Krisen. Krisenintervention beim NÖ Akutteam mit Blick auf systemische Interventionen bei Kindern und deren Eltern. Systemische Notizen 2010; 4 (10): 26–38

Lei Chui P, Wai S, Lai LL et al. Mindful Breathing: Effects of a Five-Minute Practice on Perceived Stress and Mindfulness Among Patients With Cancer. Clin J Oncol Nurs 2021; 25 (2): 174–180

Lengacher CA, Johnson-Mallard V, Post-White J et al. Randomized controlled trial of mindfulness-based stress reduction (MBSR) for survivors of breast cancer. Psychooncology 2009; 18 (12): 1261–1272

Li W, Lai K, Chopra N et al. Gut-disc axis: A cause of intervertebral disc degeneration and low back pain? Eur Spine J 2022; 31 (4): 917–925

Liem T. Osteopathie und (Hatha-)Yoga. Osteopathische Medizin 2009; 10 (1): 21–27

Liem T. Morphodynamik in der Osteopathie. 2. Aufl. Stuttgart: Haug; 2013

Liem T, Havel M. Der suprachiasmatische Nukleus und seine klinische Bedeutung, Osteopathische Medizin 2018; 19 (4): 13–20

Liem T, Moser M. Biologische Rhythmen und ihre Bedeutung für die Osteopathie. Osteopathische Medizin 2016; 17 (1): 22–26

Liem T, Tozzi P, Chila A. Fascia in the Osteopathic Field. Pencaitland: Handspring; 2017

Liem T, Tsolodimos C. Das Osteopathie-Selbsthilfe-Buch: Wie Osteopathie wirkt und die Selbstheilung fördert. Mit Übungen für jeden Tag. Stuttgart: Trias; 2021

Linton R. Mensch, Kultur, Gesellschaft. Stuttgart: Hippokrates; 1979

Liu JJW, Reed M, Vickers K. Reframing the individual stress response: Balancing our knowledge of stress to improve responsivity to stressors. Stress Health 2019; 35 (5): 607–616

Love MF, Wood GL, Wardell DW, Beauchamp JES. Resilience and associated psychological, social/cultural, behavioral, and biological factors in patients with cardiovascular disease: a systematic review. Eur J Cardiovasc Nurs 2021; 20 (6): 604–617

Lüdecke C, Luedecke D, Scarpinato-Hirt F. DBT in der Suchtbehandlung: Das Göttinger Modell. Suchttherapie 2015; 16 (02): 75–81

Luck MR, Jungclas B. Catecholamines and ascorbic acid as stimulators of bovine ovarian oxytocin secretion. Journal of endocrinology 1987; 114 (3): 423–430

Lush E, Salmon P, Floyd A et al. Mindfulness meditation for symptom reduction in fibromyalgia: Psychophysiological correlates. J Clin Psychol Med Settings 2009; 16 (2): 200–207

Ma C, Ma Y, Lu S et al. Clinical Study on Effect of Solution Focused Approach on the Complications, Pain, Sleep, and Quality of Life in Patients with Hepatocellular Carcinoma Undergoing TACE. Evid Based Complement Alternat Med 2021; 2021: 5068228

Maercker A. Posttraumatische Belastungsstörungen. 3. Aufl. Heidelberg: Springer; 2009

Maes PJ. Sensorimotor Grounding of Musical Embodiment and the Role of Prediction: A Review. Front Psychol 2016; 7: 308

Maes PJ, Leman M, Palmer C, Wanderley MM. Action-based effects on music perception. Front Psychol 2014; 4: 1008

McClements DJ, Xiao H. Is nano safe in foods? Establishing the factors impacting the gastrointestinal fate and toxicity of organic and inorganic food-grade nanoparticles. Npj Sci Food 2017; 1: 6

McEwen BS. Early life influences on life-long patterns of behavior and health. Developmental Disabilities Research Reviews 2003; 9: 149–154

McEwen BS, Gray J, Nasca C. Recognizing Resilience: Learning from the Effects of Stress on the Brain. Neurobiol Stress 2015; 1: 1–11

McGlone F, Cerritelli F, Walker S, et al. The role of gentle touch in perinatal osteopathic manual therapy. Neurosci Biobehav Rev 2017; 72: 1–9

McLaughlin T, Blum K, Oscar-Berman M et al. Putative dopamine agonist (KB220Z) attenuates lucid nightmares in PTSD patients: role of enhanced brain reward functional connectivity and homeostasis redeeming joy. J Behav Addict 2015; 4 (2): 106–115

Menigoz W, Latz TT, Ely RA et al. Integrative and lifestyle medicine strategies should include Earthing (grounding): Review of research evidence and clinical observations. Explore 2020; 16 (3): 152–160

Morhenn V, Beavin LE, Zak PJ. Massage increases oxytocin and reduces adrenocorticotropin hormone in humans. Alternative Therapies in Health and Medicine 2012; 18 (6): 11

Moser M, Fruehwirth M, Kenner T. The symphony of life – importance, interaction and visualization of biological rhythms. IEEE Eng Med Biol Mag 2008; 27 (1): 29–37

Mullis K, Kay K, Williams DL. Oxytocin action in the ventral tegmental area affects sucrose intake. Brain research 2013; 1513: 85–91

Murphy MR, Seckl JR, Burton S et al. Changes in oxytocin and vasopressin secretion during sexual activity in men. The Journal of Clinical Endocrinology & Metabolism 1987; 65 (4): 738–741

Nagasawa M, Mitsui S, En S et al. Oxytocin-gaze positive loop and the coevolution of human-dog bonds. Science 2015; 348 (6232): 333–336

Nagasawa M, Okabe S, Mogi K et al. Oxytocin and mutual communication in mother-infant bonding. Front Hum Neurosci 2012; 6: 31

National Institutes of Health: www.fiercewireless.com/wireless/national-institutes-health-study-finds-link-between-mobile-phones-and-cancer; letzter Aufruf: 26.04.2022

Neal DT, Wood W, Wu M, Kurlander D. The pull of the past: When do habits persist despite conflict with motives? Personal Soc Psychol Bull 2011; 37 (11): 1428–1437

Needham I. Wissen schafft Pflege – Pflege schafft Wissen: Psychiatrische Pflege als Praxis und Wissenschaft; Vorträge, Workshops und Poster vom 3. Dreiländerkongress in Wien. Unterostendorf: Ibicura; 2006

Nichols VP, Griffiths FE, McCarthy CJ, Lamb SE. Exploring the use of the 'Adapted Miracle Question' in the assessment of low back pain. Physiotherapy 2011; 97 (3): 203–208

Niedenthal PM. Embodying emotion. Science 2007; 316 (5827): 1002–1005

Nilsson U. Soothing music can increase oxytocin levels during bed rest after open-heart surgery: a randomised control trial. Journal of clinical nursing 2009; 18 (15): 2153–2161

Nowrouzi D. Die Imagination eines „sicheren Ortes". Angsttherapie Existenzanalyse 2011; 1: 28–32

Nummenmaa L, Hari R, Hietanen JK, Glerean E. Maps of subjective feelings. Proc Natl Acad Sci 2018; 115 (37): 9198–9203

Nummenmaa L, Glerean E, Hari R et al. Bodily maps of emotions. Proc Natl Acad Sci 2014; 111 (2): 646–651

Nylander I, Roman E. Neuropeptides as mediators of the early-life impact on the brain; implications for alcohol use disorders. Frontiers in molecular neuroscience 2012; 5: 1–19

Odendaal, Johannes SJ, Meintjes RA. Neurophysiological correlates of affiliative behaviour between humans and dogs. The Veterinary Journal 2003; 165 (3): 296–301

Olszewski PK, Klockars A, Olszewska AM et al. Molecular, immunohistochemical, and pharmacological evidence of oxytocin's role as inhibitor of carbohydrate but not fat intake. Endocrinology 2010; 151 (10): 4736–4744

Ooishi Y, Mukai H, Watanabe K et al. Increase in salivary oxytocin and decrease in salivary cortisol after listening to relaxing slow-tempo and exciting fast-tempo music. PloS one 2017; 12 (12): e0189075

Ott MJ. Mindfulness meditation in pediatric clinical practice. Pediatr Nurs 2002; 28 (5): 487–490

Pepping GJ, Timmermans EJ. Oxytocin and the biopsychology of performance in team sports. Scientific World Journal 2012; Nummer: 567–363

Pischinger A. Das System der Grundregulation. Heidelberg: Haug; 1980

Porges SW, Liem T. Die Polyvagaltheorie in der Osteopathie. Osteopathische Medizin 2016; 17: 2

Poutahidis T, Kearney SM, Levkovich T et al. Microbial symbionts accelerate wound healing via the neuropeptide hormone oxytocin. PloS one 2013; 8 (10): e78898

Pruimboom L, Reheis D. Intermittent drinking, oxytocin and human health. Medical hypotheses 2016; 92: 80–83

Ranehill E, Dreber A, Johannesson M et al. Assessing the robustness of power posing: no effect on hormones and risk tolerance in a large sample of men and women. Psychol Sci 2015; 26 (5): 653–656

Rechberger V, Biberschick M, Porthun J. Effectiveness of an osteopathic treatment on the autonomic nervous system: a systematic review of the literature. Eur J Med Res 2019; 24 (1): 36

Reddemann L. Imagination als heilsame Kraft: Zur Behandlung von Traumafolgen mit ressourcenorientierten Verfahren. Stuttgart: Klett-Cotta; 2001

Reddemann L. Psychodynamisch imaginative Traumatherapie: PITT® – das Manual; ein resilienzorientierter Ansatz in der Psychotraumatologie. Stuttgart: Klett-Cotta; 2014
Reddemann L. Imagination als heilsame Kraft: Ressourcen und Mitgefühl in der Behandlung von Traumafolgen. Stuttgart: Klett-Cotta; 2016
Reddemann L. Achtsamkeit in der Behandlung von persönlichkeitsgestörten und traumatisierten PatientInnen. Vortrag 60. Lindauer Psychotherapiewochen 2010; www.Lptw.de; letzter Zugriff: 12.01.2023
Reddemann L, Fischer G. Worauf es ankommt: Psychodynamische Traumatherapien. Psychotherapie 2010; 15 (2): 263–278
Reddemann L, Kindermann L-S, Leve V. Imagination als heilsame Kraft im Alter. Stuttgart: Klett-Cotta; 2014
Reddemann L, Sachsse U. Imaginative Psychotherapieverfahren zur Behandlung in der Kindheit traumatisierter Patientinnen und Patienten. Psychotherapeut 1996; 41 (3): 169–174
Riedle S, Pele LC, Otter DE et al. Pro-inflammatory adjuvant properties of pigment-grade titanium dioxide particles are augmented by a genotype that potentiates interleukin 1β processing. Part Fibre Toxicol 2017; 14 (1): 51
Rillig JK, Sanfey AG. The neuroscience of social decision-making. Annu Rev Psychol 2011; 62: 23–48
Riffer F, Kaiser E, Sprung M, Streibl L. Die Vielgestaltigkeit der Psychosomatik. Berlin: Springer; 2017
Sachsse U. Traumazentrierte Psychotherapie: Theorie, Klinik und Praxis. Stuttgart: Schattauer; 2018
Sack M, Sachsse U, Schellong J. Komplexe Traumafolgestörungen: Diagnostik und Behandlung von Folgen schwerer Gewalt und Vernachlässigung. Stuttgart: Schattauer; 2013
Saker P, Farrell MJ, Egan GF et al. Overdrinking, swallowing inhibition, and regional brain responses prior to swallowing. Proceedings of the National Academy of Sciences 2016; 113 (43): 12274–12279
Segal ZV, Williams JMG, Teasdale JD. Mindfulness-based cognitive therapy for depression. 2. Aufl. New York: Guilford; 2013
Seidenstücker G, Wehr T. Lösungsorientierte Kurztherapie: Stellung im Versorgungssystem, Indikation, Grundannahmen und basale Arbeitsmuster. Trierer Psychologische Berichte 2006; 33 (2): 1–37
Seifar F, Khalili M, Khaledyan H et al. α-Lipoic acid, functional fatty acid, as a novel therapeutic alternative for central nervous system diseases: A review. Nutr Neurosci 2019; 22 (5): 306–316
Seltzer LJ, Ziegler TE, Pollak SD. Social vocalizations can release oxytocin in humans. Proc Biol Sci 2010; 277 (1694): 2661–2666
Sendera A, Sendera M. Skills-Training bei Borderline- und Posttraumatischer Belastungsstörung. Berlin: Springer; 2016
Seth A. Interoceptive inference, emotion, and the embodied self. Trends Cogn Sci 2013; 17 (11): 565–573
Shafir T. Using Movement to Regulate Emotion: Neurophysiological Findings and Their Application in Psychotherapy. Front Psychol 2016; 7: 1451
Shafir T, Tsachor RP, Welch KB. Emotion Regulation through Movement: Unique Sets of Movement Characteristics are Associated with and Enhance Basic Emotions. Front Psychol 2016; 6: 2030
Shakeel M, Jabeen F, Shabbir S et al. Toxicity of Nano-Titanium Dioxide (TiO2-NP) Through Various Routes of Exposure: a Review. Biol Trace Elem Res 2016; 172 (1): 1–36
Shapiro LA. Flesh matters: The body in cognition. Mind Lang 2018; 34 (1): 1–18
Shevchuk NA. Adapted cold shower as a potential treatment for depression. Med Hypotheses 2008; 70 (5): 995–1001
Simm R, Iddon J, Barker C. A community pain service solution-focused pain management programme: delivery and preliminary outcome data. Br J Pain 2014; 8 (1): 49–56
Simmons JP, Simonsohn U. Power Posing: P-Curving the Evidence. Psychol Sci 2017; 28 (5): 687–693
Singer W, Ricard M. Hirnforschung und Meditation: Ein Dialog. 5. Aufl. Frankfurt: Suhrkamp; 2009
Smith A, Graham L, Senthinathan S. Mindfulness-based cognitive therapy for recurring depression in older people: A qualitative study. Aging Ment Health 2007; 11 (3): 346–357
Sokal K, Sokal P. Earthing the human body influences human physiologic processes. Journal of Alternative and Complementary Medicine 2011; 17 (4): 301–308
Song Z, Hatton GI. Taurine and the control of basal hormone release from rat neurohypophysis. Experimental neurology 2003; 183 (2): 330–337
Spangenberg E, Reddemann L. Behutsame Trauma-Integration (TRIMB): Belastende Erfahrungen lösen mit Atmung, Bewegung und Imagination. Stuttgart: Klett-Cotta; 2015
Sparks C, Cleland JA, Elliott JM et al. Using functional magnetic resonance imaging to determine if cerebral hemodynamic responses to pain change following thoracic spine thrust manipulation in healthy individuals. J Orthop Sport Phys Ther 2013; 43 (5): 340–348
Srinivasan S. Vipassana meditation as taught in the meditation centres initiated by S. N. Goenka. In: Haruki Y, Ishii Y, Suzuki M. Comparative and psychological study on meditation. Delft: Eburon; 1996
Strack F, Martin LL, Stepper S. Inhibiting and facilitating conditions of the human smile: A nonobtrusive test of the facial feedback hypothesis. J Pers Soc Psychol 1988; 54 (5): 768–777
Sturgeon JA, Zautra AJ. Resilience: a new paradigm for adaptation to chronic pain. Curr Pain Headache Rep 2010; 14 (2): 105–112
Svennersten K, Gorewit RC, Sjaunja LO, Uvnäs-Moberg K. Feeding during milking enhances milking-related oxytocin secretion and milk production in dairy cows, whereas food deprivation decreases it. Acta Physiol Scand 1995; 153: 309–310
Tajadura-Jiménez, Ana et al. Embodiment in a Child-Like Talking Virtual Body Influences Object Size Perception,

Self-Identification, and Subsequent Real Speaking. Scientific Reports 2017; 1: 9637

Tan SB, Liam CK, Pang YK et al. The Effect of 20-Minute Mindful Breathing on the Rapid Reduction of Dyspnea at Rest in Patients With Lung Diseases: A Randomized Controlled Trial. J Pain Symptom Manage 2019; 57 (4): 802–808

Tesarz J, Seidler GH, Eich W. Schmerzen behandeln mit EMDR: Das Praxishandbuch. Stuttgart: Klett-Cotta; 2015

Thomas PA, Kim S. Lost Touch? Implications of Physical Touch for Physical Health. J Gerontol B Psychol Sci Soc Sci 2021; 76 (3): e111-e115

Tkach C, Lyubomirsky S. How do people pursue happiness? Relating personality, happiness-increasing strategies, and well-being. Journal of Happiness Studies 2006; 7: 183–225

Uvnäs-Moberg K, Petersson M. Oxytocin, ein Vermittler von Antistress, Wohlbefinden, sozialer Interaktion, Wachstum und Heilung. Zeitschrift für psychosomatische Medizin und Psychotherapie 2005; 51 (1): 57–80

Valins S. Cognitive effects of false heart-rate feedback. J Personal Soc Psychol 1966; 4: 400–408

Veenstra L, Schneider IK, Koole SL. Embodied mood regulation: the impact of body posture on mood recovery, negative thoughts, and mood-congruent recall. Cogn Emot 2017; 31 (7): 1361–1376

Verbalis JG, McCann MJ, McHale CM, Stricker EM. Oxytocin secretion in response to cholecystokinin and food: differentiation of nausea from satiety. Science 1986; 232 (4756): 1417–1419

Vicenzino B, Cartwright T, Collins D, Wright A. Cardiovascular and respiratory changes produced by lateral glide mobilization of the cervical spine. Man Ther 1998; 3 (2): 67–71

Vittner D, McGrath J, Robinson J et al. Increase in oxytocin from skin-to-skin contact enhances development of parent–infant relationship. Biological research for nursing 2018; 20 (1): 54–62

von Känel R, Fardad N, Steurer N et al. Vitamin D Deficiency and Depressive Symptomatology in Psychiatric Patients Hospitalized with a Current Depressive Episode: A Factor Analytic Study. PLoS One 2015; 10 (9): e0138550

Wachter M von, Hendrischke A. Ressourcenaktivierung bei stationärer Psychotherapie. PiD – Psychotherapie im Dialog 2013; 14 (01): 36–42

Weinberg-Wolf H, Fagan NA, Anderson GM et al. The effects of 5-hydroxytryptophan on attention and central serotonin neurochemistry in the rhesus macaque. Neuropsychopharmacology 2018; 43 (7): 1589–1598

Weir HJ, Yao P, Huynh FK et al. Dietary Restriction and AMPK Increase Lifespan via Mitochondrial Network and Peroxisome Remodeling. Cell Metab 2017; 26 (6): 884–896e5

Wennberg P, Boraxbekk CJ, Wheeler M et al. Acute effects of breaking up prolonged sitting on fatigue and cognition: a pilot study. BMJ Open 2016; 6 (2): e009630

Wilber K. Mut und Gnade: Die Geschichte einer großen Liebe – das Leben und Sterben der Treya Wilber. 6. Aufl. Frankfurt: Fischer; 2017

Williams JMG, Duggan DS, Crane C, Fennell MJV. Mindfulness-based cognitive therapy for prevention of recurrence of suicidal behavior. J Clin Psychol 2006; 62 (2): 201–210

Williams LE, Bargh JA. Experiencing physical warmth promotes interpersonal warmth. Science 2008; 322 (5901): 606–607

Wiseman R, Watt C, ten Brinke L et al. The eyes don't have it: lie detection and Neuro-Linguistic Programming. PLoS One 2012; 7 (7): e40259

Wilson AD, Golonka S. Embodied Cognition is Not What you Think it is. Front Psychol 2013; 4 (58): 1–13

Wilson K, Senay I, Durantini M et al. When it comes to lifestyle recommendations, more is sometimes less: a meta-analysis of theoretical assumptions underlying the effectiveness of interventions promoting multiple behavior domain change. Psychol Bull 2015; 141 (2): 474–509

Wilson M. Six views of embodied cognition. Psychom Bull Rev 2002; 9 (4): 625–636

Winkler J, Kornprobst J, Wick P et al. Particle and Fibre Toxicology 2017; 14: 21

Winter G, Hart RA, Charlesworth RPG et al. Gut microbiome and depression: what we know and what we need to know. Rev Neurosci 2018; 29 (6): 629–643

Wojtak A. Reacting to Patient Experience Results – How Can We Be Proactive? Healthc Pap 2017; 17 (2): 34–39

Woloszyn K, Hohol M. Commentary: The poverty of embodied cognition. Front Psychol 2017; 8 (845): 1–3

Wu L, Meng J, Shen Q et al. Caffeine inhibits hypothalamic A1R to excite oxytocin neuron and ameliorate dietary obesity in mice. Nature communications 2017; 8: 15904

Zaccaro A, Piarulli A, Laurino M et al. How Breath-Control Can Change Your Life: A Systematic Review on Psycho-Physiological Correlates of Slow Breathing. Front Hum Neurosci 2018; 12: 353

Zak PJ. Why inspiring stories make us react: the neuroscience of narrative. Cerebrum 2015; 2015: 2

Zaki J, Davis JI, Ochsner KN. Overlapping activity in anterior insula during interoception and emotional experience. Neuroimage 2012; 62 (1): 493–499

Zeki S. The neurobiology of love. EBS Letters 2007; 581: 2575–2579

Zhong C, Liljenquist K. Washing Away Your Sins. Science 2006; 313 (5792): 1451–1452

Zope SA, Zope RA. Sudarshan kriya yoga: Breathing for health. International journal of yoga 2013; 6 (1): 4

KAPITEL

8 Osteopathische und manuelle Ansätze in der Stabilisierungsphase

Torsten Liem, Lucas Bohlen (➤ Kap. 8.22) Riccardo Cassiani Ingoni (➤ Kap. 8.38)
Francesco Cerritelli (➤ Kap. 8.36) Giandomenico D'Alessandro (➤ Kap. 8.36)
Übersetzung Kap. 8.36: Esther Kinateder

Zusammenfassung

In diesem Kapitel werden neben der Vermittlung von Kompetenzen zur verbalen Begleitung palpatorischer Ansätze insbesondere osteopathische sowie manuelle Vorgehen zur Stabilisierung und Koregulation dargestellt und diskutiert. Entsprechend der erweiterten Prinzipien der PSO werden palpatorische Ansätze mit multiplen Erlebnisrepräsentationen und proaktiven Ansätzen sowie mit Bottom-up- und Top-down-Dynamiken fein abgestimmt angewendet. Dies umfasst z. B. Balance Tension Ansätze, emotionales Recoil, Resonanz zu homöostatischen Kräften, Vagusnervstimulation, Ansätze zur Stressreduktion, die Behandlung der Gesichtsmimik, Palpation von Hirnregionen, Atemtechniken, General Osteopathic Treatment, Mittellinienpalpation, archetypische Haltungen, Entgiftungs- und Immunaktivierungstechniken sowie achtsamkeitsbasierte Ansätze.

Die Koregulation und Stabilisierung über das ANS nimmt einen wesentlichen Anteil ein. Es werden neue osteopathische Ansätze vorgestellt wie der osteopathische Felt-Sense, die osteopathische herzfokussierte Palpation und die manuelle bilaterale Stimulation zur Ressourcenaktivierung. Außerdem wird der Ansatz der intrinsischen myofaszialen Vibrationen dargestellt, der auch bei weiteren Techniken unterstützend angewendet werden kann.

8.1 Therapeutische Berührung

Ein Teil der Stabilisationstechniken wurde aus didaktischen Gründen bereits in ➤ Kap. 6 beschrieben, z. B. Techniken für emotionale und Arousal- Zentren, für die HPA-Achse, für Teilmuster frühkindlicher Reflexe und für Faszien. Die **therapeutische Berührung** an sich kann den Patienten unterstützen, sich im gegenwärtigen Moment zu verankern. Damit ist insbesondere eine den N. vagus aktivierende und Oxytocin stimulierende Art der Berührung gemeint. Diese Ressource ermöglicht dem Patienten eine Verankerung im gegenwärtigen Erleben. Ferner werden durch sanfte Berührung getriggerte Körperempfindungen wie Sicherheit und Vertrauen vermittelt. Damit wird ein empathisches Zeugenbewusstsein gefördert, von dem aus unverarbeitete Bewusstseinsmuster koreguliert angeschaut und dadurch integriert werden können.

➤ Abb. 8.1 zeigt schematisch wesentliche Merkmale und Schritte der **Erarbeitung und Aktivierung von Ressourcen** in der psychosomatischen Osteopathie:

1. Im Rahmen verschiedenster Top-down- und Bottom-up-Ansätze und Techniken, z. B. der osteopathischen herzfokussierten Palpation, wird der Patient in einen Flow-Zustand begleitet.
2. Dies wird mittels multipler interagierender Wirkmechanismen erreicht, z. B. angenehme Berührung → C-taktile Fasern → Lamina I → Insula → Modulation der affektiven und sensorischen Verarbeitung. Auch alle Interventionen beruhen auf unterschiedlichsten Rückkopplungen.
3. Dabei wird der Patient unterstützt, die Aufmerksamkeit – je nach Zugänglichkeit – auf verschiedene ressourcenreiche Zustände zu richten.

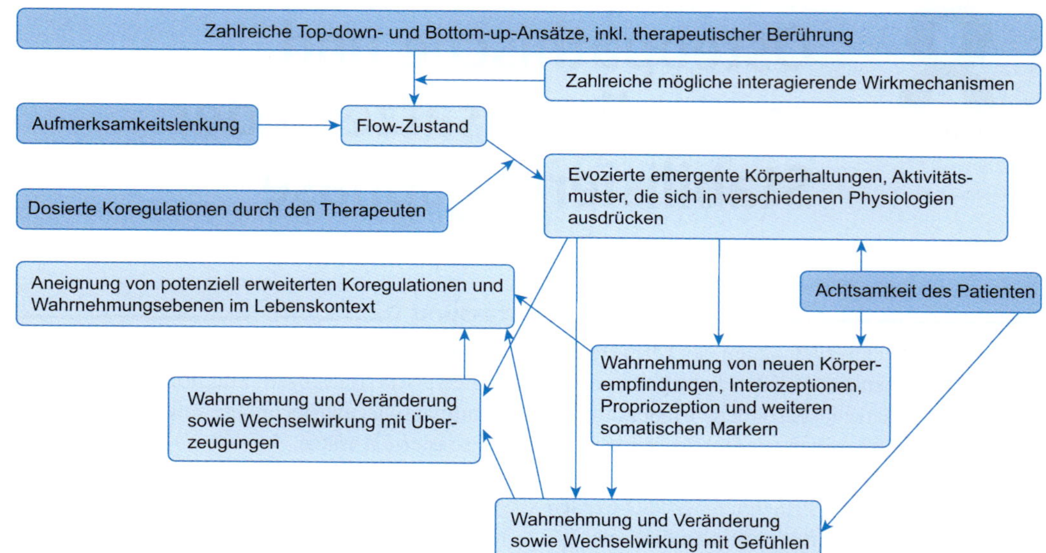

Abb. 8.1 Vereinfachtes Schema zur Erarbeitung und Aktivierung von Ressourcen in der psychosomatischen Osteopathie. Die Komponenten können je nach Ansatz und Technik variieren. Dunkelblaue Kästen = therapeutische Interventionen; hellblaue Kästen = ressourcenreiche Physiologien, Zustände und Kompetenzen im Patienten. [P1143/L143]

4. Mittels weiterer Koregulationen können emergente ressourcenreiche und -aktivierte Physiologien entstehen, die sich in Körperhaltung, Atmung, Muskeltonus etc. ausdrücken.
5. Dadurch wird die Entstehung angenehmer, ressourcenreicher Körperempfindungen erreicht, indem der Therapeut den Patienten kontinuierlich dabei unterstützt, die Aufmerksamkeit auf die durch diese Physiologien assoziierten Körperempfindungen, Emotionen und ggf. Überzeugungen zu richten.
6. Außerdem wird die Entstehung positiver Emotionen begünstigt.
7. Auch die Bildung ressourcenreicher Überzeugungen wird unterstützt.
8. Schließlich kann die Bedeutung, Verfügbarkeit und Anwendung dieser Ressourcen im Lebenskontext des Patienten erarbeitet werden.

Die Techniken der Stabilisierungsphase können auch zur Modulation von Reaktionen oder zur Koregulation während der Integrations- bzw. Konfrontationsphase angewendet werden.

Die folgenden Techniken werden i. d. R. in **Rückenlage** beschrieben. Diese Körperposition ist jedoch nicht zwingend erforderlich. Die Techniken können mit leichter Adaptation meist auch **in jeder anderen Körperposition** durchgeführt werden. Insbesondere bei PTBS ist möglicherweise eine aufrechte Körperhaltung zu wählen, sodass die Therapeuten-Patienten-Interaktion in Bezug auf die Körperhaltung gleichberechtigt und auf Augenhöhe verläuft. Wenn hingegen der Therapeut steht und der Patient liegt, kann dies möglicherweise bereits ein Traumaerleben im Hinblick auf eine ehemals erlebte Täter-Opfer-Beziehung sowie den Behandlungskontext „aktiver Therapeut – passiver Patient" triggern.

8.2 Verbale Begleitung

Die **sprachliche Begleitung** ist während der Behandlung auf vielerlei Ebenen bedeutsam. Folgende Aspekte und Wirkungen der Berührung und Palpation können dabei durch die Stimme und Sprache begleitet und ergänzt werden.

- **Art der Kommunikation:** Diese ist bereits bei der Anamnese wesentlich für die therapeutische Beziehung und die weitere Behandlung.
- **Einsatz der Sprache in der Stabilisierungs- und Integrationsphase:** Die Sprache kann in der Stabilisierungsphase genutzt werden, um Patienten zusätzlich zur Palpation zu entspannen und in ressourcenreiche Zustände zu begleiten. In der Integrationsphase kann die Sprache koregulierend eingesetzt werden. So können verarbeitende Prozesse verlangsamt werden, indem der Patient aufgefordert wird, den sicheren Ort zu spüren (dieser könnte auch durch Berührung einer Verankerung intensiviert werden), bestimmte Gesten und Körperbewegungen langsamer durchzuführen und/ oder durch eine Vielzahl von Hinweisen, die dem Patienten gegeben werden, wie die Aufforderung zur Verlangsamung oder Vertiefung der Atmung oder, den Fokus auf die Wahrnehmung der Füße zu lenken.
- **Hypnotische Sprachmuster:** Diese können z. B. zur Entspannung und Schmerzregulation bei akuter Belastung und PTBS genutzt werden.
- **Spiegelung/Pacing:** Beim Pacing wird das Verhalten des Gesprächspartners im eigenen Verhalten gespiegelt. Dies umfasst sowohl das Sprachverhalten des Patienten als auch das nonverbale Verhalten. Beim verbalen Pacing wird besonders auf Wortwahl, Sprache inklusive Akzenten, Stimmlage, Tonalität und Sprechgeschwindigkeit geachtet. Die Berücksichtigung dieser Aspekte verbessert die Kompetenz des Therapeuten, die Kommunikation zum Patienten bewusster zu erleben sowie den Kontakt und die therapeutische Beziehung proaktiv einzuleiten und zu vertiefen. Indem sich der Therapeut der Wortwahl, Sprache, Stimmlage, Tonalität und Sprechgeschwindigkeit des Patienten angleicht, können zudem auch das Innenleben und die Erlebnisprozesse im Patienten gespiegelt und koreguliert werden.
- **Kongruenz von Ausdruck und Inhalt:** Wesentlich ist, dass der Therapeut seine eigenen Anteile und die Erfahrungen des Patienten insofern in sich integriert hat und nachvollziehen kann, dass er kongruent in seiner Kommunikation wirkt, d. h. Inhalt und Ausdruck des Gesagten (Mimik, Körperhaltung, Ton etc.) einander entsprechen. Das bedeutet, dass nicht nur das Erlernen von Prinzipien, Modellen und Techniken, sondern der eigene Wachstumsprozess und die Arbeit des Therapeuten mit sich selbst als Grundlage für die therapeutische Begleitung von Patienten wesentlich sind. Dies gilt umso mehr bei der psychosomatischen Osteopathie und ist unabdingbar bei der Behandlung von PTBS-Patienten.
- **Nutzung verkörperter Ausdrucksformen:** Sprache und Leib sind aufs Engste verflochten und die Sprache hat immer auch eine materielle Grundlage im Leib (Alloa 2013). So ist quasi jeder Bereich des Körpers durch körpermetaphorische Somatismen und Redewendungen abgedeckt (Staffeldt 2009). Körperliche Empfindungen, Arousal-Zustände und Gefühle, die von außen zu sehen sind und vom Therapeuten möglicherweise nachempfunden werden, können verbalisiert und in verkörperten Ausdrucksformen ausgedrückt werden (Bedorf 2015). Dies betrifft die Stabilisierungs- und die Integrationsphase gleichermaßen. So kann ein Einsacken des Brustbeins während der Behandlung verbal begleitet werden: „Ich sehe gerade ein Einsacken Ihres Brustbeines und bei mir fühlt es sich an, als ob mir das Herz gebrochen wurde. Wie geht es Ihnen dabei?" Oder wenn sich die Lippen plötzlich unmerklich schließen: „Ich sehe, wie sich Ihre Lippen verschließen. Könnte es sein, dass Sie etwas erleben, was Sie in der Vergangenheit nicht mitteilen durften oder jetzt nicht wollen?" oder „Was durfte nicht gesagt werden?" Wenn ein Patient einen tiefen Atemzug ausführt: „Spüren Sie jetzt die Erholung, die Entspannung? Wie ist es, wenn Sie sich eine Pause gönnen?" Traumatisierte Patienten verfügen in aller Regel noch über einen sprachlichen Ausdruck für das Geschehen, wenn auch die körperliche Integration vermindert ist. Körpermetaphorische Verbalisierungen können den Patienten darin unterstützen, sukzessive das Erleben im Körperlichen zu vollziehen.
- **Bildhafte Sprache:** Eine bildhafte Sprache kann genutzt werden, sodass mit Symbolen, Märchen, Mythen, Filmen und gegenwärtigen Identifikationsmöglichkeiten seelische Not nachvollziehbar gemacht und ein Integrationsprozess fragmentierter Teile des Selbst begleitet werden kann. So können in der Stabilisierungsphase mittels Imagination

positiv besetzter innerer Bilder, begleitend zu OMT, neue neuronale Verknüpfungen gebahnt, innere Spannungen reduziert, Selbstfürsorge entwickelt und Emotionen reguliert werden.

- **Repräsentationssysteme und Sprache:** Einerseits weist der sprachliche Ausdruck des Patienten auf Hauptkanäle der Sinneswahrnehmung und Submodalitäten hin, andererseits kann der Therapeut die Sprache nutzen, um Sinneskanäle im Patienten anzusprechen.
- **Gegenwartsform:** Der Therapeut spricht während der Interventionen i. d. R. in der Gegenwartsform. Auch wird der Patient dazu angehalten, insbesondere in der Integrationsphase von der belastenden Situation oder dem Traumaerleben in Gegenwartsform zu berichten. Dies führt zunächst zu einer dosierten minimalen Aktivierung von Arousal-Zuständen und wird so lange wiederholt, bis eine deutliche Verminderung von Arousal- und Angsterleben eintritt. Alle paar Minuten wird der Patient währenddessen gebeten, sein Erleben und seine Gefühle zu beschreiben. Arousal kann ggf. durch eine Pause beim Beschreiben der Situation, durch Dissoziationstechniken (➤ Kap. 7.9) und durch Verstärkung des Hier und Jetzt (➤ Kap. 7.10.3) vermindert werden.
- **Töne und Geräusche:** Während der Palpation können Palpationsempfindungen durch die Stimme ausgedrückt werden. Dabei verwende ich keine Worte, sondern Töne, um z. B. dem Patienten meine Palpationswahrnehmung zusätzlich auditiv zu vermitteln. Ebenso kann der Patient Töne und Geräusche während der Palpation von sich geben.

8.3 Ideomotorische Fingersignale

Nach einer Entspannungs- oder Tranceeinleitung (➤ Kap. 7.10.13) können auch ideomotorische Fingersignale genutzt werden. Dafür wird das **Unterbewusstsein** des Patienten aufgefordert, mit dem **Finger zu reagieren,** um ein „Ja“ auszudrücken: „Wenn etwas in Ihrem Inneren mit einem ‚Ja‘ antworten möchte, sollte es doch von Ihnen wahrgenommen werden können. Es könnte sein, als wäre um diesen Finger ein feines Bändchen und an diesem Bändchen ein Ballon befestigt, der bei einem ‚Ja‘ ganz leicht den Finger lupft.“ Erfolgt eine Reaktion, wird auch ein Fingerzeichen für ein „Nein“ erfragt und möglicherweise auch für ein Stoppsignal. Später kann in Behandlungssequenzen, in denen mit inneren Teilen gearbeitet wird, Erlaubnis eingeholt werden. Dabei ist darauf zu achten, erst allgemeiner und dann spezifischer zu fragen.

8.4 Balanced Tension

Mittels Ansätzen der **Balanced Tension (BT)** können dysfunktionale Spannungsmuster mit homöodynamischen Kräften in Resonanz gebracht werden mit dem Ziel, diese dadurch zu integrieren und aufzulösen. Dabei werden inhärente homöodynamische Kräfte in die Dysfunktion einbezogen, um ein neues dynamisches Gleichgewicht und in Kontakt mit den dysfunktionalen Fulkren Heilungsreaktionen entwickeln zu können. Diese Ansätze werden im Folgenden in Bezug auf die **Lösung von SPEKD** dargestellt. Sie kommen sowohl in der Stabilisierungs- als auch in der Integrationsphase zum Einsatz. So können Balanced Tension bzw. ein Gleichgewichtszustand eine Lösung der gebundenen Kräfte in SPEKD begünstigen, indem es den Geweben ermöglicht wird, ihre Beziehung zueinander zu klären. Mittels der in diesem Buch vorgestellten Methoden, Ansätzen und Techniken werden die Ansätze der Balanced Tension erweitert, um das innere Erleben (Körperempfindung, Arousal, Gefühle, Mentalisierung) des Patienten und seine aktive Beteiligung im Lösungsprozess zu erreichen.

Indem die mit der Dysfunktion assoziierten Aspekte, Kräfte und Erlebniswelten, die vorher ein von der Ganzheit getrenntes Eigenleben geführt haben bzw. unberücksichtigt, unterdrückt, verdrängt oder nur fragmentiert und unvollständig integriert wurden, auf gewisse Arten und Weisen quasi eingeladen werden, kann das Gewebe als osteopathischer Zugang genutzt werden, um **tiefe Resonanz- und Heilungsräume** entstehen zu lassen.

In diesem Sinne ist eine Balanced Tension **besonders wirkungsvoll,** wenn sie

- in Kontakt zu individuellen und kollektiven Kräften und weiteren Morphodynamiken im Gewebe tritt,
- differenziert mit unterschiedlichen Erlebnisebenen und hinter den Symptomen bestehenden Bedürfnissen des Patienten interagiert und
- die Lebenskontexte des Patienten integriert.

Sie ist von der Aufmerksamkeit des Therapeuten und auch des Patienten abhängig – beispielsweise für inhärente Kräfte im Patienten und assoziierte Erlebnisebenen.

Das Potenzial dieser Art von Balanced Tension ist auch davon beeinflusst, welche Aspekte des Patienten der Therapeut aufgrund seiner eigenen konditionierten begrenzten Sichtweisen und Erlebnismuster erkennen, wertungsfrei zulassen und zu welchen er in Kontakt treten kann. Wesentlich und Voraussetzung für eine kompetente Anwendung ist, inwieweit der Therapeut der genannten Relationen von Gewebe, Körperempfindung, Arousal, Emotionen und Kognitionen in Bezug auf Lebenskontexte im eigenen Erleben, Gewahrsein, Verhalten und in Beziehungsinteraktionen mit dem Patienten gewahr ist. Diese Art von Achtsamkeit und palpatorischem Zugang kann nicht erzwungen werden, wohl aber gelernt und trainiert werden. Einige dieser Kompetenzen sind Genauigkeit und Einfühlsamkeit gepaart mit Aufmerksamkeit, Vertrauen, Aufrichtigkeit, Entspanntheit, physischer und psychischer Stabilität (Erdung) sowie Flexibilität im Zusammenhang mit eigenen Gewebespannungen, Körperhaltungen, Körperempfindungen, Arousal, Gefühlen und Mentalisierungen, die mit äußeren Stimuli und Lebensumständen assoziiert sind. Dabei geht es explizit nicht um quasi religiöse oder populäresoterische Konzepte metaphysischer Berührungslehren mit anatomischem Anstrich.

Alle im Organismus in irgendeiner Weise in das Dysfunktionsmuster involvierten Kräfte und Gewebe können sich im Verlaufe dieses Prozesses zu Wort melden (etwa in Form von Zugspannungen, aberranten Bewegungen, im Patienten aufsteigenden Erinnerungen, Arousal-Zuständen, Emotionen, Gedankenmuster oder durch sonstigen Ausdruck) und eine neue Beziehung zum betroffenen Gewebe und zu ihrer eigenen Umgebung herstellen. Wenn sich das dysfunktionale Muster einer Region ändert, kann sich das Verhältnis des Ganzen oder bestimmter Körperregionen und Funktionskreise zu dieser Region verändern. Das wiederum kann potenziell zu weiteren Änderungen im Organismus führen. Dieser Prozess beginnt während der therapeutischen Interaktion, findet aber v. a. auch nach der Konsultation im behandlungsfreien Intervall statt. Schließlich führt eine Balanced Tension dazu, dass sich dysfunktionale Fulkren auflösen oder vermindern, sich die Gewebe und die innewohnenden Kräfte in Richtung der natürlichen Fulkren ausrichten können und gebundene Energien oder Erlebnisinhalte wieder als Ressource der Dynamik der gesamtorganisch wirkenden homöostatischen Kräfte zugänglich werden. Ein **neues Gleichgewicht im Organismus** kann sich etablieren.

Länger bestehende Muster – seien es gewebige, psychische, neuroendokrine, metabole, Haltungs- oder Verhaltensmuster – können zu neuen Stabilitäten und Dysfunktionen werden, die sich nicht einfach auflösen, nur weil die Bedingungen für deren Entstehen verschwunden sind. Sie bedürfen spezifischer Strategien zu deren Auflösung.

Balanced Tension umfasst:

- **Point of Balanced Membranous/Ligamentous/Fascial Tension** (PBMT/PBLT/PBFT): Dieser ist durch eine zeitlich und räumlich begrenzte Stelle im Bewegungsausmaß von faszialen Strukturen gekennzeichnet, an dem sich die beteiligten Strukturen in einem dynamischen Spannungsgleichgewicht befinden. Dies wird durch Folgen in Richtung der leichteren Beweglichkeit (mit oder ohne Bewegungstestung) erreicht, in deren Folge inhärente Bewegungen bzw. Spannungsäußerungen die Korrektur begünstigen. Unterstützend kann, wenn nötig, ein sanftes Kompressions- oder Dekompressionsfeld eingesetzt werden.
- **Einstellen einer lokalen, regionalen und globalen Balanced Tension:** Zunächst wird ein lokaler PBT, z. B. im Plexus coeliacus in Relation zur Bauchaorta, eingestellt. Ein regionaler PBT wird anschließend zwischen diesem Plexus und der Oberbauchregion eingestellt. In der Folge wird ein globaler PBT zwischen dem Plexus und dem gesamten Körper eingestellt.

- Ausführung einer **Dynamic Balanced Tension** (DBT) (Liem 2011; Liem 2018):
  - Mit rhythmischen Gewebedynamiken synchronisieren.
  - Die Aufmerksamkeit gleichzeitig auf die lokale palpierte Region, die regionale Region, den gesamten Körper, das Umfeld um den Körper herum sowie in die Ferne jenseits aller Phänomene richten.
  - Die Hauptaufmerksamkeit ruht auf den Ressourcen des Patienten, d. h. beispielsweise auf der Palpation der rhythmischen Erscheinungen. Gleichzeitig mit einem kleinen Teil der Aufmerksamkeit vorhandenen dysfunktionalen Gewebedynamiken folgen.
  - Auf eigene innere Reaktionen sowie auf Reaktionen des Patienten, wie Haltung, Mimik, neurovegetative und emotionale Zeichen, achten.
  - Den Patienten ermuntern, seine Aufmerksamkeit auf Körperempfindungen, neurovegetative Reaktionen, Emotionen, Bilder und Erinnerungen zu richten sowie bedeutsame Reaktionen mitzuteilen.
  - Während der Inspirationsphase dysfunktionale bzw. asymmetrische, aberrante Bewegungen/Spannungen im Gewebe minimal verstärken.
  - Gewebebarrieren sind nicht zu konfrontieren.
  - Während der Exspirationsphase den dysfunktionalen Dynamiken nur passiv folgen.
  - Diesen Vorgang so lange wiederholen, bis ein spontanes, nicht vom Therapeuten ausgelöstes, deutlich wahrnehmbares Disengagement am Ende einer Inspirationsphase auf einen erfolgreichen Lösungsprozess hinweist.
- **Balanced Fluid Tension** (BFT): Der Fokus liegt auf fluiden Anteilen der SPEKD. Mittels reiner Synchronisation können ein spontan auftretendes Disengagement und folgender Balance Point begünstigt werden.
- **Balanced Electrodynamic Tension** (BET): Dem Feld in Form eines Widerstands oberhalb des Körpers wird gefolgt und dieses in eine Balanced Tension begleitet.

Balanced-Tension-Ansätze werden mit folgenden Ansätzen **kombiniert:**

- **Kompressionsfeld:** Dieses ist im Falle einer vom Organismus relativ isolierten, abgekoppelten Entität oder bei lange bestehenden Dysfunktionsmustern indiziert, wenn die Beziehung der beteiligten Strukturen zueinander eingefroren ist.
  Ausführung: Durch sanfte Kompression die Beziehung zwischen Geweben intensivieren. Dadurch werden verborgene Konflikte deutlicher palpierbar. Es kann sich eine Resonanz zu den vorhandenen Kräften entwickeln und in deren Folge eine Integration und Auflösung dysfunktionaler Spannungen.
- **Auseinanderziehen (Disengagement) und Dehnungs-Dekompressions-Feld:** Diese sind indiziert, wenn die vorhandenen kompressiven Kräfte wegen der zugrunde liegenden ätiologischen Faktoren (wie Stress, Trauma) in der Dysfunktion eine übermäßige Enge und Dichte aufweisen, sodass eine BT in diesem Gewebe die Kräfte aus ihrer Gebundenheit lösen und sie wieder der Dynamik physiologischer Kräfte zugänglich machen könnte. Sie kann außerdem angewendet werden, um Raum bei verschmolzenen Anteilen zueinander entstehen zu lassen, z. B. bei Verlust der relativen Autonomie einer Dysfunktion gegenüber ihrer Umgebung, wenn die natürliche Abgrenzung einer Region im Beziehungsgefüge zur Umgebung vermindert wurde.
  Ausführung: Die Aufmerksamkeit auf den noch vorhandenen Raum in der Dysfunktion richten und dadurch eine Ausdehnung in Gang setzen. Außerdem die beteiligten Gewebe und Fluida sanft voneinander entfernen. Dadurch wird es diesen ermöglicht, in Resonanz zu den vorhandenen Kräften zu treten, sodass in der Folge eine BT entstehen kann.
- **Übertreibung (Exaggeration):** Das SPEKD in entgegengesetzter Richtung zur Blockade, d. h. in Richtung der größeren Beweglichkeit, sanft aus seinem Spannungsfeld/-zustand begleiten bzw. bringen (ohne oder mit Konfrontation von Gewebebarrieren bzw. Bewegungsgrenzen).
- **Direkte Technik:** Spannungsmuster sanft in Richtung der Blockade aus dem Spannungsfeld bewegen – ohne oder mit Konfrontation von Gewebebarrieren bzw. Bewegungsgrenzen. Indikationen sind akute Dysfunktionen traumatischer Ätiologie.

- **Modellieren:** Dies findet v. a. bei intraossären Dysfunktionen Anwendung.

Begleitend können bei Balanced-Tension-Ansätzen folgende **Techniken** zur Unterstützung eingesetzt werden:

- Fluid-Impuls-Techniken
- Atmung des Patienten
- Myofasziales System (Streckung oder Beugung der Füße usw.)
- Sensomotorische Integration (bei BT werden während einer Apnoe Finger, Füße, Zunge und Augen bewegt)
- Spezifische Augenbewegungen und Blickrichtungen (➤ Kap. 9.6.2, ➤ Kap. 10.5, ➤ Kap. 10.6, ➤ Kap. 11.11.8)

Folgende **unterstützende Fragen** kann sich der Therapeut während der Ausführung der jeweiligen Balanced Tension-Ansätze, Adaptationen und begleitenden Techniken selbst stellen:

- Hat sich das SPEKD in einem Dehnungs- oder Kompressionsfeld entwickelt?
- Bedarf das SPEKD eines Dehnungs- oder Kompressionsfelds?
- Wie viel Raum/Enge ist vorhanden?
- Wie ist die Qualität dieses Raums/dieser Enge?
- Wie ist die Dynamik der beteiligten Kräfte?
- Wie reagieren die beteiligten Kräfte und der Patient als Ganzes auf die Einladung einer Kompression bzw. eines Disengagements?
- Wo befindet sich das Fulkrum dieser Dysfunktion?
- Wie agieren die Kräfte in der BT?
- Wie ist die begleitende neurovegetative Erregung (Arousal)?
- Kann der Patient die assoziierten Körperempfindungen, neurovegetativen Zustände, Emotionen und Mentalisierungen integrieren?
- Welche Ressourcen und Koregulationen sind möglicherweise nötig?

Die therapeutische Aufmerksamkeit wird während der Palpation dadurch auf bestimmte Wahrnehmungsebenen gerichtet sowie zur Wahrnehmung von Gewebedynamiken und -qualitäten eingesetzt. Ziel ist es, die Resonanzbildung mit dem palpierten Gewebe und die Synchronisierung mit Gewebedynamiken zu verfeinern.

8.5 Emotionales Recoil

Mittels der Technik des emotionalen Recoil können assoziierte emotionale Aspekte im Rahmen der Behandlung von SPEKD mit behandelt werden. Diese Technik wird insbesondere dann angewendet, wenn eine palpierte Gewebedysfunktion nur von einer geringen emotionalen und neurovegetativen Intensität begleitet wird.

Ausführung:

- Der Patient fokussiert sich auf seine emotionale Belastung (evtl. plus VAKOGI ➤ Kap. 5.8) und richtet seine Aufmerksamkeit auf die assoziierte Körperstelle und assoziierte Körperempfindungen.
- Die Spannungskomponenten an dieser Stelle in Richtung der Barriere einstellen. Dazu zählen beispielsweise vertikale, horizontale, rotationelle, torsionelle, Seitneigungs-, gleichlaufende oder gegensinnige Spannungsvektoren. Im Einzelfall können einzelne Parameter auch indirekt eingestellt werden.
- Auch spezifische Augenbewegungen und Blickrichtungen können genutzt werden. Diese direkt anwenden, d. h. die Blickrichtung wählen, welche die Spannung und Widerstände in der betreffenden Region verstärkt (➤ Kap. 10.5.4).
- Ein sanfter, kurzer und schneller Recoil/Impuls gegen die Barriere erzeugt eine dysfunktionsauflösende Vibration. Den Recoil während der Atemphase oder im Moment der Apnoe, in der die Spannung in der Dysfunktion zunimmt, durchführen.

8.6 Resonanz zu den homöostatischen Kräften

Diese Ansätze können den Beginn der Stabilisierungsphase bilden oder auch zu Beginn von bestimmten Techniken in der Konfrontationsphase angewendet werden. Diese Kontaktaufnahmen nehmen i. d. R. eine nur relativ kurze Zeit von 1–2 Minuten in Anspruch. Hauptprinzip ist die **Synchronisierung mit homöostatischen Kräften** im Organismus.

Diese kann durch folgende **Ansätze** durchgeführt werden:

- **Palpation des energetischen Gewebeausdrucks und der Vitalität:**
  - Die Hände zügig von kaudal nach kranial jeweils beidseitig auf die Körperbereiche legen. Möglich ist auch, dass beide Hände auf jeweils erst einer Seite aufgelegt werden und der Energiefluss zwischen beiden Händen befundet wird. Es werden Bereiche guter Lebendigkeit/Vitalität und guten Fließens, Zwischenzonen und Regionen blockierter Lebendigkeit lokalisiert und differenziert.
    - Regionen guter Lebendigkeit: Diese sind durch einen freien Fluss, eine gute Rhythmizität, eine freie Schwingung, Pulsation, freie Vibrationen und eine gute Vitalität gekennzeichnet.
    - Zwischenzone: Dies ist der Grenzbereich, in dem der freie Fluss auf Widerstände, Bewegungseinschränkungen und Anspannungen trifft, aber in dem noch relativ viel Fließen, Pulsation und Rhythmizität vorhanden ist.
    - Regionen blockierter Lebendigkeit: Diese fühlen sich starr, unlebendig, stagniert, unbeweglich, verkrampft, blockiert, leer und fast pulsationslos an.
  - Dies kann auch mittels der Eigenwahrnehmung des Patienten geschehen: „In welchen Bereichen in Ihrem Körper fühlt es sich angenehm, wohltuend, lebendig, kraftvoll und fließend an?"
  - Diesen Bereich oder die Zwischenzone berühren und die Gewebedynamik sanft verstärken, z. B. mittels einer Dynamic Balanced Tension (DBT) (➤ Kap. 8.4).
  - Den Patienten bitten, achtsam zu sein, wie die Berührung positive Emotionen und eine angenehme vagale Aktivität (in Form von Entspannung, eines wohligen Körpergefühls und Wohlempfindens) begünstigt.
- **Synchronisation mit palpablen Körperrhythmen** (➤ Kap. 8.6):
  - Je nachdem, mit welchen rhythmischen Dynamiken im Organismus gearbeitet bzw. sich synchronisiert wird, können unterschiedliche Bewusstseinszustände und Physiologien angesprochen und Integrationsprozesse unterstützt werden (➤ Tab. 8.1).
  - Die Klassifizierung von – insbesondere spekulativen – Rhythmusqualitäten ist mit Vorsicht zu nutzen, auch um die Verzerrung unmittelbarer Erfahrungen von Gewebequalitäten und assoziierten Wirkungen möglichst zu vermeiden. Dies ist umso mehr zu beachten, da Einflüsse, wie Pareidolie, kognitive Leichtigkeit sowie kontextspezifische Einflüsse (Wahrnehmungsvoreingenommenheit, Intuition, Unaufmerksamkeitsblindheit, kulturelle und soziale Einflüsse), welche die Wahrnehmung und Interpretation der Palpation gestalten, bei der Behandlung Fallstricke und Bias erzeugen (Liem 2014).

Tab. 8.1 Synchronisation mit Körperrhythmen zur Stabilisierung (Liem 2014)

Synchronisation mit	Einfluss auf
Mikrovibration (4–8 ×/s)	ANS, Vitalität
1-Minuten-Grundrhythmus der glatten Muskulatur	Durchblutung von Haut, Schleimhaut, Muskulatur und Hohlorganen
Herz-Kreislauf (60–80 ×/min)	Vitalität, ANS
Atmung (10–14 ×/min)	Vitalität, ANS, Schlaf, insbesondere wenn der Patient die Atemfrequenz um etwa die Hälfte verringert, bei Hypoxieatmung weitere Wirkungen z. B. auf Insulinresistenz, Immunsystem
Midtide (2–3 ×/min)	Emotionale und mentale Bewusstseinszustände
Long Tide (6–10 ×/min)	Kausale Bewusstseinszustände
Deep Tide (1 ×/5 min)	Nichtduales Bewusstsein

8.7 Stressreduktion mittels Vagusaktivierung

8.7.1 Einleitung

Übergeordnet werden Verhaltenszustände wie Kampf und Flucht, Immobilisations- bzw. Freezing-Zustand und Risikoabschätzung – mit den dazugehörigen motorischen, vegetativen und endokrinen Auswir-

8

kungen – durch das mesenzephale periaquäduktale Grau (PAG) koordiniert (Deng et al. 2016; Holstege 2014; Jänig 2006; Roelofs 2017). Dabei werden vagale Afferenzen durch den Nucleus tractus solitarii zu PAG, Hypothalamus, Amygdala sowie zum insulären, zingulären und präfrontalen Kortex weitergeleitet, wo sie in emotionale und kognitive Prozesse integriert werden (Berthoud et al. 2000; Craig 2002; Critchley et al. 2001; Saper 2002).

Auch wenn die populäre Polyvagaltheorie diese anatomischen Gegebenheiten und Wirkmechanismen nicht angemessen berücksichtigt, hat der **N. vagus** dennoch eine große Bedeutung (Liem T et al. 2020; Liem et al. 2021). So scheinen subdiaphragmale vagale Afferenzen angeborene Angst, erlernte Furcht und andere Verhaltensweisen zu beeinflussen (Klarer et al. 2014; Klarer et al. 2018). Zudem modulieren vagale Afferenzen in verschiedenen experimentellen Modellen spinale nozizeptive Prozesse (Foreman et al. 2010; Jänig, Green 2014).

Evolutionär regelte und regelt das autonome Nervensystem die Aufrechterhaltung der wichtigsten Körperfunktionen. So reagieren Beutetiere auf Gefahr durch Fressfeinde mittels Erstarrung und Herunterfahren des Stoffwechsels. Dieses Verhalten wird durch den **Parasympathikus** geregelt, der es notfalls über die Belange der Stoffwechselfunktionen stellt. Daran wird deutlich, wie in regulatorischen Systemen der Gesamtorganismus hierarchisch in seinem Überleben *vor* einzelnen Organfunktionen steht. Der **Sympathikus** entwickelte sich in Zusammenhang mit Flucht- statt Erstarrungsverhalten sowie Jagdinstinkt und Kampfkontrollmechanismen. Dies äußert sich in einer Pupillenweitstellung (bessere Dämmerungssicht und schärfere Sehfeldrandbeobachtung), Erweiterung der Extremitäten- und Lungenblutgefäße (nötig für Flucht- und Kampfverhalten), einem Anstieg von Stresshormonen für schnellere Reaktionen und der Glukosebereitstellung. Auch hier steht der Gesamtorganismus im Fokus und nicht ausschließlich das Funktionieren einzelner Organe. Dabei wirken Parasympathikus und Sympathikus nicht zwangsläufig antagonistisch.

Unmyelinisierte Fasern, die hauptsächlich vom Nucleus dorsalis n. vagi ausgehen, regeln die Durchblutung und Aktivität der Bauchorgane, während myelinisierte Fasern, ausgehend vom Nucelus ambiguus, die Brustkorborgane Herz und Lunge sowie die Sprache (Nn. laryngei superior und recurrens) und das Hören menschlicher Sprache (u. a. N. stapedius nach Verschaltung mit dem N. facialis) regulieren. Der N. vagus wirkt als **Bindeglied** zwischen dem **peripheren autonomen Nervensystem** und dem **Gehirn.** Er begünstigt auch die Speicherung von Erinnerungen. So konnte gezeigt werden, dass eine Vagusnervstimulation hirnplastizitäts- und gedächtnisfördernde Effekte erzielt (Loerwald et al. 2018). Pathophysiologisch ist der N. vagus z. B. bei Kopfschmerzen, Depressionen und PTBS von Bedeutung. Darüber hinaus hat er aber auch starken Einfluss auf das Immunsystem, die Herzratenvariabilität, den Blutzuckerspiegel, das Entstehen und die Modulation von Kopfschmerzen (u. a. bei Migräne über Serotoninausschüttung), die Stimmlage, die Funktion der Bronchien und den Appetit (Jänig 2006; Martínez-Jaimes et al. 2016; Rosas-Ballina et al. 2009; Székely 2000). Mit zunehmendem Alter kommt es zu Veränderungen zumindest der dickeren somatomotorischen Vagusfasern, die ausdünnen (Walter et al. 2019).

Afferenzen bestehen insbesondere vom Darm und anderen Bauchorganen. So beeinflussen afferente Fasern des N. vagus metabolisch die Mikroglia des Gehirns (Waise 2018). Normalerweise ist das ZNS durch die Blut-Hirn-Schranke geschützt. Sie kann aber möglicherweise durch den N. vagus beschädigt werden, indem efferent vom Magen-Darm-Trakt die Mikroglia in vagalen Strukturen aktiviert und die Darm-Hirn-Kommunikation verändern werden kann (Ballsmider et al. 2015).

8.7.2 Vagusdysfunktionen

Erniedrigte Vagusaktivität

Eine erniedrigte Vagusaktivität

- kommt z. B. bei Autoimmunerkrankungen wie Colitis ulcerosa, erniedrigter Immunität, Malabsorption und Übergewicht vor.
- mit einer normotonen Aktivität des enterischen Nervensystems kann bei Alkoholabusus und Diabetes mellitus Typ 2 auftreten. Neben Alkoholkarenz kann therapeutisch der N. vagus stimuliert werden.
- Eine hypotone Aktivität des enterischen Nervensystems birgt ein hohes Risiko für neurodegenerative Erkrankungsbilder. Hier sollte zunächst die niedrige Immunlage verbessert und die Viruslast

vermindert (Li et al. 2013) und erst anschließend der N. vagus stimuliert werden. Zudem kann die Dünndarmregion gedehnt werden, um die myenterische Aktivität zu steigern (Li et al. 2013).

Erhöhte Vagusaktivität

Eine erhöhte Vagusaktivität

- kommt z. B. bei Allergien, Morbus Crohn und Fettleibigkeit vor.
- bei jungen Menschen kann zu einem Anstieg der Magensäureproduktion, einer verstärkten Magenentleerung und u. U. zu Durchfall führen. Hier sollten zusätzlich zu den manuellen Ansätzen die Mundregion gereinigt und die Pathogenbelastung reduziert werden.

Therapeutisch können mittels OMT das Zwerchfell, die Radix mesenterii sowie die hochzervikale Region gedehnt werden.

8.7.3 Diagnostik

Mit folgenden Vorgehensweisen kann die Vagusaktivität befundet werden:

- **Über den Geruchssinn:** Ätherisches Lavendelöl unter die Nase halten: Durch Stimulation des N. vagus wird die Magenentleerung gefördert. Dies ist hörbar, z. B. mit dem Stethoskop in der Region des Pylorus.
- **Mittels Schlucken:** Das Trinken von einem Glas Wasser dient zum Test des N. vagus im Bereich des Ösophagus. Dauer des Schluckvorgangs: Norm etwa 5 Sekunden. Bei verminderter Aktivität und z. B. bei Parkinson-Erkrankung ist der Schluckzeitraum reduziert.
- **HRV-Messung:** HRV-Messparameter geben Einblick in die autonome Funktion des Herzens und ermöglichen Einschätzungen zur Funktionsweise des autonomen Nervensystems (Günther-Borstel et al. 2015). Der N. vagus leitet Informationen viel schneller als der Sympathikus. So ist die Vagusaktivierung der Herzfrequenz im Vergleich zur Sympathikusaktivierung bis zu 8-fach schneller, sodass Schwankungen der Herzfrequenz viel stärker durch den N. vagus bestimmt werden (Eller-Berndl 2010).
- **Ruffier-Dickson-Test:** Er dient der Bestimmung einer Hypotonie des N. vagus. Nach 1 Minute in Rückenlage die Pulsschläge messen (P1). Kniebeugen 30 × bzw. für 45 Sekunden durchführen, dann Pulsschläge im Stand direkt danach (P2) sowie nach 1 Minute in Rückenlage nochmals messen (P3). Der Dickson-Index dient zur Beurteilung der Erholungsfähigkeit des Herzens nach einer Anstrengung. Dieser Wert korreliert mit HRV- und $(O_2)_{max}$-Messungen, der Elastizität der Lunge, der Zwerchfellmobilität, der gastrischen Entleerung und dem Gehalt an Stickstoffmonoxid in der Ausatemluft. Berechnung des Dickson-Index: $[(P2-70) + 2\ (P3-P1)] \div 10$. Bewertung: < 0 = exzellente, 0–2 = sehr gute, 2–4 = gute, 4–6 = mittlere, 6–8 = schwache, 8–10 = sehr schwache, > 10 = schlechte Anpassung.

Weitere mögliche Hinweise für eine **verminderte Vagusaktivität** sind:

- Verminderte Halsmobilität und Kieferstörungen (kraniomandibuläre Dysfunktion).
- Viszeralfett (dazu den Bauchumfang messen): Bei Übergewicht ist die Vagusaktivität erniedrigt, bei Fettleibigkeit dysfunktional erhöht.
- Kompression der Pars descendens des Duodenum mit der Gefahr eines Reflux.
- Positive Triggerpunkte der Nacken- und Kiefermuskulatur.
- Spannungseinschränkungen im Bereich der Vagina carotica.
- Positiver Gesret-Punkt: Dieser befindet sich meist interkostal unter der linken Achsel, seltener rechts. Der Test ist bei Druckschmerzhaftigkeit und Palpation einer Art Fettkugel in dieser Region positiv.
- Virusbelastungen (dazu Blutuntersuchungen durchführen).
- Proprionibakterien im Mundbereich (mittels UV-Lampe befunden).

8.7.4 Stimulation des N. vagus

Die Stimulation des N. vagus (Vagusnervstimulation, VNS) während einer Expositionstherapie – wie möglicherweise im osteopathischen Ansatz der multimodalen bifokalen Integration nach Liem angewendet – beseitigt Angst, Hypervigilanz, Vermeidungsverhalten und asoziales Verhalten in Tierversuchen bei PTBS (Alvarez-Dieppa et al. 2016; Noble et al. 2017; Souza et al. 20219; Souza et al. 2020; Souza et al. 2021a; Souza et al. 2021b). Die VNS verstärkte im Versuch an Ratten die **Löschung konditionierter Angst,** ohne (Noble et al. 2017; Peña et al. 2013) und mit PTBS (Knox et al. 2012; Souza et al. 2017). VNS kann außerdem Angst-Löschungsstörungen entgegenwirken, angstähnliches Verhalten reduzieren, andere PTBS-Symptome verbessern (Furmaga et al. 2011) und konditionierte Furchtreaktionen erleichtern (Peña et al. 2014). Hinweise bestehen, dass VNS zur Löschung der konditionierten Angst in Kombination mit expositionsbasierten Ansätzen angewendet werden sollte und ihre isolierte Applikation nicht ausreicht (McIntyre 2018).

Es konnte zudem gezeigt werden, dass die Neurogenese (Revesz et al. 2008), die Kalziumkanäle (Alexander et a. 2019) und die Anzahl der Schlüsselmoleküle, welche die **synaptische Plastizität fördern,** durch VNS erhöht werden kann, z. B. von Acetylcholin (Nichols et al. 2011), Serotonin (Manta et al. 2009), Noradrenalin (Roosevelt et al. 2006), Fibroblasten-Wachstumsfaktor-1 (FGF-1), Wachstumsfaktor BDNF (Brain-derived neurotrophic Factor) (Follesa et al. 2007), Fos (ein Kernprotein, das unter Bedingungen hoher neuronaler Aktivität exprimiert wird) (Naritoku et al. 1995), Tropomyosinrezeptorkinase B (TrkB) (Furmaga et al. 2012), Neurexin, Cadherin und NMDA-Rezeptoren (NMDA= N-Methyl-D-Aspartat) (Alexander et al. 2019; Alvarez-Dieppa et al. 2016).

Die transkutane elektrische Vagusnervstimulation zeigt gleichzeitig eine Verbesserung der **neuronalen Plastizität,** z. B. im Locus coeruleus (Hassert et al. 2004; Hulsey et al. 2017), insbesondere in Kombination mit Training (Hays 2016; Hays et al. 2013), und der **Gedächtniskonsolidierung** (Clark et al. 1995; Clark et al. 1998). Die Kombination von VNS mit sensorischen oder motorischen Ereignissen ist in der Lage, den sensorischen oder motorischen Kortex zu reorganisieren (Peña et al. 2013).

Die Kombination von VNS und Exposition gegenüber unverstärkten konditionierten Signalen konnte im Tierversuch die Löschung infralimbischer präfrontaler Kortex- und basolateraler Amygdala-Signalwege verbessern. Eine autonome **vagovagale Schleife** gibt viszerale Impulse in den Nucleus tractus solitarii (NTS), der die Efferenzen zum Nucleus dorsalis n. vagi (DMN) zur rostralen ventrolateralen Medulla (RVLM) und zur intermediären lateralen Medulla (ILM) weiterleitet, um ein Gleichgewicht zwischen den sympathischen und parasympathischen Antworten auf verschiedene körperliche Zustände zu erreichen. Diese autonome Hirnstammschleife wird durch eine autonome Vorderhirnschleife über Verbindungen zwischen dem NTS und anderen Gehirnbereichen (Hypothalamus, Amygdala, zingulärer Kortex, Inselkortex, präfrontaler Kortex) moduliert, die auch an neuroendokrinen, emotionalen und kognitiven Verhaltenskontrollen beteiligt sind (➤ Abb. 8.2).

Indikationen für eine VNS sind:

- Reorganisation des sensorischen oder motorischen Kortex (Borland et al. 2016)
- PTBS und Angststörungen (Breit et al. 2018; George et al. 2008; Lamb et al. 2017; McIntyre 2018; Noble et al. 2017)
- Entzündungshemmung bei chronischen niederschwelligen Entzündungen, z. B. bei rheumatoider Arthritis (Bonaz et al. 2013)
- Antientzündliche Wirkung, z. B. Hemmung des Anti-Tumornekrosefaktors α (Anti-TNF-α) (Bonaz et al. 2013)
- Gastroduodenale Entleerungsstörungen (Bonaz et al. 2013)
- Eventuell medikamentenresistente Epilepsie (Bonaz et al. 2013)
- Depression (Bonaz et al. 2013)

Vagusstimulation im Bereich der kraniozervikalen Region

Der N. vagus verläuft durch den mittleren Teil des Foramen jugulare, kaudal des N. glossopharyngeus und oberflächlich der V. jugularis interna.

Patient: In Rückenlage.

Therapeut: Am Kopfende des Patienten.

Handposition (➤ Abb. 8.3):

- Daumen im Bereich des Cavum conchae (Ramus auricularis n. vagi) auflegen.
- Zeigefinger an den Angulus mastoideae legen.
- Mittelfinger auf das Mastoid legen. Gegebenenfalls können die Mittelfinger auch auf die Region des Atlantookzipitalgelenks gelegt werden.

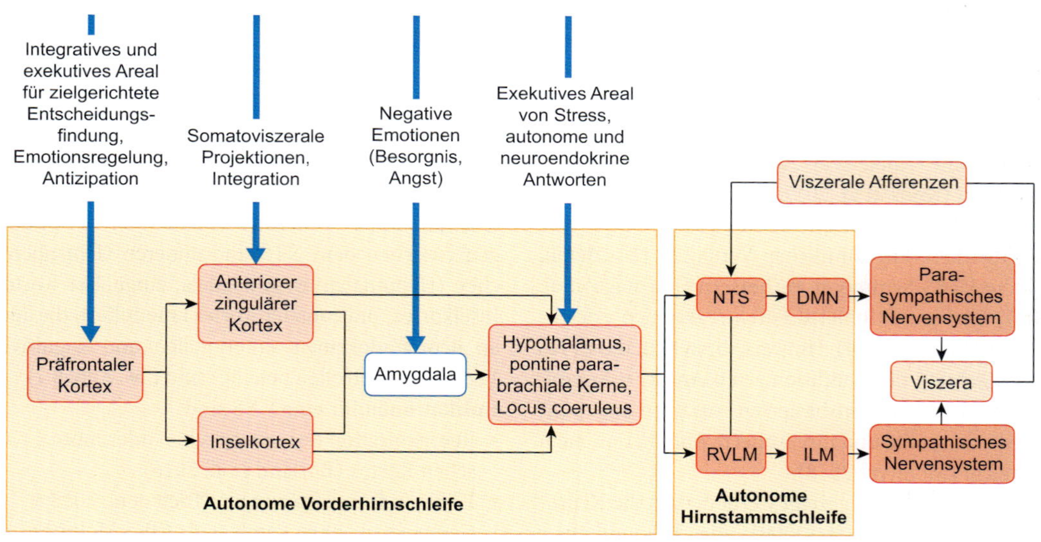

Abb. 8.2 Schematische Darstellung der Modulation der viszeralen Aktivität im zentralen autonomen Netzwerk über die vagovagale Schleife (NTS = Nucleus tractus solitarii; DMN = Nucleus dorsalis n. vagi; RVLM = rostrale ventrolaterale Medulla; ILM = intermediäre laterale Medulla) [E1115/L143]

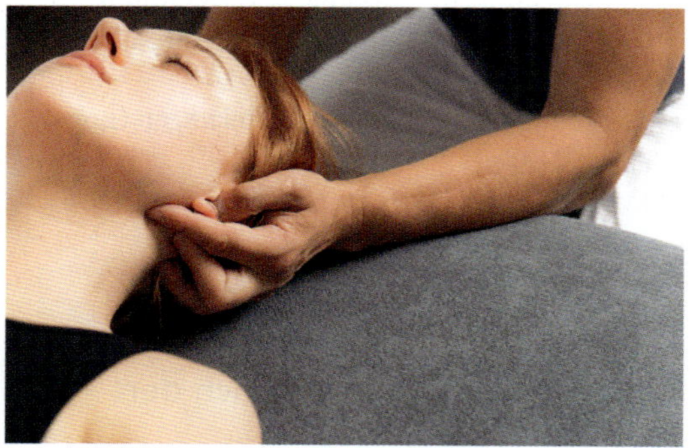

Abb. 8.3 Vagusstimulation im Bereich der kraniozervikalen Region [K433]

8

- Ringfinger und kleinen Finger im Bereich des Atlantookzipitalgelenks auflegen.

Ausführung:

- Mit den Daumen die Haut im Bereich der Concha auricularis und mit den Mittelfingern die aurikulären Äste am Proc. mastoideus sanft stimulieren.
- Mit dem Zeigefinger den Unterkiefer anteriorisieren.
- Mit Ring- und kleinem Finger eine subokzipitale Inhibition bzw. Dekompression im Bereich der subokzipitalen Region und nahe des Foramen jugulare ausüben. Dadurch konnte bereits nicht nur eine vagusstimulierende Wirkung, sondern auch eine zerebrale Durchblutungsverbesserung nachgewiesen werden (Emmet et al. 2018; Rechberger et al. 2019; Roberts et al. 2021).

> Eine Stimulierung des N. vagus kann auch durch Elektrostimulation im Ohrenbereich in Anlehnung an Bonaz bzw. auf dem Mastoid und unterhalb des Zwerchfells mit einem TENS-Gerät mit 10 Hertz erfolgen (Bonaz et al. 2013). Auch eine Nadelung ist möglich (He et al. 2012).

Vagusstimulation im Bereich der Vagina carotica

Auch im Bereich der Vagina carotica kann der N. vagus sanft stimuliert werden.

Patient: In Rückenlage.

Therapeut: Seitlich des Patienten auf Höhe des Halses.

Handposition (➤ Abb. 8.4): Die Mittelfinger beider Hände etwa 1 cm voneinander entfernt medial des M. sternocleidomastoideus positionieren – zwischen der A. carotis communis und der V. jugularis interna, unmittelbar unterhalb der Cartilago thyroidea.

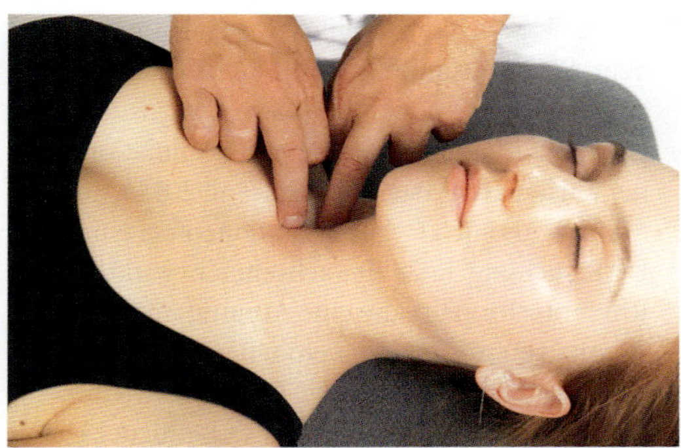

Abb. 8.4 Vagusstimulation im Bereich der Vagina carotica [K433]

Ausführung: Die Region des Verlaufs des N. vagus mittels kraniokaudaler sanfter Mobilisierung stimulieren.

Vagusstimulation im Bereich des Zwerchfells

Patient: In Rückenlage.
Therapeut: Seitlich des Patienten auf Höhe des Bauchs.
Handposition (➢ Abb. 8.5):

- Die Daumen beidseitig am Proc. xiphoideus in die Tiefe einsinken lassen.
- Die übrigen Finger liegen den unteren Interkostalräumen auf.

Ausführung:

- Medial die tiefe Zwerchfellregion im Bereich des Ösophagus (Truncus vagalis anterior und posterior) entspannen. Dazu im Bereich des Ösophagus den Mikrobewegungen folgen. Gleichzeitig verlangsamt der Patient die Atmung um etwa die Hälfte.
- Im zweiten Schritt das Ganglion coeliacum, das vor der Aorta auf Höhe Th12/L1 lokalisiert ist, entspannen (➢ Kap. 6.6.11).

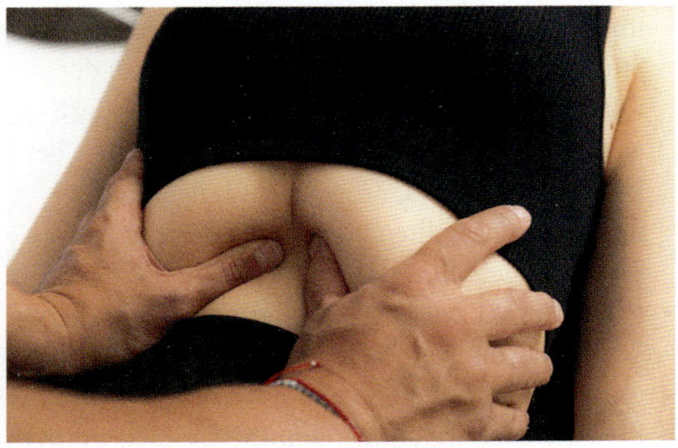

Abb. 8.5 Vagusstimulation im Bereich des Zwerchfells [K433]

8.7.5 Reorganisation des sensorischen oder motorischen Kortex

Zur Reorganisation des sensorischen oder motorischen Kortex können Sinnesreize oder motorische Reize, Bewegungen, Körperhaltungen und funktionelle OMT mit Vagusnervstimulation (VNS) kombiniert werden. Außerdem wird die VNS auch im Rahmen der multimodalen bifokalen Integration angewendet (➢ Kap. 10.5.11). Bei Ausübung der osteopathisch herzfokussierten Palpation gibt es Hinweise für eine vagusstimulierende Wirkung (Wischhöfer et al. 2020; (Liem et al. 2023)

8.7.6 Weitere OMT-Ansätze

Rippenhebetechniken (Emmet et al. 2018) und High-Velocity/Low-Amplitude Techniken (HVLAT) (Rechberger et al. 2019) können vagusaktivierend wirken. Eine einzige OMT-Sitzung bei gesunden Teilnehmern führte bereits zu einer schnelleren Erholung der Herzfrequenz und des sympathovagalen Gleichgewichts und verhinderte den typischen Anstieg des Kortisolspiegels nach einem psychischen Stressor (Fornari et al. 2017).

8.7.7 Selbsthilfeansätze

Patienten können selbstständig durch folgende Maßnahmen den Vagus stimulieren, um eine Stressreaktionen zu vermindern (Liem et al. 2021):

- **Tiefe und verlangsamte Atmung** mit oder ohne HRV-Feedback (Alayan et al. 2018; Kromenacker et al. 2018; Mason et al. 2013): In einer Studie, in der yogische Atemtechniken und Kriyas (körperliche Reinigungstechniken wie Ujjayi Atmung, Bhastrika, Sudarshan Kriya) praktiziert wurden, wurde vermutet, dass diese parasympathisch aktivierend wirken (Brown et al. 2005).

- **Autogenes Training, Yoga und Tai Chi:** Sie sollen vagal aktivierende Wirkung zeigen (Miu et al. 2009; Streeter et al. 2012; Chang et al. 2008; Lu et al. 2003; Lu et al. 2014; Wie et al. 2016). Da es allerdings sehr verschiedene Arten von Yoga gibt, z. B. sehr ruhige wie Yin Yoga und gleichzeitig sehr dynamische Arten wie Poweryoga, sollten in zukünftigen Studien die unterschiedlichen Yoga-Formen auf ihre vagale Wirkung untersucht werden.
- **Meditation** (Gerritsen et al. 2018; Telles et al. 2013): Beispielsweise steigerte „Liebende Güte Meditation" durch eine verbesserte Wahrnehmung soziale Beziehungen und positive Emotionen, die wiederum zu einer Zunahme des Vagustonus führten. Allerdings wurde diese Wirkung nur bei den Personen erzielt, die tatsächlich vermehrte Freude und soziale Verbundenheit spürten (Kok et al. 2013). Vermutet wird, dass die vagale Aktivierung auch über eine tiefe Atmung während der Meditation erfolgt (Gerritsen et al. 2018). Da es sehr viele verschiedene Arten von Meditationen gibt, könnten diese in zukünftigen Studien berücksichtigt werden.
- **Interventionen, die zu einem Anstieg von Oxytocin (und Vasopressin) führen,** z. B. Massage und Berührungen: Diese verbessern die parasympathische Funktion (Esch, Stefano 2005; Iwasaki et al. 2015; Ripplinger 2017).
- **Singen, Summen, Mantrasingen:** Singen erhöhte die HRV bei gesunden 18-jährigen Frauen und Männern. Allerdings wurde dies bisher nur in einer einzigen Studie untersucht (Vickhoff et al. 2013). Dabei soll Summen, Hymnen-, energetischer Gesang und Mantrasingen die Herzfrequenz jeweils auf leicht unterschiedliche Weise ansteigen lassen. Beispielsweise soll Singen, v. a. energischer Gesang, auch gleichzeitig erregend sein, jedoch ohne deutliche sympathische Aktivität, weil möglicherweise die vagal ausgelöste Aktivität die sympathische dämpft. Diese physiologische Reaktion beim Singen soll den homöostatisch wirkenden Zustand des Fließens auslösen können (Vickhoff et al. 2013). Auf zwei Arten könnte die Musik den Zustand des ANS zwischen den Sängern kommunizieren: durch die laryngealen Stimmbandmuskeln, die beim Singen genutzt werden, vermittelt durch den N. reccurens des N. vagus, wie auch durch eine Art vagale Pumpe, die beim Singen stimuliert wird. Auch das Chanten des Mantras „Om" aktiviert den N. vagus. Dies geschieht möglicherweise durch Stimulation seiner aurikulären Äste (Kalyani et al. 2011). Sowohl Mantra- als auch Gebetsrezitationen bei einer Untersuchung an 23 Erwachsenen bewirkten bei Rhythmusformeln, die eine Atmung mit sechs Atemzügen pro Minute beinhalten, eine Steigerung der bestehenden Herz-Kreislauf-Rhythmen, der HRV sowie eine Senkung des Blutdrucks (Bernardi et al. 2001). Singen soll außerdem zu einer Oxytocinausschüttung führen (Grape et al. 2002).
- **Lachen:** In einer Pilotstudie zu Lach-Yoga zeigten die Teilnehmer eine verbesserte unmittelbare Stimmung und eine erhöhte Herzfrequenz nach einer Lach-Intervention (Dolgoff-Kaspar et al. 2012).
- **Angenehme soziale Interaktion:** Sie führt zu einer vagalen Aktivitätszunahme durch die Wechselwirkung elterlicher und kindlicher positiver Sozialisierung (Perlman et al. 2008).
- **Kälteexposition:** Kaltes Duschen und andere Kälteinterventionen erhöhten die parasympathische Aktivität mittels Aktivierung cholinerger Neuronen durch den N. vagus (Yuan et al. 2001), insbesondere wenn diese über einen längeren Zeitraum wiederholt angewendet werden. Dadurch kann eine Gewöhnung mit einer verminderten sympathischen und einer gleichzeitig verstärkten parasympathischen Aktivierung während der Kälteexposition einhergehen (Harinath et al. 2005). Die Untersuchung am Menschen wurde bei 10 °C Kälte durchgeführt (Mäkinen et al. 2008). Auch akute Kälteinterventionen von 4 °C führten im Tierversuch zu einer parasympathischen Stimulation (Yuan et al. 2001). Vor Beginn der Kälteintervention sollte medizinisch abgeklärt werden, ob bei bestimmten Krankheiten, wie bei Herzerkrankungen, Kälteanwendungen modifiziert werden sollten oder kontraindiziert sind. **Tipp:** Täglich morgens kalt duschen.
- **Probiotika:** Lactobacillus rhamnosus zeigte eine Verminderung von Stresshormonen, Depressions- und Angstverhalten (Bravo et al. 2011). Auch Bifidobacterium longum konnte das Angstverhalten vermindern (Bercik et al. 2011).

8

- **Omega-3-Fettsäuren:** Diese sind reichhaltig in fetten Fischarten enthalten (Christensen 2011; O'Keefe et al. 2006; Singer et al. 2008; Skulas-Ray et al. 2012).
- **Serotonin:** Intestinales Serotonin stimuliert 5-HT_3-Rezeptoren vagal-afferenter Fasern zur Stimulation vagaler sensorischer Neuronen (Zhu et al. 2001).
- **Cholin:** Durch erhöhte vagale Aktivität kann Cholin kardiovaskuläre Schäden verbessern (Liu et al. 2017).
- **Zink:** Oral verabreichtes Zink erhöht die Nahrungsaufnahme durch vagale Stimulation bei Ratten während eines Zinkmangels im Frühstadium (d. h. es bestand noch keine Abnahme der Zinkkonzentration im Plasma und im Gewebe) (Ohinata et al. 2009). **Tipp:** Auf eine ausreichende Zinkzufuhr über die Nahrung achten.
- **Fasten:** Es erhöht die vagale Aktivität (Khasar et al. 2003). Im Tierversuch führte intermittierendes Fasten wie auch eine kalorienreduzierte Nahrungsaufnahme zu einer Abnahme der niederfrequenten Komponente der diastolischen Druckvariabilität (DPV), ein Marker für den Sympathikotonus, und zu einem Anstieg der hochfrequenten Komponenten der Herzratenvariabiliät (HRV), ein Marker für parasympathische Aktivität (Mager et al. 2006).
- **Körperliche Bewegung:** Leichte bis moderate Körperübungen scheinen mittels gesteigerter vagaler Aktivität die Magenentleerung zu stimulieren (Wang et al. 2010).
- **Massage,** z. B. Fußmassage (Lu et al. 2011): Bei Frühgeburten kann Massage mittels vagaler Stimulation die Gewichtszunahme unterstützen (Field et al. 2010, 2011). Massage der Karotissinus kann epileptische Anfälle unterdrücken (Green et al. 2014). Diese Art der Massage sollte nur von fachtherapeutischem Personal durchgeführt werden.
- **Schlafposition:** In einer Untersuchung der Auswirkung von Liegepositionen auf die autonome Nervenmodulation bei Patienten mit koronarer Herzkrankheit wurde festgestellt, dass bei **rechter Seitenlage** die vagale Aktivität am höchsten und die sympathische Erregung am niedrigsten war. Die vagale Modulation in der Rückenlage war signifikant am niedrigsten aller untersuchten Schlafpositionen (Yang et al. 2008).
- **Elektromagnetische Felder:** Die Exposition mit gepulsten elektromagnetischen Feldern für 20 Minuten führte zu einer schnelleren Erholung der Herzfrequenzvariabilität nach körperlicher Belastung, besonders im sehr niedrigen Frequenzbereich. Nachdem die Exposition beendet wurde, ließen die beschriebenen Wirkungen schnell nach (Grote et al. 2007).
- **Glucagon-like-peptide-1-Sekretion:** GLP-1 hemmt die Magenentleerung über vagal afferent vermittelte zentrale Mechanismen (Imeryüz et al. 1997). Die Stimulation der endogenen GLP-1-Sekretion durch Manipulation der Zusammensetzung der Nahrung kann eine relevante Strategie für die Behandlung von Adipositas und Typ-2-Diabetes sein. GLP-1 wird hauptsächlich von enteroendokrinen L-Zellen des Verdauungstrakts synthetisiert und sezerniert. Die Sekretion wird teilweise durch die direkte Nährstoffaufnahme durch G-Protein-gekoppelte Rezeptoren vermittelt. Diese binden an Monosaccharide, Peptide und Aminosäuren, einfach und mehrfach ungesättigte Fettsäuren sowie an kurzkettige Fettsäuren. Ballaststoffreiche Nahrung, Nüsse, Avocados und Eier scheinen GLP-1 ebenfalls zu beeinflussen (Bodnaruc et al. 2016).

8.8 Stressreduktion unter Berücksichtigung der Insula und C-taktiler Fasern

C-taktile Afferenzen (CT) sind nicht myelinisiert, niedrigschwellig und durch langsame Leitung gekennzeichnet. Diese Afferenzen reagieren insbesondere auf langsame, sanfte und nicht-diskriminierende Berührungen. Sie projizieren über die Lamina I im Rückenmark und ventromediale posteriore und ventroposteriore inferiore Nuklei im Thalamus auf die Inselrinde. Diese verarbeitet die affektiven Eigenschaften der Berührung und beinhaltet auch soziale Hirnnetzwerke (McGlone et al. 2014) (➤ Abb. 8.6). Möglicherweise können mittels dieser Berührung die Freisetzung von Zytokinen und die sympathische Aktivität reduziert und in der Folge Entzündungsprozesse und ANS-Mechanismen moduliert werden (McGlone et al. 2017).

8

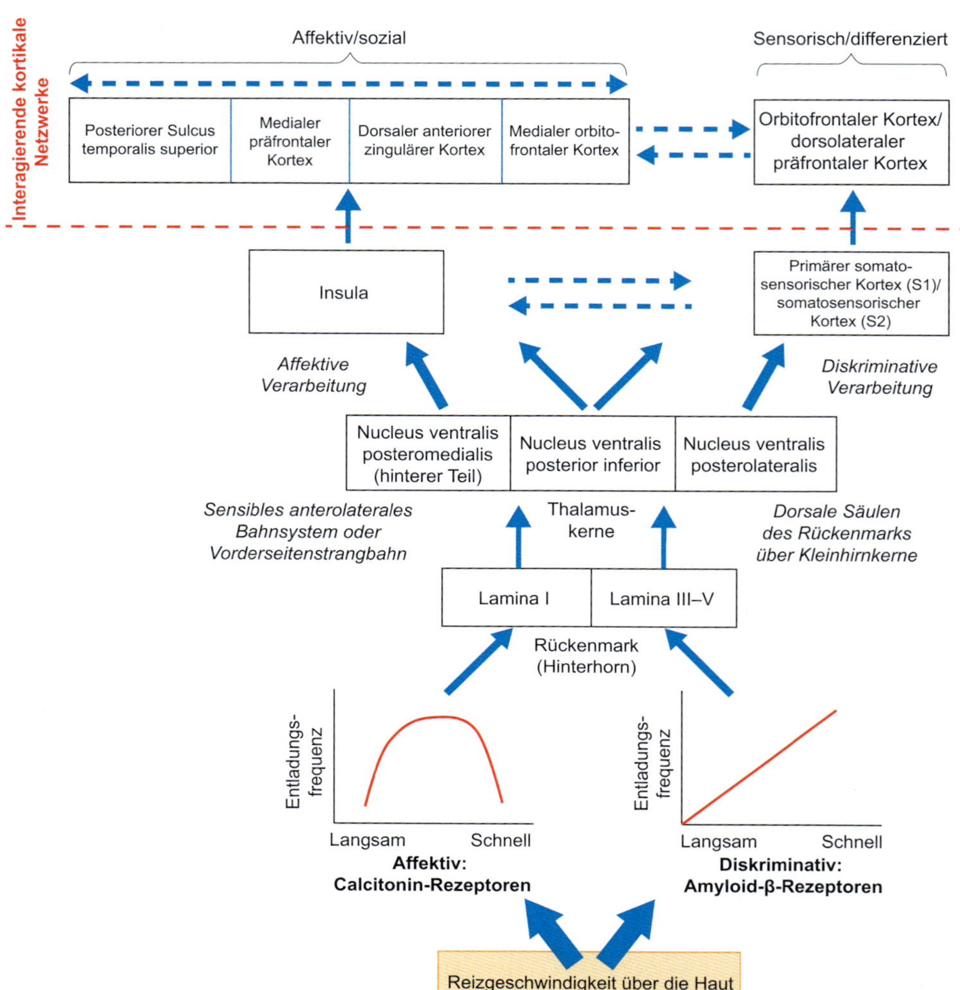

Abb. 8.6 Schematische Darstellung der affektiven und diskriminierenden Pfade bei Berührung der behaarten Haut. Gestrichelte Linien zeigen mutmaßliche Pfade an. C-Faser-Afferenzen reagieren auf empathische, sanfte Berührungen. Aβ-Afferenzen reagieren auf die physikalischen Eigenschaften eines Reizes. Vorwärtsprojektionen von C-Faser-Afferenzen schließen im Gegensatz zu Aβ-Afferenzen soziale Hirnnetzwerke ein. Dass afferente C-Fasern neben Schmerz, Temperatur und Juckreiz auch auf angenehme Berührungsreize reagieren, hat praktische Implikationen für die osteopathische Behandlung. Insbesondere bei Kleinkindern sollte die Berührung ausnahmslos sanft, angenehm und empathisch sein. [E1020-002/L143]

C-taktile Afferenzen innervieren die behaarte Haut und sind insbesondere in proximalen Körperteilen, z. B. den Schultern, dem Rücken, Nacken und Hinterkopf, dicht vertreten und projizieren auf den dorsalen hinteren insulären Kortex (➢ Abb. 8.7). Auch in anderen Hirnregionen gibt es Homunkuli – mit jeweils anderen Proportionen in Bezug auf die Zuordnung zu Körperteilen, die sich aus der jeweiligen Bedeutung ergeben. Ein somatosensorischer Homunkulus ist auf dem Gyrus postcentralis und ein motorischer auf dem Gyrus praecentralis lokalisiert.

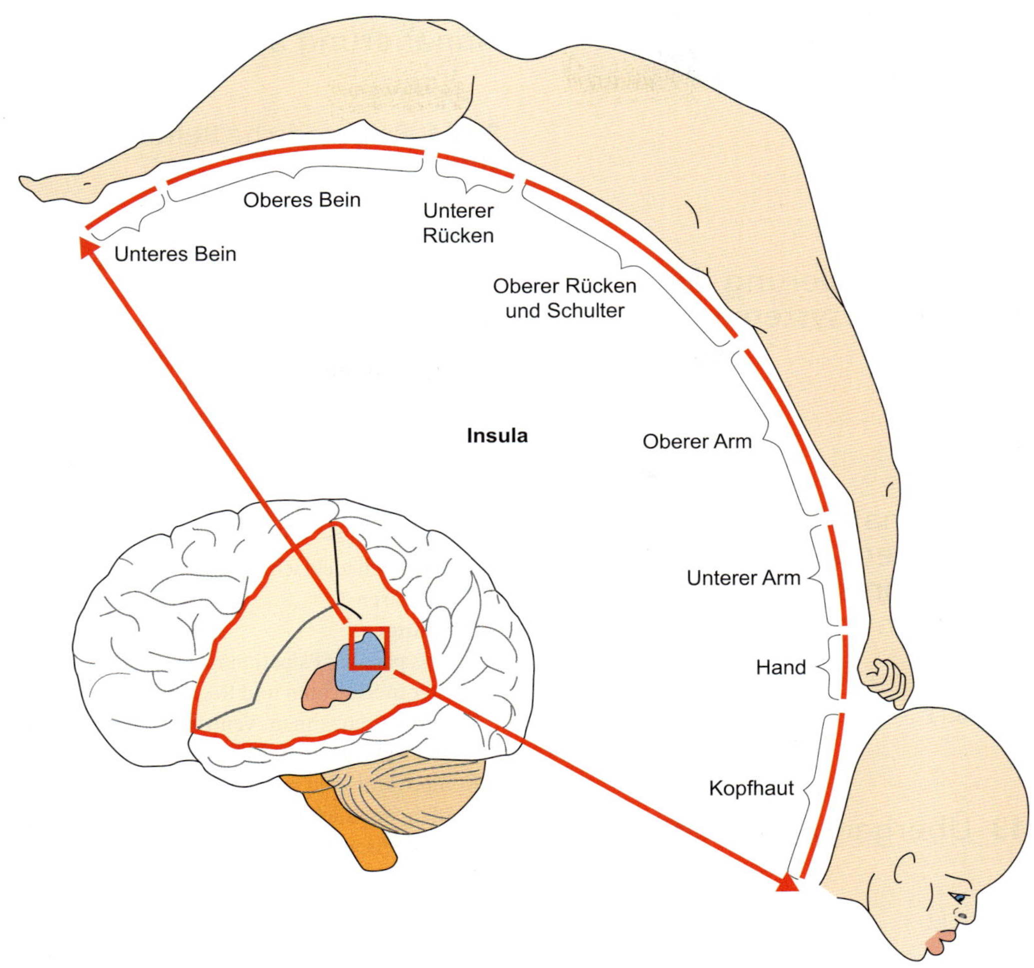

Abb. 8.7 Affektiver Homunkulus. Dieser zeigt die Repräsentation des Körpers auf der Basis der Innervationsdichte C-taktiler Afferenzen, die in den dorsalen posterioren insularen Kortex projizieren und in proximaleren Körperteilen wie Hinterkopf, Rücken und Oberarmen dichter vertreten sind. [F1086-001/L143]

8

Ausführung:

- Insbesondere die Rücken-, Schultern-, Nacken- und Hinterkopfregion palpieren.
- Sanfte langsame Berührungen (1–10 cm/s) anwenden.
- Auf warme Hände und warme Raumtemperatur achten (etwa 32 °C).

8.9 Spannungslösung emotionaler und Arousal-Zentren

➢ Kap. 6.6

8.10 Inhibierung von Regionen peripherer und zentraler Sensibilisierung

➤ Kap. 6.9

8.11 Normalisierung der Stoßdämpfersysteme

➤ Kap. 6.10

8.12 Normalisierung veränderter Druckverhältnisse und Kompressionen der thorakalen Zylinder

➤ Kap. 6.11

8.13 Übergangsregionen

➤ Kap. 6.12

8.14 Sanfte Mobilisierung einer abgeflachten mitthorakalen Zone

➤ Kap. 6.14

8.15 Harmonisierung von Körperrhythmen

➤ Kap. 8.6, ➤ Kap. 6.15

8.16 Osteopathische Annäherung an Hirnregionen

8.16.1 Palpatorische Befundung von Hirnregionen

Anhand Thermodiagnose, passiver und aktiver palpatorischer Befundung sowie indikationsorientiert können Hirnregionen palpatorisch untersucht werden. Im Folgenden wird die Schichtenpalpation des Gehirns dargestellt (➤ Abb. 8.8). Von peripher nach zentral werden Regionen von Neokortex, Kommissurenbahnen, Ventrikeln und Großhirnkerne differenziert (Liem 2017; Liem 2018).

Patient: In Rückenlage.

Therapeut: Sitzt am Kopfende des Patienten.

Handposition (➤ Abb. 8.9): Mit den Händen lateral mittels der Schädeldachhaltung nach Sutherland den Kopf umfassen.

Befundung:

- Mittels passiver Palpation mögliche Dysfunktionsmuster in Schichten und Regionen (Neokortex, Kommissurenbahnen, Ventrikel und Großhirnkerne) wahrnehmen. Dabei kann auch ein sanftes Kompressionsfeld mit den Händen ausgeübt werden, um die Befundung zu unterstützen.
- Folgende Aspekte wahrnehmen: Gewebeelastizität in Form von Resistenz und Resilienz, Symmetrie, unwillkürliche Dynamiken und Rhythmen, Frequenz, Aktivität, Kraft, Leichtigkeit, Amplitude, Endgefühl, natürliches Disengagement, Nähe und Retraktion, Zugspannungen, aberrante Bewegungen, Dichte, Volumen, Fülle- und Leeregefühl im Gewebe.
- Folgende Schichten und Regionen differenzieren:
  - Außen, Neokortex: einzelne Lobi, Insula, Klaustrum, Zerebellum
  - Mitte, im Bereich der Kommissuren:
    - Commissura anterior, Commissura posterior
    - Capsula interna, Capsula externa, Capsula extrema (= weiße Substanz zwischen Putamen und Insula)
    - Corpus callosum
    - Fornix
  - Ventrikel: Seitenventrikel, III. und IV. Ventrikel
  - Innen, im Bereich der zentralen Kerngebiete: Basalganglien, Thalamus, Hypothalamus, Hypophyse

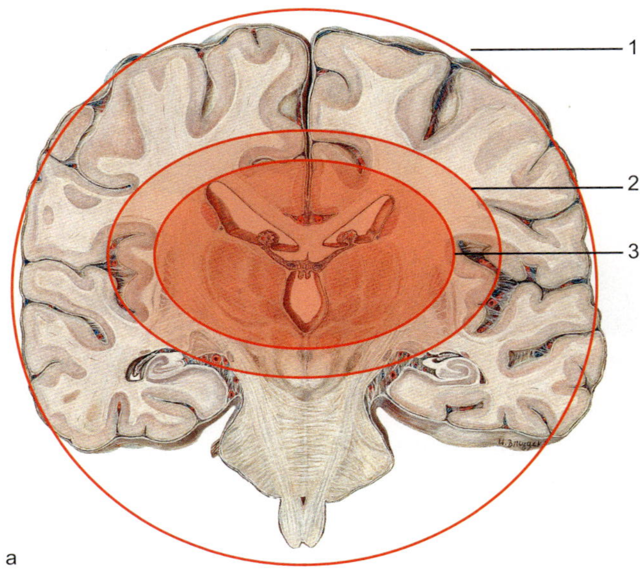

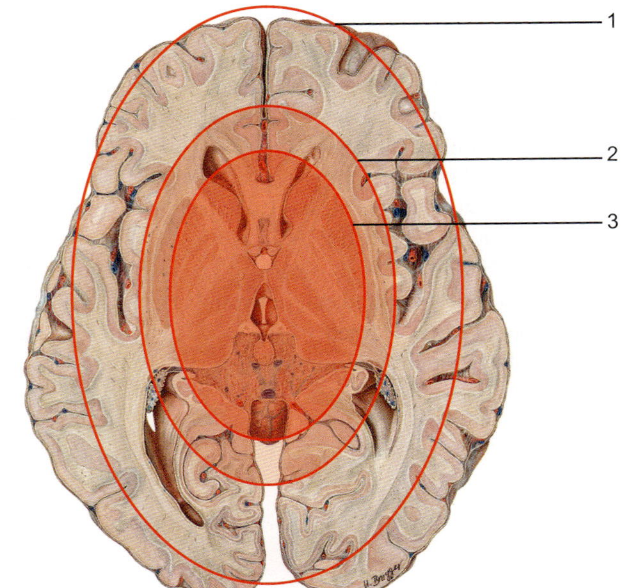

Abb. 8.8 Allgemeine Annäherung an Hirnregionen: Schichtenpalpation des Gehirns. **a** Koronalschnitt. **b** Aufsicht von oben. (1 = Neokortex; 2 = Bereich der Kommissuren; 3 = Bereich der zentralen Kerngebiete) [S700/L143]

Im Folgenden werden einige Regionen, die bei psychischen Dynamiken praxisrelevant sind, herausgestellt. Allerdings sind grundsätzlich auch alle anderen Hirnregionen sowie alle übrigen Körperregionen und -relationen potenziell bei SPEKD von Bedeutung.

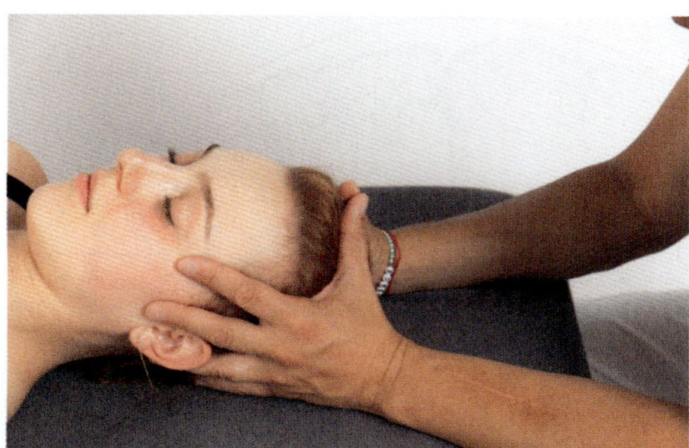

Abb. 8.9 Schichtenpalpation des Gehirns [K433]

8.16.2 Lobus frontalis

Indikationen: Überaktivität mit chronisch negativen Emotionen (rechtsseitig), Unteraktivität in Relation zu verminderten positiven Emotionen, reduziertes Vermögen, die Amygdala herunterzuregulieren, Vernachlässigung der Verrichtungen des täglichen Lebens, pseudodepressives Verhalten (indifferent, reduzierter emotionaler Ausdruck, apathisch), pseudopsychopathisches Verhalten (motorisch unruhig, distanz- und hemmungslos, überstarkes sexuelles Verlangen), Störung des Antriebs, der Spontanität, der Wortgewandtheit (linksseitig)
Patient: In Rückenlage.
Therapeut: Sitzt am Kopfende des Patienten.
Handposition (➤ Abb. 8.10):

- Anteriore Hand:
  - Auf das Os frontale und anterior vom Vertex auf das Os parietale legen.
  - Mittelfinger in die Medianlinie legen.
  - Zeige-, Ring- und kleiner Finger befinden sich nahe dem Proc. frontalis.
  - Daumen und kleinen Finger in der Pterionregion auflegen.
- Posteriore Hand auf das Os occipitale nach kaudal gerichtet legen.

Behandlung:

- Fokus auf den Lobus frontalis (bei PTBS insbesondere auf den linken präfrontalen Kortex anteromedial) zwischen Sulcus lateralis und Sulcus centralis richten.
- Passiv Symmetrie, unwillkürliche Dynamiken/Rhythmen, Frequenz, Aktivität, Kraft, Leichtigkeit, Amplitude, Endgefühl, natürliches Disengagement, Nähe/Retraktion, Zugspannungen, aberrante Bewegungen, Dichte, Volumen, Gewebeelastizität, Fülle- und Leeregefühl im Gewebe, Beziehungsdynamik zwischen Os frontale und Lobus frontalis testen.
- Mit einer sanften Kompression (entwicklungs-)dynamische Vektoren sowie Inspirations- und Exspirationsphasen verdeutlichen.
- Auf der Seite der geringeren Bewegungseinschränkung mittels PBT oder DBT unter Berücksichtigung lokaler, regionaler und globaler Beziehungsdynamiken mit der Behandlung beginnen.
- Einen Fluid Drive vom gegenüberliegenden Os occipitale mittels eines zur Dysfunktion gerichteten Fingers oder der Handfläche ausführen.
- Endpunkt ist das spontane Auftreten eines Disengagements.
- Zusätzlich ggf. Os frontale, reziproke Spannungsmembran, Schädelbasis und assoziierte Gefäße behandeln.

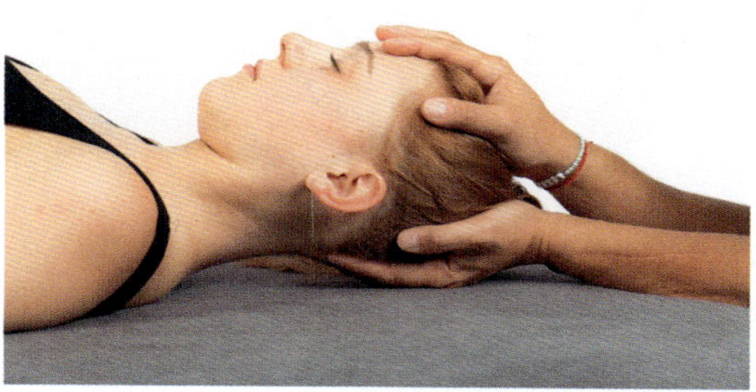

Abb. 8.10 Behandlung des Lobus frontalis [K433]

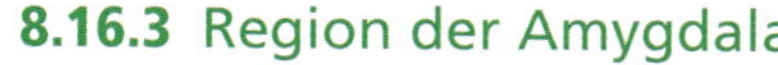

8.16.3 Region der Amygdala

Indikationen: Stresssyndrom, Empathiemangel, Depression, PTBS, negative Emotionslage
Patient: In Rückenlage.
Therapeut: Sitzt am Kopfende des Patienten.
Handposition (➤ Abb. 8.11): Mittelfinger posterior der Sutura sphenosquamosa mittig auf Höhe ihres vertikalen Verlaufs legen.
Behandlung:

- Den Fokus auf die Amygdala mittels der Mittelfinger richten.

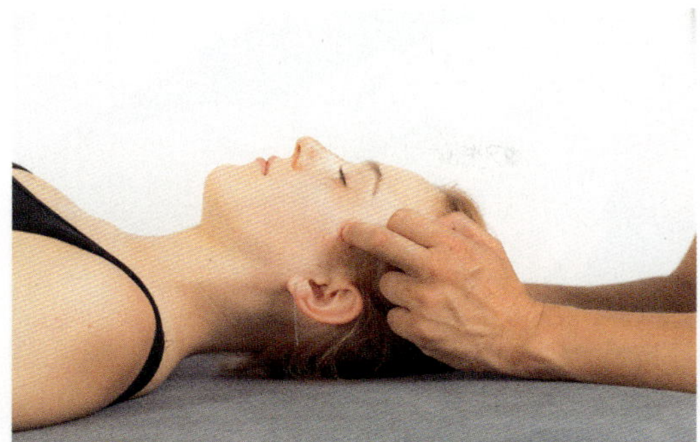

Abb. 8.11 Behandlung der Amygdalaregion [K433]

- Weiteres Vorgehen ➢ 8.16.2
- Zusätzlich die Region der Amygdala mit dem Hippokampus und dem präfrontalen Lobus ausgleichen. Dazu die Amygdalaregion und mögliche andere Region sanft annähern (Kompressionsfeld) und den darauffolgenden Mikrobewegungen folgen oder diese assoziierten Regionen während der Expansionsphase sanft verstärken, bis ein spontan auftretendes kräftiges Disengagement am Ende der Expansionsphase den Endpunkt der Technik anzeigt.

8.16.4 Region des Hippokampus

Indikationen: verminderte Inhibition der HPA-Achse, Depression, Schizophrenie, emotionale Traumata, Gedächtnisstörungen, Kontextblindheit, erhöhte Aktivität zu eingeschränkter Spontanität, PTBS
Patient: In Rückenlage.
Therapeut: Sitzt am Kopfende des Patienten.
Handposition (➢ Abb. 8.12):

- Zeige-, Mittel-, Ring- und kleinen Finger posterior von der unteren Hälfte der Sutura sphenofrontalis bis oberhalb vom Asterion auflegen.
- Daumen parallel zur Sutura sagittalis, anterior vom Bregma, leicht divergierend nach posterior, etwa auf Höhe von Asterion auflegen.
- Die Daumen berühren sich anterior und divergieren leicht nach posterior.

Behandlung:

- Den Fokus auf die Region des Hippokampus unterhalb des Cornu temporale der Seitenventrikel richten.

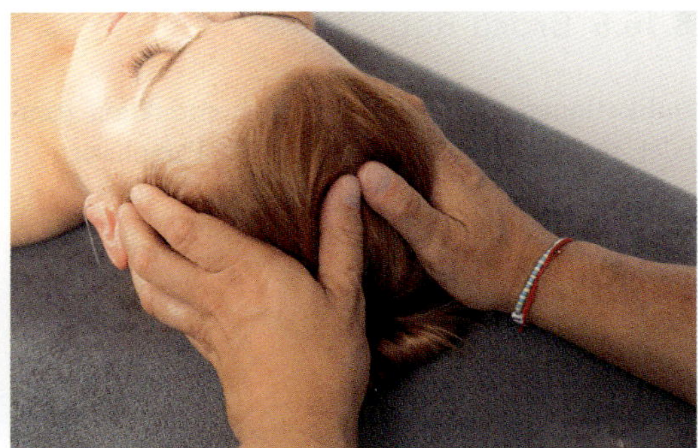

Abb. 8.12 Behandlung der Hippokampusregion [K433]

- Die Daumen projizieren sich in die Region des Fornix.
- Weiteres Vorgehen ➢ 8.16.2

8.16.5 Brodman-Areal 19

Indikationen: PTBS, Störung der Aufmerksamkeit und der visuellen Verarbeitung
Patient: In Rückenlage.
Therapeut: Sitzt am Kopfende des Patienten.
Handposition (➢ Abb. 8.13):

- Die Handflächen befinden sich am Os occipitale.
- Die Daumen jeweils auf den Bereich der Sutura mastoidea legen.

Behandlung:

- Den Fokus auf die Region des Areals 19 des Lobus occipitalis richten.
- Weiteres Vorgehen ➢ 8.16.2

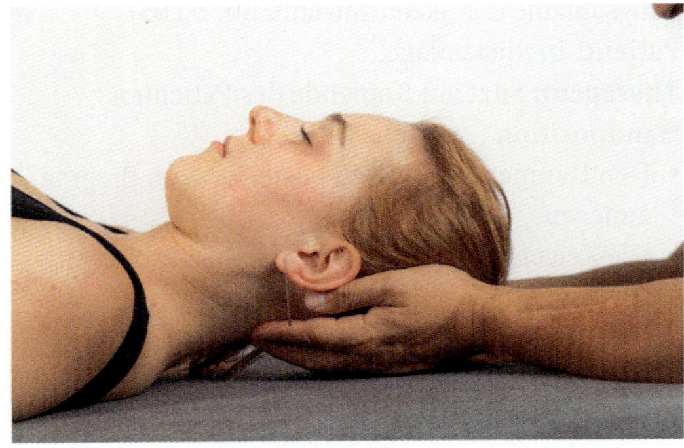

Abb. 8.13 Behandlung des Brodman-Areals 19 [K433]

8.16.6 Broca-Region

Indikationen: PTBS, gestörte Sprachproduktion, Para- oder Agrammatismus, phonematische Paraphasien
Patient: In Rückenlage.
Therapeut: Sitzt am Kopfende des Patienten.
Handposition (➢ Abb. 8.14): Den Mittelfinger unterhalb der Sutura sphenofrontalis auf den oberen Bereich der Ala major legen.
Behandlung:

- Den Fokus auf die meist linke Broca-Region an der Basis des linken Frontallappens und auf den Fasciculus arcuatus (Assoziationsfaserbündel zwischen Wernicke- und Broca-Region) richten.
- Weiteres Vorgehen ➢ 8.16.2

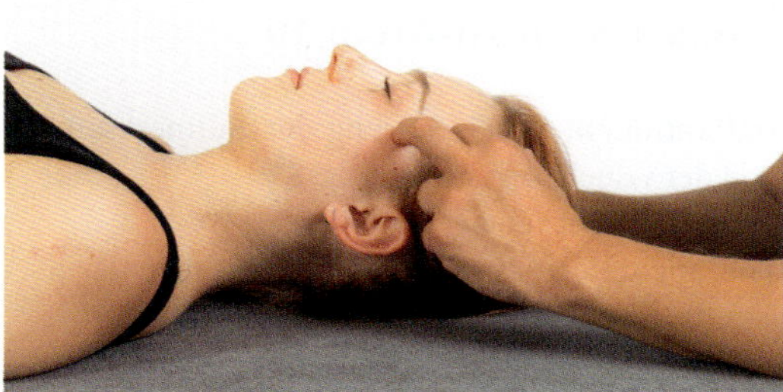

Abb. 8.14 Behandlung der Broca-Region [K433]

8.16.7 Region des Thalamus, v. a. laterale Kerngruppe

Indikationen: Störung des Tonus und der Bewegungsabläufe der Skelettmuskulatur, PTBS
Patient: In Rückenlage.
Therapeut: Sitzt am Kopfende des Patienten.
Handposition (➢ Abb. 8.15):

- Den Daumen im Bereich posterior vom Bregma auflegen.
- Die Zeigefinger oberhalb der Glabella auflegen.
- Die Ringfinger im Pterionbereich auflegen.

Behandlung:

- Den Fokus auf die Region des Thalamus oder auf die lateralen Regionen des Thalamus (Nuclei ventralis anterolateralis, ventralis posterior, Pulvinar) richten.
- Weiteres Vorgehen ➢ 8.16.2

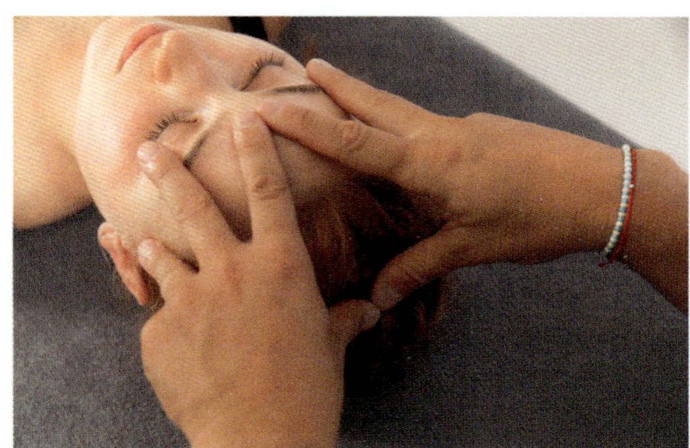

Abb. 8.15 Behandlung der Thalamusregion, v. a. der lateralen Kerngruppe [K433]

8.16.8 Region des Hypothalamus

Indikationen: Dysregulation von Stressreaktionen im Rahmen der HPA-Achse und Koordinationsstörungen vegetativer Vorgänge im Körper und der Körperhomöostase
Patient: In Rückenlage.
Therapeut: Sitzt am Kopfende des Patienten.
Handposition (➢ Abb. 8.16):

- Zeigefinger beidseitig auf die Glabella legen.
- Die Ringfinger auf die Region oberhalb des Kiefergelenks legen.
- Die Daumen jeweils beidseitig auf das Bregma auflegen.

Behandlung:

- Den Fokus auf die Region des Hypothalamus rostroventral des Thalamus an der Hirnbasis, am Boden sowie lateral und ventral des III. Ventrikels und ggf. auf die jeweiligen Nuclei richten, z. B.

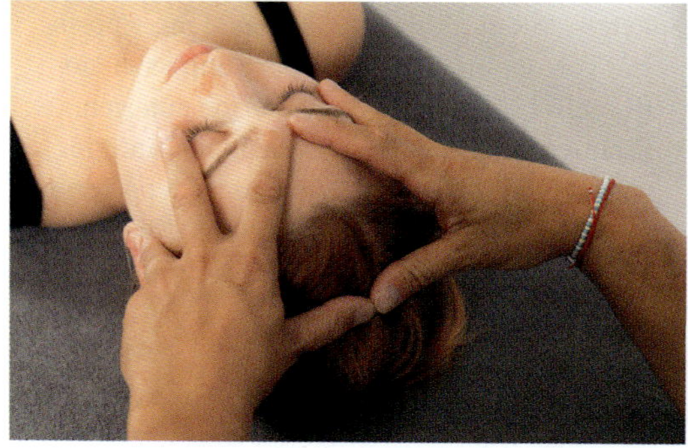

Abb. 8.16 Behandlung der Hypothalamusregion [K433]

8

den Nucleus paraventricularis bei Stressreaktionen in Bezug auf die HPA-Achse.
- Weiteres Vorgehen ➢ 8.16.2

8.16.9 Region der Hypophyse

Indikationen: Dysregulation von Stressreaktionen im Rahmen der HPA-Achse und mögliche endokrine Dysregulationen
Patient: In Rückenlage.
Therapeut: Sitzt am Kopfende des Patienten.
Handposition (➢ Abb. 8.17):
- Die Zeigefinger unterhalb vom Nasion positionieren.
- Die Daumen auf die Bregmaregion auflegen.

Behandlung:
- Den Fokus auf die Region der Hypophyse in der Sella turcica des Os sphenoidale, ventral des Hypothalamus und ggf. auf die Neuro- oder Adenohypophyse richten.
- Weiteres Vorgehen ➢ 8.16.2

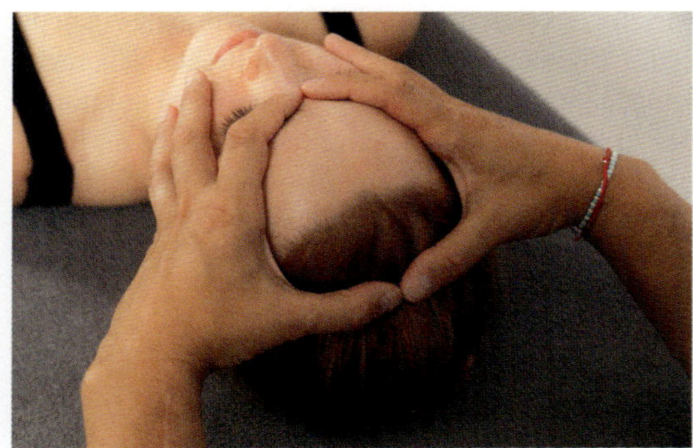

Abb. 8.17 Behandlung der Hypophysenregion [K433]

8.17 Ausgleich der Energiefelder des Körpers

➢ Kap. 6.17

8.18 Behandlung der Chakren

➢ Kap. 6.18

8.19 Osteopathische Behandlung der Stress-Achse (HPA-Achse)

➢ Kap. 6.19

8.20 Inhibition der Teilmuster frühkindlicher Reflexe bzw. Reaktionen

➢ Kap. 6.20

8.21 Behandlung der Körperhaltung und Faszienorganisation

➢ Kap. 6.21

8.22 Behandlung der Gesichtsmimik

8.22.1 Basisemotionen

Dieser osteopathische Ansatz basiert auf der **Kategorisierung der Mimik** nach den **Basisemotionen** (Ekman et al. 1969, 2002a, 2002b). Dabei werden andere Emotionen sowie deren multimodale und dynamische Muster expressiven Verhaltens (z. B. Vokalisierung, Kopfbewegungen, Blick, Berührung, autonome Reaktionen, Geruch) außer Acht gelassen (Keltner et al. 2019). Dies liegt darin begründet, dass der mimische Ausdruck von Basisemotionen am umfassendsten erforscht wurde. Insbesondere die Entwicklung des Facial Action Coding System (FACS) machte es möglich, den mimischen Ausdruck über **Action Units** (AUs) messbar zu machen (Martinez 2017; Wolf 2015). Diese beschreiben verschiedene mimische Ausdrücke, die durch die Kontraktion von einem oder mehreren mimischen Muskeln entstehen (z. B. beschreibt AU 2 das Heben der lateralen Augenbraue durch den M. frontalis) (Zhi et al. 2020). Mit diesem System lassen sich daher spezifische AUs und somit mimische Muskeln den Basisemotionen zuordnen. Wird demnach eine Emotion (z. B. Angst) vermehrt empfunden (z. B. bei Patienten mit Angststörungen), wird deren mimischer Ausdruck (z. B. AU1) vermutlich vermehrt ausgedrückt (z. B. durch den M. frontalis). Eine solche Verbindung konnte u. a. für Patienten mit Depression und Angststörungen aufgezeigt werden. Insbesondere wurde eine erhöhte Aktivität des M. corrugator supercilii, der am Ausdruck von Trauer beteiligt ist, bei Patienten mit Depressionen beschrieben (Schwartz et al. 1978; Wollmer et al. 2012), während eine erhöhte Aktivität des M. frontalis, der am Ausdruck von Angst beteiligt ist, bei Patienten mit Angststörungen festgestellt wurde (Hazlett et al. 1994; Kaiser et al. 2017).

8.22.2 Facial-Feedback-Hypothesis

Auf der anderen Seite beschreibt die Facial-Feedback-Hypothesis (FFH), dass die Aktivität eines emotionsausdrückenden mimischen Muskels ein afferent-propriozeptives Feedback erzeugt, das wiederum die ausgedrückte Emotion verstärkt (schwache Version) oder sogar entstehen lässt (starke Version) (Alam et al. 2008; Krüger et al. 2016; Söderkvist et al. 2018). Die FFH wurde in zahlreichen Studien überprüft und es konnte Folgendes gezeigt werden:

- Das Übertreiben eines natürlich auftretenden mimischen Ausdrucks verstärkt die wahrgenommene Emotion (Lanzetta et al. 1976).
- Die Aktivierung von emotionsausdrückenden mimischen Muskeln durch nichtemotionale Reize verstärkt jene Emotion, die sonst durch diese Muskeln ausgedrückt wird (Marzoli et al. 2013).
- Das gezielte Imitieren eines emotionalen mimischen Ausdrucks ruft assoziierte vegetative und subjektive Reaktionen der ausgedrückten Emotion hervor (Levenson et al. 1990).
- Das Nachahmen eines emotionalen mimischen Ausdrucks führt zur Aktivierung von Hirnregionen, die mit der Verarbeitung von Emotionen assoziiert sind (Lee et al. 2006).

Eine Metaanalyse bestätigt die zentrale Aussage der FFH: Der **mimische Ausdruck beeinflusst das Gefühlserlebnis** über propriozeptives Feedback (Coles et al. 2019). Diese wurde durch eine neuere, größere Studie unterstützt (Coles et al. 2022). Weitere Studien haben den therapeutischen Nutzen dieser Prozesse überprüft. Dafür wurde das afferent-propriozeptive Feedback durch die Inhibition eines mimischen Muskels mittels Botox-Injektion unterbrochen (in diesem Beispiel der M. corrugator supercilii). Dies hemmte die ausgedrückten Emotionen (Davis et al. 2010), modulierte die Aktivität von Hirnarealen, die mit der Verarbeitung von Emotionen assoziiert sind (Hennenlotter et al. 2009), und reduzierte die Symptome von Patienten mit Depressionen (Wollmer et al. 2012). Zusammengefasst zeigen diese Studien, dass die Manipulation eines mimischen Muskels bzw. die Inhibierung seines afferent-propriozeptiven Feedbacks Emotionen und psychische Störungen beeinflussen könnte. Die erforschte Manipulationstechnik (Botox-Injektion) ist jedoch eine invasive Methode, die direkte Nebenwirkungen durch den Injektionsvorgang (Cheng 2007, Wollmer et al. 2012) und indirekte Nebenwirkungen durch die Beeinflussung anderer Funktionen der mimischen Muskulatur aufweist (z. B. Emotionen bei anderen, durch unbewusste Nachahmung der Mimik zu erkennen) (Neal et al. 2011). Zudem hat sich die Forschung bisher auf die Aufhebung und nicht auf die Regulierung des afferent-propriozeptiven Feedbacks konzentriert.

8.22.3 Grundlagen für einen osteopathischen Ansatz

Nach der FFH **beeinflusst** das **afferent-propriozeptive Feedback der mimischen Muskulatur** die ausgedrückten **Emotionen** (Söderkvist et al. 2018). Dieses Feedback entsteht durch propriozeptive Rezeptoren wie die Muskelspindeln und Golgi-Sehnenapparate, die Informationen über die Muskellänge und -spannung generieren (Mukherjee et al. 2010). Zudem wurde interessanterweise festgestellt, dass die Muskelaktivität bei Menschen mit psychischen Störungen in jenen mimischen Muskeln erhöht ist, die eine assoziierte Emotion ausdrücken (z. B. der M. corrugator supercilii, der u. a. Trauer ausdrückt, bei Patienten mit Depression) (Hazlett et al. 1994; Schwartz et al. 1978; Wolf 2015).

Folglich könnte eine **Reduktion der Muskelaktivität** über propriozeptives Feedback die ausgedrückte **Emotion beeinflussen** bzw. eine Reaktivierung der Emotion durch erhöhte Muskelaktivität verhindern (Wollmer et al. 2014). Diese Argumentation basiert auf der **Theorie des Embodiment,** die beschreibt, dass die Wahrnehmung von Emotionen mit einer Reaktivierung von körperlichen Zuständen einhergeht (z. B. motorische Aktivität der mimischen Muskeln, welche die Emotion ausdrücken), sodass die Emotion im Körper wiedererlebt wird (Niedenthal 2007). Interessanterweise wurde aufgezeigt, dass **osteopathische Techniken** die **Muskelaktivität** (Manzotti et al. 2020) und den **passiven Muskeltonus** (Bohlen et al. 2022) **beeinflussen** können. Basierend auf diesen Erkenntnissen hypothesieren wir, dass osteopathische Techniken den passiven Muskeltonus der mimischen Muskulatur spezifisch reduzieren können, was wiederum das afferent-propriozeptive Feedback regulieren und somit assoziierte Emotionen beeinflussen könnte. Eine erste Pilotstudie überprüfte den Einfluss von osteopathischen Techniken auf den M. frontalis bei Patienten mit Angststörungen und berichtete ermutigende Ergebnisse, welche die Machbarkeit einer weiterführenden Studie unterstützen (Bohlen et al. 2019).

Nachfolgend wird ein therapeutischer Ansatz beschrieben, der darauf basiert, **mimische Muskeln mit osteopathischen Techniken zu behandeln,** um die ausgedrückten Emotionen über eine Modulation des afferent-propriozeptiven Feedbacks zu beeinflussen bzw. eine Reaktivierung der Emotionen durch erhöhte Muskelaktivität der ausdrückenden mimischen Muskeln zu reduzieren. Es kommen Techniken zur Anwendung, die sich auf den Muskeltonus auswirken (Bohlen et al. 2022). Eine Übersicht über die relevanten mimischen Muskeln sowie deren ausgedrückten Emotionen soll diesen Ansatz strukturieren (➤ Tab. 8.2). Es ist jedoch darauf hinzuweisen, dass die zugrundeliegenden Mechanismen höchstwahrscheinlich deutlich komplexer sind (Bohlen et al. 2021) und sich vermutlich einer solchen Kategorisierung entziehen. Der vorgestellte Ansatz soll daher nicht als Anleitung für die Praxis dienen, sondern vielmehr als **Orientierung für weiterführende Forschung** verstanden werden. Wenn überhaupt, ist dieser Ansatz nur im Rahmen des Gesamtansatzes der psychosomatischen Osteopathie anzuwenden. Abschließend ist darauf hinzuweisen, dass der mimische Ausdruck durch individuelle Vorlieben variieren kann und die mimische Muskulatur nicht nur Emotionen ausdrückt, sondern auch der nichtemotionalen nonverbalen Kommunikation dient.

Tab. 8.2 Ausdruck und Propriozeption – ein osteopathischer Ansatz zur Mimik

Emotion	Action Unit (AU)	Muskel
Angst	1, 2	M. frontalis
	4	M. corrugator supercilii
	5	M. levator palpebrae superioris
	7	M. orbicularis oculi
	20	M. risorius und Platysma
	26	M. masseter
Trauer	1	M. frontalis
	4	M. corrugator supercilii
	15	M. depressor anguli oris
Ekel	9	M. levator labii superioris alaeque nasi
	15	M. depressor anguli oris
	16	M. depressor labii inferioris
Wut	4	M. corrugator supercilii
	5	M. levator palpebrae superioris
	7	M. orbicularis oculi
	23	M. orbicularis oris
Überraschung	1, 2	M. frontalis
	5	M. levator palpebrae superioris
	26	M. masseter
Verachtung	12	M. zygomaticus major
	14	M. buccinator
Freude	6	M. orbicularis oculi
	12	M. zygomaticus major

8.22.4 Facial Listening

Ein integraler Teil dieses Ansatzes ist das Facial Listening. Dabei werden Spannungen in der mimischen Muskulatur aufgespürt. Somit kann Behandlungsbedarf einzelner Muskeln erkannt und ggf. eine Verbindung zu Emotionen gezogen werden (➤ Kap. 6.7).

Therapeut: Die dominante Hand nutzen und dementsprechend neben der Bank auf der ipsilateralen Patientenseite stehen (z. B. rechte Hand des Therapeuten dominante Hand = rechte Seite des Patienten).

Handposition: Den Zeigefinger auf die Glabella, den Mittel- und Ringfinger unterhalb der Augen lateral zur Nase, Daumen und kleinen Finger lateral zum Mundwinkel auflegen (➤ Abb. 8.18).

Ausführung:

- Auftretende Spannungen wahrnehmen und nachverfolgen, um hypertone mimische Muskeln aufzuspüren.
- Das Facial–Listening ersetzt nicht die manuelle Palpation der einzelnen mimischen Muskeln.

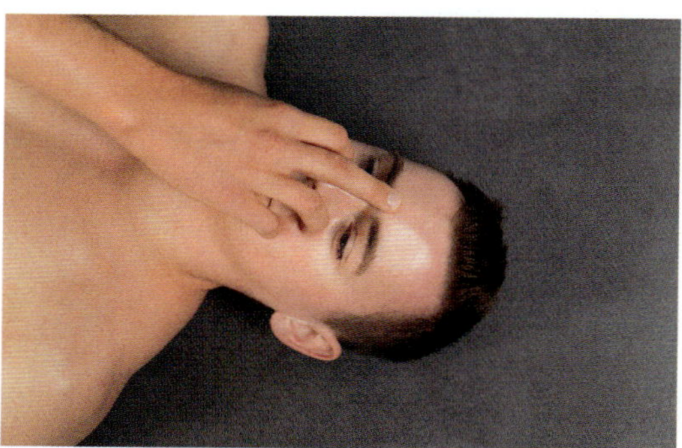

Abb. 8.18 Facial Listening [M1140]

8.22.5 M. frontalis

8

Der M. frontalis hat seinen Ursprung an der Margo supraorbitalis des Os frontale und der Glabella, seinen Ansatz an der Galea aponeurotica. Er ist Teil des M. occipitofrontalis, der in einen Venter frontalis (oder M. frontalis) und einen Venter occipitalis (oder M. occipitalis) unterteilt werden kann. Beide Anteile sind über die Galea aponeurotica verbunden, der Venter occipitalis hat seinen Ursprung allerdings an der Linea nuchae suprema des Os occipitale.

Funktionell lässt sich der M. frontalis in einen lateralen und medialen Anteil gliedern, wobei die Pars lateralis den lateralen Teil der Augenbraue und die Pars medialis den medialen Teil der Augenbraue anhebt. Kontrahieren sich beide Anteile, entstehen horizontale Falten auf der Stirn. Der M. frontalis drückt die AU 1 und 2 (➤ Tab. 8.2) aus, die mit Angst, Trauer und Überraschung in Verbindung gebracht werden. Demnach könnte der M. frontalis behandelt werden, wenn diese Emotionen unverhältnismäßig empfunden und ausgedrückt werden. Für diesen Muskel wird eine myofasziale Release-Technik beschrieben.

Therapeut: Sitzt auf der zu behandelnden Seite (ipsilateral) des Patienten.

Handposition (➤ Abb. 8.19):

- Die Finger der kaudalen Hand entlang des kranialen Augenhöhlenrands legen. Dabei den kleinen Finger auf die Glabella und den Daumen auf den lateralen Anteil der Augenbraue legen (Ring- und Zeigefinger liegen dazwischen).
- Die kraniale Handfläche auf die Galea aponeurotica legen. Dadurch zeigen die gespreizten und flächig angelegten Finger der kranialen Hand in Richtung des Kinns und kommen auf dem M. frontalis zum Liegen.

Ausführung: Mit den Fingern beider Hände in das Muskelgewebe palpieren und den Mikrobewegungen weg von der restriktiven Barriere folgen, bis ein Release einsetzt.

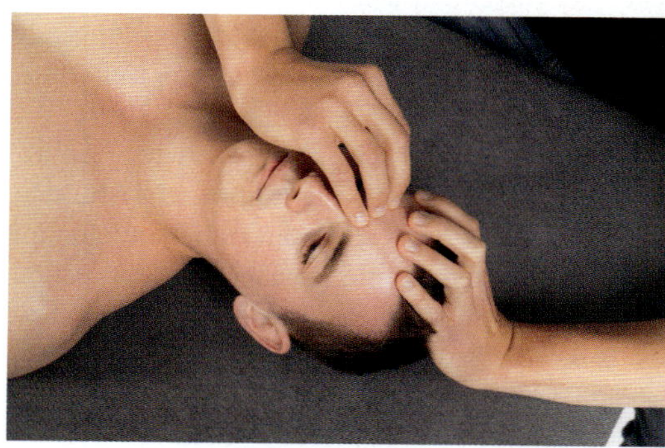

Abb. 8.19 Myofasziale Release-Technik für den M. frontalis [M1140]

8.22.6 M. corrugator supercilii

Der M. corrugator supercilii entspringt dem Arcus superciliaris des Os frontale und strahlt in die Haut der lateralen Augenbraue ein, wo er ansetzt. Dabei verlaufen die Fasern unterhalb des M. frontalis und teilweise des M. orbicularis oculi.

Der M. corrugator supercilii zieht die Augenbrauen nach medioinferior, was senkrechte Falten zwischen den Augenbrauen erzeugt (Zornes- oder Glabellafalte). Der M. corrugator supercilii drückt damit die AU 4 (➤ Tab. 8.2) aus, die mit Angst, Trauer und Wut assoziiert wird. Demnach könnte der M. corrugator supercilii behandelt werden, wenn diese Emotionen unverhältnismäßig empfunden und ausgedrückt werden. Für diesen Muskel wird eine myofasziale Release-Technik beschrieben.

Therapeut: Sitzt auf der zu behandelnden Seite (ipsilateral) des Patienten.

Handposition (➤ Abb. 8.20): Einen Finger der kranialen Hand (z. B. Zeigefinger) auf den Arcus superciliaris des Os frontale und einen Finger der kaudalen Hand (z. B. Zeigefinger) flächig entlang der Augenbraue platzieren.

Ausführung: Mit den Fingern beider Hände dann in das Muskelgewebe palpieren und den Mikrobewegungen weg von der restriktiven Barriere folgen, bis ein Release einsetzt.

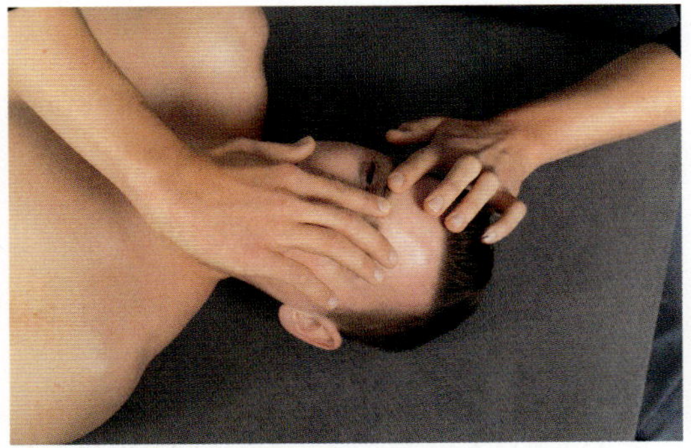

Abb. 8.20 Myofasziale Release-Technik für den M. corrugator supercilii für den M. frontalis [M1140]

8.22.7 M. levator palpebrae superioris

Der M. levator palpebrae superioris ist nicht Teil der mimischen Muskulatur, sondern der Augenmuskulatur. Nichtsdestotrotz ist er am mimischen Ausdruck beteiligt. Seinen Ursprung hat der Muskel am Angulus tendineus communis oberhalb des Foramen opticum des Keilbeinflügels. Der Muskel setzt an einer Aponeurose an, die sich in drei Lamellen aufteilt. Diese strahlen wiederum (von oben nach unten) in das Septum orbitale und den Tarsus superior des Oberlids sowie die Fornix conjunctivae superior ein.

Dadurch hebt der Muskel das obere Augenlid agonistisch zum M. rectus superior an. Der M. levator palpebrae superioris drückt die AU 5 (➤ Tab. 8.2) aus, die mit Angst, Wut und Überraschung assoziiert ist. Demnach könnte der M. levator palpebrae superioris behandelt werden, wenn diese Emotionen unverhältnismäßig empfunden und ausgedrückt werden. Für diesen Muskel wird eine Muskel-Energie-Technik beschrieben.

Therapeut: Sitzt auf der zu behandelnden Seite (ipsilateral) des Patienten.

Handposition (➤ Abb. 8.21): Den Mittelfinger (unter Zuhilfenahme des Zeige- und Ringfingers) auf dem geschlossenen Augenlid platzieren.

Ausführung:

- Den Patienten auffordern, das Augenlid leicht gegen die Finger des Therapeuten (Druckrichtung nach inferior) zu öffnen, sodass der Therapeut das Augenlid weiterhin geschlossen halten kann.
- Nach 5 Sekunden isometrischer Kontraktion entspannt der Patient das Augenlid.
- Dabei dem Gewebe in eine neue Position der Leichtigkeit folgen.
- Diesen Prozess ca. 5 × wiederholen, bis die Spannung im M. levator palpebrae superioris nachlässt.

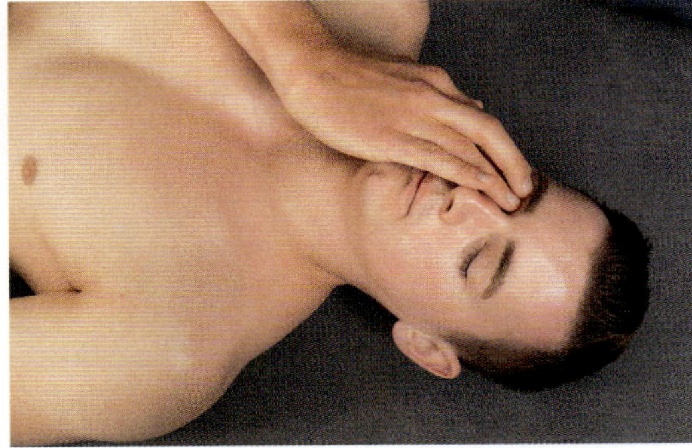

Abb. 8.21 Muskel-Energie-Technik für den M. levator palpebrae superioris [M1140]

8.22.8 M. orbicularis oculi

Der M. orbicularis oculi ist ein zirkulärer Muskel, der die Augenhöhle umgibt. Er kann in drei Anteile gegliedert werden:

- Pars orbitalis: Hat ihren Ursprung am Proc. frontalis der Maxilla und der Pars nasalis des Os frontale und umgibt die Lidspalte.
- Pars palpebralis: Entspringt dem medialen Lig. palpebrale und setzt an der Raphe palpebralis lateralis an.
- Pars lacrimalis: Entspringt der Christa lacrimalis posterior und umgibt den Tränensack.

Der M. orbicularis oculi schließt die Augen (Lidschluss) und ist an der Verteilung und Drainage der Tränenflüssigkeit beteiligt. Zudem drückt er die AU 17 (➤ Tab. 8.2) aus, die am Ausdruck von Angst, Wut und Freude beteiligt ist. Demnach könnte der M. orbicularis oculi behandelt werden, wenn diese Emotionen unverhältnismäßig empfunden und ausgedrückt werden. Für diesen Muskel wird eine myofasziale Release-Technik beschrieben.

Therapeut: Sitzt auf der zu behandelnden Seite (ipsilateral) des Patienten.

Handposition (➤ Abb. 8.22): Die Finger zirkulär um die Augenhöhle entlang des M. orbicularis oculi aufsetzen.

Ausführung: Mit den Fingern in das Muskelgewebe palpieren und (individuell oder kollektiv) den Mikrobewegungen weg von der restriktiven Barriere folgen, bis ein Release einsetzt.

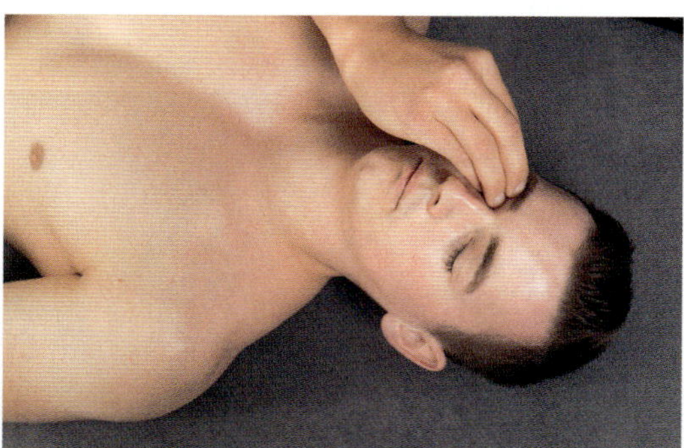

Abb. 8.22 Myofasziale Release-Technik für den M. orbicularis oculi [M1140]

8.22.9 M. risorius und Platysma

Der M. risorius hat seinen Ursprung an der Wangenhaut und der Faszie des M. masseter. Er zieht nach medial, bis er am Modiolus des Mundwinkels ansetzt. Dadurch bewegt er die Mundwinkel nach lateral.

Das Platysma entspringt mit unterschiedlichen Fasern von Brust, Hals, Schultern sowie der oberen Faszie des M. deltoideus und des M. pectoralis major. Er verläuft entlang der Klavikula und zieht dann nach medial und kranial, bis er kaudal an der Linea obliqua der Mandibula ansetzt und teilweise in M. orbicularis oris, M. depressor anguli oris und M. mentalis einstrahlt. Das Platysma zieht den Unterkiefer, die Mundwinkel und die Unterlippe nach unten. Wenn der Unterkiefer fixiert ist, zieht er hingegen die Haut am Hals stramm.

M. risorius und Platysma drücken die AU 20 (➤ Tab. 8.2) aus, die mit Angst assoziiert ist. Demnach könnten beide Muskeln behandelt werden, wenn diese Emotion unverhältnismäßig empfunden und ausgedrückt wird. Für den M. risorius wird eine Druck-Rotations-Technik beschrieben, für das Platysma eine myofasziale Release-Technik.

M. risorius

Therapeut: Sitzt auf der zu behandelnden Seite (ipsilateral) des Patienten.

Handposition (➤ Abb. 8.23):

- Den Zeigefinger in die Mundhöhle einführen (Fingerling oder Handschuh tragen).
- Während der Daumen von außen ein Widerlager bildet, die dickste und angespannteste Stelle des Muskels zwischen seinem Ansatz und seinem Ursprung palpieren.

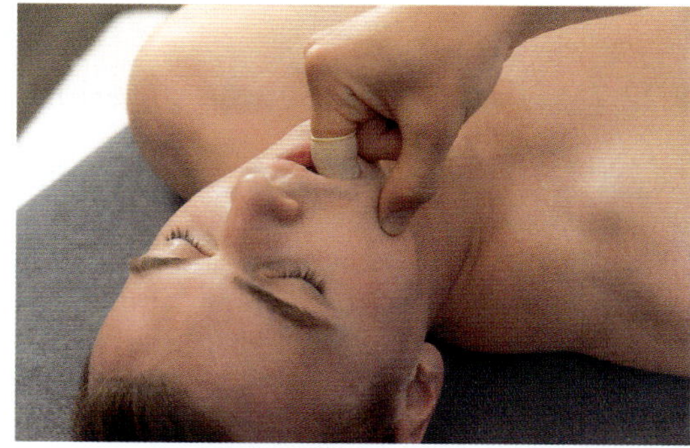

Abb. 8.23 Druck-Rotations-Technik für den M. risorius [M1140]

Ausführung:

- Sobald diese Stelle aufgespürt ist, langsam und konstant Druck von beiden Fingern zueinander aufbauen und Druckrotationen durchführen.
- Zudem kann den Mikrobewegungen gefolgt werden, bis ein Release einsetzt.

Platysma

Therapeut: Sitzt auf der zu behandelnden Seite (ipsilateral) des Patienten.

Handposition (➤ Abb. 8.24):

- Mit der kranialen Hand die Mandibula mit einem Zangengriff kontaktieren.
- Mit der kaudalen Hand mit gespreizten Fingern möglichst flächigen Kontakt kranial zur Klavikula aufbauen.

Ausführung:

- Das Platysma in seinem Verlauf visualisieren und die Hände voneinander wegführen.
- Dabei den auftretenden Mikrobewegungen weg von der restriktiven Barriere folgen, bis ein Release einsetzt.

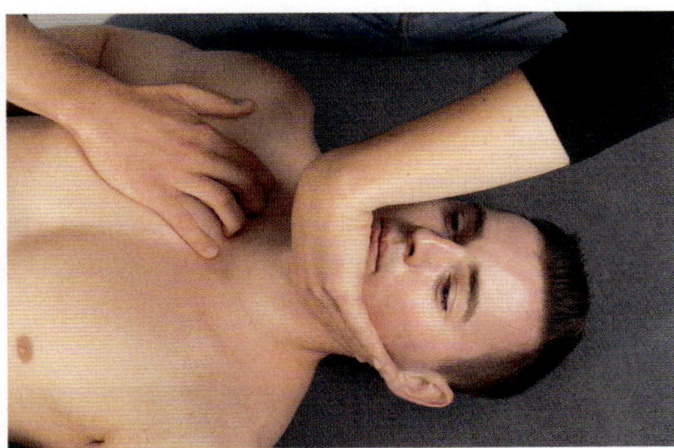

Abb. 8.24 Myofasziale Release-Technik für das Platysma [M1140]

8.22.10 M. masseter

Der M. masseter kann in eine schräge Pars superficialis und eine senkrechte Pars profunda unterteilt werden. Die oberflächlich liegende Pars superficialis entspringt mit einer dicksehnigen Aponeurose an den vorderen zwei Dritteln des Jochbogens, zieht nach dorsokaudal und setzt am Angulus mandibulae der Tuberositas masseterica an. Die tiefer liegende Pars profunda hat ihren Ursprung am hinteren Drittel des Jochbogens, zieht nach kaudal und setzt am Ramus mandibulae an.

Der M. masseter unterstützt die Kaubewegung und ist der Kaumuskulatur zuzuordnen. Dennoch ist er am mimischen Ausdruck beteiligt. Anders allerdings als die meisten mimischen Muskeln unterstützt er seine AU durch seine Entspannung (unterstützt sekundär die Mundöffnung). Der M. masseter drückt dadurch die AU 26 (➤ Tab. 8.2) aus, die mit Angst und Überraschung in Verbindung gebracht wird. Demnach könnte der M. masseter behandelt werden, wenn diese Emotionen unverhältnismäßig empfunden und ausgedrückt werden. Für diesen Muskel wird eine Druck-Rotations-Technik beschrieben.

Therapeut: Sitzt auf der zu behandelnden Seite (ipsilateral) des Patienten.

Handposition (➤ Abb. 8.25): Die dickste und angespannteste Stelle des Muskels mit dem Zeigefinger intraoral (Fingerling oder Handschuh tragen) palpiert, während der Daumen von außen ein Widerlager bildet. Der Muskel (Pars superficialis und Pars profunda) wird so zwischen Ursprung und Ansatz palpiert.

Ausführung:

- Sobald die betroffene Stelle aufgespürt ist, langsam und konstant Druck von beiden Fingern zueinander aufbauen und Druckrotationen durchführen.
- Zudem kann den Mikrobewegungen gefolgt werden, bis ein Release einsetzt.

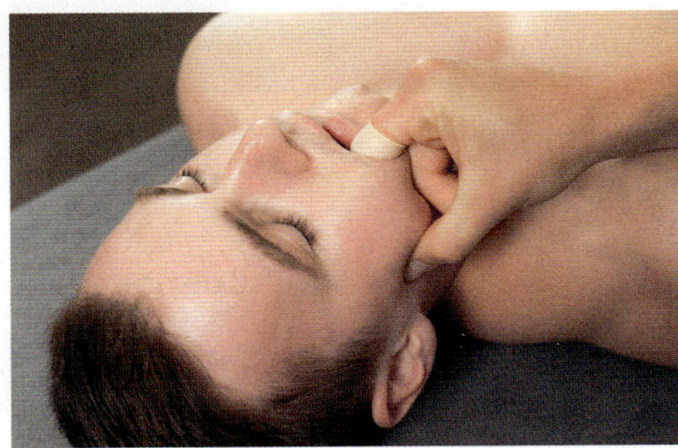

Abb. 8.25 Druck-Rotations-Technik für den M. masseter [M1140]

8.22.11 M. depressor anguli oris

Der M. depressor anguli oris hat seinen Ursprung am Tuberculum mentale und dem Unterrand der Mandibula, zieht nach kranial, anterior und medial und setzt am Modiolus des Mundwinkels an. Dadurch zieht er die Mundwinkel nach unten und drückt die AU 15 (➤ Tab. 8.2) aus, die mit Trauer und Ekel assoziiert ist. Demnach könnte der M. depressor anguli oris behandelt werden, wenn diese Emotionen unverhältnismäßig empfunden und ausgedrückt werden. Für diesen Muskel wird eine myofasziale Release-Technik beschrieben.

Therapeut: Sitzt gegenüber der zu behandelnden Seite (kontralateral) des Patienten.

Handposition (➤ Abb. 8.26): Die Zeigefinger am Ursprung (Tuberculum mentale und dem Unterrand der Mandibula) und Ansatz (Modiolus des Mundwinkels) auflegen.

Ausführung:

- Mit den Fingern in das Muskelgewebe hinein palpieren.
- Einen Druck entgegen der restriktiven Barriere ausführen und den Mikrobewegungen bis zum Release folgen.

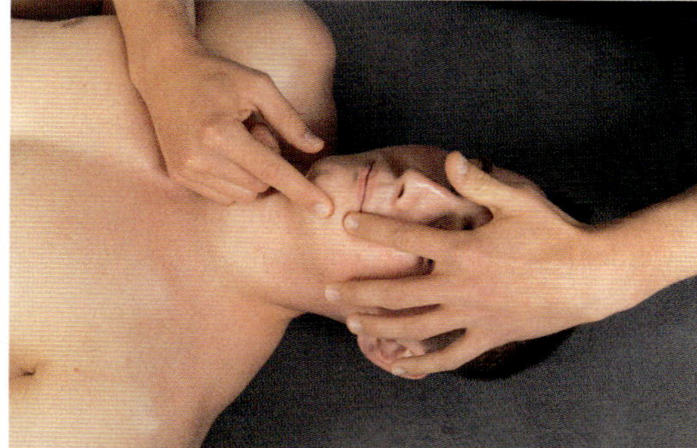

Abb. 8.26 Myofasziale Release-Technik für den M. depressor anguli oris [M1140]

8

8.22.12 M. levator labii superioris alaeque nasi

Der M. levator labii superioris alaeque nasi entspringt am Unterrand der Augenhöhle bzw. der Frontalseite der Maxilla. Die Fasern ziehen entlang des Nasenabhangs nach kaudal, setzen am Nasenflügel sowie der Oberlippe an und strahlen in den M. orbicularis oris ein.

Der Muskel hebt den Nasenflügel und die Oberlippe an, wodurch die Zähne freigelegt werden. Er drückt die AU 9 (➤ Tab. 8.2) aus, die mit Ekel assoziiert ist. Demnach könnte der M. levator labii superioris alaeque nasi behandelt werden, wenn diese Emotion unverhältnismäßig empfunden und ausgedrückt wird. Für diesen Muskel wird eine Muskel-Energie-Technik beschrieben.

Therapeut: Sitzt gegenüber der zu behandelnden Seite (kontralateral) des Patienten.

Handposition (➤ Abb. 8.27):

- Um den ganzen Muskel abzudecken, die Fingerspitzen nebeneinander entlang des Muskels von der Augenhöhle und der Vorderseite des Oberkiefers über den Nasenflügel und die Oberlippe bis zum M. orbicularis oris legen.
- Die Finger dem Nasenflügel und der Oberlippe von oben anlegen, um ein Widerlager für den Muskel zu bilden.

Ausführung:

- Den Patienten auffordern, Nase und Oberlippe leicht, entgegen des Drucks von den Fingern des Therapeuten, anzuheben.
- Nach 5 Sekunden isometrischer Kontraktion des M. levator labii superioris alaquae nasi entspannt der Patient.
- Mit den Fingern dem Gewebe in eine neue Position der Leichtigkeit folgen.
- Diesen Vorgang ca. 5 × wiederholen, bis die Spannung des Muskels reduziert ist.

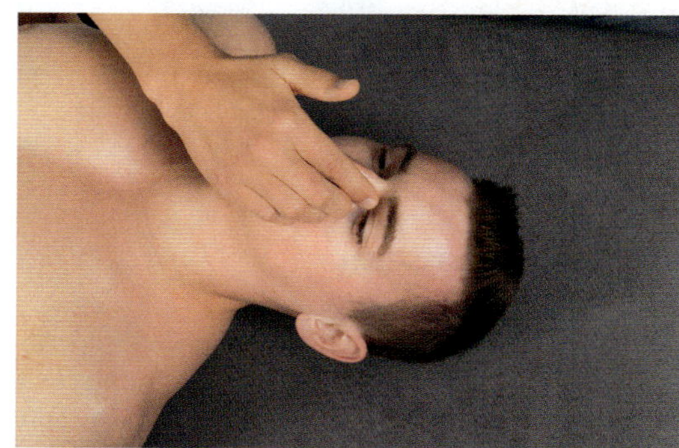

Abb. 8.27 Muskel-Energie-Technik für den M. levator labii superioris alaquae nasi [M1140]

8.22.13 M. depressor labii inferioris

Der M. depressor labii inferioris hat seinen Ursprung an der Linea obliqua am Unterrand der Mandibula zwischen der Symphysis mandibulae und dem Foramen mentale. Seine Fasern ziehen nach kraniomedial und setzen an der Haut der Unterlippe an.

Der M. depressor labii inferioris zieht durch seine Kontraktion die Unterlippe nach unten und drückt damit die AU 16 (➢ Tab. 8.2) aus, die mit Verachtung assoziiert wird. Demnach könnte der M. depressor labii inferioris behandelt werden, wenn diese Emotion unverhältnismäßig empfunden und ausgedrückt wird. Für diesen Muskel wird eine myofasziale Release-Technik beschrieben.

Therapeut: Sitzt gegenüber der zu behandelnden Seite (kontralateral) des Patienten.

Handposition (➢ Abb. 8.28): Den M. depressor labii inferioris an seinem Ursprung (Linea obliqua am Unterrand der Mandibula zwischen der Symphysis mandibulae und dem Foramen mentale) und Ansatz (Haut der Unterlippe) mit jeweils einem Finger kontaktieren.

Ausführung:

- Mit den Fingern in den Muskel palpieren und einen Druck entgegen der restriktiven Barriere initiieren.
- Dabei den auftretenden Mikrobewegungen bis zum Release folgen.

8.22.14 M. orbicularis oris

Der M. orbicularis oris ist ein zirkulärer Muskel, der die Mundöffnung umgibt. Er hat seinen Ursprung an der anterioren Seite des Alveolarfortsatzes des Ober- und Unterkiefers. Seine Fasern laufen in konzentrischen Kreisen um die Lippenspalte und vereinigen sich im Modiolus des Mundwinkels mit anderen mimischen Muskeln wie dem M. buccinator.

Der M. orbicularis oris ermöglicht den Lippenschluss und ist somit sowohl am Mundschluss als auch der Sprache beteiligt. Er drückt zudem die AU 23 (➢ Tab. 8.2) aus, die am emotionalen Ausdruck der Wut beteiligt ist. Demnach könnte der M. orbicularis oris behandelt werden, wenn diese Emotion unverhältnismäßig empfunden und ausgedrückt wird. Für diesen Muskel wird eine myofasziale Release-Technik beschrieben.

Therapeut: Sitzt seitlich (ipsilateral oder kontralateral) des Patienten.

Handposition (➢ Abb. 8.29): Die Finger einer Hand zirkulär um den Mund entlang des M. orbicularis oris auflegen.

Ausführung: Mit den Fingern in den Muskel palpieren und individuell oder kollektiv den Mikrobewegungen der myofaszialen Strukturen weg von der restriktiven Grenze folgen, bis ein Release einsetzt.

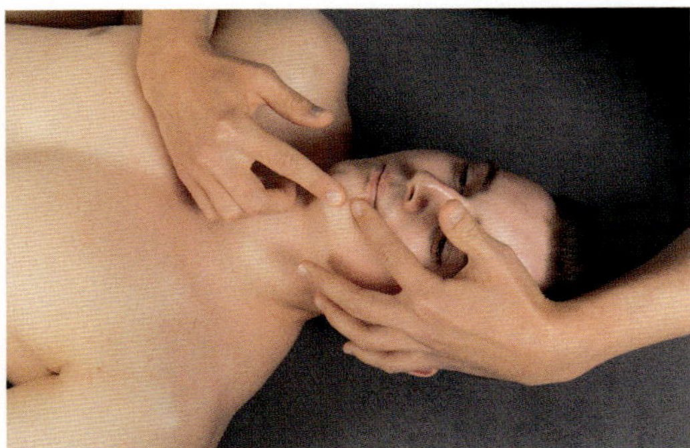

Abb. 8.28 Myofasziale Release-Technik für den M. depressor labii inferioris [M1140]

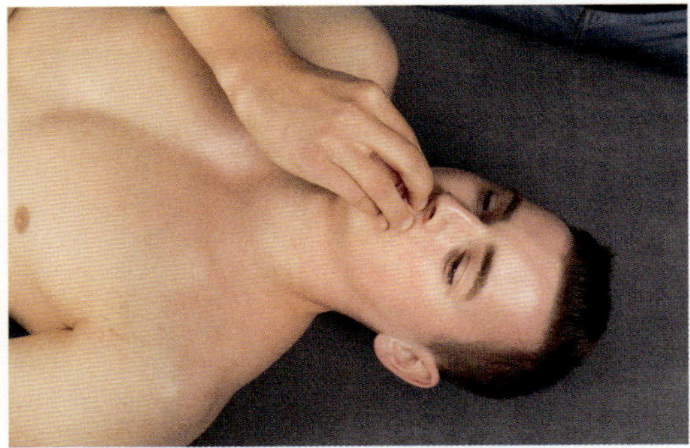

Abb. 8.29 Myofasziale Release-Technik für den M. orbicularis oris [M1140]

8.22.15 M. zygomaticus major

Der M. zygomaticus major hat seinen Ursprung am vorderen Ende des Proc. temporalis (Os zygomaticum) hinter der Sutura zygomaticotemporalis. Seine Fasern ziehen nach mediokaudal in den Modiolus des Mundwinkels und die Oberlippe.

Der M. zygomaticus major hebt die Mundwinkel an und drückt die AU 12 (➤ Tab. 8.2) und damit Freude und Verachtung aus. Demnach könnte der M. zygomaticus major bei Patienten behandelt werden, die diese Emotionen unverhältnismäßig empfinden und ausdrücken. Für diesen Muskel wird eine Muskel-Energie-Technik beschrieben.

Therapeut: Sitzt auf der zu behandelnden Seite (ipsilateral) des Patienten.

Handposition (➤ Abb. 8.30):

- Die Zeigefinger der kranialen Hand an den Ursprung des Muskels am vorderen Ende des Proc. temporalis des Os zygomaticum hinter der Sutura zygomaticotemporalis anlegen.
- Den kaudalen Zeigefinger leicht kranial zum Modiolus des Mundwinkels und der Oberlippe platzieren.

Ausführung:

- Den Patienten auffordern, den Mundwinkel leicht gegen den Druck des Fingers des Therapeuten anzuheben und damit ein Lächeln aufzusetzen.
- Nach 5 Sekunden isometrischer Anspannung des M. zygomaticus major entspannt der Patient den Muskel.
- Dabei dem Gewebe in eine neue Position der Leichtigkeit folgen.
- Diesen Vorgang ca. 5 × wiederholen, bis die Spannung im Muskel reduziert ist.

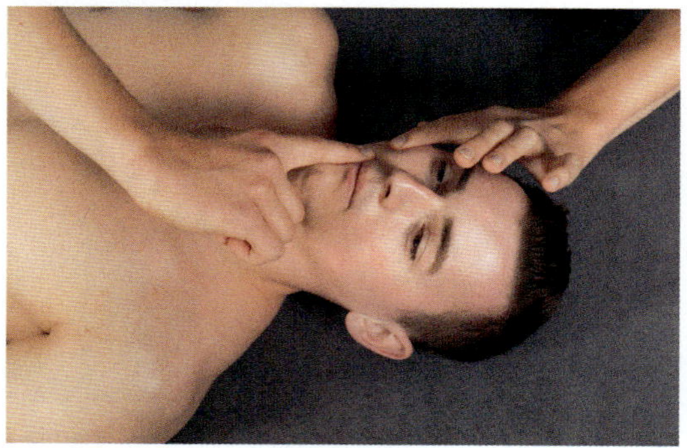

Abb. 8.30 Muskel-Energie-Technik für den M. zygomaticus major [M1140]

8.22.16 M. buccinator

Der M. buccinator hat seinen Ansatz an der Außenfläche des (molaren) Alveolarfortsatzes des Ober- und Unterkiefers sowie der Christa buccinatoria. Seine Fasern ziehen nach anteriomedial zu den Mundwinkeln, vereinigen sich im Modiolus und strahlen in die Ober- und Unterlippe ein.

Der Muskel bildet die Wangen und unterstützt durch seine Kontraktion den Essensprozess. Der M. buccinator drückt die AU 14 (➤ Tab. 8.2) aus, die mit Verachtung in Verbindung steht. Demnach könnte der Muskel bei Patienten behandelt werden, die diese Emotion unverhältnismäßig empfinden und ausdrücken. Für diesen Muskel wird eine Druck-Rotations-Technik beschrieben.

Therapeut: Steht neben der Behandlungsbank auf der zu behandelnden Seite mit Blick nach kranial und nutzt die patientennahe Hand (z. B. linke Patientenseite = linke Hand).

Handposition (➤ Abb. 8.31):

- Den Zeigefinger in die Mundhöhle (Fingerling oder Handschuh tragen) einführen und gegen den Widerstand des von außen auf der Wange liegenden Daumens palpieren.

Ausführung:

- Die dickste und angespannteste Stelle des Muskels palpieren.
- Sobald diese aufgespürt ist, langsam und konstant Druck von beiden Fingern zueinander aufbauen und Druckrotationen durchführen.
- Zudem den Mikrobewegungen folgen, bis ein Release einsetzt.

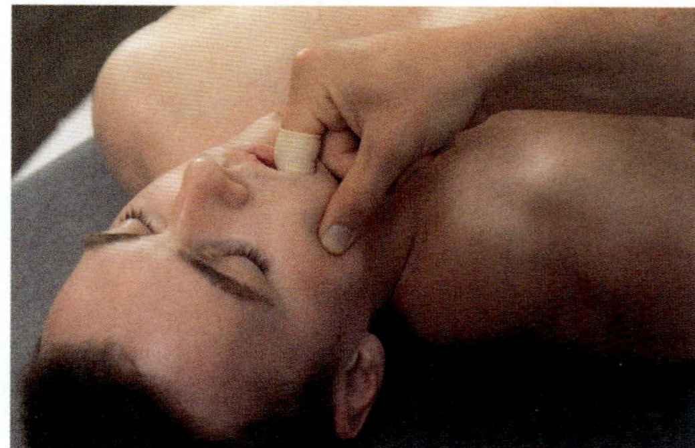

Abb. 8.31 Druck-Rotations-Technik für den M. buccinator [M1140]

8.23 Behandlung der Schlüsselregionen körperlicher Reaktionen

➢ Kap. 6.19.1

8.24 Behandlung faszialer Schlüsselmuster

➢ Kap. 6.19.2

8.25 Behandlung des autonomen Nervensystems

Der Ausgleich des autonomen Nervensystems reduziert die Aktivitäten, die aus dem Alltag herrührenden Adaptationen und die Auswirkungen einer sympathischen Erregungslage. Er unterstützt den Prozess eines Übergangs zu einem besser ausbalancierten Grundzustand. Die reziproken Spannungen im Körper und die Aspekte des Körpers, der Seele und des Geistes interagieren kohärenter miteinander. Der Zugang zu Heilung und Umwandlung dysfunktionaler Muster wird so unterstützt.

Die Ansprechbarkeit des Patienten auf therapeutische Impulse scheint nach einem Ausgleich des autonomen Nervensystems erhöht zu sein. Negative Folgen einer Behandlung scheinen minimiert und das Ende der jeweiligen Technik leichter spürbar zu werden. Zudem scheint es für den Patienten in diesem Zustand leichter zu sein, seine Körperempfindungen, Emotionen und Gedankenmuster wahrzunehmen.

Siehe auch ➢ Kap. 8.7.4, ➢ Kap. 6.22.1 (Stressreduktion mittels VNS und Herzratenvariabilitätsfeedback)

8.26 Schmetterlingsumarmung

Indikationen: Beruhigung, Verankerung positiver Therapieergebnisse

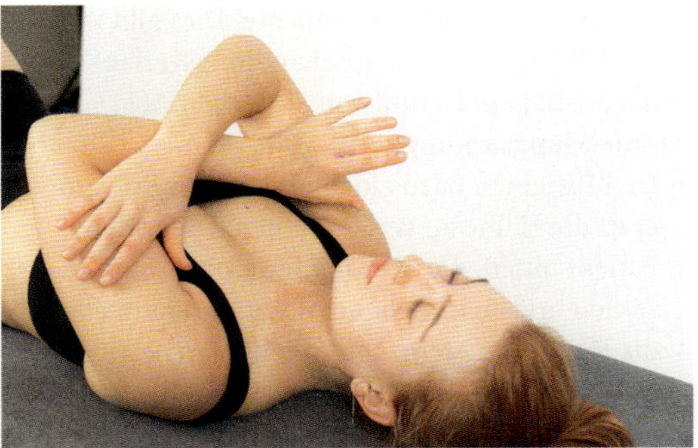

Abb. 8.32 Schmetterlingsumarmung [K433]

Patient: In jeder Position möglich.

Ausführung:

- Der Patient verschränkt seine Arme so über der Brust, als ob er sich selbst halten würde (➢ Abb. 8.32) und klopft sich abwechselnd links und rechts mit angenehmer Geschwindigkeit mit den Händen etwa 20 × auf den Oberarm.
- Anschließend atmet er tief ein und wird sich bewusst, wie er sich fühlt.
- Die Schmetterlingsumarmung kann so oft, wie nötig, angewendet werden.

8.27 Osteopathischer Felt Sense (OFS)

Die Aspekte des osteopathischen Felt Sense dienen dazu, einen Flow-Zustand im Patienten zu unterstützen, mit dem Ziel, in dessen Verlauf eine Entspannung, einen Ausgleich des autonomen Nervensystems und eine Zunahme der Achtsamkeit zu erreichen.

Indikationen: Ausgleich des autonomen Nervensystems, Erhöhung der Ansprechbarkeit auf therapeutische Impulse, Einstimmung auf die Behandlung, Schulung zur Wahrnehmung von Körperreaktionen, Ressourcenaktivierung

Patient: In Rückenlage oder sitzend.

Einleitung:

- Sicherstellen, dass es angenehm warm und ruhig im Raum und ein angenehmer Geruch vorhanden ist.
- Das Verfahren und die zugrundeliegenden Hypothesen zur Wirkungsweise erklären.
- Ein Stoppsignal vereinbaren, mit dem der Patient mitteilen kann, dass er – aus welchen Gründen

auch immer – aufhören möchte. Dies gibt ihm die Kontrolle über den Behandlungsverlauf und begünstigt ein Gefühl von Sicherheit.

Atemverlangsamung:

- Den Patienten dazu einladen, die Atmung um etwa die Hälfte zu verlangsamen. Dafür den Patient bitten, die Atmung für eine Minute zu zählen und anschließend die Atmung um etwa die Hälfte der Atemzüge zu reduzieren, sodass es sich angenehm und entspannt anfühlt.
- Den Patienten darauf hinweisen, die verlangsamte Atmung während der gesamten Technik beizubehalten.

Identifizierung der Region:

- Durch Palpation die Regionen mit dem stärksten rhythmischen Fluss, der größten Vitalität und dem größten Wohlempfinden identifizieren. Wo fühlt es sich am angenehmsten, vitalsten und am fließendsten oder am wenigsten unangenehm an?
- Dies durch die Empfindungswahrnehmung des Patienten bestätigen lassen.
- Falls der Patient diese nicht als vital, angenehm etc. wahrnimmt, durch Palpation weitere Bereiche suchen.
- Oder die Hände auf die Regionen legen, die vom Patienten als stark und fließend wahrgenommen werden. Dafür den Patienten folgendermaßen anleiten: „Spüren Sie von den Fußspitzen bis zu den Haarspitzen und Fingerspitzen in Ihren Körper. Wo fühlt es sich am angenehmsten, vitalsten und am fließendsten an?“ Falls sich nichts angenehm anfühlen sollte: „Wo fühlt es sich am wenigsten unangenehm an?“

Palpation der Region:

- Zunächst passiv (passives Wahrnehmen von Spannungsmustern) und möglicherweise anschließend aktiv die Lateralität, die Rotation/Torsion, die Seitneigung, die anteriore und posteriore Kippung sowie die kraniokaudale und anteroposteriore Beweglichkeit testen.
- Diese Testung/Einstellung findet einhändig (nur anteriore Hand), beidhändig/synchron (anteriore und posterior aufgelegte Hand in die gleiche Richtung) oder beidhändig/gegensinnig (anteriore und posterior aufgelegte Hand in die entgegengesetzte Richtung) statt.
- Dabei die Parameter indirekt (nicht die Bewegungsgrenze konfrontierend) und dynamisch einstellen.
- Anschließend den Gewebedynamiken mit den Händen folgen.
- Im Laufe der Behandlung kann die Palpationsregion auch wechseln, wenn der Patient eine andere angenehme Region wahrnimmt.

Fokus des Patienten:

- Der Patient richtet seine Aufmerksamkeit auf
  - angenehme interozeptive und propriozeptive Empfindungen, z. B. Temperatur, Herzschlag, Pulsation, Hautfeuchtigkeit, Weichheit, Weite, Fluss der palpierten Region sowie
  - visuelle (was für Bilder kommen), auditive, kinästhetische (taktile Wahrnehmung), olfaktorische und geschmackliche Empfindungen in Bezug auf die palpierten Regionen.
- Den Patienten ggf. durch offene Fragen unterstützen: „Ist es eher weit oder eng, warm oder kühl, weich oder fest?“
- Sprachlich die Qualitäten wiederholen, die der Patient nennt.
- Den Patienten unterstützen, den Fokus immer wieder auf den Körper und die Körperempfindungen zu richten.
- Beobachten, ob diese Empfindungen das Wohlbefinden des Patienten verstärken und wie sich das innere Erleben im Patienten neu ausrichtet, z. B. durch Vertiefung oder Verlangsamung der Atmung, Änderung der Mimik, Herzfrequenzverlangsamung oder HRV-Verbesserung.

Endpunkt der Behandlung: Wenn die angenehmen Empfindungen (Fluss, Vitalität, Wohlempfinden) ihren Höhepunkt erreicht haben und nicht weiter gesteigert werden können. „Lassen Sie sich die Zeit, die Sie brauchen.“

Verankerung durch Schmetterlingsumarmung:

- Am Ende, wenn Fluss, Vitalität, Wohlempfinden nicht weiter gesteigert werden können, werden die Hände auf die gegenüberliegenden Oberarme gelegt und abwechselnd auf die jeweiligen Oberarme geklopft; etwa 20 Wiederholungen durchführen.

8.28 Osteopathische herzfokussierte Palpation (OHP)

Die OHP ist darauf ausgerichtet, das **autonome Nervensystem auszugleichen.** Eine randomisierte Pilotstudie zeigte bei Patienten mit muskuloskelettalen

Schmerzen eine Erhöhung der **parasympathischen Aktivität** (Wischhöfer et al. 2020; Liem et al. 2023). Dies kann auf den spezifischen Aufbau der Technik zurückgeführt werden, in der allgemeine transbefundorientierte Interventionen des Patienten mit befundorientierten Interventionen des Therapeuten fein abgestimmt und kombiniert werden, um einen Flow-Zustand im Patienten zu begünstigen mit dem Ziel, in dessen Verlauf eine Entspannung und eine Zunahme der Achtsamkeit zu erreichen. Die Wirkungen der transbefundorientierten Interventionen sind belegt. Die Atemverlangsamung erhöht die HRV (Russo et al. 2017); bei einer Atemfrequenz von 6 Atemzügen/Minute (0,1 Hz) sollen die LF-HRV-Oszillationen besonders verstärkt werden (Brown et al. 1993; Beda et al. 2014). Eine langsame Atmung ist mit parasympathischer Aktivität (erhöhte HRV und LF-Leistung), emotionaler Kontrolle und psychologischem Wohlbefinden u. a. durch die Regulierung der Enterozeption assoziiert (Zaccaro et al. 2018).

Es gibt außerdem Belege, dass geführte **Imaginationen** die Anspannung, Angst und die Aktivität des sympathischen Nervensystems senken (Jing et al. 2011). Auch sie sind Teil der OHP wie die Imagination eines roten Ballons, gepaart mit der **Harmonisierung von Herz, Bauch und Kopf** sowie dem **vertikalen Balancing.** Die Kombination verschiedener Ansätze wie in der OHP führten zu einer Zunahme von Entspannungszuständen sowohl psychologisch als auch physiologisch (Toussaint et al. 2021). Auch eine zunehmende **Achtsamkeit** – wie bei der OHP bei der Wahrnehmungssynchronisierung durch die Aufforderung wahrzunehmen, wie es einem geht, ohne dies zu bewerten – verbessert die Fähigkeit zur Aufrechterhaltung der ANS-Funktionshomöostase (Sun et al. 2019).

Die auf die palpatorischen Gewebebefunde abgestimmten Interventionen bei der Herzpalpation sind mit anderen funktionellen Ansätzen wie BLT, BMT und kraniosakralen Techniken vergleichbar. Untersuchungen bei diesen Techniken legen nahe, dass die Ausführung zu einer Erhöhung der parasympathischen Funktion und Verringerung der sympathischen Aktivität im Vergleich zur Scheintherapie und zur Kontrollgruppe führte (Ruffini et al. 2015). Dies zeigte sich auch bei einer Studie von Henley et al. (2008), bei der myofasziale Release-Techniken untersucht wurden.

Indikationen: Ausgleich des autonomen Nervensystems, Erhöhung der Ansprechbarkeit auf therapeutische Impulse, Entspannung, Reduzierung von Angst, Stressreduktion

Patient: Sitzend oder liegend.

Therapeut: Steht oder sitzt seitlich neben dem Patienten.

Atemverlangsamung:

- Den Patienten dazu einladen, die Atmung um etwa die Hälfte zu verlangsamen. Dafür den Patienten bitten, die Atmung für eine Minute zu zählen und anschließend die Atmung um etwa die Hälfte der Atemzüge zu reduzieren, sodass es sich angenehm und entspannt anfühlt. Den Patienten darauf hinweisen, die verlangsamte Atmung während der gesamten Technik beizubehalten.

Wahrnehmungssynchronisierung:

- Zunächst den Patienten dabei bewertungsfrei unterstützen, wahrzunehmen, wie es ihm geht:
  - Körperlich (Spannungen, propriozeptive und interozeptive Körperempfindungen)
  - In Bezug auf seine Vitalität/sein Energieniveau
  - Level an neurovegetativer Erregung
  - Emotionen
  - Kognitionen
- Ein Teil der Aufmerksamkeit des Patienten ist während des gesamten Zeitraums der Übung auf die Wahrnehmung von Änderungen dieser genannten Aspekte gerichtet.

Herzfeldpalpation:

- Beim sitzenden Patienten das Herzfeld palpieren, ohne den Körper direkt zu berühren. Dabei befindet sich eine Hand hinten und die andere Hand vorne auf Höhe des Herzens (➤ Abb. 8.33a).
- Beim liegenden Patienten das Herzfeld nur mit einer Hand auf der Vorderseite des Patienten ohne direkten Körperkontakt palpieren (➤ Abb. 8.33b).
- Das Feld mit der ganzen Hand, aber besonders mit der Mitte des Handtellers palpieren.
- Auf folgende Parameter bzw. Qualitäten achten:
  - Zusammenziehen oder Ausdehnung des Felds
  - Dynamiken im Feld, z. B. Verformungen, Unebenheiten, Eindellungen, Einschnürungen, Herauswölbungen, dunkle Flecken, Verdickungen oder Ausdünnungen, Risse oder Löcher
- Wenn die Dynamik während der Herzfeldpalpation eine Annäherung an den Körper und

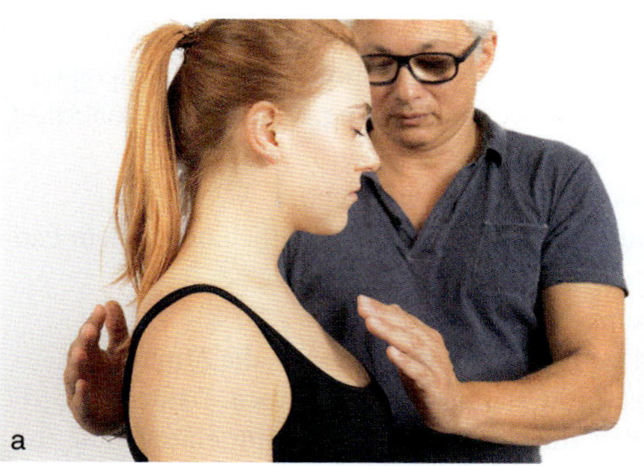

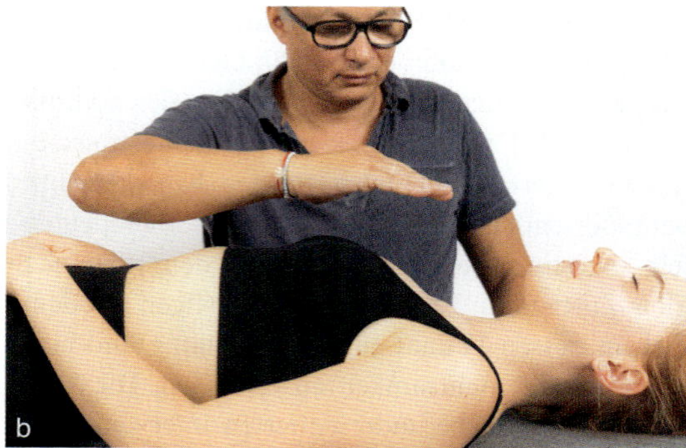

Abb. 8.33 Osteopathische herzfokussierte Palpation: Herzfeldpalpation im Sitzen (**a**) und in Rückenlage (**b**) [K433]

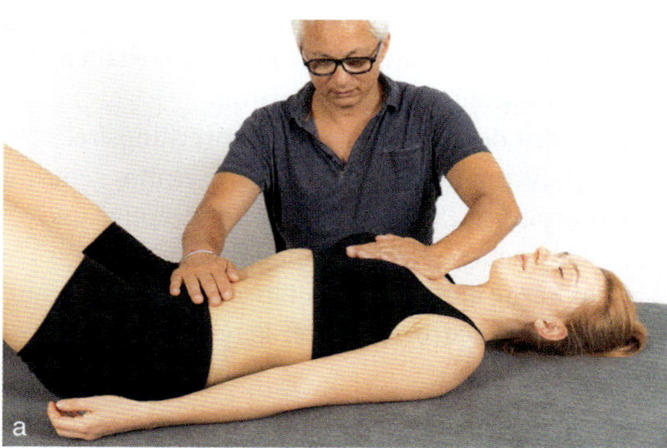

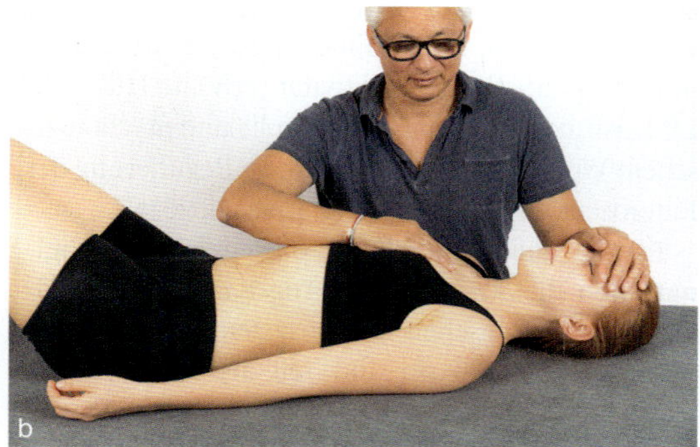

Abb. 8.34 Osteopathische herzfokussierte Palpation: Harmonisierung Herz – Bauch – Kopf. Zuerst eine Hand auf die Bauchregion und die andere Hand auf die Herzregion (**a**), dann eine Hand auf die Kopfregion und die andere Hand auf die Herzregion legen (**b**). [K433].

schließlich einen direkten Handkontakt auf dem Körper erlaubt, wird eine Harmonisierung von Herz, Bauch und Kopf unterstützt.

Harmonisierung Herz – Bauch – Kopf:

- Eine Hand auf die Region etwa 1,5 cm unterhalb des Bauchnabels und die andere Hand zentral auf das Sternum auf die Region des Herzens legen (➤ Abb. 8.34a).
- Während der Einatmung stellt sich der Patient vor, Lebensenergie/Vitalität von der unteren Bauchregion in die Herzregion zu lenken. Mit der Ausatmung von der Herzregion aus Liebe/Mitgefühl/Empathie in die untere Bauchregion zu atmen. Dies für mindestens 3 Atemzüge wiederholen.
- Anschließend eine Hand auf die Kopfregion und eine Hand auf die Herzregion legen (➤ Abb. 8.34b). Während der Einatmung stellt sich der Patient vor, Liebe/Mitgefühl/Empathie aus der Herzregion in die Kopfbereich zu lenken. Mit der Ausatmung werden von der Kopfregion aus Klarheit und Intuition in die Herzregion geatmet. Dies für mindestens 3 Atemzüge wiederholen.

Herzpalpation durch den Osteopathen:

- Mit einer Hand von posterior und einer Hand von anterior die Region des auf den Brustkorb projizierten Bereichs des Herzens berühren. (➤ Abb. 8.35).
- Dabei folgende anatomische Relationen beachten:
  - **Projektion des Herzens auf die vordere Brustwand** (➤ Abb. 8.36):
    – Rechte Herzkontur (rechter Vorhof): rechtskonvexer Bogen vom Ansatz der rechten III. Rippe am Sternum zum Ansatz der rechten VI. Rippe am Sternum

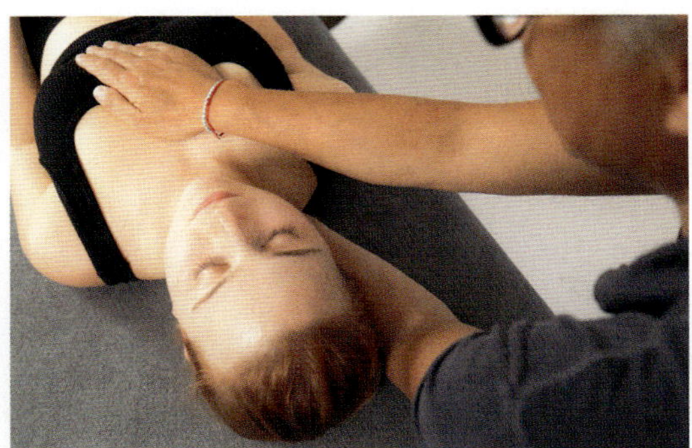

Abb. 8.35 Osteopathische herzfokussierte Palpation: Herzpalpation [K433]

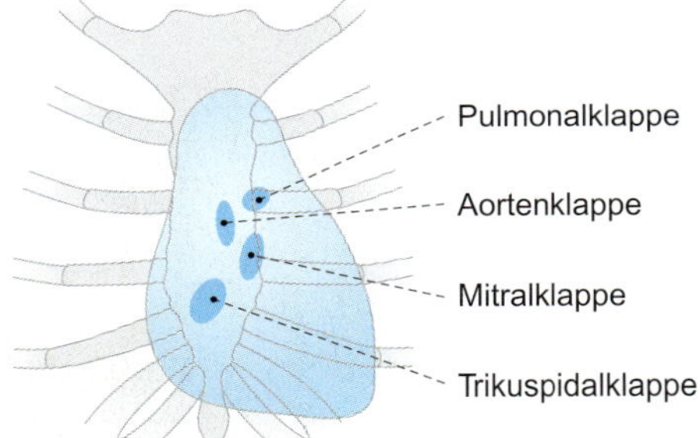

Abb. 8.36 Projektion des Herzens und der Herzklappen auf die vordere Brustwand [L106]

– Untere Herzkontur (rechte Kammer): nach unten konvexer Bogen vom Ansatz der rechten VI. Rippe am Sternum zum 5. ICR etwas medial der Medioklavikularlinie (MCL)
– Linke Herzkontur (linker Vorhof und linke Kammer): linkskonvexer Bogen vom 5. ICR etwas medial der MCL nach lateral, etwa 1 Fingerbreit vom Ansatz der linken III. Rippe am Sternum
– Obere Herzgrenze: oberer Rand des rechten III. Rippenknorpels leicht schräg in den linken 2. ICR
– Untere Herzgrenze: MCL rechts (Lungen-Leber-Grenze) am Oberrand der VI. Rippe
– Pulmonalklappe: linker Rand des Sternums am Ansatz der linken III. Rippe
– Aortenklappe: auf Höhe 3. ICR hinter dem linken Rand des Sternums
– Mitralklappe: linker Rand des Sternums am Ansatz der linken IV. Rippe
– Trikuspidalklappe: Sternum im Bereich des rechten V. Rippenknorpels

- **Verlauf der Herzachse:**
  – Von hinten oben rechts nach vorne unten links im Brustkorb, sodass die Herzkammer auf dem Zwerchfell lokalisiert ist
  – Um ihre Längsachse gedreht, sodass die rechte Herzkammer nach ventral und die linke nach dorsal gerichtet ist
  – Nach hinten geneigt, sodass der Apex an der Brustwand und der linke Vorhof am Ösophagus liegt
- **Nachbarschaftsbeziehungen und indirekte Gleitflächen** (➤ Abb. 8.37):
  – Rechter Vorhof: Mittel- und Unterlappen der rechten Lunge, Beginn der Aorta ascendens, Truncus pulmonalis, Thymus
  – Rechte Herzkammer: Sternum, Zwerchfell, Leberrand, kleiner linker Lungenbereich
  – Linker Vorhof: Ösophagus, Aorta descendens, Truncus pulmonalis, Thymus
  – Linke Herzkammer: Lingula von Herzspitze bedeckt, linker Lungenunterlappen, Zwerchfell
  – Facies sternocostalis: von Lunge überlagert, Sternum, Rippen
  – Facies posterior: Ösophagus
  – Indirekte Gleitflächen zu: Diaphragma (und weiter zur Oberfläche der Leber), Fascia endothoracica, rechter Lungenpleura (Lobus medius und Lobus inferior), linker Lungenpleura (Lingula und Lobus inferior), Ösophagus, Aorta descendens, Sternum, Leber
- **Fixationen** (➤ Abb. 8.38):
  – Lig. phrenicopericardiacum, Lig. sternopericardiacum superius (Manubrium sterni), Lig. sternopericardiacum inferius (Proc. xiphoideus), Lig. vertebropericardiacum (C7–Th2), Lig. tracheopericardiacum, Lig. transversum pericardii (auf Höhe der A. pulmonalis), Lig. aorticopericardiacum (auf Höhe des Aortenbogens), Lig. thymopericardiacum, Lamina thyropericardiaca (mittels Lamina cervicalis media), Pericardium fibrosum (Zwerchfell)
  – Nach kranial und posterior über große Blutgefäße
  – Lateral wird das Herz durch Lungen und Pleura in seiner Position gehalten und ist nicht fixiert

• Mit den Augen Kontakt zum Herzfeld halten und auf folgende Parameter bzw. Qualitäten achten:

8

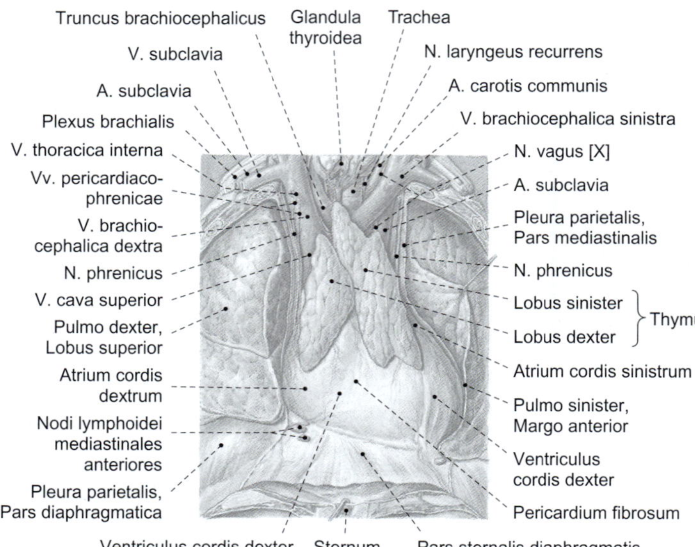

Abb. 8.37 Nachbarschaftsbeziehungen des Herzens [S700]

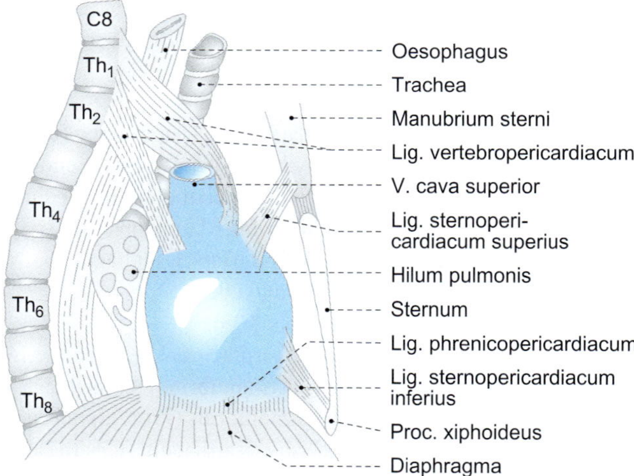

Abb. 8.38 Fixationen des Herzens [L106]

8

- Die Herzregion in die Hand kommen lassen
- Herzschlag (Frequenz, Kraft, Symmetrie)
- Wärmeabstrahlung der Herzregion
- Dreidimensionale Annäherung an die Herzregion
- Gewebespannung in unterschiedlichen Schichten des Herzens (Perikard, Myokard, Endokard/Herzskelett)
- Fluide Gewebequalitäten
- Energetische/elektromagnetische Qualitäten
- Zentrifugal/zentripedal: Zieht es in das Herz/eine bestimmte lokale Stelle hinein oder eher nach außen in die Peripherie?

- Zunächst passiv (passives Wahrnehmen von Spannungsmustern) und möglicherweise anschließend aktiv die Lateralität, die Rotation/Torsion, die Seitneigung, die anteriore und posteriore Kippung sowie die kraniokaudale und anteroposteriore Beweglichkeit testen.
- Diese Testung/Einstellung findet einhändig (nur anteriore Hand), beidhändig/synchron (anterior

und posterior aufgelegte Hand in die gleiche Richtung) oder beidhändig/gegensinnig (anterior und posterior aufgelegte Hand in die entgegengesetzte Richtung) statt.

- Dabei die Parameter indirekt oder direkt einstellen, teilweise oder komplett, je nachdem, was die Gewebedynamik Richtung Homöostase bestmöglich aktiviert, ob eine Reaktion der autonomen Aktivität wahrgenommen wird und ob eine Verstärkung oder Verminderung des Arousals im therapeutischen Kontext sinnvoll ist, um eine Auflösung bzw. Integration von SPEKD zu unterstützen.
- Diese dynamische Einstellung mit einer sanften Kompression – seltener mit einem Disengagement – kombinieren.
- Den Fokus dann auf das Innerste des Inneren im Inneren richten, das sog. Auge des Wirbelsturms, in dem die Potenz eines Wirbelsturms in seinem ganzen Potenzial in einer Art dynamischen Ruhe lokalisiert ist. Den Fokus auf die im Zentrum einer möglichen Dysfunktion wirkende Potenz und Kraft richten.
- Der Dynamik des Gewebes und den begleitenden fluiden, energetischen Komponenten von innen nach außen aus diesem „Auge" folgen.
- Es wirken jetzt drei wesentliche Komponenten gemeinsam interagierend, denen der Therapeut neben den anderen Faktoren folgt: Der lokale Spannungsaufbau
  - um das Herz herum und im Herzen,
  - gegenüber der regionalen Umgebung und
  - in Bezug zum innersten Auge des Wirbelsturms.
- Gleichzeitig kann dieser Prozess durch einen Fluid Drive bzw. V-Spread, der von der anterioren Hand und/oder der posterior aufgelegten Hand auf die Herzregion gerichtet ist, unterstützt werden. Dies kann die Wahrnehmung der Herzregion seitens des Patienten zusätzlich intensivieren.
- Die Aufmerksamkeit ruht gleichzeitig auf Folgendem:
  - Dem Innersten des Innersten des Innersten im Herzen (das Auge des Wirbelsturms)
  - Lokal auf dem Herzen
  - Regional in der Umgebung des Herzens
  - Global im gesamten Körper
  - Dem Feld um den Körper herum
  - Dem Horizont, der sich in die Weite ausbreitet
  - Jenseits des Horizonts/von Zeit und Raum

Selbstwahrnehmung des Patienten während der Herzpalpation:

- Während der Herzpalpation den Patienten bitten, seine Aufmerksamkeit auf den Herzbereich im Zentrum der Brust zu richten. Dies umfasst z. B. die Wahrnehmung
  - vom Schlagen des Herzens
  - oder von Änderungen der Körperempfindung, wenn die Aufmerksamkeit auf das Herz gerichtet wird und der Osteopath das Herz palpiert.
- Den Patienten auffordern, seine Augen zu schließen und mit geschlossenen Augen in Richtung des Herzens zu schauen.
- Der Patient atmet in die Herzregion ein und aus und stellt sich einen roten Ballon vor, der sich atemsynchron füllt und entleert.
- In der Regel stellt sich dabei eine angenehme langsame und tiefe Atmung ein.
- Sowohl der Patient als auch der Therapeut dehnen ihre Aufmerksamkeit um das Herz herum in den Raum außerhalb des Körpers auf Herzhöhe aus.
- Der Patient lässt seinen imaginären Herzraum in alle Richtungen auszdehnen.
- Gleichzeitig ruhen die Wahrnehmung und das Gewahrsein von Patient und Therapeut in diesem expandierenden Herzraum bzw. in der Ausdehnung des Herzfelds im Raum.
- Den Patienten im Verlauf dieser Technik immer wieder darin unterstützen, sich die Veränderungen der Wahrnehmung während der Palpation der Dynamiken des Herzens und Herzfelds durch den Therapeuten sowie durch das Fokussieren auf das eigene Herz bewusst zu machen.
- Die Intention seitens des Patienten wie auch seitens des Therapeuten ist sanft und einfühlsam. Eine rigide, harte oder invasive Konzentration vermeiden.
- Verändert sich die Wahrnehmung weg vom Herzen in den Kopf, die Aufmerksamkeit des Patienten auf das Herz und auf die Ausdehnung des Herzfelds zurückbringen.

Endpunkt:

- Ein Endpunkt ist erreicht, wenn die Ausdehnung und Dynamiken des Herzfelds und die

Gewebespannungen in der Herzregion in eine dynamische Stille münden, sich ein Spannungsgleichgewicht lokal, regional und global eingestellt hat sowie sich möglicherweise auftretende emotionale Prozesse des Patienten ausgeglichen haben.

- Dann die Augen langsam und bewusst öffnen, während gleichzeitig Kontakt zum Herzraum gehalten wird.
- Die Aufmerksamkeit ruht auf dem Herzfeld und der inneren Wahrnehmung von Körperempfindungen, der Atmung, der neurovegetativen Erregung (Arousal), Gefühlen und Gedanken, während der Blick im Raum umherwandert oder möglicherweise auch Augenkontakt mit dem Therapeuten entsteht.

Vertikales Balancing:

- Zum Abschluss stellt sich der Patient vor, vom Scheitel einzuatmen, durch den gesamten Körper hindurchzuatmen und in der Beckenregion und über die Fußsohlen auszuatmen.
- Anschließend atmet der Patient über die Fußsohlen und die Beckenregion ein und über den Scheitel aus. Dies für 3 Zyklen wiederholen.

Bei starker innerer Anspannung können zusätzlich eine auditive bilaterale Stimulation oder eine Vagusnervstimulation (VNS) begleitend eingesetzt werden.

8.29 Balancing des ANS

Ruffinikörperchen in der Dura wirken als langsam adaptierende Dehnungsrezeptoren. Diese können beispielsweise durch lange ausgeübte prätangentiale Kräfte oder seitliche Dehnungen aktiviert werden. Ihre Aktivierung bewirkt mittels Hemmung des sympathischen Nervensystems eine entspannende Wirkung (Liem 2014).

Patient: In Seitenlage, Hüfte und Knie gebeugt, oder alternativ in Rückenlage.

Therapeut: Stehend hinter dem Patienten, mittig zwischen Os sacrum und Schädel.

Handposition: Eine Hand auf das Okziput, die andere Hand auf das Os sacrum legen (➤ Abb. 8.39).

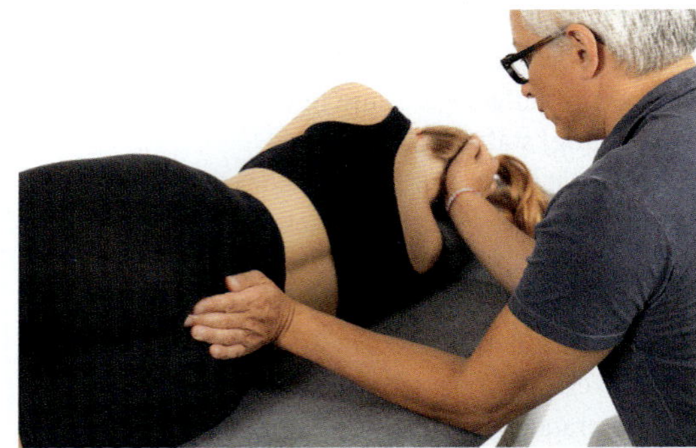

Abb. 8.39 Balancing des ANS: duraler Zug und Duralröhrenschaukel [K433]

Ausführung:

- Einen sanften, gleichmäßigen divergierenden Zug am Okziput nach kranial und am Sakrum nach kaudal durch Körperverlagerung des Therapeuten nach vorne ausüben.
- Dabei alle auftretenden „Entwirrungen" zulassen, bis eine Entspannung in der Duralröhre spürbar wird.
- Anschließend eine Synchronisierung mit Flexions- und Extensionsbewegung am Okziput und am Sakrum (Schaukelbewegung) ausführen.
- Alternativ eine Stimulierung der Schaukelbewegung ausführen: Am Anfang der Flexions- und Extensionsbewegung einen sanften Impuls am Okziput und Sakrum in die jeweilige Bewegungsrichtung ausüben, bis sich eine gute Bewegung zeigt und Asymmetrien korrigiert wurden.

8.30 Taktile sensorische Integration

Indikationen: Kinder mit sensorischen Verarbeitungsstörungen mit und ohne Autismus (Söchting 2014), motorische Ungeschicklichkeit, Aufmerksamkeits- und Konzentrationsstörungen, Lernstörungen, Störungen des Zusammenspiels der Sinnesmodalitäten, Erwachsene insbesondere mit psychischen Erkrankungen und assoziierten Körperwahrnehmungsstörungen, in der Geriatrie bei neurologischen Erkrankungen wie Demenz, Ausgleichstechnik für das ANS (vor oder nach der Integrationsphase)

Ziel der Anwendung ist die Verbesserung der sensorischen Integration. Bei der Anwendung jede

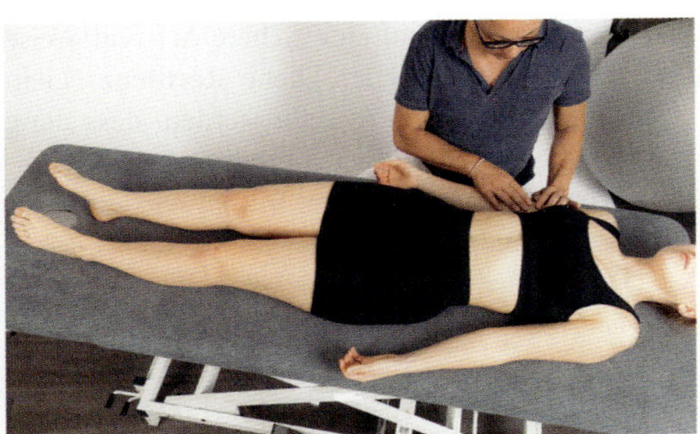

Abb. 8.40 Taktile sensorische Integration: Beginn z. B. am rechten Arm [K433]

Schmerzauslösung vermeiden. Die Berührung sollte sich sanft und sicher anfühlen.
Patient: In Rückenlage.
Therapeut: Seitlich des Patienten.
Ausführung:

- Folgende Berührungsqualitäten je Körperregion nacheinander durchführen:
  1. Leichtes Tapping (leichtes Klopfen mit den Fingerbeeren)
  2. Zusammendrücken des Gelenks
  3. Bürsten oder sanftes Kratzen
  4. Traktion (nicht komprimieren)
- Die Sequenz (alle vier Interventionen 1.–4.) entsprechend einer 8 durchführen: Beginn z. B. am rechten Arm(➤ Abb. 8.40), dann zum gegenüberliegenden linken Bein, dann zum rechten Bein und zum linken Arm gehen.

8.31 Atemübungen

Viele Studien haben positive Einflüsse von Atemübungen bei Erkrankungen, die im Zusammenhang mit **Stress** stehen, belegt (Brown et al. 2013). Bereits 5 Minuten Seufzen pro Tag sind eine wirksame Übung zur Stressbewältigung (Balban et al. 2023).

8.31.1 Bellows breathing/Hypoxieatmung

Atemübungen, die mit einer moderaten intermittierenden Hypoxie arbeiten (9 % inspiriertes O_2 und etwa 15 Zyklen/Tag) scheinen potenziell therapeutische Wirkungen zu zeigen (Navarrete-Opazo et al. 2014). Intermittierende Hypoxieübungen wirken insbesondere sehr gut auf das Gehirn und unterstützen die **Regeneration neuronaler Mitochondrien.** Auch die Nebennierenrinde reagiert gut auf Hypoxie- und Hyperkapnie-Übungen.
Indikationen: Trauma, Stressfolgen

Mögliche **Wirkungen** (Navarrete-Opazo et al. 2014):

- Verminderung der arteriellen Hypertonie
- Stärkung der angeborenen Immunantwort
- Verminderung von Entzündungen
- Reduktion des Körpergewichts
- Erhöhung der aeroben Kapazität
- Verbessern der Glukosetoleranz
- Erhöhung der Knochenmineraldichte
- Verbesserung des räumlichen Lernens und des Gedächtnisses
- Verbesserung der durch Ischämie verursachten Gedächtnisstörungen
- Verminderung der Symptome einer Depression
- Verbesserung der postischämischen Wiederherstellung der myokardialen kontraktilen Funktion
- Erhöhung der Atemkapazität bei chronischer obstruktiver Lungenerkrankung
- Verbesserung der respiratorischen und nicht respiratorischen somatischen Motorik nach Verletzungen der Wirbelsäule

Ausführung:

- Die Übung in einer sicheren Umgebung im Sitzen oder bei Müdigkeit in Rückenlage durchführen.
- Das gesamte Atemsystem voll ausnutzen.
- Die Ein- und Ausatmung ist gleich lang, schnell und intensiv, aber ohne viel Druck, weder zu tief, noch zu flach. 30 × ein- und ausatmen, aber ohne zu forcieren.
- Die Atmung geht mit einem Geräusch ähnlich einem Blasebalg einher.
- Am besten ist es, durch die Nase einzuatmen. Die Ausatmung kann durch den Mund oder die Nase erfolgen.
- Am Ende komplett ausatmen und die Atmung so lange, wie möglich, anhalten. Dabei das Kinn Richtung Brustbein ziehen und die Zunge sanft an den Gaumen legen.
- Während der Atmung kann Energie oder Wärme zu Bereichen gelenkt werden, die sich fest anfühlen. Während des Atemanhaltens darauf achten,

8

dass sich diese festen Bereiche möglicherweise aufweichen.
- Während dieser Atemübung können leichte kribbelnde Empfindungen und leichte Kopfschmerzen entstehen. Das ist in Ordnung. Bei Empfindungen wie Schmerz oder Schwindel die Übung jedoch sofort stoppen.
- Diesen Zyklus 3 × wiederholen. Im 2. Zyklus 20 × und im 3. Zyklus 10 × ein- und ausatmen.
- Zur Prävention 3–5 × pro Tag, als Heilbehandlung 5–8 × pro Tag durchführen.
- Diese Atemübung mindestens 5 Tage/Woche und mindestens 2 Wochen/Monat ausführen.

8.31.2 Hyperkapnieübung

Indikationen:
- Panikattacken (die Übung kann bewirken, dass diese nach etwa 20 Sekunden beendet ist)
- Hemmung lokaler und systematischer Entzündungen (Gao et al. 2015)
- Verhinderung ischämischer Defizite nach einer aneurysmatischen Subarachnoidalblutung (Westermaier et al. 2016)
- Kombinierte Hyperkapnie-Hypoxie-Übungen führen zu einem Anstieg der Hämoglobinkonzentration sowie zu einem Anstieg der $V(O_2)_{max}$-Werte. (Zoretić et al. 2014)

Ausführung:
- Die Übung in einer sicheren Umgebung im Sitzen durchführen und am besten dabei anlehnen.
- Einen Gefrierbeutel (6 l) über Mund und Nase halten.
- Für 2 Minuten in den Beutel ein- und ausatmen.
- Anschließend für 5 Minuten pausieren.
- Erneut für 2 Minuten in den Beutel ein- und ausatmen.
- Den Zyklus 7 × wiederholen.

8.32 General Osteopathic Treatment (= Total Body Adjustment)

Ein sanftes General Osteopathic Treatment (GOT) (= Total Body Adjustment, TBO) unterstützt die körperliche **Entspannung** auf eine sichere Art und Weise und gibt auf körperlicher Ebene **Resilienz** (Liem et al. 2019). Es konnte gezeigt werden, dass diese Behandlung die gesundheitsbezogene Lebensqualität bei weiblichen Ersthelfern mit PTBS signifikant verbessert (König 2019).

8.33 Mittellinienpalpation

8.33.1 Dorsale, mittlere, anteriore und zentrale Mittellinie

Das osteopathische Konzept zu den Mittellinien ergibt sich aus anatomischen Zusammenhängen. Sie repräsentieren jedoch eher funktionale Qualitäten als anatomische Strukturen. Mittellinien repräsentieren **Orientierungspunkte** sowie **Dreh- und Angelpunkte der Embryonalentwicklung.** Phänomenologisch scheinen sich palpatorisch vitale und dynamische Potenzen in oszillierender Weise von der Mittellinie zur Peripherie hin und zurück zu organisieren.

Nicht nur der Organismus als Ganzes, sondern auch jeder Teil des Körpers zeigt eine eigene Mittellinie, um die er sich organisiert und um die er sich entwickelt, z. B. sollen die Gefäße eine Art Organisationsstruktur für die Entwicklung der Gliedmaßen darstellen. Dabei besteht für jede Entwicklung eine Raum-Zeit-Einheit. Gleichzeitig orientiert sich jede Struktur auch um eine bestimmte primäre Mittellinie bzw. Matrix, wie z. B. um die Linea primitiva als fluktuierende Mittellinie oder um eine in der Region der Chorda dorsalis gelegene Mittellinie. Spiralartige Entwicklungsbewegungen organisieren sich exzentrisch und konzentrisch in Bezug zur Mittellinie.

Dabei gibt es keine völlige Symmetrie im Körper. Auch das Gehirn oder die Wirbelsäule sind nicht symmetrisch. Strukturen der Mittellinie stellen allerdings eine Integrationsstelle für Asymmetrien dar und üben eine symmetriestabilisierende Funktion aus (van den Heede 2003). Eine Mittellinie kann außerdem den Mittelwert (Mesor) rhythmischer Erscheinungen bezeichnen. Eine diagnostisch und therapeutisch bedeutsame Mittellinie besteht in der Dynamik der Energieaufnahme und -abgabe; damit sind auch sensorische Reize umfasst. Traumatische und andere Faktoren könnten

Tab. 8.3 Charakteristika der Mittellinien (ML)

	Dorsale ML	Mittlere ML	Anteriore ML	Zentrale ML
Lokalisation (in Anlehnung an die regionale Funktionalität)	In Bezug zur Neuralrohrentwicklung	Chorda dorsalis bis zum Os sphenoidale und den Cellulae ethmoidales	Nase, Os hyoideum, Sternum, Proc. xiphoideus, Linea alba, Symphysis pubica; in Bezug zu Neuralleistenzellen, posterolateral als Melanozyten, ventral als viszerale Plexus	Anterior der Wirbelsäule (durch Migration von Neuralleistenzellen induziert die dorsale ML die Bildung der vorderen und zentralen ML)
Referenzpunkte		Dens von C2 (Nullpunkt), Nasion und Os sacrum		Prävertebrale Plexus
Gleichgewichtspunkte	Sinus-rectus-Region	Herz	Os hyoideum	Organum vasculosum aortae
Funktion	Austausch und Erinnerung oder Gedächtnis	Stütze für den Körper	Potenzialität, Konvergenz und Integration peripherer Kräfte	

die Beziehung der median gelegenen und peripheren Strukturen zu primären Mittellinien stören.

Es können eine mittlere (ehemals ventrale), eine dorsale, eine anteriore und eine zentrale Mittellinie voneinander unterschieden werden (➤ Tab. 8.3).

Behandlung

Patient: In Rückenlage.

Handposition:

- Für die mittlere und dorsale Mittellinie: Eine Hand an den Hinterkopf des Patienten legen, die andere Hand unter das Os sacrum (➤ Abb. 8.41).
- Für die anteriore Mittellinie: Hände im Verlauf der vorderen Mittellinie entlang einer Linie von der Nase zur Symphysis pubica auflegen (➤ Abb. 8.42).
- Die zentrale Mittellinie kann auch mit diesem Handgriff palpiert werden oder alternativ von anterior im Bereich der prävertebralen Plexus (➤ Abb. 8.43).

Ausführung:

- Zuerst mit den Qualitäten der homöodynamischen Kräfte im Patienten synchronisieren. Dies kann durch Synchronisierung mit kinästhetischen Empfindungen bei der Palpation, durch Fokussierung über innere visuelle Bilder, Farben oder andere Sinneswahrnehmungen oder durch Eindrücke bei der Palpation, die im Zusammenhang mit Gesundheit und Homöostase des Patienten stehen, geschehen.

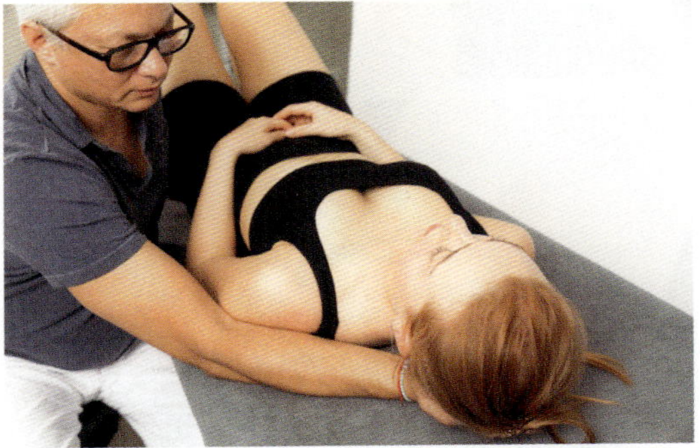

Abb. 8.41 Handposition für die mittlere und dorsale Mittellinie [K433]

- Während der Technik den Kontakt mit den empfundenen Qualitäten von Gesundheit aufrechterhalten.
- **Kontaktaufnahme mit der mittleren (ehemals ventrale) Mittellinie:**
  - Beginnen Sie mit der Palpation der funktionellen Einheit der mittleren (ehemals ventralen) Mittellinienqualitäten in der Region der ehemaligen Chorda dorsalis vom Os sacrum aus bis zum Os sphenoidale und zu den Cellulae ethmoidales.

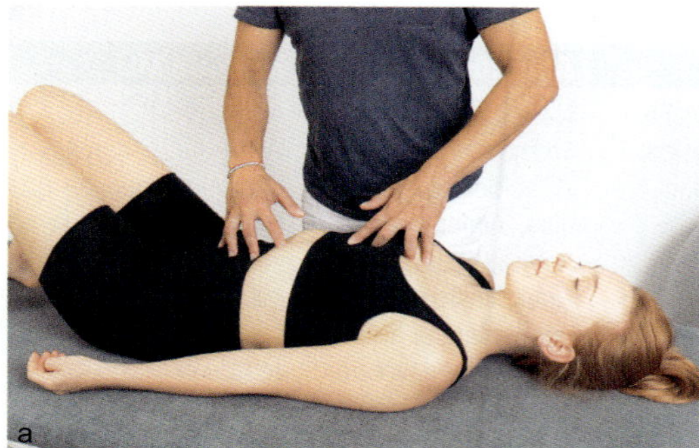

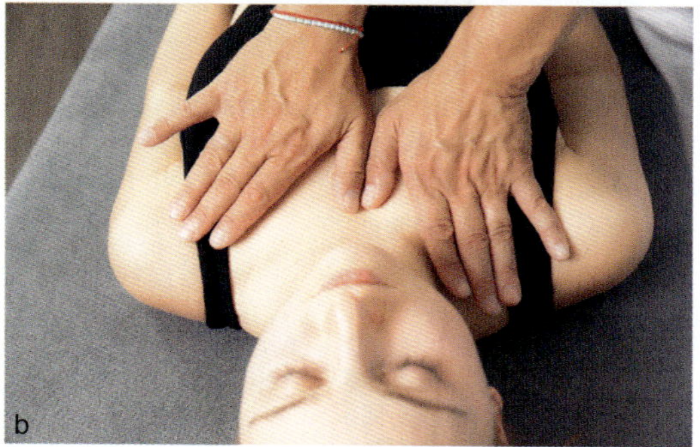

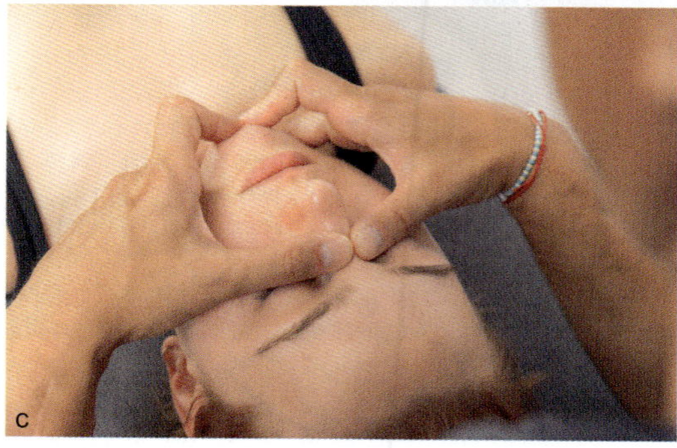

Abb. 8.42 Handposition für die anteriore Mittellinie. **a** Palpation der anterioren Mittellinie vom Os pubis bis zum Sternum. **b** Palpation der anterioren Mittellinie im Bereich des Sternum. **c** Palpation der anterioren Mittellinie im Gesicht. [K433]

- Die Qualität der Unterstützung für den Körper und den Gleichgewichtspunkt im Gebiet des Herzens spüren.
- Es kann notwendig sein, eine Druckkraft auszuüben, um die innewohnenden Kräfte wahrzunehmen und zu aktivieren.
- Bei Wahrnehmung dysfunktionaler Muster diese während der Inspirationsphase sanft verstärken. Gleichzeitig mit den homöostatischen Qualitäten in Kontakt bleiben.

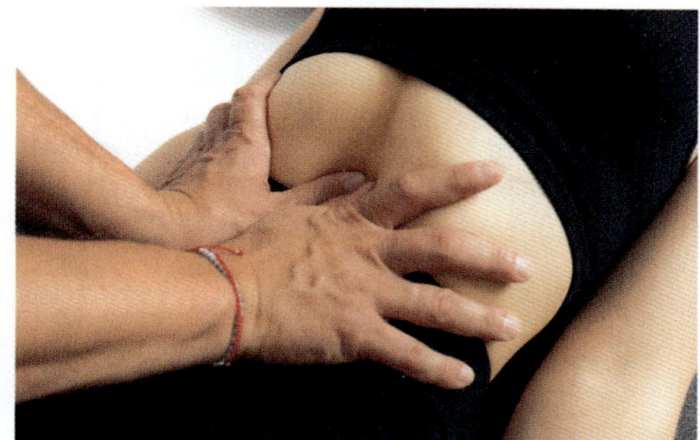

Abb. 8.43 Handposition für die zentrale Mittellinie [K433]

- **Kontaktaufnahme mit der dorsalen Mittellinie:**
  - Den Fokus auf die funktionelle Einheit der dorsalen Mittellinie richten und dabei die Region des Neuralrohrs palpieren.
  - Den Kontakt zu fluidischen und bioelektrischen Qualitäten des Nervensystems und des Gleichgewichtspunkts im Bereich des Sinus rectus spüren.
  - Die dysfunktionalen Muster während der Inhalationsphase leicht verstärken.
  - Dann den Fokus auf die Interaktion zwischen der mittleren Mittellinie und der dorsalen Mittellinienfunktion richten.
- **Kontaktaufnahme mit der anterioren Mittellinie:**
  - Die funktionelle Einheit der anterioren Mittellinie entlang einer Linie von der Nase durch Os hyoideum, Sternum, Proc. xiphoideus und Linea alba bis zur Symphysis pubica palpieren.
  - Einen Kontakt zum Gleichgewichtspunkt im Bereich des Os hyoideum herstellen.
  - Dysfunktionale Muster während der Inhalationsphase leicht verstärken.
- **Kontaktaufnahme mit der zentralen Mittellinie:** Den Fokus auf die funktionale Einheit der zentralen Mittellinie im Bereich der Prävertebralgeflechte und auf ihre Qualitäten bei der Palpation richten.
- **Integration aller Funktionseinheiten der Mittellinien:**
  - Eine Hand auf die Rückseite des Kopfes legen, mit der anderen Hand das Os sacrum palpieren (➤ Abb. 8.44).
  - Die Mittellinien miteinander verbinden und den Raum um diese Mittellinien herum spüren. Dabei gleichzeitig den Fokus auf die homöodynamischen Kräfte richten.

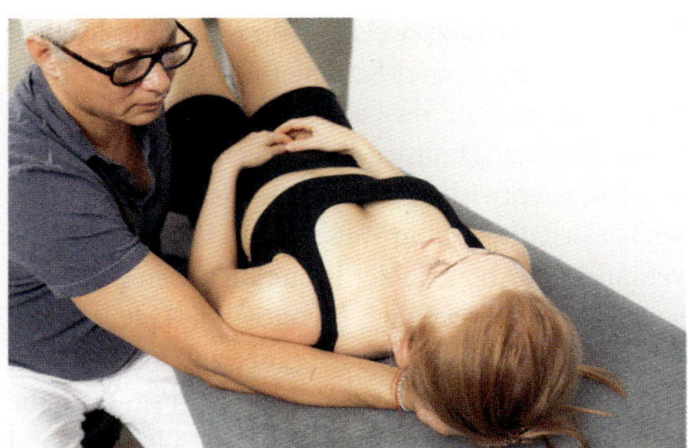

Abb. 8.44 Integration aller Funktionseinheiten der Mittellinien [K433]

- Die Dynamik zwischen den Funktionseinheiten der verschiedenen Mittellinien entfalten und ein neues Gleichgewicht zwischen den Mittellinien entstehen lassen.
- Mit den rhythmischen Qualitäten synchronisieren und die Hände während der Inspirationsphase lösen.

8.33.2 Mittellinie und psychosomatische Integration

Patient: In Rückenlage.
Therapeut: Stehend, seitlich des Patienten.
Handposition (➤ Abb. 8.45):

- Os sacrum und Os coccygis liegen in der kaudalen Hand.
- Die andere Hand befindet sich im Bereich der wahrgenommenen SPEKD, auf der Nabel- oder Herzregion.

Ausführung:

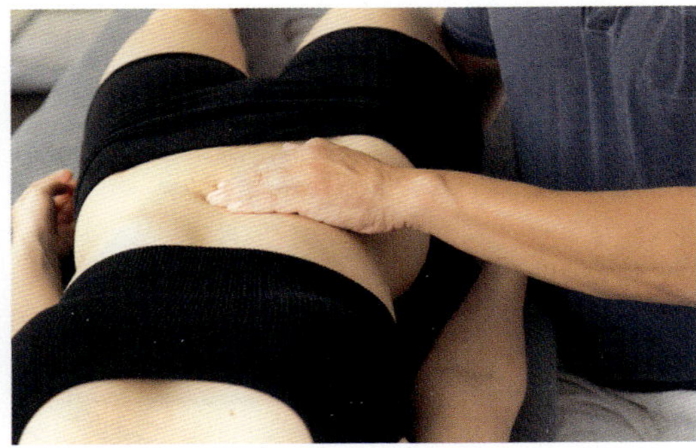

Abb. 8.45 Mittellinie und psychosomatische Integration [K433]

- **Einstimmung:**
  - Wie in allen in diesem Kapitel präsentierten Techniken, kann auch hier verbal begleitet werden, um die proaktive Mitarbeit des Patienten zu unterstützen (➤ Kap. 8.2).
  - Zunächst die Mittellinie zwischen Vertex und Spitze des Os coccygis, deren organisierende Funktion und homöodynamische Qualitäten sowie den Raum um diese Mittellinie wahrnehmen.
  - Einen Point of Balance zwischen beiden etablieren.
  - Bei einem Mangel an Homöostase in der Mittellinie die Aufmerksamkeit auf die Spitze des Os coccygis lenken. Vom Os coccygis aufsteigend das Fließen homöodynamischer Qualitäten und die inhärenten Bewegungen des Gewebes, die dieses Fließen begleiten, visualisieren. Möglich ist auch eine sanfte Verstärkung der freieren Bewegungsparameter dieser Mittellinie (indirekte Technik).
  - Eine Qualität von Einströmen wird zwischen Os coccygis und Vertex wahrnehmbar. Die Aufmerksamkeit auf den Aufstieg dieses Strömens von der Spitze des Os coccygis in die Mittellinie um die Region der ehemaligen Chorda dorsalis bis in den III. Ventrikel des ZNS richten. Am Ende kann wahrgenommen werden, wie sich dieses Strömen im gesamten Körper ausbreitet.
- **Stabilisation und Integration:**
  - Während der Behandlung auf Veränderungen der Qualität des Strömens im Bereich der Mittellinie achten, z. B. in Bezug auf SPEKD, Arousal oder Emotionen.
  - Koregulation:
    - Der Patient kann aufgefordert werden, seine Aufmerksamkeit auf das Strömen im Bereich der Mittellinie zu richten.
    - Der Patient kann die Auswirkungen auf den verschiedenen Erlebnisrepräsentationen wahrnehmen. Dazu kann er auf mögliche Veränderungen hingewiesen werden („Was passiert jetzt mit Ihrer Atmung?") oder er kann mit einer offenen Aufmerksamkeit den Prozess begleiten („Seien Sie offen für alles, was passiert, z. B. in Form von Körperempfindungen, Gefühlen, Gedanken, Bildern, Erinnerungen.", „Lassen Sie sich einfach überraschen.")
    - Die Blickrichtung kann unterstützend eingesetzt werden (➤ Kap. 10.5.11, ➤ Kap. 9.6.2).

  - Körperhaltung, Atmung, Muskeltonus etc. können bewusst genutzt werden, um die Integration der Mittellinien zu erreichen.
  - Die vertikale Ausrichtung kann zusätzlich mit der Wahrnehmung der Nabelregion oder des Herzfeldes seitens des Patienten und des Therapeuten gekoppelt werden. Dazu Nabel- oder Herzregion mit der Mittellinie verbinden.
  - Im Einzelfall kann es auch nötig werden, eine kompressive Kraft auszuüben, um die inhärenten Kräfte dabei zu unterstützen, in Aktion zu treten.
  - Anschließend kann ein Point of Balance zwischen Mittellinie und Nabel- oder Herzregion etabliert werden.
- Der **Fokus der Aufmerksamkeit** geht von der Mittellinie
  - Zum Innersten des Innersten des Innersten
  - Lokal zur behandelnden SPEKD
  - In die regionale Umgebung der SPEKD
  - Zur Globalität im gesamten Körper
  - Zum Feld um den Körper herum
  - Zum Horizont, in die Weite ausbreitend
  - Jenseits des Horizonts bzw. von Zeit und Raum

8.34 Archetypische Haltungen nach P. Beach

Das Modell der sieben archetypischen oder natürlichen Körperhaltungen ist auf Erkenntnisse der Evolutions- und Entwicklungsbiologie zurückzuführen (Liem et al. 2021). Beispielsweise ist der muskuloskelettale Tonus von Jägern und Sammlern in der Vorzeit aus den Bewegungen ihres Lebensalltags heraus bedingt. Diese Bewegungsmuster haben sich über Millionen von Jahren entwickelt. Erst in den letzten Jahrhunderten hat sich die Art und Weise sich zu bewegen extrem verändert. Noch nie in der Evolution haben wir ein so sesshaftes Leben geführt. Die **sitzende Lebensweise** ist dabei sogar ein Hauptfaktor, der an einer Vielzahl von Zivilisationskrankheiten mitbeteiligt ist. Auch die Art des Sitzens ist ein wichtiger Faktor. Ein Stuhl und eine Couch sind meist der Inbegriff von falschem Sitzen und auch von zu langer Immobilität.

Einige **Ratschläge** sind einfach umzusetzen:

- Sich eher auf den Boden als auf einen Stuhl oder auf eine Couch setzen. Dabei ist das Variieren der Sitzhaltung ausdrücklich gewünscht. Diese sollte gewechselt werden, sobald es unbequem wird.
- Das Aufrichten vom Boden ist eine wichtige Bewegungssequenz für uns Menschen, um Gesundheit für unseren Körper zu erhalten und wieder zu erlangen.
- Aus evolutionärer Sicht haben wir einen Großteil unseres Lebens auf nackten Füßen verbracht. Auch der direkte Kontakt mit den Füßen zum Boden ist für die Gesunderhaltung und Gesundung nicht nur der Füße hilfreich, sondern verstärkt auch die Erdung.
- Verbesserung der Erdung, Flexibilität und Stabilität im Körper sind wichtige Ressourcen, insbesondere bei chronischem Stress oder PTBS.

Der Osteopath Philip Beach (2010) beschreibt **sieben natürliche Sitzhaltungen,** die schon seit Beginn der Menschheit ausgeübt wurden. Diese sollte jeder einneh-

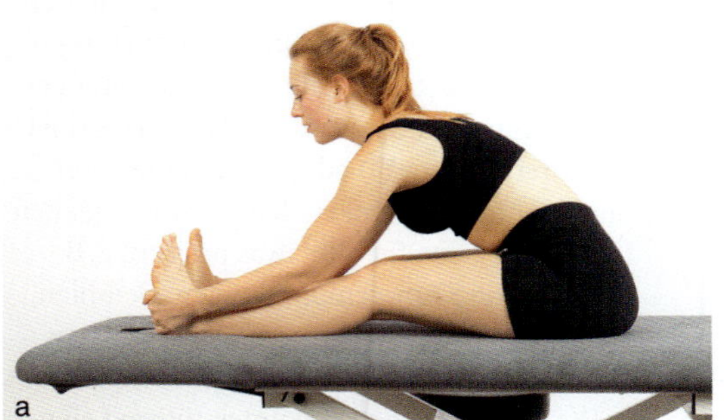

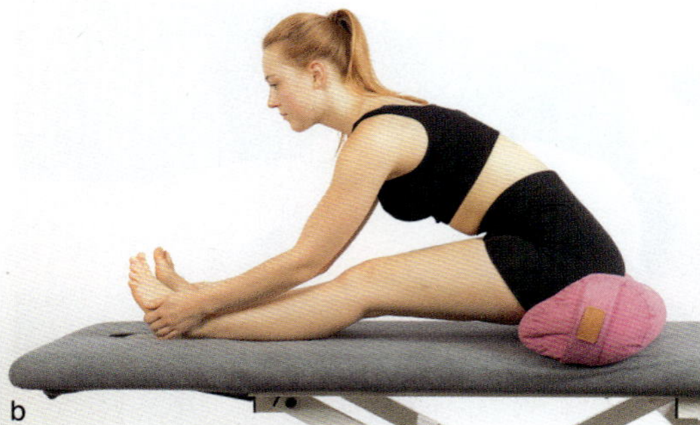

Abb. 8.46 **a** Sitzen mit gestreckten Beinen auf dem Gesäß und leicht nach vorne gekippt. **b** Unterstützung durch ein Kissen. [K433]

8

men können. Falls eine oder einige dieser Sitzhaltungen nicht oder nur zum Teil eingenommen werden können, ist es sinnvoll, diese Haltung regelmäßig zu üben, d.h. täglich für etwa 5 Minuten. Der Übungsreiz ist dabei nur gering und sollte keinesfalls Schmerzen verursachen. Es ist die Regelmäßigkeit der Ausübung, die eine normale fasziale Beweglichkeit wieder ermöglicht.

Die sieben natürlichen Sitzhaltungen sind:

1. **Sitzen mit gestreckten Beinen auf dem Gesäß und leicht nach vorne gekippt** (➤ Abb. 8.46a): Wenn der Körperstamm noch nicht über die Vertikale hinaus nach vorne gebeugt werden kann, kann ein Kissen unter das Gesäß gelegt werden, damit eine entspannte Kippung nach vorne erreicht wird und die Schwerkraft für eine weitere Beugung genutzt werden kann (➤ Abb. 8.46b).
2. **Sitzen im Schneidersitz** (➤ Abb. 8.47a): Die Knie sollen entspannt auf den Füßen aufliegen. Wenn diese keinen Kontakt zu den Füßen haben, dann erstens ein Kissen unter das Gesäß legen, sodass das Becken ungefähr so hoch ist wie die Knie, und zweitens die Knie mit Kissen unterlagern, sodass die Knie von den Kissen gehalten werden, ohne dass sich die inneren Oberschenkelmuskeln anspannen müssen (➤ Abb. 8.47b). Wenn mehr Beweglichkeit in den Hüften entsteht und die Knie stärker Richtung Füße absinken, kann die Höhe der Kissen vermindert werden.
3. **90/90-Sitzhaltung** (➤ Abb. 8.48a): Der hintere Fuß sollte gestreckt sein und die Ferse Kontakt mit dem Gesäß haben. Gleichzeitig sollten beide Sitzbeine Kontakt zum Boden haben und ein Sitzen ohne Abstützung mit den Armen möglich sein. Wenn dies noch nicht erreicht wird, kann ein Kissen unter das Gesäß der Gegenseite gelegt werden, sodass sich die Wirbelsäule gerade aufrichten kann (➤ Abb. 8.48b). Wenn im Laufe der Zeit die Sitzbeine näher zum Boden gelangen und der hintere Fuß näher zum Gesäß kommt, kann die Kissenunterlagerung vermindert werden.

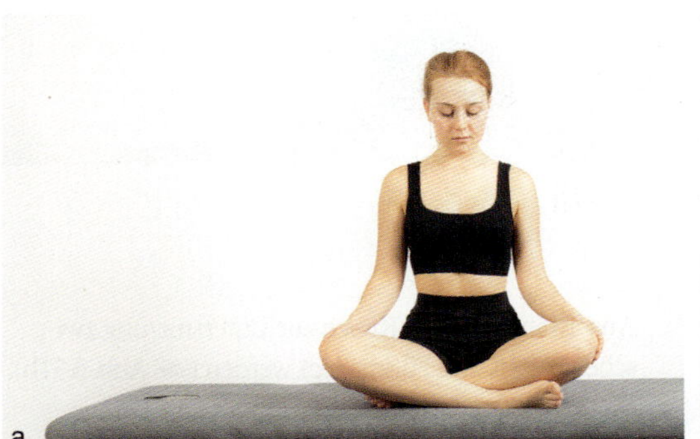

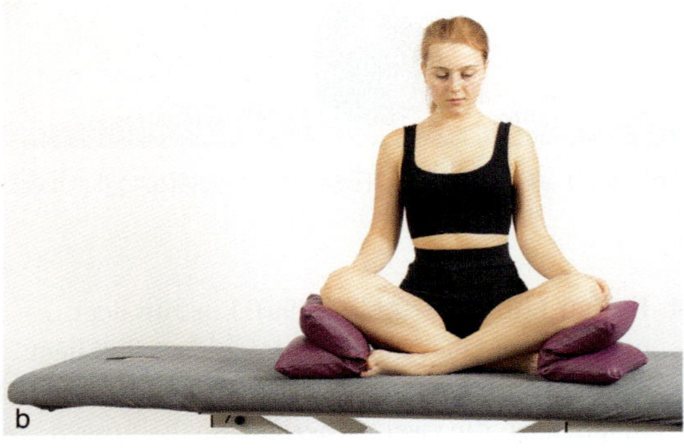

Abb. 8.47 **a** Sitzen im Schneidersitz. **b** Unterstützung durch Kissen. [K433]

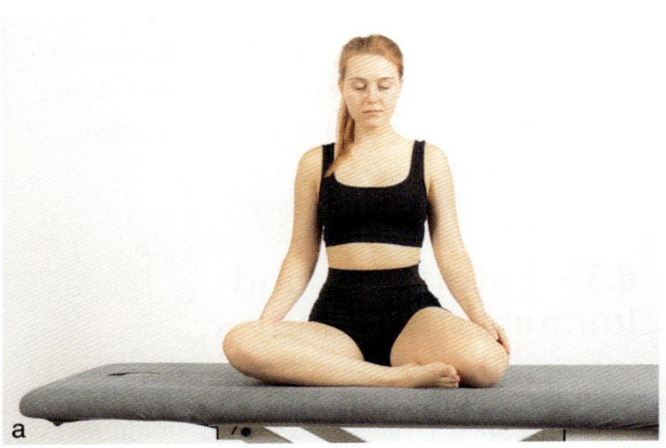

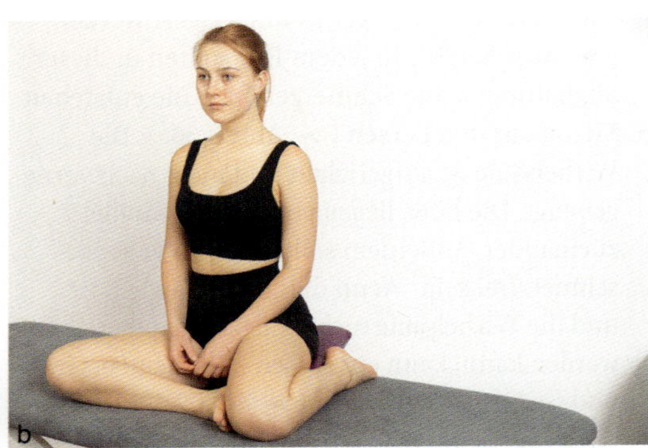

Abb. 8.48 **a** 90/90-Sitzhaltung. **b** Unterstützung durch Kissen. [K433]

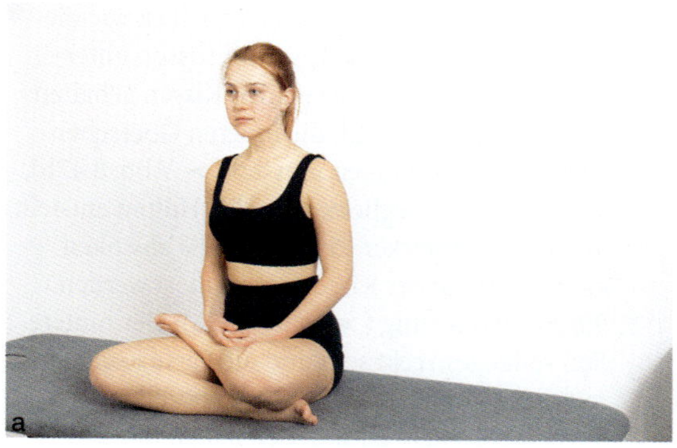

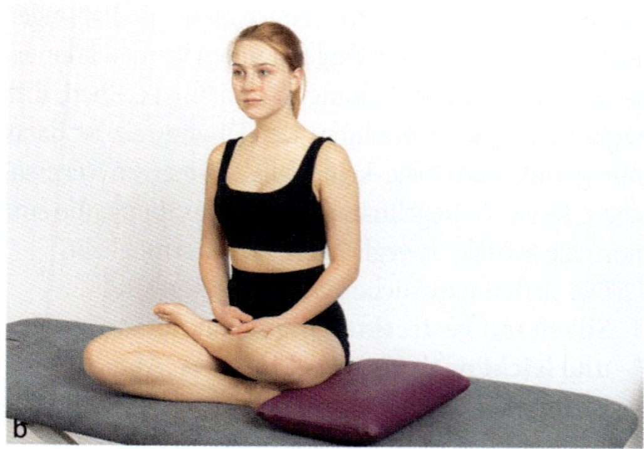

Abb. 8.49 **a** Halber Lotus. **b** Unterstützung durch Kissen. [K433]

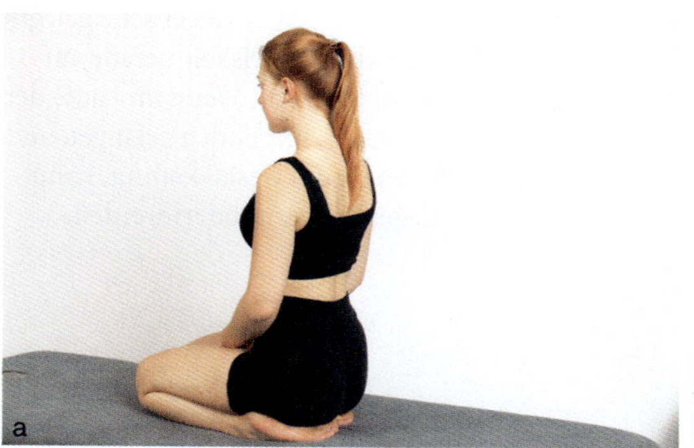

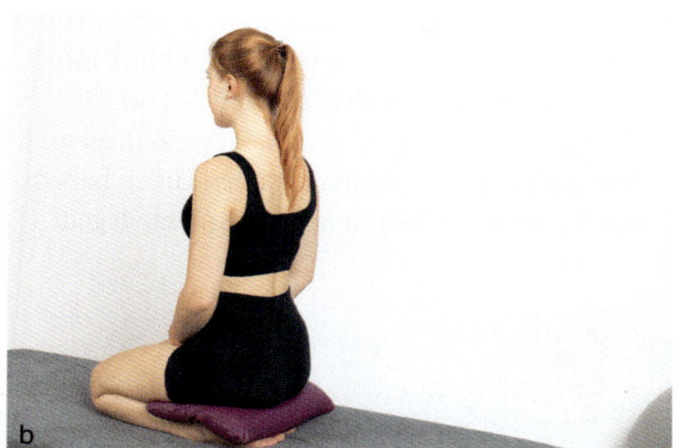

Abb. 8.50 **a** Sitzen auf den Fersen. **b** Unterstützung durch ein Kissen. [K433]

4. **Halber Lotus** (➤ Abb. 8.49a): Ein Fuß liegt unter einem Oberschenkel, der andere Fuß liegt auf dem anderen Oberschenkel. Wenn dies nicht möglich ist, die zwei vorherigen Sitzhaltungen eine Zeitlang ausführen. Zunächst kann ein Kissen unter das Gesäß gelegt werden. Zur Hilfe kann auch das Knie etwas unterlagert werden (➤ Abb. 8.49b). In jedem Fall sollten in dieser Sitzhaltung keine Schmerzen im Knie entstehen.
5. **Sitzen auf den Fersen** (➤ Abb. 8.50a): Die Wirbelsäule ist aufgerichtet und nicht nach vorne gebeugt. Die Füße liegen gerade und parallel zueinander. Außerdem sollten die Fußgelenke schmerzfrei sein. Wenn dies nicht möglich ist und die Wirbelsäule nicht entspannt aufgerichtet werden kann, kann ein Kissen zwischen Fersen und Gesäß gelegt werden (➤ Abb. 8.50b).
6. **Sitzen auf den Fersen mit aufgestellten Zehen** (➤ Abb. 8.51a): Dies sollte entspannt möglich sein. Ansonsten kann ein Kissen zur Unterstützung zwischen Gesäß und Füße gelegt werden (➤ Abb. 8.51b).
7. **Sitzen in der Hocke** (➤ Abb. 8.52a): Dabei behalten die Fersen Kontakt zum Boden und die Füße stehen parallel zueinander. Wenn dies nicht möglich ist, kann ein zusammengerolltes Handtuch unter die Fersen gelegt werden (➤ Abb. 8.52b). Wenn sich die Muskeln normalisieren, kann die Höhe des zusammengerollten Handtuchs zunehmend vermindert werden.

8.35 Entgiftung und Immunaktivierung

Auch allgemeine Entgiftungs- und Immunaktivierungstechniken sind anzuwenden.

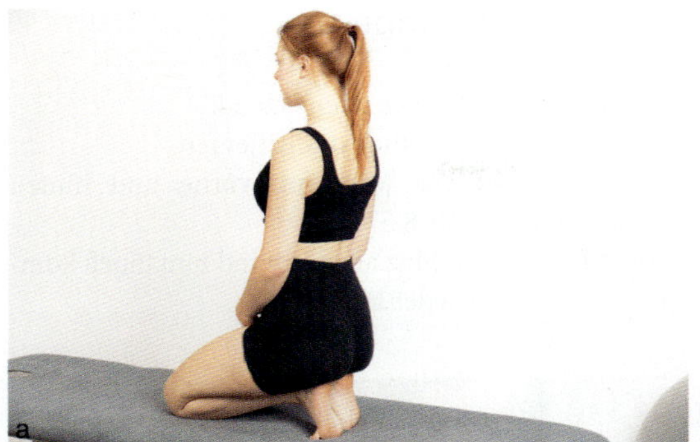
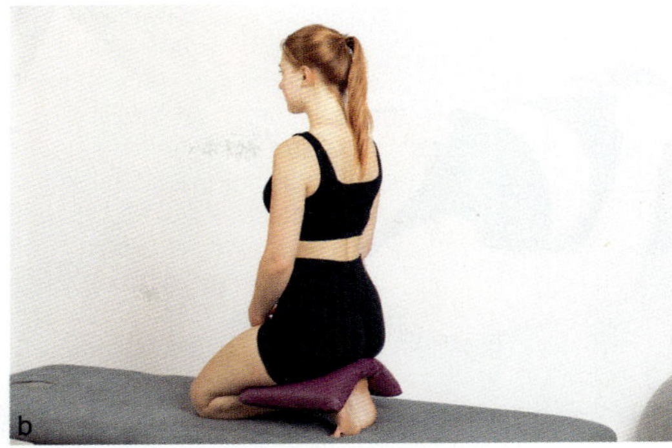

Abb. 8.51 **a** Sitzen auf den Fersen mit aufgestellten Zehen. **b** Unterstützung durch ein Kissen. [K433]

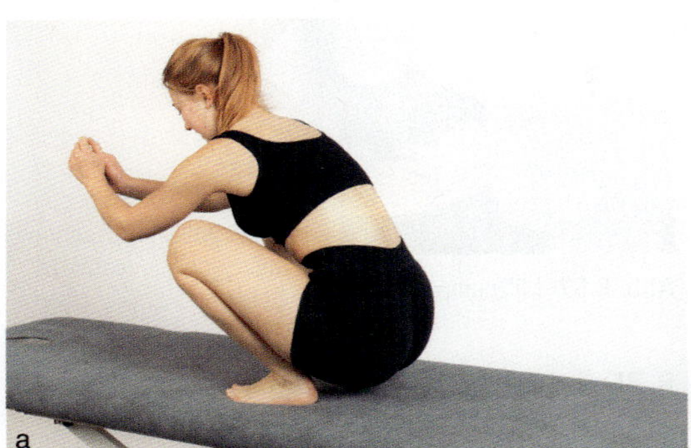
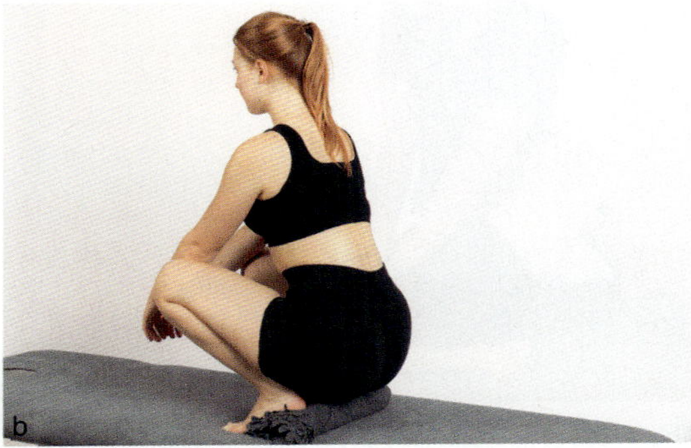

Abb. 8.52 **a** Sitzen in der Hocke. **b** Unterstützung durch ein Handtuch. [K433]

8.35.1 Lymphpumpe

Lymphpumptechniken an den Schlüsselbeinen, am Sternum (thorakal), am Bauch (abdominal) und an den Füßen entspannen, unterstützen eine sanfte Empfindung von Fließen und verbessern das Lymph- und Immunsystem.

Patient: In Rückenlage.

Therapeut: Steht.

Handposition:

- Klavikula: Die eine Hand medial einseitig auf die Klavikula, die andere Hand an die Anguli mandibulae legen (➤ Abb. 8.53).
- Sternal: Beide Hände übereinander auf das Sternum legen (➤ Abb. 8.54).
- Abdominal: Beide Hände unterhalb des Bauchnabels und des Dünndarms auf den Bauch legen, die Finger sind nach kranial gerichtet (➤ Abb. 8.55).
- Füße: Die Handflächen auf die Fußsohlen legen (➤ Abb. 8.56).

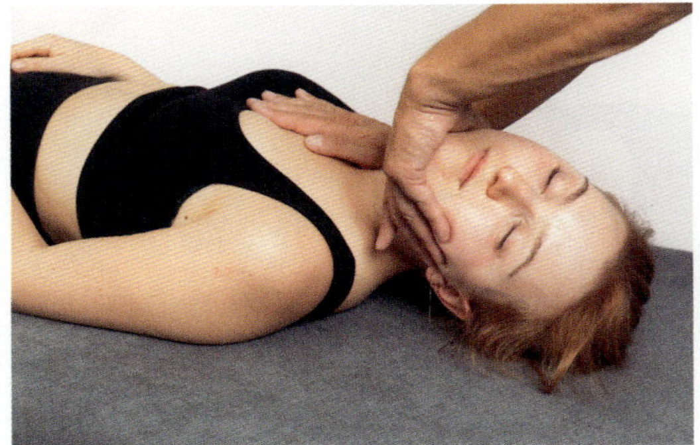

Abb. 8.53 Lymphpumptechnik an der Klavikula [K433]

Ausführung:

- Die Lymphpumpe mit einer Frequenz von etwa 1 ×/Sekunde für jeweils 1 Minute pro Region durchführen.
- Klavikula: Einen rhythmischen Druck nach kaudal-posterior ausüben.

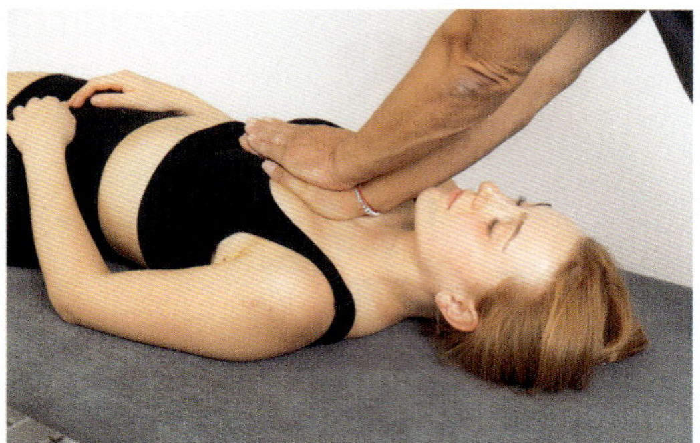

Abb. 8.54 Lymphpumptechnik am Sternum [K433]

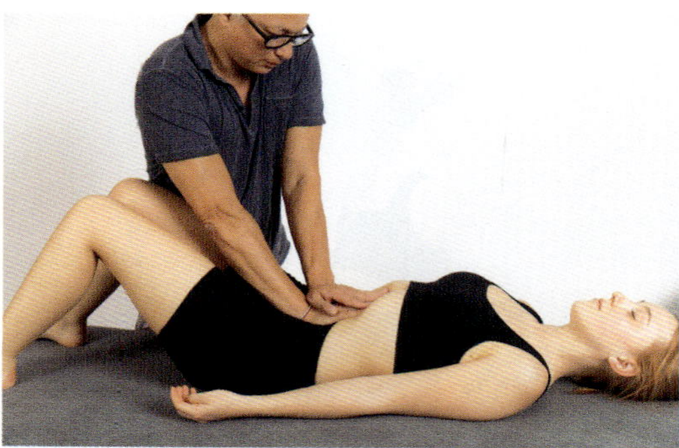

Abb. 8.55 Lymphpumptechnik am Bauch [K433]

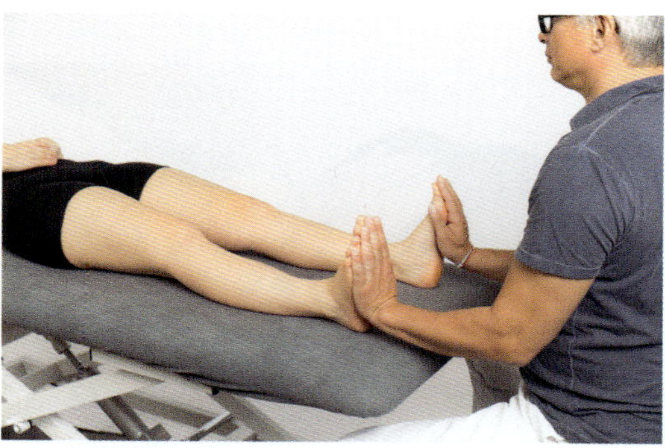

Abb. 8.56 Lymphpumptechnik an den Füßen [K433]

- Sternal: Einen rhythmischen Druck nach kaudal-posterior ausüben.
- Abdominal: Einen rhythmischen Druck nach kranial-posterior ausüben.
- Füße: Einen rhythmischen Druck in die Dorsalextension ausüben.

8.35.2 Milzpumpe

Patient: In Rückenlage oder sitzend.
Therapeut: Steht seitlich des Patienten.
Handposition: Die Milz von vorne und hinten umfassen (➤ Abb. 8.57).
Ausführung: Die Milz abwechselnd bimanuell komprimieren und wieder lösen.

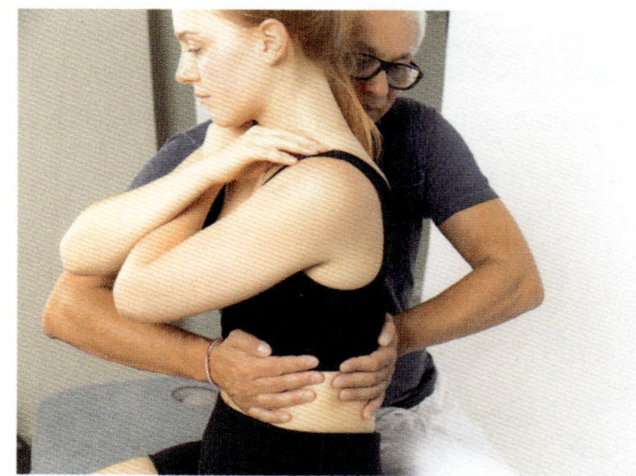

Abb. 8.57 Milzpumpe [K433]

8.35.3 Leberpumpe

Patient: In Rückenlage.
Therapeut: Steht rechts seitlich am Patienten.
Handposition: Die Leberregion mit der rechten Hand umfassen.
Ausführung:

- Die Gewebespannungen befunden.
- Befundorientiert die betroffenen Leberregionen/-lappen drainieren (rechts metabol, links endokrin). Dazu mit dem linken Arm den rechten

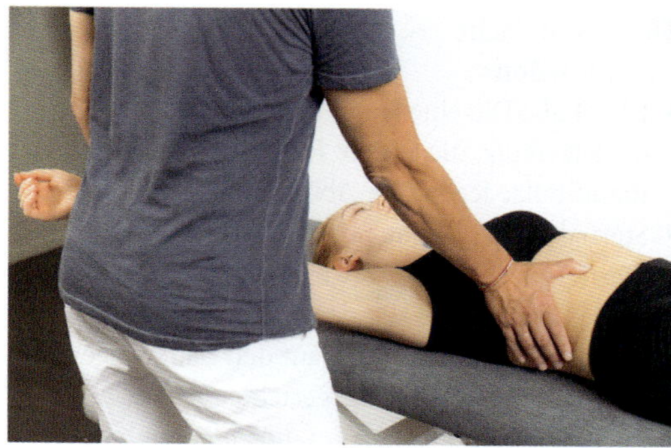

Abb. 8.58 Leberpumpe [K433]

8

Patientenarm umfassen und diesen als Hebel nutzen (➤ Abb. 8.58). Gleichzeitig mit der rechten Hand den Mikrobewegungen des Lebergewebes folgen.

8.36 Palpation und Interozeption

8.36.1 Berührung

Bei unseren täglichen Erfahrungen mit der belebten und unbelebten Natur ist Berührung ein zentrales Merkmal. Berührungsinformationen sind allgegenwärtig, denn wir berühren, um die uns vertraute Welt zu entdecken (Corbetta et al. 2009), um innerhalb unserer Umwelt zu funktionieren und sie zu gestalten und um zu interagieren (Cascio 2010). Taktiles Feedback kann die Wahrnehmung visueller und auditiver Stimuli beim Hören von Sprache verbessern (Gick et al. 2008). Die taktile Kommunikation ist die allererste Form der **nonverbalen Kommunikation,** die von Säuglingen verstanden wird. Taktiler Kontakt kann eine Vorstufe zur verbalen Kommunikation darstellen und die Grundlagen für deren Rhythmus und Stil bilden (Dunbar 1996). Der Tastsinn entwickelt sich sehr früh: Bereits in der intrauterinen Phase (8. Schwangerschaftswoche) verfügt der Fetus über ein umfassendes taktiles Wahrnehmungsvermögen, woran die Besonderheit der sensomotorischen Natur des Menschen deutlich wird (Addabbo et al. 2015).

Es ist schwierig, den **motorischen** und den **sensorischen** Aspekt der Berührung auseinanderzuhalten. Das Ziel von Berührung ist die taktile Stimulation des Berührenden; die Berührung hat aber auch einen Effekt auf denjenigen, der berührt wird. Im Englischen ist die Beziehung zwischen den Wörtern „Kontakt" und „Berührung" sinnbildlich, da beide mit einem einzigen Wort ausgedrückt werden: „touch". Das sensomotorische Spektrum des Berührenden erstreckt sich auch auf die sensomotorische Repräsentation des Gegenübers: Die Berührung eines Menschen stimuliert sowohl beim Berührenden als auch beim Berührten taktile Afferenzen. In der Einheit zwischen dem Berührenden und dem Berührten manifestiert sich das **Merkmal der Reziprozität:** Man kann eine andere Person nicht berühren, ohne selbst berührt zu sein, man kann nicht berührt werden, ohne körperlich zu berühren (Gentsch et al. 2015). Es gibt neben dem Tast- bzw. Berührungssinn keinen anderen Sinn, der mit dieser Eigenschaft ausgestattet ist, und deshalb sind Berührungskontakte zwischen Menschen eine hochgradig emotionale Form der Kommunikation, vom Schulterklopfen bis hin zur sinnlichen Liebkosung (Morrison et al. 2010). Diese stärkt Bindungen und bereitet Freude und Vergnügen (Ellingsen 2014). Die **soziale Berührung** wirkt sich nicht nur auf die Berührten positiv aus, sondern auch auf diejenigen, die berühren (Debrot et al. 2013; Debrot et al. 2014). Sensorische Einflüsse wie Weichheit (Rolls et al. 2003), Temperatur, Intensität und Tempo (Löken et al. 2009) sowie Top-down-Einflüsse wie Erwartung (McCabe et al. 2008), frühere Erfahrungen und die Identität des Berührenden (Gazzola et al. 2012) tragen dazu bei, die Wirkung des Berührungskontakts einzuschätzen (bewusst oder unbewusst).

Die psychischen und physischen **Dimensionen des Berührens und des Berührtwerdens** sind durch funktionsabhängige Plastizität gekennzeichnet: Man denke an die kontinuierliche Verfeinerung der Sensomotorik, die sich bei Therapeuten entwickelt, die mit Berührungen arbeiten. Man kann sich ihrer **bewusst oder unbewusst** sein: Wir berühren andauernd, ohne dass es uns bewusst ist. Wenn wir z. B. auf einer Tastatur tippen, berühren unsere Hände diese zwar, wir sind uns aber der taktilen Empfindung, die das Tippen hervorruft, nicht bewusst, es sei denn, wir richten unsere Aufmerksamkeit direkt darauf (Schubert et al. 2008). Bewusst hingegen ist die Berührung eines Osteopathen, der seine Aufmerksamkeit auf die taktile Empfindung lenkt, die das Gewebe des Patienten in ihm hervorruft. Dass es im Zuge von bewussten und unbewussten taktilen Kontakten zu einer unterschiedlichen zerebellären Aktivierung kommt, ist bekannt. Im Nucleus n. trigemini, einem Kerngebiet des Pons, werden bewusste und unbewusste exterozeptive Reize in unterschiedlichen Arealen verarbeitet.

Gerade im klinischen Umfeld, aber nicht nur dort, haben Berührungskontakte die dichotomen Eigenschaften der **Linderung** und der **Schmerzhaftigkeit.** Wenn die Methode der Berührung verändert wird, verändert sich oft auch die Interpretation des Berührten: Der Einsatz einer Faust und eine Liebkosung sind unterschiedliche Arten der körperlichen Berührung mit einem gegensätzlichen Effekt. Je nach Befinden kann dieselbe Berührungsform zu einem anderen Zeitpunkt eine entspannende Wirkung haben oder schmerzhaft sein: Streichelt man über ein verbranntes Hautareal, kann der Schmerz gelindert oder aber verstärkt werden.

8.36.2 Art der Berührung

Eine weitere Besonderheit der taktilen Wahrnehmung ist die deutliche Unterscheidung verschiedener Systeme in Bezug auf neurobiologische und psychophysische Charakteristika: Bei taktilen Wahrnehmungen wird zwischen einer **diskriminativen** und einer **affektiven Komponente** unterschieden. Letztere ist Teil eines umfassenden Konstrukts der Interozeption.

Diskriminative taktile Wahrnehmung

Diskriminative Berührungsempfindungen sind nur an **unbehaarten Hautarealen** möglich: Die **Handfläche,** die anatomische Region, über die der Großteil der diskriminativen taktilen Wahrnehmung stattfindet, ist unbehaart (Zimmerman et al. 2014). Je kleiner und feiner die rezeptiven Hautfelder sind, desto besser und präziser ist die taktile Wahrnehmung, die durch eine Berührung hervorgerufen wird. Menschen sind in der Lage, durch haptische Exploration mit den Fingern Unebenheiten auf Oberflächen von nur wenigen Nanometern festzustellen (Skedung et al. 2013). Dies ist u. a. aufgrund der überproportionalen sensorischen Repräsentation der Hand im somatosensorischen Homunkulus und ihrer ebenso essenziellen ausgedehnten Repräsentation im motorischen Homunkulus möglich. Dies ist Ausdruck der erwähnten sensomotorischen Besonderheit: Die hochgradig diskriminativen Eigenschaften sind die Voraussetzung für die Organisation motorischer Aktionen (Greifen, Fortbewegung usw.).

8

Die diskriminative taktile Wahrnehmung wird über eine Reihe von spezifischen Rezeptoren, afferente Fasern und Gehirnareale vermittelt, die zum **exterozeptiven System (System A)** gehören. In der unbehaarten Haut gibt es vier Typen von **Mechanorezeptoren** mit unterschiedlichen Morphologien und sensorischen Eigenschaften, die von schnell leitenden **Aβ-Fasern** innerviert werden (Iggo et al. 1977; Jänig 1971; Johansson 1978) (➤ Kap. 6.27.1):

- Langsam adaptierende **Merkel-Zellen** in der basalen Epidermis reagieren auf statische Reize; die Signalübertragung erfolgt über Aβ-Fasern vom Typ I.
- Langsam adaptierende **Ruffini-Körperchen** in der Dermis reagieren hauptsächlich auf die Dehnung der Haut; die Signalübertragung erfolgt über Aβ-Fasern vom Typ II.
- Schnell adaptierende **Meißner-Körperchen** im Stratum papillare der Dermis registrieren Druckveränderungen; die Signalübertragung erfolgt über Aβ-Fasern vom Typ I.
- Schnell adaptierende **Vater-Pacini-Körperchen** in der Subkutis sind auf die Wahrnehmung von hochfrequenten Vibrationen spezialisiert; die Signalübertragung erfolgt über Aβ-Fasern.

Wirkt ein mechanischer Reiz auf diese Rezeptoren ein, entsteht ein Rezeptorpotenzial. Nach Erreichen eines Schwellenwerts wird ein Aktionspotenzial ausgelöst, das entlang der Nervenfasern weitergeleitet wird (je nach Rezeptor mit schneller oder langsamer Adaptation). Im Rückenmark unterscheiden sich insbesondere die Laminae III–IV (Ncl. gracilis und Ncl. cuneatus) (Perl et al. 1962; Petit et al. 1968) und die Rexed-Lamina V im dorsalen Abschnitt der grauen Substanz voneinander. Die Neurone zweiter Ordnung befinden sich in den Tractus spinocerebellares anterior und posterior und leiten propriozeptive Afferenzen zum Kleinhirn. Darüber hinaus liegen sie im Fasciculus gracilis und Fasciculus cuneatus sowie im Tractus spinothalamicus medialis, die zum Ncl. ventralis posteromedialis des Thalamus ziehen. Von dort erfolgt die Weiterleitung der vermittelten Informationen zum Gyrus postcentralis (Brodmann-Areale 1, 2 und 3), dem somatosensorischen Kortex, dessen Topografie im sensorischen Homunkulus nach Penfield abgebildet ist. Dort wird die Empfindung bewusst und die Berührung wird zur Wahrnehmung. Der Gyrus postcentralis ist somatotopisch gegliedert, d. h., dass ein bestimmtes Körperareal mit einem bestimmten Kortexareal verschaltet ist.

Affektive Berührung

Bis vor einigen Jahren waren Arbeiten zum diskriminativen Tastsinn in der wissenschaftlichen Literatur vorherrschend. Dann wurden zunehmend eine andere Art der Tastmodalität erforscht und damit auch deren psychophysische Koordinaten, anatomische Grundlagen und unterschiedliche biologische Bedeutung: der affektive Berührungssinn (McGlone et al. 2007).

Wie so häufig im Bereich der Neurowissenschaften liefert die Erforschung von Pathologien wertvolle und entscheidende Erkenntnisse. So gibt es auch für die Unterscheidung zwischen diskriminativer und affektiver Berührungswahrnehmung aufschlussreiche und aussagekräftige klinische Fälle. Patienten, die an einem seltenen neuropathischen Syndrom leiden, das mit dem Verlust von Aα- und Aβ-Fasern (System A), nicht jedoch von den im Folgenden beschriebenen C-Fasern einhergeht, haben den diskriminativen Berührungssinn (zusätzlich zum Verlust der Propriozeption) verloren, können aber zarte Berührungen im Bereich der **behaarten Haut** wahrnehmen (Forget et al. 1987; Cole et al. 1992). Dass im Zuge der Evolution ein von der diskriminativen taktilen Wahrnehmung abgekoppeltes System aufrechterhalten wurde, muss zwangsläufig Relevanz für die gesunde Homöostase des Menschen haben. Obwohl die C-Fasern aufgrund ihrer geringen räumlichen Trennschärfe bei der Lokalisierung von Reizen und der diskriminativen Wahrnehmung keine Rolle spielen, besitzen sie eine höhere **soziale** (Kommunikation, Bindung, Vergnügen, Lustgewinn) und **emotionale Relevanz** (interozeptives, autonomes, hormonelles System), da sie **zarte Berührungen** übermitteln (McGlone et al. 2007), die in menschlichen Beziehungen eine große Rolle spielen. Affektive Berührungen umfassen die typischen Berührungen bzw. Berührungskontakte bei der Paarung, der Selbstfürsorge und -pflege und der fürsorglichen Pflege Anderer. Die affektive Berührung ist die **sinnliche Berührung** (Jönsson et al. 2015; Ebisch et al. 2014), die eine Gänsehautreaktion hervorruft, die Herzfrequenz senkt, für Entspannung sorgt und die guten Absichten derer vermittelt, die uns berühren.

Durch die affektive Berührung werden **unmyelinisierte** Nervenfasern vom **Typ C** stimuliert, die auch **C-taktile Nervenfasern** (CT) genannt werden (Vrontou et al. 2013). Sie liegen als freie Nervenendigungen vor, weisen eine niedrige Reizschwelle auf und sind langsam leitend. Neuroanatomisch und neurophysiologisch gesehen gehören sie zur Kategorie des **interozeptiven Systems** bzw. **Systems B.** Dazu zählen auch die schneller leitenden Aδ-Fasern (weil dünn myelinisiert) und die C-Fasern, die durch thermische, chemische und Schmerzreize erregt werden. CT-Fasern finden sich nur in **behaarten Hautabschnitten,** die 90 % der Körperoberfläche ausmachen (Zimmerman et al. 2014). Sie können durch leichte Berührungen mit einer Stärke von bis zu 2,5 mN (Optimum 0,2–0,4 mN) aktiviert werden (Vallbo et al. 1999; Cole et al. 2006) und die Leitgeschwindigkeit liegt bei 1–10 cm/s (Optimum 3 cm/s) (Löken et al. 2009), wenn die Temperatur des Testgegenstands 32 °C beträgt.

Findet eine Berührung unter exakt diesen physikalischen Bedingungen statt, dann werden die von den niederschwelligen Mechanorezeptoren aufgenommenen Reize zum primär afferenten Neuron geleitet, das in das Hinterhorn eintritt. Anschließend laufen folgende Vorgänge ab:

- Das primär afferente Neuron gibt Kollateralen zum Hirnstamm ab (Li et al. 2011).
- Es geht Kontakte mit einem Interneuron ein, das in der Lage ist, die Information zu verarbeiten (Zimmerman 2014). Anschließend wird der Impuls auf das präganglionäre Neuron des Sympathikus im thorakolumbalen Rückenmark übertragen. Dessen Aktivierung führt zur Erregung sympathischer Fasern, z. B. der sympathischen Fasern, welche die Piloarrektion steuern (Gänsehaut). Dieser spinospinale Reflex veranschaulicht die enge Beziehung zwischen der Interozeption und dem autonomem Nervensystem.
- Es werden synaptische Kontakte zu Projektionsneuronen sowohl auf der Ebene der Lamina V als auch v. a. auf der Ebene der Lamina II (Rolando-Substanz, Substantia gelatinosa) hergestellt. Anschließend nimmt der Verlauf im Tractus spinothalamicus lateralis (Andrew 2010) die folgenden beiden Wege:
  - Der Impuls wird in die Formatio reticularis fortgeleitet, wo die Aktivität der wichtigen Schrittmacher der autonomen Funktionen reguliert wird, z. B. die Steuerung des kardiovaskulären Systems (Senkung der Herzfrequenz bei affektiven Berührungen), sowie auch serotonerge und durch Endorphine gesteuerte Prozesse (Gefühl der Entspannung bei affektiven Berührungen).
  - Der Berührungsreiz wird auf die Ebene des Thalamus weitergeleitet und gelangt von dort zu den sensorischen Kortexarealen einschließlich der Insula (Olausson et al. 2002; Björnsdot-

ter et al. 2009), zum primären und sekundären somatosensorischen Kortex (McGlone et al. 2002; Gazzola et al. 2012) (laut Craig nur zur Area 3a), zum präfrontalen, orbitofrontalen und anterioren zingulären Kortex sowie zum superioren temporalen Sulcus (Francis et al. 1999; Lindgren et al. 2012; McGlone et al. 2012; Gordon et al. 2013; Scheele et al. 2014). Dort kann die Berührung die subjektiven und universellen Konnotationen wie Zuneigung, Sinnlichkeit oder Erotik annehmen. Subkortikale Areale wie das ventrale Striatum und die Amygdala, die an der Verarbeitung von affektiven und motivationalen Reizen zentral beteiligt sind, sind auch für die Prozessierung von Reizen zuständig, die zur Kategorie der affektiven Berührung gehören (Ellingsen et al. 2013; Perini et al. 2015).

Die Nervenimpulse, die durch die Berührung der Haut an der Peripherie des Körpers ausgelöst wurden, sind nun im ZNS angekommen.

8.36.3 Interozeption

Der Begriff **Interozeption** hat seit der Jahrtausendwende in der Wissenschaft mehr und mehr Bedeutung erlangt und diese Entwicklung dauert an (Ceunen et al. 2016). Nicht nur Experten aus dem Bereich der Neurowissenschaften wenden den Begriff mit wachsender Selbstverständlichkeit an. In einem Wissenschaftssystem, das sich zunehmend auf neurowissenschaftliche Erkenntnisse bezieht, haben auch die Manualtherapien (D'Alessandro et al. 2016), die Psychologie (Duquette 2017), die Psychiatrie (Shah et al. 2016, Quattrocki et al. 2014), die Forschung zur körperlichen Aktivität (Georgiou et al. 2015), die Forschung zu kontemplativen Praktiken (Farb et al. 2015) einschließlich der Achtsamkeitsforschung (Haase et al. 2016; Farb et al. 2013) begonnen, sich mit dem Konstrukt der Interozeption vertraut zu machen. Dieser Erfolg ist darin begründet, dass das Konzept der Interozeption ein vielversprechendes neurowissenschaftliches Hintergrundwissen bietet, mit dessen Hilfe Erkenntnisse in den genannten Bereichen eingeordnet, verstanden und weiterentwickelt werden können. In diesem Kontext können die multiplen Wechselwirkungen und Grundprinzipien des osteopathischen Handelns der in diesem Buch dargelegten psychosomatischen Osteopathie, wie z. B. psycho-neuro-endokrino-immunologische Beziehungsgefüge nicht außer Acht gelassen werden, zumal die Interozeption zunächst ein valides theoretisches und praktisches Werkzeug ist, um das Individuum getreu der etymologischen Bedeutung zu erfassen: individuus = unteilbar. Es gibt bereits zahlreiche Bestrebungen, verschiedene Phänomene wie Stress (Schulz et al. 2015), Gesundheit (Farb et al. 2015), Homöostase (Tsakiris et al. 2016) und die Theorie des Geistes (Shah et al. 2017) vor dem Hintergrund der Interozeption zu erforschen. Das Konstrukt der Interozeption ist gut dafür geeignet, einen theoretischen Rahmen zu schaffen, um das Individuum sowohl Top-down als auch Bottom-up neurophänomenologisch zu analysieren. In der Tat stellt die Interozeption das umfassendste neurowissenschaftliche Paradigma dar, das sowohl die **subjektive Erfahrung** als auch die **objektive externe Messung** (Messinstrumente und Prüfpersonen) einschließt.

Geburtsstunde der Interozeption

Der Begriff Interozeption findet erstmals bei Sherrington Erwähnung. Sein Werk *Integrative action of the nervous system* (Sherrington 1906), eine Sammlung von Vorlesungstexten, stellt einen Meilenstein der Neurowissenschaft dar. Mit Begriffen wie „Interozeptor", „interozeptives Rezeptorenfeld", „interozeptive Reflexbögen", „interozeptive Oberfläche" und „interozeptive Segmente" bezog sich Sherrington auf alles, was mit den **inneren Oberflächen des Körpers** zu tun hatte. Konkret enkodieren nach Sherrington die **Interorezeptoren Reize viszeralen Ursprungs,** während **Propriozeptoren** die Rezeptoren der **Tiefensensibilität** darstellen und z. B. Reize aus dem muskuloskelettalen System aufnehmen (➤ Kap. 6.24, ➤ Kap. 6.27). Dagegen wurde alles, was mit der **Außenwahrnehmung** zusammenhängt, unter dem Begriff **Exterozeption** zusammengefasst (Ceunen et al. 2016) (➤ Kap. 6.25). Relevant für die anschließende sensorische Reorganisation ist, wie die visuellen, auditiven und olfaktorischen Afferenzen sowie thermische Reize und Schmerzreize als Teil der Exterozeption erfasst wurden. Nach Sherrington erreichen letztere das Bewusstsein, interozeptive Signale hingegen nicht. Sherrington verstand ferner die Interozeption in einem **räumlichen Sinn,** d. h. in Bezug auf die Lokalisationen der Rezeptoren. Dieses Konzept ist sehr weit entfernt von dem Oberbegriff, der eine integrierte multimodale und multisensorische Wahrnehmung des Körperzustands beschreibt. Jedenfalls sollte der Begriff Interozeption in den 1940er-Jahren offiziell in die wissenschaftlichen Publikationen Einzug finden (Ceunen et al. 2016).

Craig und die Weiterentwicklung des Konzepts der Interozeption

Der Durchbruch in der Verbreitung und Anwendung des Konzepts der Interozeption ist auf Andrew D. Craig zurückzuführen, insbesondere auf seinen Artikel (2002), in dem er Interozeption als „die Wahrnehmung des physiologischen Zustands aller Gewebe" definiert. Craig baute auf die Arbeit von Prechtl et al. (1990) auf, in der die Körperafferenzen in ein **System A** (Aα- und Aβ-Fasern) und ein **System B** (Aδ- und C-Fasern) unterteilt wurden. Craig beschreibt einen „interozeptiven Pfad", dessen Afferenzen auch die Aδ-Fasern beinhalten, dünne myelinisierte Fasern mit einer Leitungsgeschwindigkeit, die der der Fasern des Systems A sehr nahekommt. Diese Fasern übermitteln die Signale bei Gewebsschädigungen und müssen daher schnell leiten. Zur Lamina II, die bereits im Zusammenhang mit den CT-Fasern erwähnt wurde, kommt die Lamina I (Tractus posterolateralis, Lissauer-Randbündel) hinzu. Die Laminae I und II fasst Craig funktionell zusammen und bezeichnet sie als „interozeptives Hinterhorn" (Craig 2002).

Craig definierte nicht nur die Stationen dieses spezifischen **interozeptiven Pfades** mit seinem dedizierten kortikalen Ziel (Farb et al. 2014), sondern schrieb der Interozeption aufgrund ihrer homöostatischen Funktionen einen evolutionären Zweck zu. Das autonome Nervensystem, das die Aktivität allostatischer Systeme reguliert und somit die Homöostase aufrechterhält, basiert auf interozeptiven Afferenzen, die Informationen über den Zustand des Körpers vermitteln, woraufhin das autonome Nervensystem ggf. präzise regulierend eingreift. Diese enge Beziehung ist aus neuroanatomischer und embryologischer Perspektive offensichtlich, da sowohl die Neurone der Lamina I als auch die des autonomen Nervensystems ihren Ursprung im Seitenhorn haben. Diese funktionelle sensomotorische Beziehung verdeutlicht den intrinsisch-motivatorischen (wörtlich: zum Handeln drängenden) Charakter der Interozeption: Die alleinige Bedeutung der Afferenz besteht darin, die Präzision effektorischer Ausgangskanäle des ZNS zu perfektionieren. Sherrington (1906) drückte es folgendermaßen aus: „Dinge zu bewegen ist alles, was der Mensch zu tun vermag. Dafür nutzt er seine Muskeln, ob beim Flüstern einer Silbe oder beim Roden eines Waldes."

Auch der durch **CT-Fasern** übertragene **Berührungsreiz** spielt eine **homöostatische Rolle** (Craig 2009), da er uns mittels angenehmer Gefühle darüber informiert, dass etwas Positives und Nützliches mit unserem Organismus geschieht, und uns dazu veranlasst, regungslos zu bleiben, um diese im biologischen Sinn gewinnbringende, unserer Homöostase dienende Berührung zu genießen. Das **regungslose Verharren** ist in jeder Hinsicht ein Output des ZNS. Diese **enge sensorisch-motorische Beziehung** wird auf allen Ebenen der neuronalen Achse aufrechterhalten, mit einer Besonderheit: Zum Telenzephalon hin aufsteigend kommt es zur Komplexbildung und Integration einer großen Anzahl anderer Afferenzen. Hier ist an das hohe Maß an Integrationsleistungen zu denken, die für die Formatio reticularis charakteristisch sind. An dieser Stelle entsteht eine erste vollständige, wenn auch noch unpräzise präkortikale homöostatische Repräsentation (Ceunen et al. 2016), die auf der Ebene des posterioren, mittleren und anterioren Inselkortex und schließlich im rechten anterioren Inselkortex wiederholt, aktualisiert und verfeinert wird.

Man geht davon aus, dass diese genannten **Stationen des interozeptiven bzw. homöostatischen Systems** das neuronale **Substrat des Selbst** sind (Craig 2010; Damasio 2010; Seth 2013). Damasio spricht in der Tat von einem Proto-Selbst, das auf Stammhirnebene gebildet wird (Damasio 1994) (➢ Kap. 11.3.2). Dessen Wahrnehmung wird parallel zur homöostatischen Repräsentation in der rechten anterioren Insula verfeinert, in der durch die Verbindung zu präfrontalen Strukturen nicht nur die Bewusstseinsbildung als Wahrnehmung eines fühlenden Selbst stattfindet (Damasio et al. 2013), sondern auch das **Bewusstwerden der Emotion** (bzw. der Homöostase). Die Emotion, verstanden als „fotografische Abbildung" des Körperzustands in

Konsultationen aufgrund von Schmerzen stattfindet, dem perzeptiven Korrelat einer peripheren Verletzung, ist es wichtig, die **interozeptiven Koordinaten** jedes Patienten zu kennen, d. h. sie im Sinne des interozeptiven Konstrukts festzulegen.

Sehr wahrscheinlich ist der erfahrene, im praktischen Bereich tätige Osteopath nicht nur wegen seiner rein klinischen Erfahrung – Diagnostik, therapeutische Optionen, Prognose und Fähigkeit zur Bildung einer therapeutischen Konklusion – ein guter Osteopath, sondern auch aufgrund seiner Expertise bei der instinktiven und automatischen Einordnung von Patienten nach interozeptiven Fähigkeiten (➤ Kap. 5, ➤ Kap. 13.1.3): Die Unterscheidung zwischen katastrophisierenden Patienten und solchen, die Beschwerden herunterspielen, das instinktive Erkennen derjenigen, die sich im Rahmen der Anamneseerhebung geistig und körperlich aktivieren lassen, und derjenigen, bei denen dies vermieden werden sollte. Der praktische Bereich ist, sowohl psychologisch als auch medizinisch gesehen, von Vorurteilen geprägt, die aufgrund von Verallgemeinerungen entstehen; das Erfassen von interozeptionsspezifischen Profilen, also das **Zuordnen der Patienten entsprechend ihrer interozeptiven Sensibilität und Bewusstheit** in verschiedene Gruppen, würde das diagnostisch-therapeutische System stärken.

Die **Alexithymie** ist eine Störung, die mit großen **Defiziten** bei der **interozeptiven Bewusstheit** einhergeht (Taylor 2000). Betroffene sind unfähig, Gefühle wahrzunehmen und auszudrücken. Alexithymie-Symptome sind auf den Untergang von Von-Economo-Neuronen (Neurone, welche die Insula funktionell mit dem präfrontalen Kortex verbinden) zurückzuführen sowie auf funktionelle Defizite des anterioren zingulären Kortex, die das Verhalten beeinflussen. Bisweilen kann es vorkommen, dass ein Therapeut nicht weiß, welche Art der funktioneller Alexithymie bei einem Patienten vorliegt. Nimmt der Patient ein Symptom wahr, per se ein interozeptiver Prozess (Petersen 2014), und beschreibt, wie er seinen körperinneren Zustand wahrnimmt (Craig 2002), können verschiedene Missverständnisse entstehen. Für den Patienten kann das Beschriebene etwas anderes bedeuten als für den Therapeuten, sodass es zu einer Verzerrung von Wahrnehmung und Interpretation kommen kann, was sich im Verlauf einer einzelnen Sitzung und/oder der Therapie insgesamt zuspitzen könnte. Dadurch wird ein Teufelskreis von Fehlinterpretationen in Gang gesetzt und am Ende ein richtiges Gespräch zwischen dem Therapeuten und dem Patienten vermieden.

Interozeptive Koordinaten und Patiententypen, therapeutische und beziehungsorientierte Algorithmen

In allen erwähnten Szenarien wäre es für einen Osteopathen mit einem Minimum an Erfahrung ein Leichtes gewesen, die Fälle unmittelbar einzuschätzen. Es gibt sehr wenig Forschung zum Zusammenhang zwischen negativen affektiven Zuständen und Symptomberichten (Bogaerts et al. 2015). Es werden kaum Anstrengungen unternommen, die symptomspezifische kognitive Neigung zum Katastrophisieren zusammen mit anderen psychologischen Interpretationen von Gesundheits- und Krankheitszuständen des Patienten auf die klinische Praxis zu übertragen (De Peuter et al. 2008). Die **psychologischen Repräsentationen des interozeptiven Status** sind von der klinischen Psychologie bis hin zur Soziologie auf unterschiedliche Art und Weise untersucht worden (Petersen et al. 2011) und vielfältig: unrealistischer Optimismus, Leugnung, stoische Haltung (Yong et al. 2001), positive und negative Effekte, die symptomatologische Muster aktivieren und Kategorisierung der eigenen Verbindung. Für Osteopathen wäre es hilfreich, eine Art Kompass für die interozeptive Wahrnehmung der Patienten zu haben, um sie besser versorgen und behandeln zu können. Zunächst bedarf es eines **integrativen Modells,** das alle möglichen interozeptiven Koordinaten in sich vereint, zusammenfasst und reale Kategorien vorsieht, von denen sich therapeutische Algorithmen und/oder Interaktionsstile ableiten lassen (siehe Erfahrung mit affektiven Berührungen in Zusammenhang mit Beziehungsstilen). Obwohl die Forschung weit entfernt davon zu sein scheint, ein eindeutiges Konzept für dieses vielschichtige und subjektive Thema zu entwickeln, wurden doch einige Anstrengungen in diese Richtung unternommen (Petersen et al. 2011).

In einem so fragilen, sensitiven, facettenreichen, bisweilen chaotischen und (im doppelten Sinne) subjektiven Umfeld wie dem klinischen Setting sollte nichts dem Zufall überlassen werden, da man unmöglich wissen kann, was eine **unkontrollierte Variable** im System verursacht. Das trifft auch für die Interozeption zu. Zwar haben einige Autoren darauf hingewiesen, dass es wichtig ist, über objektive physiologische Kriterien zu verfügen, um beurteilen zu können, inwieweit die Berichte der Patienten korrekt sind oder nicht (Bogaerts et al. 2008), doch ist dies nicht nur nicht machbar, sondern es ist auch ein methodischer Fehler, das, was neurophysiologisch in der Insula passiert, mit dem zu verwechseln, was der Patient erlebt. Eine direkte Proportionalität von peripherer Schädigung und neuronaler Stimulation gibt es nur in der posterioren Insula. Andererseits ist diese Proportionalität in der medialen Insula und insbesondere in der anterioren Insula nicht vorhanden.

Ist es möglich, weniger invasive, unmittelbarere und kostengünstige Verfahren einzusetzen, um die interozeptiven Koordinaten des Patienten zu ermitteln? Vorstellbar ist die Einführung von **Fragebögen,** die auf dem Konzept der Interozeption beruhen und es erlauben, den Patienten in eine bestimmte **Kategorie einzuordnen.** Die Vorteile bestünden darin, dass der Therapeut die Worte des Patienten genauer interpretieren, ein besser geeignetes Therapieprogramm (therapeutischer Algorithmus) entwickeln und einen passenderen therapeutischen Beziehungsstil wählen könnte.

Interozeption durch den Therapeuten

Zentrales Merkmal der klinischen Praxis der Osteopathie ist die **Entscheidungsfindung,** die zahlreiche wichtige Aspekte hat. Sie basiert auf einer multisensorischen Integration mit sowohl theoretischen als auch praktischen Zugängen zum therapeutischen Handeln. Neben der Tatsache, dass die Gesundheitsfürsorge in der Komplementär- und Alternativmedizin aufgrund ihrer besonderen Patientenzentriertheit sehr herausfordernd ist (die *Benchmarks for Training in Osteopathy* der WHO aus dem Jahr 2010 beziehen sich ausschließlich auf die Osteopathie), ist die Freiheit der Entscheidungsfindung des Osteopathen größer, mit potenziell negativen bzw. positiven Implikationen. Aber gleichzeitig macht es auch Sinn, die Osteopathie als behandlerzentrierte Therapieform zu bezeichnen. Aufgrund dieser Merkmale gerät die klinische Entscheidungsfindung zu einem brisanten Thema, das bis auf wenige Ausnahmen leider wenig erforscht ist.

Wir gehen davon aus, dass das **interozeptive Konstrukt,** wenn es in einem weiter gefassten Kontext interpretiert und **auf den Therapeuten ausgedehnt** wird, einen enormen Beitrag zur Optimierung der Entscheidungsfindung im Rahmen der Untersuchung des Patienten leisten kann. Der Entscheidungsfindungsprozess beruht auf dem Zusammenspiel von unmittelbarer diagnostischer Information und vorausgehender Bewusstheit, aber der kognitive Vorgang, der untrennbar mit dem interozeptiven Status verknüpft und von ihm stark beeinflusst wird, liegt zwischen diesen beiden, und das Ergebnis des Entscheidungsprozesses sozusagen im Zentrum.

Bei der Auseinandersetzung mit dieser Materie ist es nicht verwunderlich, dass es bei weitem mehr Fragen als Antworten gibt. Die Vorstellungen der Therapeuten sowie deren Annahmen und Überzeugungen in Bezug auf den Körper (Thornquist 1994; Thornquist 2006) beeinflussen zum einen das, *was* sie sehen und *wie* sie es sehen, und zum anderen den Entscheidungsprozess und die Handlungen selbst. Tatsächlich kann all dies auch durch die Interozeption beeinflusst werden. Zum Beispiel wird ein Therapeut, der gewöhnlich mit Kommunikation bzw. aufklärend/informierend arbeitet, bei interozeptiven Veränderungen (Rückenschmerzen, Schlafdefizit, Allgemeinerkrankungen) weniger wahrscheinlich verbal mit dem Patienten kommunizieren, indem er eine „praktischere" Technik anwendet. In unserem Fall hat der eigene Zustand des Therapeuten seinen Behandlungsstil verändert. Während der Behandlung trifft der Osteopath eine Vielzahl von Entscheidungen: Welche Fragen stehen im Vordergrund? Welche sind sekundär? Wie soll ich mit diesem Patienten am besten umgehen? Was soll ich untersuchen? Worauf sollte ich achten und was sollte ich bei der Untersuchung vermeiden? Was soll ich behandeln? Auf welche früheren Ereignisse lässt der Befund schließen? Welche Art von Rat kann ich geben? Die Entscheidungsfindung beruht auf dichotomen oder aber auf fließenden Lösungen. Aus neurophänomenologischer Sicht handelt es sich bei allen Optionen um Leistungen des ZNS, die von Inputs abhängig sind, die von den Gedächtnissystemen interpretiert werden. Dieser kognitive Prozess ist ein kognitiv-affektiver Prozess, da spezifische Areale aktiviert werden, die regelmäßig Körperwissen als Manifestation interozeptiver Wahrnehmung verarbeiten (Craig 2009; Critchley 2005). Die **Insula** beispielsweise ist sowohl bei emotionalen Erfahrungen als auch bei Entscheidungen beteiligt (Damasio et al. 2000; Mohr et al. 2010). Bereits in der Vergangenheit haben einflussreiche Gelehrte wie der Psychologe und Philosoph William James im Zusammenhang mit Kognition und Entscheidungsprozessen, die aufgrund von Erfahrungen verkörperlicht sind, einen radikal-empirischen Ansatz vertreten; in jüngerer Zeit wurde diese Theorie mit der **Hypothese der somatischen Marker** noch weiter wissenschaftlich ausgearbeitet (Damasio 1994; Bechara et al. 2002): Demnach werden Entscheidungsprozesse von **Signalen von Bioregulationssystemen** sowie vom **Regulationsprozess selbst** beeinflusst.

Diese **sensomotorische Unsicherheit bei der Entscheidungsfindung** wird von erfahrenen Therapeuten erkannt und beschrieben. Das Selbstgefühl verändert sich im **Tagesverlauf,** und das Verhalten im **therapeutischen Umfeld** wird davon beeinflusst. Saisonale und zirkadiane Effekte, Entzündungszustände, psychische und physische Traumata, Medikamente und Genussmittel, unzureichende Ruhephasen, sogar der nächtliche Abfall der Sauerstoffsättigung (Delazer et al. 2016) und Blutzuckerschwankungen sind allesamt Faktoren, die sich durch ihren Einfluss auf den interozeptiven Zustand theoretisch auf die Entscheidungsfindung auswirken können. Außerdem können bestimmte **klinische Fälle** oder **Patiententypen,** die beim Therapeuten negative oder positive Emotionen hervorrufen, weitere Gründe für eine Veränderung der Interozeption im Rahmen des Entscheidungsprozesses sein. Die Körperreaktion wird zusammen mit Informationen über den Stimulus oder das Ereignis, das eine bestimmte Körperreaktion verursacht hat, gespeichert. Daher können Körperzustände durch antizipierte Reize oder ähnliche Ereignisse effektiv reaktiviert werden.

8.36.5 Die interozeptive Berührung

Bisweilen wird an der traditionellen Schulmedizin kritisiert, dass Berührung ausschließlich im Rahmen der Palpation und Perkussion stattfindet und der Körper wie ein Untersuchungsobjekt betrachtet wird (Singh et al. 2012). Folgt auf diese diagnostische Maßnahme kein affektiv-empathischer, kommunikativer und beruhigender Berührungskontakt, kann sich der Patient zu einem Objekt degradiert oder vernachlässigt fühlen (Gadow 1984). Zwar können Berührungen von Seiten des Therapeuten theoretisch zu Missverständnissen bzw. negativen Reaktionen führen, wenn sie vom Patienten als übergriffig oder unangemessen empfunden werden, jedoch ist und bleibt die **therapeutische Berührung** der Inbegriff der Be*hand*lung und des Mitgefühls. Durch Stärkung des Vertrauens des Patienten kann sie eine Schlüsselrolle im therapeutischen Prozess spielen (Gadow 1984).

Der Osteopath sollte **jede Gelegenheit nutzen,** mit dem Patienten **über eine Berührung in Kontakt zu treten,** um ihm seine Nähe und sein Einfühlungsvermögen zu vermitteln, ihn zu beruhigen und ihn zu unterstützen (Hertenstein et al. 2006). Die interozeptive Berührung kann entspannend (Feldman et al. 2010; Fairhurst et al. 2014), wohlig-angenehm (Löken et al. 2009; Morrison et al. 2010) und sogar schmerzlindernd sein (Coan et al. 2006; Liljencrantz et al. 2012; Mancini et al. 2014; Mancini et al. 2015), wenn sie in bester therapeutischer Absicht (Gazzola et al. 2012) und im richtigen Moment angewendet wird. Dabei sollten die Top-down-Faktoren (Erwartungen, Überzeugungen, frühere Erfahrungen, emotionaler Zustand) nicht außer Acht gelassen werden, denn sie können die Erfahrung der Berührung von angenehm zu unangenehm oder in die umgekehrte Richtung verändern (Ellingsen et al. 2015).

Diese Art der Berührung ist eine besondere **manuelle Fertigkeit** und als solche im Prozess und durch Übung erlernbar. Sie kann auch zur **Kunstfertigkeit** werden, wenn jemand eine natürliche Begabung zur emotionalen Berührung hat. Osteopathie-Schüler sollten die Fähigkeit zur affektiven, Verbindung schaffenden Berührung möglichst mitbringen. Ohne Frage bringt die **Osteopathie** einen zweifachen Benefit mit sich. Der Osteopath ist zum einen mit der berührenden Körperarbeit instinktiv vertraut und besitzt daher auch die Fähigkeit zur kommunikativen Berührung. Es liegt nahe, dass die Entscheidung, eine Ausbildung zu beginnen, auf der Grundlage einer angeborenen Vorliebe für den zwischenmenschlichen Kontakt getroffen wird.

Zum anderen gibt es eine implizite Vereinbarung zwischen Therapeut und Patient, dass Berührungen im osteopathischen Setting dazugehören – auch Berührungen, die über den reinen Behandlungsplan hinausgehen.

Anhand der folgenden Überlegungen ist es möglich, den Nutzen des Spürens bzw. der Erfassung der interozeptiven Koordinaten des Patienten nachzuvollziehen. Das Bindungsverhalten kann von Patient zu Patient sehr unterschiedlich sein – sie gehören verschiedenen **Bindungstypen** an (Hurter et al. 2014; Krahé et al. 2015; Sambo et al. 2010). Patienten mit unsicherem Bindungsstil zeigen eine negative Erwartungshaltung, wenn sie Unterstützung durch ihr Umfeld erfahren (Bowlby 1977); daher hat der affektive Berührungskontakt im Falle eines schmerzhaften Reizes (Krahé et al. 2016; Krahé et al. 2015; Sambo et al. 2010) einen viel kontraproduktiveren Effekt als bei Personen mit einem ängstlichen Bindungsstil, die, anstatt dauernd nach Bestätigung zu suchen, von der analgetischen Wirkung der affektiven Berührung profitieren. Neben anderen Faktoren ist dies ein weiteres Beispiel dafür, dass eine Erweiterung des interozeptiven Konstrukts um mehrere Dimensionen und ein fruchtbarer, kreativer Austausch zwischen Wissenschaftlern und Praktikern aus verschiedenen Bereichen notwendig ist, um den klinischen Ansatz durch fachübergreifende Evidenz weiterzuentwickeln und zu verbessern.

8.36.6 Die affektive Berührung in der Osteopathie

Die **Berührung** spielt in der **Osteopathie** eine **Schlüsselrolle.** Über die Berührung findet der therapeutische Prozess statt und wird die Heilung angeregt. In der Osteopathie ist eine Präzision erforderlich, die über die Interaktion zwischen dem Therapeuten und dem Patienten hinausgeht.

Vor dem Hintergrund der Dichotomie affektiver – diskriminativer Berührungssinn ist es nicht klar, ob alle osteopathischen Therapiemethoden auf dem Wege der Interozeption einen Zugang zum Körper des Patienten finden und auf ihn einwirken. In der Tat bietet die Osteopathie Hunderte von verschiedenen **Interventionen** mit einer **sehr großen Variabilität** hinsichtlich Dauer, Art der Berührung, Geschwindigkeit der Bewegung und Interaktion mit anderen Sinneselementen (Propriozeption). Daraus lässt sich folgende Schlussfolgerung ableiten: Eine osteopathische Studie, mit der ein Ansatz erforscht werden soll, dessen Maßnahmen bestimmte physikalische Merkmale aufweisen und somit bevorzugt eine der beiden Wahrnehmungsmodalitäten involvieren, muss zwangsläufig eine Plazebogruppe (Scheinbehandlung) vorsehen, in welcher der Berührungskontakt mit den gleichen physikalischen Merkmalen durchgeführt wird. Die Intervention ist jedoch nicht nur in der Interventionsgruppe spezifisch. Ist dies nicht der Fall, dann gibt es keine Grundlage dafür, den Effekt der Präzision der Manualtechnik über die unspezifischen Aspekte der Berührung hinaus zu unterscheiden. Bedauerlicherweise zeigen die Studien aus dem Bereich der Osteopathie (Cerritelli 2016) eine sehr starke Heterogenität zwischen den verschiedenen Studienarmen, was daher die ausgeprägte, aber nicht einzigartige therapeutische Wirkung des Berührungskontakts nicht ausschließt.

In der Theorie geht man davon aus, dass der **Gesamteffekt** der osteopathischen Behandlung im realen klinischen Setting durch Kombination zweier Elemente zustande kommt: Das eine Element ist die bestimmte **osteopathische Technik,** die als Expertise erworben wurde, und das zweite, nicht-spezifische Element ist die **Berührung,** die für die betreffende Technik nicht typisch ist. Das Beschriebene ist Teil eines dynamischen neurophänomenologischen Mechanismus, der als Plazeboeffekt bezeichnet wird.

Dennoch gibt es im Kontext der Dichotomie affektiver – diskriminativer Berührungssinn neurophysiologische Studien, welche die **komplexen neuronalen Mechanismen** erforscht haben, die der segmentalen analgetischen Wirkung von Berührungsreizen, die über exterozeptive Afferenzen (Aβ-Fasern) übermittelt werden, in Verbindung mit Schmerzreizen (vermittelt durch Aδ-Fasern) zugrunde liegen, nicht nur in tierexperimentellen Rückenmarkstudien (Salter et al. 1990a; Salter et al. 1990b), sondern auch bei Menschen im Wachzustand, bei denen eine Modulation auf subkortikaler Ebene und sogar auf Ebene der ersten spinalen Umschaltstellen festgestellt wurde (Mancini et al. 2015; Inui et al. 2006; Nahra et al. 2003; Kakigi et al. 1992; Kakigi et al. 1996). Dieser Punkt bezieht sich auf die **Gate-Control-Theory** nach Melzack und Wall. Diese entstand vor der Entdeckung der CT-Fasern beim Menschen, was zu einem Nachlassen des Interesses an Studien über den durch CT-Fasern vermittelten analgetischen Effekt geführt hat, was erst in den letzten Jahrzehnten kompensiert worden ist (Krahé et al. 2016). Es sei daran erinnert, dass der affektive Berührungskontakt und der Hautschmerz, zwei Submodalitäten der Interozeption, neurophysiologisch gesehen zwar sehr ähnlich, aber extrem gegensätzlich sind, was die Empfindungen (angenehm/unangenehm), die soziale Bedeutung (Fürsorge/Verletzen) (Krahé et al. 2016) und die innere Homöostase (Bleiben/Wegrennen) betrifft. Im Tierexperiment an Ratten konnte nachgewiesen werden, dass CT-Fasern die Signalübertragung des nozizeptiven Inputs durch C-Fasern im dorsalen Hinterhorn hemmen können. Liljencrantz et al. (2017) haben gezeigt, dass langsames und liebevolles Bürsten die Wahrnehmung von experimentell induziertem Schmerz sowohl gleichzeitig als auch kurz nach der Stimulation von CT-Fasern vermindern kann (Habig et al. 2017). Gleichzeitig können CT-Fasern bei Mäusen für eine Überempfindlichkeit nach einer Verletzung verantwortlich sein (Liljencrantz et al. 2013; Seal et al. 2009), was auf eine zweifache Wirkung der Stimulation von CT-Fasern hinweist: angenehme Empfindungen unter normalen Bedingungen und Schmerzen unter pathologischen Bedingungen (Delfini et al. 2013). Trotz des jüngsten Erkenntnisgewinns (Nagi et al. 2011; Seal et al. 2009) werden die Prozesse, die diesem funktionalen Dualismus zugrunde liegen, kaum verstanden (Delfini et al. 2013). Wie sehr ist diese Modulation von den Bottom-up- und Top-down-Einflüssen abhängig, die schließlich ausgelöst werden, wenn ein affektiver Kontakt stattfindet, falls nicht bereits im Vorfeld? Ist es denkbar, dass der Zweck des Vorgangs in dieser Hinsicht wichtig ist? Vor kurzem wurde entdeckt, dass die Rolle der CT-Fasern (Beruhigung oder Schmerz) vom Bindungsstil (ängstlich-abhängiger/vermeidender Bindungsstil) abhängig ist (Krahé et al. 2016).

Für den Osteopathen ist die Information, dass Berührungen Schmerzen lindern können, nicht vordergründig relevant (Mancini et al. 2015) oder ob es sich nun um einen Berührungskontakt handelt, der durch Aβ-Fasern oder eine Berührung, die durch CT-Fasern vermittelt wird. Der Therapeut möchte über den rein lokalen analgetischen Effekt hinaus wirken. Berührungen zur lokalen Schmerzreduktion kann ein Familienangehöriger oder ein Freund spenden oder der Patient berührt die Körperstellen selbst. Der Therapeut ist daran interessiert, wie **therapeutische Prozesse durch Berührung verstärkt und verbessert** werden können. Der rein analgetische Aspekt von Berührung darf nicht mit dem therapeutischen Aspekt verwechselt werden, v. a. deshalb nicht, weil manuelle Techniken regionale Schmerzen oftmals nicht auflösen können, sondern häufig weit davon entfernt angewandt werden.

Im Rahmen eines Reviews wurden **CT-Fasern** in der Theorie als **Kernelemente** für die **Wirksamkeit von Manualtherapien** identifiziert (McGlone et al. 2017). In einer weiteren zweiarmigen Studie wurde bei den Probanden unter funktioneller Magnetresonanztomografie ein kontinuierlicher taktiler Reiz mit einer konstanten Kraft von 0,2 mN ausgeübt. Der einzige Unterschied zwischen den beiden Gruppen bestand darin, dass im Interventionsarm der Fokus des Prüfers auf den Patienten lag und im Plazebo-Arm eine auditorische Stimulation erfolgte. Die Daten zeigten Veränderungen in der Konnektivität zwischen dem posterioren zingulären Kortex und den Knotenpunkten des Netzwerks für Aufmerksamkeitskontrolle, insbesondere im rechten Gyrus frontalis inferior (Cerritelli et al. 2017). Die Autoren argumentieren, dass die beobachteten Veränderungen in der Gehirn-Konnektivität zwangsläufig mit geringfügigen Variationen der physikalischen Eigenschaften von Berührungen in Zusammenhang stehen, die von den Probanden nicht wahrgenommen wurden, aber möglicherweise Auswirkungen auf unbewusste sensorische Mechanismen hatten. In Bezug auf einen möglichen Wirkmechanismus stellen die Autoren außerdem die Hypothese auf, dass eine Berührung, die myofasziale Mobilisationen zum Ziel hat, die CT-Fasern der Versuchspersonen stärker aktiviert, was eine Kaskade von neurobiologischen Bottom-up-Ereignissen auslöst, wodurch schließlich bestimmte Gehirnareale und -netzwerke involviert werden. Darüber hinaus würde sich durch den veränderten afferenten Input infolge dieser Art der Berührung der Stoffwechselzustand des Gewebes und damit sein interozeptiver Fluss verändern, was eine zentrale Wirkung im Sinne einer funktionellen Konnektivität hätte.

8.37 Manuelle bilaterale Stimulation zur Ressourcenaktivierung

Indikationen: Stabilisierung, Ressourcenorganisation und -verankerung, Neuorientierung, Erweiterung von Handlungsmöglichkeiten
Patient: Sitzend oder liegend. Der Patient gibt vor, welche Körperhaltung er bevorzugt. Diese sollte angenehm, entspannt und relativ symmetrisch sein. Die sitzende Haltung sollte mit gutem Kontakt der Füße zum Boden und in aufrechter Position erfolgen.
Handposition: Je nach Befund bzw. Angabe des Patienten.
Ausführung:

- Zu Beginn das Vorgehen erklären.
- Darauf hinweisen, dass der Prozess zu jedem Zeitpunkt unterbrochen oder beendet werden kann und dass der Patient mitteilt, wenn es vorbei ist. Dazu ein Stoppsignal vereinbaren.
- Zuerst mit allem arbeiten, was kooperieren möchte. Im späteren Verlauf mit allem arbeiten, was da ist. Dabei niemals eine Kooperation erzwingen wollen. Schließlich können Ressourcen und Kompetenzen, die nötig sind, neu entwickelt und erfunden werden.
- Einen sicheren Ort etablieren (➤ Kap. 7.10.7).
- Zu Beginn Affirmationen vorgeben.
  - Affirmation zu inneren Ressourcen und/oder zur Würdigung dieser Ressourcen:
    - Fähigkeiten
    - Kompetenzen
    - Einstellungen
    - Positive Erinnerungen
    - Visionen
    - Ziele
    - Entspannung
    - Humor
  - Affirmationen zur Lockerung dissoziativer Barrieren:
    - Alles im Inneren macht mit.
    - Alles kann da sein.
    - Alle Teile können sich zeigen.
    - Alle Teile können sein.
    - Alles im Inneren rückt so zusammen, wie es möglich ist.
    - Alles bleibt dabei.
    - Die Geschichte von damals ist vorbei, auch wenn es noch weh tut. Wir haben heute 2023.
    - Jetzt kann es heilen.
  - Affirmationen zur Integration abgespaltener emotionaler Innenanteile:
    - Zusammen sind wir stark.
    - Wenn schon möglich, geben sich alle die Hand.
    - Der eine Teil ist dem andern zugewandt.
    - Teile können sich zeigen und werden gehört.
- Dabei gleichzeitig eine behutsame langsame **bilaterale Stimulation** durchführen, z. B. durch:
  - Klopfen: Der Patient oder Therapeut klopft sanft abwechselnd auf die rechte und linke Schulter oder eine andere Körperstelle.
  - Vibration: Vibratorische Taktgeber, die z. B. in der rechten und linken Hand gehalten werden, stimulieren abwechselnd rechts und links.
  - Augenbewegung: Die Augen blicken rhythmisch nach links und rechts.
  - Akustische Signale: Kopfhörer oder Lautsprecher geben abwechselnd links und rechts rhythmische Signale.
  - Eine niedrige Frequenz der bilateralen Stimulation ist wichtig. Mittels Patientenfeedback wird die Frequenz/Geschwindigkeit der alternierenden bilateralen Stimulation abgestimmt: „Welcher Rhythmus ist angenehm für Sie?“
- Sollte die Ausübung rhythmischer bilateraler Augenbewegungen vom Patienten nicht toleriert werden, kann der Blick auch auf folgende Weise eingesetzt werden:
  - Blick ausschließlich auf den Punkt richten, der die angenehme Körperempfindung in der Ressourcenregion verstärkt: Dafür die Blickrichtung mittels Feedback des Patienten lokalisieren. Die horizontale und die vertikale Blickrichtung einstellen. Die Ressourcenblickrichtung kann beim sitzenden Patienten mit einem farbigen Klebepunkt (z. B. grün) oder mittels eines Lasers an der Wand gekennzeichnet oder beim liegenden Patienten mit einem Laser an der Decke markiert werden. Zusätzlich könnte auch eine proximal-distale Blickrichtung lokalisiert werden.

8

- Blick nach oben richten: Er führt zu einer dopaminergen Aktivierung im Sinne einer Weitung des Fokus und Ausrichtung auf das Dort und Morgen.
- Blick nach unten richten: Er führt zu einer serotoninergen Aktivierung im Sinne einer Verengung des Fokus und Ausrichtung auf das Hier und Jetzt.

- Auch Reframing (➤ Kap. 7.10.12) kann genutzt werden, z. B.: In welchem Kontext kann eine ungeliebte Eigenschaft oder ein Teil davon nützlich und sinnvoll sein?
- Dann beginnt die Arbeit mit einer Hauptaffirmation oder einer Hauptressource. Den Fokus auf die jeweilige Affirmation oder Ressource richten.
- Die Affirmation bzw. Ressource im Körper lokalisieren, d. h. den Patienten auffordern zu spüren, wo diese im Körper spürbar wird und welche Körperempfindungen damit einhergehen: Wo spüren Sie das im Körper? Welche Körperempfindung geht damit einher? Wie fühlt sich das im Körper an? Gegebenenfalls auch die assoziierte Emotion bewusst machen.
- Diesen Bereich palpieren und den Mikrobewegungen im Gewebe folgen.
- Möglich wäre es auch, unabhängig einer Affirmation einen Bodyscan durchzuführen: „Spüren Sie durch Ihren Körper, von den Fußspitzen bis zu den Fingerspitzen und Haaren! Wo bzw. in welcher Körperregion fühlt es sich am wohlsten an?" Dann diesen Bereich palpieren.
- Gleichzeitig mit den genannten bilateralen Stimulationen arbeiten.
- Der Patient kann währenddessen ggf. ermuntert werden, sanft und ruhig in den Bauch zu atmen.
- Nach 25 Zyklen kurz unterbrechen und fragen, was gerade passiert.
- Dann 2–3 längere Zyklen von etwa 40 bilateralen Stimulationen durchführen.
- Die Technik so lange durchführen, bis die Ressourcenaktivierung nicht mehr weiter zu steigern ist.
- Anschließend eine Schmetterlingsumarmung (➤ Kap. 8.26) durchführen.

8.38 Neurodynamisches Integrationsprotokoll

Im Folgenden wird ein praktisches Interventionsprotokoll zum **Training der Geist-Körper-Verbindung** durch intrinsische myofasziale Vibration und Neuromodulation beschrieben. Unter **Neurodynamik** versteht man die Herstellung von Kommunikation zwischen verschiedenen Teilen des Nervensystems. **Intrinsische myofasziale Vibrationen** sind ein Oberbegriff zur Beschreibung von Vibrationen beliebiger Frequenz, die von einzelnen Muskeln oder Muskelgruppen autonom erzeugt werden; im Allgemeinen handelt es sich um eine physiologische Reflexreaktion auf eine anhaltende isometrisch-isotonische Kontraktion.

8.38.1 Einleitung

Eine effektive Beziehung zwischen Therapeut und Patient hängt von den Instrumenten ab, die ein Therapeut verwendet, um die **Wahrnehmung des Patienten für seinen Körper** zu verbessern. Patienten, die chronisch angespannt sind oder seit langem unter Angstzuständen leiden, neigen oft dazu, ein vermindertes Körperbewusstsein sowie ein gesteigertes Denkvermögen zu entwickeln. Zu viel Denken und eine verminderte Fähigkeit, den Körper zu spüren, können verhindern, dass der Patient während einer Behandlung aufnahmefähig ist und sich entspannen kann. Sobald ein Patient in den „Denkmodus" wechselt, befindet er sich nicht mehr im „Gefühlsmodus" und der Körper ist weniger empfindlich und oft nicht in der Lage, die Vorteile der Intervention (wie z. B. die therapeutische Berührung) vollständig zu empfangen und zu erhalten.

Vor diesem Hintergrund liegt es nahe, dass jeder Ansatz von einer therapeutischen Phase profitiert, die dazu beiträgt, den neurologischen Zustand des Patienten zu verändern. Die Absicht dieses Kapitels ist es, Informationen bereitzustellen, die Patienten mit einem schrittweisen Interventionsprotokoll helfen können, durch das eine natürliche **Verschiebung in einen Zustand des inneren Bewusstseins** stattfinden kann.

Eine Möglichkeit, die Empfänglichkeit zu verbessern, besteht darin, das Nervensystem und insbesondere den sensorischen Kortex mit größeren als den normalen Mengen an **propriozeptiven Informationen** zu überfluten. Wir können dies erreichen, indem wir den Patienten anleiten, eine Reihe einfacher körperlicher Übungen auszuführen, die einen physiologischen Prozess der **Eigenschwingung bestimmter Muskeln** auslösen. Die auftretende Muskelvibration beginnt typischerweise langsam und beschleunigt sich dann. Diese unwillkürlichen Bewegungen führen zu einem raschen Anstieg der positiven Reflexaktivierung des Nervensystems, ohne dass sie von externen Quellen oder Hinweisen abhängen, die durch eine externe Intervention bereitgestellt werden. Es handelt sich um einen Prozess, der sich scheinbar von selbst fortsetzt und eine passive Aufnahmefähigkeit erzeugt, die den Geist beruhigt und besänftigt sowie Geist und Körper miteinander verbindet, sodass die Hypervigilanz oder das Überdenken tatsächlich aufhören können.

Das **Phänomen der intrinsischen myofaszialen Schwingung** ist in ➤ Abb. 8.60 dargestellt. Diese Grafik zeigt die Messung der physischen Schwingung mit Hilfe eines Beschleunigungsmessers, der im Beckenbereich einer Testperson positioniert ist, die diese Reaktion erlebt. Sie veranschaulicht die Ergebnisse einer dreiminütigen kontinuierlichen Aufzeichnung der Körpervibration, die Schwingungen in der Sagittalebene bei Frequenzen im Bereich von 5–15 Hz verursacht. Dies zeigt einen autonomen Prozess, den die Person nicht durch willentliche Bewegung reproduzieren könnte und der sich jenseits des bewussten Willens der Person abspielt, was bedeutet, dass die Person es zulässt, dass es passiert.

8.38.2 Praktische Schritte des Protokolls

Eine Möglichkeit, konsequent einen Prozess der intrinsischen myofaszialen Vibration im Bereich des Beckens zu induzieren, besteht darin, den Patienten anzuleiten, die im Folgenden beschriebene Folge an Positionen auszuführen:

- **Ruheposition** (➤ Abb. 8.61a): Der Patient befindet sich in Rückenlage auf der Behandlungsliege (oder auf dem Boden). Diesen bitten, die Knie zu

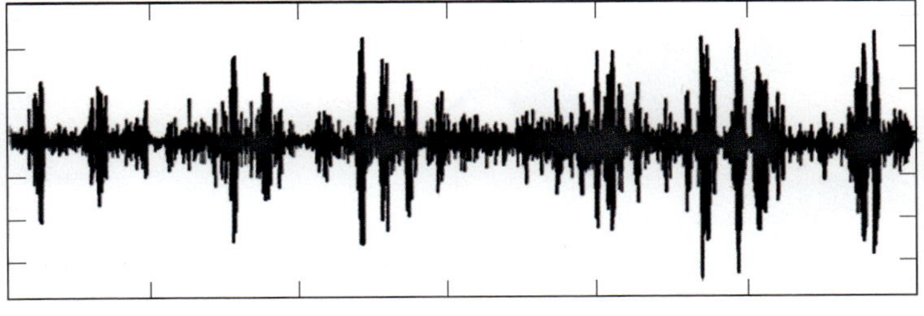

Abb. 8.60 Frequenzdiagramm. Von einem Beschleunigungsmesser über ein dreiminütiges Intervall gesammelte Rohdatenwerte, die eine dominante Vibration in der Sagittalebene des Beckens zeigen (y-Achse = Amplitude; x-Achse = Zeit). [P1273/L143]

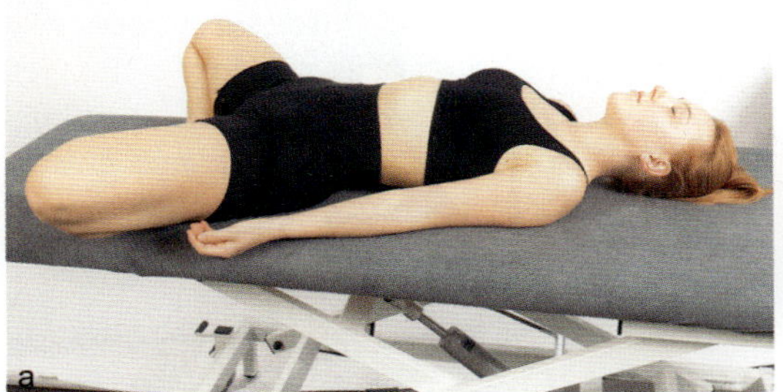

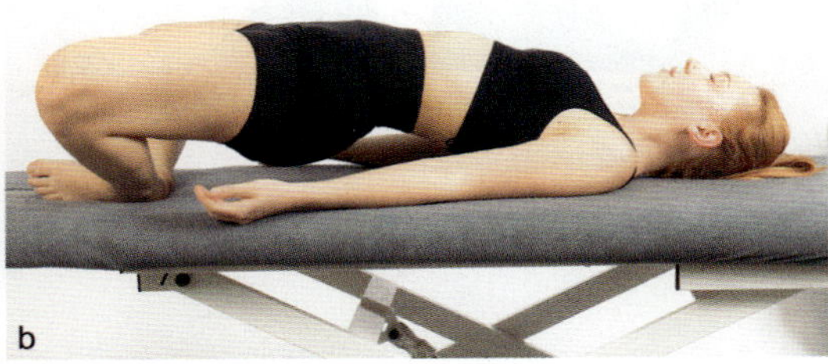

Abb. 8.61 Intrinsische myofasziale Vibration: Ruheposition (**a**) und Beckenheberhaltung (**b**) [K433]

beugen, die Hüften zu spreizen und die Fußsohlen zusammenzubringen. Dann 2–3 Minuten in dieser Position ruhen.

- **Beckenheberhaltung** (➤ Abb. 8.61b): Der Patient hebt das Becken in die höchstmögliche Position an und senkt es sofort auf etwa die Hälfte der Höhe ab. Dort bleibt er für einen variablen Zeitraum (im Allgemeinen zwischen einem Minimum von 10 Sekunden und einem Maximum von 2 Minuten) in einer festen Position, bis er beginnt, einen gewissen Grad an körperlicher Ermüdung zu verspüren. Dann geht er wieder in die Ruheposition und entspannt sich mit dem Becken auf der Behandlungsliege für 1 Minute.
- **Vorbereitungsposition** (➤ Abb. 8.62a): Diese entspricht der Ruheposition, aber der Patient richtet seine Aufmerksamkeit auch auf den Bereich um das Becken und die Oberschenkel (Adduktoren, M. iliopsoas usw.).
- **Knieschlussposition** (➤ Abb. 8.62b): Als nächstes den Patienten bitten, die Knie nach und nach und mit leichter Anstrengung zusammenzuziehen. Zu Beginn sollten die Knie nur einige Zentimeter zueinander bewegt werden und in dieser Position für etwa 30 Sekunden gehalten werden. Dann sollten sie weiter minimal geschlossen werden und für weitere 30 Sekunden in dieser Position gehalten werden. Sobald dies 5–6 × hintereinander wiederholt worden ist, treten i. d. R. langsame Muskelvibrationen im Oberschenkel und/oder in der Abduktor-Leisten-Becken-Region auf.
- **Vibrationshaltung** (➤ Abb. 8.62c): Im Allgemeinen gibt es in dieser Sequenz einen bestimmten Punkt, an dem die Muskelvibration ganz offensichtlich wird. Sie ist von außen sichtbar und/oder für den Patienten deutlich spürbar. Dies ist ein guter Zeitpunkt, um das allmähliche Schließen der Knie zu stoppen und den Patienten aufzufordern, in der letzten festen Position zu bleiben, damit die Vibration spontan für 1 Minute an Intensität zunehmen kann.
- **Geerdete Vibrationshaltung** (➤ Abb. 8.62d): Sobald sowohl für den Patienten als auch für

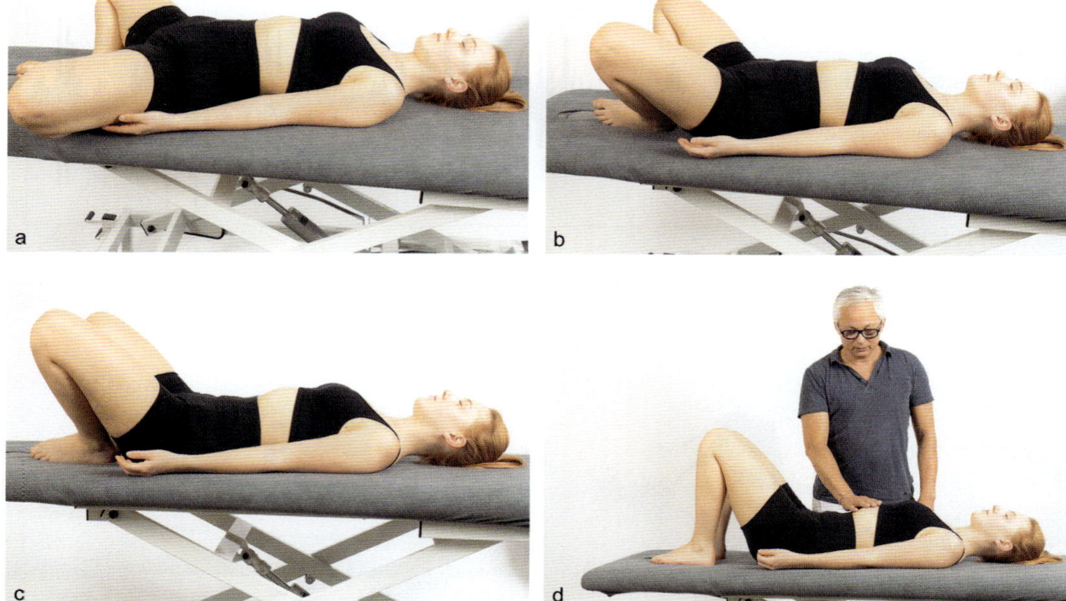

Abb. 8.62 Intrinsische myofasziale Vibration: Vorbereitungsposition (**a**), Knieschlussposition (**b**), Vibrationshaltung (**c**) und geerdete Vibrationshaltung (**d**). Die therapeutische Berührung kann angewendet werden, um Bewusstheit oder Durchlässigkeit in bestimmten Regionen zu intensivieren. [K433]

8

den Therapeuten klar ist, dass die Vibration in den Oberschenkeln und/oder im Beckenbereich entstanden ist (was für den Patienten schmerzlos und mühelos sein sollte), den Patienten bitten, seine Füße flach mit den Knien nach oben auf die Liege zu legen, bis er eine Position gefunden hat, die für die Beine am bequemsten ist, aber die Vibrationen nicht reduziert. Dadurch sollte es möglich sein, den Prozess auf noch mühelosere und schmerzlosere Weise fortzusetzen, am besten mit geschlossenen Augen. Der Patient soll seine Aufmerksamkeit auf die Bewegung richten, die sich spontan in seinem Inneren abspielt. Wir lassen diesen Prozess über eine Zeitspanne von 30 Sekunden bis zu einigen Minuten andauern.

- Dann den Schwingungsprozess unterbrechen, indem die Knie gespreizt werden und die Ausgangsposition, die Vorbereitungsposition, eingenommen wird. Den Patienten auffordern, 2–3 Minuten alle sensorischen Veränderungen im Becken- und Bauchbereich zu ertasten und sich darauf zu konzentrieren. Anschließend kann ein weiterer Vibrationszyklus begonnen werden. Dazu in die Knieschlussposition begeben oder direkt wieder in die geerdete Vibrationshaltung zurückgehen, bis wieder ein leichtes Schütteln auftritt.

Diese Zyklen der Aktivierung und Entspannungsintegration mindestens 2 × und (normalerweise) maximal 7 × wiederholen. Je mehr Kontrolle der Patient hat, desto mehr Wiederholungen der Übungen oder längere Schwingungsperioden können erforderlich sein. Möglicherweise muss ein höherer Grad an Muskelermüdung erreicht werden, bevor die Vibration einsetzt. Normalerweise kann der Patient nach ein paar Zyklen schneller in die Position zurückkehren, in der die Vibrationen auftreten. Durch Erfahrung lernt jeder, die Position zu finden, die am bequemsten und für das Wiederauftreten der autonomen Vibration am förderlichsten ist.

Mit wiederholten Zyklen lernt der Patient, spontane rhythmische Bewegungen zuzulassen. Im Laufe der Zyklen erfährt er während jeder Ruhephase ein gesteigertes Bewusstsein für die einzelnen Muskeln oder die Körperbereiche, die vibriert haben. Er kann sich dann der Veränderungen und Gefühle, die in der ruhigen Ruhephase auftreten, bewusster und für diese aufmerksamer werden.

Dies führt den Patienten i. d. R. in einen Zustand mentaler Fokussierung und körperlicher Entspannung, die sich im ganzen Körper ausbreitet – nicht nur in den Bereichen, die vibriert haben. Dies ist ein idealer Ort, um für diese Sitzung anzuhalten und eine längere Integrationsphase zu ermöglichen, bevor schließlich mit anderen Arten von Behandlungen fortgefahren wird.

8.38.3 Anleitung während des gesamten Prozesses

Was der Therapeut lernen kann, ist, den Patienten dazu anzuleiten, die **Intensität** der Bewegung für eine bestimmte Frequenz und für eine bestimmte Zeitdauer in Aktivierungszyklen zu **modulieren,** die sich am geeignetsten anfühlen und ihn nicht überfordern. Dies ist besonders wichtig bei chronisch traumatisierten Menschen, die dazu neigen, den Kontakt zu Körperempfindungen zu verlieren. Es ist nicht ungewöhnlich, dass gebrechliche, empfindliche Personen sofort beginnen, intensive Schwingungen zu empfinden. Manchmal geschieht dies zu Beginn der Behandlung gleich bei der Beckenheberhaltung. Der Therapeut muss lernen, wie er die Aktivierung sicher initiieren und modulieren kann, damit der Patient nicht übermäßig stimuliert wird.

Bei der Arbeit mit einem Patienten, der **geistig fit und geerdet** ist, muss der Therapeut lernen, die Schwingungsphase zuzulassen, ohne dass er in die Steuerung eingreift. Im Allgemeinen sollte man längere Zeiträume einplanen, bevor ein völlig spontaner Schwingungsprozess stattfinden kann.

Wenn wir jedoch Patienten haben, die zur **Dissoziation** neigen, sind bestimmte **Kontrollen** notwendig. Die Patienten werden ermutigt, bewusster mit dem Prozess verbunden zu bleiben; eine schnelle oder zu intensive Bewegung ist meiner Erfahrung nach überhaupt nicht förderlich. Wenn nötig, sollten wir den Vibrationsprozess frühzeitig stoppen und längere Integrationszeiten zwischen den Zyklen zulassen.

Wenn z. B. die Schwingungen einsetzen, sind manche Patienten möglicherweise so überrascht und/oder ängstlich, dass sie sich mental dissoziieren und schnell den Kontakt zum Prozess verlieren. Sie möchten vielleicht ihre Augen schließen. Wenn dies der Fall ist, sollte ihnen geraten werden, die Augen offen zu halten und Augenkontakt mit dem Therapeuten zu halten. Sobald ein Patient eine leichte Vibration spürt, können wir ihm, um sicherzugehen, dass sein Geist in Verbindung bleibt, eine zusätzliche Aufgabe geben, die ihm hilft, aktiver mit dem Muskelprozess zu interagieren. In einem solchen Fall kann der Therapeut die folgenden Schritte unternehmen: Bitten Sie den Patienten, sich auf die Vibration zu konzentrieren und sie z. B. um 30 % zu hemmen oder zu verlangsamen. Er muss sich nicht genau darüber im Klaren sein, was 30 % bedeutet. Es geht darum, dem Patienten eine Aufgabe zur Fokussierung und Kontrolle zu geben, die ihm helfen kann, mit den körperlichen Empfindungen in Verbindung zu bleiben. Diese aktive Beteiligung reicht i. d. R. aus, um ein mentales Abdriften zu verhindern. Dabei ist es am besten, die Schwingung nicht länger als jeweils 30–60 Sekunden wirken zu lassen.

Bei diesem Ansatz können die Patienten während der Schwingungsphase auch dazu angeleitet werden, zwischen verschiedenen Prozentsätzen der Hemmung zu wechseln. So können sie die Schwingung für sehr kurze Momente frei geschehen lassen und dann die Hemmung von 20–30 % oder von 80–90 % üben und dann für weitere 10 Sekunden zu keiner Hemmung zurückkehren. Auf diese Weise halten wir den Patienten vollständig mit der Erfahrung der Schwingung verbunden, indem wir ihn in kleinen Zyklen in die freiwillige Kontrollaufgabe einbinden. Dadurch entstehen mehrere verschiedene Arten von propriozeptiven afferenten Stimuli. In solchen Situationen ist es nicht ungewöhnlich, dass nur zwei Vibrationszyklen dazu führen, dass der Patient ein spürbares Gefühl der Entspannung und Integration erfährt.

8.38.4 Neurophysiologische Aspekte des Prozesses

Das beschriebene Stimulationsprotokoll löst durchweg eine **Reaktion des intrinsischen Muskelzitterns** aus. Die physische Manifestation dieser Vibration kann von einem sehr subtilen Zittern kleiner Muskeln bis zu einem kräftigen Zittern des Beckenbereichs und manchmal auch weiterer Körperteile (Schultern, Kiefer usw.) reichen. Es ist davon auszugehen, dass wir es mit einer Art **komplexer Reflexreaktion** zu tun haben, die charakteristischerweise auf die Aktivität einer Unterklasse von **Interneuronen der Wirbelsäule** zurückzuführen ist, die als **Central Pattern Generators** (CPGs) bezeichnet werden.

Central-Pattern-Generator-Interneurone bestehen aus Netzwerken von Zellen, die sich typischerweise an der Schnittstelle zwischen afferenten sensorischen Fasern und efferenten Motorneuronen befinden (➤ Abb. 8.63). Es liegt auf der Hand, dass das starke und anhaltende Niveau der efferenten und

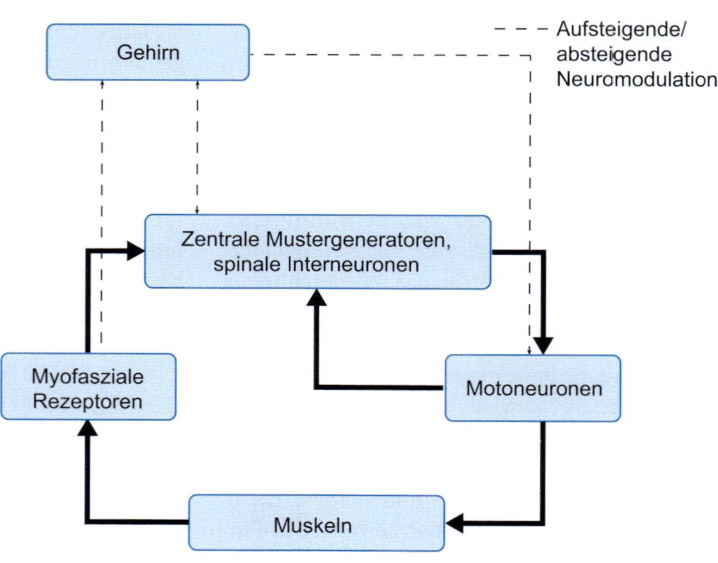

Abb. 8.63 Central Pattern Generator: Veranschaulichung der verschiedenen neurologischen Einheiten und ihrer Verbindungswege, die an dem Prozess beteiligt sind [P1273/L143]

8

afferenten Aktivierung während der Übungsphasen zu einem bestimmten Zeitpunkt eine Aktivierung der CPGs oberhalb der Schwelle induziert. Per Definition ist der CPG-Output inhärent rhythmisch und provoziert ein charakteristisches Feuermuster der Motorneuronen. Dieses unterstützt den autonomen Prozess der Muskelvibration, ohne dass absteigende Signale aus der Hirnrinde involviert werden müssen. Während dieses Prozesses erzeugen jedoch Propriozeptoren und freie Nervenendigungen der aktivierten Myofaszien einen signifikanten afferenten Informationsfluss, der das Gehirn erreicht und die kortikale Aktivität beeinflusst.

Durch die Durchführung quantitativer Elektroenzephalografie-Messungen (qEEG) kann man die Variationen der Hirnwellen auf kortikaler Ebene in den verschiedenen Phasen dieses Behandlungsprotokolls analysieren. Wie in ➤ Abb. 8.64 dargestellt, zeigt ein statistischer Vergleich der während und nach den Vibrationsphasen aufgezeichneten qEEG-Daten, dass der Zustand der aktiven Vibration durch eine hochsignifikante Stimulation des Alphawellen-Rhythmus (8–10 Hz) an zahlreichen Stellen im Kortex gekennzeichnet ist. Darüber hinaus zeigen Analysen der Ruhezustände, dass dieser sog. vorherrschende Alphazustand während der Ruhephasen und sogar nach dem Ende des gesamten Protokolls beibehalten wird.

Zusammenfassend liefert diese Analyse den Nachweis, dass das vorgestellte Behandlungsprotokoll das Gehirn dabei unterstützt, in einen Zustand einzutreten, der sich durch einen **Anstieg von Alphawellen** auszeichnet. Da eine Verminderung der Alphawellen i. d. R. ein Indiz für Stress und körperliche Anspannung ist, könnten diese Ergebnisse erklären, warum Patienten häufig berichten, dass sie sich am Ende dieser Behandlung geerdet, bewusster und tief entspannt fühlen.

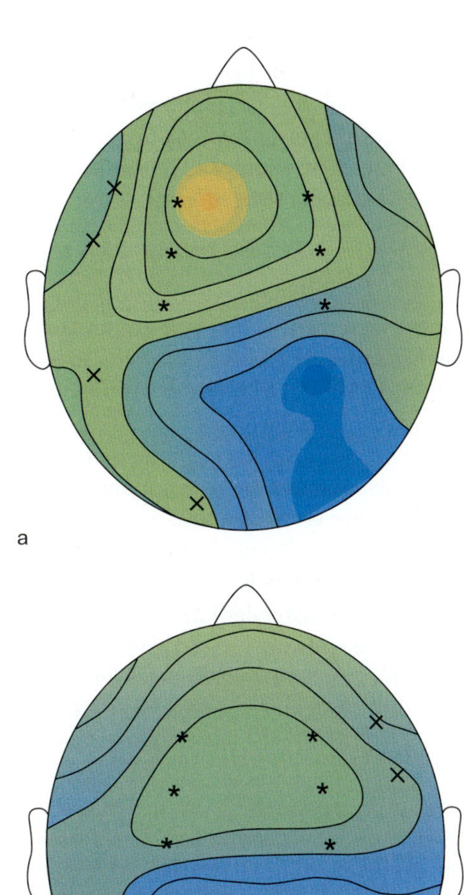

Abb. 8.64 Die Brain-Map-qEGG-Analyse zeigt eine statistisch hochsignifikante Zunahme (Sternchen) im Alphaband (10 Hz) während der aktiven Schwingungsphasen (**a**) und in den unbeweglichen Integrationsphasen (**b**) im Vergleich zu einer Ausgangsbasislinie (n = 6 Zyklen des Protokolls). [P1273/L143]

8.38.5 Weitere therapeutische Gesichtspunkte

Das Konzept, mit bestimmten Übungen einen Prozess der **Muskelvibration zur therapeutischen Unterstützung** einzuleiten, ist nicht neu. Dieses Konzept wird in bestimmten Yogastilen, im Chi Kung und bei verschiedenen anderen Arten von körperlichen Übungen angewandt. Einige bekannte Autoren auf diesem Gebiet sind Haruchica Noguchi, Alexander Lowen, Mantak Chia, David Berceli und andere Therapeuten auf dem Gebiet der körperorientierten Psychotherapie. Noguchi (1984) und Lowen (1977) beschreiben zahlreiche aktive Techniken, um spontane Bewegungen und Körpervibrationen hervorzurufen, mit dem Ziel, kontrahierte Muskeln zu entspannen und Stress in Körper und Geist abzubauen.

8

Zwei Forschungsstudien liefern einige Belege dafür, dass bestimmte Serien bioenergetischer Übungen wirksam als Teil von Behandlungsstrategien eingesetzt werden können, die Patienten nach einem Trauma unterstützen und die Lebensqualität der Betreuer verbessern (Berceli et al. 2014; Nilsson et al. 2019).

Viele derer, die solche Ansätze praktizieren, lieferten Konzepte, die mich dazu inspirierten, ihre Techniken zu verbessern und eine gut strukturierte Behandlung zu entwerfen, die besser mit den modernen biologischen Prinzipien der Hirnstimulation und Neuroplastizität übereinstimmt. Zu den bemerkenswerten **methodischen Unterschieden** zwischen dem in diesem Kapitel beschriebenen Ansatz im Vergleich zu anderen erwähnten Ansätzen gehören:

- Die proaktive Beteiligung des Patienten in allen Phasen der Intervention.
- Die zyklische Struktur der Intervention – bestehend aus einer Abfolge von diskreten Stimulationsschritten und Phasen der aktiven Integration.
- Die Bedeutung der therapeutischen Beziehung und die aktive koregulierende Rolle des Therapeuten.

Die Unterschiede haben ihren Ursprung in der Sichtweise, die ich in Bezug auf den Prozess der **Eigenschwingung** habe. Während andere Autoren implizieren könnten, dass Körpervibration an sich ein beruhigender, spannungslösender physiologischer Prozess ist, vertrete ich den Standpunkt, dass die Vibrationsreaktion als ein aktivierender und damit **anregender Stimulus für das Nervensystem** wirkt und nicht als ein rein beruhigender und befreiender Prozess betrachtet werden sollte. Zum Beispiel löst das Ausüben bioenergetischer Übungen jedes Mal konsequent einen Prozess der Muskelvibration aus. Bei wiederholtem Üben beobachtet man im Allgemeinen ein schnelleres und stärkeres Auftauchen der Schwingung, wobei die Schwelle und die Anstrengung für das Erleben der Schwingung nach und nach verringert werden. Diese beiden Beobachtungen deuten darauf hin, dass eine Art neurobiologischer Aktivierungs- und Lernprozess bei diesem Effekt eine Rolle spielt, weil er mit jedem Üben leichter zu erreichen ist.

Ich glaube, dass die aktive Phase der Vibration an sich **kein Freisetzungsprozess** ist. Wenn sie es wäre, würde man mit der Zeit keine Zunahme der Vibration feststellen. Stattdessen ist die Vibration ein **Katalysator für die neurologische Verschiebung** (wie in den qEEG-Daten veranschaulicht), die eintritt, solange der Patient voll in den Prozess eingebunden ist.

Bei anderen Ansätzen besteht das allgemeine Ziel darin, den Patienten in einen **uneingeschränkten bzw. unkontrollierbaren Schüttelprozess** (manchmal als neurogene Tremorreaktion bezeichnet) zu führen und ihn diesen für eine gewisse Zeit mit einer rein passiven Haltung erleben zu lassen. Aufgrund des intrinsischen Erregbarkeitsaspekts behaupte ich, dass ein solcher Ansatz möglicherweise zu **kontraproduktiven Auswirkungen** auf den psychischen Zustand führen kann. Jede Therapie, die das Potenzial hat, die uneingeschränkte Erregbarkeit des Nervensystems zu erhöhen, ist typischerweise für Patienten, die aufgrund ihrer chronisch überaktiven Neurologie unter einer PTBS oder Angstzuständen leiden, nicht vorteilhaft.

Diese Überlegungen weisen methodische Implikationen auf. Zum Beispiel sollte eine Grenze gezogen werden zwischen der Anwendung dieser Methode bei Patienten, die zwar unter Überbeherrschung leiden, aber körperlich und geistig geerdet und selbstbewusst sind, und Patienten, die im Wesentlichen distanziert sind (z. B. die schizoide Charakterstruktur nach W. Reich und A. Lowen oder PTBS-Patienten). Bei letzteren können diese Verhaltensweisen ein Zeichen dafür sein, dass ein Patient ein gewisses Maß an Entwicklungstrauma erlebt hat (z. B. Vernachlässigung oder Missbrauch in der frühen Kindheit), was in der Folge zu einer schwierigeren Genesung von Traumata im Erwachsenenalter geführt hat. Solche Personen bedürfen besonderer Aufmerksamkeit und Pflege, da die Gefahr besteht, dass sie durch die Vibrationen zu schnell überstimuliert werden.

Auf der Ebene der Hirnschaltkreise leiden solche Menschen in erster Linie unter einer Verminderung der präfrontalen kortikalen Kontrolle über die emotionalen Zentren des Gehirns. Eine Schwächung des präfrontalen tonischen neuromodulatorischen Einflusses auf die hoch belasteten emotionalen Hirnkerne (wie z. B. den medialen Kern der Amygdala und/oder auch die Insula und den Hirnstamm) ist allgemein ein anerkanntes Indiz für die bei PTBS und chronischen Stress-Fällen beobachtete regulatorische Beeinträchtigung. Vor diesem Hintergrund

8

sollte die therapeutische Strategie für solche Zustände darauf abzielen, die präfrontalen und zerebellaren Einflüsse auf diese Zentren zu modulieren und zu verstärken. Um dies zu erreichen, besteht die Schlüsselmaßnahme darin, den Patienten aktiv und wiederholt zu involvieren, um einen modulierenden (im Allgemeinen hemmenden) Effekt auf die Muskelvibration zu erzeugen (bezüglich der praktischen Schritte der Behandlung wie oben beschrieben). In Kombination mit der Aktivität der CPGs auf Ebene des Rückenmarks kann dieses freiwillige Engagieren eine kohärentere Aktivierung und Neuromodulation mehrerer miteinander verbundener Bereiche des Gehirns (kortikale Motorik, Basalganglien, Kleinhirn, Hirnstamm, absteigende und aufsteigende Bahnen) bewirken. Dadurch kann im Prinzip ein integrierter und effektiver interozeptiver Prozess erlebt werden.

Besondere Bedeutung kommt der **Eindämmung** zu, die durch bewusste Modulation der Intensität einer ansonsten rein reflexartigen Aktivierung der CPGs entsteht. Sollte der Patient in einem bestimmten Stadium der Übung die Fähigkeit verlieren, die Reaktion zu modulieren, sollte der Prozess vollständig zum Stillstand gebracht werden, um jede weitere neuronale Erregung abzuschwächen. Dann sollte der Patient eine angemessene Zeitspanne einplanen, bevor er die Vibrationsreaktion erneut initiiert. Bei der Therapie sollte man meiner Meinung nach nicht versuchen, einen vollständigen Kontrollverlust zu erreichen, der durch eine unkontrollierbare Schüttelreaktion gekennzeichnet ist. Ein vollständiger Verlust der Selbstbeherrschung, selbst kurzzeitig, kann kontraproduktiv sein.

Darüber hinaus entspricht das Konzept, die Dauer der Intervention in eine **Reihe kürzerer Vibrationsepisoden** (von denen jede nicht länger als ein paar Minuten dauert) zu zerlegen, den etablierten Konzepten der Gewöhnung und Sensibilisierung der neuronalen Aktivität: **Gewöhnung** bezieht sich auf einen Prozess der intrinsischen Unterdrückung von Empfindungen als Reaktion auf wiederholte Reize der gleichen Art, **Sensibilisierung** auf einen Prozess der progressiven Verstärkung einer Reaktion im Laufe der Zeit aufgrund der Exposition gegenüber einem neuen und intensiven Stimulus. Sowohl Gewöhnung als auch Sensibilisierung könnten eine Rolle spielen, wenn das Gehirn und der Verstand des Patienten zunehmend unempfindlich gegenüber den neuen, vom Körper ausgehenden Sinnesreizen werden. Dies könnte möglicherweise entweder einen Zustand der Nicht-Rezeptivität für die zur Dissoziation führende Intervention fördern oder eine Übererregbarkeit induzieren. Beide dieser möglichen Folgen sollten stets vermieden oder minimiert werden.

Bei diesem Ansatz besteht das Ziel nicht darin, (eingefrorene) Kampf-Flucht-Reaktionen durch das Evozieren von Episoden unkontrollierbarer Erschütterungen (von einigen Forschern als notwendig zur Traumaheilung vorgeschlagen) nachzustellen, sondern vielmehr den Muskelschwingungsprozess und die kortikale Modulationsaufgabe zu nutzen, um eine stärkere kortikospinale Verbindung zu trainieren. Ziel ist es, ein **Gefühl der verkörperten Präsenz** zu schaffen und das **Gefühl der Sicherheit** für den Patienten zu fördern.

Die Zerlegung des Prozesses in **kürzere Phasen** unterstützt den Patienten zusätzlich durch einen langsameren Prozess und eine gründlichere Integration des Körperzustands während und am Ende jedes Stimulationszyklus. Dies ermöglicht es dem Therapeuten, die Gesamterfahrung des Patienten zu steuern. Solche eingeschobenen **Ruhephasen** bieten konstruktive Pausen, in denen die Beziehung zwischen Patient und Therapeut fester entwickelt werden kann. Der Patient sollte ermutigt werden, auf interozeptive, kinästhetische und propriozeptive Signale zu achten, die Entstehung jeglicher Art von Emotionen und/oder Erinnerungen zu beschreiben und bestimmte Bewegungen freiwillig auszuführen, falls der Wunsch danach besteht.

8.38.6 Unterbrochene freiwillige Bewegung als Quelle von Stress

Ein chronisch **erhöhter oder verminderter Muskeltonus** in einem bestimmten Körperbezirk kann oft seinen Ursprung in einer Lebenserfahrung haben, bei der die Person die Ausführung einer bestimmten Art von **Körperbewegung** intensiv (mehr oder weniger freiwillig) **unterdrückt** hat. Diese Hemmung kann die zugrundeliegende Neurologie verändern, was zu einer dysfunktionalen Koordination bei Agonisten-Antagonisten-Muskelpaaren führen kann (z. B. Schwäche des einen

Muskels und Hypertonus des anderen Muskels). Folglich sollte in allen Phasen der Behandlung ein gewisses Augenmerk darauf gelegt werden, dass beim Patienten möglicherweise der Wunsch entsteht, eine bestimmte willentliche Bewegung auszuführen. Dies kann eine sehr leichte und langsame koordinierte Bewegung oder eine sehr schnelle und sogar kraftvolle Bewegung sein. Beispielsweise verspürt der Patient das Bedürfnis, einen Arm in eine Schutzhaltung zu strecken und/oder zu beugen oder einen Fuß oder eine Faust in die Luft oder mit Gewalt auf eine Oberfläche zu schlagen. Er könnte auch den Drang haben, den ganzen Körper zu einem Ball zusammenzurollen. Wenn sich der Patient seiner Reaktionen bewusst wird, kann er oft den Katalysator nicht identifizieren. Dennoch könnten solche Reaktionen auf ein Verhaltensmuster hinweisen, das im prozeduralen Gedächtnis des Körpers latent geblieben ist und eine bewusste und freiwillige Handlung erfordert, um das zugrundeliegende aktive (unter der Schwelle liegende) neurologische Schema ins Gleichgewicht zu bringen. In so einem Fall ist es für den Therapeuten hilfreich, sich aktiv mit dem Patienten zu beschäftigen, um ein gewisses Maß an Anleitung und spielerischem Widerstand gegen die Ausführung der Bewegungen zu bieten.

Der Patient ist im Allgemeinen in der Lage, den Therapeuten bei der Anwendung des angemessenen und spezifischen Grads an Interaktion anzuleiten, bis eine neue Empfindung wahrgenommen wird. Dann ist die Bewegung erfolgreich abgeschlossen. Der Patient kann dann vollständig in die Integrationsphase übergehen. Zu diesem Zeitpunkt ist es nicht ungewöhnlich, dass der Patient Erinnerungen an bestimmte Ereignisse, die möglicherweise wieder aufgetaucht sind, mit anderen teilen möchte. Dies kann sowohl für den Patienten als auch für den Therapeuten therapeutische Bedeutung haben. Meiner Erfahrung nach wird dies selten erreicht, wenn der Patient angewiesen wird, die Reaktion des Schüttelns passiv zu erleben im Gegensatz zum neurodynamischen Ansatz, der hier beschrieben wurde.

Zusammenfassend lässt sich sagen, dass sowohl der Patient als auch der Therapeut immer eine explorative und proaktive Geisteshaltung einnehmen sollten, um die aktive Teilnahme des Patienten an seinem eigenen Prozess aufrechtzuerhalten. Sicherere und beständigere therapeutische Wirkungen und Ergebnisse können durch dieses myofasziale Schwingungsprotokoll erreicht werden, das einen Prozess der Umschulung des Alphazustands des Gehirns sowie die Integration der Körper-Geist-Verbindung des Patienten katalysiert.

8.39 Stretching, Yoga und modifizierte Achtsamkeitsmeditation

Achtsamkeit bringt den Anwender in das unmittelbare Hier und Jetzt. In diesem Sinne sind sanfte, behutsame empathische Achtsamkeit und Entspannung fördernde Yogaübungen mit langsamen Bewegungen und ruhiger Atmung, z. B. Yin Yoga, sehr hilfreich. Für die Integrations- und Konfrontationsphase können die Yogapositionen zunehmend länger gehalten werden und mit anderen Methoden kombiniert werden, die das Processing fördern. Ebenso können wohldosierte Meditationstechniken, die in einer entspannten und aufrechten Körperhaltung und mit entspannten Gesichtsorganen die Aufmerksamkeit auf die unmanipulierte Atmung richten, die Integration von SPEKD und Traumafolgen unterstützen.

In der psychosomatischen Osteopathie lernt der Patient durch die Kombination von körperlichem Feedback von Entspannungsmarkern in Verbindung mit leichten Arousal-Zuständen, sich von alten Triggern zu lösen. Dieser Ansatz wird mit osteopathischer Palpation, z. B. bei der multimodalen bifokalen Integration genutzt, um alte Belastungen, SPEKD und Traumafolgen zu lösen.

Eine Zunahme an empathischer Achtsamkeit ist mit dem Trainieren einer Zeugen- bzw. Beobachterposition vergleichbar. Palpatorische Ansätze in Verbindung mit Koregulation seitens des Osteopathen ermöglichen mittels situationsangemessener Dosierung von Dissoziation und Assoziation eine Zunahme von empathischer Achtsamkeit im Patienten, die eine sukzessive Auflösung von Fragmentierungen und eine zunehmende Integration von Körper-Energie-Erlebensmustern begünstigt.

REFERENZEN

Addabbo M, Longhi E, Bolognini N et al. Seeing Touches Early in Life. PLoS One 2015; 10 (9): e0134549

Alam M, Barrett KC, Hodapp RM et al. Botulinum toxin and the facial feedback hypothesis: Can looking better make you feel happier? J Am Acad Dermatol 2008; 58: 1061–1072

Alayan N, Eller L, Bates ME, Carmody DP. Current Evidence on Heart Rate Variability Biofeedback as a Complementary Anticraving Intervention. J Altern Complement Med 2018; 24 (11): 1039–1050

Alexander GM, Huang YZ, Soderblom EJ et al. Vagal nerve stimulation modifies neuronal activity and the proteome of excitatory synapses of amygdala/piriform cortex. J Neurochem 2019; 140 (4): 629–644

Alloa E, Fischer M. Leib und Sprache. Zur Reflexivität verkörperter Ausdrucksformen. Weilerswist: Velbrück Wissenschaft; 2013

Alvarez-Dieppa AC, Griffin K, Cavalier S et al. Vagus Nerve Stimulation Enhances Extinction of Conditioned Fear in Rats and Modulates Arc Protein, CaMKII, and GluN2B-Containing NMDA Receptors in the Basolateral Amygdala. Neural Plast 2016; 2016: 4273280

Andrew D. Quantitative characterization of low-threshold mechanoreceptor inputs to lamina I spinoparabrachial neurons in the rat. J Physiol 2010; 588: 117–124

Balban MY, Neri E, Kogon MM et al. Brief structured respiration practices enhance mood and reduce physiological arousal. Cell Rep Med 2023; 4 (1): 100895

Ballsmider LA, Vaughn AC, David M et al. Sleeve gastrectomy and Roux-en-Y gastric bypass alter the gut-brain communication. Neural Plast 2015; 2015

Banzett RB, Dempsey JA, O'Donnell DE, Wamboldt MZ. Symptom perception and respiratory sensation in asthma. Am J Respir Crit Care Med 2000; 162: 1178–1182

Beach P. Muscles and Meridians: The Manipulation of Shape. Edinburgh: Churchill Livingstone; 2010

Bechara A, Tranel D, Damasio AR. The somatic marker hypothesis and decision-making. In: Boller F, Grafman J. Handbook of Neuropsychology. The Frontal Lobes (Vol. 7). 2nd ed. Amsterdam: Elsevier; 2002

Beda A, Simpson DM, Carvalho NC et al. Low-frequency heart rate variability is related to the breath-to-breath variability in the respiratory pattern. Psychophysiology 2014; 51: 197–205

Bedorf T. Leibliche Praxis Zum Körperbegriff der Praxistheorien. In: Alkemeyer T, Schürmann V, Volbers J. Praxis denken. Konzepte und Kritik. Berlin: Springer; 2015: 129–150

Berceli D et al. Auswirkungen von selbstinduzierten, nicht klassifizierten therapeutischen Tremoren auf die Lebensqualität von nicht-professionellen Pflegepersonen: Eine Pilotstudie. Glob Adv Gesundheit Med 2014; 3 (5): 45–48

Bercik P, Park AJ, Sinclair D et al. The anxiolytic effect of Bifidobacterium longum NCC3001 involves vagal pathways for gut-brain communication. Neurogastroenterol Motil 2011; 23 (12): 1132–1139

Bernardi L, Sleight P, Bandinelli G. Effect of rosary prayer and yoga mantras on autonomic cardiovascular rhythms: comparative study. BMJ 2001; 323 (7327): 1446–1449

Berthoud H-R, Neuhuber WL. Functional and chemical anatomy of the afferent vagal system. Auton Neurosci 2000; 85 (1–3): 1–17

Björnsdotter M, Löken L, Olausson H et al. Somatotopic organization of gentle touch processing in the posterior insular cortex. J Neurosci 2009; 29 (29): 9314–9320

Bodnaruc AM, Prud'homme D, Blanchet R et al. Nutritional modulation of endogenous glucagon-like peptide-1 secretion: a review. Nutr Metab 2016; 13 (1): 1–16

Bogaerts K, Rayen L, Lavrysen A et al. Unraveling the relationship between trait negative affectivity and habitual symptom reporting. PLoS One 2015; 10 (1): e0115748

Bogaerts K, Millen A, Li W et al. High symptom reporters are less interoceptively accurate in a symptom-related context. J Psychosom Res 2008; 65 (5): 417–424

Bohlen L, Schmidt T. Impact of osteopathic techniques for muscle tone reduction of the frontalis muscles as adjuvant treatment for anxiety disorders: A non-randomized pilot and feasibility study. Posterpräsentation. 16th International and Interdisciplinary Symposium of Osteopathy; November 2019, Berlin

Bohlen L, Schwarze J, Richter J et al. Effect of osteopathic techniques on human resting muscle tone in healthy subjects using myotonometry: a factorial randomized trial. Sci Rep 2022; 12 (1): 16953

Bohlen L, Shaw R, Cerritelli F et al. Osteopathy and Mental Health: An Embodied, Predictive, and Interoceptive Framework. Front Psychol 2021; 12: 1–22

Bonaz B, Picq C, Sinniger V et al. Vagus nerve stimulation: from epilepsy to the cholinergic anti-inflammatory pathway. Neurogastroenterol Motil 2013; 25 (3): 208–221

Bonaz B, Sinniger V, Pellissier S. Anti-inflammatory properties of the vagus nerve: potential therapeutic implications of vagus nerve stimulation. J Physiol 2016; 594 (20): 5781–5790

Borland MS, Vrana WA, Moreno NA et al. Cortical Map Plasticity as a Function of Vagus Nerve Stimulation Intensity. Brain Stimul 2016; 9 (1): 117–123

Bowlby J. The making and breaking of affectional bonds. Aetiology and psychopathology in the light of attachment theory. An expanded version of the Fiftieth Maudsley Lecture, delivered before the Royal College of Psychiatrists, 19 November 1976. Br J Psychiatry 1977; 130: 201–210

Bravo JA, Forsythe P, Chew MV et al. Ingestion of Lactobacillus strain regulates emotional behavior and central GABA receptor expression in a mouse via the vagus nerve. Proc Natl Acad Sci 2011; 108 (38): 16050–16055

Breit S, Kupferberg A, Rogler G, Hasler G. Vagus Nerve as Modulator of the Brain-Gut Axis in Psychiatric and Inflammatory Disorders. Front Psychiatry 2018; 9: 44

Brown RP, Gerbarg PL, Muench F. Breathing Practices for Treatment of Psychiatric and Stress-Related Medical Conditions. Psychiatr Clin N Am 2013; 36: 121–140

Brown RP, Gerbarg PL. Sudarshan Kriya yogic breathing in the treatment of stress, anxiety, and depression: part I – europhysiologic model. J Altern Complement Med 2005; 11 (1): 189–201

Brown TE, Beightol LA, Koh J et al. Important influence of respiration on human R-R interval power spectra is largely ignored. J Appl Physiol 1993; 75: 2310–2317
Cameron OG. Interoception: the inside story – a model for psychosomatic processes. Psychosom Med 2001; 63 (5): 697–710
Cascio CJ. Somatosensory processing in neurodevelopmental disorders. J Neurodev Disord 2010; 2 (2): 62–69
Cerritelli F, Chiacchiaretta P, Gambi F, Ferretti A. Effect of Continuous Touch on Brain Functional Connectivity Is Modified by the Operator's Tactile Attention. Front Hum Neurosci 2017; 11: 368
Cerritelli F, Verzella M, Cicchitti L et al. The paradox of sham therapy and placebo effect in osteopathy: A systematic review. Medicine 2016; 95 (35): e4728
Ceunen E, Vlaeyen JWS, Van Diest I. On the Origin of Interoception. Front Psychol 2016; 7: 743
Chang RY, Koo M, Yu ZR et al. The effect of t'ai chi exercise on autonomic nervous function of patients with coronary artery disease. J Altern Complement Med 2008; 14 (9): 1107–1113
Cheng CM. Cosmetic use of botulinum toxin type A in the elderly. Clin Interv Aging 2007; 2: 81–83
Christensen JH. Omega-3 polyunsaturated Fatty acids and heart rate variability. Front Physiol 2011; 2: 84
Clark KB, Smith DC, Hassert DL et al. Posttraining electrical stimulation of vagal afferents with concomitant vagal efferent inactivation enhances memory storage processes in the rat. Neurobiol Learn Mem 1998; 70 (3): 364–373
Clark KB, Krahl SE, Smith DC et al. Post-training unilateral vagal stimulation enhances retention performance in the rat. Neurobiol Learn Mem 1995; 63 (3): 213–216
Coan JA, Schaefer HS, Davidson RJ. Lending a hand: social regulation of the neural response to threat. Psychol Sci 2006; 17 (12): 1032–1039
Cole AR, Wijarnpreecha K, Chattipakorn SC. Effects of Tai Chi exercise on heart rate variability. Complement Ther Clin Pract 2016; 23: 59–63
Cole J, Bushnell MC, McGlone F M et al. Unmyelinated tactile afferents underpin detection of low-force monofilaments. Muscle Nerve 2006; 34 (1): 105–107
Cole JD, Sedgwick EM. The perceptions of force and of movement in a man without large myelinated sensory afferents below the neck. J Physiol 1992; 449: 503–515
Coles NA, Larsen JT, Lench HC. A meta-analysis of the facial feedback literature: Effects of facial feedback on emotional experience are small and variable. Psychol Bull 2019; 145: 610–651
Coles NA, March DS, Marmolejo-Ramos F et al. A multi-lab test of the facial feedback hypothesis by the Many Smiles Collaboration. Nat Hum Behav 2022; 6 (12): 1731–1742
Corbetta D, Snapp-Childs W. Seeing and touching: The role of sensory-motor experience on the development of infant reaching. Infant Behav Dev 2009; 32 (1): 44–58
Craig AD. How do you feel? Interoception: the sense of the physiological condition of the body. Nat Rev Neurosci 2002; 3 (8): 655–666
Craig AD. How do you feel – now? The anterior insula and human awareness. Nat Rev Neurosci 2009; 10 (1): 59–70
Craig AD. The sentient self. Brain Struct Funct 2010; 214 (5–6): 563–577
Critchley HD. Neural mechanisms of autonomic, affective, and cognitive integration. J Comp Neurol 2005; 493 (1): 154–166
Critchley HD, Harrison NA. Visceral influences on brain and behavior. Neuron 2013; 77 (4): 624–638
Critchley HD, Mathias CJ, Dolan RJ. Neuroanatomical basis for first-and second-order representations of bodily states. Nat Neurosci 2001; 4 (2): 207–212
Critchley HD, Wiens S, Rotshtein P et al. Neural systems supporting interoceptive awareness. Nat Neurosci 2004; 7 (2): 189–195
D'Alessandro G, Cerritelli F, Cortelli P. Sensitization and Interoception as Key Neurological Concepts in Osteopathy and Other Manual Medicines. Front Neurosci 2016; 10: 100
Damasio AR. Self Comes to Mind. Constructing the Conscious Brain. London: William Heinemann; 2010
Damasio A, Carvalho GB. The nature of feelings: evolutionary and neurobiological origins. Nat Rev Neurosci 2013; 14 (2): 143–152
Damasio AR, Grabowski TJ, Bechara A et al. Subcortical and cortical brain activity during the feeling of self-generated emotions. Nat Neurosci 2000; 3 (10): 1049–1056
Damasio AR. Descartes' Error: Emotion, Reason and the Human Brain. New York: Avon; 1994
Davis JI, Senghas A, Brandt F et al. The Effects of BOTOX® Injections on Emotional Experience. Emotion 2010; 10: 433–440
Debrot A, Schoebi D, Perrez M, Horn AB. Stroking your Beloved One's White Bear: Responsive Touch by the Romantic Partner Buffers the Negative Effect of Thought Suppression on Daily Mood. J Soc Clin Psychol 2014; 33 (1): 75–97
Debrot A, Schoebi D, Perrez M, Horn AB. Touch as an interpersonal emotion regulation process in couples' daily lives: the mediating role of psychological intimacy. Pers Soc Psychol Bull 2013; 39 (10): 1373–1385
Delazer M, Zamarian L, Frauscher B et al. J Sleep Res 2016; 25 (4): 395–403
Delfini M-C, Mantilleri A, Gaillard S et al. TAFA4, a chemokine-like protein, modulates injury-induced mechanical and chemical pain hypersensitivity in mice. Cell Rep 2013; 5 (2):378–388
Deng H, Xiao X, Wang Z. Periaqueductal gray neuronal activities underlie different aspects of defensive behaviors. J Neurosci 2016; 36 (29): 7580–7588
De Peuter S, Lemaigre V, Van Diest I, Van den Bergh, O. Illness-specific catastrophic thinking and overperception in asthma. Health Psychol 2008; 27 (1): 93–99
Dolgoff-Kaspar R, Baldwin A, Johnson MS et al. Effect of laughter yoga on mood and heart rate variability in patients awaiting organ transplantation: a pilot study. Altern Ther Health Med 2012; 18 (5): 61–66

Dunbar R. Grooming, Gossip and the Evolution of Language. Cambridge: Harvard University; 1996

Duquette P. Increasing Our Insular World View: Interoception and Psychopathology for Psychotherapists. Front Neurosci 2017; 11: 135

Ebisch SJ, Ferri F, Gallese V. Touching moments: desire modulates the neural anticipation of active romantic caress. Front Behav Neurosci 2014; 8: 60

Ekman P, Friesen WV, Hager J. Facial Action Coding System: Investigator's Guide. Salt Lake City: Research Nexus; 2002a

Ekman P, Friesen WV, Hager J. Facial Action Coding System: The Manual. Salt Lake City: Research Nexus; 2002b

Ekman P, Sorenson ER, Friesen WV. Pan-cultural elements in facial displays of emotion. Science 1969; 164: 86–88

Eller-Berndl D. Herzratenvariabilität. Wien: Verlagshaus der Ärzte; 2010

Ellingsen DM, Leknes S, Løseth G J et al. The Neurobiology Shaping Affective Touch: Expectation, Motivation, and Meaning in the Multisensory Context. Front Psychol 2015; 6: 1986

Ellingsen DM, Wessberg J, Chelnokova O et al. In touch with your emotions: oxytocin and touch change social impressions while others' facial expressions can alter touch. Psychoneuroendocrinology 2013a; 39: 11–20

Ellingsen DM, Wessberg J, Eikemo M et al. Placebo improves pleasure and pain through opposite modulation of sensory processing. Proc Natl Acad Sci 2013b; 110 (44): 17993–17998

Emmet D, Nuño V, Pierce-Talsma S. OMT to address the physiologic effects of stress. J Osteopath Med 2018; 118 (2): e11–e11

Esch T, Stefano GB. The neurobiology of love. Neuroendocrinol Lett 2005; 26 (3): 175–192

Fairhurst MT, Löken L, Grossmann T. Physiological and behavioral responses reveal 9-month-old infants' sensitivity to pleasant touch. Psychol Sci 2014; 25 (5): 1124–1131

Farb N, Daubenmier J, Price CJ et al. Interoception, contemplative practice, and health. Front Psychol 2015; 6: 763

Farb N, Segal ZV, Anderson AK. Mindfulness meditation training alters cortical representations of interoceptive attention. Soc Cogn Affect Neurosci 2013; 8 (1): 15–26

Feldman R, Singer M, Zagoory O. Touch attenuates infants' physiological reactivity to stress. Dev Sci 2010; 13 (2): 271–278

Field T, Diego M, Hernandez-Reif M. Potential underlying mechanisms for greater weight gain in massaged preterm infants. Infant Behav Dev 2011; 34 (3): 383–389

Field T, Diego M, Hernandez-Reif M. Preterm infant massage therapy research: a review. Infant Behav Dev 2010; 33 (2): 115–124

Follesa P, Biggio F, Gorini G et al. Vagus nerve stimulation increases norepinephrine concentration and the gene expression of BDNF and bFGF in the rat brain. Brain Res 2007; 1179 (1): 28–34

Foreman RD, Qin C, Jou CJ. Spinothalamic system and viscerosomatic motor reflexes: functional organization of cardiac and somatic input. Sci Clin Appl Man Ther E-b; Published online 2010: 111

Forget R, Lamarre Y. Rapid elbow flexion in the absence of proprioceptive and cutaneous feedback. Hum Neurobiol 1987; 6 (1): 27–37

Fornari M, Carnevali L, Sgoifo A. Single osteopathic manipulative therapy session dampens acute autonomic and neuroendocrine responses to mental stress in healthy male participants. J Osteopath Med 2017; 117 (9): 559–567

Francis S, Rolls ET, Bowtell R et al. The representation of pleasant touch in the brain and its relationship with taste and olfactory areas. Neuroreport 1999; 10 (3): 453–459

Furmaga H, Carreno FR, Frazer A. Vagal nerve stimulation rapidly activates brain-derived neurotrophic factor receptor TrkB in rat brain. PLoS One 2012; 7 (5)

Furmaga H, Shah A, Frazer A. Serotonergic and noradrenergic pathways are required for the anxiolytic-like and antidepressant-like behavioral effects of repeated vagal nerve stimulation in rats. Biol Psychiatry 2011; 70 (10): 937–945

Gadow S. Touch and technology: Two paradigms of patient care. J Relig Health 1984; 23 (1): 63–69

Gao W, Liu DD, Li D, Cui GX. Effect of Therapeutic Hypercapnia on Inflammatory Responses to One-lung Ventilation in Lobectomy Patients. Anesthesiology 2015; 122 (6): 1235–1252

Gazzola V, Spezio ML, Etzel JA et al. Primary somatosensory cortex discriminates affective significance in social touch. Proc Natl Acad Sci 2012; 109 (25): E1657–1666

Gentsch A, Panagiotopoulou E, Fotopoulou A. Active Interpersonal Touch Gives Rise to the Social Softness Illusion. Curr Biol 2015; 25 (18): 2392–2397

Georgiou E, Matthias E, Kobel S et al. Interaction of physical activity and interoception in children. Front Psychol 2015; 6: 502

George MS, Ward HE Jr, Ninan PT et al. A pilot study of vagus nerve stimulation (VNS) for treatment-resistant anxiety disorders. Brain Stimul 2008; 1 (2): 112–121

Gerritsen RJS, Band GPH. Breath of Life: The Respiratory Vagal Stimulation Model of Contemplative Activity. Front Hum Neurosci 2018; 12: 397

Gick B, Jóhannsdóttir KM, Gibraiel D, Mühlbauer J. Tactile enhancement of auditory and visual speech perception in untrained perceivers. J Acoust Soc Am 2008; 123 (4): 72–76

Gordon I, Voos AC, Bennett RH. Brain mechanisms for processing affective touch. Hum Brain Mapp 2013; 34 (4): 914–922https://doi.org/10.1002/hbm.21480

Grape C, Sandgren M, Hansson LO. Does singing promote well-being: An empirical study of professional and amateur singers during a singing lesson. Integr Physiol Behav Sci. 2003; 38 (1): 65–74

Green AL, Weaver DF. Vagal stimulation by manual carotid sinus massage to acutely suppress seizures. J Clin Neurosci 2014; 21 (1): 179–180

Grote V, Lackner H, Kelz C. Short-term effects of pulsed electromagnetic fields after physical exercise are dependent on autonomic tone before exposure. Eur J Appl Physiol 2007; 101 (4): 495–502

Günther-Borstel J, Schmidt T, Liem T. Herzratenvariabilität: Messung und Anwendungsmöglichkeiten in der Osteopathie. Osteopat Medizin 2015; 16 (3): 4–8

Haase L, Thom NJ, Shukla A et al. Mindfulness-based training attenuates insula response to an aversive interoceptive challenge. Soc Cogn Affect Neurosci 2014; 11 (1): 182–190

Habig K, Schänzer A, Schirner W et al. Low threshold unmyelinated mechanoafferents can modulate pain. BMC Neurol 2017; 17 (1): 184

Harinath K, Malhotra AS, Pal K et al. Autonomic nervous system and adrenal response to cold in man at Antarctica. Wilderness Environ Med 2005; 16: 81–91

Hassert DL, Miyashita T, Williams CL. The effects of peripheral vagal nerve stimulation at a memory-modulating intensity on norepinephrine output in the basolateral amygdala. Behav Neurosci 2004; 118 (1): 79–88

Hays SA. Enhancing Rehabilitative Therapies with Vagus Nerve Stimulation. Neurotherapeutics 2016; 13 (2): 382–394

Hays SA, Rennaker RL, Kilgard MP. Targeting plasticity with vagus nerve stimulation to treat neurological disease. Prog Brain Res 2013; 207: 275–299

Hazlett RL, McLeod DR, Hoehn-Saric R. Muscle tension in generalized anxiety disorder: Elevated muscle tone or agitated movement? Psychophysiology 1994; 31: 189–195

He W, Wang X, Shi H et al. Auricular acupuncture and vagal regulation. Evid Based Complement Alternat Med 2012; 2012: 786839

Henley CE, Ivins D, Mills M et al. Osteopathic manipulative treatment and its relationship to autonomic nervous system activity as demonstrated by heart rate variability: a repeated measures study. Osteopath Med Prim Care 2008; 5: 7

Hertenstein MJ, Verkamp JM, Kerestes AM, Holmese RM. The communicative functions of touch in humans, nonhuman primates, and rats: a review and synthesis of the empirical research. Genet Soc Gen Psychol Monogr 2006; 132 (1): 5–94

Hennenlotter A, Dresel C, Castrop F et al. The link between facial feedback and neural activity within central circuitries of emotion – New insights from botulinum toxin-induced denervation of frown muscles. Cereb Cortex 2009; 19: 537–542

Holstege G. The periaqueductal gray controls brainstem emotional motor systems including respiration. Prog Brain Res 2014; 209: 379–405

Hulsey DR, Riley JR, Loerwald KW et al. Parametric characterization of neural activity in the locus coeruleus in response to vagus nerve stimulation. Exp Neurol 2017; 289: 21–30

Hurter S, Paloyelis Y, de C Williams A, Fotopoulou A. Partners' empathy increases pain ratings: effects of perceived empathy and attachment style on pain report and display. J Pain 2014; 15 (9): 934–944

Iggo A, Ogawa H. Correlative physiological and morphological studies of rapidly adapting mechanoreceptors in cat's glabrous skin. J Physiol 1977; 266 (2): 275–296

Imeryüz N, Yeğen BC, Bozkurt A et al. Glucagon-like peptide-1 inhibits gastric emptying via vagal afferent-mediated central mechanisms. Am J Physiol Liver Physiol 1997; 273 (4): G920–G927

Inui K, Tsuji T, Kakigi R. Temporal analysis of cortical mechanisms for pain relief by tactile stimuli in humans. Cereb Cortex 2006; 16 (3):355–365

Iwasaki Y, Maejima Y, Suyama S. Peripheral oxytocin activates vagal afferent neurons to suppress feeding in normal and leptin-resistant mice: a route for ameliorating hyperphagia and obesity. Am J Physiol Regul Integr Comp Physiol 2015; 308 (5): R360–R369

Jänig W. The afferent innervation of the central pad of the cat's hind foot. Brain Res 1971; 28 (2): 203–216

Jänig W. The integrative action of the autonomic nervous system. Cambridge: Cambridge University Press; 2006

Jänig W, Green PG. Acute inflammation in the joint: its control by the sympathetic nervous system and by neuroendocrine systems. Auton Neurosci 2014; 182: 42–54

Jing X, Wu P, Liu F et al. Guided imagery, anxiety, heart rate, and heart rate variability during centrifuge training. Aviat Space Environ Med 2011; 82 (2): 92–96

Johansson RS. Tactile sensibility in the human hand: receptive field characteristics of mechanoreceptive units in the glabrous skin area. J Physiol 1978; 281: 101–125

Jönsson EH, Backlund Wasling H, Wagnbeck V et al. J Sex Med 2015; 12 (6): 1338–1345

Kaiser J, Crespo-Llado, MM, Turati C et al. The development of spontaneous facial responses to others' emotions in infancy: An EMG study. Sci Rep 2017; 7: 1–10

Kakigi R, Shibasaki H. Mechanisms of pain relief by vibration and movement. J Neurol Neurosurg Psychiatry 1992; 55 (4): 282–286

Kakigi R, Watanabe S. Pain relief by various kinds of interference stimulation applied to the peripheral skin in humans: pain-related brain potentials following CO2 laser stimulation. J Peripher Nerv Syst 1996; 1 (3): 189–198

Kalyani BG, Venkatasubramanian G, Arasappa R et al. Neurohemodynamic correlates of 'OM' chanting: A pilot functional magnetic resonance imaging study. Int J Yoga 2011; 4 (1): 3–6

Keltner D, Sauter D, Tracy J et al. Emotional Expression: Advances in Basic Emotion Theory. J Nonverbal Behav 2019; 43: 133–160

Khasar SG, Reichling DB, Green PG et al. Fasting is a physiological stimulus of vagus-mediated enhancement of nociception in the female rat. Neuroscience 2003; 119 (1): 215–221

Klarer M, Arnold M, Günther L et al. Gut vagal afferents differentially modulate innate anxiety and learned fear. J Neurosci 2014; 34 (21): 7067–7076

Klarer M, Krieger J-P, Richetto J et al. Abdominal vagal afferents modulate the brain transcriptome and behaviors relevant to schizophrenia. J Neurosci 2018; 38 (7): 1634–1647
Knox D, George SA, Fitzpatrick CJ et al. Single prolonged stress disrupts retention of extinguished fear in rats. Learn Mem 2012; 19 (2): 43–49
König V. Die Auswirkung einer globalen osteopathischen Behandlung auf weibliche Ersthelferinnen, bei denen eine posttraumatische Belastungsstörung diagnostiziert wurde. Dissertation. Vancouver: Kanadische Hochschule für Osteopathische Manuelle Praxis; 2019
Kok BE, Coffey KA, Cohn MA et al. How positive emotions build physical health: perceived positive social connections account for the upward spiral between positive emotions and vagal tone. Psychol Sci 2013; 24 (7): 1123–1132
Krahé C, Drabek MM, Paloyelis Y, Fotopoulou A. Affective touch and attachment style modulate pain: a laser-evoked potentials study. Philos Trans R Soc Lond B Biol Sc, 2016; 371 (1708): 20160009
Krahé C, Paloyelis Y, Condon H et al. Attachment style moderates partner presence effects on pain: a laser-evoked potentials study. Soc Cogn Affect Neurosci 2015; 10 (8):1030–1037
Kromenacker BW, Sanova AA, Marcus FI et al. Vagal Mediation of Low-Frequency Heart Rate Variability During Slow Yogic Breathing. Psychosom Med 2018; 80 (6): 581–587
Krüger THC, Magid M, Wollmer MA. Can Botulinum Toxin Help Patients With Borderline Personality Disorder? Am J Psychiatry 2016; 173: 940–941
Laine Green A, Weaver DF. Vagal stimulation by manual carotid sinus massage to acutely suppress seizures. J Clin Neurosci 2014; 21 (1): 179–180
Lamb DG, Porges EC, Lewis GF et al. Non-invasive vagal nerve stimulation effects on hyperarousal and autonomic state in patients with posttraumatic stress disorder and history of mild traumatic brain injury: preliminary evidence. Front Med 2017; 4: 124
Lane RD, Schwartz GE. Levels of emotional awareness: a cognitive-developmental theory and its application to psychopathology. Am J Psychiatry 1987; 144 (2): 133–143
Lanzetta JT, Cartwright-Smith J, Kleck RE. Effects of nonverbal dissimulation on emotional experience and autonomic arousal. J Pers Soc Psychol 1976; 33: 354–370
Lee TW, Josephs O, Dolan RJ et al. Imitating expressions: emotion-specific neural substrates in facial mimicry. Soc Cogn Affect Neurosci 2006; 1: 122–135
Levenson RW, Ekman P, Friesen WV. Voluntary facial action generates emotion-specific autonomic nervous system activity. Psychophysiology 1990; 27: 363–384
Li J-M, Darlak KA, Southerland L et al. VIPhyb, an antagonist of vasoactive intestinal peptide receptor, enhances cellular antiviral immunity in murine cytomegalovirus infected mice. PLoS One 2013a; 8 (5): e63381
Li J-M, Hossain MS, Southerland L et al. Pharmacological inhibition of VIP signaling enhances antiviral immunity and improves survival in murine cytomegalovirus-infected allogeneic bone marrow transplant recipients. Blood, J Am Soc Hematol 2013b; 121 (12): 2347–2351
Li L, Rutlin M, Abraira VE, Cassidy C et al. The functional organization of cutaneous low-threshold mechanosensory neurons. Cell 2011; 147 (7): 1615–1627
Liem T. Palpation des kraniosakralen Rhythmus. Osteopathische Medizin 2011; 12 (4): 12–17
Liem T. Morphodynamik in der Osteopathie. 2. Stuttgart: Haug; 2013
Liem T. Osteopathische Behandlung der Dura mater spinalis in der hochzervikalen Region. Osteopathische Medizin 2014a; 15 (2): 4–11
Liem T. Pitfalls and challenges involved in the process of perception and interpretation of palpatory findings. International Journal of Osteopathic Medicine 2014b; 17 (4): 243–249
Liem T. Kraniosakrale Osteopathie. Stuttgart: Thieme; 2018
Liem T. Praxis der Kraniosakralen Osteopathie. Stuttgart: Thieme; 2019
Liem T. Das Osteopathie-Selbsthilfe-Buch. Stuttgart: Trias; 2021
Liem T, Bohlen L, Jung AM et al. Does osteopathic heart-focused palpation modify heart rate variability in stressed participants with musculoskeletal pain? A randomised controlled pilot study. Journal of Integrative Medicine. Submitted 8/2023
Liem T, Dobler T. Leitfaden Osteopathie. München: Elsevier; 2019
Liem T, Neuhuber W. Osteopathic treatment approach to psychoemotional trauma by means of bifocal integration. J Osteopath Med 2020; 120 (3): 180–189
Liem T, Neuhuber W. Kritik an der Polyvagaltheorie. DO 2021; 19 (02): 34–37
Liem T, Tsolodimos C. Das Osteopathie-Selbsthilfe-Buch: Wie Osteopathie wirkt und die Selbstheilung fördert. Mit Übungen für jeden Tag. Stuttgart: Trias; 2021
Liem T, Van den Heede P. Foundations of Morphodynamics in Osteopathy: An Integrative Approach to Cranium, Nervous System, and Emotions. Pencaitland: Handspring; 2017
Liem T, Vogt R, Neuhuber W. Hirnnerven. In: Liem T. Praxis der kraniosakralen Osteopathie. Stuttgart: Thieme; 2017
Liljencrantz J, Strigo I, Ellingsen DM et al. Slow brushing reduces heat pain in humans. Eur J Pain 2017; 21 (7): 1173–1185
Liljencrantz J, Björnsdotter M, Morrison I et al. Altered C-tactile processing in human dynamic tactile allodynia. Pain 2013; 154 (2): 227–234
Liljencrantz J, Ellingsen DM, Leknes S et al. C-tactile afferent stimulation modulate pain perception. New Orleans: Society for Neuroscience; 2012
Lindgren L, Westling G, Brulin C et al. Pleasant human touch is represented in pregenual anterior cingulate cortex. Neuroimage 2012; 59 (4): 3427–3432
Liu L, Lu Y, Bi X et al. Choline ameliorates cardiovascular damage by improving vagal activity and inhibiting the inflammatory response in spontaneously hypertensive rats. Sci Rep 2017; 7: 42553

Löken LS, Wessberg J, Morrison I et al. Coding of pleasant touch by unmyelinated afferents in humans. Nat Neurosci 2009; 12 (5): 547–548

Loerwald KW, Borland MS, Rennaker RL II et al. The interaction of pulse width and current intensity on the extent of cortical plasticity evoked by vagus nerve stimulation. Brain Stimul 2018; 11 (2): 271–277

Lowen A, Lowen L. Der Weg zu pulsierender Gesundheit: Ein Handbuch bioenergetischer Übungen. Hamburg: Harper Collins; 1977

Lu WA, Chen GY, Kuo CD. Foot reflexology can increase vagal modulation, decrease sympathetic modulation, and lower blood pressure in healthy subjects and patients with coronary artery disease. Altern Ther Health Med 2011; 17 (4): 8–14

Lu WA, Kuo CD Breathing frequency-independent effect of Tai Chi Chuan on autonomic modulation. Clin Auton Res 2014; 24 (2): 47–52

Lu WA, Kuo CD. The effect of Tai Chi Chuan on the autonomic nervous modulation in older persons. Med Sci Sports Exerc 2003; 35 (12): 1972–1976

Mager DE, Wan R, Brown M. Caloric restriction and intermittent fasting alter spectral measures of heart rate and blood pressure variability in rats. FASEB J 2006; 20 (6): 631–637

Mäkinen TM, Mäntysaari M, Pääkkönen T. Autonomic nervous function during whole-body cold exposure before and after cold acclimation. Aviat Space Environ Med 2008; 79 (9): 875–882

Mancini F, Beaumont A-L, Hu L et al. Touch inhibits subcortical and cortical nociceptive responses. Pain 2015; 156 (10): 1936–1944

Mancini F, Nash T, Iannetti GD, Haggard P. Pain relief by touch: a quantitative approach. Pain 2014; 155 (3): 635–642

Manta S, Dong J, Debonnel G et al. Optimization of vagus nerve stimulation parameters using the firing activity of serotonin neurons in the rat dorsal raphe. Eur Neuropsychopharmacol 2009; 19 (4): 250–255

Manzotti A, Viganoni C, Lauritano D et al. Evaluation of the Stomatognathic System before and after Osteopathic Manipulative Treatment in 120 Healthy People by Using Surface Electromyography. Int J Environ Res Public Health 2020; 17: 1–10

Martinez AM. Visual perception of facial expressions of emotion. Curr Opin Psychol 2017; 17: 27–33

Martinez-James D, García-Lorenzana M, Muñoz-Ortega MH et al. Modulation of innate immune response by the vagus nerve in experimental hepatic amebiasis in rats. Exp Parasitol 2016; 169: 90–101

Marzoli D, Custodero M, Pagliara A et al. Sun-induced frowning fosters aggressive feelings. Cogn Emot 2013; 27: 1513–1521

Mason H, Vandoni M, de Barbieri G et al. Cardiovascular and Respiratory Effect of Yogic Slow Breathing in the Yoga Beginner: What Is the Best Approach? Evidence-Based Complementary and Alternative Medicine Volume 2013; ID 743504

McCabe C, Rolls ET, Bilderbeck A, McGlone F. Cognitive influences on the affective representation of touch and the sight of touch in the human brain. Soc Cogn Affect Neurosci 2008; 3 (2): 97–108

McGlone F, Cerritelli F, Walker S, Esteves J. The role of gentle touch in perinatal osteopathic manual therapy. Neurosci Biobehav Rev 2017; 72: 1–9

McGlone F, Kelly EF, Trulsson M et al. Functional neuroimaging studies of human somatosensory cortex. Behav Brain Res 2002; 135 (1–2): 147–158

McGlone F, Olausson H, Boyle JA et al. Touching and feeling: differences in pleasant touch processing between glabrous and hairy skin in humans. Eur J Neurosci 2012; 35 (11):1782–1788

McGlone F, Vallbo AB, Olausson H et al. Discriminative touch and emotional touch. Can J Exp Psychol 2007; 61 (3): 173–183

McGlone F, Wessberg J, Olausson H. Discriminative and affective touch: sensing and feeling. Neuron 2014; 82 (4): 737–755

McIntyre CK. Is there a role for vagus nerve stimulation in the treatment of posttraumatic stress disorder? Bioelectron Med 2018; 1 (2): 95–99

Miu AC, Heilman RM, Miclea M. Reduced heart rate variability and vagal tone in anxiety: trait versus state, and the effects of autogenic training. Auton Neurosci 2009; 145 (1–2): 99–103

Mohr PNC, Biele G, Heekeren HR. Neural processing of risk. J Neurosci 2010; 30 (19): 6613–6619

Morrison I, Löken LS, Olausson H. The skin as a social organ. Exp Brain Res 2010; 204 (3): 305–314

Mukherjee A, Chakravarty A. Spasticity mechanisms – for the clinician. Front Neurol 2010; 1: 1–10

Nagi SS, Rubin TK, Chelvanayagam DK et al. Allodynia mediated by C-tactile afferents in human hairy skin. J Physiol 2011; 589 (Pt 16): 4065–4075

Nahra H, Plaghki L. Modulation of perception and neurophysiological correlates of brief CO2 laser stimuli in humans using concurrent large fiber stimulation. Somatosens Mot Res 2003; 20 (2):139–147

Naritoku DK, Terry WJ, Helfert RH. Regional induction of fos immunoreactivity in the brain by anticonvulsant stimulation of the vagus nerve. Epilepsy Res 1995; 22 (1): 53–62

Navarrete-Opazo A, Mitchell GS. Therapeutic potential of intermittent hypoxia: a matter of dose. Am J Physiol Regul Integr Comp Physiol 2014; 307: R1181–R1197

Neal DT, Chartrand TL. Embodied emotion perception: Amplifying and dampening facial feedback modulates emotion perception accuracy. Soc Psychol Personal Sci 2011; 2: 673–678

Nichols JA, Nichols AR, Smirnakis SM et al. Vagus nerve stimulation modulates cortical synchrony and excitability through the activation of muscarinic receptors. Neuroscience 2011; 189: 207–214

Niedenthal PM. Embodying emotion. Science 2007; 316: 1002–1005

Nilsson H et al. Erfahrungen von traumabedrohten Flüchtlingen mit der Teilnahme an körperlicher Aktivität und Bewegungstherapie: eine qualitative Studie auf der Grundlage von Fokusgruppendiskussionen. Eur J Psychotraumatol 2019; 10 (1): 1699327

Noble LJ, Gonzalez IJ, Meruva VB et al. Effects of vagus nerve stimulation on extinction of conditioned fear and post-traumatic stress disorder symptoms in rats. Transl Psychiatry 2017; 7 (8): e1217-e1217

Noguchi H. Ordnung, Spontaneität und der Körper. Kempen: Sensei; 1984

Ohinata K, Takemoto M, Kawanago M. Orally administered zinc increases food intake via vagal stimulation in rats. J Nutr 2009; 139 (3): 611–616

Öhman A, Soares JJ. "Unconscious anxiety": phobic responses to masked stimuli. J Abnorm Psychol 1994; 103 (2): 231–240

O'Keefe JH Jr, Abuissa H, Sastre A et al. Effects of omega-3 fatty acids on resting heart rate, heart rate recovery after exercise, and heart rate variability in men with healed myocardial infarctions and depressed ejection fractions. Am J Cardiol 2006; 97 (8): 1127–1130

Olausson H, Lamarre Y, Backlund H et al. Unmyelinated tactile afferents signal touch and project to insular cortex. Nat Neurosci 2002; 5 (9): 900–904

Peña DF, Childs JE, Willett S et al. Vagus nerve stimulation enhances extinction of conditioned fear and modulates plasticity in the pathway from the ventromedial prefrontal cortex to the amygdala. Front Behav Neurosci 2014; 8: 327

Perini I, Olausson H, Morrison I. Seeking pleasant touch: neural correlates of behavioral preferences for skin stroking. Front Behav Neurosci 2015; 9: 8

Peña DF, Engineer ND, McIntyre CK. Rapid remission of conditioned fear expression with extinction training paired with vagus nerve stimulation. Biol Psychiatry 2013; 73 (11): 1071–1077

Perl ER, Whitlock DG, Gentry JR. Cutaneous projection to second-order neurons of the dorsal column system. J Neurophysiol 1962; 25: 337–358

Perlman SB, Camras LA, Pelphrey KA. Physiology and functioning: Parents' vagal tone, emotion socialization, and children's emotion knowledge. J Exp Child Psychol 2008; 100 (4): 308–315

Pessoa L. To what extent are emotional visual stimuli processed without attention and awareness? Curr Opin Neurobiol 2005; 15 (2): 188–196

Petersen S, Ritz T. Situational self-awareness and report bias in the detection of respiratory loads in healthy individuals: over-report is linked to external focus. Br J Health Psychol 2011; 15: 401–416

Petersen S, Schroijen M, Mölders C et al. Categorical interoception: perceptual organization of sensations from inside. Psychol Sci 2014; 25 (5): 1059–1066

Petit D, Burgess PR. Dorsal column projection of receptors in cat hairy skin supplied by myelinated fibers. J Neurophysiol 1968; 31 (6): 849–855

Prechtl JC, Powley TL. The fiber composition of the abdominal vagus of the rat. Anat Embryol 1990; 181 (2): 101–115

Quattrocki E, Friston K. Autism, oxytocin and interoception. Neurosci Biobehav Rev 2014; 47: 410–430

Rechberger V, Biberschick M, Porthun J. Effectiveness of an osteopathic treatment on the autonomic nervous system: a systematic review of the literature. Eur J Med Res 2019; 24 (1): 1–14

Revesz D, Tjernstrom M, Ben-Menachem E et al. Effects of vagus nerve stimulation on rat hippocampal progenitor proliferation. Exp Neurol 2008; 214 (2): 259–265

Ripplinger CM. From drugs to devices and back again: chemical vagal nerve stimulation for the treatment of heart failure. Cardiovasc Res 2017; 113 (11): 1270–1272

Roberts B, Makar AE, Canaan R et al. Effect of occipitoatlantal decompression on cerebral blood flow dynamics as evaluated by Doppler ultrasonography. J Osteopath Med 2021; 121 (2): 171–179

Roelofs K. Freeze for action: neurobiological mechanisms in animal and human freezing. Philos Trans R Soc B Biol Sci 2017; 372 (1718): 20160206

Rolls ET, O'Doherty J, Kringelbach ML et al. Representations of pleasant and painful touch in the human orbitofrontal and cingulate cortices. Cereb Cortex 2003; 13 (3): 308–317

Roosevelt RW, Smith DC, Clough RW et al. Increased extracellular concentrations of norepinephrine in cortex and hippocampus following vagus nerve stimulation in the rat. Brain Res 2006; 1119 (1): 124–132

Rosas-Balina M, Traceys KJ. The neurology of the immune system: neural reflexes regulate immunity. Neuron 2009; 64: 28–32

Ruffini N, D'Alessandro G, Mariani N et al. Variations of high frequency parameter of heart rate variability following osteopathic manipulative treatment in healthy subjects compared to control group and sham therapy: randomized controlled trial. Front Neurosci 2015; 9: 272

Russo MA, Santarelli DM, O'Rourke D. The physiological effects of slow breathing in the healthy human. Breathe 2017; 13 (4): 298–309

Salter MW, Henry JL. Differential responses of nociceptive vs. non-nociceptive spinal dorsal horn neurones to cutaneously applied vibration in the cat. Pain 1990a; 40 (3): 311–322

Salter MW, Henry JL. Physiological characteristics of responses of wide dynamic range spinal neurones to cutaneously applied vibration in the cat. Brain Res 1990b; 507 (1): 69–84

Sambo CF, Howard M, Kopelman M et al. Knowing you care: effects of perceived empathy and attachment style on pain perception. Pain 2010; 151 (3): 687–693

Saper CB. The central autonomic nervous system: conscious visceral perception and autonomic pattern generation. Annu Rev Neurosci 2002; 25 (1): 433–469

Scheele D, Kendrick KM, Khouri C et al. An oxytocin-induced facilitation of neural and emotional responses to social touch correlates inversely with autism traits. Neuropsychopharmacology 2014; 39 (9): 2078–2085

Schubert R, Ritter P, Wüstenberg T et al. Spatial attention related SEP amplitude modulations covary with BOLD signal in S1 – a simultaneous EEG-fMRI study. Cereb Cortex 2008; 18 (11): 2686–2700
Schulz A, Vögele C. Interoception and stress. Front Psychol 2015; 6: 993
Schwartz GE, Fair PL, Mandel MR et al. Facial Electromyography in the Assessment of Improvement in Depression. Psychosom Med 1978; 40: 355–360
Seal RP, Wang X, Guan Y et al. Injury-induced mechanical hypersensitivity requires C-low threshold mechanoreceptors. Nature 2009; 462 (7273): 651–655
Seth AK. Interoceptive inference, emotion, and the embodied self. Trends Cogn Sci 2013; 17 (11): 565–573
Shah P, Catmur C, Bird G. From heart to mind: Linking interoception, emotion, and theory of mind. Cortex 2017; 93: 220–223
Shah S, Hall R, Catmur C, Bird G. Alexithymia, not autism, is associated with impaired interoception. Cortex,2016; 81: 215–220
Sherrington CS. The integrative action of the nervous system. New Haven: Yale University; 1906
Singer P, Shapiro H, Theilla M et al. Anti-inflammatory properties of omega-3 fatty acids in critical illness: novel mechanisms and an integrative perspective. Intensive Care Med 2008; 34 (9): 1580–1592
Singh C, Leder D. Touch in the consultation. Br J Gen Pract 2012; 62 (596): 147–148
Skedung L, Arvidsson M, Young Chung J et al. Feeling small: exploring the tactile perception limits. Sci Rep 2013; 3: 2617
Skulas-Ray AC, Kris-Etherton PM, Harris WS et al. Effects of marine-derived omega-3 fatty acids on systemic hemodynamics at rest and during stress: a dose–response study. Ann Behav Med 2012; 44 (3): 301–308
Söchting E. Evidenz zur Wirksamkeit der Sensorischen Integrationstherapie bei 3- bis 12-jährigen Kindern mit sensorischen Verarbeitungsstörungen – Eine systematische Forschungsübersicht 2007–2013. ergoscience 2014; 9 (4): 144–154
Söderkvist S, Ohlén K, Dimberg U. How the Experience of Emotion is Modulated by Facial Feedback. J Nonverbal Behav 2018; 42: 129–151
Souza RR, Noble LJ, McIntyre CK. Using the Single Prolonged Stress Model to Examine the Pathophysiology of PTSD. Front Pharmacol 2017; 8: 615
Souza RR, Oleksiak CR, Tabet MN et al. Vagus nerve stimulation promotes extinction generalization across sensory modalities. Neurobiol Learn Mem 2021a; 181: 107425
Souza RR, Robertson NM, Mathew E et al. Efficient parameters of vagus nerve stimulation to enhance extinction learning in an extinction-resistant rat model of PTSD. Prog Neuro-Psychopharmacology Biol Psychiatry 2020; 99: 109848
Souza RR, Robertson NM, McIntyre CK et al. Vagus nerve stimulation enhances fear extinction as an inverted-U function of stimulation intensity. Exp Neurol 2021b; 341: 113718
Souza RR, Robertson NM, Pruitt DT et al. Vagus nerve stimulation reverses the extinction impairments in a model of PTSD with prolonged and repeated trauma. Stress 2019; 22 (4): 509–520
Staffeldt S. Einführung in die Sprechakttheorie. Ein Leitfaden für den akademischen Unterricht. Tübingen: Stauffenburg; 2009
Streeter CC, Gerbarg PL, Saper RB. Effects of yoga on the autonomic nervous system, gamma-aminobutyric-acid, and allostasis in epilepsy, depression, and post-traumatic stress disorder. Med Hypotheses 2012; 78 (5): 571–579
Sun S, Hu C, Pan J et al. Trait Mindfulness Is Associated With the Self-Similarity of Heart Rate Variability. Front Psychol 2019; 10: 314
Székely M. The vagus nerve in thermoregulation and energy metabolism. Auton Neurosci 2000; 85 (1–3): 26–38
Taylor GJ. Recent developments in alexithymia theory and research. Can J Psychiatry 2000; 45 (2): 134–142
Telles S, Raghavendra BR, Naveen KV et al. Changes in autonomic variables following two meditative states described in yoga texts. J Altern Complement Med 2013; 19 (1): 35–42
Thornquist E. Varieties of functional assessment in physiotherapy. Scand J Prim Health Care 1994; 12 (1): 44–50
Thornquist E. Face-to-face and hands-on: assumptions and assessments in the physiotherapy clinic. Med Anthropol 2006; 25 (1): 65–97
Toussaint L, Nguyen QA, Roettger C et al. Effectiveness of Progressive Muscle Relaxation, Deep Breathing, and Guided Imagery in Promoting Psychological and Physiological States of Relaxation. Evid Based Complement Alternat Med 2021; 2021: 5924040
Tsakiris M, Critchley H. Philos Trans R Soc Lond B Biol Sci 2016; 371 (1708): 20160002
Vaitl D. Interoception. Biol Psychol 1996; 42 (1–2): 1–27
Vallbo AB, Olausson H, Wessberg J. Unmyelinated afferents constitute a second system coding tactile stimuli of the human hairy skin. J Neurophysiol 1999; 81 (6): 2753–2763
Van den Heede P. Kursaufzeichnungen OSD Hamburg, 3/2002
Van den Heede P. Kursaufzeichnungen OSD Hamburg, 5/2003
Verdejo-Garcia A, Clark L, Dunn BD. The role of interoception in addiction: a critical review. Neurosci Biobehav Rev 2012; 36 (8): 1857–1869
Vickhoff B, Malmgren H, Aström R et al. Music structure determines heart rate variability of singers. Front Psychol 2013; 4: 334
Vrontou S, Wong AM, Rau KK et al. Nature 2013; 493 (7434): 669–673
Waise TMZ, Dranse HJ, Lam TKT. The metabolic role of vagal afferent innervation. Nat Rev Gastroenterol Hepatol 2018; 15 (10): 625–636
Wang Y, Kondo T, Suzukamo Y et al. Vagal nerve regulation is essential for the increase in gastric motility in response to mild exercise. Tohoku J Exp Med 2010; 222 (2): 155–163

Walter U, Tsiberidou P. Differential age-, gender-, and side-dependency of vagus, spinal accessory, and phrenic nerve calibers detected with precise ultrasonography measures. Muscle Nerve 2019; 59 (4): 486–491

Wei GX, Li YF, Yue XL et al. Tai Chi Chuan modulates heart rate variability during abdominal breathing in elderly adults. Psych J 2016; 5 (1): 69–77

Westermaier T, Stetter C, Kunze E et al. Controlled Hypercapnia Enhances Cerebral Blood Flow and Brain Tissue Oxygenation After Aneurysmal Subarachnoid Hemorrhage: Results of a Phase 1 Study. Neurocrit Care 2016; 25 (2): 205–214

Wischhöfer S, Anna Moyra J. Auswirkung einer osteopathischen Behandlung des Herzens nach Torsten Liem auf das vegetative Nervensystem bei Menschen mit einem erhöhten Stresslevel. Eine randomisiert kontrollierte Studie. Abschlussarbeit zur Erlangung des Titels Master of Science. Hamburg: Osteopathie Schule Deutschland; 2020

Wolf K. Measuring facial expression of emotion. Dialogues Clin Neurosci 2015; 17: 457–462

Wollmer MA, De Boer C, Kalak N et al. Facing depression with botulinum toxin: A randomized controlled trial. J Psychiatr Res 2012; 46: 574–581

Wollmer MA, Kalak N, Jung S et al. Agitation predicts response of depression to botulinum toxin treatment in a randomized controlled trial. Front Psychiatry 2014; 5: 1–5

Yang JL, Chen GY, Kuo CD. Comparison of effect of 5 recumbent positions on autonomic nervous modulation in patients with coronary artery disease. Circ J 2008; 72 (6): 902–908

Yong HH, Gibson SJ, Horne DJ, Helme RD. Development of a pain attitudes questionnaire to assess stoicism and cautiousness for possible age differences. J Gerontol B Psychol Sci Soc Sci 2001; 56 (5): P279–284

Yuan PQ, Taché Y, Miampamba M et al. Acute cold exposure induces vagally mediated Fos expression in gastric myenteric neurons in conscious rats. Am J Physiol Gastrointest Liver Physiol 2001; 281 (2): G560–G568

Zaccaro A, Piarulli A, Laurino M et al. How Breath-Control Can Change Your Life: A Systematic Review on Psycho-Physiological Correlates of Slow Breathing. Front Hum Neurosci 2018; 12: 353

Zhi R, Liu M, Zhang D. A comprehensive survey on automatic facial action unit analysis. Vis Comput 2020; 36: 1067–1093

Zhu JX, Zhu XY, Owyang C, Li Y. Intestinal serotonin acts as a paracrine substance to mediate vagal signal transmission evoked by luminal factors in the rat. J Physiol 2001; 530 (3): 431–442

Zimmerman A, Bai L, Ginty DD. The gentle touch receptors of mammalian skin. Science 2014; 346 (6212): 950–954

Zoretić D, Grčić-Zubčević N, Zubčić K. Effects of hypercapnic-hypoxic training on respiratory muscle strength and front crawl stroke performance among elite swimmers. Kinesiology Supplement 2014; 46: 40–45

KAPITEL

9 Integrationsphase (Konfrontationsphase)

Torsten Liem (9.1, 9.4–9.8), Jaques Vigne (9.3), Ursula Wirtz (9.2)

Zusammenfassung

In diesem Kapitel werden Grundlagen der Integrationsphase bei der Palpation diskutiert. Zugänge zu Traumata aus Sicht der Spiritualität, der symbolischen Dimension, von Wandlungsprozessen und der Imagination, ferner Wunde und Mythos sowie meditative Zugänge werden praxisnah und anwendungsorientiert herausgearbeitet. Außerdem werden Mechanismen von Mind-Body-Therapien, der Blick als therapeutisches Werkzeug, die Konfrontation mit Triggern sowie die Bedeutung der somatischen Marker im Rahmen der Integrationsphase erörtert.

9.1 Einführung

Stabilisierungs- und Integrationsphase (Konfrontationsphase) beruhen insbesondere auf den Sichtweisen einer ganzheitlichen Behandlung, Soma-Physiologie-Erlebnis-Mustern sowie den in ➢ Kap. 0 und ➢ Kap. 5 beschriebenen Diagnostik- und Behandlungsprinzipien. In der Integrationsphase werden SPEKD zur Bewältigung gegenwärtiger Herausforderungen, unflexible Konditionierungen, Belastungen, chronisches Schmerz-, Stress- oder unverarbeitetes Traumaerleben bearbeitet und integriert. Die Behandlung ist darauf ausgerichtet, die Adaptivität des Patienten in Relation zu seinen Kontextfaktoren zu verbessern.

Länger bestehende Muster – seien es gewebige, psychische, neuroendokrine, metabole, Haltungs- oder Verhaltensmuster – können zu neuen Stabilitäten und Dysfunktionen werden. Diese lösen sich nicht von alleine auf, wenn der ätiologische Faktor behoben wurde oder die Bedingungen für deren Entstehen nicht mehr bestehen, sondern bedürfen **spezifischer Behandlungsstrategien.** Die Wirkmechanismen, die das jeweilige SPEKD aufrechterhalten, sind zu identifizieren. Es bedarf spezifischer Strategien, um diese aufzulösen. Die Zeit, die dafür nötig ist, und die Art und Weise, auf die dies geschieht, wird vom Patienten und seinem Prozess bestimmt. Außerdem müssen alle betroffenen dysregulierten Gleichgewichtssysteme identifiziert werden, um eine angemessene Prognose zu erstellen und einen individuell angepassten Behandlungsverlauf durchführen zu können.

Der Osteopath muss darauf achten, dass der Patient aus einem **ressourcenreichen Zustand** agiert und während der gesamten Konfrontationsphase den Kontakt zu seinen Ressourcen aufrechterhält (Liem et al. 2017). Dabei ist die therapeutische Interaktion, eine Annährung, die den ganzen Menschen berücksichtigt, von der Fähigkeit des Therapeuten geprägt, den therapeutischen Prozess an der dynamische Grenze des „verdaubaren" Erlebens entlang mit empathischer Präsenz koregulierend zu begleiten – und dies umso mehr bei einer PTBS, da Traumata für den Patienten mit einem grenzüberschreitenden Erleben und Kontrollverlust assoziiert sind. In diesem Fall sind traumatisierte Anteile **behutsam** und in Anlehnung an das Vermögen des Patienten schrittweise zu identifizieren, zu kontaktieren und zu integrieren.

Die Fähigkeit des **Therapeuten** in Resonanz zu seiner eigenen Vielschichtigkeit zu treten und flexibel – auch polaren – Gefühlen, Erlebnisinhalten, Körperempfindungen, Arousalzuständen und Überzeugungs- bzw. Glaubensmustern zu begegnen und diese achtsam und mit Empathie zuzulassen, lässt ihn als **Resonanzorgan** für den Patienten wirken.

Dies ermöglicht dem Patienten, sich therapeutisch behütet zu fühlen und so Vertrauen zu entwickeln, um z.B. vorher nicht integrierte abgespaltene Anteile zunehmend zu integrieren. Damit bleibt die osteopathische Berührung nicht im dualistischen Körperlichen begrenzt, sondern kann unter Einbeziehung der multiplen und dynamischen Interaktion des Soma-Physiologie-Erlebnis-Kontext-Musters das gesamte Potenzial des Berührtseins und Berührtwerdens ausschöpfen. Der Prozess, den Patienten dabei zu begleiten, in Kontakt mit belastendem Material zu sein und diesem in einem ressourcenreichen Zustand zu begegnen, und dabei jede Retraumatisierung zu vermeiden, erfordert eine fein abgestimmte Arbeit im Schweberaum, in einem **dynamischen Balancezustand,** entlang sich ständig verändernden Grenzen.

Verlangsamung ist eine weitere wichtige Zutat beim Behandlungssetting, insbesondere weil traumatisches Erleben i. d. R. übergriffig und zu schnell stattgefunden hat. Durch Verlangsamung ist das ehemals traumatische Erleben in verdaubaren Häppchen für den Patienten verarbeitbar und integrierbar. **Differenzierung, Relativierung** und **Integration** der eigenen Arousalzustände sowie der sensorischen, psychoemotionalen, mentalen Konditionierungen bzw. einschränkenden Wahrnehmungsmuster sind Teil dieses Prozesses. Sie beziehen endokrine und neurovegetative Physiologien sowie biosoziale Kontexte und Lebensstilelemente (z. B. eine niedriggradige Entzündung) ein.

Die Integrationsphase ist durch **transformatorische Dynamiken** geprägt (Liem 2013). Die essenzielle Frage bei der Behandlung ist nicht „Was besteht?", sondern „Was geschieht?" (Liem 2011). Die osteopathische Gewebepalpation ist dabei wesentlich, um Zugänge zum inneren Erleben zu eröffnen und zu begleiten. Die **multimodale bifokale Integration** ist der Hauptansatz. Dieser individualisierte Ansatz verbindet die Palpation, die Kompetenzen und die Koregulation des Therapeuten inkl. der Fähigkeit, dem Patienten den Zugang zu Ressourcen zu ermöglichen (Interozeption, VAKOG etc.) mit Atmung, Selbstwahrnehmung, bifokalen Impulsen, inneren Dialogen, dualem Gewahrsein und meditativen Praktiken (v. a. Achtsamkeitspraktiken). Indem der Patient während der Palpation von Schlüsselregionen die Auswirkungen der Belastung bzw. des Traumas in einem ressourcenreichen Flow-Zustand durcharbeitet und verarbeitet, können sich deren Auswirkungen lösen und implizite Gedächtnisinhalte explizit werden. Die Entschleunigung des therapeutischen Prozesses ist dabei meist wesentlich. Allerdings können auch viele weitere Ansätze – je nach Patient und Situation – Anwendung finden.

9.2 Wandlungsprozesse in der Traumatherapie

9.2.1 Einleitung

Traumata sind Erfahrungen bedrohlicher Entwurzelung, Zerstörungsprozesse, die das Urvertrauen in sich selbst und in die Verlässlichkeit menschlicher Bindungen zerrütten und die Beschädigten und Verstummten in eine Welt- und Menschenferne verbannen. Das Trauma geht wie ein Riss durch die Seele, der zwischen Ich und Außenwelt einen riesigen Graben aufreißt. Herausgefallen aus der Geborgenheit des **Daseins zersplittert** der Sinn- und Wertekosmos und **Fragmentierung** und **Depersonalisation** beherrschen den traumatisierten Menschen. Der Faden zum Sein ist gerissen, die **Ich-Integrität verlorengegangen** und die Gefühle der **Entfremdung** werden von den Betroffenen wie eine Todeserfahrung beschrieben. Die Grundfesten des Selbst- und Weltverständnisses brechen in sich zusammen, alles scheint wie auf Sand gebaut ohne Halt und Struktur.

Das zusammengebrochene Selbst- und Weltvertrauen prägt die Gefühlswelt so gravierend, dass **frei flottierende Ängste** die Seele überfluten und das Ich zu planenden, steuernden Verhaltensweisen oft nicht mehr fähig ist. Schockartig sind Menschen in solchen existenziellen Grenzsituationen mit der Tatsache konfrontiert, dass das Leben ein „Sein zum Tode" ist.

Der Zusammenbruch der psychischen Struktur manifestiert sich als **Ohnmacht,** dem Erleben von Ausgeliefertsein an eine bedrohliche Macht, die jeden Lebensimpuls im Kern zu ersticken droht. **Totenstarre, Gefühllosigkeit** und **roboterhaftes seelenloses Funktionieren** charakterisieren diese aus dem Strom des Lebens Herausgefallenen. Auch die Fähigkeit zur Symbolisierung des Erfahrenen entzieht sich oft der Versprachlichung – es gibt **keine Worte** für das Unsagbare des traumatischen Erlebens.

9.2.2 Trauma und Spiritualität

Genau darum steht die **symbolische und spirituelle Dimension** im Zentrum der Traumatherapie, denn Symbole sind Träger eines Sinns; sie helfen uns, die verwirrende Vielfalt unserer Erfahrungen sinnvoll zu ordnen (Wirtz 1995). Die Auseinandersetzung mit dem Archetyp von **Sinn und Sinnlosigkeit** ist ein Kernstück der Traumatherapie. Als Jungianerin gehe ich davon aus, dass Sinnlosigkeit die Fülle des Daseins verhindert und krank macht. Die Stagnation der Lebensenergie, der Verlust der symbolischen Dimension und Werdenshemmung sind charakteristische Ausdrucksformen dieser Sinnkrise. Wenn die Fragen nach dem Warum, Wohin und Wozu ins Leere verhallen, tut sich ein existenzielles Vakuum auf.

Das Erleben eines psychischen Todes, die Erfahrung von **„Seelenmord"**, die Zerstörung des Lebenshauchs (Wirtz 1989), kann auch als eine umwälzende Erfahrung mit dem dunklen, erschreckenden Gottesbild, dem stummen Gott begriffen werden. Der Gott des Traumas ist ein finsterer Gott, ungerecht, schrecklich, ein Chaos und Zerstörung bringender Gott, der den Himmel als Abgrund erfahren lässt.

Im Trauma können alle unsere **Gottesbilder zerbrechen;** dann gibt es nichts mehr, was Halt vermittelt. Diese Erfahrung zwingt uns, den illusionären Charakter unserer Erfahrung von Selbst, Welt und Gottesbild zu durchschauen, und birgt das Potenzial in sich, letztlich eine Bewusstseinstransformation zu initiieren. Immer, wenn das Selbst traumatisiert ist, geht es um spirituelle Fragestellungen, denn das Selbst im Jungschen Sinn ist die „Imago Dei", transpersonal verwurzelt. Traumatische Erfahrungen lassen die diabolische Seite des Selbst erfahren, die nicht zulässt, dass sich nach dem Trauma Leben ausdrückt. Zwar wird das Überleben garantiert, aber eine innere Dynamik, eine Art **Anti-Lebenskraft** verhindert, dass kreative Wandlungsimpulse wirksam werden können. Für traumatisierte Menschen ist Gott im Exil. Sie erfahren den Rückzug des göttlichen Selbst, die archetypische Situation von **Verlassenheit,** in der Gott tot oder unerreichbar geworden ist.

Es gehört aber zur Paradoxität des Traumas, dass solche existenziellen Herausforderungen potenziell auch eine **Chance zu Veränderung und Wandlung** darstellen können. Die Mythologie bebildert Prozesse von Zerstückelung, Zerrissenwerden, Auflösung, Desintegration und Dekompensation, die sich in Bewusstseinserweiterung statt -verengung, Sinndeutung statt Sinnverlust, Liebe statt Hass zu wandeln vermögen. Es gibt auch die Kraft der Verzweiflung, die zu Wandlungsprozessen des Stirb und Werde (Wirtz 2018) befähigt, zu denen ein Mensch sonst vielleicht nicht fähig wäre.

9.2.3 Trauma und die symbolische Dimension

Der besondere Wert der **Symbole** für Menschen in Grenzsituationen rührt aus ihrer bindenden Kraft, Fragmentiertes zusammenzufügen und Sinn zu stiften. C. G. Jung hat die Symbole als „Libidotransformatoren" verstanden, als Kristallisationspunkte psychischer Energien, die blockierte **seelische Energien freisetzen und umwandeln** können. Symbole sind elementare Lebenszeichen; sie öffnen die Tore der unbewussten Psyche, schaffen Realität und vermitteln ein Gefühl von Kontext und Zweck. Jung war davon überzeugt, dass die Sprache der Symbole zur **Ursprache der Seele** gehört. Wenn wir uns auf die Sinnbotschaften der Welt der Symbole einlassen, kann in der Heillosigkeit traumatischer Grenzerfahrungen wie durch einen Spalt das Wirken des Archetyps des Selbst sichtbar werden. Der gestaltende Prozess der Formgebung verweist auf die Ressourcen, die Lösungsmöglichkeiten von Blockaden und die transformative Kraft spiritueller Symbole.

Die Psyche befindet sich in einem ständigen Prozess der Interpretation und Neuinterpretation impliziter und expliziter Muster von Symbolen und Bildern. Wenn ich meinen Patienten aufmerksam zuhöre, fallen mir die jeweiligen Symbolstrukturen und archetypischen Bilder auf, die in den Trauma-Erzählungen aufscheinen, und ich überlege, welche Formen der Sinnstiftung damit transportiert werden. Die Trauma-Narrative sagen etwas darüber aus, mit welchen archetypischen Mustern sich Traumatisierte identifizieren, ob ihr Individuationsprozess primär vom Archetyp des Opfers oder dem des Helden geprägt ist. Ich lerne etwas über die Art und Weise, wie das Trauma überwachsen wird, ob das sinngebende Muster der verwundeten Heilerin, des Tricksters oder des Heldenarchetyps zu einer Ressource der Überlebenskunst wurde.

9.2.4 Trauma als Hadesfahrt

Der inhärente fragmentarische Charakter traumatischer Erfahrungen, deren diskontinuierliche Qualität sowie deren nicht-rationale und nicht-lineare Natur fordern eine symbolische, **imaginäre Annäherung** an diesen **Abstieg in die Unterwelt** mit seiner primitiven und chthonischen Kraft.

Aufmerksam lausche ich bei der Therapie auf die Sprachbilder, die Menschen verwenden, wenn sie über Erfahrenes zu sprechen versuchen. Oft höre ich von sexuell ausgebeuteten Patientinnen: „Meine Kindheit war die Hölle." Archetypische Leidenserfahrungen wie das Trauma stimulieren religiöse und mythologische Symbolbildungen, um das Unaussprechliche kommunizieren zu können. Die **Hölle** wird zur **Metapher** für ein seelisches Grenzland des Grauens, der Verzweiflung und Seelenverfinsterung.

Es drängen sich Bilder vom Hinabstürzen der Seele in die Tiefen der Unterwelt auf. Manchmal wird dieser Seelenverlust als ein gewaltsamer Angriff erlebt, als ein Hinuntergezogen- oder Hinabgestoßenwerden in den Abgrund, in den dunkelsten, primitivsten Schlund des Unbewussten, der mit Tod, Nichtsein und Leere zu tun hat. Die Pforten zur Unterwelt des Hades öffnen sich, und Bilder von Höllenvisionen drängen sich auf, wie sie Hieronymus Bosch so eindringlich gemalt hat: Eine Welt, die aus den Fugen geraten ist und von Satan regiert wird.

Ohne die überlieferten Erfahrungen unseres kollektiven Unbewussten sind wir in diesen Grenzländern der Conditio inhumana hilflos und ohne Führung. In den Mythen aber finden wir Hinweise auf die **Wandlungsdynamik,** dass auch **am Ort der Destruktion schöpferische, erneuernde Kräfte** wirksam sein können, dass auch in der Finsternis ein Licht aufleuchten kann.

Auch der Physiker P. Dürr hat darauf aufmerksam gemacht, dass wir das, was wir nicht begreifen können, in religiöse Metaphern kleiden. Darum sprechen auch Menschen, die nicht in einer Religion beheimatet sind, von der Hölle, um Unbegreifbares auszudrücken, und sind dankbar für das Wunder des Überlebens.

Ich halte es für hilfreich, die Seelenwüsten extrem traumatisierter Menschen aus dem mythologischen Blickwinkel zu beschreiben, denn die **bildhafte Sprache der Unterweltmythologien** macht das Quälende der seelischen Not nachvollziehbarer als eine psychiatrische Nomenklatur. Die Traumatherapie bekommt den Charakter einer Hadesfahrt wie sie in Homers Odyssee, Vergils Aeneis, Ovids Metamorphosen und Dantes Inferno beschrieben wird.

Gefühlsstarre, das Erlöschen der Lebensflamme, Versteinerung und Affekttrübung finden in den Mythen bildhaften Ausdruck in der Stumpfheit und Stummheit der Toten, die von Schlangen und anderen Untieren gebissen und aufgefressen werden. In der Unterwelt sind auch die in brennender Wut wirr umherirrenden Toten zu finden, die im Feuer glühen, die zu unaufhörlicher Angst Verdammten, die in Schlünde hineinzufallen drohen oder gefährdet sind, von auf sie einstürzenden Felsen erschlagen zu werden. Im Totenreich leben Unselige, die von schweren Gewichten belastet sind, die unaufhörlich schwere Lasten tragen, ähnlich wie Sisyphos, der unablässig den großen Felsbrocken den Berg hinaufschieben muss. Dissoziation und Fragmentierung sind wie bei Dante als Gestalten symbolisiert, deren Kopf und Herz durch eine klaffende Wunde voneinander getrennt sind. Immer wenn die Selbstheilungskräfte der Teile wieder ein Ganzes bilden wollen, lauert der Teufel darauf, den Körper erneut zu zerhacken.

Manchmal bewege ich mich therapeutisch über lange Strecken im seelischen Ödland, das mich an die Hadesschilderungen Homers erinnert. Dort gibt es Bäume, die Früchte tragen, die sie aber vorzeitig abwerfen; nichts reift aus, alles verdirbt auf halbem Wege. Ähnlich fruchtlos können auch die therapeutischen Bemühungen bleiben, wenn das Festhalten der Patienten an den alten Mustern und der Sog zurück in die Dunkelwelten zu überwältigend ist, wenn nicht Eros, sondern Thanatos das Feld beherrscht.

Wenn wir unsere Patienten ermutigen, ihre Geschichte zu erzählen, die traumatischen Löcher aufzufüllen, eine sinnhafte Narration ihrer Biografie zu konstruieren und Zeugnis abzulegen, dann haben diese Methoden die Funktion, das Chaos des Traumas in Kosmos zu verwandeln, der Entgrenzung durch Begrenzung entgegenzutreten und die Fragmente zusammenzubinden. Traumatisierte Menschen brauchen die Perspektive, dass etwas wieder gut werden kann – darum greife ich in den Therapien auf **Wandlungsprozesse** zurück, die uns in der Weisheit der Märchen, Mythen und spirituellen Erzählungen überliefert sind.

Die Arbeit mit Symbolen, Märchen und Mythen ist ein mächtiges Werkzeug, um eine psychologische Integration zu erreichen, die fragmentierten Teile des Selbst „nach Hause" zu bringen und zu mehr Kontinuität im Leben zu verhelfen.

Märchen können den Weg aufzeigen, aus traumatisierenden Situationen herauszufinden; sie bieten Identifikationsangebote für eigene Empfindungen und Gefühle, die dann im therapeutischen Prozess besprochen und bildnerisch gestaltet werden können. Oft habe ich mit dem Märchen „Das Mädchen ohne Hände" von Grimm gearbeitet, wenn es um das Thema eines verkrüppelnden Vater-Komplexes geht, um ohnmächtiges Ausgeliefertsein, dem Verlust von Handlungsfähigkeit, dem Opfern eigener Impulse und dem Verleugnen eigener Bedürfnisse. Oft frage ich nach dem Lieblingsmärchen, um auf diesem Weg nach dem Lebensmuster eines Menschen zu suchen. Für manche Menschen ist aber der Bezug zur Märchenwelt verlorengegangen; für sie bieten **Filme** Identifikationsmöglichkeiten, wie sie ein traumatisches Erleben überwinden können.

In der kreativen Arbeit mit Symbolen wird die Leidenswirklichkeit neu interpretiert und mit dem Wissen, dass unser Denken unser Verhalten und unser Fühlen steuern kann, lässt sich eine neue versöhnlichere Haltung zum Leben mit seinem Leiden, seinen Freuden und Widersprüchen erarbeiten. Der Taoismus hat gelehrt, dass das Gewebe der Wirklichkeit aus 10000 Leiden und aus 10000 Freuden besteht. Die symbolische Dimension und die innere Bilderwelt sind für mich die Via regia zur Unterstützung der Selbstheilungstendenzen der Psyche.

9.2.5 Trauma und Imagination

In den Therapien rege ich das **Imaginieren positiv besetzter innerer Bilder** an, um neue neuronale Verknüpfungen zu bahnen und die blockierte, stagnierende Lebensenergie wieder zum Fließen zu bringen, innere Spannungen zu reduzieren, Selbstfürsorge zu entwickeln und heftige Emotionen zu regulieren. Nicht nur in der Tiefenpsychologie ist die Bedeutung von Visualisierung und die Macht innerer Bilder handlungsleitend, auch die moderne Hirnforschung bestätigt, dass imaginative Stabilisierungsarbeit und das ressourcenorientierte Einüben von inneren Vorstellungsbildern zu stabilen neuronalen Netzwerken führt, kognitive, affektive und somatische Brücken baut und rechts- und linkshemisphärische Integrationsprozesse fördert.

Die Neuropsychologie hat wissenschaftlich erwiesen, dass sehr frühe traumatische Erfahrungen die Reifung des Gehirns behindern, mit Auswirkungen auf die Symbolisierungsfähigkeit und das Stressregulierungssystem. Bei traumatisierten Erwachsenen, deren Ich-Strukturen bereits ausgebildet sind, kann die Symbolisierungsfähigkeit trotzdem gestört und defizitär sein. Der Tod der symbolischen Funktion ist wie ein psychischer Tod. Deshalb hat die Arbeit an der Metaphernbildung durch Imaginationen und Fantasien einen ganz zentralen Stellenwert in der Traumatherapie.

Auch das **Symbolsystem der Märchen und Mythen** unterstützt mich in meinem Versuch, die beschädigte Symbolisierungsfähigkeit meiner traumatisierten Patienten zu fördern. Imaginationen gehören als Heilungsmethode zu unserer therapeutischen Kunst. Für Jung hatte die Suche nach inneren Bildern hinter seinen heftigen Emotionen eine lebensrettende Wirkung, wie er in seinen Erinnerungen schreibt. Sie bewahrten ihn davor, innerlich in Stücke gerissen zu werden. Er hat die freie Imagination als **aktive Imagination** in seiner eigenen Krise entwickelt und rät:

„Betrachten Sie das Bild und beobachten Sie genau, wie es sich zu entfalten und zu verändern beginnt. Vermeiden Sie jeden Versuch, es in eine bestimmte Form zu bringen, tun sie einfach nichts Anderes als Beobachten, welche Wandlungen spontan eintreten." (C. G. Jung, Briefe, II, S.75; www.cgjung.org)

Es geht hier um eine Methode, die Bewusstseinsschwelle abzusenken, um **innere Bilder aus dem Unbewussten** aufsteigen zu lassen. Voraussetzung ist, dass sich das Ich vorbehaltlos auf die innere Stille und den leeren Raum einlässt und in der achtsamen

Beobachtung dessen, was sich zeigen will, verharrt. So sehr der anschließende Dialog mit den sich entfaltenden Bildern und Gestalten auch **Wandlungsprozesse einleiten** kann, so sehr ist auch **Vorsicht** geboten, ob im Rahmen der Traumatherapie das **Ich stark genug** ist, die massive Flut der inneren Bilder mit ihren oft gewaltbesetzten Inhalten aushalten zu können und Handlungskompetenz zu bewahren. Oft verfügen traumatisierte Menschen nicht über die Fähigkeit, die Bilder zu stoppen, oder sie haben keine ausreichende Affekttoleranz, um die Angst, was auf dem leeren Projektionsschirm erscheinen mag, auszuhalten. Ich neige daher in der Traumatherapie zu **geführten Imaginationen,** wie sie in der Hypnotherapie, dem katathymen Bilderleben (Lichtsteiner 2019) und anderen ressourcenorientierten Verfahren für Traumata entwickelt worden sind.

So arbeite ich oft mit der **Imagination** eines **Flusses** oder eines **Bachs,** wenn es um Blockaden geht oder mit dem Symbol eines **Baums** und seiner Verwurzelung im Boden, wenn einem Menschen die Erdung fehlt.

Zu den wichtigsten **imaginativen Übungen** der psychodynamisch imaginativen Traumatherapie (PITT), die in einer Vielzahl von Publikationen (Reddemann 2004) beschrieben werden, gehören:

- Der **sichere Ort,** auch als Wohlfühlort konzeptionalisiert, der die Erfahrung eines Gefühls von Geborgenheit und Sicherheit vermitteln soll (➤ Kap. 7.10.7).
- Die **Tresorübung,** bei der belastende Bilder und Intrusionen in einen Tresor weggeschlossen werden, um sich davon zu distanzieren (➤ Kap. 7.10.4).
- Der **innere Garten** als Raum der Selbsttröstung und zum Auftanken innerer Kraftreserven.
- Die **Baumübung** als Stabilität gewährendes Verankern zwischen Himmel und Erde (➤ Kap. 7.7.7).
- Die **Lichtstromübung** als energetisches, heilendes und schützendes Körpererleben.
- Das Team **innerer Helfer** (➤ Kap. 7.7.5) als Option zur tröstenden Unterstützung in Krisensituationen und Förderung von Selbstakzeptanz. Während der geführten Imaginationen und Konfrontationen mit belastenden traumatischen Inhalten, werden die Patienten von imaginären Helfern begleitet, Tieren oder Gestalten aus Märchen und Sagen. Manchmal bedarf es der kreativen Fantasie des Therapeuten, um diese Helfer im Kulturkreis der Patienten aufzuspüren. Für den gemeinsamen therapeutischen Prozess bietet sich das Bild der Spirale an, ein wiederholtes Umkreisen desselben Themas auf unterschiedlichem Funktionsniveau oder das Bild des Labyrinths, ein uraltes existentielles Symbol für den verschlungenen Lebensweg.

Traumatische Erfahrungen und Krisen sind Prozesse, die das psychische System extrem labilisieren und sich auf sämtliche Säulen der Identität auswirken. Auch die adaptiven und integrativen Funktionen des Ich können angesichts bedrohlicher überwältigender traumatischer Geschehnisse völlig versagen. Oft weist die Bildersprache der Träume den Weg, wo mit der Stabilisierung begonnen werden muss, welche Komplexe die Person in ihrer Entwicklungsdynamik bremsen. Das Wiederherstellen der Symbolisierungsfähigkeit fördert die Fähigkeit zu mentalisieren, d. h., die eigene innere Gedanken- und Gefühlswelt besser zu erfassen, aber auch die Gefühlszustände anderer Menschen zu verstehen und sich empathisch beziehen zu können.

9.2.6 Trauma als Wunde

Manchmal bewirkt die traumatische Wunde, die Auflösung von Welt und Ich, das schwarze Loch des Nicht-Seins, eine Form von Todesbewusstsein. Das Leben erscheint dann schockartig als ein „Sein zum Tode", ein „Sterben vor dem Sterben", wie es in den mystischen Traditionen beschrieben wird.

In der Kunst hat Joseph Beuys mit seiner Installation „Zeige Deine Wunde" (München 1976) als neuzeitliches Memento mori die Hoffnung angedeutet, dass wir nicht bei der Verwundung stehen bleiben müssen, sondern dass die Todesstarre überwunden werden kann und es einen Ausweg aus traumatischen Verwundungen gibt. Er wollte die Wunde sichtbar machen, die traumatisierende Krankheit der Gesellschaft, denn nur eine Wunde, die gezeigt wird, kann geheilt werden. Für Beuys gilt, dass **Wunden im Gesehenwerden heilen können.** Diese weise Einsicht des Künstlers gilt auch für mich in meinen Traumatherapien.

Ich benutze das **Symbol der Wunde** und die Alltagserfahrungen mit Wundheilung für den traumatherapeutischen Heilungsprozess. Wunden müssen behandelt werden, vorsichtig gereinigt vom Schmutz,

9

von den vergiftenden psychischen Inhalten, was oft mit Schmerzen verbunden ist. Es gilt, die Wunden sorgfältig zu verbinden und der Selbstheilungstendenz Zeit zu lassen. Es braucht Geduld, bis sich eine schützende neue Membran entwickelt hat, Krusten dürfen nicht vorzeitig entfernt werden, sonst bricht die Wunde wieder auf. Wunden können Narben bilden, die uns an das Erfahrene erinnern, Narben, die aber immer weniger schmerzen.

In der analytischen Psychologie ist die **Gegensatzspannung** der Psyche von großer Bedeutung. Sie gilt es, auch in der Traumatherapie auszuhalten, bis spontan aus dem Unbewussten heilende Symbole eine Brückenfunktion zu einem neuen Bewusstseinszustand übernehmen. Die **Brücke** im Traum oder in einer Imagination verweist als Beziehungssymbol auf die Möglichkeit, zwischen Bewusstsein und Unbewusstem einen neuen Weg zu finden, von traumatischem Gefangensein in einem verengten Seinszustand zu einem neuen, offeneren In-der-Welt-Sein und einer komplementären Sichtweise des Sowohl-als-auch.

C. G. Jungs eigene traumatischen Erfahrungen haben zur Geburt des Roten Buchs geführt, Zeugnis eines fundamentalen Bewusstseinswandels und Bekenntnis zur transformativen Kraft der symbolischen Dimension. Gleichzeitig verdeutlicht dieses erschütternde Dokument einer traumatischen Krise, wie gefährlich ein solcher Abstieg in die Tiefen des Unbewussten ist, welch harte Arbeit an sich selbst die schöpferische Selbsttranszendenz nach traumatischer Destabilisierung voraussetzt.

9.2.7 Trauma und Mythos

Im Verständnis der analytischen Psychologie ist es nicht die Wissenschaft, sondern der Mythos, der uns ein besseres Verständnis der menschlichen Natur und der tieferen Probleme des Lebens ermöglicht. Darum sind es nicht nur die Heldinnen der Filmgeschichte, die in der Traumatherapie figurieren und zum Leben erwachen. Auch die **mythische Figur** der **Göttin Kali** ist als Symbol weiblicher Stärke, Macht und Befreiung in der Therapie präsent. Als schwarze Todesgöttin steht sie für die Polarität von Zerstörung und Erneuerung und verkörpert Wut und Zorn, tanzt triumphierend und trunken vom Blut der besiegten Feinde auf dem Schlachtfeld und demonstriert ihre Überlegenheit und ungebändigte Energie. Meine Patientinnen bringen Bilder von Kali mit und erzählen, welche Bedeutung die Texte über ihr Wesen für sie haben. Traumatisierte Frauen identifizieren sich mit ihrer subversiven, liminalen Existenz, ihrer heftigen Wut, ihrem vernichtenden Zorn; Kalis verkörperte Raserei, ihr Toben, zeugt von gewaltiger Energie. Sie ist eine mehrdeutige, dunkle und gefährliche Gestalt, die Gegensätze vereinigt und ein Heilungspotential voller Weisheit in sich birgt.

Sexuell traumatisierte Frauen erleben sich selbst, als wären sie in der Region von Kali zuhause, einer Welt, die auf dem Kopf steht, mit seltsam pervertierten Werten und zerschmetterten Illusionen über das Wesen der Welt. Die Akzeptanz von Kalis dunkler Macht und das Wieder-in-Fühlung-Kommen mit lange begrabenen, archaischen Emotionen von ohnmächtiger Wut kann psychisch genauso heilsam sein wie das physische Abschütteln traumatischer Affekte. Wenn im sicheren Temenos der Therapie die Zwangsjacke der Abwehrmechanismen und kulturellen Diktate, wie Frau zu sein hat, ausgezogen wird und jahrelang aufgestaute Gefühle der wilden Verzweiflung aus ihrer Versenkung befreit werden, können diese, dem Dunkel entsteigend, an Schrecken verlieren. Ein schrittweises Zulassen und Bearbeiten der Wut kann für den Heilungsprozess und das Wiederentdecken des Körpers förderlich sein. Die Energie endlich freigesetzter Wut wird gebraucht, um aus den seelischen Verformungen auszubrechen, die zu Selbstzerstörung und selbstschädigendem Verhalten geführt haben. Das klare, ungeschminkte Bewusstsein, in der eigenen Seele archaische Emotionen von Wut, Hass, und Rachsucht zu beherbergen, vermag auch ein vertieftes Verstehen und Mitgefühl für menschliche Zerbrechlichkeit und Verwundbarkeit zu wecken, kann zum Entwicklungsweg werden, mit Paradoxien besser leben zu lernen und damit weiser zu werden. Die Träume sexuell traumatisierter Frauen reflektieren oft den dunklen Aspekt von Kali und die Verknüpfung von Sexualität, Gewalt und Tod, den unterdrückten, vernachlässigten und verwundeten Aspekt des Weiblichen. Aus den Tiefen des kollektiven Unbewussten tauchen diese Traumbilder auf, ein Aufbegehren gegen Unterdrückung, eine Herausforderung, Kali-Aspekte in einem Dialog mit ihr zu integrieren und bildlich auszugestalten.

Auch der Mythos der **Medusa** ist in den Traumatherapien oft gegenwärtig. Er bietet die Möglichkeit, den überwältigenden Schmerz, den tödlichen Horror und den paralysierenden Schrecken, der traumatisches Erleben begleitet, tiefer zu erfassen. Medusa verkörpert die Metamorphose von unschuldiger Schönheit in ein irres Monster, ein archetypisches Bild von rasender Wut, Verrat und Scham, sodass sie zum Archetyp einer Wahnsinnigen wurde. Mit ihrem gefolterten Blick und ihrem stummen Schrei verwandelt sie alle, die in ihr Antlitz sehen, in Stein. Das Symbol der Versteinerung kennen wir im Trauma-Kontext als emotionales Verstummen, als Erfahrung, zum Schweigen gebracht zu werden und seine Stimme zu verlieren. Die Resonanz meiner Patientinnen auf diesen Mythos ist sehr groß, denn er lässt uns die paradoxe Natur des Traumas besser verstehen, das komplementäre Zusammenspiel von Verletzen und Heilen. Asclepius, der Gott der Medizin und der Heilkunst, stellte aus dem Blut der Medusa seine heilende Medizin zusammen: Das Blut, das aus der linken Seite von Medusas abgeschlagenem Haupt geflossen ist, gebrauchte er, um Menschen dem Tod zu übergeben, und das Blut von der rechten Seite, um Kranke zu retten und sogar die Toten wieder zum Leben zu erwecken.

Medusa und die Opfer sexueller Gewalt sind nicht nur durch ihre unterweltlichen und liminalen Aspekte miteinander verbunden, sie beide haben auch den lebendigen Bezug zu ihren instinktiven Energien verloren, sie sind entkörpert. Das Zurückerobern dieser Energien, das Verlebendigen und Auftauen der eingefrorenen Sinnlichkeit ist ein zentraler Fokus meiner Arbeit, damit die Frauen sich wieder in ihrem Körper beheimaten, Selbstfürsorge erlernen und ihre eigene weibliche Identität jenseits männlicher Zuschreibungen entwickeln können.

Medusa ist aber auch eine passende Metapher für den therapeutischen Umgang mit dem Trauma. Es ist zu gefährlich und schrecklich, sich auf das Trauma direkt zu fokussieren. Es könnte bei den Patienten und den Behandelnden zu Versteinerung, totaler Lähmung und Totenstarre führen. Die traumatherapeutische Praxis hat mich gelehrt, dass ich mich nur mit größter Vorsicht und Sorgfalt dem Zentrum des Traumas nähern darf. Es ist ein Oszillieren zwischen Nähe und Distanz, eine behutsame Circumambulation der traumatischen Erfahrung, vergleichbar dem Versuch Perseus', Medusa nicht direkt anzuschauen, sondern ihr Antlitz nur im spiegelnden Bronzeschild zu erblicken, um der drohenden Versteinerung zu entgehen. Als Analytikerin habe ich gelernt, Respekt vor der gewaltigen Macht des Trauma-Komplexes zu haben, der Begegnung mit der Virulenz des Bösen, die psychisch so infizieren kann, dass die Traumaforschung von Sekundärtraumatisierung spricht, bei der die Therapeuten ähnliche traumatische Symptome entwickeln wie ihre traumatisierten Patienten, angesteckt von ihrer Not, Verzweiflung und Ohnmacht.

Jede Traumatherapie ist eine existentielle Herausforderung, nicht nur für die von Seelenverlust und Seelenmord Bedrohten, sondern auch für Therapeuten, die sie auf ihrem schweren Weg durch die Todeslandschaften begleiten. Die spirituelle und symbolische Dimension bei dieser Arbeit verdeutlicht, dass chaotische Prozesse großer seelischer Not schmerzhafte Wandlungsprozesse initiieren und ein Tor zu tieferen Bewusstseinsräumen aufstoßen können, die vorher nicht zugänglich waren.

9.3 Meditation zur Behandlung der posttraumatischen Belastungsstörung (PTBS)

9.3.1 Einleitung

Die verschiedenen Arten der **Meditation** – regelmäßig und korrekt praktiziert – haben einen hohen Stellenwert bei der Behandlung des posttraumatischen Syndroms. Die Wirkung kann mit der von **Betablockern,** die nach dem traumatischen Ereignis vorzugsweise so früh wie möglich verabreicht werden, mithalten. Diese vermitteln dem Körper ein Gefühl von echter und tiefer Ruhe durch **Verlangsamung der Herzfrequenz** und verhindern somit das körperliche „Sich-Festsetzen" des Schockereignisses in Form chronischer Muskelverspannungen. Wenn man diesen grundlegenden Mechanismus einmal begriffen hat, versteht man besser, warum alle Meditationsmethoden bei der

9

PTBS eine Wirkung haben. Dabei ist es wichtig, sich die Zeit zu nehmen, die traumatischen Bilder, an denen man arbeitet, gezielt auszuwählen. Dies steigert die Wirksamkeit dieser Methode.

Zur Achtsamkeitsmeditation wurden die meisten Studien durchgeführt. Im Folgenden werden aber auch weniger bekannte Meditationsformen vorgestellt.

9.3.2 Übungen

Kleine, flache Atmung und Kevala Khumbaka (vollständiges Atemanhalten)

Dies ist eine traditionelle Methode, um den Zustand des ruhigen Abschaltens zu erreichen (➤ Kap. 8.31.1). In der Gheranda Samhita (Gherandas Sammelwerk über Hatha-Yoga) wird erklärt, dass durch **Reduzierung des Atemvolumens** ein Zustand der Unbewegtheit erreicht wird, der als Leitweg zu den großen Yoga-Erfahrungen dient. Auch die Hathayogapradipika, eine der bekanntesten Yoga-Schriften, spricht von dieser Atmung. Sie ist zentraler Pfeiler der Tao-Praxis und man findet sie im Shamata, dem ruhigen, friedvollen Verweilen, wie es die Tibeter zeigen.

In einem mittelalterlichen Text zu Shamata unterscheidet man **neun** immer tiefer gehende **Stadien.** Die **kleine, flache Atmung** entspricht dem **fünften Stadium.** Man darf keine Angst vor dieser kleinen, flachen Atmung haben. Man stirbt nicht, wenn man nur ganz wenig atmet. Im Gegenteil, man tritt in den Zustand einer hyperbewussten Überwinterungsstarre. In der Praxis heißt das, nur **ca. 3 cm^3 Luft/Atemzug** ein- bzw. auszuatmen, wobei der **Atemrhythmus leicht beschleunigt** wird, denn der Gasaustausch von so geringem Volumen ist schnell vollzogen. Man erreicht eine Art „leichtes Kapalabhati".

Was spielt sich dabei physiologisch ab? Was den Gasaustausch angeht, ist diese oberflächliche Atmung nicht effizient, denn Sauerstoff strömt über die Nase und Kohlendioxid in den Bronchien ein und aus, ohne einen echten Austausch. Dadurch kommt es zu einem **Absinken des Sauerstoffgehalts** (Hypoxie) und einer **Erhöhung des Kohlendioxidgehalts im Blut** (Hyperkapnie). Der verminderte Sauerstoffgehalt führt automatisch zu einer **Verlangsamung der Herzfrequenz,** da sich **das** Herz nicht anstrengen darf, weil nur wenig Sauerstoffreserven vorhanden sind, um die für die Pumpfunktion nötige Energie zu produzieren. Das Gehirn nimmt sofort wahr, dass der Herzschlag verlangsamt ist, und leitet daraus unmittelbar ab, dass sich der Organismus in einem Ruhezustand befindet, woraufhin es dem Körper erlaubt, sich **tief zu entspannen.** Die Hyperkapnie führt zu einer Art **Schläfrigkeit,** und wenn sich diese steigert, zum Einschlafen. Da es aber keine Einschlafenszeit ist und man z. B. mit aufrechtem Rücken meditieren will, wandelt sich dies in **tiefe Meditation.** Ramana Maharshi definierte dies im Sinne von Samadhi als einen tiefen, hyperbewussten Schlaf. Dieser Zustand der Hypoxie und Hyperkapnie wird vom Gehirn als eine Art Gefährdung erlebt und es reagiert mit Freisetzung von **Endorphinen.** Sie stimulieren die Aufmerksamkeit und die Fähigkeit zur Fokussierung und inneren Freude, was wiederum eine Hilfe bei der Meditationspraxis ist. Außerdem stimulieren Endorphine die Produktion von **Serotonin,** einem Neurotransmitter mit antidepressiver Wirkung. Regelmäßig geübt, hilft die kleine, flache Atmung, dauerhaft die innere Freude zu wecken. Bereits in den 1960er-Jahren hat Gharote anhand von Studien gezeigt, dass Yogis in der Lage sind, ihre Stoffwechselaktivität drastisch zu mindern. Er setzte Yogis in Kabinen und analysierte den Sauerstoffgehalt. Die Ergebnisse decken sich mit dem, was erläutert wurde.

Ein weiterer Vorteil dieser kleinen, flachen Atmung ist, dass sie den **Herzmuskel trainiert, mit weniger Sauerstoff auszukommen.** Bei Tierversuchen wurde festgestellt, dass diese Fähigkeit bei einem Herzinfarkt die Überlebenswahrscheinlichkeit verbessern kann.

Stimulation von Sympathikus und Parasympathikus

Eine ähnliche und eine der einfachsten Methoden für die Stimulation von Sympathikus und Parasympathikus ist folgende: Es genügt, den Rücken aufzurichten (Stimulation des Sympathikus) und gleichzeitig nach der Ausatmung den Atem anzuhalten oder klein und flach zu atmen (beruhigende Wirkung und dadurch Stimulation des Parasympathikus).

EMDR

Beim indischen **Tanz** empfiehlt man, den **Bewegungen der Hände und Finger mit den Augen zu folgen.** Aufgrund der schnellen Drehbewegungen oszilliert der Blick schnell von links nach rechts und es kommt zu Gleichgewichtsunsicherheiten, denn die Augen sind – neben dem Gleichgewichtsorgan im Innenohr und dem Kleinhirn – eines der drei Organe zur Steuerung des Gleichgewichts. Diese Unsicherheit führt dazu, dass sich alle Spannungen im Körper sehr schnell lösen, um ein **neues Modell der Muskelspannung aufzubauen** und wieder ins Gleichgewicht zu bekommen. Dies ist sehr wichtig, um nicht hinzufallen. Dieses Auslöschen und Neustrukturieren der Spannungen entspricht der Neuformatierung eines Computerspeichers oder Datenträgers; es ermöglicht in einem Schritt, z. B. alle Computer-Viren zu eliminieren. Das bedeutet, dass die Ursachen der **problematischen und sogar traumatischen Bilder,** ob groß oder klein, mit Hilfe der Muskelanspannungen **ausgeschaltet** werden können. Im religiös-hingebungsvollen Kontext Indiens, wo der Tänzer einen Gott wie Krishna oder Shiva bzw. die Tänzerin eine Göttin wie Radha oder Parvati repräsentiert, entspricht dieses Auslöschen der Spannungen einem Löschen des Ego, was dem Akteur ermöglicht, ein Kanal des Göttlichen zu werden und dessen Energie an seine Zuschauer weiterzugeben. Im therapeutischen Kontext des Westens dient diese als **EMDR** (Eye Movement Desensitization and Reprocessing) bezeichnete Methode der Neustrukturierung der Muskelspannungen und damit der Elimination von problem- oder traumabehafteten Bildern.

Ähnlich der EMDR-Therapie gibt es eine **Meditationstechnik,** bei der man den **Wechsel der Konzentration vom physischen auf das spirituelle Herz** zwei Querfinger rechts des Brustbeins mit **seitlichen Augenbewegungen** verbindet. Wahrscheinlich ist das regelmäßige Balancieren zwischen links und rechts einer der Gründe für die Wirkung dieser Übung. Im Yoga stehen die Übungen, bei denen rechte und linke Körperhälfte wieder ins Gleichgewicht gebracht werden, in Verbindung mit der Symmetrisierung der Energiekanäle und deren Bündelung auf der Zentralachse. Bevor diese Symmetrie erreicht ist, spürt man, dass etwas quer läuft; ist die Symmetrie hergestellt, ist alles wieder im Lot. Mit der Sprache des Yoga gesprochen, kann man sagen, dass die Energie entlang der Zentralachse bis zum „Dritten Auge" aufsteigen kann. Man überwindet so Gegensätze und Paradoxa und erfährt eine Grenzauflösung, die alles überschreitet.

Die Änderung im Gleichgewichtssinn, die Drosselung des Parasympathikus und die Entspannung bringen die festgesetzten Wahrnehmungen des Körpers durcheinander. All das hilft, dass das traumatische Bild in alle Richtungen aufgewühlt wird und sich schließlich auflöst.

Schenkelklopfen

Die Methode funktioniert auch durch **abwechselndes Beklopfen der Schenkel** mit den Händen oder mit abwechselndem Hören mit dem rechten und dem linken Ohr. Auch hier findet ein regelmäßiger Wechsel der Seiten statt, der zu einer Wiederherstellung des Gleichgewichts führt, näher an der Realität und bedeutender, und uns in einen Zustand des tiefen Versinkens eintauchen lässt, wahrscheinlich mit Stimulation des Parasympathikus. Dieser Zustand ist der Zustand der Heilung par excellence und entspricht wahrscheinlich der elektrophysiologischen Synchronisierung der Gehirnhälften, wenn man in tiefe Meditation versinkt.

Unsere Erinnerungen, auch die leichten oder sehr traumatischen, sind wie Kartenhäuser. Schon wenn man an diese denkt, ist es, als würde man an dem Tisch, auf dem das Kartenhaus steht, rütteln, d. h., in dem Moment, in dem man das Gleichgewicht im Körper ändert, fällt das Kartenhaus in sich zusammen, um die Karten für ein normales Spiel neu zu mischen.

In die gleiche Richtung ging eine sehr einfache Untersuchung. Man bat Patienten, deren EEG man aufzeichnete, auf einen Knopf zu drücken, wenn sie spürten, in **tiefe Meditation** zu versinken. Diese Momente korrelierten mit dem Verlauf des **EEG.** Man stellte fest, dass sie einer Synchronisation der elektrischen Aktivität der rechten und linken Hirnhälfte entsprachen und – etwas weniger stark ausgeprägt – der vorderen und hinteren Hirnhälfte. Mit diesen Beobachtungen konnte eine naive erste Vorstellung ersetzt werden: Zunächst war man der Meinung, dass man mit der rechten Hirnhälfte meditiert, und das gewöhnliche Denken und die Vernunft wurden mit der linken Hirnhälfte in Verbindung gebracht. Dieses Konzept war in spirituellen Kreisen weit verbreitet und beruhte auf einer Fehlinterpretation. Bei Anfängern, die während der Meditation noch viel „mentales Geplauder" im Kopf haben und versuchen, sich auf ihr Inneres zu konzentrieren, beobachtet man in der Tat eine Beruhigung von diesem im EEG. Aber es wird sehr schnell durch einen Zustand der Träumerei ersetzt, was wiederum nichts anderes als ein „visuelles Geplauder" ist. Ersteres wird von der linken Hirnhälfte, letzteres von der rechten gesteuert. Das heißt also nicht, dass letzteres mit der tiefen Meditation in Verbindung steht. Dennoch ermöglicht dies – wenn man die Definitionen von linker und rechter Hirnhälfte als Metaphern sieht – eine gewisse Klassifizierung der Funktionen des Geistes; die Realität ist allerdings komplexer. Viele physiologischen Körperfunktionen, z. B. der Schluckvorgang, werden von einem unilateralen Zentrum aus gesteuert. Warum, weiß man nicht. Sprache wiederum kann nur durch Koordination von bestimmten Unterfunktionen korrekt funktionieren; diese sind in beiden Hirnhälften repräsentiert.

Schaukeln

Wenn ein Kind über mehrere Stunden aufdringlich, weinerlich, kaum zu bändigen war, sagt die Mutter schließlich: „Komm, lass uns zum Spielplatz gehen, dort kannst Du schaukeln, das beruhigt Dich wieder!" In seinem Buch *The Polyvagal Theory* geht Porges (2011) mehrmals darauf ein, dass ein **Schaukeln des Körpers** mit gleichzeitiger Stimulation der Barorezeptoren der A. carotis den vagalen Tonus erhöht und somit beruhigend wirkt. Dies entspricht den seitlichen Augenbewegungen bei der EMDR-Therapie, die ebenfalls auf das Gleichgewicht einwirken und eine Entspannung des Körpers herbeiführen. Auch Autisten, die aus vielerlei Gründen keine vagale Drosselung der normalen zwischenmenschlichen Kommunikation haben, um sich zu beruhigen, greifen auf ein Dauer-Schaukeln zurück. Bei Liebesspielen und religiösen Traditionen, z. B. um der Rezitation von religiösen Texten einen Rhythmus zu geben, findet man ebenfalls Schaukelbewegungen.

Duchenne-Lächeln

Die Stimulation des **echten Lächelns,** das man auch Duchenne-Lächeln nennt, ist eine weitere Möglichkeit zur Auslöschung von traumatischen Erinnerungen. Ein Gegensatz zum sozialen Lächeln, bei dem nur die Mundwinkel nach oben gezogen werden, ist das echte Lächeln, z. B. das Lächeln des Säuglings, der seine Mutter sieht. Es stimuliert die kleinen Muskeln um die Augen, d. h. die untere und seitliche Partie der Augenhöhle. So können schlechte Erinnerungen, die in einem aufsteigen, zu positiven werden, wenn man sie mit einem echten Lächeln empfängt. Das Bild verliert dabei seinen traumatisierenden Charakter auf der gleichen Ebene wie in seiner körperlichen Prägung. Man hat eine neue Konditionierung vorgenommen. Dieser Wirkmechanismus ist leicht nachvollziehbar.

Meditation der drei Sonnen

Der Name kommt von der Tatsache, dass nach schnellen, kleinen Augenbewegungen die Augäpfel wärmer und fast wie kleine Sonnen wahrgenommen werden. Lenkt man sein Bewusstsein auf yogische Art auf das „Dritte Auge" in der Mitte der Stirn, gelangt man zur Empfindung von drei Sonnen.

- In der ersten Phase lässt man den Blick, den man mit der Atmung verknüpft, relativ schnell die Seiten wechseln, z. B. blickt man nach rechts, während man zwei Sekunden lang einatmet, und dann nach links, während man mit derselben Geschwindigkeit ausatmet. Das kann man 30–40 × wiederholen. Diese schnelle Atmung, die im Yoga Kapalabhati genannt wird (Atmung, die den Kopf = kapala zum Strahlen = bhati bringt), führt zu einer Art Taumel, einer Verwirrung des Gleichgewichtssinns, die zur schnellen Augenbewegung dazukommt und auch dazu beiträgt, die Verbindung zu den muskulären Wurzeln der traumatischen Bilder zu trennen.
- Auf die erste Phase der aktiven Bewegungen folgt die zweite Phase. Man lockert sich vollständig, indem man die lichtvolle Entspannung wahrnimmt, die von der Region der „drei Augen" auf den ganzen Körper verteilt wird. Das vermittelt den Eindruck eines Bads im Sonnenlicht, das alle

Teile des Organismus zur Entspannung bringt. Die Intensität der Entspannung ist proportional zum therapeutischen Effekt.

9.3.3 Fazit

Die Wirkung der Meditation auf traumatische Erinnerungen unterscheidet sich nicht grundlegend von der Wirkung auf Erinnerungen im Allgemeinen. Zu den körperlichen Wurzeln zurückzukommen, sich zu entspannen, Bilder, die mit Angst verknüpft waren, mit einem Zustand des Wohlgefühls in Verbindung zu bringen, das ist eine Form der **Desensibilisierung,** wie man diese Art Arbeit in der Schädel-Hirn-Traumatologie nennt. Es gibt tiefer gehende Wirkungen, von der Befreiung von gewissen tief eingebrannten und offensichtlichen Erinnerungen bis hin zu anderen subtileren oder so tief eingebrannten, dass sie zunächst gar nicht sichtbar werden. Hier muss man sich weg von der Kurzzeittherapie und auf den Weg der Langzeit-Meditation begeben: Meditation wird so zu unserem besten Freund und Ratgeber.

9.4 Neuronale Relationen in der sozialen Kommunikation

Im Folgenden werden die bei adaptiven Verhaltensweisen der **sozialen Kommunikation** (Mimik, Sprechen, Zuhören) zugrundeliegenden Netzwerke dargestellt. Sowohl der motorische Nucleus des N. trigeminus als auch der Nucleus des N. facialis – zusammen mit dem Nucleus ambiguus (NA) und dem spinalen Kern des N. accessorius, der die Muskeln M. sternocleidomastoideus und M. trapezius innerviert – gehören zur viszeralen efferenten Säule (motoneuronale Nuclei der Hirnnerven V, VII, IX, X und XI, welche die Muskeln aus den Rachen- oder Branchialbögen versorgen). Sie werden durch prämotorische Netzwerke in der lateralen parvozellulären und intermediären Formatio reticularis koordiniert und nicht durch den neuen N. vagus, wie häufig behauptet wird. Im Gegensatz zur Polyvagaltheorie, die den ventralen Vaguskomplex auf alle branchiomotorischen Kerne ausdehnt, wäre es sinnvoller, diesen ihre Eigenständigkeit zu belassen und ihre Koordination durch ein Netzwerk von Hirnstammneuronen zu betonen.

Die zwischen dem medialen magnozellulären und dem lateralen parvozellulären Bereich gelegene intermediäre Formatio reticularis beherbergt die neuronalen Netzwerke für die kardiovaskuläre Regulation und die zentralen Mustergeneratoren für Atmung, Schlucken und Erbrechen. Der dorsale motorische Nucleus des N. vagus (DMX) und der Nucleus ambiguus sind in diese Netzwerke eingebettet. Vagale Afferenzen sind über den Nucleus tractus solitarii nicht nur mit den motorischen Vaguskernen (DMX und NA) verbunden, sondern auch mit den prämotorischen Netzwerken der Formatio reticularis. Ebenso wichtig sind trigeminale und obere zervikale spinale Afferenzen, die ebenfalls in die prämotorischen retikulären Netzwerke leiten. So kommen dem mesenzephalen Trigeminuskern und anderen sensorischen Trigeminuskernen eine große Bedeutung für die Koordination der orofazialen Motorik zu. Periphere Trigeminusäste können durch Dehnung aktiviert werden, z. B. mittels hochzervikaler Flexion und kontralateraler Seitneigung.

Auch der N. hypoglossus ist in das Konzept des sozialen Engagements einzubeziehen, der zwar kein branchiomotorischer Nerv ist, doch die sozial wichtige Zungenmuskulatur innerviert. Dieser Nerv und der Hirnstamm könnten in der Integrationsphase aktiviert werden, indem z. B. der Patient gebeten wird, Zungenbewegungen auszuführen oder/und Laute zu machen.

Diese neuronalen Netzwerke sind beteiligt, wenn therapeutisch, während der Integrationsphase, eine dosierte Ressourcenwahrnehmung unterstützt wird, die mit Gefühlen von Geborgenheit und „sich sicher fühlen" einhergeht, um in einem Flow-Zustand SPEKD zu bearbeiten.

9.5 Neurophysiologische Regulationsmechanismen von Kampf- und Fluchtreaktionen

Verhaltenszustände wie Kampf und Flucht, Immobilisationszustand (Freezing) und Risikoabschätzung – mit den dazugehörigen motorischen, autonomen und endokrinen Auswirkungen – werden durch das mesenzephale periaquäduktale Grau (PAG) koordiniert. Dieses ist mit dem Hypothalamus und dem limbischen System (v.a. der Amygdala und dem präfrontalen Kortex) sowie mit verschiedenen prämotorischen und autonomen Hirnstammkernen verbunden, welche die Atmung und das emotionale motorische System koordinieren. Das PAG empfängt Afferenzen von fast allen sensorischen Systemen (nicht zuletzt vom nozizeptiven System) und moduliert deren Verarbeitung. Anhaltende ungelöste Probleme und Belastungen können zu starker Aktivierung des PAG, des dorsovagalen Systems sowie des Sympathikus führen und so Erstarrungsreaktionen und eine starke Dissoziation begünstigen. Eine angenehme therapeutische Interaktion und Bindung sowie ein ressourcenreicher Zustand führen hingegen zu vagalen kardiopulmonalen und trigeminalen (durch Sensoren im myofasziokutanen System des Gesichts) afferenten Substanzen, welche die PAG-limbisch-präfrontalen Kreisläufe aktivieren und so koregulierend wirken.

Der N. vagus hat aufgrund seines großen afferenten Anteils einen signifikanten Einfluss auf Emotionen und verschiedene Verhaltenszustände. Vagale Afferenzen, die etwa 80 % seiner Axone ausmachen, werden durch den Kern des Solitärtrakts zu PAG, Hypothalamus, Amygdala sowie zum insulären, zingulären und präfrontalen Kortex weitergeleitet, wo sie in emotionale und kognitive Prozesse integriert werden. Neuere Studien haben gezeigt, dass subdiaphragmatische vagale Afferenzen die angeborene Angst, erlernte Furcht und andere Verhaltensweisen beeinflussen. Eine wesentliche mögliche Koregulation in der Integrationsphase ist z. B. eine sanfte, langsame Bauchatmung.

Darüber hinaus modulieren vagale Afferenzen in verschiedenen experimentellen Modellen spinale nozizeptive Prozesse. Zahlreiche Vagusaktivierungen können in der Integrationsphase koregulierend eingesetzt werden.

9.6 Mechanismen von Mind-Body-Therapien (MBT)

9.6.1 Wirkmechanismen

MBT sind darauf ausgerichtet, die Interaktion von Körper und Geist, wie z. B. Stresserleben (Goyal et al. 2014) und HRV (Rådmark et al. 2019; Zou et al. 2018) durch Veränderungen von Atemrhythmus, Körperbewegungen und mentalen Prozessen positiv zu beeinflussen. Dies umfasst Ansätze wie Yoga, Meditation, Achtsamkeit und Tai Chi (Cozzolino et al. 2020).

Top-down-Therapien wie klinische Hypnose, Imagination oder Meditation initiieren bewusste und willentliche mentale Prozesse auf der Ebene der Großhirnrinde. Damit verbunden sind eine Reorganisation der neuronalen Repräsentationen innerhalb des ZNS und eine verbesserte bidirektionale Kommunikation zwischen der Großhirnrinde und dem limbischen System sowie den Hirnstammstrukturen, die autonomes, neuroendokrines und emotionales Verhalten regulieren. Im Gegensatz dazu wirken **Bottom-up-Therapien,** z. B. progressive Muskelrelaxation, durch Stimulation somatischer, viszeraler und/oder chemosensorischer Rezeptoren. Sie beeinflussen zentrale neuronale und mentale Prozesse über aufsteigende Signalwege von der Peripherie zur Großhirnrinde. Dies führt zu einer erhöhten Herzfrequenzvariabilität und einer reduzierten Expression von Zytokinen. In der PSO werden Top-down- und Bottom-up-Dynamiken nicht nur bei der Diagnostik berücksichtigt, sondern auch therapeutisch dosiert und individuell abgestimmt eingesetzt (➤ Kap. 0.3.2, ➤ Kap. 5.2.2, ➤ Kap. 7.8, ➤ Kap. 10.5).

Taylor et al. (2010) schlagen ein integratives psychophysiologisches Modell vor, um die den MBT zugrunde liegenden Mechanismen zu veranschaulichen. Dabei berücksichtigen sie die verschiedenen Ebenen der Neuralachse, auf denen Geist-Körper-Interaktionen stattfinden. Nach diesem **Modell** manifestieren sich Stresssymptome als funktionelle Störungen des exekutiven homöostatischen Netzwerks, d. h. als Ungleichgewichte bei der Aktivierung des präfrontalen Kortex und übergeordneten viszeralen Manifestationen, die auf dem präfrontalen, dem insulären und dem anterioren zingulären Kortex kodiert sind. Diese Störungen äußern sich dann in der Peripherie als verminderte Herzfrequenzvariabilität und Expression proinflammatorischer Zytokine. Taylor et al. vermuten, dass wirksame MBT funktionelle Veränderungen induzieren und dadurch das regionale exekutive homöostatische Netzwerk aktivieren, die Herzfrequenzvariabilität erhöhen und die Zytokinproduktion vermindern.

9.6.2 Der Blick als therapeutisches Werkzeug

Die **Augen** bzw. die Blickrichtung werden zur **Verstärkung des Belastungs-** und auch des **Ressourcenerlebens** eingesetzt. Zahlreiche Therapieformen nutzen den Blick, z. B. EMDR.

Der **Blick** mit den Augen ist bereits seit frühester Kindheit eine grundlegende Komponente der **menschlichen Kommunikation.** So nimmt ein Säugling im Alter von 4 Monaten wütende emotionale Ausdrücke wahr und das kindliche Gehirn verarbeitet deren Relevanz für das Selbst (Striano et al. 2006). Es konnte außerdem gezeigt werden, dass die Blickverfolgung einen entscheidenden **Meilenstein der Entwicklung** darstellt, weil beobachtbare körperliche Handlungen mit einer Bedeutung über Objekte in der Außenwelt verbunden werden können (Brooks et al. 2002).

Ergebnisse einer Studie von Starmans et al. (2012) deuten darauf hin, dass Menschen intuitiv denken, dass das Selbst eine präzise Position im Körper einnimmt, die an oder in der Nähe der Augen lokalisiert ist. Außerdem gibt es Hinweise, dass Bilder von Augen ein eher prosoziales Verhalten induzieren (Bateson et al. 2013). Blickkontakt erhöht die affektive Erregung und ruft automatisch eine positiv bewertete affektive Reaktion hervor (Hietanen 2018). So werden bei der EMDR zwei Wirkmechanismen vermutet: erstens eine **Steigerung des Aktivitätsniveaus der Aufmerksamkeitskontrollkomponente** und zweitens eine **bilaterale Stimulation** bei jeder sensomotorischen Modalität. Beide führen zu einer Verarbeitung dysfunktionaler Informationen und Reduktion von Ängsten. Diese Komponenten kommen auch bei der multimodalen bifokalen Integration zum Tragen.

In Studien wurde nachgewiesen, dass **Augenbewegungen** ein wichtiger Faktor für ein **schnelleres Ansprechen auf die Behandlung** sind, dass sie die **Informationsverarbeitung** während des Abrufs einer traumatischen Erinnerung **erleichtern** und einen grundlegenden Mechanismus im EMDR bezüglich der traumatischen Gedächtnisauslöschung darstellen (Nijdam et al. 2012). So zeigte sich im präfrontalen Kortex ein mittlerer Anstieg von Oxyhämoglobin während des Abrufs eines traumatischen Gedächtnisinhalts mit Augenbewegungen. Ein Rückgang von Oxyhämoglobin sowie eine Verminderung der Aktivität des sympathischen Nervensystems wurde während der Fokussierung auf das schlimmste Bild des Traumas registriert (Rimini et al. 2016). In Studien konnte nachgewiesen werden, dass bilaterale Augenbewegungen mit einer **Synchronisation der gesamten kortikalen Aktivität** bei einer Frequenz im Delta-Bereich assoziiert sind, die mit einer Verlagerung des kortikalen Feuerns von limbischen Strukturen zu kortikalen Strukturen einhergehen (Pagani et al. 2012). Auf Basis dieser Studien vermuteten Pagani et al. (2017) einen Wirkungsmechanismus des EMDR in Bezug zur schnellen Augenbewegung im REM- und Tiefschlaf. Dies würde weitgehend der Hypothese von Stickgold (2002) entsprechen, wonach abwechselnde bilaterale Stimulationen das Gehirn in einen Gedächtnisverarbeitungsmodus versetzen, der dem des REM-Schlafs ähnlich ist. Eine erfolgreiche EMDR-Therapie führt potenziell zu physiologischen Veränderungen im Sinne eines verminderten Arousals (Landin-Romero et al. 2018).

Die Hypothese des Arbeitsgedächtnisses legt nahe, dass die **gleichzeitige Ausführung von Augenbewegungen** und **Ausrichtung auf visuelle Bilder** aufgrund der begrenzten Kapazität des visuell-räumlichen Kortex und der zentralen exekutiven Arbeitsgedächtnisressourcen eine **desensibilisierende Wirkung** hinsichtlich der belastenden Bilder zeigt. Verstörende Bilder werden demzufolge weniger emotional und lebendig wahrgenommen. Außerdem scheint die Verschlechterung eines im Arbeitsgedächtnis festgehaltenen traumatischen Bildes ein gesundes Gefühl der Distanz zu einem traumatischen Ereignis hervorzurufen (Landin-Romero et al. 2018). Allerdings kommt eine andere Studie zu dem Ergebnis, dass systematische Übersichtsarbeiten zu PTBS und EMDR eine schlechte Qualität aufweisen, wie Unzulänglichkeiten der Methoden, die für die Suche und die Berichterstattung über die Suchstrategie verwendet wurden (Opheim et al. 2019).

9.6.3 Konfrontation mit Triggern

Die **Konfrontation** mit z. B. angstauslösenden **Triggern** ist wichtig, damit die Kompetenz ihrer **Hemmung erlernt** werden kann. Dabei scheint eine Auflösung dieser Aktivitätsmuster in der Amygdala nicht zwangsläufig möglich zu sein, sondern eher deren **Integration** bzw. die **kortikale Hemmung weiterer Angstreaktionen.** Le Doux (2001, 2002) vermutet, dass die in der Amygdala gespeicherte Angstreaktion nicht gelöscht wird, sondern die weiteren Auswirkungen über den präfrontalen Kortex gehemmt werden. Dies war die Hypothese einer Studie, bei der Patienten mit Spinnenphobie behandelt wurden (Gutberlet et al. 1999). Nach erfolgreicher Verhaltenstherapie traten bei Konfrontation mit Spinnen weder beim Verhalten noch beim subjektiven Gefühl oder bei autonomen Reaktionen (Hautleitfähigkeit, Herzrate) Angstreaktionen auf. Die mittels EEG gemessene Hirnaktivität unterschied sich jedoch weiterhin von Probanden ohne Spinnenphobie. Die Autoren vermuten, dass die Amygdala durch einen entsprechenden Reiz zwar weiterhin aktivierbar bleibt, aber möglicherweise eine Hemmung der weiteren Reaktionskette und damit der Angstreaktionen im Körper mittels des orbitofrontalen Kortex stattfindet. Van der Kolk (1987) konnte bei Patienten mit einer posttraumatischen Belastungsstörung nach Behandlung mit EMDR eine erhöhte Stoffwechselaktivität im präfrontalen Kortex und eine verminderte im limbischen System nachweisen. Die Hemmung von Angstreaktionen scheint besonders im linken präfrontalen Kortex (Fast et al. 2004) und v. a. medial (Morgan et al. 1995) zu erfolgen. Der linke Präfrontallappen hemmt vermutlich auch den rechten Präfrontallappen (Sitz negativer Gefühle, z. B. Furcht) (Morschitzky 2015).

9.6.4 Behandlungsansätze

Früher wurden Traumata eher mit kathartischen und regressionsfördernden Ansätzen behandelt, z. B. von Frank Lake, einem Pionier bei der Behandlung von Traumata. Indem das traumatisierte Erleben mehr oder weniger intensiv ausgelebt wurde, sollte der Organismus von den Traumaauswirkungen gereinigt und somit geheilt werden. Von diesen Ansätzen ist man mittlerweile abgerückt, da die Gefahr der Retraumatisierung zu groß ist. So sollten regressive Erfahrungen aus heutiger Sicht keinesfalls forciert werden, denn regressionsfördernde Therapien stimulieren das Auftreten von frühen Erinnerungen. Für traumatisierte Patienten sind diese Erinnerungen jedoch kaum aushaltbar und negativ zu bewerten, da diese meist darunter leiden, dass sie ihre Gegenwart von den Erfahrungen der Vergangenheit nicht trennen können. Stattdessen sollten Behandlungsansätze gewählt werden, die betonen, dass das, was in der Vergangenheit passiert ist, nun vorbei ist, und die dazu geeignet sind, Ressourcen und eine Distanzierung zu erarbeiten bzw. zu aktivieren (➤ Kap. 7.7, ➤ Kap. 7.8, ➤ Kap. 7.9). Geeignet sind z. B.:

- **Mindfulness basierte Therapieformen** legen das Hauptgewicht auf die Etablierung und Stärkung von Achtsamkeit und Zeugenbewusstsein.
- In der **lösungsorientierten Kurzzeittherapie** ist der Fokus auf Wünsche, Ziele und Ressourcen des Patienten gerichtet, um Veränderungen anzustoßen.
- Bei der **Somatic Experience** werden die Unterteilung des Erlebten in kleine Einzelschritte und die jeweilige somatische Regulierung vorgenommen.
- Beim **EMDR** werden bei der Nachverarbeitung belastender Erinnerungen diese unter Nutzung bilateraler Stimulation integriert und Selbstheilungskräfte aktiviert.
- Beim **Reframing** wird durch Umdeutungen, d. h. mittels eines Bedeutungs- oder Perspektivenwechsels, eine Veränderung des Erlebens des Patienten bewirkt.
- In der **Hypnosetherapie** wird beim Patienten mittels gezielter Formulierungen ein veränderter Bewusstseinszustand, eine hypnotische Trance, induziert. In diesem Zustand werden bestimmte Prozesse angeregt, wie Entspannung, Aktivierung von Vorstellungen auf allen Sinneskanälen, die Mobilisierung körpereigener Selbstregulationsfähigkeiten und Bewältigungsprozesse.

Diese Ansätze sind i. d. R. entweder mehr technikorientiert oder legen den Fokus stärker auf die therapeutische Beziehung. In der **psychosomatischen Osteopathie** sind sowohl die Techniken als auch die therapeutische Beziehung gleichermaßen wesentlich für den Behandlungserfolg. Diese integriert daher die verschiedenen Prinzipien all dieser Verfahren bei der osteopathischen manuellen Behandlung. Außerdem werden die palpatorischen Ansätze mit dem Erleben des Patienten kombiniert und sprachlich vom Patienten begleitet. In der multifokalen bifokalen Integration wird z. B. koreguliert und ressourcenreich mit belastenden Erinnerungen und Bildern gearbeitet.

9.7 Erinnerung

9.7.1 Umgang mit Erinnerungen

Jedes Mal, wenn wir uns an etwas Vergangenes erinnern, ändern wir durch den Prozess des Erinnerns unbewusst die Erinnerung, da Informationen über Vergangenes neuronal überschrieben werden. Bei diesem Prozess können Fehler nicht vermieden werden – im Gegenteil, je häufiger wir uns **aktiv erinnern,** desto stärker ist die **Veränderung.**

Falsche Erinnerungen sind durch das Bedürfnis nach vollständigen und integrierten Erinnerungen, Selbstrelevanz, Imagination, Wunscherfüllung, Vertrautheit, emotionaler Erleichterung, Suggestivität und sexuellem Inhalt gekennzeichnet. **Konfabulationen** unterscheiden sich von ihnen dadurch, dass sie gleiche Faktoren aufweisen mit Ausnahme von emotionaler Erleichterung, Suggestibilität und sexuellem Inhalt. Bei beiden entsteht ein abnormes Gefühl der Gewissheit für ihre Erinnerungen. Neuroanatomisch fällt dabei eine verminderte Aktivität im ventromedialen Frontallappen auf (Jou et al. 2013). Falsche Erinnerungen können durch Suggestionen, bei Hypnose, Stress oder Erschöpfungszuständen auch verstärkt auftreten.

Das Gedächtnis geht beim Erinnerungsprozess an die eigene Vergangenheit subjektiv vor und ist weniger an der exakten Reproduktion des Vergangenen orientiert als an dessen Nützlichkeit für die Gegenwart (Stangl 2020). Deshalb ist auch die Idee vieler **Regressionstherapien,** dass wir eine **Erfahrung,** die wir z. B. im zweiten Lebensjahr, bei der Geburt oder sogar pränatal gemacht haben, **nochmals durcherleben** und dadurch diese **relativieren.** Es ist unmöglich, sich exakt daran zu erinnern, wie wir uns wirklich im Alter von zwei Jahren, bei der Geburt oder pränatal gefühlt haben. Wir können nur sagen, wie wir uns fühlen, wenn wir daran denken, wie wir uns damals gefühlt haben mögen. Studienergebnisse deuten darauf hin, dass Personen mit Traumaexposition und insbesondere Personen mit PTBS fragmentierte Erinnerungen aufweisen, deren Vergegenwärtigung als kohärente Narrative eingeschränkt ist (Rubin et al. 2008), dass sie zu einem verstärkten Erinnern negativer Informationen neigen (Durand 2019) und eine größere Anfälligkeit für visuelle Fehlgedächtnisse haben könnten (Moradi et al. 2015). Die Beschäftigung mit Vergangenem bzw. mit der eigenen Biografie ist nützlich, wenn der Bedarf eines roten Fadens der Biografie besteht, z. B. wie das aktuelle Erleben in die Lebensgeschichte, familiäre, biosoziale oder kulturelle Kontexte einzuordnen ist oder wie die Entwicklung von Symptomen und Krankheitsanfälligkeit mit der Zunahme an Risikofaktoren im Laufe des Lebens zusammenhängt. Hier zeigt es sich, dass eine genauere Erinnerung erleichtert wird, wenn **vom gegenwärtigen Moment chronologisch rückwärts erinnert** wird. Dies ist auch bei der Anamnese zu berücksichtigen.

Die Beschäftigung mit Vergangenem ist aber **nicht uneingeschränkt hilfreich.** Wenn man versucht, Gefühle und Erleben immer mit Vergangenem in Verbindung zu bringen, und wird dieses Vorgehen zu einer Art Gewohnheit, kann dies möglicherweise auch kontraproduktiv wirken und z. B. das Erlernen von Fähigkeiten wie die Regulation von Gefühlen behindern.

Energie und Aufmerksamkeit können auch genutzt werden, um die Signale von Gefühlen im Hier und Jetzt in unseren Bezugssystemen zu verstehen, um Grenzen besser zu wahren oder um Selbstliebe wachsen zu lassen. So ist **Selbstregulation** besser **durch Koregulationen zu erlernen,** als den Blick ständig in die Vergangenheit zu richten. Dazu zählt auch die Entwicklung von Neugierde und angenehmer neurovegetativer Erregung, von emotionaler Einstimmung und Impulskontrolle.

9.7.2 Rolle von Amygdala und Hippokampus

Bei frühen traumatischen Kindheitserfahrungen werden die emotionalen Komponenten nicht im deklarativen Gedächtnis abgelegt, da der Hippokampus dafür noch nicht ausreichend gereift ist, sondern in der Amygdala. Auch beim Traumaerleben in späteren Jahren kommt es zu kurzen Aussetzern bei der hippokampalen Abspeicherung.

In der **Amygdala** werden eingehende Sinnesreize durch Aktivierung phylogenetischer älterer neuronaler Strukturen und Netzwerke mit affektiven Qualitäten gekoppelt. Zwei Verbindungen werden beschrieben: eine schnelle als Schutzreaktion vom Thalamus zur Amygdala und eine langsamere vom Thalamus über den Kortex zur Amygdala, die für die **Angstkonditionierung** von grundlegender Bedeutung ist. Entscheidend ist dabei, wie nachhaltig das Erlebnis abgespeichert wird. Die Amygdala ist auch dafür zuständig, **emotionale Gedächtnisinhalte** in bestimmten Situationen zu aktivieren. Da sie Afferenzen aus sensorischen Hirnregionen erhält, können in scheinbar harmlosen Situationen möglicherweise Panikgefühle und Herzrasen etc. ausgelöst werden, wenn bestimmte Trigger die Amygdala dazu veranlassen, vergangene emotionale Erlebnisse wachzurufen. Der Hippokampus speichert hingegen Gefühlserlebnisse als reines Faktum ab.

Um **alte traumatische Erlebnisse zu integrieren,** besteht die therapeutische Behandlung darin, mittels des Hippokampus implizite Gedächtnisinhalte mit expliziten zu koppeln (d.h. zeitlich und räumlich zu lokalisieren) – quasi mit dem deklarativen Gedächtnis – und zu lernen, präfrontal die Aktivität der Amygdala zu inhibieren. Für all diese Prozesse ist die Förderung **ressourcenreicher Zustände** wesentlich. Der Patient wird dadurch in die Lage versetzt, bei Triggerreizen, die regressive Erinnerungen auslösen, anstatt in Flucht-, Kampf- oder Immobilitätsreaktionen zu verfallen, zunehmend in einem entspannten Zustand und in Verbindung mit seinen Ressourcen seine inneren Zustände anzusehen sowie seine Gefühle und Bedürfnisse adäquat mitzuteilen.

Möglicherweise erleichtert die **Berührung** gegenüber der Sprache als Kommunikationsmedium den Zugang zum antiepisodischen Gedächtnis frühester Kindheitserfahrungen, da sich der Tastsinn bereits lange vor der Sprache entwickelt hat und beim Neugeborenen den am weitesten ausgebildeten Sinn darstellt. Vielleicht können deshalb bei der Palpation somatischer Dysfunktionsmuster beim Patienten **regressive innere Erinnerungen** auftreten. Wichtig ist jedoch, dass diese Regressionen in keiner Weise forciert werden. Im Gegenteil wird zunächst das Augenmerk auf die Etablierung von Ressourcen und ein in der Gegenwart verankertes Zeugenbewusstsein gelegt, sodass Retraumatisierungen vermieden werden. Erst auf dieser Basis kann ein sicheres Beschäftigen mit belastenden Erlebnisinhalten stattfinden.

9.8 Somatische Marker

Emotionen spielen bei vielen Willens- und Entscheidungsprozessen eine wichtige Rolle. Die Hypothese der somatischen Marker mit dem Ansatz **verkörperlichter Emotionen** des Neurowissenschaftlers Damasio und die homöostatische Emotionshypothese des Neurobiologen Craig führen die Bildung von Emotionen auf interozeptive Feedbackschleifen zurück (Mayer 2011).

Laut Damasio (1996) agiert das Gehirn nicht vom Rest des Körpers isoliert. Stattdessen sind **emotionale Erfahrungen** im Körper in Form von **körperlichen Empfindungen,** den somatischen Markern, verinnerlicht. Somatische Marker entstehen in Bezug zu äußeren Reizen/Kontexten durch Kopplung emotionaler Gefühlszustände mit viszeralen und anderen körperlichen Reaktionen. Auf diese Weise können körperliche **Feedbackschleifen** oder ihre Meta-Repräsentationen im orbitofrontalen Kortex zu Aktivitätsänderungen in der Amygdala, in der ventralen Insula, im Hypothalamus, im limbischen System und im Hirnstamm führen. Dies ermöglicht, Entscheidungsprozesse und Zukunftsplanungen auf der Basis emotionsassoziierter Körperempfindungen zu treffen, die durch die genannten neuronalen Schaltkreise erzeugt werden.

Somatische Marker können **angeboren** oder **erworben** sein; erworben in dem Sinne, dass Emotionen und Körperempfindungen durch Lernen mit vorhergesagten zukünftigen Ergebnissen bestimmter Szenarien verbunden sind (Damasio 1994). Laut Muñoz (2017) sind somatische Marker dadurch gekennzeichnet, dass sie sowohl **intentionale Züge** (Einstellungen zu einem imaginierten Inhalt) als auch **phänomenologische Merkmale** (gefühlte Eigenschaften mit körperlichem Ursprung) aufweisen und deshalb als gemischte psychische Zustände klassifiziert werden können.

Die **somatische Marker-Hypothese** kann laut Olsen et al. (2015) auch pathophysiologische Zusammenhänge bei Substanzabhängigen und Verhaltenssüchtigen erklären. Sie bietet einen neuroanatomischen und kognitiven Rahmen für die Entscheidungsfindung, der besagt, dass Entscheidungsprozesse durch emotionale Markersignale, die durch eine neuronale Architektur mit kortikalen und subkortikalen Schaltkreisen erzeugt werden, auf langfristige Perspektiven ausgerichtet sind. Süchtige zeigen ausgeprägt impulsive und zwanghafte Verhaltensmuster, die als Ausdruck von Entscheidungsprozessen verstanden werden können, bei denen die langfristigen Folgen von Handlungen nicht berücksichtigt werden.

In Anlehnung an die **homöostatische Emotionshypothese** von Craig werden sympathische Afferenzen über modalitätsselektive Repräsentationen der spinothalamischen Lamina I und vagale Afferenzen des Nucleus tractus solitarii über thalamokortikale Kerne im posterolateralen Thalamus in der hinteren Insula abgebildet (Craig 2003). Zusätzliche affektive, kognitive und belohnungsbezogene Inputs von hinterer, mittlerer und vorderer Insula führen zu einem homöostatischen Zustand des Körpers in der vorderen Insula (Craig 2002). Schließlich soll gemeinsam mit einer Motivationsdimension aus dem Gyrus cinguli anterior eine homöostatische Emotion entstehen (Craig 2002).

Die Hypothese der somatischen Marker und die homöostatische Emotionshypothese haben für die psychosomatische Osteopathie eine klinisch relevante Bedeutung. Die Wahrnehmung somatischer Marker im Patienten seitens des Therapeuten ermöglicht, die Bildung einer guten therapeutischen Beziehung zu begünstigen und zu fördern. Ferner bietet sie die Grundlage dafür, eine in der Gegenwart verortete Beurteilung des Zustands des Patienten während des gesamten Behandlungsverlaufs durchzuführen, wodurch ressourcenfördernde Ansätze in der Stabilitätsphase sowie Techniken und Koregulationen in der Integrations- und Stabilisationsphase den Bedürfnissen des Patienten angemessen angewendet werden können. Außerdem werden somatische Marker zur Schulung der Selbstwahrnehmung des Patienten genutzt. Zudem stellt der Fokus des Patienten auf die emotionsassoziierten Körperempfindungen z.B. während der osteopathischen emotionalen Regulationstechnik (OER) einen essenziellen Part der Technik dar.

REFERENZEN

Ashbaugh AR, Marinos J, Bujaki B. The impact of depression and PTSD symptom severity on trauma memory. Memory 2018; 26 (1): 106–116

Bateson M, Callow L, Holmes JR et al. Do images of 'watching eyes' induce behaviour that is more pro-social or more normative? A field experiment on littering. PLoS One 2013; 8 (12): e82055

Bormann JE, Oman D, Walter KH, Johnson BD. Mindful attention increases and mediates psychological outcomes following mantram repetition practice in veterans with posttraumatic stress disorder. Med Care 2014; 52 (12 Suppl. 5): S13–S18

Brooks R, Meltzoff AN. The importance of eyes: how infants interpret adult looking behavior. Dev Psychol 2002; 38 (6): 958–966

Cozzolino M, Girelli L, Vivo DR et al. A mind-body intervention for stress reduction as an adjunct to an information session on stress management in university students. Brain Behav 2020; 10 (6): e01651

Craig AD. Interoception: the sense of the physiological condition of the body. Curr Opin Neurobiol 2003; 13 (4): 500–505

Craig AD. How do you feel? Interoception: the sense of the physiological condition of the body. Nat Rev Neurosci 2002; 3 (8): 655–666

Cöppicus Lichtsteiner G. Wenn der Lebensfaden brennt. Spirituell-religiöse Erfahrungen Traumatisierter in der Katathym Imaginativen Psychotherapie. Göttingen: Vandenhoek & Ruprecht; 2019

Damasio AR. The somatic marker hypothesis and the possible functions of the prefrontal cortex. Philos Trans R Soc Lond B Biol Sci 1996; 351 (1346): 1413–1420

Damasio AR. Descartes' Error: Emotion, Reason, and the Human Brain. New York: Avon; 1994

Durand F, Isaac C, Januel D. Emotional Memory in Post-traumatic Stress Disorder: A Systematic PRISMA Review of Controlled Studies. Front Psychol 2019; 10: 303

Fast K, Markowitsch HJ. Neuropsychologie des posttraumatischen Stresssyndroms. In: Lautenbacher S, Gauggel S. Neuropsychologie psychischer Störungen. Berlin: Springer; 2004

Gallegos AM, Crean HF, Pigeon WR, Heffner KL. Meditation and yoga for posttraumatic stress disorder: A meta-analytic review of randomized controlled trials. Clin Psychol Rev 2017; 58: 115–124

Goyal M, Singh S, Sibinga EM et al. Meditation programs for psychological stress and well-being: a systematic review and meta-analysis. JAMA Intern Med 2014; 174 (3): 357–368

Gutberlet I, Miltner WH. Therapeutic effects on differential electrocortical processing of phobic objects in spider and snake phobics. Internat J of Psychophysiology 1999; 33: 180

Heffner KL, Crean HF, Kemp JE. Meditation programs for veterans with posttraumatic stress disorder: Aggregate findings from a multi-site evaluation. Psychol Trauma 2016; 8 (3): 365–374

Hietanen JK. Affective Eye Contact: An Integrative Review. Front Psychol 2018; 9: 1587

Hilton L, Maher AR, Colaiaco B et al. The theoretical and empirical basis for meditation as an intervention for PTSD. Psychol Trauma 2017; 9 (4): 453–460

Huber M. Der innere Garten: Ein achtsamer Weg zur persönlichen Veränderung. Paderborn: Junfermannsche; 2005

Jayatunge RM, Pokorski M. Meditation for posttraumatic stress: Systematic review and meta-analysis. Adv Exp Med Biol 2018; 4

Jayatunge RM, Pokorski M. Post-traumatic Stress Disorder: A Review of Therapeutic Role of Meditation Interventions. Adv Exp Med Biol 2019; 1113: 53–59Jou J, Flores S. How are false memories distinguishable from true memories in the Deese-Roediger-McDermott paradigm? A review of the findings. Psychol Res 2013; 77 (6): 671–686

Kearney DJ, Malte CA, McManus C et al. Loving-kindness meditation for posttraumatic stress disorder: a pilot study. J Trauma Stress 2013; 26 (4): 426–434

Landin-Romero R, Moreno-Alcazar A, Pagani M, Amann BL. How Does Eye Movement Desensitization and Reprocessing Therapy Work? A Systematic Review on Suggested Mechanisms of Action. Front Psychol 2018; 9: 1395

Lang AJ, Strauss JL, Bomyea J et al. The theoretical and empirical basis for meditation as an intervention for PTSD. Behav Modif 2012; 36 (6): 759–786

LeDoux JE. Das Netz der Gefühle. München: Deutscher Taschenbuch Verlag; 2001

LeDoux JE. Synaptic Self: How our brains become who we are. New York: Viking Penguin; 2002

Liem T. Wechselseitige Beziehungsdynamiken und subjektive Ansätze in der Osteopathie. Osteopathische Medizin 2011; 12 (2): 4–7

Liem T. Morphodynamik in der Osteopathie. 2. Aufl. Stuttgart: Haug; 2013

Liem T, Neuhuber W. Osteopathic Treatment Approach to Psychoemotional Trauma by Means of Bifocal Integration. J Am Osteopath Assoc 2020; 120 (3): 180–189

Liem T, Van den Heede P. Morphodynamics in Osteopathy. Head, Brain and Emotional Integration. Pencaitland: Handspring; 2017

Mayer EA. Gut feelings: the emerging biology of gut-brain communication. Nat Rev Neurosci 2011; 12 (8): 453–466

Metcalf O, Varker T, Forbes D et al. Efficacy of Fifteen Emerging Interventions for the Treatment of Posttraumatic Stress Disorder: A Systematic Review. J Trauma Stress 2016; 29 (1): 88–92

Moradi AR, Heydari AH, Abdollahi MH et al. Visual false memories in posttraumatic stress disorder. J Abnorm Psychol 2015; 124 (4): 905–917

Morgan MA, LeDoux JE. Differential contribution of dorsal and ventral medial prefrontal cortex to the acquisition and extinction of conditioned fear in rats. Behavioral Neuroscience 1995; 109 (4): 681–688

Morschitzky H. Angst als biologisches Geschehen – Neurobiologische Modelle der Angstentstehung. www.panikattacken.at/angst-biologie/angstbiologie.htm (letzter Zugriff: 22.06.2022)

Muñoz JM. Somatic Markers, Rhetoric, and Post-truth. Front Psychol 2017; 8: 1273

Nijdam MJ, Gersons BP, Reitsma JB et al. Brief eclectic psychotherapy v. eye movement desensitisation and reprocessing therapy for post-traumatic stress disorder: randomised controlled trial. Br J Psychiatry 2012; 200 (3): 224–231

Olsen VV, Lugo RG, Sütterlin S. The somatic marker theory in the context of addiction: contributions to understanding development and maintenance. Psychol Res Behav Manag 2015; 8: 187–200

Opheim E, Andersen PN, Jakobsen M et al. Poor Quality in Systematic Reviews on PTSD and EMDR - An Examination of Search Methodology and Reporting. Front Psychol 2019; 10: 1558

Pagani M, Amann BL, Landin-Romero R, Carletto S. Eye Movement Desensitization and Reprocessing and Slow Wave Sleep: A Putative Mechanism of Action. Front Psychol 2017; 8: 1935

Pagani M, Di Lorenzo G, Verardo AR et al. Neurobiological correlates of EMDR monitoring – an EEG study. PLoS One 2012; 7 (9): e45753

Porges SW. The Polyvagal Theory: Neurophysiological Foundations of Emotions, Attachment, Communication, and Self-regulation. New York: WW Norton; 2011

Porges SW, Liem T. Die Polyvagaltheorie in der Osteopathie. Osteopathische Medizin 2016; 17 (2): 14–20

Rådmark L, Sidorchuk A, Osika W et al. A Systematic Review and Meta-Analysis of the Impact of Mindfulness Based Interventions on Heart Rate Variability and Inflammatory Markers. J Clin Med 2019; 8 (10): 1638

Reddemann L. Imagination als heilsame Kraft. Stuttgart: Klett-Cotta; 2001

Reddemann L. Psychodynamisch Imaginative Traumatherapie: PITT – Das Manual. Stuttgart: Klett-Cotta; 2004

Rimini D, Molinari F, Liboni W et al. Effect of Ocular Movements during Eye Movement Desensitization and Reprocessing (EMDR) Therapy: A Near-Infrared Spectroscopy Study. PLoS One 2016; 11 (10): e0164379

Rubin DC, Boals A, Berntsen D. Memory in posttraumatic stress disorder: properties of voluntary and involuntary, traumatic and nontraumatic autobiographical memories in people with and without posttraumatic stress disorder symptoms. J Exp Psychol Gen 2008; 137 (4): 591–614

Rutledge T, Nidich S, Schneider RH et al. Design and rationale of a comparative effectiveness trial evaluating transcendental meditation against established therapies for PTSD. Contemp Clin Trials 2014; 39 (1): 50–56

Scotland-Coogan D, Davis E. Relaxation Techniques for Trauma. J Evid Inf Soc Work 2016; 13 (5): 434–441

Seppälä EM, Nitschke JB, Tudorascu DL et al. Breathing-based meditation decreases posttraumatic stress disorder symptoms in U. S. military veterans: a randomized controlled longitudinal study. J Trauma Stress 2014; 27 (4): 397–405

Stangl W. False Memory Syndrome. Online Lexikon für Psychologie und Pädagogik. https://lexikon.stangl.eu/1324/false-memory-syndrome (letzter Zugriff: 13.08.2020)

Starmans C, Bloom P. Windows to the soul: children and adults see the eyes as the location of the self. Cognition 2012; 123 (2): 313–318

Stickgold R. EMDR: a putative neurobiological mechanism of action. J Clin Psychol 2002; 58 (1): 61–75

Striano T, Kopp F, Grossmann T, Reid VM. Eye contact influences neural processing of emotional expressions in 4-month-old infants. Soc Cogn Affect Neurosci 2006; 1 (2): 87–94

Taylor AG, Goehler LE, Galper DI et al. Top-down and bottom-up mechanisms in mind-body medicine: development of an integrative framework for psychophysiological research. Explore 2010; 6 (1): 29–41

Van der Kolk BA, Psychological Trauma. Washington DC: American Psychiatric; 1987

Williams JW Jr, Gierisch JM, McDuffie J et al. An Overview of Complementary and Alternative Medicine Therapies for Anxiety and Depressive Disorders: Supplement to Efficacy of Complementary and Alternative Medicine Therapies for Posttraumatic Stress Disorder. Washington (DC): Department of Veterans Affairs; 2011. PMID: 22238805

Wirtz U. Seelenmord. Inzest und Therapie. Zürich: Kreuz; 1989

Wirtz U. Stirb und Werde. Die Wandlungskraft traumatischer Erfahrungen. Ostfildern: Patmos; 2018

Wirtz U, Zöbeli J. Hunger nach Sinn. Menschen in Grenzsituationen, Grenzen der Psychotherapie. Zürich: Kreuz; 1995)

Zou L, Sasaki JE, Wei GX et al. Effects of Mind-Body Exercises (Tai Chi/Yoga) on Heart Rate Variability Parameters and Perceived Stress: A Systematic Review with Meta-Analysis of Randomized Controlled Trials. J Clin Med 2018; 7 (11): 404

KAPITEL

10 Therapeutische Ansätze in der Integrationsphase

Torsten Liem

Zusammenfassung

In der Integrationsphase kommen alle bisher vorgestellten Inhalte und Kompetenzen zur Anwendung und werden um wesentliche Behandlungskompetenzen und -aspekte ergänzt, damit eine Aufarbeitung, Lösung und Integration von SPEKD und belastenden überholten Konditionierungen ermöglicht wird.

Ziel ist es, die Adaptivität des Patienten in Relation zu seinen Kontextfaktoren zu verbessern. Um dieses zu erreichen, werden in diesem Kapitel komplexe Behandlungsansätze und Techniken mit klar definierten Settings und fein abgestimmten Abläufen dargestellt. Im Zentrum steht die multimodale bifokale Integration (MBI). Weitere Ansätze sind u. a. das Tracking, die osteopathische bilaterale Stimulation (OBS) und das SPEKD-SIBAM-Reset. Schlüsselelemente sind eine individuell angepasste Vorgehensweise, multimodale Koregulationen, die Integration von feinjustierten palpatorischen Behandlungsansätzen mit vielen weiteren Behandlungsmodalitäten und die Förderung der Proaktivität des Patienten.

Ein weiterer wesentlicher Faktor der MBI ist, dass die Lösung von dysfunktionalen Mustern, die Aufarbeitung und die Integration in einem dynamischen Balance- und Flow-Zustand stattfindet, der durch mühelose Aufmerksamkeit und nicht erzwungene, spontane emergierende Erfahrungen des Patienten gekennzeichnet ist.

10.1 Die Kunst osteopathischer Integration

In dieser Phase kommen alle bisher diskutierten und dargestellten Inhalte und Kompetenzen zusammen. Die Behandlungsziele sind je nach Behandlungsauftrag zu erstellen. Dabei ist die Präzision des Behandlungsauftrags Teil der Behandlung.

Ätiologische Faktoren und **Risikofaktoren** werden bestmöglich **abgestellt.** Dies umfasst auch die Beendigung aller länger andauernden, ungelösten Dynamiken, z. B. emotional, mental, metabol, immunologisch (z. B. in Bezug auf Pathogene, Toxine), neuroendokrin, intersubjektiv (z. B. Partnerschaft, Mobbing) oder biosozial. Dysfunktionale Wirkmechanismen werden – v. a. bei länger andauernden Störungen, Dysfunktionen und pathophysiologischen Prozessen – inhibiert. In einem klar definierten Rahmen werden – mittels einer **dosierten Aktivierung** und **gleichzeitigen Koregulationen** seitens des Therapeuten SPEKD, Belastungen, chronisches Schmerz-, Stress- oder unverarbeitetes Traumaerleben, Regulationsstörungen aufgearbeitet sowie Transformation und Integration begünstigt. Wesentlich ist die feine und dosierte Abstimmung therapeutischer Reize im klinischen Setting. Diese findet in Anlehnung an die konstante Wahrnehmung von Reaktionen des autonomen Nervensystems, des limbischen Systems und von Kognitions- und Mentalisierungsprozessen des Patienten sowie unter Berücksichtigung der dysfunktionalen bzw. pathophysiologischen Faktoren, der proximalen Lernzone des Patienten und aller zur Verfügung stehenden Ressourcen statt.

Die palpatorischen Ansätze werden dabei unter Berücksichtigung der bekannten osteopathischen Prinzipien sowie zusätzlich zu weiteren Prinzipien und Aspekten durchgeführt (➤ Kap. 0, ➤ Kap. 5). Dazu zählen u. a.:

- Individuelle Entwicklungsdynamiken
- Holarchische Regulationsebenen
- Subjektive Faktoren wie Erlebnispräsentationen
- Objektive, intersubjektive und biosoziale Faktoren
- Autopoietische und enaktivistische Prinzipien, Energiebereitstellung, -verteilung und freie Energie
- Empathische therapeutische Beziehungsaspekte

Die therapeutischen Zugänge ermöglichen das Erlebbarmachen, die Identifikation, Differenzierung, Relativierung, Integration und Transzendierung von unangemessenen konditionierten Reaktionsmustern, von multiplen dysfunktionalen Top-down- und Bottom-up-Dynamiken sowie von Vorhersagefehlern inhärenter Feedbacksysteme in Bezug auf neue, nach innen oder außen gerichtete Kontexte für Patienten. Wesentlich ist die Ausrichtung der **Behandlungsansätze** und Techniken auf das Anstoßen, Begünstigen und Unterstützen von emergenten Reaktionen. Dabei kommt es zu neuen Musterbildungen sowie Modulationen von Regulations- und Individuationsprozessen. Diese verbessern nicht nur die Symptomatiken, sondern gehen i. d. R. auch mit einer verbesserten **proaktiven und flexibleren Haltung und Verhalten** in Bezug auf intersubjektive und biosoziale Lebenskontexte einher, die mit den Beschwerdebildern assoziiert sind. Die therapeutischen Zugänge dafür werden in Bezug zu Ich-Erfahrungen, Bedürfnissen, Emotionen, Lebenszielen, Selbstwirksamkeit, Überzeugungen und Dispositionen abgestimmt.

Das Vorgehen ist individuell angepasst und umfasst folgende **Schritte** (➤ Abb. 10.1):

1. Zunächst wird ein SPEKD palpiert. Dabei sind spezifische lokale, regionale und globale topografische Geweberelationen und -dynamiken sowie Wechselwirkungen bei der palpatorischen Annäherung zu berücksichtigen (muskulär, ligamentär, artikulär, intraossär, faszial, arteriell, nerval, venolymphatisch, viszeral, endokrin etc.).
2. Eine koregulierte dosierte und abgestimmte Aktivierung und Oszillation von einerseits Ressourcen und andererseits pathophysiologischen Reaktionsmustern führt zu einem Flow-Zustand im Patienten.

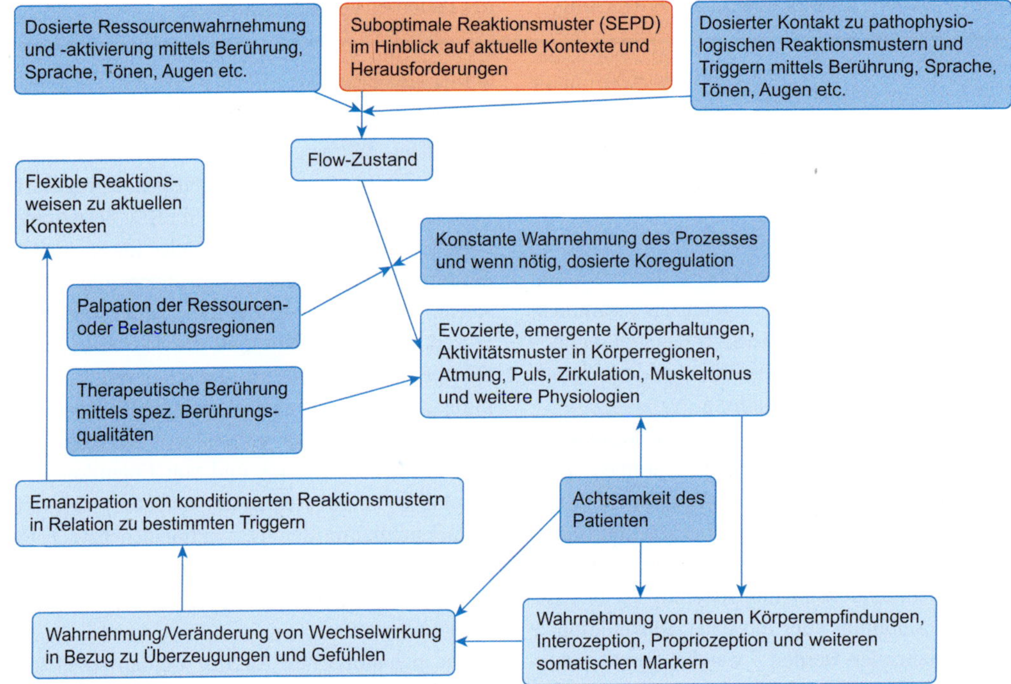

Abb. 10.1 Schema zur Integration und Auflösung von SPEKD (dunkelblaue Kästen = therapeutische Interventionen; hellblaue Kästen = ressourcenreiche Physiologien, Zustände und Kompetenzen des Patienten) [P1143/L143]

3. Der Flow-Zustand kann durch zahlreiche Interventionen begleitet werden, z. B. indem assoziierte Ressourcen- und/oder Belastungsregionen palpiert werden.
4. Während der Palpation werden neurovegetative, limbische, kognitive etc. Reaktionen des Patienten durch den Therapeuten wahrgenommen.
5. Dadurch wird ein Prozess ausgelöst, infolge dessen emergente Körperhaltungen und Aktivitätsmuster in Körperregionen sowie Veränderungen von Atmung, Puls, Zirkulation, Muskeltonus und weiteren Physiologien entstehen.
6. Außerdem entstehen damit assoziierte Körperempfindungen.
7. Ferner wird die Emergenz neuer Überzeugungen und Gefühlen begünstigt.
8. Bei all diesen Prozessen wird der Patient unterstützt, mögliche Veränderungen wahrzunehmen.
9. Dies führt schließlich zur Relativierung und Transzendierung konditionierter dysfunktionaler Reaktionsmuster.
10. Gleichzeitig kommt es zur Entwicklung flexiblerer Reaktionsweisen in Bezug auf äußere und innere Kontexte.

Diese Aufarbeitung und Integration finden in einem **dynamischen Balance- und Flow-Zustand** statt, der durch mühelose Aufmerksamkeit und eine nicht erzwungene, spontane emergierende Erfahrung des Patienten gekennzeichnet ist.

Eine **leichte Aktivierung** ist nötig, um mit belastenden, unverarbeiteten Erlebnissen arbeiten zu können. Gleichzeitig ist es wesentlich, jede Form von **Retraumatisierung** zu **vermeiden.** Deshalb ist auf Basis der therapeutischen Beziehung die proximale Lernzone des Patienten zu identifizieren und während der gesamten Behandlung der Kontakt zum subjektiven Erleben des Patienten aufrechtzuerhalten, sodass Ressourcen der Stabilisierung (➤ Kap. 7, ➤ Kap. 8) in der Integrations- bzw. Konfrontationsphase individuell angepasst und dosiert als Koregulation angewendet werden können.

Der Integrationsprozess ist ein organischer Prozess, ein in Verbindung Bringen von scheinbar zusammenhanglosen Erscheinungen. Es ist leicht möglich, dass wir uns unter dem Druck des Patientenwunsches, die unliebsamen Erscheinungen einfach auszulöschen, dazu gedrängt fühlen, genau dies zu tun. Dies entspräche eher einer allopathischen Behandlungsmethode mit manuellen Handgriffen, bei der ein Schmerzmittel durch einen Handgriff ersetzt wird. Der Wunsch zur Gesundheit sollte nicht dazu führen, Gesundheit zu erzwingen, sondern die **Muster aufzudecken,** welche die Krankheit aufrechterhalten, damit Platz für die Gesundheit geschaffen wird.

Lange bestehende pathophysiologische Muster werden mit der Zeit zur anatomischen „Hardware". Solche sich selbst stabilisierenden chronischen SPEKD verschwinden i. d. R. nicht automatisch, wenn die ätiologischen Faktoren nicht mehr bestehen. Hier sind **spezifische Strategien** anzuwenden, um diese zu integrieren und aufzulösen. Gegebenenfalls kann es auch nötig werden, lange bestehende pathophysiologische Wirkmechanismen zu inhibieren.

Sinnhaftes Berühren bedeutet verbindendes Berühren, d. h. Einsicht durch Berühren entstehen lassen. Es gibt dabei kein rigides rezepthaftes Vorgehen, sondern das Vorgehen bzw. der Verlauf der **Spannungsauflösung** wird durch die Integrationsfähigkeit des Patienten (und auch des Therapeuten) bestimmt. Es ist ein **Prozess,** der sich entwickelt, ein organisches intuitives Erkennen von Zusammenhängen, eine sich entwickelnde Bewusstheit bzw. Wahrnehmung, die zunehmend selbstregulierend hinschauen kann. Diese entsteht stets in Wechselwirkung mit dem Patienten. Explizite Erinnerungen, d. h. Fakten aus der Anamnese, können den Patienten dabei unterstützen, das Erlebte sinnhaft in die Vergangenheit einzuordnen, das Prozesshafte zu verstehen und die Faktoren zu identifizieren, die zum jetzigen Zustand geführt haben.

Die Kunst der psychosomatischen Osteopathie zeichnet sich durch einen **kontinuierlichen Dialog** zwischen der Hand des Osteopathen sowie Gewebedynamik, Atmung, Herzschlag, Mimik, Körperhaltung, Gestik, Bewegung und Erleben des Patienten (von Sinneswahrnehmungen, propriozeptiven und interozeptiven Körperempfindungen, Arousal, Emotionen, Kognitionen) aus. Bei der Behandlung wechseln sich **hörende Ansätze (sich ergreifen lassen)** im Sinne von Hören, Sehen, Fühlen, Riechen, passiver Palpation sowie intero- und propriozeptiven Wahrnehmungen und **sprechende Ansätze (ergreifen)** im Sinne von Tun, Handeln und Manipulieren dynamisch und feinabgestimmt ab, oszillieren und gehen ineinander über, wie im Yin-Yang-Zeichen symbolisiert. Auf diese Weise ist es möglich, dass eine Resonanz zwischen der Hand des Therapeuten und unterschiedlichen Ebenen von Geweben, dem weiteren Körperausdruck und dem inneren Erleben des Patienten entstehen kann (Liem 2013).

10.2 Reset intersubjektiver und subjektiver Aspekte

Die folgende Technik ermöglicht die Identifikation und Neugestaltung intersubjektiver und subjektiver Aspekte. Laden Sie den Patienten ein, sich bis zur nächsten Sitzung für 30 Minuten völlig ungestört ein **inneres Haus** mit **9 Zimmern** zu zeichnen. Es hat folgende Räume/Zimmer, die jeweils für andere Bereiche stehen:

- **Sicherheit:** Raum, in dem man sich sicher, geschützt und wohlbehütet fühlt, sich auch zurückziehen kann, um zu regenerieren
- **Ich:** Raum, den man für sich und seine Bedürfnisse hat, in dem man sich ausleben und man selbst sein kann
- **Familie:** Ursprungsfamilie, eigene Familie, Familie des Partners
- **Beruf:** eigner Beruf, wie viel Zeit nimmt die Arbeit ein, welche Rolle hat man dort
- **Kreativität:** Möglichkeiten und Wünsche, die eigene Kreativität auszuleben, etwas zu erschaffen oder zurückzugeben
- **Forum:** wo man seine ehrliche Meinung sagen kann und gehört wird, für sich selber sprechen kann
- **Fundament:** Überzeugungen und Werte als Basis des Weltverständnisses
- **Spiritualität:** Raum, um sich an etwas Größerem als man selbst auszurichten, was sich im selbstlosen Tun für andere Menschen, im Öffnen für ein größeres Ganzes, die Natur oder den Kosmos, in einer herzöffnenden Hingabe oder einer Kontemplation über weise Sprüche und Texte äußern kann
- **Unbekanntes:** Möglichkeiten und Lust, Neues zu entdecken, Abenteuer, Neugierde und Veränderungen zu erleben

Dazu kann dem Patienten folgende **Anleitung** mitgegeben werden:

- Wie sieht das Haus momentan aus?
- Füllen Sie Ihr Haus, indem Sie die Räume einzeichnen.
- Wählen Sie Ort, Größe und Form der Räume und die Positionierung der Türen und Fenster.
- Wählen Sie die Positionierung und Anordnung der Räume.
- Jeder der genannten Räume sollte in Ihrem Haus vertreten sein.

Beim nächsten Termin kann die Zeichnung gemeinsam **besprochen** und ein Verständnis für das Haus erarbeitet werden:

- Betrachten Sie Ihr Haus und machen Sie einen Rundgang in Ihrem Haus.
- Was fällt Ihnen an Ihrem Haus auf?
- In welchem Zustand sind die Wände und Böden? Wo gibt es Fenster und Türen?
- In welchem Zimmer halten Sie sich am meisten auf?
- Wie fühlt sich das Haus für Sie an?
- Gefällt Ihnen, was Sie sehen, oder benötigt es eine Veränderung?

Bitten Sie den Patienten, **Veränderungen in seinem Haus** einzuleiten:

- Fragen Sie sich in allen Räumen: Fehlt hier etwas? Muss etwas ergänzt, erweitert, verkleinert oder vergrößert werden? Gibt es einen Impuls, etwas zu verändern oder loszulassen?
- Können Zimmer möglicherweise miteinander verbunden werden?
- Was möchten Sie verändern? Diese Frage zielt auf das bestehende Problem ab. Allerdings ist die gewünschte Veränderung i. d. R. zu groß, d. h. die größtmögliche Veränderung. Es ist meist nicht sinnvoll, damit zu beginnen, da es den Patienten überfordern könnte.
- Was ist die kleinstmögliche Veränderung, die Sie sich vorstellen können? Mit welcher kleinen Veränderung könnten Sie als Erstes beginnen, damit Sie sich in Ihrem Haus noch wohler fühlen? Mit dieser Veränderung kann begonnen werden.
- Was möchten Sie sonst noch verändern?

In dem erstellten Haus werden die Beziehungen von Aspekten des Lebenskontextes und innere Erlebnisräume widergespiegelt sowie modifiziert. Dieser Prozess der Selbstreflexion ermöglicht, intersubjektive und subjektive Ressourcen einerseits anzuerkennen und zu aktivieren und andererseits auch neu zu erarbeiten.

10.3 Tracking

10.3.1 Definition und therapeutische Bedeutung

Tracking ist eine aus der Familientherapie entlehnte Technik, mit der die interaktiven **Muster und Verhaltensweisen,** in die eine verbal dominierte Situation eingebettet ist, **verstanden** werden. Tracking bedeutet die **tiefe Interaktion mit den Ereignissen des Lebens durch unser Bewusstsein,** um **Fähigkeiten, Erfahrungen und Ereignisse** in sich und anderen **verfolgen** zu können. Hinweise auf Gefahren oder Gelegenheiten werden mit unseren Sinnen wahrgenommen, z. B. durch Sehen, Hören oder Spüren. Bei der osteopathischen Behandlung korreliert Tracking allerdings auch mit dem Wissen und der Erfahrung des Therapeuten, die durch Interaktion, Entwicklung, Stressreaktionen, Selbstregulierung und Lernen angeeignet werden konnten. Wir verwenden Tracking insbesondere in Wechselwirkung zu palpierten Gewebedynamiken seitens des Therapeuten und Körperempfindungen seitens des Patienten.

Tracking bedeutet:

- **Verschiedene Bewusstseinszustände in Relation zu Gewebedynamiken erkennen und zulassen:** Eine gewisse Basis an Bewusstsein muss vorhanden sein, um Emotionen und Gedanken zuzulassen und damit unsere Persönlichkeiten zu erweitern. Diese werden durch gegensätzliche Erfahrungen wie kreatives Denken, Langeweile, intensive Flow-Erfahrungen, tiefe Gefühle von Mitleid und Dankbarkeit sowie große neurovegetative Erregung und starke Emotionen geformt. Je größer dieses Bewusstsein wird, desto mehr wird die Grundlage für Empowerment und Freude gelegt.
- **Intuitive Entscheidungen treffen:** Während es bei einfachen Entscheidungen oft hilfreich ist, logische Schlussfolgerungen anhand von bestehenden Fakten zu treffen, stehen bei komplexeren Entschlüssen im Leben, z. B. bei der Partner- oder Jobwahl, oft das Bauchgefühl und intuitives Wahlverhalten im Vordergrund. Dabei ist der präfrontale Kortex stark beim bewussten und rationalen Denken involviert, während die unterbewusste Bewertung mit Aktivitäten in der Amygdala korreliert. Diese unbewussten Bewertungsmuster ändern sich immer wieder, sobald wir neue Erfahrungen machen.
- **Unbewusste Bewertung kann fehleranfällig sein:** Je mehr Erfahrung wir in einem Bereich aufweisen, umso genauer und schneller können wir Entscheidungen treffen, die vornehmlich auf unbewussten Bewertungen beruhen. Durch eine hohe Stressbelastung oder bewusste Erwartungen kann dieser Prozess allerdings fehleranfällig werden. Bewusste Erwartungen können intuitive Entscheidungen außer Kraft setzen, was sich z. B. im therapeutischen Miteinander von Osteopath und Patient darin äußert, dass Therapeuten das Verhalten von sich und ihrem Gegenüber in bestimmte Schubladen pressen, da es theoretisch plausibel erscheint, aber in Wahrheit nicht dem Kern des Problems entspricht. Sobald Angst und Stresssituationen die instinktive Entscheidung auf mögliche Gefahren konzentrieren lassen, sollte man als Therapeut zu seinen Ressourcen zurückkehren und innere Sicherheit finden.
- **Realistische Erwartungen in der therapeutischen Begegnung:** Wie wir unser Gegenüber sehen, hängt von Gestalt und Prägung unseres eigenen Vorstellungsbilds vom Gegenüber ab. Der Andere kann so eng gesehen werden, dass praktisch kein Raum mehr für Wachstum geboten wird. Auf der anderen Seite können die Erwartungen auch zu groß sein. In der therapeutischen Begegnung ist viel Einfühlungsvermögen erforderlich, die Interaktion zwischen Patient und Therapeut im Rahmen von realistischen Erwartungen zu gestalten. Gute Therapeuten müssen für diesen Fluss des Werdens bzw. des sich Entwickelns empfindlich sein.
- **Bewusstsein für verschiedene Charakterstrukturen:** Um innere Spannungen bei Rückschlägen, Stress, Konflikten und Traumata selbst zu regulieren, treten neurotische oder regressive Verhaltensmuster auf, die gemeinhin als Charakterstrukturen verstanden werden und den angeborenen Regeln von Entwicklung und Reifung folgen.

10.3.2 Grundlegende Regeln

Im Folgenden werden einige Strukturen und Regeln für das Tracking während einer osteopathischen Behandlung zusammengefasst.

Besinnung auf den Ist-Zustand und schrittweises Voranschreiten des Lernprozesses

Gemäß Vygotsky (1978) entwickeln wir uns in einer bestimmten Lernzone bis zur nächsten Expertise, wobei wir dabei mit Hilfe mehr erreichen als ohne. In der therapeutischen Begegnung sollte der Therapeut zuerst auf den **Prozess der Entfaltung** des Patienten reagieren. Wenn z. B. mit dem Patienten ein Fluss von Wahrnehmung oder Bewegung erkundet wird, entsteht ein Thema. Dabei können sich auch verwandte Themen zeigen, die aufgenommen werden. Der **Lernprozess** wird durch Aufmerksamkeit, Anerkennung und Unterstützung durch den Therapeuten begleitet. **Entschleunigung** ist dabei ein wesentlicher Schlüssel, damit sich für diese Prozesse Achtsamkeit im Patienten entwickeln kann. Während der Palpation und der manuellen Behandlung können beispielsweise Erinnerungen, Gefühle oder Körperempfindungen ins Bewusstsein treten, die für den Patienten überraschend, ungewohnt oder noch nicht integriert sind. Entscheidend ist hier, dass der Therapeut achtsam für Marker (Gestik, Mimik, Atmung etc.) des Patienten ist, die auf solche Prozesse hinweisen, um die Chancen, die sich während der Palpation auftun, zu nutzen sowie den Lern- und Integrationsprozess von SPEKD im Verlauf der Behandlung schrittweise und angemessen begleiten zu können. Beispielsweise kann während der Palpation der Herzregion eine Sehnsucht nach einem Partner erlebbar werden. Der Lösungsansatz sollte hier jetzt nicht zwangsläufig sein, die Kindheitsprobleme zu untersuchen, die bearbeitet werden müssen. Stattdessen könnte der Fokus mittels palpatorischer Unterstützung und Wahrnehmung von assoziierten Körpersensationen, Gefühlen und Einsichten darauf gerichtet werden, wie zunehmend gelernt werden kann, die Ausstrahlung von Liebe aufrechtzuerhalten und auszubauen. Die gegenwärtige Liebesfähigkeit ist der Ort, an dem in der Sehnsucht nach einer Beziehung begonnen werden kann.

Es ist dabei wichtig herauszufinden, ob und welche **alten Probleme gelöst** und welche **neuen Fähigkeiten erlernt** werden sollten. So kann während der palpatorischen Interaktion zunächst ein Spannungsgefühl in der Herzregion wahrnehmbar sein, das mit einem Gefühl von Traurigkeit einhergeht. Es können dabei Bilder auftreten, die mit einem aktuellen Trennungsprozess zu tun haben. Im Laufe der Behandlung kann sich die Traurigkeit möglicherweise in ein tiefes Gefühl von Verlassensein wandeln, das der Patient so nie bewusst gespürt und angenommen hat. Durch die Annahme und Integration dieses Gefühls bzw. des SPEKD entfällt möglicherweise die Tendenz, sich auf Menschen einzulassen, die ihm nicht wirklich guttun, nur um dieses Gefühl nicht fühlen zu müssen. Stattdessen kann er in Beziehungen investieren, die eine tiefe Begegnung und Erfüllung bedeuten.

Verhalten im realen Leben als Maß der Dinge

Die Fähigkeit, innere und äußere Konflikte, Widrigkeiten, Erfolg, Freude, Liebe und Selbstverantwortung zu bewältigen, wird erst **im wahren Leben** sichtbar, selten im Therapieraum. In der Sitzung können Gewebespannungen aufgelöst oder reduziert, neue Referenzerfahrungen erfahren oder Kompetenzen wie Achtsamkeit und Koregulationen erlernt werden. Inwieweit diese Veränderungen im Alltag Bestand haben, ist von Patient zu Patient und den jeweiligen Kontexten unterschiedlich. Die Verinnerlichung und Einverleibung von in der osteopathischen Konsultation erfahrenen oder erarbeiteten Kompetenzen im Alltag, benötigt meist Zeit und geschieht organisch – nicht zuletzt zwischen den Sitzungen. Dieses Vorgehen fordert delikate Arbeit und Einfühlungsvermögen, was sich wiederum in eventuellen leisen und langsamen Veränderungen bemerkbar macht, und ermöglicht, dass sich im eigenen Tempo Aufmerksamkeit, Erkundung und neue Regulationen im Therapieraum und außerhalb entfalten.

Regressive Bedeutungsfindung als Behandlungsoption

Wenn Menschen über einen bestimmten Punkt hinaus belastet werden, wird im Allgemeinen die „niedrigere Straße" des Bewusstseins beschritten. Dieses **Zurückfallen auf primitivere Regulationsformen** (= Regression; ➤ Kap. 5.7) scheint mehrere wichtige Funktionen zu haben: z. B. interne Ressourcen zu finden, die in der gegenwärtigen Stresssituation verloren gegangen sind, oder soziale Hilflosigkeit zu signalisieren, um Unterstützung auszulösen. Dennoch sollte die emotionale regressive Bedeutungsfindung **so wenig wie möglich angewendet** werden, da dadurch Traumata ausgelöst werden können und erhebliche Mengen an Energien dahingehend abgezogen werden. Geht die Stressbelastung über einen bestimmten Punkt hinaus, wird i. d. R. mit der intuitiven Seite des Bewusstseins gearbeitet.

Bei massiven Veränderungen oder Stress im Leben können Erlebnisfragmente früherer Traumata wie Kontrollverlust und Hilflosigkeit, die z. B. während der Geburt oder in frühen Lebensphasen erfahren wurden, getriggert werden. Therapeutisch sollte jedoch nicht unbedingt zur emotionalen Regression übergegangen werden, da der Fokus auf das Geburtstrauma die Energien des Patienten vom eigentlichen Problem abzieht und die Gefahr von Retraumatisierungen besteht. Dennoch ist es durchaus sinnvoll, den Sinn des Symbols der Geburt anzusprechen. Ob und inwieweit eine erneute Fokussierung auf das traumatische Geburtserlebnis die Heilung stören oder unterstützen kann, ist von Person zu Person unterschiedlich. In jedem Fall sollte solchen regressiven Erfahrungen therapeutisch in einem feinabgestimmten koregulierten ressourcenreichen Flow-Zustand begegnet werden.

Verinnerlichung bestimmter Muster in der Körpersprache

Neben Intuition und Sensibilität ist aktuelles Wissen für den Therapieprozess von entscheidender Bedeutung. Dieses muss so verinnerlicht werden, dass es zu einem natürlichen Bestandteil des Denkens wird. Neben Stressmustern können **Entwicklungsbewegungsmuster** oder Geburtsgestiken bei Kleinkindern und weniger offensichtlich bei Erwachsenen erkannt und somit in den Therapieprozess eingebracht werden.

10.4 Integration dissoziierter Anteile

Bei Patienten mit posttraumatischer Belastungsstörung und starken Dissoziationen sind zusätzlich besondere **Vorgehensweisen** wesentlich (➤ Kap. 7, ➤ Kap. 8). Diese sind:

- Identifizierung und Wertschätzung von Bewältigungsstrategien (➤ Kap. 7.5)
- Förderung von Stabilität und Sicherheit im Lebensumfeld unter Einbeziehung von Partner, Familienmitgliedern, Freunden etc. (➤ Kap. 13.4.6)
- Psychoedukation (➤ Kap. 7.6)
- Empathische therapeutische Beziehung, die Vertrauen des Patienten begünstigt (➤ Kap. 3, ➤ Kap. 4)
- Ressourcenaktivierung und -bildung, z. B. durch Übungen der Stressregulation, Affektregulation und Dissoziierung wie sicherer Ort (➤ Kap. 7.10.7), 5-4-3-2-1-Übung nach Y. Dolan (➤ Kap. 7.10.3)
- Einüben der Reorientierung, um ggf. Aufmerksamkeit des Patienten zu erhalten, z. B. durch Augenkontakt oder Berührung mit dem Handrücken auf dem Unterarm des Patienten
- Erlaubnis vom Unterbewusstsein einholen, dass es angeschaut und angesprochen werden darf, z. B. mittels ideomotorischer Fingersignale (➤ Kap. 8.3)
- Hypnotische Sprachmuster: Gemeinsam sind wir stark. Falls schon möglich, geben sich alle die Hand. Alles im Inneren macht mit. Der eine Teil wendet sich dem anderen zu.
- Ständige Wahrnehmung, um ggf. zu koregulieren, z. B. durch Verlangsamung des Prozesses, duales Gewahrsein, Aktivierung eines Ankers

10.5 Multimodale bifokale Integration (MBI)

Wesentlich – wie bei allen anderen folgenden Ansätzen – sind die therapeutische Beziehung (➤ Kap. 3, ➤ Kap. 4) sowie die Anamnese inkl. der Lebensbezüge (➤ Kap. 5.3), u. a. um abzuklären, ob Kontraindikationen bestehen (➤ Kap. 5.10.4) und ggf. weitere Fachkräfte einbezogen werden sollten.
Indikationen: Auftreten belastender Erlebnisse, Erinnerungen oder Arousal-Zustände während der osteopathischen Behandlung oder Palpation, SPEKD, chronische Schmerzzustände, gegenwärtige und den Alltag einschränkende Auslöser und Gewohnheitsmuster, negative Emotionen wie Ängste und Phobien, Suchtverhalten, chronische Funktionsstörungen mit psychischen Komponenten wie möglicherweise Lernstörungen, Traumatisierungen, Spannungskopfschmerz, somatoforme Störungen.

Der osteopathische palpatorische Behandlungsansatz der multimodalen bifokalen Integration (MBI) ist darauf ausgerichtet, die **Anpassungsfähigkeit** der Patienten zu verbessern, um **flexiblere Handlungsmöglichkeiten** im Hinblick auf mit dem Beschwerdebild assoziierten Herausforderungen aus der Umwelt und ihrem Kontext (wieder-)herzustellen oder zu optimieren (Liem et al. 2020; Liem et al. 2022). In einer Pilotstudie ergaben sich Hinweise auf die Effektivität der Behandlung bei Patienten mit Spannungskopfschmerzen (Däschle 2022) und mit somatoformen Störungen (Blech 2023).

10.5.1 Vorbereitung

Diese Phase beinhaltet:
- **Erklärung des Verfahrens** und zugrundeliegende Hypothesen zur **Wirkungsweise** (➤ Kap. 9)
- **Klärung der Erwartungen** des Patienten (und des Therapeuten)
- **Etablierung eines Stoppsignals und ggf. eines Weitersignals:** Es wird ein Stoppsignal vereinbart, das der Patient, wann und aus welchen Gründen auch immer, anwenden kann, wenn er aufhören möchte. Dies gibt ihm die Kontrolle über den Behandlungsverlauf und begünstigt ein Gefühl von Sicherheit. Es kann zusätzlich auch ein Weitersignal abgesprochen werden.
- **Ankern von Ressourcen:** Eine von der jeweiligen Belastung unabhängige Ressource, wie z. B. ein **sicherer Ort** (➤ Kap. 7.10.7), wird geankert, indem am Ende der erfolgreichen Ausführung eine Schmetterlingsumarmung vom Patienten durchgeführt wird (➤ Kap. 8.26). Es ist auch möglich, dass der Therapeut den Patienten z. B. am Unterarm oder Knie kurz berührt. So kann diese Ressource durch Berührung dieser Stelle während der Sitzung jederzeit aktiviert werden. Der sichere Ort dient auch als Ressource zwischen den Sitzungen. Wenn kein sicherer Ort oder eine andere Ressource etabliert werden kann, wird der Patient zunächst darin unterstützt, diese zu entwickeln. Es kann vorkommen, dass sich Menschen keinen sicheren Ort vorstellen können. In diesen Fällen können der Fokus auf das Hier und Jetzt oder ein Wohlfühlort als Ressource genutzt werden.
- **Gegebenenfalls Einübung der bifokalen visuellen Stimulation:** Dafür den Patienten bitten, die Augen zwischen zwei Punkten hin- und her zu bewegen. Zusätzlich kann der Patient dabei ggf. an ein schönes Erlebnis denken. Es sollte immer in Bezug auf einen angenehmen Inhalt geschehen, um einen positiven Anker zu setzen und zu vermeiden, dass Patienten Angst vor dieser Methode entwickeln.

10.5.2 Identifikation und Bewertung der Belastung

Das zu bearbeitende Thema wird identifiziert, ggf. präzisiert und mittels Fokussierung und, wenn möglich, bildlicher Vorstellung der Grad der Belastung bewertet.
- **Thema:** Zunächst identifiziert der Patient das zu bearbeitende Thema. Dabei ist sicherzustellen, dass immer nur ein Thema ausgewählt wird. „Benennen Sie die belastende Emotion, Situation, den Schmerz etc."
- **Fokus auf das belastende Thema:** Der Patient wird angewiesen, sich sinnlich so konkret wie möglich auf die Belastung zu fokussieren, sei dies eine ehemalige Situation, eine Emotion, ein

10

Schmerz, andere körperliche Beschwerden oder eine eingeschränkte Leistungsfähigkeit. „Was war in der Situation der schlimmste Moment für Sie?" „Was ist das Erinnerungsbild für den schlimmsten Moment?" Nicht alle Patienten haben ein Bild dazu. In diesem Fall belässt man es beim schlimmsten Moment.

- **Grad der Belastung:** Die jeweiligen Belastungen werden vom Patienten benannt und der Grad der Belastung (subjective units of disturbance = **SUD**) eingeschätzt. Die Frage nach dem subjektiven Belastungswert kann lauten: „Wenn Sie jetzt daran denken, wie belastend ist das Bild, die Emotion, die Situation oder der Schmerz für Sie auf einer Skala von 0–10, wobei 0 keine Belastung und 10 eine maximale Belastung bedeutet?" Bei einem SUD-Score von 1–2 ist die Belastung und dadurch auch die Motivation meist zu gering, um damit arbeiten zu können. Ein Score von 9–10 und das möglicherweise damit einhergehende Arousal sind als hoch zu bewerten, sodass während der MBI-Sitzung besonders darauf geachtet werden muss, den Patienten bei der Runterregulation von belastenden Emotionen und Arousal zu unterstützen. Es ist sehr wesentlich, ausreichend Kompetenzen für die Wahrnehmung somatischer Marker und die Anwendung von Koregulationen zu haben, um sicherzustellen, dass eine Retraumatisierung vermieden wird. Für Anfänger ist es zunächst gut, in einem Score-Bereich von 3–8 zu arbeiten.

10.5.3 Lokalisation der Belastungsregion

- Der Patient nimmt die Region im Körper wahr, die am stärksten beim Fokus auf das Belastungsbild bzw. die -situation reagiert, sowie die assoziierten Körperempfindungen.
- Gegebenenfalls kann es dabei nötig werden, den Patienten z. B. mittels reflektierendem Zuhören (➤ Kap. 3.7) zu unterstützen, proprio- und interozeptive Körperempfindungen wahrzunehmen, die Aufmerksamkeit auf diese zu richten oder/und ein Feintuning in der Aufmerksamkeit zu entwickeln.

10.5.4 Lokalisation der Belastungsblickrichtung

- Die Blickrichtung, die das unangenehme Empfinden in der Belastungsregion erhöht, mittels Feedback des Patienten einstellen, d. h. dieser teilt mit, welche Blickrichtung das unangenehme Körperempfinden verstärkt. Die horizontale und die vertikale Blickrichtung einstellen.
- Die Belastungsblickrichtung kann beim sitzenden Patienten mit einem farbigen Klebepunkt (z. B. rot) oder mittels eines Lasers an der Wand gekennzeichnet oder beim liegenden Patienten mit einem Laser an der Decke markiert werden.
- Zusätzlich könnte auch eine proximal-distale Blickrichtung lokalisiert werden. Dies ist aber nur in sitzender Position möglich und erfordert die mobile Aufstellung eines Teleskopzeigestabs im Raum. Auch wenn es das Feintuning des Blicks unterstützt, ist es i. d. R. unpraktisch.

10.5.5 Lokalisation der Ressourcenregion

- Der Patient identifiziert anschließend die Region des Körpers, die sich am angenehmsten anfühlt sowie die assoziierten Körperempfindungen.
- Gegebenenfalls kann es dabei nötig werden, den Patienten z. B. mittels reflektierendem Zuhören (➤ Kap. 3.7) zu unterstützen, proprio- und interozeptive Körperempfindungen wahrzunehmen, die Aufmerksamkeit auf diese zu richten oder/und ein Feintuning in der Aufmerksamkeit zu entwickeln.

10.5.6 Lokalisation der Ressourcenblickrichtung

- Die Blickrichtung, die das Wohlbefinden und das Wohlgefühl in der genannten Körperregion verstärkt, wird eingestellt. Die Blickrichtung wird mittels Feedback des Patienten lokalisiert. Die horizontale und die vertikale Blickrichtung werden eingestellt.
- Die Ressourcenblickrichtung kann beim sitzenden Patienten mit einem farbigen Klebepunkt

(z. B. grün) oder mittels eines Lasers an der Wand gekennzeichnet oder beim liegenden Patienten mit einem Laser an der Decke markiert werden.
- Zusätzlich könnte auch eine proximal-distale Blickrichtung lokalisiert werden (➤ Kap. 10.5.4).

10.5.7 Palpation

Patient: Sitzend oder liegend.
Handposition (➤ Abb. 10.2):
- Die Belastungsregion palpieren.
- In der Regel befindet sich dabei eine Hand anterior und eine Hand posterior der Belastungsregion.

Ausführung: Die Palpation wird auf folgende Weise differenziert:
- **Tonalität:** Palpatorisch die Tonalität in der Region wahrnehmen. Resonanz herstellen zum/zu den:
  - Feld der Region
  - Energetischen Ausdruck
  - Rhythmischen Ausdruck: z. B. zum vibratorischen Ausdruck (inneres Gewebezittern), zur Lungenatmung im jeweiligen Gewebe, zum Herzschlag, zu vasomotorischen Rhythmen und zu anderen rhythmischen Erscheinungen im Gewebe (Liem 2013; Liem 2018)
  - Flüssigkeitsausdruck
  - Spannungsparamatern des Gewebes
  - Mikrobewegungen im Gewebe
- **Dreidimensionale Annäherung:** Anschließend an der Region ein dreidimensionales Feintuning ausführen. Wesentlich ist, die jeweils betroffenen anatomischen Beziehungsgefüge zu berücksichtigen, weil die Qualitäten unterschiedlich sind, je nachdem, ob intraossäre, gelenkige, kapsuläre, ligamentäre, vaskuläre oder nervale Strukturen, Sehnenansätze, Organe oder Hirnstrukturen betroffen sind. Die folgenden Parameter einstellen:
  - Lateralität: beidhändig synchron
  - Lateralität: anteriore Hand in Relation zur posterioren Hand
  - Rotation: beidhändig synchron im oder gegen den Uhrzeigersinn
  - Rotation: anteriore Hand in Relation zur posterioren Hand
  - Seitneigung: beidhändig synchron
  - Seitneigung: anteriore Hand in Relation zur posterioren Hand
  - Kraniokaudale Beweglichkeit: beidhändig synchron
  - Kraniokaudale Beweglichkeit: anteriore Hand in Relation zur posterioren Hand
  - Anteriore oder posteriore Beweglichkeit
  - Anteriore und posteriore Kippung
  - Laterale Kippung

Das dreidimensionales Feintuning kann dabei auf verschiedene Arten eingestellt werden:
  - Der Patient teilt mit, wie sich die Palpation auf die Wahrnehmung der Belastung auswirkt. Die Einstellung kann so ausgeführt werden, dass sich die Belastung verstärkt oder vermindert.
  - Ohne Feedback des Patienten und nur durch Palpieren des Gewebes, indem die Spannung verstärkt (direkt = an die Barriere heran) oder vermindert (indirekt) oder beides kombiniert wird (Hauptspannungsparameter verstärken und alle anderen indirekt ansprechen).
  - Schichtenpalpation: Marker wie Rhythmus, Amplitude, Dichte, Spannung, Gleitbewegungen für Dysfunktionalität in Bezug auf die Schichten führen zum Fokus auf die jeweilige Gewebeschicht. Es kann auch sukzessive von

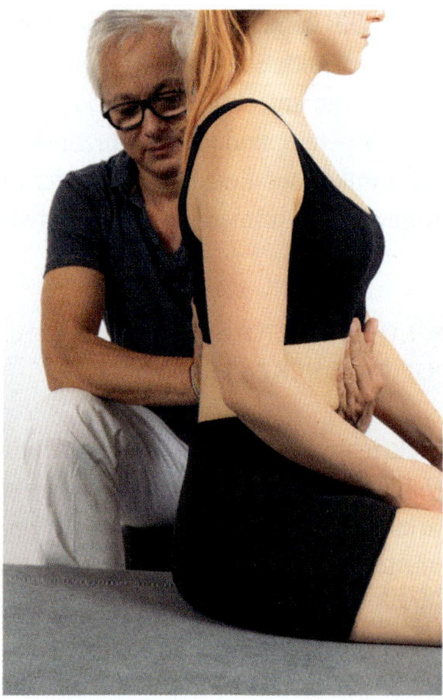

Abb. 10.2 Palpation der Belastungsregion (am Beispiel der Magenregion) [K433]

10

peripher in die Tiefe vorgegangen werden, z. B. im Bauchbereich: Haut, Unterhaut, Faszie, Bauchfell, Organumhüllung, Organverbindungen, Organ usw.
- **Innerstes des Inneren im Inneren:** Den Fokus dann auf das Innerste des Inneren im Inneren legen.
- **Kompressionsfeld und zentrifugaler Prozess:**
  - In der Palpationsregion die homöodynamischen Kräfte im Inneren mittels einer sanften Kompression aktivieren. Dabei tasten sich die Hände an die Barriere heran (s. dreidimensionale Annäherung). Selten kann auch Disengagement nötig werden.
  - Im **Kompressionsfeld** den Lösungsdynamiken des Gewebes (Mikrobewegungen), dem fluiden, energetischen, rhythmischen oder vibratorischen Ausdruck folgen. Es sind i. d. R. die an der Barriere auftretenden Veränderungen, die klinisch signifikant sind. Deshalb an der Barriere bis zuletzt den Gewebedynamiken folgen, bis keine weiteren Bewegungen mehr wahrnehmbar sind. Diesen Prozess nicht vorher abbrechen. Ein Hinweis könnte auch ein natürlich auftretendes Disengagement am Ende der Inspirationsphase sein. Diesen Vorgang mehrfach wiederholen, also erneut an die Barriere herantasten und den dann auftretenden Dynamiken folgen. Diesen Vorgang so lange wiederholen, bis sich die Barriere aufgelöst hat oder sich keine weitere Veränderung mehr zeigt.
  - Beim anschließenden **zentrifugalen Prozess** ein sanftes Kompressionsfeld an die Barriere heran ausüben. In diesem Fall allerdings der sich von innen nach außen führenden Expansion des Gewebes folgen. Dieses expandiert quasi aus dem innersten „Auge“ der Dynamik des Gewebes. Die Hände folgen den expansiven Lösungsdynamiken bzw. Mikrobewegungen des Gewebes, inklusive möglichen viskoelastischen, fluiden, energetischen, rhythmischen oder vibratorischen Qualitäten.
- **Balanced Tension:** Ansätze der Balanced Tension, beispielsweise eine Dynamic Balanced Tension (➤ Kap. 8.4) können ggf. angewendet werden.
- **Interaktion der drei Komponenten:** Während der gesamten Ausführung der Technik den Fokus mittels der Hände gleichzeitig oder nacheinander abwechselnd auf folgende drei Komponenten richten (➤ Abb. 10.3):
  - Lokale Dynamik in der Dysfunktion
  - Dynamik in der Dysfunktion gegenüber der regionalen Umgebung, dem gesamten Körper und dem Feld um den Körper
  - Dynamik im Innersten („Auge des Wirbelsturms“)
- **Fluid Drive/V-Spread:** Es kann ein Fluid Drive von der gegenüberliegenden Hand ausgeführt werden.
- **Palpation bei zu hoher sympathischer Aktivität oder bei Freezing:** Sollte das Arousal des Patienten eine zu hohe sympathische Aktivität oder ein Freezing zeigen, kann auch die Ressourcenregion palpiert werden oder die Parameter in der Belastungsregion können so eingestellt werden, dass die Belastung bzw. die sympathische Aktivität bzw. das Freezing sinkt.
- **Palpatorische Aufmerksamkeit:** Die Aufmerksamkeit ruht gleichzeitig oder oszillierend auf Folgendem:
  - Im Innersten des Innersten des Innersten der Dysfunktion
  - Lokal im Bereich der Dysfunktion
  - Regional in der Umgebung der Dysfunktion
  - Global im gesamten Körper
  - Im Feld um den Körper herum

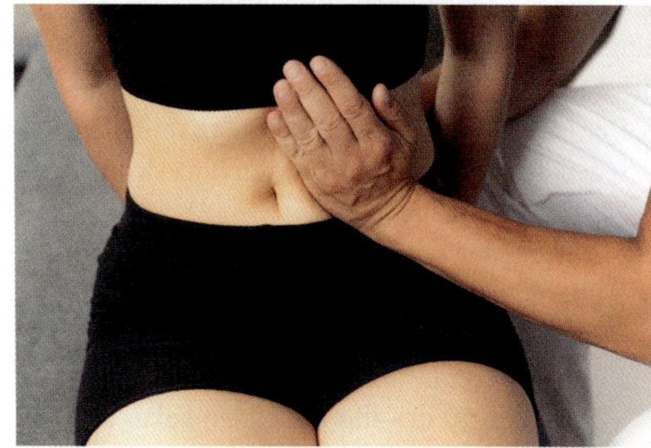

Abb. 10.3 Auf folgende drei Komponenten richtet der Therapeut seine Aufmerksamkeit: lokale Dynamik (Magen), Dynamik der regionalen Umgebung (Zwerchfell, Milz, linke Niere, Leber, Pankreas, Colon transversum) und die Dynamik im Innersten [K433]

- Am Horizont, in die Weite ausbreitend
- Jenseits des Horizonts bzw. von Zeit und Raum

Dadurch den Prozess des Patienten mitbeurteilen, zusätzlich zu den anderen Sinnen.

10.5.8 Körperfeld

Die Wahrnehmung der den Körper umgebenden Felder und mögliche Wechselwirkungen mit Gewebedynamiken können in die Behandlung integriert werden (zur Befundung ➤ Kap. 6.17):

- Dem Körperfeld mit den Händen oder mit den Augen folgen. Diese Annäherung ist sehr spekulativ und kann ggf. ausgelassen werden.
  - Vitales Energiefeld: ca. 1–7 cm von der Oberfläche des Körpers entfernt (entspricht in etwa den phänomenologischen Bedeutungen vom bioenergetischen Feld, der Vitalenergie)
  - Emotionales Energiefeld: bis ca. 40 cm oberhalb der Körperoberfläche
  - Mentales Energiefeld: bis ca. 90 cm oberhalb der Körperoberfläche
  - Kausales Energiefeld: bis ca. 90–110 cm oberhalb der Körperoberfläche
- Die Dynamiken der Felder, die Stärke des jeweiligen Felds und Verformungen wahrnehmen.

10.5.9 Rhythmisch alternierender Fokus

Für die Bearbeitung von belastenden Aspekten wie Emotionen, Situationen und Schmerzen werden alternierende bilaterale Stimulationen i. d. R. über die Augen genutzt.

- Der Patient wechselt den Fokus dynamisch zwischen den beiden identifizierten Blickrichtungen.
- Frequenzeinstellung:
  - Mit einem Grundgerät wird die Frequenz des alternierenden Blickwechsels eingestellt und mittels zweier mechanischer Geber werden im Wechsel taktil wahrnehmbare Reize erzeugt.
  - Die Frequenz des alternierenden Fokus ist so zu wählen, dass sie für den Patienten angenehm ist und ihn unterstützt, in einen Flow-Zustand zu kommen, der durch mühelose Aufmerksamkeit und nicht erzwungene, spontan emergierende Erfahrungen gekennzeichnet ist.

10.5.10 Prozessdynamik

In der Prozessdynamik findet die eigentliche Bearbeitung dysfunktionaler konditionierter SPEKD und von belastendem Material während einer leichten neurovegetativen Erregung/Arousal statt.

- Den Patienten anleiten, sich erwartungsfrei im Flow-Zustand überraschen zu lassen und offen zu sein für alles, was geschieht bzw. was in sein Bewusstsein dringt. Dies können bestimmte Körperempfindungen, Arousal-Zustände, Gefühle, Gedanken, Einsichten, Erinnerungen, Bilder etc. sein. „Es gibt nichts aktiv zu tun, bleiben Sie bei Ihrem Bild der stärksten Belastung/des Schmerzes/der Emotion und lassen Sie sich überraschen." „Richten Sie Ihren Fokus auf das Bild der stärksten Belastung/des Schmerzes/der Emotion und bleiben Sie offen, für alles, was auch immer passiert." „Bleiben Sie bei der Emotion/Empfindung/Belastung und lassen Sie sich überraschen, was passiert."
- Bei nur leichter neurovegetativer Erregung/Arousal läuft der Prozess in seiner eigenen Geschwindigkeit und Dynamik und nur mit dem geringsten Maß an Intervention des Therapeuten ab. Sollte die neurovegetative Erregung zunehmen, wird der Bearbeitungsprozess koreguliert (➤ Kap. 10.5.11).
- Nach einigen Minuten bifokaler Augenbewegung und Palpation – abhängig von der Wahrnehmung des Zustands des Patienten durch den Therapeuten – den Patienten bitten, die Erfahrungen, die er gerade gemacht hat, in Form von proprio- und interozeptiven Körperempfindungen, Gefühlen, Gedanken, inneren Bildern oder Verständnis für die Umstände eines bestimmten Erlebens mitzuteilen. Dies kann mit Fragen eingeleitet werden wie: „Was ist jetzt?", „Was passiert jetzt?" Eine Kommentierung oder ein Gespräch über die Inhalte vermeiden.
- Je nachdem, was der Patient berichtet hat, wird weiter vorgegangen:
  - In der Regel diesen anleiten, mit dem am stärksten belastenden, dem aktuell im Vordergrund befindlichen Szenario bzw. den neu aufgetauchten Körperempfindungen, Gefühlen, Erinnerungen, sensorischen Gedanken oder bildhaften Vorstellung weiterzumachen. Dies

kann durch eine der folgenden Sätze eingeleitet werden: „Gehen Sie damit weiter und lassen Sie sich überraschen, was passiert." „Es gibt nichts aktiv zu tun, bleiben Sie einfach bei Ihrem Bild und lassen Sie sich überraschen." „Bleiben Sie offen für alles, was passiert."

- In seltenen Fällen kann der Patient ermuntert werden, den Fokus auf bestimmte Körperempfindungen oder auf wechselseitige Einflüsse von z. B. Körperempfindungen und Gefühlen zu richten bzw. eine Körperempfindung spezifischer wahrzunehmen.
- Oder der Patient kann unterstützt werden, Erlebnisinhalte zu präzisieren und ein dissoziiertes Erleben/Trauma bzw. fragmentierte Elemente einer Erinnerung zu vervollständigen:
  - VAKOG: visuell (Bilder), auditiv, kinästhetisch (Körperempfindungen), olfaktorisch, gustativ
  - Proprio-, Interozeptionen und neurovegetative Erregungen
  - Verhalten
  - Emotion
  - Bedeutung
- Gegebenenfalls werden auch Koregulationen nötig, um den Flow-Zustand und das assoziative Prozessieren zu unterstützen oder das Arousal zu regulieren. Hier gelten zusätzlich zum Bericht des Patienten auch somatische Marker als Hinweisgeber.
- Emotionales Regulation-Reset in 6 sechs Schritten (6-Step-ER-Reset): Es können auch identifizierte einzelne zu behandelnde dysfunktionale Aspekte der Emotionsregulation und mit diesen assoziierte Körperregionen palpiert und behandelt werden (➤ Kap. 11.11.4).

• Mittels bifokaler Integration werden sich die negativen traumatischen Empfindungen, Arousal-Zustände und Gefühle im Laufe der Prozessdynamik zunehmend vermindern. Bei Hinweisen auf eine deutliche Auflösung der Belastung kann zwischenzeitlich der Grad der Belastung (SUD) erneut abgefragt werden: „Wenn Sie jetzt noch mal zurück zum Ausgangsthema gehen und sich den schlimmsten Moment bzw. die Emotion, die Belastung, also das Startbild, ins Bewusstsein holen, wie belastend ist dieses jetzt auf einer Skala von 0–10?"

10.5.11 Koregulation und Ressourcen

Unterstützung seitens des Therapeuten erfolgt z. B. bei (Price et al. 2018)

• der Unterscheidung zwischen Denken und Fühlen,
• Unvertrautheit mit der Aufrechterhaltung von achtsamer, im Hier und Jetzt verankerter mitfühlender, nicht wertender Aufmerksamkeit,
• Unkenntnis, wie man Aufmerksamkeit in den Körper bringt,
• Angst, unangenehmen körperlichen oder emotionalen Empfindungen zu begegnen,
• Mangel an Vokabular, um Empfindungen und Gefühle zu identifizieren oder auszudrücken, und
• der Identifizierung, Würdigung und Integration innerer Persönlichkeitsanteile wie z. B. sog. Beschützeranteilen, dem inneren Kritiker etc.

Eine wesentliche Aufgabe des Osteopathen – neben der Gewebearbeit – ist in jedem Moment der Behandlung die Wahrnehmung des Zustands des Patienten, insbesondere der neurovegetativen Erregung und des emotionalen Zustands, um angemessen koregulierend wirken zu können, und mit dem Ziel, den Flow-Zustand zu unterstützen. Der Zustand kann u. a. anhand somatischer Marker, wie Atem-, Herzfrequenz, HRV, Mimik des Patienten, Pupillengröße, Körperhaltung oder anderer Körperreaktionen (➤ Kap. 9.1, ➤ Kap. 5) wahrgenommen werden. In ➤ Tab. 10.1 sind somatische Marker für unterschiedliche neurovegetative Zustände dargestellt.

Die Koregulation angemessen und fein abgestimmt auf das dynamisch sich verändernde Befinden des Patienten anzuwenden, ist abhängig von der **Fähigkeit des Therapeuten,** in Kontakt mit dem inneren Erleben des Patienten zu sein, was wiederum von der Fähigkeit der **Regulationsfähigkeit und Bewusstheit** des Therapeuten beeinflusst wird. Bereits Nuancen im Tonfall oder in der Mimik des Osteopathen können ausreichen, dass Widerstände im Patienten ausgelöst werden. Ebenso ist die Empfindlichkeit des Inneren Erlebens im Patienten zu beachten.

Tab. 10.1 Neurovegetativum und Patientenzustand (PNS = parasympathisches Nervensystem; SNS = sympathisches Nervensystem) (nach Rothschild 2002)

	Neurovegetativer Zustand	Atmung, Herz, Haut, Pupille etc.	Patient
Entspannter Zustand	Moderate Aktivierung des PSN	Atmung leicht und tief, Herzfrequenz niedrig, Hauttonus normal	Ruhig, entspannt
Leichtes Arousal	Leichte bis moderate Erhöhung des SNS	• Atem- und Herzfrequenz beschleunigt, normale Hautfärbung • Haut bleich und etwas feucht, normale Atem- und Herzfrequenz, evtl. Pupille leicht vergrößert	Freude, erträgliches Unbehagen
Moderates Hyperarousal	Starke Erhöhung des SNS	Atem- und Herzfrequenz beschleunigt, Haut bleich, Pupille leicht vergrößert	Schwierigkeiten, den therapeutischen Prozess zu integrieren, Auftauchen starker Angst
Starkes Hyperarousal	Weitere Erhöhung des SNS	Atem- und Herzfrequenz stark beschleunigt, Haut bleich, kalter Schweiß, Pupille vergrößert	Nicht mehr in der Lage, zu integrieren
Gefährliches Hyperarousal	Starke Erhöhung des SNS und PNS	• Haut bleich, sehr niedrige Herzfrequenz • Mydriasis, starkes Erröten • Sehr niedrige Herzfrequenz, beschleunigte Atmung • Sehr langsame Atmung, stark erhöhte Herzfrequenz	Stark traumatisierter Zustand
Bewegungsloser Zustand (eingefroren)	Starke Aktivierung des PNS	Patient regungslos, unbeweglich, Atmung langsam und unmerklich, Herzfrequenz niedrig, Haut kühl	Unbeteiligt, zieht sich vom therapeutischen Prozess und seinem Körper zurück, depressiv, müde, hält zurück, dissoziiert

ACHTUNG

Sollte eine Koregulation nicht möglich sein oder nicht ausreichen, die Integrationsphase unterbrechen und zunächst ausschließlich stabilisierend weiterarbeiten und/oder weitere Fachkräfte hinzuziehen.

Bei mittlerem Arousal läuft die Bearbeitung bzw. die Prozessdynamik am günstigsten. Da die **Belastung** und das **Arousal** im Verlauf der Behandlung **schwanken,** kann möglicherweise die Etablierung des sicheren Ortes und einer Ressourcenregion (➤ Kap. 10.5.1) nicht ausreichen, um die Belastungsreaktion auszugleichen und ein mittleres Arousal-Level zu gewährleisten. Das kann sich vor Beginn oder während der Sitzung bemerkbar machen. Deshalb stehen dem Therapeuten eine Vielzahl an Ressourcen und **Möglichkeiten der Koregulation** zur Verfügung, um den Prozess – angepasst an die jeweils sich verändernde proximale Lernzone (bezüglich Arousal, emotionaler Regulation und Glaubensmuster) des Patienten – in einem **dynamischen Balance- und Flow-Zustand** sich entwickeln zu lassen. Wichtig ist, dass diese Hilfsmittel nicht eingesetzt werden, um unangenehme Erlebensinhalte, wie Emotionen, abzuwehren und wegzudrücken, sondern um den Patienten zu unterstützen, diese in einem ressourcenreichen Flow-Zustand erleben und ggf. bearbeiten zu können. Folgende Koregulationen sind möglich:

- **Wahrnehmung und/oder Veränderung der Atmung:** Bei einer höheren neurovegetativen Erregung den Patienten bitten, in den Bauch und langsamer zu atmen. Auch Seufzen während der Ausatmung kann genutzt werden, um die Atmung zu verlangsamen, die Erregung zu vermindern und die Stimmung zu verbessern (Balban et al. 2023). Bei einem leichten Free-

10

zing-Zustand den Patienten anleiten, sanft tiefer zu atmen oder einen tiefen Atemzug zu holen.

- **Wahrnehmung und/oder Veränderung des Muskeltonus:** Den Patienten auffordern, seine Muskeln zu entspannen, z. B. als modifizierte Bodyscanübung oder mittels Prinzipien der progressiven Muskelentspannung.
- **Veränderung der Palpationsregion und der -qualität:** Die Hände im Bereich der Belastungsregion können entfernt werden und stattdessen kann die Ressourcenregion palpiert und deren Gewebedynamiken gefolgt werden.
- **Selbstberührung:** Der Patient kann sich selbst in Regionen berühren, die den Flow-Zustand unterstützen.
- **Balancing des ANS:** ➢ Kap. 8.29
- **Vagusnervstimulation:** manuell oder elektrisch (➢ Kap. 8.7.4)
- **Veränderung der Blickrichtung:**
  - Der rhythmisch alternierende Fokus kann unterbrochen und nur die Ressourcenblickrichtung eingenommen werden.
  - Blick nach oben richten, z. B. bei zu viel bzw. hemmender Enge, Anspannung und Forcierung: dopaminerge Aktivierung im Sinne von Weitung des Fokus, Neuheitssuche und Ausrichtung auf das Dort und Morgen (Previc et al. 2005)
  - Blick nach unten richten, z. B. bei zu stark abschweifenden Gedanken: serotoninerge Aktivierung im Sinne von zur Ruhe kommen, Verengung des Fokus und Ausrichtung auf das Hier und Jetzt
  - Öffnen des peripheren visuellen Gesichtsfelds: ➢ Kap. 6.27.12
- **Palming:** Zwischen den Etappen der Augenbewegungen und allgemein zur Entspannung des fovealen Systems kann Palming ausgeübt werden. Dies kann ebenso zur Reduktion von Stress, Schmerzen und emotionalen Dysfunktionen angewendet werden. Die Handflächen reiben, um sie zu erwärmen, und diese dann sanft über die Augen legen, ohne auf die Augen zu drücken. Der Blick sollte dabei auf einen dunklen Punkt gerichtet sein und diesen sich ausbreiten lassen, um das foveale Sehen zu entspannen und das visuelle System zu entlasten.
- **Einfluss auf die Körperhaltung:** Beispielsweise können Körperregionen wie die Schultern bewusst entspannt oder, wenn sie eingesackt sind, etwas nach hinten unten fallen gelassen werden. Innenrotierte Beine können sanft nach außen losgelassen werden. Oder es können mittels osteopathischer Annäherung die Schultern nach hinten unten begleitet werden, bei anteriorisiertem Kopf die Mm. sternocleidomastoidei entspannt werden, bei einem gebeugten Becken die Psoasmuskeln eingeladen werden zu entspannen oder die Kraft im Thorax mittels sanfter osteopathischer Weitung gefühlt werden (➢ Kap. 6.21).
- **Einfluss auf die Körperposition:** Falls notwendig, kann von einer liegenden in eine sitzende Position gewechselt werden und dabei beispielsweise der Patient ermuntert werden, die Aufrichtung, den geänderten Blick in den Raum oder den Kontakt der Füße zum Boden bewusst wahrzunehmen.
- **Körperbewegungen:** Patienten können gleichzeitig die Finger, Hände, Zehen, Füße (oder die gesamten Extremitäten) und die Zunge bewegen. Dies dient der Prozessdynamik und Integration in Anlehnung an die Hypothese des Arbeitsgedächtnisses (➢ Kap. 9.6.2). Bereits der Osteopath Robert C. Ward nutzte die Aktivierung der somatotopischen Organisation der Sinneseindrücke (Homunkulus) bei faszialen Techniken, indem er Hände, Füße und Zunge bewegen ließ. Durch die Summation verschiedener Stimuli zeigen sich häufig eine körperliche Stabilisierung und eine Verbesserung bei der Behandlung von SPEKD.
- **Einfluss auf die Mimik:** Gesichts- oder Kiefermuskeln können seitens des Patienten bewusst oder mittels osteopathischer Techniken sanft entspannt oder angespannt werden (➢ Kap. 6.7, ➢ Kap. 8.22). Außerdem kann die Gesichtsmimik gemeinsam mit Zungenbewegungen kombiniert werden. So deuten gemeinsame Hirnareale bei Gesichts- und Zungenbewegungen auf ähnliche motorische Aktivierungskreise bei beiden Bewegungen hin (Xiao et al. 2017) (➢ Kap. 6.21).
- **Verbale Begleitung:** Zum Beispiel beim Freezing-Zustand: „Sie sind hier sicher. Spüren Sie, dass ich hier bei Ihnen bin?“ Oder bei hochreguliertem Sympathikus: „Wir werden erst weiter gehen, wenn Sie mir die Erlaubnis geben. Atmen Sie ruhig und langsam in meine Hand auf Ihrem Bauch.“ Auch hypnotische Sprachmuster können eingesetzt werden (➢ Kap. 8.2).

- **Verlangsamung des Prozesses:** Dies kann z. B. dadurch erreicht werden, dass sich der Patient auf den sicheren Ort (dieser kann auch bei vorheriger Verankerung an einer Körperstelle durch Berühren dieser Stelle aktiviert werden) oder eine andere Ressource fokussiert oder dass ein Körperausdruck, eine Körperhaltung oder eine Gestik verlangsamt wird.
- **Modifikation von Submodalitäten der Sinneswahrnehmungen** (➤ Kap. 7.8.2): Dadurch können angstmachende Erinnerungen in ihrer Wirkung abgeschwächt oder aufgelöst sowie ressourcenreiche Erlebnisse intensiviert werden.
- **Dissoziierungsprozesse:** Diese können in Bezug auf die Belastung etabliert werden (➤ Kap. 7.9), z. B. durch Kinotechnik.
- **Assoziationsprozesse:** Diese können in Bezug auf Ressourcen aktiviert werden (➤ Kap. 7.9).
- **Hinzufügung weiterer Ressourcen:** In Frage kommen z. B. ein innerer Heiler, eine angenehme Situation oder ein Krafttier. Für diese werden jeweils die Region des Körpers identifiziert, die dabei reagiert bzw. sich am angenehmsten anfühlt. Sind alle Ressourcen eingestellt, diese in einem imaginären Netz miteinander verbinden und die Region des Körpers identifizieren, die für alle Ressourcen gemeinsam am stärksten reagiert. Für diese Körperregion dann die Ressourcenblickrichtung einstellen.
- **Verankerung der Ressourcenkette in der Ressourcenregion und -blickrichtung** (➤ Kap. 7.10.2).
- **Vokalisieren:** Es können Töne U–O–A–E–I und die jeweiligen Resonanzräume Becken–Bauch–Thorax–Hals–Kopfregion wahrgenommen werden. Auch können einfache Lieder gesungen oder Zahlen laut gezählt werden, um Hirnregionen zu stimulieren oder das Arbeitsgedächtnis zu „überlasten".
- **Aktivierung der Medulla oblongata:** Die Zungen- und Pharynxmuskulatur bewegen und summen. Ziel ist, eine verbesserte Stressverarbeitung zu erreichen.
- **Zerebellumaktivierung zur Stärkung der Empfindung von Geerdetsein:** Den Patienten auffordern, abwechselnd mit dem Handrücken und der Handinnenfläche in die andere Hand zu klatschen, mit den Händen in der Luft Klavier zu spielen, nacheinander mit allen Fingern den Daumen zu berühren oder mit einem Fuß und anschließend mit dem anderen Fuß schnell zu wippen.
- **Seitneigung zur Verbesserung der Wahrnehmung einer Körperseite:** Ist eine Körperseite weniger gut wahrnehmbar, kann diese durch ipsilaterale Seitneigung des Körpers verbessert werden. Dafür ist eine stabile stehende Haltung besser als die liegende Lage.
- **Seitneigung des Kopfes im Stand zur Aktivierung des ipsilateralen Lagesinns:** Dies kann für 10 Sekunden im Stand vor Beginn der Arbeit im Liegen angewendet werden, wenn ipsilaterale Propriozeptions-, Stabilisationsstörungen, Schmerzen, SPEKD der Extremitäten und Körperseite vorhanden sind.
- **Musik:** Sie kann erden oder entspannen (z. B. die CD „Grounding Waves" mittels bilateraler Klänge und Induktion von Alphawellen; Liem 2018). Es kann auch eine kombinierte Anwendung mit musiktherapeutischen Interventionen durchgeführt werden.
- **Intrinsische myofasziale Vibrationen** (➤ Kap. 8.38): Kurze Interventionen von einigen Minuten können als Katalysator für neurologische Veränderungen, zur Stärkung kortikospinaler Verbindungen und zur Förderung von Entspannung und Erdung (mittels Stimulation von Alphawellen) eingesetzt werden.
- **Maßnahmen des Embodiment:** Auch weitere Maßnahmen des Embodiment können als Koregulation eingesetzt werden (➤ Kap. 7.7.2), wie z. B. Bleistift in den Mund, Watte in der Hand und Singen.
- **Ätherische Öle:** Sie wirken über den Geruchssinn z. B. auf Botenstoffe auf mentaler und psychischer Ebene (Liem 2019). Beispielsweise wirkt Lavendel mild regulierend auf Serotonin und bei Stress oder vegetativer Dysregulation ausgleichend, beruhigend, aufbauend und antidepressiv. Ätherische Öle mit Pheromoncharakter, wie Angelikawurzel, wirken emotionsregulierend (Werner 2016). Zitrusduft kann bei Depression und zum Ausgleich stressinduzierter Immunsuppression eingesetzt werden (Komori et al. 1995).

10.5.12 Auspressen wie eine Zitrone

Hat sich der Belastungsgrad im Verlauf der Prozessdynamik aufgelöst, wird getestet, ob möglicherweise noch weitere, bisher nicht in Erscheinung getretene unaufgelöste Aspekte der bearbeiteten SPEKD bzw. der Belastung bestehen.

- Hat sich das innere neurovegetative Erregungspotenzial normalisiert und ist der SUD bei 0–1, den Patienten bitten, nochmals alles zu unternehmen, um den Stresspegel in Bezug auf das Szenario zu erhöhen.
- Gegebenenfalls kann dabei auch der rhythmisch alternierende Fokus unterbrochen und nur die Belastungsblickrichtung eingenommen werden.
- Zeigen sich dabei Belastungswerte > 1, kann der Prozess weitergeführt werden, bis keine Verstärkung mehr auftritt.
- Es kann auch passieren, dass der SUD-Wert nach einem starken Absinken plötzlich wieder ansteigt. Das kann ein Hinweis für weitere tiefer liegende Aspekte eines SPEKD oder auch für neue SPEKD sein, die sich zeigen. Ist die Behandlungszeit zu kurz, um diese Belastungen weiter zu bearbeiten, können diese zunächst in einen Tresor verpackt werden (➤ Kap. 7.10.4).

10.5.13 Verankerung

Das erreichte Behandlungsergebnis wird am Ende verankert, um die Verfügbarkeit, z. B. neu erarbeiteter Ressourcen, im Alltag zu unterstützen.

- **Skepsis-Ausschluss:** Bei einem Score von 1 (SUD), kann folgende Frage gestellt werden: „Was fehlt noch zur 0?" Wenn nur 1 Punkt fehlt, kann es sein, dass der Patient skeptisch ist. In diesem Fall kann geankert werden. Die Skepsis wird sich dann möglicherweise beim Ausprobieren und bei Belastungsreduzierung im Alltag des Patienten legen.
- **Verankerung:** Durch die Behandlung können sich beim Patienten **Einsichten** entwickeln, die durch ein **verändertes Verständnis,** z. B. im Hinblick auf eigene Lebensbezüge/-zusammenhänge, gekennzeichnet sind und/oder es zeigt sich ein **erweitertes Bewusstsein.** Dies umfasst beispielsweise ein neues Bewusstsein für die Verbindung zwischen körperlichen Empfindungen (z. B. Spannungen im Nacken und in den Schultern) und Gefühlen (z. B. Angst) und bestimmten Glaubensmustern (z. B. „Das Leben ist unsicher") sowie metakognitiven Bewusstseinsprozessen (Fernandez-Duque et al. 2000), die der kognitiven Bewertung von Körpererfahrungen zugrunde liegen (Price et al. 2018), wie Befindensstörungen und Lebensumstände (z. B. Spannungskopfschmerzen und nicht ausgesprochene Grenzen in der Dreifachrolle als Arbeitstätige, Mutter und Partnerin gegenüber dem Ehemann), und die für die Patientin bedeutungsvoll erscheinen. Dies umfasst also metakognitive Bewusstseinsprozesse. Dieses neue Bewusstsein oder/und diese neue Einsicht ermöglichen u. a. eine bessere Resilienz, eine emotionale Regulation sowie eine Begünstigung von Verhaltensflexibilität bei eigenen Lebensbezügen. Treten solche Einsichten und/oder Bewusstseinsveränderungen auf und kommt es zur Auflösung der Belastung (Belastung von 0–1 von 10), kann eine Verankerung ausgeführt werden. Dafür z. B. einen Bodyscan durchführen, dann den Fokus auf die Region der angenehmsten Körperempfindungen richten und anschließend mit einer Schmetterlingsumarmung verankern (➤ Kap. 8.26). „Wenn Sie sich auf den Körper von den Fuß- bis zu den Haarspitzen konzentrieren, gibt es irgendeine Stelle, die Sie mehr wahrnehmen als eine andere Stelle bzw. eine besonders angenehme Stelle? Dann konzentrieren Sie sich auf die Stelle und klopfen Sie wechselseitig auf die Oberarme."
- **Augenkontakt:** Anschließend dem Patienten Raum und Zeit geben, aus diesem Erleben heraus die Augen zu öffnen. Dies ist ein sensibler Moment und es ist wesentlich, dem Patienten Zeit zu geben, sich zu orientieren und möglicherweise Blickkontakt aufzunehmen.

10.5.14 Tresor und weitere Distanzierungstechniken

Sollte sich der Belastungsgrad nicht auf 0–1 reduziert haben, werden Distanzierungstechniken, v. a. die Tresortechnik, angewandt, um den Alltag des Patienten vor noch bestehenden Belastungsaspekten zu schützen und diese so abzuspeichern, dass sie in der nächsten Behandlungskonsultation weiter bearbeitet werden können.

- Ist die Behandlungszeit zu Ende oder wird die Behandlung aus einem anderen Grund abgebrochen und besteht noch eine Belastung > 2 von 10, kann der belastende Bewusstseinsinhalt in einem visualisierten Tresor aufbewahrt werden (➤ Kap. 7.10.4). In diesen kann in ein Fach Belastendes sowie in ein anderes Fach Wertvolles, Ressourcenreiches abgelegt werden und in der nächsten Sitzung weiterbearbeitet werden.
- Es kann auch passieren, dass der SUD-Wert nach einem starken Absenken plötzlich wieder ansteigt. Das kann ein Hinweis für weitere tiefer liegende Aspekte eines SPEKD oder für neue SPEKD sein, die sich zeigen. Diese können bis zum nächsten Behandlungstermin im Tresor verpackt werden.
- Sollte es nötig werden, können weitere Distanzierungstechniken wie die 5-4-3-2-1-Übung nach Y. Dolan angewendet werden (➤ Kap. 7.10.3). Außerdem können Distanzierungstechniken als Notfallmaßnahme für die Zeit zwischen den Behandlungen gelehrt werden.

10.5.15 Neubewertung

- Am Ende den Patienten bitten, die Höhepunkte und bedeutungsvollen Einsichten der Behandlung mündlich durchzugehen und/oder auf einem kleinen Kärtchen aufzuschreiben (dieses kann als Erinnerungsanker mitgenommen werden). Dies unterstützt die kognitive Integration der Behandlungserfahrung und die Umsetzung der Einsichten und erworbenen Kompetenzen im täglichen Leben.
- Zuhause kann ein Therapie-Tagebuch oder ein Bild gemalt werden und dann zur nächsten Sitzung mitgebracht werden.

> Insbesondere extreme, grenzüberschreitende Erlebnisse, wie im Traumaerleben vorkommend, wirken wie eine Art Druckkochtopf. Bei regressiven traumatischen Erlebnissen sollte der Druck deshalb i. d. R. nicht erhöht, sondern verringert werden.

10

10.6 Osteopathische bilaterale Stimulation (OBS)

Die osteopathische bilaterale Stimulation (OBS) setzt sich aus der Vorgehensweise der **Eye Movement Desensitization** und des **Reprocessing** in Verbindung mit **osteopathischen Techniken** zusammen. Die OBS kann Anwendung finden, wenn sich bei der Anamnese oder bei der Palpation von somatischen Dysfunktionen Hinweise darauf ergeben und somatische Marker zeigen, dass eine Assoziation mit psychischen Themen vorliegt. Sie eignet sich gut, wenn sich während einer osteopathischen Technik geringe psychische Aspekte eines SPEKD zeigen, da ohne viel Vorbereitung direkt mit ihr begonnen werden kann.
Indikationen: Integration von Anteilen eines SPEKD ohne starke psychische Belastung und ohne starke zentrale Sensibilisierung, chronische Schmerzen, Angst, PTBS
Kontraindikationen: ➤ Kap. 5.10.4

10.6.1 Beziehungsaufbau und Anamnese

Ablauf dieser Phase:

- **Beziehungsaufbau** und **Anamnese** mit Berücksichtigung der Lebensbezüge und des familiären Umfelds (➤ Kap. 5.3)
- Zusätzlich zu den genannten **Kontraindikationen** gelten für die OBS auch Augenerkrankungen. In diesen Fällen ist eine bilaterale Stimulation über Tapping mittels mechanischer Taktgeber und/oder über Musik (z. B. mittels der CD „Grounding Waves" von Liem) möglich.
- Stabilität beachten: Patienten sollten körperlich und psychisch **ausreichend stabil** sein, um möglicherweise während der Behandlung auftretende intensive Emotionen aushalten zu können bzw. mit diesen zurechtzukommen. Ein Hinweis für eine gute Stabilität ist z. B., wie kohärent der sichere Ort vom Patienten erarbeitet und wie gut er während der Sitzung wieder aktiviert werden kann. Außerdem sind die Kontraindikationen zu berücksichtigen (➤ Kap. 5.10.4). Bei Vorliegen von Kontraindikationen sollten weitere Fachkräfte hinzugezogen werden. Ansonsten sind so lange

Ansätze der Stabilisierungsphase durchzuführen, bis eine ausreichende Stabilität erarbeitet ist.
- Bei mehreren zu bearbeitenden Themen gilt es außerdem zu besprechen, **welche Ereignisse zuerst bearbeitet** werden sollen.
- **Ressourcenfindung:** Es erfolgt eine Identifizierung und Wertschätzung der bestehenden Ressourcen.

10.6.2 Vorbereitung und Stabilisierung

In dieser Phase werden
- das **Verfahren** (Hypothese des Arbeitsgedächtnisses ➤ Kap. 9.6.2) erklärt,
- **Erwartungen** des Patienten und des Therapeuten geklärt,
- ein **Stoppsignal** und ggf. ein **Weitersignal** etabliert (➤ Kap. 10.5.1) sowie
- Verfahren zur Entspannung und Distanzierung, insbesondere der **sichere Ort** (➤ Kap. 7.10.7), durchgeführt. Durch diesen sollte der Patient in die Lage versetzt werden, sich selbst zu regulieren und zu beruhigen.

Ein wesentlicher Unterschied zwischen OBS und MBI besteht darin, dass bei der OBS der Patient in der Lage sein sollte, sich selbst zu entspannen und ggf. zu distanzieren, während bei der MBI ein kontinuierlicher oder dosierbarer pendelartiger Fokus auf Entspannung und Distanzierung inhärenter Teil des Prozesses ist. Tatsächlich ist die fein abgestimmte Koregulation seitens des Osteopathen ein wesentlicher Faktor bei der Durchführung der MBI.

Einüben der bilateralen visuellen Stimulation:
- Findet die Behandlung im Sitzen statt, kann die Richtung bzw. der Hintergrund gewählt werden, in die der Patient während des Prozesses schaut, ebenso wie der Abstand zum Therapeuten (dieser sollte dem Patienten immer versetzt gegenübersitzen). Im Liegen ist die Raumdecke als Blickrichtung vorgegeben. Dabei darauf achten, dass den Patienten keine blendenden Lichter stören.
- Standard ist eine lineare bilaterale Augenbewegung. Im Sitzen können zwei Punkte an die Wand geklebt werden. Im Liegen werden zwei Punkte an die Decke projiziert. In beiden Fällen können die Begrenzungen mit dem Patienten lokalisiert werden.
- Die Frequenz bzw. die Geschwindigkeit, mit welcher der Patient zwischen den beiden Punkten hin- und herblickt, sollte für ihn angenehm sein. Mit einem Grundgerät wird diese eingestellt und mittels zweier mechanischer Geber werden im Wechsel taktil wahrnehmbare Reize erzeugt.

10.6.3 Bewertung

Die **Einschätzung der Belastung** findet in mehreren Schritten statt, wenn während der Palpation bestimmte belastende Körperempfindungen, Arousal-Zustände, Emotionen oder Kognitionen aufgetreten sind:
- **Thema:** Zunächst erinnert sich der Patient an das zu bearbeitende Thema.
- **Fokus auf das belastende Thema:** Den Patienten bitten, sich sinnlich an die Ausgangssituation zu erinnern: „Welches war in der Situation der schlimmste Moment für Sie?“ und „Welches ist das Erinnerungsbild für den schlimmsten Moment?“ Nicht alle Patienten haben ein Bild dazu. In diesem Fall belässt man es beim schlimmsten Moment.
- **Negative Kognition (NK):** „Was haben Sie in dem Moment gedacht?“ „Was haben Sie in dieser Situation Negatives über sich gedacht?“ Die negative Kognition ist nur die Trittleiter für die positive Kognition.
- **Positive Kognition (PK):** „Welche Gedanken wären gut für Sie gewesen?“ „Was würden Sie lieber denken?“ „Welcher positive Gedanke ist in dieser Situation stärkend?“ Mögliche Antworten sind: „Ich überlebe das.“ „Ich bin sicher.“
- **Stimmigkeit und Glaubwürdigkeit:** Hier wird die positive Kognition (PK) auf der Skala der Validity of Cognition (VoC) von 1–7 eingeschätzt: „Wenn Sie an den Vorfall denken, wie wahr empfinden Sie diese Worte *(wiederholen Sie die positive Erkenntnis)* jetzt auf einer Skala von 1–7, wobei sich 1 völlig falsch und 7 völlig wahr anfühlt?“
- **Grad der Belastung:** Die belastenden Emotionen werden vom Patienten benannt und der Grad der Belastung (SUD) eingeschätzt. Die Frage nach dem subjektiven Belastungswert kann lauten: „Wenn Sie jetzt daran denken, wie belastend ist

das Bild jetzt für Sie auf einer Skala von 0–10, wobei 0 keine Belastung und 10 eine maximale Belastung bedeutet?" Bei einem Score von 1–2 ist die Belastung meist zu gering und bei 9–10 sind die Belastung und das möglicherweise damit einhergehende Arousal und somit die Gefahr einer Retraumatisierung meist zu hoch. Gut ist es deshalb, in einem Bereich von 3–8 zu arbeiten.
- **Assoziierte Körperempfindungen:** Assoziierte Körperempfindungen werden beschrieben und im eigenen Körper lokalisiert. „Welche Region im Körper spüren Sie, wenn Sie an die belastende Situation/den schlimmsten Moment/die begleitenden Emotionen denken?" „Welche Körperempfindungen spüren Sie?"

10.6.4 Desensibilisierungsphase, Reprocessing

In dieser Phase werden die SPEKD bzw. die Regionen mit den assoziierten Körperempfindungen so lange mittels **palpatorischer Ansätze** (➤ Kap. 10.5.7, ➤ Kap. 8.4) und **bilateraler Stimulation** bearbeitet, bis der Grad des Unbehagens und die palpatorisch wahrgenommenen dysfunktionalen Muster deutlich vermindert sind (SUD-Wert 0–1). Während des Reprocessings bzw. des Prozessgeschehens fokussiert sich der Patient gleichzeitig auf die zuvor ausgewählte belastende Szene mit ihren somatischen, emotionalen und kognitiven Komponenten. Während der bilateralen Stimulation sollte der Patient, wenn möglich, nicht sprechen. Gleichzeitig wird der Patient aufgefordert, Finger, Zehen und Zunge frei zu bewegen, evtl. auch die gesamten Gliedmaßen, und verlangsamt in den Bauch zu atmen

Durch die Palpation und die gleichzeitige geteilte Aufmerksamkeit – nach innen gerichtete auf die Belastung fokussierte Aufmerksamkeit und Fokus durch die bilaterale Stimulation – sowie die Extremitäten-, Zungenbewegungen und Atemtechnik werden Assoziationsketten aus dem traumatischen neuronalen Netzwerk in einem wachtraumähnlichen Zustand aktiviert und so eine Desensibilisierung in Bezug zum Traumaerleben und eine Verminderung der das Arousal aktivierenden Traumaerinnerung begünstigt.
- Mit einer Serie von etwa 25 Augenbewegungen beginnen.
- Anschließend kann mit Serien von etwa 40 Augenbewegungen gearbeitet werden.
- Zwischen den Serien von Augenbewegungen und Palpation teilt der Patient seine soeben gemachten Erlebnisse in Form von Gedanken, Gefühlen oder Bildern mit, ohne dass diese vom Therapeuten kommentiert werden.
- Nach dem kurzen Bericht des Patienten mit dem am stärksten belastenden oder dem aktuell im Vordergrund stehenden Szenario weiterarbeiten.
- So viele Serien durchführen, bis der Belastungsgrad auf 0–1 gesunken ist.
- Ziel dieser Phase ist die Bearbeitung und Desensibilisierung dysfunktionaler konditionierter SPEKD.

Alle in ➤ Kap. 10.5.11 beschriebenen Koregulationen können zusätzlich angewendet werden.

10.6.5 Verankerung

- Hat der subjektive Belastungswert im Laufe des Prozessgeschehens deutlich abgenommen (SUD-Wert von 0–1), kann die positive Kognition mit der ursprünglichen Traumasituation verbunden werden, indem z. B. gefragt wird: „Wie stimmig ist jetzt die positive Kognition – z. B. „Ich bin sicher, ich überlebe das." – in Bezug auf ihre Traumasituation auf einer Skala von 0–7?" Dabei kann die positive Kognition im Verlaufe der Behandlung ggf. auch modifiziert werden, um als Reframing (➤ Kap. 7.10.12) seine volle Wirksamkeit entfalten zu können.
- Verankerung im engen Sinne (➤ Kap. 10.5.13): Diese nur bei geringen Werten – bei Auflösung oder Restskepsis von 1–6 – durchführen. Die Verankerung wird mittels Klopfen auf die Arme (Schmetterlingsumarmung) durchgeführt.

10.6.6 Bodyscan

- Zunächst überprüfen, ob die Belastung tatsächlich aufgelöst ist.
- Die positive Kognition mit der ursprünglichen Traumasituation vergegenwärtigen und dabei einen Bodyscan durchführen.
- Schließlich die angenehmsten Körperempfindungen zusätzlich verankern.

10.6.7 Abschluss

Je nach Situation können am Ende **Distanzierungs- oder Entspannungsübungen** angewendet werden, um ggf. Restbelastungen des Traumas sicher zu verwahren und Notfallmaßnahmen zu besprechen. Geeignet sind der sichere Ort (➤ Kap. 7.10.7) oder die Tresorübung (➤ Kap. 7.10.4).

10.6.8 Überprüfung

Zu Beginn der nächsten Konsultation überprüfen, ob das Ausgangsthema der letzten vollständig integriert und aufgelöst wurde, oder ob eine neue Belastung aufgetreten ist. Außerdem mögliche gegenwärtige oder zukünftige Trigger besprechen und ggf. prozessieren.

10.7 Osteopathische bilaterale Stimulation (OBS) bei besonders starker Traumareaktion

Die Behandlung sollte kurz sein, d. h. sie sollte nicht länger als 15–20 Minuten dauern. Wichtig ist, auf ausreichende Stabilisierungen zu achten (➤ Kap. 7, ➤ Kap. 8).
Indikationen: Stabilisierung, Ressourcenorganisation, starkes Trauma und dissoziierte Störungen

10.7.1 Beziehungsaufbau und Anamnese

➤ Kap. 10.6.1

10.7.2 Vorbereitung und Stabilisierung

➤ Kap. 10.6.2

10.7.3 Bewertung

Nur am gegenwärtigen Affekt orientieren und den Belastungswert (SUD) zum Bild abfragen.

10.7.4 Reprocessing

Hier sollte man in sitzender Position behandeln. Dabei den Patienten dazu ermuntern, eine aufrechte Körperhaltung einzunehmen und den Kopf gerade zu halten. Gegebenenfalls können auch weitere Koregulationen (➤ Kap. 10.5.11) durchgeführt werden.

- Den Fokus bei einer Angst oder einer Erinnerung ausschließlich auf das Hier und Jetzt – auf die gegenwärtige Emotion – richten.
- Die angenehmste Stelle oder die am wenigsten belastenden Region im Körper palpieren, nicht die SPEKD (➤ Kap. 10.5.5).
- Gleichzeitig werden nur 2–3 lineare bilaterale Augenbewegungen besonders langsam (wie in Zeitlupe) durchgeführt.
- Zwischen den Phasen der Augenbewegung den Patienten dazu einladen, für einen Augenblick die Augen zu schließen (unter der Bedingung, dass das Arousal dabei nicht plötzlich ansteigt), einen tiefen Atemzug zu nehmen und den Fokus auf die aufrechte Körperposition, die innere Mitte und Erdung zu richten, sowie ggf. weitere Koregulationen durchführen.
- Hypnotische Sprachmuster einfügen (➤ Kap. 7.10.14).
- Mehrere Serien wiederholen und dabei die Affirmationen einweben.

10.7.5 Verankerung

Eine Verankerung ist **nicht** nötig. Nur den SUD abfragen.

10.7.6 Abschluss

Die Tresorübung (➤ Kap. 10.5.14) ausführen, einen sicheren Ort festlegen (➤ Kap. 7.10.7) und, falls nötig, weitere Stabilisationen oder Dissoziationstechniken (➤ Kap. 7.9) durchführen.

10.8 SPEKD-SIBAM-Reset

Dieser Behandlungsansatz ist durch die Behandlung von SPEKD unter Berücksichtigung des SIBAM-Modells nach Levine gekennzeichnet. Eine **vollständige Erinnerung** an eine Erfahrung setzt sich nach dem **SIBAM-Modell** zusammen aus (➤ Abb. 10.4) (Levine 2010):

- Sensation **(Empfindungen)**
- Image (alle **Sinne,** insbesondere der Sehsinn)
- Behavior **(Verhalten)**
- Affect **(Emotionen)**
- Meaning **(Mentalisierung, Bedeutung)**

Im Traumaerleben kommt es zu Fragmentierungen bzw. Dissoziationen, sodass mindestens eines der genannten Elemente nicht mehr zugänglich ist. Die Behandlung besteht darin, dissoziierte Elemente der Erfahrung zu identifizieren und den Patienten zu unterstützen, diese Fragmentierungen wieder zu beheben, sodass alle Elemente des Erlebens wieder zugänglich sind und sich inneres Erleben und äußere Fakten des Erlebens entsprechen (Liem 2013). Treten z. B. während der Annäherung an das Gewebe bzw. bei der Palpation von SPEKD eine Emotion wie Angst oder Trauer oder deutliche Arousal-Zeichen auf, kann folgende **Vorgehensweise** ausgeführt werden:

- **Dynamische Gewebebalance:** Mit den Händen eine Resonanz zur Spannung im Gewebe des SPEKD einstellen und diese Spannung in der Schwebe halten, ohne sie eliminieren zu wollen. Diese dynamische Gewebebalance begünstigt die Bewusstwerdung und Integration des damit assoziierten Erlebnismusters.
- **Identifizierung dissoziierter Elemente** der Erfahrung

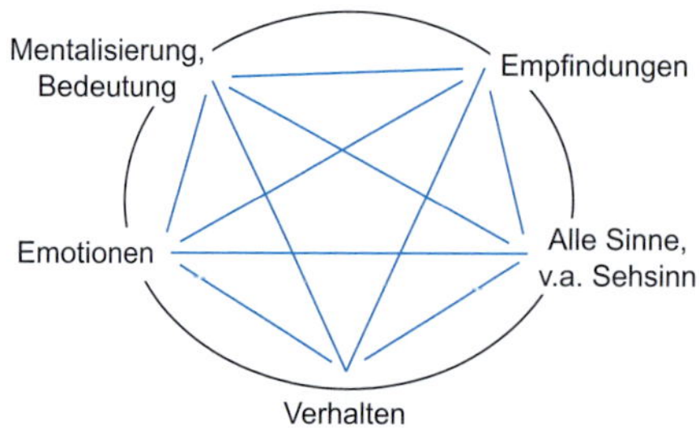

Abb. 10.4 SIBAM [E1075/L143]

- **Beurteilung des neurovegetativen Zustands:** Der Patient gibt diesen anhand einer Skala von -5–10 an:
  - -5: depressiv/leer/unbeteiligt
  - 0: völlig ruhig
  - 10: höchstmögliche emotionale Erregung
  - Inspektion somatischer Marker während der gesamten Technik (➤ Kap. 9.8, ➤ Tab. 10.1)
- Palpatorische Hinweise für ein **Risiko einer Retraumatisierung:**
  - Das Gewebe reagiert auf den Handkontakt mit zunehmender Anspannung bzw. Abwehr (wie eine Ritterrüstung).
  - Das Gewebe wirkt eingefroren oder leblos.

Bei Anspannung/Abwehr die Körperreaktion in der Schwebe halten und keinesfalls mit mehr Druck darauf reagieren (s. dynamische Gewebebalance). Gegebenenfalls zunächst weitere Koregulationen und Ressourcen mit dem Patienten erarbeiten (➤ Kap. 10.5.11, ➤ Kap. 7, ➤ Kap. 8), den Prozess verlangsamen oder unterbrechen.

- **Koregulation:** Bei zu starken neurovegetativen Reaktionen besteht die Gefahr der Retraumatisierung. Dies ist in jedem Fall zu vermeiden. Bei mittlerem Arousal läuft die Bearbeitung bzw. das Prozessieren am günstigsten. Es ist die Aufgabe des Therapeuten, diesen Zustand durch Koregulation zu gewährleisten (➤ Kap. 10.5.11).
  - Bei einem zu **starken sympathischen Arousal** sollte die Integrationsdynamik mittels Koregulationen abgebremst bzw. verlangsamt werden (z. B. durch positive Anker, Pendeln, duales Gewahrsein). Dies kann zu jedem Zeitpunkt der therapeutischen Interaktion nötig werden.
    - **Positive Anker** (➤ Kap. 3.12, ➤ Kap. 7.7.4, ➤ Kap. 8.26)
    - **Duales Gewahrsein:** Damit ist gemeint, dass man den Fokus gleichzeitig einerseits auf das koregulierte sichere Erleben im Hier und Jetzt und andererseits auf ein Angst- oder Panikerleben oder dessen assoziierte Körperempfindungen richtet. Im dualen Gewahrsein erlernt der Patient, die innere Realität regressiver Emotionen zu akzeptieren und dosiert zu erleben und gleichzeitig seine Bewusstheit in der Realität zu verankern. Der Patient stellt sich ein leicht belastendes Erlebnis vor und richtet seine Aufmerksamkeit auf assoziierte

10

somatische Marker, wie Körperempfindungen und Körperphysiologien (Herz, Atmung usw.). Anschließend fokussiert er seine Aufmerksamkeit auf die gegenwärtigen Sinneswahrnehmungen im Behandlungszimmer (Einrichtungsgegenstände, Farben, Temperatur, Gerüche) und wird sich bewusst, dass hier keine Gefahr besteht. Ziel ist es, dass der Patient gleichzeitig die unmittelbare Umgebung sowie regressive Emotionen und Körperempfindungen wahrnehmen kann. Am Ende der Übung ist es wesentlich, dass sich der Patient wieder in der unmittelbaren Gegenwart verankert.

- **Pendeln:** Dies bedeutet ein feines Hin- und Herpendeln – je nach neurovegetativem Zustand – zwischen einem koregulierten sicheren Hier-und-Jetzt-Erleben und beispielsweise einem Gefühl von Angst oder Panik und assoziierten Körperempfindungen.
- Im **Freezing oder Immobilisationszustand** ist es hingegen nötig, den Patienten sanft und vorsichtig anzuregen und zu unterstützen, wieder am therapeutischen Prozess teilzunehmen und „lebendig" zu werden, indem die Empfindungswahrnehmung sanft stimuliert wird. Beispielsweise kann der Patient ermuntert werden, die Atmung sanft zu vertiefen.

- **Zugang zu dissoziierten Erinnerungsanteilen:** Den Patienten unterstützen, sich an die Situation zu erinnern und einen Zugang zu den dissoziierten Erinnerungsanteilen zu entwickeln. Dabei ist zu beachten, dass das Arousal umso stärker zunehmen wird, je mehr der Patient ins Detail geht. Während der Therapeut in Resonanz zur dynamischen Gewebebalance bleibt, den Patienten bitten:
  - die erinnerte Situation bzw. das begleitende Erlebnis/Trauma zu benennen,
  - die wichtigsten Vorgänge/Vorfälle aufzuzählen und
  - detailliert über jeden Vorfall zu berichten.

Sind genügend Ressourcen vorhanden und ist ein schneller Zugang zum Erleben möglich, kann dieser Schritt auch übersprungen werden.

- **Vervollständigung des Erlebten:** Wenn ein sicheres Vorgehen gewährleistet und nur ein leichtes Arousal vorhanden ist, soll der Patient folgende Elemente mitteilen, zulassen und ggf. intensivieren:
  - Emotion bzw. Belastung
  - Assoziierte Körperempfindungen (z. B. zusammenziehendes Gefühl im Brust- oder Herzbereich)
  - Sinneseindrücke (Bilder etc.)
  - Verhaltensweisen (z. B. Veränderung der Atemtiefe, Schlucken, Anspannung des Kiefer, des Nackens, der Schulter)
  - Die Bedeutung oder den Sinn, d. h. ein Verständnis für die Umstände eines bestimmten Erlebens

Um sich verdrängten Situation behutsam anzunähern, kann die Aufmerksamkeit auf assoziierte sich verändernde Körperempfindungen gerichtet werden.

- **Umgang mit Fragmentierungen:** Sind dem Patienten bestimmte Anteile der Erfahrung nicht zugänglich, diesen darin unterstützen, diese dissoziierten Anteile einer Erfahrung koreguliert wieder zu erfahren und zu integrieren, z. B. mit Hilfe des Pendelns, dualen Gewahrseins oder anderer Koregulationen.

10.9 EFT-Klopftherapie

Die Grundannahme im EFT (Emotional Freedom Technique) ist, dass die Ursache für alle negativen Emotionen auf eine Störung im Energiesystem des Körpers zurückzuführen ist. Die EFT-Klopftechnik dient der **Normalisierung und Anregung des Energiesystems** im Körper mittels **Beklopfen von Meridianpunkten.**

Indikationen: Auflösung von Glaubenssätzen, negativ wirkenden Verhaltensmustern, Stress, belastenden Emotionen oder von Schmerzen

10.9.1 Ausführung (Grundprogramm in 5 Schritten)

1 Identifikation der Belastung

Das Thema so präzise wie möglich formulieren (➤ Kap. 10.4.2).

2 Bewertung der Belastung

Einen Wert für die Belastung der Emotion, des Schmerzes oder der körperlichen Beschwerden oder der eingeschränkten Leistungsfähigkeit angeben lassen (SUD) (➤ Kap. 10.4.2).

3 Einstimmung

- Der Patient fokussiert sich auf die Emotion.
- Dabei gleichzeitig den Handkantenpunkt in der Mitte zwischen Handwurzel und Basis des kleinen Fingers (HK) klopfen und den Patienten auffordern, 3 × laut und mit Nachdruck zu sagen: „Auch wenn ich … *(Problem benennen)* habe, akzeptiere ich mich tief und vollständig."
- Es sollte flexibel mit dem Satz umgegangen werden, da nicht jedes Problem in diesen Satzbau eingefügt werden kann. Beispielsweise kann auch gesagt werden: „Auch wenn ich … *(die bezogene Emotion oder das Problem benennen)* spüre, liebe und akzeptiere ich mich so, wie ich bin."
- Ziel ist es, das bestehende Problem anzuerkennen und sich trotz des Problems Selbstakzeptanz zu vermitteln.
- Wesentlich ist hier, beispielsweise im Gegensatz zur positiven Psychologie oder zur lösungsorientierten Kurzzeittherapie (LKT) (➤ Kap. 7.4), bei der Formulierung das **Negative auszudrücken und zu fokussieren.** Die Idee dahinter ist, dass es das Negative ist, das die energetische Störung verursacht hat, und dies durch die EFT-Klopftherapie aufgelöst wird.

4 Klopfsequenz

- Der Patient fokussiert sich auf die Belastung, das Problem oder die Emotion.
- Ihn auffordern, die Punkte 1–8 (➤ Abb. 10.5) jeweils etwa 5–10 × der Reihe nach durchzuklopfen und bei jedem Punkt 1 × laut die Belastung bzw. die Emotion zu nennen, z. B. „meine Nackenschmerzen", „meine Angst vor dem Fliegen":
  1. Auf dem höchsten Punkt des Kopfes (Vertex) (AK)

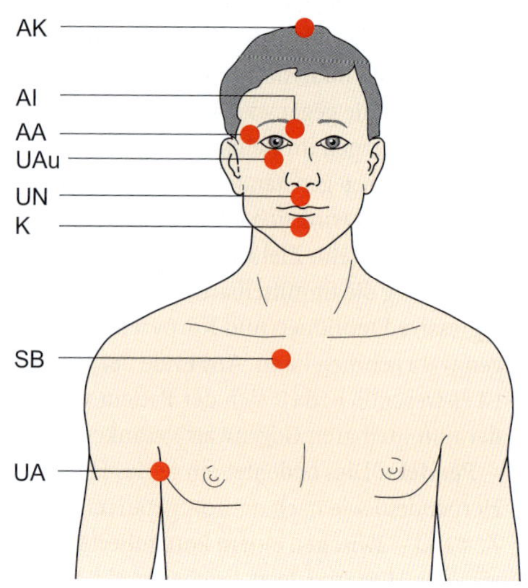

Abb. 10.5 Punkte der Klopfsequenz [L143]

  2. Augenbraue innen, medial am Beginn der Augenbraue (AI)
  3. Auge außen, lateraler knöcherner Augenrand (AA)
  4. Unten am Auge, etwa 2,5 cm unter der Pupille (UAu)
  5. Unter der Nase, zwischen Nase und Oberlippe (UN)
  6. In der Mitte zwischen Unterlippe und Kinn, sog. Kinnpunkt (K)
  7. Im Kreuzungspunkt zwischen Sternum, Klavikula und 1. Rippe, sog. Schlüsselbeinpunkt (SB)
  8. Unter dem Arm, auf Höhe der Brustwarze in der mittleren Axillarlinie etwa 10 cm unterhalb der Achselhöhle (UA)
- Es ist unwesentlich, auf welcher Körperseite die Punkte geklopft werden.
- Anschließend den Patienten einladen, 1 × tief in den Bauch zu atmen.

5 Überprüfung

- Den SUD-Wert überprüfen.
- Die Klopfsequenz so oft wiederholen, bis der SUD-Wert bei 0 angekommen ist oder er sich bei einem Wert eingependelt hat.

- In der folgenden Klopfsequenz kann es hilfreich sein, den Satz etwas zu adaptieren, z. B. „Auch wenn ich noch etwas von diesem … *(Problem benennen)* habe, akzeptiere ich mich tief und vollständig." Oder: „Auch wenn ich diesen Rest von … *(die bezogene Emotion oder das Problem benennen)* spüre, liebe und akzeptiere ich mich so, wie ich bin."
- Während der Klopfsequenzen kommt es i. d. R. zu Veränderungen. Es können z. B. neue Gefühle oder neue Aspekte auftreten. Diese sind meist mit dem ursprünglichen Thema assoziierte Aspekte. Auch kann die Intensität der Gefühle ansteigen. Dies ist Teil der Auflösung. Wird allerdings die Intensität als zu stark empfunden, sollte gestoppt und zunächst eine Stabilitätstechnik angewendet werden.

Weitere Punkte bei komplexen Belastungen

Bei komplexen Belastungen und Problemen können zunächst weitere Punkte beklopft werden (➤ Abb. 10.6):

- Radial am Daumennagel innen (D)
- Radial am Nagel des Zeigefingers innen (ZF)
- Radial am Nagel des Mittelfingers innen (MF)

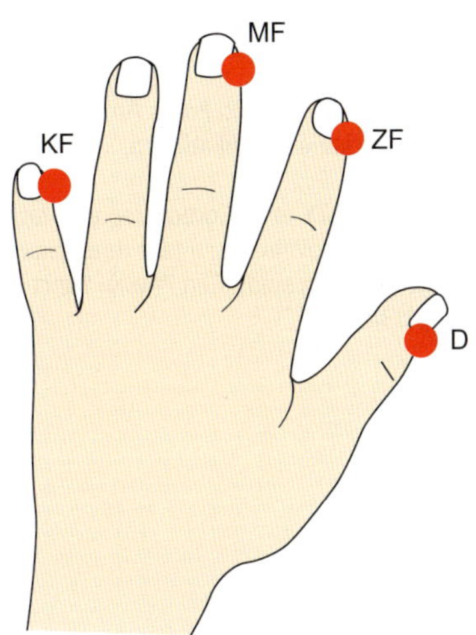

Abb. 10.6 Fingerpunkte [L143]

- Radial am Nagel des kleinen Fingers innen (KF)
- Punkt unterhalb der Brustwarze: Bei Männern ist der Punkt etwa 2,5 cm unterhalb der Brustwarze lokalisiert, bei Frauen dort, wo der untere Hautanteil der Brust auf die Brustwand trifft.
- Handgelenkpunkt (HG) auf der Unterseite des Handgelenks, etwa 2 Fingerbreit vom Handgelenk entfernt (➤ Abb. 10.7). Dieser Punkt wird selten beklopft. Er kann mit mehreren Fingern oder es können beide HG-Punkte gleichzeitig beklopft werden.
- Falls das nicht zur Auflösung der Belastung ausreicht, die 9-Gamut-Folge (➤ Kap. 10.9.2) durchführen.

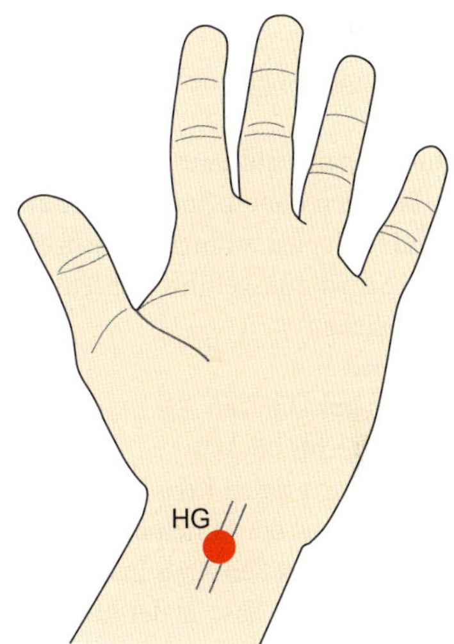

Abb. 10.7 Handgelenkpunkt [L143]

10.9.2 9-Gamut-Folge

Indikationen: wenn das Grundprogramm in 5 Schritten den SUD-Wert nicht auf 0 gebracht hat, Gehirnschäden (z. B. Zerebralparese)

Der Gamut-Punkt (➤ Abb. 10.8) ist am Handrücken zwischen dem Knochen des kleinen und des Ringfingers lokalisiert. Diese etwa 10 Sekunden dauernde Abfolge soll beide Gehirnhälften aktivieren und balancieren. Während der Ausführung ist es nicht nötig, an das Problem zu denken.

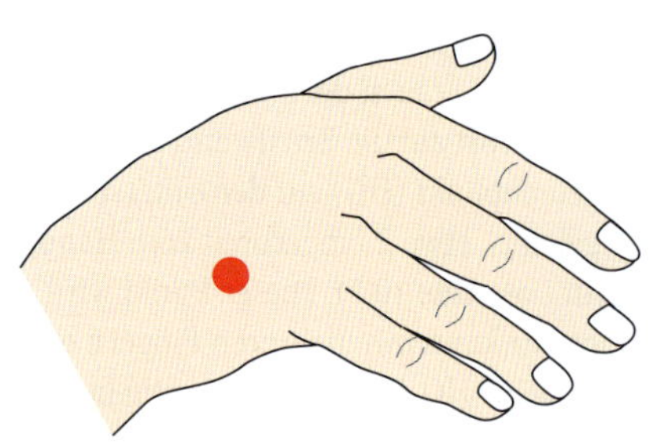

Abb. 10.8 Gamut-Punkt [L143]

Ausführung:

- Den Kopf während der gesamten Abfolge gerade halten.
- Der Blick ist zunächst gerade nach vorne gerichtet.
- Eine Hand entspannt ablegen und mit der anderen Hand den Gamut-Punkt an der abgelegten Hand beklopfen, während gleichzeitig die folgenden 9 Schritte ausgeführt werden:
  1. Augen schließen
  2. Augen öffnen
  3. Nach unten links blicken
  4. Nach unten rechts blicken
  5. Augen in einem großen Kreis in eine Richtung bewegen (Nase ist der Mittelpunkt)
  6. Augen in einem großen Kreis in die andere Richtung bewegen (Nase ist der Mittelpunkt)
  7. Für 2 Sekunden ein Lied summen (dies soll die rechte Hirnhälfte aktivieren)
  8. Schnell von 1–5 zählen (dies soll die linke Hirnhälfte aktivieren)
  9. Für weitere 2 Sekunden ein Lied summen

REFERENZEN

Balban MY, Neri E, Kogon MM et al. Brief structured respiration practices enhance mood and reduce physiological arousal. Cell Rep Med 17; 4 (1): 100895

Bech M. Osteopathischer Behandlungsansatz bei somatoformen Störungen durch bifokale Integration - eine randomisierte kontrollierte Studie. MSc-Thesis. OSD Hamburg; 2023

Däschle SJ. Osteopathic Treatment Approach to Chronic Tension–Type Headache by Means of Bifocal Integration: A Pilot and Feasibility Study. MSc-Thesis. Hamburg: OSD; 2022

Fernandez-Duque D, Baird JA, Posner MI. Executive attention and metacognitive regulation. Conscious Cogn 2000; 9 (2 Pt 1): 288–307

Komori T, Fujiwara R, Tanida M et al.: Effects of citrus fragrance on immune function and depressive states. Neuroimmunomodulation 1995; 2: 174–180

Levine PA. Sprache ohne Worte. 7. Aufl. München: Kösel; 2010

Liem T. Morphodynamik in der Osteopathie. 2. Stuttgart: Haug; 2013

Liem T. Praxis der Kraniosakralen Osteopathie. 4. Aufl. Stuttgart: Thieme; 2019

Liem T, Lunghi C. Osteopathie als personenzentrierte und integrierende Behandlungsmethode (Teil 2). OM 2022; 23 (4): 10–19

Liem T, Neuhuber W. Psychosomatische Osteopathie bei Trauma am Beispiel der bifokalen Integration. OM 2020a; 21 (4): 6–13

Liem T, Neuhuber W. Osteopathic Treatment Approach to Psychoemotional Trauma by Means of Bifocal Integration: clinical practice. Journal of the American Osteopathic Association 2020b; 120 (3): 1–10

Previc FH, Declerck C, de Brabander B. Why your 'head is in the clouds' during thinking: the relationship between cognition and upper space. Acta Psychol 2005; 118 (1–2): 7–24

Price CJ, Hooven C. Interoceptive Awareness Skills for Emotion Regulation: Theory and Approach of Mindful Awareness in Body-Oriented Therapy (MABT). Front Psychol 2018; 9: 798

Rothschild B. Der Körper erinnert sich. Essen: Synthesis; 2002: 163f.

Vygotsky LS. Mind and society: The development of higher mental processes. Cambridge: Harvard University Press; 1978

Werner M, von Braunschweig R. Praxis Aromatherapie: Grundlagen, Steckbriefe, Indikationen. 5. Aufl. Stuttgart: Haug; 2016

Xiao FL, Gao PY, Qian TY et al. Cortical representation of facial and tongue movements: a task functional magnetic resonance imaging study. Clin Physiol Funct Imaging 2017; 37 (3): 341–345

KAPITEL

11 Emotionsregulation

Torsten Liem

Zusammenfassung

Dieses Kapitel behandelt die emotionale Regulation. Es werden Basisemotionen anhand evolutionsbiologischer, kultureller, sozialer und psychologischer Gesichtspunkte diskutiert und klassifiziert. Neurophysiologische Grundlagen von Emotionen, deren kortikale und subkortikale Netzwerke mit besonderem Augenmerk auf Interozeption und Propriozeption sowie Störungen emotionaler Regulation und deren Wirkmechanismen werden erörtert. Für die Klinik wesentliche Wechselwirkungen wie die Herz-Hirn-Achse, die Darm-Hirn-Achse, Entzündungsprozesse und Ernährung werden herausgestellt. Ausführlich werden Befundungsschritte und osteopathische Behandlungskonzepte, -modelle und -techniken vermittelt. Dabei wird ein methodischer Rahmen zur Verbesserung der emotionalen Dysregulation vorgestellt, der u. a. der emotionale Regulations-Reset in sechs Schritten (6-Step-ER-Reset), Koregulationen mittels Muskelentspannung, Atmung, Körperbewegungen, Mimik, Gestik, Körperhaltung und Sprache, die osteopathische emotionale Regulationstechnik (OER), emotionales Recoil sowie weitere Aspekte wie die Erarbeitung eines Zielgefühls, quantitative Bewegungsmodifikation, Behandlung mittels OMT für die Herz- und Darmregion und Ernährungsratschläge umfasst.

11.1 Emotionen

11.1.1 Definition

Emotionen sind kurzfristige, psychische **Erregungen** oder **Gemütsbewegungen,** die durch bewusste oder unbewusste Wahrnehmung interner Stimuli (z. B. Erinnerungen, Gedanken, Interozeption) oder externe Ereignisse oder Situationen ausgelöst werden, um adaptative Strategien, Entscheidungsfindung und Handlungsbereitschaft in einer Vielzahl von Kontexten einzuleiten. Dies wird z. B. durch die spezifische Aktivierung der Wahrnehmung, die bewusste und unbewusste Bewertung von Ereignissen und Situationen, die Bereitstellung von Informationen, die Vorgabe von Zielen oder die Aktivierung von Denkweisen erreicht (Clark et al. 2020; So et al. 2015).

Oftmals wird zwischen Emotionen und Gefühlen unterschieden, obwohl die Begriffe oft auch synonym verwendet werden. Eine einheitliche Definition, was als Emotion und was als Gefühl gilt, gibt es nicht. Für Damasio (2000) sind **Emotionen** Körperzustände, die durch neuronale Zustände hervorgerufen werden. **Primäre** Emotionen sollen demnach durch angeborene Stimuli subkortikal ausgelöst werden. **Sekundäre** Emotionen sind kultur- oder erfahrungsabhängig und entsprechend der jeweiligen Konditionierung assoziiert mit primären Emotionen. Neurophysiologisch kommt es im ventromedialen präfrontalen Kortex zu Assoziationen, die zu Aktivitätsänderungen in der Amygdala, in der ventralen Insula, im Hypothalamus, im limbischen System und im Hirnstamm führen. Mittels der adaptiven Funktion von Emotionen sind wir z. B. in der Lage, angemessen auf Situationen zu reagieren, unsere Intentionen anderen mitzuteilen und unsere Gedankenprozesse zu modifizieren. Allerdings gibt es einige feststehende Charakteristika von Emotionen: Sie kommen und gehen in Perioden, werden von bestimmten inneren oder äußeren Ereignissen hervorgerufen und halten eine bestimmte Dauer an (Derntl et al. 2012). **Gefühle** hingegen sind wahrgenommene emotionale Körperzustände (Henn-Memesheie 2012).

11.1.2 Emotion, Verhalten und Regulation

Emotionalität ist ein grundlegendes Merkmal von **Verhalten** (Mason et al. 2012) und evolutionär eng mit **Verhaltensregulation** assoziiert. Einerseits haben Verhaltensweisen die Funktion, die Gesundheit eines Individuums aufrechtzuerhalten, andererseits dienen sie dazu, das Verhalten anderer in einer Gruppe zu beeinflussen. Dabei haben sich das emotionale Erleben und die emotionale Kommunikation von einfachen emotionalen Zuständen stereotypischer Verhaltensmuster bei nichtmenschlichen Säugetieren zu komplexen holarchischen Interaktionen und Regulationen beim Menschen weiterentwickelt. Zugleich entstanden auf der Basis von soziokulturellen Kontextfaktoren zunehmend abstraktere Dimensionen und Bewertungsskalen mit daraus resultierenden differenzierteren sensomotorischen Ausdrucks- und flexibleren Verhaltensmöglichkeiten (➤ Abb. 11.1). Die Verbindung zwischen Emotionen und Verhalten bei Menschen und anderen Tieren ist jedoch weniger ein grundsätzlicher Unterschied, sondern eher eine Frage des Grades und der Differenzierung. Diese ist beim Menschen sehr flexibel und an sich verändernde Kontexte stark anpassungsfähig, soweit sie nicht gestört ist.

Im Gegensatz zu früheren Sichtweisen sind Emotionen nicht störend, sondern vielmehr **evolutionäre Anpassungen,** die das Individuum zu Handlungen motivieren, ihm zugutekommen und damit für Entscheidungsfindung und Verhalten wesentlich sind. Die Fähigkeit, Emotionen zu regulieren, hat direkt mit dem Erlernen von Verhaltensmustern auf Umweltreize zu tun und ist für das Wohlbefinden und die Gesundheit entscheidend (Chervonsky et al. 2019; Song et al. 2015), indem die Erfahrung negativer Valenz minimiert und positiver Valenz maximiert wird (Williams et al. 2020).

Die Emotionsregulation umfasst zum einen die **Beziehung zum eigenem Selbst,** die auf einer funktionierenden Kommunikation zwischen Körper, Geist und Gefühlen beruht. Zum anderen gehört auch die Kompetenz dazu, potenziell fordernde Ereignisse und die daraus folgende **emotionale Reaktion,** die zeitlich begrenzt und situationsgebunden auftritt, zu **erkennen und zu bewerten,** um anschließend adäquate Strategien zur **Bewältigung** der entstandenen Emotionen einzuleiten (Prince et al. 2018). Schließlich kann Emotionsregulation

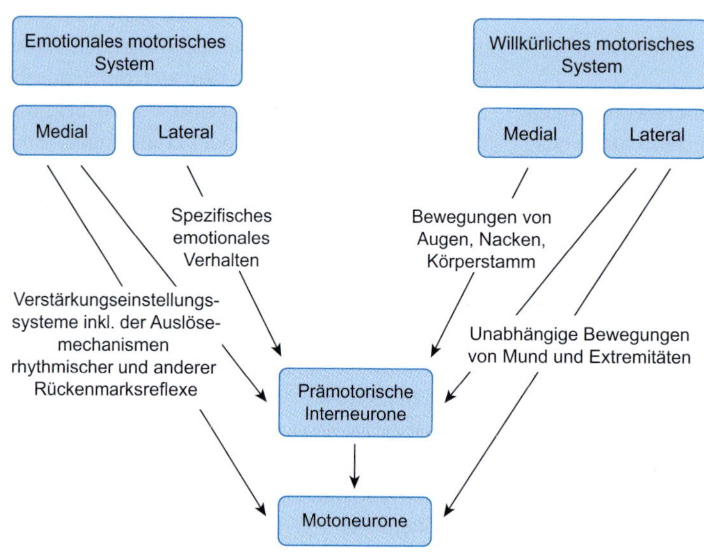

Abb. 11.1 Das motorische System besteht aus dem emotionalen und dem willentlichen Subsystem. Beide haben Zugriff auf prämotorische Interneurone und Motoneuronen und ermöglichen so sensomotorische Ausdrucks- und flexible Verhaltensmöglichkeiten. [P1143/L143]

als der aktive Versuch angesehen werden, den emotionalen Zustand mittels **Verstärkung oder Verminderung bestimmter Gefühle** zu managen (Shafir 2016). Dabei geht es nicht um die reine Runterregulierung negativer Emotionen wie Angst, Wut oder Stress, sondern um eine **generelle, zielorientierte Regulierung** der positiven wie negativen Emotionen. Dieser Prozess läuft meistens bewusst ab, kann jedoch auch außerhalb unseres Bewusstseins geschehen. Modellartig kann die Erzeugung von Emotionen als ein Zusammentreffen einer Situation, der eigenen Aufmerksamkeit, Bewertung der Situation und einer (physiologischen) Verhaltensreaktion beschrieben werden. Die entstandene Verhaltensreaktion bedingt dann eine neue Ausgangssituation (Gross 2020).

11.2 Klassifizierung von Basisemotionen

Obwohl es immer wieder Kritik an der Idee der Basisemotionen gibt, ist sie nach wie vor ein **wichtiger Ansatz** in der Emotionsforschung. Während viele Theorien, Forschungen und Anwendungen auf der Ansicht basieren, dass grundlegende Emotionen existieren, gibt es dennoch Uneinigkeit darüber, welche Emotionen dazu zu zählen sind (Kollareth et al. 2021; Kowalska et al. 2017). Es gibt zahlreiche voneinander abweichende Klassifizierungssysteme von Emotionstheorien und Basisemotionen, z. B. anhand zentraler Fragestellungen der Theorien, der Inhalte der Emotionen oder der Annahmen zur Natur von Emotionen. Im Folgenden werden beispielhaft Klassifizierungen anhand der evolutionspsychologischen Sicht skizziert.

Es können z. B. nach Plutchik acht (2002), nach Izard zehn (1971) und nach Ekman sieben (2003) **Basisemotionen** unterschieden werden (➤ Tab. 11.1). Letztere ist laut Kowalska et al. (2017) die populärste Sicht und auch akzeptierteste Liste. Ekman hat ein System entwickelt, bei dem Emotionen nonverbal anhand von Gesichtsausdrücken erkannt werden, und dabei empirisch sechs Basisemotionen nachgewiesen: Freude, Wut, Ekel, Furcht, Traurigkeit und Überraschung. Diese hat er um die 7. Basisemotion Verachtung ergänzt. Die Entstehung dieser Basisemotionen ist stärker durch die Kultur und situativ beeinflusst als ursprünglich angenommen wurde (Barrett et al. 2019). Zum gegenwärtigen Stand des Wissens ist nicht abschließend geklärt, welche Emotionen zur Gruppe der Basisemotionen gehören (Kollareth et al. 2021).

Tab. 11.1 Autoren und die von ihnen beschriebenen Basisemotionen

Autor	Basisemotionen
Arnold	Furcht, Wut, Sehnsucht, Verzweiflung, Hoffnung, Liebe, Mut, Traurigkeit, Abneigung, Hass, Niedergeschlagenheit
Plutchik	Angst, Wut, Freude, Traurigkeit, Abneigung, Abscheu, Überraschung, Akzeptanz
Ekman, Friesen, Ellsworth	Angst, Wut, Freude, Traurigkeit, Ekel, Überraschung
Frijda	Freude, Überraschung, Verwunderung, Sehnsucht, Interesse, Verlangen
McDougall	Angst, Wut, Abscheu, Verwunderung, Freude, Unterwerfung, Zärtlichkeit
Izard	Furcht, Wut, Freude, Verachtung, Ekel, Stress, Scham, Schuld, Interesse, Überraschung
Tomkins	Furcht, Wut, Freude, Interesse, Verachtung, Ekel, Kummer, Scham, Überraschung
Oatley und Johnson-Laird	Wut, Freude, Traurigkeit, Angst, Ekel
Gray	Wut und Terror, Angst, Freude
Fushun, Jack	Furcht, Wut, Freude, Traurigkeit

Laut Plutchik können Emotionen auf eine biologische Grundlage zurückgeführt werden, die sich im Laufe der Evolution zu physiologischen Wirkmechanismen als Anpassungsreaktion auf **Umweltkontexte** entwickelt hat. Er stellte ein universelles Ethogramm auf. Diese detaillierte Bestandsaufnahme aller Verhaltensweisen des Menschen entspricht prototypischen Lebenssituationen – Identität, Zeitlichkeit, Hierarchie und Territorialität –, die schnelle adaptive Reaktionen auf der Basis von acht primären Emotionen erfordern (TenHouten 2021).

Basisemotionen weisen einerseits eine evolutionäre neurobiologische Anpassung in ihrer Entwicklung auf die grundlegendsten Probleme des

Lebens auf, die auf vielschichtige und dynamische Wechselbeziehung zwischen Umwelt- und organismischen Faktoren zurückgeführt werden können (TenHouten 2021). Andererseits ist die Entstehung von Emotionen ebenso durch kulturelle, soziale und psychologische Kontexte geprägt. So kann die weitere Diskussion und Forschung durch Wissenszuwachs evolutionsbiologischer, soziokultureller und psychologischer Kontexte (TenHouten 2021) sowie neurobiologischer Erkenntnisse bereichert werden, an welche die Emotionstheorien dementsprechend anzupassen sind (Šimić et al. 2021; Celeghin et al. 2017; Gu et al. 2017; Barrett 2017).

Laut Izards evolutionsbiologischem Ansatz in der Entwicklungspsychologie werden Emotionen als **angeboren** und seit frühester Kindheit abgegrenzte expressive Verhaltensmuster neuraler Programme angesehen. Dabei wird die **adaptive Funktion** der Emotionen hervorgehoben. Emotionales Erleben wird als sensorische Rückkopplung motorischer Ausdrucksmuster dargestellt und zehn Formen von Emotionen werden unterschieden: Interesse, Leid, Widerwillen (Aversion), Freude, Zorn, Überraschung, Schamgefühl, Furcht, Verachtung und Schuldgefühl.

Weitere Autoren differenzieren Dimensionen von Basisemotionen in **Valenz** (angenehm – unangenehm) und **Erregung** (aktivierend – deaktivierend) (Nesse et al. 2009). Laut Gu et al. (2019) sollten Basisemotion nur eine typische Dimension (Erregung oder Valenz) repräsentieren. Sie schlagen eine Klassifizierung von vier Achsen vor: Freude auf der positiven Arousal-Achse der hedonischen Dimension, Traurigkeit auf der negativen Arousal-Achse der hedonischen Achse, Angst und Wut auf der oberen vertikalen Arousal-Achse und Schläfrigkeit auf der unteren vertikalen Arousal-Achse. Gu et al. (2019) geben eine Übersicht über die Emotionen, die von Autoren als Basisemotionen definiert werden (➤ Tab. 11.1).

Neben dem Arbeitsmodell der Basisemotionen bezieht sich das in diesem Buch vorgestellte **osteopathische Arbeitsmodell** darauf, dass positive bzw. lebensfördernde und negative bzw. schädliche Kontexteinflüsse während des gesamten Lebens auftreten können (Mason et al. 2012). Entsprechend besteht die therapeutische Anstrengung darin, durch schädliche Kontexteinflüsse entstandene dysfunktionale Anpassungen und starre Konditionierungen, die das Potenzial, auf gegenwärtige Herausforderungen im Leben zu reagieren, mindern, zu identifizieren, zu differenzieren, zu relativieren und zu integrieren. Ziel dabei ist es, den Patienten darin zu unterstützen, flexibel, ressourcenreich und angemessen auf gegenwärtige Herausforderungen seines Lebens reagieren zu können und dadurch Gesundheit und Glücklichsein zu fördern, was in diesem Kapitel insbesondere im Bezug auf die emotionale Regulation gezeigt werden soll.

An dieser Stelle sei auf eine Klassifizierung hingewiesen: die Unterteilung von 7 muskeltonusassoziierten **Charakterstrukturen** (Marcher 2010). Lisbeth Marcher entwickelte eine Körperkarte, mittels derer die Reaktionsmuster und das Zusammenspiel individueller hypo- und hypertoner Muskeln und assoziierter Muskelgruppen in der physischen und psychologischen Entwicklung unterschieden werden. Diese sollen sich in den Charakterstrukturen und -haltungen und Ego-Funktionen widerspiegeln. In der PSO werden Muskeln, Muskelgruppen und myofasziale Strukturen in SPEKM und ggf. SPEKD integriert. Da es bisher keine Belege für die hypothetischen spezifischen Muskel-Erfahrungsassoziationen des Modells von Marcher gibt, wird dieses Modell im Rahmen der PSO jedoch nicht genutzt.

Die osteopathische emotionale Regulationstechnik (OER) (➤ Kap. 11.11.7, ➤ Tab. 11.4) nutzt u. a. Unterteilungen von Nummenmaa et al. (2014) und Ekman et al. (2002). Studien von Nummenmaa et al. (2014) konnten belegen, dass Emotionen mit **Körperempfindungen in bestimmten Körperregionen** assoziiert sind.

11.3 Neurophysiologische Grundlagen von Emotionen

Emotionale Reaktionen sind beim Menschen sehr flexibel. Sie formen und entwickeln sich je nach Kontext ständig weiter. Dies geschieht durch multiple reaktive und proaktive Simulations- und Feedbackschleifen auf der Basis holarchisch aufgebauter komplexer neuronaler Netzwerke. Im Folgenden werden kortikale und subkortikale Netzwerke sowie afferente intero- und propriozeptive Wirkmechanismen vorgestellt.

11.3.1 Kortikale und subkortikale Netzwerke

Auch wenn Basisemotionen und emotionale Zustände im Gehirn bisher nicht exakt lokalisiert werden konnten (Gu et al. 2019), sind die Entstehung von Emotionen und ihre hohe Flexibilität mit einer komplexen dynamischen Interaktion von subkortikalen und kortikalen Netzwerken verbunden. Erstere steht in Zusammenhang mit assoziativem Lernen und letztere mit kontextueller Beeinflussung und sensomotorischem Lernen (Williams et al. 2020). So können u. a. Reize und Situationen der Umwelt auf der Grundlage früherer Erfahrungen und einer konstruierten Selbstwahrnehmung bewertet, vorhergesagt und daraus Handlungsoptionen abgeleitet werden (Šimić et al. 2021).

Zu den **kortikalen Netzwerken** zählen insbesondere:

- Medialer präfrontaler Kortex (mPFC)
- Anteriorer zingulärer Kortex (ACC)
- Insula

Die frontale Organisation ist von rostral nach kaudal strukturiert und entspricht einer Repräsentation von abstrakt zu konkret (Azuar et al. 2014). Außerdem wurde frontal und auch außerhalb des frontalen Kortex eine rostrokaudale hierarchische Strukturierung in Bezug auf Zeitskalen postuliert, die von langsameren zu schnelleren Zeitskalen von Aktivitäten verläuft (Zhang et al. 2015). Dabei ist die Empfindlichkeit, auf den Grad der Regelmäßigkeit von sensorischen Inputs zu reagieren, wesentlich, um eine Repräsentation der Umweltstruktur zu erstellen und adaptiv Handlungen oder Vorhersagen zu generieren (Zhang et al. 2015).

Das Erlernen der emotionalen Runterregulation durch die beschriebenen therapeutischen Ansätze wird Top-down durch kortikale Netzwerke möglich, insbesondere durch den dorsolateralen präfrontalen Kortex, den ventrolateralen präfrontalen Kortex und den anterioren zingulären Kortex (Etkin et al. 2015). Dabei konnten sowohl reaktive als auch proaktive hierarchische Regulationen z. B. in Anlehnung an bildgebende Studien kortikal-thalamisch-zerebellar-kortikaler Schaltkreise belegt werden (Williams et al. 2020).

Zu den **subkortikalen Netzwerken** zählen:

- Amygdala
- Ventrales Striatum
- Putamen
- Nucleus caudatus
- Area tegmentalis ventralis (VTA)

Die **Amygdala** nimmt eine Schlüsselrolle ein, indem sie sensorische Informationen aus der Umgebung (z. B. Emotionen von Gesichtern, Stimmen und Gestik) erkennt, bewertet, integriert und körperliche Reaktionen einleitet, die in der Intensität differieren können. Sie beeinflusst autonome und endokrine Funktionen. Durch Amygdala und orbitofrontalen Kortex wird die Verarbeitung emotionaler Informationen priorisiert und verstärkt. So konnten direkte Verbindungen zwischen der Amygdala und kortikalen motorischen Bereichen, wie dem orbitofrontalen Kortex, lokalisiert werden, durch die – zusätzlich zu subkortikalen Einflüssen auf automatische emotionale Verhaltensweisen – komplexere motorische Verhaltensweisen mittels Einbeziehung weiterer neuraler Netzwerke und Feedbackschleifen beeinflusst werden könnten (Grèzes et al. 2014).

Dabei sind die von der Amygdala zum Kortex übermittelten Informationen nicht per se „emotional", sondern vermitteln eine „Unsicherheit" über den vorhergesagten sensorischen Input **(Vorhersagefehler)** mit dem Ziel, physiologische Reaktionen und Handlungen einzuleiten, um die Allostase zu unterstützen. Eine erhöhte Amygdala-Aktivität ist damit ein physiologisches Lernsignal, wenn sie ein gewisses Maß an Erregung und eine gewisse Dauer nicht überschreitet (Barret et al. 2016). In diesem Sinne dient die **Amygdala** der **Entscheidungsfindung** und der **Regulation** kontextangepassten sozialen Verhaltens, z. B. bei der Anpassung von instinktiven und motivationalen Verhaltensweisen an Umgebungsveränderungen (Šimić et al. 2021), um insbesondere Unsicherheiten aufzulösen (Peters et al. 2017). Dazu zählen eine unbeabsichtigte Körperhaltung und Mimik ebenso wie absichtliche Handlungen. Dafür aktiviert der **anteriore zinguläre Kortex-Amygdala-Komplex** drei Subsysteme, die eine Rückkopplung zum Gehirn einleiten (Peters et al. 2017):

- Den **Locus coeruleus** für eine kortikale Noradrenalin-Freisetzung zur Verbesserung der kortikalen Informationsübertragung
- Das **sympathische Nervensystem** zur Energiebereitstellung im Gehirn, um eine verbesserte und präzisere neuronale Informationsübermittlung zu gewährleisten
- Die **HPA-Achse** zur Sekretion von Glukokortikoiden, welche die kortikale Plastizität unterstützen

Es werden auch vom ventralen **Striatum** Vorhersagefehler an den Kortex transportiert, die sich stärker als erwartet auf die Allostase auswirken **(Belohnungsvorhersagefehler).** Hier ist das Ziel, u. a. durch die Freisetzung von Dopamin Handeln und Lernen zu unterstützen und zu konsolidieren, um Belohnungen zu sichern, die eine effiziente Allostase aufrechterhalten oder ggf. wieder herstellen (Barrett et al. 2016).

Die **Amygdala** ist außerdem maßgeblich bei **implizitem assoziativem Lernen** beteiligt und aktiviert **Kampf-und-Flucht-Reaktionen** mittels Efferenzen von ihrem zentralen Kern zu kortikalen und subkortikalen Strukturen (Šimić et al. 2021), z. B. über direkte Verbindungen zu den kaudalen autonomen Hirnstammkernen und prämotorischen Interneuronen zur Einleitung emotionaler motorischer Reaktionen (Holstege et al. 1996).

An der emotionalen Kommunikation sind kortikale sensomotorische Regionen, v. a. der **prämotorische und parietale Kortex** beteiligt (Sato et al. 2015). So führen durch die Beobachtung von Handlungen der aktivierte Sulcus temporalis superior und die angrenzenden temporalen Regionen zur Aktivierung von Spiegelneuronen in prämotorischen und parietalen Arealen. Im Weiteren könnten die visuellen motorischen Funktionen durch die obere Temporalregion, die Parietalregion und den inferioren frontalen Gyrus eingeleitet werden (Hamilton 2008).

11.3.2 Interozeption, Propriozeption und emotionale Regulation

Das **interozeptive System** ist für die Wahrnehmung von körperinneren Zuständen verantwortlich (➤ Kap. 8.36) und seine Funktionalität ist ein wesentlicher Faktor für die emotionale Regulation. Emotionen sind das Ergebnis der Abstimmung mit Kontextinformationen und vorherigem Lernen und der aktiv gefolgerten prädiktiven Konstrukte von interozeptiven Afferenzen im Sinne von Körperempfindungen (Seth 2013). Dies umfasst den Abgleich eigener Emotions- und Handlungszustände mit denen der anderen, indem unter Kontrolle der somatosensorischen und präfrontalen Kortizes sensorische Veränderungen in eigenen Körperzuständen erzeugt werden, um zu erkennen, wie sich jemand anderes fühlt (Williams et al. 2020). Individuelle Unterschiede der emotionalen Selbst- und Fremdwahrnehmung, ihre Interpretation (und die der Gefühle anderer) und die emotionale Regulation können auf die Sensibilität für Körperempfindungen und früher gemachte individuelle und kontextuelle Erfahrungen zurückgeführt werden (Williams et al. 2020), die kulturelle, soziale, rollen- und geschlechterspezifische Aspekte mit einschließen.

Die **Insula** ist die Schlüsselstelle der interozeptiven Verarbeitung (➤ Abb. 11.2). In ihr kommt es zur Verknüpfung mit emotionalen und kognitiven Aspekten. Dabei bestehen Wechselwirkungen zu Sinnesorganen, nozizeptiven und körperlich unangenehmen affektiven Empfindungen sowie sekundärem affektivem Schmerz (Craig 2006; Jänig 2006; Liem 2017). Wesentlich ist auch die wechselseitige Hochregulierung der autonomen, endokrinen und somatischen Systeme bei negativen Emotionen in Verbindung mit Nozizeption und Schmerz. Die Insula wird z. B. bei Ekel – vermittelt durch Gerüche oder Gesichtsausdrücke – aktiviert (Wicker et al. 2003), kann mimische Ekelausdrücke hervorrufen und ist außerdem beim Erlernen von Gesichtsausdrücken bedeutsam, indem sie auf Unstimmigkeiten zwischen beobachteten und imitierten Gesichtsausdrücken reagiert (Braadbaart et al. 2014).

Die **dorsale posteriore Insula** dient der Introspektion. Über den Nucleus ventromedialis posterior thalami und den Nucleus ventromedialis basalis thalami erhält sie trigeminale (inkl. aus dem Nucleus tractus solitarii), zervikale, thorakale, lumbale und sakrale Informationen. Sie zeigt eine Gliederung von rostral nach kaudal für Geschmack, das gastrointestinale System, das Atmungs- und kardiovaskuläre System, für Schmerz, sinnliche Berührungen, Temperatur, Juckreiz, Muskelempfindungen und viszerale Empfindungen (➤ Abb. 11.2). Die **mittlere Insula** empfängt auditiven, visuellen und vestibulären Input

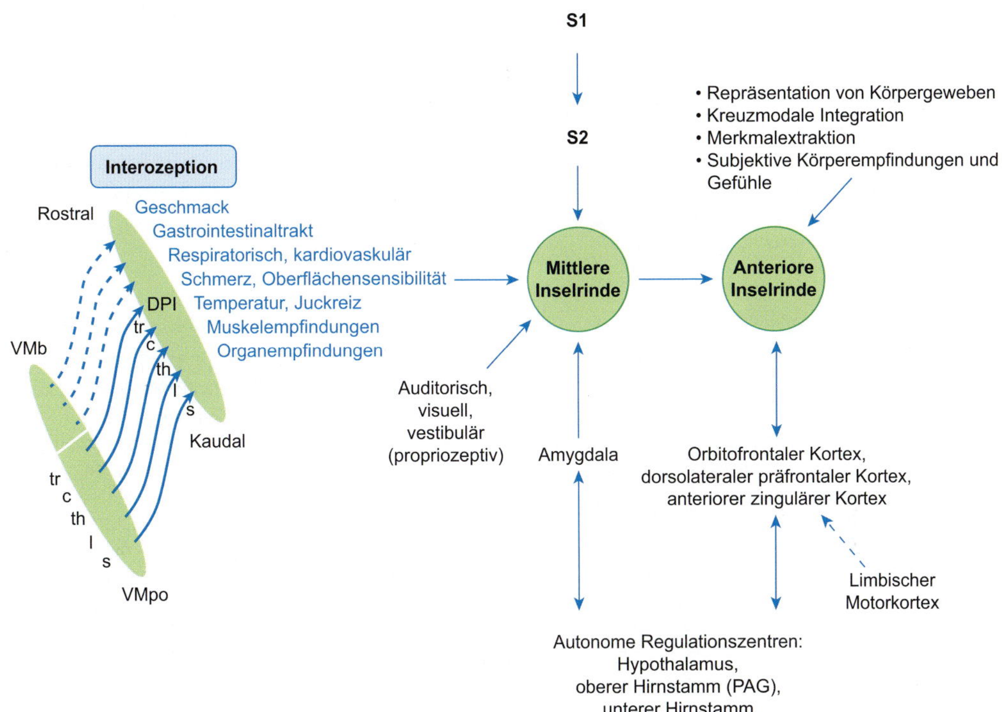

Abb. 11.2 Interozeption und emotionale und kognitive Wechselwirkungen mit den dabei möglicherweise involvierten Hirnzentren. Die Mechanismen der Aktivierung dieser motorischen Systeme durch höhere Zentren (unterbrochene Pfeile) sind wenig erforscht. tr = trigeminal; c = zervikal; th = thorakal; l = lumbal; s = sakral; VMb, VMpo = basaler, posteriorer Teil des Nucleus ventromedialis; DPI = dorsale posteriore Inselrinde; PAG = periaquäduktales Grau; S1, S2 = somatosensorischer Kortex. [P1143/L143]

und hat eine wichtige Verbindung zur Amygdala. In der **anterioren Insula** werden Repräsentationen von Körpergeweben, modalitätsübergreifende Integration, Merkmalsextraktion, subjektive Körperempfindungen und Gefühle prozessiert.

Die **Propriozeption** vermittelt Informationen über die Stellung des Körpers im Raum. Die **Viszerozeption** leitet körperliche Empfindungen aus den Organen (wie z. B. Herzschlag, Atmung, Sättigung) an das ZNS weiter. Diese Prozesse laufen weitgehend unbewusst ab. Jedoch können sie durch Verarbeitung der inneren Empfindungen der bewussten Wahrnehmung zugänglich gemacht werden.

So argumentiert Damasio (2000), dass Emotionen unbewusst im ZNS auf der Grundlage von interozeptiven und propriozeptiven Signalen aus dem Körper gebildet werden, dem Proto-Selbst im Stammhirn. Die entstehenden Emotionen korrelieren dann im späteren Verlauf der Verarbeitung mit bewusst erzeugten Gefühlen, die aus der bewussten Wahrnehmung der eigenen Körperempfindungen resultieren. Das **Konzept der verkörperten Kognition** besagt, dass unsere kognitiven Prozesse nicht nur im Gehirn stattfinden, sondern auch eng mit unseren körperlichen Erfahrungen und Empfindungen verknüpft sind. Gemäß dieser Vorstellung umfassen emotionale Erfahrungen die Kenntnis des aktuellen und früheren Körperzustands (Horoufchin et al. 2018).

Die **Verarbeitung interozeptiver Informationen** erfolgt in der **Inselrinde,** wobei diese weitere neuronale Systeme über den inneren Zustand des Körpers informiert. Emotionen entstehen u. a. als Ergebnis intero- und propriozeptiver afferenter Informationsprozesse. So werden die Viszerozeption in der posterioren Insula, die Propriozeption und die emotionale Wahrnehmung in der mittleren Insula prozessiert. Die Insula wiederum beeinflusst die

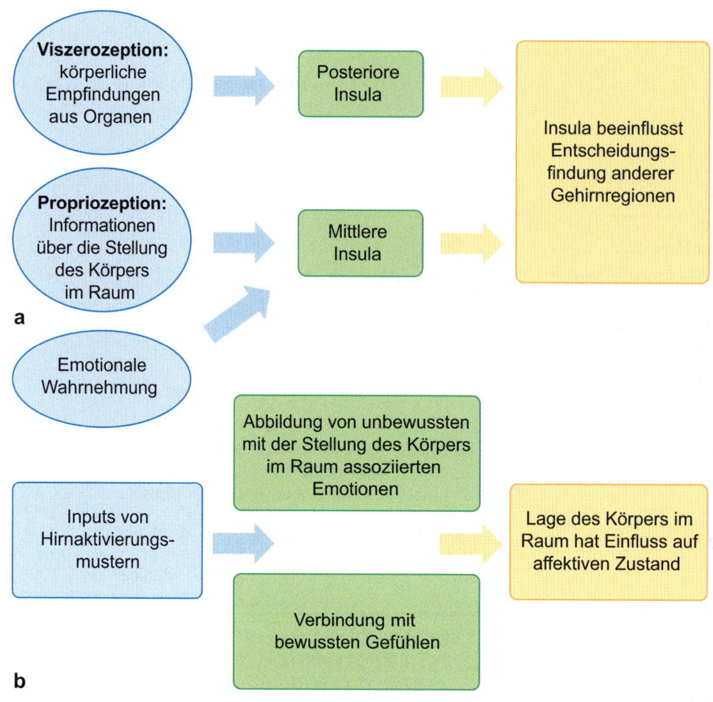

Abb. 11.3 Intero-, Propriozeption und emotionale Regulierung. **a** Emotionen entstehen u.a. als Resultat intero- und propriozeptiver afferenter Informationsprozesse. **b** Aus den Inputs der Hirnaktivierungsmuster werden unbewusste, mit der Stellung des Körpers im Raum assoziierte Emotionen abgebildet, die zusätzlich mit bewussten Gefühlen assoziiert sind. Bewusste Gefühle sind eher mit der Körperhaltung verbunden. [P1143/L143]

Entscheidungsfindungen in anderen Hirnbereichen. Dies führt schließlich zur Bildung von Emotionen (➤ Abb. 11.3a). Einige Forscher nehmen an, dass die Interozeption nicht nur an diesem homöostatischen Prozess beteiligt ist, sondern auch am allostatischen Prozess, indem die Inselrinde die Entscheidungsfindung anderer Gehirnregionen beeinflusst (Gu et al. 2014). Diese Hypothese stimmt mit Damasios Emotionsbegriff überein, der besagt, dass Emotionen als Resultat des afferenten intero- und propriozeptiven Inputs über die Zustände im Körper entstehen (Damasio et al. 2000). Die aus den Inputs entstehenden Hirnaktivierungsmuster bilden unbewusste, mit der Stellung des Körpers im Raum assoziierte Emotionen ab. Diese stehen zusätzlich in Verbindung mit den bewussten Gefühlen. Somit hat die Lage unseres Körpers im Raum einen Einfluss auf unseren affektiven Zustand (➤ Abb. 11.3b). Therapeutisch kann nicht nur mittels Berücksichtigung der Interozeption (➤ Kap. 8.8), sondern ebenso mittels Veränderung der Lage des Körpers im Raum, der Körperhaltung und der Behandlung der beteiligten propriozeptiven und exterozeptiven Systeme Einfluss auf den affektiven Zustand genommen werden (➤ Kap. 6.24, ➤ Kap. 6.27).

Unangenehme Emotionen können so darauf zurückgeführt werden, dass verschiedene Systeme des Körpers, z. B. das Muskel- oder das vegetative Nervensystem, durch unterschiedlich starke Stressoren in Dysregulation versetzt werden.

Empirische Studien belegen die **Wechselwirkungen** zwischen **Interozeption** und **emotionaler Selbstwahrnehmung.** So verbessert beispielsweise eine genauere Wahrnehmung des Herzschlags die Identifizierung und Beschreibung der eigenen Emotionen (Herbert et al. 2011; Koch et al. 2014; Shah et al. 2016; Bornemann et al. 2017). Umgekehrt konnte bei Alexithymie, d. h. einer verminderten Fähigkeit, die eigenen Gefühle zu benennen und zu beschreiben, eine verminderte Fähigkeit nachgewiesen werden, interozeptive Hinweise zu nutzen, z. B. im Hinblick auf die Wahrnehmung der Atmungsleistung, eine geringere Genauigkeit bei Aufgaben zur Muskelanstrengung und eine geringere Geschmacksempfindlichkeit (Murphy et al. 2018).

Mithilfe der **osteopathischen Palpation** kann möglicherweise auf die Viszerozeption, Propriozeption und Amygdala **Einfluss** ausgeübt werden, sodass mittels Verarbeitungsprozessen in der Insula die Entscheidungsfindung in anderen Gehirnregionen und schließlich die Entstehung von Emotionen als Ergebnis afferenter intero- und propriozeptiver Eingaben beeinflusst werden. Im Weiteren kann auch durch therapeutischen Einfluss auf die Körperhaltung auf den affektiven Zustand des Patienten eingewirkt werden.

Im Folgenden wird beispielhaft ein hypothetischer Wirkmechanismus dargestellt, wie **Osteopathie** auch **Emotionen beeinflussen** kann. Das Gehirn generiert, in Anlehnung an die Theorie des Predictive Coding, ein Modell der Welt, um Vorhersagen zu erwartenden sensorischen Informationen treffen zu können (Seth 2013). Aufgrund von Personen-/Kontextdynamiken können Vorhersagefehler, d. h. Missverhältnisse zwischen Vorhersagen und tatsächlichen sensorischen Informationen, auftreten. Die Bewältigung liegt darin, Vorhersagefehler durch Aktualisieren des generativen Modells oder das Erzeugen des vorhergesagten Zustands durch Handlung zu minimieren (Holmes et al. 2019). Vorhersageprozesse im Bereich der Interozeption sind auch an der Bildung von Emotionen beteiligt (Seth 2013, Allen 2020). Beispielsweise konnten veränderte Interozeptionen bei Personen mit Depression oder chronischen Schmerzen nachgewiesen werden (Di Lernia et al. 2016; Khalsa et al. 2018). Ein Wirkmechanismus könnte darin bestehen, dass die Gewichtung von tatsächlichen und vorhergesagten sensorischen Informationen zu letzteren verlagert wurde. Das könnte dazu führen, dass symptomatische interozeptive Zustände weiter aufrechterhalten werden (Hechler et al. 2016; Kube et al. 2020; Paulus et al. 2019). Es wurde bereits hypothetisiert, dass osteopathische Behandlungen interozeptive Afferenzen beeinflussen könnten (Cerritelli et al. 2020; D'Alessandro et al. 2016; Esteves et al. 2022) und es wurden spezifische Ansätze und Techniken dazu präsentiert (Liem et al. 2017; Liem et al. 2020; Liem et al. 2022). Der Wirkmechanismus könnte darin bestehen, dass osteopathische Interventionen interozeptive Vorhersagefehler hervorrufen, die zur Aktualisierung des generativen Modells führen und dabei die Vorhersage von erwarteten symptomatischen interozeptiven Zuständen vermindern (Bohlen et al. 2021).

Die aktive Einbindung des Patienten bei der Wahrnehmung interozeptiver wie propriozeptiver Dynamiken während der Behandlung sowie die Integration im Alltagskontext sind gleichermaßen wesentlich. Ebenso sollten manuelle Zugänge zu allen assoziierten Verarbeitungsstellen wie Rezeptoren, Nerven, Rückenmark und Gehirnbereichen sowie zu Wahrnehmung, innerer Haltung und Handlung formuliert werden, um die Verminderung symptomatischer intero- wie propriozeptiver Zustände zu unterstützen. Wichtig ist jedoch zu bemerken, dass Interventionen – insbesondere die zahlreichen verschiedenen osteopathischen Behandlungsansätze wie in der PSO entwickelt und durchgeführt – nicht auf einen hypothetischen Wirkmechanismus im Bereich der Interozeption reduziert werden sollten. Im Gegenteil, es ist gerade die Berücksichtigung multipler Wirkmechanismen und Risikofaktoren in der Pathophysiologie des Beschwerdebilds des Patienten einerseits und in der therapeutischen Formulierung osteopathischer Zugänge zur Unterstützung von Heilung und Gesundheit andererseits, welche die PSO im Zugang zu Emotionen und allen anderen Behandlungsindikationen auszeichnet.

Um z. B. emotionale Aspekte eines SPEKD im Sinne der PSO im Behandlungsprozess anzugehen, erwerben die Therapeuten eine Vielzahl von Kompetenzen, die sich nicht in der Beeinflussung von interozeptiven Prozessen erschöpfen. Einige Beispiele von **Kompetenzen** sind:

- Verständnis von Wirkmechanismen unterschiedlicher homöostatischer, allostatischer und pathophysiologischer Belastungen und Heilungsstrategien
- Identifizierung und Interpretation von neurovegetativen, limbischen, kognitiven, metabolen, immunologischen und neuronalen Reaktionen des Patienten, die mit emotionalen Aspekten eines SPEKD in Wechselwirkung stehen
- Fähigkeit, Phylogenie, Ontogenie, Lebensgeschichte und Lebensumfeld eines Patienten mit den emotionalen Aspekten eines SPEKD in Beziehung setzen zu können
- Individuell angepasste Koregulationen, die mit der therapeutischen Berührung eingesetzt werden, um sich auf die von Patient zu Patient unterschiedlich relevanten Prozesse und Wirkmechanismen ein- und mit diesen abzustimmen

- Vorgehensweisen, um die Proaktivität des Patienten im Behandlungsprozess zu fördern
- Behandlungsansätze im Rahmen der Palpation und darüber hinaus, um den Patienten in der Wahrnehmung von Person-Kontext-Wechselwirkungen in seinem Leben zu unterstützen und Behandlungseffekte im Lebensalltag des Patienten zu integrieren

Die Hypothese, dass **Emotionen Teil eines komplexen neuronalen Mechanismus** sind, der das Gleichgewicht der physiologischen Körperfunktionen steuert, konnte durch bildgebende Verfahren untermauert werden (Pollatos et al. 2005). Weiterhin konnte dadurch gezeigt werden, dass Emotionen eng in Verbindung zu Strukturen stehen, die an der **Homöostase des Körpers** beteiligt sind. Dazu gehören u. a. die Inselrinde, der sekundäre somatosensorische Kortex, der zinguläre Kortex und der Hypothalamus. All diese Hirnareale erhalten propriozeptive und viszerozeptive Informationen aus der Peripherie und manche davon wandeln diese in regulatorische Signale für die Homöostase um. Im Gehirn entstehen also mehrdimensionale, **neuronale Karten** für die inneren Zustände des Organismus, welche die Basis für die erlebbaren psychischen Zustände bilden. Diese sind unterschiedlich gut erforscht. Es gibt Hinweise darauf, dass die Hirnaktivierungsmuster von der Inselrinde, dem somatosensorischen Kortex und des Gyrus cinguli, die alle regulatorischen Signale vom Hirnstamm und Hypothalamus erhalten, der bewussten Wahrnehmung zugänglich sind (➤ Abb. 11.4) (Damasio et al. 2000).

Ein **interozeptives Bewusstsein** – also die Fähigkeit, die Muster innerer Signale zu erkennen, auf sie zuzugreifen, sie zu verstehen und angemessen auf sie zu reagieren – ist der Schlüssel zur Identifizierung innerer physiologischer Prozesse, die mit affektiven Gefühlen in Verbindung stehen und stellt so gesehen ein Mittel zur Integration von Körperempfindungen, kognitiven Prozessen und Gefühlen dar. Das interozeptive Bewusstsein ist essenziell für die Wahrnehmung der inneren physiologischen Vorgänge und steht über das ZNS mit affektiven Gefühlen in Verbindung. Aus diesem Grunde könnte die Einbeziehung von Körperempfindungen und kognitiven Prozessen in osteopathischen Interventionen auch die Integration von Emotionen unterstützen.

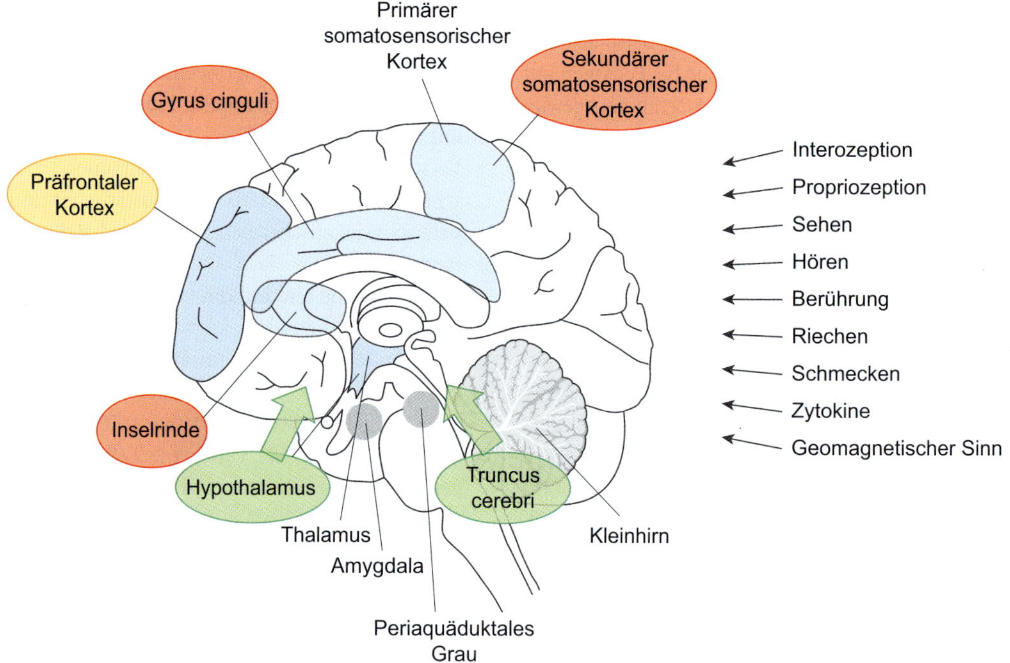

Abb. 11.4 Hirnaktivierungsmuster von der Inselrinde, dem somatosensorischen Kortex und dem Gyrus cinguli [L143]

11.4 Einflussfaktoren auf emotionale Reaktionen

Einige Faktoren haben Einfluss auf die Entstehung bestimmter Emotionen wie auch auf den Prozess der Emotionsregulation. Dazu zählen:

- Genetik (Bevilacqua et al. 2011) und evolutionsbiologische Faktoren (Pine et al. 2021; Nesse et al. 2009; LeDoux 2012).
- Soziobiologische Faktoren.
- Neuroendokrine Faktoren.
- Neurobiologische Faktoren (Pine et al. 2021; Damasio et al. 2013).
- Transgenerationale Faktoren (Hipwell et al. 2019; Fahrer et al. 2022; Anton et al. 2011).
- Einflüsse in der Schwangerschaft, z. B. bei chronischem Stress u. a. vermittelt über fetale Überexposition gegenüber Glukokortikoiden (➤ Kap. 2.2.3).
- Perinataler Stress, z. B. bei Geburtskomplikationen mit Prägung auf bestimmte Kerngebiete der Raphe nuclei und des ventrolateralen periaquäduktalen Grau (➤ Kap. 2.2.3).
- Postnataler Stress (Cirulli et al. 2010).
- Bindungsmuster, die bereits in frühester Kindheit entstehen und mit dem Befriedigen von Bedürfnissen eng assoziiert sind (➤ Kap. 2.3.2).
- Early Life Stress: Kindlicher Missbrauch führt z. B. zu einer veränderten Wahrnehmung von Gesichts- und Körperbewegungen, die auf Wut hinweisen (Pollak et al. 2002a; Pollak et al. 2002b). Selbst belohnende Reaktionen werden als Bestrafung empfunden, sodass es zu einer Reduzierung sozialer Interaktionen kommt.
- Alter: Die Fähigkeit, einfache emotionale Gesichtsausdrücke zu unterscheiden, insbesondere Freude, Überraschung, Angst und Ekel, entwickelt sich zwischen dem Säuglings- und dem frühen Erwachsenenalter (Lawrence et al. 2015). Je nach Alter zeigen Kinder Unterschiede z. B. bei der Zuordnung von Emotionsausdrücken (Herba et al. 2006). Bereits Neugeborene können auf Gesichter reagieren, die Emotionen ausdrücken (Addabbo et al. 2018). Säuglinge zwischen 5 und 7 Monaten reagieren unterschiedlich auf ängstliche, fröhliche und neutrale Gesichter.
- Psychosoziale Faktoren: z. B. ist psychosozialer Stress in der Jugend mit der Bildung von Phänotypen in Bezug auf die Empfindlichkeit der Stressachsenaktivität assoziiert (➤ Kap. 2.2.2).
- Intersubjektive Faktoren wie kulturelles Umfeld, Partnerschaft, Familie.
- Posttraumatische Belastungsstörungen, die mit emotionalen Triggern assoziiert sein können.
- Wechselwirkungen der Darm-Hirn-Achse, Herz-Hirn-Achse.
- Entzündungsfaktoren.
- Temperament (Tortella-Feliu et al. 2012).
- Geschlecht: Weibliche Kinder und Jugendliche zeigen eine genauere emotionale Wahrnehmung als männliche (Lawrence et al. 2015).
- Ernährungsfaktoren (➤ Kap. 11.9).
- Intrapsychische situative Faktoren wie Müdigkeit, Schmerzen, gegenwärtige Stimmung.

11.5 Störungen emotionaler Regulation

Positive Emotionen sind wesentlich für unser Wohlbefinden. Glückliche Menschen genießen die Gegenwart, blicken gerne in die Vergangenheit zurück und hoffnungsvoll in die Zukunft. Im Normalfall trägt die emotionale Regulation zu Wohlbefinden, Gesundheit und sozialer Bindung bei, indem herausfordernde Empfindungen und das damit verbundene Verhalten in Richtung des gewünschten Ziels reguliert werden.

Die Emotionen werden auf die psychosozialen und physischen Zustände des Organismus abgestimmt, wodurch es, je nach Stimulus, normalerweise zu positiven Verhaltensanpassungen kommt. Eine starke **emotionale Belastung** und/oder akute Gefahr führen zu einer starken **Amygdala-Aktivierung.** Über den N. facialis und N. trigeminus reagieren die mimische, die Kau- und Hyoidalmuskulatur mit weiteren pathophysiologischen Folgeketten (➤ Kap. 2.2.2).

Top-down-Störungen könnten durch Beeinträchtigung des Spiegelneuronsystems vermittelt werden, da seine Aktivität nicht nur durch visuelle Repräsentationen einer Handlung, sondern ebenso durch kontextuelle Faktoren und die Voreingenommenheit des Individuums bestimmt wird (Molenberghs et al. 2012). Daraus könnten verzerrte Vorhersagefehler bzw. Einschätzungen zwischen dem zu Beobachteten und dem zu Erwarteten resultieren, die wiederum zu unangemessenem Verhalten führen. Möglich wäre auch eine verminderte Kontrolle präfrontaler Netzwerke in Bezug auf **Bottom-up-Emotionen** (Vai et al. 2015). Wenn in der Folge die **Regulation von Emotionen** nicht mehr richtig funktioniert, kommt es zu unangemessenen Anpassungen oder Reaktionen, die eher problematisch für das Wohlbefinden sind.

Ein wesentlicher Faktor ist auch das **interozeptive Wahrnehmungssystem.** Ist dieses gestört, wird auch die Interpretation der Interozeption im Gehirn verändert und es kann in der Folge eine gestörte Emotionsregulation entstehen (Prince et al. 2018). Es besteht ein komplexer Zusammenhang zwischen Interozeption und Stress, da beide sowohl mit dem zentralen als auch mit dem peripheren Nervensystem in Beziehung stehen und für Homöostase und Überleben entscheidend sind. Ein stressiges Umfeld führt zu einer Dysregulation des Stress-Response-Systems. Dieses bewertet Informationen aus der Umwelt, um den Körper auf eine mögliche Bedrohung vorzubereiten. Sowohl eine Über- als auch eine Unterfunktion dieses Systems wirken sich ungünstig auf die physiologische Reaktion einer Person auf Stress aus, indem es zu einer **verminderten interozeptiven Kompetenz** kommt. So kann die Fähigkeit, bewusst Gefühle wahrzunehmen, zu interpretieren und eine angemessene Reaktion auf fordernde Situationen zu erzeugen, beeinträchtigt sein (Prince et al. 2018).

Viele **Faktoren** sind bei der Entstehung von dysregulierten Emotionen beteiligt. Dazu zählen:

- Genetische Vulnerabilität
- Frühe Inkongruenz-Erfahrungen
- Lang andauernde Stressreaktionen mit nicht-kontrollierbaren, negativen Emotionen
- Mangelndes emotionales Coaching durch die Eltern

Daraus kann sich eine **Angst vor den eigenen Gefühlen** entwickeln, die dann zu Vermeidungsschemata und einer geringen Selbstwirksamkeit führt. Werden keine adäquaten Emotionsregulationsmechanismen herangezogen, sondern solche, welche die Dysregulation noch verstärken (z. B. Verdrängung), kann es zu einer psychischen Störung kommen (Berking 2017).

Kommt es zu solchen **Störungen im Prozess der Emotionsregulation,** erhöht sich die Gefahr, eine **psychische Erkrankung** zu entwickeln sowie für deren Aufrechterhaltung. Dies gilt für Kinder und Jugendliche gleichermaßen wie für Erwachsene. In der Literatur wurden insbesondere Zusammenhänge zwischen emotionaler Dysregulation, affektiven Störungen, posttraumatischen Belastungsstörungen, Persönlichkeits- und Angststörungen beobachtet (Böker et al. 2012). So kann eine länger fortbestehende dysregulierte Emotion ursächlich für eine Depressionen oder aggressive Störungen sein (Kober et al. 2018). Ursächlich für eine Beeinträchtigung der Verarbeitung emotionaler Reize kann jedoch auch eine Läsion in der frontalen Großhirnrinde sein (Martin-Sölch 2004).

Im Folgenden werden der **Ablauf** und **Faktoren** der **Emotionsregulation** beschrieben (➤ Abb. 11.5). Die internen oder externen Auslöser bzw. Situationen werden zunächst unbewusst wahrgenommen. Wesentlich ist die erste Bewertung des emotionsauslösenden Triggers. Diese Prozesse verlaufen zunächst schnell und implizit, d. h. unbewusst, automatisch und ohne bewusste Aufmerksamkeit. Dabei geht es um die Fragestellung, ob der auslösende Reiz bekannt oder unbekannt ist. Unbekannte oder unsichere Situationen aktivieren den ACC (anteriorer zingulärer Kortex)-Amygdala-Komplex. Dies führt zur Aktivierung mehrerer Systeme, die für die Stressreaktion im Gehirn wesentlich sind, und zur Auslösung von Emotionen. Amygdalakerne sind auch dafür verantwortlich, dass diese Emotionen als Ganzkörpererfahrung erfahren werden. Über verschiedene vernetzte direkte und indirekte Wirkmechanismen und Feedbackschleifen werden zahlreiche Reaktionen ausgelöst. Diese Körperreaktionen beeinflussen wechselseitig wiederum die Wahrnehmung und Intensität der jeweiligen Emotionen (wie auch die Aufmerksamkeit). Es kommt außerdem zur Aktivierung der Aufmerksamkeit. In einem weiteren Schritt erfolgt die kognitive Bewertung, die dann zu Verhaltensweisen führt. Diese können bei realen oder angenommenen lebensbedrohlichen Situationen auch unmittelbar durch den ACC-Amygdala-Komplex ausgelöst werden. Umgekehrt inhibiert eine erfolgreiche Auflösung von „Unsicherheit“ und Herausforderungen die Amygdalaaktivierung. An vielen Schnittstellen sind therapeutische Möglichkeiten der Beeinflussung der emotionalen Regulation möglich, z. B. mittels osteopathischer emotionaler Regulationstechnik.

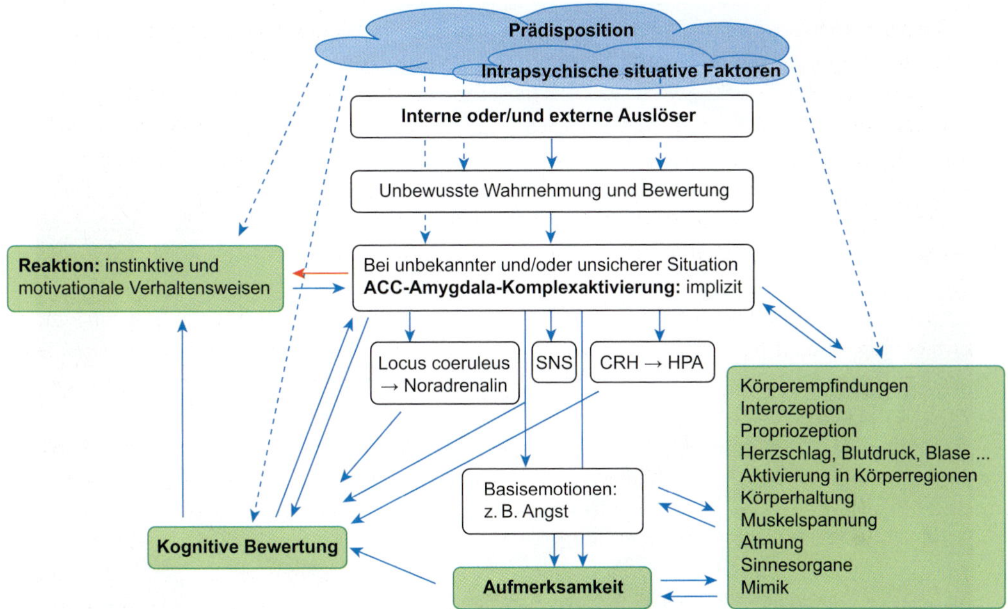

Abb. 11.5 Faktoren der Emotionsregulation. Emotionale Reaktionen werden einerseits durch bewusste oder unbewusste Wahrnehmung interner Stimuli (z. B. Erinnerungen, Gedanken, Interozeption) oder externe Ereignisse und Situationen ausgelöst. (SNS = sympathisches Nervensystem; CRH = Corticotropin-Releasing-Hormon; HPA = Hypothalamus-Hypophysen-Nebennierenrinden-Achse; ACC = anteriorer zingulärer Kortex) [P1143/L143]

Mittels der drei Subsysteme, HPA-Achse, Locus coeruleus und sympathisches Nervensystem, werden die Informationsübertragung, Energiebereitstellung und Plastizität im Gehirn erhöht. Diese Wirkungen können bei zu starker Aktivierung des ACC-Amygdala-Komplexes zu ständig überaktiven Sinnen, zerebraler Insulinresistenz und Absterben von Hirnzellen führen.

11.6 Herz und Emotionen: Herz-Hirn-Achse

Zwischen dem Nervensystem und dem Herz-Kreislauf-System bestehen **komplexe Wechselwirkungen** (➤ Abb. 11.6). Kein Organ reagiert empfindlicher auf psychosozialen Stress als das Herz. Eine chronische Stressbelastung und akuter psychischer Stress sind mit einer erhöhten kardiovaskulären Morbidität – einer der führenden weltweiten Todesursachen – assoziiert (Myers 2017). So steuert ein komplexes Netzwerk von kortikalen und subkortikalen Hirnregionen die Herz-Kreislauf-Funktion durch sympathische und parasympathische Bahnen (Tahsili-Fahadan et al. 2017). Funktionsstörungen in einem System können die Funktion des anderen Systems beeinträchtigen.

Die **Amygdala** ist daran beteiligt, emotionale Einflüsse – und insbesondere negative – auf das Herz zu regulieren und zu modulieren (Tahsili-Fahadan et al. 2017; Lane et al. 2009). So konnte eine elektrische Mikrostimulation des zentralen Kerns der Amygdala im Tierversuch einen allmählichen Anstieg des arteriellen Drucks und der Herzfrequenz hervorrufen, während die Stimulation benachbarter Kerne einen phasenweisen Abfall des arteriellen Drucks hervorrief (Yamanaka et al. 2018).

Der **mediale präfrontale Kortex** und der **anteriore zinguläre Kortex** können die Aktivität der Amygdala, v. a. den zentralen Teil (Barbas 2007), während der Emotionsregulation modulieren bzw. hemmen. So wiesen Sakati et al. (2016) nach, dass eine höhere Herzfrequenzvariabilität mit neuronalen Mechanismen verbunden ist, die eine erfolgreiche

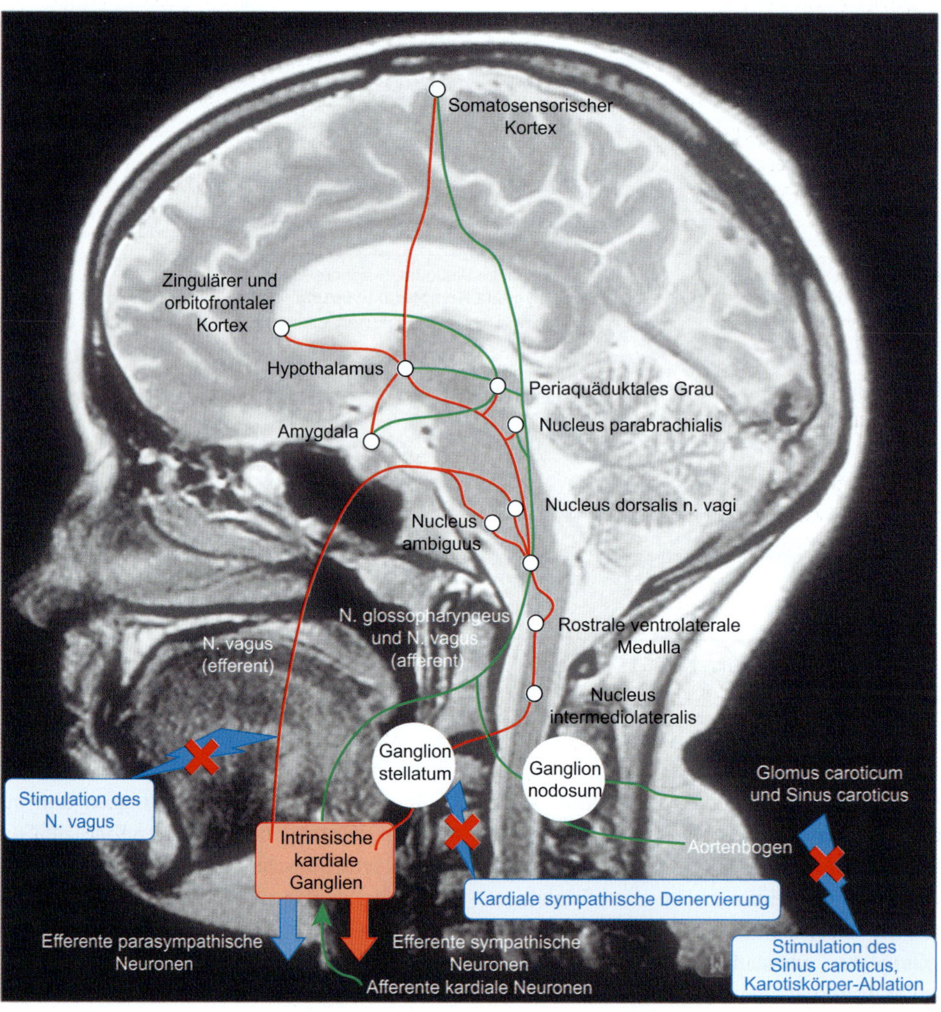

Abb. 11.6 Neuronale Kontrolle des kardiovaskulären Systems: wichtigste kortikale, subkortikale und Hirnstammbereiche und ihre Wechselwirkungen (grüne Linien = Afferenzen; rote Linien = Efferenzen) [R100/L143]

Emotionsregulation über die gesamte Lebensspanne unterstützen, da diese mit einer stärkeren funktionellen Verbindung zwischen der Amygdala und dem medialen präfrontalen Kortex in Ruhe assoziiert ist.

Auch Verbindungen der Amygdala mit dem Hypothalamus und Hirnstammkerne sind an der Kontrolle des Herzens beteiligt (Myers 2017; Kim et al. 2011).

Stress aktiviert die sympathisch-adrenomedulläre Katecholaminsekretion und die HPA-Achsen vermittelte Kortikosteroidfreisetzung. Chronischer Stress führt zu einer Divergenz der Stressachsen, d. h. einerseits zu einer Sensibilisierung sympathischer Wege und andererseits zur Kortisolresistenz und dadurch in der Folge zu kardiovaskulären Beeinträchtigungen, auch wenn die Wirkmechanismen im Einzelnen noch nicht ganz bekannt sind (Myers 2018). Zusätzlich bestehen auch direkte autonome neuronale Einflüsse auf Herz und Gefäße.

Patienten mit ischämischen Herzerkrankungen weisen stärkere negative emotionale Verarbeitungsstile auf (Kharamin et al. 2018). Als Folge einer gestörten Herz-Hirn-Achse bei chronischen neurologischen Störungen sowie bei Angstzuständen oder Depressionen (Summers et al. 2010) kann eine stressinduzierte Kardiomyopathie auftreten (Templin et al. 2015). Beispielsweise sind Episoden intensiver Wut – definiert als sehr wütend, körperlich angespannt, geballte Fäuste oder zusammengebissene Zähne – in den zwei darauffolgenden Stunden mit einem erhöhten relativen Risiko für einen akuten Koronarverschluss (Mostofsky et al. 2014; Buckley et al. 2015; Williams 2015) und möglicherweise auch mit einer stillen Ischämie assoziiert (Pimple et al. 2015). Ebenso führen auch Angsterfahrungen zu einem höheren Risiko für einen akuten Koronarverschluss (Buckley et al. 2015). Depressionen nach einem akuten Herzinfarkt erhöhen das Risiko für das Entstehen einer myokardialen Ischämie (Wie et al. 2014). So können Stress und dysregulierte Emotionen zu einer Stenose des R. interventricularis anterior führen, was als Witwenmacher-Herzinfarkt bezeichnet wird (Yusuf et al. 2013).

11.7 Darm und Emotionen: Darm-Hirn-Achse

Es bestehen enge wechselseitige Verbindungen zwischen dem limbischen System und dem autonomen Nervensystem (ANS). Das **enterische Nervensystem** (ENS) ist quasi eine Art periphere Ausdehnung des limbischen Systems in den Darmbereich und tritt dort mit mechanischen, chemischen und mikrobiellen Einflüssen in Kontakt. Auf der anderen Seite können insbesondere Pons, ANS und limbisches System im ZNS als ein enzephaler Teil des ENS angesehen werden (Mayer 2011). Evolutionär könnten Ganglien, welche die primitiven Gehirne der Würmer und schließlich die höherer Säugetiere bilden, von enterischen Nervenschaltkreisen abgeleitet worden sein (Mayer 2011). Das ENS wiederum entsteht entwicklungsgeschichtlich aus Vorläuferzellen, die von Neuralleistenzellen entlang des N. vagus in den Darm einwandern (Gershon et al. 1993).

Die Darm-Hirn-Achse kennzeichnen eng verbundene neural-neuroendokrine **Wechselwirkungen** zwischen dem Hunger-Sättigungs-Zentrum, dem dopaminergen Belohnungssystem sowie der Darmmikrobiota, die reguliert, welche Nahrung wir essen und welche Emotionen wir empfinden (Panduro et al. 2017). Funktionelle gastrointestinale Störungen sind häufig assoziiert mit Angst und Depression (Zhu et al. 2015; De Palma et al. 2014). Studienergebnisse belegen einen indirekten Effekt der viszeralen Sensibilität über die emotionale Dysregulation, die wiederum mit Depression, ängstlicher Erregung und sozialen Angstsymptomen einhergeht (Zvolensky et al. 2018). Gastrointestinale Funktionen werden wiederum von negativen Emotionen beeinträchtigt (Berthoud et al. 2008). Die fast 100 Billionen Mikroorganismen im Darm regulieren Teile des Stoffwechsel- und Energiehaushalts, die Insulinsignalisierung, die Reifung des Immunsystems und die Sekretion von Zytokinen aus dem Fettgewebe, schützen vor Krankheitserregern und Toxinen und modulieren die Darmmotilität sowie Emotionen und die Kognition (Cani 2012; Yoshimoto et al. 2013) (➤ Abb. 11.7). Letzteres erfolgt mittels einer Zwei-Wege-Kommunikation mit dem Gehirn (Neufeld et al. 2011) unter Nutzung des Nerven-, Hormon- und Immunsystems (Selkrig et al. 2014). Die bidirektionale Kommunikation zwischen limbischen Regionen und der Viszera ist ein zentraler Faktor bei der Erzeugung und dem Ausdruck von emotionalen Reaktionen und assoziierten emotionalen Gefühlen (Mayer et al. 2000).

Die Darm- und Gehirnkommunikation wird über den **N. vagus** reguliert, der zusammen mit vagalen und spinalen Afferenzen sowie sympathischen und parasympathischen Efferenzen mit dem enterischen Nervensystem verbunden ist (Grenham et al. 2011). Außerdem regulieren bestimmte **Darmbakterien** über die Produktion von Neurotransmittern (Desbonnet et al. 2008) und indirekt über Neuropeptide, die in den enteroendokrinen Zellen synthetisiert werden, die Stimmung und Kognition (Holzer et al. 2014). Umgekehrt reagiert die Viszera auf emotionsspezifische Muster des autonomen Outputs und sendet diese konvergierend in die zingulofrontale Region (Mayer et al. 2000). Eine Veränderung des Mikrobioms, v. a. über die Metaboliten, führt zu veränderten emotionalen Mustern und kann z. B. Angst und Depression auslösen. Auch Angst- und Depressionsstörungen sind mit einer Darmdysbiose und einem durchlässigen Darm assoziiert. Deshalb sollte laut Stevens et al. (2018) der Darm bei diesen Erkrankungen mitbehandelt werden. Bei Depressionen sind die Bifido- und Laktobazillen erniedrigt, Bacteroides sowie Proteo- und Actinobakterien erhöht (Kim et al. 2018a).

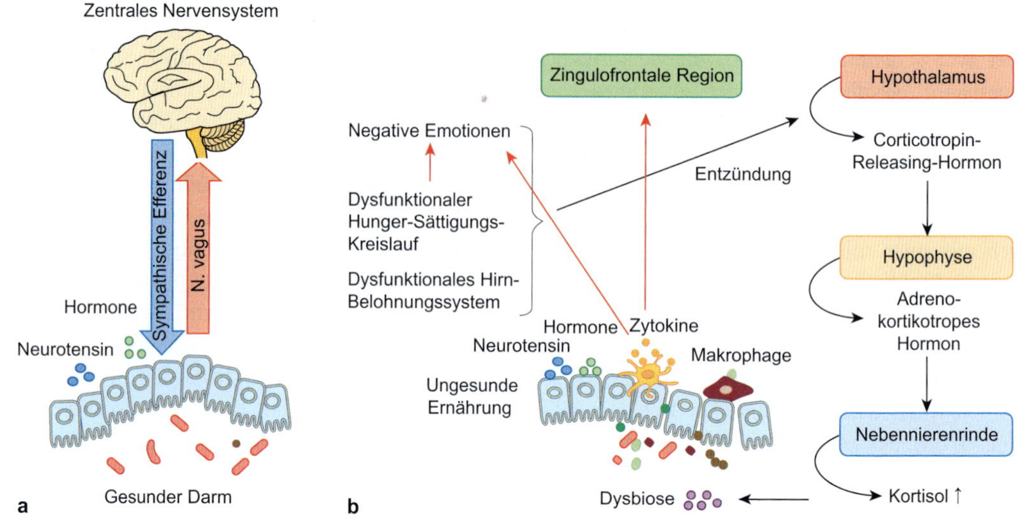

Abb. 11.7 Darm-Hirn-Achse und Dysbiose. **a** Das Darmmikrobiom kommuniziert mittels Zwei-Wege-Kommunikation mit dem ZNS. Dazu dienen Hormone, Neuropeptide, Neurotransmitter, Zytokine, Afferenzen des N. vagus sowie sympathische und parasympathische Efferenzen. **b** Veränderungen im Energiehaushalt und im Belohnungssystem des Gehirns, die zu negativen Emotionen führen, aktivieren chronisch die HPA-Achse und erhöhen den Kortisolspiegel. Ein erhöhter Kortisolspiegel verursacht eine Dysbiose. Dadurch passieren Krankheitserreger die Darmbarriere, was zu einer Endotoxämie und Entzündung führt. Auch ungesunde Ernährungsgewohnheiten begünstigen eine Dysbiose. [L143]

Feedbackschleifen zwischen Gehirn und Körper sind laut dem Neurowissenschaftler Antonio Damasio (2000) für unsere Entscheidungsfindung wesentlich. Reaktionen des Körpers auf emotionale Zustände werden als somatische Marker (➤ Kap. 9.8) abgespeichert, wie beispielsweise die Muskelspannung, schneller Puls oder langsame Atmung. Die Insula ruft die Informationen der somatischen Marker ab und fügt diese mit Emotionen und Kognitionen zusammen, z. B. wie es uns erging, als wir bestimmte Emotionen hatten. Auslösereize reichen dabei schon aus, um die Insula zu aktivieren. Damasio geht dabei kaum auf die Rolle des Magen-Darm-Trakts ein, der Neurobiologe Bud Craig hingegen schon (Mayer 2011). Es existieren enge bidirektionale Verbindungen zwischen den limbischen und autonomen Regionen des Gehirns. Das enterische Nervensystem kann evolutionär als eine periphere Erweiterung des limbischen Systems in den Darm betrachtet werden (Mayer 2011). Dementsprechend haben die Darm-Hirn-Achse und Darmempfindungen vielfältige Auswirkungen auf Affekt, Motivation, höhere kognitive Funktionen und intuitive Entscheidungsfindung (Mayer 2011).

11.8 Emotion und Entzündung

Während auf der einen Seite eine größere Vielfalt positiver Emotionen im Alltag mit niedrigeren zirkulierenden Entzündungswerten, wie IL-6, CRP oder Fibrinogen, assoziiert ist (Ong et al. 2018), werden auf der anderen Seite **Entzündungen** durch bestimmte **negative Emotionen begünstigt.** So führt **Angst,** aber nicht Wut, zu einem Anstieg proinflammatorischer Zytokine, wie Interferon-γ (IFN-γ) und Interleukin-1β (IL-1β) (Moons et al. 2015).

Stressoren und daraus resultierende negative Emotionen sind in der Lage, eine sympathische Hyperaktivität zu verstärken, eine Aktivierung von NF-κB und proinflammatorischen Zytokinen zu verursachen sowie oxidativen Stress zu begünstigen (Kiecolt-Glaser 2010; Steptoe et al. 2007) (➤ Abb. 11.8). Außerdem führt hoher Stress zu einer Verkürzung der Telomere (Epel et al. 2004). Ab einer bestimmten Verkürzung können Chromosomen nicht mehr geschützt werden, sodass es zur Beendigung der Zellteilung kommt.

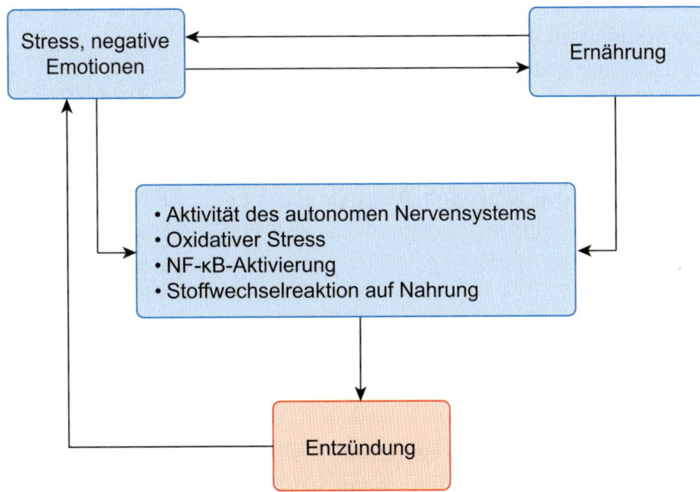

Abb. 11.8 Beziehungen zwischen psychologischen, diätetischen und biologischen Faktoren [L143]

Stress und negative Emotionen wie Depressionen beeinträchtigen die vagale Aktivierung (Pieper et al. 2007) und begünstigen eine postprandiale Entzündung (Yin et al. 2004) (➤ Abb. 11.8). Sie fördern außerdem entzündungsrelevante Verhaltensweisen, z. B. Schlafstörungen, die wiederum zu einem Anstieg von IL-6 führen (Vgontzas et al. 2004).

Eine Erhöhung der **Entzündungsaktivität** kann **negative emotionale Zustände begünstigen** (Eisenberger et al. 2010; Dantzer et al. 2008). Tryptophan ist die Vorstufe von Serotonin. Seine Bioverfügbarkeit ist für die Synthese von Serotonin verantwortlich, sodass verminderte Tryptophankonzentrationen die serotonerge Neurotransmission im Gehirn beeinflussen können. Das Enzym Indolamin-2,3-Dioxygenase (IDO) baut Tryptophan über den Kynurenin-Weg ab (➤ Abb. 11.9). So können Schwankungen der enzymatischen

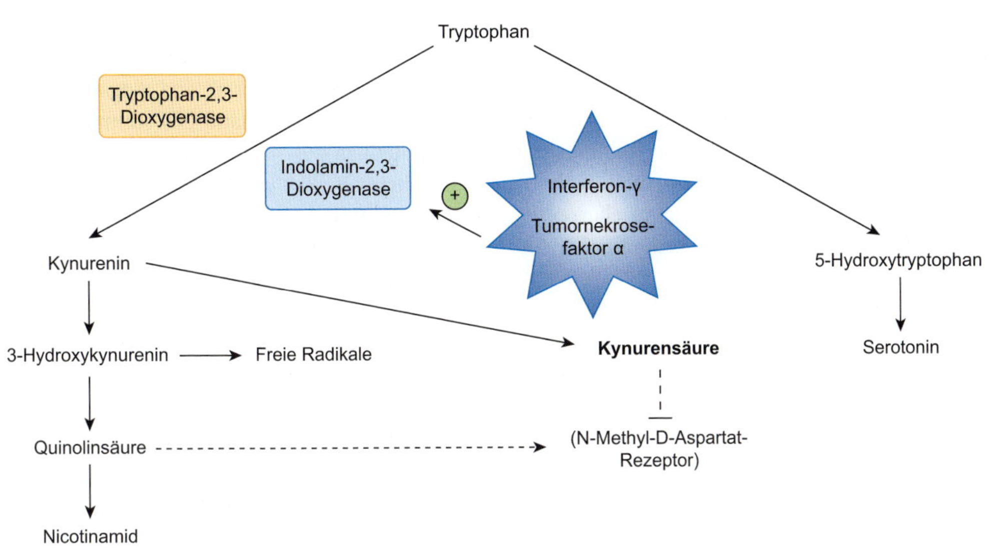

Abb. 11.9 Wirkmechanismus, wie eine Entzündung die Serotoninproduktion vermindert [L143]

Aktivität der IDO im Gehirn die Serotoninbiosynthese beeinflussen. IDO ist durch proinflammatorische Zytokine, einschließlich Interferon-γ (IFN-γ) und TNF-α, stark induzierbar. Ein Ungleichgewicht des Kynurenin-Wegs könnte entzündungsbedingten depressiven Störungen zugrunde liegen. Zudem entstehen über den Kynurenin-Weg freie Radikale im Gehirn.

11.9 Emotion und Ernährung

Strategien der **Emotionsregulation** bedingen Unterschiede im **Essverhalten.** Wenn beispielsweise ein negativer Affekt erlebt wird und dieser auf eine maladaptive Weise reguliert wird, z. B. durch verminderten oder fehlenden Ausdruck von Emotionen, kann diese Strategie der Gefühlsregulierung zu vermehrtem Essen führen (Evers et al. 2010).

Negative und positive Emotionen sind außerdem signifikant mit der **Wahl der Nahrungsmittel** assoziiert (Ashurst et al. 2018). So kann Essen als Coping-Strategie fungieren, um die Aufmerksamkeit von negativen Emotionen abzulenken (Bennett et al. 2013). Beispielsweise zeigte eine Studie von 2018, dass Teilnehmer bei negativen Emotionen eher Fleisch bzw. Proteine, bei positiven Emotionen weniger Pizza und Fastfood (allerdings überraschenderweise im Gegensatz zu früheren Studien eher Süßigkeiten) konsumierten (Ashurst et al. 2018). Auch das Geschlecht ist ein signifikanter Faktor in dem Sinne, dass Frauen im Gegensatz zu Männern bei depressiven Gefühlen eher einen erhöhten Heißhunger auf Süßigkeiten aufweisen (Bartkiene et al. 2019).

Insbesondere Stress in der frühen Zeit des Lebens begünstigt über Stoffwechsel- und Ernährungsfaktoren Beeinträchtigungen der Gehirnfunktion, die das Risiko für emotionale und kognitive Störungen erhöhen (Spencer et al. 2017). So zeigen die Kalorienaufnahme und die Zusammensetzung der **Nahrung** große und dauerhafte **Auswirkungen auf Kognition und Emotionen,** insbesondere in kritischen Phasen der Entwicklung (Spencer et al. 2017).

11.10 Befundung

11.10.1 Einführung

Hinweise auf ein **emotionales Loading** ergeben sich während der Anamnese, Inspektion und Untersuchung (➤ Kap. 6.6), können aber ebenso im Verlauf der Behandlung auftreten. Dabei werden bei der Befundung auch nonverbale Informationen herangezogen, wie z. B. anhand der Mimik (Schirmer et al. 2017) und der Stimme (Scherer 2011, 2003; Bänziger et al. 2015) sowie Betonung, Nachdruck, Ton und Rhythmus der Sprache (Bhatara et al. 2016). So liefert die Berührung Hinweise auf den emotionalen Zustand, z. B. Wut, Angst, Ekel, Liebe, Dankbarkeit, Sympathie, Glück und Traurigkeit (Oya et al. 2022; Hertenstein et al. 2009).

Der **emotionale Ausdruck** wird durch emotionale Signale ausgedrückt. Dieser Ausdruck kann eine hohe Flexibilität aufweisen. So unterliegen die emotionalen Signale einer bewussten Steuerung, ggf. kombiniert mit weiteren Ausdrucksformen geringerer Bewusstseinskontrolle (Williams et al. 2020). Zu letzteren zählen insbesondere Signale des autonomen Nervensystems, die bei der Befundung ebenso wesentlich sind. Dazu zählen u. a. Erröten, Schweißbildung, Pupillengröße, Puls und Atemfrequenz. In Bezug auf die Mimik sind bestimmte Merkmale informativer als andere. Augen und Mund sind beim Erkennen von Freude, Stirn und Augen bei der Erkennung von Traurigkeit und Angst bedeutsam (Todd et al. 2021). Anhand des stimmlichen Ausdrucks können z. B. Angst, Wut, Glück und Traurigkeit wahrgenommen werden (Bänziger et al. 2015).

Die **emotionalen Signale** sind meist nicht eindeutig, sondern vieldeutig, kontextabhängig und können möglicherweise auf unterschiedliche evolutionäre Ursprünge zurückgeführt werden. So ist z. B. Lächeln nicht nur Ausdruck von Glück, Zugehörigkeit, Liebe und Zuneigung, sondern ebenso von Nervosität, Verachtung und Unterordnung (Williams et al. 2020). Der Ausdruck der Angst kann kulturdifferent mal als Angst, Bedrohung oder Aggression interpretiert werden. Der Angstausdruck kann mit geweiteten Augen in Kombination mit dem Zeigen von Ober- und Unterkieferzähnen oder ohne

Zahnsicht verbunden sein (Crivelli et al. 2016). Der Schmollmund bei Säuglingen hat die Funktion, die Aufmerksamkeit der Mutter zu erlangen. Auch die Körperhaltung kann Emotionen ausdrücken und im Vergleich zur Mimik eher echte Gefühle (Aviezer et al. 2012; de Gelder et al. 2010).

Erst die **Integration aller Sinneswahrnehmungen** ermöglicht eine **ganzheitliche Emotionsbewertung** (Schirmer et al. 2017). So duplizieren Gehör und Tastsinn nicht einfach visuelle Mechanismen, sondern jede Sinnesmodalität hat einen eigenen Eingangskanal. Ferner greift jede Modalität auf teilweise nicht überlappende neuroanatomische Systeme mit unterschiedlichen Verarbeitungsspezialisierungen zurück und die Signalverarbeitung konvergiert zunächst zu multi- und später zu amodalen Repräsentationen. Hinzu kommt, dass ein Gefühlsausdruck je nach dem Kontext, in dem dieser erzeugt oder erinnert wird, mehrere und oft sogar widersprüchliche Bedeutungen haben kann. So ist auch der Kontext zum Emotionsausdruck bei der Befundung herauszuarbeiten.

Zusätzlich kann die **Herzratenvariabilität** (HRV) als Index für emotionale Dysregulation genutzt werden (Williams et al. 2015; Clamor et al. 2020; Weiss et al. 2021) (➤ Kap. 6.22.1).

11.10.2 Anamnese

Bei der Anamnese werden eruiert:

- Aktuelle Situation
- Mögliche Krankheitsbefunde
- Komorbide psychische Erkrankungen
- Risikofaktoren für emotionale Regulationsstörungen (z. B. Early Life Stress)
- Sozialanamnese
- Befundung entsprechend der fünf osteopathischen Modelle (➤ Kap. 5, ➤ Kap. 0.4), z. B. kann Zuckersucht, die v. a. abends und vor dem Schlafen auftritt, ein Hinweis auf negative Emotionen sein, während eine Zuckersucht im Verlauf des gesamten Tages eher auf eine Insulinresistenz des metabolen Systems oder auf eine Mitochondriopathie hinweist
- Symptome, um ein bestimmtes Krankheitsbild einzugrenzen sowie um Kontraindikationen zu erkennen (➤ Kap. 5)
- Aktueller emotionaler Zustand
- Emotionen, die sich in Empfindungen spezifischer Körperregionen zeigen (Nummenmaa et al. 2014), können erfragt oder der Patient kann aufgefordert werden, die Regionen gesteigerter und verringerter Wahrnehmungsempfindung im Körper zu beschreiben
- Empfindungen zu emotionalen und Arousal-Zentren im Körper (➤ Kap. 6.6)
- Emotionale Belastung: kann mittels einer Belastungsskala von 0–10 erfragt werden (➤ Kap. 10.5.2)

11.10.3 Palpation

Während der Palpation und dann auch bei der Behandlung wird besonders auf **Zeichen eines SPEKD** geachtet. So kann beispielsweise ein erhöhter Widerstand oder eine Spannungszunahme im Gewebe wahrgenommen werden, während der Patient gleichzeitig eine Emotion spürt, die möglicherweise mit bestimmten Körperempfindungen, Erinnerungen, Bildern oder Situationen assoziiert ist.

Mögliche **Hinweise** auf ein emotionales Gewebeloading während der Palpation sind:

- Diffuse, nicht deutlich abgrenzbare Spannung oder Gewebevibration
- Plötzlicher spontaner Stopp in den rhythmischen Gewebedynamiken
- Auftreten von Arousal
- Veränderung der Atmung: Vertiefung oder Abflachung, Verlangsamung oder Beschleunigung
- Seufzen, Schlucken
- Veränderung des Pulses: Verlangsamung oder Beschleunigung, kurzer Stopp, Abflachung
- Abblassen oder Temperaturänderung der Haut
- Schweißbildung (Allen et al. 1973)
- Veränderung unwillkürlicher Rhythmizitäten
- Zucken, das durch den Körper geht
- Änderung im bioenergetischen Feld
- Änderung im Bewusstsein des Patienten

Palpation des emotionalen Gewebe-Loading

➢ Kap. 6.5

Emotionale und Arousal-Zentren im Körper

➢ Kap. 6.6

Emotionen und mimische Muskeln

Die mimischen Muskeln können mittels Introspektion (z. B. Bodyscan), Inspektion und Palpation beurteilt werden (➢ Kap. 6.7, ➢ Tab. 6.6, ➢ Kap. 8.22).

Fasziale Schlüsselmuster

Insbesondere bei toxischem Erleben von Unsicherheiten und als Folge eines Traumas kann häufig eine **erhöhte Spannung** der tiefen anterioren faszialen Kette und der anterioren oberen spiralförmigen Kette assoziiert mit einer mehr oder weniger kollabierten Körperhaltung gefunden werden (➢ Kap. 6.21).

Palpation von Darm- und Herzregion

Außerdem werden die **Herz- und Darmregion** und ihre assoziierten Faszien-, Nerven- und Gefäßbeziehungen aufgrund ihrer besonderen Bedeutung für die emotionale Regulation osteopathisch untersucht.

11.10.4 Weitere Kennzeichen

➢ Tab. 11.2 zeigt die bei einer Emotion möglichen assoziierten Empfindungen, körperlichen Ausdrücke, das Verhalten und Ausdrücke.

Folgende weitere **emotionale Kennzeichen** können bei der therapeutischen Interaktion befundet werden, basierend auf der Arbeit mit dem limbischen Kompass (➢ Abb. 1.3):

- Ist der Fokus stärker auf eigene Gefühle oder die der anderen gerichtet?
- Ist der Fokus auf negative oder positive Emotionen gerichtet oder situationsbezogen?
- Wie sind Mimik (die meisten Emotionen finden ihren Ausdruck in der Mimik, außer Scham und Schuldgefühl) und Körperhaltung/-bewegung: Überraschung, Freude, Ärger, Wut, Angst, Furcht, Trauer?
- Besteht eine niedrige oder eine hohe Intensität von Emotionen?

Tab. 11.2 Emotion und Körper (nach Rothschild 2002)

Emotion	Empfindung	Körperlicher Ausdruck	Verhalten	Ausdrücke
Traurigkeit	• Tränen in den Augen • Kloß im Hals	• Tränen • Gerötete Augen	Weinen	In Tränen zerfließen
Wut	Anspannung v. a. von Kiefer und Schulter	• Angespannter Unterkiefer • Geröteter Hals	• Kämpfen • Brüllen	Dunkelrot anlaufen
Ekel	Übelkeitsgefühl	• Gerümpfte Nase • Hochgezogene Oberlippe	Abwendung	Mir wird übel
Glück	• Tiefes Atmen • Seufzen	geweitete Augen, hochgezogene Brauen, Zittern, Erbleichen	Lachen	Vor Freude zerplatzen
Angst	• Herzklopfen • Zittern	zusammengekrümmt, erstarrt (Furcht)	• Flucht • Zittern	Bauchkribbeln
Scham	Hitzeempfindung, v. a. im Gesicht	• Erröten • Abwenden des Blicks	Sich verstecken	Nicht in die Augen schauen können

- Wie sind die Selbstwahrnehmung und Beschreibung der genannten Emotionen?
- Resonanz: Findet eine Beeinflussung durch die Stimmung der anderen oder eine Beeinflussung der Stimmung von anderen statt?
- Sind gemeinschaftliches Erleben und Teilen von Emotionen möglich?
- Jetzt-Momente: Gibt es einen gemeinsamen besonderen Moment bei der Interaktion, der unvorhersehbar, dynamisch und gemeinsam gestaltet ist?
- Wie ist die Fähigkeit, das emotionale miteinander Eingestimmtsein und das nicht miteinander Eingestimmtsein wahrzunehmen?
- Ist das Gefühl eines Wir erlebbar?
- Besteht die Fähigkeit, eine emotionale Einstimmung mit anderen herbeizuführen?
- Inwieweit ist ein spielerisches Interagieren in Bezug zu Emotionen möglich?
- Sind Empfinden und Ausdruck von Empathie möglich?
- Welche emotionale Erwartungen an sich, an andere und Situationen bestehen und werden wahrgenommen?
- Wie ist die Fähigkeit ausgeprägt, markiertes und unmarkiertes Spiegeln (➤ Kap. 6.2.5) wahrzunehmen?
- Wie ist das Verhalten zum Therapeuten: sicherheitsbetont, explorierend, Unterstützung suchend?
- Besteht ein flexibles oder unflexibles emotionales Rollenverhalten?
- Wie sind Opfer-, Täter-, Helfer-Verhalten?

Folgende emotionalen **Kennzeichen** können nur in **länger andauernden Beziehungen** wahrgenommen werden:

- Bindungsmuster: Wie ist die Fähigkeit, Vertrauen und Nähe nach Konflikten und Trennung wieder herzustellen: sicher, unsicher-vermeidend, unsicher-ambivalent, desorganisiert oder desorientiert bei Kindern, autonom, distanziert-beziehungsabweisend, präokkupiert-verstrickt, von unverarbeitetem Objektverlust beeinflusst, nicht klassifizierbar bei Erwachsenen?
- Selbstwert (bezogen auf die Persönlichkeit, die Erinnerungen, das Ich-Empfinden oder auf das Selbstempfinden): Besteht das Gefühl, wertvoll, willkommen, erwünscht zu sein?
- Selbstschutzreaktionen: Liegt der Überfokus
  - auf egozentrischer Freude und Bedürfnisbefriedigung mit positiver oder Erwartungshaltung?
  - auf dem eigenen Leiden oder/und Schmerzen mit der Erwartungshaltung, von Anderen Hilfe und Beruhigung oder keine Hilfe und Beruhigung zu erfahren?
  - darauf, dass andere Menschen benötigt werden, um Freude und Bedürfnisbefriedigung zu erreichen, gekoppelt mit der Erwartungshaltung, dass dies geschehen wird oder nicht?
  - darauf, dass bei Kontakt mit anderen diese mit Negativität und Ablehnung reagieren?
- Proximale Lernzone: Welche Veränderung ist möglich, um das jetzige Gefühl zu verändern?

11.10.5 Konzept der vier Grundformen der Angst

Aufgrund der Arbeit von Riemann (2013) können **vier Persönlichkeitsstrukturen** unterschieden werden, wobei jede auf eine **andere Form von Angst** zurückgeführt werden kann (➤ Tab. 11.3):

- **Depressive Persönlichkeit:** Hauptangst des Depressiven ist die Angst vor Isolation, Selbstwerdung und Eigenständigkeit. Er sucht Nähe und Bindung zu anderen sowie Abhängigkeit von anderen und meidet Selbstständigkeit, um keine Einsamkeit spüren zu müssen. Gegensatz ist die schizoide Persönlichkeit.
- **Zwanghafte Persönlichkeit:** Hauptangst des Zwanghaften ist die Angst vor Ungewissheit, Vergänglichkeit, Wandlung und Risiko. Die Folge ist ein Verhalten, das auf Kontrolle, Beständigkeit und Dauer ausgerichtet ist. Gegensatz ist die hysterische Persönlichkeit.
- **Schizoide Persönlichkeit:** Die Hauptangst des Schizoiden ist, dass Grenzen nicht respektiert werden, bzw. besteht vor Ich-Verlust, Selbsthingabe und der möglichen Gefahr verletzt zu werden. Demensprechend ist das Verhalten durch Ichbezogenheit, Distanz, Vermeidung zu starker Nähe und Bindung gekennzeichnet, um nicht angreifbar und verwundbar zu sein. Gegensatz ist die depressive Persönlichkeit.

Tab. 11.3 Konzept der vier Grundformen der Angst

	Angst vor	Kompensation	Körperliche Äußerung	Intervention
Depressive Persönlichkeit	Isolation	• Bindung, Emotionalität, Nähe • Appell: Verlass mich nicht!	Verstecken des Bauchs (Gastritis), zu viel oder zu wenig Bewegung mit den Armen	Erdungsübungen
Zwanghafte Persönlichkeit	Ungewissheit, Unsicherheit	• Kontrolle, Sicherheit, Dauer • Appell: Sag mir, was kommt!	Nacken, Schulter und unterer Körperteil verspannt, meist werden Beine nicht viel bewegt	Entspannung von Schulter-, Nacken-, Beckenmuskulatur
Schizoide Persönlichkeit	Grenzverlust, -verletzung, Abhängigkeit, Nähe	• Autonomie, Identität (Wer bin ich?), Leistungsorientiertheit, Distanz • Appell: Respektiert mich so, wie ich bin!	Mimik vermindert	Humortherapie, Lachen, Gesichtsmuskeln mobilisieren und aktivieren (Grimassieren), Übungen mit anderen Menschen
Hysterische Persönlichkeit	Langeweile, Endgültigkeit	• Spaß, Spielen, Lust, Freude, Wandel • Appell: Lass mich etwas fühlen!	Beine häufig sehr unruhig, sehr nach Wechsel orientiert	Beine auf der Stelle bewegen, Introspektion, Fühlen lernen

- **Hysterische Persönlichkeit:** Die Hauptangst des Hysterischen ist die Angst vor Notwendigkeit, Langeweile, Endgültigkeit, begrenzter Freiheit und Tod. Dieser Typ strebt nach Wandel, Freiheit und Risiko. Gegensatz ist die zwanghafte Persönlichkeit.

11.11 Behandlung

11.11.1 Einführung

Klassische Emotionstheorien, beispielsweise von Darwin oder James, verstehen Emotionen als bloße Folge von körperlichen Reaktionen auf einen Stimulus. Wenn man weint, ist man folglich traurig. Neuere Theorien über die Emotionsregulation, die wesentlich von Damasio et al. (2000) geprägt sind, sehen diesen Prozess differenzierter. **Emotionen** entstehen demnach, indem **interozeptive** (z. B. thermische, metabolische und hormonelle Informationen) und **propriozeptive Informationen** an das Gehirn weitergeleitet werden. In diesem Beispiel kommt es zum Weinen, und die Emotion, in diesem Fall Trauer, entsteht aufgrund der intero- und propriozeptiven Informationsübermittlung des Körpers an das Gehirn.

So könnte möglicherweise eine therapeutische Intervention zur **Verbesserung der bewussten motorischen Verhaltenskontrolle** sowie der daraus folgenden **Propriozeption und Interozeption** Einfluss auf die emotionale Regulation ausüben (Riskind 1984). Für eine erfolgreiche Therapie ist es außerdem erforderlich, sich mit der Art und Weise auseinanderzusetzen, wie große und kleine **Alltagsstressoren** die Kommunikation zwischen Körper und Geist beeinflussen und insbesondere die Fähigkeit gestärkt werden kann, auf interne Signale stressbedingter Emotionen zu achten und diese zu interpretieren.

Therapeutisch werden sowohl Top-down- als auch Bottom-up-Prozesse eingesetzt. **Top-down** können z. B. mittels kortikaler Kontrolle dysfunktionale unflexible emotionale Gewohnheitsreaktionen oder dysfunktional erhöhte Amygdalaaktivitäten relativiert werden. **Bottom-up** können durch osteopathische Palpation in Verbindung mit aktiven wiederholten Feedbackschleifen und Üben seitens des Patienten neue Routine- und Gewohnheitsmuster emotionaler Regulation erlernt werden.

Essenziell der meisten der folgenden Ansätze und Techniken der emotionalen Regulation ist es, während des therapeutischen Prozesses den **dynamischen Balancepunkt** von negativen und positiven Emotionen sowie zwischen Hypo- und Hyperarousal, Ressourcen und Auslösern zu finden bzw. zu halten, bei dem ein Flow-Zustand mit leicht aktivierter Erregung zugelassen wird. Dies kann erreicht werden, indem der Osteopath zum einen für die physiologischen und emotionalen Reaktionen, die während der osteopathischen Palpation auftreten, aufmerksam ist und zum anderen den Patienten bei der Wahrnehmung dieser Reaktionen unterstützt. Dies ermöglicht dem Patienten auf behutsame Art und Weise, eine verbesserte interozeptive Wahrnehmung sowie emotionale Regulation und Toleranz zu entwickeln.

Es sollte jedoch achtsam mit potenziell die interozeptiven und propriozeptiven Afferenzen verändernden Palpationen umgegangen werden. Ebenso sorgfältig ist mit Verfahren wie Bodyscan umzugehen, welche die Achtsamkeit des Patienten von Emotionen weg auf Körperempfindungen lenken. Einerseits können diese Vorgehen den Patienten helfen, zu starke überwältigende emotionale Regungen runterzuregulieren, sodass diese in einem koregulierten ressourcenreichen Flow-Zustand erlebt werden können und schrittweise der Abbau von Abwehrreaktionen gegenüber Emotionen ermöglicht wird. Andererseits kann der Fokus auf Intero- und Propriozeptoren schwierige Emotionen auch weniger oder kaum noch erlebbar machen oder in ihrem Entstehen beeinträchtigen und so das Potenzial der Wahrnehmung, Verarbeitung und Integration von Emotionen mindern. Zudem könnte dies bei sensomotorischen Emotionen, d. h. Emotionen, die insbesondere Reaktionen auf Kontexte ermöglichen, verhindern, eine Verbindung der jeweiligen Emotion zur jeweiligen Situation herzustellen. Dies würde u. U. den Zugang zu bedeutsamen Informationen über den Kontext erschweren und damit auch handlungsorientierte Verhaltensadaptationen beeinträchtigen. Eine Folge könnte sogar der verringerte Zugang zu allen Emotionen sein.

Mögliche Ansätze sind die **multimodale bifokale Integration** (➤ Kap. 10.5) und die anderen vorgestellten **Palpationsansätze.** Die **Integration im Alltag** ist ein weiterer wesentlicher Behandlungsschritt. Patienten setzen die in der Behandlung gelernten Kompetenzen um, sodass zunehmend physiologische Reaktionen und ressourcenreiche Koregulationen für die emotionale Regulierung im Alltag angewendet werden können. Beispielsweise können dysfunktionale und unflexible Reaktionsmuster durch adäquatere und kontextgebundene Wahrnehmungen physiologischer Reaktionen auf Reize aus der Umwelt sowie starre und unangemessene Verhaltens- und Handlungsoptionen durch flexiblere ersetzt werden.

Im Folgenden wird eine **mögliche Methode** bei gestörter emotionaler Regulation im Rahmen der psychosomatischen Osteopathie vorgestellt. Diese beginnt mit der **Kompetenz des Behandlers,** Hinweise einer emotionalen Ladung während der Behandlung wahrzunehmen, und dessen **Fähigkeit,** eine empathische therapeutische Beziehung (➤ Kap. 3, ➤ Kap. 4) zu installieren. Beides ist grundlegend, um die folgenden Behandlungsansätze und Techniken angemessen anwenden zu können. Ist der Osteopath mit der auftretenden Emotion nicht vertraut oder ist er nicht in der Lage, diese Emotion zu integrieren und zu akzeptieren, besteht die **Gefahr einer Übertragung.** Das heißt, der Therapeut spürt bewusst oder unbewusst z. B. die Emotion Wut und reagiert darauf, indem er dem Patienten – und wenn auch nur unbewusst durch einen kurzen mimischen Ausdruck – Ablehnung zeigt. Das Training von achtsamem Gewahrsein und Empathie ermöglichen dem Osteopathen, in solchen Fällen eine größere Toleranz zu entwickeln, sich selbst zu regulieren und den Fokus weiter auf den Patienten zu richten. ➤ Abb. 11.10 zeigt Zugänge und einen möglichen Behandlungsablauf bei gestörter emotionaler Regulation im Rahmen eines SPEKD, was im Folgenden detailliert dargestellt wird.

11.11.2 Bewusste bewertungsfreie Wahrnehmung

Treten bei der Palpation somatischer Dysfunktionen – genauer SPEKD – als Hinweise auf eine emotionale Ladung auf, werden diese in der therapeutischen Interaktion berücksichtigt. Zunächst wird der Patient dabei unterstützt, bei der Palpation auftretende assoziierte **Emotionen bewusst wahrzunehmen,**

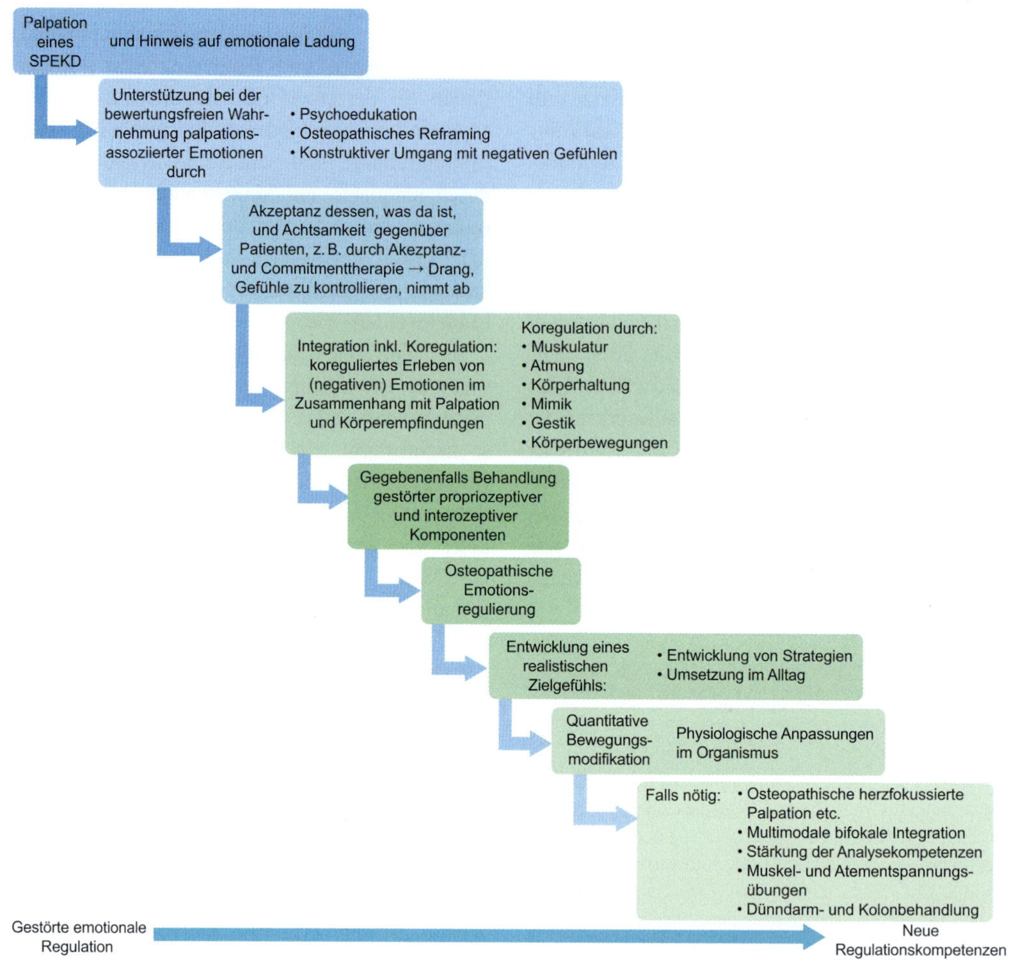

Abb. 11.10 Behandlungsablauf bei gestörter emotionaler Regulation im Rahmen eines SPEKD [P1143/L143]

beispielsweise durch die Frage, ob sich im Moment ein Gefühl und ggf. welches zeigt. Im Weiteren kann durch die Arbeit mit dem limbischen Kompass die **bewusste bewertungsfreie Wahrnehmung** geschult werden. Diese ist ein wesentlicher Faktor, unbewusste Vermeidungsmuster aufzulösen.

11.11.3 Psychoedukation

Psychoedukation ist durch **Aufklärung** und **Information** einer Person mit einer gestörten emotionalen Regulation über die Symptome, Wirkungsmechanismen, Behandlungen und Prognosen gekennzeichnet. Dies umfasst auch, Patienten deutlich zu machen, dass ihre Gefühle eine physiologische Basis haben, und diese wertzuschätzen. Dies führt bereits zu einer Entspannung.

Die Wirksamkeit der Psychoedukation ist belegt, z. B. anhand systematischer Reviews bei Schizophrenie (Alhadidi et al. 2020) sowie durch Studien bei Depression, Angstzuständen, Alexithymie und Fibromyalgie (Melin et al. 2018), zur Verringerung von Wutausbrüchen, des Schweregrads von Gemütssymptomen, von störendem Verhalten und von Defiziten in der Handlungskompetenz bei Jugendlichen (Salem et al. 2021) und in Gruppenbehandlung bei Essstörungen (Holmqvist Larsson et al. 2020). Auch die Wirksamkeit webbasierter Psychoedukation konnte z. B. im Rahmen der emotionalen Regulation, des Essverhaltens und des Körperbilds bei prämenopausalen Frauen nachgewiesen werden (Czepczor-Bernat et al. 2021).

11.11.4 Etappen und Strategien bei der Regulation von Emotionen

Zahlreiche Feedbackschleifen sind bei der emotionalen Verarbeitung und Handlungszielsetzung, -planung und -ausführung involviert, die ebenso die Modifikation und Anpassung der Handlung miteinschließt, um ungewünschte Ergebnisse abzuwenden und gewünschte zu erzielen. Dabei ist zielgerichtetes Handeln auf die konstante Feinregulierung von Aufmerksamkeit, Emotionen, neurovegetativen Zuständen und Gedanken zurückzuführen (Dickson et al. 2017).

Grundlegend für den **Therapieerfolg** bei einer dysfunktionalen emotionalen Regulation sind die Verbindung von Achtsamkeit und Emotionen (Warner et al. 2021), Körperempfindungen, Körperhaltung, Körperbewegung, Handlung und Verhalten, ferner die Neubewertung (➤ Kap. 10.5.15) sowie das Einüben neuer Verhaltensstrategien. Dies scheint bei fast allen Patienten hilfreich, um die Kompetenz der Emotionsregulation zu optimieren. So stellt die dispositionelle **Achtsamkeit** eine Schlüsselkompetenz bei der Emotionsregulation dar, die es i. d. R. bei jedem Patienten zu fördern gilt. Dispositionelle Achtsamkeit bezeichnet dabei die Fähigkeit, Achtsamkeit auf gegenwärtige Erfahrungen mit einer offenen und nicht-wertenden und nicht-reaktiven Haltung zu richten und aufrechtzuerhalten (Baltruschat et al. 2021; Brown et Ryan 2003). Achtsamkeit versetzt den Patienten z. B. in die Lage, Emotionen und emotionsauslösende Situationen zu erkennen, adaptive Strategien wie kognitives Reframing anzuwenden und maladaptive Strategien wie expressive Unterdrückung zu vermindern. Die Wirkung von Achtsamkeit ist z. B. bei Störungen infolge von Kindheitserfahrungen nachgewiesen, bei denen emotionale Äußerungen durch die Eltern ignoriert oder negativ beantwortet wurden (Warner et al. 2021).

Darüber hinaus sollen die Patienten ermutigt werden, einen **konstruktiven Umgang mit ihren negativen Gefühlen** zu kultivieren. Sie lernen dabei, Probleme nicht als etwas Schlimmes zu bewerten, sondern als Herausforderung, die zu meistern ist. Gelingt es, den Patienten an einen konstruktiven, emotionalen Umgang mit dem Problem heranzuführen, erhöht sich seine wahrgenommene emotionsbezogene Selbstwirksamkeitsüberzeugung und er kann zukünftig seine negativen Emotionen besser regulieren, indem er sich in belastenden Situationen selbst beiseitestehen kann. So konnte z. B. durch ein Affektregulationstraining eine Verminderung von Depressionssymptomen nachgewiesen werden (Berking et al. 2019).

Auf der anderen Seite sind allgemein gültige Regulationsstrategien nur teilweise zielführend und bestimmte Emotionsregulationsstrategien scheinen nicht per se adaptiv oder maladaptiv zu sein. Vielmehr ist die **Wirksamkeit spezifischer Emotionsregulationsstrategien** von der Wechselbeziehung zwischen dem Kontext und den Merkmalen einer emotional herausfordernden Situation und den Persönlichkeitsmerkmalen der Person, die ihre Emotionen reguliert, abhängig (Coté et al. 2010; Troy 2013). Deshalb gilt es zu differenzieren, welche Aspekte der Emotionsregulation beim Patienten zu unterstützen sind.

Die Regulation von Emotionen beinhaltet alle Strategien, die Personen verfolgen, um Einfluss auf die Emotionen, die sie erleben, zu nehmen. Diese Strategien und die darauf basierenden möglichen therapeutischen Einflussnahmen, der **emotionale Regulations-Reset in 6 Schritten** (6-Step-ER-Reset), werden im Folgenden dargestellt (➤ Abb. 11.11):

1. **Erkennen und Benennen von Emotionen und emotionsauslösenden Situationen:** Dies ist die Bedingung und Voraussetzung für alle weiteren Schritte der Emotionsregulation. Durch Aufmerksamkeit bzw. dispositionelle Achtsamkeit können Emotionen sowie ihre Intensität (Lischetzke et al. 2003) und im weiteren Schritt emotionsassoziierte Körperempfindungen, Interozeptionen und Kognitionen sowie emotionsauslösende Situationen und Trigger bewusst identifiziert und benannt werden (Vedernikova et al. 2021; Ventura-Bort et al. 2021; Feldman-Barrett et al. 2001).

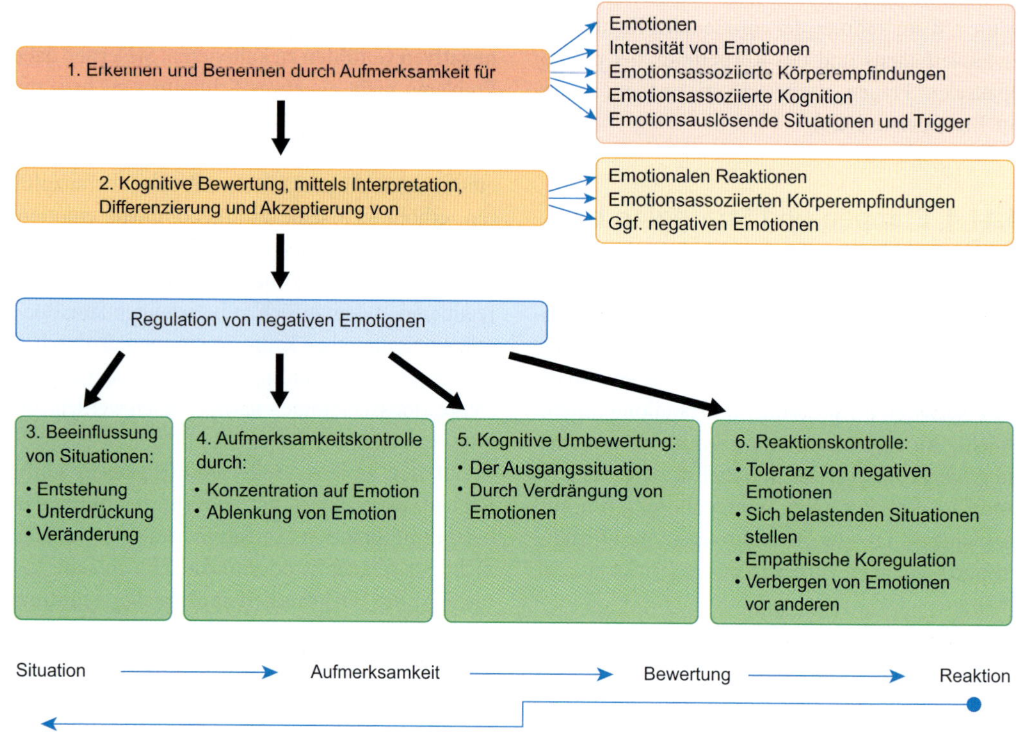

Abb. 11.11 Emotionaler Regulations-Reset in 6 Schritten (6-Step-ER-Reset). Dieses ist auf Basis der Etappen und Strategien in der Regulation von Emotionen entstanden. [P1143/L143]

2. **Kognitive Bewertung:** Durch Kognition können emotionale Reaktionen und emotionsassoziierte Körperempfindungen angemessen interpretiert, differenziert und verstanden (Vedernikova et al. 2021; Ventura-Bort et al. 2021) sowie, wenn notwendig, negative Emotionen akzeptiert werden (Baltruschat et al. 2021; Kober et al. 2020; Berking 2015; Braams et al. 2012). Ist man, z. B. aufgrund von Stresssituationen, nicht in der Lage, Situationen richtig zu analysieren, verliert man schnell den Überblick und es kommt zu einem erlebten Kontrollverlust, der zu einer Überregung der Amygdala und in der Folge zu einer Divergenz der Stressachsen führt, d. h. es kommt einerseits zum Anstieg der Kortisolausschüttung mit zunehmender Adaptation und andererseits zur Hypersensibilisierung des sympathischen Nervensystems. Dies kann in einen Circulus vitiosus münden. Um diesen zu durchbrechen, eignet sich die Stärkung der Analysekompetenzen, damit selbst in emotional schwierigen Situationen diesen noch auf den Grund gegangen werden kann.

Laut Gross (2020) findet die Regulation von Emotionen in jedem der folgenden Stadien statt. Für jedes Stadium gibt es Strategien und Ansätze zur Veränderung von negativen Emotionen:

1. **Situationen** können **genutzt** werden, um bestimmte Emotionen entstehen zu lassen bzw. zu unterdrücken, und können **verändert** werden, um den eigenen Wünschen und Bedürfnissen (= Zielen) zu entsprechen.
2. Durch **Aufmerksamkeitskontrolle** können emotionale Reaktionen verändert werden, indem man sich entweder bewusst auf die Emotion konzentriert oder sich ablenkt 2020.
3. Mittels **kognitiver Umbewertung** kann die Ausgangsituation positiv umbewertet oder ggf. können Emotionen verdrängt werden (➤ Kap. 7.10.12). In der Literatur wird die kognitive Umbewertung als besonders effektive

Methode der Emotionsregulation beschrieben (Katana et al. 2019).
4. Mittels **Reaktionskontrolle** ist es möglich,
   - negative Emotionen zu tolerieren, falls eine Änderung nicht möglich ist (➤ Kap. 11.11.5) (Jeffries et al. 2016; Veilleux et al. 2019; Fergus 2018).
   - sich emotional belastenden Situationen als zu meisternden Herausforderungen zu stellen, um wichtige Ziele zu erreichen (Crum et al. 2020), z. B. indem der Kontext der Situation verstanden und realistische Lösungsstrategien entwickelt werden.
   - sich selbst empathisch zu koregulieren, wenn man mit negativen Emotionen konfrontiert wird, z. B. mittels Atmung, Muskelentspannung, Veränderung der Körperhaltung, -bewegung, Ermutigung oder Beruhigung.
   - Emotionen vor anderen Personen zu verbergen (Müssler et al. 2017) oder angemessen auszudrücken.

11.11.5 Akzeptanz von dem, was da ist

Hier geht es darum, den Drang zu vermindern, Emotionen sofort zu kontrollieren oder abschalten zu wollen, indem gelernt wird, die **emotionale Reaktion zu akzeptieren und auszuhalten.** Wichtig dafür ist das Verständnis, dass der Teil des Gehirns, der für Emotionen zuständig ist, nicht willentlich beeinflussbar ist. Emotionen können nicht einfach abgeschaltet werden, sondern können erst einmal zugelassen werden, damit das Gehirn Zeit und Raum bekommt, die eingehende Information zu verarbeiten. So wird die Signalfunktion erfüllt und das körpereigene Regulationssystem kann seine Arbeit beginnen, z. B. indem die emotionsauslösenden Neurotransmitter abgebaut werden.

Dieses Zulassen kann z. B. unterstützt werden, indem die Patienten angeleitet werden, auftretende Emotionen in großflächigen Körpergebieten so lange wie möglich wahrzunehmen, zuzulassen und auszuhalten. Dies ist an sich bereits eine Art Koregulation. Die Wahrnehmung von Emotionen in weiten Körperarealen zu spüren und sich diesen, so weit wie möglich, auszusetzen, ohne diese zu verändern, führt zum Abbau von Abwehrstrategien und zur Verarbeitung emotionaler Dysregulationen. Sollte dies nicht möglich sein, sind diese mittels feindosierter Koregulation (➤ Kap. 11.11.5, ➤ Kap. 10.5.11) so zu regulieren, dass sie in einem Flow-Zustand bearbeitet und integriert werden können.

Um sich schrittweise eine Akzeptanz der eigenen Emotionen anzutrainieren, ist es wichtig, sich dieses Ziel bewusst zu setzen und Gefühle nicht als Feinde anzusehen, sondern als etwas Vergängliches (Berking 2015). **Achtsamkeitsmeditation** verbessert die Emotionsregulation und vermindert die Reaktionen der Amygdala (Kober et al. 2020). So könnten osteopathische Methoden und Ansätze, bei denen die empathische, nicht wertende Achtsamkeit des Patienten – inklusive Schulung derselben – ein wesentlicher Faktor im Behandlungssetting sind, die Emotionsregulation verbessern. Wesentlich ist, dass Therapeuten selbst einen gewissen Grad an Achtsamkeit entwickelt haben, um Patienten genau dort abzuholen und zu begleiten, wo Achtsamkeit möglich ist. Das ist für jeden individuell und zu jedem Zeitpunkt sehr unterschiedlich. Einmal kann es z. B. bedeuten, eine liebevolle Präsenz für ein sich Ausgeliefertfühlen an kritische eigene Beurteilungen für eine die Emotion begleitende körperliche Anspannung zu erleben, ein andermal Achtsamkeit für ein Weichwerden in der Herzregion. Solche Dynamiken und Regungen können sich dabei von Moment zu Moment verändern und es ist Aufgabe des Therapeuten, diese Prozesse angemessen begleiten zu können.

11.11.6 Integration mittels Koregulation

In der psychosomatischen Osteopathie werden Patienten während der Behandlung in die Lage versetzt, durch die Palpation auch **negative Emotionen und Körperempfindungen koreguliert in einem ressourcenreichen Zustand zu erleben** (➤ Kap. 7.10, ➤ Kap. 10.5.11, ➤ Kap. 8). Andererseits sollte verhindert werden, den Patienten im Übermaß zu regulieren, sodass Emotionen gar nicht mehr gespürt werden und die Bearbeitung und Integration dadurch unterbunden wird. Die beste emotionale Verarbeitung besteht bei mittelmäßig aktiviertem

Arousal. Dadurch entwickelt der Patient mittels osteopathischer Berührung neue Regulationskompetenzen. Dem Osteopathen stehen zahlreiche Koregulationen zur Verfügung (➤ Kap. 10.5.11, ➤ Kap. 7, ➤ Kap. 8). Zwei davon werden im Folgenden beschrieben. Diese zielen darauf ab, einen dynamischen Balancepunkt und einen Flow-Zustand während des Behandlungsprozesses zu gewährleisten.

Koregulation mittels Muskelentspannung und Atmung

Zunächst können Patienten darauf aufmerksam gemacht werden, dass im Verlauf einer osteopathischen Palpation Momente von **Muskelentspannung** und einer **ruhigen tieferen Atmung** auftreten. Diese **Wahrnehmung** kann **verankert** werden (➤ Kap. 10.5.13, ➤ Kap. 8.26). Dadurch wird die Kompetenz vermittelt, die auftretende Muskelentspannung und ruhige tiefe Atmung wahrzunehmen und diese im Lebenskontext als wichtige Information zu nutzen.

Ferner können Patienten angewiesen werden, ihre Atmung zu verlangsamen, in den Bauch zu atmen oder Muskeln zu entspannen, um mit somatischen Dysfunktionen assoziierte Emotionen zulassen und halten zu können, anstatt sie zu vermeiden. Das neurovegetative **Erregungsniveau** im Körper kann so **mittels Atmung und Muskelentspannung reguliert** werden. Es kann helfen, dieses gezielt zu verringern, da ein hohes Niveau für die Regulation von Emotionen nicht förderlich ist. Dies liegt in der Interozeption des ZNS begründet. In seltenen Fällen kann auch eine Brustatmung oder eine Anspannung bestimmter Muskelgruppen sinnvoll sein. Diese Koregulationen fördern schließlich die Muskel- und Atementspannungskompetenz des Patienten.

Sollte es nötig werden, können zusätzlich gezielte Muskel- und Atementspannungsübungen zur Emotionsregulation gelehrt werden, die zu Hause praktiziert werden.

Koregulation mittels Körperbewegungen, Mimik und Gestik

Emotionen werden durch Gedanken, Sprachinhalt, Prosodie (Betonung, Nachdruck, Ton und Rhythmus), Mimik, Gestik, Körperhaltung und Verhalten vermittelt. **Emotionen modifizieren die Körperhaltung** (Dael et al. 2012; Do Rosário et al. 2013) und die **Körperhaltung beeinflusst Emotionen** (Oosterwijk et al. 2009; Rossberg-Gempton et al. 1993; Riskind et al. 1982; Veenstra et al. 2016). Die osteopathische Berührung kann Patienten unterstützen, diese Wechselwirkungen mittels Feedback und reflektierendem Zuhören wahrzunehmen, zu erkennen und so schrittweise zu lernen, Emotionen mittels Körperhaltung oder Mimik selbst zu regulieren. Beispielsweise können Patienten angeleitet werden, bestimmte Körperhaltungen, Mimiken und Gesten ggf. verlangsamt zu wiederholen und dabei assoziierte Emotionen, Arousal-Zustände, Körperempfindungen und Gedanken bewusst zu erleben, zu halten und zu integrieren. Außerdem können mittels osteopathischer Techniken die Körperhaltung beeinflusst und so die Regulation von Emotionen unterstützt werden (➤ Kap. 6.7, ➤ Kap. 8.22). Sehr wesentlich ist hier, dass die Modifikation an die proximale Lernzone (bezüglich Arousal, emotionaler Regulation und Glaubensmuster) des Patienten angepasst durchgeführt wird. Zusätzlich können Patienten ihren Körper auf bestimmte Art und Weise bewegen, um assoziierte Emotionen hervorzurufen und im nächsten Schritt diese Emotionen dann bewusst zu erforschen und zu verarbeiten sowie durch das Einüben neuer motorischer Muster zu verändern (Shafir 2016).

Die Beeinflussung der Emotionen soll am Beispiel einer gebeugten thorakalen Haltung gezeigt werden. Diese kann mit weiteren Haltungsmustern einhergehen, wie nach vorne und oben gezogene Schultern, die entsprechend mitbehandelt werden können. Gegebenenfalls kann es nötig werden, vorher die anterioren Faszien zu lösen.

Patient: Sitzend oder liegend.

Therapeut: Seitlich des Patienten.

Handhaltung (➤ Abb. 11.12):

- Eine Hand auf die betroffenen Wirbel- und Rückenregionen legen.
- Die andere Hand auf die anteriore Seite auflegen.

Ausführung:

- Die proximale Lernfähigkeit des Patienten vor und während der gesamten Technik erspüren und die „palpatorischen Einladungen" immer unter dem Gesichtspunkt ausführen, wieviel Integrationsfähigkeit der Patient zeigt – im Sinne von

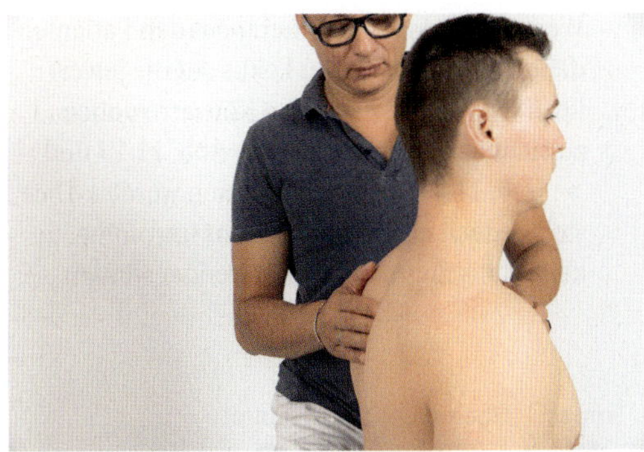

Abb. 11.12 Koregulation mittels Körperhaltung am Beispiel der Behandlung einer gebeugten thorakalen Haltung [K433]

Aushalten von assoziierten Körperempfindungen, neurovegetativem Arousal, Gefühlen, Mentalisierungen, Glaubensmustern, Erinnerungen und Lebenskontext. Die Zunahme an Verständnis im Patienten unterstützen und anhand der Fähigkeiten und Aspekte, die sich im Hier und Jetzt des Behandlungsprozesses zeigen, die sanften „gewebigen Einladungen" anpassen.

- Sanft der Gewebedynamik folgen. Kommt es bei diesem Prozess zu einer Lösung der thorakalen Segmente, den Patienten nach veränderten Körperempfindungen oder Gefühlen etc. befragen. Berichtet dieser dabei von mehr Raum, einer aufrechteren Haltung, ruhigeren Atmung, einem entspannteren weiterem und weicherem Sonnengeflecht, weiterem Körper, ruhigeren Gedanken etc., können diese Veränderungen verankert werden (➤ Kap. 10.5.13, ➤ Kap. 8.26).
- Zusätzlich kann der Patient gebeten werden, sanft in die Region zwischen beiden Therapeutenhänden zu atmen.
- Möglicherweise kann auch nur ein Wirbel sanft in die Aufrichtung begleitet werden. Dabei stets Mimik, Gestik und innere Erlebnisse des Patienten berücksichtigen und den Patienten z. B. nach veränderten Körperempfindungen oder Gefühlen befragen.
- Den Patienten bei all diesen manuellen Einladungen koregulativ begleiten (➤ Kap. 10.5.11).
- Kommt der Prozess zum Ende, dem Patienten eine Übung für zuhause zeigen, um diese sanfte innere körperliche Aufrichtung einige Minuten am Tag bis zur nächsten Sitzung zu üben.

11.11.7 Behandlung gestörter propriozeptiver und interozeptiver Komponenten

Da propriozeptive und interozeptive Afferenzen bei der Entstehung und Wahrnehmung von Emotionen eine wesentliche Rolle spielen, sind diese Systeme bei der Diagnostik und bei der Behandlung emotionaler Aspekte eines SPEKD zu berücksichtigen (➤ Kap. 6.24, ➤ Kap. 6.17, ➤ Kap. 8.8).

11.11.8 8-Step-Osteopathische emotionale Regulationstechnik (OER)

Auf Basis der Erkenntnisse, dass Emotionen mit Körperempfindungen in bestimmten Körperregionen assoziiert sind (Nummenmaa et al. 2014), bestehen u. a. folgende zwei Arbeitshypothesen zur osteopathischen Behandlung emotionaler Störungen:

- Bei emotionaler Dysregulation können Körperregionen, in denen sich emotionsassoziierte Körperempfindungen zeigen, palpiert und mittels sanfter funktioneller Techniken palpatorisch behandelt werden, um negative Emotionen zu koregulieren. Dabei richtet der Patient den Fokus auf die assoziierten Körperempfindungen und Interozeptionen und weniger auf die Emotion. Diese Fokussierung könnte bereits eine Verminderung neurovegetativer Belastung darstellen.
- Die Palpation assoziierter Körperregionen negativer Emotionen könnte die Wahrnehmung von Interozeption und Körperempfindung koreguliert aktivieren, wodurch die Emotionsregulation schrittweise normalisiert wird.

1. Vorbereitung

- Entsprechend der Beschreibung bei MBI (➤ Kap. 10.5.1) die **bifokale oder bilaterale visuelle Stimulation** einüben.
- Gegebenenfalls kann dieser Schritt übersprungen werden.
- Identifizieren und Bewertung der Belastung
- Die Belastung der wahrgenommenen Emotion auf einer Skala von 0–10 (wobei 0 keine und 10 eine maximale Belastung bedeutet) bewerten.

- Anschließend die mit der negativen Emotion assoziierten Körperregionen lokalisieren (➤ Abb. 11.13, ➤ Tab. 11.4).
  - Den Patienten bitten, die Körperregionen zu lokalisieren, die besonders während der Emotion reagieren bzw. aktiviert wurden.
  - Wenn nötig, kann der Therapeut den Patienten dabei unterstützen, den Fokus auf die jeweiligen emotionsassoziierten Körperregionen zu richten. Dabei können ➤ Abb. 11.13 und ➤ Tab. 11.4 zu Hilfe genommen werden. Dies stellt jedoch eine Einladung dar und sollte keinesfalls dogmatisch angewendet werden.

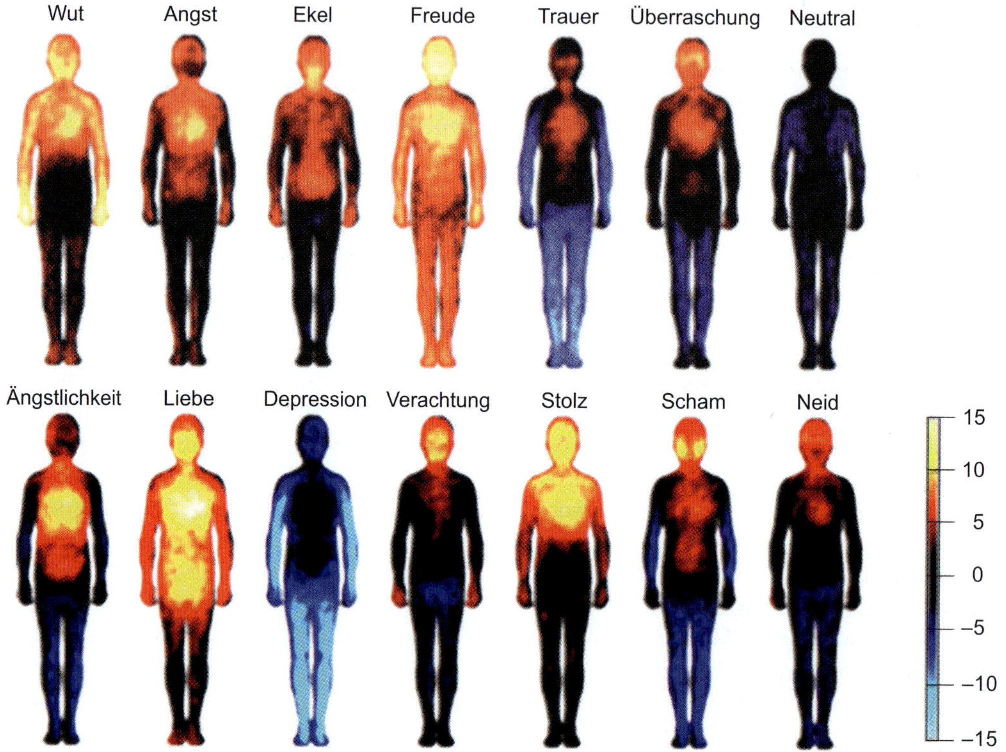

Abb. 11.13 Körperliche Topografie der mit Wörtern verbundenen Basisemotionen (oben) und Nicht-Basisemotionen (unten). Die Körperkarten zeigen Regionen, deren Aktivierung/Körperempfindung bei einer Emotion zunahm (warme Farben) oder abnahm (kalte Farben. [F423-008]

Tab. 11.4 Emotion und assoziierte Körperregion

Wahrgenommene Emotion	Körperregion gesteigerter Wahrnehmungsempfindung	Körperregion reduzierter Wahrnehmungsempfindung
Angst	Rumpf, v. a. Brust, Nacken und Bauch	Extremitäten, v. a. Becken und Beine
Trauer	Oberkörper, v. a. Brust, Hals und Augen	Extremitäten, v. a. Unterschenkel
Ekel	Oberkörper, v. a. Mund, Hals, Speiseröhre und Darmbereich	Untere Extremitäten, v. a. Schenkel- und Genitalregion
Wut	Oberkörper, v. a. Hände, Brust und Kiefer	Untere Körperhälfte, v. a. Becken
Überraschung	Brust und Kopf, v. a. Augen	Untere Extremitäten
Verachtung	Kopf, v. a. Gesicht	Becken, v. a. Genitalregion

- Anschließend den Patienten bitten, die Qualitäten der Körperempfindungen zu beschreiben. Dabei den neurovegetativen Zustand beobachten. In der Regel vermindert dies bereits das Arousal. Sollte es jedoch zu einem zu starken Anstieg kommen, wird koreguliert und die Fokussierung auf die Qualitäten der Körperempfindung vermindert oder abgebrochen.

• In Relation zu diesen emotionsassoziierten Regionen von Körperempfindungen könnten Emotionen auch durch Palpation bestimmter Regionen aktiviert werden. Mögliche Zugänge sind in ➤ Tab. 11.4 zu sehen. Andererseits können diese Zuordnungen im Einzelfall immer abweichen, sodass die Palpation stets durch Überprüfung mittels Wahrnehmung der Mimik, Gestik, Körperhaltung etc. und mittels Rückfrage ergänzt wird.

➤ Tab. 11.5 gibt Regionen an, die möglicherweise mit einem bestimmten subjektiven Erleben im Patienten assoziiert sind oder bei deren Palpation Patienten bevorzugt mit einem bestimmten subjektiven Erleben reagieren.

Tab. 11.5 Körperlichkeit und mögliches assoziiertes Erleben

Körperlichkeit	Mögliches subjektives Erleben
Vordere Körperseite	Zärtliche Gefühlsregungen
Hintere Körperseite	Aggressive Gefühlsregungen
Oberer Rumpfbereich	Gefühle des Herzens
Beckenbereich	Gefühle der Sexualität
Hals- und Brustbereich	Gefühle der Zärtlichkeit
Schulterbereich	Zorn
Zusammengeschnürter Brustkorb	Unterdrückte Herzgefühle und erschöpfte Sexualität
Starrer Hals, meist zusammen mit einem angespannten Gesichtsausdruck und einem schwachen Brustbereich	Nicht akzeptierende Grundhaltung und Mangel an Flexibilität
Zwerchfellblock	Ausdruck von Schockzuständen und Störungen in Verbindung mit der Fähigkeit zu geben und zu empfangen

Die traditionelle ostasiatische Medizin drückt emotionale Störungen durch eine „somatische“ Sprache aus und bringt Emotionen mit inneren Organen in Verbindung (➤ Tab. 11.6) (Lee et al. 2017). Bei Palpation dieser Organregionen können Patienten möglicherweise bevorzugt mit einem bestimmten subjektiven Erleben reagieren. ➤ Tab. 11.6 dient jedoch als bloßer Hinweisgeber für eine mögliche Organ-Emotion-Assoziation. Eine starre Anwendung dieser Zuordnungen ist zu vermeiden. Vielmehr sollte eine offene Wahrnehmung möglicher emotionaler Reaktionen während der Palpation im Vordergrund stehen.

Tab. 11.6 Emotionen und assoziierte Organe in Anlehnung an Betrachtungen der traditionell ostasiatischen Medizin (nach Lee et al. 2017)

Organ	Emotion
Leber	Wut
Herz	Freude
Herz und Milz	Nachdenklichkeit
Herz und Lunge	Traurigkeit
Nieren, Herz, Leber	Angst
Herz (und Gallenblase)	Überraschung
Herz (und Lunge)	Furcht

2. Prozessdynamik

• **Negative Emotionen:** Beim Auftreten bestimmter belastender Emotionen – dies kann beispielsweise während der Palpation von SPEKD oder unabhängig davon geschehen – die mit dieser Emotion assoziierten Körperregionen palpieren (zur Unterstützung ggf. ➤ Abb. 11.13, ➤ Tab. 11.4).
• **Emotionaler Regulations-Reset in 6 Schritten:** Es können auch identifizierte einzelne zu behandelnde dysfunktionale Aspekte der Emotionsregulation und mit diesen assoziierte Körperregionen palpiert und behandelt werden (➤ Abb. 11.11).
• **Fokus auf assoziierte Körperempfindungen:** Während der Palpation fokussiert sich der Patient auf die emotionsassoziierten Körperempfindungen der Körperregionen und nicht bzw. weniger auf die Emotion selbst. Den Patienten ggf. dabei unterstützen, indem man ihn sanft darauf

hinweist, die Aufmerksamkeit so bewertungsfrei wie möglich auf die Körperempfindungen in den assoziierten Körperregionen zu lenken.
- **Palpatorisches Vorgehen:** Die Mikrobewegungen und Gewebespannungen der emotionsassoziierten Körperregionen begleiten oder modifizieren, z. B. mit den Ansätzen der Balanced Tension wie Dynamic Balanced Tension (➤ Kap. 8.4) oder anderen Handhaltungen der Spannungsmuster und der Neun-Stufen-Palpation im Rahmen der MBI (➤ Kap. 10.5.7).
- Diese Palpation führt zu **möglichen Veränderungen** von:
  - Körperempfindungen
    - Interozeption
    - Propriozeption
  - Sinnesaktivitäten (Exterozeption)
  - Mimik
  - Körperhaltungen
  - Gestik
  - Gewebespannungen
  - Aktivierungen in Körperregionen
  - Atmung
  - Weiteren somatischen Markern wie Herzschlag, Blutdruck, Durchblutung von Hirn- und Körperregionen
  - Kognitionen, Mentalisierungen, Einsichten und Glaubensmustern
  - Aufmerksamkeitsausrichtung

In deren Folge verbessert sich die **Kompetenz der emotionalen Regulation.**
- **Fokus auf Veränderungen der Körperempfindungen:** Den Patienten während der Palpation anleiten, den Fokus auf die Veränderungen der Körperempfindungen zu richten und dieser Dynamik zu folgen. Gleichzeitig führt der Patient eine okuläre bilaterale Bewegung oder eine alternierende Augenbewegung zwischen Ressourcen- und Belastungsblickrichtung aus.
- **Fokus auf emotionale Veränderungen in Bezug auf assoziierte Körperempfindungen:** Ab einem bestimmten Moment den Patienten zusätzlich dazu anleiten, den Fokus darauf zu richten, wie sich möglicherweise in der Folge der veränderten Körperempfindungen die Emotion modifiziert.
- Gegebenenfalls können bestimmte Aspekte der Strategien der **emotionalen Regulation** angewendet werden.
- **Multimodale bifokale Integration:** Entsprechend der bifokalen Integration kann die belastende Emotion und die damit assoziierte Körperregion in der Belastungsblickrichtung lokalisiert, eine Ressourcenkörperregion und -blickrichtung lokalisiert und anschließend zwischen diesen hin- und hergeschwungen werden (➤ Kap. 10.5). Alternativ kann der Fokus alternierend auf die Emotion und die Körperempfindungen gerichtet werden. Dieses alternierende Pendeln ermöglicht einen Flow-Zustand für den Integrationsprozess.

3. Koregulation und Ressourcen

Entsprechend der MBI werden Koregulationen angewendet (➤ Kap. 10.5.11). Das kann z. B. nötig werden, wenn die Wahrnehmung der Körperempfindungen ein zu starkes Arousal hervorruft.

4. Auspressen der Zitrone

Den Patienten nach der Belastung der Emotion fragen. Wenn sich die Belastung der negativen Emotion normalisiert hat und der SUD bei 0–1 angelangt ist (➤ Kap. 10.5.12), den Patienten bitten, nochmals alles zu unternehmen, um den Stresspegel in Bezug auf die Emotion zu erhöhen.

5. Verankerung

Das erreichte Behandlungsergebnis am Ende verankern, um die Verfügbarkeit z. B. neu erarbeiteter Ressourcen im Alltag zu unterstützen (➤ Kap. 10.5.13):
- Skepsis-Ausschluss
- Verankerung mittels angenehmster Region im Bodyscan oder es können die veränderten Körperempfindungen in den emotionsassoziierten Körperregionen verankert werden
- Augenkontakt

6. Tresor und weitere Distanzierungstechniken

➤ Kap. 7.10.4, ➤ Kap. 10.5.14

7. Neubewertung

➤ Kap. 10.4.15

8. Hausaufgabe: Emotionsregulation

Je nachdem, welche Prozesse und Strategien der Emotionsregulation zu verbessern sind, können diese gezielt als Hausaufgabe trainiert werden, z. B. anhand des **emotionalen Regulations-Reset in 6 Schritten** (➤ Abb. 11.11) oder anhand des **limbischen Kompasses** (➤ Kap. 1.1.1, ➤ Abb. 1.3). So kann der Patient lernen, bei Auftreten von Emotionen seine Aufmerksamkeit auf die Körperempfindungen in den assoziierten Körperregionen zu richten, während er durch weitere Koregulationen, wie entspannte Atmung, Atemfrequenzverlangsamung, Muskelentspannung, Mimik oder aufrechte Körperhaltung, die Veränderungen der Körperempfindungen wahrnimmt.

11.11.9 Zielgefühl

Mittels multimodaler bifokaler Integration (MBI) oder osteopathischer bilateraler Stimulation (OBS) kann der Patient in die Lage versetzt werden, ein **realistisches Zielgefühl zu entwickeln** und Wege für sich zu formulieren, um dieses Gefühl zu erreichen. Schließlich kann daraus ein Plan mit unterschiedlichen Ideen zur Erreichung dieses Ziels erstellt werden, der Strategien und Reihenfolge deren Anwendung enthalten sollte. Dies kann als Hausaufgabe aufgeschrieben werden. Schließlich gilt es, dies **im Alltag umzusetzen,** indem eine Strategie nach der anderen ausprobiert wird, bis es zu einer Emotionsänderung kommt.

11.11.10 Quantitative Bewegungsmodifikation

Quantitative Veränderungen, z. B. der Intensität der Muskelkraft oder der Dauer der Muskelaktivität, beeinflussen die Aktivierung des autonomen Nervensystems, des Hormonspiegels, des Stoffwechsels und des Immunsystems. Dadurch kommt es zu physiologischen Anpassungen im Organismus, wie Veränderungen der Trophik oder im Endocannabinoidsystem. So können sportliche Aktivitäten die osteopathische Behandlung nicht nur ergänzen, sondern stellen wichtige Regulatoren des Patienten im Alltag dar, da diese zur Verbesserung der allgemeinen Stimmung sowie zur Verringerung depressiver Stimmungen und Angstgefühlen führen (Shafir 2016).

11.11.11 Emotionales Recoil

Bei SPEKD-Befunden kann auch das emotionale Recoil angewendet werden, insbesondere wenn die SPEKD nur mit einer geringen emotionalen und neurovegetativen Intensität assoziiert ist (➤ Kap. 11.11.11).

11.11.12 Osteopathische herzfokussierte Palpation (OHP)

Diese Technik kann zur Entspannung, zur Reduzierung von Angst und Stressreaktionen sowie zur Erhöhung der Ansprechbarkeit auf therapeutische Impulse und zum Ausgleich des autonomen Nervensystems angewendet werden (➤ Kap. 8.5).

11.11.13 Multimodale bifokale Integration (MBI)

Ist eine Emotion oder eine situationsbezogene Emotion besonders schwierig zu integrieren, kann auch die MBI angewendet werden. Besteht beispielsweise ein hohes Energieniveau im Körper, wird das ZNS in seiner Arbeit durch Stresshormone beeinträchtigt und kann Situationen nicht mehr ausreichend analysieren und interpretieren. So kann es zu unangemessenen Coping-Strategien wie Vermeidung oder impulsiven Handlungen kommen. Durch die MBI können diese gelöst werden (➤ Kap. 10.5).

11.11.14 Expressives (= therapeutisches) Schreiben

Expressives Schreiben hilft insbesondere bei assoziierter emotionaler Belastung, Angst und Depression bezüglich der Erfahrung mit einer **Herzkrankheit.**

Auch 3 Monate nach der Intervention des expressiven Schreibens (3 ×/Woche für je 20 Minuten) nach Myokardinfarkt zeigte sich ein Anstieg der gesundheitsbezogenen Lebensqualität, der Wörter mit positiven Emotionen und der Wörter zur kognitiven Verarbeitung (Hevey et al. 2014). Bei PTBS oder Angst, z. B. bei Frauen im Zusammenhang mit der Schwangerschaft, zeigte das expressive Schreiben keine eindeutigen Erfolge (Qian et al. 2020).

Ausführung:

- 3 × pro Woche für 20 Minuten über die tiefsten Gedanken und Gefühle in Bezug zur Herzkrankheit schreiben.
- Dabei alles aufschreiben, was ins Bewusstsein kommt.

11.11.15 Weitere OMT für Herz-, Darmregion, Mikrobiom und Leaky Gut

In Anlehnung an die Herz-Hirn-Achse (➤ Kap. 11.6) können folgende Techniken angewendet werden, um eine Entspannung der Herzregion und damit assoziierten Emotionen zu unterstützen (Liem 2020):

- BEFNT-Integration von Herz und Perikard (= Balanced Entodermal-Fascial-Neural-Vascular Tension
- Behandlung des Herzskeletts
- Regulierung der Herzmotilität
- Erregungsleitungsharmonisierung auf atrioventrikulärer Ebene
- Perikard-Regulationstechnik
- Perikardmobilisierung auf ligamentärer Ebene
- Behandlung der Herzgefäße, z. B. des R. interventricularis anterior und anderer Koronargefäße, sowie der sympathischen und vagalen Innervation inkl. assoziierter Wirbeldysfunktionen (Liem et al. 2020)

Auch die Behandlung des Darms und des Mikrobioms können in Anlehnung an die Darm-Hirn-Achse (➤ Kap. 11.7) indiziert sein. Folgende Techniken bieten sich dazu an:

- Behandlung des **enterischen Nervensystems:**
  - Technik für das Ganglion coeliacum (➤ Kap. 6.6.11)
  - Technik für den Plexus mesentericus superior und den Plexus mesentericus inferior (➤ Kap. 6.6.11)
  - Technik für den N. vagus am Os temporale, am Os hyoideum, an der Cartilago cricoidea, medial vom M. sternocleidomastoideus auf dem Ösophagus, auf dem Sternum
  - Stimulation des linken N. vagus
  - Kernsäulentechnik für den Nucleus dorsalis n. vagi
  - Vagusnervstimulation (VNS) (➤ Kap. 8.7)
  - Ganglientechnik für die thorakalen Ganglien
  - Ganglientechnik für die abdominalen Ganglien
  - Befreiung des Foramen jugulare
  - Befreiung der Vagina carotica
  - Befreiung der oberen Thoraxöffnung
  - Befreiung der thorakalen Passage im Mediastinum, inkl. Ösophagus
  - Befreiung des Zwerchfells
  - Befreiung der aortalen Ganglien und der viszeralen Strukturen
- **Dünndarm- und Dickdarmbehandlung** (Liem et al. 2020):
  - BEFNT-Integration der Dickdarm- und Dünndarmregionen
  - Mobilisation der Kolon- und der Dünndarmregionen und des Colon sigmoideum, der Radix mesenterii
  - Dehnung von Mesokolon und Mesosigmoideum
  - Normalisierung des ileozökalen Übergangs
  - Allgemeine und lokale Induktionstechnik für Kolon und Dünndarm
  - Fasziale Behandlung des Kolons und des Dünndarms
  - Arterielle Behandlung des Darmes
  - Lymphatische Pumpe im Bauchraum

11.11.16 Ernährung und Probiotika

Ein Einfluss auf neurologische und neuropsychiatrische Störungen über die Darm-Hirn-Achse mittels probiotischer Modulation konnte belegt werden (Kim et al. 2018). Bei Angst- und Depressionsstörungen wurden z. B. erfolgreich *L. acidophilus, L. casei, L. rhamnosus, L. bulgaricus, B. lactis, B. breve,*

B. longum, S. thermophilus und *L. casei Shirota* eingesetzt (Kim et al. 2018).

Die Einnahme von Probiotika über vier Wochen führte zu Veränderungen der Hirnaktivierungsmuster als Reaktion auf emotionale Gedächtnis- und emotionale Entscheidungsaufgaben (Bagga et al. 2018). Ein Leaky Gut kann u. a. kurzfristig mit L-Glutamin behandelt werden (Zhou et al. 2019; Achamrah et al. 2017).

Auch folgende weitere Ernährungsempfehlungen sind zur Förderung der Emotionsregulation indiziert und belegt:

- Regelmäßige Aufnahme von Lebensmitteln mit einem hohen Gehalt an Omega-3-Fettsäuren und Polyphenolen
- Verminderung von Lebensmitteln mit hoch gesättigten Fettsäuren (Spencer et al. 2017)
- Mediterrane Diät: begünstigt emotionale Klarheit durch zunehmende positive und abnehmende negative Auswirkungen (Holt et al. 2014)
- Maßnahmen zur Verminderung einer peripheren Hyperglykämie und zur Förderung der Insulinsensibilität: Vermeidung von Nahrung mit hoher glykämischer Last, z. B. Softdrinks, Süßigkeiten, getreidereiche Nahrungsmittel

REFERENZEN

Achamrah N, Déchelotte P, Coëffier M. Glutamine and the regulation of intestinal permeability: from bench to bedside. Curr Opin Clin Nutr Metab Care 2017; 20 (1): 86–91

Addabbo M, Longhi E, Marchis IC et al. Dynamic facial expressions of emotions are discriminated at birth. PLoS One 2018; 13 (3): e0193868

Alhadidi MM, Lim Abdullah K, Yoong TL et al. A systematic review of randomized controlled trials of psychoeducation interventions for patients diagnosed with schizophrenia. Int J Soc Psychiatry 2020; 66 (6): 542–552

Allen JA, Armstrong JE, Roddie IC. The regional distribution of emotional sweating in man. J Physiol 1973; 235 (3): 749–759

Anton S, Tomanović K, Mrdenović S et al. Influence of psychical trauma through transgenerational transfer on the development of traumatic reactions in women with diagnosed breast cancer. Coll Antropol 2011; 35 (3): 673–680

App B, McIntosh DN, Reed CL, Hertenstein MJ. Nonverbal channel use in communication of emotion: how may depend on why. Emotion 2011; 11 (3): 603–617

Ashurst J, van Woerden I, Dunton G et al. The Association among Emotions and Food Choices in First-Year College Students Using mobile-Ecological Momentary Assessments. BMC Public Health 2018; 18 (1): 573

Aviezer H, Trope Y, Todorov A. Body cues, not facial expressions, discriminate between intense positive and negative emotions. Science 2012; 338 (6111): 1225–1129

Azuar C, Reyes P, Slachevsky A et al. Testing the model of caudo-rostral organization of cognitive control in the human with frontal lesions. Neuroimage 2014; 84: 1053–1060

Bänziger T, Hosoya G, Scherer KR. Path Models of Vocal Emotion Communication. PLoS One 2015; 10 (9): e0136675

Bagga D, Reichert JL, Koschutnig K et al. Probiotics drive gut microbiome triggering emotional brain signatures. Gut Microbes 2018; 9 (6): 486–496

Baltruschat S, Cándido A, Maldonado A et al. There Is More to Mindfulness Than Emotion Regulation: A Study on Brain Structural Networks. Front Psychol 2021; 12: 659403

Barbas H. Flow of information for emotions through temporal and orbitofrontal pathways. J Anat 2007; 211: 237–249

Barrett LF. The theory of constructed emotion: an active inference account of interoception and categorization. Soc Cogn Affect Neurosci 2017; 12 (1): 1–23

Barrett LF, Adolphs R, Marsella S et al. Emotional Expressions Reconsidered: Challenges to Inferring Emotion From Human Facial Movements. Psychol Sci Public Interest 2019; 20 (1): 1–68

Barrett LF, Quigley KS, Hamilton P. An active inference theory of allostasis and interoception in depression. Philos Trans R Soc Lond B Biol Sci 2016; 371 (1708): 20160011

Bartkiene E, Steibliene V, Adomaitiene V et al. Factors Affecting Consumer Food Preferences: Food Taste and Depression-Based Evoked Emotional Expressions with the Use of Face Reading Technology. Biomed Res Int 2019; 2019: 2097415

Bates JE. Temperament as an emotional construct: Theoretical and practical issues. In: Lewis M, Haviland-Jones JM. Handbook of emotions. New York: Guilford; 2000

Bennett J., Greene G., Schwartz-Barcott D. Perceptions of emotional eating behavior. A qualitative study of college students. Appetite 2013; 60 (1): 187–192

Berking M. Training emotionaler Kompetenzen. Heidelberg: Springer 2015

Berking M, Eichler E, Luhmann M et al. Affect regulation training reduces symptom severity in depression. A randomized controlled trial. PLoS One 2019; 14 (8): e0220436

Berthoud HR, Morrison C. The brain, appetite, and obesity. Annu Rev Psychol 2008; 59: 55–92

Bevilacqua L, Goldman D. Genetics of emotion. Trends Cogn Sci 2011; 15 (9): 401–408

Bhatara A, Laukka P, Boll-Avetisyan N et al. Second Language Ability and Emotional Prosody Perception. PLoS One 2016; 11 (6): e0156855

Böker H, Petermann F. Emotionale Dysregulation – Schnittstelle von Psychotherapie und Neurobiologie. Zeitschrift Fur Psychiatr Psychol und Psychother 2012; 60 (3): 161–163

Bornemann B, Singer T. Taking time to feel our body: Steady increases in heartbeat perception accuracy and decreases in alexithymia over 9 months of contemplative mental training. Psychophysiology 2017; 54 (3): 469–482

Braadbaart L, de Grauw H, Perrett DI et al. The shared neural basis of empathy and facial imitation accuracy. Neuroimage 2014; 84: 367–375

Braams BR, Blechert J, Boden MT, Gross JJ. The effects of acceptance and suppression on anticipation and receipt of painful stimulation. J Behav Ther Exp Psychiatry 2012; 43 (4): 1014–1018

Brown KW, Ryan RM. The benefits of being present: mindfulness and its role in psychological well-being. J Pers Soc Psychol 2003; 84 (4): 822–848

Buckley T, Hoo SY, Fethney J, Shaw E et al. Triggering of acute coronary occlusion by episodes of anger. Eur Heart J Acute Cardiovasc Care 2015; 4 (6): 493–498

Cani PD. Crosstalk between the gut microbiota and the endocannabinoid system: impact on the gut barrier function and the adipose tissue. Clin Microbiol Infect 2012; 18 (Suppl. 4): 50–53

Carroll IE. Die Emotionen des Menschen: eine Einführung in die Grundlagen der Emotionspsychologie. Weinheim: Beltz; 1981

Celeghin A, Diano M, Bagnis A et al. Basic Emotions in Human Neuroscience: Neuroimaging and Beyond. Front Psychol 2017; 8: 1432

Chervonsky E, Hunt C. Emotion regulation, mental health, and social wellbeing in a young adolescent sample: A concurrent and longitudinal investigation. Emotion 2019; 19 (2): 270–282

Cirulli F, Berry A, Bonsignore LT et al. Early life influences on emotional reactivity: evidence that social enrichment has greater effects than handling on anxiety-like behaviors, neuroendocrine responses to stress and central BDNF levels. Neurosci Biobehav Rev 2010; 34 (6): 808–820

Clark EA, Kessinger J, Duncan SE et al. The Facial Action Coding System for Characterization of Human Affective Response to Consumer Product-Based Stimuli: A Systematic Review. Front Psychol 2020; 11: 920

Côté S, Gyurak A, Levenson RW. The ability to regulate emotion is associated with greater well-being, income, and socioeconomic status. Emotion 2010; 10 (6): 923–933

Clamor A, Ludwig L, Lincoln TM. Heart rate variability as an index of emotion (dys)regulation in psychosis? Int J Psychophysiol 2020; 158: 310–-317

Crivelli C, Russell JA, Jarillo S, Fernández-Dols JM. The fear gasping face as a threat display in a Melanesian society. Proc Natl Acad Sci USA 2016; 113 (44): 12403–12407

Crum AJ, Jamieson JP, Akinola M. Optimizing stress: An integrated intervention for regulating stress responses. Emotion 2020; 20 (1): 120–125

Czepczor-Bernat K, Brytek-Matera A, Staniszewska A. The effect of a web-based psychoeducation on emotional functioning, eating behaviors, and body image among premenopausal women with excess body weight. Arch Womens Ment Health 2021; 24 (3): 423–435

Dael N, Mortillaro M, Scherer KR. Emotion expression in body action and posture. Emotion 2012; 12 (5): 1085–1101

Damasio AR, Carvalho GB. The nature of feelings: evolutionary and neurobiological origins. Nat Rev Neurosci 2013; 14 (2): 143–152

Damasio AR, Grabowski TJ, Bechara A et. al. Subcortical and cortical brain activity during the feeling of self-generated emotions. Nat Neurosci 2000; 3 (10): 1049–1056

Dantzer R, O'Connor JC, Freund GG et al. From inflammation to sickness and depression: when the immune system subjugates the brain. Nat Rev Neurosci 2008; 9 (1): 46–56

de Gelder B, Van den Stock J, Meeren HK et al. Standing up for the body. Recent progress in uncovering the networks involved in the perception of bodies and bodily expressions. Neurosci Biobehav Rev 2010; 34 (4): 513–527

Derntl B, Habel U. Neurobiologie der Emotionsregulation. Psychiatr und Psychother Up2date 2012; 4: 1–10

Desbonnet L, Garrett L, Clarke G et al. The probiotic Bifidobacteria infantis: An assessment of potential antidepressant properties in the rat. J Psychiatr Res 2008; 43: 164–174

De Palma G, Collins SM, Bercik P. The microbiota-gut-brain axis in functional gastrointestinal disorders. Gut Microbes 2014; 5 (3): 419–429

Dickson JM, Johnson S, Huntley CD et al. An integrative study of motivation and goal regulation processes in subclinical anxiety, depression and hypomania. Psychiatry Res 2017; 256: 6–12

Do Rosário JLP, Diógenes MSB, Mattei R, Leite JR. Can sadness alter posture? J Bodyw Mov Ther 2013; 17 (3): 328–331

Eisenberger NI, Berkman ET, Inagaki TK et al. Inflammation-induced anhedonia: endotoxin reduces ventral striatum responses to reward. Biol Psychiatry 2010; 68 (8): 748–754

Ekman P. Emotions revealed: Recognizing faces and feelings to improve communication and emotional life. New York: Times Books/Henry Holt & Co; 2003

Ekman P, Friesen WV. The repertoire of nonverbal behavior: Categories, origins, usage and coding. Semiotica 1969; 1: 49–98

Ekman P, Friesen WV, Hager J. Facial Action Coding System: Investigator's Guide. Research Nexus; 2002

Epel ES, Blackburn EH, Lin J et al. Accelerated telomere shortening in response to life stress. Proc Natl Acad Sci USA 2004; 101 (49): 17312–17315

Etkin A, Büchel C, Gross JJ. The neural bases of emotion regulation. Nat Rev Neurosci 2015; 16 (11): 693–700

Evers C, Marijn Stok F, de Ridder DT. Feeding your feelings: emotion regulation strategies and emotional eating. Pers Soc Psychol Bull 2010; 36 (6): 792–804

Fahrer J, Brill N, Dobener LM et al. Expressed Emotion in the Family: A Meta-Analytic Review of Expressed Emotion as a Mechanism of the Transgenerational Transmission of Mental Disorders. Front Psychiatry 2022; 12: 721796

Feldman-Barrett L, Gross JJ, Christensen TC, Benvenuto M. Knowing what you're feeling and knowing what to do about it. Mapping the relation between emotion differentiation and emotion regulation. Cognit Emot 2001; 15: 713–724

Fergus TA. Tolerance of negative emotion moderates the amplification of mental contamination following an evoking task: A randomized experimental study. J Behav Ther Exp Psychiatry 2018; 59: 72–78

Grèzes J, Valabrègue R, Gholipour B, Chevallier C. A direct amygdala-motor pathway for emotional displays to influence action: A diffusion tensor imaging study. Hum Brain Mapp 2014; 35 (12): 5974–5983

Gu S, Wang F, Cao C et al. An Integrative Way for Studying Neural Basis of Basic Emotions With fMRI. Front Neurosci 2019; 13: 628

Gershon MD, Chalazonitis A, Rothman TP. From neural crest to bowel: development of the enteric nervous system. J Neurobiol 1993; 24 (2): 199–214

Grenham S, Clarke G, Cryan JF, Dinan TG. Brain-gut-microbe communication in health and disease. Front Physiol 2011; 2: 94

Gross JJ. Supplemental Material for Emotion Regulation. Emotion 2020; 20 (1): 1–9

Gu X, FitzGerald THB. Interoceptive inference: Homeostasis and decision-making. Trends Cogn Sci 2014; 18 (6): 269–270

Hamilton AF. Emulation and mimicry for social interaction: a theoretical approach to imitation in autism. Q J Exp Psychol 2008; 61 (1): 101–115

Henn-Memesheie B. Sprechen über Emotionen und Gefühle: neurobiologisch und alltagssprachlich – Das Beispiel Angst. In: Polajnar J. Emotionen in Sprache und Kultur. Ljubljana: Universtiät von Ljubljana; 2012: 22–36

Herba CM, Landau S, Russell T et al. The development of emotion-processing in children: effects of age, emotion, and intensity. J Child Psychol Psychiatry 2006; 47 (11): 1098–1106

Herbert BM, Herbert C, Pollatos O. On the relationship between interoceptive awareness and alexithymia: is interoceptive awareness related to emotional awareness? J Pers 2011; 79 (5): 1149–1175

Hertenstein MJ, Holmes R, McCullough M, Keltner D. The communication of emotion via touch. Emotion 2009; 9 (4): 566–573

Hertenstein MJ, Keltner D. Gender and the Communication of Emotion Via Touch. Sex Roles 2011; 64 (1–2): 70–80

Hevey D, Wilczkiewicz E. Changes in language use mediate expressive writing's benefits on health-related quality of life following myocardial infarction. Health Psychol Behav Med 2014; 2 (1): 1053–1066

Hipwell AE, Tung I, Northrup J, Keenan K. Transgenerational associations between maternal childhood stress exposure and profiles of infant emotional reactivity. Dev Psychopathol 2019; 31 (3): 887–898

Holmqvist LK, Lowén A, Hellerstedt L et al. Emotion regulation group skills training: a pilot study of an add-on treatment for eating disorders in a clinical setting. J Eat Disord 2020; 8: 12

Holstege G, Bandler R, Saper CB. The Emotional Motor System. Progress in Brain Research 1996; 107: 3–6

Holt ME, Lee JW, Morton KR, Tonstad S. Mediterranean diet and emotion regulation. Med J Nutrition Metab 2014; 7 (3): 163–172

Holzer P, Farzi A. Neuropeptides and the microbiota-gut-brain axis. Adv Exp Med Biol 2014; 817: 195–219

Horoufchin H, Bzdok D, Buccino G et al. Action and object words are differentially anchored in the sensory motor system – A perspective on cognitive embodiment. Sci Rep 2018; 8 (1): 6583

Izard CE. The face of emotion. New York: Appleton-Century-Crofts; 1971

Jeffries ER, McLeish AC, Kraemer KM et al. The Role of Distress Tolerance in the Use of Specific Emotion Regulation Strategies. Behav Modif 2016; 40 (3): 439–451

Katana M, Röcke C, Spain SM, Allemand M. Emotion Regulation, Subjective Well-Being, and Perceived Stress in Daily Life of Geriatric Nurses. Front Psychol 2019; 10: 1097

Kharamin S, Malekzadeh M, Aria A et al. Emotional Processing In Patients with Ischemic Heart Diseases. Open Access Maced J Med Sci 2018; 6 (9): 1627–1632

Kiecolt-Glaser JK. Stress, food, and inflammation: psychoneuroimmunology and nutrition at the cutting edge. Psychosom Med 2010; 72 (4): 365–369

Kim MJ, Loucks RA, Palmer AL et al. The structural and functional connectivity of the amygdala: from normal emotion to pathological anxiety. Behav Brain Res 2011; 223: 403–410

Kim N, Yun M, Oh YJ, Choi HJ. Mind-altering with the gut: Modulation of the gut-brain axis with probiotics. J Microbiol 2018; 56 (3): 172–182

Kim YK, Shin C. The Microbiota-Gut-Brain Axis in Neuropsychiatric Disorders: Pathophysiological Mechanisms and Novel Treatments. Curr Neuropharmacol 2018; 16 (5): 559–573

Kober H, Buhle J, Weber J et. al. Mindful-acceptance modulates pain and negative emotion. Soc Cogn Affect Neurosci 2019; 14 (11): 1147–1158

Koch A, Pollatos O. Cardiac sensitivity in children: sex differences and its relationship to parameters of emotional processing. Psychophysiology 2014; 51 (9): 932–941

Kollareth D, Esposito J, Ma Y et al. On evidence for a dozen new basic emotions: A methodological critique. Emotion 2021; 21 (5): 1074–1082

Kowalska M, Wróbel M. Basic Emotions. Encycl Personal Individ Differ 2017: 1–6

Lane RD, McRae K, Reiman EM et al. Neural correlates of heart rate variability during emotion. Neuroimage 2009; 44: 213–222

Lawrence K, Campbell R, Skuse D. Age, gender, and puberty influence the development of facial emotion recognition. Front Psychol 2015; 6: 761

LeDoux JE. Evolution of human emotion: a view through fear. Prog Brain Res 2012; 195: 431–442

Lee YS, Ryu Y, Jung WM et al. Understanding Mind-Body Interaction from the Perspective of East Asian Medicine. Evid Based Complement Alternat Med 2017; 2017: 7618419

Liem T. Praxis der Kraniosakralen Osteopathie. 4. Aufl. Stuttgart: Thieme; 2019

Liem T. Kraniosakrale Osteopathie. 7. Aufl. Stuttgart: Thieme; 2018

Liem T. Morphodynamik in der Osteopathie. 2. Aufl. Stuttgart: Haug; 2013

Liem T, Dobler T, Puylaert M. Leitfaden viszerale Osteopathie. München: Elsevier; 2020

Liem T, Lunghi C. Osteopathie als personenzentrierte und integrierende Behandlungsmethode (Teil 2). Osteopathische Medizin 2022; 23 (4): 10–19

Liem T, Neuhuber W. Osteopathic Treatment Approach to Psychoemotional Trauma by Means of Bifocal Integration: clinical practice. Journal of the American Osteopathic Association 2020; 120 (3): 1–10

Liem T, Van den Heede P. Foundations of Morphodynamics in Osteopathy: An Integrative Approach to Cranium, Nervous System, and Emotions. Pencaitland: Handspring; 2017

Lischetzke T, Eid M. Is attention to feelings beneficial or detrimental to affective well-being? Mood regulation as a moderator variable. Emotion 2003; 3 (4): 361–177

Marcher L, Fich S. Body Encyclopedia: A Guide to the Psychological Functions of the Muscular System. Berkeley: North Atlantic Books; 2010

Martin-Sölch C. Neurowissenschaftliche Aspekte der Emotionsregulation. Psychother Forum 2004; 12 (2): 71–78

Mason WA, Capitanio JP. Basic Emotions: A Reconstruction. Emot Rev 2012a; 4 (3): 238–244

Mason WA, Capitanio JP. Basic Emotions: A Rejoinder. Emot Rev 2012b; 4 (3): 251–252

Mayer EA. Gut feelings: the emerging biology of gut-brain communication. Nat Rev Neurosci 2011; 12 (8): 453–466

Mayer EA, Naliboff B, Munakata J. The evolving neurobiology of gut feelings. Prog Brain Res 2000; 122: 195–206

Melin EO, Svensson R, Thulesius HO. Psychoeducation against depression, anxiety, alexithymia and fibromyalgia: a pilot study in primary care for patients on sick leave. Scand J Prim Health Care 2018; 36 (2): 123–133

Molenberghs P, Hayward L, Mattingley JB, Cunnington R. Activation patterns during action observation are modulated by context in mirror system areas. Neuroimage 2012; 59 (1): 608–615

Moons WG, Shields GS. Anxiety, not anger, induces inflammatory activity: An avoidance/approach model of immune system activation. Emotion 2015; 15 (4): 463–476

Mostofsky E, Penner EA, Mittleman MA. Outbursts of anger as a trigger of acute cardiovascular events: a systematic review and meta-analysis. Eur Heart J 2014; 35 (21): 1404–1410

Müsseler J, Rieger M. Allgemeine Psychologie. Heidelberg: Springer; 2017

Murphy J, Catmur C, Bird G. Alexithymia is associated with a multidomain, multidimensional failure of interoception: Evidence from novel tests. J Exp Psychol Gen 2018; 147 (3): 398–408

Myers B. Corticolimbic regulation of cardiovascular responses to stress. Physiol Behav 2017; 172: 49–59

Nesse RM, Ellsworth PC. Evolution, emotions, and emotional disorders. Am Psychol 2009; 64 (2): 129–139

Neufeld KA, Kang N, Bienenstock J, Foster JA. Effects of intestinal microbiota on anxiety-like behavior. Commun Integr Biol 2011; 4: 492–494

Nummenmaa L, Glerean E, Hari R, Hietanen JK. Bodily maps of emotions. Proc Natl Acad Sci USA 2014; 111 (2): 646–651

Ong AD, Benson L, Zautra AJ, Ram N. Emodiversity and biomarkers of inflammation. Emotion 2018; 18 (1): 3–14

Oosterwijk S, Rotteveel M, Fischer A et al. Embodied emotion concepts: How generating words about pride and disappointment influences posture. Eur J Soc Psychol 2009; 39: 457–466

Oya R, Tanaka A. Cross-cultural similarity and cultural specificity in the emotion perception from touch. Emotion 2022; https://doi.org/doi.org/10.1037/emo0001086

Panduro A, Rivera-Iñiguez I, Sepulveda-Villegas M et al. Genes, emotions and gut microbiota: The next frontier for the gastroenterologist. World J Gastroenterol 2017; 23 (17): 3030–3042

Peters A, McEwen BS, Friston K. Uncertainty and stress: Why it causes diseases and how it is mastered by the brain. Prog Neurobiol 2017; 156: 164–188

Pieper S, Brosschot JF, van der Leeden R, Thayer JF. Cardiac effects of momentary assessed worry episodes and stressful events. Psychosom Med 2007; 69: 901–909

Pimple P, Shah A, Rooks C et al. Association between anger and mental stress-induced myocardial ischemia. Am Heart J 2015; 169 (1): 115–121

Pine DS, Wise SP, Murray EA. Evolution, Emotion, and Episodic Engagement. Am J Psychiatry 2021; 178 (8): 701–714

Plutchik R. Emotions and Life: Perspectives from Psychology, Biology, and Evolution. Massachusetts: APA; 2002

Pollak SD, Kistler DJ. Early experience is associated with the development of categorical representations for facial expressions of emotion. Proc Natl Acad Sci USA 2002a; 99 (13): 9072–9076

Pollak SD, Sinha P. Effects of early experience on children's recognition of facial displays of emotion. Dev Psychol 2002b; 38 (5): 784–791

Pollatos O, Kirsch W, Schandry R. Brain structures involved in interoceptive awareness and cardioafferent signal processing: a dipole source localization study. Hum Brain Mapp 2005; 26 (1): 54–64

Price CJ, Hooven C. Interoceptive awareness skills for emotion regulation: Theory and approach of mindful awareness in body-oriented therapy (MABT). Front Psychol 2018; 9: 1–12

Qian J, Zhou X, Sun X et al. Effects of expressive writing intervention for women's PTSD, depression, anxiety and stress related to pregnancy: A meta-analysis of randomized controlled trials. Psychiatry Res 2020; 288: 112933

Riemann F. Grundformen der Angst. München: Ernst Reinhardt; 2013

Riskind JH, Gotay CC. Physical posture: Could it have regulatory or feedback effects on motivation and emotion? Motiv Emot 1982; 6 (3): 273–298

Rossberg-Gempton I, Poole GD. The effect of open and closed postures on pleasant and unpleasant emotions. Arts Psychother 1993; 20 (1): 75–82

Rothschild B. Der Körper erinnert sich. Essen: Synthesis; 2002

Sakaki M, Yoo HJ, Nga L et al. Heart rate variability is associated with amygdala functional connectivity with MPFC across younger and older adults. Neuroimage 2016; 139: 44–52

Salem T, Walters KA, Verducci JS, Fristad MA. Psychoeducational and Skill-building Interventions for Emotion Dysregulation. Child Adolesc Psychiatr Clin N Am 2021; 30 (3): 611–622

Sato W, Kochiyama T, Uono S. Spatiotemporal neural network dynamics for the processing of dynamic facial expressions. Sci Rep 2015; 5: 12432

Scherer KR. Vocal communication of emotion: A review of research paradigms. Speech Communication 2003; 40: 227–256

Scherer KR, Clark-Polner E, Mortillaro M. In the eye of the beholder? Universality and cultural specificity in the expression and perception of emotion. Int J Psychol 2011; 46: 401–435

Schirmer A, Adolphs R. Emotion Perception from Face, Voice, and Touch: Comparisons and Convergence. Trends Cogn Sci 2017; 21 (3): 216–228

Selkrig J, Wong P, Zhang X, Pettersson S. Metabolic tinkering by the gut microbiome: Implications for brain development and function. Gut Microbes 2014; 5: 369–380

Seth AK. Interoceptive inference, emotion, and the embodied self. Trends Cogn Sci 2013; 17 (11): 565–573

Shafir T. Using movement to regulate emotion: Neurophysiological findings and their application in psychotherapy. Front Psychol 2016; 7: 1–6

Shackelford TK, Weekes-Shackelford VA. Encyclopedia of Evolutionary Psychological Science. Cham: Springer; 2021

Shah P, Hall R, Catmur C, Bird G. Alexithymia, not autism, is associated with impaired interoception. Cortex 2016; 81: 215–220

Šimić G, Tkalčić M, Vukić V et al. Understanding Emotions: Origins and Roles of the Amygdala. Biomolecules 2021; 11 (6): 823

So J, Achar C, Han D et al. The psychology of appraisal: specific emotions and decision-making. J Consum Psychol 2015; 25: 359–371

Song Y, Lu H, Hu S et al. Regulating emotion to improve physical health through the amygdala. Soc Cogn Affect Neurosci 2015; 10 (4): 523–530

Spencer SJ, Korosi A, Layé S et al. Food for thought: how nutrition impacts cognition and emotion. NPJ Sci Food 2017; 1: 7

Steptoe A, Hamer M, Chida Y. The effects of acute psychological stress on circulating inflammatory factors in humans: A review and meta-analysis. Brain Behavior and Immunity 2007; 21: 901–912

Stevens BR, Goel R, Seungbum K et al. Increased human intestinal barrier permeability plasma biomarkers zonulin and FABP2 correlated with plasma LPS and altered gut microbiome in anxiety or depression. Gut 2018; 67 (8): 1555–1557

Summers MR, Lennon RJ, Prasad A. Pre-morbid psychiatric and cardiovascular diseases in apical ballooning syndrome (tako-tsubo/stress-induced cardiomyopathy): potential pre-disposing factors? J Am Coll Cardiol 2010; 55: 700–701

Tahsili-Fahadan P, Geocadin RG. Heart-Brain Axis: Effects of Neurologic Injury on Cardiovascular Function. Circ Res 2017; 120 (3): 559–572

Templin C, Ghadri JR, Diekmann J et al. Clinical features and outcomes of Takotsubo (Stress) cardiomyopathy. N Engl J Med 2015; 373: 929–938

TenHouten WD. Basic emotion theory, social constructionism, and the universal ethogram. Social Science Information 2021; 60 (4): 610–630

Tortella-Feliu M, Aguayo B, Sesé A et al. Effects of temperament and emotion regulation styles in determining negative emotional states. Actas Esp Psiquiatr 2012; 40 (6): 315–322

Troy AS, Shallcross AJ, Mauss IB. A person-by-situation approach to emotion regulation: cognitive reappraisal can either help or hurt, depending on the context. Psychol Sci 2013; 24 (12): 2505–2514

Ulrich-Lai YM, Herman JP. Neural regulation of endocrine and autonomic stress responses. Nat Rev Neurosci 2009; 10: 397–409

Vai B, Sferrazza Papa G, Poletti S et al. Abnormal cortico-limbic connectivity during emotional processing correlates with symptom severity in schizophrenia. Eur Psychiatry 2015; 30 (5): 590–597

Vedernikova E, Kuppens P, Erbas Y. From Knowledge to Differentiation: Increasing Emotion Knowledge Through an Intervention Increases Negative Emotion Differentiation. Front Psychol 2021; 12: 703757

Veenstra L, Schneider IK, Koole SL. Embodied mood regulation: the impact of body posture on mood recovery, negative thoughts, and mood-congruent recall. Cogn Emot 2016; 31 (7): 1361–1376

Veilleux JC, Pollert GA, Zielinski MJ et al. Behavioral Assessment of the Negative Emotion Aspect of Distress Tolerance: Tolerance to Emotional Images. Assessment 2019; 26 (3): 386–403

Ventura-Bort C, Wendt J, Weymar M. The Role of Interoceptive Sensibility and Emotional Conceptualization for the Experience of Emotions. Front Psychol 2021; 12: 712418

Vgontzas AN, Zoumakis E, Bixler EO et al. Adverse effects of modest sleep restriction on sleepiness, performance, and inflammatory cytokines. J Clin Endocrinol Metab 2004; 89: 2119–2126

Warner EA, Hernandez T, Veilleux JC. Examining Facets of Mindfulness in the Relationship Between Invalidating Childhood Environments and Emotion Regulation. Psychol Rep 2021; 124 (3): 1134–1149

Wei J, Pimple P, Shah AJ et al. Depressive symptoms are associated with mental stress-induced myocardial ischemia after acute myocardial infarction. PLoS One. 2014 Jul 25; 9 (7): e102986

Weiss NH, Schick MR, Waite EE et al. Association of Positive Emotion Dysregulation to Resting Heart Rate Variability: The Influence of Positive Affect Intensity. Pers Individ Dif 2021; 173: 110607

Wicker B, Keysers C, Plailly J et al. Both of us disgusted in My insula: the common neural basis of seeing and feeling disgust. Neuron 2003; 40 (3): 655–664

Williams DP, Cash C, Rankin C et al. Resting heart rate variability predicts self-reported difficulties in emotion regulation: a focus on different facets of emotion regulation. Front Psychol 2015; 6: 261

Williams JHG, Huggins CF, Zupan B et al. A sensorimotor control framework for understanding emotional communication and regulation. Neurosci Biobehav Rev 2020; 112: 503–518

Williams RB. Anger and mental stress-induced myocardial ischemia: mechanisms and clinical implications. Am Heart J 2015; 169 (1): 4–5

Yamanaka K, Takagishi M, Kim J et al. Bidirectional cardiovascular responses evoked by microstimulation of the amygdala in rats. J Physiol Sci 2018; 68 (3): 233–242

Yin J, Levanon D, Chen JDZ. Inhibitory effects of stress on postprandial gastric myoelectrical activity and vagal tone in healthy subjects. Neurogastroenterol Motil 2004; 16: 737–744

Yoshimoto S, Loo TM, Atarashi K et al. Obesity-induced gut microbial metabolite promotes liver cancer through senescence secretome. Nature 2013; 499: 97–101

Yusuf Muharam M, Ahmad R, Harmy M. The ' widow maker': Electrocardiogram features that should not be missed. Malays Fam Physician 2013; 8 (1): 45–47

Zhang J, Rowe JB. The neural signature of information regularity in temporally extended event sequences. Neuroimage 2015; 107: 266–276

Zhou Q, Verne ML, Fields JZ et al. Randomised placebo-controlled trial of dietary glutamine supplements for postinfectious irritable bowel syndrome. Gut 2019; 68 (6): 996–1002

Zhu L, Huang D, Shi L et al. Intestinal symptoms and psychological factors jointly affect quality of life of patients with irritable bowel syndrome with diarrhea. Health Qual Life Outcomes 2015; 13: 49

Zvolensky M, Jardin C, Farris SG et al. Gut interpretations: how difficulties in emotion regulation may help explain the relation of visceral sensitivity with depression and anxiety among young adults with gastrointestinal symptoms. Psychol Health Med 2018; 23 (7): 840–845

12 Integration in den Alltag

Torsten Liem

Zusammenfassung

Die Umsetzung von durch die osteopathische Konsultation erfahrenen Veränderungen, erworbenen Fähigkeiten und Kompetenzen sowie die Förderung proaktiven Verhaltens und die Etablierung gesundheitsorientierter Lebensstile sind eigene wichtige Behandlungs- und Lernschritte. Die therapeutische Begleitung ist für die erfolgreiche Umsetzung wesentlich. Außerdem werden Strategien erklärt, wie das Erleben von Glücklichsein im Alltag erlernt und trainiert werden kann. Es wird aufgezeigt, wie herausfordernde Zustände als Chance gesehen werden können, tiefere Einsichten und Charakterstärke zu entwickeln, und dabei Patienten unterstützt werden können, Ressourcen und Einsichten im Alltag umzusetzen und zu integrieren.

12.1 Umsetzung eines proaktiven und gesundheitsfördernden Verhaltens im Alltag

Wie jede andere Therapie wirkt auch eine osteopathische Behandlung optimal, wenn Patienten mitarbeiten und gesundheitsschädliches Verhalten erkennen, aufgeben oder einschränken sowie gesundheitsförderndes Verhalten und Gewohnheiten aktiv umsetzen. Dabei nimmt die **Proaktivität** der Patienten eine große Bedeutung ein, und zwar nicht nur bei Heilungsprozessen, sondern auch bei der Prävention. So kann z. B. die Entstehung von Herzkrankheiten durch eine Lebensstilveränderung wie Ernährung, Bewegung und Stoffwechselmanagement vermindert werden. Die Umsetzung bedingt die Kenntnis von Wirkmechanismen, um richtige Entscheidungen treffen zu können und motiviert zu sein, diese umzusetzen (Liem et al. 2021).

Die **Integration der in der Praxis erreichten Veränderungen,** z. B. des schmerzfreien Erlebens oder der Fähigkeiten der Koregulation, in den Alltag, ist ein wesentlicher Schritt bei der osteopathischen Behandlung. Sie beginnt **frühestmöglich** während des therapeutischen Prozesses und begleitet das Fortschreiten der Therapie. Sie erfolgt schrittweise. Wichtig ist dabei zu erkennen, welche Änderungen und Koregulationen dem Patienten möglich sind. Kleine Änderungen zeigen langfristig oft die größte Wirkung. Die therapeutische Begleitung ist für die erfolgreiche Umsetzung wesentlich, indem die Patienten durch Feedback des Therapeuten motiviert werden. Die Nachhaltigkeit der Therapie ist mit der Umsetzung in den Alltag und der zunehmenden Proaktivität des Patienten unabdingbar verbunden.

Ziel ist es, während der Behandlung erfahrene Veränderungen, erworbene Fähigkeiten und Kompetenzen im Lebensalltag zu etablieren, z. B.

- Bessere Verantwortung für das eigene Leben übernehmen, z. B. in Bezug auf Ernährung und Bewegung, weil durch Kenntnisse von Wirkmechanismen eine Zunahme an kompetenter Proaktivität entsteht
- Steigerung der Fähigkeit zur Adaptivität und Flexibilität, um bestmöglich auf Kontextveränderungen im Leben reagieren zu können
- Zunahme der Resilienz des Nervensystems
- Kongruenz von Körperhaltung, Gestik, Mimik, Inhalt von Gesprochenem und Intention
- Aktivierung und Verbesserung von inneren Stärken und Ressourcen
- Leichteres Atmen
- Sich sicherer fühlen
- Entspannung

- Zunahme an Erdung und Zentriertsein
- Abbau des Schmerzgedächtnisses
- Klareres Denken
- Mehr Energie, mehr im Fluss sein
- Verankerung in der Gegenwart, in der Stille und im „Sein"
- Lebensfreude und ein lebensbejahendes Grundgefühl
- Fähigkeit, sich dem Leben zu öffnen (anstatt es kontrollieren und manipulieren zu wollen), sich hingeben zu können
- Zugang zur eigenen Verletzlichkeit
- Selbstwert, Selbstbewusstheit und Stärke
- Das Gefühl, so sein zu dürfen, wie man ist
- Mehr Kreativität
- Wertschätzung und Anerkennung eigener Bedürfnisse, mehr Kontakt zu Anteilen der Persönlichkeit
- Erleben von Sinnhaftigkeit und Erfüllung im Beruflichen und im Privaten
- Verbesserte soziale Beziehungen
- Bessere psychische und physische Gesundheit
- Identifikation von Stressoren und, wenn möglich, Lösung von ihnen oder bessere Anpassung daran
- Erkennen innerer Widerstände und Nutzung dieser für sich, z. B. um sich besser kennenzulernen, ihnen Gehör zu geben und manchmal auch, um an ihnen zu wachsen
- Überwindung, Abschließen und Integrieren von vergangenen schmerzhaften, schädigenden Erfahrungen
- Kennenlernen von unbekannten Seiten im Selbst und Kontaktaufnahme mit dem bewussten Ich, sodass die Persönlichkeit an Tiefe gewinnt

Im Behandlungssetting während der Konsultation (eine Art „therapeutischen Uterus") konnten während der osteopathischen Palpation von Soma-Physiologie-Erlebnis-Mustern eine differenziertere Selbstwahrnehmung und eine verbesserte Regulation in Bezug zu Körperempfindung, Haltung, Atmung, neurovegetativer Aktivität, Emotionen, Mentalisierungen etc. erarbeitet werden. All dies erprobt sich im Alltag, möchte im Alltag umgesetzt werden (Liem 2009). Dafür können dem Patienten **hilfreiche Tools** mitgegeben werden, z. B. Entspannungs- und Distanzierungstechniken, Techniken zur Emotionsregulation, das Führen eines Therapie-Tagebuchs oder maltherapeutische Intervention (➤ Kap. 7.12, ➤ Kap. 10.5.15). Der Patient lernt z. B. zunächst automatisierte unflexible Reaktions- und Handlungsmuster zu erkennen. In weiteren Schritten erweitern sich sukzessive Flexibilität, Koregulationen, Stärkenwahrnehmung, neue Lösungssichtweisen und Beziehungskompetenzen. Somit entsteht auch ein größerer Handlungsrahmen im Alltag, in dem Ziele, Bedürfnisse, Abwägen verschiedener Standpunkte etc. integriert und neue Gewohnheitsmuster erlernt werden können.

Um die Umsetzung gesunder Lebensstilverhaltensweisen zu unterstützen (z. B. Verbesserung von Ernährung und körperlicher Aktivität, Verminderung von Übergewicht, Nikotin- sowie Alkoholkonsum), können auch **Online-Programme** und **Apps** genutzt werden (Afshin et al. 2016; Hartmann-Boyce et al. 2014). Es sollte dabei darauf geachtet werden, dass diese benutzerdefinierte Informationen, personalisiertes Feedback, persönliche Unterstützung, Beratung zum Lebensstil und Selbstbestätigung beinhalten (Liem et al. 2021). **Biosensoren** für Bewegungsaktivitäten, Schlaf, Puls, Körpertemperatur oder Herzratenvariabilität, z. B. in Armbanduhren, liefern zahlreiche Informationen und Empfehlungen für Sitzunterbrechungen, Bewegungsaktivitäten, Schlafzeiten, Entspannungs- und Atemübungen sowie Ernährungshinweise. Auch **Online-Foren** können durch den Austausch mit anderen Menschen zu Lebensstilveränderungen motivieren und deren Einhaltung begünstigen. Wesentliche Erfolgsfaktoren bei all diesen Tools sind jedoch eine empathische **therapeutische Beziehung,** eine **individuelle Beratung, regelmäßiges Feedback** und **Coaching** (Brand et al. 2012).

> Ist der Patient in einem ressourcenreichen Zustand zentriert, kann er Lebendigkeit und Verbundensein mit allem durch eine dekonditionierte wache Gegenwärtigkeit erfahren, die sich von nicht mehr nötigen bzw. dysfunktionalen Lebensmustern emanzipiert und die Selbstkontraktion überwindet (Liem 2011).

12.2 Glücklichsein

Während Glücklichsein nicht getrennt von vielen – insbesondere auch biosozialen und politischen – Kontexten zu sehen ist, gibt es dennoch gleichzeitig viele bewährte Möglichkeiten, wie der Patient selbst etwas dafür tun kann, um sich im Alltag glücklicher und zufriedener zu fühlen. Es ist gewissermaßen eine Kompetenz und Fähigkeit, die „trainiert" werden kann. Hier steht also mehr die Frage im Vordergrund, was „Glücklichsein" für den jeweiligen Patienten persönlich bedeutet und welche Wege es gibt, dies zu erreichen. Auch impliziert es Reflektionen darüber, inwiefern und wie Glücklichsein unabhängig oder trotz bestimmter widriger Umstände möglich ist. Gleichzeitig beinhaltet es auch die Fähigkeit, die Sichtweise zu erweitern und den gewohnten Fokus auf andere Bereiche zu richten, eigene Gewohnheiten (immer das halbleere, statt das halbvolle Glas zu sehen) und Glaubensmuster (ich verdiene nicht, glücklich zu sein) anzuschauen und zu relativieren, damit sie mehr Glücklichsein erleben können.

Es gibt **keine fertige Gebrauchsanweisung,** wie Patienten ihr Glück erreichen, denn es ist von ihnen bzw. von ihrem Leben abhängig. Deshalb sind die folgenden Tipps nur als Anregung zu verstehen. Patienten können am besten eine eigene Liste erstellen und sollten angeregt werden, mehrere Wege auszuprobieren. Wichtig ist auch, den Patienten zu vermitteln, dass trotzdem alles mit ihnen normal sei, falls sie sich gegenwärtig wenig glücklich fühlen, und sie darauf hinzuweisen, sich möglichst nicht mit anderen zu vergleichen. Jeder befindet sich in einer anderen Lebensphase, hat andere Anlagen in genetischer Hinsicht und in Bezug auf frühe Phasen des Lebens, Zufriedenheit zu empfinden.

Sie können Patienten z. B. folgende **Empfehlungen** geben, deren Wirksamkeit auf zahlreichen Studien basiert:

- **Werden Sie aktiv** und beginnen Sie, sich selbst oder die Situation zu verändern, z. B. indem Sie sich Ziele setzen (Tkach et al. 2006). Setzen Sie diese dabei nicht zu hoch, sondern legen Sie die Messlatte für Ihr Glück niedriger. Auf diese Weise werden Erfolge stärker wertgeschätzt und das macht glücklicher.
- **Essen Sie Saures.** Saurer Geschmack fördert die Risikobereitschaft, was ein Gefühl der Erregung durch Selbstverwirklichung vermittelt (Vi et al. 2018).
- **Lachen Sie.** Lachen macht glücklich (Yim 2016; Hatzipapas et al. 2017; Louie et al. 2011), vermindert Depressionen (Shahidi et al. 2011) und fördert nebenbei auch die Gesundheit (Mora-Ripoll 2010; Kim et al. 2018). Es können eine zweiminütige Lachpause eingelegt oder etwas getan werden, von dem Sie wissen, dass es Sie zum Lachen bringt. Selbst nur so tun, als würden Sie lachen, verändert bereits die Körperphysiologie.
- **Bewegen Sie sich.** Bewegung macht glücklich und steigert das geistige Wohlbefinden (Murphy et al. 2018; Dfarhud et al. 2009; Harris 2018; Hafner-Holter et al. 2009). Geeignet sind z. B. Aerobic- und Widerstandsübungen (Fox 1999). Wählen Sie, welche Art von Bewegung Ihnen liegt, das kann auch Gärtnern sein (Murphy et al. 2018), und führen Sie möglichst viele Tätigkeiten im Grünen aus (Mitchell 2013; Kim et al. 2018).
- **Verbringen Sie viel Zeit in der Natur und im Wald** (Bratman et al. 2012; White et al. 2013; Capaldi 2014; Richardson et al. 2018).
- **Seien Sie kreativ.** Betrachten Sie Ereignisse oder Personen inklusive Ihrer selbst aus einer anderen Sichtweise. Reframing ist eine Möglichkeit, Ereignisse oder Personen aus einer anderen Sichtweise zu betrachten (➤ Kap. 7.10.12). Indem Sie den Bedeutungsrahmen von Ereignissen ändern, ändern Sie auch die emotionale Bedeutung dieser Ereignisse für Sie. Sie denken vielleicht, dass Sie sich diese Bedeutung nur einreden. Das stimmt auch. Allerdings reden Sie sich andere Bedeutungen ebenso ein, nur fällt es Ihnen nicht auf, weil Sie es aus einem Gewohnheitsmuster heraus automatisch machen. Jetzt entscheiden Sie sich bewusst für eine bestimmte Bedeutung, weil Sie Verantwortung für Ihr Wohlbefinden übernehmen. Und je öfter Sie dies tun, desto leichter wird es Ihnen fallen. Diese Art von mentaler Disziplin und Kontrolle ermöglicht Ihnen, negative Gedanken und Gefühle zu vermeiden bzw. aufzulösen (Tkach et al. 2006). Es zeigte sich beispielsweise, dass ein ausgewogenes Reframing den Stress wirksam dämpfen kann (Liu et al. 2019).
- **Count your blessings** nach Martin Seligman (➤ Kap. 7.7.2, ➤ Kap. 7.7.3): Um glücklich zu werden, braucht es sowohl eine Willensanstrengung als auch einen richtigen Weg. Interventionen, um sich glücklicher zu fühlen, funktionieren aber nur, wenn Sie wirklich dahinterstehen und fortgesetzt üben (Lyubomirsky et al. 2011).

- **Seien Sie dankbar.** Erstellen Sie eine Liste von den Menschen im Leben, denen Sie dankbar sind. Haben Sie diesen Menschen Ihre Dankbarkeit gezeigt? Wenn nicht, können Sie es mental nachholen oder Ihnen einen Brief schreiben.
- **Gehen Sie auf andere Menschen zu.** Mit ihnen Zeit zu verbringen, macht glücklich (Amati et al. 2018). Nehmen Sie sich bewusst Zeit, um Freunde, die Ihnen wichtig sind, zu treffen oder zu kontaktieren oder/und suchen Sie aktiv Situationen, in denen Sie Menschen treffen können.

12.3 Posttraumatisches Wachstum

Gesundheit ist ein Zustand kontinuierlicher Expansion von Bewusstsein. Krankheiten könnten das Bestreben repräsentieren, ein höheres Bewusstseinsniveau zu erreichen (Newman 1986). Während einer Krankheit auftretende Ungewissheit und Instabilität bieten die Möglichkeit, die Sichtweise und Beziehung gegenüber dem Leben und zu sich selbst zu einer höheren komplexeren Ordnung zu verändern (Mishel 1990).

Einer der Wege in der psychosomatischen Osteopathie besteht im Erkennen und Differenzieren von Mustern sowie in der Bewusstwerdung der vielschichtigen Zusammenhänge und der Sinnhaftigkeit in Bezug zu SPEKD. Dieser Integrationsprozess geht dabei auch mit einem gewissen Kontrollverlust alter Identifikationsmuster einher und erfordert Phasen der Stabilisierung, um die verfeinerte Sensibilität, den freieren Energiefluss und den größeren Energiezustand in das tägliche Leben zu integrieren. Osteopathische Behandlungen können diesen Prozess durch Koregulationen unterstützen und Patienten u. a. helfen, ihren Körper als Feedbacksystem für seelische Vorgänge und äußere Kontexte zu nutzen.

Werden eine tiefgreifende Lebenskrise oder ein Trauma als Herausforderung angenommen, kann es zu einem posttraumatischen Wachstum kommen. So können schmerzhafte Erfahrungen zu einem **Reifungsprozess** führen, der mit einer **Stärkung des Charakters** einhergeht (Peterson et al. 2008) und schließlich ein authentischeres und glücklicheres Leben ermöglicht. Dies kann auch als Reframing (> Kap. 7.10.12) genutzt werden, z. B. besonders herausfordernde Zustände als Chance zu sehen sowie tiefere Einsichten und Charakterstärke zu entwickeln. Folgende **Faktoren** konnten dabei identifiziert werden (Taku et al. 2008; Tedeschi et al. 1996):

- Wertschätzung: Stärkere Wertschätzung für die kleinen Dinge des Lebens.
- Beziehung zu anderen: Erhöhte Würdigung echter Bedürfnisse, bei denen beispielsweise nährende Beziehungen und die Kompetenz der Empathie gegenüber der Anhäufung materieller Konsumgüter mehr in den Vordergrund treten.
- Persönliche Stärke: Eigene Stärken werden bewusster wahrgenommen. Zwar tritt die eigene Verletzlichkeit ins Bewusstsein, aber dies verstärkt das Gefühl von innerer Stärke und Sicherheit, wenn Lebenskrisen gemeistert wurden.
- Neue Möglichkeiten: Neubewertung von Zielen und Öffnung für neue Möglichkeiten in der Lebensausrichtung.
- Spirituelle Veränderung: Intensivierung des spirituellen Bewusstseins, da durch die tiefe Krisenerfahrung und die damit einhergehenden Instabilitäten neue Reflexionen über den Lebenssinn entstanden sind und der Blick sich so auf etwas richtet, was größer ist als wir selbst.

Die Möglichkeit eines posttraumatischen Wachstumsprozesses kann genutzt werden, um Patienten in ihrem Heilungsprozess zu stärken, zu stabilisieren und zu motivieren, die erworbenen Ressourcen und Einsichten im Alltag umzusetzen und zu integrieren. Ein zunehmend integrierter Mensch erlebt sich als eine in der Zeit wandelnde Persönlichkeit, in der Gegenwart verankert und mit Zugang zur Vergangenheit sowie Ausblick in die Zukunft, die in Kontakt mit innerem Erleben, Bedürfnissen, Gefühlen sowie Gedanken steht und in ein kontextuelles Umfeld von Partnern, Familie, Freunden und Kollegen und zahlreichen biosozialen Feldern eingebettet ist (> Abb. 12.1).

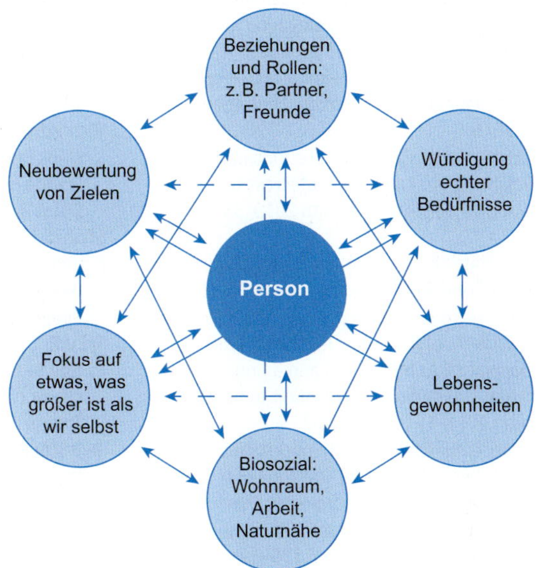

Abb. 12.1 Mögliche Veränderungen, die während der Behandlung eines SPEKD im Leben des Patienten auftreten können. Diese beeinflussen sich gegenseitig und die Ganzheit der Person. [P1143/L143]

REFERENZEN

Afshin A, Babalola D, Mclean M et al. Information Technology and Lifestyle: A Systematic Evaluation of Internet and Mobile Interventions for Improving Diet, Physical Activity, Obesity, Tobacco, and Alcohol Use. J Am Heart Assoc 2016; 5 (9): e003058

Amati V, Meggiolaro S, Rivellini G, Zaccarin S. Social relations and life satisfaction: the role of friends. Genus 2018; 74 (1): 7

Brand S, Holsboer-Trachsler E, Naranjo JR et al. Influence of mindfulness practice on cortisol and sleep in long-term and short-term meditators. Neuropsychobiology 2012; 65 (3): 109–118

Bratman GN, Hamilton JP, Daily GC. The impacts of nature experience on human cognitive function and mental health. Ann N Y Acad Sci 2012; 1249 (1): 118–136

Capaldi CA, Dopko RL, Zelenski JM. The relationship between nature connectedness and happiness: a meta-analysis. Front Psychol 2014; 5: 976

Dfarhud D, Malmir M, Khanahmadi M. Happiness & Health: The Biological Factors- Systematic Review Article. Iran J Public Health 2014; 43 (11): 1468–1477

Fox KR. The influence of physical activity on mental well-being. Public Health Nutr 1999; 2 (3A): 411–418

Goetzel RZ. Do prevention or treatment services save money? The wrong debate. Health Aff 2009; 28 (1): 37–41

Hafner-Holter S, Kopp M, Günther V. Fitnesstraining und Yoga – Auswirkungen auf Befindlichkeit, Stressempfinden, Unsicherheit im Sozialkontakt und Körperbild. Neuropsychiatr 2009; 23 (4): 244–248

Harris MA. The relationship between physical inactivity and mental wellbeing: Findings from a gamification-based community-wide physical activity intervention. Health Psychol Open 2018; 5 (1): 2055102917753853

Hartmann-Boyce J, Johns DJ, Jebb SA, Aveyard P. Behavioral Weight Management Review Group. Effect of behavioral techniques and delivery mode on effectiveness of weight management: systematic review, meta-analysis and meta-regression. Obes Rev 2014; 15 (7): 598–609

Hatzipapas I, Visser MJ, Janse van Rensburg E. Laughter therapy as an intervention to promote psychological well-being of volunteer community care workers working with HIV-affected families. SAHARA J 2017; 14 (1): 202–212

Kim S, Kim SJ, Dukyoo J, Oh H. The Effects of a Humor Intervention on the Physiological, Physical, and Psychological Responses of School-aged Children With Atopic Dermatitis in South Korea: A Pilot Study. J Pediatr Nurs 2018; 39: e21–e29

Liem T. Osteopathie und (Hatha-)Yoga. OM 2009; 10 (1): 21–27

Liem T. Wechselseitige Beziehungsdynamiken und subjektive Ansätze in der Osteopathie. OM 2011; 12 (2): 4–7

Liem T. Morphodynamik in der Osteopathie. 2. Aufl. Stuttgart: Haug; 2013

Liem T. Prozess der Wahrnehmung und Interpretation von Palpationsbefunden. OM 2014; 15 (3): 4–8

Liem T, Lunghi C. Osteopathie als personenzentrierte und integrierende Behandlungsmethode (Teil 1). OM 2022; 23 (3): 30–34

Liem T, Tsolodimos C. Das Osteopathie-Selbsthilfe-Buch: Wie Osteopathie wirkt und die Selbstheilung fördert. Mit Übungen für jeden Tag. Stuttgart: Trias; 2021

Liem T, Van den Heede P. Morphodynamics in Osteopathy. Head, Brain and Emotional Integration. Pencaitland: Handspring; 2016

Liu JJW, Reed M, Vickers K. Reframing the individual stress response: Balancing our knowledge of stress to improve responsivity to stressors. Stress Health 2019; 35 (5): 607–616

Louie D, Brook K, Frates E. The Laughter Prescription: A Tool for Lifestyle Medicine. Am J Lifestyle Med 2016; 10 (4): 262–267

Lyubomirsky S, Dickerhoof R, Boehm JK, Sheldon KM. Becoming happier takes both a will and a proper way: an experimental longitudinal intervention to boost well-being. Emotion 2011; 11 (2): 391–402

Mishel MH. Reconceptualization of the uncertainty in illness theory. Image J Nurs Sch 1990; 22 (4): 256–262

Mitchell R. Is physical activity in natural environments better for mental health than physical activity in other environments? Soc Sci Med 2013; 91: 130–134

Mora-Ripoll R. Therapeutic value of laughter in medicine. Altern Ther Health Med 2010; 16 (6): 56–64

Mora-Ripoll R. Potential health benefits of simulated laughter: a narrative review of the literature and recommendations for future research. Complement Ther Med 2011; 19 (3): 170–177

Murphy MH, Carlin A, Woods C et al. Active Students Are Healthier and Happier Than Their Inactive Peers: The Results of a Large Representative Cross-Sectional Study of University Students in Ireland. J Phys Act Health 2018; 15 (10): 737–746

Newman MA. Health as expanding consciousness. St Louis: Mosby; 1986

Peterson C, Park N, Pole N et al. Strengths of character and posttraumatic growth. J Trauma Stress 2008; 21 (2): 214–217

Richardson M, McEwan K. 30 Days Wild and the Relationships Between Engagement With Nature's Beauty, Nature Connectedness and Well-Being. Front Psychol 2018; 9: 1500

Shahidi M, Mojtahed A, Modabbernia A et al. Laughter yoga versus group exercise program in elderly depressed women: a randomized controlled trial. Int J Geriatr Psychiatry 2011; 26: 322–327

Taku K, Cann A, Calhoun LG, Tedeschi RG. The factor structure of the posttraumatic growth inventory: a comparison of five models using confirmatory factor analysis. J Trauma Stress 2008; 21 (2): 158–164

Tedeschi RG, Calhoun LG. The Posttraumatic Growth Inventory: measuring the positive legacy of trauma. J Trauma Stress 1996; 9 (3): 455–471

Tkach C, Lyubomirsky S. How do people pursue happiness? Relating personality, happiness-increasing strategies, and well-being. Journal of Happiness Studies 2006; 7: 183–225

Vi CT, Obrist M. Sour Promotes Risk-Taking: An Investigation into the Effect of Taste on Risk-Taking Behaviour in Humans. Sci Rep 2018; 8 (1): 7987

White M et al. Would you be happier living in a greener urban area? A fixed-effects analysis of panel data. Psychol Sci 2013; 24 (6): 920–928

Yim J. Therapeutic Benefits of Laughter in Mental Health: A Theoretical Review. Tohoku J Exp Med 2016; 239 (3): 243–249

KAPITEL

13 Schmerztherapie

Torsten Liem

Zusammenfassung

Für die Behandlung notwendige Kenntnisse der Pathophysiologie des Schmerzes sowie der peripheren und zentralen Sensibilisierung werden vermittelt. Es wird ein Behandlungsschema multimodaler integrativer Top-down- und Bottom-up-Ansätze vorgestellt, das die Komplexität und neurophysiologischen Wirkmechanismen berücksichtigt. Es umfasst kognitive, emotionale, neurovegetative und palpatorisch orientierte Ansätze sowie Verhaltensänderungen. Es besteht aus einer abgestimmten Kombination und Abfolge von Interventionen der osteopathischen Schmerztherapie – z. B. 4-Schritte-OMT zur Schmerzlösung, multimodale bifokale Integration (MBI) bei Schmerzen – sowie Lebensstilinterventionen und weiteren Maßnahmen.

13.1 Pathophysiologie des Schmerzes

Schmerz kann aufgrund einer Vielzahl unterschiedlicher Ursachen auftreten. Er wird letztlich durch die Integration des Vorderhirns repräsentiert und integriert in einem gut organisierten, hierarchischen System als homöostatische Emotion sowohl spezifische Einflüsse mittels des spinothalamokortikalen Systems der Lamina I als auch konvergente somatische Aktivität (Craig 2003). **Chronische Schmerzen** – definiert als Schmerzen, die länger als drei Monate bestehen (Merskey et al. 1994) – und insbesondere solche, die mit einer zentralen Sensibilisierung assoziiert sind, sind komplex und erfordern multimodale Behandlungszugänge.

Pathophysiologisch können folgende Faktoren beteiligt sein:

- Anatomisch-physiologische und biochemische Beeinträchtigungen des Gehirns und Rückenmarks (Welch 2009; Watkins et al. 2005)
- Einflüsse des Immunsystems durch Zytokininteraktionen der peripheren nozizeptiven Fasern und der Hirn- und Rückenmarkglia sowie der Dorsalwurzelganglien-Satelliten-Glia (Xu et al. 2020; Schaible 2022)
- Emotionale Faktoren (Koechlin et al. 2018)
- Metabole Faktoren (Eitner et al. 2021)
- Psychosoziale Faktoren (Tracy 2017; Alhowimel et al. 2018; Meints 2018)
- Lebensstilbedingte Faktoren (Klyne et al. 2021)

Ergebnis dieser Faktoren ist eine zentrale und periphere Sensibilisierung der nozizeptiven Verarbeitung.

13.1.1 Periphere und zentrale Sensibilisierung

Bei der **peripheren Sensibilisierung** sind zum Schmerzgeschehen benachbarte Nozizeptoren aktiviert und deren Aktivierungsschwelle wird durch die Bildung von Prostaglandinen und Leukotrienen in den geschädigten Zellen reduziert. Zudem werden Neuropeptide, z. B. CGRP und Substanz P, freigesetzt, was zu einer Vasodilatation und Histaminfreisetzung aus Mastzellen führt. Dabei treten typische Entzündungszeichen wie Rötung durch Blutgefäßerweiterung, Schwellung durch ausgetretene Lymphflüssigkeit und Blutplasma, Überwärmung, funktionelle Einschränkungen sowie ein gesteigertes Empfinden eines Schmerzreizes (primäre Hyperalgesie) aufgrund einer verstärkten Antwort auf Reize durch Reduzierung der Reizschwelle für die Nozizeption auf. Mehr oder weniger akute und im Zusammenhang mit einer peripheren Sensibilisierung stehende Schmerzen sind i. d. R. in relativ kurzer Zeit – beispielsweise mittels OMT – gut zu behandeln.

Führt der Anstieg aktivierter sensibilisierter Nozizeptoren jedoch zu strukturellen und funktionellen Modifikationen im Schmerzbahnverlauf der Neurone in dorsalen Wurzelganglien, im Hinterhorn und in weiteren höheren Zentren, wird eine **zentrale Sensibilisierung** ausgelöst (Shah 2008). Diese ist durch eine gesteigerte Antwort auf eine Schmerzstimulation gekennzeichnet, die über eine Verstärkung der Signale zum ZNS zustande kommt. Dabei kommt es zu einer gesteigerten Erregung (Sensibilisierung) oder/und zu einer verminderten Schmerzhemmung (absteigende Fazilitation) (Liem 2019). Beispielsweise kann eine mögliche **periphere Entzündung** zu einer Nozizeptorsensibilisierung und diese dann zu einer zentralen Sensibilisierung von Nervenzellen zweiter Ordnung (z. B. im Hinterhorn des Rückenmarks oder N. trigeminus) mit einer Verstärkung der Übertragung nozizeptiver Impulse führen (➤ Abb. 13.1). Auf eine **periphere Nervenläsion,** die z. B. bei einer somatischen Dysfunktion mechanisch induziert wird, folgt die Erzeugung von ektopischen Impulsen in nozizeptiven und nicht nozizeptiven primär afferenten Neuronen, was eine zentrale Übererregbarkeit hervorruft. Insbesondere wenn das ZNS hypervigilant geworden ist, sind manuelle Verfahren alleine begrenzt wirksam (Moseley et al. 2008; Louw et al. 2015; Louw et al. 2017).

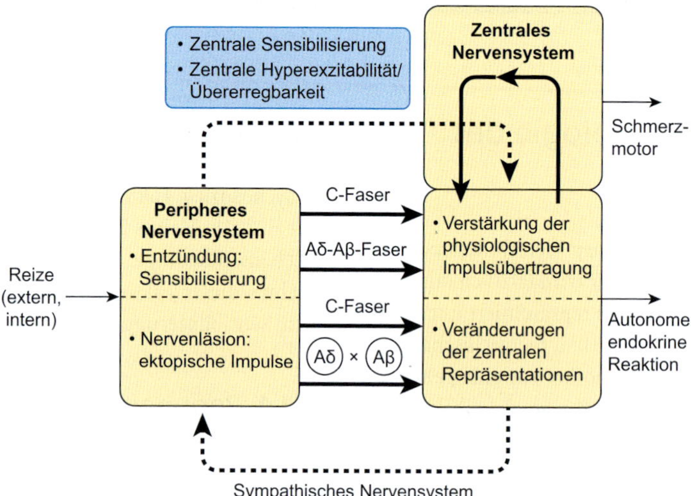

Abb. 13.1 Konzept der Erzeugung peripherer und zentraler Übererregbarkeit bei entzündlichen Schmerzen oder neuropathischen Schmerzen unter Beteiligung des sympathischen Nervensystems. Der Schmerz ist immer mit motorischen, autonomen und endokrinen Reaktionen verbunden. Der obere gestrichelte Pfeil zeigt an, dass die zentralen Veränderungen durch die anhaltende Aktivierung von Nozizeptoren mit nicht myelinisierten C-Fasern z. B. während einer chronischen Entzündungsreaktion (hier „zentrale Sensibilisierung" genannt) oder nach einem Trauma mit Nervenläsion durch ektopische Aktivität in myelinisierten Aδ-, Aβ- und C-Afferenzen und andere Veränderungen in den geschädigten afferenten Neuronen (hier „zentrale Übererregbarkeit" genannt) erzeugt und möglicherweise aufrechterhalten werden. Der untere gestrichelte Pfeil zeigt die efferente Rückkopplung über den Sympathikus zu den primär afferenten Neuronen. Die Weiterleitung nozizeptiver Impulse erfolgt unter Kontrolle des Gehirns. Primäre afferente nozizeptive Neuronen (insbesondere solche mit C-Fasern) werden während der Entzündung sensibilisiert. Nach einer Nervenläsion durchlaufen alle lädierten primär afferenten Neuronen (sowohl die nicht myelinisierten als auch die myelinisierten) biochemische, physiologische und morphologische Veränderungen, die mit der Zeit irreversibel werden. Diese peripheren Veränderungen ziehen Veränderungen der zentralen Repräsentationen des somatosensorischen Systems nach sich, die irreversibel werden, wenn keine Regeneration der primären afferenten Neuronen zu ihrem Zielgewebe stattfindet. Die zentralen Veränderungen, die durch anhaltende Aktivität in afferenten nozizeptiven Neuronen oder nach einer Nervenläsion induziert werden, zeigen sich auch im sympathischen efferenten Rückkopplungssystem, das positive Rückkopplungsschleifen zu den primär afferenten Neuronen etablieren kann. [P1143/L143]

Eine **zentrale Sensibilisierung** kann bei einer Vielzahl von Beschwerden des Bewegungsapparats vorliegen, z. B.

- Kreuzschmerzen (Roussel et al. 2013)
- Kieferschmerzen (Sarlani et al. 2003)
- Nackenschmerzen (Van Oosterwijck et al. 2013)
- Schulterschmerzen (Noten et al. 2016)
- Tendinopathien (Plinsinga et al. 2015)

Nach einer Nervenläsion, die z. B. bei einer somatischen Dysfunktion mechanisch induziert wird, können die lädierten primär afferenten Neuronen und die entsprechenden zentralen Repräsentationen (z. B. im Hinterhorn des Rückenmarks, im periaquäduktalen Grau, Thalamus, Hypothalamus, präfrontalen Kortex, in der Amygdala und Insula) biochemische, morphologische und physiologische Veränderungen erfahren. So kann mittels sympathischer Kopplung an afferente Neuronen mit Axonen großen Durchmessers die Aktivität in diesen Neuronen eine zentrale Übererregbarkeit erzeugen und diese in zentrale Schaltkreise einspeisen, die sich als Folge der peripheren Nervenläsion verändert haben (Jänig 2009; Jänig 2013). Autonome Veränderungen, die bei anhaltenden Schmerzen beobachtet werden, hängen von der integrierten Aktivität vieler Zentren im ZNS ab (➤ Abb. 13.2) (Jänig 2013; Liem et al. 2017).

Eine **zentrale Sensibilisierung,** insbesondere bei chronischen Schmerzen, geht mit einer erhöhten Vigilanz des ZNS einher (Nijs et al. 2010) und zeigt zudem eine erhöhte Reaktionsfähigkeit nozizeptiver Neuronen im ZNS auf einen normalen und unterschwelligen afferenten Input (Woolf 2007). Eine gesunde, nicht bedrohliche Berührung wird dann wahrgenommen, als ob sie eine Bedrohung darstellen würde und kann so die Schmerzerfahrung verstärken. Hält dieser Prozess an, kann es zu einer Zunahme der Sensibilisierung kommen, bei der die Hyperalgesie mit der Zeit in ein allodynisches Stadium übergeht. Multiple Wirkmechanismen peri-

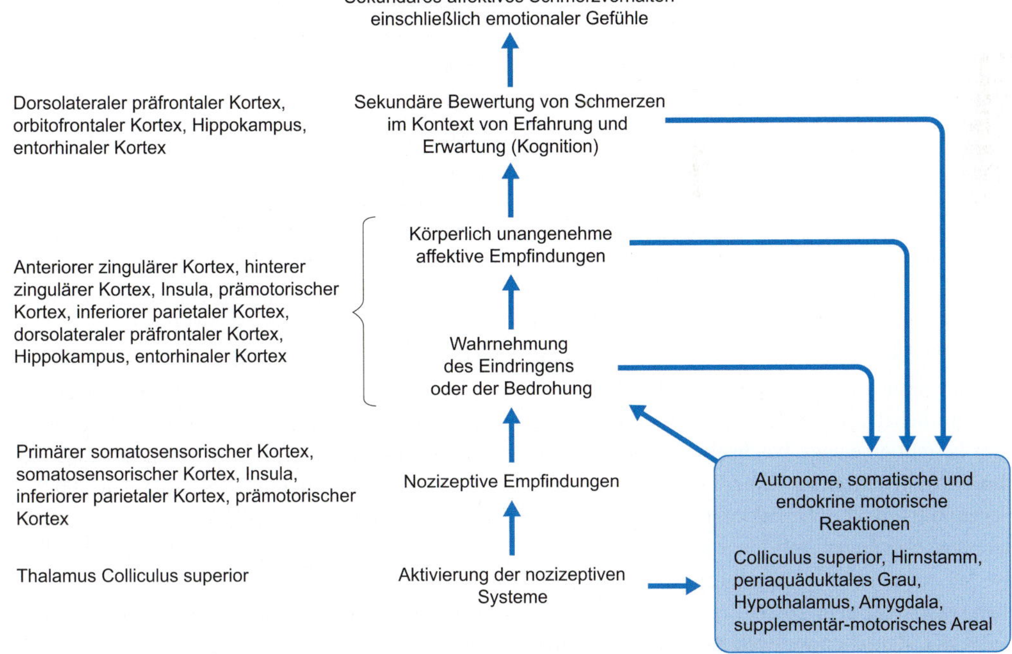

Abb. 13.2 Interaktion zwischen nozizeptiven Empfindungen, körperlich unangenehmen affektiven Empfindungen und sekundärem affektiven Schmerzverhalten und die möglicherweise beteiligten Hirnzentren. Die Aktivierung des autonomen, endokrinen Schmerzverhaltens und somatisch-motorischen Systemen tritt auf allen integrativen Ebenen während der Aktivierung der Zentren für Nozizeption und Schmerz auf. Die Mechanismen der Aktivierung dieser motorischen Systeme durch höhere Zentren sind wenig untersucht worden. [P1143/L143]

pherer wie zentraler Prozesse können dabei beteiligt sein, z. B. die Ausdehnung von Rezeptorfeldern, Neurotransmitterveränderungen, Veränderungen stimulierender und inhibitorischer Mechanismen in verschiedenen Segmenten (wie Rückenmark, periaquäduktales Grau im Mittelhirn, Thalamus, Sympathikus, Amygdala, Hippokampus, Hypothalamus, präfrontaler Kortex, Insula) und neuronaler Zelltod (➤ Abb. 13.2). Beispielsweise ist ein neuronales Kernnetzwerk, das aus dem bilateralen anterioren insulären Kortex und dem medialen/anterioren zingulären Kortex besteht, mit Empathie für Schmerzen assoziiert. Deren Aktivierung überschneidet sich mit der Aktivierung bei direkt erlebtem Schmerz, wobei Gefühlszustände und die Steuerung adaptiven Verhaltens sowohl bei selbst- als auch bei fremdbezogenen Erfahrungen beteiligt sind (Lamm et al. 2011).

Auch die **Darmmikrobiota** haben über ihre Nebenprodukte, Metaboliten, Neurotransmitter und Neuromodulatoren Einfluss auf die periphere und zentrale Sensibilisierung.

13.1.2 Prädisposition von Schmerzen und Schmerzätiologie

Die Weltschmerzorganisation IASP (International Association for the Study of Pain) definiert Schmerz als „ein unangenehmes Sinnes- und Gefühlserlebnis, das mit einer tatsächlichen oder drohenden Gewebeschädigung verknüpft ist oder mit Begriffen einer solchen Schädigung beschrieben wird" (Raja et al. 2020). Schmerzen stellen also eine der komplexesten Sinnesempfindungen dar, die durch das ZNS verarbeitet und im Gehirn interpretiert wird. Somit besteht eine enge **Wechselwirkung** zwischen **Schmerzwahrnehmung** und **Psyche.** Studien belegen, dass psychische Faktoren, v. a. Ängste und depressive Neigungen, mit einer schlechteren Prognose bei verschiedenen Schmerzzuständen einhergehen (van Hecke et al. 2013).

20 % der Menschen weltweit leiden unter **chronischen Schmerzen** (Dauer > 3 Monate). Dabei entstehen diese durch multiple Faktoren, oft aus einer Reihe oder aus Kombination mehrerer Ereignisse (van Hecke et al. 2013; Klyne et al. 2021). Es können u. a. soziodemografische, psychologische wie eine maladaptive reaktionsfokussierte Emotionsregulation (Koechlin et al. 2018), klinische und biologische Risikofaktoren identifiziert werden (van Hecke et al. 2013). Dabei kann der chronische Primärschmerz als Krankheit an sich vom chronischen sekundären Schmerz unterschieden werden. Chronische Schmerzen stellen ein globales Gesundheitsproblem dar, mit einer Prävalenz von 34 % in Ländern mit niedrigem Einkommen und 30 % in Ländern mit hohem Einkommen (Elzehaf et al. 2012).

Prädisponierend für chronische Schmerzen sind:

- Unbehandelte akute Schmerzen (Elliott et al. 2002)
- Weibliches Geschlecht: Frauen berichten durchschnittlich von niedrigeren Schmerzschwellen, geringerer Schmerztoleranz und größerer Intensität bei Schmerzen mit unterschiedlicher Schmerzempfindlichkeit (van Hecke et al. 2013)
- Höheres Alter (> 75 Jahren) (Elliott et al.1999)
- Niedrigerer sozioökonomischer Status (Smith et al. 2007)
- Geografischer und kultureller Hintergrund (Smith et al. 2007)
- Genetische Faktoren (Smith et al. 2007): Empfindlichkeit gegenüber schmerzhaften Reizen und Schmerztoleranz werden in erheblichem Maße von unseren Genen bestimmt (Norbury et al. 2007)
- Komorbiditäten: unipolare Depressionen, Schlafprobleme, koronare Herzkrankheiten, zerebrovaskuläre Erkrankungen; eine gestörte präfrontale Hirnaktivität und Störung der Emotionsregulierung bei depressiven Patienten verstärken die Schmerzerfahrung und werden Teil des Gesamtzustands (van Hecke et al. 2013)
- Klima: enger Zusammenhang zwischen fehlendem Sonnenschein und niedrigeren Temperaturen (Macfarlane et al. 2010), z. T. auch bedingt durch weniger Bewegung, schlechteren Schlaf und Verfügbarkeit von Vitamin D (Straube et al. 2009)
- Vorgeschichte von häuslicher oder öffentlicher Gewalt und/oder (sexuellem) Missbrauch (Ellsberg et al. 2008)

(Modifizierbare) **Risikofaktoren** für chronische Schmerzen sind:

- Schlechter allgemeiner Gesundheitszustand (Smith et al. 2007)
- Nikotinabusus, Alkoholkonsum, Ernährung, Adipositas (van Hecke et al. 2013; Smith et al. 2007)

- Berufliche Faktoren: z. B. Reaktionen von Arbeitgebern und Kollegen auf Schmerzen oder Lage des Arbeitsmarkts (Shaw et al. 2006)
- Psychische Faktoren
- Bidirektionale Ätiologie: Erwartungshaltung und Ängste in Bezug auf Schmerzen, Neigung, psychische Probleme zu somatisieren (van Hecke et al. 2013; von Korff 1999)
- Maß der körperlichen Aktivität: Erhöhung des endogenen Opioid-Spiegels durch Sport wirkt z. B. schmerzhemmend (van Hecke et al. 2013)
- Darmmikrobiota: Studien weisen auf den Einfluss des Mikrobioms nicht nur bei viszeralem Schmerz, sondern ebenso bei entzündlichen Schmerzen, Kopfschmerzen, neuropathischen Schmerzen und Opioid-Toleranz hin (Guo et al. 2019). Zudem sind chronische Schmerzen mit einer verminderten Diversität des Mikrobioms assoziiert (Freidin et al. 2019)

Schmerz ist nicht gleich Schmerz, weshalb es keine allgemeine **Ätiologie** gibt. Dennoch lassen sich Schmerzen nach ihren pathophysiologischen Entitäten unterteilen in u. a. nozizeptive, inflammatorische, neuropathische, neurogene und chronische Schmerzen.

13.1.3 Multimodale integrative Top-down- und Bottom-up-Ansätze

Länger anhaltende Schmerzprozesse mit zentraler Sensibilisierung sind eine **große Herausforderung** für die Ausübung von OMT und anderen manuellen Verfahren, da bereits an sich nicht schmerzhafte Berührungen (Allodynie) schmerzauslösend wirken können (Nijs et al. 2011; Smart et al. 2012). Deshalb wird ein Behandlungsschema **multimodaler integrativer Top-down- und Bottom-up-Ansätze** vorgestellt, das die Komplexität und neurophysiologischen Wirkmechanismen von Schmerzen berücksichtigt. Dieses umfasst kognitive, emotionale, neurovegetative und palpatorisch orientierte Ansätze sowie Verhaltensänderungen.

Bei traditionellen **Bottom-up-Modellen** der somatischen Dysfunktion liegt der Hauptfokus auf Anatomie, Pathophysiologie und Biomechanik. Diese sind jedoch nur für einen begrenzten Teil der Schmerzerfahrung beim Patienten verantwortlich. Demgegenüber konnte die große Bedeutung von **Top-down-Wirkmechanismen** auch klinisch belegt werden. Beispielsweise vermindert Katastrophisieren bei Fibromyalgiepatientinnen die Fähigkeit, sich von Schmerzen abzulenken (Ellingson et al. 2018). Vermutlich stört Katastrophisieren die Schmerzmodulation im Gehirn und ist an der Aufrechterhaltung chronischer Schmerzen beteiligt. Katastrophisieren über die Ursachen der Schmerzen und eine hohe schmerzbedingte Angst können zu einem negativen Rückkopplungszyklus der Schmerzen führen, indem die Angstvermeidung zur Einstellung der Aktivität und schließlich zur Nichtbenutzung, Behinderung, Depression und schließlich chronischen Schmerzen führt (Turk et al. 2010). Diese negative Feedbackschleife kann bereits in der Kindheit beginnen (Asmundson et al. 2012). Denn mittlerweile ist belegt, dass ein bedeutender Teil der Schmerzerfahrung mit der Vigilanz des zentralen und peripheren Nervensystems korreliert (Louw et al. 2017).

Bis auf spezifische Interventionen wie die bifokale Integration, die mittels eines alternierenden Fokus zwischen Schmerzregion und Ressource eine Verminderung der Sensibilisierung anstrebt, sollte die **Verwendung des Wortes „Schmerz" weitgehend vermieden** werden (Lluch et al. 2015). Dies hat den Zweck, die Verstärkung von Angst, Katastrophierung und Schmerzempfindung beim Patienten zu vermeiden. Aus dem gleichen Grund sind keine Abbildungen oder anatomischen Modelle in der Praxis zu verwenden, in denen z. B. ein Bandscheibenvorfall rot gefärbt dargestellt wird.
Aufgrund der gleichen Intention wird laut Louw et al. (2017) auch **nicht auf mögliche Nebenwirkungen von OMT, z. B. mögliche Schmerzschübe, hingewiesen,** außer es findet explizit eine schmerzhafte Behandlung statt. Sollten sich Schmerzen während oder nach der Behandlung verstärken, wird dies mit dem Patienten besprochen.

13.2 Befundung

Schmerz ist eine subjektive Erfahrung (Wideman et al. 2019; Stewart et al. 2021). Um diesen einschätzen zu können, stützen sich Kliniker und Forscher auf Beobachtungen und Messungen, die indirekte Anhaltspunkte für Schmerzen liefern, z. B. körperliche Reaktionen oder Verhaltensweisen. Es ist jedoch wichtig zu beachten, dass diese indirekten Indikatoren nicht immer zuverlässig sind und es somit zu Fehleinschätzungen der Schmerzerfahrung kommen kann. Um die Subjektivität von Schmerz angemessen zu berücksichtigen, ist es daher wichtig, die **Selbstbewertung** der Schmerzerfahrung durch den Patienten als **Grundlage** zu verwenden und diese durch **Beobachtungen** und **Messungen** zu **ergänzen.** Eine umfassende Bewertung von Schmerzen sollte auch die individuellen Faktoren berücksichtigen, welche die Schmerzerfahrung beeinflussen können, wie z. B. frühere Schmerzerfahrungen, psychologische Faktoren und soziale Kontexte. Insgesamt ist es wichtig, die **Subjektivität** von Schmerz anzuerkennen und bei der Bewertung zu berücksichtigen, um eine angemessene Schmerzbehandlung und -linderung zu gewährleisten.

Die Befundung umfasst zusätzlich zur medizinischen Diagnostik auch die chronologische Lebens- und Krankengeschichte des Patienten sowie die klinische osteopathische Untersuchung. Je nach Schmerzregion und -art werden weitere diagnostische Schritte durchgeführt. Subjektive Tests wie die Bewertung der Beweglichkeit und Kraft sowie die Bewertung des Schmerzlevels durch die betroffene Person selbst sind wichtige Methoden, um Schmerzen zu beurteilen.

Die Abgrenzung einer zentralen Sensibilisierung gegenüber einer peripheren Sensibilisierung ist bezüglich Prognostik, Behandlungsdauer und Behandlungsansätzen wesentlich.

13.2.1 Periphere Sensibilisierung

Symptome im Zusammenhang mit einer peripheren Sensibilisierung sind:

- Erniedrigte Reizschwelle in betroffener Region und assoziierten Segmenten
- Gesteigerte Empfindlichkeit der Schmerzreize
- Verlängerte und verstärkte Schmerzantwort
- Spontaner Schmerz, primäre Hyperalgesie und möglicherweise Bewegungsschmerz
- Überempfindlichkeit auf Hitzereize

13.2.2 Zentrale Sensibilisierung

Symptome im Zusammenhang mit einer zentralen Sensibilisierung (Nijs et al. 2010) sind:

- Hypersensitivität gegenüber hellem Licht
- Hypersensitivität bei Berührung
- Hypersensibilität gegenüber Lärm
- Hypersensibilität gegenüber Pestiziden
- Hypersensibilität gegenüber mechanischem Druck
- Hypersensibilität gegenüber Medikamenten
- Hypersensitivität gegenüber Temperatur (hoch und niedrig)

Bei der **Untersuchung** von Patienten mit Verdacht auf eine zentrale Sensibilisierung zeigt sich Folgendes (Nijs et al. 2010):

- Druckschmerz an Körperstellen, die vom symptomatischen Ort entfernt sind
- Gefühl der Berührungsempfindlichkeit bei manueller Palpation an Stellen, die von der symptomatischen Stelle entfernt sind
- Sensibilisierung der Empfindlichkeit gegenüber Vibration an Orten, die von der symptomatischen Stelle entfernt sind
- Gefühl für Wärme- und Kälteempfindlichkeit an Orten, die von der symptomatischen Stelle entfernt sind
- Beurteilung der Druckschmerzschwellen während und nach der Übung
- Beurteilung des Gelenkspiels
- Provokationstest des Plexus brachialis

Drei Symptome und ein Anzeichen wurden prädiktiv für **chronische Schmerzen** mit einer Empfindlichkeit von 91,8 % und Spezifität von 97,7 % festgestellt (Smart et al. 2012):

- **Symptome:**
  - Unverhältnismäßiges, nicht mechanisches, unvorhersehbares Muster der Schmerzprovokation als Reaktion auf multiple, nicht spezifisch verstärkende bzw. verbessernde Faktoren
  - Schmerz steht in keinem Verhältnis zu Art und Ausmaß der Verletzung oder Pathologie
  - Starker Zusammenhang mit maladaptiven psychosozialen Faktoren (z. B. negative Emotionen, schlechte Selbstwirksamkeit, unangepasste Überzeugungen und Schmerzverhalten)
- **Anzeichen:** diffuse, nicht anatomische Schmerzbereiche bzw. Druckempfindlichkeit bei der Palpation

13.2.3 Propriozeption

Es ist ein bekanntes Phänomen, dass chronische Schmerzen mit wahrgenommenen Verzerrungen der schmerzhaften Gliedmaßen einhergehen können. Es wurde berichtet, dass diese Verzerrungen in Bezug auf Größe, Form oder Haltung auftreten können (Turton et al. 2013; Lewis et al. 2007; Moseley 2008). Darüber hinaus haben manche Menschen mit chronischen Schmerzen Schwierigkeiten, sich der Lage ihres schmerzenden Körperteils bewusst zu sein (McCaskey et al.2014). Diese Verzerrungen und Störungen können auf eine **Störung der Wahrnehmung der Gliedmaßenposition** zurückzuführen sein, die eine Komponente der Propriozeption darstellt. Die Untersuchung der Propriozeption und die Berücksichtigung bei der Behandlung sind deshalb wichtig (➤ Kap. 6.27).

13.3 Therapeutische Ansätze

Insbesondere bei einer zentralen Sensibilisierung sind multimodale Ansätze wie die bifokale Integration und eine interdisziplinäre Zusammenarbeit für den Behandlungserfolg wesentlich. Die Therapie chronischer Schmerzen mit zentraler Sensibilisierung setzt sich aus multimodalen ineinander wirkenden Top-down- und Bottom-up-Ansätzen zusammen. Sie besteht aus einer Kombination der osteopathischen Schmerztherapie, Lebensstilinterventionen und weiteren Maßnahmen (➤ Abb. 13.3), die im Folgenden beschrieben wird. Ihre Applikation und Abfolge ist individuell anzupassen.

13.3.1 Psychoedukation

Eine schmerzphysiologische Aufklärung ist indiziert, wenn das Beschwerdebild durch eine zentrale Sensibilisierung charakterisiert und dominiert wird und maladaptive Krankheitswahrnehmungen vorhanden sind (Nijs et al. 2011). Insbesondere bei unerklärlichen chronischen Schmerzen des Bewegungsapparats (unterer Rückenschmerz, chronisches Schleudertrauma, Fibromyalgie und chronisches Erschöpfungssyndrom), wenn das Nervensystem zunehmend hypervigilant wird, ist die Psychoedukation ein klinisch relevanter Ansatz.

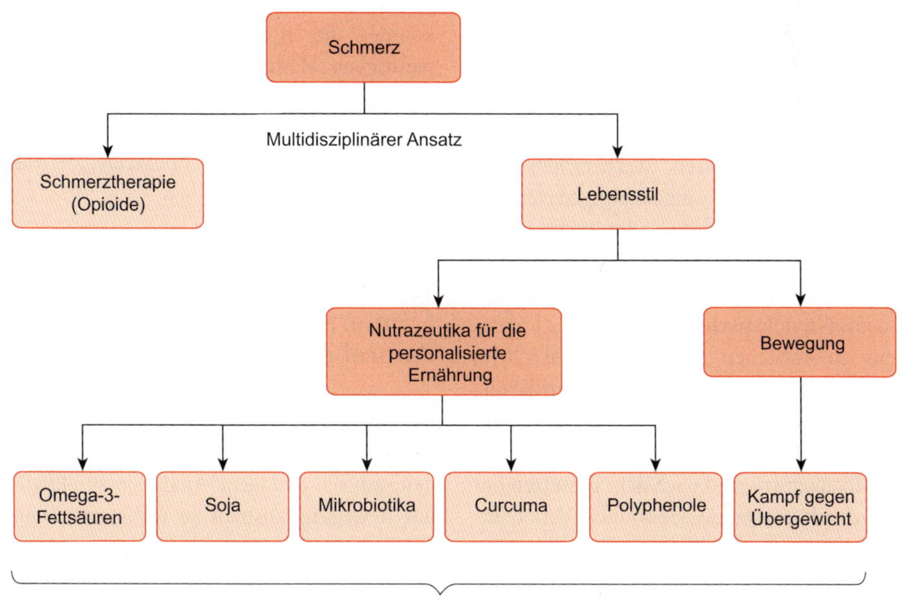

Abb. 13.3 Kombination von osteopathischer Schmerztherapie, Lebensstilinterventionen und weiteren Maßnahmen [L143]

13

Ziel ist es, die Wahrnehmung dieser Erkrankungen und maladaptive Schmerzkognitionen zu verändern und Schmerzen neu zu konzeptualisieren (Nijs et al. 2011). Dabei werden **schmerzphysiologische Zusammenhänge** so erklärt, dass sie von den Patienten verstanden werden. Dies umfasst Kenntnisse über die Neurobiologie und Neurophysiologie der Schmerzerfahrung, die zentrale Sensibilisierung und akute Nozizeption sowie ihre Rolle bei chronischen Schmerzen, die periphere Sensibilisierung, Allodynie, Hemmung, Fazilitation und Neuroplastizität (Louw et al. 2017). Wenn Patienten und ihre Angehörigen die wesentlichen Informationen über die Biologie und Physiologie ihrer Schmerzerfahrung begreifen und nachvollziehen, ist dies nicht nur die Grundvoraussetzung für den selbstverantwortlichen Umgang damit, sondern ebenso eine Umerziehung und Teil der erfolgreichen Bewältigung und Heilung. In einer Studie wurden zusätzlich zur manualtherapeutischen Behandlung von Rückenschmerzen einer Gruppe neurophysiologische Erklärungen gegeben, während einer anderen Behandlungsgruppe traditionelle biomechanische Erklärungen vermittelt wurden. In der ersten Gruppe zeigte sich im Anschluss an die Intervention eine signifikant verbesserte gerade Beinhebung (Straight-Leg Raise-Test) gegenüber der anderen Behandlungsgruppe, die ansonsten manuell völlig gleich behandelt wurde (Louw et al. 2016).

Wesentlich bei der Psychoedukation ist, Patienten davon zu überzeugen, dass bei einer zentralen Sensibilisierung das **Gehirn für die Wahrnehmung von Schmerzen** und anderen „Warnzeichen" **verantwortlich** ist, und zwar unabhängig davon, ob Schäden im Gewebe vorliegen oder nicht (Louw et al. 2017). Dafür können **Metaphern, Bilder** und **Beispiele** genutzt werden, um Patienten zu unterstützen, neurophysiologische Prozesse des Schmerzgeschehens zu verstehen (Gallagher et al. 2013; Loftus 2011). Beispielsweise kann für die Erklärung der zentralen Sensibilisierung das Nervensystem mit einem Alarmsystem verglichen werden, bei dem sich die Empfindlichkeit vor und nach dem Einsetzen der Schmerzen durch Umstände wie Unfälle, Verletzungen, Jobverlust, emotionale Belastungen etc. verändert (Louw et al. 2013). In diesem Zusammenhang sollte auch darauf hingewiesen werden, dass OMT insbesondere die schmerzlindernden Fähigkeiten des Gehirns unterstützt. Auch der Begriff „Spam-Filter" kann genutzt werden, um zu erklären, dass durch die Behandlung dieser wieder funktionsfähig gemacht wird, sodass Schmerzen wieder unterhalb des Bewusstseins gebracht werden.

Die Behandlung von Schmerzen sollte mit **Psychoedukation** begonnen werden. In der **ersten Sitzung** wird die grundlegende Schmerzphysiologie erklärt. Die akute Nozizeption und chronische Schmerzen werden einander gegenübergestellt. Dies kann durch Hausaufgaben zwischen Sitzung 1 und 2 ergänzt werden, sich anhand von Unterlagen Informationen zur Schmerzphysiologie anzueignen. In der **zweiten Sitzung** werden ggf. Missverständnisse korrigiert und der Übergang vom Wissen zur adaptiven Schmerzbewältigung im täglichen Leben erklärt (Nijs et al. 2011). Im Laufe weiterer OMT-Sitzungen und Übungseinheiten ist die schmerzphysiologische Aufklärungsarbeit weiterzuführen.

13.3.2 Achtsamkeit

Die Achtsamkeitsmeditation verbessert den Schmerz, indem durch die Achtsamkeit frühe affektive Hirnprozesse herunterreguliert und dadurch ursprüngliche Einschätzungen der affektiven Bedeutung von Stimuli verändert werden (Kober et al. 2019). So könnten die in diesem Buch dargestellten osteopathischen Methoden und Ansätze, bei denen die Achtsamkeit des Patienten ein wesentlicher Faktor im Behandlungssetting ist Schmerzen vermindern. Beispielsweise kann ein Bodyscan (➤ Kap. 7.7.9) durchgeführt werden.

13.3.3 4-Schritte-OMT zur Schmerzlösung (4-Step-OMT for Painrelief, 4-Step-OMTP)

OMT und andere manuelle Ansätze können bei chronischen Schmerzen vorübergehend eingesetzt werden, um die endogene Analgesie zu aktivieren und das Bewegungsausmaß zu verbessern (Lluch et al. 2015). Ist bereits eine Allodynie eingetreten, sollten zunächst sehr **sanfte, schmerzlose funktionelle Ansätze** angewendet werden, um den Schmerzkreislauf nicht weiter zu befeuern. Dazu zählen z. B. kraniosakrale Ansätze, schmerzlose Massage und taktile sensorische Integration. Anschließend ist die schmerzhafte Region für etwa 10 Minuten passiv zu mobilisieren, ohne dass Schmerzen ausgelöst werden.

Die Selbstwahrnehmung des Patienten kann bei allen Techniken integriert werden: Ist die Region entspannt oder zusammengezogen? Welche Körperempfindungen, neurovegetative Erregung (Arousal), Gefühle, Bilder und Erinnerungen treten auf? Diese Wahrnehmungen im Patienten werden mittels Techniken, die je nach Notwendigkeit die Assoziation oder Dissoziation verstärken, begleitet, um eine koregulierte Flow-Dynamik beim Patienten mit dem Ziel der Auflösung und Integration von SPEKD zu unterstützen.

Folgende OMT können angewendet werden:

- **1. Schritt:**
  - Kranialosteopathische Ansätze wie:
    - Synchronisierung mit inhärenten Körperrhythmen
    - Synchronisierung mit Mikrobewegungen
    - Durale Zugtechniken
    - Balancing des ANS
    - Balanced Ligamentous Tension Techniken (BLT)
  - Passive schmerzlose Massage
  - Taktile sensorische Integration
  - Inhibitionstechniken für sensibilisierte paravertebrale Stellen (➤ Kap. 6.9)
- **2. Schritt:**
  - Passive Mobilisierung: General Osteopathic Treatment (GOT), Artikulationstechniken, Mobilisierungen
  - Muskel-Energie-Techniken (MET)
- **3. Schritt:** dosiert schmerzhafte osteopathische tiefe paraspinale Techniken
- **4. Schritt:** OMT zur Lösung somatischer Dysfunktionsmuster der Peripherie und der Viszera

1. Schritt

Ansätze der **kranialen Osteopathie** zeigten anhand eines systematischen Reviews auch 6 Monate nach Behandlung noch signifikante Ergebnisse bei der Schmerzreduktion (Haller et al. 2019). Das schmerzlose und nicht invasive Palpieren ist hier indiziert, wie die Synchronisation mit inhärenten Körperrhythmen (➤ Kap. 8.6), das Folgen von Mikrobewegungen im betroffenen Gewebe, sanfte durale Zugtechniken, Balancing des ANS (➤ Kap. 8.25, ➤ Kap. 8.29) oder BLT (➤ Kap. 8.4). Beispielsweise könnte durch sanfte durale Dehnungstechniken mittels Aktivierung von Ruffini-Körperchen das sympathische System runterreguliert werden (Liem 2014).

Die kraniosakralen Behandlungsansätze können mit einer gleichzeitig durchgeführten **VAKOG-Achtsamkeitsübung** und mit einer etwa um die Hälfte verlangsamten Atmung (zur Aktivierung der parasympathischen Aktivität) kombiniert werden. Dabei wird mit der Kinästhetik in Form eines **Bodyscans** begonnen (➤ Kap. 7.7.9). Mit geschlossenen Augen wird insbesondere auf folgende Körperempfindungen „Wärme, Feuchtigkeit, Berührungsqualität (Kleidung, Luft etc.)“ bei der Reise durch den Körper, nicht-wertend geachtet. Anschließend werden die weiteren Sinneseindrücke, ohne diese zu bewerten, wahrgenommen. Diese sind Geräusche, Gerüche und Geschmack.

Auch sanfte **schmerzlose Massagetechniken** und Ansätze **der taktilen sensorischen Integration** (➤ Kap. 8.30) können eingesetzt werden. Massage und sanfte schmerzlose funktionelle Ansätze der Osteopathie erhöhen den Oxytocinspiegel, der die Morphinausschüttung stimuliert, und reduzieren ACTH (Morhenn et al. 2012). Zusätzlich sind **Inhibitionstechniken für sensibilisierte paravertebrale Stellen** anzuwenden mit dem Ziel, Sensibilisierungsprozesse im Hinterhorn des Rückenmarks runterzuregulieren (➤ Kap. 6.9).

2. Schritt

Sind **passive Mobilisierungen** in der schmerzhaften Region mittels GOT, Artikulationstechniken und weiteren Mobilisierungstechniken schmerzfrei möglich, können diese für etwa 5–10 Minuten ausgeübt werden. Die passive Mobilisierung kann zu einer zeitweisen Aktivierung deszendierender schmerzhemmender Systeme (vom periaquäduktalen Grau zum Rückenmark) führen (Wright 1995; Grayson et al. 2012). Ebenso können **Muskel-Energie-Techniken** (MET) durchgeführt werden, wobei der Patient sanft gegen Widerstand anspannt.

13

13

3. Schritt

Mittels **dosiert schmerzhafter osteopathischer tiefer paraspinaler Techniken** können eine Erhöhung des Blutflusses im assoziierten Gewebe sowie eine Schmerzlinderung, welche die Heilung von funktionellen Erkrankungen fördert, erzielt werden (Jänig 2022). Diese manuellen Interventionen an den tiefen paraspinalen Geweben aktivieren tiefe, somatische myelinisierte und nicht myelinisierte Afferenzen mit hohem und niedrigem Schwellenwert. Laut Jänig (2021) kann dadurch bei Patienten mit funktionellen Störungen, bei denen tiefe somatische Gewebe oder Eingeweide involviert sind, durch die Aktivierung von Nozizeptoren in Dermatomen, Myotomen, Sklerotomen etc. eine dadurch herbeigeführte Vasokonstriktion schließlich zu einer Zunahme der Durchblutung von Haut, Muskulatur, Knochen, Gelenken etc. führen. Dies führt Jänig auf Lovén-Reflexe zurück, mutmaßlich spinale nozizeptive, hemmende vasokonstriktorische Reflexe. Die Intensität der therapeutischen Nozizeptorenanregung – von unangenehm bis tolerierbar schmerzhaft – ist individuell unterschiedlich und stets mit dem Patienten abzustimmen.

4. Schritt

Zusätzlich ist es zur Verminderung peripherer nozizeptiver Afferenzen wesentlich, weitere Techniken und osteopathische **Bottom-up-Ansätze** auszuführen (➤ Kap. 6, ➤ Kap. 8, ➤ Kap. 10, ➤ Kap. 5.2.2). Aufgrund einer Vielzahl interagierender Wechselwirkungen, wie beispielsweise beim übertragenen Schmerz des viszeralen Bereichs in tiefe somatische Gewebe, Gelenke, Muskulatur, Faszien sowie in assoziierte Dermatome, sind eine Vielzahl von OMT für somatische Dysfunktionsmuster der Peripherie und der Viszera inkl. assoziierter Gefäß-Nerven-Verbindungen entsprechend bekannter osteopathischer Untersuchungsstrategien indiziert.

13.3.4 Hypoxieatmung

Hypoxieübungen können aktiven Bewegungen vorangehen oder gemeinsam mit diesen ausgeübt werden.

- **Vor** aktiven Bewegungen 30 × tief ein- und ausatmen mit anschließender Apnoe in Ausatemstellung (➤ Kap. 8.31.1). Dieser Zyklus kann insgesamt 2–3 × durchgeführt werden.
- **Gemeinsam mit** aktiven Bewegungen z. B. 10 × tief ein- und ausatmen mit anschließender Apnoe in Ausatemstellung. Diesen Ablauf bis zum Ende von bestimmten kurzen 2–4-minütigen Bewegungsübungseinheiten durchführen.

Idealerweise Hypoxieatmungen und Massage alle 2–7 Tage durchführen bzw. so oft wie nötig, damit aktive Bewegungen im Alltag schmerzfrei möglich sind. Kurze intermittierende Hypoxieatmungen reduzieren beispielsweise proentzündliche Schmerzmediatoren (Navarrete-Opazo et al. 2014). Auch bei chronischen, inkompletten Rückenmarkverletzungen ist die akute intermittierende Hypoxieatmung ein zeiteffizienter und robuster Ansatz zur Verbesserung der körperlichen Funktion (Astorino et al. 2015).

Die Abfolge von Bodyscan, Hypoxieatmung und anschließenden dosierten aktiven Bewegungen sollte zuhause mindestens 1 x täglich weiter durchgeführt werden.

13.3.5 Aktive Bewegungen

Die Ergebnisse eines systematischen Reviews deuten darauf hin, dass **körperliche Aktivität und Bewegung** Interventionen mit wenigen unerwünschten Ereignissen sind, welche die Schmerzschwere und die körperliche Funktion sowie die daraus resultierende Lebensqualität verbessern können (Geneen et al. 2017). Ein durch Massage und passive Mobilisierung erreichtes analgetisches Zeitfenster von etwa 45 Minuten sollte genutzt werden, um die betreffende Gelenkregion mittels Übungen und Aktivität im Alltag aktiv zu bewegen, sodass die Schmerzfreiheit länger beibehalten werden kann. Tatsächlich spielt die körperliche Aktivität eine entscheidende Rolle bei der Unterbrechung des Circulus vitiosus von Schmerzen und eingeschränkter Mobilität, die bei bestimmten chronischen Erkrankungen wie Fibromyalgie oder Arthritis auftritt. Durch Bewegung werden Endorphine freigesetzt, die Schmerzsignale inhibieren. Körperliche Aktivität wirkt außerdem protektiv (Law et al. 2017). So konnte im Tierversuch Bewegung vor der Auslösung entweder chronischer

Muskelschmerzen oder neuropathischer Schmerzen die Entwicklung einer Hyperalgesie verhindern (Grace et al. 2016; Sluka et al. 2013).

Darüber hinaus reduziert regelmäßige körperliche Aktivität und Bewegung die Erregbarkeit zentraler Neuronen (Law et al. 2017) und aktiviert inhibierende Top-down-Prozesse im Nervensystem. Durch Bewegung werden Muskeln gedehnt und gestärkt, sodass einerseits Schmerzen gelindert und andererseits das Risiko für weitere Verletzungen vermindert werden. Neben jeder Art von **Alltagsbewegungen** können insbesondere sanfte **aerobe Aktivitäten** wie Gehen, Radfahren oder Schwimmen ausgeübt werden. Aerobe und muskelstärkende Übungen sind beispielsweise die wirksamste Methode zur Schmerzlinderung und zur Verbesserung des allgemeinen Wohlbefindens bei Menschen mit Fibromyalgie. Ebenso erhöhen **Dehnungs- und Aerobic-Übungen** die gesundheitsbezogene Lebensqualität in dieser Patientengruppe (Sosa-Reina et al. 2017).

Ist eine aktive **schmerzfreie Bewegung** der betroffenen Gelenkregion **nicht möglich,** kann zunächst die gegenüberliegende Region für etwa 10 Minuten aktiv bewegt werden, um zusätzliche absteigende schmerzinhibitorische Bahnen zu aktivieren. Anschließend die betroffene Region aktiv bewegen.

Studien haben auch gezeigt, dass meditative Bewegungen wie **Yoga** und **Tai Chi** bei vielen chronischen Schmerzerkrankungen helfen können, z. B. bei chronischen Rückenschmerzen (Zou et al. 2019), rheumatoider Arthritis (Akyuz et al. 2018), Spannungskopfschmerzen (Abbott et al. 2007) oder nicht ausheilenden Verletzungen. Diese wirken durch die Kombination von sanften Muskelbewegungen, -stärkungen und -dehnungen mit Atemkontrolle und Meditation (Geneen et al. 2017).

13.3.6 Multimodale bifokale Integration (MBI) bei Schmerzen

Ausführung der MBI bei Schmerz:

- Ankern von Ressourcen, z. B. sicherer Ort.
- Vereinbarung eines Stoppsignals: Damit kann der Patient, wann und aus welchen Gründen auch immer er möchte, mitteilen, dass die Therapie beendet werden soll. Dies gibt ihm die Kontrolle über den Behandlungsverlauf.
- Identifikation der am stärksten betroffenen Region:
  - Den Patienten die Körperempfindung und Qualität der betroffenen Region möglichst genau beschreiben lassen: Größe, Farbe, Form Temperatur, Beschaffenheit, emotionale Beziehung.
  - Wichtig ist, keine Imaginationsübung daraus zu machen, sonst kann sich das Schmerzempfinden verstärken.
  - Die Intensität der jeweiligen Schmerzregion(en) mithilfe der visuellen Analogskala (VAS) beurteilen (1 = kein Schmerz, 2–3 = Schmerz, der in Ruhe bzw. beim Nichtstun bewusst wird, 4–6 = Schmerz kann durch normale Tätigkeiten nicht ausgeblendet werden, 7–9 = starker Schmerz, 9–10 = extremer Schmerz).
  - Der Schmerz kann auch mit der mit dem Schmerz einhergehenden Belastung und/oder mit dem mit dem Schmerz einhergehenden Bild beurteilt werden.
  - Dabei zudem folgende Schmerzmodalitäten notieren:
    - Schmerzlokalisation
    - Schmerzbeginn: ggf. Auslöser, Trigger oder Kofaktoren
    - Häufigkeit: konstant, mehrfach täglich/wöchentlich, Zeitpunkt des Schmerzes, Anfälle
    - Einfluss: Wie stark behindern die Schmerzen den Alltag?
    - Was verschlimmert, was verbessert den Schmerz?
    - Sensorische Schmerzqualität: drückend, brennend, stechend, ziehend, reißend, bohrend, ausstrahlend
    - Affektive Schmerzqualität: quälend, lähmend, heftig, vernichtend
    - Begleitende Emotionen
    - Deutung, Interpretation, Kognition des Schmerzes
    - Veränderung des Schmerzes im Krankheitsverlauf
    - Gegebenenfalls Krankheitsgewinn
- Der Patient nimmt die Region im Körper wahr, welche die Schmerzen am stärksten zeigt, und erhöht kurzfristig die Pegelerregung durch Fokussierung.

- Der Patient identifiziert die Blickrichtung, die den Schmerzpegel verstärkt.
- Der Patient identifiziert anschließend die Region des Körpers, die sich am angenehmsten anfühlt.
- Die Blickrichtung, die das Wohlbefinden und das Wohlgefühl in der genannten Körperregion erhöht, wird eingestellt.
- Falls erforderlich, weitere Ressourcen hinzufügen.
- Erregungswahrnehmung: Der Therapeut fungiert als Koregulator und identifiziert in jedem Moment des Prozesses den Grad der neurovegetativen Erregung bzw. erfragt den Schmerzpegel.
- Die Spannungsmuster in der betroffenen Schmerzregion oder/und in der Region, die sich am angenehmsten anfühlt, palpieren.
- Die Tonalität palpieren, dreidimensional annähern, die Schmerzregion mittels Gewebefeineinstellung verstärken und komprimieren, inkl. Fluid-Drive. Bei zu hoher neurovegetativer Erregungs- oder Schmerzaktivierung die Gewebefeineinstellung so einstellen, dass sich die Körperempfindung Richtung angenehm und Wohlgefühl verschiebt, oder die Region palpieren, die sich am angenehmsten anfühlt (➤ Kap. 10.5.7).
- Palpatorische Aufmerksamkeit ist auf das Innerste im Innersten der palpierten SPEKD ausgerichtet, lokal im Bereich der SPEKD, regional in der Umgebung der SPEKD, global im gesamten Körper, im Feld um den Körper herum, am Horizont, in die Weite ausbreitend sowie jenseits des Horizonts.
- Vorschläge für Formulierungen vor dem Start der rhythmischen alternierenden Augenbewegung oder in den Pausen dazwischen:
  - „Sei offen für alles, was passiert."
  - „Lass Dich einfach überraschen."
  - „Du brauchst nichts zu tun, als nur zu beobachten und es einfach geschehen zu lassen." (Wichtig ist mitzuteilen, dass das Nervensystem ganz von selbst reagieren wird.)
  - „Manchmal kann es zu Veränderungen kommen, manchmal nicht."
  - „Bleib einfach mit Deiner Aufmerksamkeit dabei und lass geschehen, was immer auch geschehen will."
  - „Es kann gut sein, dass Dein Schmerz erst einmal schlimmer wird. Das kann auch bedeuten, dass dein Nervensystem auf die Behandlung reagiert."
- Rhythmisch alternierender Fokus: Schließlich verschiebt der Patient den Fokus dynamisch zwischen den beiden identifizierten Blickrichtungen in seiner eigenen Geschwindigkeit.
- Prozessdynamik: Wenn eine leichte neurovegetative Erregung wahrgenommen wird, läuft der Prozess in seiner eigenen Geschwindigkeit und mit dem geringsten Maß an Intervention des Therapeuten ab.
- Koregulation: Im Falle einer höheren neurovegetativen Erregung den Patienten bitten, langsamer zu atmen. Bei leichtem Einfrieren den Patienten auffordern, tiefer zu atmen.
- Auspressen der Zitrone
- Ankern bei einem Restschmerz von 0–1 von 10, z. B. mittels Bodyscan und Schmetterlingsumarmung

Es kann auch die **Farbtherapie** mit eingesetzt werden, z. B. Blaulicht bei Kopfschmerzen.

Der Schmerz bzw. das Schmerzerleben können auch in einer **Zeichnung** dargestellt werden.

- Zu Beginn der Behandlung wird in der Praxis vom Ausgangszustand des Schmerzerlebens ein Bild erstellt. Fünf weitere Bilder können dann zuhause mit bilateraler Stimulation weitergemalt werden (➤ Kap. 7.12).
- Oder es kann im Anschluss an jede Sitzung zuhause ein Bild erstellt werden.
- Es kann auch mittels bilateraler Stimulation eine Abfolge von beispielsweise sechs Bildern zu Hause erstellt und so eine Neuorientierung und Reorganisation im Nervensystem unterstützt werden (➤ Kap. 7.12).

Sollte eine maladaptive reaktionsfokussierte Emotionsregulation bzw. eine starke negative Emotion wie Angst im Vordergrund des chronischen Schmerzgeschehens stehen, kann auch eine **osteopathische emotionale Regulation (OER)** durchgeführt werden (➤ Kap. 11.11.8).

13.3.7 Transkutane elektrische Nervenstimulation (TENS)

Bei der transkutanen elektrischen Nervenstimulation (TENS) wird Wechselstrom über Elektroden angewendet. Die Frequenz wird über ein kleines batteriebetriebenes Gerät eingestellt. TENS aktiviert Bereiche des ZNS wie das periaquäduktale Grau, die rostrale ventromediale Medulla und das Rückenmark. Dies führt zu einer Reduktion der Hyperalgesie und somit zu einer Verminderung des Schmerzes.

Die Elektroden werden nahe der schmerzenden Zone positioniert. Die Intensität sollte hoch eingestellt werden, jedoch ohne schmerzhaft zu sein. TENS eignet sich gut zur Nutzung während Bewegung, da es ein analgetisches Zeitfenster schaffen kann und so eine aktive Therapie ermöglicht. Allerdings kann es bei täglicher Anwendung über einen längeren Zeitraum möglicherweise zu einer Gewöhnung des Nervensystems kommen, sodass dann die Wirksamkeit abnimmt (Vance et al. 2014).

13.3.8 Propriozeption und propriozeptives Training

Alle Komponenten der propriozeptiven Verarbeitung sind zu **berücksichtigen:** Haut-, Muskel- und Gelenkrezeptoren, periphere Nerven, Rückenmark, Medulla oblongata, Kleinhirn, Thalamus, Parietal-, Frontallappen und visuelles System. Beispielsweise ist bekannt, dass eine erhöhte Zugspannung auf Nerven zu Schmerzen und Dysfunktionen führen kann. Daher ist es notwendig, die Gleitfähigkeit und Spannung peripherer Nerven oder Hirnnerven zu testen und ggf. zu behandeln. Insbesondere **Gleittechniken** sind weniger aggressiv als Zugtechniken (Ballestero-Pérez et al. 2017; Coppieters, Butler 2008) und eignen sich möglicherweise besser insbesondere für akute Verletzungen, die postoperative Behandlung und Situationen, die zu Nervenreizungen und -einklemmungen führen können, wie Entzündungen um den Nerv herum.

Auch das **Kleinhirn** ist ein wichtiger Akteur bei der Verarbeitung von Schmerzen. Erstens werden primäre Afferenzen nozizeptiven Inputs an das Kleinhirn geleitet, zweitens kann eine elektrische und pharmakologische Stimulation die nozizeptive Verarbeitung des Kleinhirns modulieren und drittens tritt eine Kleinhirnaktivität bei akuten und chronischen Schmerzen auf (Moulton et al. 2010).

Die Behandlung der Komponenten des propriozeptiven Systems ist in ➤ Kap. 6.27 dargestellt. Im Folgenden wird ein spezieller Ansatz, die sensorische Diskriminierung, beschrieben.

Sensorische Diskriminierung bzw. Lokalisierung taktiler Stimulation

Das **Training der sensorischen Diskrimination** wird optimalerweise nach einer Psychoedukation, die den sensorischen Kortex und die Gehirnkarten (Homunkulus) sowie die Verbindung von unscharfen Gehirnkarten und Schmerz erklärt, angewendet. Für das Training wird ein Raster auf den betroffenen Körperteil aufgelegt oder gemalt. Jedes Feld des Rasters wird nacheinander berührt und mit einer Nummer versehen, damit der Patient sich mit jedem Bereich bekanntmacht. Nach dieser Phase werden 5 Minuten lang die Felder in zufälliger Reihenfolge berührt und der Patient gibt verbale Rückmeldung, in welchem Feld er die Berührung wahrnimmt. Sollte der Patient eine falsche Angabe machen, wird dieser Bereich erneut berührt und der Therapeut nennt die richtige Antwort. Dieser Prozess der Diskrimination ist wichtig, da eine alleinige Stimulation des Bereichs nicht ausreicht (Moseley et al. 2008; Louw et al. 2015).

Auch Ansätze der Zwei-Punkt-Diskriminierung oder Graphästhesie (Training der Fähigkeit, auf die Haut durch Druck geschriebene Buchstaben oder Ziffern zu erkennen, ohne hinzusehen) können angewendet werden. Die **Zwei-Punkt-Diskriminierung** wird mittels eines Zirkels durchgeführt. Dieser sollte an beiden Enden Spitzen besitzen und auf einen Millimeter genau sein. Die Spitzen auf die Haut drücken, sodass eine leichte Verfärbung (Blässe) der Haut entsteht. Zunächst die Spitzen mit einem Abstand von 0 mm auflegen, dann den Abstand graduell erhöhen. Der Patient gibt währenddessen an, ob er eine oder zwei Spitzen wahrnimmt. Der Aufbau muss so gestaltet werden, dass der Patient den Bereich, an dem die Zwei-Punkt-Diskriminierung durchgeführt wird, nicht einsehen kann.

13

Bei der **Graphästhesie** auf den gewünschten Bereich mit dem Zeigefinger Zahlen malen. Alternativ können auch Buchstaben geschrieben werden. Es sollte darauf geachtet werden, dass die Zahlen immer mit dem gleichen Druck und in der gleichen Größe gezeichnet werden. Der Patient gibt an, welche Zahl er wahrnimmt. Auch hier ist darauf zu achten, dass der Patient den Bereich nicht einsehen kann (Moseley et al. 2008; Mørch et al. 2010).

13.3.9 Biofeedback

Mit Hilfe von Biofeedbackgeräten kann erlernt werden, verschiedene Körperfunktionen, wie Herzfrequenz, Herzratenvariabilität, Blutdruck oder Muskelanspannungen, bewusst zu steuern. Diese Funktionen werden mittels Sensoren, z. B. in Armbanduhren, Gurten oder Ringen hör- oder sichtbar gemacht. Auch in Animationen können die Messwerte umgewandelt werden. In Kombination mit Entspannungs- und Atemübungen können Patienten lernen, Einfluss auf diese ansonsten eher unbewussten Körperreaktionen zu nehmen. Belegt ist die schmerzmindernde Wirkung z. B. bei chronischen Rückenschmerzen (Eichler et al. 2019; Sielski et al. 2017), Spannungskopfschmerzen oder Migräne (Nestoriuc et al. 2008; Mullally et al. 2009).

13.3.10 Akzeptanz- und Commitmenttherapie (ACT)

Die Akzeptanz- und Commitmenttherapie (ACT) kombiniert kognitiv-verhaltenstherapeutische Techniken mit achtsamkeits- und akzeptanzbasierten Strategien. Dabei steht ACT als ganzes Wort gesprochen für ACTion, also Aktion. Im Zentrum dieser Therapieform steht also die **Modifikation des eigenen Handelns,** indem emotionalen Herausforderungen mit Achtsamkeit und Mitgefühl entgegengetreten wird. Weiterhin steht die Steuerung des Verhaltens auf die individuellen Lebensziele im Fokus des Therapieansatzes.

Dieser Ansatz ist in der osteopathischen Praxis hilfreich, um das Engagement des Patienten im Alltag zu unterstützen. Im Wesentlichen soll Menschen dabei geholfen werden, sich selbst und andere mit Anteilnahme und Verständnis zu akzeptieren, eine für sie wertvolle Zielvorstellung für ihr Leben zu entwickeln und ihre Handlungen in die Richtung dieses Lebensziels auszurichten.

Dafür ist es wichtig, dass Patienten auf diesem Weg lernen, mit als negativ und unerwünscht empfundenen Gedanken und Gefühlen umzugehen und diese achtsam akzeptieren zu können. Dadurch wird eine Neuorientierung des Handelns hin zu der gewünschten Zielvorstellung möglich. Somit geht es in der ACT um eine gleichzeitige **Balance von Akzeptanz und Veränderung.**

Dies sind die **Behandlungsschritte** (Hayes et al. 2014):

- Aufgeben von Kontroll- und Vermeidungsstrategien in Bezug auf schwer kontrollierbare Emotionen: Die Annahme und Akzeptanz durch Kultivierung von Offenheit, Güte, Mitgefühl und Behutsamkeit führt zu einer größeren psychischen Flexibilität und schafft dadurch neue Handlungsmöglichkeiten.
- Identifikation der persönlichen Werte und Ableitung des individuellen Lebensziels: Es soll eine Richtung des Handelns für den Patienten festgelegt werden, indem erforscht wird, was ihm im Leben wichtig ist.
- Erlernen von engagiertem Handeln in Richtung des vorher festgelegten Ziels: Der Therapeut hilft dem Patienten dabei, sich häufiger in einer zielorientierten, förderlichen Art und Weise zu verhalten, indem er ihn dazu ermutigt, sich immer wieder erneut für das Erreichen seiner Ziele zu entschließen (Commitment).

In der Akzeptanz- und Commitmenttherapie wird davon ausgegangen, dass Menschen dazu neigen, bedrohliche äußere Umweltsituationen und innere unangenehme Gedanken, Gefühle und Körperempfindungen zu vermeiden. Allerdings ist eine solche Erlebnisvermeidung ungünstig und wirkt sich negativ auf die Erreichung langfristiger Ziele sowie den Alltag aus. Dies liegt zum einen an gesellschaftlichen Regeln („Stell dich nicht so an!") und zum anderen an der kognitiven Fusion. Kognitive Fusion meint dabei eine Dissonanz zwischen Gedanken über Ereignisse und der tatsächlichen Realität. Aus Sicht der ACT begünstigen Erlebnisvermeidung und kognitive Fusion das Entstehen von psychischen Erkrankungen, denn es kommt dadurch zu einem Mangel von

Achtsamkeit und Verlust von der nötigen Distanz zu den eigenen Gefühlen. Es wird davon ausgegangen, dass es ungünstig ist, sich mit den eigenen Gefühlen zu identifizieren, anstatt sie lediglich wahrzunehmen und zu beobachten. Manchmal kann es auch noch zu einem instabilen Selbstbild kommen, das leicht durch äußere Einflüsse erschütterbar ist. Durch diese Faktoren wird es Menschen erschwert, ihre Werte und Ziele zu kennen und zu leben sowie ein Gefühl von Selbstwirksamkeit in ihrem Handeln zu erfahren.

Zusammenfassend lässt sich sagen, dass ein Mangel an Achtsamkeit, eine Unklarheit von Werten, ein Mangel an engagiertem Handeln, Erlebnisvermeidung, kognitive Fusion und ein starres Selbstbild zu psychischer Inflexibilität und Schwunglosigkeit führen. Aus diesen sechs psychopathologischen Verhaltensformen lassen sich folgende **Hauptstrategien** der ACT ableiten:

- Achtsamkeit
- Wertefindung
- Ziel- und werteorientiertes Handeln
- Dynamisches Selbstbild
- Kognitive Defusion
- Akzeptanz innerer Gefühlswelten

Das Hauptbehandlungsziel besteht in der Förderung der Flexibilität in Bezug auf das Handeln und das Selbstbild und in der Werteorientierung. Um den Patienten auf diesem Weg zu unterstützen, kann der Therapeut Achtsamkeitstraining, Metaphern, funktionale Gesprächsführung, natürliche Paradoxien und Imagination nutzen (Sonntag 2011).

ACT und chronische Schmerzen

Wendet man den ACT-Ansatz auf chronische Schmerzen an, so lautet die Grundannahme, dass Schmerzen zwar wehtun, aber der eigentliche Leidensdruck durch den inneren Kampf mit dem Schmerz entsteht, denn dabei handelt es sich um eine Form von Nichtakzeptanz von dem, was da ist. Schmerz wird als unvermeidlicher Teil des Lebens verstanden, der **akzeptiert** werden kann. Chronische Schmerzen sind dadurch charakterisiert, dass die Ursache oder die aufrechterhaltenden Faktoren nicht bekannt sind und sich nicht beseitigen lassen.

Patienten mit chronischen Schmerzen neigen häufig zu einem maladaptiven Bewältigungsverhalten, wie Erdulden, Vermeiden oder Überkompensation. Dies führt zu einer geringen Schmerzakzeptanz und hindert die Patienten daran, geschätzte Aktivitäten auch angesichts von Schmerzen auszuführen. Seit der Einführung der Chronic-Pain-Acceptance-Fragebögen durch McCracken et al. (2013) ist bekannt, dass die Bereitschaft, Schmerzen zu erleben sowie weiterhin geschätzte Aktivitäten auszuüben, primär für die Entwicklung einer Schmerzakzeptanz ist. Diese steht in engem Zusammenhang mit einer niedrigeren Schmerzintensität, geringeren depressiven Verstimmungen und Ängsten sowie besserer körperlicher Fitness. Weiterhin konnte durch Studien beobachtet werden, dass die Therapie von chronischen Schmerzen mit ACT zu einer größeren Toleranz gegenüber akuten Schmerzen führt als die traditionelle Behandlung wie Ablenkung oder kognitive Umstrukturierung (Dahl et al. 2006). Bei Depressionen und Angstzuständen scheint die ACT anderen achtsamkeitsbasierten Therapieansätzen überlegen zu sein (Veehof et al. 2016).

Laut ACT hängt die Intensität des Leidens davon ab, wie sehr sich der Patient mit den schmerzassoziierten Gedanken und Gefühlen identifiziert. Glaubt er dem inneren Glaubenssatz „Erst wenn ich meine Schmerzen loswerde, kann ich wieder etwas Nützliches tun", wird er in Übereinstimmung mit diesem Gedanken handeln. Daher lautet das Behandlungsziel der ACT bei chronischen Schmerzen, eine **größere psychische Flexibilität** in Bezug auf schmerzverbundene Gedanken, Gefühle und Verhaltensweisen zu entwickeln (Dahl et al. 2006). Eine neuere Übersichtsarbeit kam zu dem Schluss, dass die Evidenz für die Wirksamkeit von ACT bei chronischen Schmerzen als gesichert gilt (Huges et al. 2017). Allerdings gibt es noch wenig Erkenntnisse darüber, wie die psychologische Flexibilität, die ACT und neurobiologische Prozesse zusammenhängen. Allerdings gibt es einige Hypothesen, die noch in weiteren Studien mit neurobiologischen Markern bestätigt werden müssen.

Bei einer Studie an Patientinnen mit Fibromyalgie wurde nach der Behandlung mit ACT eine Zunahme der Aktivierung im ventrolateralen präfrontalen bzw. lateralen orbitofrontalen Kortex festgestellt, die mit einer signifikanten Angstabnahme korrelierte (Wicksell et al. 2013). In einer weiteren Studie an chronischen Schmerzpatienten mit Opioid-Abhängigkeit zeigte sich nach der ACT-Behandlung im mittleren Frontallappen, im unteren Parietallappen, in der Insula, im anterioren zingulären Kortex, im posterioren zingulären Kortex und im oberen Temporallappen eine signifikante Abnahme der Aktivierung angesichts evozierter Schmerzen. Somit gibt es Hinweise darauf, dass die ACT einen positiven Effekt auf die Reaktionsfähigkeit des Gehirns in den schmerzverarbeitenden Hirnarealen hat (Feliu-Soler et al. 2018).

ACT bei psychischen Erkrankungen

Die ACT wurde bei verschiedenen klinischen Krankheitsbildern auf ihre Wirksamkeit überprüft. Dazu gehören Substanzmissbrauch, generalisierte Angststörungen und Psychosen. Neuere Forschungen weisen darauf hin, dass ACT möglicherweise bei Patienten mit einer Trauma-Vorgeschichte und Psychose wirksam ist. Spidel et al. (2019) stellten fest, dass eine Behandlung mit ACT im Vergleich zur Standardtherapie zu einer signifikanten Abnahme der Gesamtsymptomschwere im Verlauf der Behandlung sowie einer signifikanten Zunahme der Akzeptanz von Emotionen und Therapietreue führte.

Weitere Anwendungsmöglichkeiten von ACT bestehen bei Schlafstörungen (Salari et al. 2020), entzündlichen Darmerkrankungen (Salari et al. 2020) und Typ-2-Diabetes (Gregg et al. 2007; Whitehead et al. 2017).

13.3.11 Reframing bei Schmerz

Zusätzlich zu den somatischen Aspekten können mittels Reframing auch die **psychosomatischen Aspekte** berücksichtigt werden. Insbesondere wenn Patienten sich als Opfer der Umstände wahrnehmen und chronische Schmerzempfindungen durch negative Emotionen und Kognitionen immer stärker gefestigt worden sind, kann die **Umdeutung der Situation (Kontextreframing)** oder ein **Perspektivwechsel (Bedeutungsreframing)** sinnvoll werden. Jede Schmerzsituation kann positiv umgedeutet werden. Dabei geht es nicht darum, die negativen Emotionen zu verdrängen, sondern darum, nicht in einer Negativspirale gefangen zu bleiben.

Vorgehen beim Bedeutungsreframing

- **Problemidentifikation:** Das Problem bzw. die kausale Aussage genau beschreiben, benennen und verstehen, z. B.: „Wenn Schmerz da ist, liegt es daran, dass ich mich verwunschen fühle, etwas Falsches gemacht habe." Wichtig ist, so lange weiter zu fragen, bis man eine eindeutig formulierte Aussage erhält und das innere Erleben des Patienten verstanden hat:
  - Was bedeutet die Körperempfindung genau für Sie?
  - Was triggert Sie genau, sich verwunschen zu fühlen?
  - Was passiert, dass Sie sich verwunschen fühlen?
  - Was machen Sie genau, dass Sie sich verwunschen fühlen?
- **Entwicklung einer alternativen Formulierung und Bedeutung:**
  - Wo spüren Sie es im Körper, wenn Sie sich „verwunschen" fühlen? Diese Stelle palpieren, dreidimensional einen dynamischen Balancezustand einstellen, den Mikrobewegungen folgen und während der Expansionsphase sanft verstärken.
  - Gegebenenfalls den Fokus auf veränderte Körperempfindungen lenken: Wie fühlt sich diese Stelle jetzt an? Kälter oder wärmer, gebundener oder freier, enger oder weiter, fester oder weicher, starrer oder fließender?
  - Überlegen Sie, welche andere Bedeutung dem „verwunschen zu sein" zugeordnet werden könnte.
  - Überlegen Sie, welche andere Bedeutung der Situation bzw. diese Körperempfindung (seltener das Wort „Schmerzen" verwenden) für den Patienten nützlicher sein könnte als „verwunschen zu sein", die er dieser Situation bisher gegeben hat.
- **Angebote und Hilfestellung:**
  - Könnte es sein, dass dieses chronische Schmerz-/Körperempfinden auch etwas anderes bedeutet, z. B. ein fürsorgliches Zeichen auf sich zu hören, sich Pausen zu gönnen?
  - Starke Schmerzerfahrungen könnten auch wichtige Lernerfahrungen darstellen und stärkend erfahren werden. Patienten können lernen, ihrem Körper wie einem verängstigten

Kind zuhören, es trösten und Verständnis entgegenbringen: Was brauchst du, damit du zufrieden bist? Kann ich etwas für dich tun, damit es dir besser geht?
  - Die Schmerzen könnten eine Motivation darstellen, um den Lebensstil zu überdenken und zu ändern, z. B. sich zu bewegen, Sport und/oder Sitzunterbrechungen zu machen. Statt viel am Schreibtisch und im Auto zu sitzen, könnte man Spaß am Bewegen in der Natur finden.
  - Beim Sport die eigenen Fähigkeiten berücksichtigen, statt zu viel Wettbewerb beim Sport mehr Spaß und Freude am Bewegen empfinden.
  - Bei starken und anhaltenden Schmerzen kann diese Empfindung alles dominieren. Diese Dominanz kann zu drehen versucht werden, indem der Patient sich als hilfsbereite Person sieht, die ihrem Körper zuhört, zuredet, ihn tröstet, ihm Gutes tut und ihm verspricht, gut mit ihm zu leben.
- **Wahrnehmung nonverbaler Veränderungen:** Hat sich durch die Intervention die Mimik, Haltung, Atmung etc. positiv verändert, sind dies Zeichen für ein erfolgreiches Reframing.

Vorgehen beim Kontextreframing

Entwicklung einer alternativen Formulierung und eines anderen Kontexts:
- Gibt es Situationen, in denen es hilfreich war, Schmerzen zu empfinden, was dann einen positiven Effekt hatte?
- Falls Patienten nichts einfällt, können ihnen auch einfühlsam Vorschläge gemacht werden, z. B. Schmerzen als Schutzfunktion, um sich nicht am Feuer zu verbrennen, Schmerzen als Hinweis, dass eine Situation nicht guttut. Vielleicht könnte es auch sein, dass Schmerzen darüber informieren, etwas im Leben zu ändern. Was könnte das sein?

13.3.12 Abfolge der Interventionen

Meist ist es sinnvoll, mit der Psychoedukation zu beginnen. Die Achtsamkeit kann auch während der osteopathischen manuellen Behandlung durchgeführt werden und ist essenzieller Bestandteil der MBI.

In der ersten Sitzung kann mit der 4-Schritt-OMTP begonnen werden. In der Regel ist deren Reihenfolge einzuhalten, sie kann allerdings auch variieren. Eine sanfte kraniale schmerzlose Ganzkörperbehandlung zu Beginn ist meist ein guter Einstieg. Einige Patienten reagieren allerdings auch gut, wenn mit Schritt 4 oder Schritt 3 begonnen wird. Nach Schritt 3 sollte in jedem Fall eine sanfte integrative palpatorische Annäherung erfolgen. Bei Fibromyalgiepatienten wiederum sollte Schritt 3 ausgelassen und die Reihenfolge eingehalten werden.

Im Anschluss an OMT oder MBI werden ein Bodyscan, Hypoxieatmung und darauffolgend aktive Bewegungen durchgeführt. Durch die 4-Schritt-OMTP kann meist ein kurzes analgetisches Zeitfenster initiiert werden, sodass dann aktive Bewegungen schmerzfrei durchgeführt werden können, die wiederum die analgetische Zeit verlängern und die Heilung in Gang setzen. Hypoxieatmung und aktive Bewegungen können auch in der behandlungsfreien Zeit 2–3 ×/Tag praktiziert werden.

Eine spezifische Technik zur Schmerzlösung ist die adaptierte MBI. Sollte der Patient nicht auf die MBI reagieren oder möchte er die MBI nicht durchführen, kann weiterhin die 4-Schritt-OMTP durchgeführt werden.

Tens, Biofeedback und ACT können je nach Bedarf und Ansprechbarkeit angewendet und zuhause weitergeführt werden.

13.4 Lebensstilmaßnahmen

Im Folgende werden mögliche Maßnahmen zur Regulierung des Lebensstils beschrieben, die bei der Behandlung chronischer Schmerzen wesentlich sind.

13.4.1 Ernährung

Ernährungsinterventionen können Schmerzen vermindern (Brain et al. 2019), indem z. B. Entzündungsprozesse verringert werden (Tick 2015). So können Prostaglandin E2 indirekt gehemmt und eine mitochondriale Dysfunktion, die durch eine Ischämie bzw. Reperfusion im Skelettmuskel verursacht

13

wird, gemindert und so das intrazelluläre antioxidative Abwehrsystem verbessert werden (Bjørklund et al. 2019). Ein Review mit 172 Studien ergab Hinweise auf die antientzündliche und antioxidative Wirkung bei chronischem Schmerz durch die Ernährung mit viel Gemüse und Früchten, Fisch und Kohlehydraten mit niedrigem glykämischen Index (Peroni et al. 2018). Ein systematisches Review kam zu der Schlussfolgerung, dass eine pflanzliche Ernährung schmerzlindernde Wirkungen auf chronische Schmerzen des Bewegungsapparats haben könnte. Patienten mit chronischen Schmerzen bei rheumatoider Arthritis wiesen Mangel an Kalzium, Folat, Zink, Magnesium und Vitamin B_6 auf, während Patienten mit Fibromyalgie eine geringere Aufnahme von Kohlenhydraten, Proteinen, Lipiden, Vitamin A, E und K, Folat, Selen und Zink zeigten. Bei Osteoarthritis standen chronische Schmerzen in Zusammenhang mit der Fett- und Zuckeraufnahme, und bei Fibromyalgie mit der Proteinaufnahme (Elma et al. 2020).

13.4.2 Individuell angepasste Nahrungsergänzungsmittel (NEM)

Gegenwärtig ist die wissenschaftliche Evidenz nicht ausreichend, um endgültige Richtlinien für die klinische Praxis bei chronischen muskuloskelettalen Schmerzen aufzustellen (Crawford et al. 2019). **Bedingt empfohlen** werden (Crawford et al. 2019; Peroni et al. 2018):
- Phytosterine aus Avocadoöl-Extrakt
- Capsaicin
- Curcuma
- Glucosamine
- Melatonin
- Mehrfach ungesättigte Fettsäuren
- Vitamin D
- Vitamin B_{12}
- Ballaststoffe

Ingwer wird auch bedingt empfohlen, aber nur als Nahrungsquelle und nicht als NEM (Crawford et al. 2019). In einer Studie wurden mittels personalisierter Ernährungsberatung **Omega-3-Fettsäuren, Curcumin und Polyphenole** substituiert (de Gregori et al. 2016). **Oregano** (Carvacrol) kann insbesondere bei entzündlichen und neuropathischen Schmerzen oder zur Inhibition von hinteren Wurzelganglien angewendet werden (Han et al. 2017; Silva et al. 2016; de Cássia et al. 2017). **Sulforaphan** (insbesondere in Brokkoli) zeigt eine antinozizeptive und antientzündliche Wirkung und kann z. B. bei neuropathischem Schmerz angewendet werden (Wang et al. 2017). Auch **zahlreiche ätherische Öle** können als Aromatherapie bei Schmerzen zum Einsatz kommen, z. B. Lavendel, Rosenholz und Bergamotte bei neurogenen und entzündlichen Schmerzen oder Boswellia carterii bei der topischen Behandlung von Schmerzen und Entzündungen (de Cássia et al. 2017). Bei chronischem Schmerz mit und ohne Suchtproblem, z. B. bei Schmerzmittelabusus, kann auch SynaptaGenX KB220z (KB220) genutzt werden, um die Empfindlichkeit von Belohnungshormonen und die Neurotransmission zu verbessern (Kenneth et al. 2018; Blum et al. 2003; Blum et al. 2017).

13.4.3 Reduzierung der Sitzzeit und Zunahme an Bewegungsaktivitäten

Ein deutlich signifikanter Einfluss der Sitzzeit bei der Schmerzentstehung ist belegt (Lemes et al. 2021; De Carvalho et al. 2020; Balling et al. 2019; Park et al. 2018).

13.4.4 Mikrobiom

Die Behandlung des Mikrobioms bei Schmerzen im Darm sowie bei chronischen Schmerzen mit peripherer und zentraler Sensibilisierung (Guo et al. 2019), bei Fibromyalgie (Minerbi et al. 2020) und Leaky Gut bei Endotoxämie ist sehr empfehlenswert.

13.4.5 Wald, Grün

Tatsächlich zeigt die Forschung, dass der Aufenthalt im Wald und viel Grün in der Umgebung schmerzmindernd wirkt (James et al. 2015).

13.4.6 Unterstützung durch psychosoziales Umfeld

Ein breites Spektrum psychosozialer Variablen beeinflusst die Wahrscheinlichkeit, einen chronischen

Schmerzzustand zu entwickeln, sowie den Erfolg verschiedener Schmerzbehandlungen (Meints et al. 2018). Eine erhöhte wahrgenommene soziale Unterstützung bei Personen mit Schmerzen und körperlicher Behinderung im Zusammenhang mit Rückenmarksverletzungen, multipler Sklerose und erworbenen Amputationen führt zu einer Verringerung von Schmerzen und zur verbesserten allgemeinen Funktionsfähigkeit (Jensen et al. 2011). Wesentlich ist, dass das gesamte Umfeld mit eingebunden wird: **Partner, Familie, Freundeskreis und Arbeitsumfeld.**

Es sollte vermieden werden, die Patienten wiederholt nach ihrem Schmerzgeschehen zu befragen, um eine weitere sympathische Aktivierung und weitere Sensibilisierungen im Nervensystem zu vermindern. Denn diese würde zu einer weiteren Bewegungsangst, zur Vernachlässigung von Körperempfindungen in der Schmerzregion und Vasokonstriktion führen und somit das Schmerzgeschehen verstärken. Das Schmerzgeschehen sollte daher beim Patienten und seinem sozialen Umfeld keinen zentralen Lebensmittelpunkt darstellen. Auch sollten Vorteile für den Patienten durch die Schmerzen vermieden werden und ein sekundärer Krankheitsgewinn des Patienten im Sinne von Aufmerksamkeit durch Partner und Freunde untersucht und in der Behandlung beachtet werden.

13.4.7 Ausreichend Schlaf

Schlafstörungen scheinen nicht nur mit der Schmerzintensität bei chronischen lumbalen Rückenschmerzen, sondern ebenso mit Stimmungs- und Funktionsfaktoren assoziiert zu sein (Gerhart et al. 2017). Eine beeinträchtigte Schlafqualität kann sich auf Schlüsselprozesse auswirken, die zur Entstehung und Aufrechterhaltung von chronischen Schmerzen beitragen, wie endogene Schmerzhemmung und Gelenkschmerzen (Finan et al. 2013).

Schlafverbessernde Einflüsse ➤ Kap. 7.15.15, ➤ Kap. 5.2.4, ➤ Tab. 5.2

13.4.8 Musik

Musik kann Schmerzen lindern, z. B. indem opioidreiche Mittelhirnkerne aktiviert werden. Dadurch werden absteigende Bahnen der Schmerzhemmung angeregt. Außerdem wird die Aktivität im medialen präfrontalen Kortex und in den limbischen/paralimbischen Hirnstrukturen beeinflusst, die an der affektiven und kognitiven Schmerzmodulation beteiligt sind (Koelsch 2010). Belegt ist dies z. B. bei peri- und postoperativen Schmerzen (Polascik et al. 2021; Olsen 2021; Allred et al. 2010). Insbesondere entspannende, beruhigende klassische Musik soll besonders wirkungsvoll sein (Metcalf et al. 2019). Doch sollten Patienten ausprobieren, was bei ihnen am besten wirkt. Allerdings kann das Hören jeglicher Art von Musik von Schmerzen ablenken (Redding et al. 2016; Linnemann et al. 2015). Auch Singen kann die Schmerzintensität vermindern (Bradt et al. 2016).

13.5 Weitere Maßnahmen

- Ausleitung von **Toxinen** (Patel 2018; Roh et al. 2018; Kato, Svensson 2015)
- Verminderung von **Erregern** (Liu et al. 2012)
- Verminderung von **Entzündungsprozessen** (Andersson et al. 2021; Patel 2018)
- Behandlung möglicher **Mitochondropathien** (van den Ameele et al. 2020; Gerdle et al. 2020; Filosto et al. 2019)
- Einsatz von **membranstabilisierenden Medikamenten** (Moore et al. 2011)
- Reduktion von Belastungen durch **Pestizide, Baustoffe** und **Elektrosmog**

REFERENZEN

Abbott RB, Hui KK, Hays RD et al. A randomized controlled trial of tai chi for tension headaches. Evid Based Complement Alternat Med 2007; 4 (1): 107–113

Akyuz G, Kenis-Coskun O. The Efficacy of Tai Chi and Yoga in Rheumatoid Arthritis and Spondyloarthropathies: A narrative biomedical review. Rheumatol Int 2018; 38 (3): 321–330

Alhowimel A, AlOtaibi M, Radford K, Coulson N. Psychosocial factors associated with change in pain and disability outcomes in chronic low back pain patients treated by physiotherapist: A systematic review. SAGE Open Med. 2018; 6: 2050312118757387

Allred KD, Byers JF, Sole ML. The effect of music on postoperative pain and anxiety. Pain Manag Nurs 2010; 11 (1): 15–25

Andersson U, Tracey KJ, Yang H. Post-Translational Modification of HMGB1 Disulfide Bonds in Stimulating and Inhibiting Inflammation. Cells 2021; 10 (12): 3323

Asmundson GJ, Noel M, Petter M, Parkerson HA. Pediatric fear-avoidance model of chronic pain: foundation, application and future directions. Pain Res Manag 2012; 17 (6): 397–405

Astorino TA, Harness ET, White AC. Efficacy of Acute Intermittent Hypoxia on Physical Function and Health Status in Humans with Spinal Cord Injury: A Brief Review. Neural Plast 2015; 2015: 409625

Ballestero-Pérez R, Plaza-Manzano G, Urraca-Gesto A, et al. Effectiveness of Nerve Gliding Exercises on Carpal Tunnel Syndrome: A Systematic Review. J Manipulative Physiol Ther. 2017 Jan;40(1):50–59.

Balling M, Holmberg T, Petersen CB et al. Total sitting time, leisure time physical activity and risk of hospitalization due to low back pain: The Danish Health Examination Survey cohort 2007–2008. Scand J Public Health 2019; 47 (1): 45–52

Bjørklund G, Chirumbolo S, Dadar M et al. Insights on nutrients as analgesics in chronic pain. Curr Med Chem 2020; 27 (37): 6407–6423

Blum K, Febo M, Fried L et al. Hypothesizing That Neuropharmacological and Neuroimaging Studies of Glutaminergic-Dopaminergic Optimization Complex (KB220Z) Are Associated With „Dopamine Homeostasis" in Reward Deficiency Syndrome (RDS). Subst Use Misuse 2017; 52 (4): 535–547

Blum K, Febo M, Fried L et al. Pro-Dopamine Regulator - (KB220) to Balance Brain Reward Craig AD. Pain mechanisms: labeled lines versus convergence in central processing. Annu Rev Neurosci 2003; 26: 1–30

Bradt J, Norris M, Shim M et al. Vocal Music Therapy for Chronic Pain Management in Inner-City African Americans: A Mixed Methods Feasibility Study. J Music Ther 2016; 53 (2): 178–206

Brain K, Burrows TL, Rollo ME et al. The Effect of a Pilot Dietary Intervention on Pain Outcomes in Patients Attending a Tertiary Pain Service. Nutrients 2019; 11 (1): 181

Circuitry in Reward Deficiency Syndrome (RDS). J Reward Defic Syndr Addict Sci 2017; 3 (1): 3–13

Coppieters MW, Butler DS. Do 'sliders' slide and 'tensioners' tension? An analysis of neurodynamic techniques and considerations regarding their application. Man Ther. 2008 Jun;13(3):213–21.

Crawford C, Boyd C, Paat CF et al. Dietary Ingredients as an Alternative Approach for Mitigating Chronic Musculoskeletal Pain: Evidence-Based Recommendations for Practice and Research in the Military. Pain Med 2019; 20 (6): 1236–1247

Dahl J, Lundgren T. Acceptance and Commitment Therapy (ACT) in the Treatment of Chronic Pain. In. Baer R. A. Mindfulness-based Treatment approaches: Clinicians's guide to evidence-based applications. Cambridge: Elsevier Academic Press; 2006

De Cássia da Silveira E Sá R, Lima TC, da Nóbrega FR et al. Analgesic-Like Activity of Essential Oil Constituents: An Update. Int J Mol Sci 2017; 18 (12): 2392

De Carvalho DE, de Luca K, Funabashi M et al. Association of Exposures to Seated Postures With Immediate Increases in Back Pain: A Systematic Review of Studies With Objectively Measured Sitting Time. J Manipulative Physiol Ther 2020; 43 (1): 1–12

De Gregori M, Muscoli C, Schatman ME et al. Combining pain therapy with lifestyle: the role of personalized nutrition and nutritional supplements according to the SIMPAR Feed Your Destiny approach. J Pain Res 2016; 9: 1179–1189

Eichler J, Rachinger-Adam B, Kraft E et al. Efficacy of biofeedback in patients with chronic low back pain: Impact on pain intensity, psychological factors and stress markers. Schmerz 2019; 33 (6): 539–548

Eitner A, Culvenor AG, Wirth W et al. Impact of Diabetes Mellitus on Knee Osteoarthritis Pain and Physical and Mental Status: Data From the Osteoarthritis Initiative. Arthritis Care Res 2021; 73 (4): 540-548

Ellingson LD et al. Catastrophizing interferes with cognitive modulation of pain in women with fibromyalgia. Pain Medicine 2018; 19: 2408–2422

Elliott AM, Smith BH, Hannaford PC et al. The course of chronic pain in the community: results of a 4-year follow-up study. Pain 2002; 99 (1): 299–307

Elliott AM, Smith BH, Penny KI et al. The epidemiology of chronic pain in the community. Lancet 1999; 354 (9186): 1248–1252

Ellsberg M, Jansen HAFM, Heise L et al. Intimate partner violence and women's physical and mental health in the WHO multi-country study on women's health and domestic violence: an observational study. Lancet 2008; 371 (9619): 1165–1172

Elma Ö, Yilmaz ST, Deliens T et al. Do Nutritional Factors Interact with Chronic Musculoskeletal Pain? A Systematic Review. J Clin Med 2020; 9 (3): 702

Elzahaf RA, Tashani OA, Unsworth BA et al. The prevalence of chronic pain with an analysis of countries with a Human Development Index less than 0.9: a systematic review without meta-analysis. Curr Med Res Opin 2012; 28 (7): 1221–1229

Feliu-Soler A, Montesinos F, Gutiérrez-Martínez O et al. Current status of acceptance and commitment therapy for chronic pain: A narrative review. J Pain Res 2018; 11: 2145–2159

Filosto M, Cotti Piccinelli S, Lamperti C et al. Muscle pain in mitochondrial diseases: a picture from the Italian network. J Neurol 2019; 266 (4): 953–959

Finan PH, Goodin BR, Smith MT. The association of sleep and pain: an update and a path forward. J Pain 2013; 14 (12): 1539–1552

Freidin MB, Stalteri MA, Wells PM et al. An association between chronic widespread pain and the gut microbiome. Rheumatology 2021; 60 (8): 3727–3737

Gallagher L, McAuley J, Moseley GL. A randomizedcontrolled trial of using a book of metaphors to reconceptualize pain and decrease catastrophizing in people with chronic pain. Clin J Pain 2013; 29 (1): 20–25

Geneen LJ, Moore RA, Clarke C et al. Physical activity and exercise for chronic pain in adults: an overview of Cochrane Reviews. Cochrane Database Syst Rev 2017; 4 (4): CD011279

Gerdle B, Ghafouri B, Lund E et al. Evidence of Mitochondrial Dysfunction in Fibromyalgia: Deviating Muscle Energy Metabolism Detected Using Microdialysis and Magnetic Resonance. J Clin Med 2020; 9 (11): 3527

Gerhart JI, Burns JW, Post KM et al. Relationships Between Sleep Quality and Pain-Related Factors for People with Chronic Low Back Pain: Tests of Reciprocal and Time of Day Effects. Ann Behav Med 2017; 51 (3): 365–375

Grace PM, Fabisiak TJ, Green-Fulgham SM et al. Prior voluntary wheel running attenuates neuropathic pain. PAIN 2016; 157: 2012–2023

Grayson JE, Barton T, Cabot PJ, et al. Spinal manual therapy produces rapid onset analgesia in a rodent model. Man Ther 2012; 17 (4): 292–297

Gregg JA, Callaghan GM, Hayes SC et al. Improving diabetes self-management through acceptance, mindfulness, and values: a randomized controlled trial. J Consult Clin Psychol 2007; 75 (2): 336

Guo R, Chen LH, Xing C, Liu T. Pain regulation by gut microbiota: molecular mechanisms and therapeutic potential. Br J Anaesth 2019; 123 (5): 637–654.

Haller H, Lauche R, Sundberg T et al. Craniosacral therapy for chronic pain: a systematic review and meta-analysis of randomized controlled trials. BMC Musculoskelet Disord 2019; 21 (1): 1

Han X, Parker TL. Anti-inflammatory, tissue remodeling, immunomodulatory, and anticancer activities of oregano (Origanum vulgare) essential oil in a human skin disease model. Biochim Open 2017; 4: 73–77

Hayes SC, Wilson KG, Strosahl KD. Akzeptanz-& Commitment-Therapie: Achtsamkeitsbasierte Veränderungen in Theorie Und Praxis. Paderborn: Junfermann; 2014

Hughes LS, Clark J, Colclough JA et al. Acceptance and Commitment Therapy (ACT) for Chronic Pain. Clin J Pain 2017; 33 (6): 552–568

James P, Banay RF, Hart JE et al. A Review of the Health Benefits of Greenness. Curr Epidemiol Rep 2015; 2 (2): 131–142

Jänig W. Pain and the sympathetic nervous system: pathophysiological mechanisms. In: Mathias CJ, Bannister R. Autonomic Failure: A Textbook of Clinical Disorders of the Autonomic Nervous System. Oxford: Oxford University Press; 2013

Jänig W. Pain and the sympathetic nervous system. In: Squire LR. Encyclopedia of Neuroscience. Volume 7. Oxford: Academic Press; 2009

Jänig W. The Lovén reflex: the renaissance of a long-forgotten reflex involving autonomic and nociceptive pathways. Clin Auton Res 2021; 31 (2): 149–152

Jänig W. Persönliches Gespräch mit Torsten Liem. April 2022

Jensen MP, Moore MR, Bockow TB et al. Psychosocial factors and adjustment to chronic pain in persons with physical disabilities: a systematic review. Arch Phys Med Rehabil 2011; 92: 146–160

Kato J, Svensson CI. Role of extracellular damage-associated molecular pattern molecules (DAMPs) as mediators of persistent pain. Prog Mol Biol Transl Sci 2015; 131: 251–279

Kenneth B, Edward MJ, Marjorie GLC et al. Pro-Dopamine Regulator (KB220) A Fifty Year Sojourn to Combat Reward Deficiency Syndrome (RDS): Evidence Based Bibliography (Annotated). www.cientperodique.com/journal/fulltext(CPQNP/1/2/13; letzter Aufruf: 16.05.2022

Klyne DM, Barbe MF, James G et al. Does the Interaction between Local and Systemic Inflammation Provide a Link from Psychology and Lifestyle to Tissue Health in Musculoskeletal Conditions? Int J Mol Sci 2021; 22 (14): 7299

Kober H, Buhle J, Weber J et al. Let it be: mindful acceptance down-regulates pain and negative emotion. Soc Cogn Affect Neurosci 2019; 14 (11): 1147–1158

Koechlin H, Coakley R, Schechter N et al. The role of emotion regulation in chronic pain: A systematic literature review. J Psychosom Res 2018; 107: 38–45

Koelsch S. Towards a neural basis of music-evoked emotions. Trends in Cognitive Sciences 2010; 14 (3): 131–137

Lamm C, Decety J, Singer T. Meta-analytic evidence for common and distinct neural networks associated with directly experienced pain and empathy for pain. Neuroimage 2011; 54 (3): 2492–2502

Law LF, Sluka KA. How does physical activity modulate pain? Pain 2017; 158 (3): 369–370

Lemes ÍR, Pinto RZ, Turi Lynch BC et al. The Association Between Leisure-time Physical Activity, Sedentary Behavior, and Low Back Pain: A Cross-sectional Analysis in Primary Care Settings. Spine 2021; 46 (9): 596–602

Lewis JS, Kersten P, McCabe CS et al. Body perception disturbance: a contribution to pain in complex regional pain syndrome (CRPS). Pain 2007; 133 (1–3): 111–119

Liem T. Praxis der kraniosakralen Osteopathie. Stuttgart: Thieme; 2019

Liem T. Osteopathische Behandlung der Dura mater spinalis in der hochzervikalen Region. Osteopathische Medizin 2014; 15 (2): 4–11

Liem T, van den Heede P : Foundations of Morphodynamics in Osteopathy. Pencaitland: Handspring; 2017

Linnemann A, Kappert MB, Fischer S et al. The effects of music listening on pain and stress in the daily life of patients with fibromyalgia syndrome. Front Hum Neurosci 2015; 9: 434

Liu T, Gao YJ, Ji RR. Emerging role of Toll-like receptors in the control of pain and itch. Neurosci Bull 2012; 28 (2): 131–144

Loftus S. Pain and its metaphors: a dialogical approach. J Med Hum 2011; 32 (3): 213–230

Lluch Girbes E, Meeus M, Baert I et al. Balancing "hands-on" with "hands-off" physical therapy interventions for the treatment of central sensitization pain in osteoarthritis. Man Ther 2015; 20 (2): 349–352

Louw A, Butler DS, Diener I et al. Development of a preoperative neuroscience educational program for patients with lumbar radiculopathy. Am J Phys Med Rehabil 2013; 92 (5): 446–452

Louw A, Nijs J, Puentedura EJ. A clinical perspective on a pain neuroscience education approach to manual therapy. J Man Manip Ther 2017; 25 (3): 160–168

Louw A, Farrell K, Landers M et al. The effect of manual therapy and neuroplasticity education on chronic low back pain: a randomized clinical trial. J Man Manipulat Ther 2016; 25 (5): 1–8

13

Louw A, Farrell K, Wettach L et al. Immediate effects of sensory discrimination for chronic low back pain: a case series. NZ J Physio 2015; 43 (2): 58–63

Macfarlane T V, McBeth J, Jones GT et al. Whether the weather influences pain? Results from the EpiFunD study in North West England. Rheumatology 2010; 49 (8): 1513–1520

McCaskey MA, Schuster-Amft C, Wirth B et al. Effects of proprioceptive exercises on pain and function in chronic neck- and low back pain rehabilitation: a systematic literature review. BMC Musculoskelet Disord 2014; 15: 382

McCracken LM, Sato A, Taylor GJ. A trial of a brief group-based form of acceptance and commitment therapy (ACT) for chronic pain in general practice: pilot outcome and process results. J Pain 2013; 14 (11): 1398–1406

Meints SM, Edwards RR. Evaluating psychosocial contributions to chronic pain outcomes. Prog Neuropsychopharmacol Biol Psychiatry 2018; 87 (Pt B): 168–182

Merskey H., Bogduk N. IASP task force on taxonomy, Part III: Pain Terms, A Current List with Definitions and Notes on Usage. Seattle: IASP; 1994

Metcalf CS, Huntsman M, Garcia G et al. Music-enhanced analgesia and antiseizure activities in animal models of pain and epilepsy: toward preclinical studies supporting development of digital therapeutics. Front Neurol 2019; 10: 277

Minerbi A, Fitzcharles MA. Gut microbiome: pertinence in fibromyalgia. Clin Exp Rheumatol 2020; 38 Suppl 123 (1): 99–104

Moore RA, Wiffen PJ, Derry S et al. Gabapentin for chronic neuropathic pain and fibromyalgia in adults. Cochrane Database Syst Rev 2011 (3): CD007938

Mørch CD, Andersen OK, Quevedo AS et al. Exteroceptive Aspects of Nociception: Insights from Graphesthesia and Two-Point Discrimination. Pain 2010; 151 (1): 45–52

Morhenn V, Beavin LE, Zak PJ. Massage increases oxytocin and reduces adrenocorticotropin hormone in humans. Altern Ther Health Med 2012; 18 (6): 11–18

Moseley GL. I can't find it! Distorted body image and tactile dysfunction in patients with chronic back pain. Pain 2008; 140 (1): 239–243

Moseley GL, Zalucki NM, Wiech K. Tactile discrimination, but not tactile stimulation alone, reduces chronic limb pain. Pain 2008; 137 (3): 600–608

Moulton EA, Schmahmann JD, Becerra L, Borsook D. The cerebellum and pain: passive integrator or active participator? Brain Res Rev 2010; 65 (1): 14–27

Mullally WJ, Hall K, Goldstein R. Efficacy of biofeedback in the treatment of migraine and tension type headaches. Pain Physician 2009; 12 (6): 1005–1011

Navarrete-Opazo A, Mitchell GS. Therapeutic potential of intermittent hypoxia: a matter of dose. Am J Physiol Regul Integr Comp Physiol 2014; 307 (10): R1181–R1197

Nestoriuc Y, Rief W, Martin A. Meta-analysis of biofeedback for tension-type headache: efficacy, specificity, and treatment moderators. J Consult Clin Psychol 2008; 76 (3): 379–396

Nijs J, Paul van Wilgen C, Van Oosterwijck J et al. How to explain central sensitization to patients with 'unexplained' chronic musculoskeletal pain: practice guidelines. Man Ther 2011; 16 (5): 413–418

Nijs J, Van Houdenhove B, Oostendorp RA. Recognition of central sensitization in patients with musculoskeletal pain: application of pain neurophysiology in manual therapy practice. Man Ther 2010; 15 (2): 135–141

Norbury TA, MacGregor AJ, Urwin J et al. Heritability of responses to painful stimuli in women: a classical twin study. Brain 2007; 130 (11): 3041–3049

Noten S, Struyf F, Lluch E et al. Central pain processing in patients with shoulder pain: a review of the literature. Pain Pract 2016; 17: 267–280

Olsen P. The Effects of Music Intervention on Pain and Anxiety in the Immediate Postoperative Period in Adults Undergoing Total Knee Arthroplasty and Total Hip Arthroplasty, Journal of PeriAnesthesia Nurs 2021; 36 (4): e30

Park SM, Kim HJ, Jeong H et al. Longer sitting time and low physical activity are closely associated with chronic low back pain in population over 50 years of age: a cross-sectional study using the sixth Korea National Health and Nutrition Examination Survey. Spine J 2018; 18 (11): 2051–2058

Patel S. Danger-Associated Molecular Patterns (DAMPs): the Derivatives and Triggers of Inflammation. Curr Allergy Asthma Rep 2018; 18 (11): 63

Peroni G, Perna S. Food pyramid for subjects with chronic pain: foods and dietary constituents as anti-inflammatory and antioxidant agents. Nutr Res Rev 2018; 31 (1): 131–151

Plinsinga ML, Brink MS, Vicenzino B et al. Evidence of nervous system sensitization in commonly presenting and persistent painful tendinopathies: a systematic review. J Orthop Sports Phys Ther 2015; 45 (11): 864–875

Polascik BA, Tan DJA, Raghunathan K et al. Acceptability and Feasibility of Perioperative Music Listening: A Rapid Qualitative Inquiry Approach. J Music Ther 2021; 58 (1): 43–69

Raja SN, Carr DB, Cohen M et al. The revised IASP definition of pain: Concepts, challenges, and compromises. Pain 2020; 161 (9): 1976

Redding J, Plaugher S, Cole J et al. „Where's the Music?" Using Music Therapy for Pain Management. Fed Pract 2016; 33 (12): 46–49

Roh JS, Sohn DH. Damage-Associated Molecular Patterns in Inflammatory Diseases. Immune Netw 2018; 18 (4):e27

Roussel NA, Nijs J, Meeus M et al. Central sensitization and altered central pain processing in chronic low back pain: fact or myth? Clin J Pain 2013; 29 (7): 625–638

Salari N, Khazaie H, Hosseinian-Far A et al. The effect of acceptance and commitment therapy on insomnia and sleep quality: A systematic review. BMC Neurol 2020; 20 (1):300

Sarlani E, Greenspan J. Evidence for generalized hyperalgesia in temporo-mandibular disorders patients. Pain 2003; 102 (3): 221–226

Shah JP. Integrating dry needling with new concepts of myofascial pain, muscle physiology, and sensitization.

In: Audette JF, Bailey A. Integrative pain medicine: The science and practice of complementary and alternative medicine in pain management. Totowa: Humana; 2008
Shaw WS, Linton SJ, Pransky G. Reducing Sickness Absence from Work due to Low Back Pain: How Well do Intervention Strategies Match Modifiable Risk Factors? J Occup Rehabil 2006; 16 (4): 591–605
Sielski R, Rief W, Glombiewski JA. Efficacy of Biofeedback in Chronic back Pain: a Meta-Analysis. Int J Behav Med 2017; 24 (1): 25–41
Silva JC, Almeida JRGS, Quintans JSS et al. Enhancement of orofacial antinociceptive effect of carvacrol, a monoterpene present in oregano and thyme oils, by β-cyclodextrin inclusion complex in mice. Biomed Pharmacother 2016; 84: 454–461
Sluka KA, O'Donnell JM, Danielson J et al. Regular physical activity prevents development of chronic pain and activation of central neurons. J Appl Physiol 2013; 114: 725–733
Smart KM, Blake C, Staines A et al. Mechanisms-based classifications of musculoskeletal pain: part 1 of 3: symptoms and signs of central sensitisation in patients with low back (+/-leg) pain. Man Ther 2012; 17 (4): 336–344
Smith BH, Macfarlane GJ, Torrance N. Epidemiology of chronic pain, from the laboratory to the bus stop: time to add understanding of biological mechanisms to the study of risk factors in population-based research? Pain 2007; 127 (1–2): 5–10
Sonntag RF. Akzeptanz- und Commitment-Therapie. In: Linden M, Hautzinger M. Verhaltenstherapiemanual. Berlin: Springer; 2011: 363–370
Sosa-Reina MD, Nunez-Nagy S, Gallego-Izquierdo T et al. Effectiveness of Therapeutic Exercise in Fibromyalgia Syndrome: A Systematic Review and Meta-Analysis of Randomized Clinical Trials. Biomed Res Int 2017; 2017: 2356346
Spidel A, Daigneault I, Kealy D et al. Acceptance and commitment therapy for psychosis and trauma: Investigating links between trauma severity, attachment and outcome. Behav Cogn Psychother 2019; 47 (2): 230–243
Stewart KA, Parshad-Asnani M, Wonkam A et al. "Pain is Subjective": A Mixed-Methods Study of Provider Attitudes and Practices Regarding Pain Management in Sickle Cell Disease Across Three Countries. J Pain Symptom Manage 2021; 61 (3): 474–487
Straube S, Andrew Moore R, Derry S et al. Vitamin D and chronic pain. PAIN® 2009; 141 (1): 10–13
Tick H. Nutrition and pain. Phys Med Rehabil Clin N Am 2015; 26 (2): 309–320
Tracy LM. Psychosocial factors and their influence on the experience of pain. Pain Rep 2017; 2 (4): e602
Turk DC, Wilson HD. Fear of pain as a prognostic factor in chronic pain: conceptual models, assessment, and treatment implications. Curr Pain Headache Rep 2010; 14 (2): 88–95
Turton AJ, Palmer M, Grieve S et al. Evaluation of a prototype tool for communicating body perception disturbances in complex regional pain syndrome. Front Hum Neurosci 2013; 7: 517
van den Ameele J, Fuge J, Pitceathly RDS et al. Chronic pain is common in mitochondrial disease. Neuromuscul Disord 2020; 30 (5): 413–419
van Hecke O, Torrance N, Smith BH. Chronic pain epidemiology and its clinical relevance. Br J Anaesth 2013; 111 (1): 13–18
Van Oosterwijck J, Nijs J, Meeus M et al. Evidence for central sensitization in chronic whiplash: a systematic literature review. Eur J Pain 2013; 17 (3): 299–312
Vance CGT, Dailey DL, Rakel BA, Sluka KA. Using TENS for Pain Control: The State oft he Evidence. Pain Management 2014; 4 (3): 197–209
Veehof MM, Trompetter HR, Bohlmeijer ET et al. Acceptance- and mindfulness-based interventions for the treatment of chronic pain: a meta-analytic review. Cogn Behav Ther 2016; 45 (1): 5–31
Wang C, Wang C. Anti-nociceptive and anti-inflammatory actions of sulforaphane in chronic constriction injury-induced neuropathic pain mice. Inflammopharmacology 2017; 25 (1): 99–106
Watkins LR, Hutchinson MR, Johnston IN, Maier SF. Glia: novel counter-regulators of opioid analgesia. Trends Neurosci 2005; 28 (12): 661–669
Welch SP. Interaction of the cannabinoid and opioid systems in the modulation of nociception. Int Rev Psychiatry 2009; 21 (2): 143–151
Whitehead LC, Crowe MT, Carter JD et al. A nurse-led education and cognitive behaviour therapy-based intervention among adults with uncontrolled type 2 diabetes: A randomised controlled trial. J Eval Clin Pract 2017; 23 (4): 821–829
Wicksell RK, Kemani M, Jensen K et al. Acceptance and commitment therapy for fibromyalgia: a randomized controlled trial. Eur J Pain 2013; 17 (4): 599–611
Wideman TH, Edwards RR, Walton DM et al. The Multimodal Assessment Model of Pain: A Novel Framework for Further Integrating the Subjective Pain Experience Within Research and Practice. Clin J Pain 2019; 35 (3): 212–221
Woolf CJ. Central sensitization: uncovering the relation between pain and plasticity. Anesthesiology 2007; 106 (4): 864–867
Wright A. Hypoalgesia post-manipulative therapy: a review of a potential neurophysiological mechanism. Man Ther 1995; 1 (1): 11–16
Wynne B, McHugh L, Gao W et al. Acceptance and commitment therapy reduces psychological stress in patients with inflammatory bowel diseases. Gastroenterology 2019; 156 (4): 935–945
Xu M, Bennett DLH, Querol LA et al. Pain and the immune system: emerging concepts of IgG-mediated autoimmune pain and immunotherapies. J Neurol Neurosurg Psychiatry 2020; 91 (2): 177–188
Zou L, Zhang Y, Yang L et al. Are Mindful Exercises Safe and Beneficial for Treating Chronic Lower Back Pain? A Systematic Review and Meta-Analysis of Randomized Controlled Trials. J Clin Med 2019; 8 (5): 628

KAPITEL

14 Schädel-Hirn-Trauma (SHT)

Torsten Liem

Zusammenfassung

Das Schädel-Hirn-Trauma ist eine der häufigsten Todesursachen in der Altersgruppe unter 45 Jahren. Es lässt sich in einen primären Hirnschaden (direkte Hirngewebsverletzung) und einen sekundären Hirnschaden (tritt im zeitlichen Verlauf auf; kann durch therapeutische Maßnahmen abgemildert werden) einteilen. Häufig gehen SHT (mittelschwere und schwere) mit einem erhöhten intrakranialen Druck einher, was ein erweitertes invasives Neuromonitoring im Krankenhaus erforderlich macht. In diesem Kapitel soll es vornehmlich um die Therapie eines milden SHT gehen. Es werden osteopathische manuelle Techniken zur begleitenden Behandlung sowie weitere in der Behandlung von SHT zu berücksichtigende wesentliche Behandlungsansätze dargestellt.

14.1 Einleitung

Schädel-Hirn-Traumata (SHT) treten auf, wenn ein traumatisches Ereignis dazu führt, dass sich das Gehirn innerhalb des Schädels schnell bewegt, was zu Schäden führen kann. Das Ereignis wird als **Aufprall** oder **Nicht-Aufprall** klassifiziert, je nachdem, ob der Kopf in direkten Kontakt mit einem Objekt (Aufprall) gekommen oder auf eine Schlagkraft wie Explosionswellen oder schnelle Beschleunigung und Verzögerung (Nicht-Aufprall) getroffen ist (Prins et al. 2013).

Auch aufgrund möglicher langfristiger Folgen eines SHT sind angemessene Behandlungen indiziert. Langfristige Probleme können z. B. aufgrund kortikohippokampaler und thalamokortikaler Dysfunktionen und Schäden zum Verlust der Exekutivfunktion, zu einem unangemessenen Sozialverhalten, kognitiven Veränderungen sowie einem erhöhten Risiko für Alzheimer-Demenz oder Epilepsie führen (Saatman et al. 2008; Ladak et al. 2019).

14.2 Definition

Für das SHT wurden verschiedene Definitionen vorgeschlagen. Eine Arbeitsgruppe der **Weltgesundheitsorganisation** (Carroll et al. 2004) definiert ein **mildes SHT** als eine akute Hirnverletzung, die durch mechanische Energie am Kopf durch äußere physikalische Kräfte verursacht wird. Zu den Kriterien für die klinische Beurteilung gehören (Nolan 2005):

- Denkstörungen oder Desorientierung
- Bewusstseinsverlust von weniger als 30 Minuten
- Posttraumatische Amnesie von weniger als 24 Stunden
- Reversible Fokalzeichen, Krampfanfälle und intrakraniale Läsionen, die keine Operation erfordern

Eine gängige Methode zur **Klassifizierung des Schweregrads** eines SHT stellt der **Glasgow-Koma-Score (GCS)** dar (➤ Tab. 14.1). Dabei werden drei Kriterien zur Bewertung der Bewusstseins- und Hirnstörungen herangezogen: Es werden je maximal fünf Punkte dafür vergeben, ob die Patienten

Tab. 14.1 Klassifizierung des Schweregrads des SHT (modifiziert nach Teasdale und Jennett, 1974)

Wert	SHT-Grad
15–13	Leichtes SHT
12–9	Mittelschweres SHT
8–3	Schweres SHT

14

die Augen öffnen können, für die verbale und für die motorische Reaktion. Die Punkte der jeweiligen Kategorien werden anschließend zusammengezählt. Maximal können so 15 Punkte erreicht werden. Es gilt: Je niedriger der Wert ist, desto größer ist die Bewusstseinsstörung. Ein schweres SHT liegt vor, wenn der erste erhobene GCS-Wert < 9 beträgt, die Denkstörungen und Desorientiertheit länger als 24 Stunden nach dem Trauma fortbestehen und/oder es zu Hirnstammzeichen kommt. Sofern die Dura mater verletzt wurde, spricht man von einem offenen SHT (Beynon et al. 2011). Da es sich nur um eine Momentaufnahme handelt, sollte der GCS reevaluiert werden (Teasdale et al. 1974).

Die Arbeitsgruppe für Demografie und klinische Bewertung der **Internationalen Interinstitutionellen Initiative für gemeinsame Datenelemente in der Forschung zum SHT und psychologischer Gesundheit** hat eine umfassende Definition des SHT vorgeschlagen, die für alle Verletzungsschweregrade anwendbar ist und eine breite Palette von Verletzungsmechanismen umfasst (Menon et al. 2010). Ihre Definition des SHT ist eine Veränderung der Gehirnfunktion oder ein anderer Beweis für eine Hirnpathologie, die durch eine externe Kraft verursacht ist (Nolan 2005).

Laut den diagnostischen Kriterien der **Special Interest Group des American Congress of Rehabilitation Medicine** (ACRM) ist eine leichte traumatische Hirnverletzung eine traumatisch bedingte physiologische Störung der Hirnfunktion (Ruff et al. 2009):

- Jegliche Periode des Bewusstseinsverlusts.
- Jeglicher Verlust des Gedächtnisses für Ereignisse unmittelbar vor oder nach dem Unfall.
- Jegliche Veränderung des Geisteszustands zum Zeitpunkt des Unfalls (z. B. Gefühl der Benommenheit, Orientierungslosigkeit oder Verwirrung).
- Fokal-neurologische(s) Defizit(e), das/die vorübergehend sein kann/können.
- Die Schwere der Verletzung geht jedoch nicht über einen Bewusstseinsverlust von über 30 Minuten, einen initialen GCS-Wert von 13–15 (nach 30 Minuten) und eine posttraumatische Amnesie über 24 Stunden hinaus.

Die **Deutsche Gesellschaft für Neurochirurgie** definiert das SHT als Folge einer Gewalteinwirkung, die zu Funktionsstörungen oder Verletzungen des Gehirns führt und mit einer Prellung oder Verletzung von Kopfschwarte, knöchernem Schädel, der Gefäße oder der Dura verbunden sein kann (DGNC 2015). Ein **offenes** SHT (im Gegensatz zum geschlossenen) liegt vor, wenn die Dura bei gleichzeitiger Verletzung der Weichteile und des Knochens verletzt ist und somit eine Verbindung des Schädelinneren mit der Außenwelt besteht. Unter einer **primären** Hirnverletzung wird die im Augenblick der Gewalteinwirkung entstehende Schädigung des Hirngewebes verstanden, die irreversibel zerstörte Zellen einerseits und funktionsgestörte Neurone andererseits umfasst, aber prinzipiell überleben und sich regenerieren können (DGNC 2015). Die primäre Schädigung setzt eine Kaskade von Reaktionen in Gang, welche die primäre Verletzungsfolge verstärken. Diese Sekundärläsion kann ggf. durch eine schnelle und wirksame Therapie gemildert werden und ist damit das eigentliche Ziel der medizinischen Therapie bei Schädel-Hirn-Verletzungen (DGNC 2015).

14.3 Epidemiologie

Das SHT stellt weltweit ein Problem für die öffentliche Gesundheit dar. Es ist eine der Haupttodesursachen, insbesondere bei jungen Erwachsenen, und eine **lebenslange Beeinträchtigung** kommt bei den Überlebenden häufig vor (Maas et al. 2008). Prävalenzdaten sind rar, jedoch gehen Schätzungen von etwa 5,3 Millionen Menschen mit einer SHT-bedingten Beeinträchtigung in den USA aus und in der Europäischen Union erlitten etwa 7,7 Millionen Menschen, die ein SHT erlebt haben, Beeinträchtigungen (Langlois und Sattin 2005; Tagliaferri et al. 2006). Ein SHT führt häufig zu **neurokognitiven Defiziten,** z. B. Beeinträchtigungen der Aufmerksamkeit, Unfähigkeit, visuospatiale Assoziationen zu formen oder schlechte Exekutivfunktionen, und **psychischen Problemen,** beispielsweise entwickeln ca. 25 % der SHT-Überlebenden Depressionen (Roozenbeek et al. 2013; Rao und Lyketsos 2000). SHT-Überlebende zeigen eine erhöhte Impulsivität, verminderte Entscheidungsfähigkeit und impulsives aggressives Verhalten. Solche Beeinträchtigungen des Selbstregulierungsverhaltens können zwischenmenschliche Beziehungen beeinflussen und zu einer verminderten gemeinschaftlichen, sozialen und beruflichen Integration beitragen. SHT gilt als „stille Epidemie", da die Gesellschaft sich des Ausmaßes dieses Problems weitgehend nicht bewusst ist (Langlois und Sattin 2005). Es gibt eindeutige Beweise dafür, dass sich die epidemiologischen Muster von SHT ändern, die mit den Folgen von Präventionsstrategien und der Bereitstellung von Gesundheitsversorgung zusammenhängen (Roozenbeek et al. 2013).

Schätzungen der **SHT-Inzidenz** zeigen erhebliche Unterschiede zwischen den Ländern (Tagliaferri et al. 2006). Jedes Jahr erleiden in den USA 1,7 Millionen Menschen ein SHT (Faul et al. 2006). 1,4 Millionen dieser Verletzten werden in Notaufnahmen behandelt, mit rund 275 000 Krankenhausaufenthalten und 52 000 Todesfällen. Eine Metaanalyse von Berichten aus 23 europäischen Ländern ergab eine Krankenhauseinweisung von 235 pro 100 000 Menschen aufgrund von SHT (Roozenbeek et al. 2013; Tagliaferri et al. 2006). Die gemeldeten Daten unterschätzen höchstwahrscheinlich die wahre Inzidenz von SHT, wobei die verfügbaren Schätzungen auf der Registrierung von Notaufnahmen, Krankenhauseinweisungen und Entlassungsregistern basieren. In diesen Registern wird SHT häufig anhand von Codes der Internationalen Klassifikation von Krankheiten (ICD) identifiziert. Die retrospektive Identifizierung von Patienten mit mildem SHT mittels ICD-Codierung führt zu einer erheblichen Anzahl falsch-positiver und falsch-negativer Ergebnisse (Bazarian et al. 2006). Die Klassifizierung von schweren SHT durch ICD-Codes wird durch Ungenauigkeiten und eine geringe Sensitivität erschwert; daher schlagen verschiedene Autoren die Verwendung weiterer Methoden vor (z. B. Erhebung von Vitalparametern). So könnte eine weitere Klassifizierung spezifischer Arten von SHT, die durch eingeschränkte Sensitivität und Spezifität begrenzt ist, ermöglicht werden (Roozenbeek et al. 2013; Carroll et al. 2012).

In **Deutschland** wird pro Jahr von 332 Fällen von SHT pro 100 000 Einwohner ausgegangen, davon sind 91 % als leicht, 4 % als mittel und 5 % als schwer einzustufen (DGNC 2015). Insgesamt ergibt dies etwa 248 000 Patienten mit SHT, wovon 2750 Patienten versterben. Die gesamtgesellschaftlichen Kosten betragen für das SHT in Deutschland ca. 2,8 Milliarden €/Jahr (DGNC 2015).

Das **milde** SHT (auch Gehirnerschütterung genannt) wurde aus mehreren Gründen bisher **nicht ausreichend erforscht** (Levin und Diaz-Arrastia 2015). Erstens durchlaufen die meisten Patienten mit mildem SHT eine scheinbar vollständige Genesung und die frühe Identifizierung von milden SHT-Patienten, die anhaltende Symptome haben oder neuropsychologische Defizite entwickeln, ist schwierig (Levin und Diaz-Arrastia 2015). Da zweitens Sterblichkeit und funktionelle Abhängigkeit bei mildem SHT selten sind, sind die Ergebnisbewertungen, die üblicherweise bei schwerer verletzten Patienten verwendet werden, unzureichend empfindlich, um die subtilen kognitiven und verhaltensbedingten Unterschiede zu beurteilen, die am häufigsten aus einem milden SHT resultieren (Levin und Diaz-Arrastia 2015; Narayan et al. 2002). Die kognitiven und psychiatrischen Folgen von SHT sind nicht spezifisch und treten häufig bei Menschen mit bereits bestehenden emotionalen Störungen auf, wobei diese oft nicht auf eine Hirnverletzung zurückgeführt werden können, von der es eine scheinbar vollständige Genesung gab (Levin und Diaz-Arrastia 2015). Demzufolge sind epidemiologische Daten von milden SHT Fällen rar.

Eine Studie aus Kanada bei Kindern berichtet über Inzidenzen von 3,5 pro 1000 Gehirnerschütterungen im **städtischen** im Vergleich zu 2,2/1000 in ländlichen Gebieten (Stewart et al. 2014). Eine weitere Studie aus Polen stellte eine doppelt so häufige Prävalenz von Gehirnerschütterungen im städtischen Bereich fest (60 %) im Vergleich zu ländlichen Gegenden (31 %), während Mittelgehirnverletzungen bei Patienten auf dem Land eher zu verzeichnen waren (46,7 vs. 24,6 %) (Karwat et al. 2009). Zhao und Wang et al. (2001) berichteten von städtischen und ländlichen Inzidenzen des milden SHT von 55,4/100 000 bzw. 64,1/100 000. Die Sterblichkeit in städtischen Gebieten betrug 6,3/100 000, verglichen mit 9,7/100 000 in ländlichen Gebieten. Die Männer-Frauen-Quote betrug 62,4/37,6 % in städtischen und 71,3/28,7 % in ländlichen Gebieten (Zhao und Wang 2011).

Eine **zunehmende Motorisierung** in Verbindung mit unzureichender Verkehrserziehung und der langsamen Umsetzung der Verkehrssicherheitsvorschriften ist die Hauptursache für die zunehmende Inzidenz von SHT in Ländern mit niedrigem und mittlerem Einkommen (Roozenbeek et al. 2013). In Ländern mit hohem Einkommen haben verbesserte Sicherheitsvorschriften zu einem Rückgang der verkehrsbedingten SHT geführt (Maas et al. 2008). Diejenigen SHT-Patienten, die in Ländern mit niedrigem und mittlerem Einkommen verletzt wurden, waren im Allgemeinen jünger und erlitten mehr Verletzungen bei Verkehrsunfällen als in Ländern mit hohem Einkommen. **Alkoholkonsum** stellt einen wichtigen Risikofaktor für SHT dar und wird bei bis zu 50 % aller SHT-Fällen auf Intensivstationen vermutet (Roozenbeek et al. 2013; Harrison et al. 2013). In Ländern mit hohem Einkommen wurde in den letzten Jahrzehnten beobachtet, dass vermehrt ältere Altersgruppen von SHT betroffen sind. Personen > **75 Jahre** zeigen die höchste Inzidenz von SHT-bedingten Krankenhausaufenthalten und sterben häufiger an ihren Verletzungen als jede andere Altersgruppe (Roozenbeek et al. 2013; Parekh und Barton 2010).

Hinsichtlich der **Sterblichkeit** aufgrund von SHT zeigte eine Metaanalyse von 207 Fallreihen, an der über 140 000 Patienten mit schwerem SHT über einen Zeitraum von fast 150 Jahren (1885–2006) beteiligt waren, dass die Gesamtsterblichkeitsrate aufgrund von SHT während des gesamten Zeitraums um etwa 50 % gesunken ist (Roozenbeek et al. 2013; Stein et al. 2010). Dieser Rückgang war jedoch nicht kontinuierlich, und es wurde keine Veränderung der Sterblichkeitsrate im Zeitraum 1930–1970 oder nach 1990 festgestellt. Die Autoren führten die statischen Sterblichkeitsraten zwischen 1930 und 1970 auf den verstärkten Einsatz von Kraftfahrzeugen in diesem Zeitraum zurück. Der erhebliche Rückgang der Sterblichkeit zwischen 1970 und 1990 ist auf die Einführung von vermehrten Computertomografien und Fortschritten in der Intensivmedizin zurückzuführen, die zu Verbesserungen sowohl bei der Diagnostik von SHT als auch bei der Patientenversorgung geführt haben (Roozenbeek et al. 2013). Eine Erklärung für die statische Sterblichkeit nach 1990 könnte die epidemiologische Verschiebung hin zu einer älteren Bevölkerung sein – einer Gruppe von Personen, die mit Pathologien (z. B. Blutungen aufgrund von Stürzen) und Komorbiditäten belastet und daher einem hohen Sterblichkeitsrisiko ausgesetzt ist (Roozenbeek et al. 2013). Ähnliche Schlussfolgerungen wurden in einer kürzlich veröffentlichten Metaanalyse von Beobachtungsstudien gezogen, die zwischen 1980 und 2011 stattfanden und an denen über 300 Patienten mit schwerem SHT beteiligt waren (Rosenfeld et al. 2012; Roozenbeek et al. 2013). Weder wurde eine deutliche Senkung der Sterblichkeit noch eine Abnahme der Rate ungünstiger Ergebnisse im Laufe der Zeit beobachtet. Das Sterberisiko wurde für mindestens 13 Jahre nach Krankenhauseinweisung als um das Siebenfache erhöht angegeben (McMillan et al. 2011). Dieser Anstieg des Sterblichkeitsrisikos ist multifaktoriell und behandelbar. SHT kann bei einigen Patienten einen progressiven kognitiven Verfall auslösen oder den altersbedingten kognitiven Rückgang beschleunigen (Fleminger 2012; Roozenbeek et al. 2013). Ein leichtes SHT kann die Entwicklung neurodegenerativer Erkrankungen begünstigen.

Eine anfängliche Gedächtnisstörung, eine langsame Informationsverarbeitung und exekutive Dysfunktionen sind häufige Ergebnisse neuropsychologischer Tests innerhalb der ersten zwei Wochen nach der Verletzung (Carroll et al. 2014). Eine kognitive Erholung wurde nach drei Monaten in prospektiven Längsschnittstudien dokumentiert (Ponsford et al. 2011). Kognitive Defizite, welche die Aufmerksamkeit betreffen, treten nach einer Woche bis zu einem Monat häufig auf. Trotz einer Genesung von schätzungsweise 80–85 % der Patienten innerhalb von 3–6 Monaten nach mildem SHT leidet eine Untergruppe an Symptomen, die ihre Fähigkeit beeinträchtigen, ihren Verpflichtungen zur Arbeit, Schule oder Familie nachzukommen (Cassidy et al. 2014).

14.4 Pathophysiologie

Beim SHT wird die Verletzung entweder als primär oder sekundär eingestuft, wobei die **primäre Verletzung** als Folge des anfänglichen Aufpralls auf den Kopf auftritt, der das neuronale Gewebe durch direkte Schädigung von Neuronen und Gliazellen beeinträchtigt, was zu axonaler Dysfunktion führt (Nolan 2005). **Sekundärverletzungen** entstehen durch physiologische Reaktionen auf Primärverletzungen, z. B. Hirnödem, Blutungen, biochemische Reaktionen auf Verletzungen, Infektionen und erhöhten intrakranialen Druck (Nolan 2005; Littlejohns et al. 2003). Ein unzureichender zerebraler Blutfluss aufgrund von primären Gefäßveränderungen führt zur Ischämie innerhalb des Hirngewebes, was den neuronalen Zelltod zur Folge haben kann. Eine Sekundärischämie kann ebenfalls durch systemische Veränderungen der Temperatur, der Hämodynamik und der Lungenfunktion erfolgen (Nolan 2005).

Lokale Hirnverletzungen umfassen kortikale Prellungen, epidurale und subdurale Hämatome sowie subarachnoidale und intrakraniale Blutungen, während **generalisierte Verletzungen** in einem großen Bereich durch zerebrale Prellungen und diffuse axonale Verletzungen hervorgerufen werden können (Grennarelli et al. 1982; Nolan 2005). Diese **Prellungen** resultieren aus einer Kompression des kortikalen Gewebes gegen die Schädelwand (Nolan 2005). Dabei kann es zu zerebralen **Ödemen** kommen, was zu einem erhöhten **intrakranialen Druck** führen kann. Dieser kann weitere zerebrale **Kompressionen** und **Ischämien** auslösen. Dabei ist die Schwere der Prellung direkt mit der Energiemenge verbunden, die zum Zeitpunkt des Aufpralls übertragen wurde (Nolan 2005).

Bei zerebralen Prellungen sind vorwiegend **Frontal-** und **Temporallappen** betroffen; Parietal- und Okzipitallappen sind weniger beteiligt (Nolan 2005). Über Frontal- und Temporallappen werden wichtige Funktionen, wie Aufmerksamkeit, Motivation, Planung, Gedächtnis, Selbstkontrolle, Affekt, Emotion und allgemeines Verhalten gesteuert (Nolan 2005). Die Symptome von Patienten mit zerebralen Prellungen betreffen daher v. a. diese neurologischen Funktionen.

In der Regel ist eine zerebrale Kontusion sehr oberflächlich, eine hämorrhagische kann sich jedoch weiter zu einem intrakranialen Hämatom entwickeln (Nolan 2005). **Epiduralhämatome** sind Blutungen, die sich über der Dura mater entwickeln, i. d. R. als Folge einer arteriellen Ruptur oder eines Risses. 90 % dieser Patienten haben eine Schädelfraktur (Nolan 2005). Die klassischen Anzeichen und Symptome eines Epiduralhämatoms sind ein vorübergehender Bewusstseinsverlust und eine schnelle Verschlechterung des neurologischen Status.

Subduralhämatome entstehen unterhalb der Dura mater. Sie sind i. d. R. nicht arteriell, sondern venös bedingt und werden als akut, subakut oder chronisch klassifiziert. Ein **akutes** Subduralhämatom entwickelt sich meist schnell in den ersten 24–48 Stunden nach der Verletzung. Darüber hinaus wirken sie als expandierende Masse im Gehirn, was dazu führen kann, dass der intrakraniale Druck als Folge des sich vergrößernden Hämatoms und der daraus resultierenden Hirnödeme ansteigt (Nolan 2005). **Subakute** Subduralhämatome entwickeln sich meist über Tage bis Wochen, und **chronische** über Wochen bis Monate (Nolan 2005) (➤ Abb. 14.1). Typischerweise werden die akuten Veränderungen

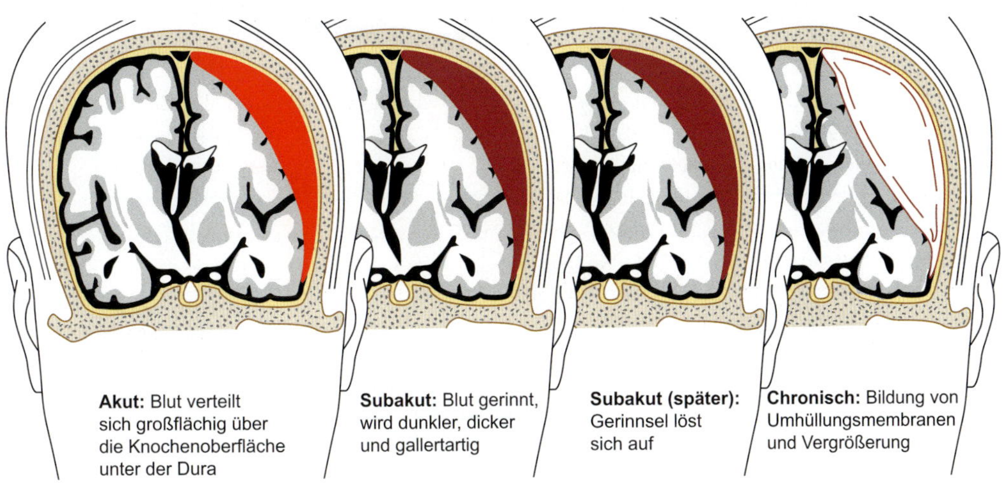

Abb. 14.1 Subduralhämatom [L143]

und eine Zunahme des intrakranialen Drucks nicht mit dem subakuten und chronischen Subduralhämatom assoziiert, da das Hirngewebe Zeit hat, das sich vergrößernde Hämatom aufzunehmen (Nolan 2005). Da das Subduralhämatom jedoch weiter wächst, kann es einen Punkt erreichen, an dem keine weitere Assimilation möglich ist, was zu einem erhöhten intrakranialen Druck und neurologischen Verschlechterungen mit fokalen und globalen Defiziten führt, die je nach Ort der Läsion und Kompression festgestellt werden (Nolan 2005).

14.4.1 Molekulare Mechanismen traumatischer Hirnverletzungen

SHT lösen Gefäßverletzungen und eine Hypoxie aus, die zur Gliaaktivierung, zu einem Anstieg hypertropher Astrozyten aufgrund eines benachbarten Neuronenuntergangs, zur Entzündung, zum Zelltod und Gewebeverlust führen (Wanner et al. 2013; Ladak et al. 2019; Englander et al. 2014). Die direkte mechanische Verletzung mit Dehnung, Kompression und Reißen von Geweben und Blutgefäßen stellt einen **primären Zellverlust** dar und die darauffolgenden **biochemischen Veränderungen** führen zur **sekundären Phase** eines SHT (Mioni et al. 2014; Ladak et al. 2019).

Nach einem SHT spielen Neurotransmitter, biochemische Mediatoren, Zytokine und genetische Veränderungen bei den molekularen Mechanismen der Gewebeverletzung eine Rolle. Die Exzitotoxizität (➤ Kap. 14.4.2) gilt als eine der wichtigsten pathophysiologischen Komponenten SHT. Kalzium, Stickstoffmonoxid und freie Radikale spielen bei der Induktion der Apoptose eine zentrale Rolle (Quintard et al. 2015; Ladak et al. 2019) (➤ Abb. 14.2). Es kommt ebenfalls zu einem starken Anstieg der reaktiven Astrozyten, die Gewebeschäden und mögliche Reparaturen regulieren (Burda et al. 2016; Ladak et al. 2019).

14.4.2 Mechanismen der Zellschädigung

Exzitotoxizität

Exzitotoxizität bezeichnet die toxische Ausschüttung einiger Neurotransmitter (v. a. Glutamat bzw. Kainsäure), die zu einer Reizüberflutung der Nervenzelle und damit zur Apoptose des Neurons führen. Die

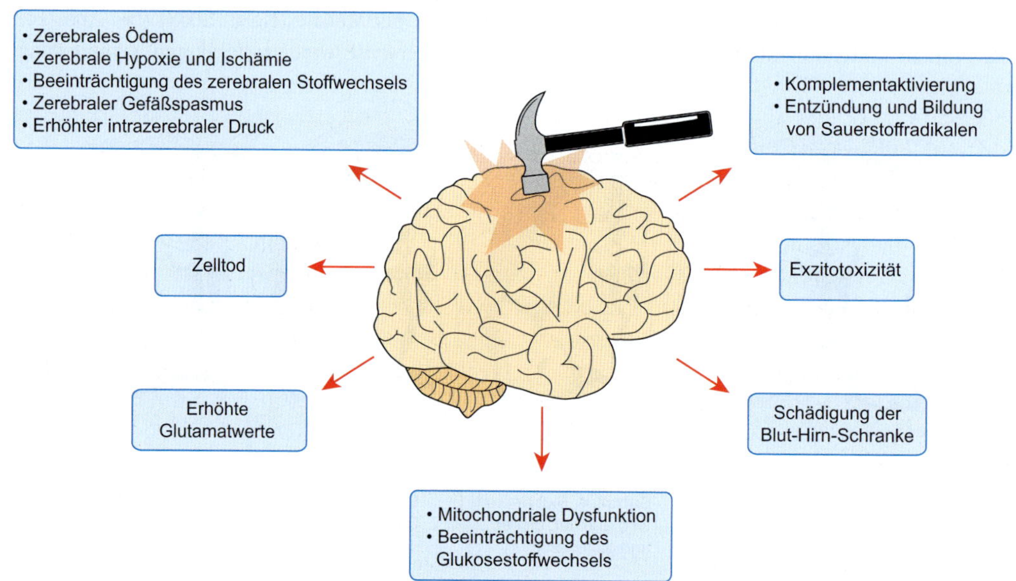

Abb. 14.2 Pathophysiologische Konsequenzen eines Schädel-Hirn-Traumas [F1090/L143]

zelluläre Exzitotoxizität ist ein wichtiger pathophysiologischer Faktor bei SHT. Sie tritt in erster Linie als Folge von hochregulierten N-Methyl-D-Aspartatsäure- und a-Amino-3-hydroxy-5-methyl-4-isoxazol-Propionsäure-Rezeptoren in Gegenwart eines glutaminergen Einflusses innerhalb des extrazellulären Raums auf (Ladak et al. 2019). Erhöhte **Glutamatspiegel** zusätzlich zur N-Methyl-D-Aspartatsäure führen zu einer erhöhten Bindung an diese Rezeptoren, damit sich die rezeptorassoziierten Ionenkanäle öffnen und ein Zustrom von Natrium- und Calciumionen erfolgen kann (Ladak et al. 2019). Die Glutamatspiegel sind unmittelbar nach einem SHT am höchsten und werden 24–48 Stunden lang aufrechterhalten, v. a. aufgrund einer mechanischen Störung der Blut-Hirn-Schranke (Ladak et al. 2019).

Eine hohe intrazelluläre Konzentration von **Kalzium** aktiviert eine Reihe von katabolen Enzymen, einschließlich Phospholipasen, die Zell- und mitochondriale Membranen schädigen, wie z. B. Proteasen, die das Zellzytoskelett schädigen, und Endonukleasen, die eine DNA-Fragmentierung verursachen, was sowohl zur Apoptose als auch zur Nekrose führt (Ladak et al. 2019). Eine hohe Kalziumbelastung wirkt sich signifikant auf die Funktion der Mitochondrien aus (Floyd et al. 2005; Ladak et al. 2019). Die mitochondriale Permeabilität, die kalziumabhängig ist, bleibt lange aktiv, was das mitochondriale Membranpotenzial stört. Diese chemischen und strukturellen Veränderungen entkoppeln die Elektronentransportkette und deaktivieren Mitochondrien, um ATP zu produzieren (Mbye et al. 2008; Ladak et al. 2019). Mit der erhöhten mitochondrialen Permeabilität kommt es zu einem erhöhten Enzymaustritt, der zu einer kaspasevermittelten Apoptose und einer erhöhten Bildung von freien Radikalen aufgrund der Desorganisation der Elektronentransportkette führt (Cheng et al. 2012; Ladak et al. 2019).

Eines der Merkmale von SHT ist die **Astrogliose** (Auftreten hypertropher Astrozyten aufgrund des Untergangs benachbarter Neurone) durch eine veränderte Genexpression (Sofroniew und Vinters 2010; Ladak et al. 2019). Astrozyten spielen eine wichtige Rolle, um die Verletzungsstelle vom Rest des gesunden Gehirns durch Bildung einer Glianarbe abzuschirmen und die Konzentrationen von extrazellulärem Glutamat zu regulieren (Kumar und Loane 2012; Ladak et al. 2019).

Neuroinflammation

Neuroinflammation ist eine Form der sekundären Schädigung des Gehirns nach einem SHT. Dabei dringen **Mikroglia** und periphere **Leukozyten** durch die „geschwächte“ Blut-Hirn-Schranke ein. Gemeinsam mit Entzündungsmediatoren werden so zerebrale Heilungsprozesse beeinträchtigt und der neuronale Tod verstärkt (Hernadez-Ontiveros et al. 2013; Ladak et al. 2019). Die Mikrogliaaktivierung induziert weiterhin die Bildung freier Sauerstoffradikale und neurotoxischer Moleküle, die andere sekundäre Mechanismen des Zelltods initiieren (Hernadez-Ontiveros et al. 2013; Ladak et al. 2019).

Zudem findet eine **Aktivierung des unspezifischen humoralen Immunsystems** statt, was zu einer Erhöhung des Zustroms von Neutrophilen, Monozyten und Lymphozyten ins Gehirn führt. Dort kommt es dann zu einer erhöhten Sekretion von Prostaglandinen, Chemokinen (v. a. TNF-α, IL1-β, IL-6 und IL-12) und Zelladhäsionsmolekülen (Fluiter et al. 2014; Ladak et al. 2019). Klinisch korrelieren erhöhte TNF-α-Werte mit einer erhöhten Mortalität, einem Multiorganversagen und einem erhöhten intrakranialen Druck. Außerdem stellt die Neuroinflammation einen prognostischen Parameter für Alzheimererkrankungen sowie die chronische traumatische Enzephalopathie dar (Ladak et al. 2019). Sekundäre Schäden nach einem Schädel-Hirn-Trauma entstehen oft durch komplexe molekulare Mechanismen, die zu verschiedenen Arten von Zellschäden führen können, wie Exzitotoxizität, Neuroinflammation, Zytokinschäden, oxidativen Schäden und schließlich zum Zelltod (Ladak et al. 2019).

Weiterhin wurde in einigen Studien berichtet, dass es zu einem **erhöhten ATP-Bedarf** nach einem SHT kommen kann, was zu einer verstärkten Apoptose und der Störung der Elektronentransportkette führt (Cheng et al. 2012). Ein weiterer Pathomechanismus bei einem SHT ist die **Astrogliose,** die durch eine veränderte Genexpression oder Hypertrophie der Astrozyten ausgelöst wird (Sofroniew et al. 2012). Einige Forscher nehmen an, dass Astrozyten für die Bildung glialer Narben und die Regulation von extrazellulärem Glutamat verantwortlich sind (Kumar et al. 2012). In einer Studie konnten in Gehirnen Verstorbener nach SHT eine Astrogliose und schwere astrogliale Narbenbildung an der subpialen Gliaplatte, an der Durchdringung der kortikalen Blutgefäße, an der Grenze zwischen grauer und weißer Substanz und an den Strukturen, welche die Ventrikel auskleiden, beobachtet werden (Shively et al. 2016).

Oxidativer Stress

Oxidativer Stress resultiert aus einem Ungleichgewicht zwischen freien Sauerstoffradikalen und Antioxidantien. Dies führt zu Sekundärschäden nach SHT. Das häufigste freie Radikal ist **Superoxid,** das die Produktion von reaktiven Stickstoffpartikeln anregt und hauptsächlich von den Mitochondrien produziert wird. Eine besondere Bedeutung spielt hier die NADPH-Oxidase (Angeloni et al. 2015; Ladak et al. 2019). Da entzündliche Prozesse durch die Mikroglia bereits nach einem SHT vermehrt stattfinden, ist die von Mikroglia induzierte Phagozytose von freien Radikalen von besonderer Bedeutung (Lambeth und Neish 2014; Ladak et al. 2019). **Freie Radikale** sind für die Lipidperoxidation, die Proteincarbonylierung und die DNA-Oxidation verantwortlich, die zu Veränderungen der Membrandurchlässigkeit und -fluidität führt, was später Membranschäden und eine eventuelle Apoptose und Gewebenekrose verursacht (Mutinati et al. 2014; Ladak et al. 2019).

Bei sauren Bedingungen, wie bei einem SHT, besteht ein Ungleichgewicht zwischen freien Sauerstoffradikalen und Peroxiden, was weiter zur Lipidperoxidation beiträgt (Xiong et al. 2004; Ladak et al. 2019). Freie Radikale verursachen DNA-Schäden durch die Einführung von ein- und doppelsträngigen DNA-Brüchen, was zu einer verzögerten neurologischen Erholung nach einem SHT führt (Mendes et al. 2014; Ladak et al. 2019). Reaktive Aldehyde, ein Nebenprodukt der Lipidperoxidation, sind dafür bekannt, die Blut-Hirn-Schranken-Permeabilität zu erhöhen, neuronale Zytoskelettveränderungen zu verursachen und den Glukosetransport über Membranen zu beeinflussen. Antioxidative Enzyme wie Katalasen, Superoxid-Dehydrogenasen und Peroxidasen werden oft aufgrund von Traumata in dem Maße gestört, dass sie oxidative Schäden verursachen können (Bayr et al. 2006; Ladak et al. 2019).

14.4.3 Mechanismen des Zelltods

Beim Zelltod nach einem SHT können die Nekrose und die Apoptose unterschieden werden. Die **Nekrose** ist ein passiver Prozess, der durch ein verlustbringendes Ionengleichgewicht der Zelle gekennzeichnet ist, der zu Zell- und Organellenschwellungen und schließlich zu einer Zerstörung der Zelle führt (Ladak et al. 2019). Die **Apoptose** hingegen ist ein Prozess, der viel Energie benötigt. Sie ist ein Beispiel für den programmierten Zelltod, bei dem die Zelle aktiv unwiederbringlich beschädigt wird, im Vergleich zu passiven, fatalen Zellverletzungen, die sofort zum Zelltod führen (Yu et al. 2006; Ladak et al. 2019). Ein SHT bewirkt eine Hochregulierung vieler Zellzyklusaktivatoren und Runterregulation von Zellzyklusinhibitoren und Autophagie (Stoice und Byrnes 2009; Ladak et al. 2019). Pharmakologische Therapien, z. B. mit zyklinabhängigen Kinasen, Caspase-Inhibitoren, zyklischen Dipeptiden, Progesteron, Erythropoietin und Statinen, verbessern die Prognose nach SHT deutlich und nachweislich (Ladak et al. 2019).

Gehirne von gesunden Menschen zeigen eine volle, gleichmäßige, symmetrische Perfusion mit der aktivsten Fläche im Kleinhirn. Gehirne bei klassischer PTBS zeigen eine erhöhte Durchblutung des vorderen Zingulums, der Basalganglien und des Thalamus. Gehirne mit klassischem SHT weisen mehrere Bereiche mit niedriger Perfusion auf. Bei gleichzeitigem Vorkommen von SHT und PTBS weisen sie beide genannten Veränderungen auf.

14.4.4 Neurochemische Veränderungen

Ionen-Gleichgewicht

Während der akuten Phase nach einem SHT kommt es zu einer Freisetzung von **Glutamat,** welches das ionische Gleichgewicht an postsynaptischen Membranen stört, wobei die freigesetzte **Kaliummenge** (K^+) mit der Verletzungsschwere ansteigt (Katayama et al. 1990; Kawamata et al. 1992; Prins et al. 2013). Es kommt zu einem Anstieg des extrazellulären Kaliumspiegels, wobei schwerere Verletzungen zu einem größeren Kaliumanstieg führen. Die Verabreichung von Kynurensäure, einem Antagonisten von exzitatorischen Aminosäuren, mildert den Kaliumanstieg dosisabhängig ab, was darauf hindeutet, dass die K^+-Welle von exzitatorischen Neurotransmittern abhängig ist. Damit Gehirnzellen wieder feuern können, muss das Ionen-Gleichgewicht wieder hergestellt werden, was ATP (Zellenergie) erfordert.

Eine **Kalziumakkumulation** wird ebenso häufig nach SHT beobachtet (Osteen et al. 2001). Die Akkumulation des intrazellulären Kalziums aktiviert die mitochondriale Kalziumaufnahme (Xiong et al. 1997; Peng und Jou 2010; Prins et al. 2013). Um die Auswirkungen im Zusammenhang mit einem SHT zu bestimmen, wurde die Akkumulation von Isotop-markiertem Kalzium ($^{45}Ca^{2+}$) bei erwachsenen Ratten nach SHT-Verletzung gemessen. Eine Erhöhung von $^{45}Ca^{2+}$ wurde bereits 6 Stunden nach der anfänglichen Verletzung beobachtet und eine Rückkehr zu den Kontrollniveaus wurde zwischen 4 Tagen (Fineman et al. 1993; Prins et al. 2013) und 7 Tagen (Deshpande et al. 2008) beobachtet. Die Kalziumakkumulation korrelierte mit kognitiven Defiziten, die bei einer räumlichen Gedächtnisaufgabe erkennbar waren. Der Anstieg von Kalzium und die kognitiven Probleme erholten sich nach 30 Tagen nach der Verletzung (Deshpande et al. 2008; Sun et al. 2008).

Zusammenfassend deuten diese Ergebnisse darauf hin, dass ein SHT zu frühen Ionen- und Neurotransmitterstörungen führt, die eine Kaskade von Ereignissen initiieren, welche die normale zelluläre Funktion stören, einschließlich Veränderungen im Glukosestoffwechsel, der Produktion von freien Radikalen und einer mitochondrialen Dysfunktion (Prins et al. 2013).

Zerebraler Glukosestoffwechsel

Veränderungen des zerebralen Glukosestoffwechsels wurden ebenso als markante Reaktion nach einem SHT beobachtet. Im Fluid-Percussion-Modell bei erwachsenen Ratten kann der frühe vorübergehende **Anstieg von Glukose** 30 Minuten nach der Verletzung nachgewiesen werden, der durch Verabreichung von Kynurensäure abgeschwächt werden kann (Kawamata et al. 1992; Prins et al. 2013). Es wird vermutet, dass diese anfängliche Zunahme des Glukosespiegels auf einen erhöhten Bedarf an zellulärer Energie zurückzuführen ist, um das Ionen-Gleichgewicht und das neuronale Membranpotenzial wiederherzustellen (Hovda et al. 1990; Hovda et al. 1991; Prins et al. 2013). Diese akute Phase der gesteigerten Glykolyse wurde innerhalb der ersten 8 Tage nach schwerer Kopfverletzung beobachtet (Bergsneider et al. 1997; Prins et al. 2013).

Auf die akute Periode des erhöhten zerebralen Glukosestoffwechsels **folgt** eine längere Periode der **verminderten Aktivität** (Kawamata et al. 1992; Richards et al. 2001; Chen et al. 2004; Prins et al. 2013), die ebenfalls bei humanem SHT dokumentiert wurde (Bergsneider et al. 2000; O'Connell et al. 2005). Größe und Dauer dieser metabolischen Glukosedepression erhöhten sich mit zunehmender Schwere der Verletzung (Hovda et al. 1994; Prins et al. 2013). In Übereinstimmung mit den experimentellen Modelldaten wurde festgestellt, dass die globale kortikale Glukosestoffwechseldepression bei schwer verletzten SHT-Patienten größer war, obwohl dies nicht eng mit den Bewusstseinsniveaus verbunden war (Bergsneider et al. 2000). Die metabolischen Raten im Thalamus, Hirnstamm und Kleinhirn korrelierten jedoch signifikant positiv mit den Bewusstseinsniveaus (Hattori et al. 2003; Prins et al. 2013). Altersbedingte Unterschiede hinsichtlich Größe und Dauer der Verminderung des Glukosestoffwechsels wurden in experimentellen Modellen von SHT nachgewiesen. Insbesondere steigt diese mit dem Alter. Durch Fluid-Percussion verletzte 17 Tage alte Ratten zeigen eine metabolische Erholung des Glukosespiegels auf das Niveau der altersgerechten Kontrollen innerhalb von drei Tagen (Thomas et al. 2000; Prins et al. 2013), während die Erholung etwa zehn Tage bei erwachsenen Ratten dauerte. Unabhängig vom Alter spiegelt die verlängerte Glukosestoffwechseldepression einen Zeitraum wider, in dem die Glukoseaufnahme im Gehirn beeinträchtigt wird. Dies könnte nachgelagerte negative Auswirkungen haben, wenn der Energiebedarf des Gehirns nicht ausreichend gedeckt wird (Prins et al. 2013).

Eine **verminderte Glukoseaufnahme** nach einer Verletzung scheint eine universelle Reaktion zu sein, jedoch bleibt der zugrundeliegende Mechanismus unbekannt. Drei Möglichkeiten wurden postuliert: eine **verminderte Verfügbarkeit,** die von der zerebralen Durchblutung abhängt, Defekte in der Funktion des Glukosetransporters oder eine verminderte metabolische Nachfrage nach Glukose. Der rasche Anstieg des Glukosestoffwechsels unmittelbar nach der Verletzung spiegelt den akuten erhöhten Glukoseverbrauch wider, wobei der Blutfluss in dieser Zeit nachweislich abnimmt (Golding et al. 1999; Prins et al. 2013). Das Gehirn von erwachsenen Ratten zeigte eine 52%-ige Abnahme des kortikalen Blutflusses innerhalb von 15 Minuten nach der Verletzung und das Niveau blieb für vier Stunden signifikant erniedrigt, wobei die Erholung 24 Stunden nach der Verletzung auftrat (Yamakami und McIntosh 1991; Prins et al. 2013). Zwei Stunden nach einer Verletzung durch Fluid-Percussion wurde ein Rückgang des zerebralen Blutflusses bei jugendlichen und erwachsenen Tieren beobachtet (Grundl et al. 1994; Prins et al. 2013). Während dieser akuten Phase, wenn der Blutfluss die zerebralen Stoffwechselbedürfnisse des Gewebes nicht erfüllt, kann dieses Missverhältnis Kaskaden von sekundären Verletzungsereignissen und Energiekrisen initiieren (Prins et al. 2013).

Ein weiterer Grund für die verminderte Glukoseaufnahme nach SHT könnte mit einem **gestörten Glukosetransport** durch die Blutgefäße und in die Gehirnzellen zusammenhängen. Studien an erwachsenen Ratten haben gezeigt, dass die Immunreaktivität des neuronalen Glukosetransporters (GLUT1) 2–4 Stunden nach der Verletzung vermindert ist (Balabanov et al. 2001; Prins et al. 2013). Es gibt Hinweise, dass der Glukosetransport über die Blut-Hirn-Schranke durch ein SHT sowohl im tierischen als auch im menschlichen Gehirn erheblich beeinflusst wird. Schließlich könnte eine Abnahme des zerebralen Glukosespiegels Probleme mit dem Glukosestoffwechsel in der Zelle widerspiegeln. Es gibt Hinweise darauf, dass die **Glykolyse** durch Traumata **beeinträchtigt** ist (Bartnik et al. 2005; Prins et al. 2013).

14.5 Akutes Management des SHT

In der Notaufnahme, auf der Intensivstation, auf der chirurgischen oder Rehabilitationsstation sind die Grundlagen der Patientenversorgung und des Pflegeprozesses die Aufrechterhaltung der Funktion der **Atmung** und des **Kreislaufs.** Daneben liegt der Schwerpunkt des SHT-Managements auf der Kontrolle des **intrakranialen Drucks** und des **zerebralen Perfusionsdrucks** (Nolan 2005). Die klinischen Aspekte eines SHT können recht komplex sein, wie eine breite Palette von Behandlungsstrategien zeigt (Galgano et al. 2017).

Von größter Bedeutung für die Diagnostik sind die **neuroradiografische Bildgebung** sowie eine **neurologische Untersuchung.** Der Entscheidungsprozess für therapeutische Interventionen wird im Wesentlichen auf den Ergebnissen dieser Untersuchungen basieren.

Die **Therapie** reicht – je nach Schwere des SHT – vom medizinischen Management mit häufigen neurologischen Untersuchungen über die invasive intrakraniale Überwachung bis hin zu radikal dekomprimierenden chirurgischen Eingriffen, zusammen mit ernährungsunterstützenden Interventionen und regelmäßigen Blutzuckerkontrollen.

14.5.1 Schweres SHT

Die therapeutischen Maßnahmen bei einem schweren SHT sind folgende (Galgano et al. 2017):

- **Anheben des Kopfes:** Der intrakraniale Druck wird durch die Verlagerung von Liquor sowie die Förderung des venösen Abflusses reduziert.
- **Hyperventilation:** Diese wird i. d. R. nur für kurze Zeit bei akuter neurologischer Verschlechterung verwendet und führt zu einer Senkung des intrakranialen Drucks.
- **Hyperosmolare Therapie:** Dazu wird Mannitol als Bolus oder als Infusion verabreicht (Burke et al. 1981), was letztlich zur Begrenzung des zerebralen Blutflusses führt.
- **Künstliches Koma:** Notfalls kann auch ein medizinisch induziertes Koma notwendig sein.
- **Therapeutische Kühlung:** Diese wird insbesondere bei Säuglingen und Kindern angewendet, um oxidative Verletzungen zu verringern, da dadurch der zerebrale Stoffwechsel abnimmt. Sie hat gemischte Ergebnisse erzielt und ist derzeit eine therapeutische Therapieoption der zweiten Wahl (Sandestig et al. 2014; Galgano et al. 2017).
- **Monitoring des intrakranialen Drucks:** Dieses ist notwendig, da sekundäre Verletzungen des

Gehirns weitere Verschlechterungen hervorrufen können.

- **Kraniotomie:** Diese ist bei einem epiduralen oder subduralen Hämatom oder einer Kontusion mit einer signifikanten Blutung zur Dekompression indiziert (Bullock et al. 2006; Galgano et al. 2017).
- **Ernährung:** Patienten mit schwerem SHT sind i. d. R. in einem katabolen und hyperglykämischen Zustand und können unter gastrointestinalen Dysfunktionen leiden (Haddad und Arabi 2012; Shi et al. 2016). Unterernährung ist mit einer höheren Sterblichkeitsrate bei schweren SHT-Patienten verbunden, und eine frühzeitige wirksame Ernährungsunterstützung kann die Insulinresistenz und die Patientenprognose verbessern (Rapp et al. 1983; Shi et al. 2016). Darüber hinaus hat die enterale Ernährung gegenüber der parenteralen Vorteile, da sie relativ sicher, kostengünstig und physiologisch ist, zusätzlich alle Magen-Darm-Trakt-Funktionen stimuliert, die immunologische Darmbarrierefunktion erhält und septische Komplikationen reduziert (Heyland et al. 1998; Shi et al. 2016).
- **Blutzuckerkontrolle:** Insulin erhöht den Glukoseverbrauch und reduziert die Schädigungen durch eine Hyperglykämie an Gehirnzellen. Aufgrund der Insulinresistenz nach SHT wird meist exogenes Insulin verwendet und der Blutzuckerspiegel dynamisch überwacht, um eine Hyperglykämie nach einem SHT zu behandeln (Shi et al. 2016). Ein etwas höherer Blutzucker (5–8 mmol/l) während der ersten Woche bietet Vorteile, während ein niedrigerer Wert (3,5–6,5 mmol/l) in den späteren Phasen der Patientengenesung günstiger sein kann (Shi et al. 2016). Ein Blutzucker von < 6–11 mmol/l konnte die Sterblichkeit bei Patienten mit leichtem SHT senken, während bei Patienten mit schwerem SHT das ideale Ziel für Blutzucker 7,77–10,0 mmol/l ist (Bilotta und Rosa 2012; Shi et al. 2016).

14.5.2 Mildes SHT

Wenn man als erster Arzt innerhalb der ersten 48 Stunden nach der Verletzung einen Patienten mit Verdacht auf mildes SHT (mSHT) sieht und den Patienten bewertet, hat es oberste Priorität, einen **neurochirurgischen Notfall auszuschließen** (z. B. die Ausweitung einer intrazerebralen Blutung) (Silverberg et al. 2020). Anschließend sollte dem Patienten (und ggf. Familienangehörigen und Betreuern) eine mündliche und schriftliche **Aufklärung** angeboten werden. Diese sollte eine Erklärung enthalten, was ein mildes SHT ist, Erwartungshaltungen an die Genesung und Ratschläge, wie man mit spezifischen Symptomen umgeht (Silverberg et al. 2020).

Des Weiteren wird eine **relative Ruhe** für die ersten 24–48 Stunden nach einem mSHT empfohlen. Das Ziel ist es, Symptome zu lindern und metabolische Anforderungen an das Gehirn zu reduzieren. Vollständige Ruhe, wie in einem dunklen Raum liegen und Vermeidung aller Reize (z. B. Lesen, Interagieren mit Familie und Freunden) beschleunigt die Genesung nicht und ist daher nicht ratsam. Nach einer anfänglichen Periode der relativen Ruhe und Symptomstabilisierung sollten die Patienten ermutigt werden, allmählich wieder **normale tägliche Aktivitäten** (einschließlich Bildschirmzeit) aufzunehmen (Silverberg et al. 2020).

Patienten, die mittelschwere Symptome haben oder nicht in der Lage sind, ihre üblichen Aktivitäten wieder aufzunehmen (innerhalb von 1–2 Wochen für Erwachsene oder 2–4 Wochen für Kinder und Jugendliche), benötigen eine aktivere Behandlung (Silverberg et al. 2020).

14.6 Diagnostik

14.6.1 Anamnese

Wenn sich ein Patient nach einem SHT erstmalig in der osteopathischen Praxis vorstellt, sollte Folgendes eruiert werden:

- Gegebenenfalls Dauer des Komas
- Gegebenenfalls Aufenthaltsdauer auf der Intensivstation bzw. im Krankenhaus
- Gegebenenfalls Dauer der retrograden und anterograden Amnesie
- Ergebnisse der bildgebenden Verfahren
- Verlauf oder ggf. Verzögerung der Heilung
- Motorische Symptome

- Neuropsychologische Symptome: exekutiv, kognitiv, positive Symptome, negative Symptome, Stimmung, Affekt, oral, motorisch (McCauley et al. 2001); mögliche langfristige Probleme nach SHT sind der Verlust der Exekutivfunktion, ein unangemessenes Sozialverhalten und kognitive Veränderungen (Saatman et al. 2008; Ladak et al. 2019)
- Funktionelle Einschränkungen: Erhebung mittels Functional Independence Measure (FIM), für Kinder vom 6. Monat bis zum 7. Lebensjahr gibt es eine eigene FIM-Variante
- Grad der Genesung nach einer Gewebeschädigung des Gehirns mittels der Glasgow Outcome Scale (CIS) (Yamal et al. 2019; Lu et al. 2008)

14.6.2 Labor

Folgende Laborparameter sind zu bestimmen:

- Lipide: freigesetzt bei Hirntraumen und anderen schweren pathologischen Prozessen
- Laktat: bei Beeinträchtigung der Perfusion erhöht
- N-Acetyl-Aspartat: bei Hirnverletzungen verringert
- Glutamat und Glutamin: bei schwerer SHT erhöht
- Kreatin: verändert bei Kopfverletzungen
- Cholin (Membranmarker): bei diffuser axonaler Verletzung erhöht
- Myo-Inositol (Astrozytenmarker und möglicherweise glialer Marker): nach SHT aufgrund einer Membranschädigung erhöht

14.6.3 Osteopathische manuelle Diagnostik

Insbesondere folgende manuelle Befunde sind zu erheben:

- Mobilitäten und Motilitäten im Bereich des Schädels und der zervikalen Region
- Untersuchung rhythmischer Aktivitäten im Bereich der Schädelregion und des kraniozervikalen Übergangs
- Kraniale und spinale durale Untersuchung
- Venolymphatische Drainage des Gehirns, der Hirnnerven und des thorakalen Einlasses
- Untersuchung des autonomen Nervensystems (➤ Kap. 6.22, ➤ Kap. 0.8)
- Untersuchung der Hirnnerven, v. a. I, IX, X, XI

14.7 Evidenz für Osteopathie

14.7.1 Fallberichte

McCallister et al. (2016) beschreiben in einem Fallbericht zwei Patienten mit schwerem SHT, die jeweils mit OMT in der akuten Verletzungsphase behandelt wurden. Fall 1 war ein 21-jähriger ansonsten gesunder Mann, der aus dem vierten Stockwerk gestürzt war. Der Wert auf der Glasgow-Koma-Skala (GKS) betrug 7. Die Ergebnisse der Computertomografie ergaben epidurale, subdurale und intraparenchymale Hämatome, diffuse Hirnödeme und mehrere Schädelfrakturen. Das linke Auge des Patienten war proptotisch ohne Reaktivität. Zu den extrakranialen Verletzungen gehörten Frakturen der linken zervikalen Querfortsätze und des rechten Schlüsselbeins sowie verschiedene Weichteilverletzungen. Sanfte OMT mit Hilfe von BLT und myofaszialem Release (MFR) wurde verwendet, um Bereiche der somatischen Dysfunktionen zu behandeln. Der Patient erhielt insgesamt 24 OMT-Sitzungen. Im Verlauf verringerte sich die Schwere der Asymmetrie und des eingeschränkten Bewegungsumfangs der betroffenen Bereiche. Am 7. Krankenhaustag erhielt der Patient 11 Punkte auf der GKS. Am 28. Krankenhaustag wurde er verbal besser, und am 31. Krankenhaustag sprach er fließend. Das Sehvermögen des linken Auges verbesserte sich. Der Patient wurde mit einem GKS von 15 nach Hause entlassen. Der zweite Fall war ein 54-jähriger ansonsten gesunder Mann mit Schwindel- und Schwächebeschwerden, die noch am selben Tag zu einem Sturz führten. 15 Tage zuvor war er von einem Auto angefahren und mit einem subduralen Hämatom im rechten frontotemporoparietalen Bereich in ein örtliches Krankenhaus eingeliefert worden, aus dem er nach Beobachtung wieder nach Hause entlassen wurde, aber mit anhaltenden Schwindelbeschwerden. Im CT zeigten sich ein rechtsseitiges subdurales Hämatom und eine neue rechte parietale subarachnoidale Blutung. Es wurde eine rechte Kraniotomie mit Evakuierung des subduralen Hämatoms durchgeführt. Nach dem Sturz hatte der Patient 14 Punkte auf der GKS und klagte über anhaltende Kopfschmerzen und Schwindel. Der Patient wurde am 1. Tag des Krankenhausaufenthalts mit OMT behandelt. Sanfte OMT, einschließlich BLT und myofaszialem Release, wurden mit konzentrierter Aufmerksamkeit auf den Schädel, das Zwerchfell und die Halswirbel durchgeführt. Der Patient erhielt fünf OMT-Sitzungen im Laufe seines achttägigen Krankenhausaufenthalts. Am 3. Tag hatte er keine Kopfschmerzen oder Schwindel mehr. Der Patient wurde mit 15 Punkten auf der GKS nach Hause entlassen.

Ein weiterer Fallbericht beschreibt die Wirkung von OMT bei einem 27-jährigen Patienten mit leichtem SHT, der unter Übelkeit, Schwindel, Tinnitus und Balanceproblemen litt (Leder 2016). Die Symptome waren vor drei Tagen nach einem Sturz beim Snowboarden ohne Helm auf den linken Hinterkopf aufgetreten. Der Patient gab keinen Verlust des Bewusstseins an. Die klinische Untersuchung ergab keine Auffälligkeiten. Aufgrund der Traumaanamnese und der körperlichen Untersuchung wurde eine leichte Gehirnerschütterung diagnostiziert. Der Patient stimmte zu, eine einzige 25-minütige Sitzung von OMT für seine Gehirnerschütterungssymptome zu erhalten. Er wurde mit dem Sensorischen Organisationstest (SOT) vor und nach einer 25-minütigen Sitzung von OMT untersucht. Zu den Techniken gehörten BMT, Schädelknochenlift, venöse Sinusdrainage, BLT des Thoracic Outlet, MET und MFR der Hals- und oberen Brustwirbelsäule sowie HVT der Hals-, Thorax-, Lenden- und Sakralwirbelsäulensegmente. Unmittelbar nach der Behandlung berichtete der Patient über die Auflösung von Schwindel, Tinnitus und Übelkeit. Die SOT zeigte eine Verbesserung des Gleichgewichts von 76 vor der Behandlung auf 81. Der Gleichgewichtswert unter den Bedingungen, die mit den visuellen und vestibulären Aspekten des Gleichgewichts verbunden sind, verbesserte sich nach der Behandlung am meisten. Eine Woche nach der Behandlung kehrte der Patient zu einem Nachsorgebesuch zurück und hatte keine Symptome mehr.

Ein anderer Fallbericht beschreibt ein 16-jähriges Mädchen mit einer Vorgeschichte von 3 Kopfverletzungen (Castillo 2016). Ihre Hauptbeschwerde waren Kopfschmerzen. Die letzte Verletzung hatte sich bei einem Frontalzusammenstoß während der Fahrt in einem Schulbus ereignet. Sie wurde mit einer Gehirnerschütterung aus dem Krankenhaus nach Hause entlassen. Die Symptome schränkten die Teilnahme am Schulunterricht ein. Bei einer erneuten Vorstellung in einer Klinik drei Wochen nach der Verletzung zeigten sich Kopfschmerzen, Müdigkeit und eine labile Stimmung. Ein modifiziertes CSS-Bewertungstool wurde genutzt (Concussion Symptom Score); sie erhielt 53 Punkte auf einer Skala von 0–144 (144 Punkte am schwersten, > 10 Punkte klinisch signifikant). Beim jetzigen Klinikbesuch fünf Wochen nach der Verletzung klagte die Patientin über ständige, druckartige Kopfschmerzen, Schwindel sowie Nacken- und Rückenschmerzen. Die Ergebnisse der CCT zeigten keine intrakraniale pathologische Veränderung. Zu diesem Zeitpunkt war sie nicht in der Lage, einen ganzen Schultag zu bewältigen. Auf Grundlage der Untersuchungsergebnisse war die Behandlung mit OMT zunächst auf Schädel- und Zervikaldysfunktionen ausgerichtet. Es wurden eine Dekompression der Synchondrosis sphenobasilaris und eine Kompression des IV. Ventrikels durchgeführt. MET, STT, BLT und MFR-Techniken kamen in der Nackenregion zur Anwendung. Diese Techniken wurden gewählt, um die somatischen Dysfunktionen der Patientin anzugehen, die Beweglichkeit in den Bereichen der Einschränkung wiederherzustellen, Schmerzen zu reduzieren und die natürliche Fähigkeit des Körpers zur Heilung zu fördern. Die Patientin tolerierte die Behandlung ohne Komplikationen. Sie berichtete, dass sich ihre Kopfschmerzen verbessert hätten, sie aber weiterhin Schwindel, Gedächtnis- und Konzentrationsprobleme, eine Foto- und Phonophobie habe, diese Symptome sich aber subjektiv verbessert hätten. Ihr CSS verringerte sich auf 22 Punkte. Die wöchentlichen OMT-Behandlungen tolerierte die Patientin ohne Komplikationen und die Schmerzen verbesserten sich erheblich. Die Patientin wurde zusätzlich zwei Wochen in einer Klinik behandelt (für insgesamt sechs Sitzungen), danach hatte sie einen CSS von 0 und konnte zu ihren normalen Aktivitäten zurückzukehren.

Barke et al. (1997) beschrieben eine 38-jährige Patientin mit posttraumatischen Kopfschmerzen und Subarachnoidalblutung. Sie war in einen

Autounfall verwickelt und mit 65 Meilen/Stunde angeschnallt gegen einen Baum geprallt, um einem Reh auf der Straße auszuweichen. Nach der Kollision verlor sie für geschätzte 2,5 Stunden das Bewusstsein und wurde in ein nahegelegenes Krankenhaus gebracht. Im MRT wurden eine Subarachnoidalblutung diagnostiziert, außerdem eine mittelschwere Gehirnerschütterung. Nach der Entlassung litt sie unter anhaltenden Kopf-, Nackenschmerzen und Sehstörungen (verschwommenes Sehen, schwarze Flecken im Gesichtsfeld), darüber hinaus unter einer retrograden Amnesie, einer Verschlechterung des Kurzzeitgedächtnisses, einer verminderten Konzentration, Taubheit in der rechten Seite ihres Gesichts und Schwierigkeiten, nachts zu schlafen. Eine ophthalmologische und neurologische Untersuchung waren unauffällig. Eine medikamentöse Therapie mit Aspirin, Acetaminophen, Cyclobenzapin, Ibuprofen und Nortriptylin war erfolglos und die Patientin litt weiterhin unter täglichen Kopfschmerzen. Vier Monate später wurde die Patienten zur physikalischen Medizin überwiesen. Die strukturelle Untersuchung ergab mehrere zervikale und thorakale sowie schädelsomatische Dysfunktionen. Die Patientin wurde insgesamt 12-mal behandelt. Die Manipulation bestand aus MET und HVT-Techniken, welche die zervikalen und thorakalen somatischen Dysfunktionen behandelten. Beim vierten Besuch lösten sich die subjektiven visuellen Veränderungen der Patientin auf, beim fünften Besuch die Taubheit. Während dieser Zeit war die Patientin erstmals zwei Tage schmerzfrei. Der achte Besuch ergab eine normale neurologische Untersuchung einschließlich eines symmetrischen Nadelstichs, der zuvor eine verminderte Empfindung ergeben hatte. Bei der neunten Behandlung spürte die Patientin einen „Pop" auf der rechten Seite ihres Gesichts an der sphenotemporalen Kreuzung und danach nahmen ihre Schmerzen ab. Beim zwölften Besuch wurde ein ähnlicher „Pop" im rechten Temporomandibulargelenk gehört und gefühlt. Anschließend blieb die Patientin kopfschmerz- und schmerzfrei. Beim letzten Besuch berichtete die Patientin, dass sie auch im letzten Monat kopfschmerzfrei geblieben war, einschließlich der Auflösung aller leichten Spannungskopfschmerzen, an denen sie vor dem Unfall gelegentlich gelitten hatte. Außerdem schlief sie die ganze Nacht ohne Medikamente.

Ein weiterer Fallbericht handelt von einer mehrfach verletzten 66-jährigen Patientin, die durch eine Kollision mit einem Kraftfahrzeug bei hoher Geschwindigkeit ein SHT, diverse Schädelfrakturen, eine damit verbundene Intrasinusblutung und einen Pneumozephalus, links frontal Kopfhauthämatome, eine supraorbitale Platzwunde und einen Schlüsselbeinbruch erlitten hatte (Baltazar et al. 2020). Das CT ergab keine intrakraniale Blutung. Im Krankenhaus wurden die Verletzungen versorgt und die Patientin blieb noch zwei Tage zur Beobachtung und Schmerzkontrolle dort. Außerdem erhielt sie in diesen beiden Tagen eine physiotherapeutische Betreuung. Neun Tage nach dem Unfall besuchte die Patientin eine Trauma-Klinik, in der Parietal-, Nacken- und Schulterschmerzen sowie Unruhe und Schlaflosigkeit dokumentiert wurden. Unter Absprache mit den behandelnden Orthopäden und Neurochirurgen wurden ihr Analgetika verschrieben und sie wurde zum Abwarten ermuntert. In den nächsten fünf Wochen verschlimmerten sich die Symptome der Patientin, die sich als Kopfschmerzen in den linken okzipitalen, temporalen und parietalen Bereichen äußerten, bis sie sich erneut in der Trauma-Klinik vorstellte. Dort berichtete sie außerdem noch über ein anhaltend vermindertes Aktivitätsniveau. Eine osteopathische Schädeluntersuchung ergab eine Kompression der Synchondrosis sphenobasilaris, eine linke okzipitomastoide Kompression, eine Außenrotation des linken Os temporale, eine bilaterale frontale Kompression, einen verminderten kranialen Rhythmus und subokzipitale Muskelkrämpfe. Die Patientin wurde über mögliche Vorteile der OMT nach Kopfverletzungen informiert. Sie entschied sich für eine osteopathische Manipulationstherapie, denn ihre Kopfschmerzen verbesserten sich unter Analgetikagabe nicht zufriedenstellend. Zudem strahlten die Schmerzen bereits in den linken Halsbereich aus und störten ihre Konzentration und den Schlaf. Zwei Wochen später erhielt sie eine 35-minütige osteopathische Behandlung des Kopfs, die MFR, BLT und eine paraspinale Hemmung umfasste. OMT wurde gezielt am Schädel, an der HWS und beidseits an den oberen Extremitäten zur Behandlung von somatischen Dysfunktionen durchgeführt. Ziel der Behandlung waren eine suturale Dekompression, eine Wiederherstellung der intrakranialen Flüssigkeitsbewegung sowie eine erhöhte Mobilität des umliegenden Weichteilgewebes und der Wirbelkörper. Die ersten Effekte der Behandlung traten schnell mit verminderten Schmerzen in den genannten Körperregionen auf, bis die Schmerzen einen Tag später komplett aufhörten. Dadurch benötigte die Patientin weniger Schmerzmittel und schlief deutlich besser, was ein erhöhte Aktivität im Alltag ermöglichte. Die nächste OMT-Sitzung wurde für einen Monat später anberaumt. Bei diesem Termin berichtete sie, dass sie keine Kopf- und Nackenschmerzen habe, klagte jedoch über eine lästige verschwommene Sicht im Bereich des linken Gesichtsfelds seit dem Unfall. Ein Neuro-Ophthalmologe riet zum Abwarten. Sie bemerkte auch linke periaurikuläre Parästhesien, leichten Schwindel und leichte linke Schläfenschmerzen. Bei dieser Sitzung wurden eine linke Sphenoid-Torsion, eine Ausatmungsdysfunktion, eine dysfunktionale Zwerchfellbewegung und somatische Dysfunktionen der Weichteilstrukturen gefunden und sanft gelöst. Durch den Einsatz von OMT erlebte die Patientin eine sofortige Verbesserung der Schläfenschmerzen und der Sensibilitätsstörungen sowie eine vorübergehende Verbesserung des Schwindels und der Sehfeldunschärfe. Danach konnte sie in begrenztem Umfang wieder Auto fahren. Da sich vier Wochen später die Schmerzen in der linken Schläfe und die Sehstörungen noch nicht ganz verflüchtigt hatten, erhielt sie eine letzte 45-minütige kraniale Behandlung. Diese führte abrupt zu einem Abklingen der Symptome, was sich in sportlicher Aktivität und erhöhter Fahrtüchtigkeit ausdrückte.

14.7.2 Fallserie

Bei acht Militärveteranen mit einem SHT in der Anamnese wurde die Wirksamkeit der OMT bei zervikogenen Kopfschmerzen (gemessen auf einer numerischen Schmerzbewertungsskala von 0–10) mit einer Aktendurchsicht untersucht (Sinkiewicz 2013). Weitere Parameter waren der Prozentsatz der Patienten, die über Gefühle von Traurigkeit und Angst berichteten, die Gesamtpunktzahl auf dem Pittsburgh Sleep Quality Index und die Inzidenz von unerwünschten Ereignissen. Die Patienten waren mindestens 18 Jahre alt, hatten ein leichtes SHT und zervikale Kopfschmerzen. Bei ihnen wurden mindestens zwei OMT-Behandlungen durchgeführt. Diese umfassten myofaszialen Release, Weichteilbehandlungen und Muskelenergietechniken, die auf Bereiche der Dysfunktionen gerichtet waren. Bei allen Patienten kam es zu einer signifikanten Verringerung der Kopfschmerzen (gemessen auf der Schmerzskala nach den Behandlungen). Es gab statistisch signifikante Verbesserungen bei einigen Bewegungsmessungen des Nackenbereichs und eine statistisch signifikante Verringerung der Angstzustände nach nur einer Behandlung. Es trat keine statistisch signifikante Verbesserung der traurigen Stimmung oder des Schlafs auf. Ein unerwünschtes Ereignis wurde berichtet; ein Patient entwickelte mehrere Minuten nach der Behandlung Kopfschmerzen, die sich spontan einige Minuten später auflösten und keine ärztliche Behandlung erforderten. Die Autoren schlussfolgerten, dass OMT eine effektive und sichere Technik bei der Behandlung von zervikogenen Kopfschmerzen bei Patienten mit leichten SHT ist.

14.7.3 Prospektive Beobachtungsstudie

Cramer et al. (2010) führten eine prospektive Studie zur Bewertung der Wirkung von zwei OMT-Techniken auf den intrakranialen Druck (ICP) und den zerebralen Perfusionsdruck (CPP) bei hospitalisierten Patienten mit traumatischen Hirnverletzungen und Veränderungen im CT durch. In die Studie wurden Patienten zwischen 18 und 75 Jahren mit einem Glasgow-Koma-Skala-Wert ≤ 8 eingeschlossen und in zwei OMT-Gruppen eingeteilt – eine mit Pedalpumpe und eine mit Brustpumpe. Die Zuordnung in die beiden Gruppen erfolgte über die ICP-Basiswerte. Bei Werten ≤ 20 mmHg erfolgte die Zuordnung in die Pedalpumpengruppe und bei > 20 mmHg in die Brustpumpengruppe. Der intrakraniale und der zerebrale Perfusionsdruck wurden permanent überwacht und vor, während und 5 Minuten nach der OMT dokumentiert. Maximal wurden drei Behandlungszyklen angewendet. Damit die Drainage des Liquors auch während der osteopathischen Behandlung gewährleistet war, blieben die ventrikulären Liqourshunts geöffnet. Sie wurden lediglich in periodischen Abständen von einer Minute kurz verschlossen, um die exakten ICP-Werte zu messen. Der Einsatz der Pedalpumpentechnik führte zu einem leichten Rückgang der ICP-Werte und einem Anstieg der CPP-Werte. Diese Effekte wurden ebenfalls in der Gruppe mit der Thoraxpumpe beobachtet, jedoch erreichten die Veränderungen in keiner der Gruppen statistische Signifikanz. Da keine unerwünschten Ereignisse bei gleichzeitiger Verbesserung der Parameter für ICP und CPP auftraten, schlussfolgerten die Autoren, dass Pedalpumpen- und Brustpumpentechniken sicher bei Patienten mit schweren Hirnverletzungen eingesetzt werden können.

In einer weiteren prospektiven Beobachtungsstudie sollte festgestellt werden, ob eine begleitende osteopathische kraniale manipulative Behandlung für Patienten mit Gehirnerschütterung in Verbindung mit konventionellen Behandlungen sicher ist (Patel 2018). Dazu wurden neun Patienten mit Gehirnerschütterung in die prospektive Studie eingeschlossen. Bei allen Teilnehmern wurde laut osteopathischer Untersuchung eine kraniale Dysfunktion befundet. Jeder Teilnehmer erhielt eine Sitzung kranialer OMT mit der Vault-Hold-Technik. Kein Teilnehmer berichtete über unerwünschte Ereignisse während oder unmittelbar nach der Behandlung. Fünf Teilnehmer, die zur Nachsorge kamen, zeigten eine Verbesserung ihrer Symptome auf Grundlage der Ergebnisse der Post-Kontusion-Symptom-Skala. Die Studienautoren schlussfolgerten, dass eine osteopathische kraniale manipulative Behandlung eine sichere unterstützende Behandlungsoption zur Verbesserung der Symptome bei Gehirnerschütterung ist.

14.7.4 Retrospektive Studien

Chen et al. (2018) untersuchten in einer retrospektiven Studie das Sicherheitsprofil und den Nutzen von OMT bei Patienten mit akutem mittelschweren und schweren SHT. Patienten wurden in die Studie eingeschlossen, wenn sie älter als 16 Jahre waren, im Traumaregister registriert waren und eine ICD-9- oder ICD-10-Diagnose einer stumpfen traumatischen Hirnverletzung hatten. Die Studienpopulation wurde in zwei Behandlungsgruppen unterteilt: Standardbehandlung (n = 39) und Standardbehandlung plus OMT (n = 16). Unter den Überlebenden war die Wahrscheinlichkeit, dass Patienten in der OMT-Gruppe in eine Rehabilitationseinrichtung entlassen wurden, geringer (8 % vs. 48 %; p = 0,02) und größer, nach Hause entlassen zu werden (62 % vs. 33 %; p = 0,10). Ebenfalls waren die Aufenthalte im Krankenhaus und auf der Intensivstation in der OMT-Gruppe kürzer, jedoch waren diese Unterschiede nicht signifikant. Es gab keinen statistischen Unterschied bei der Anzahl der operativen Interventionen, beim GKS-Wert bei der Entlassung oder bei der Sterblichkeitsrate.

Eine weitere retrospektive Studie wurde von Berry et al. (2020) durchgeführt, um festzustellen, ob die spezielle OMT-Technik „mesenterischer Lift" bei intubierten Patienten mit SHT, die innerhalb von 72 Stunden nach der Aufnahme auf der Intensivstation keine Darmbewegung hatten, wirksam ist. Der primäre Endpunkt war eine wieder einsetzende normale Darmfunktion innerhalb von 24 Stunden. Die Kontrollgruppe (n = 44), bestehend aus ebenfalls intubierten Patienten, erhielt keinen mesenterischen Lift. Bei 27 von 35 Patienten der Interventionsgruppe setze innerhalb der 24 Stunden Stuhlgang ein, was 77 % entspricht, in der Kontrollgruppe lediglich bei 16 Personen (36 %). Der p-Wert wurde mit 0,01 angegeben.

14.7.5 Fragebogenstudie (Survey)

Eine Survey-Umfragestudie von Rowane et al. (2019) untersuchte die klinischen Befunde und therapeutischen Vorteile von OMT durch osteopathische Sportmediziner bei Patienten mit SHT und postkommotionellem Syndrom, um ein Behandlungsprotokoll zu entwickeln. Dazu wurde ein entwickelter Survey mit insgesamt 16 Fragen versandt. Neben den demografischen Daten der osteopathischen Ärzte wurden auch spezifische Regionen von somatischen Dysfunktionen, die nach einem SHT-Trauma entstehen, sowie OMT-Techniken, welche die Osteopathen zur Behandlung anwendeten, erfragt. Darüber hinaus wurden Informationen zur Wirksamkeit spezifischer OMT-Techniken sowie die Anzahl der OMT-Sitzungen, die zu einer Verbesserung der Symptome führten, eruiert. An der Umfrage nahmen 44 osteopathische Ärzte teil. Im Ergebnis berichteten die Teilnehmer, dass sie im Durchschnitt einmal pro Monat die Patienten behandelten und 2,94 OMT-Sitzungen zu einer klinischen Verbesserung der Symptome führten. Die Studienteilnehmer nannten die Regionen der Halswirbelsäule (63 %) und des Kopfes (58 %) sowie der okzipitoatlantalen (OA) und sphenobasilaren Regionen als solche mit der höchsten Häufigkeit der somatischen Dysfunktionen (➤ Abb. 14.3).

Die am häufigsten genutzten Behandlungsansätze und Techniken waren MFR (56 %), MET (44 %) und osteopathische kraniale manipulative Medizin (OCMM) (40 %) (➤ Abb. 14.4), die auch eine vollständige Auflösung der Symptome zeigen konnten. Mehr als 80 % der Befragten konnten „moderate“ oder „große“ Verbesserungen der SHT-Symptomatik durch OMT-Anwendung beobachten.

14.7.6 RCT

Yao et al. (2020) untersuchten anhand einer randomisierten kontrollierten Studie die Anzahl und Schwere des SHT bei Patienten mit Gehirnerschütterung, die entweder OMT oder eine Aufklärung erhielten. Patienten mit einer Kopfverletzung innerhalb der letzten 7 Tage und gehirnerschütterungsähnlichen Symptomen wurden in die beiden Interventionsgruppen OMT-Behandlung (n = 16) oder Aufklärung zur Gehirnerschütterung (n = 15) eingeteilt. Zur Quantifizierung der Symptome wurde das Symptom Concussion Assessment Tool (SCAT-5) verwendet, das die Patienten vor und nach der jeweiligen Intervention ausfüllten. Nach einem einzelnen Dropout wurden 30 Patientendaten analysiert. Die Ergebnisse zeigten in der OMT-Gruppe einen signifikanten Rückgang der Symptomanzahl und der Symptomschwere.

In einer weiteren randomisierten kontrollierten Studie (Mazzeo 2020) wurde untersucht, ob OMT bei Patienten mit einer Gehirnerschütterung eine Verbesserung der Schlafqualität erreichen kann und so zum Heilungsprozess beiträgt. Dazu wurden 30 Studenten nach einer sportbedingten Verletzung mit einer Gehirnerschütterung in die Studie eingeschlossen. Die Teilnehmer erhielten OMT-Interventionen oder Standardberatungen, wie sie mit ihrer Gehirnerschütterung umgehen können. Die Schlafqualität wurde bei den drei vorgenommenen Interventionen innerhalb von sieben Tagen durch die Teilnehmenden selbst bewertet. Die 16 Personen aus der OMT-Gruppe berichteten eine Verbesserung der Schlafqualität von 80 % bzw. 76 % von den Ausgangswerten bis zu

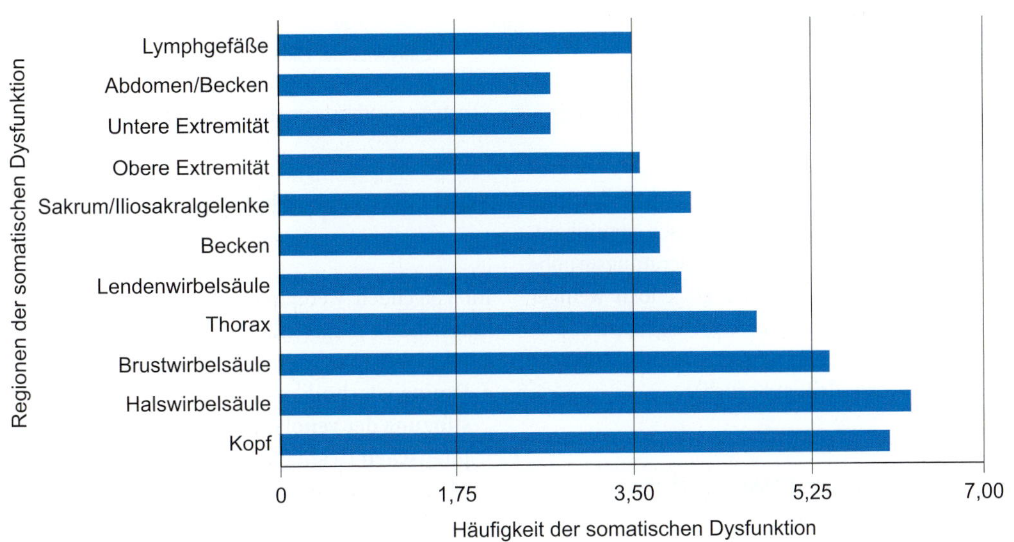

Abb. 14.3 Regionen der somatischen Dysfunktionen nach SHT und ihre Häufigkeiten (1 = selten somatische Dysfunktionen nach SHT; 7 = oft somatische Dysfunktionen) [L143]

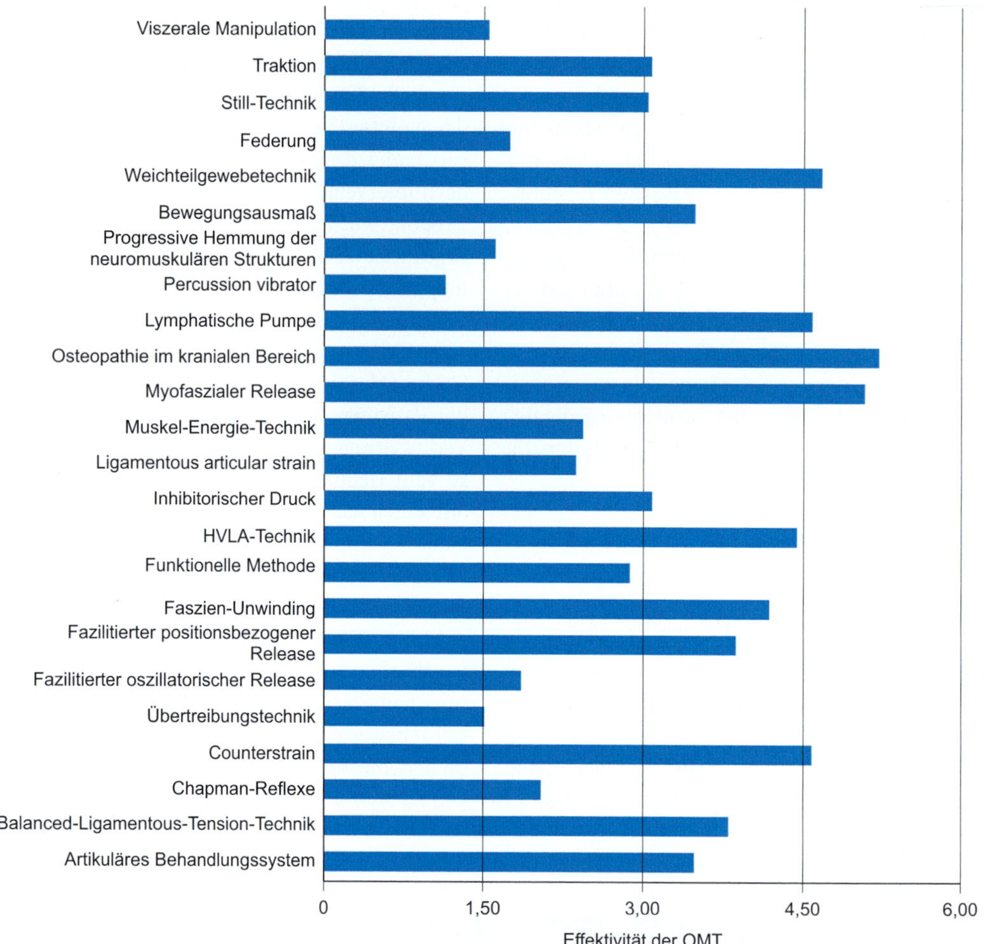

Abb. 14.4 Relative Effektivität der OMT-Techniken nach SHT (1 = Symptome verschlechtern sich nach OMT; 6 = vollständige Auflösung der Symptome) [L143]

ihrem zweiten bzw. dritten Besuch. Jedoch war dieser beobachtete Trend nicht statistisch signifikant. Auch bei den 14 Personen in der Beratungsgruppe verbesserte sich die Schlafqualität, jedoch weniger stark im Vergleich zur Interventionsgruppe (36 % bzw. 46 % gegenüber den Ausgangswerten bis hin zu ihrem zweiten bzw. dritten Besuch).

14.7.7 Zusammenfassung der Studienergebnisse

Eine Zusammenfassung der Studien ist in ➤ Tab. 14.2 dargestellt.

14.8 Osteopathische Behandlung

Im Folgenden werden mögliche kraniale Behandlungsansätze dargestellt, die der Autor in der Praxis bei der Begleitung von mildem SHT durchführt.

- **Drainagetechniken für das Gehirn zur Unterstützung der venolymphatischen und glymphatischen Drainage** (➤ Kap. 14.8.1, ➤ Kap. 14.8.2): Die Behandlung ist darauf ausgerichtet, die venöse und lymphatische Drainage im Gehirn zu unterstützen. Dies kann intrakranial über die Behandlung der Sinus venosi, der Dura, der Ventrikel und des Subarachnoidalraums (Zister-

Tab. 14.2 Zusammenfassung der Studien zu osteopathischen Behandlungen beim SHT

Studie	Design	n	Studienteilnehmer	Schweregrad des SHT	OMT-Ansatz	Ergebnis
McCallister (2016)	Fallbericht	2	Mann, 21 Jahre, Sturz aus dem 4. Stock	Schwer	BLT, MFR; 24 OMT-Sitzungen innerhalb von 42 Tagen	Verbesserung von GKS 7 auf GKS 15
			Mann, 54 Jahre, Kollision mit Auto, Sturz		BLT, MFR; 5 OMT-Sitzungen innerhalb von 8 Tagen	Verbesserung von GKS 14 auf GKS 15
Leder (2016)	Fallbericht	1	Mann, 27 Jahre, Sturz beim Snowboarden ohne Helm	Mild	BLT, BMT, MFR, MET, HVT	Verbesserung von SOT 71 auf 81
Castillo (2016)	Fallbericht	1	Mädchen, 16 Jahre, Frontalzusammenstoß während der Fahrt mit dem Schulbus, anschließend anhaltende Kopfschmerzen	Unklar	SBS-Dekompression, Kompression des IV. Ventrikels, MET, BLT, MFR, STT	Verbesserung des CSS von 53 auf 0
Barke (1997)	Fallbericht	1	Frau, 38 Jahre, Autoaufprall gegen Baum (angeschnallt), anschließend starke Kopfschmerzen	Moderat	MET, HVT; 12 OMT-Sitzungen	Verbesserung der somatischen Dysfunktionen, Kopfschmerz- und Schmerzfreiheit
Baltazar (2020)	Fallbericht	1	Frau, 66 Jahre, Autounfall mit hoher Geschwindigkeit, diverse Schädelfrakturen, Kopf- und Nackenschmerzen, Sehfeldunschärfen	Unklar	MFR, BLT, OMT, kraniale OMM	Nach 3–4 Behandlungen über 3–4 Monate Schmerzfreiheit, Sehfeldunschärfen behoben
Sinkiewicz (2013)	Fallserie	8	Militärveteranen mit Vorgeschichte von SHT, zervikogene Kopfschmerzen	Mild	MFR, STT, MET	Signifikante Verringerung der Kopfschmerzen
Cramer (2010)	Prospektive Studie	24	Komatöse Patienten zwischen 18 und 69 Jahren mit traumatischer Hirnverletzung	Schwer	2 Gruppen: Pedalpumpe (Gruppe 1) und Brustpumpe (Gruppe 2); bis zu 3 Behandlungszyklen	Veränderungen der ICP- und CPP-Werte statistisch nicht signifikant
Patel (2018)	Prospektive Studie	9	Patienten mit SHT	Unklar	Cranial-Vault-Technik	Keine unerwünschten Ereignisse, bei 5 Teilnehmern Verbesserung der Symptomatik
Chen (2018)	Retrospektive Studie	55	Patienten mit schwerem oder mittelschwerem SHT	Moderat oder schwer	2 Gruppen: OMT und Standardbehandlung plus OMT	Weniger Entlassungen in Rehabiliation und mehr Entlassungen nach Hause mit OMT
Berry (2020)	Retrospektive Studie	79	Patienten mit SHT und ohne Darmbewegungen innerhalb von 72 Stunden	Schwer	2 Gruppen: OMT-Intervention mesenterischer Lift oder keine Intervention	Statistisch signifikant mehr Darmbewegungen im Vergleich zur Kontrollgruppe (77 % vs. 36 %)

14

Tab. 14.2 Zusammenfassung der Studien zu osteopathischen Behandlungen beim SHT *(Forts.)*

Studie	Design	n	Studienteilnehmer	Schweregrad des SHT	OMT-Ansatz	Ergebnis
Rowane (2019)	Umfrage	44	Befragung osteopathischer Ärzte zu ihrer Erfahrung mit der Behandlung von SHT-Patienten	Mild	MFR, MET, kraniale OMM wurden am häufigsten angewendet	Im Durchschnitt 1 Behandlung 1 × pro Monat ausreichend, Verbesserung der Symptome nach 2,94 Sitzungen
Yao (2020)	RCT	31	Patienten mit Kopfverletzung und Gehirnerschütterung	Mild	2 Gruppen: OMM und pädagogische Intervention zum Umgang mit SHT	Signifikanter Rückgang der Symptome und Symptomschwere in der OMM-Gruppe
Mazzeo (2020)	RCT	30	Sportstudenten mit Gehirnerschütterung nach sportbedingter Verletzung	Mild	2 Gruppen: OMT und Standardberatung zum Umgang mit SHT	Verbesserung der Schlafqualität in der OMT-Gruppe im Vergleich zur Kontrollgruppe, Unterschiede aber statistisch nicht signifikant

BLT = Balanced Ligamentous Tension; BMT = Balanced Membranous Tension; CSS = Concussion-Symptom-Score; CPP = zerebraler Perfusionsdruck; GKS = Glasgow-Koma-Skala; HVT = High Velocity Thrust; ICP = intrakranialer Druck; MET = Muskel-Energie-Techniken; MFR = myofaszialer Release; OMM = osteopathische manipulative Medizin; OMT = osteopathische manipulative Therapie; RCT = randomisierte kontrollierte Studie; SHT = Schädel-Hirn-Trauma; SOT = sensorischer Organisationstest; STT = Soft-Tissue-Technik

nen) erreicht werden, ebenso über lymphatische Verbindungen zu den Hirnnerven im Bereich der Nase, des Auges und nervaler Strukturen im Bereich des Foramen jugulare sowie mittels tiefer zervikaler Lymphgefäße. Auch der venöse Abfluss sollte auf Engstellen untersucht und in seinem Fluss unterstützt werden.

Die Entdeckung des lymphatischen Systems im ZNS gibt neue Einsichten zu dessen Immunprivileg (Liem 2017) sowie zu Möglichkeiten der osteopathischen Behandlung von neuroinflammatorischen sowie neurodegenerativen Erkrankungen, die mit Immunprozessen assoziiert sind, wie Autismus, Alzheimer-Demenz und multiple Sklerose. Bei einem SHT könnte mittels manueller lymphatischer Drainage des Halses, insbesondere der tiefen zervikalen Lymphknoten, und mittels der Behandlung der meningealen Strukturen des Gehirns die lymphatische Drainage im Gehirn verbessert werden. Weitere Untersuchungen sind jedoch notwendig, um diese Hypothese näher zu erforschen. Osteopathische Techniken zur Drainage des Gehirns orientieren sich an den unterschiedlichen Abflusswegen des Liquors und der interstitiellen Flüssigkeit zu den Lymphknoten ab (➤ Abb. 14.5).

- **Intrakraniale und extrakraniale durale Entspannungstechniken:** ➤ Kap. 14.8.3
- **Ausgleich des autonomen Nervensystems** (➤ Kap. 14.8.4): Ansätze zum Ausgleich des autonomen Nervensystems begünstigen vagale Zustände, die wiederum die Produktion des Liquors stimulieren und eine Drainage des Gehirns begünstigen.
- **Behandlung einer Mundatmung:** ➤ Kap. 14.8.5
- **Drainage des N. olfactorius und Gewährleistung einer physiologischen Nasenatmung** (➤ Kap. 14.8.6): Dies dient dazu, eine gute venolymphatische Drainage des Gehirns zu gewährleisten bzw. diese zu verbessern.
- **Ausgleich der HWS, insbesondere hochzervikal** (➤ Kap. 14.8.7): Mittels Balanced Ligamentous Tension (BLT), Muskel-Energie-Techniken und myofaszialen Techniken an der HWS und weiteren Gelenken zur Lösung nozizeptiver Afferenzen,

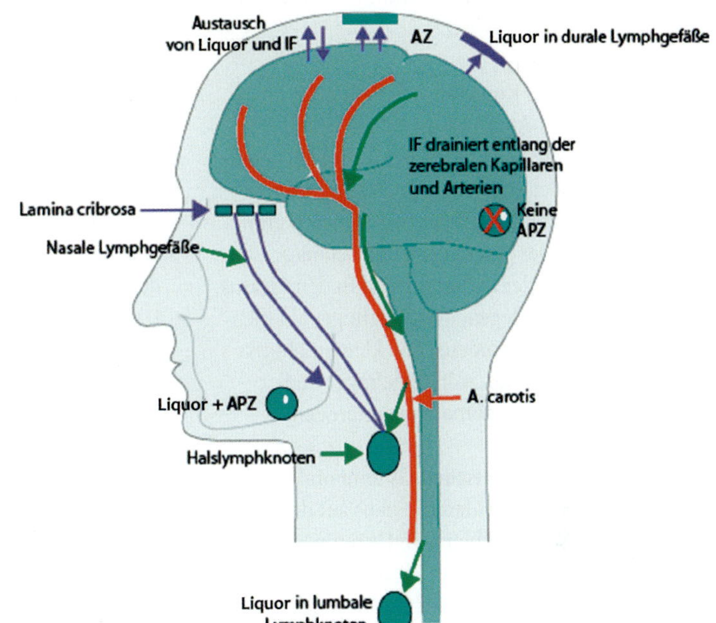

Abb. 14.5 Drainagewege des Liquors und der interstitiellen Flüssigkeit (IF) zu den Halslymphknoten (AZ = Arachnoidalzotten) [F1080-005]

sowie Lösung myoduraler Fehlspannungen, weiterer duraler Restriktionen und venöser Stauungen im hochzervikalen Bereich, duraler Scheiden der Spinalnerven, der Ligg. interspinalia durae matris, des Lig. nuchae, des vertebroduralen Ligaments, des Lig. craniale durae matris spinalis, der lokalen venolymphatischen und arteriellen Strukturen und der atlantookzipitalen Region (u. a. ➢ Kap. 8.4, ➢ Kap. 8.7, ➢ Kap. 6.21.2, ➢ Kap. 14.8).

- **Behandlung von Primo-Gefäßen** im Kopf-Nacken-Bereich (➢ Kap. 14.8.8).
- **Behandlung der dorsalen Wurzel des Spinalganglions** (➢ Kap. 14.8.9): Sie ist bei einem Schleudertrauma mit mildem SHT indiziert.
- **Osteopathische bilaterale Stimulation** (➢ Kap. 10.6): Bei leichtem SHT zeigte sich in Studien eine Verbesserung durch Desensibilisierung und Aufarbeitung mithilfe von Augenbewegungen (= Eye Movement Desensitization and Reprocessing = EMDR), die mittels bilateraler Stimulation der Blickrichtung arbeitet (Carrick et al. 2015).
- **Multimodale bifokale Integration** (➢ Kap. 10.5): Bei leichtem SHT.
- **Zwerchfellbehandlung** (➢ Kap. 6.46, ➢ Kap. 6.12)

Dabei gilt auch hier, dass die Selbstwahrnehmung des Patienten bei jeder Technik mit einbezogen wird. Welche Körperempfindungen, neurovegetative Erregung (Arousal), Gefühle, Bilder und Erinnerungen treten auf? Diese Wahrnehmungen mit Techniken, die je nach Notwendigkeit die Assoziation oder Dissoziation verstärken, begleiten, um eine koregulierte Flow-Dynamik im Patienten mit dem Ziel der Auflösung und Integration von SPEKD zu unterstützen.

14.8.1 Venöse Drainage

Sinus-venosus-Techniken nach Frymann und Liem

Diese Techniken können nicht nur den Rückfluss des Liquors in das venöse System begünstigen, sondern möglicherweise auch die Lymphgefäße des Gehirns stimulieren (Liem 2013). Dabei die atlantookzipitale Region sowie die Region des Sinus occipitalis, Sinus rectus, Sinus transversus, Sinus sagittalis, Sinus petrosus inferior, Sinus petrosus superior, Sinus sigmoideus und des Sinus cavernosus lösen (Liem 2018).

Foramen-jugulare-Technik

Patient: In Rückenlage.
Therapeut: Sitzt am Kopfende des Patienten.
Handposition (➢ Abb. 14.6):

- Mit der Hand, die sich kontralateral zur behandelnden Seite befindet, das Os occipitale umgreifen. Zeige-, Mittel- und Ringfinger befinden sich unmittelbar posterior der Sutura occipitomastoidea.
- Den Mittelfinger der anderen Hand in den Meatus acusticus externus legen, den Ringfinger auf die Spitze des Proc. mastoideus, den kleinen Finger auf die Pars mastoidea, mit Zeigefinger und Daumen den Proc. zygomaticus umgreifen.

Ausführung:

- Ein Disengagement zwischen Os temporale und Os occipitale mit besonderem Fokus auf dem Foramen jugulare ausüben. Am Os temporale einen Zug nach anteriosuperior ausüben, am Os occipitale ein sanfter Zug nach posterioinferior.
- Gleichzeitig am Os temporale ein Spannungsgleichgewicht zwischen Außenrotation (posteromedialer Druck mit dem Ringfinger) und Innenrotation (posteromedialer Druck mit dem kleinen Finger) sowie anteriorer und posteriorer Rotation einstellen.
- Am Os occipitale ein Gleichgewicht zwischen Flexion und Extension einstellen.

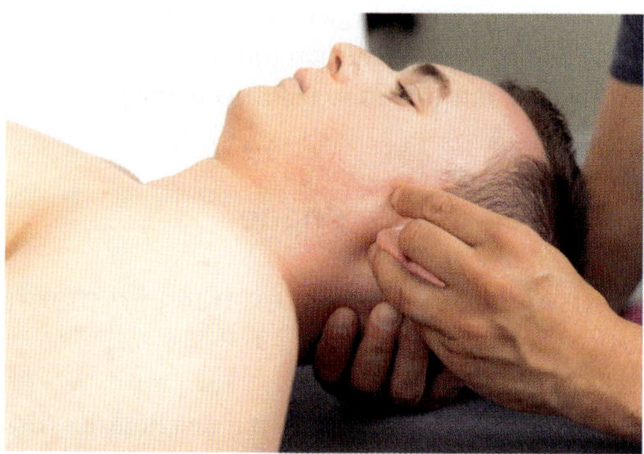

Abb. 14.6 Foramen-jugulare-Technik [K433]

Technik für die V. jugularis interna

Patient: In Rückenlage.
Therapeut: Steht seitlich am Kopfende des Patienten.
Handposition (➢ Abb. 14.7): Die Mittelfinger beider Hände mit ihren Fingerbeeren medial des M. sternocleidomastoideus posterior der Klavikula und lateral der Art. sternoclavicularis auflegen. Die Vene befindet sich lateral der A. carotis communis.
Ausführung:

- Eine divergente longitudinale Traktion ausführen, um Mikrobewegungen zu stimulieren. Man kann auch mit dem kranialen Finger fixieren und mit dem kaudalen Finger eine Traktion ausüben.
- Die Spannung halten und Mikrobewegungen zwischen V. jugularis interna und Umgebung bzw. umliegenden Geweben zulassen, bis eine Entspannung auftritt und eine bessere Gleitfähigkeit der Vene wahrgenommen wird.

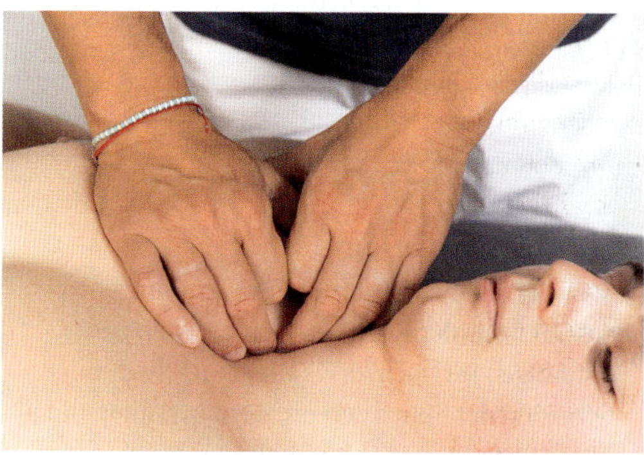

Abb. 14.7 Technik für die V. jugularis interna [K433]

Technik für die V. jugularis externa

Patient: In Rückenlage.
Therapeut: Sitzt seitlich am Kopfende des Patienten.
Handposition (➢ Abb. 14.8):

- Einen Mittelfinger posterior des Angulus mandibulae auf die Vene legen.
- Den anderen Mittelfinger oberhalb der Mitte der Klavikula im kaudalen Bereich der Vene positionieren.

Ausführung: ➢ Technik für die V. jugularis interna

Technik für den Plexus basilaris und Sinus marginalis

Patient: In Rückenlage.

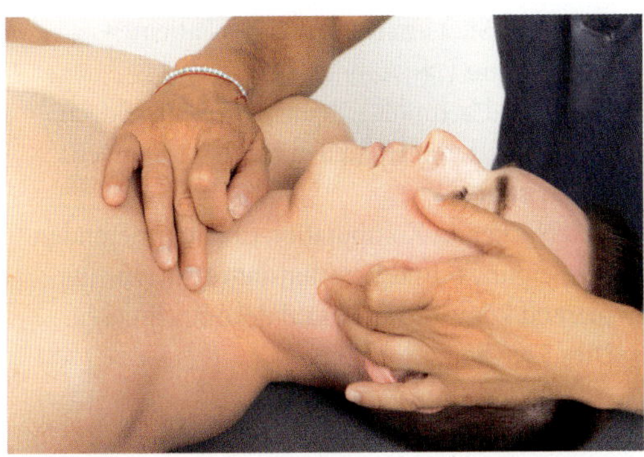

Abb. 14.8 Technik für die V. jugularis externa [K433]

Therapeut: Sitzt am Kopfende des Patienten.
Handposition (➤ Abb. 14.9): Mittel-, Zeige- und Ringfinger beider Hände von posterior und von den Seiten so nah wie möglich am Foramen magnum positionieren.
Ausführung:

- Mit den Fingern einen auf den Plexus basilaris am Klivus und zum Sinus marginalis um das Foramen magnum gerichteten rhythmischen Druck ausüben.
- Ziel ist es, den venösen Abfluss aus den Sinus petrosi superior und inferior und aus dem Sinus cavernosus in den Plexus basilaris und weiter in den Sinus marginalis zu unterstützen.

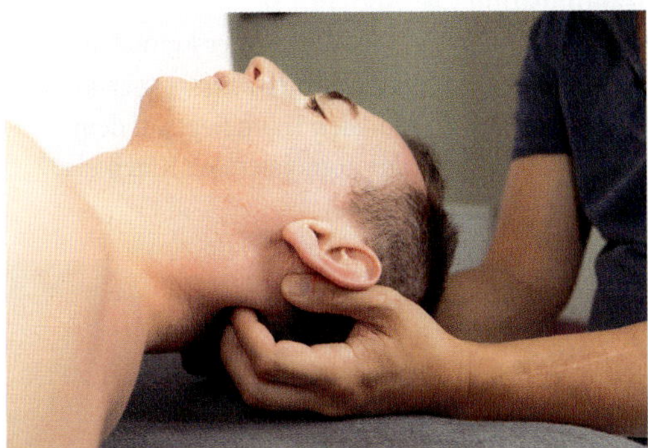

Abb. 14.9 Technik für den Plexus basilaris und Sinus marginalis [K433]

14.8.2 Lymphatische Drainage

Kontraindikationen für lymphatische Pumptechniken sind:

- Nicht behandelter maligner Tumor
- Akute Entzündung mit Fieber
- Thrombose
- Dekompensierte Herzinsuffizienz
- Schädelbasisfraktur

Kompression des IV. Ventrikels (CV-4)

Dieser wirkt laut Magoun (1976) als lymphatische Pumpe und soll allgemein zu einer verbesserten Versorgung der Zellen, zu einer verbesserten Lymphbewegung und zu einer Regeneration der Gewebe sowie zu einer Stimulation der Hirnnervenkerne im Bereich des IV. Ventrikels führen.

Auch die **Kompression der Seitenventrikel** und des **III. Ventrikels** ist möglich.

Drainage der Zisternen

Es können auch Drainagetechniken für die Zisternen, z. B. die Cisterna cerebellomedularis, durchgeführt werden.
Patient: In Rückenlage.
Therapeut: Sitzt am Kopfende des Patienten.
Handposition (➤ Abb. 14.10):

- Die kleinen Finger oder/und Ringfinger unterhalb des Inions auflegen.
- Die Daumen posterior des Porus acusticus externus auflegen.

Ausführung: Einen rhythmischen Druck auf die Cisterna cerebellomedullaris ausüben, d. h. auf den Raum zwischen Kleinhirn und Medulla.

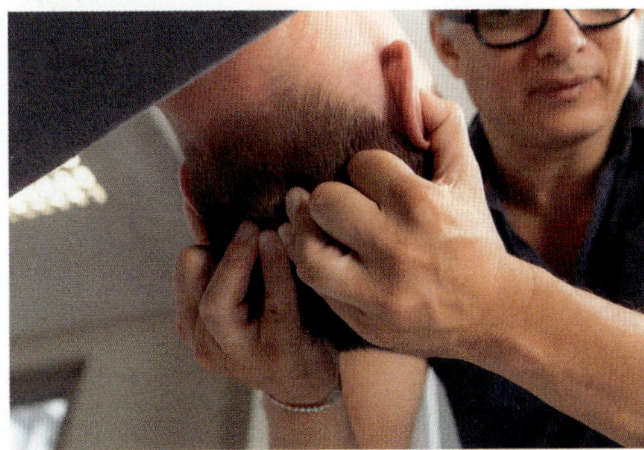

Abb. 14.10 Drainage der Cisterna cerebellomedularis [K433]

Pumptechnik am Kranium nach Bjornas/Liem

Die Technik dient der Stimulierung des Lymphflusses und des interstitiellen Flusses im Gehirn.
Patient: In Rückenlage.
Therapeut: Sitzt am Kopfende des Patienten.
Handposition und Ausführung:

- Mit beiden Händen den Schädel umfassen. Die Daumen liegen beidseits entlang der Sutura sagittalis, die Zeige- und Mittelfinger anterior vor dem Ohr, die Ringfinger auf der Sutura occipitomastoidea und die Kleinfinger auf dem Os occipitale (➤ Abb. 14.11a).
- Einen sanften, intermittierenden Druck mit einer Frequenz von 10–12 × pro Minute für etwa 1 Minute ausüben.
- Anschließend die eine Hand anterior mit der Handwurzel auf Bregma und den Fingern auf der Stirn und die andere Hand posterior mit der Handwurzel etwa auf Lambda und den Fingern auf dem Okziput auflegen (➤ Abb. 14.11b).
- Einen sanften, intermittierenden Druck mit einer Frequenz von 10–12 × pro Minute für etwa 1 Minute ausüben.
- Gegebenenfalls müssen die Venenwinkel im Bereich der Klavikula und der 1. Rippe befreit werden.

Drainage der tiefen zervikalen Lymphgefäße

Patient: In Rückenlage.
Therapeut: Sitzt am Kopfende des Patienten.
Handposition (➤ Abb. 14.12):

- Eine Hand befindet sich auf dem Schädeldach.
- Mit der anderen Hand den Nacken umfassen.

Ausführung:

- Den Nacken in Kombination mit alternierenden Seitneigungs- und Rotationsbewegungen alternierend komprimieren und dekomprimieren.
- Dies 5 × wiederholen.

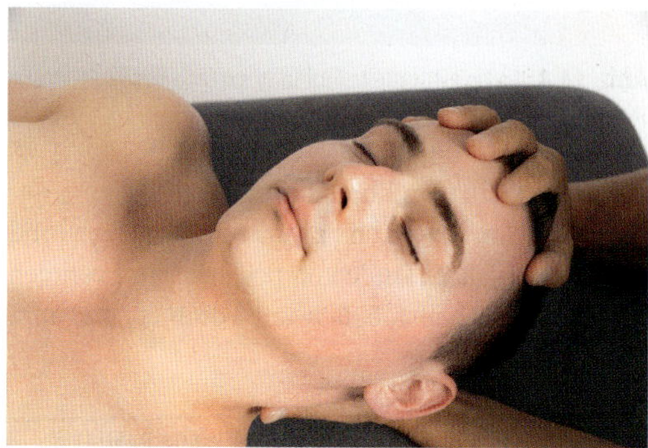

Abb. 14.12 Drainage der tiefen zervikalen Lymphgefäße [K433]

Venolymphatische Pumptechnik an der Klavikula

Patient: In Rückenlage.
Therapeut: Steht am Kopfende des Patienten.
Handposition (➤ Abb. 14.13):

- Mit Daumen und Mittelfinger der kranialen Hand die Anguli mandibulae umfassen.
- Der Thenar der kaudalen Hand liegt auf dem medialen Drittel der homolateralen Klavikula.

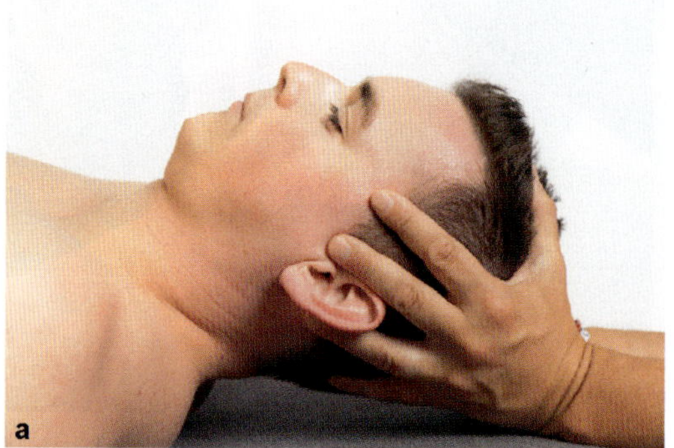

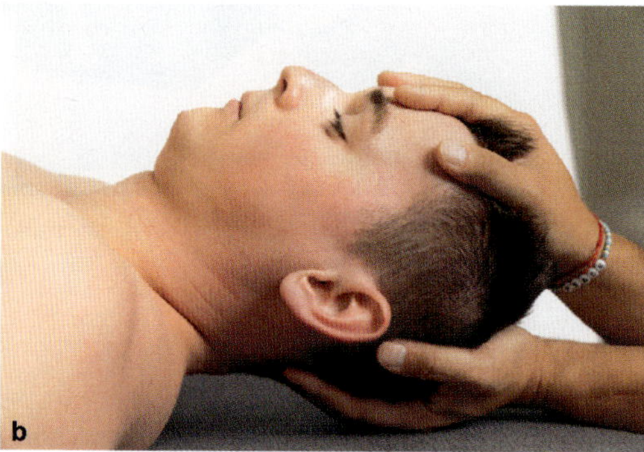

Abb. 14.11 Pumptechnik am Kranium von lateral (**a**) und von anteroposterior (**b**) [K433]

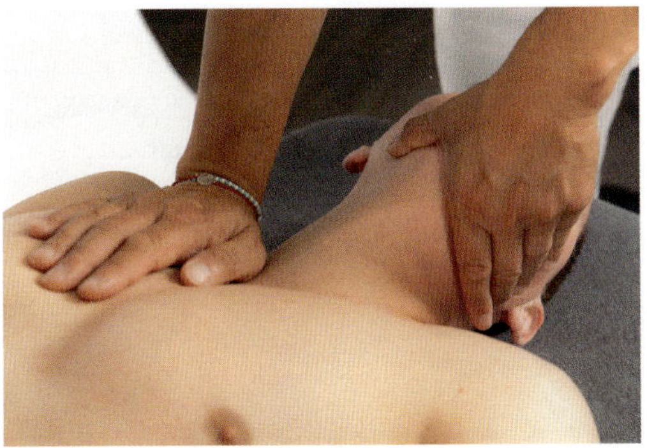

Abb. 14.13 Venolymphatische Pumptechnik an der Klavikula [K433]

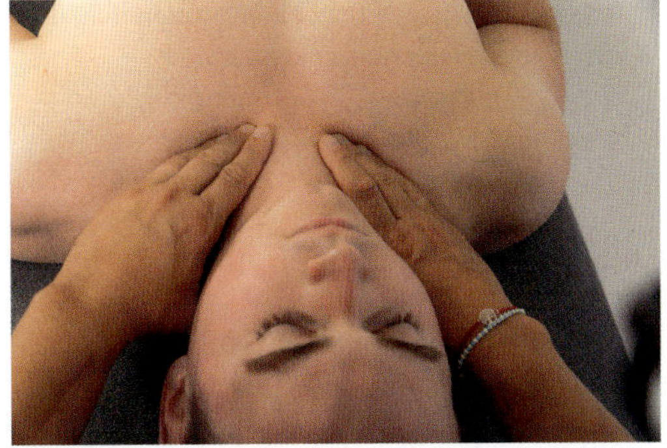

Abb. 14.14 Allgemeine Lymphflussverbesserung im Kopfbereich [K433]

Ausführung:
- Mit der kaudalen Hand auf das mediale Ende der Klavikula eine rhythmische Pumpbewegung ausüben.
- Circa 1 Minute lang pro Sekunde eine Pumpbewegung nach inferioposterior ausüben.
- Mit der kranialen Hand den Kopf in leichter Extension und kontralateraler Rotation stabilisieren.

Allgemeine Lymphflussverbesserung im Kopfbereich

Der effizienteste Druck, um Flüssigkeit des Interstitiums in das initiale lymphatische Netzwerk zu drainieren, beträgt etwa 60–80 mmHg. Das ist mehr Druck, als normalerweise bei lymphatischen Techniken ausgeübt wird (persönliche Kommunikation des Autors mit Jean-Paul Belgrado 2015). In einer Pilotstudie von Roth et al. (2016) konnte erstmals mittels einer kraniozervikalen manuellen Lymphdrainage der Hirndruck bei akuten Hirnerkrankungen gesenkt werden.
Patient: In Rückenlage.
Therapeut: Sitzt am Kopfende des Patienten.
Handposition und Ausführung (➤ Abb. 14.14):
- Die Finger beidseits supraklavikulär auflegen.
- Während der Nacken herausgestreckt wird, mit den Fingern einen sanften Druck in Richtung des lymphatischen Rückflusses ausüben.
- Zusätzlich kann ein Unterdruck erzeugt werden (➤ Selbsthilfetechnik).
- Anschließend die Lymphe je 3 × am Gesicht, seitlich am Kopf und am Hinterkopf von kranial nach kaudal Richtung medialer Klavikula drainieren.

Diese Abfolge kann dem Patienten auch als Selbsthilfetechnik gezeigt werden.

Schon die Bewegung der Haut reicht aus, um den Lymphfluss um etwa das 20-Fache zu erhöhen (Ikomi et al. 1985).

Lymphatische Pumpe am Bauch

Der kraniale Lymphabfluss wird auch durch allgemeine Lymphpumptechniken unterstützt (Liem 2013), z. B. durch die lymphatische Pumpe am Bauch.
Patient: In Rückenlage.
Therapeut: Steht seitlich des Patienten.
Handposition und Ausführung (➤ Abb. 14.15):

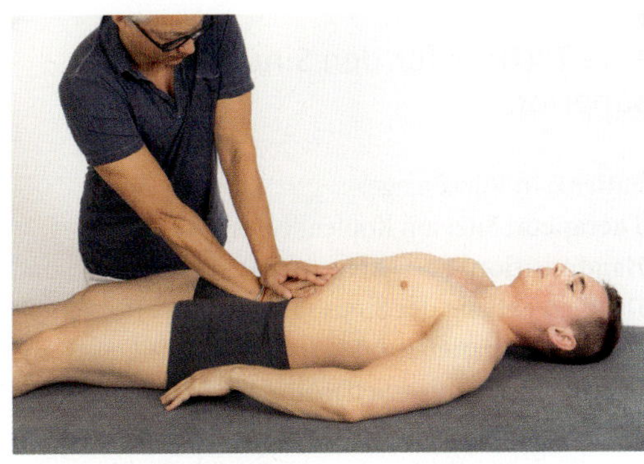

Abb. 14.15 Lymphatische Pumpe am Bauch [K433]

- Mit den Händen den Bauchinhalt umgreifen, die Finger sind nach kranial gerichtet.
- Circa 4 Minuten lang pro Sekunde eine Pumpbewegung nach posteriosuperior ausüben.

Selbsthilfetechnik

- Zur Anregung des Lymphflusses die Zunge an den Gaumen legen.
- Einmal tief ein- und komplett ausatmen.
- Mit dem Brustkorb eine Einatembewegung ausführen, ohne dabei Luft einzuatmen. Dadurch wird ein Unterdruck im Thorax erzeugt und der Lymphfluss angeregt.
- Dies 3–10 × wiederholen.

Weitere Techniken

Eine Entstauung von Pharynx und Tonsillen (Liem 2010), die Technik für die A. carotis interna und die Technik für die A. vertebralis (Liem 2013) können ebenfalls angewendet werden. Laut A. T. Still kann das fasziallymphatische System stimuliert werden, indem mittels Einfluss über die Nerven auf den Blutkreislauf eingewirkt wird.

14.8.3 Durale Techniken

Diese Techniken werden mit dem Ziel angewendet, den Lymphabfluss und Liquor-Rückfluss in den duralen Sinus zu stimulieren.

Falx-Technik für den Sinus sagittalis superior

Patient: In Rückenlage.
Therapeut: Sitzt am Kopfende des Patienten.
Handposition (➤ Abb. 14.16): Zeigefinger und Daumen entlang des Sinus sagittalis superior am Os frontale, Os parietale und Os occipitale auflegen. Die Daumen berühren sich dabei.
Ausführung: Eine anteroposteriore und kraniokaudale rhythmische Kompression und Dekompression auf das durale Sinussystem ausüben.

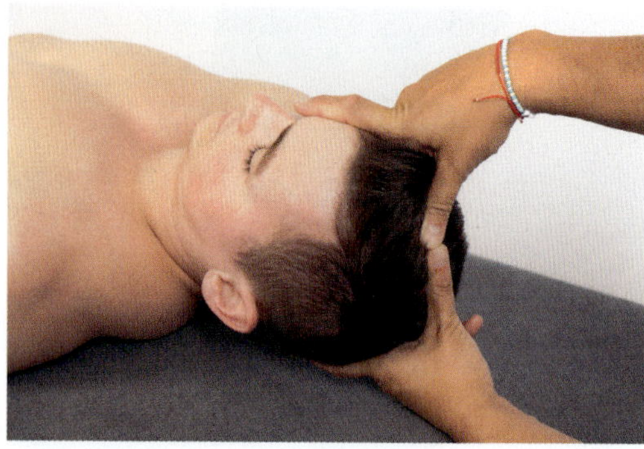

Abb. 14.16 Falx-Technik für die Drainage des Sinus sagittalis superior [K433]

Tentorium-Technik für die Sinus transversus, sigmoideus und petrosus superior

Patient: In Rückenlage.
Therapeut: Sitzt am Kopfende des Patienten.
Handposition (➤ Abb. 14.17): Die Finger entlang des Ansatzes des Tentoriums auflegen.

- Die Daumen auf den Alae majores und entlang einer Linie, die etwa in Richtung Asterion verläuft, auflegen.
- Die Zeigefinger entlang der Sutura parietomastoidea und des Sinus transversus bis zur Protuberantia occipitalis externa auflegen.

Ausführung: Eine anteroposteriore und mediale rhythmische Kompression und Dekompression auf das durale Sinussystem ausüben.

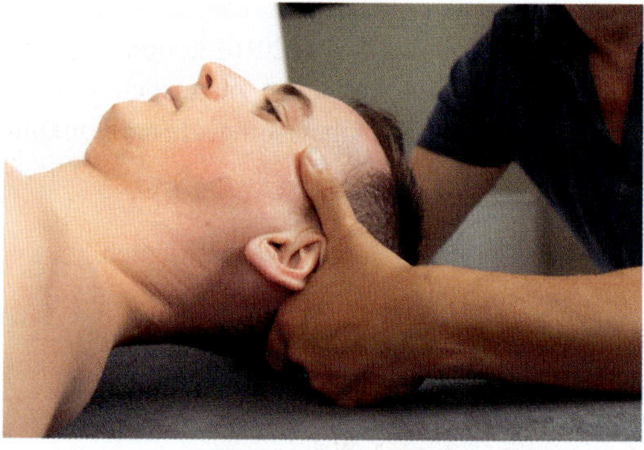

Abb. 14.17 Tentorium-Technik für die Drainage von Sinus transversus, Sinus sigmoideus und Sinus petrosus superior [K433]

14.8.4 Ausgleich des autonomen Nervensystems

Dieser erfolgt durch Etablierung eines osteopathischen Felt Sense, durch die osteopathische herzfokussierte Palpation, Vagusaktivierungstechniken und Ansätze mittels der Duraröhrenschaukel (➤ Kap. 8.29).

14.8.5 Behandlung einer Mundatmung

Diese umfasst nicht nur die Behandlung nasaler Störungen, sondern ggf. die Lösung von Dysfunktionen der Lippen, der Zunge und der gesamten Mundraumfunktion, um eine gute venolymphatische Drainage des Gehirns zu gewährleisten (Liem 2020).

14.8.6 Drainagetechnik für den N. olfactorius

Indikation: Verbesserung der Drainage des Liquor cerebrospinalis
Patient: In Rückenlage.
Therapeut: Sitzt seitlich am Kopf des Patienten.
Handposition (➤ Abb. 14.18):

- Zeige- und Mittelfinger der kranialen Hand befinden sich im Bereich der Glabella.
- Daumen und Zeige- oder Mittelfinger der kaudalen Hand umfassen die Nasenwurzel.

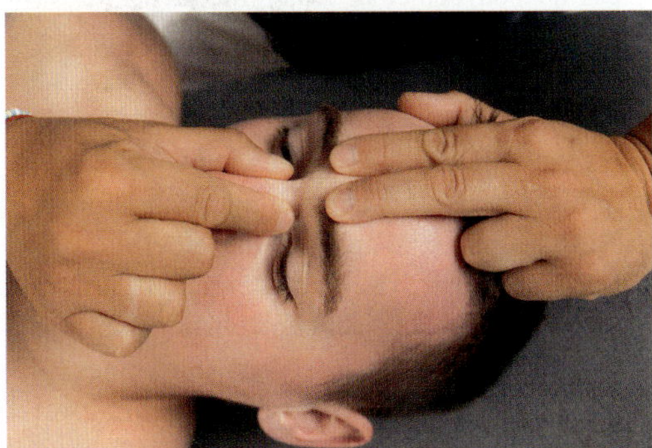

Abb. 14.18 Drainagetechnik für den N. olfactorius [K433]

Ausführung:

- Hochzervikal eine Flexion und eine kontralaterale Seitneigung der HWS einstellen.
- Das Os ethmoidale im Bereich der Lamina cribrosa (mit der kranialen Hand), die Nasenscheidewand und/oder die Conchae nasales (mit der kaudalen Hand) rhythmisch komprimieren und dekomprimieren.
- Es können auch zusätzlich Techniken zur Drainage und Mobilisierung der Lamina cribrosa angewendet werden.

14.8.7 Drainage der oberen Zervikalnerven und -nervenscheiden

Patient: In Rückenlage.
Therapeut: Sitzt am Kopfende des Patienten.
Handposition (➤ Abb. 14.19): Zeige-, Mittel- und Ringfinger nahe der Foramina vertebralia der oberen Zervikalnerven platzieren.
Ausführung: Unter rhythmischer Flexion und Extension des Halses gleichzeitig rhythmisch einen sanften homolateralen kranialen Zug und eine homolaterale Rotation zur Seite der Drainage ausüben.

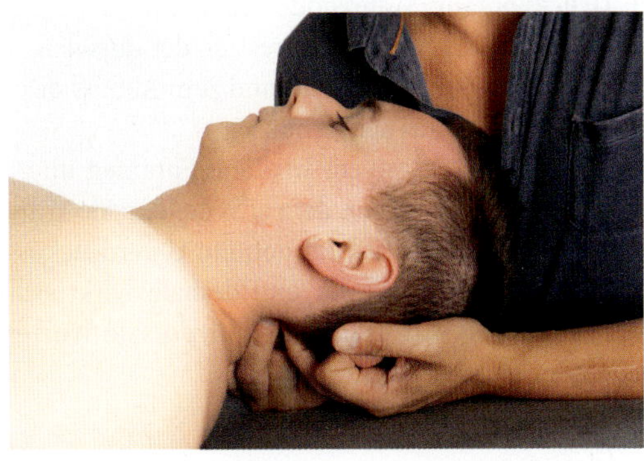

Abb. 14.19 Drainage der oberen Zervikalnerven und -nervenscheiden [K433]

14.8.8 Behandlung von Primo-Gefäßen im Kopf-Nacken-Bereich

Hier können sanfte Dehnungen und Ausstreichungen sowie sanfte punktuelle Rotationen an Knotenstellen im Nacken- und Kopfbereich, beispielsweise im Verlauf von Leitbahnen, Gefäßen und Nerven, durchgeführt werden. Die Primo-Gefäße werden möglicherweise auch durch Behandlung der Arterien, venolymphatischen Strukturen und Nerven mitbehandelt. Allerdings ist noch nicht bekannt, ob und inwiefern Primo-Gefäße Dysfunktionen aufweisen können.

14.8.9 Behandlung der dorsalen Wurzel des Spinalganglions

Bei einem **Schleudertrauma** kommt es durch die Nackenflexion zu Veränderungen des Spinalkanalvolumens. Impulsive Drucktransienten wirken sich außerhalb der Dura mater spinalis im venösen Blut und innerhalb der Dura mater im Liquor aus, sodass Flüssigkeiten mit der dorsalen Wurzel des Spinalganglions und der Dura mater interagieren können. Dabei können zwei grundlegende Prozesse differenziert werden:

- **Zugvorgang:** Dabei wird die dorsale Wurzel des Spinalganglions durch einen Unterdruck in den Flüssigkeiten in Richtung Spinalkanal gedehnt und venöses Blut über das Foramen in den Kanal getrieben.
- **Druckvorgang:** Währenddessen kommt es durch einen Überdruck zur Kompression der dorsalen Wurzel des Spinalganglions und zum Abfluss des venösen Bluts aus dem Kanal.

Der größte Druckgradient wird am Foramen intervertebrale beobachtet, an dem sich die dorsale Wurzel des Spinalganglions befindet. Ein Unterdruck ist zur Verformung effizienter und deshalb wirkt sich der Zugprozess ungünstiger auf die dorsale Wurzel des Spinalganglions aus.

Technik für die dorsale Wurzel des Spinalganglions

Therapeutisch kann man mit einem Finger dicht am Foramen intervertebrale und der Region der dorsalen Wurzel des Spinalganglions die Drainage unterstützen und ein fluides Spannungsgleichgewicht erreichen (Yao et al. 2018).
Patient: In Rücken- oder Seitenlage.
Therapeut: Sitzt hinter dem Patienten.

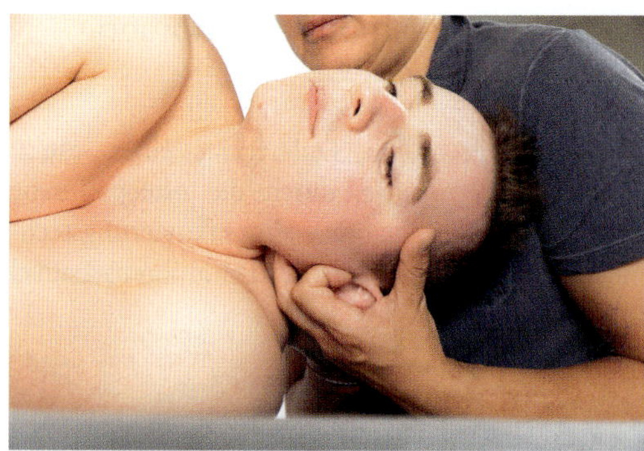

Abb. 14.20 Technik für die dorsale Wurzel des Spinalganglions [K433]

Handposition (> Abb. 14.20): Mittel- und Ringfinger, ggf. auch die Zeigefinger, beider Hände liegen so nah wie möglich an den Foramina intervertebralia.
Ausführung:

- Im Segment der zu erzielenden Drainage und Spannungslösung eine rhythmische Flexion und Extension durchführen.
- Gleichzeitig rhythmisch einen sanften homolateralen kranialen Zug und eine homolaterale Rotation zur Seite in diesem Segment ausüben.

14.9 Weitere Behandlungsansätze

Folgende Behandlungsansätze sind bei der Behandlung eines SHT wesentlich:

- **Psychoedukation** (Nygren-de Boussard et al. 2014; Al Sayegh et al. 2010), möglicherweise zusätzlich mit kognitiver Rehabilitation (Caplain et al. 2019): Das Verstehen von möglichen Symptomen und deren mögliches Fortschreiten kann Patienten helfen, eine weniger negative Wahrnehmung dem milden SHT gegenüber zu entwickeln. Dabei sind Erklärungen zu Symptomen bereits kurz nach Auftreten und bei Nachkontrollen bedeutsam für die Verminderung der Persistenz eines postkommotionellen Syndroms und unterstützen Patienten, die Kontrolle über ihre Erkrankung wiederzuerlangen.

- **Schlafregulation:** Es ist bedeutsam, auf ausreichend Schlaf zu achten (Moser et al. 2017; Wickwire et al. 2018; Aoun et al. 2019), da Schlafstörungen und zirkadiane Störungen zur Morbidität und zu Langzeitfolgen in allen Bereichen der funktionellen Ergebnisse und der Lebensqualität bei mildem SHT beitragen (Wickwire et al. 2018).
- **Ketogene Diät** und ketogener Status (Arora et al. 2020): Diese Ernährung sollte etwa zu 70 % aus Fett, 20 % aus Proteinen und 10 % aus Kohlehydraten bestehen. Das Gehirn kann die Aufnahme von alternativen Substraten bei Energiestress wie Hunger, Hyperketonämie oder Ischämie erhöhen. Monocarboxylate (Laktat, Pyruvat und Ketone) können so eine neuroprotektive Wirkung entfalten (Prins et al. 2013). Die Synthese insbesondere von Ketonkörpern, β-Hydroxybutyrat, Acetoacetat und Aceton, können – im Gegensatz zu Fettsäuren, welche die Blut-Hirn-Schranke nicht überwinden – als Energiequelle des Gehirns dienen (Erdman et al. 2011). Auch eine Supplementierung kann unterstützend eingesetzt werden (Lee et al. 2019; Prins et al. 2014). Eine kohlehydratreduzierte Ernährung hat außerdem das Ziel, die Neuroinflammation zu verringern. Nach der Akutphase gewinnt der ketogene Status größere Bedeutung, der zusätzlich zu einer kohlehydratreduzierten Ernährung durch Intervallfasten, regelmäßige Unterbrechungen des Sitzens und viele Bewegungseinheiten unterstützt wird.
- **Trainingstherapie:** Es ist wichtig, nur die Funktionen zu trainieren, die vorhanden sind bzw. von selbst wieder zurückgekehrt sind.
- **Forcierter Gebrauch:** Dieser ist bei Vorliegen von motorischen Teilfunktionen in der chronischen Phase bei Schlaganfallpatienten (auch bei Morbus Parkinson) und SHT induziert. Dabei werden in täglichen einstündigen Sitzungen intensive, abgestufte aufgabenspezifische Übungen, z. B. für eine paretische obere Extremität, durchgeführt. Zusätzlich wird die funktionsfähige Extremität in ihrem Gebrauch eingeschränkt, sodass während 90 % der Wachzeit die Nutzung der paretischen Extremität gefördert wird. Zusätzlich werden Transferleistungen für die paretische Extremität in den Alltag erarbeitet. Dieses Vorgehen ist anderen physiotherapeutischen Übungen überlegen (Kwakkel et al. 2015; Christie et al. 2019).
- **Repetitive, aufgabenspezifische aktive Übungen:** Geringe bis mittlere Evidenz existiert, dass nach einem Schlaganfall dadurch die Funktion der oberen und unteren Extremitäten verbessert wird (French et al. 2016).
- **Intermittierende Hypoxieübungen** (➤ Kap. 8.31.1): Diese sollten 5–8 ×/Tag durchgeführt werden. Sie wirken neuroprotektiv für nachfolgende ischämische Verletzungen und therapeutisch bei chronischer zerebraler Ischämie, reduzieren die Größe eines Hirninfarkts, ohne die Sterblichkeit zu erhöhen und verbessern die Neuroplastizität; allerdings gibt es bisher keine direkte Untersuchung zur Nachbehandlung bei SHT (Navarrete-Opazo et al. 2014).
- **Nichtinvasive elektrische Stimulation:** Bei Ratten, denen 30 min täglich ein Stromdurchfluss (5 mA bei 50 Hz) über Ohrclip-Elektroden über einen Zeitraum von 3 Wochen appliziert wurde, konnten kognitive Defizite verbessert werden, indem die Angiogenese durch Mobilisierung endothelialer Vorläuferzellen im peripheren Blut stimuliert wurde. (Zheng et al. 2017).
- **Nahrungsergänzungsmittel:**
  - **Curcuma:** Wirkt durch Modulation der molekularen Signalwege bei oxidativem Stress, Entzündung, Apoptose und Autophagie protektiv bei SHT (Farkhondeh et al. 2020), z. B. durch Aktivierung des Nrf2-Wegs (Dong et al. 2018).
  - **Acetyl-L-Carnitin:** 2000 mg/Tag. Durch die Acetylgruppe können Ketonkörper wie L-Carnitin die Blut-Hirn-Schranke passieren und beispielsweise die Bildung des Neurotransmitters Acetylcholin verbessern (Senol et al. 2014; Ferreira et al. 2017; Tang et al. 2016).
  - **Multivitamine:** 1 Tbl./Tag (Von der Haar et al. 2016; Erdman et al. 2011; Lucke-Wold et al. 2018)
  - **Multimineralstoffe:** 1 Tbl./Tag (Lucke-Wold et al. 2018)
  - **Omega-3-Fettsäuren:** 2 g/Tag abends oder sogar für kurze Zeit 1 g/Std. Angenommen werden eine antientzündliche und hirnprotektive Wirkung, eine Verbesserung kognitiver Defizite und eine Unterstützung von Wiederherstellungsprozessen im Gehirn einschließlich der Bildung unreifer Neurone, Mikrogefäße und Oligodendrozyten sowie eine Verminderung der Lipidperoxidation, Nukleinsäure- und

Proteinoxidation (Pu et al. 2017; Kumar et al. 2014; Lucke-Wold et al. 2018).

- **Ubiquinol/Q10:** 2 Tbl./Tag. Dies dient der mitochondrialen Regeneration, dem oxidativen Schutz von Hirnzellen und der Verminderung zellulärer Hirnverletzungen (Pierce et al. 2018).
- **Vitamin B_1:** 500 mg 3 × tgl. bis zu 3 g/Tag. Dies ist für die mitochondriale Regeneration hilfreich (Osiezagha et al. 2013; Ferguson et al. 1997).
- **Vitamin C:** Hochdosierte i. v. Gabe zur Senkung des oxidativen Stresses, Verminderung des Hirnödems, Verhinderung oder Abschwächung sekundärer Hirnverletzungen durch Behinderung der Lipidperoxidation, zur Verminderung reaktiver Sauerstoffspezies und Entzündungsmediatoren sowie zur Endothelstabilisierung (Leichtle et al. 2020).
- **Selen:** Eine Monogabe wird kontrovers diskutiert (Senol et al. 2014; Moghaddam et al. 2017).

REFERENZEN

Al Sayegh A, Sandford D, Carson AJ. Psychological approaches to treatment of postconcussion syndrome: a systematic review. J Neurol Neurosurg Psychiatry 2010; 81: 1128–1134

Amen DG, Raji CA, Willeumier K et al. Functional Neuroimaging Distinguishes Posttraumatic Stress Disorder from Traumatic Brain Injury in Focused and Large Community Datasets. PLoS One 2015; 10 (7): e0129659

Angeloni C, Prata C, Vieceli Dalla Sega F et al. Traumatic brain injury and NADPH oxidase: a deep relationship. Oxidative medicine and cellular longevity 2015: 370312

Aoun R, Rawal H, Attarian H, Sahni A. Impact of traumatic brain injury on sleep: an overview. Nat Sci Sleep 2019; 11: 131–140

Arora N, Mehta TR. Role of the ketogenic diet in acute neurological diseases. Clin Neurol Neurosurg 2020; 192: 105727

Balabanov R, Goldman H, Murphy S et al. Endothelial cell activation following moderate traumatic brain injury. Neurol Res 2001; 23: 175–182

Baltazar GA, Kolwitz C, Petrone P et al. Osteopathic Manipulative Treatment Relieves Post-concussion Symptoms in a Case of Polytrauma. Cureus 2020; 12 (3): e7317

Barke L, Gelman S, Lipton JA. A successful use of cranial-sacral osteopathy in the treatment of post-traumatic headache following subarachnoid hemorrhage. Am Acad Osteopathy J 1997: 22–23

Bartnik BL, Sutton RL, Fukushima M et al. Upregulation of pentose phosphate pathway and preservation of tricarboxylic acid cycle flux after experimental brain injury. J Neurotrauma 2005; 22: 1052–1065

Bayır H, Kochanek PM, Kagan VE. Oxidative stress in immature brain after traumatic brain injury. Developmental neuroscience 2006; 28 (4–5): 420–431

Bayir H, Adelson PD, Wisniewski SR et al. Therapeutic hypothermia preserves antioxidant defenses after severe traumatic brain injury in infants and children. Crit Care Med 2009; 37 (2): 689

Bazarian JJ, Veazie P, Mookerjee S, Lerner EB. Accuracy of mild traumatic brain injury case ascertainment using ICD-9 codes. Acad Emerg Med 2006; 13: 31–38

Bergsneider M, Hovda DA, Lee SM et al. Dissociation of cerebral glucose metabolism and level of consciousness during the period of metabolic depression following human traumatic brain injury. J Neurotrauma 2000; 17: 389–401

Bergsneider M, Hovda DA, Shalmon E et al. Cerebral hyperglycolysis following severe traumatic brain injury in humans: a positron emission tomography study. J Neurosurg 1997; 86: 241–251

Berry JA, Ogunlade J, Kashyap S et al. Clinical Efficacy of Mesenteric Lift to Relieve Constipation in Traumatic Brain Injury Patients. The Journal of the American Osteopathic Association 2020; 120 (9): 597

Bilotta F, Rosa G. Glycemia management in critical care patients. World J Diabetes 2012; 3: 130–134

Bullock MR, Chesnut R, Ghajar J et al. Surgical management of acute subdural hematomas. Neurosurgery 2006; 58 (3 Suppl): S16–S24

Burda JE, Bernstein AM, Sofroniew MV. Astrocyte roles in traumatic brain injury. Experimental neurology 2016; 275: 305–315

Burke AM, Quest DO, Chien S, Cerri C. The effects of mannitol on blood viscosity. J Neurosurg 1981; 55 (4): 550–553

Caplain S, Chenuc G, Blancho S et al. Efficacy of Psychoeducation and Cognitive Rehabilitation After Mild Traumatic Brain Injury for Preventing Post-concussional Syndrome in Individuals With High Risk of Poor Prognosis: A Randomized Clinical Trial. Front Neurol 2019; 10: 929

Carrick FR, McLellan K, Brock JB et al. Evaluation of the Effectiveness of a Novel Brain and Vestibular Rehabilitation Treatment Modality in PTSD Patients Who have Suffered Combat-Related Traumatic Brain Injuries. Front Public Health 2015; 3: 15

Carroll CP, Cochran JA, Guse CE, Wang MC. Are we underestimating the burden of TBI: surveillance of severe TBI using CDC ICD-9-CM traumatic brain injury codes. Neurosurgery 2012; 71: 1064–1070

Carroll LJ, Cassidy JD, Holm L et al. Methodological issues and research recommendations for mild traumatic brain injury: the WHO Collaborating Centre Task Force on Mild Traumatic Brain Injury. J Rehabil Med 2004; 43 (Suppl): 113–125

Carroll LJ, Cassidy JD, Cancelliere C et al. Systematic review of the prognosis after mild traumatic brain injury in adults: cognitive, psychiatric, and mortality outcomes: results of the International Collaboration on Mild

Traumatic Brain Injury Prognosis. Arch Phys Med Rehabil 2014; 95 (suppl): S152–173

Cassidy JD, Cancelliere C, Carroll LJ et al. Systematic review of self-reported prognosis in adults after mild traumatic brain injury: results of the International Collaboration on Mild Traumatic Brain Injury Prognosis. Arch Phys Med Rehabil 2014; 95 (suppl): S132–151

Castillo I, Wolf K, Rakowsky A. Concussions and osteopathic manipulative treatment: an adolescent case presentation. J Am Osteopath Assoc 2016; 116 (3): 178–181

Chen SF, Richards HK, Smielewski P et al. Relationship between flow-metabolism uncoupling and evolving axonal injury after experimental traumatic brain injury. J Cereb Blood Flow Metab 2004; 24: 1025–1036

Chen AI, Michael N, Montelone C et al. Safety and Efficacy of OMT for Moderate and Severe Traumatic Brain Injury: A Retrospective Cohort Study. 2018. Poster. http://files.academyofosteopathy.org/LBORC/Posters/2018/Chen_OMTforTBI_Poster.pdf; letzter Aufruf: 10.10.2020

Cheng G, Kong RH, Zhang LM, Zhang JN. Mitochondria in traumatic brain injury and mitochondrial-targeted multipotential therapeutic strategies. British journal of pharmacology 2012; 167 (4): 699–719

Christie LJ, McCluskey A, Lovarini M. Constraint-induced movement therapy for upper limb recovery in adult neurorehabilitation: An international survey of current knowledge and experience. Aust Occup Ther J 2019; 66 (3): 401–412

Cramer D, Miulli DE, Valcore JC et al. Effect of pedal pump and thoracic pump techniques on intracranial pressure in patients with traumatic brain injuries. The Journal of the American Osteopathic Association 2010; 110 (4): 232–238

Crespo AR, Da Rocha AB, Jotz GP et al. Increased serum sFas and TNFα following isolated severe head injury in males. Brain Injury 2007; 21 (4): 441–447

Deshpande LS, Sun DA, Sombati S et al. Alterations in neuronal calcium levels are associated with cognitive deficits after traumatic brain injury. Neurosci Lett 2008; 441: 115–119

DGNC. Deutsche Gesellschaft für Neurochirurgie. Leitlinie Schädel-Hirn-Trauma im Erwachsenenalter. 2015. www.awmf.org/uploads/tx_szleitlinien/008-001l_S2e_Schaedelhirntrauma_SHT_Erwachsene_2016-06.pdf; letzter Aufruf: 10.10.2020

Dong W, Yang B, Wang L et al. Curcumin plays neuroprotective roles against traumatic brain injury partly via Nrf2 signaling. Toxicol Appl Pharmacol 2018; 346: 28–36

Englander J, Cifu DX, Diaz-Arrastia R, Center MS. Seizures after traumatic brain injury. Archives of physical medicine and rehabilitation 2014; 95 (6): 1223

Erdman J, Oria M, Pillsbury L. Trauma, and the Brain. Nutrition and Traumatic Brain Injury: Improving Acute and Subacute Health Outcomes in Military Personnel. Washington (DC): National Academies Press; 2011

Farkhondeh T, Samarghandian S, Roshanravan B et al. Impact of Curcumin on Traumatic Brain Injury and Involved Molecular Signaling Pathways. Recent Pat Food Nutr Agric 2020; 11 (2): 137–144

Faul M, Xu L, Wald MM, Coronado VG. Traumatic brain injury in the United States: emergency department visits, hospitalizations and deaths 2002–2006. www.cdc.gov/traumaticbraininjury/pdf/blue_book.pdf; letzter Zugriff: 30.01.2023

Ferguson RK, Soryal IN, Pentland B. Thiamine deficiency in head injury: a missed insult? Alcohol Alcohol 1997; 32 (4): 493–500

Ferreira GC, McKenna MC. L-Carnitine and Acetyl-L-carnitine Roles and Neuroprotection in Developing Brain. Neurochem Res 2017; 42 (6): 1661–1675

Fineman I, Hovda DA, Smith M et al. Concussive brain injury is associated with a prolonged accumulation of calcium: a 45Ca autoradiographic study. Brain Res 1993; 624: 94–102

Fleminger S. Why do some patients after head injury deteriorate over the long term? J Neurol Neurosurg Psychiatry 2012; 83: 1036

Floyd CL, Gorin FA, Lyeth BG. Mechanical strain injury increases intracellular sodium and reverses Na+/Ca2+ exchange in cortical astrocytes. Glia 2005; 51 (1): 35–46

Fluiter K, Opperhuizen AL, Morgan BP et al. Inhibition of the membrane attack complex of the complement system reduces secondary neuroaxonal loss and promotes neurologic recovery after traumatic brain injury in mice. The Journal of Immunology 2014; 192 (5): 2339–2348

French B, Thomas LH, Coupe J et al. Repetitive task training for improving functional ability after stroke. Cochrane Database Syst Rev 2016; 11 (11): CD006073

Galgano M, Toshkezi G, Qiu X et al. Traumatic brain injury: current treatment strategies and future endeavors. Cell transplantation 2017; 26 (7): 1118–1130

Golding EM, Robertson CS, Bryan RM. The consequences of traumatic brain injury on cerebral blood flow and autoregulation: a review. Clin Exp Hyperten 1999; 21: 299–332

Grennarelli T, Langitt T, Harrington T et al. Influence of the type of intracranial lesion on outcome from severe head injury. J Neurosurg 1982; 56: 26

Grundl PD, Biagas KV, Kochanek PM et al. Early cerebrovascular response to head injury in immature and mature rats. J Neurotrauma 1994; 11: 135–148

Haddad SH, Arabi YM. Critical care management of severe traumatic brain injury in adults. Scand J Trauma Resusc Emerg Med 2012; 20: 12

Harrison DA, Prabhu G, Grieve R et al. Risk Adjustment In Neurocritical care (RAIN)- -prospective validation of risk prediction models for adult patients with acute traumatic brain injury to use to evaluate the optimum location and comparative costs of neurocritical care: a cohort study. Health technology assessment 2013; 17 (23): vii-350

Hattori N, Huang SC, Wu H-M et al. Correlation of regional metabolic rates of glucose with glasgow coma scale after traumatic brain injury. J Nucl Med 2003; 44: 1709–1716

Hernadez-Ontiveros DG, Tajiri N, Acosta S et al. Microglia activation as a biomarker for traumatic brain injury. Frontiers in neurology 2013; 4: 30

Heyland DK, MacDonald S, Keefe L, Drover JW. Total parenteral nutrition in the critically ill patient: a metaanalysis. JAMA 1998; 280: 2013–2019

Hovda DA, Le HM, Lifshitz J et al. Long-term changes in metabolic rates for glucose following mild, moderate and severe concussive head injuries in adult rats. J Neurosci 1994; 20: 845

Hovda DA, Yoshino A, Kawamata T et al. Diffuse prolonged depression of cerebral oxidative metabolism following concussive brain injury in the rat: a cytochrome oxidase histochemistry study. Brain Res 1991; 567: 1–10

Hovda DA, Yoshino A, Kawamata T et al. The increase in local cerebral glucose utilization following fluid percussion brain injury is prevented with kynurenic acid and is associated with an increase in calcium. Acta Neurochir 1990; 51 (Suppl).: 331–333

Karwat ID, Krupa S, Gorczyca R. Causes and consequences of head injuries among rural inhabitants hospitalised in a multi-organ injury Ward. II. Circumstances, types and consequences of head injuries. Ann Agric Environ Med 2009; 16 (01): 23–29

Katayama Y, Becker DP, Tamura T, Hovda DA. Massive increases in extracellular potassium and the indiscriminate release of glutamate following concussive brain injury. J Neurosurg 1990; 73: 889–900

Kawamata T, Katayama Y, Hovda DA et al. Administration of excitatory amino acid antagonists via microdialysis attenuates the increase in glucose utilization seen following concussive brain injury. J Cereb Blood Flow Metab 1992; 12: 12–24

Keddie S, Rohman L. Reviewing the reliability, effectiveness and applications of Licox in traumatic brain injury. Nurs Crit Care 2012; 17 (4): 204–212

Khoury W, Klausner JM, Ben-Abraham R, Szold O. Glucose control by insulin for critically ill surgical patients. J Trauma 2004; 57: 1132–1138

Kumar PR, Essa MM, Al-Adawi S et al. Omega-3 Fatty acids could alleviate the risks of traumatic brain injury – a mini review. J Tradit Complement Med 2014; 4 (2): 89–92

Kumar A, Loane DJ. Neuroinflammation after traumatic brain injury: opportunities for therapeutic intervention. Brain, behavior, and immunity 2012; 26 (8): 1191–1201

Kwakkel G, Veerbeek JM, van Wegen EE, Wolf SL. Constraint-induced movement therapy after stroke. Lancet Neurol 2015; 14 (2): 224–234

Ladak AA, Enam SA, Ibrahim MT. A review of the molecular mechanisms of Traumatic Brain Injury. World neurosurgery 2019a; 131: 126–132

Ladak AA, Enam SA, Ibrahim MT. A review of the molecular mechanisms of Traumatic Brain Injury. World neurosurgery 2019b; 131: 126–132

Lambeth JD, Neish AS. Nox enzymes and new thinking on reactive oxygen: a double-edged sword revisited. Annual Review of Pathology: Mechanisms of Disease 2014; 9: 119–145

Langlois JA, Sattin RW. Traumatic brain injury in the United States: research and programs of the Centers for Disease Control and Prevention (CDC). J Head Trauma Rehabil 2005; 20: 187–188

Leder A, Yao S. Resolution of concussion symptoms after osteopathic manipulative treatment: A case report. The Journal of the American Osteopathic Association 2016; 116 (3): e13

Lee DC, Vali K, Baldwin SR et al. Dietary Supplementation With the Ketogenic Diet Metabolite Beta-Hydroxybutyrate Ameliorates Post-TBI Aggression in Young-Adult Male Drosophila. Front Neurosci 2019; 13: 1140

Leichtle SW, Sarma AK, Strein M et al. High-Dose Intravenous Ascorbic Acid: Ready for Prime Time in Traumatic Brain Injury? Neurocrit Care 2020; 32 (1): 333–339

Levin HS, Diaz-Arrastia RR. Diagnosis, prognosis, and clinical management of mild traumatic brain injury. The Lancet Neurology 2015; 14 (5): 506–517

Liem T. Kraniosakrale Osteopathie. 7. Aufl. Stuttgart: Thieme; 2018

Liem T. Praxis der Kraniosakralen Osteopathie. 4. Aufl. Stuttgart: Thieme; 2020

Liem T. Update zur Liquorforschung und Drainage des Gehirns. OM 2017; 18 (3): 19–25

Littlejohns L, Bader M, March K. Brain tissue oxygen monitoring in sever brain injury, I: research and usefulness in critical care. Crit Care Nurse 2003; 23: 17–27

Lu J, Murray GD, Steyerberg EW et al. Effects of Glasgow Outcome Scale misclassification on traumatic brain injury clinical trials. J Neurotrauma 2008; 25 (6): 641–651

Lucke-Wold BP, Logsdon AF, Nguyen L et al. Supplements, nutrition, and alternative therapies for the treatment of traumatic brain injury. Nutr Neurosci 2018; 21 (2): 79–91

Maas AI, Stocchetti N, Bullock R. Moderate and severe traumatic brain injury in adults. Lancet Neurol 2008; 7: 728–741

Mazzeo S, Silverberg C, Oommen T et al. Effects of osteopathic manipulative treatment on sleep quality in student athletes after concussion: a pilot study. The Journal of the American Osteopathic Association 2020; 120 (9): 615

Mbye LH, Singh IN, Sullivan PG et al. Attenuation of acute mitochondrial dysfunction after traumatic brain injury in mice by NIM811, a non-immunosuppressive cyclosporin A analog. Experimental neurology 2008; 209 (1): 243–253

McCallister A, Brown C, Smith M et al. Osteopathic manipulative treatment for somatic dysfunction after acute severe traumatic brain injury. The Journal of the American Osteopathic Association 2016; 116 (12): 810

McCauley SR, Levin HS, Vanier M et al. The neurobehavioural rating scale-revised: sensitivity and validity in closed head injury assessment. J Neurol Neurosurg Psychiatry 2001; 71 (5): 643–651

McMillan TM, Teasdale GM, Weir CJ, Stewart E. Death after head injury: the 13 year outcome of a case control study. J Neurol Neurosurg Psychiatry 2011; 82: 931–935

Mendes Arent A, Souza LF, Walz R, Dafre AL. Perspectives on molecular biomarkers of oxidative stress and antioxidant strategies in traumatic brain injury. BioMed research international 2014: 723060

Menon DK, Schwab K, Wright DW, Maas AI. Position statement: definition of traumatic brain injury. Arch Phys Med Rehabil 2010; 91: 1637–1640

Mioni G, Grondin S, Stablum F. Temporal dysfunction in traumatic brain injury patients: primary or secondary impairment? Frontiers in Human Neuroscience 2014; 8: 269

Moghaddam OM, Lahiji MN, Hassani V, Mozari S. Early Administration of Selenium in Patients with Acute Traumatic Brain Injury: A Randomized Double-blinded Controlled Trial. Indian J Crit Care Med 2017; 21 (2): 75–79

Mutinati M, Pantaleo M, Roncetti M et al. Oxidative stress in neonatology. A review. Reproduction in domestic animals 2014; 49 (1): 7–16

Narayan RK, Michel ME, Ansell B et al. Clinical trials in head injury. J Neurotrauma 2002; 19: 503–557

Navarrete-Opazo A, Mitchell GS. Therapeutic potential of intermittent hypoxia: a matter of dose. Am J Physiol Regul Integr Comp Physiol 2014; 307 (10): R1181–1197

Nolan S. Traumatic brain injury: a review. Critical care nursing quarterly 2005; 28 (2): 188–194

Nygren-de Boussard C, Holm LW, Cancelliere C et al. Nonsurgical interventions after mild traumatic brain injury: a systematic review. Results of the international collaboration on mild traumatic brain injury prognosis. Arch Phys Med Rehabil 2014; 95 (Suppl. 3): S257–264

O'Connell MT, Seal A, Nortje J et al. Glucose metabolism in traumatic brain injury: a combined microdialysis and [18F]-2-fluoro-2-deoxy-D-glucosepositron emission tomography (FDG-PET) study. Acta Neurochir 2005; Suppl. 95: 165–168

Oddo M, Schmidt JM, Mayer SA, Chiolero RL. Glucose control after severe brain injury. Curr Opin Clin Nutr Metab Care 2008; 11: 134–139

Osiezagha K, Ali S, Freeman C et al. Thiamine deficiency and delirium. Innov Clin Neurosci 2013; 10 (4): 26–32

Osteen CL, Moore AH, Prins ML, Hovda DA. Age-dependency of 45calcium accumulation following lateral fluid percussion: acute and delayed patterns. J Neurotrauma 2001; 18: 141–162

Patel KG, Sabini RC. Safety of osteopathic cranial manipulative medicine as an adjunct to conventional postconcussion symptom management: a pilot study. The Journal of the American Osteopathic Association 2018; 118 (6): 403

Parekh AK, Barton MB. The challenge of multiple comorbidity for the US health care system. JAMA 2010; 303: 1303–1304

Peng TI, Jou MJ. Oxidative stress caused by mitochondrial calcium overload. Ann N Y Acad Sci 2010; 1201: 183–188

Pierce JD, Gupte R, Thimmesch A et al. Ubiquinol treatment for TBI in male rats: Effects on mitochondrial integrity, injury severity, and neurometabolism. J Neurosci Res 2018; 96 (6): 1080–1092

Ponsford J, Cameron P, Fitzgerald M et al. Long-term outcomes after uncomplicated mild traumatic brain injury: a comparison with trauma controls. J Neurotrauma 2011; 28: 937–946

Prins M, Greco T, Alexander D, Giza CC. The pathophysiology of traumatic brain injury at a glance. Disease models & mechanisms 2013; 6 (6): 1307–1315

Prins ML, Matsumoto JH. The collective therapeutic potential of cerebral ketone metabolism in traumatic brain injury. J Lipid Res 2014; 55 (12): 2450–2457

Pu H, Jiang X, Wei Z et al. Repetitive and Prolonged Omega-3 Fatty Acid Treatment After Traumatic Brain Injury Enhances Long-Term Tissue Restoration and Cognitive Recovery. Cell Transplant 2017; 26 (4): 555–569

Quintard H, Patet C, Suys T et al. Normobaric hyperoxia is associated with increased cerebral excitotoxicity after severe traumatic brain injury. Neurocritical care 2015; 22 (2): 243–250

Rao V, Lyketsos C. Neuropsychiatric sequelae of traumatic brain injury. Psychosomatics 2000; 41 (2): 95–103

Rapp RP, Young B, Twyman D et al. The favorable effect of early parenteral feeding on survival in head-injured patients. J Neurosurg 1983; 58: 906–912

Richards HK, Simac S, Piechnik S, Pickard JD. Uncoupling of cerebral blood flow and metabolism after cerebral contusion in the rat. J Cereb Blood Flow Metab 2001; 21: 779–781

Roozenbeek B, Maas AI, Menon DK. Changing patterns in the epidemiology of traumatic brain injury. Nature Reviews Neurology 2013; 9 (4): 231

Rosenfeld JV et al. Early management of severe traumatic brain injury. Lancet 2012; 380: 1088–1098

Rowane M et al. The Role of Osteopathic Manipulative Treatment in Postconcussion Syndrome. 2019. http://files.academyofosteopathy.org/LBORC/Posters/2019/Rowane_PostconcussionSyndrome.pdf; letzter Aufruf: 10.11.2020

Ruff RM, Iverson GL, Barth JT et al. NAN Policy and Planning Committee. Recommendations for diagnosing a mild traumatic brain injury: a National Academy of Neuropsychology education paper. Archives of clinical neuropsychology 2009; 24 (1): 3–10

Saatman KE, Duhaime AC, Bullock R et al. Classification of traumatic brain injury for targeted therapies. Journal of neurotrauma 2008; 25 (7): 719–738

Sandestig A, Romner B, Grände P-O. Therapeutic hypothermia in children and adults with severe traumatic brain injury. Ther Hypothermia Temp Manag 2014; 4 (1): 10–20

Schmidt OI, Heyde CE, Ertel W, Stahel PF. Closed head injury – an inflammatory disease? Brain Research Reviews 2005; 48 (2): 388–399

Senol N, Nazıroğlu M, Yürüker V. N-acetylcysteine and selenium modulate oxidative stress, antioxidant vitamin and cytokine values in traumatic brain injury-induced rats. Neurochem Res 2014; 39 (4): 685–692

Shi J, Dong B, Mao Y et al. Traumatic brain injury and hyperglycemia, a potentially modifiable risk factor. Oncotarget 2016; 7 (43): 71052

Silverberg ND, Iaccarino MA, Panenka WJ et al. Management of Concussion and Mild Traumatic Brain Injury: A Synthesis of Practice Guidelines. Archives of Physical Medicine and Rehabilitation 2020; 101 (2): 382–393

Sinkiewicz M, Huang W. Osteopathic Manipulative Therapy on Cervicogenic Headache in Veterans with Mild Traumatic Brain Injury A Case Series. Int J Phys Med Rehabil 2013; 1 (123): 2

Sivandzade F, Alqahtani F, Cucullo L. Traumatic Brain Injury and Blood-Brain Barrier (BBB): Underlying Pathophysiological Mechanisms and the Influence of Cigarette Smoking as a Premorbid Condition. International Journal of Molecular Sciences 2020; 21 (8): 2721

Sofroniew MV, Vinters HV. Astrocytes: biology and pathology. Acta neuropathologica 2010; 119 (1): 7–35

Srinivasan VM, O'Neill BR, Jho D et al. The history of external ventricular drainage. J Neurosurg 2014; 120 (1): 228–236

Stein SC, Georgoff P, Meghan S et al. 150 years of treating severe traumatic brain injury: a systematic review of progress in mortality. J Neurotrauma 2010; 27: 1343–1353

Stewart TC, Gilliland J, Fraser DD. An epidemiologic profile of pediatric concussions: identifying urban and rural differences. J Trauma Acute Care Surg 2014; 76 (3): 736–742

Stoica BA, Byrnes KR, Faden AI. Cell cycle activation and CNS injury. Neurotoxicity research 2009; 16 (3): 221–237

Sun DA, Deshpande LS, Sombati S et al. Traumatic brain injury causes a long-lasting calcium (Ca^{2+})-plateau of elevated intracellular Ca-levels and altered Ca^{2+} homeostatic mechanisms in hippocampal neurons surviving brain injury. Eur J Neurosci 2008; 27: 1659–1672

Tagliaferri F, Compagnone C, Korsic M et al. A systematic review of brain injury epidemiology in Europe. Acta Neurochir 2006; 148: 255–268

Tang S, Xu S, Lu X et al. Neuroprotective Effects of Acetyl-L-Carnitine on Neonatal Hypoxia Ischemia-Induced Brain Injury in Rats. Dev Neurosci 2016; 38 (5): 384–396

Thomas S, Prins ML, Samii M, Hovda DA. Cerebral metabolic response to traumatic brain injury sustained early in development: a 2-deoxy-Dglucose autoradiographic study. J Neurotrauma 2000; 17: 649–665

Vonder Haar C, Peterson TC, Martens KM, Hoane MR. Vitamins and nutrients as primary treatments in experimental brain injury: Clinical implications for nutraceutical therapies. Brain Res 2016; 1640 (Pt A): 114–129

Walcott BP, Nahed BV, Sheth SA et al. Bilateral hemicraniectomy in non-penetrating traumatic brain injury. J Neurotrauma 2012; 29 (10): 1879–1885

Wanner IB, Anderson MA, Song B et al. Glial scar borders are formed by newly proliferated, elongated astrocytes that interact to corral inflammatory and fibrotic cells via STAT3-dependent mechanisms after spinal cord injury. Journal of Neuroscience 2013; 33 (31): 12870–12886

Wickwire EM, Schnyer DM, Germain A et al. Sleep, Sleep Disorders, and Circadian Health following Mild Traumatic Brain Injury in Adults: Review and Research Agenda. J Neurotrauma 2019 1; 36 (23): 3316

Wilde EA, Bouix S, Tate DF et al. Advanced neuroimaging applied to veterans and service personnel with traumatic brain injury: state of the art and potential benefits. Brain Imaging Behav 2015; 9 (3): 367–402

Xiong ZG, Zhu XM, Chu XP et al. Neuroprotection in ischemia: blocking calcium-permeable acid-sensing ion channels. Cell 2004; 118 (6): 687–698

Xiong Y, Gu Q, Peterson PL et al. Mitochondrial dysfunction and calcium perturbation induced by traumatic brain injury. J Neurotrauma 1997; 14: 23–34

Yamakami I, McIntosh TK. Alterations in regional cerebral blood flow following brain injury in the rat. J Cereb Blood Flow Metab 1991; 11: 655–660

Yamal JM, Hannay HJ, Gopinath S et al. Glasgow Outcome Scale Measures and Impact on Analysis and Results of a Randomized Clinical Trial of Severe Traumatic Brain Injury. J Neurotrauma 2019; 36 (17): 2484–2492

Yao HD, Svensson MY, Nilsson H. Deformation of dorsal root ganglion due to pressure transients of venous blood and cerebrospinal fluid in the cervical vertebral canal. J Biomech 2018; 76: 16–26

Yao SC, Zwibel H, Angelo N et al. Effectiveness of osteopathic manipulative medicine vs concussion education in treating student athletes with acute concussion symptoms. The Journal of the American Osteopathic Association 2020; 120 (9): 607

Yu SW, Andrabi SA, Wang H et al. Apoptosis-inducing factor mediates poly (ADP-ribose) (PAR) polymer-induced cell death. Proceedings of the National Academy of Sciences 2006; 103 (48): 18314–18319

Zhao YD, Wang W. Neurosurgical trauma in People's Republic of China. World J Surg 2001; 25 (9): 1202–1204

Zheng ZT, Dong XL, Li YD et al. Electrical stimulation improved cognitive deficits associated with traumatic brain injury in rats. Brain Behav 2017; 7 (11): e00667

KAPITEL

15 Brain Fog (Gehirnnebel)

Torsten Liem

Zusammenfassung

Brain Fog (Gehirnnebel) – als leichte kognitive Beeinträchtigung – ist kein feststehendes medizinisches Krankheitsbild, sondern eine multidimensionale, psychosomatische, neuropsychiatrische Störung. Als solche tritt sie häufig bei Krankheiten oder bei zahlreichen pathophysiologischen Prozessen wie einer Neuroinflammation oder einer niedriggradigen Entzündung auf. Es werden ätiologische Faktoren sowie osteopathische und multidisziplinäre Diagnostik- und Behandlungsansätze vorgestellt.

15.1 Definition

Brain Fog (Gehirnnebel) ist ein häufig anzutreffendes Phänomen, das mit einer Beeinträchtigung von kognitiven Funktionen einhergeht. Insbesondere fallen Denkprozesse und Konzentration schwer und man fühlt sich verwirrt und wie „benebelt" im Gehirn.

Brain Fog ist eine allgemeine Bezeichnung für eine **Reihe von Symptomen** wie z. B. (Ocon 2013; Ross et al. 2013; Tetangco et al. 2019) (➤ Abb. 15.1):

- Störungen der Fokussierung und Konzentration, leichte Ablenkbarkeit
- Müdigkeit, Gefühl, schläfrig zu sein
- Erschöpfung
- Verlangsamung und Benommenheit bei Denkprozessen
- Vergesslichkeit bzw. Beeinträchtigung des Kurz- und Langzeitgedächtnisses
- Stimmungsschwankungen, leichte Reizbarkeit
- Wortfindungsstörungen
- Nebel- und Unwirklichkeitsgefühl
- Verwirrung und Orientierungslosigkeit

15.2 Ätiologie und Trigger

Brain Fog ist **keine Diagnose,** sondern eine unscharfe allgemeine Bezeichnung für eine Konstellation von Symptomen. Auch wenn der Begriff nicht medizinisch definiert ist und keine Krankheit darstellt, **begleitet** er häufig **Krankheiten** oder tritt bei zahlreichen pathophysiologischen Prozessen wie einer Neuroinflammation oder einer niedriggradigen Entzündung auf. Laut Tetangco et al. (2019) ist Brain Fog eine multidimensionale, psychosomatische, neuropsychiatrische Erkrankung.

Studien weisen ätiologisch insbesondere auf zugrundeliegende **Entzündungsprozesse im Gehirn** hin (Shanks et al. 2013; Talarowska et al. 2014). So können Entzündungsmoleküle aus Mastzellen freigesetzt werden, Mikroglia weiter aktivieren und zu einer fokalen Gehirnentzündung führen (Theoharides et al. 2015). Diese Freisetzungen werden durch Immunglobulin E (IgE) ausgelöst und können im Weiteren durch Immun-, Arzneimittel-, Umwelt-, Lebensmittel-, Infektions- und emotionale Stressreize stimuliert werden (Theoharides et al. 2019). In der Tat wird Brain Fog bei Mastozytose als Hauptsymptom (Moura et al. 2012) und **Stress als Haupttrigger** (Ghosh et al. 2014; Russell et al 2018) genannt.

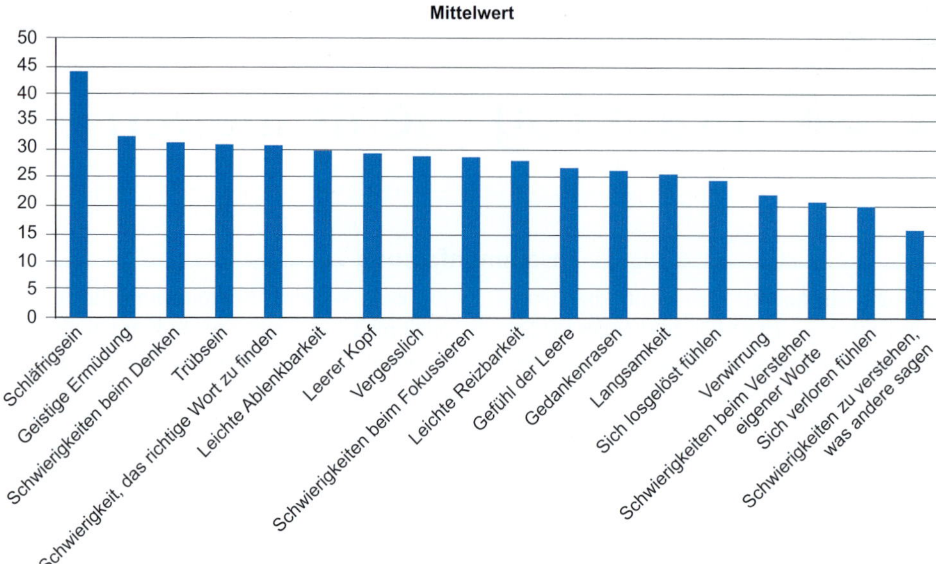

Abb. 15.1 Brain Fog-Symptome nach Gabe von 75-Gramm-Glukose oral, die eine D-Laktatazidose und SIBO vorhersagen können [F813-005/L143]

Zahlreiche **Ursachen** und **Trigger** werden aufgeführt:

- Resistenz für kortikale oder subkortikale Hirnaktivierung
- **Abnahme des zerebralen Blutflusses**
- **Schwerer oder chronischer Lebensstress:** Traumatischer Stress, z. B. eine Scheidung, verursacht einen oxidativen Stress im ZNS und kann Brain Fog-Symptome hervorrufen (Schiavone et al. 2013). Chronische stressinduzierte niedriggradige Entzündungsreaktionen im ZNS und in der Peripherie begünstigen im Zusammenwirken mit weiteren Faktoren wie genetischer Veranlagung, Alter und Lebensstil u. a. Depressionen und neurodegenerative Erkrankungen (Liu et al. 2017). So soll bei psychiatrischen Störungen ein Hauptfaktor die durch psychosozialen Stress vermittelte Mikroglia-Aktivierung und die darauffolgende Neuroinflammation sein (Mondelli et al. 2017).
- **Ernährung:** Zucker senkt den NAD^+-Spiegel (Nyengaard et al. 2004). Erhöhte Blutzuckerspiegel sind mit einem schlechteren Gedächtnis, einem Rückgang des Hippokampus (Kerti et al. 2013) und einem erhöhten Risiko für Morbus Alzheimer (Mapstone et al. 2020; Ahmed et al. 2008) assoziiert.
- **Postakute Infektion, v. a. Long-COVID-Syndrom:** 8 Monate nach Infektion mit dem Coronavirus zeigten 15 % der Personen mindestens ein mittelschweres bis schweres anhaltendes Symptom, v. a. Müdigkeit (Havervall et al. 2021), 6 Monate nach Infektion berichteten 23–24 % über Stimmungs- oder Angststörungen (Huang et al. 2021). Risikofaktoren sind v. a. Rauchen, Fettleibigkeit und fortgeschrittenes Alter (Baker et al. 2021). Dabei wird als Wirkmechanismus eine Überexpression proinflammatorischer Zytokine bei einer gleichzeitigen Barriereschädigung der Blut-Hirn-Schranke und folgende Neuroinflammation angenommen (Fioranelli et al. 2021).
- **Allergien** wie allergische Rhinitis (Trikojat et al. 2017)
- **Schlafmangel:** Nicht erst ab 24 Stunden, sondern bereits Verminderungen von 25–50 % einer normalen 8-Stunden-Schlafdauer führen zu einer Erhöhung von Entzündungsparametern (Mullington et al. 2010). Diese niedriggradige Entzündung beeinträchtigt die Blut-Hirn-Schranke, insbesondere die Hirnendothelzellen (Hurtado-Alvarado et al. 2016) und führt zu Neuroinflammation z. B. des Hippokampus, der u. a. an Gedächtnisprozessen beteiligt ist (Hurtado-Alvarado et al. 2018;

Frank et al. 2018; Kang et al. 2013). Schlafdefizite und das obstruktive Schlafapnoe-Syndrom vermindern den Gluthationspiegel und erhöhen den oxidativen Stress (Lavie 2003), die besonders den Hippokampus schädigen (D'Almeida et al. 1998). Außerdem kommt es zu einer dysregulierten Kortisolsekretion, die z. B. die Entstehung zahlreicher Krankheiten begünstigt, wie das chronische Müdigkeitssyndrom, eine posttraumatische Belastungsstörung, Alkoholismus, die Alzheimer-Demenz und das metabolische Syndrom (Liem et al. 2018).

- **Fetale Entzündungen während der Schwangerschaft:** Entzündliche Störungen in utero, z. B. bei Fettleibigkeit, Asthma, Autoimmunerkrankungen, Infektionen oder psychosozialem Stress, können die fetale Neuroentwicklung beeinträchtigen. Pathomechanismen sind eine plazentare Immunsignalübertragung, ein epigenetisches Priming der Mikroglia und postnatale Immun-Hirn-Crosstalks (Han et al. 2021). Aufgrund der noch nicht ausgereiften Blut-Hirn-Schranke des Fetus können z. B. durch die Entzündungsreaktion aktivierte Mikrogliazellen Neuronen und Gliazellen schädigen. Dabei sind Bezüge zur Autismus-Spektrum-Störung, zur Aufmerksamkeitsdefizit-/Hyperaktivitätsstörung und zum Tourette-Syndrom möglich.
- **Hypothyreose:** Bei Hypothyreose können eine Verlangsamung des Denkens und Sprechens, eine verminderte Aufmerksamkeit sowie Störungen von Aufmerksamkeit, Konzentration, Merkfähigkeit, Wahrnehmungsfunktion, Sprache, Psychomotorik und Exekutivfunktion auftreten (Samuels 2014).
- **Flüssigkeitsmangel:** Eine länger andauernde reduzierte Wasseraufnahme kann ausführende Funktionen wie Planung und visuell-räumliche Verarbeitung beeinträchtigen (Ross et al. 2013; Kempton et al. 2011; Adan 2012) und die Schmerzempfindlichkeit erhöhen (Ogino et al. 2014).
- **D-Laktatazidose, bakterielle Überbesiedelung des Dünndarms (SIBO) und erhöhte intestinale Permeabilität:** Bei Menschen mit Kurzdarmsyndrom oder Kohlenhydrat-Malabsorption ist die D-Laktatazidose wahrscheinlich recht häufig und wird zu wenig beachtet (Bianchetti et al. 2018). Dickdarmbakterien nutzen die nicht absorbierten Kohlenhydrate zur Bildung von D-Milchsäure und anderen organischen Säuren. Der dadurch entstehende saure pH-Wert erhöht die Bildung von D-Milchsäure weiter. Durch zu viel D-Milchsäure im Blut können schließlich neurologische Symptome wie Delirium, Ataxie und undeutliches Sprechen entstehen (Kowlgi et al. 2015). Auch in den Studien von Rao et al. (2018) und Tetangco et al. (2019) fand sich bei Patienten mit Gehirnnebel eine leichte Form der D-Laktatazidose. Bei SIBO können eine Über- und Fehlbesiedlung von Bakterien für die Bildung von D-Milchsäure verantwortlich sein (White 2015). Als begleitende Symptome treten Blähungen, Spannungsgefühl im Bauch und Bauchschmerzen auf. Bei 68 % der Patienten mit Anzeichen von Brain Fog wurden laut Rao et al. (2018) SIBO diagnostiziert und gleichzeitig Probiotika eingenommen. Allerdings scheint die Einnahme von Probiotika selten in Bezug zur Entstehung von SIBO zu stehen (Quigley et al. 2018). Eine erhöhte intestinale Permeabilität (Leaky Gut) begünstigt den Übertritt von Bakterien in den Körper (Obrenovich 2018). Allerdings wird der Einfluss von SIBO und einer D-Laktatazidose auf Brain Fog-Symptome kontrovers diskutiert (Sachdeva et al. 2018; Quigley et al. 2018).
- **Bewegungsmangel:** Dieser scheint sich negativ auf die kognitive Funktion auszuwirken (Rodriguez-Ayllon et al. 2019; Di Liegro et al. 2019; Trejo et al. 2002), z. B. aufgrund schlechter glykämischer Kontrolle (Wheeler et al. 2017). Inwieweit zu viel sitzende Tätigkeit die Kognition beeinflusst, ist laut eines systematischen Reviews von 2018 jedoch nicht klar (Magnon et al. 2018).
- **Anticholinergika,** v. a. Benzodiazepine: Anticholinergika blockieren Acetylcholin, das für die kognitive Funktion, insbesondere das Gedächtnis, wichtig ist. Kognitive Störungen, z. B. bei visuell-räumlichen Fähigkeiten, Geschwindigkeit der Verarbeitung und verbalem Lernen, traten bei Patienten auf, die langfristig Benzodiazepine eingenommen hatten, und obwohl sich die kognitive Dysfunktion nach dem Absetzen der Benzodiazepine besserte, kehrten die Patienten nicht zu einem Funktionsniveau zurück, das zu den Kontrollpatienten, die keine Benzodiazepine

einnahmen, passte (Moore et al. 1999; Stewart 2005; Parker et al. 2004). Das Risiko einer Demenz ist etwas höher bei Menschen mit minimaler, aber nicht mit der höchsten Benzodiazepindosis (Gray et al. 2016).

- **Alkohol- und andere Substanzabhängigkeiten** (Sachdeva et al. 2018): Alkohol erhöht oxidativen Stress und Hirnentzündungen (Das et al. 2012). Insbesondere eine pränatale, kindliche und jugendliche Drogenexposition führt zu lang anhaltenden Veränderungen der Kognition (Gould 2010).
- **Entzugserscheinungen,** z. B. bei Nikotin- (Ashare et al. 2014) oder Kaffeeentzug (Juliano et al. 2004).
- **Schwermetalle, Umweltgifte, Luftverschmutzung, Chemotherapie:** Sowohl eine Kurz- als auch eine Langzeitbelastung, z. B. durch verkehrsbedingte Schadstoffe, kann neurologische Erkrankungen begünstigen (Kilian et al. 2018). Ultrafeine Feinstaubpartikel können das Gehirn durch den Bulbus olfactorius oder die Blut-Hirn-Schranke erreichen und schädigen (Oberdörster et al. 2004; Block et al. 2009; Maher et al. 2016; Schmidt 2019). Beispielsweise wirkt sich die Exposition gegenüber verkehrsbedingter Luftverschmutzung insbesondere auf die weiße Substanz, aber auch auf die graue Substanz und Basalganglien des Gehirns aus, die zu einer Beeinträchtigung synaptischer Funktionen und Veränderungen der Morphologie von Neuronen führen können. Es kann dabei zu einer Vielzahl von mentalen Beeinträchtigungen kommen, z. B. der Leistung von Schulkindern (Ebenstein et al. 2016). Schädigung durch eine Chemotherapie von nichtneuronalen Gliazellen, Mikroglia und Astrozyten kann zu einer Neuroinflammation und kognitiven Störungen führen (Nguyen et al. 2020).
- **Gehirnerschütterung** (Sachdeva et al. 2018): Eine Gehirnerschütterung führt auch zu Veränderungen des autonomen Nervensystems (Pertab et al. 2018). Dabei sind auch Kinder, Jugendliche und Erwachsene zu berücksichtigen, die sportartbedingt Gehirnerschütterungen ausgesetzt sind, z. B. American-Football-, Basketball-, Fußball- oder Hockeyspieler (Iverson et al. 2004). Gehirnerschütterung, z. B. durch Kopfbälle, könnten zu Hirnentzündungen führen, wobei paradoxe Symptome beobachtet werden können, wie Übergewicht bei jungen Sportlern.
- **Fortgeschrittenes Alter:** Mit zunehmendem Alter sinken die NAD^+-Werte (Massudi et al. 2012). Dies kann eine wichtige Rolle beim Alterungsprozess spielen, indem die DNA-Reparatur, die Energieproduktion sowie die genomische Signalübertragung beeinträchtigt sind. Das kann z. B. die Entstehung der Alzheimer-Krankheit begünstigen, die mit einer erhöhten ADP-Ribosylierung im temporalen und frontalen Kortex des Gehirns einhergeht (Love et al. 1999).
- **Übertraining,** wie zu starkes Ausdauertraining (Marathonlaufen, Triathlon): Daduch kann es zu einem Anstieg proinflammatorischer Zytokine kommen, der das erhöhte Vorkommen von Allergien und autoimmunen Prozessen bei Ausdauersportlern erklärt (Perry et al. 2013) und mit einer Neuroinflammation assoziiert sein kann (Fioranelli et al. 2021).
- **Autoimmunerkrankungen:** Depressionen und Müdigkeit wurden verstärkt bei Allergien und Autoimmunerkrankungen festgestellt, z. B. systemischem Lupus erythematodes (Lynall 2018), Sjögren-Syndrom (Segal et al. 2012; Manzo et al. 2019), Morbus Crohn (van Langenberg et al. 2017), Psoriasis (Marek-Józefowicz et al. 2017), Zöliakie (Yelland 2017), Typ-1-Diabetes, multipler Sklerose und rheumatoider Arthritis (Lee et al. 2019). Die Pathophysiologie wird über die Aktivierung des Immunsystems erklärt.
- **Begleitend bei Krankheiten:** Brain Fog kann bei einigen Erkrankungen begleitend auftreten: bei Autismus-Spektrum-Störungen, Mastozytose (Theoharides et al. 2015), beim chronischen Erschöpfungssyndrom (Natelson 2013; Ocon et al. 2012), bei Symptomen wie Defiziten hinsichtlich Geschwindigkeit und Effizienz der Informationsverarbeitung, Aufmerksamkeit, Konzentration und des Arbeitsgedächtnisses, übertriebener geistiger Müdigkeit (Ocon 2013), bei Fibromyalgie (Galvez-Sánchez et al. 2018; Kravitz et al. 2015; Walitt et al. 2016), beim posturalen Tachykardie-Syndrom (Ross et al. 2013), bei minimaler kognitiver Beeinträchtigung, einer frühen klinischen Präsentation der Alzheimer-Krankheit (Theoharides et al. 2015) und weiteren neurologischen Erkrankungen wie Parkinson, Demenz, ischämischer Hirnerkrankung (Sachdeva et al. 2018).

- **Candida und andere Pilzinfektionen** (Wu et al. 2019): Hefepilzinfektionen nehmen z. B. aufgrund des weit verbreiteten Einsatzes von Breitbandantibiotika und des erweiterten Einsatzes von Immunsuppressiva zu (Jong et al. 2001; Shi et al. 2016). Potenziell kann die Blut-Hirn-Schranke von Pilzen überwunden werden (Shi et al. 2016; Jong et al. 2001). Inwieweit diese kognitiven Funktionen, mit Ausnahme von Risikogruppen, beeinträchtigen, ist nicht belegt. Möglicherweise könnten Mykotoxine von Schimmelpilzen zu Hirnsymptomen führen (Theoharides et al. 2015).
- **Häufigste Auslöser:** Berichtet werden Erschöpfung (91 %), Schlafmangel (90 %), langes Stehen (87 %), Dehydrierung (86 %), Benommenheit und Schwächegefühl (85 %) (Ross et al. 2013).

15.3 Diagnostik

Da Gehirnnebel – als leichte kognitive Beeinträchtigung – kein feststehendes medizinisches Krankheitsbild ist, ist die Diagnostik **nicht** durch einen **Test** möglich. Sollten charakteristische Symptome auftreten, die sich nicht verbessern oder sogar verschlimmern, ist ein Arzt aufzusuchen, um autoimmune Prozesse, andere pathologische Prozesse oder Krankheitsbilder auszuschließen. Zur Befunderhebung gehören neben der körperlichen Untersuchung die Anamnese von Lifestylefaktoren (Ernährung, Bewegung, Schlaf, psychischer Stress) und Medikamenten sowie Blutuntersuchungen (z. B. Glukose-, Leber-, Nieren-, Hormonwerte, Erregernachweis bei Infektionen), insbesondere auch Entzündungsmarker bei Neuroinflammation wie CRP (Yang et al. 2019) oder bei Zytokinresistenz das Triglycerid/HDL-Verhältnis (z. B. als frühzeitiger biochemischer Marker für eine schwere COVID-19-Prognose; Alcántara-Alonso et al. 2019) sowie Stuhluntersuchungen und ggf. weitere Untersuchungen (Jonas et al. 2019).

Laut Tetangco et al. (2019) weisen v. a. folgende Symptome nach Glukosebelastung (75 g oral) auf eine bakterielle Überbesiedelung des Dünndarms (SIBO) hin: Denk-, Konzentrationsschwierigkeiten, Verstehensschwierigkeiten, was andere sagen, geistige Erschöpfung und Schläfrigkeit. Erschöpfung war tendenziell eher mit einer D-Milchsäureazidose assoziiert.

15.4 Therapie

15.4.1 Osteopathische Behandlung/Therapeutische Ansätze

Bei Brain Fog sind v. a. **multimodale Ansätze** wie die multimodale bifokale Integration sowie weitere Interventionen nötig. Eine interdisziplinäre Zusammenarbeit ist wesentlich für den Behandlungserfolg. Je nach ätiologischen Faktoren ist die Anwendung individuell anzupassen. In Frage kommen:

- Psychoedukation: Diese ist sehr wichtig, um dem Patienten zu erklären, dass hier Faktoren identifiziert werden können und auch der Zustand beeinflussbar ist, denn i. d. R. erleben Patienten diese Befindensstörung seit sehr langer Zeit und als wenig änderbar.
- Multimodale bifokale Integration zur Behandlung der Folgen von Lebensstress- oder Traumaerfahrungen und zur Verbesserung des Schlafs (➤ Kap. 10.5)
- Osteopathische Ansätze zur Drainage des Gehirns (➤ Kap. 10.8.2)
- Lymph-, Milz- und Leberpumpe (➤ Kap. 8.35)
- Behandlung des ANS (➤ Kap. 8.29)
- Inhibierung von Regionen peripherer und zentraler Sensibilisierung (➤ Kap. 8.9)
- Gegebenenfalls OMT zur Behandlung der Schilddrüse, deren Vaskularisation und Innervation topografischer Kontexte (Liem et al. 2020)
- Gegebenenfalls bei Zustand nach Gehirnerschütterung Ansätze zur Balanced Tension an Hirnstrukturen (➤ Kap. 8.16)
- Inhibitionstechniken für sensibilisierte paravertebrale Stellen (➤ Kap. 6.9)

15.4.2 Weitere therapeutische Ansätze

Die Behandlung des Brain Fog-Phänomens umfasst multidisziplinäre Ansätze und Fachgebiete. Hauptziel ist die Reduktion neuroinflammatorischer Prozesse.

- **Stressmanagement:** Geeignet sind z. B. Spaziergänge, Sport, Lachen, Musikhören, Singen, Tanzen, Atemübungen, Beten, Meditation, Yoga,

Tai Chi, Lesen oder Naturerkundung. Jeder sollte seine eigene Technik gegen Stress finden.

- **Ernährung:**
  - Ausreichendes Essen von **faser- bzw. ballaststoff-** und **polyphenolreichem Gemüse** (Haß et al. 2019), z. B. flavonoidreiche pflanzliche Nahrung (Theoharides et al. 2015) wie Brokkoli, Zwiebeln, Apfel, Holunderblüten, schwarze Johannisbeere. Dies zeigt eine antioxidative und entzündungshemmende Wirkung.
  - Fettreiche Nahrung: essenzielle Fettsäuren, insbesondere Nahrungsmittel, die reich an **ω-3-Fettsäuren** sind wie fettiger Fisch, Avocado, Nüsse, Olivenöl (Haß et al. 2019; Chang et al. 2009).
  - **Hochwertige Eiweiße:** Eier, Geflügel etc.
  - **Gute Kohlenhydrate** wie Süßkartoffeln, Karotten und andere Wurzelgemüse, Beeren, Mango, Papaya.
  - **Vermeiden** von raffinierten Pflanzenöle, die reich an ω-6-Fettsäuren sind, z. B. Sonnenblumen-, Mais-, Raps-, Sojaöl.
  - **Vermeiden** bzw. Reduzieren von Zucker, Süßigkeiten, kurzkettigen Kohlenhydraten und glutenhaltigem Getreide (Niederhofer 2011); dazu zählen auch Softdrinks, Fruchtsäfte und Milchshakes mit hohem Fruktosegehalt, Maissirup, Frühstücksmüsli, zu viel getrocknetes Obst, Fertiggerichte und raffinierte Nahrungsmittel. Diese Nahrungsstoffe führen zu starken postprandialen Entzündungsreaktion im Körper und im Gehirn. So zeigen Patienten mit Insulinresistenz und Diabetes mellitus ein höheres Risiko für Morbus Alzheimer (Burillo et al. 2021).
  - Es gibt zahlreiche Kreuzreaktionen (Vojdani 2015) von Gliadin mit anderen Nahrungsstoffen, insbesondere mit Milchkaffee (Vojdani et al. 2013).
- **Intermittierendes Fasten:** Es verbessert die kognitive Funktion und das Gedächtnis (Cherif et al. 2016) und schützt das Gehirn vor Dysstress durch Regulierung des Entzündungsreaktionswegs (Shojaie et al. 2017).
- **Verbesserung des Schlafs:** Zum Beispiel können abends die Verwendung von Blaulichtfiltern im Computer und Handy oder blaulichtblockierende Brillen, regelmäßige Schlafroutine sowie kurzzeitig auch Melatonin oder Magnesium helfen.
- **Ausreichend Wasserzufuhr:** Am besten zweimal am Tag so viel gutes Wasser (z. B. gefiltertes) trinken, bis ein natürliches Stoppsignal im Mund wahrgenommen wird.
- **Körperliche Aktivität:** Es gibt mäßige bis starke Belege dafür, dass körperliche Aktivität die kognitive Funktion und das Gedächtnis fördert (Erickson et al. 2019; Di Liegro et al. 2019; Hogan et al. 2013; Macpherson et al. 2017). Sie führt zu einem Anstieg der Hirndurchblutung, der Sauerstoffzufuhr zum Hirngewebe, des maximalen Sauerstoffverbrauchs, der Neurotransmitter und der Endocannabinoid-Rezeptoren (Mandolesi et al. 2018). Ein über eine längere Periode von mehreren Monaten mit mäßiger Dauer von 15–45 Minuten ausgeübtes aerobes Training mit mäßig bis hoher Intensität (%$VO_{2\,max}$ 40 bis ≥ 60) hat eine Vielzahl von positiven Auswirkungen. Es verbessert die Neuroplastizität, die kognitive Funktion, v. a. Gedächtnis und exekutive Funktionen, das allgemeine Wohlbefinden, verhindert oder verzögert die Neurodegeneration und vermindert Ängste und Depressionen (Mandolesi et al. 2018). Auch intermittierende körperliche Aktivität leichter Intensität schützt vor kognitivem Abbau und verbessert die glykämische Kontrolle (Wheeler et al. 2017). Ein Übertraining sollte jedoch vermieden werden, da dies Entzündungen im Körper und im Gehirn erhöht (Terra et al. 2013).
- Alle 30–60 Minuten **Sitzunterbrechungen mit Bewegungspausen** einlegen (Yates et al. 2020; Buffey et al. 2022).
- **Vermeidung von Umwelttoxinen und Luftverschmutzung.**
- **Bei SIBO, D-Milchsäureazidose, Leaky Gut** und gleichzeitigen Brain Fog-Symptomen:
  - Die Behandlung umfasst die Korrektur der Azidose und die Verringerung von Kohlenhydraten in den Mahlzeiten. Auch Joghurt, Sauermilch und Essiggurken bilden D-Milchsäure und sollten möglicherweise reduziert werden.
  - Einige Probiotika führen zur Bildung einer D-Milchsäureazidose. Diese sollten vermindert oder abgesetzt werden. Die meisten Bifidobakterien-Spezies bilden Acetat, allerdings auch geringe Mengen von Laktat. Jedoch scheint die Einnahme von Probiotika selten in Bezug zur Entstehung von SIBO zu stehen (Quigley et al.

2018). So sind B. bifidum, B. longum, B. infantis und die meisten kommerziell genutzten Bifidobacterium-Arten frei von D-Milchsäure.
   - Viele Lactobacillus-Arten bilden hingegen D-Milchsäure. Einige Lactobacillus-Spezies bilden jedoch ausschließlich bzw. hauptsächlich L-Milchsäure, z. B. L. rhamnosus, L. salivarius, L. plantarum.
   - Streptokokken-Spezies bilden D-Milchsäure.
   - Opportunistische Krankheitserreger können D-Milchsäure bilden: Candida, Streptococcus bovis und sanguinis, E. coli, Enterococcus faecalis, Bacteroides fragilis. Diese können mit Hilfe von Stuhluntersuchungen identifiziert und ggf. je nach Vorkommen behandelt werden. Ein Leaky Gut ist zu behandeln, da es den Übertritt dieser Bakterien in den Körper begünstigt.
- **NEM:** Auch wenn im Folgenden bestimmte Supplemente besprochen werden, konnten aktuelle systematische Reviews bisher keine Belege dafür liefern, dass eine Vitamin- oder Mineralstoff-Supplementationsstrategie für kognitiv gesunde Erwachsene in der Mitte oder im Spätstadium des Lebens einen sinnvollen Effekt auf einen kognitiven Rückgang oder eine Demenz ausüben, außer möglicherweise eine langfristige Supplementation mit antioxidativen Vitaminen (Rutjes et al. 2018). Dies trifft auch auf die Supplementierung von B-Vitaminen zu (McCleery et al. 2018). Mit Vorsicht sollten Informationen auf Webseiten behandelt werden, auf denen gleichzeitig zu berichteten positiven Effekten mit dem Verkauf von Supplementen geworben wird.
   - **Thiamin (Vitamin B_1)** hilft, Glukose in Energie umzuwandeln, was für eine normale Hirnfunktion wichtig ist. Eine beeinträchtigte Hirnfunktion mit vielen typischen Brain Fog-Symptomen kann ein frühes Zeichen für einen Vitamin-B_1-Mangel sein. Dieser kann z. B. durch Absorptionsstörungen oder Unterernährung und schlechte Absorption entstehen. Folge kann eine verminderte Clearance von D-Lactat aufgrund eines gestörten Pyruvatstoffwechsels sein (Adeva-Andany et al. 2014). Das Kleinhirn ist besonders empfindlich gegenüber einem Thiaminmangel (Vella et al. 1998). White (2015) empfiehlt bei einem Mangel eine hochdosierte Vitamin-B_1-Supplementierung: parenteral 500 mg über 1–2 Tage und danach 100 mg oral oder parenteral auf unbestimmte Zeit.
   - Einflüsse von **Vitamin B_6** auf die Kognition konnten nicht nachgewiesen werden (Malouf et al. 2003).
   - **Folsäure plus Vitamin B_{12}** senkt die Serum-Homocystein-Konzentration (Malouf et al. 2003). Eine langfristige Einnahme scheint die kognitive Funktion gesunder älterer Menschen mit hohen Homocysteinwerten zu verbessern (Malouf et al. 2008).
   - In der Regel wirken B-Vitamine am besten, wenn sie gemeinsam aufgenommen werden, da sie stark miteinander interagieren.
   - Studien beschreiben einen Einfluss von **Vitamin D** auf die Produktion und Sekretion von Dopamin und Serotonin (Anjum et al. 2018; Sabir et al. 2018), auf die Neurogenese und Neuroprotektion (Wang et al. 2017) und Kognition (Moretti et al. 2018; Littlejohns et al. 2016; Lee et al. 2020). Allerdings zeigt eine randomisierte Studie von Maddock et al. (2017) keinen Zusammenhang zur kognitiven Funktion.
   - **Ginkgo biloba** und **Ginseng** zeigten eine Verbesserung der Stimmung und Kognition, insbesondere bei der Geschwindigkeit bei Gedächtnisaufgaben und der Genauigkeit von Aufmerksamkeits- und Subtraktionsaufgaben (Kennedy et al. 2002).
   - Ein **Carnitin/Glukose-Getränk** verbessert kognitive Reaktionszeiten, wahrscheinlich aufgrund des Einflusses auf den Acetylcholinmetabolismus. Es zeigte sich kein Einfluss auf das Gedächtnis (Benton et al. 2004).
   - **Curcumin** kann aufgrund seiner antioxidativen, antientzündlichen und neuroprotektiven Wirkung eingesetzt werden (Kulkarni et al. 2010; Sarker et al. 2018; Kujundžić et al. 2019). Insbesondere im Tierversuch konnte die Kognition – physiologisch und verhaltensmäßig – verbessert werden (Voulgaropoulou et al. 2019). Curcumin kombiniert mit **ω-3-Fettsäuren** konnte eine bessere Wirkung erzielen (Kuszewski et al. 2018). Curcumin erhöht die DHA-Synthese und den DHA-Spiegel im Gehirn (Wu et al. 2015).

- **Luteolin,** ein Flavonoid, wirkt antioxidativ, entzündungshemmend, neuroprotektiv, mikrogliahemmend und gedächtnissteigernd. Im Olivenfruchtextrakt verbesserte es die Aufmerksamkeit bei Kindern mit ADS und Gehirnnebel bei Mastozytose-Patienten (Theoharides et al. 2015).
- **Citicolin** (CDP-Cholin), eine spezielle Form des wasserlöslichen Cholins, zeigt eine höhere Bioverfügbarkeit im Gehirn als Cholin. Es steigert die Bildung von Acetylcholin und Dopamin im Gehirn wie auch die Anzahl der Acetylcholin- und Dopaminrezeptoren (Secades 2011; Grieb 2014; Pavlov et al. 2003). Es verbessert die Aufmerksamkeit sowie psychomotorische Schnelligkeit und reduziert die Impulsivität bei Jugendlichen (McGlade et al. 2019). Ein natürliches Citicolin-Koffein-Getränk verbessert die Konzentration, die Aufmerksamkeit und das Arbeitsgedächtnis (Bruce et al. 2014). **Cholin** ist v. a. in Eiern enthalten, aber auch in Fleisch, Fisch oder Kohl.
- Bei Einnahme eines **Extrakts von Rhodiola rosea L.** wurde von einer deutlichen Verringerung von Angst, Stress, Wut, Verwirrung und Depressionen berichtet (Cropley et al. 2015).
- **Acetyl-L-Carnitin** (ALCAR) ist eine acetylierte Form der Aminosäure Carnitin. Durch die angefügte Acetylgruppe überwindet L-Carnitin die Blut-Hirn-Schranke und erreicht dadurch eine sehr hohe Wirksamkeit und Bioverfügbarkeit. Es wirkt neuroprotektiv, kognitionsfördernd, verringert Heißhunger und verbessert Alkohol- und Opiatabhängigkeit (Martinotti et al. 2010; Mangano et al. 2000; Janiri et al. 2009).

LITERATUR

Adan A. Cognitive performance and dehydration. J Am Coll Nutr 2012; 31 (2): 71–78

Adeva-Andany M, López-Ojén M, Funcasta-Calderón R et al. Comprehensive review on lactate metabolism in human health. Mitochondrion 2014; 17: 76–100

Ahmed S, Mahmood Z, Zahid S. Linking insulin with Alzheimer's disease: emergence as type III diabetes. Neurol Sci 2015; 36 (10): 1763–1769

Alcántara-Alonso E, Molinar-Ramos F, González-López JA et al. High triglyceride to HDL-cholesterol ratio as a biochemical marker of severe outcomes in COVID-19 patients. Clin Nutr ESPEN 2021; 44: 437–444

Anjum I, Jaffery SS, Fayyaz M, Samoo Z, Anjum S. The Role of Vitamin D in Brain Health: A Mini Literature Review. Cureus 2018; 10 (7): e2960

Ashare RL, Falcone M, Lerman C. Cognitive function during nicotine withdrawal: Implications for nicotine dependence treatment. Neuropharmacology 2014; 76 Pt B (00): 581–591

Benarroch EE. Postural tachycardia syndrome: a heterogeneous and multifactorial disorder. Mayo Clin Proc 2012; 87 (12): 1214–1225

Benton D, Donohoe RT. The influence on cognition of the interactions between lecithin, carnitine and carbohydrate. Psychopharmacology 2004; 175 (1): 84–91

Benton D, Fordy J, Haller J. The impact of long-term vitamin supplementation on cognitive functioning. Psychopharmacology 1995a; 117 (3): 298–305

Benton D, Griffiths R, Haller J. Thiamine supplementation mood and cognitive functioning. Psychopharmacology 1997; 129 (1): 66–71

Benton D, Haller J, Fordy J. Vitamin supplementation for 1 year improves mood. Neuropsychobiology 1995b; 32 (2): 98–105

Bianchetti DGAM, Amelio GS, Lava SAG et al. D-lactic acidosis in humans: systematic literature review. Pediatr Nephrol 2018; 33 (4): 673–681

Block ML, Calderón-Garcidueñas L. Air pollution: mechanisms of neuroinflammation and CNS disease. Trends Neurosc 2009; 32 (9): 506–516

Bruce SE, Werner KB, Preston BF, Baker LM. Improvements in concentration, working memory and sustained attention following consumption of a natural citicoline-caffeine beverage. Int J Food Sci Nutr 2014; 65 (8): 1003–1007

Buffey AJ, Herring MP, Langley CK et al. The Acute Effects of Interrupting Prolonged Sitting Time in Adults with Standing and Light-Intensity Walking on Biomarkers of Cardiometabolic Health in Adults: A Systematic Review and Meta-analysis. Sports Med 2022; 52 (8): 1765–1787

Burillo J, Marqués P, Jiménez B et al. Insulin Resistance and Diabetes Mellitus in Alzheimer's Disease. Cells 2021; 10 (5): 1236

Cederbaum AI. Alcohol metabolism. Clin Liver Dis 2012; 16 (4): 667–685

Chang CY, Ke DS, Chen JY. Essential fatty acids and human brain. Acta Neurol Taiwan 2009; 18 (4): 231–241

Cherif A, Roelands B, Meeusen R, Chamari K. Effects of Intermittent Fasting, Caloric Restriction, and Ramadan Intermittent Fasting on Cognitive Performance at Rest and During Exercise in Adults. Sports Med 2016; 46 (1): 35–47

Cropley M, Banks AP, Boyle J. The Effects of Rhodiola rosea L. Extract on Anxiety, Stress, Cognition and Other Mood Symptoms. Phytother Res 2015; 29 (12): 1934–1939

Das SK, Vasudevan DM. Alcohol-induced oxidative stress. Life Sci 2007; 81 (3): 177–187

D'Almeida V, Lobo LL, Hipólide DC et al. Sleep deprivation induces brain region-specific decreases in glutathione levels. Neuroreport 1998; 9 (12): 2853–2856

de la Monte SM, Wands JR. Alzheimer's disease is type 3 diabetes-evidence reviewed. J Diabetes Sci Technol 2008; 2 (6): 1101–1113

Di Liegro CM, Schiera G, Proia P, Di Liegro I. Physical Activity and Brain Health. Genes 2019; 10 (9): 720

Ebenstein A, Lavy V, Roth S. The long-run economic consequences of high-stakes examinations: evidence from transitory variation in pollution. Am Econ J Appl Econ 2016; 8 (4): 36–65

Erickson KI, Hillman C, Stillman CM et al. Physical Activity, Cognition, and Brain Outcomes: A Review of the 2018 Physical Activity Guidelines. Med Sci Sports Exerc 2019; 51 (6): 1242–1251

Fioranelli M, Roccia MG, Flavin D, Cota L. Regulation of Inflammatory Reaction in Health and Disease. Int J Mol Sci 2021; 22 (10): 5277

Frank MG, Fonken LK, Annis JL et al. Stress disinhibits microglia via down-regulation of CD200R: A mechanism of neuroinflammatory priming. Brain Behav Immun 2018; 69: 62–73

Galvez-Sánchez CM, Reyes Del Paso GA, Duschek S. Cognitive Impairments in Fibromyalgia Syndrome: Associations With Positive and Negative Affect, Alexithymia, Pain Catastrophizing and Self-Esteem. Front Psychol 2018; 9: 377

Ghosh D, Bernstein JA. Systemic and localized seminal plasma hypersensitivity patients exhibit divergent immunologic characteristics. J Allergy Clin Immunol 2014; 134: 969–972

Gould TJ. Addiction and cognition. Addict Sci Clin Pract 2010; 5 (2): 4–14

Gray SL, Dublin S, Yu O et al. Benzodiazepine use and risk of incident dementia or cognitive decline: prospective population based study. BMJ 2016; 352: i90

Grieb P. Neuroprotective properties of citicoline: facts, doubts and unresolved issues. CNS Drugs 2014; 28 (3): 185–193

Han VX, Patel S, Jones HF, Dale RC. Maternal immune activation and neuroinflammation in human neurodevelopmental disorders. Nat Rev Neurol 2021; 17 (9): 564–579

Haß U, Herpich C, Norman K. Anti-Inflammatory Diets and Fatigue. Nutrients 2019; 11 (10): 2315

Havervall S, Rosell A, Phillipson M et al. Symptoms and Functional Impairment Assessed 8 Months After Mild COVID-19 Among Health Care Workers. JAMA 2021; 325 (19): 2015–2016

Hogan CL, Mata J, Carstensen LL. Exercise holds immediate benefits for affect and cognition in younger and older adults. Psychol Aging 2013; 28 (2): 587–594

Huang C, Huang L, Wang Y et al. 6-month consequences of COVID-19 in patients discharged from hospital: a cohort study. Lancet 2021; 397 (10270): 220–232

Hurtado-Alvarado G, Becerril-Villanueva E, Contis-Montes de Oca A et al. The yin/yang of inflammatory status: Blood-brain barrier regulation during sleep. Brain Behav Immun 2018; 69: 154–166

Hurtado-Alvarado G, Domínguez-Salazar E, Pavon L et al. Blood-Brain Barrier Disruption Induced by Chronic Sleep Loss: Low-Grade Inflammation May Be the Link. J Immunol Res 2016; 2016: 4576012

Iverson GL, Gaetz M, Lovell MR, Collins MW. Relation between subjective fogginess and neuropsychological testing following concussion. J Int Neuropsychol Soc 2004; 10 (6): 904–906

Janiri L, Martinotti G, Tonioni F et al. Acetyl-L-carnitine in the management of pain during methadone withdrawal syndrome. Clin Neuropharmacol 2009; 32 (1): 35–40

Jonas K, Magoń W, Podolec P, Kopeć G. Triglyceride-to-High-Density Lipoprotein Cholesterol Ratio and Systemic Inflammation in Patients with Idiopathic Pulmonary Arterial Hypertension. Med Sci Monit 2019; 25: 746–753

Jong AY, Stins MF, Huang SH et al. Traversal of Candida albicans across human blood-brain barrier in vitro. Infect Immun 2001; 69 (7): 4536–4544

Juliano LM, Griffiths RR. A critical review of caffeine withdrawal: empirical validation of symptoms and signs, incidence, severity, and associated features. Psychopharmacology 2004; 176 (1): 1–29

Kang WS, Park HJ, Chung JH, Kim JW. REM sleep deprivation increases the expression of interleukin genes in mice hypothalamus. Neurosci Lett 2013; 556: 73–78

Kempton MJ, Ettinger U, Foster R et al. Dehydration affects brain structure and function in healthy adolescents. Hum Brain Mapp 2011; 32 (1): 71–79

Kennedy DO, Scholey AB, Wesnes KA. Modulation of cognition and mood following administration of single doses of Ginkgo biloba, ginseng, and a ginkgo/ginseng combination to healthy young adults. Physiol Behav 2002; 75 (5): 739–751

Kerti L, Witte AV, Winkler A eta al. Higher glucose levels associated with lower memory and reduced hippocampal microstructure. Neurology 2013; 81 (20): 1746–1752

Kilian J, Kitazawa M. The emerging risk of exposure to airpollution on cognitive decline and Alzheimer's disease-evidence from epidemiological and animal studies. Biomed 2018; 41 (3): 141–162

Kowlgi NG, Chhabra L. D-lactic acidosis: an underrecognized complication of short bowel syndrome. Gastroenterol Res Pract 2015; 2015: 476215

Kravitz HM, Katz RS. Fibrofog and fibromyalgia: a narrative review and implications for clinical practice. Rheumatol Int 2015; 35 (7): 1115–1125

Kujundžić RN, Stepanić V, Milković L et al. Curcumin and its Potential for Systemic Targeting of Inflamm-Aging and Metabolic Reprogramming in Cancer. Int J Mol Sci 2019; 20 (5): 1180

Kulkarni SK, Dhir A. An overview of curcumin in neurological disorders. Indian J Pharm Sci 2010; 72 (2): 149–154

Kuszewski JC, Wong RHX, Howe PRC. Can Curcumin Counteract Cognitive Decline? Clinical Trial Evidence and Rationale for Combining ω-3 Fatty Acids with Curcumin. Adv Nutr 2018; 9 (2): 105–113

Lavie L. Obstructive sleep apnoea syndrome – an oxidative stress disorder. Sleep Med Rev 2003; 7 (1): 35–51

Lee DH, Chon J, Kim Y et al. Association between vitamin D deficiency and cognitive function in the elderly Korean population: A Korean frailty and aging cohort study. Medicine 2020; 99 (8): e19293

Lee CH, Giuliani F. The Role of Inflammation in Depression and Fatigue. Front Immunol 2019; 10: 1696

Liem T, Dobler T, Puylaert M. Leitfaden viszerale Osteopathie. 3. Aufl. Elsevier: München; 2020

Liem T, Havel M. Der suprachiasmatische Nukleus und seine klinische Bedeutung. Osteop Med 2018; 19 (4): 2–16

Littlejohns TJ, Kos K, Henley WE et al. Vitamin D and dementia. J Prev Alzheimers Dis 2016; 3: 43–52

Liu YZ, Wang YX, Jiang CL. Inflammation: The Common Pathway of Stress-Related Diseases. Front Hum Neurosci 2017; 11: 316

Love S, Barber R, Wilcock GK. Increased poly(ADP-ribosyl) ation of nuclear proteins in Alzheimer's disease. Brain 1999; 122 (2): 247–253

Lynall M. Neuropsychiatric symptoms in lupus. Lupus 2018; 27: 18–20

Maddock J, Zhou A, Cavadino A et al. Vitamin D and cognitive function: A Mendelian randomisation study. Sci Rep 2017; 7 (1): 13230

Magnon V, Vallet GT, Auxiette C. Sedentary Behavior at Work and Cognitive Functioning: A Systematic Review. Front Public Health 2018; 6: 239

Maher BA, Ahmed IAM, Karloukovski V et al. Magnetite pollution nanoparticles in the human brain. Proc Natl Acad Sci USA 2016; 113 (39): 10797–10801

Malouf R, Grimley Evans J. Folic acid with or without vitamin B_{12} for the prevention and treatment of healthy elderly and demented people. Cochrane Database Syst Rev 2008; 4: CD004514

Malouf R, Grimley Evans J. The effect of vitamin B6 on cognition. Cochrane Database Syst Rev 2003; 4: CD004393

Mandolesi L, Polverino A, Montuori S et al. Effects of Physical Exercise on Cognitive Functioning and Wellbeing: Biological and Psychological Benefits. Front Psychol 2018; 9: 509

Mangano NG, Clementi G, Costantino G et al. Effect of acetyl-L-carnitine on ethanol consumption and alcohol abstinence syndrome in rats. Drugs Exp Clin Res 2000; 26 (1): 7–12

Manzo C, Martinez-Suarez E, Kechida M et al. Cognitive Function in Primary Sjögren's Syndrome: A Systematic Review. Brain Sci 2019; 9 (4): 85

Mapstone M, Gross TJ, Macciardi F et al. Metabolic correlates of prevalent mild cognitive impairment and Alzheimer's disease in adults with Down syndrome. Alzheimers Dement 2020; 12 (1): e12028

Marek-Józefowicz L, Jaracz M, Placek W et al. Cognitive impairment in patients with severe psoriasis. Postepy Dermatol Alergol 2017; 34 (2): 120–125

Martinotti G, Reina D, Di Nicola M et al. Acetyl-L-carnitine for alcohol craving and relapse prevention in anhedonic alcoholics: a randomized, double-blind, placebo-controlled pilot trial. Alcohol Alcohol 2010; 45 (5): 449–455

Massudi H, Grant R, Braidy N et al. Age-associated changes in oxidative stress and NAD+ metabolism in human tissue. PLoS One 2012; 7 (7): e42357

Macpherson H, Teo WP, Schneider LA, Smith AE. A Life-Long Approach to Physical Activity for Brain Health. Front Aging Neurosci 2017; 9: 147

McCleery J, Abraham RP, Denton DA et al. Vitamin and mineral supplementation for preventing dementia or delaying cognitive decline in people with mild cognitive impairment. Cochrane Database Syst Rev 2018; 11 (11): CD011905

McGlade E, Agoston AM, DiMuzio J et al. The Effect of Citicoline Supplementation on Motor Speed and Attention in Adolescent Males. J Atten Disord 2019; 23 (2): 121–134

Mondelli V, Vernon AC, Turkheimer F et al. Brain microglia in psychiatric disorders. Lancet Psychiatry 2017; 4 (7): 563–572

Moore AR, O'Keeffe ST. Drug-induced cognitive impairment in the elderly. Drugs Aging 1999; 15 (1): 15–28

Moretti R, Morelli ME, Caruso P. Vitamin D in neurological diseases: a rationale for a pathogenic impact. Int J Mol Sci 2018; 19: 2245

Moura DS, Sultan S, Georgin-Lavialle S et al. Evidence for cognitive impairment in mastocytosis: prevalence, features and correlations to depression. PLoS One 2012; 7 (6): e39468

Mullington JM, Simpson NS, Meier-Ewert HK, Haack M. Sleep loss and inflammation. Best Pract Res Clin Endocrinol Metab 2010; 24 (5): 775–784

Natelson BH. Brain dysfunction as one cause of CFS symptoms including difficulty with attention and concentration. Front Physiol 2013; 4: 109

Nguyen LD, Ehrlich BE. Cellular mechanisms and treatments for chemobrain: insight from aging and neurodegenerative diseases. EMBO Mol Med 2020; 12 (6): e12075

Niederhofer H. Association of attention-deficit/hyperactivity disorder and celiac disease: a brief report. Prim Care Companion CNS Disord 2011; 13 (3): PCC.10br01104

Nyengaard JR, Ido Y, Kilo C, Williamson JR. Interactions between hyperglycemia and hypoxia: implications for diabetic retinopathy. Diabetes 2004; 53 (11): 2931–2938

Oberdörster G, Sharp Z, Atudorei V et al. Translocation of inhaled ultrafine particles to the brain. Inhal Toxicol 2004; 16 (6–7): 437–445

Obrenovich MEM. Leaky Gut, Leaky Brain? Microorganisms 2018; 6 (4): 107

Ocon AJ. Caught in the thickness of brain fog: exploring the cognitive symptoms of Chronic Fatigue Syndrome. Front Physiol 2013; 4: 63

Ocon AJ, Messer ZR, Medow MS, Stewart JM. Increasing orthostatic stress impairs neurocognitive functioning in chronic fatigue syndrome with postural tachycardia syndrome. Clin Sci 2012; 122 (5): 227–238

Ogino Y, Kakeda T, Nakamura K, Saito S. Dehydration enhances pain-evoked activation in the human brain compared with rehydration. Anesth Analg 2014; 118 (6): 1317–1325

Parker MJ, Greenwood KM, Jackson M, Crowe SF. Persistence of cognitive effects after withdrawal from long-term benzodiazepine use: a meta-analysis. Arch Clin Neuropsychol 2004; 19 (3): 437–454

Pavlov VA, Wang H, Czura CJ et al. The cholinergic anti-inflammatory pathway: a missing link in neuroimmunomodulation. Mol Med 2003; 9 (5–8): 125–134

Perry C, Pick M, Bdolach N et al. Endurance exercise diverts the balance between Th17 cells and regulatory T cells. PLoS One 2013; 8 (10): e74722

Pertab JL, Merkley TL, Cramond AJ et al. Concussion and the autonomic nervous system: An introduction to the field and the results of a systematic review. NeuroRehabilitation 2018; 42 (4): 397–427

Quigley EMM, Pot B, Sanders ME. 'Brain Fogginess' and D-Lactic Acidosis: Probiotics Are Not the Cause. Clin Transl Gastroenterol 2018; 9 (9): 187

Rao SSC, Rehman A, Yu S, Andino NM. Brain fogginess, gas and bloating: a link between SIBO, probiotics and metabolic acidosis. Clin Transl Gastroenterol 2018a; 9 (6): 162

Rao SSC, Yu S, Tetangco EP, Yan Y. Probiotics can Cause D-Lactic Acidosis and Brain Fogginess: Reply to Quigley et al. Clin Transl Gastroenterol 2018b; 9 (11): 207

Reynolds GK, Lewis DP, Richardson AM, Lidbury BA. Comorbidity of postural orthostatic tachycardia syndrome and chronic fatigue syndrome in an Australian cohort. J Intern Med 2014; 275 (4): 409–417

Rodriguez-Ayllon M, Cadenas-Sánchez C, Estévez-López F et al. Role of Physical Activity and Sedentary Behavior in the Mental Health of Preschoolers, Children and Adolescents: A Systematic Review and Meta-Analysis. Sports Med 2019; 49 (9): 1383–1410

Ross AJ, Medow MS, Rowe PC, Stewart JM. What is brain fog? An evaluation of the symptom in postural tachycardia syndrome. Clin Auton Res 2013; 23 (6): 305–311

Russell N, Jennings S, Jennings B et al. The mastocytosis society survey on mast cell disorders: part 2-patient clinical experiences and beyond. J Allergy Clin Immunol Pract 2019; 7 (4): 1157–1165

Rutjes AW, Denton DA, Di Nisio M et al. Vitamin and mineral supplementation for maintaining cognitive function in cognitively healthy people in mid and late life. Cochrane Database Syst Rev 2018; 12 (12): CD011906

Sabir MS, Haussler MR, Mallick S et al. Optimal vitamin D spurs serotonin: 1,25-dihydroxyvitamin D represses serotonin reuptake transport (SERT) and degradation (MAO-A) gene expression in cultured rat serotonergic neuronal cell lines. Genes Nutr 2018; 13: 19

Sachdeva S, Puri AS, Kumar A et al. Brain Fogginess and SIBO: A Link or Just a Mirage? Clin Transl Gastroenterol 2018; 9 (9): 184

Samuels MH. Psychiatric and cognitive manifestations of hypothyroidism. Curr Opin Endocrinol Diabetes Obes 2014; 21 (5): 377–383

Sarker MR, Franks SF. Efficacy of curcumin for age-associated cognitive decline: a narrative review of preclinical and clinical studies. Geroscience 2018; 40 (2): 73–95

Schiavone S, Jaquet V, Trabace L, Krause KH. Severe life stress and oxidative stress in the brain: from animal models to human pathology. Antioxid Redox Signal 2013; 18 (12): 1475–1490

Schmidt S. Brain Fog: Does Air Pollution Make Us Less Productive? [published correction appears in Environ Health Perspect 2019; 127 (6): 69003]. Environ Health Perspect 2019; 127 (5): 52001

Secades JJ. Citicoline: pharmacological and clinical review, 2010 update. Rev Neurol 2011; 52 (Suppl 2): S1–S62

Segal BM, Pogatchnik B, Holker E et al. Primary Sjogren's syndrome: cognitive symptoms, mood, and cognitive performance. Acta Neurol Scand 2012; 125 (4): 272–278

Shanks L, Jason LA, Evans M, Brown A. Cognitive impairments associated with CFS and POTS. Front Physiol 2013; 4: 113

Shi M, Mody CH. Fungal Infection in the Brain: What We Learned from Intravital Imaging. Front Immunol 2016; 7: 292

Shojaie M, Ghanbari F, Shojaie N. Intermittent fasting could ameliorate cognitive function against distress by regulation of inflammatory response pathway. J Adv Res 2017; 8 (6): 697–701

Stewart SA. The effects of benzodiazepines on cognition. J Clin Psychiatry 2005; 66 (Suppl 2): 9–13

Talarowska M, Bobińska K, Zajączkowska M et al. Impact of oxidative/nitrosative stress and inflammation on cognitive functions in patients with recurrent depressive disorders. Med Sci Monit 2014; 20: 110–115

Terra R, Alves PJ, Gonçalves da Silva SA et al. Exercise improves the Th1 response by modulating cytokine and NO production in BALB/c mice. Int J Sports Med 2013; 34 (7): 661–666

Tetangco EP, Rassameehiran S, Fiedler S et al. Mo1610 – Characterizing Symptoms of Brain Fogginess and Its Association with D-Lactic Acidosis and Sibo. Gatroenterology 2019; 156 (6): 800

Theoharides TC, Stewart JM, Hatziagelaki E, Kolaitis G. Brain 'fog', inflammation and obesity: key aspects of neuropsychiatric disorders improved by luteolin. Front Neurosci 2015; 9: 225

Theoharides TC, Tsilioni I, Ren H. Recent advances in our understanding of mast cell activation – or should it be mast cell mediator disorders? Expert Rev Clin Immunol 2019; 15 (6): 639–656

Trejo JL, Carro E, Nuñez A, Torres-Aleman I. Sedentary life impairs self-reparative processes in the brain: the role of serum insulin-like growth factor-I. Rev Neurosci 2002; 13 (4): 365–374

Trikojat K, Buske-Kirschbaum A, Plessow F et al. Memory and multitasking performance during acute allergic inflammation in seasonal allergic rhinitis. Clin Exp Allergy 2017; 47 (4): 479–487 van Langenberg DR, Yelland GW, Robinson SR et al. Cognitive impairment in Crohn's disease is associated with systemic inflammation, symptom burden and sleep disturbance. United European Gastroenterol J 2017; 5 (4): 579–587

Vella A, Farrugia G. D-lactic acidosis: pathologic consequence of saprophytism. Mayo Clin Proc 1998; 73 (5): 451–456

Vojdani A. Molecular mimicry as a mechanism for food immune reactivities and autoimmunity. Altern Ther Health Med 2015; 21 (Suppl 1): 34–45

Vojdani A, Tarash I. Cross-Reaction between Gliadin and Different Food and Tissue Antigens. Food and Nutrition Sciences 2013; 4: 20–32

Voulgaropoulou SD, van Amelsvoort TAMJ, Prickaerts J, Vingerhoets C. The effect of curcumin on cognition in Alzheimer's disease and healthy aging: A systematic review of pre-clinical and clinical studies. Brain Res 2019; 1725: 146476

Walitt B, Čeko M, Khatiwada M et al. Characterizing 'fibrofog': Subjective appraisal, objective performance, and task-related brain activity during a working memory task. Neuroimage Clin 2016; 11: 173–180

Wang H, Chen W, Li D et al. Vitamin D and chronic diseases. Aging Dis 2017; 8: 346

Wheeler MJ, Dempsey PC, Grace MS et al. Sedentary behavior as a risk factor for cognitive decline? A focus on the influence of glycemic control in brain health. Alzheimers Dement 2017; 3 (3): 291–300

White L. D-Lactic Acidosis: More Prevalent Than We Think? Practical Gastroenterology 2015: 26: 30–32

Wu Y, Du S, Johnson JL et al. Microglia and amyloid precursor protein coordinate control of transient Candida cerebritis with memory deficits. Nat Commun 2019; 10 (1): 58

Wu A, Noble EE, Tyagi E et al. Curcumin boosts DHA in the brain: Implications for the prevention of anxiety disorders. Biochim Biophys Acta 2015; 1852 (5): 951–961

Yang C, Wardenaar KJ, Bosker FJ et al. Inflammatory markers and treatment outcome in treatment resistant depression: A systematic review. J Affect Disord; 257: 640–-649

Yates T, Edwardson CL, Celis-Morales C et al. Metabolic Effects of Breaking Prolonged Sitting With Standing or Light Walking in Older South Asians and White Europeans: A Randomized Acute Study. J Gerontol A Biol Sci Med Sci 2020; 75 (1): 139–146

Yelland GW. Gluten-induced cognitive impairment ('brain fog') in coeliac disease. J Gastroenterol Hepatol 2017; 32 (Suppl 1): 90–93

KAPITEL

16

Torsten Liem

Arbeit mit Kindern und Jugendlichen

Zusammenfassung

In diesem Kapitel werden Stressreaktionen und Pathophysiologien von emotionalem Stress in der Kindheit sowie Geburtsmuster dargestellt. In diesem Kapitel dargestellte Ansätze der psychosomatischen Osteopathie umfassen palpatorische Annäherungen in der Kindheit sowie prä-, peri- und postnatale Entwicklungsdynamiken sowie assoziierte Erlebensbezüge bei der Untersuchung und Behandlung. Indikationen und Kontraindikationen zur osteopathischen Traumaarbeit bei Kindern und die Anwendung der osteopathisch bilateralen Stimulation werden dargelegt.

16.1 Grundlagen der Arbeit mit Kindern und Jugendlichen in der PSO

Kenntnisse zu **prä- und perinatalen Erlebniswelten** sind erst seit einigen Jahren rudimentär vorhanden (Janus in Liem 2013), z. B. Gefühle in Bezug zur Nabelschnur, die als „umbilikaler Affekt" bezeichnet werden (Lake 1980). Durch die Arbeiten von Stanislav Grof (1983), dem Regressionstherapeuten William Emerson (2000; 2017) u. a. hatte man sich vorsprachlichen Erfahrungen durch körpernahe Regressionen und Rückführungen angenähert. Emerson folgte beispielsweise spontanen Körperempfindungen und -gefühlen mittels szenischer Arrangements, wie etwa der Simulierung eines Geburtskanals oder eines uterinen Raums. Ab dem letzten Drittel des 20. Jahrhunderts konnten die **vorsprachlichen Erinnerungssysteme** systematischer erforscht werden (Schachter 1999). Sie sind dadurch gekennzeichnet, dass sie nicht aktiv erinnert werden können. Sie können nur mit Hilfe von Vergegenwärtigung zugänglich werden und anschließend anhand äußerer Anhaltspunkte in der Anamnese bestimmten Ereignissen zugeordnet werden. Dabei ist allerdings zu berücksichtigen, dass jeder Erinnerungsprozess gleichzeitig die Vergangenheitserfahrung überschreibt und verändert. Auch wenn die biologischen Prozesse in der Embryonal- und Fetalzeit sowie perinatal zunehmend klarer wurden, ist das Wissen um die assoziierten Erfahrungsinhalte unvollständig und fragmentarisch und zwar umso stärker, je weiter man zurückgeht.

Zur Befunderhebung und Anamnese von Stresserleben in der Kindheit wird z. B. auf den Fragebogen zu Adverse Childhood Experience verwiesen (Herzog et al. 2018) (➤ Kap. 5.10.5). Im Folgenden wird eine kurze Übersicht über die **osteopathische Annäherung** an mögliche perinatale Geburtsmuster gegeben. Die Anwendung der **manuellen bilateralen Stimulation** bei Kindern und Jugendlichen und einige wesentliche Vorbedingungen werden erläutert. Die manuelle bilaterale Stimulation ist keine Methode, die als ausschließliche Therapieform angewendet werden sollte. Ein interdisziplinäres Behandlungsteam mit Behandlungsplan und die Anwendung weiterer Verfahren sind insbesondere bei komplex traumatisierten Kindern und Jugendlichen indiziert.

Ebenso sind bei Kindern und Jugendlichen die **therapeutische Beziehung** und **Stabilitätsphase** wesentliche Vorbedingungen für die Integration und Aktualisierung traumatischer Erinnerungen. Schließlich wird durch aufmerksames Zuhören, Spiegeln, Atmung, Selbstwahrnehmung, bifokale Impulse, innere Dialoge, duales Gewahrsein und meditative

Praktiken (v. a. Achtsamkeitspraktiken) die Integration unterstützt. Dieser Ansatz verbindet eine spezifische osteopathische Palpationskompetenz mit zahlreichen Facetten der Koregulation seitens des Therapeuten, sodass während der Palpation von Schlüsselregionen die Auswirkungen der Belastung in einem ressourcenreichen Flow-Zustand verarbeitet werden. Für eine **integrative osteopathische Behandlung** gehört auch bei der Behandlung von Kindern die Integration von Erlebnisinhalten bei der Lösung somatischer Dysfunktionen dazu. Um jedoch Traumaerinnerungen zu bearbeiten, sind neben einem interdisziplinären Netzwerk auch Kompetenzen zur Beurteilung einer alterstypischen Beziehungsgestaltung sowie der biologischen und psychologischen Entwicklung wesentlich.

16.2 Stress in der Kindheit

16.2.1 Stressreaktion

Ein **Stressereignis** (➤ Abb. 16.1) aktiviert den Sympathikus, die HPA-Achse und das Renin-Angiotensin-Aldosteron-System (RAAS). Die Amygdala nimmt eine emotionale Bewertung vor. Der interfaszikuläre Teil des Nucleus raphe dorsalis produziert Serotonin. Der Hippokampus bewertet die Situation (abhängig von Serotonin, Kortisol, Adrenalin und Noradrenalin). Die Informationen aus Amygdala, Nucleus raphe dorsalis und Hippokampus konvergieren quasi im präfrontalen Kortex. Dieser evaluiert, ob dieses Ereignis eine bekannte oder unbekannte Erfahrung ist oder durch vorherige Generationen auch schon erlebt wurde.

16.2.2 Emotionaler Stress

Emotionaler Stress in der Kindheit, insbesondere in der frühen Kindheit, z. B. in Form von Missbrauch, Vernachlässigung, Verletzung oder grenzverletzenden Ereignissen, führt zu bestimmten Strategien, wobei Loyalitätsgesetze zur Anwendung kommen, um das **Überleben sicherzustellen** und die **unbedingte Liebe der Eltern** weiterhin **empfangen** zu können. Das Kind liebt seine Eltern bedingungslos.

Bis zum Alter von etwa 10–12 Jahren ist es gewissermaßen die Lebensaufgabe eines Kindes sicherzu-

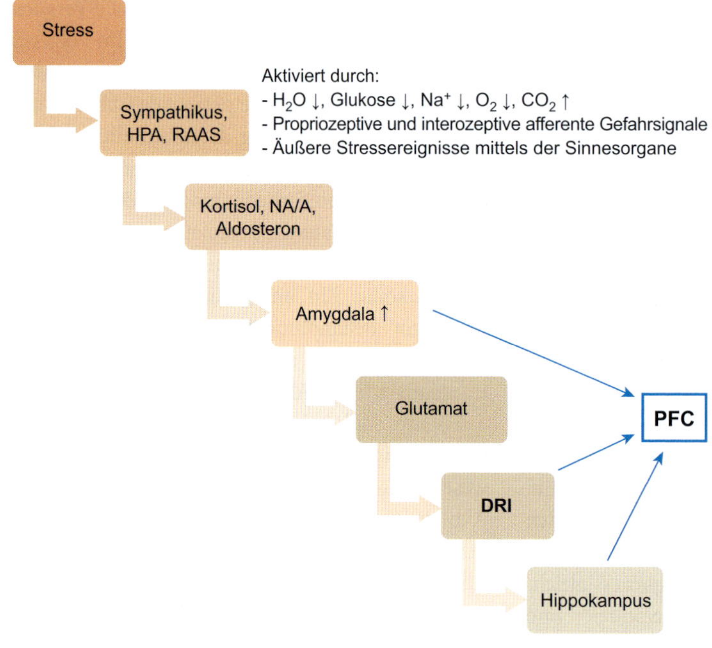

Abb. 16.1 Stressreaktion (HPA = Hypothalamus-Hypophysen-Nebennierenrinde; RAAS = Renin-Angiotensin-Aldosteron-System; NA/A = Noradrenalin/Adrenalin; DRI = interfaszikulärer Teil des Nucleus raphe dorsalis; PFC = präfrontaler Kortex) [P1143/L143]

stellen, dass die **Eltern zusammenbleiben.** Wenn Eltern sich in dieser Zeit trennen, hat es quasi seine Lebensaufgabe nicht erfüllt. Aus Sicht des Kindes bedeutet es, dass es für den von ihm erfahrenen emotionalen Stress selbst verantwortlich ist, wodurch ein verminderter Selbstwert beim Kind entstehen kann. Es kann dabei auf zweierlei Arten reagieren: mit Scham oder mit Schuld.

- **Scham** wirkt sich **Ich-dystonisch** aus, indem psychische Zustände als nicht zur eigenen Psyche gehörend wahrgenommen werden, und führt zu einer Verhaltensstrategie von **Perfektionismus.** Dieser begünstigt ein Verhalten, das darauf ausgerichtet ist, dass Eltern oder Geschwister es lieben sollen.
- **Schuld** wirkt **Ich-systonisch** (Gedanken, Impulse und Gemütsregungen werden als zu ihrem Ich gehörend erlebt) und führt zu **rebellischem Verhalten.** Eine innere Haltung als Rebell ist darauf ausgerichtet, gesehen zu werden.

Ist diese **Strategie nicht erfolgreich** – das Kind erfährt z. B. immer noch Ablehnung von den Eltern oder älteren Geschwistern und das Selbstwertgefühl ist niedrig - entstehen weitere Veränderungen. Es kommt zu einer **chronischen Suche** beispielsweise nach Wissen, Kontakt, Nähe, Leben oder Eltern, was zu neurologischen Veränderungen führt. Diese Suche ist dadurch gekennzeichnet, dass im lateralen Hypothalamus vermehrt Orexin freigesetzt wird. Im ventralen Tegmentum (Suchsystem) wird Dopamin freigesetzt und führt im Nucleus accumbens zur Aktivierung des Lustsystems mit Freisetzung von Endorphinen und Enkephalinen.

Kommt es zu einer **erfolgreichen Suche,** wird im präfrontalen Kortex das Dopamin aus dem Tegmentum mittels Cyp2D6 in Morphin umgewandelt und die Suche beendet (➤ Abb. 16.2). Ist die Suche jedoch nicht erfolgreich, wird weiter ein Mangelempfinden erlebt.

Mit zunehmender **frustraner Suche** wird immer mehr Dopamin gebildet mit der Folge einer **Dopaminresistenz** (➤ Abb. 16.3). Schließlich werden immer höhere Reize benötigt, um die Menge an Dopamin im Nucleus accumbens zu erreichen, um weiterhin eine Endorphin- und Enkephalinproduktion auszulösen. Dies kann – ähnlich wie bei chronischen Schmerzen – zu einem Reward Deficiency Syndrome führen, einer Störung, bei der das Belohnungssystem des Gehirns nicht ordnungsgemäß funktioniert. Folge kann eine Suchtkrankheit sein, bei der die „Belohnung" bzw. der Dopaminschub zwangsweise durch externe Stimulanzien erreicht wird.

Das Belohnungssystem kann schließlich nur durch **echte Lösungen** oder **Drogen** aktiviert werden. Der stärkste Dopaminreiz wird ausgelöst, wenn die bedingungslose Liebe von Eltern erfahren wird. Da aber beispielsweise die Anerkennung durch die Eltern im Erwachsenenalter kaum mehr möglich und von außen nicht zu befriedigen ist, begünstigen frühe Verletzungen Nahrungs-, Drogen-, Spiel-, Arbeits- und Sportsüchte. Ebenso sind frühe postnatale Trennungserfahrungen, z. B. bei Frühgeborenen, die lange im Inkubator lagen, oder aufgrund von intensivmedizinischen Eingriffen nach der Geburt, im Erwachsenenalter aufzulösen.

Bei einer **erfolglosen Suche** entsteht eine kontinuierliche Hochregulation des Renin-Angiotensin-Aldosteron-Systems, der Hypothalamus-Hypophysen-Nebennieren-Achse, des Sympathikus und der Amygdala. Bei chronischen Schmerzen kommt es z. B. zum Wind-Up-Phänomen. Dabei führen spinale Vorgänge zu einer zentralen Hypersensitivität oder Hyperalgesie. Eine anhaltende Schmerzverstärkung ist die Folge (➤ Abb. 16.4).

16.2.3 Intervention

Kinder etwa bis zum 12. Lebensjahr sollten bei einer Trennung bestmöglich **begleitet** werden, z. B. durch Verständnis, Raum für ihren individuellen Ausdruck und möglicherweise zusätzlich mittels **Reframing** (➤ Kap. 7.10.12) unterstützt werden. Bei Behandlungen im Jugend- oder Erwachsenenalter ist es nicht zwangsläufig nötig, diese Situationen exakt zu erinnern, sondern dass das Fühlen zugelassen wird: einerseits den Mangel zu erleben und diesen anzunehmen und gleichzeitig im therapeutischen Setting im Hier und Jetzt die Erfahrung zu machen, vollkommen geliebt zu werden und diese Qualität von innen zu erleben. Dann kann das Gehirn die Suche beenden. Diesen Prozess palpatorisch zu begleiten, ist sehr hilfreich, da dadurch ein Zugang zur vorsprachlichen Zeit gefunden werden kann und über das Gewebe afferente Verarbeitungswege über koregulatorische Ressourcen aktiviert werden können.

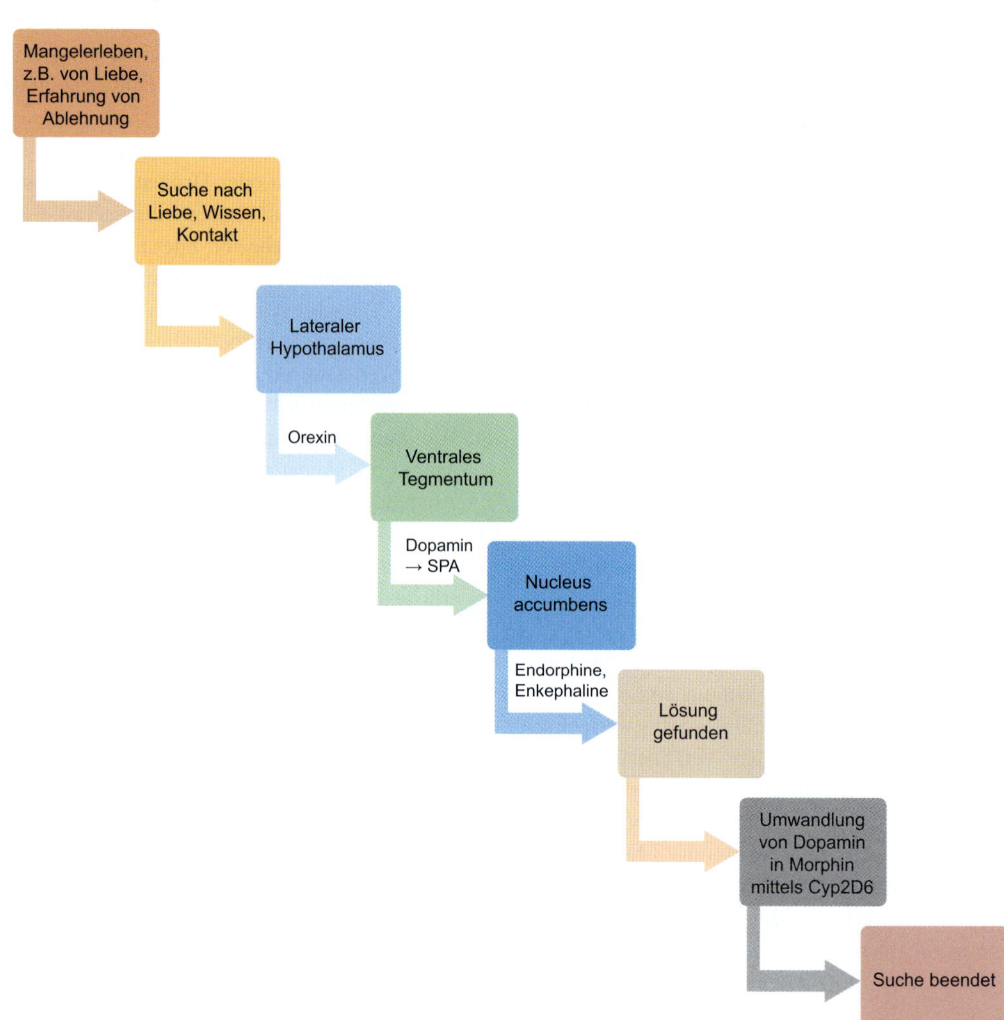

Abb. 16.2 Eine erfolgreiche Suche führt im präfrontalen Kortex zur Bildung von Morphin (SPA = spontane physische Aktivität) [P1143/L143]

16.3 Palpation bei Kindern

Stressreduzierende Berührungseffekte sind belegt. Dabei spielt die **Insula** eine zentrale Rolle (➤ Kap. 8.36). Beide Insulae zeigen eine Hemikörperpräsentation. Sie entwickelt sich in der 19. Schwangerschaftswoche, da C-Fasern bereits entwickelt sind. Am Ende des 4. Monats ist der Fetus in der Lage, das homöostatische Potenzial des Körpers zu evaluieren. Informationen der linken Insula werden dabei zur rechten Insula gereicht, sodass die rechte Insula die gesamte Information des Körpers in sich trägt.

C-Faser-Afferenzen reagieren auf schmerzhafte oder unangenehme Berührungen, Jucken sowie auf extreme Temperaturen oder chemische Reize. **C-Taktile (CT)-Fasern** hingegen reagieren auf empathische, sanfte Berührungen. Vorwärtsprojektionen von CT-Faser-Afferenzen – im Gegensatz zu Aβ-Afferenzen – münden in Hirnnetzwerke, die affektive, soziale Prozesse bearbeiten. Dass die Stimulation von CT-Faser-Afferenzen angenehme

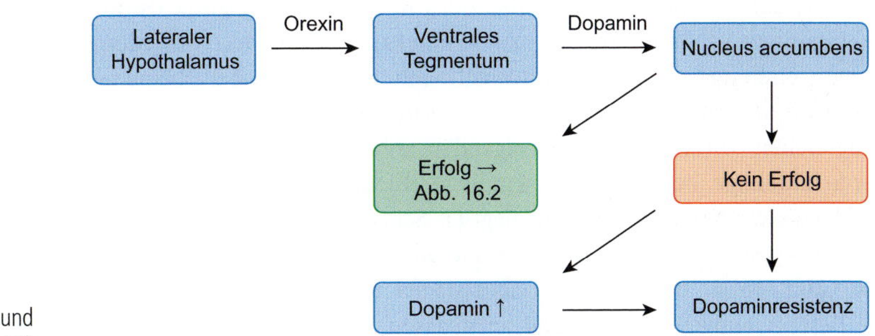

Abb. 16.3 Erfolglose Suche und Dopaminresistenz [P1143/ L143]

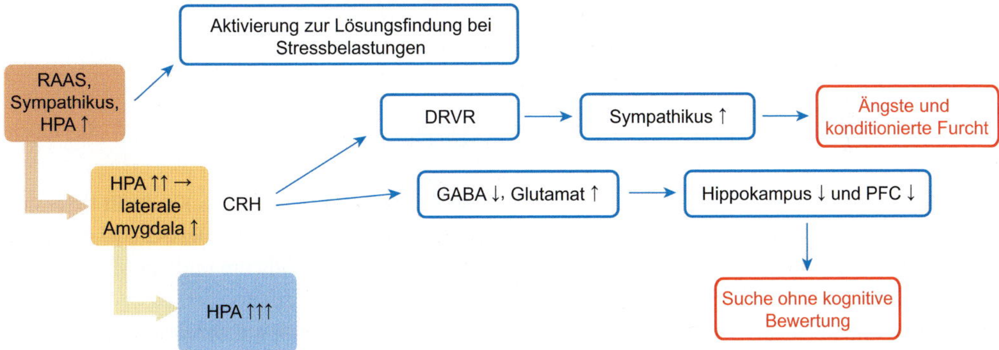

Abb. 16.4 Hochregulation, wenn keine Lösung gefunden wird (RAAS = Renin-Angiotensin-Aldosteron-System; HPA = Hypothalamus-Hypophysen-Nebennierenrinde; CRH = Corticotropin-Releasing-Hormon; DRVR = ventraler Teil der dorsalen Raphe-Kerne; PFC = präfrontaler Kortex) [P1143/L143]

Berührungsreize umfasst, hat praktische Implikationen für die osteopathische Behandlung. Insbesondere bei Kleinkindern sollte die **Berührung** ausnahmslos **sanft, angenehm und empathisch** sein, um CT-Faser-Afferenzen zu stimulieren, was zu entspannenden Körperreaktionen führt. > Abb. 8.6 verdeutlicht den neuronalen Pfad der CT-Faser-Stimulation über die Lamina 1 im Rückenmark, zu Kerngebieten des Thalamus, zur Insula und weiteren kortikalen Netzwerken.

Aβ-Rezeptoren reagieren auf leichte Berührungen, Vibrationen und Druck. Stimulationsreize werden in der Lamina III–V und in Kerngebiete des Thalamus weitergeleitet und führen zur Verarbeitung sensorisch differenzierter Reize im primären somatosensorischen, somatosensorischen, orbitofrontalen und dorsolateralen präfrontalen Kortex.

16.4 Prä- und perinatale Entwicklungsdynamiken und assoziierte Erlebensbezüge

Der Therapeut versucht, sich mit den jeweiligen Gewebefeldern und Entwicklungsdynamiken zu synchronisieren. Gleichzeitig begleitet er innere Bewusstseinsaspekte im Patienten mit Verständnis und Resonanz.

16.4.1 Befundung dysfunktionaler Geburtsmuster

Möglicherweise können traumatische Erfahrungen und dysfunktionale Geburtsmuster durch Störungen während des Geburtsprozesses entstehen. Hinweise darauf sind bestimmte Gestiken des Kindes, die mit einem erhöhten Arousal bzw. Erinnerungsweinen einhergehen, die mit Informationen zum Geburtsverlauf aus der Anamnese im Zusammenhang stehen. Diese werden im Folgenden anhand der **Schädellage,** bei welcher der kindliche **Rücken** auf der **linken Seite des Beckens** liegt (1. Schädellage) dargestellt (Carlton 2008; Appleton 2017) (➤ Abb. 16.5). Bei anderen Geburtslagen sind die Beschreibungen entsprechend anzupassen. Die Geburtslage kann in den letzten Schwangerschaftswochen sowie während der Wehen u. a. aufgrund des Kontakts zum knöchernen lumbosakralen Promontorium stärkeren Kompressionskräften ausgesetzt sein. Die **Geburtslagenseite** bezeichnet die Seite des Kindes, die der mütterlichen Wirbelsäule am nächsten ist.

Stadium 1a

Der Kopf tritt quer in den transversalen Durchmesser des Beckens ein (➤ Abb. 16.5a). Die Wehen haben schon begonnen, der Muttermund ist noch geschlossen. Es wird ein Druck auf den Kopf und v. a. auf die linke Seite des Gesichts durch das Promontorium ausgeübt, wie auch auf die Seite des Kindes (meist links), die der mütterlichen Wirbelsäule am nächsten ist.

Mögliche **Hinweise auf Belastungen** im Stadium 1a:
- Mützen werden nicht toleriert
- Scheitelbeine werden mit den Händen berührt
- Kopf wird ins Kissen gewühlt
- Scheitelbeine werden häufig während des Schlafens gedrückt
- Berührung der linken Seite mit den Händen
- Orbita ggf. stärker komprimiert
- Schädel ggf. stärker komprimiert
- Linkes Auge liegt ggf. näher an der Mittellinie und etwas tiefer
- Nase weicht von der linken Seite ab
- Die linke Schulter ist mehr zusammengezogen und/oder steht niedriger als die rechte
- Bananenform des Schädels

Stadium 1b

Die Zervix öffnet sich und das Kind tritt tiefer in das Becken ein (➤ Abb. 16.5b). Der Schädel hat Kontakt mit dem Tuber ischiadicum und der Muskulatur des Beckenbodens der Mutter.

Mögliche **Hinweise auf Belastungen** im Stadium 1b:
- Siehe Stadium 1a, von dem das Stadium 1b nicht klar zu unterscheiden ist
- Hände reiben an der linken Kopfseite von kranial nach kaudal

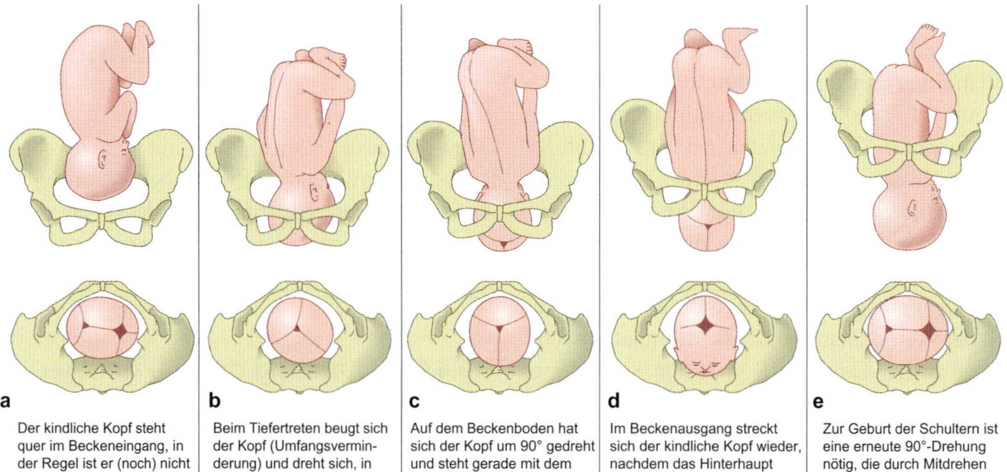

Abb. 16.5 Durchtritt des Kindes durch den Geburtskanal [L190]

Stadium 2

Der Kopf beugt sich (Kinn auf die Brust) und dreht sich um 90°, sodass das Kind zum Rücken der Mutter schaut (➤ Abb. 16.5c). Es erfolgt eine horizontale Bewegung im Mittelgesicht, quer über die Augen und die Nase, weg von der Liegeseite nach rechts. So wird Druck von der Seite auf die Augen und/oder eine anteriore/posteriore Bewegung seitlich am Kopf ausgeübt.

Mögliche **Hinweise auf Belastungen** im Stadium 2:

- Hände reiben quer über das Mittelgesicht, evtl. auch als Zickzackmuster
- Rotationsbewegung des Kopfes
- Hände führen horizontale Bewegung an den Ossa temporalia von anterior nach posterior, hin und zurück aus
- Kind zieht an seinen Ohren
- Hände drücken von links an die Nase (oder die Nase ist leicht schief)
- Linke Schulter ist nach rechts verschoben

Stadium 3a

Das Kind steckt tief auf dem Beckenboden fest.

Mögliche **Hinweise auf Belastungen** im Stadium 3a:

- Kind reibt sich beide Augen
- Hände drücken auf die Stirn oder die Nase
- Schlafen auf der Stirn

Stadium 3b

Der Kopf wird über den Damm geboren. Dabei kommt es zu einer Deflexion, die Stirn gleitet am Os sacrum entlang und die mütterliche Symphyse dient dem Hinterkopf als Anstemmpunkt (➤ Abb. 16.5d). So wird zuerst das Hinterhaupt geboren, dann folgen Vorderhaupt, Stirn, Gesicht und Kinn. Dabei wird vom Os sacrum der Mutter eine Spannung im Gesicht von kranial nach kaudal ausgeübt.

Mögliche **Hinweise auf Belastungen** im Stadium 3b:

- Hände streichen von der Stirn oder vom Mittelgesicht kaudalwärts
- Hinterkopf wird gegen Gegenstände gedrückt

Stadium 4

Wenn der Kopf geboren ist, passen die Schultern in den querovalen Beckeneingang. Zur Geburt der Schultern erfolgt eine äußere Drehung des Kopfes um 90°, damit die Schultern dann längs stehen (➤ Abb. 16.5e). Normalerweise dreht sich das Kind dafür in die ursprüngliche Stellung zurück. Alles, was unmittelbar nach der Geburt passiert, gehört zur Phase 4 und prägt unsere Erfahrung, wie wir empfangen worden sind. Große Themen dieser Phase sind eine frühzeitige Durchtrennung der Nabelschnur oder Trennung von der Mutter, z. B., wenn Neugeborene auf die Intensivstation müssen.

Mögliche **Hinweise auf Belastungen** im Stadium 4:

- Hauen auf den Bauchnabel
- Rausdrücken des Bauchs
- Treten mit den Beinen
- Dirigierende Bewegungen mit einer ruckartigen Qualität mit den Armen
- Umbilikales Wischen, d. h. die Füße reiben sich gegeneinander, als ob sie etwas abwischen wollten
- Wiederholt auftretendes festes Zusammenkrampfen einer Hand
- Umbilikales Shunting im „Sitzen" oder Liegen (eine Art rhythmisches Zusammensacken in der Zwerchfellregion), um toxische Substanzen weg vom Herz zu drücken
- Schockerleben, wenn die Nabelschnur zu schnell durchtrennt wird → erhöhte Spannung im Zwerchfell und eine Art Nabelschnur-Hustenreflex
- Metaphorische umbilikale Mundbewegungen (saugartige Bewegungen des Mundes)

Pränataler Nabelschnuraffekt

Dieser bezeichnet eine emotionale Belastung des Fetus im Zusammenhang mit dem Blut durch die Nabelvene. Dies kann hervorgerufen werden durch:

- Toxine: z. B. Zigaretten, Alkohol, Kaffee, Umweltgifte, Medikamente, Schwermetalle, Deodorants, Ernährung
- Emotionale oder neurovegetative Erregungszustände der Mutter
- Maternal Stress Syndrome („Ich bin falsch")

16

Mögliche **Hinweise** auf Nabelschnuraffekte oder assoziierte Überlebensstrategien:

- Kneifen: Kontraktion der Bauchmuskulatur mit Flexion des Fetus im 1. Trimenon
- Strecken: Rückwärtsbeuge im 3. Trimenon mit Hilfe der Beine
- Pedalieren und Dirigieren: Zirkulation negativer Affekte kann in allen Trimestern erhöht sein
- Quetschen der Nabelschnur mit den Händen (etwa 3.–4. Monate in utero)
- Umbilikales Shunting in die untere Extremität durch das Zwerchfell (evtl. auch in Hals- und Kieferregion), um Gehirn und Herz zu schützen
- Hemisphärischer Shunt, wenn das umbilikale Shunting nicht funktioniert
- Dissoziation
- Eisenmangel nach 3–6 Monaten im Vergleich zu Säuglingen, deren Nabelschnurabklemmen später stattfand (McDonald et al. 2013)
- Neuroentwicklung: bei verzögerter Nabelschnurklemmung zeigten sich verbesserte Werte im feinmotorischen und sozialen Bereich im Alter von 4 Jahren, insbesondere bei Jungen (Andersson et al. 2015)
- Bei verzögerter Nabelschnurklemmung benötigten weniger Säuglinge Transfusionen gegen Anämie, es traten weniger intraventrikuläre Blutung auf und es bestand ein geringeres Risiko für eine nekrotisierende Enterokolitis (Rabe et al. 2012)

16

16.4.2 Inspektion

Zunächst einen Kontakt und eine therapeutische Beziehung zum Kind aufbauen. Anschließend können die **Spontanbewegungen** des Kindes beobachtet werden.

Die genannten Gestiken sind für sich genommen noch kein Hinweis auf mögliche Geburtstraumata oder bestehende Belastungen aus der Zeit der Geburt. Wenn diese allerdings in **Kombination** mit einem erhöhten **Arousal** des Kindes und/oder mit einem sog. **Erinnerungsweinen** auftreten, könnten sie möglicherweise auf noch bestehende prä- und perinatale Belastungen hinweisen. Der Grad des Erinnerungsweinens und des Arousals wird von dem jeweiligen Erleben geprägt. Dieses kann von Unruhe und Angst bis zu Panik, von Ärger und Wut bis zu Zorn, von Trauer bis zu tiefer Verzweiflung reichen.

Vom **Erinnerungsweinen** sind ein **Weinen aus Not,** z. B. bei Müdigkeit, einer vollen Windel, Hunger, Frieren, und eine Art **Dissonanzweinen,** das auf Spannungen zwischen dem Säugling und den Eltern oder zwischen den Eltern hinweist, zu **unterscheiden.** Bei den zuletzt genannten Arten des Weinens zeigen sich kaum Körperausdrücke, die auf mögliche prä- oder perinatale Belastungen hinweisen.

16.4.3 Palpation von Geburtsmustern

Jede Palpation ist dadurch gekennzeichnet, in Resonanz zur palpierenden Struktur zu treten. Dennoch können verschiedene Arten der Palpation unterschieden werden:

- **Passive Palpation:** Befundet und behandelt wird ausschließlich durch Resonanz.
- **Untersuchende Palpation:** Dabei wird eine Hand in die Region geführt, auf die der Säugling mit seiner Gestik und Babysprache hinweist. Dies geschieht zunächst nur durch Annäherung an den Bereich – ohne Berührung – und anschließend durch kurze Berührung in dieser Region. Dabei können wir erkennen, ob der Säugling Zeichen von Arousal zeigt. Diese untersuchende Palpation können wir auch nutzen, um die Eltern neugierig zu machen und auf mögliche Zusammenhänge wie Geburtsmuster hinzuweisen.
- **Aktivierende Palpation:** Anschließend kann durch Berührung dieser Region die Babysprache leicht aktiviert werden, um unsere Verdachtshypothese zu bestätigen. So können wir möglicherweise sehen, wie sich bestimmte Geburtsmuster zeigen, z. B. die Reaktion des Säuglings bei einem sanften Druck auf den Kopf.

16.4.4 Behandlung dysfunktionaler Geburtsmuster

Im Folgenden wird das Vorgehen bei der Behandlung dysfunktionaler Geburtsmuster beschrieben.

- **Fokus der Wahrnehmung:** Der Therapeut richtet die Aufmerksamkeit auf sich selbst, auf das Kind, die Eltern sowie auf die Beziehungen untereinander (insbesondere Säuglinge sind noch nicht in der Lage, außerhalb von Beziehungen zu existieren) und den Raum, in dem die Beziehungen stattfinden und die Möglichkeit von Veränderungen liegt.

- **Therapeutische Beziehung:** Diese ist die Voraussetzung für jegliche Art von Intervention (➤ Kap. 3, ➤ Kap. 4).
- **Psychoedukation:** Sie ist hilfreich und notwendig für die Eltern, damit diese ein Verständnis für die Situation, die Prozesse, ihr Kind und sich selbst entwickeln können.
- **Erlaubnis:** Jede Intervention sollte vorher mit den Eltern besprochen und das Einverständnis dafür eingeholt werden. Auch dem Kind sollte diese verbal mitgeteilt werden, selbst wenn es die Inhalte nicht versteht, und nonverbal von ihm die Erlaubnis eingeholt werden.
- **Zuhören und Empathie** für die Bedürfnisse und Nöte aller Beteiligten: Dazu zählen Kind, Eltern und man selbst.
- **Tracking:** ➤ Kap. 10.3
- **Koregulation:** Diese sowohl für das Kind als auch für die Eltern anbieten (➤ Kap. 10.5.11, ➤ Kap. 7, ➤ Kap. 8).
- **Aus der Stille agieren:** Offen sein für das, was auch immer sich in diesem Moment der Behandlung offenbart.
- **In Resonanz gehen und Spiegeln:**
  - Zunächst mit der Stimme spiegeln.
  - Dann mit der Mimik spiegeln.
  - Anschließend mit der Körperbewegung und mit dem Körperausdruck das Kind spiegeln. Der Osteopath berührt bei sich selbst die Bereiche, die das Kind berührt.
  - Palpatorisch die Hände an die Körperbereiche des Kindes sanft legen, die von ihm berührt werden. Das Muster wird dadurch deutlicher aktiviert als bei der leicht aktivierenden Reaktion bei der Befundung. Möglicherweise bewegt sich der Säugling in eine Art Geburtsprozess oder drückt die Hände weg. Wichtig ist, dem Kind die Möglichkeit zu geben, die Hände des Therapeuten zu entfernen und so aus einer möglichen passiven Opfererfahrung während der Geburt aktiv zu werden.
  - Anschließend können auch die involvierten Strukturen behandelt werden:
    – Stadium 1: N. occipitalis major, N. occipitalis minor, N. auricularis magnus, N. auriculotemporalis, Os temporale, Os parietale, Anastomosen vom N. occipitalis major und N. supraorbitalis/N. supratrochlearis
    – Stadium 2: N. ophthalmicus, N. maxillaris, Orbita, Os temporale
    – Stadium 3: N. supraorbitalis, N. supratrochlearis, N. ophthalmicus, N. maxillaris, Gesichtsknochen, N. occipitalis major, Os occipitale
    – Stadium 4: Eine Hand auf den Nabel legen und sanft den Mikrobewegungen folgen: in Rotation, Lateralität, kraniokaudal, Kippung.
  - Zusätzlich können sanfte rhythmische bilaterale Ausstreichungen oder Berührungen erfolgen.

16.5 Erster Atemzug

Im Mutterleib ist der Sauerstoff- und Kohlendioxidgehalt für das Ungeborene von der Mutter abhängig. Die Lungen des Fetus sind kollabiert oder teilweise mit Fruchtwasser gefüllt. Diese Flüssigkeit wird während des Geburtsprozesses im Geburtskanal aus den Lungen gepresst. Nach der Geburt fehlt die Sauerstoffversorgung durch die Mutter. Durch die weiterhin bestehenden Kreislauf- und Stoffwechselfunktionen kommt es zu einem Anstieg des Kohlendioxidgehalts, der das Atmungszentrum der Medulla oblongata stimuliert. Außerdem wird der erste Atemzug durch eine Verminderung des Sauerstoffpartialdrucks, eine Kompression und Spannung der Nabelschnur, den Temperaturunterschied und weitere sensorische Stimuli angeregt.

Eine mögliche **Beeinträchtigung** des ersten Atemzugs kann durch Medikamente (z. B. Anästhetika), eine Aspiration von Mekonium, Frühgeburtlichkeit, einen Druck auf die Medulla oblongata durch die Rotation des Hinterkopfs während der Geburt, eine zu schnelle Geburt mit Schock, eine langandauernde und schwierige Geburt oder durch eine Nabelschnurumwicklung um den Hals entstehen. Im letzteren Fall setzt der Atemzug entweder zu früh ein oder das Kind hat Angst vor dem Atmen.

Behandlung zur Aufarbeitung eines ineffizienten 1. Atemzugs:
- Das Kind in Kontakt zum Bauch der Mutter bringen.
- Das Kind unterstützen, in den Bauch zu atmen. Die Mutter darauf hinweisen, wie sich ihr Bauch gegen den Körper des Kindes bewegt.

16.6 Traumaarbeit bei Kindern

Nur bei weiteren Kompetenzen in der Traumarbeit seitens des Therapeuten dürfen zunächst einfach und später komplex traumatisierte Kinder und Jugendliche behandelt werden. Die Arbeit mit Kindern unterscheidet sich deutlich von der Arbeit mit Erwachsenen, z. B. weil die eigenen kognitiven Koregulationen bei Kindern weniger effizient sind.

16.6.1 Indikationen

- emotional-kognitive Muster und Belastungen mit einer somatischen Dysfunktion
- Beteiligte Erlebniskomponenten bei einer somatischen Dysfunktion: belastende Erfahrungen, die mit einer somatischen Dysfunktion verbunden sind
- Dysfunktionale Geburtserfahrungen, Geburtstrauma
- Adoption, Trennung, Scheidung, Father-Absent-Syndrome
- Mobbing, Kränkungen
- Zwänge
- Starke dysfunktionale Trauer
- Impulsives Verhalten, wie starke Wutanfälle
- Albträume
- Belastungen, die mit Funktionsstörungen gekoppelt sind, wie Prüfungsangst, Tics, Enuresis nocturna, Essstörungen
- Sprechangst
- Schmerzbehandlung
- Traumatische Erinnerungen an Gewalterfahrungen, Operationen, Unfälle etc.
- Reaktionen auf schwere Belastung, Anpassungsstörungen, akute Belastungsreaktionen, PTBS

16.6.2 Kontraindikationen

Absolute Kontraindikation sind:
- Kind will nicht
- Instabiler psychischer Zustand wie akute Psychose, hirnorganische Störungen
- Komorbide Erkrankungen wie aktives Suchtverhalten und nicht-reaktive schwere Depression
- Mangelndes Sicherheitsgefühl zum Therapeuten
- Sicherer Ort kann nicht etabliert werden
- Ungeklärte dissoziative Störung

Relative Kontraindikation sind:
- Schwache Ich-Grenzen
- Ungeklärter sekundärer Krankheitsgewinn
- Keine unterstützende Elternbeziehung
- Belastungssituationen wie anstehende wichtige Prüfungen
- Manifeste Ängste
- Kein eindeutiges Signal, dass sich das Kind im therapeutischen Setting wohl und sicher fühlt
- Verminderte körperliche Belastungsfähigkeit

16.6.3 Rahmenbedingungen

Bei der Arbeit mit Kindern ist auf folgende Rahmenbedingungen zu achten:
- **Schutz vor Retraumatisierung:** Es muss gewährleistet sein, dass Vorkehrungen getroffen wurden, dass erneute Traumatisierungen nicht mehr stattfinden und diese Teil der Vergangenheit im Leben des Kindes sind. Dazu gehört auch die Entwicklung bzw. Gewährleistung eines bedrohungsfreien Umfelds. Nur dann kann eine Traumatherapie erfolgreich sein.
- **Vertrauensperson:** Es ist wesentlich, dass mindestens eine Bezugsperson für das Kind da ist. Eine stabile Beziehung zum Kind kann zum Therapeuten selbst oder zu einem interdisziplinären Therapeutenteam hergestellt werden.
- **Sicherheit und Stabilität:** Eine ressourcenreiche Beziehungsgestaltung und ein ressourcenreiches Setting während der Integrationsphase sind sicherzustellen. Die Integrationsphase ist so kurz wie möglich zu gestalten.
- **Erlaubnis, über Geheimnisse sprechen zu dürfen:** Es sollte vorab mit den Eltern geklärt werden, ob das Kind von den Familienmitglie-

dern die Erlaubnis erhalten hat, über Geheimnisse zu sprechen. Ansonsten wird das Kind bei der Therapie dem Familiensystem illoyal. Im Idealfall hat das Kind Erlaubnis vom „Täter" erhalten.
- **Beachtung des individuellen Tempos:** Einerseits reagieren Kinder oft viel schneller als Erwachsene, sodass man manchmal zweifelt, ob es tatsächlich so schnell gewirkt hat. Andererseits ist es auch möglich, dass es im Einzelfall besonders langsam geht, insbesondere wenn wenig Unterstützung seitens der Bezugspersonen möglich ist. Es ist deshalb wichtig, dem Tempo des Kindes zu folgen.

Darüber hinaus gelten alle wesentlichen Aspekte, die bei der therapeutischen Beziehung und in der Stabilitätsphase dargestellt werden (➤ Kap. 7, ➤ Kap. 8).

16.7 Osteopathische bilaterale Stimulation bei Kindern

Die bilaterale Stimulation kann in Kombination mit der Vorstellung der traumatischen Situation, dem Malen eines Bildes, mit Figuren oder Puppen durchgeführt werden. Nach erfolgter Differenzialdiagnostik, um Kontraindikationen auszuschließen, wird die manuelle bilaterale Stimulation unabhängig von der Diagnose durchgeführt.

Den **emotionalen Belastungsgrad** können Kinder mit der Hand zeigen. Sie heben die Hand so hoch über den Boden, wie es der Belastung entspricht, wobei der höchste mit der Hand erreichbare Punkt die höchste zu erreichende Belastung darstellt. Es kann auch mit einer Anzahl von 0–10 oder 0–5 weinenden und lachenden Smileys gearbeitet werden. Ab dem 10. Lebensjahr können Skalen genutzt werden.

Zur **Etablierung ressourcenreicher Zustände** können Kinder, sobald sie dazu in der Lage sind, zunächst allgemeine, relativ weit gefasste Benennungen wählen, wie „Ich bin sicher", „Es geht mir gut". Später können auch genauere Beschreibungen z. B. des sicheren Orts erstellt werden. Ebenso können altersgerechte spieltherapeutische Ressourcen eingewoben werden:

- Mit kleinen (Tier-)Figuren, Puppen oder einem Rollenspiel ressourcenreiches Verhalten und Handeln entwickeln
- Bewältigungs- und Trostgeschichten erzählen
- Helfer- und Heldenteams aus Büchern, Kino und Fernsehen für die Herausforderung etablieren; diese können auch gemalt oder geknetet werden („Wer könnte dir im Moment helfen, deinen Mut und deine Kraft wiederzufinden? Das kann ein echter Mensch sein oder jemand, den du aus Büchern, dem Fernsehen oder dem Kino kennst. Was gefällt dir an dem am besten und wie könnte er dir helfen? Stell dir den jetzt mal in deinem Kopf vor und spüre die Fähigkeit des Menschen bzw. der Figur. Stell dich jetzt hinter ihn, nimm einen tiefen Atemzug und steige in seinen Körper hinein. Kannst du seine Kraft und Qualität in deinem Körper spüren?" Es erfolgt die bilaterale Stimulation. „Erzähle mir jetzt, wie er dir helfen kann, stärker zu werden als deine schlimme Erfahrung!")

Ergänzend zur Aktualisierung einer Ressource durch bewusste Aktivitäten und Vorschläge des Therapeuten empfiehlt Wizansky (2003), die spontan im therapeutischen Kontakt auftauchenden Stärken des Kindes aufzugreifen und mittels bilateraler Stimulation zu verankern.

Bei der Etablierung von Ressourcen sind Freude und Spaß zu fördern. Bei einem Alter unter 6 Jahren sollte der sichere Ort eher für das Kind bzw. gemeinsam mit ihm etabliert werden.

Ausführung:
- Säuglinge: Den ganzen Körper sanft und langsam wechselseitig Ausstreichen oder leicht an Stellen tappen, an denen es sich für das Kind angenehm anfühlt, evtl. auch mit Summen oder Musik.
- Kleinkinder: Die manuelle Behandlung von somatischen Dysfunktionen kann durch eine bilaterale Stimulation durch sanfte Berührungen von einem Elternteil oder mittels vibratorischer Applikaturen begleitet werden. Dabei geben die Kinder das Tempo vor.
- Ab dem 10. Lebensjahr: Die manuelle Behandlung von somatischen Dysfunktionen kann durch eine bilaterale Stimulation mittels Augenbewegungen begleitet werden. Der Rhythmus wird durch sanfte Berührungen bzw. leichtes Tappen

von einem Elternteil oder mittels vibratorischer Applikaturen begleitet. Dabei geben die Kinder das Tempo vor.

- Legastheniker: Kleine elliptische Augenbewegungen ausführen.
- Hyperaktive Kinder: Augenbewegungen im Liegen mittels Laserpunkten an der Decke oder in sitzender Position zwischen zwei an der Wand markierten Punkten oder Objekten ausführen.
- Ab dem 14. Lebensjahr: Weitgehend wie bei Erwachsenen vorgehen (➤ Kap. 10.6).

Weitere Behandlungsansätze:

- Balancing des ANS (➤ Kap. 8.29)
- Inhibition osteopathischer Zentren (➤ Kap. 6.9)
- Taktile sensorische Integration (➤ Kap. 8.30)

16

LITERATUR

Andersson O, Lindquist B, Lindgren M et al. Effect of Delayed Cord Clamping on Neurodevelopment at 4 Years of Age: A Randomized Clinical Trial. JAMA Pediatr 2015; 169 (7): 631–638

Appleton M. Die Geburt aus der Perspektive des Babys. Klinische Kompetenzen, Babys und ihre Familien bei der Bewältigung von Geburtstraumata zu unterstützen. OSD, Hamburg; 2017

Carlton T. Perinatale Krafteinwirkungen auf den Schädel und ihre psychologischen Folgen. Kongress „KÖRPER/GEIST fühlen, denken, be-handeln." OSD, Berlin; 2008

Emerson W. Geburtstrauma. St. Nikolai im Sausal: Moshammer; 2017

Emerson W. Behandlung von Geburtstraumata bei Kindern und Jugendlichen. Heidelberg: Sekretariat der ISPPM; 2000

Grof S. Topographie des Unbewussten. Stuttgart: Klett-Cotta; 1983

Herzog JI, Schmahl C. Adverse Childhood Experiences and the Consequences on Neurobiological, Psychosocial, and Somatic Conditions Across the Lifespan. Front Psychiatry 2018 4; 9: 420

Lake F. Constricted Confusion. Heidelberg: Textstudio Gross; 1980

Liem T. Kraniosakrale Osteopathie. Stuttgart: Thieme; 2018

Liem T. Morphodynamik in der Osteopathie. Stuttgart: Haug; 2013

McDonald SJ, Middleton P, Dowswell T et al. Effect of timing of umbilical cord clamping of term infants on maternal and neonatal outcomes. Cochrane Database Syst Rev 2013; 2013 (7): CD004074

McGlone F, Wessberg J, Olausson H. Discriminative and affective touch: sensing and feeling. Neuron 2014; 82: 737–755

Rabe H, Diaz-Rossello JL, Duley L et al. Effect of timing of umbilical cord clamping and other strategies to influence placental transfusion at preterm birth on maternal and infant outcomes. Cochrane Database Syst Rev 2012; 8: CD003248

Schachter D. Wir sind Erinnerung. Einbek bei Hamburg: Rowohlt; 1999

Register

F

N

T

U

Rosalinda Alfaro-LeFevre

Pflegeprozess und kritisches Denken

Verlag Hans Huber

Programmbereich Pflege

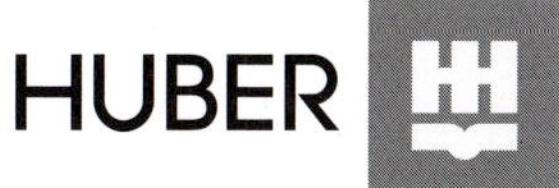

Rosalinda Alfaro-LeFevre

Pflegeprozess und kritisches Denken

Praxishandbuch zum kritischen Denken, Lösen von Problemen und Fördern von Entwicklungsmöglichkeiten

Aus dem Amerikanischen von Michael Herrmann

Deutschsprachige Ausgabe herausgegeben von Prof. Dr. Maria Müller Staub

Verlag Hans Huber

Rosalinda Alfaro-LeFevre. RN, MSN, ANEF. Vorsitzende, Teaching Smart/Learning Easy Stuart, Florida. www.AlfaroTeachSmart.com

Prof. Dr. Maria Müller Staub (dt. Hrsg.), RN, EdN, PhD, Professorin Acute Care F&E Pflege und Master of Science Pflege an der ZHAW Winterthur; muellerstaub@me.com

Lektorat: Jürgen Georg, Anita Steininger, Michael Herrmann, Silvan Schmid
Herstellung: Peter E. Wüthrich
Umschlag: Claude Borer, Basel
Titelillustration: pinx, Wiesbaden
Druckvorstufe: Claudia Wild, Konstanz
Druck und buchbinderische Verarbeitung: Hubert & Co., Göttingen
Printed in Germany

Bibliografische Information der Deutschen Nationalbibliothek
Die Deutsche Nationalbibliothek verzeichnet diese Publikation in der Deutschen Nationalbibliografie; detaillierte bibliografische Angaben sind im Internet unter http://dnb.d-nb.de abrufbar.

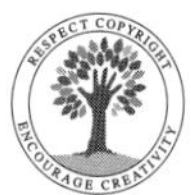

Anregungen und Zuschriften bitte an:
Verlag Hans Huber
Lektorat: Pflege
Länggass-Strasse 76
CH-3000 Bern 9
Tel: 0041 (0)31 300 4500
Fax: 0041 (0)31 300 4593
verlag@hanshuber.com
www.verlag-hanshuber.com

Das vorliegende Werk ist eine Übersetzung aus dem Amerikanischen.
Der Originaltitel lautet «Applying Nursing Process: A Tool for Critical Thinking»
von Rosalinda Alfaro-LeFevre

1. Auflage 2013

ISBN 978-3-456-85094-8

Inhaltsverzeichnis

4. Pflegeplanung 239

5. Implementierung – Pflegeintervention 287

Danksagung

Danken möchte ich meinem Ehemann Jim für seine Liebe, seine Unterstützung und seinen Sinn für Humor und Spaß. Und ich danke der übrigen Familie dafür, dass sie die ganze Zeit über hinter mir gestanden hat.

Außerdem möchte ich folgenden Personen für ihren Glauben an mich und für ihren Beitrag zu meinem persönlichen und beruflichen Wachstum danken: Louise und Nat Rochester, Heidi Laird, Terri Patterson, Ledjie Ballard, Annette Sophocles, Maria Sophocles, Melani McGuire, Carol Taylor, Terry Valiga, Ruth Hansen, Barbara Cohen, Mary Anne Rizzolo, Lynda Carpenito-Moyet, Mary Jo Boyer, John Payne, Charlie und Nancy Lindsay, Becky Resh, Diane Verity, Nancy Flynn, Lorraine Locasale, Frank und Grace Nola, Chuck und Pat Morgan, den früheren und jetzigen Pflegenden im Paoli Memorial und dem Lehrkörper des Villanova College of Nursing.

Mein besonderer Dank gilt der Abteilung für Pflegepublikationen bei Lippincott Williams & Wilkins, vor allem Jean Rodenberger, Senior Acquisitions Editor, Helen Kogut, Senior Managing Editor, Brandi Spade, Editorial Assistant, und Debra Schiff, Senior Production Editor. Ich stehe in der Schuld bei Sheba Jalaluddin von O'Donnell & Associates, die mich durch einen ehrgeizigen Zeitplan hindurch betreuten und nicht nachließen, um das Projekt im Griff zu behalten. Und schließlich möchte ich der Verkaufs- und Marketingabteilung danken, deren Bemühungen halfen, dieses Buch zu einem Bestseller zu machen.

Geleitwort zur deutschsprachigen Ausgabe

Dieses Werk ist für den deutschsprachigen Raum von größter Relevanz, weil es den Pflegeprozess und Kritisches Denken auf höchstem, wissenschaftlichem Niveau thematisiert. Die Autorin stellt den «State of the Art» des Pflegeassessments vor und leitet auf vielfältige Art und Weise dazu an, genaue Pflegediagnosen zu stellen und evidenzbasierte Pflegeinterventionen auszuwählen. Hilfsmittel zur Evaluation pflegesensibler Patientenergebnisse werden beschrieben und mit internationalen Standards verbunden. Rosalinda Alfaro-LeFevre stellt professionelle Verhaltensweisen und pflegerische Kernkompetenzen in einzigartiger Weise dar. Das Werk erscheint zum richtigen Zeitpunkt, an dem es darum geht die Eigenständigkeit der Profession fundiert zu vertreten.

Prof. Dr. Maria Müller Staub, Pflegewissenschaftlerin,
Herausgeberin der deutschsprachigen Ausgabe

Vorwort

Der Pflegeprozess – Über den Tellerrand ins Informationszeitalter

Einstein sagte einmal: «Die bedeutenden Probleme, denen wir heute gegenüberstehen, lassen sich nicht auf derselben Denkebene lösen, auf der wir standen, als wir sie geschaffen haben.» Die notwendigen umfassenden Veränderungen mit Auswirkungen auf die heutige Gesundheitsversorgung erfordern ein neues Denken. Seit mehr als 20 Jahren ist dieses Buch, von dem eine frühere Ausgabe den *Sigma Theta Tau Best Pick Award* erhielt, dasjenige, welches Studierende, Lehrende und Pflegende hilfesuchend in die Hand nehmen, wenn sie lernen möchten, wie man den Pflegeprozess in Zeiten des Wandels anwendet. Ich freue mich, Ihnen zu sagen, dass diese Ausgabe Ihnen die neuen Informationen und Instrumente an die Hand gibt, die Sie brauchen, um den Pflegeprozess einzusetzen und heutzutage «wie eine Pflegeperson zu denken».

Während wir ins Informationszeitalter voranschreiten, wo evidenzbasierte Praktiken angeordnet werden, gibt es drei Hauptgründe dafür, warum wir «im Kopf» solide im Pflegeprozess gegründet sein müssen:

1. In den **Praxisstandards der American Nurses Association (ANA)** wird betont, dass der Pflegeprozess so gut wie alle Pflegemodelle unterlegt, die Grundlage der Entscheidungsfindung bildet und als Modell für kritisches Denken dient, um Pflege auf kompetentem Niveau zu fördern [1]. Zwar gibt es auch andere nützliche Instrumente kritischen Denkens, aber der Pflegeprozess hilft Ihnen *als Erstes*, Pflegestandards zu erfüllen, und legt das Fundament, das Sie benötigen, um andere Modelle zu erlernen.

2. Die **National Council Licensure Examinations (NCLEX)** und die meisten anderen Fortbildungsexamen beruhen auf dem Pflegeprozess: Ohne die grundlegenden Regeln und Prinzipien wären Sie nicht in der Lage, sich durch diese Tests hindurchzudenken.

3. Auch wenn **elektronische Systeme zur Dokumentation und Unterstützung beim Entscheiden, die Ihnen «viel Denken abnehmen», zur Norm werden,** brauchen Sie dennoch hochentwickelte Denkfertigkeiten auf der Grundlage des Pflegeprozesses, um am Krankenbett Entscheidungen treffen zu können und «*mit* dem Computer zu denken». Computer sind wichtige Instrumente, die Ihre Fähigkeit, kritisch zu denken, verbessern können. Aber sie können nicht *für* Sie denken. Sie selbst müssen eine Menge selbstständig denken, um sicherzustellen, dass die Daten, die Sie in den Computer eingeben, sachbezogen und vollständig sind. Sie müssen unterscheiden, welche Information auf jede einzelne Situation zutrifft und daher in den Computer eingegeben werden muss. Denken Sie auch daran, dass Computer davon ausgehen, dass die Daten, welche Sie eingeben, *korrekt* sind. Damit sind an erster Stelle *Sie* der- bzw. diejenige, welche/r über die Akkuratesse aller im Folgenden vom Computer angezeigten Informationen entscheidet. Wenn Sie Computer und Standardpläne verwenden, ohne Prinzipien des kritischen Denkens und des Pflegeprozesses zu lernen, so ist das, als würde man einen Rechner verwenden, ohne zu wissen, was es bedeutet, zu addieren, zu subtrahieren, zu multiplizieren oder zu dividieren. Sie sind wie ein «Rechnerkrüppel». Nur dass Sie in diesem Falle ein «Pflegekrüppel» sind, der eine eher an der Aufgabe als am Denken orientierte Pflege gibt. Ohne das hinter dem Prozess stehende Denken zu verstehen, sind Sie außerstande, Ansätze und Vorgehensweisen sicher und effektiv individuell zu gestalten. Sie gefährden Patienten und bringen sich juristisch in Gefahr. Und da ist noch eine andere Frage: Was tun Sie, wenn der Computer abstürzt (was er sicher tun wird)?

Wer sollte dieses Buch lesen?

Dieses Buch ist etwas für Sie, wenn Sie sich mit einem der folgenden Punkte befassen müssen:

1. wenn Sie Ihr Wissen über die Anwendung des Pflegeprozesses als Instrument kritischen Denkens im Kontext aktueller ANA-Standards auffrischen müssen

2. wenn Sie in Kliniken mit «Magnetstatus» («Magnet status hospitals»), d. h. vom American Nurses Credentialing Center (ANCC) anerkannten Kliniken, die fähige MitarbeiterInnen anziehen und halten sollen,

arbeiten möchten, müssen Sie mit jeder Phase des Pflegeprozesses gründlich vertraut sein [2]

3. wenn Sie Lehrperson sind und möchten, dass alle auf dem gleichen Stand sind und Klarheit über die Beziehung zwischen Pflegeprozess und kritischem Denken herrscht
4. wenn Sie studieren und …
   - … in neuen klinischen Situationen mehr Selbstvertrauen haben und kompetenter sein möchten.
   - … Ihrer Lehrperson kritisches Denken demonstrieren möchten.
   - … wissen möchten, wie man sich durch NCLEX hindurchdenkt.

Was ist neu?

Sie bekommen neue Informationen …

- … über die erhöhten Verantwortlichkeiten Pflegender in Bezug auf medizinische Diagnosen, Pflegediagnosen, Fehlerprävention, Frühwarnsysteme und das Aktivieren der Befehlskette.
- … über Merkmale des Pflegeprozesses, die kritisches Denken fördern (d. h. darüber, was Sie *tun* müssen, um den Pflegeprozess als Instrument kritischen Denkens einzusetzen).
- … darüber, wie Sie Ihr Denken nach Prioritäten ordnen und Prioritäten rasch einschätzen, um größere Probleme des Patienten *frühzeitig* zu erkennen und zu verhindern.
- … darüber, wie Sie eine Kultur der Sicherheit entwickeln und wie sich Kompetenzen des Institute of Medicine auf Ihre Fähigkeit, eine sichere und effektive Pflegeperson zu sein, auswirken.
- … über Indikatoren evidenzbasierten kritischen Denkens: Verhaltensweisen, die kritisches Denken fördern, werden für jede Phase des Pflegeprozesses formuliert.
- … über die Rolle Pflegender beim Koordinieren und Delegieren von Pflege.
- … über die Bedeutung einer aktiven statt passiven Kommunikation unter Anwendung der Regel des wiederholten Lesens und des Wiederholens.

- … darüber, wie man strukturierte Instrumente, wie etwa den SBAR-Ansatz («*s*ituation»/Situation, «*b*ackground»/Hintergrund, «*a*ssessment»/Assessment, «*r*ecommendation»/Empfehlung), anwendet, um die Übergabekommunikation zu verbessern.
- … darüber, was bei NCLEX in Zusammenhang mit jedem der Schritte des Pflegeprozesses zu erwarten ist.
- … darüber, wie die Verlagerung vom «Diagnostizieren und Behandeln» zum «Vorhersagen, Verhindern, Managen und Fördern» von Pflegenden fordert, proaktiv zu sein, indem sie sich auf das Erkennen von Risikofaktoren, das Screening auf übliche Gesundheitsstörungen und das Vorhersagen potenzieller Komplikationen sowie das Behandeln anstehender Probleme konzentrieren.
- … wie man bildlich zuordnendes Darstellen und die Darstellung in Form von Diagrammen anwendet, um Beziehungen herauszufinden und Probleme besser zu verstehen.
- … darüber, wie man das 4-Circle-CT-Modell (S. 75) anwendet, um die eigene Fähigkeit zum kritischen Denken zu verbessern.
- … über die Notwendigkeit, gesunde Arbeits- und Lernumgebungen – einschließlich der Einigung auf einen Kodex für das Verhalten und Verpflichtungen gegenüber Patienten, Organisationen und einander gegenüber – zu entwickeln.
- … über zahlreiche neue Regeln, Instrumente und Strategien, die im gesamten Buch hervorgehoben werden.
- … über die Notwendigkeit, kooperatives Handeln, befähigte Partnerschaften, gemeinsame Entscheidungsfindung und Wohlbefinden in der Pflege zu fördern.
- … über tiefergehendes Wissen über Dokumentation und den Einsatz von Computern, von Systemen zur Unterstützung der Entscheidungsfindung und von Informatik zur Erleichterung des Pflegemanagements und der Pflegeforschung.
- … über die Auswirkungen realer und simulierter Erfahrungen auf Ihre Fähigkeit, Fertigkeiten in kritischem Denken zu entwickeln.
- … zur Bedeutung des «Vorausdenkens, des Denkens beim Handeln und des Nachdenkens über das Denken».

Neue Schulungs- und Lerninstrumente

- Zur Hilfe beim Entwickeln von Studienblättern, Präsentationen und Lehrplänen können Sie Unterrichts- bzw. Lernmaterial im Word-Format unter http://www.thePoint.lww.com bei «thePoint» herunterladen. Diese Materialien vermitteln Ihnen alle größeren Kapitelüberschriften, Lernergebnisse und direkte Links, die Sie anklicken können, um zu allen in diesem Buch genannten URLs zu gelangen.
- Unter www.AlfaroTeachSmart.com können Sie zusätzliches Informationsmaterial und weitere Instrumente herunterladen, deren Verwendung für den persönlichen Gebrauch frei ist.
- Neue Diagramme und die Anwendung von Prinzipien des Brain-based-Learning (Strategien, die Ihnen helfen, Ihr Gehirn in den Lernmodus zu bringen) machen Lernen leichter denn je.

Was bleibt erhalten?

Um ein solides Herangehen auf der Grundlage aktueller Standards sicherzustellen, wurde jedes Kapitel anhand der Anforderungen in den *Nursing Scope and Standards of Performance and Standards of Clinical Practice* evaluiert [3].

Und das gibt es außerdem:

- viele Beispiele, um den Inhalt relevant und leicht verständlich zu machen. Ziel ist es auch weiterhin, Ihnen ein knappes und präzises, fesselndes und nutzerfreundliches Buch zu geben.
- einen Abschnitt zum raschen Nachschlagen von Pflegediagnosen, der Ihnen leichten Zugang zu Informationen über häufig beobachtete Pflegediagnosen gibt, die von NANDA International zur Erprobung angenommen wurden.
- praktische Informationen über Gebrauch und Missbrauch von Standardpflegesprachen, wie etwa der der NANDA International (NANDA-I), der Pflegeinterventionsklassifikation (NIC) und der Pflegeergebnisklassifikation (NOC).

- Mehr über:
  - die Rolle Pflegender in Heimen, Gemeinden und in der interdisziplinären Praxis
  - ethische, juristische, kulturelle und spirituelle Implikationen
  - die Auswirkungen der Kostenbegrenzung und der Anforderungen von Versicherungen
  - die weitere Entwicklung der Rolle Pflegender als Diagnostizierende und Case-ManagerInnen
  - den Einsatz interdisziplinärer Versorgungspfade und Standardpläne zur Förderung kritischen Denkens
  - die Bedeutung, Kommunikationsfertigkeiten, zwischenmenschliche Fähigkeiten und technische Fertigkeiten zu erwerben, um kritisches Denken zu fördern.

Zum Gebrauch dieses Buches

Erhebliche Mühe wurde darauf verwandt, dieses Buch zu einem benutzerfreundlichen zu machen, das Ihnen hilft, sich nach eigenem Gutdünken durch den Text zu bewegen. Die folgenden Elemente fördern kritisches Denken, stärken die Lernmotivation und wurden überall integriert:

1. Jedem Kapitel stehen Lernergebnisse voran, die auf der kognitiven Ebene der Analyse verfasst wurden.
2. Dem Inhalt gehen Advance-Organizer und «Kapitelübersicht» voraus.
3. Relevante Begriffe werden im Glossar definiert und schwierigere Begriffe werden im Text durch Definition, Diskussion und Anwendung im Kontext geklärt.
4. Im gesamten Text finden sich Abbildungen, um Beziehungen herzustellen und den Text zu klären.
5. Analogien, Beispiele und Fallstudien dienen dazu, Informationen zu klären und die Relevanz des Inhalts aufzuzeigen.
6. Begründungen werden in Illustrationen hervorgehoben und bei Bedarf in andere Teile des Textes integriert.

7. Hinterfragen auf Analyseebene wird eingesetzt:
   - beim Präsentieren von Inhalten, um Neugier zu wecken und auf Wichtiges hinzuweisen
   - im Anschluss an den Inhalt (in «Übungen zum kritischen Denken»), um zentrale Punkte zu unterstreichen und Gelegenheit zu schaffen, Wissen zu testen und zu verfeinern.
8. Der Inhalt wird auf eine Weise präsentiert, dass diejenigen, welche der Struktur bedürfen, sie auch bekommen, ohne dabei diejenigen einzuschränken, die mehr kreative Freiheit brauchen.
9. «Versuchen Sie es einmal selbst»-Sitzungen werden angeboten, um Praxis zu ermöglichen, ohne Bedenken, von anderen evaluiert zu werden.
10. Am Schluss eines jeden Kapitels finden sich eine Zusammenfassung bzw. zentrale Punkte.

Weitere Inhalte und Merkmale, die aus der Vorauflage übernommen wurden, sind:

- **«Zum Nachdenken»**-Kästen («Denkfutter», um das Denken anzuregen und den Inhalt zu festigen)
- **«Stimmen»**-Kästen (Zitate von Pflegenden, die inspirierend oder ein Beispiel für bestes professionelles Handeln sind)
- **«HMO (Help Me Out)®»**-Cartoons heben den Inhalt auf humorvolle Weise hervor. HMO® beruht auf realen Erfahrungen. Wenn Sie etwas erlebt haben, das Ihrer Ansicht nach einen guten Cartoon ergäbe, wenden Sie sich bitte unter www.AlfaroTeachSmart.com an mich.
- **«Übungen zum kritischen Denken»** werden im gesamten Text hervorgehoben. Am Schluss des Buches ab Seite 441 finden Sie die Antworten.
- **«Versuchen Sie es einmal selbst»**-Übungen ermutigen Sie dazu, durch Anwendung und bedeutungsvolles Lernen tiefer gehend zu lernen. Zu diesen Übungen finden sich am Schluss des Buches keine Antworten, da sie sehr individuell zugeschnitten sind und dies zu viel Raum einnähme.

Ein Wort zu «Patient/Klient», «er/sie» und «Interessenvertreter»

Wann immer möglich, verwende ich einen fiktiven Namen oder «jemand», «Person», «KonsumentIn» oder «Individuum» statt «Patient» oder «Klient», damit wir stets daran denken, dass jeder Klient oder Patient ein Individuum mit einzigartigen Bedürfnissen, Wertvorstellungen, Wahrnehmungen und Motivationen ist. «Er» und «sie» werden synonym verwandt, um die stete Unbeholfenheit des «Er/sie» zu vermeiden. Der Begriff *Interessenvertreter* wird beim Beschreiben all derjenigen Personen verwandt, auf die es sich auswirkt, wie Pflege gegeben wird und welche Ergebnisse erzielt werden (z. B. Patienten, Familien, Leistungsanbieter und Versicherungsgesellschaften).

Anmerkungen und Anregungen willkommen

Ich freue mich dankbar über Anregungen zur Verbesserung. Oft geschehen die bedeutsamsten Änderungen auf der Grundlage von Anregungen durch Studierende und Angehörige des Lehrkörpers.

Rosalinda Alfaro-LeFevre, RN, MSN
www.AlfaroTeachSmart.com

Quellen

1. American Nurses Association. (2004). *Nursing Scope and Standards of Performance and Standards of Clinical Practice.* Washington, DC: American Nurses Publishing.
2. American Nurses Credentialing Center. (2005). *ANCC Magnet Program – Recognizing excellence in nursing services.* Silver Spring, MD: Author.
3. American Nurses Association. *Op. cit.*

1 Übersicht über den Pflegeprozess

Kapitelübersicht

In diesem Kapitel bekommen Sie einen Überblick über den Pflegeprozess und finden die Antworten auf Fragen wie: Was müssen wir wissen? Was müssen wir als Erstes tun? Und: Warum müssen wir es tun? Sie lernen, dass es fünf Hauptgründe gibt, um den Pflegeprozess zu studieren:

1. Es ist das erste Instrument, das Sie erlernen müssen, um zu beginnen, «wie eine Pflegeperson zu denken».
2. Die Standards der American Nursing Association (ANA) erfordern zwingend seine Anwendung.
3. Er liegt nahezu allen Pflegemodellen zugrunde und ist ein Instrument für kritisches Denken und zur Entscheidungsfindung.
4. Er bildet die Grundlage für die Zertifizierung von Fortbildungen und NCLEX-Examina.
5. Die *Prinzipien* des Pflegeprozesses zu verstehen ist der Schlüssel zu sicherem beruflichem Handeln in der heutigen computerbetriebenen Welt.

Um Ihnen zu helfen, das in diesem Kapitel Gelernte anzuwenden, wenn Sie sich ins klinische Setting begeben, werden Sie mit zentralen Faktoren in der heutigen Gesundheitsversorgung konfrontiert, die sich auf Ihre Rolle als Pflegeperson auswirken, darunter neue Informationen über nationale Sicherheitsziele, Ihre Verantwortlichkeiten beim Aktivieren der Befehlskette sowie Kompetenzen, die Sie entwickeln müssen, um eine sichere und effektive Pflegeperson zu sein. Indem betont wird, wie wichtig es ist, gute Kommunikationsfertigkeiten zu haben und zu wissen, wie man Partnerschaften mit Patienten, Familien und KollegInnen eingeht, hilft Ihnen dieses Kapitel zu verstehen, wie man ethische Prinzipien anwendet, um eine ergebnis- und patientenzentrierte Pflege zu geben. Und schließlich werden Sie Wissen über *Indikatoren kritischen Denkens* (Verhaltensweisen, die kritisches Denken fördern) erwerben und die Bedeutung folgender Punkte betrachten:

1. Entwickeln von Merkmalen kritischen Denkens
2. Erwerb von theoretischen Kenntnissen und Erfahrungswissen
3. Erwerb zwischenmenschlicher und technischer Fertigkeiten und
4. Bereitschaft und Fähigkeit zur Pflege.

Übungen zum kritischen Denken

- **Übung zum kritischen Denken I**
  Was ist der Pflegeprozess und warum muss ich etwas darüber lernen?
- **Übung zum kritischen Denken II**
  Kritisches Denken und die Bereitschaft und Fähigkeit, zu pflegen.

Lernziele

Nach der Lektüre dieses Kapitels sollten Sie in der Lage sein, …

- … die Beziehungen zwischen den fünf Schritten des Pflegeprozesses (*Pflegeassessment*, *Pflegediagnose*, *Pflegeplan*, *Pflegeintervention* und *Pflegeevaluation*) zu erläutern.
- … mindestens vier Vorteile der Anwendung des Pflegeprozesses zu nennen.
- … zu erläutern, wie sich Standards, Verfahrensrichtlinien, Gesetze und Ethik-Codes darauf auswirken, wie Sie den Pflegeprozess als Instrument kritischen Denkens einsetzen.

- ... zu erklären, warum Sie *Prinzipien* des Pflegeprozesses verstehen müssen, um Standardpflegepläne und elektronische Pflegepläne sicher verwenden zu können.
- ... die Beziehung zwischen dem Pflegeprozess und den Versorgungsansätzen anderer Disziplinen (z. B. Medizin und Physiotherapie) zu erörtern.
- ... die Kommunikationsfertigkeiten (Sprechen, Zuhören und Schreiben) zu entwickeln, die Sie brauchen, um effektiv mit Patienten, Familien und anderen MitarbeiterInnen (z. B. KollegInnen, Vorgesetzten, Ausbildungspersonal und Ärzten) zu kommunizieren.
- ... anzusprechen, wie sich nationale Sicherheitsziele und Kompetenzen des Institute of Medicine (IOM) darauf auswirken, ob Sie eine sichere und effektive Pflegeperson sein können.
- ... Ihre jeweiligen Verantwortlichkeiten in Bezug auf medizinische Diagnosen, Pflegediagnosen und das Aktivieren der Befehlskette zu erörtern.
- ... die Bedeutung von «*Einschätzen, Neueinschätzen, Revidieren und Dokumentieren*» und «*Vorausdenken, Denken-beim-Handeln und Reflektieren*» zu erklären.
- ... zu erörtern, wie sich reale und simulierte Erfahrungen auf Ihre Fähigkeit, kritisches Denken zu entwickeln, auswirken.
- ... zu beschreiben, was erforderlich ist, um gesunde Arbeitsplätze und Lernumfelder im Kontext einer Kultur der Sicherheit zu entwickeln.
- ... zu erklären, wie man die sieben ethischen Prinzipien in diesem Kapitel auf die Fürsprache für die Rechte des Patienten anwendet.
- ... anzusprechen, wie man die Partnerin des Patienten in die Versorgung einbezieht und gleichzeitig die Richtlinien des Health Insurance Portability and Accountability Act (HIPAA) einhält.
- ... mindestens fünf Indikatoren kritischen Denkens zu benennen, die Sie entwickeln oder verbessern möchten.
- ... das 4-Circle-CT-Modell auf Seite 75 anzuwenden, um Fertigkeiten herauszufinden, die Sie entwickeln müssen.

- … mit dem Entwickeln der für kritisches Denken nötigen zwischenmenschlichen Fertigkeiten zu beginnen.
- … zu erklären, was es erfordert, bereit und in der Lage zu sein, fürsorgliche Verhaltensweisen zu zeigen.
- … mit der Anwendung des Pflegeprozesses als Instrument kritischen Denkens in klinischen Situationen, in der Ausbildung und in Testsituationen zu beginnen.

Was ist der Pflegeprozess und warum sollten Sie ihn erlernen?

Lassen Sie uns den Pflegeprozess untersuchen: Was ist er und warum müssen Sie ihn erlernen?

Was ist der Pflegeprozess?

Der Pflegeprozess besteht aus fünf ineinander verflochtenen Schritten: ***Pflegeassessment***, ***Pflegediagnose***, ***Pflegeplan***, ***Pflegeintervention*** und ***Pflegeevaluation***.[1] Diese Schritte verlaufen eher zyklisch als linear, wie Sie in diesem Kapitel sehen werden.

Die Anwendung von Prinzipien aus jedem der fünf Schritte hilft Ihnen, …

1. … die Pflege Ihres Patienten zu strukturieren und nach Prioritäten zu ordnen.
2. … sich auf das Wichtige, nämlich den Gesundheitszustand des Patienten und seine Lebensqualität, zu konzentrieren.
3. … Denkgewohnheiten herauszubilden, die Ihnen helfen, das Selbstvertrauen und die Fertigkeiten zu erwerben, die Sie brauchen, um in klinischen, theoretischen und Testsituationen kritisch zu denken.

1 Die ANA-Standards befassen sich mit sechs Standards, wobei die *Ergebnisidentifikation* nach der *Pflegediagnose* und vor der *Pflegeplanung* steht. Im NCLEX-Examen werden – wie in diesem Buch – fünf Schritte verwandt. Wir untersuchen die *Ergebnisidentifikation* als zentralen Teil des 4. Schrittes, der *Pflegeplanung*.

Merkmale des Pflegeprozesses, die kritisches Denken fördern

Lassen Sie uns betrachten, wie die Anwendung des Pflegeprozesses kritisches Denken fördert. Denken Sie über die im Folgenden beschriebenen Merkmale nach.

Zweckgerichtet, strukturiert und systematisch. Jeder Schritt ist konzipiert, um ein bestimmtes Ziel zu erreichen. So hat beispielsweise das *Pflegeassessment* zum Ziel, die Fakten zu sammeln, die Sie benötigen, um den Gesundheitszustand festzustellen. Die *Pflegediagnose* soll diese Fakten *analysieren*, um die damit verbundenen Probleme und Risiken herauszuarbeiten. Die Schritte leiten Sie an, systematisch und strukturiert zu denken, indem Sie Ihnen vermeiden helfen, etwas Wichtiges zu übersehen.

Zweckgerichtet, strukturiert und systematisch

Humanistisch. Gründend in der Überzeugung, dass wir die einzigartigen Interessen, Werte und Bedürfnisse und die einzigartige Kultur des Patienten berücksichtigen müssen, leitet der Pflegeprozess Sie dazu an, sich ganzheitlich auf Körper, Geist und Seele zu konzentrieren. Er bringt Sie dazu, Gesundheitsstörungen *im Kontext ihrer Auswirkungen auf das Wohlbefinden und die Fähigkeit zur Unabhängigkeit* zu betrachten. Nehmen wir beispielsweise an, jemand habe eine schwere Arthritis. Sie arbeiten, um zu verstehen, wie sich dies auf seine Fähigkeit auswirkt, zu arbeiten, gewünschte Tätigkeiten auszuführen, zu schlafen und in seiner Rolle als Vater dreier kleiner Kinder zu funktionieren.

Humanistisch

Schrittweise, zyklisch und dynamisch. Trotz der spezifischen Schritte ist der Pflegeprozess eigentlich ein Zyklus. Sie beginnen mit dem Einschätzen des Patienten und nach dem fünften Schritt, der *Pflegeevaluation*, kommen Sie wieder auf das *Pflegeassessment* zurück, um festzustellen, wie der Patient auf die Pflege reagiert. Als AnfängerIn oder in unvertrauten Situationen müssen Sie strikt schrittweise arbeiten, um sicher zu sein, nichts Wichtiges auszulassen. So *schätzen* Sie beispielsweise sorgfältig *ein*, bevor Sie *diagnostizieren*. In vertrauten Situationen – und nachdem Ihnen die *Schritte* in Fleisch und Blut übergegangen sind – wenden Sie den Pflegeprozess auf dynamische Weise an. So werfen beispielsweise Pflegende auf der Intensivstation nur einen Blick auf ihren Patienten und wissen, dass etwas nicht stimmt. Rasch schauen sie auf den Monitor und prüfen Herzfrequenz und -rhythmus. Unter Umständen gehen sie blitzartig zur Phase der *Pflegeinterventionen* über, indem sie das Kopfende des Bettes instinktiv anheben oder absenken, bevor sie die *Pflegediagnose* abschließen. Gleichzeitig sprechen

Schrittweise, zyklisch und dynamisch

sie mit dem Patienten und greifen nach einem Blutdruckmessgerät, um das *Pflegeassessment* fortzusetzen.

Ergebniszentriert und kosteneffektiv

Ergebniszentriert und kosteneffektiv. Die Anwendung von Prinzipien des Pflegeprozesses hilft Ihnen, sich vorzustellen, wie man die besten Ergebnisse (Outcomes) auf effizienteste und kosteneffektivste Weise erreicht.

Proaktiv

Proaktiv. Im Pflegeprozess wird die Notwendigkeit betont, nicht nur *Probleme* zu behandeln, sondern sie auch zu verhindern, indem man sich um Risikofaktoren kümmert und zu gesundem Verhalten, wie etwa Spazierengehen und Vollatmung, anhält.

Evidenzbasiert

Evidenzbasiert. Der Pflegeprozess fordert, dass Urteile, Entscheidungen und Handlungen auf den bestmöglichen Belegen beruhen. Strenge Anforderungen an die Dokumentation stellen sicher, dass wir die Daten haben, die wir brauchen, um zu pflegen und Forschenden zu helfen, Pflegepraktiken zu untersuchen und zu verbessern.

Intuitiv und logisch

Intuitiv und logisch. Prinzipien des Pflegeprozesses bringen Sie dazu, Muster und Hinweise intuitiv zu erkennen und dann nach Belegen zu suchen, die Ihre Intuition stützen.

Reflexiv, kreativ und verbesserungsorientiert

Reflexiv, kreativ und verbesserungsorientiert. Im Pflegeprozess wird die Notwendigkeit fortlaufender Evaluation betont, die von uns fordert, kontinuierlich sowohl über die Reaktionen des Patienten (Outcomes) als auch über unser Handeln (wie wir pflegen) nachzudenken, um frühzeitig etwas korrigieren zu können. Der Pflegeprozess fordert von uns, kontinuierlich an der Verbesserung der Pflege zu arbeiten, indem er uns dazu anhält, kreativ darüber nachzudenken, wie man auf leichteren, effizienteren und kostengünstigeren Wegen bessere Resultate erhält.

▶ Anmerkung

Im gesamten Buch finden sich viele hilfreiche Internet-Adressen. Gehen Sie auf die Seite http://www.thePoint.lww.com/Alfaro7e, um Arbeitsblätter und direkte Links zu Online-Quellen und -Ressourcen zu bekommen. **Machen Sie sich auch klar, dass dieses Buch nach Prinzipien des Brain-based-Learning verfasst wurde.** Bei letzterem geht es um die Anwendung von Strategien, die Ihrem Gehirn helfen, sich auf den Lernmodus einzustellen [1, 2, 3]. Denken Sie einmal über Folgendes nach:

1. Sie lernen am besten, wenn Sie von einem Unterhaltungsstil eingenommen werden und viele Beispiele, Strategien und Übungen bekommen, um Ihnen zu helfen, mit der Anwendung des Inhalts in der «realen Welt» in Kontakt zu kommen.
2. Humor verringert den Stress und hilft Ihnen beim Lernen.

Warum soll ich den Pflegeprozess erlernen?

Der Pflegeprozess ist das erste Instrument, das Sie benötigen, um «wie eine Pflegeperson denken» zu lernen. Er vermittelt Ihnen eine strukturierte, systematische Art des Denkens über Pflege. Er liefert auch einen Standardbezugsrahmen, der eine effektive Kommunikation zwischen Pflegenden fördert. Die Praxisstandards der American Nurses Association (ANA) – für deren Einhaltung Pflegende verantwortlich sind – besagen, dass der Pflegeprozess nahezu jedem Pflegemodell zugrunde liegt, indem er ein Modell kritischen Denkens liefert und die Grundlage der Entscheidungsfindung bildet [4]. Der Pflegeprozess ist Grundlage der National Council Licensure Examination (NCLEX, www.ncsbn.org/nclex.htm) und anderer Zulassungstests, die Sie absolvieren müssen, um Ihre Zulassung als Pflegeperson und Ihre Fachbezeichnung zu erhalten. Um «Magnetstatus» als Gesundheitsorganisation, die fähige MitarbeiterInnen anzieht und bindet, zu erhalten, d.h. um vom American Nurses Credentialing Center (ANCC) anerkannt zu werden, müssen die Pflegenden der jeweiligen Gesundheitsorganisation mit jeder Phase des Pflegeprozesses sehr vertraut sein. Hauptsächlich sollten Sie sich die folgende Regel merken.

▶ Regel

Lernen Sie die hinter dem Pflegeprozess stehenden Prinzipien, um Standardpflegepläne und elektronische Pflegepläne zu verwenden. Wenn Sie nicht verstehen, welchen Zweck jeder Schritt hat, welche Beziehung zwischen den Schritten herrscht und wie jeder Schritt bewältigt wird, wäre es, als würden Sie einen Taschenrechner verwenden, ohne jemals gelernt zu haben, was es heißt, zu addieren, zu subtrahieren, zu multiplizieren oder zu dividieren. Verdeutlichen Sie das *Denken* hinter dem Pflegeprozess, um eine unabhängig denkende Person zu sein, die sicher und effektiv zu pflegen und gegenwärtige Praktiken zu verbessern vermag.

Rahmenziele der Pflege

Ein wichtiger Ausgangspunkt für die Anwendung des Pflegeprozesses besteht darin, die Rahmenziele der Pflege gut verstanden zu haben. In großem Rahmen zielen wir darauf ab, …

- … Krankheit zu verhindern und Gesundheit zu fördern, zu erhalten oder wiederherzustellen (bei einer terminalen Krankheit besteht das Ziel in einem friedvollen Tod).
- … das Gefühl von Wohlbefinden, Unabhängigkeit und Funktionsfähigkeit in erwünschten Rollen (gemäß der Definition des Patienten) zu maximieren.
- … eine kosteneffektive, effiziente Pflege zu geben, bei der auf individuelle biologische, soziale, spirituelle und kulturelle Bedürfnisse geachtet wird.
- … stetig an der Verbesserung von Patientenergebnissen, Pflegepraktiken und der Zufriedenheit der KonsumentInnen zu arbeiten.

▶ Regel

Kommunikationsfertigkeiten (zu wissen, wie man effektiv zuhört, spricht und dokumentiert) bilden die Grundlage aller Schritte des Pflegeprozesses. Ihre Fähigkeit, mit Patienten, Familien, KollegInnen und anderen Fachpersonen zu kommunizieren, macht den Unterschied zwischen kompetenter, effizienter Pflege und einer nachlässigen, unprofessionellen und fehleranfälligen Pflege aus.

Schritte des Pflegeprozesses

Es folgt eine kurze Beschreibung dessen, was Sie bei jedem Schritt des Pflegeprozesses tun:

1. **Pflegeassessment.** Sammeln und dokumentieren Sie alle Daten, die Sie brauchen, um …
   - … bestehende und potenzielle Gesundheitsstörungen vorherzusagen, zu entdecken und damit umzugehen.

- … optimale Gesundheit und Unabhängigkeit und optimales Wohlbefinden zu fördern.
- … erwartete Ergebnisse (Outcomes) zu klären.

2. **Pflegediagnose.** Analysieren Sie die Daten, ziehen Sie Schlussfolgerungen und stellen Sie fest, ob es sich dabei um Folgendes handelt:
   - eine Gefahr für die Sicherheit oder der Übertragung einer Infektion (beschäftigen Sie sich sofort damit)
   - Zeichen oder Symptome, die der Evaluation durch eine qualifiziertere Fachperson bedürfen (berichten Sie sofort darüber)
   - vorhandene oder potenzielle Gesundheitsstörungen, die pflegerisch oder medikamentös angegangen werden müssen
   - Risikofaktoren, die pflegerisch oder medikamentös angegangen werden müssen
   - Punkte, die nicht ganz klar sind und weiterer Untersuchung bedürfen
   - Lernbedarf, mit dem man sich befassen muss
   - Ressourcen und Stärken des Patienten und gesunde Verhaltensweisen
   - Gesundheitszustände, die zufriedenstellend sind, sich jedoch verbessern lassen.

▶ Regel

Sofern Sie nicht Advance Practice Nurse (APN)[2] sind, untersagen bundesstaatliche Gesetze Ihnen, selbstständig Diagnosen zu stellen. Sie sind jedoch **verantwortlich** dafür, mit hoher Priorität Zeichen und Symptome einzuschätzen und zu melden, die darauf hindeuten können, dass sich eine qualifiziertere Fachperson als Sie selbst darum kümmern muss [5]. Wenn Ihr Patient beispielsweise Zeichen und Symptome eines Myokardinfarkts (z. B. Thoraxschmerz und Kurzatmigkeit) hat, sind Sie verantwortlich dafür: 1) den Verdacht zu hegen, dass dies das Problem sein könnte, 2) zu erkennen, es hohe Priorität hat, 3) zu tun, was Sie

2 Für mehr Informationen siehe Anhang A (Die Rollen von Fachpflegepersonen).

können, um das Problem anzugehen und 4) es sofort zu melden. **Dies wird als «Aktivieren der Befehlskette» bezeichnet (Einhalten der Verfahrensweisen und Prozeduren des Hilfeholens, beharrlich sein – an den Problemen dranbleiben, bis Ihr Patient die qualifizierte Hilfe bekommt, die er braucht).**

3. **Pflegeplanung.** Klären Sie erwartete Ergebnisse (Outcomes), setzen Sie Prioritäten und legen Sie Interventionen (Pflegemaßnahmen) fest. Die Interventionen sind ausgelegt, um …
   - … Gesundheitsstörungen und Risikofaktoren zu entdecken, zu verhindern und zu managen.
   - … optimale Funktion und Unabhängigkeit und optimales Wohlbefinden zu fördern.
   - … die erwarteten Ergebnisse sicher und effizient zu erreichen.
4. **Pflegeintervention.** Umsetzen des Plans in die Tat:
   - Schätzen Sie den Patienten ein, um den aktuellen Zustand zu bestimmen. Entscheiden Sie, ob er bereit ist und ob die Interventionen noch angemessen sind.
   - Führen Sie die Interventionen (Pflegemaßnahmen) durch.
   - Schätzen Sie den Patienten erneut ein, um die Ergebnisse (Outcomes) zu bestimmen.
   - Nehmen Sie bei Bedarf sofort Veränderungen vor.
   - Dokumentieren Sie die Pflegemaßnahmen und die Reaktionen des Patienten.

▶ Regel

Denken Sie daran: «Einschätzen, Neueinschätzen, Revidieren, Dokumentieren». *Schätzen* Sie den Patienten *ein*, bevor Sie Pflegemaßnahmen durchführen. *Schätzen* Sie ihn *erneut ein*, um seine Reaktionen unmittelbar *nach* den Pflegemaßnahmen festzustellen. *Revidieren* Sie Ihr Vorgehen, soweit angezeigt. *Dokumentieren* Sie die Reaktionen des Patienten und jede Änderung, die Sie im Pflegeplan vornehmen.

5. **Pflegeevaluation.** Führen Sie ein umfassendes Assessment des Patienten durch, um zu entscheiden, ob die erwarteten Ergebnisse erreicht wurden oder neue Probleme aufgetaucht sind.
   - Entscheiden Sie, ob Sie den Plan modifizieren oder absetzen.
   - Planen Sie für ein fortlaufendes Assessment und kontinuierliche Verbesserung.

In **Tabelle 1-1** werden der Pflegeprozess und die Problemlösungsmethode[3] miteinander verglichen. Beachten Sie, wie die Problemlösungsmethode einsetzt, wenn Sie einem Problem begegnen. Der proaktive Pflegeprozess betont die Notwendigkeit eines kontinuierlichen Assessments auf Risikofaktoren (selbst wenn es kein Problem gibt).

Tabelle 1-1: Pflegeprozess versus Problemlösungsmethode

Pflegeprozess	Problemlösungsmethode
Pflegeassessment: stetes Sammeln von Daten zur Überwachung auf Nachweise von Gesundheitsstörungen und Risikofaktoren, die zu den Gesundheitsstörungen beitragen können (z. B. Rauchen)	**Auftauchen eines Problems:** Sammeln von Daten über das Problem
Pflegediagnose: Analysieren der Daten, um bestehende und potenzielle Gesundheitsstörungen, Risikofaktoren und Stärken klar zu identifizieren	**Analysieren der Daten,** um festzustellen, was genau das Problem ist
Pflegeplanung: Festlegen der gewünschten Ergebnisse (Vorteile für den Patienten, die nach der Pflege erwartet werden) und Benennen von Interventionen, um die Ergebnisse zu erzielen	**Erstellen eines Plans** mit Maßnahmen
Pflegeintervention: praktische Umsetzung des Plans und Beobachten erster Reaktionen	**Umsetzen des Plans**
Pflegeevaluation: Feststellen, wie gut die Ergebnisse erreicht wurden, und Beschließen, ob Veränderungen vorgenommen werden müssen; Suche nach Wegen, Dinge zu verbessern	**Evaluieren der Ergebnisse**

3 Im gesamten Buch bezieht sich *medizinisches Problem* auf Krankheiten oder ein Trauma, diagnostiziert durch Dienstleister der Primärversorgung: Ärzte, ArztassistentInnen (Physicians-Assistants) oder Fachpflegepersonen.

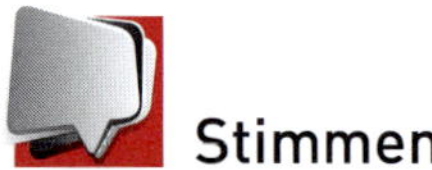

Stimmen

Warum wir zwei Hände haben
«Gott gab uns zwei Hände: eine, um anderen zu helfen, und die andere, um uns selbst zu helfen.» *Eileen Lupton, RN, BSN*

Beziehungen zwischen den Schritten des Pflegeprozesses

Die Schritte des Pflegeprozesses sind fließend und überlagern sich, wie im folgenden Abschnitt beschrieben.

Pflegeassessment und Pflegediagnose

Abbildung 1-1 zeigt das *Pflegeassessment* und die *Pflegediagnose* als einander überschneidende Schritte.

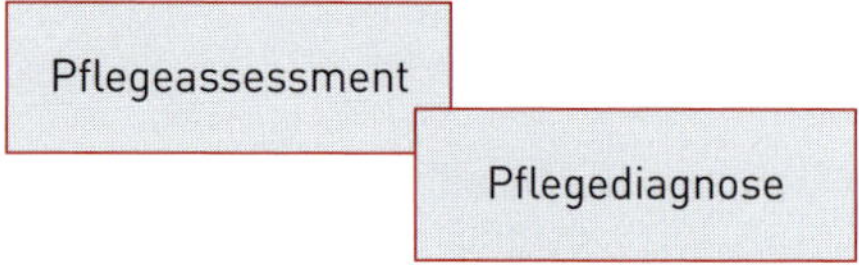

Abbildung 1-1: Pflegeassessment und Pflegediagnose

Pflegeassessment und **Pflegediagnose** sind eng miteinander verbunden und überschneiden sich aus zwei Gründen:

1. Eine akkurate Pflegediagnose hängt von einem akkuraten und vollständigen Pflegeassessment ab.
2. Schon während Sie beim *Pflegeassessment* Informationen sammeln, beginnen Sie mit dem Analysieren und Interpretieren ihrer Bedeutung, noch bevor Sie ein vollständiges «diagnostisches Bild» haben. Ein Beispiel: Sie befragen Frau König im Rahmen eines Pflegeassessments vor der Aufnahme wegen einer Operation. Sie bemerken einen Ausschlag an ihren Armen und Beinen und stellen eine Verdachtsdiagnose (Frau König hat u. U. ein Hautproblem oder eine Allergie), während Sie Ihr Pflegeassessment fokussieren, um mehr Informationen zu bekommen.

Pflegediagnose und Pflegeplanung

Abbildung 1-2 zeigt die Überschneidung von *Pflegediagnose* und *Pflegeplanung.*

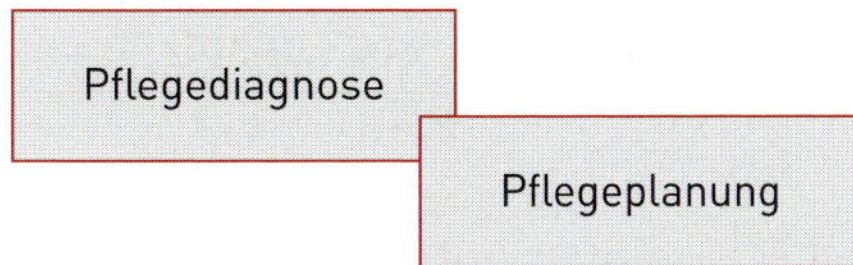

Abbildung 1-2: Pflegediagnose und Pflegeplanung

Pflegediagnose und **Pflegeplanung** sind aus mehreren Gründen miteinander verbunden:

1. Eine akkurate Pflegeplanung erfordert eine akkurate Pflegediagnose. Wenn Sie Probleme übersehen oder missverstehen, verschwenden Sie Zeit, indem Sie einen Plan zur Lösung der falschen Probleme entwickeln. Das eigentliche Problem bleibt u. U. unentdeckt und verschlimmert sich durch Vernachlässigung oder falsche Behandlung.
2. Um das gewünschte Gesamtergebnis der Pflege zu erreichen, nämlich dass die Person möglichst unabhängig zu sein vermag, müssen Sie für jedes Problem oder jede Diagnose spezifische Ergebnisse entwickeln, die gemanagt werden müssen, um die erwartete Entlassung rechtzeitig vornehmen zu können. Ist beispielsweise *Obstipation* ein größeres Problem, könnte ein Pflegeergebnis darin bestehen, dass die Person mindestens einmal täglich weichen Stuhlgang hat.
3. Die Pflegeinterventionen, die Sie bei der *Pflegeplanung* herausarbeiten, müssen ausgelegt sein, um die bei der Pflegediagnose herausgearbeiteten Probleme zu verhindern, zu lösen oder zu bearbeiten. Bei *Obstipation* beispielsweise planen Sie Pflegeinterventionen, um einen regelmäßigen Stuhlgang zu fördern (z. B. Unterweisen, dass eine adäquate Hydratation nötig ist, die Nahrung Ballaststoffe enthalten muss usw.).
4. Bisweilen müssen Sie rasch handeln und einen Maßnahmenplan implementieren, noch bevor Sie alle Probleme identifiziert haben. Sollten Sie beispielsweise auf lebensbedrohende Probleme stoßen, handeln Sie sofort. Nachdem die Situation dann wieder unter Kontrolle ist, schließen Sie die *Diagnosephase* ab, indem Sie alle Daten eingehend analysieren.

5. Wichtig ist, die Ressourcen und Stärken, die Sie bei der Pflegediagnose herausarbeiten, in den Pflegeplan zu integrieren. Wenn Sie beispielsweise erfahren, dass jemand außerstande ist, Mahlzeiten zuzubereiten, aber Verwandte hat, die bereit sind, zu helfen, so nutzen Sie diese als Ressource (z. B. indem Sie den Verwandten beibringen, ballaststoffreiche Nahrungsmittel in die Ernährung aufzunehmen).

Pflegeplanung und Pflegeintervention

Abbildung 1-3 zeigt die Überschneidung von *Pflegeplanung* und *Pflegeintervention.*

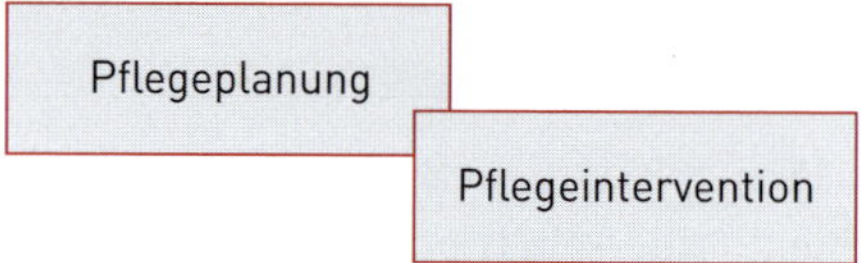

Abbildung 1-3: Pflegeplanung und Pflegeintervention

Pflegeplanung und **Pflegeintervention** sind miteinander verbunden und überschneiden sich hauptsächlich aus zwei Gründen:

1. Der Pflegeplan dient bei der *Umsetzung* als Richtschnur für die Pflegeinterventionen.
2. Bei der Umsetzung des Plans bedarf es oft der Feinabstimmung, um die erforderlichen Ergebnisse zu erzielen. Manchmal müssen Sie sogar zurückgehen und prüfen, ob Ihr Pflegeassessment und die diagnostischen Informationen korrekt sind.

Pflegeintervention und Pflegeevaluation

Abbildung 1-4 zeigt die Überschneidung von *Pflegeintervention* und *Pflegeevaluation.*

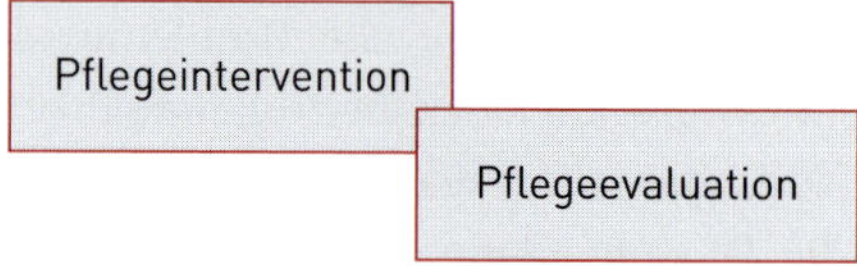

Abbildung 1-4: Pflegeintervention und Pflegeevaluation

Pflegeintervention und **Pflegeevaluation** überschneiden sich aus einem offensichtlichen Grund: Die Pflegeevaluation ist ein wichtiger Teil der Pflegeintervention. Beim Umsetzen des Pflegeplans evaluieren Sie sorgsam die Reaktionen Ihres Patienten und nehmen nach Bedarf frühzeitig Veränderungen vor.

Pflegeevaluation und die anderen Schritte des Pflegeprozesses

Abbildung 1-5 zeigt, dass es sich beim Pflegeprozess um einen *Zyklus* handelt, der mit dem Pflegeassessment beginnt, *die übrigen Schritte bis zur Pflegeevaluation durchläuft* und wieder zum *Pflegeassessment* zurückkehrt (Sie schätzen den Patienten ein, um seinen gegenwärtigen Zustand festzustellen, und evaluieren das Erreichen von Ergebnissen).

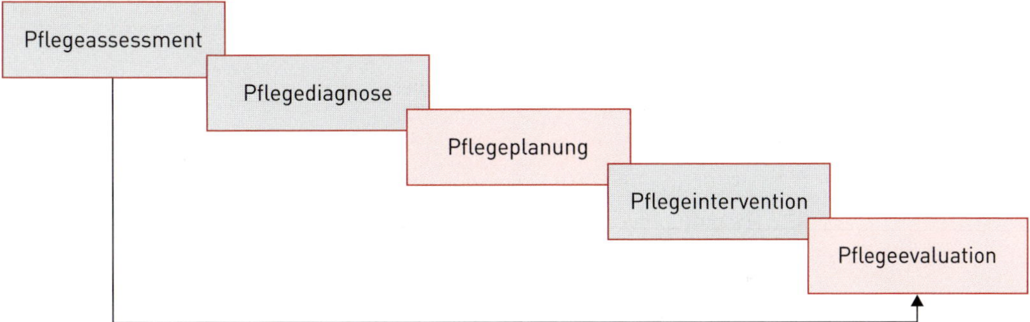

Abbildung 1-5: Der Pflegeprozess als Zyklus

Die Rasterung der Kästen *Pflegeplanung* und *Pflegeevaluation* zeigt die bedeutsame Beziehung zwischen beiden: Nehmen wir an, Ihre Pflegediagnosen seien korrekt und Ihre Pflegeergebnisse angemessen, so lautet die letzte Frage, die bei der *Pflegeevaluation* zu stellen ist: «Haben wir die Ergebnisse erreicht, die bei der *Pflegeplanung* festgelegt wurden?»

Bei einer umfassenden Evaluation geht es auch darum, zu untersuchen, was in allen übrigen Schritten geschah, wie **Abbildung 1-6** zeigt.

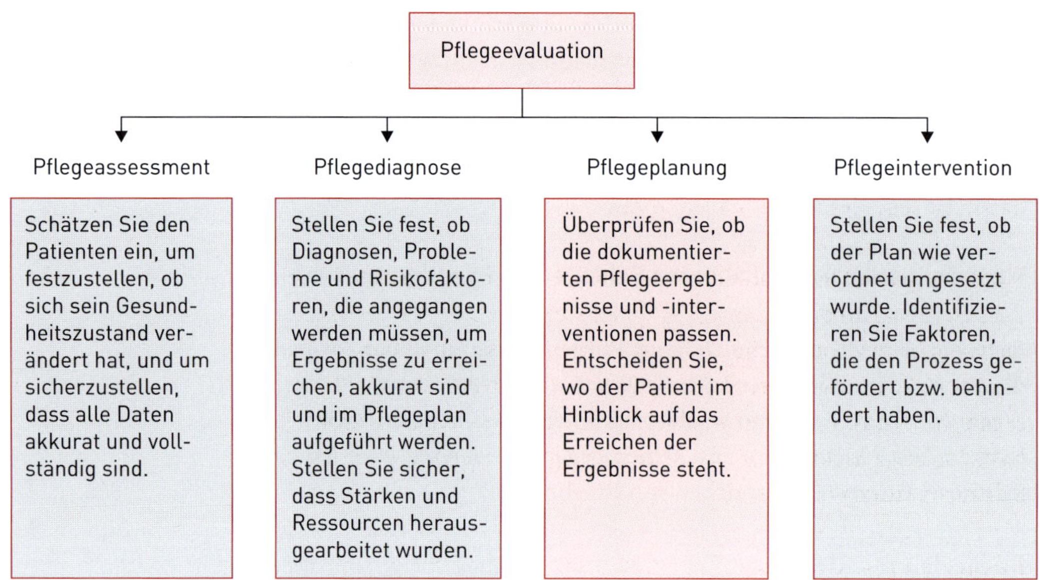

Abbildung 1-6: Umfassende Pflegeevaluation

▶ Regel

Denken Sie im klinischen Setting an die Bedeutung des Vorausdenkens, des Denkens beim Handeln und des Reflektierens [6, 7].
Vorausdenken (Seien Sie proaktiv – antizipieren Sie, was geschehen könnte und wie Sie darauf vorbereitet sein können).
Denken beim Handeln (Achten Sie darauf, was beim Handeln in Ihrem Kopf vorgeht, während Sie Informationen sammeln und kombinieren).
Reflektieren (Denken Sie über Ihr Denken nach, um zu entscheiden, was Sie aus dem Geschehenen lernen können, was Ihr Denken beeinflusst hat und was Sie beim nächsten Mal besser machen können. Dies erfordert gewöhnlich den Dialog mit anderen oder das Führen eines Tagebuchs, um Ihre Gedanken zum Ausdruck zu bringen.)

Betrachten Sie folgendes Fallbeispiel, um den Pflegeprozess besser zu verstehen.

Fallbeispiel

Pflegeassessment. Herr Martin ist 80 Jahre alt und lebt allein. Er möchte unabhängig sein und hält sein Zuhause sauber. Heute hat er jedoch eine Erkältung, ist schwach und sagt, er fühle sich sehr müde. Abgesehen davon ist sein Gesundheitszustand unverändert.

Pflegediagnose. Sie analysieren die oben genannten Daten und sehen, dass Herr Martin durch seine Müdigkeit sturzgefährdet ist. Sie erkennen, dass sein Wunsch nach Unabhängigkeit eine Stärke ist, wissen aber auch, dass er eine Schwäche sein könnte, weil er u. U. nicht um Hilfe bittet. Sie sagen ihm, dass Sie es gerne sähen, wenn er ein wenig zusätzliche Hilfe hätte, solange er krank ist, weil Sie besorgt seien, dass er durch seine Schwäche sturzgefährdet ist.

Pflegeplanung. Gemeinsam mit Herrn Martin einigen Sie sich auf folgendes Ergebnis: Herr Martin wird nicht mehr erkältet sein und die Risikofaktoren für Stürze werden abgenommen haben. Dann erstellen Sie einen Plan zur Sturzprävention, etwa indem Sie Möbel so stellen, dass sie nicht im Weg sind oder sich leicht fassen lassen, um das Gleichgewicht zu halten, indem Sie die Bedeutung adäquater Ernährung und Flüssigkeitszufuhr bei Erkältung betonen und indem Sie ihn fragen, wer vorbeikommen und für ein paar Tage aushelfen könnte. Sie planen, den Blutdruck zu überwachen, weil Sie wissen, dass niedriger Blutdruck ein Risikofaktor für Stürze ist.

Pflegeintervention. Sie überwachen Herrn Martin engmaschig, indem Sie die Vitalzeichen prüfen, die Nahrungs- und Flüssigkeitszufuhr überwachen und herausfinden, ob er am Tag Hilfe hat. Da Sie sein Verlangen nach Unabhängigkeit kennen, betonen Sie, wie wichtig es ist, Hilfe von anderen anzunehmen. Sie halten ihn dazu an, bei Kräften zu bleiben, indem er vermeidet, den ganzen Tag im Bett zu bleiben.

Pflegeevaluation. Sie schätzen Herrn Martin ein, um festzustellen, ob er noch erkältet ist und ob die Risikofaktoren für Stürze noch vorliegen. Wenn er wieder bei Kräften ist, ermutigen Sie ihn, seine gewohnte unabhängige Lebensweise fortzusetzen. Wenn nicht, schätzen Sie seinen Gesundheitszustand erneut ein und entscheiden Sie über Änderungen des Pflegeplans.

Welche Vorteile bringt die Anwendung des Pflegeprozesses?

Der Pflegeprozess ergänzt, was andere Gesundheitsfachpersonen tun, indem er sowohl die medizinischen Probleme[4] als auch die *Auswirkungen* medizinischer Probleme und deren Behandlungspläne auf das Leben von Patienten (menschliche Reaktionen) ins Auge fasst. Wenn jemand beispielsweise ein gebrochenes Bein hat, konzentriert sich der Arzt auf die Behandlung der gebrochenen Knochen und der Physiotherapeut auf die Förderung der Muskelkraft und des Gleichgewichts. Sie als Pflegeperson folgen dem medizinischen Behandlungsplan, konzentrieren sich jedoch auf die Person *als Ganzes*, beispielsweise darauf, wie man Schmerzen ganzheitlich angeht, ob Verletzungsgefahr besteht oder ob die Unversehrtheit der Haut gefährdet ist und welche Unannehmlichkeiten der Patient hat.

Dieser ganzheitliche Fokus hilft sicherzustellen, dass Interventionen auf das *Individuum* und nicht auf die Krankheit zugeschnitten sind. Können Sie sich vorstellen, wie es wäre, wenn Sie mit einer Schürfwunde am Kopf, gebrochenem Arm und Nierenprellung in eine Klinik eingeliefert würden und sich jeder nur um Ihre medizinischen Probleme kümmern würde? Können Sie sich vorstellen, wie Sie daliegen und wie täglich ein Chirurg vorbeischaut, um Ihren Kopf zu überprüfen, ein Orthopäde, der sich Ihren Arm anschaut, und ein Urologe, der Ihre Niere prüft – und niemand, der sich Gedanken darüber macht, wie es Ihnen geht, der nach Ihnen selbst fragt: Was würde Ihnen helfen, damit Sie unabhängiger sind und sich wohler fühlen?

Betrachten Sie folgendes Beispiel dafür, wie unterschiedlich ein Arzt und eine Pflegeperson die Daten desselben Patienten betrachten.

▶ Beispiel

Daten des Arztes (Krankheitsfokus): «Frau Gärtner hat Schmerzen und Schwellungen in allen Gelenken. Diagnostische Untersuchungen zeigen, dass sie rheumatoide Arthritis hat. Wir beginnen bei ihr mit einem Anti-

4 Im gesamten Buch bezieht sich *medizinisches Problem* auf Krankheiten oder ein Trauma, diagnostiziert durch Dienstleister der Primärversorgung, wie Ärzte oder Fachpflegepersonen (s. Anhang A). Der Begriff *medizinische Verordnung* bezieht sich auf Interventionen (Behandlungen), die von einem Dienstleister der Primärversorgung zur Behandlung medizinischer Probleme verordnet wurden.

phlogistikazyklus zur Behandlung der rheumatoiden Arthritis.» (Der Schwerpunkt liegt auf der Behandlung der rheumatoiden Arthritis.)

Daten der Pflegeperson (ganzheitlicher Fokus, bei dem sowohl Probleme als auch deren Auswirkungen auf die Fähigkeit unabhängigen Funktionierens betrachtet werden): «Frau Gärtner hat Schmerzen und Schwellungen in allen Gelenken, was es ihr erschwert, zu essen und sich zu kleiden. Sie sagte, es sei schwierig, sich wertvoll zu fühlen, wenn man nicht einmal selbstständig essen könne. Sie meint, sie sei deprimiert, weil sie ihre beiden kleinen Enkel nicht sehen könne. Wir müssen einen Pflegeplan erstellen, um ihr bei ihren Schmerzen zu helfen, sie beim Essen und beim An- und Auskleiden zu unterstützen, Minderwertigkeitsgefühle zu bearbeiten und für besondere Besuche mit den Enkeln sorgen. (Der Schwerpunkt liegt auf Frau Gärtner.)

Die Vorteile der Anwendung des Pflegeprozesses werden in Infobox 1-1 zusammengefasst.

In Tabelle 1-2 werden der Pflegeprozess und der medizinische Prozess miteinander verglichen.

Tabelle 1-2: Pflegeprozess und medizinischer Prozess im Vergleich

Pflegeprozess	Medizinischer Prozess
Ein breit angelegter, ganzheitlicher Ansatz, bei dem Körper, Geist und Seele eingeschätzt werden, mit dem Ziel, die Fähigkeit von Menschen, ihnen wichtige Tätigkeiten auszuführen, auf ein Höchstmaß zu steigern	Vergleichsweise enger Ansatz, der sich auf Anatomie, Physiologie und Pathophysiologie konzentriert
Betrachtet hauptsächlich, wie das Leben eines Menschen durch Störungen der Organ- und Systemfunktion *beeinträchtigt* wird (menschliche Reaktionen)	Betrachtet hauptsächlich Störungen der Organ- und Systemfunktion
Konzentriert sich auf das Maximieren von Funktion und Unabhängigkeit	Konzentriert sich auf das Behandeln von Krankheiten und Traumata
Betreut medizinische Probleme nach ärztlicher Anweisung oder nach Verfahrensvorgaben; verhindert medizinische Probleme durch proaktive Pflege	Betreut medizinische Probleme unabhängig

Infobox 1-1

Vorteile der Anwendung des Pflegeprozesses

Der Pflegeprozess ...

1. ... beschleunigt die Diagnose und Behandlung bestehender und potenzieller Gesundheitsstörungen, indem er die Inzidenz (und Dauer) von Klinikaufenthalten senkt.
2. ... fordert von Pflegenden, patientenzentrierte Pflegeergebnisse auszuweisen, bei denen erwartet wird, dass ihr Nutzen nach der Pflege am Patienten sichtbar wird.
3. ... führt zu einem kosteneffektiven Pflegeplan.
4. ... hat genaue Anforderungen an die Dokumentation, mit dem Ziel, ...
   - ... Kommunikation zu verbessern und Fehler, Unterlassungen und unnötige Wiederholungen zu vermeiden.
   - ... eine «Spur aus Papier» zu hinterlassen, die später zur Evaluation der Patientenversorgung und zu Studienzwecken ausgewertet werden kann, um die Pflege voranzubringen und die Qualität und Effizienz der Gesundheitsversorgung zu verbessern.
5. ... verhindert, dass KlinikerInnen die Bedeutung des menschlichen Faktors aus den Augen verlieren.
6. ... fördert Unabhängigkeit und Lebensqualität.
7. ... fördert Flexibilität und unabhängiges Denken.
8. ... hilft beim individuellen (und nicht nur krankheitsbezogenen) Zuschnitt von Pflegeinterventionen.
9. ... verhilft ...
   - ... Patienten und Bezugspersonen zu der Erkenntnis, dass ihr Beitrag wichtig ist, und dass Punkte der Stärke Aktivposten darstellen.
   - ... Pflegenden zu der Zufriedenheit, Ergebnisse zu bekommen.

Der Pflegeprozess im Kontext des heutigen klinischen Settings

Damit Sie wissen, was Sie erwartet, wenn Sie den Pflegeprozess «am Krankenbett» anwenden, werden in diesem Abschnitt zentrale Themen und Trends zusammengefasst, die heutzutage auf die Versorgung des Patienten einwirken. So waren wir beispielsweise früher damit beschäftigt, Pflegepläne «aus dem Nichts» zu erstellen. Heute *adaptieren* wir Standardpflegepläne, die bereits für bestimmte Zustände bzw. Erkrankungen entwickelt wurden. Um diese Veränderungen im gesamten Buch widerzuspiegeln, nähern wir uns der Anwendung des Pflegeprozesses unter zwei Perspektiven, und zwar, …

1. … wie man unter Anwendung der fünf Schritte des Pflegeassessments sowie der Pflegediagnose, -planung, -intervention und -evaluation einen von Anfang bis Ende umfassenden Pflegeplan erstellt.
2. … wie man vorhandene Pläne anpasst, um sie für das jeweils einzigartige Individuum geeignet zu machen.

Lesen Sie weiter, um ein Gefühl für andere wichtige Dinge zu bekommen, die Sie wissen müssen.

Das Institute of Medicine (IOM) umreißt Kernkompetenzen.[5] Das IOM, eine Einrichtung, die Entscheidungsträger, Fach- und Führungspersonen sowie die Öffentlichkeit mit unvoreingenommenen und evidenzbasierten Informationen versorgt, benennt fünf Kernkompetenzen, die Gesundheitsfachpersonen entwickeln müssen (siehe folgenden Kasten). Gehen Sie davon aus, dass Sie sich auf die Entwicklung dieser Kompetenzen konzentrieren müssen, um das NCLEX zu bestehen und in klinischen Settings sicher zu arbeiten.

▶ Kernkompetenzen (IOM)

Um sicher und effektiv zu funktionieren, müssen Sie lernen, …

1. **… eine patientenzentrierte Pflege zu geben:**
   - Identifizieren, respektieren und kümmern Sie sich um einzigartige Werte, Vorlieben und Bedürfnisse.
   - Kommunizieren Sie klar.
   - Unterweisen Sie Patienten.
   - Treffen Sie Entscheidungen gemeinsam.
   - Und fördern Sie Wohlbefinden, indem Sie Krankheit verhindern und gesunde Lebensweisen fördern.

5 Weitere Informationen über das IOM erhalten Sie unter http://www.iom.edu.

2. **… in interdisziplinären Teams zu arbeiten:**
   - Kooperieren Sie, kommunizieren Sie und integrieren Sie Pflege in Teams, um eine kontinuierliche und zuverlässige Versorgung sicherzustellen.
3. **… evidenzbasierte Praxis umzusetzen:**
   - Nutzen Sie die Forschung und finden Sie die bestmöglichen Belege heraus, die Ihre Vorgehensweisen unterstützen. Evidenzbasierte Forschung bedeutet mehr als das bloße «Anwenden von Forschung». Es bedeutet, die *beste Forschung, Expertenmeinungen* und *Werte des Patienten* zu integrieren, um die besten Ergebnisse zu erzielen. Darauf wird in späteren Kapiteln noch eingegangen.
   - Das IOM betont ferner, dass Sie weitestmöglich an Lern- und Forschungsaktivitäten teilnehmen können und die besten Belege finden müssen, die Ihre Vorgehensweisen unterstützen.
4. **… Qualitätsverbesserung einzusetzen:**
   - Finden Sie Fehler und Gefahrenquellen.
   - Machen Sie sich Grundprinzipien der Sicherheitskonzeption, wie Standardisierung und Vereinfachung, klar und implementieren Sie sie.
   - Konzipieren und erproben Sie Interventionen zur Veränderung von Pflegeprozessen und -systemen, um die Pflege zu verbessern.
   - Und messen Sie ständig die Pflegequalität in Bezug auf Struktur, Prozess und Ergebnisse (s. S. 340).
5. **… Informatik einzusetzen (Verwenden von Computern für das Informationsmanagement):**
   - Verschaffen Sie sich Wissen über den Einsatz von Computern für das Informationsmanagement, zur Unterstützung der Entscheidungsfindung sowie zur Senkung der Inzidenz und Auswirkungen von Fehlern.
   - Eine detaillierte Aufstellung der erforderlichen Fertigkeiten findet sich in **Infobox 1-2**.

Infobox 1-2

Verschiedene Fertigkeiten, über die eine Pflegeperson heutzutage verfügen muss

(Quelle: Zusammenstellung aus folgenden Veröffentlichungen: US Department of Labor [1992], Washington, DC: Author; *Learning a Living: A blueprint for high performance, a SCANS report for America 2000; A Vision for Nursing* [2000]; heruntergeladen am 1. September 2000 von http://nln.org/info-vision.htm)

Sie müssen in der Lage sein ...

- ... **flexibel zu sein und sich anzupassen** an verschiedene Settings und Umstände und dabei neues Wissen, neue Fertigkeiten und Perspektiven erarbeiten, die Sie brauchen, um kompetent zu praktizieren.
- ... **Probleme zu lösen sowie kritisch und kreativ zu denken** und auf die Komplexität der Klinik zu reagieren.
- ... **unabhängige und gemeinsame Entscheidungen zu fällen,** und zwar unter Berücksichtigung der Kosten und unter Einbindung des Klienten und seiner Familie als Partner.
- ... **Termine einzuhalten** und damit Verantwortlichkeit, Selbstwertgefühl, Selbstvertrauen, Selbstmanagement, Gemeinschaftsgeist und Integrität zu zeigen.
- ... **zu kooperieren** mit Fachpersonen, KollegInnen, Patienten, Familien und anderen in der Gesundheitsversorgung Tätigen durch Pflege von Kommunikation, durch zwischenmenschliche Fertigkeiten sowie durch Fertigkeiten im Gruppendenken.
- ... **ganzheitlich zu denken,** indem Sie sich um den Patienten als Ganzes kümmern, indem Sie sowohl den Krankheitsprozess als auch die Auswirkungen der Krankheit und der Begleitprobleme auf individuelle Lebensweisen berücksichtigen.
- ... **Wohlbefinden zu fördern** durch Unterweisung, Gesundheitsscreening, Abbau von Risikofaktoren und Kontrolle von Symptomen und auslösenden Faktoren.
- ... **ethische Entscheidungen zu fällen** auf der Grundlage ethischer Prinzipien.
- ... **effizient zu unterweisen und zu lernen,** indem Sie individuelle Vorlieben des Lernstils nutzen.
- ... **die verschiedenen Bedürfnisse und Werte** in verschiedenen kulturellen und ethnischen Gruppen **einzuschätzen und ihnen zu entsprechen** sowie unterschiedlichen Persönlichkeiten durch entsprechende Sensibilität entgegenzukommen.
- ... **Fürsprecher für Klient und Familie zu sein,** mit der Fähigkeit, einen Fall vorzutragen und den Bedürfnissen anderer zuzuhören, sowie mit dem Engagement, den Zugang zur Gesund-

heitsversorgung für alle Menschen – unabhängig von ihrer Zahlungsfähigkeit – zu fördern.

- ... **Menschen, die Ihnen folgen, zu führen, zu beaufsichtigen, ihnen zuzuhören und ihre Bedürfnisse zu erfassen.**
- ... **Informationen zu verwalten** und mittels Computer Akten zu strukturieren und zu führen, um beim Auswerten und Verarbeiten von Informationen zu helfen.
- ... **Technologie einzusetzen:** Wählen Sie Geräte und Instrumente aus. Warten Sie Gerätschaften und beseitigen Sie Störungen. Wenden Sie Technologie bei Aufgaben an. Und evaluieren Sie die Eignung komplexer und teurer Gerätschaften.
- ... **Ressourcen einzusetzen: Teilen Sie Zeit, Geld, Material, Raum und menschliche Ressourcen zu,** und zwar in der Entwicklung von Programmen und in der Pflege.
- ... **soziale Systeme und Organisationssysteme einzuschätzen,** die Leistungsfähigkeit und Konzeption von Systemen zu überwachen und zu korrigieren oder Systeme zu verbessern.
- ... **die Rolle kommunaler Dienste** in der Gesundheitsversorgung **zu bestimmen** und dabei im Bedarfsfall Unterstützung zu leisten.
- ... **Dienst am Kunden zu leisen,** mit einer klaren Vorstellung von dem, was Kunden wichtig ist.

Die Bedeutung der Entwicklung gesunder Arbeits- und Lernbedingungen wird betont. Führungspersonen erkennen, wie wichtig es ist, für ein respektvolles, heilendes, humanes und sicheres Klima zu sorgen. Links zu den Themen «gesunder Arbeitsplatz», «Gewalt und Verletzung», «Prävention» und zu anderen Themen finden Sie unter www.cdc.gov/.

Interessenvertreter werden in Entscheidungen einbezogen. Wir wissen, wie wichtig es ist, zentrale Interessenvertreter – diejenigen, welche am stärksten durch den Pflegeplan betroffen sind, wie z. B. Patienten, Familien, Betreuungspersonen und Kostenträger – zu integrieren, und zwar schon frühzeitig im Planungsprozess.

Das Wahren der Privatsphäre ist Gesetz. Die Privatsphäre des Patienten wird durch den Health Insurance Portability and Accountability Act (HIPAA) aus dem Jahre 1996 geschützt. Für häufige Fragen zum HIPAA und Links zu anderen hilfreichen Web-Seiten siehe http://www.hhs.gov/news/facts/privacy.html (s. Cartoon 1-1).

H.M.O. (Help Me Out)®

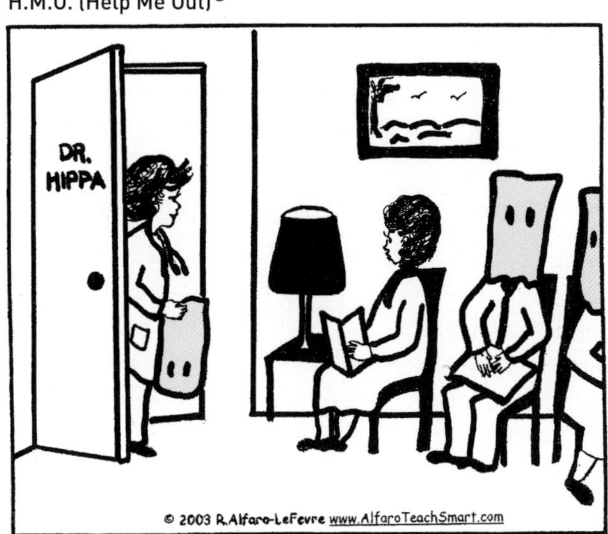

Cartoon 1-1: «Ziehen Sie sich diese Tüte über den Kopf... so wahren wir Privatsphäre.»

Partnerschaften werden gepflegt. Um gemeinsame Ziele zu sichern, sind berufliche Beziehungen sowie Beziehungen zwischen Lehrenden und Lernenden bzw. Pflegenden und Patienten in höherem Maße gleichberechtigt. Patienten werden angehalten, sich zu äußern und in der gesamten Pflege eine aktive Rolle zu spielen (Infobox 1-3).

Die Rechte des Patienten sowie dessen kulturelle und spirituelle Bedürfnisse werden berücksichtigt. Die Standards fordern, dass der Patient das Recht auf Berücksichtigung seiner kulturellen, kommunikativen und spirituellen Bedürfnisse hat. Eine Aufstellung der Patientenrechte (s. Infobox 1-4, S. 47) muss dem Klienten ausgehändigt werden. Pflegende müssen kulturelle Einflüsse, wie Überzeugungen, Wertvorstellungen und die spirituelle Orientierung einschätzen. Eine ausführliche Broschüre über die Rechte des Patienten auf Englisch und Spanisch können Sie unter http://www.jointcommission.org/PatientSafety/SpeakUp/ herunterladen.

Verschiedene Verantwortlichkeiten. Pflegende auf jeder Ebene in Kliniken, Heimen, Fachpflegeeinrichtungen, Pflegeheimen und Gemeinden sind in höherem Maße verantwortlich für Diagnose, Prävention und Betreuung verschiedener Gesundheitsstörungen. Weitere Verantwortlich-

Infobox 1-3

Erhöhen Sie die Sicherheit: Fordern Sie Ihre Patienten auf, sich dezidiert zu äußern (Improve Safety: Urge Your Patients to Speak Up®)

(Quelle: Zusammenfassung aus http://www.jointcommission.org/PatientSafety/SpeakUp)

Fordern Sie Ihre Patienten auf, aktiv, engagiert und informiert am Gesundheitsversorgungsteam teilzuhaben. Sagen Sie ihnen, dass die folgenden sieben einfachen Schritte auf Forschung beruhen, die zeigt, dass Patienten, die sich an Entscheidungen über ihre Gesundheitsversorgung beteiligen, wahrscheinlich ein besseres Ergebnis haben werden.

- **Äußern Sie sich,** wenn Sie Fragen oder Bedenken haben, und wenn Sie nicht verstehen, fragen Sie noch einmal. Es ist Ihr Körper und Sie haben das Recht, Bescheid zu wissen.
- **Achten Sie auf die Pflege, die Sie erhalten.** Stellen Sie sicher, dass Sie die richtigen Behandlungen und Medikamente von den richtigen Gesundheitsfachpersonen bekommen. Nehmen Sie nichts als gegeben hin.
- **Machen Sie sich kundig** hinsichtlich Ihrer Diagnose, der medizinischen Tests, denen Sie sich unterziehen, und Ihres Behandlungsplans.
- **Bitten Sie ein Familienmitglied oder einen Freund Ihres Vertrauens,** Ihr Fürsprecher zu sein.
- **Seien Sie informiert über Ihre Medikamente und warum Sie sie einnehmen.** Medikationsfehler sind die häufigsten Fehler in der Gesundheitsversorgung.
- **Gehen Sie** in eine Klinik, eine Ambulanz, ein Chirurgiezentrum oder eine andere Organisation der Gesundheitsversorgung, die eine rigorose Vor-Ort-Evaluation auf etablierte Qualitäts- und Sicherheitsstandards nach aktuellem Stand, wie etwa die der Joint-Commission, durchlaufen hat.
- **Beteiligen Sie sich an jeder Entscheidung** über Ihre Behandlung. Sie stehen im Mittelpunkt des Gesundheitsversorgungsteams.

keiten umfassen Primärversorgung, Patientenschulung, Gesundheitsförderung, Rehabilitation, Selbstpflege und alternative Heilmethoden. In vielen Fällen sind Pflegende verantwortlich für die Aufsicht über Pflege durch nichtlizensiertes Personal.

Die Rollen der Pflege in der kooperativen Praxis weiten sich aus. Abhängig von der Kompetenz (Wissen, Fertigkeiten und Zulassungen) und der Befugnis (dem gesetzlich und den Verfahrensrichtlinien der Einrichtung

Infobox 1-4

Patientenrechte*

Sehr geehrte Konsumentin,
sehr geehrter Konsument,

nach bundesstaatlichem Recht müssen Ihr Dienstleister bzw. Ihre Einrichtung der Gesundheitsversorgung Ihre Rechte anerkennen, während Sie medizinisch versorgt werden, und Sie müssen deren Recht respektieren, ein bestimmtes Verhalten vom Patienten zu erwarten. Ein Exemplar mit dem vollständigen Text dieses Gesetzes können Sie bei Ihrem Dienstleister bzw. Ihrer Einrichtung der Gesundheitsversorgung abfordern.

Sie haben das Recht, ...

- ... höflich und respektvoll behandelt zu werden, unter Wahrung Ihrer Würde und bei Schutz Ihres Bedürfnisses nach Privatsphäre.
- ... eine prompte und angemessene Antwort auf Fragen und Bitten zu erhalten.
- ... über Folgendes informiert zu werden:
  - den medizinischen Dienstleister und die für Ihre Pflege verantwortliche Person
  - verfügbare Unterstützungsdienste für Patienten (darunter auch ein Dolmetscher, wenn Sie Kommunikationsprobleme haben)
  - Ihre Diagnose, den geplanten Behandlungsablauf, Alternativen, Risiken und die Prognose
  - ob die Behandlung der experimentellen Forschung dient (und darüber, dass Sie Ihre Zustimmung zur Teilnahme an solch einer Forschung geben oder verweigern können).
- ... die Behandlung zu verweigern, soweit sie nicht gesetzlich vorgeschrieben ist.
- ... auf freien Zugang zu medizinischer Behandlung und medizinischen Einrichtungen, unabhängig von ethnischer Zugehörigkeit, Nationalität, Religion, Körperbehinderung oder dem Kostenträger.
- ... auf Behandlung bei jedem notfallmäßigen Zustand, der sich verschlechtert, wenn Sie keine Behandlung erhalten.
- ... jegliche Beschwerde über eine Verletzung Ihrer Rechte gemäß dem bundesstaatlichen Gesetz auf dem Weg über das Beschwerdeverfahren Ihres Gesundheitsdienstleisters und die entsprechende bundesstaatliche Zulassungsstelle zu führen.
- ... Beschwerde gegen eine Gesundheitsfachperson, eine Klinik oder ein Zentrum für ambulante Chirurgie bei der Agency for Health Care Administration einzureichen. (Hier müssen die entsprechenden Informationen darüber, wie man die Behörde des jeweiligen Bundesstaates erreicht, eingefügt werden.)

* Hier handelt es sich um ein Beispielformular und eine Zusammenfassung von Regeln. Die Rechte können je nach Bundesstaat und von Einrichtung zu Einrichtung variieren.

- ... (auf Anfrage) Folgendes zu erhalten:
  - vollständige Informationen und die notwendige Beratung über die Verfügbarkeit finanzieller Ressourcen für Ihre Versorgung
  - eine realistische Schätzung der Kosten der medizinischen Versorgung (vor der Behandlung)
  - Informationen darüber, ob Ihr Gesundheitsdienstleister bzw. die Gesundheitseinrichtung den Erstattungsbetrag von Medicare akzeptiert (vor der Behandlung).
- ... auf eine einigermaßen klare und verständliche Rechnung mit ausgewiesenen Einzelposten sowie – auf Anfrage – auf eine Erläuterung der Kosten.

Sie sind verantwortlich dafür, ...

- ... Ihrem Gesundheitsdienstleister nach bestem Wissen akkurate und vollständige Informationen über Ihre Beschwerden, Vorerkrankungen, Klinikaufenthalte, Medikamente und andere Angelegenheiten in Verbindung mit Ihrer Krankheit zu liefern.
- ... den von Ihrem Gesundheitsdienstleister empfohlenen Behandlungsplan einzuhalten.
- ... dem Gesundheitsdienstleister unerwartete Veränderungen Ihres Zustands mitzuteilen.
- ... Termine wahrzunehmen und Ihren Gesundheitsdienstleister oder Ihre Gesundheitseinrichtung zu benachrichtigen, wenn Sie aus irgendeinem Grund verhindert sein sollten.
- ... sicherzustellen, dass die finanziellen Verpflichtungen infolge Ihrer Gesundheitsversorgung möglichst rasch beglichen werden.
- ... die Regeln und Bestimmungen Ihres Gesundheitsdienstleisters bzw. Ihrer Gesundheitseinrichtung hinsichtlich des Verhaltens von Patienten einzuhalten.

entsprechend Zugelassenen) diagnostizieren und betreuen Pflegende zunehmend Probleme, die früher im Bereich der Medizin lagen. So behandeln beispielsweise Pflegende auf Intensivstationen Hypertonie, dekompensierte Herzinsuffizienz und zahlreiche weitere Störungen unter Anwendung klar definierter klinischer Verfahrensregeln. Es besteht zunehmend Nachfrage nach Fachpflegepersonen («advanced practice nurses», APNs), die auf Promotionsniveau ausgebildet sind und über spezielle Fertigkeiten verfügen, um Rollen in Klinik, Ausbildung/Schulung, Forschung und Management zu übernehmen (s. Anhang A).

Die Überwachungsrolle wird hervorgehoben. Es wird betont, wie wichtig es ist, zur Überwachung von Zeichen und Symptomen erfahrene Pflegende vor Ort zu haben, um potenzielle Komplikationen frühzeitig zu entdecken, zu verhindern und zu behandeln. Patienten zufolge bedeutet Fürsorgen, geschickt und wachsam zu sein und ihren Zustand engmaschig zu überwachen.

Pflegende müssen ihren Wert beweisen. Behördliche Anforderungen besagen, dass Pflegende sowohl dem Konsumenten als auch ihrem Arbeitgeber gegenüber ihren Wert beweisen müssen, indem sie ihre Wirkung auf Patientenergebnisse zeigen (z.B. wie sie Gesundheit und Unabhängigkeit fördern oder Gesundheitskosten senken). Da Einrichtungen der Gesundheitsversorgung Kosten senken, indem sie nichtlizensiertes Personal einstellen, stehen Pflegende vor der Herausforderung, neue Bezugsrahmen für die Evaluation zu entwickeln und zu zeigen, welche Auswirkungen sie auf die Versorgung des Patienten und die Zufriedenheit des Konsumenten haben (Infobox 1-5).

Infobox 1-5

Fördern der Konsumentenzufriedenheit

Berücksichtigen Sie folgende Punkte, um die Zufriedenheit des Konsumenten zu fördern:

- **Schweregrad der Symptome:** Verschlechterung oder Besserung von Symptomen hinsichtlich der Häufigkeit, Dauer und Intensität.
- **Funktionsgrad:** Fähigkeit zu Aktivitäten des tägliche Lebens (Auswirkungen auf die physische, psychosoziale und kognitive Funktion).
- **Therapeutische Allianz:** Ausmaß der positiven Beziehung zwischen Konsumentin und Pflegeperson.
- **Inanspruchnahme von Dienstleistungen:** Umfang und Eignung der in Anspruch genommenen Pflegedienstleistungen.
- **Zufriedenheit des Klienten:** Zufriedenheit des Konsumenten mit verschiedenen Aspekten und Ergebnissen der Pflegeperson-Klient-Erfahrung.
- **Risikoreduktion:** Art und Qualität positiver Verhaltensweisen, die vom Konsumenten und von den Betreuungspersonen übernommen wurden, um die Gefahr von Krankheit, Verletzung und Krankheitskomplikationen oder des Fortschreitens einer Erkrankung zu verringern.
- **Schutzfaktoren:** Art und Beständigkeit von Veränderungen im Umfeld des Patienten oder der Betreuungsperson, die eine Verschlechterung der Gesundheit verhindern.

Die Rolle der Pflegenden als Fürsprecher, Führungspersonen und Managerinnen steht an zentraler Stelle. Pflegende spielen eine zentrale Rolle beim effizienten Management knapper Ressourcen (Personal, Verbrauchsmaterial und Gerätschaften). Führungsqualitäten, kritisches Denken, Delegieren, Überwachen sowie Organisations- und Kommunikationsfertigkeiten sind sowohl bei neuen als auch bei erfahrenen Pflegenden nötig.

Kooperative Führung (Shared-Governance) und Entscheidungsfindung. Wir wissen, dass eine kooperative Führung, d. h. die Einbeziehung Pflegender in Entscheidungen über Regeln, Verfahren und andere Aspekte der Pflege, die besten Resultate erzielt (siehe das Forum for Shared-Governance unter http://sharedgovernance.org/).

Neue Erkrankungen und Behandlungen treten auf. Fernreisen sind üblich und steigern auch die Bedenken hinsichtlich der Ausbreitung von Krankheiten. Weltweit reagieren ExpertInnen rasch auf ausbrechende Krankheiten, um deren globale Ausbreitung zu verhindern.

Die Besorgnis um die Prävention gegen neue und resistente Bakterien wächst. So nehmen beispielsweise Fälle von Infektionen durch den methicillinresistenten *Staphylococcus aureus* (MRSA) zu. In allen Settings ist Händedesinfektion erforderlich. Experten äußern sich besorgt über den übermäßigen Einsatz von Antibiotika.

Bioterrorismus und andere terroristische Akte erfordern, aufmerksam und vorbereitet zu sein. Gesundheitsfachpersonen müssen Pläne vorhalten, um auf Bio- und Strahlenterrorismus und andere terroristische Attacken frühzeitig reagieren zu können.

Mangel an Pflegenden und Schulungspersonen bedroht die Versorgung der Patienten. Mehr Anforderungen bei weniger Pflegenden bedrohen die Versorgung der Patienten. In manchen Bundesstaaten fordert das Gesetz bei bestimmten Arten von Patienten mehr Personal [8]. Pflegeeinrichtungen und andere zentrale Einrichtungen der Gesundheitsversorgung beginnen mit dem aktiven Rekrutieren von Menschen für den Beruf und finden Wege, die Arbeitsplätze Pflegender zu verbessern. Vor allem PflegeausbilderInnen sind gesucht, da ältere AusbilderInnen in den Ruhestand treten und nur wenige junge nachrücken, um sie zu ersetzen.

Ausbilder und Mentorinnen sind wertvolle Lehrpersonen. Wir erkennen, wie wichtig es ist, dass Neulinge eng mit Ausbildern und Mentorinnen zusammenarbeiten. Diese wie jene sind erfahrene Pflegende mit beispielhaften Fertigkeiten, welche die Rolle des Lehrens und behütenden Förderns von Neulingen im klinischen Setting übernehmen.

Zunehmende Unterschiede in der US-amerikanischen Bevölkerung, unter Pflegenden und Studierenden. Viele Patienten, Pflegende und Studierende, die Englisch als zweite Sprache lernten, haben damit zu kämpfen, die amerikanische Art des Interagierens und Lernens zu verstehen. Schulen und Kliniken reagieren darauf, indem sie Hilfsprogramme entwickeln und diejenigen mit Englisch als Zweitsprache mit denen, deren erste Sprache Englisch ist, zusammenbringen, um das Lernen zu erleichtern. [9]

Lebenslanges Lernen ist nötig. Der rasche Wandel erfordert, sich lebenslangem Lernen zu widmen. Pflegende müssen Sachkundige sein, die in der Lage sind, komplizierte klinische Urteile zu fällen. Unabhängiges Lernen, oft unter Einsatz von Computer und Internet, ist die Norm.

Die Gesundheitsversorgung wird durch Bedürfnisse von KonsumentInnen und Gemeinschaften gelenkt. Dienstleistungen müssen von den Bedürfnissen und der Zufriedenheit der KonsumentInnen geleitet sein. Versicherungsgesellschaften und KonsumentInnen wollen sicher sein, für ihr Geld das Beste zu bekommen.

Healthy People 2010. Initiativen der nationalen Gesundheitsförderung und Krankheitsprävention vereinen nationale, bundesstaatliche und lokale Behörden, gemeinnützige, ehrenamtliche und berufliche Organisationen, Unternehmen, Gemeinschaften und Einzelpersonen, um wichtige Schritte zur Verbesserung der Gesundheit im Land zu unternehmen (Infobox 1-6).

Es wird besonderer Wert auf evidenzbasierte Versorgung und Best-Practices gelegt. Nachdem wir nun über mehr Daten aus der Forschung verfügen und die Bedeutung von Expertenmeinungen kennen, arbeiten wir aus der Sicht der Ergebnisse und der Kosten beständig an der Entwicklung der besten Wege (Best-Practices) für den Umgang mit bestimmten Erkrankungen. Der heutige Konsument wünscht eine Antwort auf die Frage: «Welche Belege haben Sie dafür, dass dies der für mich beste Ansatz ist?» In Infobox 1-7 (s. S. 53) wird die Agency for Healthcare Research and Quality (AHRQ) beschrieben, die in evidenzbasierten Pflegepraktiken landesweit führend ist.

Infobox 1-6

Healthy People 2010

(Quelle: U.S. Dept. of Health and Human Services, *Healthy People 2010*, http://www.healthypeople.gov)

Worum geht es? *Healthy People 2010* ist eine Zusammenstellung nationaler Gesundheitsziele, konzipiert, um die bedeutendsten verhinderbaren Bedrohungen für die Gesundheit zu benennen und nationale Ziele zu setzen, um diese Bedrohungen bis 2010 zu verringern. Es ist für uns alle (Laien und Professionelle, nationale, bundesstaatliche und lokale Behörden, gemeinnützige, ehrenamtliche und berufliche Organisationen, Unternehmen, Gemeinschaften) eine Herausforderung zur Kooperation, um spezifische Schritte zu unternehmen, die sicherstellen, dass Menschen jeden Alters unabhängig von ihrer Kultur und ihrem sozioökonomischen Status eine gute Gesundheit und ein langes Leben genießen.

Wie messen wir Fortschritt? Die unten genannten führenden Gesundheitsindikatoren werden während der kommenden 10 Jahre dazu dienen, die Gesundheit des Landes zu messen. Es handelt sich um Bereiche, die wir überwachen werden, um den Fortschritt aufzuzeigen. Sie wurden ausgewählt, weil sie Maßnahmen auslösen können, weil Daten zur Messung des Fortschritts zur Verfügung stehen und weil sie im öffentlichen Gesundheitswesen von Bedeutung sind.

Führende Gesundheitsindikatoren

- Körperliche Aktivität
- Übergewicht und Adipositas
- Tabakkonsum
- Substanzmissbrauch
- Verantwortungsbewusstes Sexualverhalten
- Geistige Gesundheit
- Schädigungen und Gewalt
- Qualität der Umwelt
- Immunisierung
- Zugang zu Gesundheitsversorgung

Case-Management, Disease-Management (Krankheitsmanagement) und Telehealthcare (Telemedizin) weiten sich aus. Angesichts einer zunehmenden Anzahl von Menschen mit chronischen Krankheiten und komplexen Therapieplänen, die zuhause und in abgelegenen Gegenden leben, regeln Pflegende und Ärzte die Versorgung aus der Distanz mittels Telefon, Fernsehen und anderen Kommunikationstechnologien. Es gibt mehr Pflegende im Disease- und im Case-Management (Pflegemodelle mit dem Ziel, die Kosten niedrig zu halten, indem man Menschen mit chroni-

Infobox 1-7

Die Agency for Healthcare Research and Quality (AHRQ)

(Quelle: Agency for Healthcare Research and Quality, http://www.ahrq.gov/)

Die AHRQ ist die führende Bundesbehörde des Landes in Bezug auf Qualität, Kosten, Ergebnisse und Patientensicherheit in der Gesundheitsversorgung. Sie ist der Forschungsarm der Gesundheitsdienste des U. S. Department of Health and Human Services (DHHS) und ergänzt den biomedizinischen Forschungsauftrag ihrer Schwesterbehörde, der National Institutes of Health.

Die AHRQ ist Wissenschaftspartnerin öffentlicher und privater Sektoren, um die Wissensgrundlage für das zu legen, was in puncto Gesundheit und Gesundheitsversorgung funktioniert und was nicht, und dieses Wissen in die alltägliche Praxis und auf das Erstellen von Richtlinien zu übertragen.

Auf der Homepage der AHRQ (http://www.ahrq.gov/) **finden Sie:**

1. **Links zu den Internetseiten folgender Forschungszentren:**

- Qualitätsverbesserung und Sicherheit des Patienten
- Ergebnisse und Effektivität der Versorgung
- Assessment der klinischen Praxis und Technologie
- Organisations- und Leistungserbringungssysteme in der Gesundheitsversorgung
- Primärversorgung (incl. Vorsorgeleistungen)
- Kosten der Gesundheitsversorgung und Kostenträger.

2. **Links zu Programmen und zu Informationen über die Auswirkungen der AHRQ-Forschung auf folgende Themen:**

- Kinder mit chronischen Krankheiten und Behinderungen
- chronische Krankheiten bei Erwachsenen
- Ungleichheiten in der Gesundheitsversorgung
- Gesundheitsversorgung für Frauen
- HIV/AIDS
- Verbesserung der Gesundheitsversorgung für AmerikanerInnen mit Behinderungen
- Langzeitpflege
- Gesundheitsversorgung für Männer
- geistige Gesundheit
- Sicherheit des Patienten
- Herausragendes in der pharmazeutischen Forschung
- Herausragendes in der Präventionsforschung
- Gesundheitsversorgung in ländlichen Regionen.

3. **Links zu Indikatoren der Patientensicherheit**

schen Krankheiten durch engmaschiges Überwachen, frühzeitiges Intervenieren und den Einsatz von Ressourcen hilft, ihren Gesundheitszustand zu verbessern).

Verfeinerung von interdisziplinären Versorgungspfaden und Verfahrensrichtlinien. Interdisziplinäre Versorgungspfade, bei denen es sich um interdisziplinäre Standardpläne zur Vorhersage und Festlegung der Versorgung bei bestimmten Problemen handelt, werden verfeinert und verbessert (s. Beispiel auf S. 271). Bei kontinuierlichem Nachhalten von Behandlungs- und Ergebnisdaten haben wir auch mehr evidenzbasierte Verfahrensrichtlinien. Wenn Sie beispielsweise eine Pneumonie haben, werden Sie wahrscheinlich ein bestimmtes Antibiotikum erhalten, das sich aus menschlicher und kostenbezogener Sicht als wirksam erwiesen hat.

Es gibt mehr ältere Menschen und chronisch Kranke. Menschen leben länger mit Krankheiten und Behinderungen. Pflegende müssen sich trotz vorhandener Gesundheitsstörungen darauf konzentrieren, Gesundheit zu fördern, etwa indem sie Menschen mit einer Lungenerkrankung helfen, ihre Belastbarkeit auf ein Höchstmaß zu steigern. Außerdem müssen sie für den Umgang mit multimorbiden Patienten, etwa für einen Patienten mit Diabetes, Hypertonie, chronischer Lungenkrankheit und Arthritis, ausgerüstet sein.

Computer und Technologie verändern die Gesundheitsversorgung und Leistungserbringung. Neue Technologien erleichtern die Diagnose, Entscheidungsfindung und Forschung. Auch wenn diese Technologien konstante Herausforderungen an das Lernen stellen, sparen die letztlich erreichten Verbesserungen Zeit und heben die Qualität der Pflege. Mehr Dokumentation erfolgt unmittelbar per Computer, oft schon am Krankenbett. Drahtlose Palm-Tops ermöglichen es Ärzten und Pflegenden, auch aus großer Entfernung in der Nähe zu sein. Minicomputer und andere elektronische Organizer helfen Studierenden und Pflegenden beim Zugang zu Informationen und beim Zeitmanagement. Elektronische Patientenakten und Online-Patientenakten ermöglichen die Versorgung von Patienten und das Gesundheitsmanagement über große Entfernungen hinweg (s. Cartoon 1-2).

Bemühungen um Standardisierung von Sprache laufen weiter. Um die Kommunikation zu verbessern und Fehler zu vermeiden, müssen Einrichtungen «Nicht verwenden!»-Listen führen, damit das Personal keine

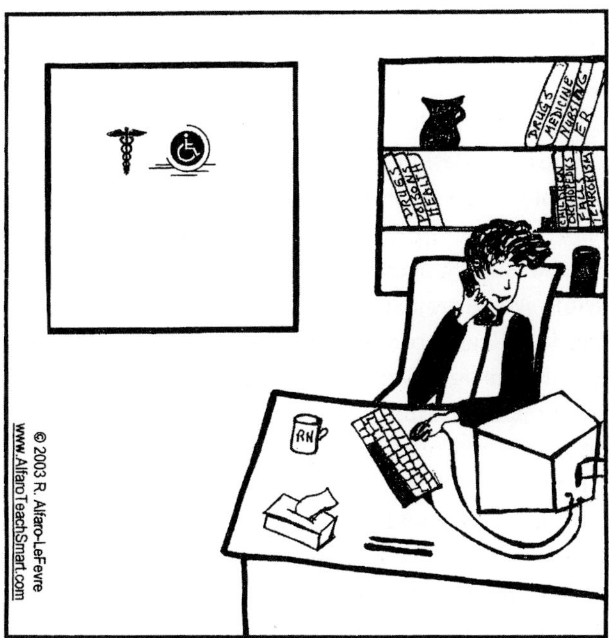

Cartoon 1-2: «Nehmen Sie zwei Aspirin, trinken Sie viel, halten Sie sich warm, ruhen Sie sich gründlich aus und vergraben Sie eine Kartoffel im Hinterhof.»

verwirrenden Abkürzungen oder Begriffe verwendet. Mehrere Organisationen arbeiten an einer Standardisierung von Begriffen, um eine Standardsprache für Computer zu schaffen. Dieses Thema wird in Kapitel 3 (S. 167 ff.) eingehend erörtert.

Neue ethische Belange. Fortschritte der Behandlung bei Infertilität und im Disease-Management stellen traditionelle Werte hinsichtlich Empfängnis, Geburt, Tod und Sterben in Frage. Die Gesellschaft beschäftigt sich sehr mit der Ethik der Palliativversorgung – einer Versorgung, die Schmerzen und Leiden lindert und ein Gefühl körperlichen und seelischen Wohlbefindens fördert, aber nicht heilt. Pflegende müssen wissen, wie man ethische Prinzipien anwendet, um dem Patienten und seiner Familie zu informationsbasierten Entscheidungen zu verhelfen.

Wellness-Center, ganzheitliche und alternative Therapien. Ein stärkerer Schwerpunkt liegt darin, durch ganzheitliche und alternative Therapien (z. B. Diät, körperliche Übungen, Akupunktur, Massage und andere Formen des Umgangs mit Stress, wie Meditation und Aromatherapie) Gesundheit zu fördern und die natürlichen Heilkräfte des Körpers anzuregen.

Das Wohlbefinden der Pflegeperson wird betont. An vielen Arbeitsplätzen ist man sich darüber im Klaren, dass man Pflegende darin unterstützen muss, gesund zu bleiben, indem man ihnen Kurse zum Stressabbau und kostenlose oder verbilligte Mitgliedschaft in einem Wellness-Center zukommen lässt. Eine gesunde Pflegekraft ist von zentraler Bedeutung für eine sichere, effiziente Pflege.

Bedenken hinsichtlich langer Schichten, Überlastungen durch Patienten und belastende Arbeitsumfelder finden vermehrt Aufmerksamkeit. Neue Vorgehensweisen, Regulierungen und Gesetze gelten auch weiterhin dem schlechten zahlenmäßigen Verhältnis von Patienten und Pflegenden sowie den obligatorischen Überstunden.

Geschulte KonsumentInnen. Pflegende helfen KonsumentInnen an beiden Enden des «Wissensspektrums», vom Analphabeten bis hin zu denen, die im Internet surfen, dabei, zu ExpertInnen der neuesten Informationen über ihre Probleme zu werden. Viele KonsumentInnen sind heutzutage gut informiert und wissen oft mehr über ihre Probleme als viele derer, die sich um sie kümmern.

Sicherheit des Patienten ist oberstes Gebot

Einem Bericht des Institute of Medicine (IOM), *Irren ist menschlich* [10], zufolge sind immerhin 98 000 Todesfälle pro Jahr in den USA u. U. auf medizinische Irrtümer zurückzuführen, womit die Prävention von Fehlern und die Sicherheit des Patienten oberste Priorität bekommen haben. Das IOM hebt hervor, dass wir «Kulturen des Anschuldigens» in «Kulturen der Sicherheit» verwandeln müssen, um Fehler zu verringern. In einer Kultur des Anschuldigens wird denen, die Fehler machen, persönliche Schuld zugewiesen und man ergreift Strafmaßnahmen gegen sie. In einer Kultur der Sicherheit liegt das Hauptaugenmerk darauf, *alle beeinflussenden Faktoren* zu identifizieren. Wir untersuchen Fehler sorgfältig, um die zugrundeliegenden Hauptursachen festzustellen. So sind die Hauptursachen von Medikationsfehlern u. U. nicht wissensbedingt, sondern Unzulänglichkeiten des Systems, wie etwa ähnlich aussehende Medikamente, die nebeneinander gelagert werden. Weitere Beispiele für Systemprobleme sind der Mangel an Infusionspumpen, um rasches Infundieren zu verhindern, ferner Pflegende, die überarbeitet sind oder auf Stellen gesetzt werden, die ein über ihre Fähigkeiten hinausgehendes Wissen und Kenntnisse erfordern, sowie unbequeme Stationen zur Händedesinfektion. In einer Sicherheitskultur wird bei Fehlern eine Ursachenanalyse durchgeführt, um sowohl die Rolle des Individuums als auch des Systems bei dem Fehler zu untersuchen. Erst dann lassen sich umfassende Strategien und Prozeduren ausarbeiten, um zukünftige Fehler zu verhindern.

▶ Regel

Sorgen Sie für die Sicherheit des Patienten – gehen Sie von einer «Kultur des Anschuldigens», in der Mitarbeiter Fehler aus Angst vor Strafmaßnahmen verbergen, **zu einer Kultur der Sicherheit über,** in der es hohe Priorität hat, Fehler zu melden, fehleranfällige Systeme zu identifizieren und zusammenzuarbeiten, um Systeme zu entwickeln, in denen der Patient sicher ist.

In folgendem Kasten werden zentrale nationale Organisationen genannt, deren Schwerpunkt es ist, Fehler zu verhindern und eine Kultur der Sicherheit zu fördern.

▶ Zentrale Organisationen mit dem Schwerpunkt Fehlerprävention

- Institute of Medicine (IOM): http://www.iom.edu
- The Joint Commission: www.jointcommission.org/. Hier finden Sie die aktuellen nationalen Sicherheitsziele für die ambulante Versorgung, selbstbestimmtes Wohnen, Behavioral-Health-Care, klinische Versorgung, krankheitsspezifische Versorgung, häusliche Pflege, Langzeitpflege, ambulante Chirurgie und mehr.
- Leapfrog Group: http//:www.leapfroggroup.org
- National Center for Patient Safety: http://www.patientsafety.gov/
- National Patient Safety Foundation: http://www.npsf.org/
- Quality Interagency Coordination Task Force (QuIC): http://www.quic.gov/.

Beispiele für nationale Sicherheitsziele

1. Eliminieren von Operationen an der falschen Stelle, am falschen Patienten und mit dem falschen Verfahren
2. Verringern von Infektionen durch verbessertes Händewaschen, nutzerfreundliche Schutzbarrieren und allgemeine Vorsichtsmaßnahmen
3. Verbessern folgender Punkte:
   - Akkuratesse der Patientenidentifikation
   - Effektivität der Kommunikation unter Betreuungspersonen
   - Sicherheit der Anwendung von potenziell gefährlichen Medikamenten und Infusionspumpen
   - Effektivität klinischer Alarmsysteme.

(Für aktuelle Ziele siehe die oben genannten Webseiten.)

Ethik: Fürsprecher für Patientenrechte sein

Um für Ihre Patienten zu sprechen und eine ethische Pflege zu geben, müssen Sie die folgenden Prinzipien gut verstanden haben.

Sieben ethische Prinzipien

Autonomie

Autonomie. Menschen haben das Recht, Entscheidungen zu fällen auf der Grundlage von:

- ihren eigenen Wertvorstellungen und Überzeugungen
- adäquaten Informationen, die frei von Zwang gegeben werden
- gesundem Denken, das alle Alternativen berücksichtigt.

Wohltätigkeit
Gerechtigkeit
Redlichkeit

Wohltätigkeit. Nehmen Sie sich zum Ziel, Gutes zu tun und Schaden zu vermeiden.

Gerechtigkeit. Behandeln Sie Menschen fair, zielen Sie auf Gleichheit.

Redlichkeit. Halten Sie Versprechen und versprechen Sie nichts, was Sie nicht einhalten können.

Aufrichtigkeit
Verantwortlichkeit
Diskretion

Aufrichtigkeit. Sagen Sie die Wahrheit. Seien Sie ehrlich gegenüber dem Patienten, seiner Familie und KollegInnen.

Verantwortlichkeit. Übernehmen Sie Verantwortung für die Folgen Ihres Handelns.

Diskretion. Behalten Sie Informationen für sich (dies ist auch Gesetz).

Einhalten des Ethik-Codes der ANA

Denken Sie in Verbindung mit folgenden Kernpunkten, zusammengefasst aus dem *Code of Ethics for Nurses* [11] der ANA über Ihre Verantwortlichkeiten nach:

Die Entscheidung, eine Pflegeperson zu sein, bedeutet, sich zu Folgendem zu verpflichten:

- **Praktizieren Sie mit Mitgefühl und Respekt vor der Würde, dem Wert und der einzigartigen Individualität einer jeden Person.** Dies gilt für Patienten, Familien und MitarbeiterInnen, unabhängig von der Art ihrer Gesundheitsstörungen, ihres sozioökonomischen Status und ihrer Kultur. Machen Sie sich klar, dass der Mensch das Recht auf Selbstbestimmung hat – das Recht, auf der Grundlage adäquater Informationen und gelenkt von den eigenen Werten und Überzeugungen eigene Entscheidungen zu fällen.
- **Bleiben Sie primär den KonsumentInnen (Patient, Familie, Gruppe oder Gemeinschaft) verpflichtet.** Es liegt in Ihrer Verantwortung, die Gesundheit, Sicherheit, Privatsphäre und Rechte von KonsumentInnen zu fördern, Fürsprache zu leisten und sie zu schützen. Erkennen Sie Interessenkonflikte, wenn Ihre eigenen Werte und Überzeugungen sich nicht mit denen von Patienten oder anderen Betreuungspersonen decken. Seien Sie Fürsprecher im besten Interesse des Patienten.
- **Wahren Sie eine professionelle Beziehung.** Auch wenn Pflege etwas Persönliches ist und oft eine freundliche Haltung erfordert: Wahren Sie professionelle Grenzen. Sie sind die Fachperson und der Patient ist nicht Ihr Freund.
- **Gewährleisten Sie eine sichere, effiziente, ethische Pflege, indem Sie mit anderen kooperieren.** Holen Sie Zweitmeinungen ein. Delegieren Sie Aufgaben bei Bedarf. Binden Sie den Patienten und zentrale Betreu-

ungspersonen ein, um Entscheidungen zu fällen und gemeinsame Ziele festzulegen. Erkennen Sie, wenn Sie vor einem ethischen Dilemma stehen, das eine Stellungnahme qualifizierter Ethiker erfordert. Holen Sie von Patienten, die an Forschungsstudien teilnehmen, eine Einverständniserklärung nach Aufklärung ein.

- **Respektieren Sie Ihren eigenen Wert und die eigene Würde.** Nehmen Sie gesunde Verhaltensweisen in Ihr Leben auf. Streben Sie nach persönlichem und beruflichem Wachstum. Seien Sie verantwortlich und rechenschaftspflichtig für Ihr pflegerisches Handeln. Dies umfasst Ihre unmittelbare Pflege des Patienten und die Gesamtverantwortlichkeit des Pflegeberufs. Erweitern Sie Ihr Wissen und suchen Sie sich Lernerfahrungen. Helfen Sie, den Beruf voranzubringen, indem Sie zur Entwicklung der Praxis, Ausbildung und Verwaltung sowie des Wissens beitragen. Dies verbessert die Pflege des Patienten, Ihren eigenen Wert und Ihre Einsetzbarkeit.
- **Beteiligen Sie sich am Schaffen, Erhalten und Verbessern des Gesundheitsversorgungsumfelds.** Sprechen Sie sich für Arbeitsbedingungen aus, die einer qualitativ hochwertigen Gesundheitsversorgung dienlich sind.
- **Engagieren Sie sich in Berufsorganisationen.** Helfen Sie mit, Werte der Pflege zu formulieren, Richtlinien zu gestalten und die Integrität des Berufs und seines Handelns zu wahren und zu verbessern.

Im folgenden Kasten findet sich ein Verhaltenskodex, der Ihnen helfen kann, ethische und vertrauensvolle Beziehungen zu Gleichgestellten und KollegInnen zu knüpfen.

▶ Verhaltenskodex

(Quelle: © 2008, R. Alfaro-LeFevre; abrufbar unter www.AlfaroTeachSmart.com)

Als Mitglied dieses Teams/dieser Gruppe stimme ich zu, daran zu arbeiten, um Folgendes zum Bestandteil meiner täglichen Routine zu machen:

1. Fördern befähigter Partnerschaften durch:

- Wertschätzen Ihrer Zeit und des Beitrags, den Sie zum Team bzw. zur Gruppe leisten

- Akzeptieren der Vielfalt unserer Stile – Anerkennen, dass Sie sich selbst am besten kennen und die Möglichkeit bekommen sollten, Ihre eigenen Ansätze zu wählen
- das Versprechen, ehrlich zu sein und Sie respektvoll und höflich zu behandeln
- Fördern von Unabhängigkeit und Wachstum
- Offenheit gegenüber neuen Ideen und Sichtweisen
- den Versuch, sich in Ihre Situation zu versetzen
- die Verpflichtung, Konflikte ohne Rückgriff auf Macht zu lösen
- Übernahme von Verantwortung für mein eigenes emotionales Wohlbefinden (wenn es mir wegen irgendetwas schlecht geht, liegt es in meiner eigenen Verantwortung, etwas dagegen zu tun)
- Sicherstellen, dass beide Seiten …
  - … auf unser gemeinsames Ziel und die Verantwortlichkeiten zu dessen Erreichung fokussiert bleiben.
  - … Entscheidungen möglichst oft gemeinsam treffen.
  - Erkennen, dass wir für die Ergebnisse (Folgen) unseres Handelns verantwortlich sind.
  - … das Recht haben, nein zu sagen, solange dies nicht bedeutet, meine Verantwortlichkeiten zu vernachlässigen.

2. Fördern einer offenen Kommunikation und eines positiven Arbeitsumfelds durch:

- Anwenden der goldenen Regel «Was Du nicht willst, dass man Dir tu', …»
- Ansprechen bestimmter Themen und Verhaltensweisen
- Anerkennen bzw. Mich-Entschuldigen, wenn ich Unannehmlichkeiten verursacht oder einen Fehler gemacht habe
- Nachdenken und Klären, bevor ich Schlussfolgerungen ziehe

- Wahren der Vertraulichkeit, wenn ich jemandem als Ansprechpartner diene
- Verwenden nur einer Person als Ansprechpartner, bevor ich beschließe, entweder eine Rückmeldung zu geben oder das Thema fallen zu lassen
- Validieren jeglicher Gerüchte, die mir zu Ohren kommen
- Hinweisen von MitarbeiterInnen, die über jemand anderen sprechen, sich direkt an die betreffende Person zu wenden
- direktes und den festgelegten Verfahrensweisen folgendes Ansprechen unsicheren oder unethischen Verhaltens
- Anbieten von Feed-back wie folgt:
  - innerhalb von 72 Stunden
  - Verwenden von Ich-Aussagen («Ich habe den Eindruck ...» statt «Du vermittelst mir den Eindruck ...»)
  - Beschreiben von Verhaltensweisen und Nennen spezifischer Beispiele
  - Begrenzen der Diskussion auf das entsprechende Ereignis, ohne Diskussion über die Vergangenheit, und dadurch, Ihnen offen und ehrlich die Auswirkungen des Verhaltens zu nennen.

3. Zugänglich und offen für Feed-back sein, indem ich ...

- ... Verantwortung für meine Taten und Worte übernehme
- ... mir Zeit nehme, um über das Gesagte nachzudenken, statt anzuschuldigen, mich zu verteidigen oder zurückzuweisen.
- ... um Klärung der wahrgenommenen Verhaltensweisen bitte.
- ... daran denke, dass in jeder Kritik ein Körnchen Wahrheit steckt.
- ... mich darauf konzentriere, was ich aus der jeweiligen Situation lernen kann.

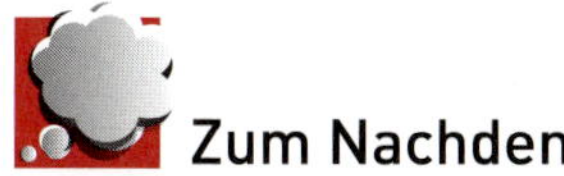

Zum Nachdenken

Patientenzentrierte Pflege – «Ohne mich nichts über mich»*

Jeder Patient und jede Familie ist der Schlüssel zur Vorbeugung von Fehlern und zu einer optimalen Pflege und muss integraler Bestandteil jeder Entscheidungsfindung sein. Wenn Sie Menschen Informationen liefern und sie dazu ermutigen, eine aktive Rolle in ihrem Pflegeplan zu übernehmen, befähigen Sie sie dazu, ihre Gesundheit auf ein Höchstmaß zu steigern und öffnen den Weg zur Zufriedenheit des Patienten und Effizienz der Gesundheitsversorgung. Lernen Sie, Partnerschaften mit gegenseitigem Vertrauen einzugehen. Wechseln Sie von einem Ansatz des «Ich-kümmere-mich-um-Dich» zu einem Ansatz mit der Botschaft: «Ich möchte, dass Sie wissen, was zu tun ist, wenn ich nicht da bin». Gehen Sie davon aus, dass sich die Patienten gut kennen. Binden Sie sie ein anhand von Bemerkungen wie: «Sie kennen sich selbst am besten – sagen Sie mir, was Ihrem Wunsch nach geschehen sollte», «Was ist Ihnen am wichtigsten?» und «Ich möchte, dass Sie in der Lage sind, auf der Grundlage von Informationen Entscheidungen zu fällen – wir haben ein gemeinsames Ziel und sind beide verantwortlich für das, was geschieht».

* Dieser Satz wurde von einer englischen Hebamme geprägt und seither von vielen Autoren verwandt.

Einbeziehen der Partnerin des Patienten unter Einhalten der HIPAA-Regeln

Die HIPAA-Regeln über Privatsphäre verwirren Pflegende bisweilen in Bezug darauf, wer in die Entscheidungsfindung einbezogen werden kann. Es ist jedoch wichtig, daran zu denken, dass Sie Fehler verringern und die besten Ergebnisse erzielen, wenn Patienten bedeutsame Familienmitglieder und Freunde in Entscheidungen hinsichtlich der Gesundheitsversorgung einbeziehen.

Nutzen Sie Ihren gesunden Menschenverstand.

Befolgen Sie die HIPAA-Regeln und die jeweiligen Richtlinien zur Privatsphäre an Ihrem Arbeitsplatz, fordern Sie jedoch Patienten auf, «persönliche PartnerInnen» in ihrer Pflege zu benennen. Stellen Sie sicher, dass deren Namen in der Akte stehen, damit sie bei Bedarf eingebunden werden können.

Übung zum kritischen Denken I

Anmerkung: Bei den Übungen zum kritischen Denken geht es im gesamten Buch darum, Ihnen zu helfen, sich an den Inhalt zu erinnern und Fertigkeiten im kritischen Denken zu praktizieren, und nicht darum, Sie zeitraubende Schreibübungen machen zu lassen. Wenn Sie die Antworten nicht niederschreiben möchten, denken Sie darüber nach, sie bildlich darzustellen, mit jemandem zu besprechen, sie im Selbstgespräch laut auszusprechen oder elektronisch aufzuzeichnen. Wenn Sie keine Übungen benötigen, lassen Sie die Sitzung ganz weg. Die Antworten im Schlussteil des Buches sind Beispielantworten – und nicht die einzig möglichen. Sie sollen Ihnen helfen, das eigene Denken zu evaluieren und zu korrigieren. Wenn Sie nicht sicher sind, ob Ihre Antwort akzeptabel ist, besprechen Sie sie mit einer Kollegin oder fragen Sie Ihre Unterrichtsperson.

Was ist der Pflegeprozess und warum muss man ihn lernen?

Lesen Sie für diese Sitzung die Seiten 21–40. Beispielantworten beginnen auf Seite 441.

1. Erklären Sie unter Verwenden von Begriffen, die ein Laie verstehen kann:
   a) die Schritte des Pflegeprozesses
   b) fünf Vorteile der Anwendung des Pflegeprozesses
   c) wie der Pflegeprozess ergänzt, was andere Disziplinen (z. B. Arzt und Physiotherapeut) tun.
2. Nennen Sie drei Gründe, warum die Anwendung des Pflegeprozesses erforderlich ist.
3. Erklären Sie, warum die Akkuratesse eines jeden Schrittes von der des vorangehenden abhängt.
4. Was ist falsch an folgender Aussage: *Er ist gut im Stellen von Diagnosen, aber sein Assessment muss er noch verbessern*?
5. Stellen Sie sich vor, Sie arbeiten in einer Klinik. Betrachten Sie die folgenden Punkte der Patientenzufriedenheit (s. Kasten) und denken Sie an drei Wege, wie Sie Pflegenden helfen könnten, sich weiter auf diejenigen Dinge zu konzentrieren, die Patienten viel bedeuten.

▶ Patientenzufriedenheit – Die 10 wichtigsten Punkte

Die folgenden zehn Punkte korrelieren am stärksten mit der Wahrscheinlichkeit, dass Patienten Ihre Klinik weiterempfehlen:

- Sensibilität des Personals gegenüber den Unannehmlichkeiten, die Gesundheitsstörungen und Hospitalisierungen verursachen
- die Freundlichkeit im Krankenhaus insgesamt
- die Art, in der sich das Personal um Privatsphäre des Patienten kümmerte
- das Ausmaß an Aufmerksamkeit, das den speziellen oder persönlichen Bedürfnissen des Patienten gewidmet wurde
- der Grad, in dem Pflegende die Gesundheitsstörungen des Patienten ernst nahmen
- die technische Geschicklichkeit Pflegender
- die Verhaltensweisen Pflegender gegenüber Patienten, die sie riefen
- Der Grad, in dem Pflegende Patienten adäquat über Tests, Behandlung und Gerätschaften informiert hielten
- die Freundlichkeit Pflegender
- die Geschwindigkeit, mit der auf den Patientenruf reagiert wurde.

Versuchen Sie es einmal selbst

Unternehmen Sie mit einer Kollegin, in einer Gruppe oder einem persönlichen Tagebuch Folgendes:

1. Erörtern Sie, was die Punkte im folgenden Abschnitt «Zum Nachdenken» für Sie bedeuten.
2. Erörtern Sie, wie es Ihnen mit Fehlern ergeht. Arbeiten Sie Wege heraus, wie Sie, Ihre Patienten und Ihre KollegInnen eine Kultur der Sicherheit statt des Anschuldigens fördern können.

3. Lesen und erörtern Sie folgende Online-Quellen:
   - Brent, N. (o. D.) *Protect Yourself: Know your nursing practice act.* Abrufbar auf der Nursing.com-Webseite: http://www.nurse.com/ce/syllabus.html?CCID=2813
   - Steefel, L. (2008). *ESL nursing students gain the courage to speak freely.* Abrufbar auf der Nursing.com-Webseite: http://include.nurse.com/apps/pbcs.dll/article?AID=/20080128/NY02/80124012
   - Gordon, S. (2006). What do nurses really do? *Topics in Advanced Nursing eJournal, 6*(1). Abrufbar auf der Medscape-Webseite: http://www.medscape.com/viewarticle/520714_3
   - U. S. Department of Health and Human Services. (2003). *HIPAA privacy rules: Frequently asked questions.* Abrufbar auf der HHS-Webseite: http://www.hhs.gov/news/facts/privacy.html
4. Lesen Sie noch einmal die *führenden Gesundheitsindikatoren* in *Healthy People 2010* (s. Infobox 1-6). Entscheiden Sie, wo Sie, Ihre KollegInnen und Ihre Gemeinschaft im Hinblick auf Bemühungen zur Verbesserung der Gesundheit stehen. Benennen Sie einige Dinge, die Sie tun könnten, um das Bewusstsein und Maßnahmen für diese Bemühungen zu verbessern.

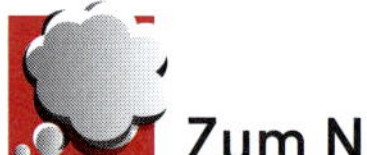

Zum Nachdenken

Pflegende sind Stewards für eine sichere Überfahrt. Wie der Steward auf einem Schiff Passagiere auf der Reise schützt, besteht auch Ihre Tätigkeit als Pflegeperson darin, Patienten zu schützen und ihnen zu helfen, sicher durch das Gesundheitsversorgungssystem zu steuern. Sie halten das Leben des Patienten in Ihren Händen, aber dennoch ist er es, der «am Ruder stehen und den Kurs vorgeben sollte, den er einschlagen möchte». Beziehen Sie Patienten und Familien frühzeitig in die Entscheidungsfindung ein. Stellen Sie Fragen wie: «Was möchten Sie hauptsächlich erreichen?» Helfen Sie Patienten, das Steward-Konzept zu verstehen, indem Sie etwa Folgendes formulieren: «Ich bin hier, um mich um Sie zu kümmern, aber was noch wichtiger ist: Ich bin hier, um sicherzustellen, dass Sie wissen, wie Sie sich um sich selbst kümmern, wenn ich nicht da bin», «Sagen Sie mir, wenn Sie Fragen oder Bedenken haben», Beteiligen Sie sich weiter an Ihrer Pflege – Sie kennen sich selbst am besten und es wird Ihnen besser gehen, wenn Sie uns wissen lassen, was Sie brauchen und wünschen».

Kosten senken ohne Qualitätsverlust. Kosten senken bedeutet nicht, an der Leistung zu sparen. Es bedeutet, daran zu arbeiten, *im Rahmen eines Budgets gleiche Resultate zu erzielen*. Fragen Sie beispielsweise den Apotheker, ob sich ein Antibiotika-Generikum, das 5 Mal täglich eingenommen wird, durch ein teureres Markenpräparat ersetzen lässt, das nur 3 Mal täglich eingenommen wird. Wenn Sie nämlich nicht die gewünschten Resultate erzielen, weil es zu unbequem ist, das Generikum 5 Mal täglich einzunehmen, weisen Sie darauf hin, dass es langfristig günstiger sein könnte, das teurere Markenpräparat zu verwenden. (Die Genehmigung des Arztes ist erforderlich.)

Sind Sie kulturell kompetent? Dem Department of Health and Human Services zufolge ist kulturelle Kompetenz die Fähigkeit, Menschen verschiedener Kulturen effektive Pflege zu geben [15]. Das heißt nicht, dass Sie die Überzeugungen jeder Kultur kennen müssen – niemand kann sie alle kennen. Es bedeutet, dass Sie etwas über die Werte, Überzeugungen und Gebräuche der Populationen lernen müssen, mit denen Sie *am häufigsten* arbeiten. Holen Sie sich Hilfe, wenn Sie plötzlich Patienten und Familien aus einer Kultur pflegen, über die Sie nur wenig wissen. Denken Sie daran, dass Sie – selbst wenn Sie tatsächlich mit den Überzeugungen einer bestimmten Gruppe vertraut sind – nicht einfach etwas unterstellen dürfen. So nutzen etwa die meisten Amish weder Elektrizität noch Technologie. Und dennoch haben heutzutage manche von ihnen Handys oder Laubbläser. Arbeiten Sie an der Entwicklung Ihrer kulturellen Kompetenz: 1) Kommen Sie mit Ihren eigenen Werten und Überzeugungen in Kontakt. Machen Sie sich klar, wie diese sich auf Ihre Fähigkeit zu pflegen auswirken. 2) Arbeiten Sie daran, die kulturellen Bedürfnisse Ihres Patienten zu verstehen, wertzuschätzen und in den Pflegeplan aufzunehmen. 3) Treffen Sie keine Vorannahmen, weil jede Person in einer kulturellen Gruppe einzigartig ist. Bitten Sie Patienten jeweils individuell, Ihnen zu sagen, ob sie besondere Überzeugungen oder Traditionen haben, die in den Pflegeplan aufgenommen werden müssen.

Vor 50 Jahren: Einstellungsgespräch in der Vorhalle und 2 Dollar pro Stunde. Am 3. August 1957 hatte Dorothy Kawinsky, RN, aus Hialeah, Florida, ihr Vorstellungsgespräch für ihre erste Tätigkeit in der Notaufnahme. Das Gespräch fand in der Vorhalle der Klinik statt und man bot ihr 2,36 Dollar pro Stunde. Seither haben wir schon einiges geschafft! [16]

Wie unterscheiden sich Pflegeprozess und kritisches Denken?

Möglicherweise hören Sie, wie die Begriffe *Pflegeprozess* und *kritisches Denken* synonym verwandt werden, dabei gibt es durchaus einen Unterschied zwischen beiden: Der Pflegeprozess ist ein *Instrument* und kritisches Denken ist *die Art, in der Sie es benutzen.* So wie das Auto ein Instrument ist, das Sie im Alltag an einen gewünschten Ort bringt, bringt Sie der Pflegeprozess dorthin, wo Sie bei der Pflege des Patienten sein müssen. Allerdings können Sie weder das Auto noch den Pflegeprozess nutzen, ohne Ihren Kopf zu verwenden. Je besser sie Ihr Gehirn einsetzen, desto besser können Sie jedes Instrument – ob Auto oder Pflegeprozess – anwenden.

Lassen Sie uns betrachten, wie man kritisch denkt, wie man seinen Kopf benutzt. Denken Sie daran, dass der Pflegeprozess – anders als das unterschwellige Denken, das bei Routinen wie dem Zähneputzen abläuft – bewusst, zielgerichtet und informiert ist. Betrachten Sie die folgende Beschreibung.

▶ Kritisches Denken ist ergebniszentriertes Denken, das [6] ...

- **... geleitet ist von Standards, Verfahrensweisen und Prozeduren, Ethikkodes und Gesetzen** (Gesetze für die Berufsausübung in den einzelnen Bundesstaaten).
- **... auf den Prinzipien des Pflegeprozesses, des Problemlösens und der wissenschaftlichen Methode beruht** (es erfordert, Meinungen zu bilden und auf der Grundlage von Belegen Entscheidungen zu treffen).
- **... sorgfältig die zentralen Probleme, Themen und beteiligten Risiken herausarbeitet,** indem es **frühzeitig** Patienten, Familien und wichtige Versorgungsdienstleister in die Entscheidungsfindung einbindet.
- **... Logik, Intuition und Kreativität einsetzt** und in spezifischem Wissen, spezifischen Fertigkeiten und entsprechender Erfahrung gründet.

- **... gelenkt ist durch die Bedürfnisse des Patienten, der Familie und der Gemeinschaft** sowie durch die Bedürfnisse Pflegender, eine kompetente Pflege zu geben (z. B. indem man «den Papierkram» dynamisiert, um Pflegende für die Pflege des Patienten freizusetzen).
- **... nach Strategien ruft, die das menschliche Potenzial optimal nutzen** und Probleme ausgleichen, die durch die menschliche Natur verursacht werden (z. B. Wege finden, um Fehler zu vermeiden, Anwenden von Informationstechnologie und Überwinden des mächtigen Einflusses persönlicher Ansichten).
- **... sich ständig reevaluiert, selbst korrigiert und danach strebt, sich zu verbessern.**

▶ Regel

Kritisches Denken ist kontextgebunden. Es verändert sich mit den Umständen (man kann nicht alles über einen Leisten schlagen). Achten Sie auf Veränderungen des *Patienten* oder der *Situation*, die es erfordern, Ihr Vorgehen zu ändern. Wenn Sie beispielsweise von der Arbeit in einer Klinik, wo Sie das Sagen haben und wo es reichlich Material und Gerätschaften gibt, zu einer Arbeit in der häuslichen Pflege übergehen, wo Sie Gast in jemandes Zuhause sind und improvisieren müssen, so müssen Sie u. U. den gesamten Prozess noch einmal überdenken.

So wird man zum kritischen Denker

Kritisches Denken ist wie jede andere Fertigkeit: Wenn Sie üben, läuft es immer stärker automatisch. Die Übungen im gesamten Buch sollen Ihnen helfen, Ihre Fähigkeit, im Kontext von Pflegesituationen kritisch zu denken, zu entwickeln, zu verfeinern und zu üben. Mit Abschluss eines jeden Kapitels, bei dem Sie die Prinzipien des Pflegeprozesses lernen und anwenden, beginnen Sie Gewohnheiten zu entwickeln, die Ihnen helfen, immer stärker automatisch an Pflegesituationen heranzugehen. Schauen Sie sich nun die **Infoboxen 1-8** bis **1-10** genau an, in denen Indikatoren kritischen Denkens – Verhaltensweisen, die Belegen zufolge kritisches Denken in der

Pflege fördern – aufgelistet werden. Machen Sie sich eine erste Vorstellung davon, wo Sie in Bezug darauf, eine kritische Denkerin zu sein, stehen. Betrachten Sie jeden Indikator und bewerten Sie Ihre Fähigkeiten anhand folgender Skala von 1 bis 10:

- 0 = Dieser Indikator zeigt sich bei mir nicht sehr gut.
- 10 = Diesen Indikator zeige ich fast ständig.

Infobox 1-8

Persönliche Indikatoren kritischen Denkens
(Verhaltensweisen, die Merkmale bzw. Einstellungen kritischen Denkens zeigen)

Persönliche Indikatoren kritischen Denkens sind Kurzbeschreibungen von Verhaltensweisen, welche Merkmale zeigen, die kritisches Denken fördern. Indikatoren werden im Kontext klinischer Praxis aufgelistet.

- **Ich-bewusst:** Klärt Verzerrungen, Neigungen, Stärken und Einschränkungen; gesteht Grenzen ein, an denen das Denken u. U. durch Emotionen und Eigeninteresse beeinflusst wird.
- **Authentisch:** Zeigt das authentische Selbst; demonstriert Verhaltensweisen, die formulierte Werte aufzeigen.
- **Selbstdiszipliniert:** Bleibt nach Bedarf an einer Aufgabe dran; teilt sich die Zeit ein, um sich auf Prioritäten zu konzentrieren.
- **Gesund:** Fördert eine gesunde Lebensweise, setzt gesunde Verhaltensweisen ein, um Stress zu bewältigen.
- **Autonom und verantwortlich:** Zeigt unabhängiges Denken und Handeln; nimmt Aufgaben ohne besonderen Anstoß in Angriff und beendet sie; bringt zum Ausdruck, Verantwortung zu haben.
- **Sorgsam und bedacht:** Holt bei Bedarf Hilfe; setzt ein Urteil aus oder revidiert es, wenn neue Daten hinzukommen oder Daten unvollständig sind.
- **Selbstsicher und belastbar:** Äußert Vertrauen in die Denk- und Lernfähigkeit; überwindet Enttäuschungen.
- **Ehrlich und aufrecht:** Strebt nach Wahrheit, selbst wenn sie ein unerwünschtes Licht wirft; hält Standards aufrecht; gibt Denkfehler zu.
- **Neugierig und wissbegierig:** Sucht nach Gründen, Erklärungen und Bedeutung; sucht nach neuen Informationen, um sein Wissen zu erweitern.
- **Wachsam gegenüber dem Kontext:** Sucht nach Veränderungen der Umstände, die es notwendig machen, das Denken oder Vorgehensweisen zu modifizieren.

- **Analytisch und einfühlsam:** Erkennt Beziehungen; äußert tiefgreifendes Verstehen.
- **Logisch und intuitiv:** Zieht vernünftige Schlussfolgerungen (wenn dem so ist, folgt daraus, dass ..., weil ...); setzt Intuition als Richtschnur ein, um nach Belegen zu suchen; handelt intuitiv nur bei gleichzeitiger Kenntnis der Risiken.
- **Offen und fair:** Zeigt Toleranz für unterschiedliche Sichtweisen; hinterfragt, wie eigene Standpunkte das Denken beeinflussen.
- **Sensibel für Vielfalt:** Äußert Wertschätzung für Unterschiede zwischen Menschen in Bezug auf Werte, Kultur, Persönlichkeit oder Vorlieben hinsichtlich des Lernstils; passt sich, wenn möglich, den Vorlieben an.
- **Kreativ:** Bietet alternative Lösungen und Ansätze, kommt mit nützlichen Ideen.
- **Realistisch und praktisch:** Gesteht ein, wenn Dinge nicht machbar sind; sucht nach nutzerfreundlichen Lösungen.
- **Reflexiv und sich selbst korrigierend:** Betrachtet sorgsam die Bedeutung von Daten und zwischenmenschlichem Handeln, bittet um Feed-back; korrigiert das eigene Denken, ist wachsam für potenzielle Fehler der eigenen Person und anderer, findet Möglichkeiten, zukünftige Fehler zu vermeiden.
- **Proaktiv:** Antizipiert Folgen, plant voraus, handelt bei entsprechenden Gelegenheiten.
- **Mutig:** Steht für seine Überzeugungen ein, spricht für andere, geht Herausforderungen nicht aus dem Weg.
- **Geduldig und ausdauernd:** Wartet auf den richtigen Augenblick; hält durch, um beste Ergebnisse zu erzielen.
- **Flexibel:** Wechselt Herangehensweisen und Ansätze nach Bedarf, um die besten Ergebnisse zu erzielen.
- **Empathisch:** Hört gut zu; zeigt die Fähigkeit, sich Gefühle und Schwierigkeiten anderer Menschen gut vorzustellen.
- **Verbesserungsorientiert (eigene Person, Patienten, Systeme):**
  - *eigene Person:* erkennt Lernbedarf; findet Wege, Einschränkungen zu überwinden; sucht nach neuem Wissen.
  - *Patienten:* fördert Gesundheit; steigert Funktion, Behaglichkeit und Komfort auf ein Höchstmaß.
  - *Systeme:* identifiziert Risiken und Probleme bei Gesundheitsversorgungssystemen; fördert Sicherheit, Qualität, Zufriedenheit und Kostenbegrenzung.

Infobox 1-9

Wissensindikatoren kritischen Denkens
(Anforderungen schwanken, beispielsweise entsprechend dem Fachgebiet)

(Quelle: *Critical Thinking Indicators*, © 2008, R. Alfaro-LeFevre. Alle Rechte vorbehalten. Keine Wiedergabe ohne schriftliche Genehmigung. Erhältlich unter www.AlfaroTeachSmart.com)

Klärt:

- pflegerische und medizinische Terminologie
- pflegerische gegenüber medizinischen Modellen, Rollen und Verantwortlichkeiten
- Zeichen und Symptome häufiger Probleme und Komplikationen
- die jeweilige Anatomie, Physiologie, Pathophysiologie
- normale und abnorme Funktion (bio-psycho-sozio-kulturo-spirituell)
- Faktoren, die eine normale Funktion fördern oder hemmen (bio-psycho-sozio-kulturo-spirituell)
- die jeweilige Pharmakologie (Wirkungen, Indikationen, Nebenwirkungen, Implikationen für die Pflege)
- Gründe der Interventionen und diagnostischen Untersuchungen
- normales und abnormes Wachstum, normale und abnorme Entwicklung
- Pflegeprozess, Pflegetheorien und Forschungsprinzipien
- anwendbare Standards, Gesetze, Gesetze für die Berufsausübung
- Verfahrensweisen und Prozeduren sowie die dahinter stehenden Gründe
- ethische und juristische Prinzipien
- spirituelle, soziale und kulturelle Konzepte
- Fundorte von Informationsressourcen
- die Art, in der das eigene Denken, die eigene Persönlichkeit und Vorlieben beim Lernstil von den Vorlieben anderer abweichen können
- persönliche Werte, Überzeugungen, Bedürfnisse
- die Mission und Werte der Organisation.

Zeigt:

- die Fähigkeit, mathematische Probleme in Bezug auf das Verabreichen von Medikamenten zu lösen
- Fertigkeiten eines fokussierten Pflegeassessments (z. B. Atemgeräusche oder das Assessment einer Venenpunktionsstelle)
- entsprechende technische Fertigkeiten (z. B. Magensonde oder Umgang mit anderen Gerätschaften).

Infobox 1-10

Intellektuelle Indikatoren kritischen Denkens
(Verhaltensweisen, die intellektuelle Kompetenzen zeigen)

(Quelle: *Critical Thinking Indicators*, © 2008, R. Alfaro-LeFevre. Alle Rechte vorbehalten. Keine Wiedergabe ohne schriftliche Genehmigung. Erhältlich unter www.AlfaroTeachSmart.com)

Pflegeprozess und Fertigkeiten der Entscheidungsfindung:

- Wendet beim Planen, Geben und Adaptieren von Pflege Standards und Prinzipien an.
- Schätzt systematisch und umfassend ein; verwendet einen Pflegebezugsrahmen, um Pflegebelange zu identifizieren; verwendet einen Körpersysteme-Bezugsrahmen, um medizinische Belange zu identifizieren.
- Entdeckt Verzerrungen; stellt die Glaubwürdigkeit von Quellen fest.
- Unterscheidet normal von abnorm; benennt Risiken für das Abnorme.
- Stellt die Bedeutung von Daten fest; unterscheidet zwischen relevant und irrelevant; ordnet relevante Daten zu Gruppen.
- Erkennt Annahmen und Unstimmigkeiten; überprüft Akkuratesse und Reliabilität; erkennt das Fehlen von Informationen; fokussiert das Assessment, soweit angezeigt.
- Folgert, was bekannt ist und was nicht; zieht vernünftige Schlüsse (Schlussfolgerungen) und Urteile und belegt sie.
- Betrachtet mehrere Erklärungen und Lösungen.
- Identifiziert sowohl Probleme als auch deren zugrundeliegende Ursache(n) und beeinflussende Faktoren; bezieht die Sichtweisen des Patienten und der Familie ein.
- Legt individuell zugeschnittene Ziele fest; konzentriert sich auf die Ergebnisse.
- Geht mit Risiken um; sagt Komplikationen vorher; fördert Gesundheit, Funktion und Wohlbefinden; antizipiert Konsequenzen und Implikationen – plant entsprechend voraus.
- Setzt Prioritäten und trifft rechtzeitig Entscheidungen; bezieht Interessenvertreter in Entscheidungen ein.
- Wägt Risiken und Nutzen ab; schneidet Interventionen individuell zu.
- Führt ein Reassessment durch, um Reaktionen zu überprüfen und Resultate (Outcomes) zu überwachen.
- Kommuniziert mündlich und schriftlich effizient.
- Erkennt ethische Fragen und reagiert entsprechend.

- Erkennt und verwendet technologische, informationsbezogene und menschliche Ressourcen.

Zusätzliche, damit verbundene Fertigkeiten:

- Geht befähigte Partnerschaften mit Patienten, Familien, Gleichgestellten und MitarbeiterInnen ein.
- Schult Patienten, sich selbst und andere.
- Geht Konflikte auf faire Weise an; fördert positive zwischenmenschliche Beziehungen.
- Bahnt und steuert Veränderungen.
- Strukturiert und managt Zeit und Umfeld.
- Übt und akzeptiert konstruktive Kritik.
- Fördert Teamarbeit (konzentriert sich auf gemeinsame Ziele; hilft anderen und ermutigt sie, auf ihre eigene Weise beizutragen).
- Delegiert auf angemessene Weise; führt, inspiriert und motiviert andere.
- Zeigt systemisches Denken (zeigt Bewusstsein für die wechselseitigen Beziehungen innerhalb eines Gesundheitsversorgungssystems und zwischen solchen Systemen).

Anwendung des 4-Circle-CT-Modells

Eine andere Art, kritisches Denken zu betrachten, ist, sich der vier Kreise in **Abbildung 1-7** zu bedienen, um sich ein Bild davon zu machen, was es bedeutet, kritisch zu denken.

Gehen Sie bei den Kreisen im Uhrzeigersinn vor, und Folgendes müssen Sie tun:

1. **Entwickeln Sie Haltungen, Merkmale und Verhaltensweisen kritischen Denkens** (oberster Kreis). Wenn Sie Merkmale kritischen Denkens entwickeln, wie sie in Infobox 1-8 beschrieben werden, entwickeln sich die in den übrigen Kreisen beschriebenen Fertigkeiten leicht.
2. **Erwerben Sie theoretisches und Erfahrungswissen sowie intellektuelle Fertigkeiten.** Diese Fertigkeiten werden in den Infoboxen 1-9 und 1-10 angesprochen.
3. **Gewinnen Sie zwischenmenschliche Fertigkeiten.** Wenn Sie mit anderen Menschen nicht zurechtkommen, ist es unwahrscheinlich, dass Sie kritisch denken werden, denn bald fallen Sie aus dem System: Man wird Sie meiden. Wenn Sie – am anderen Ende des Spektrums – «zu freundlich» sind, um zu konfrontieren oder zu kritisieren, tragen Sie wenig zum kritischen Denken anderer Menschen bei und verlieren

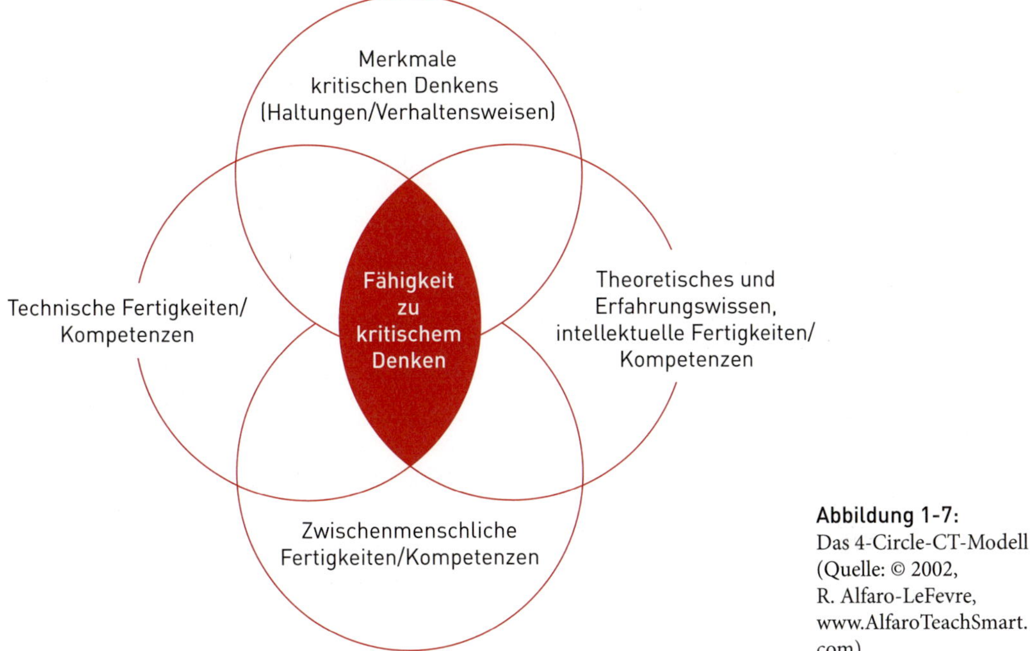

Abbildung 1-7: Das 4-Circle-CT-Modell (Quelle: © 2002, R. Alfaro-LeFevre, www.AlfaroTeachSmart.com)

stressbedingt an Denkkapazität. In **Tabelle 1-3** werden Verhaltensweisen genannt, die sich auf zwischenmenschliche Beziehungen auswirken.

4. **Üben Sie technische Fertigkeiten.** Solange Ihnen technische Fertigkeiten (z. B. im I.v.-Bereich oder am Computer) nicht zur zweiten Natur geworden sind, haben Sie – durch den Leistungsentzug zum Beherrschen technischer Fertigkeiten – weniger Denkkapazität für kritisches Denken frei.

▶ Regel

Entwickeln Sie Ihre Fertigkeiten in kritischem Denken, indem Sie reale und simulierte Erfahrungen suchen. Wenn Sie an der Pflege des Patienten beteiligt sind oder simulierte Erfahrungen durcharbeiten, lernen Sie ausgiebig, werden proaktiver und sind besser in der Lage, vorauszuplanen. Denken Sie an den Merksatz: *Ich höre, ich vergesse. – Ich sehe, ich erinnere mich. – Ich handle, ich verstehe.* Fertigkeiten in kritischem Denken werden durch Handeln und mit der Zeit entwickelt.

Tabelle 1-3: Verhaltensweisen, die sich auf zwischenmenschliche Beziehungen auswirken

Verhalten, das zwischenmenschliche Beziehungen stärkt	Verhalten, das zwischenmenschliche Beziehungen hemmt
eine Haltung von Offenheit, Akzeptanz und Vorurteilslosigkeit vermitteln	eine Haltung von Zweifel, Misstrauen oder negativer Beurteilung vermitteln
ehrlich sein	unaufrichtig sein
Initiative und Verantwortung übernehmen; auf die Belange anderer eingehen	eine Haltung des «Das-geht-mich-nichts-an» vermitteln
zuverlässig sein	seinen Verpflichtungen nicht oder nur teilweise nachkommen; unpünktlich sein
Bescheidenheit zeigen	Selbstherrlichkeit zeigen
Respekt zeigen für das, was andere sind, waren oder sein werden	von oben herab sprechen, Vertraulichkeit annehmen
Verantwortlichkeit akzeptieren	Ausflüchte machen oder Schuldzuweisungen dort, wo sie nicht hingehören
echtes Interesse zeigen	sich verhalten, als täte man etwas nur, weil es ein «Job» ist
Wertschätzung für die Zeit anderer vermitteln	annehmen, andere hätten mehr Zeit als man selbst
Äußerungen positiver und negativer Gefühle akzeptieren	Ärger zeigen, wenn negative Gefühle geäußert werden
offen und gradlinig sein	gemischte Botschaften senden; Dinge nur sagen, weil man denkt, das Gegenüber wolle sie hören, oder hinter dem Rücken anderer über sie sprechen
zugeben, wenn man im Unrecht war	verleugnen oder ignorieren, wenn man einen Fehler gemacht hat
sich entschuldigen, wenn man Leid oder Unannehmlichkeiten verursacht hat	sich verhalten, als sei nichts geschehen, oder Ausflüchte machen
bereit sein, zu verzeihen und zu vergessen	nachtragend sein
eine positive Haltung zeigen	eine Haltung des «Das-funktioniert-nie» vermitteln
einen Sinn für Humor vermitteln	sich verhalten, als sei kein Raum für etwas anderes als «ernsthaftes Geschäft»
anderen Kontrolle zugestehen	versuchen, andere zu kontrollieren
eine Haltung von «Ehre, wem Ehre gebührt»	Erreichtes ignorieren oder sich Verdienste zurechnen, die einem nicht zukommen

Die Bereitschaft und die Fähigkeit zu pflegen

Den Pflegeprozess anzuwenden bedeutet, Ihre Patienten pflegen zu können und zu wollen. Fürsorgen ist oft ein immanentes Merkmal, aber lassen Sie uns betrachten, in welcher Weise es auch Engagement erfordert.

Pflegen wollen

Bereit sein zu pflegen bedeutet, sich dafür zu entscheiden, das Erforderliche zu tun, um anderen zu helfen. Dies beinhaltet die Entscheidung, …

- … sich auf das zu konzentrieren, was für den Konsumenten (Patient, Familie, Gemeinschaft) am besten ist.
- … die Werte, Überzeugungen und die Individualität anderer Menschen zu respektieren.
- … engagiert zu bleiben, auch wenn Probleme chronisch oder komplexer werden.
- … eine gesunde Lebensweise zu haben, um helfen zu können.

Die Bereitschaft zu pflegen bedeutet auch, sich zu verpflichten, die im folgenden Kasten genannten professionellen Verhaltensweisen zum Bestandteil Ihres täglichen Handelns zu machen.

▶ Professionelle Verhaltensweisen gemäß der ANA [13]

Als Pflegeperson müssen Sie …

- … Wissen, Fertigkeiten und Kompetenz auf aktuellem Stand halten.
- … die Qualität und Effektivität Ihres eigenen Leistungsvermögens und der Pflegepraxis im Hinblick auf professionelle Standards, Regeln und Regularien evaluieren.
- … kollegial praktizieren und damit zur beruflichen Entwicklung von Gleichgestellten und KollegInnen beitragen.
- … mit Patienten, Familien, Gleichgestellten, Fachpersonen und anderen kooperieren.

- ... Forschungsergebnisse in die Praxis integrieren.
- ... Ressourcen nutzen, um Sicherheit und Effektivität zu verbessern, Kosten zu senken und die Auswirkungen auf die Pflegeplanung und die Pflege selbst zu verbessern.

Pflegen können

Pflegen zu können erfordert, sich selbst und andere zu verstehen.

Sich selbst verstehen

Da sich unsere Neigungen, Reaktionen und Gewohnheiten im Wachsen und Reifen tendenziell ändern, bleibt es eine lebenslange Aufgabe, tiefe Einblicke in uns selbst zu gewinnen. Wenn wir etwas über uns lernen und erkennen, wie unsere Werte und unser Bezugsrahmen unser Denken und die Fähigkeit, andere zu verstehen, beeinflussen, können wir bewusste Schritte unternehmen, objektiver und hilfreicher zu sein.

Andere verstehen

Andere Menschen zu verstehen, erfordert empathisch zuzuhören, vollkommen präsent zu sein und darauf hinzuarbeiten, die Wahrnehmungen eines anderen in vollem Umfang zu verstehen. Es bedeutet den Versuch, «die Welt durch die Brille eines anderen Menschen zu sehen» oder sich «in die Rolle des Anderen zu versetzen». Lesen Sie folgende Schritte (s. Kasten) und denken Sie darüber nach, wie Sie sie in dem dann folgenden pflegeprozessorientierten Fallbeispiel anwenden können.

▶ Aktives und empathisches Zuhören

1. Eliminieren Sie Gedanken daran, wie Sie selbst die Situation sehen.
2. Horchen Sie sorgsam auf *Gefühle*, versuchen Sie, sich damit zu identifizieren, wie die andere Person ihre Situation wahrnimmt. Gestatten Sie sich nicht, daran zu denken, wie *Sie* sich fühlen oder wie Sie selbst reagieren werden; denken Sie nur an den Inhalt dessen, was Sie hören.

3. Denken Sie über das Gehörte nach; benennen Sie dann die zum Ausdruck gebrachten Gefühle.
4. Verifizieren Sie, ob Sie die Botschaft und die Gefühle korrekt verstanden haben. Tun Sie dies so lange, bis Sie sicher sind, verstanden zu haben.
5. Lösen Sie sich, kehren Sie zu Ihrem eigenen Bezugsrahmen zurück. Versuchen Sie, sich von den beteiligten Emotionen zu lösen, um logisch und objektiv bleiben zu können.

▶ Pflegeprozessorientiertes Fallbeispiel

Empathisches Zuhören fördert das Verstehen dessen, worum es wirklich geht, und die therapeutische Kommunikation

Heute versorgt Elke Susanne, die gerade Zwillinge, zwei Mädchen, zur Welt gebracht hat. Elke selbst hat sich immer Kinder gewünscht, konnte jedoch nicht schwanger werden. Elke merkt, dass Susanne sehr still zu sein scheint. Indem sie sich klar macht, wie wichtig es ist, eine aktive, empathische Zuhörerin zu sein, führt sie folgendes Gespräch mit Susanne.

Elke: «Sie sind ziemlich still, seit ich hereingekommen bin.»

Susanne: «Ich kann's nicht ändern. Eigentlich sollte ich glücklich sein, aber ich bin traurig. Ich wollte mindestens einen Jungen haben.»

Elke (unternimmt eine bewusste Anstrengung, um persönliche Gedanken über die Tatsache zu eliminieren, dass diese Frau wegen Zwillingsmädchen weint, wo sie selbst nie auch nur in der Lage war, wenigstens ein Kind zu bekommen, und paraphrasiert dann das Gehörte): «Sie sollten glücklich sein, aber Sie sind traurig.»

Susanne: «Ja.»

Elke: (Setzt Schweigen ein, um über das Gefühl der Trauer zu reflektieren und Susanne zum Fortfahren zu ermutigen.)

Susanne: «Der Arzt sagte uns, eines der Babys sei ein Junge. Ich wollte ihn nach meinem Vater nennen. Mein Vater liegt im Sterben und das wollte ich für ihn tun.»

Elke (fühlt sich in Susanne ein): «Das ist allerdings eine Enttäuschung.»

Susanne (weint): «Ja. Ich hatte mir alles schon ausgemalt.»

Elke: (Bleibt stumm, vermittelt Akzeptanz und Verständnis, während Susanne weint.)

Elke (löst sich und wird logisch und objektiv): «Susanne, ich weiß, dass Sie gerade traurig sind. Unter Umständen beeinflussen Hormone ihre Gefühle. Aber Sie haben zwei herrliche kleine Mädchen, die auf Sie warten. Vielleicht können wir uns einen Mädchennamen ausdenken, der die weibliche Version des Namens Ihres Vaters ist. Soll ich sie holen?»

Susanne (lächelt): «Ja. Ich hatte sie nur für ein paar Minuten im Arm. Ich muss zugeben, dass es Spaß machen wird, zwei kleine Mädchen zu kleiden.»

Übung zum kritischen Denken II

Kritisches Denken und die Bereitschaft und Fähigkeit zu pflegen

Lesen Sie für diese Sitzung die Seiten 68–80. Nur Übung Nr. 1 hat eine Beispielantwort (S. 421).

1. Nennen Sie fünf Indikatoren kritischen Denkens, die Sie entwickeln möchten.
2. Ergänzen Sie folgenden Satz durch beliebig viele Worte Ihrer Wahl: *Wenn ich jemandem sagen müsste, wie ich denke, würde ich sagen, …*
3. Erklären Sie in fünf oder weniger Sätzen die Beziehung zwischen kritischem Denken und dem Pflegeprozess.
4. Unternehmen Sie in einem persönlichen Tagebuch, mit einer gleichgestellten Person oder in einer Gruppe Folgendes:
   a) Erörtern Sie Ihre persönlichen Erfahrungen mit den im folgenden Kasten genannten fürsorgenden Verhaltensweisen.
   b) Besprechen Sie den Bezug folgender Aussagen aus ***Nursing: A Social Policy Statement*** [14] zu diesem Kapitel:
      - Gesundheit und Krankheit sind menschliche Erfahrungen.
      - Das Vorliegen von Krankheit schließt Gesundheit ebenso wenig aus, wie eine optimale Gesundheit Krankheit ausschließt.

- Ein wesentliches Merkmal der aktuellen Pflegepraxis ist, für eine fürsorgende Beziehung zu sorgen, welche die Heilung fördert.
- Menschen zeigen eine essenzielle Einheit von Geist, Körper und Seele.
- Menschliches Erleben ist kontextbezogen und kulturell definiert.

c) Untersuchen Sie, was mit den nachfolgenden «Stimmen» gemeint ist.

d) Befassen Sie sich mit den Beziehungen zwischen den zentralen Punkten in **Abbildung 1-8**.

Versuchen Sie es einmal selbst

1. **Verbessern Sie Ihre zwischenmenschlichen Fertigkeiten.** Lernen Sie etwas über Ihre eigene Persönlichkeit und wie Sie mit «schwierigen» Personen zurechtkommen. Lesen Sie *Don't Worry! Be Happy! Harmonize Diversity Through Personality Sensitivity*, abrufbar unter http://www.nurse.com/ce/course.html?CCID=4217.
2. **Sind Sie gestresst?** Mit Stress zurechtzukommen ist ein wichtiger Bestandteil des Gesundbleibens. Machen Sie den Life-Stress-Test unter http://www.cliving.org/lifstrstst.htm. Denken Sie über Dinge nach, die Sie tun können, um Stress abzubauen.
3. **Praktizieren Sie empathisches Zuhören:**
   - Bitten Sie jemanden, Ihnen ein erschütterndes Erlebnis aus der Kindheit zu erzählen und hören Sie unter Anwenden der auf Seite 79 aufgeführten Schritte des empathischen Zuhörens aufmerksam zu.
   - Erörtern Sie, was geschehen kann, wenn Sie emotional zu stark an der Situation des Patienten Anteil nehmen.
   - Arbeiten Sie Wege heraus, wie Sie mit Ihren Emotionen umgehen können, um empathisch, zugleich aber auch objektiv und logisch zu bleiben.

Anwendung der Prinzipien
des Pflegeprozesses in diesem Buch

Kritisch über die Pflege des Patienten nachdenken

- Kommunizieren Sie effektiv: Hören Sie achtsam zu, sprechen Sie achtsam und dokumentieren Sie sorgfältig.
- Fördern Sie Unabhängigkeit, Funktion, Behaglichkeit und Wohlbefinden entsprechend der Definition des Patienten selbst. Wahren Sie die Privatsphäre des Patienten.
- Wirken Sie als Partner von Patienten, KollegInnen und Interessenvertretern, um erwartete Pflegeergebnisse zu klären und Pflegeentscheidungen zu fällen.
- Führen Sie das Assessment systematisch durch – ziehen Sie Schlussfolgerungen anhand von Fakten.
- Befassen Sie sich mit bio-psycho-sozio-kulturo-sprituellen Bedürfnissen.
- Halten Sie Standards, Verfahrensweisen, Prozeduren, Ethikkodes und Gesetze (bundesstaatliche Berufsverordnungen) ein.
- Denken Sie daran, dass es Ihnen gesetzlich untersagt ist, unabhängig Diagnosen zu stellen, dass Sie jedoch verantwortlich dafür sind, Zeichen und Symptome zu melden und bei Bedarf die Befehlskette auszulösen.
- Verändern Sie Ihre Herangehensweise entsprechend dem Patienten und der Situation. Kritisches Denken ist kontextbezogen und ändert sich mit den Umständen.
- Führen Sie Pflegeinterventionen durch (Assessment, Reassessment, Revision, Dokumentation).
- Überwachen (evaluieren) Sie die Pflegeergebnisse.
- Sorgen Sie dafür, dass die Patienten sicher sind: Lehren Sie sie, ihre Meinung zu sagen. Melden Sie fehleranfällige Systeme. Halten Sie die Sicherheitsprozeduren ein.
- Denken Sie voraus, denken Sie beim Handeln und reflektieren Sie, das heißt, denken Sie über Ihr Denken nach.
- Seien Sie rechenschaftspflichtig und verantwortlich – verbessern Sie Pflegepraktiken sowie Ihr eigenes Wissen und Ihr Leistungsvermögen.

Abbildung 1-8: Anwendung der Prinzipien des Pflegeprozesses in diesem Buch

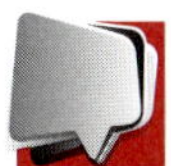

Stimmen

Wer schützt den Patienten?

«Sicherheit ist der springende Punkt bei unserer Pflege. Und dennoch wissen wir alle, dass es viele Faktoren gibt, welche die Sicherheit des Patienten beeinträchtigen: von verworrenen Situationen in der Kommunikation über Probleme bei der Systemkonzeption bis hin zu einer knappen Personaldecke [...] Pflegende spielen eine zentrale Rolle in Settings der Gesundheitsversorgung, weil sie die Versorgung des Patienten, die vom gesamten Team fortlaufend geleistet wird, koordinieren, implementieren und evaluieren.» [17]

Rebecca B. Rice, RN, EdD, MPH

Einfach freundlich zu sein und bei der Arbeit Spaß zu haben verbessert die Ergebnisse

«[Studien zufolge] halten Patienten nach einer positiven Begegnung mit einer Pflegeperson mit größerer Wahrscheinlichkeit verordnete Anweisungen ein, nehmen Medikamente und kommen zur Nachsorge [...] [wenn jedoch] ein Patient einer negativ gestimmten Gesundheitsfachperson begegnet, wird dies zum Ausgangspunkt weiterer negativer Verhaltensweisen. Letztlich leiden darunter seine eigenen Ergebnisse und es geht ihm einfach nicht gut. [...] Versuchen Sie, das Arbeitsumfeld so heiter wie möglich zu gestalten. Wenn Sie eine Mitarbeiterin in schlechter Stimmung sehen, klinken Sie sich ein und versuchen Sie, es zu bremsen, bevor es ansteckend wird.» [18]

Howard Weiss, PhD

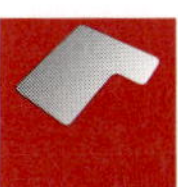

NCLEX* und dieses Kapitel

Die folgenden Prozesse sind überall integriert:

1. Pflegeprozess (fünf Schritte)
2. Fürsorgen
3. Lehren und Lernen
4. Kommunikation und Dokumentation.

* Daten aus www.ncsbn.org/nclex.htm.

Zusammenfassung/Zentrale Punkte

- Der Pflegeprozess – das erste Instrument, das Sie brauchen, um «wie eine Pflegeperson zu denken» – wird von nationalen Paxisstandards gefordert, ist essenziell, um im klinischen Setting kritisch zu denken, und ist zentraler Bestandteil des NCLEX. Er ist eher ein *Zyklus* als ein linearer Prozess und zweckgerichtet, humanistisch, systematisch, strukturiert, dynamisch und ergebniszentriert (-orientiert).
- Die fünf Schritte – *Pflegeassessment, Pflegediagnose, Pflegeplanung, Pflegeintervention* und *Pflegeevaluation* – überschneiden sich und sind untereinander verbunden. Die Akkuratesse jedes Schrittes hängt ab von guten Kommunikationsfertigkeiten sowie von sachbezogenen, relevanten und umfassenden Assessmentdaten.
- Der Pflegeprozess ergänzt, was andere Gesundheitsfachpersonen tun, indem er sich sowohl auf die medizinischen Probleme als auch auf die Auswirkungen von medizinischen Problemen und Behandlungsplänen auf das Leben des Patienten (menschliche Reaktionen) konzentriert. Der Pflegeprozess zielt auch darauf ab, Gesundheit zu fördern, indem er die Unabhängigkeit, das Gefühl des Wohlbefindens und die Funktionsfähigkeit auf ein Höchstmaß steigert, und zwar unabhängig von Krankheit oder Behinderung.
- Die Anwendung des Pflegeprozesses fordert von Ihnen, nationale und bundesstaatliche Gesetze sowie örtliche Verfahrensweisen und Prozeduren anzuwenden. Er erfordert auch, Ethikkodes und Prinzipien einzuhalten und einen Verhaltenskodex (S. 60) anzuwenden.
- Kompetent in der Anwendung des Pflegeprozesses zu sein, erfordert, sich zur Entwicklung von Verhaltensweisen kritischen Denkens zu verpflichten (s. Infoboxen 1-8 bis 1-10), ausgeprägte zwischenmenschliche und technische Fertigkeiten sowie die Bereitschaft und Fähigkeit zu pflegen. Das 4-Circle-CT-Modell (S. 75) liefert Ihnen ein Bild davon, was es bedeutet, kritisch zu denken.
- Sichten Sie dieses Kapitel auf wichtige Regeln, Darstellungen und Diagramme, die überall hervorgehoben werden. Vergleichen Sie dann Ihren Stand in Bezug auf die erwarteten Lernergebnisse auf den Seiten 22–24.

Quellen

1. Caine, R., & Cain, G. (2002). *Making connections: Teaching and the human brain.* Reading, MA: Addison-Wesley.
2. On Purpose Associates. (n.d.). *Brain-based learning.* Retrieved February 7, 2008, from Funderstanding Web site: http://www.funderstanding.com/brain_based_learning.cfm
3. Hart, L. (2002). *Human brain, human learning* (3rd ed.). Covington, WA: Books for Educators, Inc.
4. American Nurses Association. (2004). *Nursing scope and standards of performance and standards of clinical practice.* Washington, DC: American Nurses Publishing.
5. Buppert, C. (2008). The legal distinction between the practice of medicine and the practice of nursing. *The Journal for Nurse Practitioners,* 4(1), 22–24.
6. Alfaro-LeFevre, R. (2008). *Critical thinking indicators: 2007–2008 evidence-based version.* Retrieved February 5, 2008, from http://www.alfaroteachsmart.com/cti.htm
7. Alfaro-LeFevre, R. (2009). *Critical thinking and clinical judgment: A practical approach to outcome-focused thinking* (4th ed.). Philadelphia: Saunders-Elsevier.
8. Carlson, K. (2008). *State regulations require more staff for some types of patients.* Retrieved February 5, 2008, from http://www.modbee.com/local/story/176897.html
9. Steefel, L. (2008). *ESL nursing students gain the courage to speak freely.* Retrieved February 5, 2008 from http://include.nurse.com/apps/pbcs.dll/article?AID=/20080128/NY02/80124012
10. Institute of Medicine. (2000). *To err is human: Building a safer health system.* Washington, DC: National Academies Press. Retrieved February 5, 2008 from The National Academies Press Web site: http://lab.nap.edu
11. American Nurses Association. (2001). *Code of ethics for nurses with interpretive statements.* Washington, DC: American Nurses Publishing.
12. McIntosh, T. (1997). Empathy: Why patients recommend hospitals. *Healthcare Benchmarks,* 4, 39.
13. American Nurses Association. (2004) *Nursing scope and standards of performance and standards of clinical practice.* Washington, DC: American Nurses Publishing.
14. American Nurses Association. (2003). *Nursing: A social policy statement* (2nd ed.). Washington, DC: American Nurses Publishing.
15. Department of Health and Human Services, Health Resources and Services Administration, Bureau of Health Professions (n.d.) *Other Definitions of Health Competence.* Retrieved February 5, 2008, from http://bhpr.hrsa.gov/diversity/cultcomp.htm
16. Hialeah nurse celebrates 50 years. (2008, January 28). *Nursing Spectrum* (Florida ed.), *18*(2), 13.
17. Rice, R. B. (2003). Patient safety: Who guards the patient? *Online Journal of Issues in Nursing, 8*(3), 1.
18. Farella, C. (2000). Cooling the cauldron on your unit. *Nursing Spectrum, 10*(9). Retrieved February 7, 2008, from www.nurse.com

2 Pflegeassessment

Kapitelübersicht

Pflegeassessment und *Pflegediagnose* überschneiden sich deutlich und die Sicherheit und Effizienz des gesamten Pflegeplans hängen von der Akkuratesse und Vollständigkeit des *Assessments* ab. Unter besonderer Berücksichtigung dieser beiden Punkte wird in diesem Kapitel untersucht, wie man ein Assessment durchführt, das auf eine bestimmte Patientensituation zugeschnitten ist – man kann eben nicht alles über einen Leisten schlagen. Sie lernen, wie ein Assessment, das kritisches Denken fördert, aussieht und welche Verhaltensweisen (Indikatoren kritischen Denkens) Ihnen helfen, in dieser Phase kritisch zu denken. Sie lernen, dass Sie zwar in vielen Fällen Standardinstrumente oder elektronische Instrumente als Richtschnur und zur Dokumentation Ihrer Assessments einsetzen, dass jedoch letztlich Sie selbst die- bzw. derjenige sind, die bzw. der das Wissen und die Fertigkeiten entwickeln muss, um sicherzugehen, dass die Information, die *Sie mit diesen Instrumenten dokumentieren*, akkurat und vollständig ist. Um klinische Entscheidungen zu fällen und das NCLEX und andere Kompetenztests zu bestehen, müssen Sie selbst Gewohnheiten entwickeln, die kritisches Denken während des *Pflegeassessments* fördern. Dieses Kapitel hilft Ihnen beim Entwickeln dieser Gewohnheiten, indem es Sie lehrt, wie man während des Assessments Prioritäten setzt, und wann und wie man die verschiedenen Formen des Pflegeassessments (Datenbasis-Assessment, Fokusassessment, schnelles Prioritätenassessment) durchführt. Schließlich erhalten Sie detaillierte Richtlinien für das Interviewen und Untersuchen von Patienten und lernen, wie man sechs dynamische und miteinander verbundene Phasen des *Assessments* ausführt:

1. Datenerhebung
2. Erkennen von Hinweisen und Ziehen von Rückschlüssen
3. Validieren der Daten
4. Anordnen zusammenhängender Daten zu Clustern
5. Herausarbeiten von Mustern, Testen erster Eindrücke und
6. Berichten und Dokumentieren der Daten.

ANA-Standards mit Bezug zu diesem Kapitel [1]

Standard 1: Assessment. Die examinierte Pflegeperson sammelt umfassende Daten über die Gesundheitssituation des Patienten.

Übungen zum kritischen Denken

- **Übung zum kritischen Denken III**
  Entwickeln Ihrer Fertigkeiten beim Interview und beim körperlichen Pflegeassessment
- **Übung zum kritischen Denken IV**
  Subjektive und objektive Daten, Hinweise und Rückschlüsse, Validieren von Daten
- **Übung zum kritischen Denken V**
  Anordnen zusammenhängender Daten zu Clustern
- **Übung zum kritischen Denken VI**
  Berichten und Dokumentieren signifikanter Daten.

Lernziele

Nach der Lektüre dieses Kapitels sollten Sie in der Lage sein, …

- … sechs Merkmale eines Pflegeassessments zu beschreiben, die kritisches Denken fördern, und sie jeweils zu begründen.

- ... die Beziehungen zwischen den sechs Phasen des Pflegeassessments (Datenerhebung, Identifizieren von Hinweisen und Ziehen von Rückschlüssen, Validieren [Verifizieren] der Daten, Anordnen zusammenhängender Daten zu Clustern, Herausarbeiten von Mustern/Testen erster Eindrücke, Berichten und Dokumentieren der Daten) zu klären.
- ... zu erörtern, was in den anderen Schritten des Pflegeprozesses geschehen kann, wenn das Pflegeassessment unvollständig oder inkorrekt ist.
- ... zu erklären, warum die Anwendung evidenzbasierter Standardinstrumente Sie nicht der Notwendigkeit enthebt, *unabhängige Fertigkeiten kritischen Denkens* zu entwickeln.
- ... die Begriffe *Datenbasis-Assessment*, *Fokusassessment* und *schnelles Prioritätenassessment* miteinander zu vergleichen und einander gegenüberzustellen.
- ... bei einem Pflegeassessment ethische, kulturelle und spirituelle Überlegungen anzustellen.
- ... die Verantwortlichkeiten Pflegender in Bezug auf das Einschätzen auf Krankheit, Behinderung und Risikomanagement zu beschreiben.
- ... Ihre Interviewfertigkeiten zu entwickeln, darunter auch das Einschätzen des richtigen Augenblicks für offene und geschlossene Fragen und für sondierende Formulierungen.
- ... Ihre Fertigkeiten des körperlichen Assessments zu entwickeln, darunter auch, wie Sie das Assessment nach Prioritäten ordnen und Informationen gewinnen, die wiederum Informationen aus Ihrem Gespräch mit dem Patienten klärt.
- ... subjektive und objektive Daten aus einem Pflegeassessment herauszuarbeiten und zu erklären, warum beides nötig ist.
- ... Hinweise von Patienten zu identifizieren und anhand der Belege aus den Assessmentdaten des Patienten Rückschlüsse (Schlussfolgerungen) zu ziehen.
- ... zu erklären, warum es das kritische Denken fördert, Daten auf mehr als eine Weise zu ordnen (z. B. sowohl in einem Modell der Körpersysteme als auch nach einem Pflegemodell).

- ... zu entscheiden, welche Informationen Sie das nächste Mal, wenn Sie sich in dem klinischen Setting befinden, melden und dokumentieren.
- ... zu erklären, wie man die Regel des wiederholten Lesens und die #des Wiederholens sowie den *SBAR-Ansatz* anwendet, um die Versorgung des Patienten kommunikativ zu vermitteln.

Das Pflegeassessment – Erster Schritt, den Gesundheitszustand festzustellen

Ein *Pflegeassessment* – der erste Schritt, um den Gesundheitszustand zu bestimmen – findet statt, wenn Sie den Patienten befragen und untersuchen und Daten erheben, um alle «Mosaiksteinchen» zu finden, die nötig sind, um ein Bild des Gesundheitszustands Ihres Patienten zu bekommen. Da der gesamte Pflegeplan von den Daten abhängt, die Sie während dieser Phase erheben, müssen Sie sicherstellen, dass Ihre Information in einer Weise sachbezogen, umfassend und strukturiert ist, die Ihnen hilft, einen Sinn für Gesundheits- oder Krankheitsmuster zu bekommen.

Der Schwerpunkt dieses Kapitels liegt darauf, wie das Pflegeassessment zur Pflegediagnose führt. Lassen Sie uns mit der folgenden Darstellung in **Abbildung 2-1** (s.a. Abb. 1-1) beginnen.

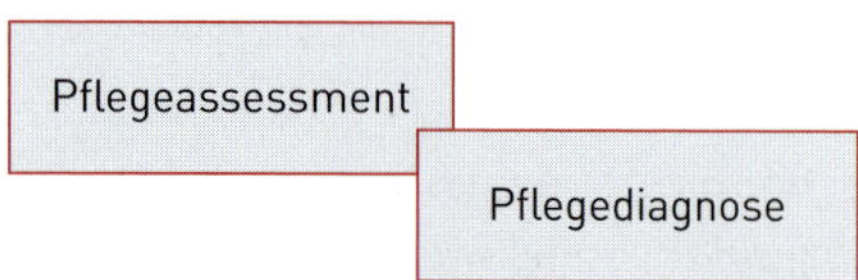

Abbildung 2-1: Pflegeassessment und Pflegediagnose

Denken Sie daran, dass sich *Pflegeassessment* und *Pflegediagnose* überschneiden, und dass Sie sich oft zwischen diesen beiden Schritten hin und her bewegen. Bisweilen arbeiten Sie sogar «rückwärts». So werden Sie beispielsweise gebeten, Patienten auf *Depression* oder *Coping-Probleme* zu sichten. In diesem Fall kennen Sie die Diagnosen, nach denen Sie suchen (*Depression* und *Coping-Probleme*), arbeiten aber «rückwärts», indem Sie ein Assessment durchführen, um zu entscheiden, ob der Patient eine Depression oder Coping-Probleme hat oder nicht.

▶ Regel

Die Akkuratesse, Effektivität und Sicherheit aller übrigen Schritte des Pflegeprozesses – Pflegediagnose, Pflegeplanung, Pflegeintervention und Pflegeevaluation – hängen von Ihrer Fähigkeit ab, akkurate, relevante und umfassende Assessmentdaten zu erheben. Wenn Ihr Assessment inakkurat, vage oder unvollständig ist, setzen Sie Ihren Patienten der Gefahr einer ineffektiven, ineffizienten und unsicheren Pflege aus.

Merkmale eines Assessments, die kritisches Denken fördern

Um kritisches Denken zu fördern, sollte Ihr Pflegeassessment die im Folgenden beschriebenen Merkmale haben.

Zweckgerichtet

Zweckgerichtet. Ihr Assessmentansatz muss sich je nach dem Zweck und den Umständen (dem Kontext) der Situation Ihres Patienten ändern. Möchten Sie beispielsweise *alle Aspekte* der Pflege oder *ein bestimmtes Problem* einschätzen? Ist Ihr Patient in einer Klinik oder zuhause? Ist es ein Erwachsener oder ein Kind? Klären Sie Ihr Ziel und berücksichtigen Sie die Umstände des Patienten, um kritisch zu denken.

Nach Prioritäten geordnet

Nach Prioritäten geordnet. Die wichtigste Information müssen Sie als Erstes einholen. Es gibt bestimmte Informationen, die sie schon *frühzeitig* erheben sollten, weil sie wahrscheinlich wirklich jeden Aspekt der Pflege beeinflussen werden, darunter auch die Art, in der Sie mit Ihrem Assessment fortfahren. Wir erörtern dies später eingehend, wenn wir die schnellen Prioritätenassessments betrachten.

Fokussiert und relevant

Fokussiert und relevant. Sie müssen Ihr Assessment fokussieren, um die relevanten Fakten zu bekommen, die Sie zum kritischen Denken benötigen.

Systematisch

Systematisch. Systematisch zu sein hilft Ihnen, umfassend vorzugehen und zu erkennen, ob Sie etwas Wichtiges vergessen oder ausgelassen haben.

Akkurat und vollständig

Akkurat und vollständig. Der häufigste Fehler beim kritischen Denken ist, anhand unzureichender oder inkorrekter Daten Probleme zu identifizieren und Urteile zu fällen. Ihre Informationen müssen sachbezogen und so vollständig sein, wie es Ihr Zweck erfordert. So ist beispielsweise ein Assessment, bei dem Informationen über *ein bestimmtes Problem* gewonnen werden sollen, kürzer als eines, bei dem umfassende Daten über *alle Aspekte der Pflege* erhoben werden sollen.

Auf standardisierte Weise dokumentiert

Auf standardisierte Weise dokumentiert. Informationen auf standardisierte Weise zu dokumentieren stellt sicher, dass *die wichtigste Information* für alle Angehörigen des Gesundheitsversorgungsteams leicht zu finden ist. Außerdem hilft es Ihnen, sich daran zu gewöhnen, systematisch zu sein. Indem Sie Daten immer und immer wieder auf standardisierte Weise dokumentieren, wird es zur Gewohnheit.

Standard-Assessmentinstrumente und evidenzbasierte Praxis

Das Ausfüllen von Standard-Assessmentinstrumenten an verschiedenen Punkten der Pflege wird von Verbraucherschutz- und Aufsichtsbehörden gefordert. Diese Instrumente sind ein Beispiel für die *Anwendung evidenzbasierter Praxis*. Letztere vereint in sich *das Beste, was wir aus der Forschung wissen* und *das Beste, was wir von klinischen ExpertInnen wissen*. Für bestimmte Zwecke und Situationen konzipierte Standard-Assessmentinstrumente gelten als *evidenzbasiert*, weil sie auf der Grundlage von Expertenmeinungen und der Forschung entwickelt werden. Standardinstrumente stellen sicher, dass die wichtigste Information auf die beste Weise dokumentiert und kommuniziert wird. Ob Sie einen Patienten aufnehmen, verlegen oder einfach nur tägliche Assessments dokumentieren – eine Ihrer ersten Fragen sollte lauten: «Gibt es ein Standardformular, das ich ausfüllen muss?»

▶ Regel

So wie Piloten von der Obersten Luftfahrtbehörde genehmigte Instrumente verwenden, um an verschiedenen Stellen während des Fluges Fehler zu verringern, wird von Ihnen gefordert, an bestimmten Punkten der Pflege des Patienten (z. B. bei der Aufnahme oder Verlegung) zugelassene Instrumente einzusetzen. Diese Instrumente helfen Ihnen, systematisch und umfassend zu sein. Aber sie *denken* nicht für Sie. *Sie selbst* sind die- bzw. derjenige, welche/r das nötige kritische Denken leisten muss, um sicherzustellen, dass die von Ihnen *in den Instrumenten dokumentierte Information* sachbezogen, relevant und umfassend ist. *Sie* *selbst* sind die- bzw. derjenige, welche/r *Assessmentgewohnheiten* entwickeln muss, die Ihnen bei klinischen Entscheidungen helfen. Und *Sie selbst* sind die- bzw. derjenige, welche/r diese Gewohnheiten «im Kopf haben» muss, um das NCLEX und andere Kompetenztests bestehen zu können.

In Infobox 2-1 werden Indikatoren kritischen Denkens (intellektuelle Fertigkeiten) beschrieben, die für Pflegeassessments nötig sind.

Infobox 2-1

Wichtige Indikatoren kritischen Denkens in Bezug auf intellektuelle Fertigkeiten beim *Pflegeassessment*

(Belege für das Verhalten sprechen für eine Förderung kritischen Denkens)

(Quelle: Alfaro-LeFevre, R. (2008). *Critical thinking indicators* [2007–2008 Evidence-based version], abgerufen unter www.AlfaroTeachSmart.com)

Die kritisch denkende Pflegeperson ...

- ... wendet Standards und Prinzipien an.
- ... führt das Assessment systematisch und umfassend durch; verwendet einen Pflegebezugsrahmen, um pflegerische Belange herauszuarbeiten; verwendet einen Körpersystem-Bezugsrahmen, um medizinische Belange herauszuarbeiten.
- ... entdeckt Verzerrungen (Bias); stellt die Glaubwürdigkeit von Informationsquellen fest.
- ... unterscheidet normal von abnorm; identifiziert Risiken für das Abnorme.
- ... bestimmt die Bedeutung von Daten; unterscheidet zwischen relevant und irrelevant; ordnet relevante Daten zu Clustern.
- ... identifiziert Annahmen und Unstimmigkeiten; überprüft Akkuratesse und Reliabilität; erkennt das Fehlen von Informationen; fokussiert das Assessment, soweit angezeigt.
- ... kommuniziert mündlich und schriftlich auf effektive Weise.
- ... geht befähigte Partnerschaften mit Patienten, Familien, Gleichgestellten und KollegInnen ein.
- ... setzt rechtzeitig Prioritäten und trifft Entscheidungen; bindet zentrale Interessenvertreter in Entscheidungsfindungen ein.
- ... wägt Risiken und Nutzen ab; gestaltet eine Pflegeintervention individuell.
- ... erkennt ethische Fragen und ergreift geeignete Maßnahmen.

- ... identifiziert und nutzt technische, informative und menschliche Ressourcen.
- ... spricht Konflikte fair an; fördert positive zwischenmenschliche Beziehungen.
- ... fördert und steuert Veränderungen.
- ... strukturiert und managt Zeit und Umfeld.
- ... erleichtert Teamarbeit (konzentriert sich auf gemeinsame Ziele; hilft und ermutigt andere, auf ihre Weise beizutragen).
- ... zeigt systemisches Denken (zeigt Bewusstsein für die wechselseitigen Beziehungen innerhalb eines Gesundheitsversorgungssystems und zwischen solchen Systemen).

Darüber hinaus gelten auch die Indikatoren kritischen Denkens in Infobox 1-8 und 1-9.

Die sechs Phasen des Pflegeassessments

Die folgenden sechs Phasen des Pflegeassessments können Ihnen helfen, die Fakten zu gewinnen, die Sie für den nächsten Schritt, die *Pflegediagnose*, benötigen.

1. **Erheben von Daten:** Sie sammeln Informationen über den Gesundheitszustand.
2. **Identifizieren von Hinweisen und Ziehen von Rückschlüssen:** Sie arbeiten bedeutsame Daten heraus und ziehen erste Schlussfolgerungen, was diese Daten u. U. anzeigen.
3. **Validieren (Verifizieren) von Daten:** Sie überprüfen doppelt, ob Ihre Informationen akkurat und vollständig sind.
4. **Anordnen zusammenhängender Daten zu Clustern:** Sie bündeln miteinander verbundene Informationen, um Gesundheits-, Verhaltens- oder Krankheitsmuster erkennen zu können (z. B. Gruppieren von Ernährungsdaten, von Coping-Daten usw.).
5. **Herausarbeiten von Mustern/Testen erster Eindrücke:** Sie suchen nach Mustern und konzentrieren Ihr Assessment darauf, mehr Informationen zu gewinnen, um die vorliegenden Situationen besser zu verstehen. So hegen Sie beispielsweise den Verdacht, dass die Daten einer Person ein Muster für schlechte Ernährung zeigen und beschließen herauszufinden, was zu diesem Muster beiträgt: Hat der Betreffende schlechte Essgewohnheiten oder könnte es etwas anderes sein, etwa, dass er nicht genügend Geld hat, um gut zu essen?

6. **Übermitteln und Dokumentieren von Daten:** Sie berichten über abnorme Daten (z. B. Fieber) und dokumentieren sie in der Patientenakte entsprechend den einrichtungsinternen Verfahrensweisen und Prozeduren.

In **Abbildung 2-2** wird gezeigt, wie die sechs Phasen des *Pflegeassessments* zur *Pflegediagnose* führen.

Pflegeassessment

- Erheben von Daten
- Identifizieren von Hinweisen und Ziehen von Rückschlüssen
- Validieren (Verifizieren) von Daten
- Ordnen von zusammenhängenden Daten zu Gruppen
- Herausarbeiten von Mustern/Testen erster Eindrücke
- Übermitteln und Dokumentieren von Daten

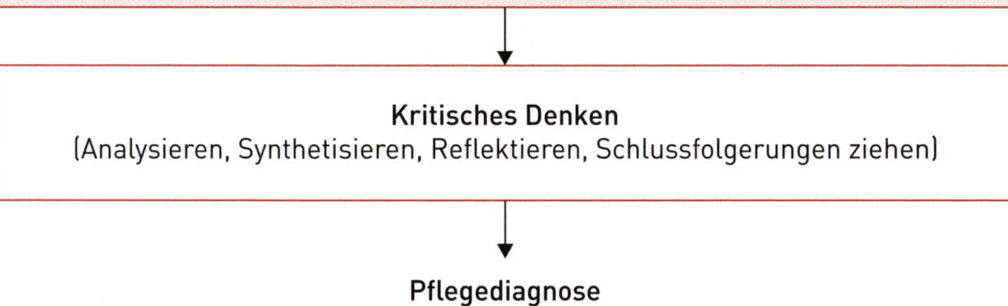

Abbildung 2-2: Vorbereiten der Pflegediagnose durch die Phasen des Pflegeassessments

▶ Regel

Die sechs Phasen des Pflegeassessments sind dynamisch und untereinander verknüpft. So hilft beispielsweise die sechste Phase – Übermitteln und Dokumentieren von Daten – sicherzustellen, dass die erste Phase – Erheben von Daten – akkurat und vollständig ist: Daten zu dokumentieren hilft Ihnen, Lücken in der Datenerhebung zu erkennen. Nachdem das *Pflegeassessment* zur *Gewohnheit* geworden ist, verlaufen die sechs Phasen fließend und dynamisch.

Lassen Sie uns die sechs Phasen des Pflegeassessments betrachten und dazu mit der ersten Phase, der Datenerhebung, beginnen.

Datenerhebung

Daten zu erheben ist ein kontinuierlicher Prozess. Er beginnt, wenn Sie dem Patienten zum ersten Mal begegnen, und setzt sich fort bis zu seiner Entlassung. In diesem Abschnitt werden die Ressourcen und Methoden besprochen, die Sie verwenden, um Informationen zu sammeln.

Welche Ressourcen setzen Sie ein?

In den folgenden Punkten werden die Ressourcen zusammengefasst, die Sie beim Sammeln von Daten berücksichtigen sollten:

- Patienten und Bezugspersonen
- Pflegedokumentationen und medizinische Akten, darunter auch diagnostische Untersuchungen und Laboruntersuchungen
- Konsultationen mit anderen ExpertInnen (z. B. Ärzten, Pharmazeuten, Ernährungsberaterinnen, Fachpflegepersonen)
- zusätzliche Interessenvertreter (z. B. Betreuungspersonen, Pflegepersonen in der Primärversorgung, Versicherungsgesellschaften).

▶ Regel

Denken Sie stets daran, dass Ihr *direktes Assessment des Patienten* Ihre *primäre Informationsquelle* darstellt, auch wenn Sie bei der Datenerhebung Informationen anhand verschiedener Ressourcen sammeln müssen. Ihr direktes Assessment vermittelt Ihnen die aktuellsten Informationen.

Sichern einer umfassenden Datenerhebung

Eine umfassende Datenerhebung erfolgt oft in drei Phasen, nämlich …

1. **… bevor Sie die Person sehen:** Sie finden so viel heraus, wie Ihnen möglich ist. Diese Informationen können begrenzt (nur Name und Alter) oder ergiebig sein (u. U. müssen Sie Patientenakten sichten).

2. **... wenn Sie die Person sehen:** Sie befragen die Person und führen eine körperliche Untersuchung durch.
3. **... nachdem Sie die Person gesehen haben:** Sie überprüfen die verwendeten Quellen und stellen fest, welche anderen Ressourcen zusätzliche Informationen liefern können. So können Sie beispielsweise einen Apotheker konsultieren, um mehr Informationen über einen Medikationsplan zu bekommen.

Datenbasis-Assessment, Fokusassessment, schnelle Prioritätenassessments

Es gibt drei Hauptformen des Assessments, die im Folgenden zusammengefasst und im nachstehenden Abschnitt eingehend beschrieben werden:

1. **Datenbasis-Assessment:** umfassende Informationen, die Sie beim *Erstkontakt* mit der Person sammeln, um *alle Aspekte* des Gesundheitszustands einzuschätzen. Siehe die Beispiele auf den Seiten 98 (**Abb. 2-3**).
2. **Fokusassessment:** Informationen, die Sie sammeln, um den Status *einer bestimmten Erkrankung* zu bestimmen. Siehe **Abbildung 2-4** (S. 99) und **Abbildung 2-5** (S. 103).
3. **schnelle Prioritätenassessments:** Diese Assessments sind kurze, fokussierte, nach Prioritäten geordnete Assessments, die Sie durchführen, um die wichtigste Information zu bekommen, die Sie bei der Planung oder Durchführung Ihrer Pflege berücksichtigen müssen (**Infobox 2-2**).

▶ Regel

Abhängig von Ihrem Arbeitsplatz müssen Sie ggf. Datenbasis-, Fokus- oder schnelle Prioritätenassessments in einen Computer eingeben. Computerassessments, ausgedruckte Assessments und Papierformulare helfen Ihnen, systematisch und umfassend zu sein. Denken Sie jedoch daran, *mit* dem Computer oder Formular zu denken. Finden Sie Wege heraus, über das Gesamtbild nachzudenken. Legen Sie Daten nicht einfach nur in Computerdatenbanken ab, wie in **Abbildung 2-6** und **2-7** (S. 105 und 106) wiedergegeben.

Diesen Abschnitt für alle Patienten ausfüllen, sofern nicht ein spezielles Asssessment erforderlich ist

Name des Patienten: ________________________________

Kultur/Religion/Spirituelle Belange	Maßnahmen
Konfession: ☐ konfessionslos ☐ katholisch ☐ evangelisch ☐ jüdisch ☐ andere: _______ Spezielle kulturelle, spirituelle oder religiöse Bedürfnisse während des Klinikaufenthalts? ☐ Nein ☐ Ja, spezifiziere: ________________	☐ An einen Geistlichen verweisen ☐ Sonstige Überweisung

Soziales/Entlassungsplanung	Maßnahmen
☐ Lebt allein ☐ Treppen ☐ Bad auf gleicher Ebene wie Wohnräume ☐ Lebt mit Ehepartner/Bezugsperson/Familie/Haushaltshilfe ☐ Lebt im Pflegeheim/betreutes Wohnen ● ☐ In ADL beeinträchtigt und/oder fehlendes Unterstützungssystem ● ☐ Spezielle Bedürfnisse bei der Entlassung: ● ____________ ☐ Versicherungsangelegenheiten ● ☐ Erhielt Unterstützung vor der Aufnahme: ☐ unbekannt ☐ häusliche Pflege ☐ medizinische Geräte ● ☐ Patient plant Entlassung nach: ____________ ☐ Transport bei Entlassung (Name) ____________ (Tel.) ____________ ☐ Kann nicht in frühere Wohnung zurückkehren ● ☐ Finanzielle Angelegenheiten ● ☐ Belege für körperlichen/seelischen Missbrauch oder Vernachlässigung oder häusliche Gewalt ● ☐ Aktueller Substanzmissbrauch ● ☐ Keine Anforderungen an die Entlassungsplanung ausgewiesen	☐ Hilfe bei ADL ☐ Patientenschulung ● ☐ Rückverweisen zur Überweisung ans Case-Management ● ☐ Rückverweisen zur Überweisung an eine/n Sozialarbeiter/in

Assessment des Schulungsbedarfs

Lernbereitschaft: ☐ bereit zu lernen ☐ unfähig zu lernen

Lernhindernisse: ☐ keine ☐ kognitiv ☐ kulturell ☐ bildungsbedingt ☐ emotional ☐ sprachlich ☐ motivationsbedingt ☐ finanziell ☐ körperlich ☐ religiös beding ☐ lehnt diesmal ab
☐ Anmerkungen/Sonstige: ________________

Plant, die Lernhindernisse zu überwinden durch:
☐ Beteiligung der Familie ☐ Intensivieren des Lernens ☐ schriftliches Material ☐ audiovisuelle Hilfen ☐ Dolmetscher
☐ Sonstige: ________________

Spezieller Schulungsbedarf: ☐ Krankheitsprozess ☐ Aktivitätsniveau ☐ Ernährung ☐ Prozeduren ☐ Körperpflege
☐ Medikamente (incl. Wechselwirkungen zw. Medikamenten bzw. Medikamenten und Nahrung) ☐ medizinische Geräte/Hilfsmittel
☐ Haut/Stoma (Stomafachpflegeperson benachrichtigt) ☐ Sonstige: ____________

Schulung richtet sich überwiegend an: ☐ Patient ☐ Familie ☐ Andere

Patientenblatt ausgehändigt? ☐ Ja ☐ Nein

Klinischer Versorgungspfad begonnen? ☐ Ja ☐ Siehe Verlaufsbogen

Korrektes Identifikationsband angebracht?
☐ Ja ☐ Patientenhandbuch/Rechte und Pflichten des Patienten durchgesehen ☐ Patient/Familie auf Zimmer ____ gebracht

Ausgefüllt durch Pflegeperson: __________ Datum: _______ Uhrzeit: ____

Überprüft durch Pflegeperson: __________ Datum: _______ Uhrzeit: ____

Abbildung 2-3: Aufnahmeinstrument

Main Line Health

Jefferson Health System

☐ Paoli Hospital ☐ Lankenau Hospital
☐ Bryn Mawr Hospital

Erstassessment des Patienten

Füllen Sie den gerasterten Bereich aus **oder** ☐ Siehe 24-h-Verlaufsbogen ☐ Siehe Triagebogen Notaufnahme
☐ Siehe klinischen Versorgungspfad

Datum:	Uhrzeit:	Größe:	Gewicht:	Gesprochene Sprache (außer Deutsch): ______
Hausarzt: ______				Facharzt: ______
Vitalzeichen	Temp. ____	Puls ____	Atmung ____	Blutdr. ______
	O_2 Sätt. ____	O_2 ____	Atemwegswiderstand ______	
Grund für die Prozedur/stationäre Aufnahme: ______				
Prozedur: ______				

Allergien: Medikamente/Nahrungsmittel/Latex/Pflaster/Farbstoffe

Allergien	Reaktion	Allergien	Reaktion	Allergien	Reaktion

Alle Medikamente	☐ nach Hause geschickt ☐ an die Apotheke geschickt				
	Dosis	Darreichungs-form	Häufigkeit	Letzte Einnahme	Gründe der Einnahme/ Anmerkungen
1.					
2.					
3.					
4.					
5.					
6.					
7.					
8.					
9.					
10.					
11.					

Kürzliche Medikation mit Acetylsalicylsäure/Ibuprofen/Antiphlogistika/Vitamin E/Blutverdünner: ______

Chirurgische Anamnese

Chirurgische Anamnese: ______

Frühere Anästhesie: ☐ allgemein ______ ☐ spinal ______ ☐ andere ______

Probleme bei der Anästhesie? ______

Bluttransfusionen bei dieser Hospitalisierung ☐ autolog ☐ direkter Spender ☐ keine

Name des Patienten: ______________________ Patientenakte Nr. ______________________

Anamnese (nur Zutreffendes ankreuzen)

Neurologisch	Kardiovaskulär	Respiratorisch	Gastrointestinal
☐ kardiovaskuläres Ereignis/TIA	☐ hoher Blutdruck	☐ Emphysem/Bronchitis	☐ Hiatushernie/Reflux
☐ Sprachstörung	☐ niedriger Blutdruck	☐ Asthma	☐ Hepatitis
☐ Schlucken/Sich-Verschlucken	☐ Aneurysma	☐ Kurzatmigkeit	☐ Ulzera
☐ Erinnerungslücken/Ohnmacht/Schwindel	☐ Herzinfarkt	☐ Tuberkulose	☐ M. Crohn/Colitis
☐ Krampfanfälle	☐ Herzinsuffizienz	☐ Pneumonie	☐ Gallenblasenerkrankung
☐ Migräne/Kopfschmerzen	☐ Herzgeräusch	☐ saison-/umgebungsbedingt	☐ Reizdarmsyndrom
☐ Taubheitsgefühl/Kribbeln	☐ Thoraxschmerz/Angina	☐ Allergien	☐ Divertikulitis
☐ Verwirrtheit	☐ unregelmäßiger Puls	☐ Schnarchen/Apnö	☐ Stoma ______
☐ Veränderungen des Gedächtnisses	☐ Kreislaufproblem	☐ Atemhilfen:	☐ kürzliche Veränderung der Stuhlgewohnheiten
☐ Kopfverletzung	☐ Phlebitis/Thromben	☐ Sonstiges: ______	☐ Blut im Stuhl
☐ Sonstiges: ______	☐ Schrittmacher/Defibrillator	☐ keine erkannten Störungen	☐ letzter Stuhlgang ______
☐ keine erkannten Störungen	☐ hohes Cholesterin		☐ Sonstiges: ______
	☐ Sonstiges: ______		☐ keine erkannten Störungen
	☐ keine erkannten Störungen		

Anmerkungen: ______________________

Muskuloskelettal	Urogenital	Psychosozial	Verschiedenes
☐ Arthritis	☐ Nierensteine	☐ Alkoholkonsum ______	☐ Veränderungen des Sehvermögens
☐ Muskelschwäche	☐ Prostataprobleme	☐ Drogen ______	☐ Schwerhörigkeit
☐ Gelenkersatz ______	☐ Stoma	☐ Panik-/Angstattacken	☐ Glaukom/Katarakt
☐ Wirbelsäulenprobleme	☐ Brennen beim Wasserlassen/Harndrang/Pollakisurie	☐ Depression	☐ Blut/Blutungsstörungen
☐ Sonstiges: ______	☐ Blut im Urin	☐ körperlich/psychisch	☐ Karzinom ______
☐ keine erkannten Störungen	☐ Niereninsuffizienz	☐ Missbrauch	☐ Hautprobleme
Stoffwechsel	☐ Dialyse	☐ Tabakkonsum ______	☐ Infektionskrankheiten/sexuell übertragbare Krankheiten
☐ Diabetes Typ ______	☐ Raumforderungen in der Brust	☐ Klaustrophobie	☐ Kopfumfang (ggf.)
☐ Schilddrüse	☐ Schmerzempfindlichkeit/Ausfluss	☐ Sucht	☐ bisherige Impfungen (↓ ↑ = 18 J.)
☐ Hypoglykämie	☐ letzte Menstruation	☐ Wachstum und Entwicklung nicht altersgerecht	☐ Sonstiges: ______
☐ Anämie	☐ Möglichkeit einer Schwangerschaft	☐ Trauer nach Verlust	☐ keine erkannten Störungen
☐ Sonstiges: ______	☐ Stillzeit	☐ Sonstiges: ______	
☐ keine erkannten Störungen	☐ Sonstiges: ______	☐ keine erkannten Störungen	
	☐ keine erkannten Störungen		

Anmerkungen: ______________________

Bedürfnisassessment

☐ Zahnspange	☐ Prothese	☐ Gegenstände religiöser Verehrung
☐ Gebiss ______	☐ Brille, Kontaktlinsen	☐ Unterarmgehstützen, Gehrahmen, Gehstock, Rollstuhl
☐ Hörgerät	☐ Perücke	☐ Sonstige: ______

Bestehende Schmerzen

☐ Verleugnet Schmerz.
Dauer der Schmerzen: ______

Wie lassen sich die Schmerzen beherrschen? ______

Welche Auswirkungen haben sie auf die ADL? ______

X = Schmerzen
O = Wunde

Pflege- oder Lernbedarf

☐ Schmerzmanagement ☐ Patientenschulung

Geben Sie in nebenstehender Figur an, wo die Schmerzen lokalisiert sind und bezeichnen Sie die Stärke von 1 bis 10, wobei «1» minimale Schmerzen und «10» stärkste Schmerzen bedeutet.

Integument

☐ Hautprobleme	☐ Exanthem
☐ Tätowierungen	☐ Druckulzera
☐ Wunden am Unterschenkel/Fuß	☐ Ekchymosen
☐ alte Narben	☐ keine erkannten Probleme
☐ trockene Haut	

Patientenverfügungen	☐ nicht zutreffend (Pat. ↓ 18 J.)	☐ nicht zu beurteilen	
Hat der Patient eine Patientenverfügung?	☐ Ja	☐ Nein	☐ Information gegeben ☐ Information abgelehnt
Falls «Ja», befindet sich eine Kopie in der Patientenakte? Vorangehender Akte entnehmen. Falls «Nein», möchte der Patient eine Patientenverfügung erstellen?	☐ Ja ☐ Ja. Verweisen an den Sozialarbeiter	☐ Nein ☐ Nein	Folgemaßnahmen: ☐ eine Kopie für die Akten an die Familie ☐ Patient erstellt eine andere Patientenverfügung (Beispiel in Broschüre). ☐ Inhalt nach Angaben des Patienten: ______ ☐ Patient lehnt formulierten Kontext ab. ☐ Patient/Familie lehnt es ab, Informationen für eine Patientenverfügung zu bringen und/oder zu vervollständigen.

Diesen Abschnitt für alle Patienten ausfüllen, sofern nicht ein spezielles Assessment erforderlich ist

Name des Patienten:______________________ **Patientenakte Nr.**______________________

Ernährungszustand	☐ **keine erkannten Störungen**	**Maßnahmen**
Sollte einer der folgenden Punkte vorliegen, senden Sie eine Verordnung per Computer an: ☐ jede spezielle Diät und/oder Nahrungsbeschränkung ❶ ☐ unbeabsichtigte Gewichtsabnahme/Zunahme? 4,5 kg in den letzten 6 Monaten ❶ ☐ Erbrechen/Diarrhö während der letzten 3 Tage oder länger ❶ ☐ schwacher Appetit während der letzten 5 Tage oder länger ❶ ☐ Schluckbeschwerden, die zu ungenügender Nahrungszufuhr führen ❶ ☐ neu diagnostizierter Diabetespatient mit Schulungsbedarf ❶, ❷ ☐ Dekubitus im Stadium II oder höher ❶, ❸ ☐ Dialyse ❶ ☐ neu modifizierte Diät mit Schulungsbedarf ❶		❶ ☐ Überweisung zur Ernährungsberatung ❷ ☐ Überweisung zur Diabetesschulung ❸ ☐ Stomafachpflegeperson, Kontinenzfachpflegeperson
Assessment der Atmung	☐ keine erkannten Störungen	**Maßnahmen**
☐ Der Patient steht vor einer Operation im oberen Abdomen oder am Thorax und hat ein anamnestisch bekanntes Emphysem, eine Bronchitis, Asthma oder Lungenfibrose.		☐ Überweisung zur Versorgung bei Atemwegserkrankungen

Funktionelles Assessment	☐ keine erkannten Störungen			**Maßnahmen**
	unabhängig	etwas Unterstützung	komplette Unterstützung	
Nahrungsaufnahme				☐ Assistieren bei ADL
Baden				
Sich-Kleiden				
Ausscheiden				
Transfer (vom Bett zum Stuhl, zur Toilette und zurück)				
Gehen (Gebrauch eines Rollstuhls)				☐ Schulung des Patienten/der Familie
Überweisen Sie bei einem der nachstehenden Punkte wie folgt:				☐ ärztliche Verordnung angefordert für:
Beschäftigungstherapie	☐ kein Bedarf erkannt			Beschäftigungstherapie
☐ Die Erkrankung hat zu Schwierigkeiten beim Benutzen eines oder beider Arme geführt. ☐ verminderte Fähigkeit zur Selbstversorgung, die sich therapeutisch bessern ließe ☐ körperliches Unvermögen, selbst Nahrung zu sich zu nehmen				
Physiotherapie	☐ kein Bedarf erkannt			Physiotherapie
☐ Die Erkrankung hat zu Schwierigkeiten beim Gehen und beim Transfer geführt, die sich therapeutisch bessern ließen. ☐ Die Erkrankung hat zur Abnahme der Kraft und/oder des Bewegungsumfangs geführt. ☐ Die Erkrankung hat zur akuten Zunahme von Muskel- oder Rückenschmerzen geführt.				
Logopädie	☐ kein Bedarf erkannt			Physiotherapie
☐ Schwierigkeiten beim Schlucken oder Zeichen des Verschluckens beim Trinken/Essen ☐ Diagnosen: Schlaganfall, Myasthenia gravis und mehrfache Intubation ☐ Unfähigkeit zum Befolgen einfacher Instruktionen zur täglichen Versorgung und/oder Unfähigkeit, Wünsche und Bedürfnisse mitzuteilen				

Sturzrisikoassessment* (geringes Risiko 0–20, mittleres Risiko 25–60, hohes Risiko 65–100). *Siehe Patientensicherheit: Sturzsicherheitsprogramm.

Sturzassessment-Indikatoren	**Gewichts-Score**	**Assessment-Score**
Aufnahme oder Verlegung	5	
Anamnestisch bekannte Stürze	20	
Kürzliche Veränderung der funktionellen Beweglichkeit	20	
Veränderung der Ausscheidung	20	
Diagnose/Medikation mit Auswirkungen auf Kognition, Beweglichkeit oder Gleichgewicht	10	
Verwirrtheit, Beeinträchtigung des Urteilsvermögens, Vergesslichkeit, Agitiertheit oder Non-Compliance	20	
Beeinträchtigung des Sehens, Hörens, der Wahrnehmung (unabhängig von Obigem)	5	
Gesamt-Score	100	

Fokusassessment: Haut

Hinweis für den Patienten: Bitte helfen Sie uns, Ihr Problem einzuschätzen, indem Sie sich ein wenig Zeit nehmen, um folgenden Selbsteinschätzungsbogen auszufüllen. Um Ihnen die bestmögliche Pflege geben zu können, müssen Sie auf Ihren Körper achten und uns auf dem Laufenden halten. In Übereinstimmung mit den nationalen Sicherheitszielen möchten wir, dass *Sie* eine zentrale Rolle bei all Ihren Entscheidungen in der Gesundheitsversorgung spielen. Bitte sprechen Sie uns an, wenn Sie Fragen oder Wünsche haben.

Liegt bei Ihnen einer der folgenden Punkte vor? Verwenden Sie die Rückseite, wenn Sie mehr Platz benötigen.

	Ja	Nein	Lokalisation?	Beginn?	Was bessert es?	Was verschlechtert es?
Jucken						
Kribbeln						
Schmerzen						
Schwellung						
Rötung						
Ausschlag						
Blasen						
Ausfluss						
Knoten/Läsionen/ Leberflecke						
Kreislaufprobleme						

Weitere wichtige Fragen, die berücksichtigt werden sollten ...	Ja	Nein
Waren Sie Hitze oder direktem Sonnenlicht ausgesetzt oder haben Sie auf einer Sonnenbank gelegen?		
Haben Sie sonstige Symptome, wie Erschöpfung oder Fieber?		
Hatten Sie Windpocken, Masern oder ähnliches?		
Hatten Sie eng anliegende Kleidung an einem Körperteil?		
Nehmen Sie Medikamente mit Nebenwirkungen auf der Haut? (Bitte unten auflisten.)		
Möchten Sie uns sonst noch etwas mitteilen? (Bitte auf der Rückseite auflisten.)		

☐ **Allergien (incl. Medikamentenallergien)?**

☐ **Medikamente (incl. Phytotherapeutika und freiverkäufliche Medikamente)**

Probleme unten markieren

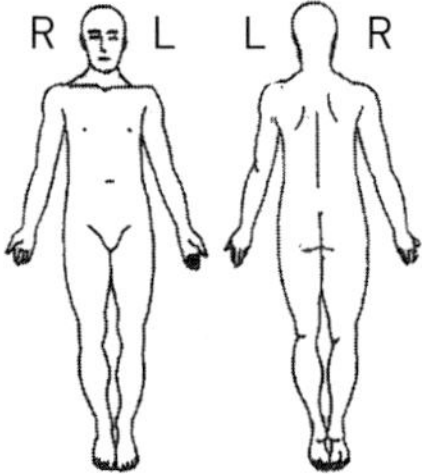

Abbildung 2-4: Fokusassessment-Instrument (Quelle: © 2004, R. Alfaro-LeFevre. Alle Rechte vorbehalten. Keine Vervielfältigung ohne Genehmigung · 6161 SE Landing Way #9 · 4/15 Stuart · FL 34997. Abrufbar unter www.AlfaroTeachSmart.com)

ANNE MÜLLER PH - 3W | Statistik | Dienstleister | Suche | Links | Drucken | Hilfe | Abmelden

Test, Test — Geb.-Dat. 11.11.1988 (19 J.) — Betreuung: Dr. Seuss — Pflegende

Allergien: (0) n. bek. — Diagnosen (2) — Gestrichene Leistung – BMH — Pat.-Nr.: 1000901499 — Pat.-Akte Nr.: 511486 — Aufn.-Dat.: 11.06.2007 (147) — OP — Ernährung

Patientenakte | Klin. Synopse | Kurven | Verordnungen | Visite

Aufnahme — Eingegeben von Anne Müller — Termin: k. A.

Allergie, Interventionen, Medikam./I.v.-Verabr., Anmerkungen, Manuelles Ergebnis, Assessments, Entlassungsplanung, Arztbriefe

Aufnahme, Vitalzeichen, Schmerzen, Gesundheitsanamnese, Gesundheitsanamnese, Chirurg. Anamnese, Sturzgefahr, Psychosoziales, Schulung, Pers. Eigent. d. Pat., Bedürfnisassessment

Schmerzassessment

☐ Hat der Patient Schmerzen oder gehören sie zur Aufnahmediagnose?

Intensität (Skala 0–10)

Lokalisation	Beschreibung	Effekt auf ADL	Auswirkungen von ADL
☐ Kopf	☐ Unfähig zur Selbsteinschätzung	☐ Verminderte Aktivität	☐ Verminderte Aktivität
☐ Rücken	☐ ziehend	☐ Verminderte Selbstversorgung	☐ Verminderte Selbstversorgung
☐ Thorax	☐ stechend	☐ Verminderter Appetit	☐ Verminderter Appetit
☐ Abdomen	☐ scharf	☐ Übelkeit	☐ Übelkeit
☐ Rechte obere Extremität	☐ brennend	☐ Erbrechen	☐ Erbrechen
☐ Linke obere Extremität	☐ konstant	☐ Sonstiges	☐ Sonstiges
☐ Rechte untere Extremität	☐ intermittierend		
☐ Linke untere Extremität	☐ drückend		
☐ Sonstiges	☐ klopfend		
	☐ krampfartig		
	☐ kolikartig		
	☐ Jammern		
	☐ Stöhnen		
	☐ Grimassieren		
	☐ Weinen		
	☐ Sonstiges		

Beginn — Steigernde Faktoren — Linderung

Dauer der Schmerzen

Anmerkungen

Erhoben am 04.01.2008 11.14 — Aufgezeichnet für — Status In Arbeit

Abbildung 2-5: Bildschirmmaske mit einem Fokusassessment bei Schmerzen (Quelle: Paoli Memorial Hospital, Paoli, PA, Wiedergabe mit Genehmigung)

Datenbasis-Assessment (Pflegeeingangsassessment)

Je nach dem Setting – z.B. Akut- versus Langzeitversorgung – fordern Regierungs- und Aufsichtsbehörden, dass Pflegende Standard-Datenbasis-Assessmentinstrumente (Pflegeeingangsassessment-Instrumente) ausfüllen. Diese Instrumente sollen sicherstellen, dass sich die wichtigen Informationen, die für die Pflegeplanung und -durchführung erforderlich sind, leicht auffinden lassen. Oft wird dies als *minimaler Datensatz* – das Minimum, das bei jedem Patienten erhoben werden muss – bezeichnet und viele beinhalten Informationen, die für eine Übernahme der Kosten durch Medicare, Medicaid oder andere Leistungsträger dokumentiert werden müssen.

Infobox 2-2

Schnelles Prioritätenassessment

Definition: Ein schnelles Prioritätenassessment umfasst die Dinge, die Sie bei jeder Begegnung mit einem Patienten *zuerst* herausfinden sollten. Oft arbeiten Sie die Kategorien eines schnellen Prioritätenassessments in rascher Folge oder gleichzeitig (nicht unbedingt eins nach dem anderen) ab. Schnelle Prioritätenassessments beinhalten auch Fokusassessments, die Sie durchführen, wenn Sie einen Arzt rufen oder die Pflege an eine andere Pflegeperson übergeben (z. B. der SBAR-Ansatz).

Assessmentprioritäten	Begründung
• Infektions-, Verletzungsgefahr oder Gefahr von Gewalt	Die Sicherheit des Patienten, Ihrer selbst und anderer Personen hat oberste Priorität. Kümmern Sie sich sofort um die Gefahr einer Infektion des Patienten oder der Übertragung einer Infektion auf Dritte und befolgen Sie dabei einrichtungsinterne Verfahrensweisen und Prozeduren. Machen Sie es ebenso bei Verletzungsgefahr und Gefahr von Gewalttätigkeit.
• Probleme (oder die Gefahr von Problemen) bei der Atmung, mit dem Wohlbefinden, bei den Vitalzeichen oder der Kommunikation	Probleme und Risiken in diesen Bereichen sollten schon *frühzeitig* angegangen werden. Sie weisen auch auf *Probleme in anderen Bereichen* hin. So zeigen z. B. Schmerzen ein Problem an, um das man sich kümmern muss.
• Allergien • Gegenwärtig eingenommene Medikamente und aktuelle Behandlungen • Diagnose bei Aufnahme/Hauptbeschwerde • Aktuelle und frühere medizinische Probleme • Aktuelle und frühere pflegerische Probleme	Diese zeigen bekannte Probleme und Risiken an und beeinflussen Entscheidungen hinsichtlich des Beginns bestimmter Erkrankungen.

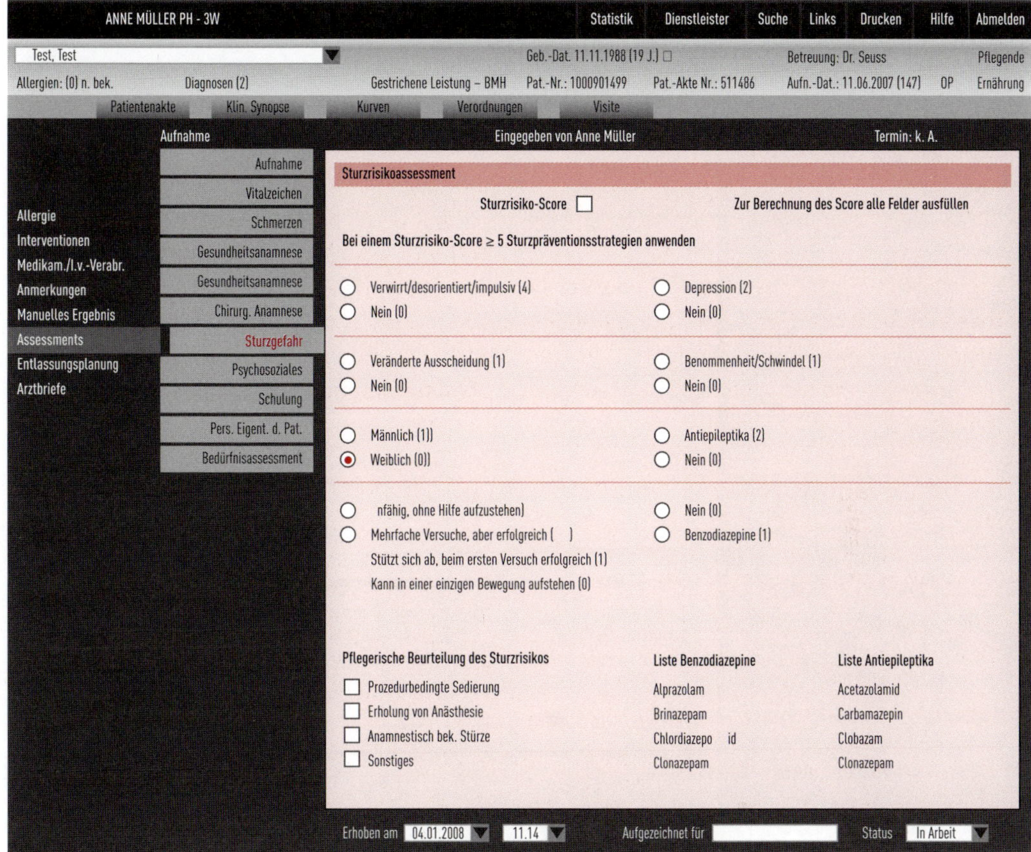

Abbildung 2-6: Bildschirmmaske mit dem Fokusassessment bei Sturzgefahr (Quelle: Paoli Memorial Hospital, Paoli, PA, Wiedergabe mit Genehmigung)

Fokusassessment

Ein *Fokusassessment* können Sie als Teil eines umfassenden Datenbasis-Assessments oder separat durchführen, um bestimmte Aspekte der Pflege zu überwachen. So können Sie ein Fokusassessment beispielsweise als Teil eines umfassenden Aufnahmeassessments durchführen, um den neurologischen Status einer Person mit Kopfverletzung zu erheben. Später setzen Sie neurologische Fokusassessments wahrscheinlich stündlich fort, um auf Veränderungen des Zustands hin zu überprüfen.

Im Folgenden werden die Arten von Fragen beschrieben, die Sie bei Erst- und Folgefokusassessments stellen müssen (s. Kasten).

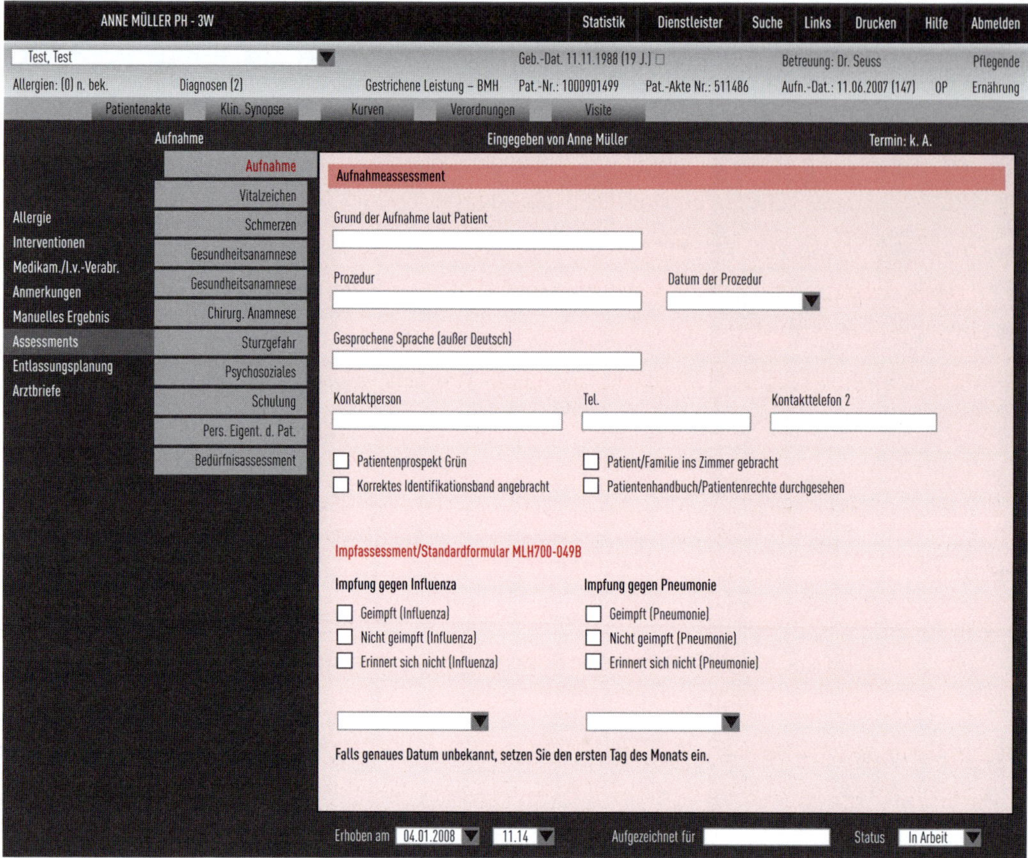

Abbildung 2-7: Bildschirm mit der ersten Maske eines Aufnahmeassessments (Quelle: Paoli Memorial Hospital, Paoli, PA, Wiedergabe mit Genehmigung)

▶ Beispiele für Fragen eines Fokus-Erstassessments

- Welche Symptome haben Sie?
- Können Sie mit dem Finger auf die störenden Bereiche zeigen?
- Wann begann es?
- Was bessert es?
- Was verschlimmert es?
- Nehmen Sie Medikamente – verordnete, freiverkäufliche oder pflanzliche – die einige dieser Symptome verursachen könnten?
- Was könnte noch zu Ihren Symptomen beitragen?

- **Wie ist der aktuelle Status des Problems?** Gibt es Zeichen, Symptome oder Risikofaktoren für das Problem?
- **Wie sieht ein Vergleich mit den Ausgangsdaten aus?** Zeigen die vor Beginn der Behandlung gesammelten Daten, dass sich das Problem gebessert oder verschlechtert hat oder dass es gleich geblieben ist?
- **Welche Faktoren tragen zu dem Problem bei?** Und was wurde in Bezug auf diese Faktoren getan?
- **Wie sieht die Perspektive des Patienten aus?** Wie sieht er den aktuellen Zustand und die Art, wie damit umgegangen wird?

Das folgende Beispiel eines Fokusassessments (s. Kasten) zeigt, wie man die vorangehenden Fragen anwendet, um das Problem der Obstipation einzuschätzen.

▶ Beispiel eines Fokusassessments bei Obstipation

1. **In welchem Rhythmus erfolgt gegenwärtig der Stuhlgang?** Gibt es Belege für Zeichen, Symptome oder Risikofaktoren der Obstipation?
2. **Zeigen die aktuellen Daten im Vergleich zu den Ausgangsdaten, dass sich die Obstipation (oder das entsprechende Risiko) geändert hat?** Sind die Zeichen, Symptome oder Risikofaktoren noch vorhanden? Gibt es neue?
3. **Welche Faktoren tragen zur Obstipation bei (z. B. schlechte Ernährung, mangelnde Flüssigkeitsaufnahme, Nebenwirkungen von Medikamenten und Immobilität)?** Wie können wir eine ausreichende Zufuhr an Ballaststoffen und Flüssigkeit sicherstellen? Können wir etwas gegen die Immobilität tun? Was kann gegen die Medikamentennebenwirkungen getan werden? Können wir beispielsweise Medikamente austauschen? Wie können wir sicher sein, dieses Problem auf Dauer zu bewältigen?
4. **Wie sieht der Patient seinen gegenwärtigen Zustand sowie die Prävention und das Management der Obstipation?** Kann er erklären, wie man mit dem Problem zurechtkommt? Besteht Schulungsbedarf?

Schnelle Prioritätenassessments

Aus zwei Gründen ist es wichtig zu wissen, wie man ein schnelles Prioritätenassessment durchführt:

1. Diese Assessments zeigen bestehende Probleme und Risiken.
2. Die Informationen, die Sie gewinnen, wirken sich oft auf jeden Aspekt der Pflege einschließlich der Art, wie Sie mit Ihrem Assessment fortfahren, aus. Zeigt Ihr Patient beispielsweise Zeichen einer übertragbaren Krankheit, müssen Sie sofort überlegen, welche Vorsichtsmaßnahmen zu ergreifen sind, bevor Sie das Assessment fortsetzen.

▶ Regel

Schnelle Prioritätenassessments helfen Ihnen, Ihre Zeit mit dem Patienten optimal zu nutzen, und verbessern die Qualität, Effizienz und Sicherheit der Pflege. Infobox 2-2 (S. 104) und der folgende SBAR-Ansatz (Infobox 2-3) sind Beispiele für schnelle Prioritätenassessments.

Einschätzen des Krankheits- und Behinderungsmanagements

Viele Patienten leben heute mit chronischen Krankheiten, wie etwa Diabetes, Asthma, Herzkrankheit, Krebs oder einer Lähmung. Aus drei Gründen müssen Sie diese Zustände frühzeitig einschätzen:

1. **Sie müssen sicher sein, dass der medizinische Plan aktuell ist.** Sie sind dafür verantwortlich, sicherzustellen, dass alle medizinischen Probleme von einem qualifizierten Mitarbeiter der Primärversorgung betreut werden. Sie planen die Pflege erst dann, wenn der Patient über eine aktuelle medizinische Evaluation verfügt.
2. **Wie Sie die Pflege betreiben, wird durch den medizinischen Behandlungsplan beeinflusst.** Wenn Sie beispielsweise beschließen, einen Patienten mit Herzkrankheit zu erhöhter Flüssigkeitsaufnahme anzuhalten, müssen Sie wissen, ob entsprechende Einschränkungen bestehen.
3. **Sie müssen herausfinden, wie Patienten mit ihrer Krankheit bzw. ihren Behinderungen umgehen.** Patienten sind die ExpertInnen im

Infobox 2-3

Der SBAR-Ansatz (Quelle: R. Alfaro-LeFevre Handouts, © 2007–2008, www.AlfaroTeachSmart.com)

Anmerkung:	Ausgesprochen als «S-BAR» und zuerst vom Militär eingesetzt, um die Effektivität der Kommunikation unter Pflegenden zu verbessern, wird der SBAR-Ansatz von ExpertInnen in Patientensicherheit empfohlen. Seine Formulare variieren je nach Zweck und Setting. Mancherorts wird der SBAR-Ansatz in Übergabesituationen (bei Übergabe eines Patienten von einer Pflegeperson zu einer anderen) eingesetzt. An manchen Stellen werden Formulare wie das folgende verwandt, um Ärzte wegen eines Problems zu rufen.*
→	Halten Sie die Patientenakte bereit, bevor Sie anrufen, und stellen Sie sicher, dass Sie alle folgenden Informationen auch leicht übermitteln können.
S	**Situation (Situation):** Halten Sie die Patientenakte bereit, bevor Sie anrufen, und stellen Sie sicher, dass Sie alle folgenden Informationen auch leicht übermitteln können. Benennen Sie kurz das Problem: was es ist, wann es auftrat (oder wie es begann) und wie schwer es ist. Nennen Sie die Zeichen und Symptome, die Ihnen Sorgen machen.
B	**Background (Hintergrund):** Nennen Sie das Aufnahmedatum und die aktuellen medizinischen Diagnosen. Stellen Sie fest, welches die entsprechende medizinische Anamnese ist und geben Sie eine kurze Zusammenfassung der Behandlung (z. B. Medikamente, Einsatz von Sauerstoff, Magensonde, intravenöse Verabreichungen, Inhalt der Patientenverfügung).
A	**Assessment (Assessment):** Nennen Sie die aktuellen Vitalzeichen und jede Veränderung folgender Punkte: • Geisteszustand – neurologische Zeichen • Atmung • Puls – Hautfarbe • Wohlbefinden – Schmerzen • Status des Magen-Darm-Trakts (Übelkeit, Erbrechen, Diarrhö, Blähungen) • Urinausfuhr • Blutung, Ausfluss • Sonstige: ____________
R	**Recommendation (Empfehlung):** • Schauen Sie sich den Patienten jetzt an. • Holen Sie ein Konsilium ein. • Lassen Sie zusätzliche Untersuchungen durchführen (z. B. Röntgen-Thorax, arterielle Blutgase, EKG, Blutbild u. a.) • Verlegen Sie den Patienten auf die Intensivstation. • Wenn sich der Zustand des Patienten nicht bessert – Wie oft möchten Sie die Vitalzeichen gemessen haben? – Wann sollen wir Sie rufen, wenn keine Besserung eintritt?

* Daten aus: Haig, K., Sutton, S. und Whittington, J. (2006) SBAR: A Shared Mental Model for Improving Communication Between Clinicians. *Journal of Quality and Patient Safety, 32*(3), 167–175. Abrufbar unter http://www.jcipatientsafety.org/fpfd/psp/SBAR.pdf.

Umgang mit ihrer eigenen Versorgung. Wenn sie mit ihren Erkrankungen und Behinderungen gut zurechtkommen, folgen Sie ihrem Pflegemanagement soweit wie möglich – gehen Sie nicht davon aus, es besser zu können. Wenn sie schlecht damit zurechtkommen, finden Sie heraus, *warum*, damit die Gründe im Pflegeplan angesprochen werden können: Besteht z. B. ein Wissensdefizit oder liegt das Problem in mangelnden Ressourcen?

Gesundheitsförderung: Screening als Risikomanagement und Frühdiagnose

Heutzutage beinhalten Ihre Assessments zunehmend das Screening zum Risikomanagement und zur frühzeitigen Diagnose häufiger Gesundheitsstörungen.

Ein Screening erfolgt oft an bedeutsamen Punkten im Lebenszyklus, wie z. B.:

- Einschätzen der Entwicklung eines Säuglings anhand von Standardskalen
- Messen der Körpergröße, des Körpergewichts und des Visus bei Kindern im Schulalter
- Einschätzen auf beginnendes Problemtrinken und beginnende Depression bei Jugendlichen
- Messen von Cholesterin und okkultem Blut im Stuhl bei Erwachsenen.

In vielen Settings fordern Standards, dass Sie Fokusassessments durchführen, um Risiken wie Rauchen anzusprechen. Um die Ziele von *Healthy People 2010* – das die Lebenszeit und -qualität aller Menschen verbessern soll – zu erreichen, müssen Sie u. U. bei allen Interaktionen eine spezielle Gesundheitsberatung vornehmen (z. B. Einstellen des Rauchens, Gewichtskontrolle).

Pflegende haben auch erhebliche Auswirkungen auf Patientenergebnisse, indem sie Screenings auf viele Störungen und Probleme durchführen, die ursprünglich nur in der Verantwortung des Arztes lagen. So untersuchen Pflegende beispielsweise regelmäßig auf Diabetes, Depression, Substanzmissbrauch, häusliche Gewalt, Gewalttätigkeit sowie Seh- und Hörstörungen (s. a. Kasten).

▶ Hintergrundinformationen

Erfahren Sie mehr über das Gesundheits-Screening und die Prävention häufiger Erkrankungen. Greifen Sie unter http://www.healthy people.gov/ online auf die Dokumente von *Healthy People 2010* zu. Schauen Sie sich die Webseite der ***Agency for Healthcare Research and Quality*** (AHRQ; http://www.ahrq.gov/) an, wo Sie unter http://www.ahrq.gov/clinic/pocketgd.htm kostenlos den *Guide to Clinical Preventive Services* herunterladen können und – in Englisch und Spanisch – Links finden zu einer Fülle von Ressourcen, wie klinischen Praxisrichtlinien, Forschungsergebnissen, Bereitschaft im Gesundheitswesen («public health preparedness»), Informationstechnologie sowie Patientensicherheit und wie man Patienten hilft, aktive KonsumentInnen in der Gesundheitsversorgung zu sein.

Bei Entscheidungen nach Aufklärung Partner des Patienten sein

Ein zentraler Teil des Assessments besteht darin, Partner des Patienten zu sein, wenn dieser nach Aufklärung entscheidet, welchen Screening- und Präventionsmaßnahmen er folgen sollte. Dies bedeutet, von einem *paternalistischen Modell* («Wir wissen, was gut für Sie ist») zu einem *partnerschaftlichen Modell* («Wir möchten, dass Sie informiert sind, damit Sie das Beste für sich auswählen können») überzugehen. Im Folgenden werden Informationen der U. S. Preventive Services Task Force (USPSTF) darüber zusammengefasst, wie man mit Patienten ein Gesundheits-Screening bespricht [2].

Die Dauer von Gesprächen über Gesundheitsstörungen und die Anwendung von Medikamenten variiert je nach:

- den wissenschaftlichen Belegen für die Nützlichkeit der Dienstleistung
- der Gesundheit, den Präferenzen und den Belangen des jeweiligen Patienten
- der Art der Entscheidungsfindung des jeweiligen Klinikers
- praktischen Einschränkungen, wie etwa der verfügbaren Zeit.

Die USPSTF weist darauf hin, dass Sie nur dann davon ausgehen können, dass die Entscheidungen Ihres Patienten auf der Grundlage von Informationen und in beiderseitigem Einverständnis getroffen wurden, wenn er …

- … die Risiken oder die Ernsthaftigkeit der zu verhindernden Krankheit bzw. des Zustands versteht.
- … begreift, was die Prävention beinhaltet (incl. Risiken, Nutzen, Alternativen und Unsicherheiten).
- … den Wert der Präventionsleistung und ihrer potenziellen Vorteile gegen damit verbundene potenzielle Schäden abgewogen hat.
- … die Entscheidungsfindung auf einem Niveau angegangen hat, das er selbst wünscht und bei dem er sich wohl fühlt.

Mündliche Pflegeanamnese und körperliches Assessment

Mündliche Pflegeanamnese und körperliches Assessment ergänzen einander, wie Sie an folgendem Beispiel erkennen können.

▶ Beispiel

Sie befragen eine Frau, die Ihnen sagt: «Meine Atmung fühlt sich merkwürdig an.» Sie nehmen ein Stethoskop und auskultieren ihre Lunge. Was Sie hören (normale oder abnorme Atemgeräusche) liefert Ihnen zusätzliche Informationen, die das Gesagte ergänzen und klären.

Ethische, kulturelle und spirituelle Belange

Der Erfolg Ihrer Befragung und Untersuchung wird beeinflusst durch Ihr Bewusstsein für ethische, kulturelle und spirituelle Belange. Als Pflegeperson müssen Sie …

1. **… einschätzen mit Respekt vor der Menschenwürde** und der Einzigartigkeit des Patienten, ungehindert durch Erwägungen hinsichtlich des sozialen oder ökonomischen Status, persönlicher Attribute oder der Natur von Gesundheitsstörungen [3].
2. **… das Recht des Patienten auf Privatsphäre sichern,** indem Sie Informationen vertraulicher Natur vernünftig schützen. Dies ist auch Gesetz.
3. **… ehrlich sein.** Sagen Sie der Person die Wahrheit darüber, wie Sie die Daten verwenden werden, z. B.: «Ich muss eine Arbeit über die Unter-

suchung des Essverhaltens eines Menschen schreiben. Wären Sie bereit, mir etwas über Ihr Essverhalten zu erzählen?»

4. **... kulturelle und religiöse Überzeugungen respektieren** und sich kulturell bedingter körperlicher Neigungen bewusst sein. Dazu gehört, bewusst auf Folgendes zu achten:

- **biologische Varianten.** Dies umfasst beispielsweise Unterschiede zwischen Rassen und ethnischen Gruppen (z. B. Hautfarbe und -beschaffenheit sowie Anfälligkeit für bestimmte Erkrankungen wie Hypertonie oder Sichelzellanämie).
- **angenehme Kommunikationsweisen.** Dazu gehört etwa, wie Sprache und Gesten eingesetzt werden, ob Blickkontakt oder Berührung akzeptabel sind und ob sich die Person in großer Nähe zu jemand anderem bedroht fühlt.
- **Familienstruktur und familiäre Praktiken.** Wir haben verschiedene Familieneinheiten und familiäre Praktiken. Um Einblicke in Faktoren zu gewinnen, die den Gesundheitszustand beeinflussen, müssen wir sie verstehen.
- **Überzeugungen dahingehend, ob der Mensch in der Lage ist, die Natur zu kontrollieren und seine Fähigkeit, gesund zu sein, beeinflussen kann** (z. B. ob Bluttransfusionen erlaubt sind oder ob Rituale nötig sind).
- **Die Vorstellung der Person von «Gott» und Überzeugungen hinsichtlich der Beziehung zwischen spirituellen Überzeugungen und dem Gesundheitszustand** (z. B. «Gott gibt Dir, was du verdienst»).

Entwickeln Ihrer Fertigkeiten im Befragen

Ihre Fähigkeit, *ein harmonisches Verhältnis herzustellen, Fragen zu stellen, zuzuhören und zu beobachten* ist wesentlich für den Aufbau einer therapeutischen Beziehung. Menschen, die sich in Gesundheitsversorgung begeben, sind in einer verletzlichen Position. Es ist Ihre Aufgabe, ihnen das Gefühl zu vermitteln, sie seien in guten Händen und man würde sich mit ihren wichtigsten Belangen befassen. Folgende Leitlinien können Ihnen helfen, Vertrauen und eine positive Haltung zu schaffen und Angst abzubauen.

Leitlinien – Fördern einer fürsorglichen Befragung

Schaffen eines harmonischen Verhältnisses

Vor der Befragung

- **Organisieren Sie sich.** Versichern Sie sich, alles Nötige bei sich zu haben.
- **Verlassen Sie sich nicht auf Ihr Gedächtnis.** Nehmen Sie ein gedrucktes oder elektronisches Assessmentinstrument als Leitfaden für Ihre Fragen. Verwenden Sie beispielsweise ein Standardinstrument.
- **Planen Sie genügend Zeit ein.** Das Aufnahmegespräch dauert gewöhnlich 20–30 Minuten.
- **Sichern Sie die Privatsphäre.** Sorgen Sie für ein ruhiges, abgeschlossenes Setting, frei von Unterbrechungen und Ablenkungen.
- **Konzentrieren Sie sich.** Befreien Sie Ihren Geist von anderen Angelegenheiten (Verpflichtungen, eigene Sorgen). Sagen Sie sich: «Diese Person kennen zu lernen ist das Wichtigste, was ich jetzt zu tun habe.»
- **Visualisieren Sie sich als sicher, warmherzig und hilfsbereit.** Es hilft Ihnen, auch tatsächlich sicher, warmherzig und hilfsbereit zu *sein* – Ihr echtes Interesse kommt durch.

Zu Beginn der Befragung

- **Stellen Sie sich vor und nennen Sie Ihren Namen und Ihre Position.** Dies übermittelt die Botschaft, dass Sie Verantwortung übernehmen und bereit sind, Rechenschaft über Ihre Handlungen abzulegen. Wichtig ist dies vor allem während Ihrer Ausbildung.
- **Verifizieren Sie den Namen der Person und fragen Sie sie, wie sie genannt werden möchte.** Beispiel: «Ich habe Sie hier als Hans Rabe. Ist das korrekt? Wie möchten Sie angesprochen werden?» Verwenden Sie den bevorzugten Namen, um der Person zu helfen, sich entspannter zu fühlen, und senden Sie die Botschaft, dass Sie sie als Individuum mit Vorlieben und Abneigungen anerkennen.
- **Erläutern Sie kurz Ihr Vorhaben.** Beispiel: «Ich bin hier, um das Aufnahmegespräch zu führen, damit wir Ihre Pflege planen können.

▶ Regel

Verwenden Sie beim Assessment oder bei der Pflege in Übereinstimmung mit den nationalen Sicherheitszielen mindestens zwei Identifizierungsmerkmale, um sicherzugehen, dass Sie den richtigen Namen und den richtigen Patienten haben [4]. Fragen Sie die Person beispielsweise nach ihrem Namen und Geburtsdatum und überprüfen Sie auch das Identifizierungsarmband, um sicherzugehen, dass beides übereinstimmt.

Während der Befragung

- **Wenden Sie der Person Ihre volle Aufmerksamkeit zu.** Vermeiden Sie den Impuls, sich in Ihre Notizen oder die Lektüre des Assessmentinstruments zu vertiefen.
- **Vermeiden Sie Eile.** Sie übermittelt die Botschaft, dass Sie nicht daran interessiert sind, was die Person zu sagen hat.
- **Setzen Sie sich hin.** Es vermittelt, dass Sie bereit sind, sich Zeit zu nehmen.

Zuhören

- **Hören Sie aktiv und empathisch zu.** Siehe Kapitel 1, S. 78.
- **Verwenden Sie kurze, offene Sätze, die der Person signalisieren, dass Sie verstehen,** und ermutigen Sie die Person, fortzufahren. Ein paar Beispiele: «Ah ja …», «Hm …», «Oh nein …», «Und …?», «Und was dann …?». Auch ein Nicken und Halten des Blickkontakts lassen die Person wissen, dass Sie zuhören.
- **Achten Sie auf Gefühle ebenso wie auf Worte.** Jemand, der seufzt, beiseite schaut und sagt: «Ich komm schon zurecht damit …» könnte Ihnen sagen wollen: «Ich bezweifle, dass das funktioniert.»
- **Lassen Sie die Person wissen, wenn Sie Körpersprache wahrnehmen,** die etwas anderes übermittelt als das Gesagte. Beispiel: «Sie sagen, Sie hätten keine Schmerzen, aber für mich sieht es aus, als fühlten Sie sich nicht wohl.»

- **Seien Sie geduldig, wenn die Person eine momentane Erinnerungslücke hat.** Sie erinnert sich vielleicht später an diese Information, wenn Sie ähnliche Fragen stellen.
- **Vermeiden Sie den Impuls, zu unterbrechen.** Wenn während des Gesprächs der «rote Faden» verlorengeht, lassen Sie den Betreffenden den Satz beenden und sagen dann: «Wir verlieren uns, könnten wir auf … zurückkommen?»
- **Lassen Sie Gesprächspausen zu.** Schweigen gibt Ihnen und der Person Gelegenheit, die Gedanken zu sammeln und erlaubt Ihnen, über die Genauigkeit der vom Patienten gelieferten Informationen nachzudenken.

Fragen stellen

- **Fragen Sie zuerst nach dem Hauptproblem der Person.** Beispiel: Welches sind die Hauptgründe, deretwegen Sie heute hier sind?»
- **Konzentrieren Sie Ihre Fragen, um spezifische Informationen über Zeichen und Symptome zu bekommen.** Beispiele: «Zeigen Sie mir, wo das Problem ist», «Können Sie genauer beschreiben, wie es sich anfühlt?», «Wann hat es angefangen?», «Wann tritt dies ein?», «Was bessert es?», «Wodurch wird es schlimmer?».
- **Verwenden Sie keine Suggestivfragen** (Fragen, welche die Person zu einer bestimmten Antwort bewegen). So bringt beispielsweise die Frage: «Sie trinken keinen Alkohol, nicht wahr?» die Person dazu, mit «Nein» zu antworten.
- **Verwenden Sie sondierende Formulierungen** (Formulierungen, die mit Worten wie: «Sagen Sie …», «Beschreiben Sie …», Erklären Sie …» und «Führen Sie aus …») arbeiten, um die Person dazu zu bringen, Ihnen mehr über bestimmte Zustände zu berichten (z. B.: «Sagen Sie mir mehr über Ihr Schlafverhalten»).
- **Verwenden Sie Kommunikationstechniken, die Ihre Fähigkeit zum kritischen Denken und Einholen der Fakten steigern:**
  1. **Verwenden Sie Formulierungen, die Ihnen helfen, die Perspektive des Gegenübers zu sehen.** Beispiele: «Was sind aus Ihrer Sicht die größten Probleme?» oder «Welches sind die Probleme, wie Sie sie sehen?».

2. **Paraphrasieren Sie, was die Person sagt.** Diese Technik klärt Bedeutung und ermutigt die Person, sich weiter über das Gesagte zu verbreiten. Beispiele: «Wenn Sie sagen, dass … Was meinen Sie damit?» oder «Wenn Sie sagen, dass …, bedeutet das …?» oder «Lassen Sie mich wiederholen, was Sie gesagt haben, um sicherzugehen, dass ich es verstanden habe.».
3. **Stellen Sie offene Fragen** (Fragen, die eine Antwort aus mehr als einem Wort erfordern). Beispiel: «Wie geht es Ihnen?» statt «Geht es Ihnen gut?».
4. **Vermeiden Sie geschlossene Fragen** (Fragen, die sich mit einem Wort beantworten lassen), sofern die Person nicht zu krank ist, um weitere Ausführungen zu machen oder Sie nicht eine Antwort durch ein einfaches Ja oder Nein klären möchten.

In Tabelle 2-1 finden sich Beispiele für offene und geschlossene Fragen. In Tabelle 2-2 werden die Vor- und Nachteile der beiden Fragentypen zusammengefasst.

Beobachten

- **Schätzen Sie die Bereiche verbaler Beschwerden sorgsam ein.** Hat beispielsweise jemand Beschwerden im Unterleib, konzentrieren Sie Ihr Assessment sorgfältig auf das Abdomen.
- **Gebrauchen Sie Ihre Sinne.** Sehen, hören oder riechen Sie etwas Ungewöhnliches?
- **Beachten Sie das allgemeine Aussehen.** Erscheint die Person gepflegt, gesund, gut genährt?

Tabelle 2-1: Beispiele für geschlossene und offene Fragen

Geschlossene Fragen	Offene Fragen
Sind Sie froh darüber?	Wie fühlen Sie sich dabei?
Kommen Sie mit Ihrem Mann zurecht?	Wie steht es mit Ihrer Beziehung zu Ihrem Mann?
Wird Ihnen dabei übel?	Wie wirkt das auf Ihren Magen?

Tabelle 2-2: Vor- und Nachteile offener und geschlossener Fragen

Vorteile	Nachteile
Offene Fragen ...	
• ... ergeben mehr Informationen als eine Frage, die nur eine Ein-Wort-Antwort erfordert. • ... geben Menschen die Möglichkeit, sich zu äußern und ziehen sie ins Gespräch. • ... bringen tendenziell eine ehrlichere Antwort. • ... sind gewöhnlich weniger bedrohlich und vermitteln seltener ein negatives Urteil. • ... werden oft im Sinne echten Interesses verstanden.	• ... können der Person die Möglichkeit geben, die Frage zu umgehen. • ... erfordern eine längere Antwort. Dies kann in Notfällen oder bei Personen, die verwirrt sind, Schmerzen haben oder unter Atemnot leiden, unerwünscht sein. • ... geben Gelegenheit zum Fabulieren und Abschweifen.
Geschlossene Fragen ...	
• ... helfen, Antworten auf offene Fragen zu klären. • ... sparen in Notsituationen Zeit. • ... können hilfreich sein, um das Gespräch auf bestimmte Daten zu konzentrieren (z. B. durch Abarbeiten einer Checkliste zur Anamnese bestimmter Erkrankungen, wie Hypertonie, Herzinfarkt). • ... können bei denjenigen hilfreich sein, die verwirrt sind, Schmerzen haben oder unter Atemnot leiden.	• ... können bedrohlicher sein. • ... beschränken die Menge der gelieferten Informationen. • ... ermutigen die Person nicht, Angelegenheiten aus ihrer Sicht zu äußern. • ... ermutigen nicht zum aktiven Dialog zwischen Pflegeperson und der Person.

- **Beobachten Sie die Körpersprache.** Scheint sich die Person behaglich zu fühlen? Ist sie nervös? Zurückgezogen? Auf der Hut? Welche Verhaltensweisen sehen Sie?
- **Achten Sie auf das Kommunikationsverhalten.** Seien Sie sich der Reaktionen der Person auf Ihren Befragungsstil sehr genau bewusst. Beispiel: Manchmal schaffen kulturelle und persönliche Unterschiede Kommunikationsbarrieren.

Abschluss der Befragung

- **Weisen Sie auf den Schluss hin.** Beispiel: «Wir haben noch fünf Minuten bis zum Schluss. Haben wir alles Wichtige erfasst, das Sie uns sagen möchten?».
- **Bitten Sie die Betreffenden, ihre wichtigsten Anliegen zusammenzufassen** und fassen Sie dies dann zusammen, wie Sie es sehen. Beispiel: «Wir haben über vieles gesprochen. Um sicher zu sein, dass ich alles richtig erfasst habe, nennen Sie mir die drei wichtigsten Dinge, bei denen ich Ihnen helfen kann.».
- **Fragen Sie: «Was gibt es noch?»** Beispiel: «Gibt es sonst noch etwas, das Sie wissen möchten?».
- **Bieten Sie sich als Ressource an.** Beispiel: «Ich möchte darüber auf dem Laufenden gehalten werden, wie es Ihnen geht. Sagen Sie mir, wenn sich etwas verändert oder wenn Sie Fragen haben.».
- **Erläutern Sie Pflegeroutinen und informieren Sie darüber, wer für Pflegeentscheidungen verantwortlich ist.** Oft herrscht bei KonsumentInnen Verwirrung darüber, wer für was verantwortlich ist.
- **Lassen Sie das Gespräch positiv ausklingen und fordern Sie die Person auf, sich aktiv zu beteiligen.** Beispiel: «Das war ein guter Anfang. Ich möchte, dass Sie sich aktiv an Entscheidungen über Ihre Pflege beteiligen». Siehe auch Infobox 1-3 (S. 46) über die Beteiligung des Patienten.

In Infobox 2-4 werden häufige Kommunikationsfehler genannt, die zu vermeiden sind.

Entwickeln Ihrer Fertigkeiten im körperlichen Assessment

Zur Entwicklung Ihrer Fertigkeiten im körperlichen Assessment müssen Sie daran arbeiten, gründlich, systematisch und geschickt in folgenden Techniken zu sein:

- **Inspektion:** sorgfältiges Beobachten unter Einsatz der Finger, Augen, Ohren und der Nase
- **Auskultation:** Hören mit einem Stethoskop

Infobox 2-4

Häufige Kommunikationsfehler

- **Verwenden des Vornamens ohne Erlaubnis.** Manche Menschen halten es für respektlos, von jemandem, der kein enger Freund oder naher Angehöriger ist, bei ihrem Vornamen genannt zu werden.
- **Verwenden von Kosenamen.** Die meisten Menschen fühlen sich herabgesetzt, wenn Sie von jemandem außerhalb des engeren Kreises der Familie mit «Meine Liebe ...», «Väterchen» o. ä. angesprochen werden.
- **Herablassend sprechen.** Beispiel: «Hat uns also das Bäuchlein wehgetan?»
- **Verwenden medizinischer Terminologie gegenüber Laien.** Viele Menschen kennen übliche medizinische Begriffe wie Miktion, Vitalzeichen oder RR nicht.
- **Verwenden von Kommunikationstechniken, die Ihnen vertraut sind, ohne auf die Reaktion der Person zu achten.** Beispiel: jemanden zu berühren, um Unterstützung anzubieten, und nicht zu merken, dass er sich zurückzieht und die Botschaft sendet, dass er nicht berührt werden möchte.
- **Verwenden passiver statt aktiver Strategien in wichtigen Situationen** (siehe Regel auf Seite 114 ff.).

- **Palpation:** Berühren und Drücken, um auf Schmerzen zu testen und innere Strukturen, wie etwa die Leber, zu spüren
- **Perkussion:** direktes oder indirektes Perkutieren einer Körperoberfläche, um Reflexe auszulösen (mit einem Perkussionshammer) oder um festzustellen, ob ein Bereich Flüssigkeit enthält (Beklopfen der Oberfläche mit den Fingern).

Wie Sie Ihr Assessment strukturieren, wird bestimmt von drei Dingen:

1. **vom Zustand der Person:** Wenn die Person krank ist oder über etwas Bestimmtes klagt, beginnen Sie mit der Untersuchung der Problembereiche, bevor Sie zu anderen Körperteilen übergehen. Beispiel: Untersuchen Sie bei Unterleibsschmerzen zuerst das Abdomen. Wenn jemand bewusstlos ist, schätzen Sie als Erstes den neurologischen Status, die Atmung und den Herz-Kreislauf-Status ein.
2. **vom Standardinstrument, das Sie ausfüllen müssen:** In vielen Fällen bestimmt es Ihr Vorgehen.

3. **von Ihrer eigenen Präferenz:** Sie können einen Ansatz «von Kopf bis Fuß» wählen, indem Sie mit dem Assessment von Kopf und Hals beginnen und den Körper abwärts über Thorax, Abdomen und Beine zu den Füßen übergehen. Oder Sie wählen einen Systemansatz, wie in **Infobox 2-5** gezeigt.

Infobox 2-5

Systematisches Körperassessment von Kopf bis Fuß

- **Neurologischer Status.** Überprüfen Sie: Geisteszustand, Orientiertheit, Pupillenreaktion, Sehen und Aussehen der Augen, den Würgereflex, die Fähigkeit zu hören, zu schmecken, zu spüren und zu riechen, den Gang, die Koordination, Arm- und Beinreflexe, das Vorliegen von Schmerzen oder Beschwerden (z. B. Kopfschmerzen).
- **Zustand der Atmung.** Überprüfen Sie: Rachen, Atemwege, Atemgeräusche, Frequenz und Tiefe der Atmung, Husten, die Symmetrie der Thoraxexkursionen, das Vorliegen von Schmerzen oder Beschwerden (z. B. Thoraxschmerzen).
- **Herz-Kreislauf-Status.** Überprüfen Sie: apikale Herzfrequenz, Herzrhythmus, Herzgeräusche, die Qualität der Pulse (Radialis-, Brachialis-, Karotis-, Femoralis-, Dorsalis-pedis-Puls), das Vorliegen eines peripheren Ödems, das Vorliegen von Schmerzen oder Beschwerden (z. B. Thorax- oder Extremitätenschmerz).
- **Hautstatus.** Überprüfen Sie: Farbe, Temperatur, Hautturgor, Ödem, Läsionen, Exantheme, Knoten, Verteilung der Behaarung. Untersuchen Sie vor allem die männliche und weibliche Brust auf Raumforderungen oder Ausfluss aus der Mamille. Überprüfen Sie auf Juckreiz, Schmerzen, Beschwerden.
- **Zustand des Muskel-Skelett-Systems.** Überprüfen Sie: Muskeltonus und -kraft, Bewegungsumfang, Schmerzen oder Beschwerden (z. B. starke Schmerzen, Spasmen).
- **Magen-Darm-Status.** Überprüfen Sie: Zustand der Lippen, der Zunge, des Zahnfleischs und der Zähne, Darmgeräusche, das Vorliegen einer Blähung des Abdomens, Kotstau, Hämorrhoiden, das Vorliegen von Schmerzen oder Beschwerden (z. B. Schmerzempfindlichkeit des Abdomens). Überprüfen Sie eventuell Erbrochenes auf Farbe und Blut.
- **Urogenitalstatus.** Überprüfen Sie: Farbe und Menge des Urins, das Vorliegen einer geweiteten Blase, Ausfluss (Vagina, Harnröhre), den Zustand der Vulva, die Hoden, das Vorliegen von Schmerzen oder Beschwerden (z. B. Thoraxschmerzen).

Die folgenden Leitlinien helfen Ihnen beim Entwickeln von Gewohnheiten, die ein gründliches und systematisches körperliches Assessment fördern.

Leitlinien – Durchführung eines körperlichen Assessments

- **Fördern Sie Kommunikation.** Schaffen Sie ein harmonisches Verhältnis und setzen Sie gute Kommunikationstechniken ein, statt schweigend zu arbeiten.
- **Sorgen Sie für Privatsphäre.** Entblößen Sie nur die untersuchten Körperteile und lassen Sie den übrigen Körper bedeckt. Sagen Sie es der Person, bevor Sie einen Körperteil berühren, den diese nicht sehen kann. Beispiel: «Ich taste jetzt die Zyste an Ihrem Rücken ab.»
- **Verlassen Sie sich nicht auf Ihr Gedächtnis.** Machen Sie sich der Genauigkeit halber kurze Notizen.
- **Entscheiden Sie sich für eine bestimmte Struktur Ihres Assessments (z. B. wie in Infobox 2-5) und verwenden Sie diese auf Dauer, damit sie zur Gewohnheit wird.**

▶ Regel

Schmerzen und Husten sind das «fünfte und sechste» Vitalzeichen. Fragen Sie beim Erfassen der üblichen Vitalzeichen – Temperatur, Puls, Atmung und Blutdruck – auch nach dem «fünften Vitalzeichen» (Schmerzen oder Beschwerden) und schauen Sie genau hin, um die Ursache festzustellen. Husten ist das «sechste Vitalzeichen». Ein vollständiges Lungenassessment ist zwar wichtig, aber Sie können auch aus kurzen Kontakten eine Menge lernen, indem Sie beispielsweise sagen: Würden Sie bitte einmal husten, damit ich höre, wie es klingt?» Die Fähigkeit (oder das Unvermögen) der Person, diese Bitte zu erfüllen, sagt Ihnen eine Menge: etwa ob sie beim Husten Schmerzen hat, ob eine Stauung vorliegt oder ob ihre Hustenanstrengung genügt, um die Lunge freizubekommen. Diese kurze Begegnung kann Ihnen helfen, Patienten zu kennzeichnen, die ein eingehenderes Assessment benötigen.

In manchen Einrichtungen gilt die Pulsoximetrie als sechstes Vitalzeichen. Es ist eine nichtinvasive Art, die prozentuale Sauerstoffsättigung des Hämoglobins zu überwachen. Das Pulsoximeter besteht aus einer Sonde, die an einem Finger oder Ohrläppchen des Patienten befestigt und mit einem elektronischen Gerät verbunden ist.

Überprüfen diagnostischer Untersuchungen

Ihr körperliches Assessment ist erst abgeschlossen, wenn Sie die Ergebnisse von Laboruntersuchungen überprüft haben. Diese Untersuchungen sind wie ein «Prüfbericht» über das Funktionieren des Körpers und liefern essenzielle Belege, die Ihnen helfen, den Gesundheitszustand festzustellen. Die während der mündlichen Anamnese und der Untersuchung erhobenen Daten können vollkommen normal sein, aber Sie könnten ernste Störungen übersehen, wenn Sie die Laboruntersuchungen nicht überprüfen: Nieren- und Lebererkrankungen sowie hämatologische Störungen sind oft stumm.

Diagnostische Untersuchungen können auch einen Verdacht bestätigen, wie etwa Ihren Verdacht auf eine Infektion, den Sie dann durch Blutuntersuchungen bestätigen können.

▶ Regel

Befolgen Sie in Übereinstimmung mit nationalen Sicherheitszielen einrichtungsinterne Verfahrensweisen und Prozeduren für die Berichterstattung über kritische Laborwerte oder entsprechende Verordnungen, darunter auch die Regel des wiederholten Lesens und die des Wiederholens [4].

Schreiben Sie mündliche Anordnungen für Laboruntersuchungen auf und lesen Sie sie noch einmal durch. Schreiben Sie Resultate von Laboruntersuchungen auf und lesen Sie sie noch einmal durch. Wenn Sie Ergebnisse von Laboruntersuchungen an einen Arzt weitergeben, lassen Sie ihn die Resultate wiederholen.

Übung zum kritischen Denken III

Entwickeln Ihrer Fertigkeiten im Befragen und im körperlichen Assessment

Lesen Sie für diese Sitzung die Seiten 113 bis 117. Die Beispielantworten beginnen auf Seite 421.

Teil 1: Entwickeln Ihrer Fertigkeiten im Befragen

1. **Üben Sie offene Fragen.** Formulieren Sie folgende Fragen als offene Fragen neu:
   a) «Fühlen Sie sich besser?»
   b) «Hat Ihnen das Essen geschmeckt?»
   c) «Fühlen Sie sich hier wohl?»
   d) «Haben Sie Schmerzen?»
2. **Üben Sie klärende Kommunikation, indem Sie Aussagen spiegeln** (Gehörtes paraphrasieren) und offene Fragen stellen. Formulieren Sie für jede der folgenden Aussagen eine Umschreibung und eine offene Frage, die Ihnen helfen würde, das Gesagte zu klären.
   a) «Ich bin seit einem Monat immer wieder mal krank.»
   b) «Mir gelingt nie etwas.»
   c) «Ich habe seitlich Schmerzen, die kommen und gehen.»
   d) «Seit einer Woche habe ich so ein komisches Gefühl.»
3. **Testen Sie Ihr Wissen über Kommunikationstechniken.** Lesen Sie jeden der folgenden Sätze und stellen Sie fest, ob es sich um eine offene Formulierung (O), eine geschlossene Aussage (G), eine Suggestivfrage (S), eine sondierende Formulierung (SF) oder eine ergänzende Formulierung (E) bzw. Aussage handelt, die der Person helfen soll, fortzufahren.
   a) «Fürchten Sie sich vor dem Tod?»
   b) «Sagen Sie mir, wann es begonnen hat.»
   c) «Ich verstehe ...»

d) «Fürchten Sie sich etwa immer noch, Martin Nahrung einzugeben?»

e) «Wie wollen Sie das bloß zuhause schaffen?»

f) «Gab es Fälle von Hypertonie in Ihrer Familie?»

g) «Und ...?»

h) «Sie wollen doch, dass Ihre Familie Sie besucht, oder?»

i) «Wie geht es Ihnen hier?»

j) «Sie müssen nicht noch mehr üben, oder?»

k) «Erklären Sie, was Sie mit ‹lange Zeit› meinen.»

4. Formulieren Sie jede Suggestivfrage, die Sie unter Punkt 3 finden, zu einer offenen Frage um.

Teil 2: Entwickeln Ihrer Fertigkeiten im körperlichen Assessment

1. **Weil körperliches Assessment und Befragen Hand in Hand gehen,** nutzen Sie folgende Situationen, um zu üben, Anamnesefragen auf relevante Bereiche zu fokussieren, die Sie bei der körperlichen Untersuchung bemerkt haben.

   a) Sie untersuchen und stellen fest: Hände und Fingernägel des Patienten sind mit Erde verschmutzt, während er ansonsten sauber ist. Was sagen oder fragen Sie als Nächstes?

   b) Sie untersuchen und stellen fest: Der Patient hat eine Schwellung am Hinterkopf. Was sagen oder fragen Sie als Nächstes?

   c) Sie untersuchen und stellen fest: Die Atemfrequenz des Patienten beträgt 40/min. Was sagen oder fragen Sie als Nächstes?

   d) Sie untersuchen und stellen fest: Das rechte Auge des Patienten ist gerötet, tränt und ist entzündet. Was sagen oder fragen Sie als Nächstes?

2. **Üben Sie nun, Ihre körperliche Untersuchung auf relevante Bereiche zu konzentrieren, die der Patient benennt.**

   a) Der Patient sagt: «Ich habe einen Ausschlag, der kommt und geht.» Was antworten und untersuchen Sie?

b) Der Patient sagt: «Ich habe Magenschmerzen.» Was antworten und untersuchen Sie?

c) Der Patient sagt: «Es brennt beim Wasserlassen.» Was antworten und untersuchen Sie?

d) Der Patient sagt: «Ich fühle mich schwerer als sonst, wie mit Flüssigkeit gefüllt.» Was antworten und untersuchen Sie?

3. **Ihr Vorgehen bei der mündlichen Anamnese und beim körperlichen Assessment** sollte beeinflusst werden durch:

   a) Ihre eigenen Vorlieben

   b) den Zustand des Patienten

   c) beides

   d) keines von beidem.

Versuchen Sie es einmal selbst

1. **Üben Sie das Kombinieren von Interviewtechniken und körperlicher Untersuchung.** Führen Sie eine mündliche Scheinanamnese und körperliche Untersuchung bei einem Kollegen, einer Freundin oder einem Familienmitglied durch und verwenden Sie dabei ein Assessmentinstrument einer örtlichen Klinik. Oder verwenden Sie alternativ das Assessmentinstrument auf den Seiten 99 ff. Stellen Sie sicher, dass Sie auch erklären können, *warum* Sie die jeweiligen Daten erheben sollen.

2. **Üben Sie ein Fokusassessment.** Bitten Sie jemanden, von dem Sie wissen, dass er Medikamente einnimmt, um Erlaubnis, ein Assessment des Medikationsplans durchführen zu dürfen. Nutzen Sie dazu die Gedächtnisstütze im «Zum Nachdenken» auf der folgenden Seite.

3. **Besprechen Sie mit einem Partner oder in einer Gruppe,** wie ein schnelles Prioritätenassessment, wie das in Infobox 2-2 dargestellte, Ihnen hilft, Ihr Denken während des Assessments nach Prioritäten zu ordnen.

4. **Lesen Sie folgenden Artikel,** und erörtern Sie dann die Herausforderungen eines Assessments von Patienten aus anderen Kulturen:

Sensenig, J. (2007). Learning through teaching: Empowering students and culturally diverse patients at a community based nursing care center. *Journal of Nursing Education, 46*(8), 373–379.

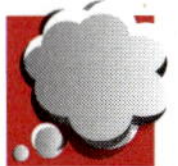

Zum Nachdenken

Nebenwirkungen verursachen 90 % aller unerwünschten Arzneimittelwirkungen [6]. Verhindern Sie Komplikationen, indem Sie die folgende Gedächtnisstütze (TACIT) nutzen, um sich daran zu erinnern, was Sie bei der Fürsorge für Patienten unter Medikamenten oder anderen Behandlungen einschätzen müssen:

- **Therapeutische Wirkung («therapeutic effect»)?** Gibt es eine therapeutische Wirkung?
- **Allergien oder unerwünschte Wirkungen («allergic or adverse reactions»)?** Gibt es Zeichen von Allergien oder unerwünschten Wirkungen?
- **Kontraindikationen («contraindications»)?** Gibt es Kontraindikationen für diese Substanz?
- **Wechselwirkungen («interactions»)?** Sind Wechselwirkungen möglich?
- **Toxizität/Überdosis («toxicity/overdose»)?** Bestehen Zeichen für toxische Effekte oder eine Überdosierung?

Quelle: Alfaro-LeFevre Clincal Cards, © 2007, www.AlfaroTeachSmart.com.

Identifizieren subjektiver und objektiver Daten

Subjektive (Aussagen der Person) wie *objektive* Daten (Ihre Beobachtungen) zu berücksichtigen hilft dem kritischen Denken, weil sich beides ergänzt und wechselseitig verdeutlicht. Denken Sie beispielsweise über folgende Daten nach:

- **subjektive Daten:** die Aussage «Mein Herz rast.»
- **objektive Daten:** rechter Radialispuls 150/min, regelmäßig und kräftig.

Obige objektive Daten stützen die subjektiven Daten. Was Sie beobachten bestätigt, was die Person sagt.

Bisweilen weicht das, was Sie *beobachten*, von dem, was die Person *sagt*, ab, wie bei folgenden Daten:

- **subjektive Daten:** die Aussage «Mir geht es gut.»
- **objektive Daten:** blasse Hautfarbe, wird leicht kurzatmig.

In obigen Daten wird die *Aussage* der Person nicht durch Ihre *Beobachtung* gestützt. Sie müssen weiter untersuchen, um die Probleme in vollem Umfang zu verstehen.

▶ Regel

Sowohl subjektive als auch objektive Daten zu erheben fördert kritisches Denken, weil sich beides wechselseitig ergänzt und verdeutlicht. Verwenden Sie An- und Abführungszeichen, wenn Sie die *eigenen Worte* des Patienten wiedergeben (z. B.: «Die Schmerzen kommen und gehen ohne Grund»). Verwenden Sie *spezifische, messbare Begriffe*, um objektive Daten anzugeben. So ist etwa die Angabe *38,1 °C* genauer und messbarer als *erhöhte Temperatur* (s. a. Kasten).

▶ Beispiele für subjektive und objektive Daten

Subjektive Daten	Objektive Daten
«Mir ist übel.»	Abdomen hart und gebläht
«Mein Fuß tut weh.»	Hinkt auf dem linken Fuß
«Es brennt beim Wasserlassen.»	Ließ 150 cm^3 klaren Urin

Erkennen von Hinweisen und Rückschließen

Die subjektiven und objektiven Daten, die Sie identifizieren, wirken als *Hinweise*. Letztere sind Daten, die Sie dazu bringen, sich einen ersten Eindruck von Gesundheits- oder Krankheitsmustern zu bilden. Betrachten Sie etwa folgende Hinweise:

- **subjektive Daten:** «Ich habe gerade mit Penicillin gegen einen Zahnabszess begonnen.»
- **objektive Daten:** leichtes Exanthem am Rumpf.

Obiges liefert Ihnen Hinweise, die Sie zu der Schlussfolgerung (dem Verdacht) führen können, dass eine allergische Reaktion gegen Penicillin vorliegt. Wie Sie einen Hinweis interpretieren oder wahrnehmen – die Schlussfolgerung, die Sie daraus ziehen – wird als *Rückschluss* bezeichnet. Im vorliegenden Fall ziehen Sie einen Rückschluss aus dem Exanthem: Sie beschließen, dass es eine Penicillinallergie anzeigen kann.

Ihre Fähigkeit, Hinweise zu erkennen und korrekte Rückschlüsse zu ziehen, wird beeinflusst durch Ihre Beobachtungsfertigkeiten, Ihr Pflegewissen und Ihre klinische Erfahrung.

Auch Ihre Werte und Überzeugungen wirken sich darauf aus, wie Sie manche Hinweise interpretieren. Bemühen Sie sich, keine Werturteile zu fällen, etwa, indem Sie aus der Tatsache, dass man jemandem, der nur einmal pro Woche badet, eine bessere Körperpflege beibringen müsste, statt sich zu fragen, ob es sich um einen Teil der Kultur der Person handeln könnte.

Untersuchen Sie die folgenden Beispiele auf Hinweise und die entsprechenden Rückschlüsse, um Hinweise und Rückschlüsse besser zu verstehen (s. Kasten).

▶ Beispiele für Hinweise und Rückschlüsse

Hinweis	Entsprechender Rückschluss
«Ich habe Probleme mit dem Stuhlgang.»	Mögliche Obstipation
«Ich möchte nicht reden.»	Ist u. U. depressiv oder wütend
Blutdruck 60/50 mmHg	Schock
«Ich halte diese Schmerzen nicht mehr aus.»	Schwere Schmerzen

Validieren (Verifizieren) von Daten

Zu validieren bzw. zu verifizieren, dass Ihre Daten sachgerecht und vollständig sind, ist ein entscheidender Schritt im kritischen Denken. Er hilft Ihnen, Fehler durch folgende Punkte zu vermeiden:

- Treffen von Annahmen
- Übersehen zentraler Informationen
- Missverstehen von Situationen
- voreilige Schlussfolgerungen oder Konzentration in die falsche Richtung
- Fehler beim Erkennen von Problemen.

Nehmen wir an, Sie fragen beispielsweise eine Frau, ob sie schwanger ist, und sie antwortet: «Nein». Wenn Sie dies nicht verifizieren, indem Sie mehr Informationen einholen, etwa indem Sie fragen: «Wann war Ihre letzte Regelblutung?» oder einen Schwangerschaftstest machen, operieren Sie sie u. U. unter der Annahme, sie sei nicht schwanger, während sie es in Wirklichkeit ist. Und dies kann gefährlich sein, da beispielsweise Medikamente verordnet werden könnten, die den Feten schädigen. Die folgenden Leitlinien helfen Ihnen, sich zu verdeutlichen, wie man Daten validiert.

Leitlinien – Validieren (Verifizieren) von Daten

- **Merken Sie sich folgende Regel.**

▶ Regel

Je mehr Hinweise, desto größer die Wahrscheinlichkeit, dass es stimmt. Je mehr Quellen, desto höher natürlich die Wahrscheinlichkeit. Kritisches Denken erfordert, Urteile auf der Grundlage von *Belegen* zu fällen. Suchen Sie nach *mehr als einem Hinweis*, um Ihre Schlussfolgerungen zu stützen. Wenn Sie beispielsweise den Verdacht haben, Ihr Patient sei der Gefahr einer Hautschädigung ausgesetzt, suchen Sie nach Risikofaktoren einer Hautschädigung, indem Sie etwa die Füße und knöcherne Bereiche auf Trockenheit oder Rötung einschätzen und überlegen, ob noch weitere Risikofaktoren, wie Immobilität oder fortgeschrittenes

Alter, vorliegen. Suchen Sie auch nach mehr als einer Quelle, um Ihre Daten zu verifizieren. Wenn die Agitiertheit Ihres Patienten beispielsweise dazu führt, dass Sie den Verdacht auf Gefahr der Gewalttätigkeit zu hegen beginnen, fragen Sie die Familie und überprüfen Sie die Patientenakte auf anamnestisch bekannte Gewalttätigkeit.

- **Daten, die sich akkurat messen lassen, können als valide akzeptiert werden** (z. B. Körpergröße, Gewicht, Ergebnisse diagnostischer Untersuchungen). Denken Sie jedoch daran, dass stets die Möglichkeit eines Laborirrtums oder anderer Faktoren besteht, welche die Genauigkeit von Untersuchungen verändern können (z. B. ein Nüchternblutzucker, der bestimmt wird, obwohl die Person eine Stunde zuvor etwas gegessen hat).
- **Daten, die jemand anderes beobachtet (indirekte Daten), können stimmen oder nicht.** Verifizieren Sie Informationen, indem Sie direkt beobachten und den Patienten *selbst* befragen.
- **Folgende Techniken helfen Ihnen beim Validieren fraglicher Daten:**
  - Überprüfen Sie Informationen, die extrem abnorm sind oder sich nicht mit den Hinweisen seitens des Patienten decken, doppelt. Verwenden Sie beispielsweise zwei Skalen, um einen Säugling zu überprüfen, der viel leichter oder schwerer erscheint, als die Skala aussagt; wiederholen Sie eine Laboruntersuchung mit extrem hohen oder niedrigen Werten.
  - Prüfen Sie doppelt, ob Ihre Geräte korrekt funktionieren.
  - Überprüfen Sie Ihre eigenen Daten noch einmal, indem Sie beispielsweise den Blutdruck eines Patienten nach 10 Minuten noch einmal am anderen Arm messen.
  - Suchen Sie nach Faktoren, welche die Akkuratesse negativ beeinflussen können, etwa indem Sie überprüfen, ob jemand mit erhöhter Temperatur, ohne sonstige Symptome nicht bloß gerade eine Tasse heißen Tee getrunken hat.
  - Bitten Sie jemand anderen, vorzugsweise eine Fachperson, dieselben Daten noch einmal zu erheben. Bitten Sie beispielsweise eine erfahrenere Pflegeperson, den Blutdruck noch einmal zu messen, wenn Sie nicht sicher sind.

- Vergleichen Sie subjektive und objektive Daten, um zu schauen, ob sich das, was *die Person sagt*, mit dem, was *Sie beobachten*, deckt. Vergleichen Sie beispielsweise die tatsächliche Pulsfrequenz mit der Empfindung des «Herzrasens».
- Verifizieren Sie Ihre Rückschlüsse gemeinsam mit dem Patienten (z. B.: «Sie machen den Eindruck, als fühlten Sie sich nicht wohl»).
- Vergleichen Sie Ihre Eindrücke mit denen anderer wichtiger Mitglieder des Gesundheitsversorgungsteams (z. B.: «Er scheint ängstlich zu sein»).

▶ Übung zum kritischen Denken IV

Subjektive und objektive Daten, Hinweise und Rückschlüsse, Validieren von Daten

Lesen Sie für diese Sitzung die Seiten 127 bis 128. Die Beispielantworten finden sich ab Seite 421.

Teil 1: Subjektive und objektive Daten

1. Listen Sie die *subjektiven Daten* in folgender Fallgeschichte (s. Kasten) auf: Was *sagt* Herr Michaels?
2. Listen Sie die *objektiven Daten* in folgender Fallgeschichte (s. Kasten) auf: Welche Informationen werden *beobachtet*?

▶ Fallbeispiel

Herr Michaels gibt an, er sei 51 Jahre alt. Er wurde gestern mit Thoraxschmerzen aufgenommen. Sein Arzt hat folgende Untersuchungen angeordnet: EKG, Röntgen-Thorax und eine vollständige Blutuntersuchung einschließlich eines Blutzuckertests. Die Ergebnisse dieser Untersuchungen wurden soeben in die Kurve eingetragen. Als Sie mit Herrn Michaels sprechen, sagt er: «Ich fühle mich heute viel besser – keine Schmerzen mehr. Es erleichtert mich, diese Beschwerden los zu sein.» Ihrer Ansicht nach scheint er ein wenig müde und abgespannt zu sein. Seine Vitalzeichen sind folgende: Temperatur 37,0 °C, Puls 74 (regelmäßig), RR 140/90 mmHg.

Teil 2: Hinweise und Rückschlüsse

1. Listen Sie sie Hinweise aus der Fallgeschichte in Teil 1 auf.
2. Listen Sie die Rückschlüsse auf, die Sie aus den erkannten Hinweisen ziehen könnten.

Teil 3: Validieren von Daten

1. Führen Sie in drei getrennten Spalten auf, welche Hinweise und Rückschlüsse, die Sie in Teil 2 festgestellt bzw. gezogen haben, *ganz sicher valide*, *vielleicht valide* bzw. *nur eventuell valide* sind.
2. Nennen Sie für die unter *vielleicht valide* bzw. *nur eventuell valide* genannten Daten einige Methoden, anhand derer sich klären ließe, ob sie tatsächlich stimmen oder nicht. Welche weiteren Fragen könnten Sie zum Beispiel stellen?

Versuchen Sie es einmal selbst

Nehmen Sie in einer klinischen Besprechung oder zusammen mit einem anderen Lernenden Daten eines realen Patienten und suchen Sie Hinweise heraus. Besprechen Sie dann die Rückschlüsse, die Sie daraus ziehen könnten. Besprechen Sie ferner die Validität dieser Hinweise und Rückschlüsse und wie Sie letztere klären und validieren könnten.

Ordnen miteinander verbundener Daten

So wie das Zusammensetzen ähnlicher Puzzleteile Ihnen hilft, ein erstes Bild davon zu gewinnen, wie das Puzzle später aussehen wird, hilft Ihnen auch das Ordnen miteinander verbundener Gesundheitsdaten, ein erstes Bild verschiedener Aspekte des Gesundheitszustands zu gewinnen.

Assessmentinstrumente leiten Sie an, Daten zu Clustern zu ordnen. So finden sich beispielsweise Informationen über Ernährung meist an einer Stelle, Informationen über Aktivität an einer Stelle usw. Kein Instrument leistet indessen den gesamten Gruppierungsprozess, den Sie benötigen, um jedes Problem zu verstehen. Sie müssen über die Beziehungen zwischen den Daten im Instrument *nachdenken*. So beziehen sich beispielsweise die unter Ernährung gruppierten Daten auch auf den Hautzustand: Schlechte

Ernährung ist ein Risikofaktor für Hautprobleme. Der folgende Abschnitt hilft Ihnen, Prinzipien des Anordnens von Daten zu erlernen, die für Ihre Fähigkeit, kritisch zu denken, ganz entscheidend sind.

Zweckgerichtetes Ordnen von Daten

Viele Pflegende wünschen sich *einen einzigen Weg* des Ordnens von Daten, der allen Zwecken entspricht. Bedenken Sie jedoch das Sprichwort: «Man kann nicht alles über einen Leisten schlagen». Wenn Sie Daten nur auf eine einzige Weise ordnen, engen Sie Ihre Sicht ein und wichtige Probleme können Ihnen entgehen. Sie müssen sicher gehen, dass Sie Ihre Daten entsprechend Ihrem Vorhaben ordnen. So hilft Ihnen beispielsweise das Anordnen von Daten entsprechend den *funktionellen Verhaltensmustern von Gordon* (Infobox 2-6), pflegerische Belange herauszufinden. Dies ist jedoch nicht besonders hilfreich, wenn es darum geht, über Prioritäten zu entscheiden. Zu diesem Zweck ist *Maslow's Hierarchie menschlicher Bedürfnisse* besser geeignet.

Infobox 2-6

Zweckgerichtetes Ordnen von Daten zu Clustern

Anmerkung: Das Ordnen von Daten zu Clustern gemäß den *funktionellen Verhaltensmustern von Gordon* hilft Ihnen beim Herausarbeiten von Pflegediagnosen und -problemen. Cluster gemäß den *menschlichen Bedürfnissen nach Maslow* zu bilden hilft Ihnen, Prioritäten zu setzen.

Funktionelle Verhaltensmuster nach Gordon

- **Verhaltensmuster: Wahrnehmung und Umgang mit der eigenen Gesundheit.** Wahrnehmung des allgemeinen Gesundheitszustands und des Wohlbefindens; Befolgen präventiver Gesundheitspraktiken.
- **Verhaltensmuster: Ernährung und Stoffwechsel.** Verhalten bei der Nahrungs- und Flüssigkeitsaufnahme; Flüssigkeits- und Elektrolythaushalt; allgemeine Genesungsfähigkeit.
- **Verhaltensmuster: Ausscheidung.** Ausscheidungsmuster (Darm, Blase und Haut) und die Wahrnehmung des Klienten.
- **Verhaltensmuster: Aktivität und Bewegung.** Verhalten bei körperlicher Belastung und Aktivität, in Freizeit und Erho-

lung sowie bei Aktivitäten des täglichen Lebens; Faktoren, die das gewünschte oder erwartete individuelle Verhalten beeinträchtigen.

- **Verhaltensmuster: Kognition und Perzeption.** Leistungsfähigkeit der Sinne, wie des Sehens, Hörens, Schmeckens, Tastens und Riechens sowie der Schmerzwahrnehmung und der kognitiven funktionellen Fähigkeiten.
- **Verhaltensmuster: Schlaf und Ruhe.** Muster von Schlaf und Ruhe bzw. von Entspannungsphasen während eines 24-Stunden-Tages sowie Qualität und Quantität.
- **Verhaltensmuster: Selbstwahrnehmung und Selbstkonzept.** Einstellungen gegenüber der eigenen Person, Wahrnehmung von Fähigkeiten, allgemeines Gefühl von Wert und emotionales Verhalten.
- **Verhaltensmuster: Rollen und Beziehungen.** Wahrnehmung wichtiger Rollen und Verantwortlichkeiten in der gegenwärtigen Lebenssituation.
- **Verhaltensmuster: Sexualität und Reproduktion.** Wahrgenommene Zufriedenheit oder Unzufriedenheit mit Sexualität; Reproduktionsstadium und -verhalten.
- **Verhaltensmuster: Bewältigungsverhalten und Stresstoleranz.** Allgemeines Coping-Verhalten; Stresstoleranz, Unterstützungssysteme und wahrgenommene Fähigkeit, Situationen zu kontrollieren und zu managen.
- **Verhaltensmuster: Werte und Überzeugungen.** Werte, Ziele oder Überzeugungen, welche die Auswahl oder Entscheidungen lenken.

Menschliche Bedürfnisse nach Maslow

- **Physiologische Bedürfnisse (Bedürfnisse zum Überleben) (Priorität Nr. 1).** Nahrung, Flüssigkeit, Sauerstoff, Ausscheidung, Wärme, körperliches Wohlbehagen.
- **Bedürfnisse nach körperlicher Sicherheit und Versorgungssicherheit (Priorität Nr. 2).** Dinge, die für die körperliche Sicherheit (z. B. ein Gehstock) und für die seelische Sicherheit (z. B. das Lieblingsspielzeug eines Kindes) einer Person nötig sind.
- **Bedürfnisse nach Liebe und Zugehörigkeit (Priorität Nr. 3).** Familie und Bezugspersonen.
- **Bedürfnisse nach Anerkennung, Selbstwertgefühl (Priorität Nr. 4).** Dinge, die bewirken, dass Menschen sich gut fühlen und in ihre Fähigkeiten vertrauen (z. B. ein gepflegtes Erscheinungsbild, Anerkennung für Erreichtes).
- **Selbstverwirklichung (Priorität Nr. 5).** Das Bedürfnis zu wachsen, sich zu verändern und Ziele zu erreichen.

▶ Regel

Ordnen von Daten entsprechend Ihrem Vorhaben:

1. **um Pflegediagnosen und -probleme herauszuarbeiten,** verwenden Sie ein Pflegemodell, wie z. B. die funktionellen Verhaltensmuster von Gordon (s. Infobox 2-6).
2. **um Zeichen und Symptome möglicher medizinischer Probleme herauszuarbeiten,** verwenden Sie ein medizinisches Modell (z. B. Körpersysteme, Infobox 2-7).
3. **um Prioritäten zu setzen, verwenden Sie ein entsprechend konzipiertes Modell.** Verwenden Sie beispielsweise die *Bedürfnishierarchie von Maslow* oder den *ABC-Ansatz* (Status der Atemwege und Atmung, des Herzens und des Kreislaufs).
4. **Die Daten erst auf die eine, dann auf die andere Weise zu ordnen, hilft Ihnen, kritisch zu denken,** weil sich mit jeder Neugruppierung neue Muster zeigen.

Infobox 2-7

Ordnen von Daten nach Körpersystemen

Ein derartiges Ordnen hilft Ihnen, Daten zu erkennen, die an einen Arzt weitergegeben werden sollten.

1. Erstellen Sie einen Cluster mit einem kurzen Klientenprofil (Vitalstatistik) und folgenden Daten: Name, Alter, Grund für das Aufsuchen der Gesundheitsversorgung, Vitalzeichen, bekannte medizinische Probleme oder Diagnosen, Allergien oder Ernährungsprobleme des Klienten.
2. Erstellen Sie einen Cluster aus Daten, bei denen Sie den Verdacht haben, dass sie abnorm sein könnten, und zwar für folgende Systeme:
   - Atemwege
   - Herz-Kreislauf-System
   - Nervensystem
   - Integument (Haut)
   - Magen und Darm
   - Muskulatur und Skelett
   - Urogenitalsystem.

Abbildung 2-8 zeigt die Beziehung zwischen dem Ordnen von Daten (Cluster-Bildung) und dem Identifizieren von Gesundheitsstörungen.

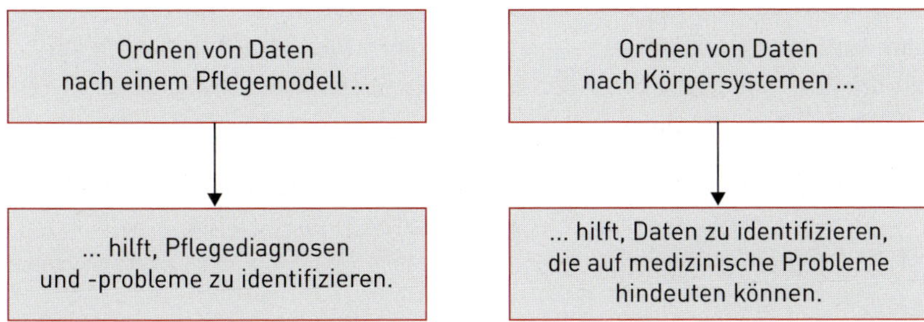

Abbildung 2-8: Beziehung zwischen dem Ordnen von Daten und dem Identifizieren von Gesundheitsstörungen

Um sowohl medizinische als auch pflegerische Probleme zu erkennen, gruppieren Sie Ihre Daten auf zwei verschiedene Weisen: Verwenden Sie ein Körpersystem- und ein Pflegemodell (s. Kasten). Wenn Sie Daten *ausschließlich* nach Körpersystemen gruppieren, entgeht Ihnen wahrscheinlich die entscheidende Information, die Ihnen beim Erkennen von *Pflegeproblemen* hilft.

▶ Erfahren Sie mehr über Pflegemodelle

Über die Links unter http://healthsci.clayton.edu/eichelberger/nursing.htm können Sie mehr über das *Interaktionsmodell* von King, das *Systemmodell* von Neuman, Roy's *Adaptationsmodell*, das *Selbstpflegemodell* von Orem sowie das *Modell der Humanwissenschaft und Pflege* von Watson erfahren.
[Weiterführende Informationen in deutscher Sprache in Brandenburg, H.; Dorschner, S.: Pflegewissenschaft 1. Bern: Huber, Anm. d. Lek.]

Infobox 2-8 zeigt dieselben Daten – auf jeweils verschiedene Weise strukturiert.

Infobox 2-8

Beispiel für identische Patientendaten, die jeweils nach den menschlichen Bedürfnissen, nach den funktionellen Gesundheitsmustern und nach Körpersystemen geordnet sind

Daten

1. 21 Jahre alt, männlich
2. verheiratet, keine Kinder*
3. Beruf: Feuerwehrmann
4. Größe: 182 cm, Gewicht: 76,5 kg
5. Temp. 36,7 °C, Puls 60/min, Atmung 16/min
6. RR 110/60
7. bewusstlos infolge einer Kopfverletzung
8. Spontanatmung
9. Lungen frei
10. anamnestisch bekannte Krampfanfälle
11. mittels Foley-Katheter entleert sich klarer Urin
12. nach Aussage seiner Frau stets obstipiert
13. Ernährung über Nasensonde alle 4 h
14. Extremitäten starr
15. gerötete Bereiche an den Ellenbogen
16. Penicillinallergie
17. Seine Frau sagt, sie fühle sich, als würde sie auseinanderfallen.*
18. Seine Frau sagt, er sei vor dem Unfall immer sehr stolz darauf gewesen, körperlich fit zu sein.*
19. Seine Frau sagt, sie hätten vor dem Unfall erwogen, zum Katholizismus überzutreten.*

Datenstruktur gemäß Maslow's Bedürfnissen

- Physiologisch: 1, 4, 5, 6, 7, 8, 9, 10, 11, 12, 13, 14, 15, 16, 18
- Körperliche Sicherheit und Versorgungssicherheit: 7, 10, 13, 17, 19
- Liebe und Zugehörigkeit: 2, 17, 19
- Selbstwertgefühl: 2, 3, 8
- Selbstverwirklichung: 3

Datenstruktur gemäß den funktionellen Verhaltensmustern nach Gordon

- Verhaltensmuster: Wahrnehmung und Umgang mit der eigenen Gesundheit: 10, 18
- Verhaltensmuster: Ernährung und Stoffwechsel: 4, 5, 6, 8, 9, 11, 13, 15, 16
- Verhaltensmuster: Ausscheidung: 11, 12, 13, 15
- Verhaltensmuster: Aktivität und Bewegung: 5, 8, 9, 14

* Diese Daten sollte man eher ausschließlich unter einem Pflegesystem gruppieren, sie werden daher unter der Strukturierung nach Körpersystemen keiner Kategorie zugewiesen.

- Verhaltensmuster: Kognition und Perzeption: 7
- Verhaltensmuster: Schlaf und Ruhe: 7
- Verhaltensmuster: Selbstwahrnehmung und Selbstkonzept: 18
- Verhaltensmuster: Rollen und Beziehungen: 1, 2, 3
- Verhaltensmuster: Sexualität und Reproduktion: 2
- Verhaltensmuster: Bewältigungsverhalten und Stresstoleranz: 17
- Verhaltensmuster: Werte und Überzeugungen: 19

Strukturieren der Daten nach Körpersystemen, um festzustellen, was an den Arzt weiterverwiesen werden sollte

- Vitalstatus (Klientenprofil): 1, 4, 5, 6, 7, 10, 16
- Atemwege: 8, 9
- Herz-Kreislauf-System: 5, 6, 9
- Nervensystem: 7, 10
- Muskulatur und Skelett: 14
- Magen und Darm: 12, 13
- Urogenitalsystem: 11
- Integument (Haut): 15

Übung zum kritischen Denken V

Ordnen miteinander verbundener Daten zu Clustern

Lesen Sie für diese Sitzung die Seiten 134 bis 137. Die Beispielantworten finden sich ab Seite 241.

1. Warum ist es wichtig, Daten sowohl nach einem Körpersystem-Bezugsrahmen als auch nach einem Pflegemodell zu strukturieren?
2. Nehmen Sie ein Blatt Papier und bilden Sie aus den folgenden Daten (s. Kasten) Cluster nach Körpersystemen und nach einem ganzheitlichen Pflegemodell Ihrer Wahl.
3. Beim Strukturieren der Daten haben Sie u. U. festgestellt, dass in manchen Kategorien keine Daten auftauchten. Was sollten Sie tun, wenn Ihnen dies im klinischen Bereich geschieht?

▶ Daten zur Fallgeschichte

1. Alter: 36
2. verheiratet, drei kleine Kinder
3. Beruf: Landschaftsarchitektin und Hausfrau
4. Religion: episkopal
5. medizinische Diagnose: Pneumonie
6. Temp. 37,8 °C, Puls 100/min, Atmung 28/min, RR 104/68
7. Sie sagt, sie sei besorgt über die Art, in der sich Ihr Mann um die Kinder kümmere, dass es ihn ziemlich anstrenge.
8. Sie sagt, sie fühle sich die ganze Zeit müde, kann sich aber nicht ausruhen, weil sie die ganze Zeit hustet.
9. Schlechter Appetit. Von den sonst üblichen Mahlzeiten hat sie jeweils nur die Hälfte gegessen. Mit Flüssigkeiten kommt sie gut zurecht (1000 ml pro Schicht).
10. Sie sagt, sie rauche ein Päckchen Zigaretten pro Tag.
11. Sie sagt, sie sei stets bei guter Gesundheit und nie im Krankenhaus gewesen. Selbst die Kinder habe sie zuhause zur Welt gebracht.
12. Sie sagt, all die Tests, die gemacht werden müssen, würden sie nervös machen. Sie hat Angst, von den Nadelstichen AIDS zu bekommen.
13. Rasselgeräusche in der Lunge beidseits. Sie hustet dicken, gelben Schleim ab.
14. Die Röntgenaufnahme des Thorax zeigt eine Besserung in den vergangenen 2 Tagen.
15. Die Leukozytenzahl ist auf 16 000 erhöht.

Erkennen von Mustern – Testen erster Eindrücke

Nach dem Ordnen Ihrer Daten zu verwandten Gruppen bekommen Sie allmählich einen ersten Eindruck von menschlichen Funktionsmustern. Sie müssen diese Eindrücke jedoch testen und entscheiden, ob die Muster wirklich so sind, wie sie aussehen. Das Testen erster Eindrücke beinhaltet …

- … zu entscheiden, was relevant ist.
- … versuchsweise zu entscheiden, was diese Daten bedeuten könnten.
- … Ihr Assessment zu fokussieren, um tiefer gehende Informationen zu bekommen und die bestehende Situation besser zu verstehen.

Wie im Beispiel des Puzzles setzen Sie einige Stücke davon zusammen und glauben, das Gesamtbild zu kennen. Aber manchmal überraschen *die letzten Stücke* Sie mit Details, die das ganze Bild verändern. Denken Sie über folgendes Beispiel nach, bei dem eine Pflegeperson folgende Daten zusammengefasst hat:

- **objektive Daten:** 72 Jahre alt, männlich, blind, Hämatome am rechten Arm und an der Stirn.
- **subjektive Daten:** «Ich stoße mich oft an Gegenständen. Ich verwende meinen Stock, um mich zu orientieren.»

Obiges lässt ein Muster häufiger Verletzungen infolge von Blindheit vermuten. Es liegen jedoch nicht genug Informationen vor. Sie müssen die Daten untersuchen, entscheiden, was relevant ist und was irrelevant, und nach den Gründen für die Hämatome suchen. Denken Sie beispielsweise über die folgenden relevanten und irrelevanten Daten in Bezug auf die Verletzungen des blinden Mannes nach:

- **relevant:** alt; blind; sagt, er stieße sich an Gegenständen; verwendet einen Gehstock; hat Hämatome am rechten Unterarm und an der Stirn.
- **irrelevant:** männlich.

Obiges stützt die Schlussfolgerung, dass die Verletzungen auf die Blindheit zurückgehen. Sie müssen jedoch mehr Fragen stellen, etwa, ob er allein lebt oder ob jemand anderes für seine Versorgung verantwortlich ist, und: «Sind die Verletzungen tatsächlich infolge der Blindheit entstanden?» Vielleicht stürzt er infolge von Schwäche oder Schwindel. Und schließlich: Wenn er den Gehstock korrekt verwendet, würde er dann wirklich überall anstoßen? Diese Fragen, die beim Herausarbeiten von Mustern auftauchen, bringen Sie dazu, weitere Informationen einzuholen, um *erste Eindrücke* zu testen und das Problem deutlicher zu beschreiben. Bei dem eben beschriebenen Mann könnten Sie beispielsweise sondierende Fragen stellen, warum er sich ständig verletzt. Unter Umständen finden Sie heraus, dass die Verletzungen durch Ohnmachtsanfälle, schlechten Gebrauch des Gehstocks, Missbrauch oder Antikoagulanzien bedingt sind.

Um Ihr Assessment darauf auszurichten, erste Eindrücke zu testen und zentrale Daten über Gesundheits- oder Krankheitsmuster zu erheben, sollten Sie folgende Prinzipien kritischen Denkens berücksichtigen:

1. **Bestimmen Sie, was relevant und was irrelevant ist:** Fragen Sie sich, welche relevante Information fehlen könnte.
2. **Denken Sie an Ursache und Wirkung:** Finden Sie heraus, *warum oder wie das Muster zustande kam* – suchen Sie nach beeinflussenden Faktoren.

Berichten und Dokumentieren

Die letzte Phase des *Assessments* besteht im Berichten und Dokumentieren. Dieser Abschnitt konzentriert sich hauptsächlich auf Eintragungen während eines *ersten Datenbasis-Assessments.* Weitere Leitlinien für das Aufzeichnen während der Pflegeintervention finden sich ab Seite 144.

Berichten abnormer Befunde

Alles zu melden, bei dem Sie den Verdacht auf eine Anomalie hegen, bewirkt drei Dinge:

1. Es fördert die frühzeitige Diagnose und Behandlung, selbst wenn Sie nicht über das Wissen verfügen, die Probleme selbst zu diagnostizieren.
2. Es hält andere, ebenfalls für die Versorgung Ihres Patienten Verantwortliche auf dem Laufenden.
3. Es hilft Ihnen zu lernen. Sie werden dabei unterstützt, festzustellen, ob die Information signifikant ist.

Alles zu melden, bei dem Sie den Verdacht auf eine Anomalie hegen, hilft Ihnen und anderen Betreuungspersonen, Abwärtstrends im Zustand des Patienten zu erkennen. Denken Sie daran, wie wichtig das Reflektieren ist, das in der auf Seite 36 genannten Regel angesprochen wird. Reflektieren Sie darüber, was Sie aufzeichnen, indem Sie sich Fragen stellen, wie: «*Was könnte ich hier ausgelassen haben?*»

Entscheiden, was abnorm ist

Bei der Entscheidung darüber, was abnorm ist, gibt es vieles zu berücksichtigen (z. B. Alter, Krankheitsprozess, Kultur, Stresstoleranz). Als Lernender oder Berufsanfängerin sollten Sie sichergehen, mit erfahreneren Pflegepersonen (Mentoren, Lehrpersonen, AusbilderInnen) zusammenzuarbeiten. Bitten Sie sie, Ihre Assessmentdaten zu überprüfen, um sicherzustellen, dass Sie nichts ausgelassen haben.

Vergleichen Sie, um zu entscheiden, ob bei Ihrem Patienten abnorme Befunde vorliegen, dessen Daten mit akzeptierten Standards von Normalität. Wenn die Befunde nicht *innerhalb normaler Grenzen* liegen, betrachten Sie sie als *abnorm*. Wenn Sie beispielsweise einen Erwachsenen pflegen und einen Ruhepuls von 110/min feststellen, würden Sie den Verdacht hegen, dies sei abnorm, weil die normalen Grenzen des Ruhepulses bei Erwachsenen 60–100/min betragen.

Denken Sie daran, dass normale Grenzen von Person zu Person und je nach Situation schwanken können. So kann beispielsweise ein Puls von 110/min bei einem Kind oder einem ängstlichen Menschen normal sein, ist jedoch bei einem schlafenden Erwachsenen, der normalerweise einen Ruhepuls von 60/min hat, abnorm. Fragen Sie sich stets: «Wie normal ist dies für jemanden dieses Alters, dieser Kultur, mit dieser Lebensweise, diesen Problemen oder in dieser Situation?

Infobox 2-9 enthält Fragen, die man stellen muss, um zwischen normal und abnorm zu unterscheiden.

▶ Regel

Folgen Sie einrichtungsinternen Verfahrensweisen und Prozeduren zur Aktivierung der «Befehlskette». Wenn Sie den Verdacht hegen, dass der Patient ein qualifizierteres Assessment oder eine qualifiziertere Behandlung benötigt, als Sie leisten können, folgen Sie den einrichtungsinternen Verfahrensweisen und Prozeduren, um Hilfe zu bekommen. Seien Sie hartnäckig – kümmern Sie sich weiter um die Probleme, bis Ihre Patienten die Hilfe bekommen, die sie brauchen. Dokumentieren Sie jeden Versuch einer Kontaktaufnahme mit Ärzten über Veränderungen des Zustands von Patienten. Nennen Sie den Namen des Arztes, geben Sie eine kurze Zusammenfassung für den Grund des Anrufs und nennen Sie die Antwort des Arztes. Wenn Sie eine Nachricht bei einem Antwortdienst hinterlassen, dokumentieren Sie den Namen der Person, mit der Sie gesprochen haben, sowie Datum und Uhrzeit des Anrufs.

Infobox 2-9

Abgrenzung zwischen normal und abnorm

Fragen Sie die Person:

- «Würden Sie sagen, dass dies für Sie normal ist?»
- «Was würden Sie für sich als normal beschreiben?»

Fragen Sie sich selbst:

- Was wird bei jemandem im Alter dieser Person als normal akzeptiert: Hinsichtlich der Statur? Hinsichtlich der Kultur? In Bezug auf den Entwicklungsstatus?
- Was wird als normal akzeptiert bei jemandem mit …
  - … diesem Krankheitsprozess?
  - … diesem Medikationsplan?
  - … diesen Überzeugungen bzw. diesem kulturellen Hintergrund?
  - … diesem Beruf, diesem sozioökonomischen Niveau, dieser Lebensweise?
- Wenn ich die von mir gesammelten Daten mit den bei der Aufnahme (Ausgangsdaten) oder in den vergangenen 24–48 Stunden erhobenen Daten vergleiche, gibt es dann Veränderungen, die zunehmende Probleme widerspiegeln?
- Gibt es zu viele leicht abnorme Faktoren, die zusammengenommen für ein insgesamt abnormes Bild sprechen?
- Ist das, was das Individuum für sich als normal akzeptiert, schädlich für seine Gesundheit?

Leitlinien – Berichten und Dokumentieren

Allgemeine Leitlinien

- **Befolgen Sie in Übereinstimmung mit den nationalen Zielen für die Patientensicherheit einrichtungsinterne Verfahrensweisen und Prozeduren für:** 1) das Übermitteln des Patientenstatus von einer Betreuungsperson zur nächsten und 2) das Aufzeichnen in der Patientenakte [7]. So empfehlen beispielsweise Experten den SBAR-Ansatz auf Seite 109 beim Telefonieren mit Ärzten, während des Übergabeberichts und beim Verlegen von Patienten von einem Ort zum anderen.
- Melden und dokumentieren Sie abnorme Daten (z. B. Fieber) sowie Reaktionen auf laufende Behandlungen. *Siehe auch Seite 291 und 294 in Kapitel 5, Pflegeintervention.*
- Wenn etwas im Datenbasisformular nicht auf Ihren Patienten zutrifft, tragen Sie «n. z.» (nicht zutreffend) ein. Lassen Sie es nicht leer.

Leitlinien – Mündliche und telefonische Kommunikation

- Identifizieren Sie sich mit Namen und Position. Wenn Sie sich noch in Ausbildung befinden, ist es Ihnen u. U. nicht gestattet, mündliche oder telefonische Anweisungen entgegenzunehmen.
- Nennen Sie den Namen des Patienten, seine Diagnose und die Örtlichkeit. Fragen Sie dann: «Wissen Sie, von wem ich spreche?» Dies gibt der Person Zeit, sich auf den jeweiligen Patienten zu konzentrieren. Es hilft Ihnen auch, herauszubekommen, wie viel Hintergrundinformationen Sie liefern müssen.

▶ Regel

Setzen Sie bei *jeder* wichtigen Kommunikation die Regel des wiederholten Lesens und die des Wiederholens ein [7]. Wenn Sie mündliche Anweisungen erhalten oder Laborwerte aufschreiben, so schreiben Sie, was Sie hören (oder geben Sie es in den Computer ein) und lesen Sie es dann noch einmal («Ich schreibe auf/gebe ein, dass Sie bei dem Patienten mit Amoxicillin, 500 mg 4-mal täglich, beginnen möchten»). Bitten Sie andere, zu wiederholen, was Sie gesagt haben («Bitte wiederholen Sie, was ich gesagt habe, damit ich weiß, dass alles in Ordnung ist»). Passive Strategien, wie *Kopfnicken* oder *Zuhören, ohne etwas zu sagen*, tragen zu Kommunikationsfehlern bei.

Leitlinien – Dokumentieren der Pflegedatenbasis

- **Wahren Sie bei allen Akten den Datenschutz – es ist gesetzliche Vorschrift.**
- **Erstellen Sie die Datengrundlage möglichst bald.** Das Aufzeichnen, wenn Ihr Gedächtnis noch frisch ist, fördert die Genauigkeit und hilft Ihnen, Dinge zu finden, die Sie vergessen hatten, zu tun. Spätes Aufzeichnen führt zu Auslassungen und Fehlern. Gerichtlich kann ein spätes Aufzeichnen als Pflege unter Standard interpretiert werden. Wenn Sie die Station vor Erstellen der Datengrundlage verlassen müssen, sorgen Sie dafür, die wichtigsten Informationen festzuhalten (z. B. Vitalzeichen, Allergien und Medikationen), bevor Sie gehen.

▶ Regel

Verfahrensweisen und Prozeduren für das Dokumentieren der Pflegedatenbasis variieren von Ort zu Ort, halten Sie sie jedoch genau ein. Sie wurden konzipiert als Leitfaden für Sie, um eine Datengrundlage zu erstellen, die für eine gesetzliche Dokumentation geltender Pflegestandards sorgt. Diese Dokumentation wirkt sich auch darauf aus, ob eine Klinik die Kosten der Versorgung des Patienten erstattet bekommt oder nicht. [8, 9, 10]

- Denken Sie daran, dass sich Dokumentationsstandards rasch ändern, um evidenzbasierte Pflege widerzuspiegeln und die Pflegequalität zu verbessern.

▶ Regel

In vielen Fällen fordern Standards, dass bestimmte Informationen innerhalb einer bestimmten Zeit nach Erstkontakt mit dem Patienten dokumentiert werden müssen. Sie werden bei der Aufnahme bestehende Diagnosen dokumentieren müssen und Sie werden dokumentieren müssen, dass innerhalb eines bestimmten Zeitrahmens zentrale evidenzbasierte Interventionen angegangen wurden. So müssen beispielsweise Patienten mit bestimmten Infektionen innerhalb eines bestimmten Zeitrahmens nach der Aufnahme ein Antibiotikum erhalten.

Gehen Sie sicher, diese Standards genau einzuhalten, da sie eine rechtzeitige, evidenzbasierte Pflege sicherstellen sollen, welche die Pflegequalität verbessert und den Schlüssel zur Kostenerstattung durch die Versicherungsgesellschaften darstellt. [11]

- **Überprüfen Sie die Listen mit den Begriffen, die nicht verwandt werden sollen,** um sicher zu sein, keine potenziell gefährlichen Abkürzungen zu verwenden. Entsprechende Links für solche Listen finden Sie beim Institute for Safe Medication Practices (ISMP) unter www.ismp.org sowie bei der Joint Commission unter www.jointcommission.org.

▶ Beispiel

Richtig: Er sagt: «Ich gehe nicht zur Therapie.»
Falsch: Unkooperativ.

- **Vermeiden Sie Begriffe mit negativer Konnotation** (z. B. «betrunken» oder «unangenehm»). Vor Gericht könnten sie eine negative Haltung Ihrerseits vermitteln.
- **Fassen Sie sich kurz, dokumentieren Sie die Fakten und seien Sie präzise.**

▶ Beispiel

Richtig: Atemgeräusche vermindert an der linken Lungenbasis. Klagt über «stechende Schmerzen» beim Einatmen an der linken Basis. Atmung 32/min, Puls 110/min, RR 130/90.
Falsch: Scheint Atembeschwerden zu haben und klagt über Thoraxschmerz.

- **Wenn Sie einen Rückschluss ziehen, untermauern Sie ihn durch Belege.**

▶ Beispiel

Richtig: Scheint erregt. Sagt, es ginge ihm «gut» und er sei «nicht erregt», schließt jedoch keinen Blickkontakt, antwortet jeweils nur mit einem Wort, und meint, «ihm sei nicht nach Reden».
Falsch: Scheint erregt.

- **Wenn Sie einen Fehler machen, befolgen Sie die einrichtungsinternen Verfahrensrichtlinien und Prozeduren, um ihn zu korrigieren.** Tilgen Sie bei schriftlichen Aufzeichnungen *niemals* die ursprünglichen Worte. Dies könnte die Absicht anklingen lassen, die Fakten zu verbergen, und gilt als berufliches Fehlverhalten. Streichen Sie stattdessen die ursprünglichen Worte durch, schreiben Sie «Fehler», nehmen Sie die Korrektur vor und setzen Sie Ihre Initialen darunter.

- **Wenn Sie Informationen von Bezugspersonen erhalten,** so führen Sie den Namen und die Beziehung der Person zum Patienten auf (z. B.: «Seine Frau sagt, er sei allergisch gegen Morphin»).

Leitlinien – Aufzeichnen in elektronischen Akten

- Machen Sie sich kundig über die Gesetzgebung und Regularien Ihres Bundeslandes sowie die internen Verfahrensrichtlinien und Prozeduren Ihrer Einrichtung in Bezug auf Patientendaten, Vertraulichkeit und Offenlegung.
- Befolgen Sie sorgsam einrichtungsinterne Verfahrensrichtlinien und Prozeduren für Aufzeichnungen (einschließlich der Prozeduren für das Korrigieren von Fehlern).
- Geben Sie niemals Ihr Passwort weiter. Wechseln Sie es oft, damit es niemand herausfindet. Die meisten Einrichtungen ändern es automatisch alle 45–90 Tage.
- Sagen Sie es ihrem direkten Vorgesetzten, wenn Sie den Verdacht haben, dass jemand Ihren Code verwendet.
- Lassen Sie Informationen über den Patienten nicht offen am Bildschirm. Loggen Sie sich aus, wenn Sie den Computer nicht benutzen. Nehmen Sie Ausdrucke sofort an sich.
- Stellen Sie sicher, dass Sicherungsdateien geführt werden, soweit angezeigt.
- Finden Sie einen Weg, um über Ihre Art des Aufzeichnens zu reflektieren. Laden Sie nicht einfach Daten ab. Überprüfen Sie doppelt auf Genauigkeit, achten Sie auf Trends und *denken* Sie darüber nach, was Ihnen entgangen sein könnte.

▶ Erfahren Sie mehr ...

Erfahren Sie mehr über Kommunikation und wie man dafür sorgt, dass Patienten sicher sind. Schauen Sie sich die häufigsten Formen unerwünschter Wirkungen, deren Ursachen, Vorkehrungen zur Sicherheit des Patienten sowie nationale und internationale Sicherheitsziele unter http://www.jointcommission.org/PatientSafety/PSP/ an.

Erfahren Sie mehr darüber, was aufgezeichnet wird und was nicht. Schauen Sie sich *Charting the Course for Nursing: Who Benefits When*

Charting is Complete, ein kostenfreies Online-Video, unter www.nursingcenter.com/AJNdocumentation an.

▶ Übung zum kritischen Denken VI

Lesen Sie für diese Sitzung die Seiten 144 bis 148. Die Beispielantworten beginnen auf Seite 421.

Berichten und Dokumentieren bedeutsamer Daten

1. **Üben Sie zu erkennen, was normal und was abnorm ist.** Betrachten Sie folgende Daten und setzen Sie neben die normalen Daten ein «N», neben die abnormen Daten ein «A».
   a) Sagt, er habe gewöhnlich jeden zweiten Tag Stuhlgang.
   b) Temperatur 38,3 °C
   c) Puls 72/min, regelmäßig (Erwachsener)
   d) Puls 150/min, regelmäßig (Erwachsener)
   e) Hat Ausschlag am ganzen Körper.
   f) Der Säugling schreit, als die Mutter den Raum verlässt.
   g) Der Patient klagt über Schmerzen beim Wasserlassen.
   h) Die Großmutter erkennt plötzlich ihren Lieblingsenkel nicht mehr.
   i) Die Großmutter sagt: «Ich sehe gut, solange ich meine Brille trage.»
   j) Der Säugling schreit, zieht an seinen Ohren und lässt sich durch die Mutter nicht trösten.
2. **Lernen Sie, relevante Fragen zu stellen.** Ein ganzheitliches Assessmentinstrument, das darauf zugeschnitten ist, in bestimmten Situationen (z. B. in den Wehen und bei der Entbindung) bestimmte Informationen zu erheben, ist entscheidend, um relevante und vollständige Daten zu bekommen. Sich zu fragen, *warum jede Information, die Sie dem Instrument zufolge erheben müssen, erforderlich ist*, hilft Ihnen, die als *«relevante Fragen stellen»* bezeichnete Fertigkeit im kritischen Denken zu erwerben. Schauen Sie sich Abbildung 2-3 ab Seite 98 an

und entscheiden Sie, warum jede Information erforderlich ist. Hierfür werden keine Beispielantworten gegeben.

Versuchen Sie es einmal selbst

1. **Unabhängig von der Art, in der Sie aufzeichnen, müssen Sie die Grundprinzipien des effektiven Dokumentierens kennen.** Lesen und erörtern Sie folgende Artikel:
    - Monarch, K. (2007). Documentation, part 1: Principles for self-protection. *American Journal of Nursing, 107*(7), 58–60
    - Ferrell, K. (2007). Documentation, part 2: The best evidence of care. *American Journal of Nursing, 107*(7), 58–60.
2. **Lernen Sie mehr über die Sicherheit des Patienten, über Kommunikationspraktiken und über das Dokumentieren, das Ihren Patienten hilft und Sie vor Schadensersatzprozessen schützt.** Schauen Sie sich die im vorangehenden Kasten genannten Ressourcen im Internet an.
3. **Erörtern Sie mit einem Gleichgestellten oder in einer Gruppe** die Implikationen der *Stimmen* auf Seite 150.

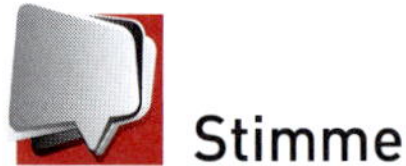

Stimmen

In das Leben von Menschen treten

«Als Pflegende treten Sie in das Leben von Menschen [...] tragen immense Verantwortung [...] sehen Menschen in ihren schlimmsten und ihren besten Momenten [...] sind nie gelangweilt, stets frustriert [...] erleben verheerende Pannen und rauschende Triumphe [...] weinen viel, lachen viel [...] sehen Leben beginnen und enden [...] und wissen, was es bedeutet, menschlich und human zu sein.» [1, 2]

Melodie Chenevert, RN, BSN, MN, MA

Die wichtigsten Bedürfnisse von Familien

«Einer neueren Studie zufolge sind die wichtigsten Bedürfnisse von Familien folgende: spüren, dass Hoffnung besteht und sich das Klinikpersonal um Patienten kümmert; den Warteraum nahe beim Patienten haben; wegen des Zustands des Patienten zuhause angerufen werden; Genaues über die Prognose des Patienten wissen; Fragen ehrlich beantwortet bekommen; einmal am Tag über den Patienten informiert werden;

Erklärungen in verständlichen Begriffen bekommen; den Patienten oft sehen». [13]

Forscherinnen Shirley Fry, MSN, RN, und Nancy Warren, PhD, RN

Spirituelle Bedürfnisse sind wichtig

«Spiritualität umfasst das gesamte Sein einer Person. Auch wenn viele Menschen keinem anerkannten, strukturierten Überzeugungssystem – keiner etablierten Religion – anhängen, sind alle Menschen spirituelle Wesen und halten gewisse individuelle Prinzipien hoch. Diese gestalten die Sicht ihrer eigenen Person, der Welt und Gottes oder eines höheren Wesens.» [14]

Susan Richardson, RN, MS, CS

Es hängt davon ab ...

«Ich weiß, dass meine Studenten kritisch denken, wenn ich ihnen eine Frage stelle und sie mir antworten: ‹Es hängt davon ab ...›.»

Toni C. Wortham, RN, BSN, MSN

NCLEX* und dieses Kapitel

- Initial = Assessment. Wenn Sie das Wort *initial* sehen, bezieht sich die korrekte Antwort wahrscheinlich auf etwas, das eingeschätzt werden muss.
- Wenn Ihnen in der Frage Assessmentdaten vorgelegt werden, entscheiden Sie, ob Sie genügend Informationen haben, um die Diagnose zu stellen oder zu intervenieren. Sollte dies nicht der Fall sein, geht es bei der korrekten Antwort möglicherweise darum, was *darüber hinaus noch* eingeschätzt werden sollte.
- Wenn Sie gebeten werden, Prioritäten zu setzen, wenden Sie Maslow's Bedürfnishierarchie an (s. Infobox 2-6, Seite 135).
- Suchen Sie in den Assessmentinformationen stets nach abnormen Daten, da sie die Entscheidungsfindung beeinflussen.

* Die Autorin dankt Deanne Blach (www.deanneblach.com) und Judith Miller (www.judymiller@nclexreview.com) für ihre Hilfe beim Entwickeln der NCLEX-Tipps.

Zusammenfassung/Zentrale Punkte

- Die Akkuratesse, Effizienz und Sicherheit aller übrigen Schritte des Pflegeprozesses hängen von Ihrer Fähigkeit ab, akkurate, relevante und vollständige Assessmentdaten zu erheben.
- *Pflegeassessment* und *Pflegediagnose* überschneiden sich – oft bewegen Sie sich zwischen diesen beiden Schritten hin und her, arbeiten sogar «rückwärts», indem Sie die Diagnosen kennen und ihren Status einschätzen.
- Um kritisches Denken zu fördern, sollten Ihre Assessments zweckgerichtet, nach Prioritäten geordnet, fokussiert, relevant, systematisch, akkurat, vollständig und auf standardisierte Weise dokumentiert sein.
- In Infobox 2-1 (S. 93) werden Indikatoren kritischen Denkens (intellektuelle Fertigkeiten) beschrieben, die für die Durchführung eines Assessments nötig sind.
- Abbildung 2-2 (S. 95) zeigt, wie die sechs dynamischen und miteinander verbundenen Phasen des *Pflegeassessments* zur *Pflegediagnose* führen.
- Eine umfassende Datenerhebung sicherzustellen bedeutet, Daten zu erheben, *bevor Sie die Person sehen, während Sie sie sehen* und *nachdem Sie sie gesehen haben*. Betrachten Sie Ihr *direktes Patientenassessment* als primäre Informationsquelle.
- In diesem Kapitel werden drei Formen des Assessments erörtert: Datenbasis-Assessment, Fokusassessment und schnelle Prioritätenassessments.
- Den Umgang des Patienten mit Erkrankungen und Behinderungen einzuschätzen ist ein wichtiger Teil des *Pflegeassessments*. Auch Gesundheitsförderung, präventives Screening und eine frühzeitige Diagnose sind wichtig.
- Sich als Partner des Patienten zu sehen und zu verhalten bedeutet, von einem *paternalistischen Modell* («Wir wissen, was gut für Sie ist») zu einem *partnerschaftlichen Modell* («Wir möchten, dass Sie informiert sind, damit Sie das Beste für sich auswählen können») überzugehen.

- Mündliche Anamnese und körperliches Assessment ergänzen einander: Sie gewinnen *subjektive Daten* durch das, was der Patient Ihnen erzählt, und *objektive Daten* durch Ihr körperliches Assessment.
- Standards erfordern zwingend, dass Sie ethische Prinzipien anwenden und die kulturellen, spirituellen und kommunikativen Bedürfnisse des Patienten einschätzen.
- Ihre Fähigkeit, einen positiven Kontakt herzustellen, Fragen zu stellen, zuzuhören und zu beobachten, ist entscheidend für den Aufbau einer therapeutischen Beziehung.
- Zu den Fertigkeiten des körperlichen Assessments gehört es, Inspizieren, Auskultieren, Palpieren und Perkutieren zu lernen. Ihr körperliches Assessment ist erst vollständig, wenn Sie die Ergebnisse von Laboruntersuchungen überprüft haben.
- Ihre Fähigkeit, Hinweise zu erkennen und korrekte Rückschlüsse zu ziehen, wird beeinflusst durch Ihre Beobachtungsfertigkeiten, Ihr Pflegewissen und Ihre klinische Erfahrung.
- Zu validieren (verifizieren), dass Ihre Informationen sachlich richtig und vollständig sind, ist ein wesentlicher Schritt kritischen Denkens.
- Verwenden Sie zum Gruppieren von Daten einen Körpersystem-Bezugsrahmen und ein ganzheitliches Pflegemodell (z. B. die funktionellen Verhaltensmuster), um weder pflegerische noch medizinische Probleme zu übersehen.
- Muster herauszuarbeiten und erste Eindrücke zu testen helfen Ihnen, umfassend vorzugehen und vermeiden voreilige Schlussfolgerungen.
- Melden und Dokumentieren Sie abnorme Daten rechtzeitig. Es stellt sicher, dass Probleme des Patienten frühzeitig entdeckt werden und hilft Ihnen beim Lernen, weil Sie Daten herausfinden, die abnorm genug sind, um ein Problem aufzuzeigen.
- Sichten Sie dieses Kapitel auf wichtige Regeln, Darstellungen und Diagramme, die überall hervorgehoben werden. Vergleichen Sie dann Ihren Stand in Bezug auf die erwarteten Lernergebnisse auf den Seiten 88 bis 89.

Quellen

1. American Nurses Association. (2004). *Nursing scope and standards of performance and standards of clinical practice.* Washington, DC: American Nurses Publishing
2. U.S. Preventing Services Task Force. (2007). *Guide to clinical preventive services: Recommendations of the U.S. Preventive Services Task Force.* Retrieved March 15, 2007, from http://www.ahrq.gov/clinic/pocketgd.htm
3. American Nurses Association. (2004). *Nursing scope and standards of performance and standards of clinical practice.* Washington, DC: American Nurses Publishing.
4. The Joint Commission. (2008). *2008 national patient safety goals.* Retrieved March 18, 2008, from http://www.jointcommission.org/PatientSafety/NationalPatient SafetyGoals/08_hap_npsgs.htm
5. The Joint Commission. (2008). *2008 national patient safety goals.* Retrieved March 21, 2008, from http://www.jointcommission.org/PatientSafety/NationalPatient SafetyGoals/08_hap_npsgs.htm
6. Elixhauser, A., & Owens, P. (2007, April). Adverse drug events in U.S. hospitals, 2004. *Healthcare Cost and Utilization Project, Agency for Healthcare Research and Quality (HCUP-AHRQ) Statistical Brief #29.* Retrieved March 19, 2008, from www.hcup-us.ahrq.gov/reports/statbriefs/sb29.jsp.
7. Haig, K., Sutton, S., & Whittington, J. (2006). SBAR: A shared mental model for improving communication between clinicians. *Journal on Quality and Patient Safety, 32*(3), 167–175.
8. The Joint Commission. (2008). *2008 national patient safety goals.* Retrieved March 21, 2008, from http://www.jointcommission.org/PatientSafety/NationalPatient SafetyGoals/08_hap_npsgs.htm
9. Monarch, K. (2007), Documentation, part 1: Principles for self-protection. *American Journal of Nursing, 107*(7), 58–60.
10. Ferrell, K. (2007), Documentation, part 2: The best evidence of care. *American Journal of Nursing, 107*(7), 61–64.
11. Centers for Medicare and Medicaid Services. (2008). *The Centers for Medicare and Medicaid Services (CMS) announces payment reforms for inpatient hospital services in 2008.* Retrieved April 22, 2008, from http://www.cms.hhs.gov/apps/media/press/release.asp?Counter=2335&intNumPerPage=10&checkDate=&checkKey=&srch Type=1&numDays=3500&srchOpt=0&srchData=&keywordType=All&chkNews Type=1 %2C+2 %2C+3 %2C+4 %2C+5&intPage=&showAll=&pYear=&year= &desc=&cboOrder=date
12. Chenevert, M. (2006). *A student's road survival kit* (5th ed.). St. Louis, MO: Mosby-Elsevier.
13. Fry, S., & Warren, N. (2007). Perceived needs of critical care family members: A phenomenological discourse. *Critical Care Nursing Quaterly, 30*(2), 181–188.
14. Richardson, S. (2001). Making a spiritual assessment. *Nursing Spectrum* (Florida ed.), *11*(5), 11.
15. Wortham, T. (verbal communication, May 8, 2008)

3 Pflegediagnose

Kapitelübersicht

In diesem Kapitel lernen Sie etwas über die Pflegediagnose, den grundlegenden zweiten Schritt des Pflegeprozesses: Wenn Sie die Probleme und Risiken *korrekt* diagnostizieren, können Sie einen entsprechenden Managementplan in Gang setzen, wenn Sie sie *inkorrekt* diagnostizieren, können Sie die Dinge sogar noch *verschlimmern*. Hier lernen Sie die juristischen Implikationen des Begriffs «*Pflegediagnose*». Unter Konzentration auf die Bedeutung des Erkennens menschlicher Reaktionen auf Krankheiten, Behandlungen und Veränderungen im täglichen Leben sondieren Sie, wie die Verantwortlichkeiten Pflegender in Bezug auf die *Pflegediagnose* zunehmen, was Ihre Verantwortlichkeiten sind und wie man akkurat diagnostiziert und Gesundheitsstörungen dokumentiert. Sie untersuchen die Auswirkungen chronischer Krankheiten und Behinderungen auf das Leben der Menschen und lernen, was es bedeutet, vom Ansatz des *Diagnostizierens und Behandelns* zu dem proaktiveren Ansatz des *Vorhersagens, Verhinderns, Managens und Förderns* überzugehen. Sie lernen, wie wichtig es ist, Komplikationen vorherzusagen und zu verhindern. Und schließlich untersuchen Sie, wie man:

1. Patienten als Partner in den Diagnoseprozess einbindet,
2. ein sicherer und effektiver Diagnostiker ist und
3. Diagnosen darstellt, um kritisches Denken zu fördern.

ANA-Standards mit Bezug zu diesem Kapitel [1]

Standard 2: Diagnose. Die examinierte Pflegeperson analysiert die Assessmentdaten, um die Diagnosen oder Probleme herauszuarbeiten.

Übungen zum kritischen Denken

- **Übung zum kritischen Denken VII**
  Verantwortlichkeiten Pflegender als DiagnostikerInnen, Schlüsselbegriffe in Bezug auf die Pflegediagnose, Differenzieren zwischen Pflegediagnosen und anderen Problemen
- **Übung zum kritischen Denken VIII**
  Erkennen, Mapping und Stellen von Pflegediagnosen
- **Übung zum kritischen Denken IX**
  Vorhersagen potenzieller Komplikationen, Identifizieren von Problemen, die eines multidisziplinären Vorgehens bedürfen, Zusammenfügen von allem.

Lernziele

Nach der Lektüre dieses Kapitels sollten Sie in der Lage sein, …

- … drei Gründe zu nennen, warum die Pflegediagnose der Dreh- und Angelpunkt des Pflegeprozesses ist.
- … zu erklären, warum die ANA-Standards besagen, dass Pflegende sowohl Pflegediagnosen stellen als auch Pflegeprobleme herausarbeiten.
- … das Modell des *Diagnostizierens und Behandelns* mit dem Modell des *Vorhersagens, Verhinderns, Managens und Förderns* zu vergleichen und beides einander gegenüberzustellen.
- … Vor- und Nachteile klinischer Versorgungspfade und der computergestützten Pflegediagnose darzulegen.
- … die juristischen Implikationen des Begriffs «Pflegediagnose» zu erörtern.

- … zu entscheiden, welche Standardbegriffe in verschiedenen klinischen Settings verwandt werden.
- … über Ihre Verantwortlichkeiten beim Erkennen aktueller und potenzieller Pflegeprobleme bzw. aktueller und potenzieller medizinischer Probleme zu entscheiden.
- … die möglichen Folgen diagnostischer Irrtümer darzulegen.
- … Ressourcen zu nennen, die Sie beim Stellen von Diagnosen unterstützen können.
- … Diagramme und Konzept-Maps zu zeichnen, die eine Diagnose mit all ihren beeinflussenden Faktoren zeigen.
- … zusammenfassende diagnostische Aussagen unter Anwendung des PES-(PR-)Systems zu machen.
- … Grundprinzipien diagnostischen Denkens anzuwenden, darunter auch spezielle Schritte zur Vermeidung diagnostischer Fehler, um Pflegediagnosen im klinischen Setting zu stellen.
- … zu entscheiden, wo Sie hinsichtlich der Indikatoren kritischen Denkens in Bezug auf die Pflegediagnose stehen.

Vom Pflegeassessment zur Pflegediagnose – Ein zentraler Punkt

Abbildung 3-1 zeigt, wie die Kernphasen des *Assessments* zu einem entscheidenden Punkt im Pflegeprozess, nämlich zur *Pflegediagnose* führen.

Aus folgenden Gründen ist die Pflegediagnose ein zentraler Punkt:

1. **Sinn und Zweck der Pflegediagnose ist, die exakte Natur des Problems und der Risikofaktoren zu klären, die Sie angehen müssen, um die insgesamt erwarteten Pflegeergebnisse zu erreichen.** Wenn Sie die Probleme und beeinflussenden Faktoren nicht vollkommen verstehen, werden Sie nicht herausfinden, was dagegen zu tun ist.
2. **Ihre Schlussfolgerungen in dieser Phase wirken sich auf den gesamten Pflegeplan aus.** Wenn Ihre Schlussfolgerungen stimmen, liegt Ihr Plan wahrscheinlich auf einem richtigen Kurs. Wenn nicht – etwa, wenn Sie eher mit *Annahmen* als mit solidem, evidenzbasiertem Denken arbeiten – ist er wahrscheinlich fehlerhaft oder gar gefährlich.

Pflegeassessment

- Erheben von Daten
- Identifizieren von Hinweisen und Rückschließen
- Validieren (Verifizieren) der Daten
- Ordnen zusammenhängender Daten zu Clustern
- Herausarbeiten von Mustern/Testen erster Eindrücke
- Berichten und Dokumentieren der Daten

↓

Kritisches Denken
(Analysieren, Synthetisieren, Reflektieren, Schlussfolgerungen ziehen)

↓

Pflegediagnose

- Erstellen einer Liste vermuteter Probleme/Diagnosen
- Ausschließen ähnlicher Probleme/Diagnosen
- Benennen vorhandener und möglicher Probleme/Diagnosen und klären, was sie verursacht oder beeinflusst
- Feststellen von Risikofaktoren, die angegangen werden müssen
- Herausfinden von Ressourcen, Stärken und Bereichen der Gesundheitsförderung

Abbildung 3-1: Vom Pflegeassessment zur Pflegediagnose (Diagnostischer Prozess)

▶ Regel

Die Pflegediagnose macht mindestens 50 % Ihrer Aufgabe aus. Die Pflegediagnose, in der klar und spezifisch Probleme und Risikofaktoren benannt werden, die angegangen werden müssen, erfordert tiefgehendes kritisches Denken und macht mindestens die Hälfte der Aufgabe aus, einen Pflegeplan zu erstellen. Die Akkuratesse und Relevanz des gesamten Plans hängen von Ihrer Fähigkeit ab, die Probleme und die entsprechenden verursachenden bzw. beeinflussenden Faktoren zu klären. Wenn Sie in dieser Phase Fehler machen, kann Ihr gesamter Plan nutzlos oder gar gefährlich sein.

Dieses Kapitel soll Ihnen helfen, eine kompetente, effiziente Diagnostikerin im heutigen komplexen Setting der Gesundheitsversorgung zu werden.

Pflegediagnose – Was sagen die ANA-Standards?

Da es für das kritische Denken essenziell ist, Standards anzuwenden, lassen Sie uns beginnen, indem wir betrachten, wie sich die Formulierung des *ANA-Standards 2* geändert hat und nun das Wort *Probleme* («*issues*») aufgenommen wurde:

Standard 2: Diagnose. Die examinierte Pflegeperson analysiert die Assessmentdaten, um die Diagnosen oder Probleme festzulegen. [2]

Der Zusatz *Probleme* in Standard 2 spiegelt die Realitäten im heutigen Gesundheitsversorgungssetting wider: Heutzutage beschäftigen sich Pflegende mit ganz spezifischen Problemen (z. B. Pflegediagnosen) und mit unscharf umrissenen Problemen («*issues*» – Fragen/Angelegenheiten). Denken Sie über die folgende Regel und nachstehendes Beispiel nach.

▶ Regel

Nicht jedes Problem ist klar umrissen. Tempo und Komplexität der heutigen Gesundheitsversorgung erfordern, dass Sie sich sowohl mit *spezifischen* als auch mit *unscharf umrissenen* Problemen beschäftigen. Bei einem spezifischen Problem sind die verursachenden Faktoren klar. Bei einem unscharf umrissenen Problem («*issue*») gibt es viele verursachende oder beeinflussende Faktoren, die sich überdies verändern.

▶ Beispiel

Pflegediagnosen versus Pflegeprobleme. Sie arbeiten mit jemandem, bei dem die Diagnose «Selbstversorgungsdefizit: sich kleiden» gestellt wurde. Während Sie ihm beim Ankleiden helfen, erwähnt er, dass er mit seinem Physiotherapeuten nicht zurechtkommt. Sie beginnen mit dem Prozess des Sondierens zwischenmenschlicher Probleme und Fragen, die u. U. angesprochen werden müssen. Ein Problem ist sehr speziell, ein anderes wiederum eher verschwommen, mit vielen Unbekannten. Auf Grund zeitlicher Einschränkungen können Sie möglicherweise nur kurz über die zwischenmenschlichen Fragen sprechen, wobei Sie eine erste Vorstellung davon bekommen, ob es sich dabei um etwas handelt, das sich im Pflegeplan niederschlagen sollte. In diesem Fall ist es angemessen, sich etwa wie folgt zu äußern: «Ich denke, es gibt da ein paar zwischenmenschliche Fragen, die wir alle gemeinsam ausloten müssen.»

▶ Die Begriffe «Diagnose», «Störung», «Problem» und «Frage/Angelegenheit» werden oft synonym verwandt

Wir verwenden *Diagnose*, wenn es um ganz spezielle Probleme geht, die klar umrissen sind und detaillierte oder langfristige Lösungen erfordern. Wir verwenden *Störung*, *Problem* oder *Frage bzw. Angelegenheit*, wenn das Problem weniger deutlich ist oder wenn es eine einfache, schnelle Lösung gibt.

Wachsende Verantwortlichkeiten Pflegender als DiagnostikerInnen

Bevor Sie lernen, Pflegediagnosen zu stellen, ist es für Sie wichtig zu erkennen, dass die Rollen Pflegender als Diagnostizierende im Wandel begriffen sind.

Gesetze und Standards ändern sich ständig als Zeichen einer sich ausweitenden Pflegepraxis. Abhängig von den Qualifikationen und dem praktischen Setting haben Pflegende hinsichtlich der Diagnose und Behandlung gesundheitlicher Probleme ein breites Spektrum von Verantwortlichkeiten. Ärzte diagnostizieren und behandeln medizinische Probleme aus der Sicht der medizinischen Wissenschaft. Als Pflegeperson diagnostizieren und behandeln Sie medizinische Probleme aus der Sicht der *Pflegewissenschaft*. Das heißt: Sie konzentrieren sich auf *menschliche Reaktionen*. Sie überwachen die Reaktionen auf medizinische Behandlungen und ebenso die *Auswirkungen* medizinischer Probleme und Veränderungen im täglichen Leben auf das Wohlbefinden der Person. So leiden beispielsweise viele Menschen mit Inkontinenzproblemen unter Isolation, weil sie wegen des Abgangs von Urin und Geruchsbildung besorgt sind.

Auf Grund des zunehmenden Einsatzes von Technik in der Diagnostik und Behandlung von Patientenproblemen sind die Grenzen zwischen den Verantwortlichkeiten der Pflegenden und des Arztes bisweilen verschwommen. Es ist jedoch für Sie wichtig, ein paar grundlegende Verantwortlichkeiten zu verstehen, die im Mittelpunkt Ihrer Rolle als Pflegeperson stehen.

Als Pflegeperson am Anfang Ihrer Laufbahn sind Sie verantwortlich dafür, ...

1. **... Zeichen und Symptome zu erkennen,** und zwar sowohl bei gewöhnlichen Gesundheitsproblemen als auch bei Problemen, die der Diagnose durch eine erfahrenere Person bedürfen. Beispiel: Wenn es bei Ihrem Patienten zu einer unerwarteten Gewichtsabnahme kommt, muss diese durch einen Arzt evaluiert werden, da sie Zeichen eines medizinischen Problems, wie etwa Krebs oder Diabetes, sein kann.
2. **... Probleme bei entsprechend gefährdeten Personen zu erkennen** und Schritte zu unternehmen, Risiken zu managen und Komplikationen zu verhindern. Beispiel: Wenn Sie erkennen, dass jemand sturzgefährdet ist, müssen Sie mit einem Plan beginnen, um Stürze zu verhindern.
3. **... menschliche Reaktionen zu erkennen** (d.h. zu erkennen, wie sich Zeichen, Symptome und Behandlungspläne *auf das Leben von Patienten auswirken*) sowie optimale Funktion, Unabhängigkeit und Lebensqualität zu fördern.
4. **... Maßnahmen und Überweisungen rechtzeitig vorzunehmen, um eine angemessene, qualifizierte Behandlung sicherzustellen.** Beispiel: Wenn Ihr Patient eine Blutung hat, benachrichtigen Sie sofort den Arzt und beginnen Sie mit Interventionen zur Behebung des Problems, etwa indem Sie das Kopfteil des Bettes absenken oder Druck auf den Ort der Blutung ausüben.

▶ Regel

Sofern Sie nicht eine Fachpflegeperson sind, ist Ihnen durch bundesstaatliches Recht untersagt, unabhängig medizinische Diagnosen zu stellen. Sie sind jedoch **verantwortlich** dafür, dem Assessment – und Übermitteln – von Zeichen und Symptomen, welche der Aufmerksamkeit einer qualifizierteren Fachperson als Sie selbst bedürfen, hohe Priorität zu verleihen [3]. Wenn Ihr Patient beispielsweise Zeichen und

Symptome eines Myokardinfarkts (z. B. Thoraxschmerz und Kurzatmigkeit) zeigt, sind Sie verantwortlich dafür: 1) den Verdacht zu hegen, dass dies das Problem sein könnte, 2) zu erkennen, dass es hohe Priorität hat, 3) zu tun, was Sie können, um das Problem anzugehen – etwa indem Sie das Kopfteil des Bettes anheben – und 4) sofort Meldung zu erstatten. **Dies wird als «Aktivieren der Kommandokette» bezeichnet: Folgen Sie den einrichtungsinternen Verfahrensrichtlinien und Prozeduren, um Hilfe zu holen, verfolgen Sie die Probleme weiter, bis Ihr Patient die benötigte Hilfe erhält.**

Lassen Sie uns die fünf wichtigsten Faktoren betrachten, die sich heutzutage auf Ihre Rolle als Diagnostizierende/r auswirken. Diese Faktoren werden hier zusammengefasst und im nächsten Abschnitt eingehender besprochen:

1. der Übergang vom *Diagnostizieren und Behandeln* zum *Vorhersagen, Verhindern, Managen und Fördern*
2. mehr Gewicht auf der Bedeutung des multidisziplinären Handelns und des Krankheitsmanagements (Einsatz Pflegender, um Menschen zu helfen, mit chronischen Erkrankungen zuhause selbst zurechtzukommen)
3. die Entwicklung und Verfeinerung klinischer Versorgungspfade
4. Informatik (Einsatz von Computern zur Verarbeitung und Verwaltung von Informationen) sowie computergestützte Diagnostik und Entscheidung
5. mehr Bewusstsein für die Tatsache, dass Pflegepraxis fließende Grenzen hat, die auf die veränderlichen Bedürfnisse der Gesellschaft reagieren. [4]

Diagnostizieren und Behandeln (DB) versus Vorhersagen, Verhindern, Managen und Fördern (VVMF)

Wie in Kapitel 1 kurz angesprochen, beinhaltet der DB-Ansatz, dass wir vor dem Beginn einer Behandlung auf Belege für ein Problem warten. Der VVMF-Ansatz ist auf frühzeitige Intervention ausgerichtet, um Probleme und ihre potenziellen Komplikationen zu verhindern und zu managen. Wir kennen den typischen Verlauf der meisten Gesundheitsstörungen und wissen auch, wie man den Verlauf durch frühzeitige Intervention *ändert*.

Der VVMF-Ansatz fordert von Ihnen, drei Dinge zu tun:

1. Sagen Sie angesichts bekannter Probleme die häufigsten und gefährlichsten Komplikationen vorher und ergreifen Sie unmittelbare Maßnahmen, um sie a) zu verhindern oder b) damit umzugehen, wenn sie sich nicht verhindern lassen.

▶ Beispiel

Als Berufsanfängerin nehmen Sie in der Notaufnahme eine Frau auf, bei der Sie den Verdacht auf einen Herzinfarkt hegen. Sie geben dieses Problem sofort weiter, sodass Schritte unternommen werden können, um das Problem und seine potenziellen Komplikationen unter Kontrolle zu bringen. Beispiel: Ein intravenöser Zugang wird gelegt, um bei Bedarf Medikamente geben zu können, welche die Durchblutung des Herzens verbessern und Arrhythmien verhindern.

2. Unabhängig davon, ob es Probleme gibt oder nicht, suchen Sie nach Belegen für Risikofaktoren – Dingen, die bekanntermaßen Probleme verursachen können, wie etwa riskantes Sexualverhalten. Wenn Sie Risikofaktoren erkennen, suchen Sie sie zu verringern oder zu beherrschen und verhindern dabei die Probleme selbst.

▶ Beispiel

Sie führen ein Assessment durch und entscheiden, dass sich ein Junge im Teenager-Alter bei ausgezeichneter Gesundheit befindet. Allerdings stellen Sie fest, dass er ein riskantes Sexualverhalten hat. Da Sie erkennen, dass dieses Verhalten den jungen Mann der Gefahr aussetzt, sich mit HIV zu infizieren und andere sexuell übertragene Krankheiten zu bekommen, konzentrieren Sie sich darauf, das riskante Sexualverhalten anzusprechen. Beispiel: Sie nehmen Kontakt zu einem Peer-Berater auf, um die Notwendigkeit von Safer-Sex zu besprechen.

3. **In allen Situationen** betreuen Sie Patienten und raten ihnen zu Verhaltensweisen, die eine optimale Funktion und Unabhängigkeit sowie optimales Wohlbefinden fördern.

▶ Beispiel

Sie sorgen für jemanden mit Asthma, bei dem gerade eine Koloskopie durchgeführt wurde. Während der Entlassungsinstruktionen sprechen Sie die Bedeutung körperlicher Betätigung an. Sie weisen darauf hin, dass ein tägliches Gehprogramm die Muskulatur stärkt, Osteoporose verhindert, die Ausdauer erhöht, den Schlüssel zur Gewichtskontrolle bildet und die Lungen- und Herz-Kreislauf-Funktion verbessert. All dies ist vor allem bei Asthma wichtig.

Die Anwendung des VVMF-Ansatzes erfordert Kenntnisse über gesundheitsförderndes Verhalten sowie über den Krankheitsprozess, die Behandlung und die Prognose (d. h. den üblichen Verlauf und das gängige Ergebnis einer Verletzung oder Krankheit). Denken Sie daran, dass der Begriff «*Vorhersagen*» im VVMF-Ansatz nicht bedeutet, dass eine Komplikation auch *tatsächlich* eintritt. So stellt es beispielsweise eine *Annahme* dar, wie folgt zu denken: *Mein Patient hat dieses Problem, also kann ich vorhersagen, dass er auch diese Komplikationen haben wird.* Der VVMF-Ansatz bedeutet, dass Sie die Möglichkeit von Komplikationen *antizipieren* und entsprechend planen, um sie zu entdecken, zu verhindern und zu managen.

Multidisziplinäre Praxis

Die Bedeutung kooperativer und multidisziplinärer Ansätze wirkt sich ganz erheblich auf Ihre Rolle als Diagnostizierende/r aus. Als Pflegeperson müssen Sie sich genau darüber im Klaren sein, dass Sie nicht isoliert arbeiten. Manche Probleme erfordern mehr als nur Pflegeressourcen, um sie rechtzeitig zu lösen. Wie Sie in diesem Kapitel noch sehen werden, müssen Sie wissen, wann Ihnen etwas sozusagen «eine Nummer zu groß wird». Sie stehen «in vorderster Linie». Oft werden Sie es sein, die/der erkennt, dass Überweisungen zu anderen Experten (z. B. Physiotherapeuten und Ernährungsberaterinnen) den Schlüssel für das Erstellen eines Plans bilden, der Verzögerungen der Genesung verhindert und effizient zu Resultaten führt.

Krankheits- und Behinderungsmanagement

Angesichts einer alternden Bevölkerung sind immer mehr Pflegende mit Krankheitsmanagement befasst, bei dem es darum geht, Patienten beim häuslichen Selbstmanagement chronischer Krankheiten und Behinderungen zu helfen (Infobox 3-1). Im Krankheits- und Behinderungsmanagement sind Pflegende verantwortlich dafür, Patienten im eigenständigen Umgang mit Zeichen und Symptomen zu unterweisen und gleichzeitig Leitlinien vorzugeben, wann ein Arzt zu rufen ist. Sie helfen Patienten, sich behinderungsbedingten Einschränkungen anzupassen und Ressourcen zu finden, um ihre Lebensqualität auf ein Höchstmaß zu steigern. In Partnerschaften mit Ärzten tragen Pflegende die Hauptlast der Versorgung, indem sie ihr Wissen anwenden und evidenzbasierte Leitlinien umsetzen. Pflegende spielen eine tragende Rolle in der Kostensenkung und beim Verbessern der Lebensqualität, indem sie mit chronisch kranken Patienten daran arbeiten, dass Therapiepläne, Diäten und Medikationen besser eingehalten werden.

Infobox 3-1

Gesundheitsförderung und Prävention chronischer Krankheiten und Behinderungen

(Quelle: adaptiert nach http://www.doh.state.fl.us/Family/chronicdisease/)

Chronische Krankheiten haben einen langen Verlauf. Sie verschwinden nur selten spontan und sind im Allgemeinen weder durch Medikamente heilbar noch durch Impfungen zu verhindern. Chronische Krankheiten, wie Herzkrankheit, Krebs und Diabetes, sind verantwortlich für sieben von zehn Todesfällen und beeinträchtigen die Lebensqualität von 90 Millionen Amerikanern. Chronische, zur Behinderung führende Erkrankungen verursachen bei einem von zehn Amerikanern (25 Mio.) bedeutende Aktivitätseinschränkungen. Lange Krankheitsverläufe und Behinderung führen oft zu verstärkten Schmerzen und Leiden sowie zu verminderter Lebensqualität. Zwar gehören chronische Krankheiten zu den häufigsten und teuersten Gesundheitsstörungen, lassen sich aber auch am leichtesten verhindern. Sich Verhaltensweisen anzueignen, wie gehaltvolle Nahrungsmittel zu verwenden, körperlich aktiv zu sein und nicht zu rauchen, kann die verheerenden Wirkungen dieser Krankheiten verhindern oder beherrschen. Die USA können die enormen Kosten der Gesundheitsversorgung nicht senken und noch viel weniger ihre vorherrschenden Gesundheitsstörungen verringern, ohne die Prävention von chronischen Krankheiten und von Behinderungen offensiver anzugehen.

Patientennahe Labordiagnostik

Ein weiteres Ergebnis des Übergangs zum VVMF-Ansatz ist eine Zunahme der patientennahen Labordiagnostik, d.h. des diagnostischen Testens durch Pflegende zuhause oder am Patientenbett, um die Effizienz zu verbessern und sicherzustellen, dass Probleme frühzeitig entdeckt werden. Die Messung des Blutzuckers und das Testen auf Blut im Stuhl sind Beispiele patientennaher Labordiagnostik. Auf Spezialstationen, wie etwa der Intensivstation, sind Pflegende für komplexe patientennahe Labordiagnostik verantwortlich. Schauen Sie sich auf jeden Fall die einrichtungsinternen Verfahrensrichtlinien und Prozeduren an, damit Sie wissen, für welche Tests Sie verantwortlich sind und welche vom Labor durchgeführt werden. Stellen Sie sicher, dass Sie auf patientennahe Labordiagnostik vorbereitet sind, indem Sie die Durchführung der Tests üben, wenn Sie sie nur selten durchführen. In manchen Fällen werden Sie Kompetenztests machen müssen, um Ihr Können nachzuweisen.

Klinische Versorgungspfade (Care-Maps)

Die meisten Einrichtungen sind kontinuierlich damit befasst, klinische Versorgungspfade durch Forschung und interdisziplinäre klinische Studien zu verbessern. Klinische Versorgungspfade – auch Care-Maps genannt – sind Standardpläne, in denen die für das Erreichen von Ergebnissen bei bestimmten Problemen innerhalb eines bestimmten Zeitrahmens jeden Tag erforderliche Pflege festgelegt ist. Ein Beispiel findet sich auf den Seiten 226 bis 227. Die Anwendung klinischer Versorgungspfade hat Vor- und Nachteile.

Vorteile klinischer Versorgungspfade

Klinische Versorgungspfade haben folgende Vorteile:

1. Sie liefern ergebniszentrierte, evidenzbasierte Ansätze.
2. Sie warnen Sie vor häufig auftretenden Problemen und machen Sie auf die für bestimmte Situationen, wie z. B. die Korrektur einer Hüftfraktur, festgelegte Versorgung aufmerksam.
3. Sie helfen Ihnen beim Erlernen des üblichen Behandlungsablaufs bei häufigen Störungen durch wiederholte Erfahrungen beim Anwenden der Versorgungspfade bei verschiedenen Patienten.

Nachteile klinischer Versorgungspfade

Die Anwendung klinischer Versorgungspfade hat einige Nachteile:

1. Die wichtigsten Diagnosen und die damit verbundene Pflege im Voraus zu kennen beeinflusst Sie eventuell so, dass Sie leicht selbstzufrieden werden und denken: ‹Ich muss mir nicht viel Gedanken um das Assessment machen, weil ich die Probleme ja schon kenne.›
2. Es ist nicht unüblich, dass bei Patienten noch weitere wichtige Störungen vorliegen, die durch den klinischen Versorgungspfad nicht abgedeckt werden.

Bleiben Sie bei der Anwendung klinischer Versorgungspfade offen und unabhängig im Denken. Stellen Sie stets fest, welche spezifischen Bedürfnisse Ihr Patient hat, statt anzunehmen, er «passe» in den typischen klinischen Versorgungspfad.

Informatik und computergestützte Diagnostik

Informatik – der Einsatz von Computern für den Umgang mit Informationen und zur Unterstützung von Entscheidungen – ist ein wichtiges, wachsendes Gebiet. Je nach ihrem Zweck sind Informatikprogramme unterschiedlich ausgelegt. So sind beispielsweise manche Programme für die Rechnungsstellung konzipiert und manche sollen die klinische Entscheidungsfindung unterstützen. Wichtig ist, folgende Punkte im Auge zu behalten:

- Obwohl gut etabliert, ist das Gebiet der Informatik noch immer in Entwicklung und stetem Wandel begriffen.
- In vielen Fällen wurden erste Definitionen und theoretische Strukturen vorgeschlagen, es wird aber noch einige Zeit vergehen, bis man stabile Definitionen, Konzepte und Systeme erreicht hat.
- *Das* Computerprogramm für alles gibt es nicht. Sie müssen einen kritischen Verstand einsetzen, um zu entscheiden, welche spezifischen Computerinstrumente in Zusammenhang mit der jeweiligen Situation von Nutzen sind.

Verwenden von Standardbegriffen oder anerkannten Termini

In **Tabelle 3-1** werden wichtige Organisationen genannt, die an der Standardisierung von Begriffen arbeiten, um den Einsatz von Computern zur Unterstützung bei Entscheidungen, in der Dokumentation und in der Forschung zu erleichtern.

Tabelle 3-1: Organisationen, die Standardsprachen (-vokabularien) entwickeln (Beispiele)

Organisation	Schwerpunkt	Ziel und Zweck
NANDA International (NANDA-I) (NANDA-I, 2010)	Pflegediagnosen	Hebt verstärkt den Beitrag der Pflege zur Versorgung des Patienten durch kontinuierliches Entwickeln, Ausarbeiten und Klassifizieren pflegerelevanter Belange hervor (siehe «Pflegediagnosen zum Nachschlagen», S. 335 ff.). **Web-Seite:** http://www.nanda.org
Nursing Interventions Classification (NIC) (McCloskey-Dochterman/Bulechek, 2013)	Pflegeinterventionen	Herausarbeiten, Benennen, Validieren und Klassifizieren von Maßnahmen, die Pflegende durchführen, incl. direkter und indirekter Pflegeinterventionen (Interventionen direkt am Patienten, wie z. B. Unterweisen, und indirekte Interventionen, wie z. B. Laboruntersuchungen). **Web-Seite:** http://www.nursing.uiowa.edu
Nursing-Sensitive Outcomes Classification (NOC) (Johnson, Maas, 2013)	Pflegeergebnisse	Herausarbeiten, Benennen, Validieren und Klassifizieren pflegesensibler Patientenergebnisse und -indikatoren, um die Validität und Nützlichkeit der Klassifikation zu evaluieren und Messverfahren für Ergebnisse und Indikatoren zu definieren und zu testen. **Web-Seite:** http://www.nursing.uiowa.edu
Home Health Care Classification (HHCC) (Saba, 2009)	Pflegediagnosen, -interventionen und -ergebnisse	Bietet eine Struktur zum Dokumentieren und Klassifizieren der häuslichen und ambulanten Gesundheitsversorgung. Besteht aus zwei miteinander verbundenen Taxonomien: HHCC der Pflegediagnosen und HHCC der Pflegeinterventionen. **Web-Seite:** http://www.sabacare.com
International Classification for Nursing Practice (ICNP®) (ICN, 2002)	Pflegediagnosen, -interventionen und -ergebnisse	Erfasst die Beiträge der der Pflege zur Gesundheit und liefert einen Bezugsrahmen, in den sich vorhandene Vokabularien und Klassifikationen miteinander vernetzt einfügen und damit Pflegedaten aus verschiedenen Ländern weltweit vergleichen lassen. **Web-Seite:** http://www.icn.ch/icnp.htm
Systematized Nomenclature of Medicine – Clincal Terms (SNOMED CT)	umfassende klinische Terminologie	Integrieren, Verknüpfen und Mapping von Begriffen verschiedener Disziplinen, wie der Medizin, Pflege und Beschäftigungstherapie. **Web-Seite:** http://www.nlm.nih.gov/research/umls/Snomed/snomed_main.html

Den Praxisstandards der ANA zufolge müssen Sie Standardterminologien oder anerkannte Terminologien verwenden [5]. Dies heißt indessen keinesfalls, dass Sie *ausschließlich* die von den jeweiligen in Tabelle 3-1 genannten Organisationen angesprochenen Begriffe verwenden. Gewöhnlich werden Begriffe auf jede Station bzw. Organisation der Gesundheitsversorgung zugeschnitten.

▶ Regel

Wie entscheidet man, welcher Begriff zu verwenden ist? Wenn Sie in einem neuen Setting zu arbeiten beginnen, gehen Sie die Liste der *nicht* zu verwendenden Begriffe durch, fragen Sie, ob es eine Liste empfohlener Begriffe gibt und beachten Sie die in Standards, einrichtungsinternen Verfahrensrichtlinien, Protokollen und Prozeduren sowie in Computerprogrammen verwandten Begriffe: Dies sind die Begriffe, die Sie verwenden müssen.

Auch wenn nicht alle Einrichtungen Standardbegriffe aus Sprachen wie NANDA International (NANDA-I), NIC (Nursing Interventions Classification), NOC (Nursing Outcomes Classification) verwenden, sollten Sie sich folgende wesentlichen Punkte merken:

1. **Das Entwickeln von Pflegesprachen ist eine wichtige Arbeit.** Mit dem Entwickeln von Begriffen werden auch die Konzepte sorgfältig untersucht, wobei die Wissensgrundlage der Pflege erweitert und der Wert der Pflege nachgewiesen werden, indem exakt dargestellt wird, welche Probleme Pflegende diagnostizieren, welche Pflegeinterventionen sie vornehmen müssen und welche Ergebnisse Pflegende beeinflussen können.

2. **Der größte Teil dieser Arbeit der Sprachentwicklung geschieht auf nationaler oder internationaler Ebene durch hochgradig ausgebildete Pflegepersonen,** die über ein breites Wissen über Pflegeprobleme, -theorien und -ansätze verfügen und die zahlreichen anspruchsvollen Aspekte des Aufbaus einer Taxonomie (Klassifikation) von Begriffen verstehen.

3. **Nicht alle Begriffe sind klinisch von Nutzen.** Manche sind beispielsweise zu weit gefasst oder umständlich. Es braucht Jahre harter Arbeit und Entwicklung, bevor die Schätze, d.h. die nützlichsten Begriffe, gehoben sind. Manche Organisationen, wie etwa die Association of Perioperative Registered Nurses (AORN) und die Association of Rehabilitation Nurses (ARN), haben ausgezeichnete Arbeit geleistet, indem sie die für ihre Praxis nützlichsten Begriffe herausgefiltert und zusammengefasst haben (Infobox 3-2).

Verwenden von Standardsprachen

Statt viel Zeit mit dem Versuch zuzubringen, Verknüpfungen zwischen Standardtermini aus Taxonomien wie NANDA, NIC und NOC zu schaffen (eine Arbeit, die selbst ExpertInnen schwer fällt und noch im Gange ist), tun Sie Folgendes:

1. **Versichern Sie sich, dass Sie konzeptionell die Beziehungen verstehen** zwischen den Begriffen Pflegediagnose, Pflegeintervention und Pflegeergebnis (Infobox 3-3).
2. **Legen Sie Ressourcen fest,** die für Sie die beste Anleitung zum Einschätzen, Diagnostizieren und Bearbeiten der in Ihrem Setting am häufigsten anzutreffenden Probleme darstellen (z.B. medizinisch-chirurgische Lehrbücher, Lehrbücher zur Pflege von Mutter und Kind, Bücher über Pflegeplanung usw.).
3. **Wenn Sie in einem Setting neu sind,** prüfen Sie mit der Person, die Sie einweist, oder mit Ihrer Vorgesetzten, ob es Standardbegriffe gibt, die verwandt werden müssen. Gewöhnlich handelt es sich dabei um Begriffe, die in Verfahrensrichtlinien, Prozeduren, Leitlinien der Pflegeplanung und in der Software zur Unterstützung der Entscheidungsfindung verwandt werden.
4. **Bevor Sie irgendwelche Tests absolvieren** – und besonders vor einer nationalen Berufsabschlussprüfung oder einer Zulassungsprüfung – sollten Sie feststellen, welche Terminologie verwandt wird. Holen Sie sich aktuelle Informationen und Ressourcen zu NCLEX unter www.ncsbn.org.

Infobox 3-2

Beispiele für häufige Pflegediagnosen in zwei verschiedenen Settings

Rehabilitationspflege[1]	Perioperative Pflege[2]
• Aktivitätsintoleranz	• Gefahr eines perioperativen Lagerungsschadens[3]
• Selbstversorgungsdefizit: Körperpflege	• Infektionsgefahr[3]
• Körperbildstörung	• unwirksamer Selbstschutz
• Rollenüberlastung pflegender Bezugspersonen	• Schmerzen
• Obstipation	• Gefahr einer peripheren neurovaskulären Störung
• Selbstversorgungsdefizit: sich kleiden	• Aspirationsgefahr
• Selbstversorgungsdefizit: Essen	• Gefahr einer Hautschädigung
• beeinträchtigte körperliche Mobilität	• Gefahr einer veränderten Körpertemperatur
• Schluckstörung	• Verletzungsgefahr
• gestörte Denkprozesse	• Gefahr eines Flüssigkeitsdefizits
• beeinträchtigte verbale Kommunikation	• Flüssigkeitsdefizit
• unwirksames individuelles Coping	• Flüssigkeitsüberschuss
• unwirksames familiäres Coping	• Angst
• Wissensdefizit	• Furcht
• Schmerz	• Hypothermie
• Dekubitus	• Hautschädigung
• Reflexinkontinenz	• Gewebeschädigung
• Verletzungsgefahr	• beeinträchtigte Spontanatmung
• Gefahr eines Inaktivitätssyndroms	• Wissensdefizit
• Selbstversorgungsdefizit: Toilettenbenutzung	
• Harnverhalt	

1 Daten aus: Association of Rehabilitation Nurses. Rehabilitation Nursing Foundation's Nursing Diagnosis Publications Task Force. (1995). *21 Rehabilitation nursing diagnoses.* Glenview, IL: Autorin. Siehe auch: Association of Rehabilitation Nurses. (2007). Evidence-Based Rehabilitation Nursing: Common Challenges and Interventions. Glenview, IL: Autorin. In diesem Buch werden 13 Patientenprobleme angesprochen, denen man in der Rehabilitationspflege häufig begegnet (Schmerzen, Stürze, Dekubitus, Darm, Blase, Mobilität, Kognition, Sicherheitsbewusstsein, Wissensdefizit, Verhaltensmanagement, Depression, Selbstversorgungsdefizit und Schlucken).

2 Daten aus: Beyea, S. (Ed.). (2002). *The perioperative nursing data set* (2nd ed.). Denver, CO: Association of periOperative Registered Nurses.

3 Ausgewiesen als prioritäre und entscheidende («critical») Pflegediagnose. Alle übrigen sind primäre Pflegediagnosen. Die Aufstellung ist unvollständig. Für eine vollständige Liste siehe Beyea unter 2).

Infobox 3-3

Beziehungen zwischen Pflegediagnosen, -interventionen und -ergebnissen

Begriff	Grundkonzept	Beispiel
Pflegediagnose	aktuelle und potenzielle Probleme	Verletzungsgefahr infolge von Schwindel
Pflege-intervention	spezifische Behandlungen oder Maßnahmen, die nötig sind, um aktuelle und potenzielle Probleme zu verhindern, zu lösen oder damit umzugehen	Betonen Sie, wie wichtig es ist, nicht allein umherzugehen. Lassen Sie jemanden in nächster Nähe sein, der sorgfältig auf Schwindel achtet, wenn der Patient umhergeht. Unterweisen Sie die Familie, es ebenso zu tun.
Pflegeergebnis	spezifische Daten, die beim Patienten beobachtet werden, um zu zeigen, dass er von der Pflege profitiert hat (bei den Ergebnissen kann es um Probleme oder Interventionen gehen): 1. **Problemergebnisse** besagen, was bei dem Patienten zu beobachten sein wird, nachdem die Probleme bearbeitet wurden. 2. **Interventionsergebnisse** besagen, was bei dem Patienten zu beobachten sein wird, um zu zeigen, dass die gewünschten Ergebnisse erreicht wurden.	**Beispiel für ein Problemergebnis:** Es besteht keine Verletzungsgefahr mehr für den Patienten und das Management der Risikofaktoren wird im Pflegeplan dokumentiert (z. B. «ging nur mit Assistenz»). **Beispiel für Interventionsergebnisse:** Der Patient stimmt zu, Hilfe herbeizurufen, bevor er umhergeht. Der Patient hat beim Umhergehen stets Assistenz.

▶ Regel

Machen Sie sich mit vorrangigen Diagnosen, d. h. mit Diagnosen, die in jedem klinischen Setting eindeutig in die Verantwortung der Pflege fallen, vertraut. Wenn Sie in einem Setting neu sind, bitten Sie Ihre Vorgesetzte oder die Person, welche Sie einweist, um eine Liste mit den häufig anzutreffenden Pflegediagnosen (z. B. Infobox 3-2). Schätzen Sie jeden Ihrer Patienten auf das Vorliegen einer der häufig anzutreffenden Pflegediagnosen ein und fahren Sie dann fort, nach weiteren Problemen zu suchen. Jeden Patienten *als Erstes* auf häufig anzutreffende Pflegediagnosen einzuschätzen hilft Ihnen beim Erlernen der vorrangigen Pflegediagnosen, die Sie auswendig kennen sollten.

Das Kapitel «Pflegediagnosen zum Nachschlagen» (S. 353 ff.) informiert Sie über häufige NANDA-I-Pflegediagnosen.

Computergestützte Pflegediagnose

Elektronische Unterstützungssysteme sind wertvolle Instrumente, anhand derer sich Trends ausmachen und Probleme leichter erkennen lassen und die Ihnen beim Lernen helfen. Allerdings müssen Sie sie mit einem aktiven, kritischen Verstand anwenden und sich Fragen stellen wie beispielsweise: «Wie lässt sich dies bis ins kleinste Detail mit der Situation meines Patienten vergleichen?» Und: «Was könnte ich übersehen haben?» Viele Patienten haben heutzutage mehrere Diagnosen, welche auf eine Weise in Wechselwirkung stehen, die «normale» oder durch ein Computerprogramm festgelegte Ansätze nutzlos macht. So mag ein Programm beispielsweise fordern, dass der Patient sich dreimal täglich körperlich betätigt, dieser hat jedoch ein Herzproblem, das die Aktivität einschränkt. Manche Patienten reagieren auf Grund von Medikamenten unterschiedlich.

Denken Sie über die folgenden Vorteile und Einschränkungen einer computergestützten Diagnose nach.

Vorteile der computergestützten Pflegediagnose

Computer …

- … speichern große Datenmengen und halten sie bei Bedarf alle zum Abruf bereit.
- … verarbeiten große Datenmengen schneller als Menschen es können.
- … bringen Leistung auf gleich bleibendem Niveau (unbeeinflusst durch menschliche Faktoren wie Erschöpfung, Ablenkungen aus der Umgebung, Langeweile oder Selbstgefälligkeit).
- … fordern Sie auf, Daten einzugeben und verbessern damit die Genauigkeit und Vollständigkeit der Dokumentation und Diagnose.
- … machen Trends ausfindig und zeigen potenzielle Probleme oder Fehler, wie etwa Arzneimittelwechselwirkungen oder inkorrekte Dosierungen auf.
- … erleichtern das diagnostische Denken, indem sie abhängig von den entsprechenden Assessmentdaten mögliche Diagnosen vorschlagen.

Nachteile der computergestützten Pflegediagnose

Computer …

- … gehen davon aus, dass die Informationen, die Sie eingeben, korrekt sind.
- … können nicht für Sie denken. Lernen Sie, *mit* dem Computer zu denken – analysieren und interpretieren Sie computergenerierte Informationen im Kontext individueller Situationen.
- … sind angesichts des sich von Minute zu Minute ändernden Zustands des Patienten u. U. nicht auf dem neuesten Stand.
- … nehmen Ihnen nicht die Verantwortung ab, zu erkennen, wann die Angaben des Computers auf die gegenwärtige Situation *nicht zutreffen* (oder völlig falsch sind).

▶ Regel

Solide Grundsätze diagnostischen Denkens zu entwickeln ist, als lerne man mathematische Prinzipien. Bevor Sie auf sichere Weise Computer einsetzen können, um Probleme zu diagnostizieren, müssen Sie Prinzipien des *Pflegeassessments* und der *Pflegediagnose* verinnerlichen. Wenn Sie keine auf den Prinzipien und Regeln dieses und des vorangehenden Kapitels beruhenden Denkgewohnheiten ausbilden, ist es, als würden Sie in einer Bank arbeiten, ohne jemals einfache Regeln des Addierens, Subtrahierens, Multiplizierens und Dividierens gelernt zu haben.

So erwerben Sie Kompetenz im Diagnostizieren

Um eine kompetente Diagnostikerin bzw. ein kompetenter Diagnostiker zu werden, im besten Interesse Ihres Patienten zu handeln und sich vor juristischen Problemen zu schützen, müssen Sie die zentralen Begriffe in Bezug auf die Pflegediagnose verstehen. Studieren Sie die folgenden Begriffe, die in der Reihenfolge genannt werden, in der sie gelernt werden müssen, das heißt, Sie müssen den ersten Begriff verstehen, um den zweiten zu verstehen, usw.

Zentrale Begriffe der Pflegediagnose

Kompetenz. Das Wissen und die Fertigkeiten haben, um Probleme und Risiken zu identifizieren und Maßnahmen in verschiedenen Situationen sicher und effektiv durchzuführen.

▶ Beispiel

Nach dem ersten Semester Pflege zeigte die Studierende Kompetenz im Verabreichen von Medikamenten.
Diskussion: Sie gelten als kompetent, um eine Maßnahme durchzuführen oder Gesundheitsstörungen zu diagnostizieren, nachdem Sie entsprechende Kurse besucht und klinische und theoretische Tests bestanden und dabei Kompetenz gezeigt haben.

Qualifikation. Kompetent und autorisiert sein, um eine Maßnahme durchzuführen oder eine professionelle Meinung zu äußern.

▶ Beispiel

Auch wenn Sie wissen, dass Sie kompetent sind, um in einer Klinik intravenös Medikamente zu verabreichen, schauen Sie sich nach dem Wechsel in eine andere Klinik die einrichtungsinternen Verfahrensrichtlinien an, um herauszufinden, ob Sie immer noch berechtigt sind, dies zu tun, bevor Sie sich für qualifiziert halten können, intravenös Medikamente zu verabreichen.
Diskussion: Die Berechtigung, Assessments vorzunehmen, Pflegemaßnahmen durchzuführen und professionellen Rat zu geben, leitet sich her aus Gesetzen, aus der Zulassung und Zertifizierung, aus nationalen, bundesstaatlichen und kommunalen Standards, aus Standards der Einrichtung, einrichtungsinternen Verfahrensrichtlinien, Prozeduren und Protokollen sowie von anderen Gesundheitsfachpersonen (z. B. Instruktoren, Vorgesetzten, Fachpflegepersonen, Ärzte).

Pflegebereich. Aktivitäten und Maßnahmen, zu deren Durchführung eine Pflegeperson rechtlich qualifiziert ist. Bezieht sich auch auf Diagnosen, zu denen eine Pflegeperson qualifiziert ist.

▶ Beispiel

Eine ärztlich verordnete Magensonde zu legen liegt im Bereich der Pflege, solange die Pflegeperson dazu qualifiziert ist.
Diskussion: Der Bereich der Pflege umfasst Maßnahmen, die Pflegende unabhängig durchführen (z.B. das Überwachen der Funktion einer Magensonde), und Tätigkeiten, die Pflegende durchführen, wenn sie von einem Arzt oder einer Fachpflegeperson an sie delegiert wurden (z.B. das Legen einer Magensonde). Mit fortschreitender Ausbildung und klinischer Erfahrung wird auch Ihr Pflegebereich ein breiteres Spektrum an Tätigkeiten umfassen. Sie sind verantwortlich dafür, in Ihrem Handlungsbereich Kompetenz zu wahren.

Medizinischer Bereich. Tätigkeiten und Maßnahmen, zu deren Durchführung ein Arzt rechtlich qualifiziert ist. Abhängig von den Verordnungen in den einzelnen Bundesstaaten sind auch Fachpflegepersonen gesetzlich qualifiziert, einige Dinge im medizinischen Bereich zu tun.

▶ Beispiel

Eine Operation durchzuführen liegt im medizinischen Bereich, solange sie gesetzlich erlaubt und der Arzt entsprechend qualifiziert ist.
Diskussion: Wenn Pflegende Verantwortung für Maßnahmen übernehmen, die früher ausschließlich in den medizinischen Bereich fielen, müssen diese durch bundesstaatliche Regularien und Verordnungen genehmigt sein. Pflegegremien geben gewöhnlich Positionspapiere heraus, in denen dargelegt wird, was Pflegende in Bezug auf ein bestimmtes Problem oder eine Prozedur tun können und was nicht.

Verantwortlichkeit. Verantwortlich sein und für etwas Verantwortung tragen.

▶ Beispiel

Wenn Sie ein Assessment durchführen und zentrale Probleme auslassen, sind Sie *verantwortlich* für das, was geschieht. Entgeht Ihnen beispielsweise ein Bereich geröteter Haut und ulzeriert infolge fehlender Behandlung, sind Sie dafür verantwortlich.

Definitive Pflegeinterventionen. Die spezifischsten Maßnahmen oder Behandlungen, die erforderlich sind, um eine Gesundheitsstörung zu verhindern, zu beseitigen oder zu betreuen.

▶ Beispiel

Wenn ein Patient eine bakterielle Pneumonie hat, könnten Sie ihn auffordern, Flüssigkeit zu sich zu nehmen, ihn beim Abhusten unterstützen und Sauerstoff verabreichen. Wenn Sie jedoch nicht über die definitive Intervention der Gabe eines Antibiotikums verfügen, das speziell gegen die Bakterien wirkt, werden Sie kaum eine Heilung erreichen.

Pflegeergebnis. Das Ergebnis verordneter Pflegeinterventionen; bezieht sich gewöhnlich auf das *gewünschte* Resultat von Interventionen (Prävention, Lösung oder Betreuung des Problems); beinhaltet einen genauen Zeitrahmen, innerhalb dessen das Erreichen des Ergebnisses erwartet wird.

▶ Beispiel

Drei Tage nach einem totalen Kniegelenkersatz zeigt die Person keine Zeichen einer Infektion, ist in der Lage, mit einem Gehrahmen zu gehen und bereit, in eine Reha-Einrichtung entlassen zu werden.

Zeichen. Objektive (beobachtbare) Daten, die bekanntermaßen für eine Gesundheitsstörung sprechen (Exanthem und Fieber sind Zeichen).

Symptome. Subjektive (angegebene) Daten, die bekanntermaßen für eine Gesundheitsstörung sprechen (Schmerzen und Erschöpfung sind Symptome).

Hinweise. Zeichen und Symptome (Exanthem, Fieber, Schmerzen und Erschöpfung), die Sie vermuten lassen, dass eine Gesundheitsstörung oder ein Wunsch nach Verbesserung der Gesundheit («Ich möchte mein Essverhalten bessern») vorliegt.

Diagnose. Ein Urteil fällen und die vorliegenden aktuellen und potenziellen Gesundheitsstörungen und -risiken anhand der Belege aus Assessmentdaten genau benennen.

▶ Beispiel

Nach einem Assessment diagnostizierte die Pflegeperson Aspirationsgefahr, b/d herabgesetzten Bewusstseinsgrad und schwachen Hustenreflex.

Pflegediagnose. Abgesehen davon, dass es sich dabei um den zweiten Schritt des Pflegeprozesses handelt, bedeutet *Pflegediagnose* zwei Dinge:

1. den *Prozess* des Diagnostizierens («Wir lernen Diagnose im ersten Semester»).
2. das *Ergebnis* des diagnostischen Prozesses (z. B.: «Wie lautet die Diagnose?»).

▶ Beispiel

Nach sorgfältigem Analysieren und Interpretieren der Daten des Patienten stellte der Arzt die Diagnose *Hinterwandinfarkt*.

▶ Regel

Juristische Implikationen der Verwendung des Begriffs «Diagnose». Der Begriff «Diagnose» impliziert, dass es eine Situation oder eine Störung gibt, die entsprechend qualifizierter Behandlung bedarf. Wenn Sie also eine Störung diagnostizieren, müssen Sie entscheiden, ob Sie qualifiziert sind, um sie zu behandeln, und bereit sein, die Verantwortung für die Behandlung zu akzeptieren. Ist dies nicht der Fall, liegt es in Ihrer Verantwortung, qualifizierte Hilfe herbeizuholen.

Definitive Diagnose. Die spezifischste, korrekteste Diagnose.

▶ Beispiel

Wenn Sie den Verdacht auf ein medizinisches Problem haben, wenden Sie sich an einen Arzt, damit eine *definitive Diagnose* gestellt werden kann. **Diskussion:** Hinsichtlich der Diagnose *ganz spezifisch* zu sein ist ganz entscheidend dafür, eine definitive Behandlung festlegen zu können. Wären

Sie mit der Diagnose Lungenkrankheit zufrieden oder würden Sie eine genaue Diagnose, wie Pneumonie, Lungenkrebs oder Asthma, wollen?

Ausschließen. Entscheiden, dass ein bestimmtes Problem *nicht* vorliegt. **Diskussion:** Ausschließen ist ein Kernstück der Diagnose. Wenn Sie eine definitive Diagnose stellen, schließen Sie mehrere andere Störungen aus, deren Zeichen und Symptome bei Ihrem Patienten vorliegen können.

▶ Beispiel

Nachdem der Arzt ausgeschlossen hatte, dass Herz- oder Atemstörungen zu dem Problem beitragen, stellte die Pflegeperson die Diagnose *Aktivitätsintoleranz, b/d Bewegungsmangel.*

Lebensprozesse. Ereignisse oder Veränderungen im Leben eines Menschen (Aufwachsen, Pubertät, Altern, Reifen, Mutter/Vater werden, Menopause, Umziehen, Trennung, Verluste). **Diskussion:** Pflegende haben sehr starken Anteil daran, Patienten und Familien bei *Übergängen* im Laufe des Lebens zu helfen.

Pflegediagnose. Eine klinische Beurteilung über die Reaktionen eines Individuums, einer Familie oder einer Gemeinschaft auf aktuelle oder potenzielle Gesundheitsprobleme und Lebensprozesse. Pflegediagnosen bilden die Grundlage zur Auswahl von Pflegeinterventionen zur Erreichung von Ergebnissen, für die Pflegende verantwortlich sind. [6]
Diskussion: Pflegediagnosen werden oft als *menschliche Reaktionen* bezeichnet, weil wir uns als Pflegende darauf konzentrieren, wie Menschen auf Veränderungen der Gesundheit oder der Lebensumstände – etwa auf eine Krankheit oder Elternschaft – *reagieren.* Diese Definition befindet sich in Entwicklung, um ein breiteres Spektrum an Problemen aufzunehmen. [7] Oft entwickelt jede Fachorganisation ihre eigene Definition. Bisweilen wird dieser Begriff auf «generische» Weise verwendet, indem *jede Pflegeoption* als Pflegediagnose gilt.

▶ Beispiel

Verletzungsgefahr, b/d unsicheres Gleichgewicht.

In Tabelle 3-2 werden die Begriffe Pflegediagnose und medizinische Diagnose einander gegenübergestellt.

Tabelle 3-2: Vergleich zwischen Pflegediagnosen und medizinischen Diagnosen

Pflegediagnosen	Medizinische Diagnosen
Schwerpunkte 1. die Auswirkungen einer Krankheit, eines Traumas oder von Veränderungen im Leben auf Patienten und Familien (menschliche Reaktionen) 2. Probleme mit dem unabhängigen Funktionieren (Aktivitäten des täglichen Lebens) 3. Fragen der Lebensqualität (z. B. Schmerzen, die Fähigkeit zu gewünschten Aktivitäten)	**Schwerpunkte** 1. Krankheiten, Traumata, Pathophysiologie 2. komplexe Verhaltensstörungen und Erkrankungen des Gehirns 3. Fragen der Lebensqualität (z. B. Schmerzen, die Fähigkeit zu gewünschten Aktivitäten), aber in geringerem Umfang als in der Pflege – oft überweist der Arzt diese Arten von Problemen an andere Disziplinen
Primärbetreuende/r des Problems Pflegeperson. (Sie kann sich weiterer Ressourcen, wie etwa der Physiotherapie oder der Sachkunde eines Arztes bedienen, jedoch übernimmt die Pflegeperson die primäre Verantwortlichkeit für das Überwachen des Zustands und den Einsatz der Ressourcen.)	**Primärbetreuende/r des Problems** Arzt oder Fachpflegeperson
Definitive Diagnose Autorität, im Rahmen des Pflegebereichs die definitive Diagnose zu stellen	**Definitive Diagnose** Die Pflegeperson muss sich wegen der definitiven Diagnose an einen Arzt oder eine Fachpflegeperson wenden.
Pflegeverantwortlichkeiten 1. Identifizieren von Zeichen, Symptomen und Risikofaktoren 2. frühzeitiges Erkennen aktueller und potenzieller Probleme 3. Einleiten eines umfassenden Plans zur Verhinderung, Korrektur oder Kontrolle der Probleme. (Die Pflegeperson ist die Primärbetreuende der Probleme.) 4. Überwachen der Reaktionen des Patienten auf die Pflege	**Pflegeverantwortlichkeiten** 1. Identifizieren von Risikofaktoren, Antizipieren potenzieller Komplikationen 2. Überwachen, um Frühzeichen oder -symptome potenzieller Komplikationen oder Veränderungen des Gesundheitszustands zu entdecken und darüber zu berichten 3. Einleiten von Maßnahmen im Bereich der Pflege, um die Probleme und ihre potenziellen Komplikationen zu verhindern oder auf ein Mindestmaß zu reduzieren 4. Implementieren medizinischer Verordnungen (Arzt oder Fachpflegeperson sind Primärbetreuende der Probleme) und Überwachen der Reaktionen auf die Behandlung

Bestimmende Merkmale oder Kennzeichen. Ein Cluster von Zeichen, Symptomen und Einflussfaktoren, die gewöhnlich bei einer bestimmten Pflegediagnose angetroffen werden (siehe unter der Überschrift «Bestimmende Merkmale und Kennzeichen» im Kapitel «Pflegediagnosen zum Nachschlagen», S. 353 ff.).

Medizinische Diagnose. Probleme mit der Anatomie oder Physiologie (z. B. Krankheiten oder Traumata), die eine definitive Diagnose durch einen qualifizierten Arzt, eine Fachpflegeperson oder eine Arzthelferin erfordern. Umfasst auch komplexe Verhaltensstörungen und Erkrankungen des Gehirns. Wird oft durch medizinisch-diagnostische Untersuchungen validiert.

▶ Beispiel

Akuter Myokardinfarkt

Potenzielle Komplikationen. Probleme, die auf Grund bestehender Diagnosen, einer Behandlung, einer intensiven Überwachung oder diagnostischer Untersuchungen auftreten können.

▶ Beispiel

Siehe «Potenzielle Komplikationen häufiger medizinischer Diagnosen» auf der hinteren Umschlaginnenseite und der gegenüberliegenden Seite.
Diskussion: Sie sind verantwortlich für die Überwachung, um Frühzeichen und -symptome potenzieller Komplikationen zu entdecken.

Multi-/Interdisziplinäres Problem. Ein Problem, das der Behandlung durch mehr als eine Disziplin, z. B. Pflege, Medizin, Physiotherapie und Beschäftigungstherapie, bedarf.

▶ Beispiel

Das Versorgungsmanagement bei einer Person mit Hüftfraktur.
Diskussion: Jede Disziplin ist innerhalb ihres Handlungsbereichs für unabhängige und ärztlich verordnete Maßnahmen verantwortlich. Abbil-

dung 3-2 zeigt zentrale Fragen, mit denen sich feststellen lässt, ob das von Ihnen erkannte Problem eine Pflegediagnose oder ein medizinisches bzw. interdisziplinäres Problem ist.

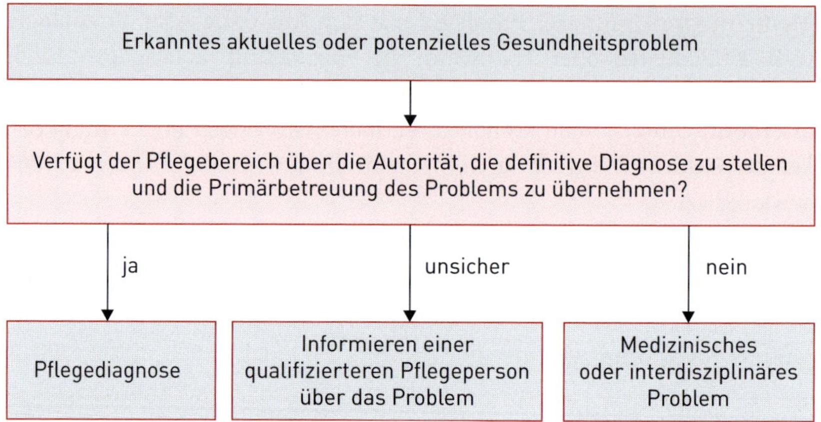

Abbildung 3-2: Kernfragen, um festzustellen, ob Sie eine Pflegediagnose oder ein interdisziplinäres Problem identifiziert haben

Einflussfaktor. Etwas, von dem bekannt ist, dass es mit einem bestimmten Gesundheitsproblem einhergeht.
Beispiel: Anamnestisch bekannte häufige Stürze sind ein Einflussfaktor für *Verletzungsgefahr*.

Risikofaktor. Etwas, von dem bekannt ist, dass es eine Diagnose verursacht oder dazu beiträgt.
Beispiel: Verminderte Sehfähigkeit ist ein Risikofaktor für *Verletzungsgefahr*.

Diskussion: Die Begriffe Einflussfaktor, Risikofaktor und Ätiologie werden oft synonym verwandt, wobei Einflussfaktoren aktuellen Pflegediagnosen, Risikofaktoren, Risikopflegediagnosen und Ätiologien medizinischen Diagnosen zuzuordnen sind.

Risikodiagnose (potenzielle Diagnose). Ein Gesundheitsproblem einer gefährdeten, vulnerablen Person, das potenziell entstehen kann, wenn keine präventiven Maßnahmen ergriffen werden.

▶ Beispiel

Verletzungsgefahr, b/d unsicheres Gleichgewicht und anamnestisch bekannte häufige Stürze.
Diskussion: In Tabelle 3-3 werden die Pflegeverantwortlichkeiten für aktuelle Pflegediagnosen, Risikopflegediagnosen und mögliche Pflegediagnosen bzw. die jeweiligen Probleme aufgeführt.

Syndromdiagnose. Eine Diagnose, die einen Cluster oder ein Bündel von Diagnosen beinhaltet (s. Beispiel in Infobox 3-4).

Tabelle 3-3: Pflegeverantwortlichkeiten für aktuelle Pflegediagnosen, Risikopflegediagnosen und mögliche Pflegediagnosen bzw. entsprechende Probleme

Diagnose/Problem	Pflegeverantwortlichkeiten
• **Aktuelle Diagnose/aktuelles Problem:** Die Daten der Person zeigen Zeichen und Symptome oder bestimmende Merkmale oder Kennzeichen der Diagnose **Beispiel:** Unwirksamer Atemvorgang, b/d Schmerzen und zähen Schleim, a/d Abhusten von zähem Schleim, Äußerungen von Schmerzen beim tiefen Einatmen und schwache Thoraxexkursion	• Vergleichen Sie die Zeichen und Symptome des Patienten mit denen Ihrer Verdachtsdiagnose; stellen Sie die Ursache oder die Einflussfaktoren fest. Entscheiden Sie, ob Sie das Problem eigenständig behandeln oder weiterverweisen möchten.
• **Risikodiagnose (potenzielle Diagnose)/ potenzielles Problem:** Die Daten der Person zeigen die Einfluss- bzw. Risikofaktoren der Diagnose/des Problems, aber **keine** Zeichen, Symptome oder bestimmende Merkmale oder Kennzeichen. **Beispiel:** Gefahr eines unwirksamen Atemvorgangs, b/d Schmerzen	• Kontrollieren Sie die Risikofaktoren und überwachen Sie auf das Einsetzen von Zeichen und Symptomen. Dies zeigt, dass die Diagnose/das Problem zu einer aktuellen Diagnose/einem aktuellen Problem geworden ist, die/das der Behandlung bedarf.
• **Mögliche Diagnose/mögliches Problem:** Sie haben den Verdacht auf eine Diagnose/ ein Problem, aber die Daten der Person bedürfen weiterer Klärung, bevor Sie entscheiden können, ob die Diagnose/das Problem vorliegt. **Beispiel:** Möglicherweise unwirksamer Atemvorgang	• Sammeln Sie mehr Daten, um zu klären, ob die Diagnose/das Problem besteht oder ob Einfluss- bzw. Risikofaktoren vorliegen.

Infobox 3-4

Diagnosen-Cluster bei Inaktivitätssyndrom, einer Diagnose, die sich oft bei bettlägerigen BewohnerInnen von Pflegeheimen findet

- Beeinträchtigte körperliche Mobilität
- Obstipationsgefahr
- Gefahr einer beeinträchtigten Atemfunktion
- Infektionsgefahr
- Gefahr der Aktivitätsintoleranz
- Verletzungsgefahr
- Gefahr gestörter Denkprozesse
- Gefahr einer Körperbildstörung
- Gefahr der Machtlosigkeit
- Gefahr einer Gewebeschädigung

Gesundheitsförderungsdiagnose. Menschliche Reaktionen auf Grade an Wohlbefinden bei einer Person, in einer Familie oder in einer Gemeinschaft, die bereit ist/sind, etwas zu verbessern [8].
Diskussion: Die NANDA verwendet *Bereitschaft für eine/ein verbesserte/s …* als Präfix bei Gesundheitsförderungsdiagnosen.

▶ Beispiel

Bereitschaft für eine verbesserte elterliche Fürsorge. Im Pflegeplan von Settings der Akutversorgung geht es nur um aktuelle Diagnosen oder Risikodiagnosen, die als wichtigste unmittelbare Belange gelten. In der kommunalen und häuslichen Versorgung gibt es mehr Gelegenheiten, sich auf Gesundheitsförderungsdiagnosen zu konzentrieren.

Erkennen von Risikofaktoren – Der Schlüssel zu proaktiven Ansätzen

Mit dem Übergang zum VVMF-Modell wird auch deutlich, wie wichtig es ist, Risikofaktoren zu erkennen und anzugehen. Oft gibt es keine aktuellen Probleme, aber es gibt *Risikofaktoren*, die zeigen, dass engmaschig überwacht (und in manchen Fällen behandelt) werden muss. Nehmen Sie beispielsweise an, Sie würden eine schwangere Raucherin pflegen. Da Ihnen bekannt ist, dass Rauchen zu einem niedrigen Geburtsgewicht des Säuglings beiträgt und die Mutter der Gefahr weiterer Probleme, wie Thrombosen, Hypertonie und Lungenerkrankung, aussetzt, wissen Sie, dass diese Frau stärker überwacht werden muss und dass Sie mit ihr daran arbeiten müssen, mit dem Rauchen aufzuhören.

Gehen Sie von einer ausschließlich *problemlösungsorientierten* Mentalität zu einer proaktiven, präventiven Denkweise über. Fragen Sie nicht mehr nur: «Habe ich irgendein Problem übersehen?», sondern auch: «Habe ich irgendwelche Risikofaktoren übersehen, auf die ich achten muss?».

Indikatoren kritischen Denkens in Bezug auf die Diagnose

Bevor wir uns anschauen, wie man kritisches Denken auf die Diagnosestellung anwendet, lassen Sie uns die wichtigsten Indikatoren kritischen Denkens in Bezug auf die Diagnose betrachten. Denken Sie darüber nach, wo Sie hinsichtlich der in **Infobox 3-5** genannten Indikatoren kritischen Denkens stehen. Denken Sie daran, dass auch die in den Infoboxen 1-8 bis 1-10 (s. S. 70–74) genannten Wissensindikatoren gelten.

Infobox 3-5

Wichtige Indikatoren kritischen Denkens der für die Diagnose erforderlichen intellektuellen Fertigkeiten

(Quelle: *Critical Thinking Indicators [2007–2008 Evidence-Based Version]*). Erhältlich unter: www.AlfaroTeachSmart.com)

Pflegeprozess und Entscheidungsfindung

Die Pflegeperson ...

- ... wendet beim Planen, Geben und Adaptieren von Pflege Standards und Prinzipien an.
- ... schätzt systematisch und umfassend ein; verwendet einen pflegerischen Bezugsrahmen zum Erkennen von Pflegebelangen und einen Körpersystem-Bezugsrahmen, um medizinische Belange herauszuarbeiten.
- ... entdeckt Verzerrungen (Bias); stellt die Glaubwürdigkeit von Informationsquellen fest.
- ... unterscheidet normal von abnorm; identifiziert Risiken für das Abnorme.
- ... bestimmt die Bedeutung von Daten; unterscheidet zwischen relevant und irrelevant; ordnet relevante Daten zu Clustern/Datenbündeln.
- ... identifiziert Annahmen und Unstimmigkeiten; überprüft Akkuratesse und Reliabilität; erkennt das Fehlen von

Informationen; fokussiert das Assessment, soweit angezeigt.

- ... folgert, was bekannt ist und was nicht; zieht vernünftige Rückschlüsse (Schlussfolgerungen) und urteilt vernünftig; liefert Belege zur Untermauerung.
- ... berücksichtigt und erwägt mehrere Erklärungen und Lösungen.
- ... identifiziert sowohl Probleme als auch deren Ursache/n und Einflussfaktoren; bezieht die Sicht des Patienten und seiner Familie ein.
- ... managt Risiken; sagt Komplikationen vorher; fördert Gesundheit, Funktion und Wohlbefinden; sieht Konsequenzen und deren Implikationen vorher – plant entsprechend voraus.
- ... setzt rechtzeitig Prioritäten und trifft Entscheidungen; bezieht zentrale Interessenvertreter in die Entscheidungsfindung ein.
- ... kommuniziert mündlich und schriftlich auf effektive Weise.
- ... erkennt ethische Fragen und ergreift geeignete Maßnahmen.
- ... identifiziert und nutzt technische, informative und menschliche Ressourcen.

Zusätzliche Fertigkeiten

Die Pflegeperson ...

- ... geht befähigte Partnerschaften mit Patienten, Familien, Gleichgestellten und KollegInnen ein.
- ... schult Patienten, sich selbst und andere.
- ... spricht Konflikte fair an; fördert positive zwischenmenschliche Beziehungen.
- ... fördert und steuert Veränderungen.
- ... strukturiert und managt Zeit und Umfeld.
- ... erleichtert Teamarbeit (konzentriert sich auf gemeinsame Ziele; hilft und ermutigt andere, auf ihre Weise beizutragen).
- ... zeigt systemisches Denken (zeigt Bewusstsein für die wechselseitigen Beziehungen innerhalb eines Gesundheitsversorgungssystems und zwischen solchen Systemen).

Übung zum kritischen Denken VII

Verantwortlichkeiten Pflegender als DiagnostikerInnen
Zentrale Begriffe in Bezug auf die Diagnose
Differenzieren zwischen Pflegediagnosen und anderen Begriffen

Lesen Sie für diese Sitzung die Seiten 174 bis 186. Die Beispielantworten finden sich ab Seite 421.

1. **Kurzantwort:**

   a) Woran erkennen Sie, ob eine Maßnahme in Ihrem Handlungsbereich liegt?

   b) Nennen Sie zwei zentrale Verantwortlichkeiten der Pflege in Bezug auf Pflegediagnosen und auf medizinische Diagnosen.

2. **Überprüfen Sie Ihr Wissen über Schlüsselbegriffe.** Schreiben Sie vor jede Definition (Nr. 1 bis 20) den Buchstaben des Wortes, das am besten zu der Definition passt. Verwenden Sie dabei jeden Buchstaben nur einmal.

a) diagnostizieren	k) Pflegebereich
b) Diagnose	l) Ergebnis
c) medizinischer Bereich	m) juristische Implikationen der Diagnose
d) Gesundheitsförderungsdiagnose	n) medizinische Diagnose
e) definitive Diagnose	o) Pflegediagnose
f) Risikodiagnose	p) definitive Interventionen
g) verantwortlich	q) Risikofaktor/Einflussfaktor
h) Kompetenz	r) Zeichen
i) qualifiziert sein	s) Symptome
j) Lebensprozess	t) ausschließen.

____ **1.** Etwas, das bekanntermaßen zu einem bestimmten Problem beiträgt (oder damit einhergeht)

____ **2.** Ein Gesundheitsproblem, durch das jemand gefährdet ist

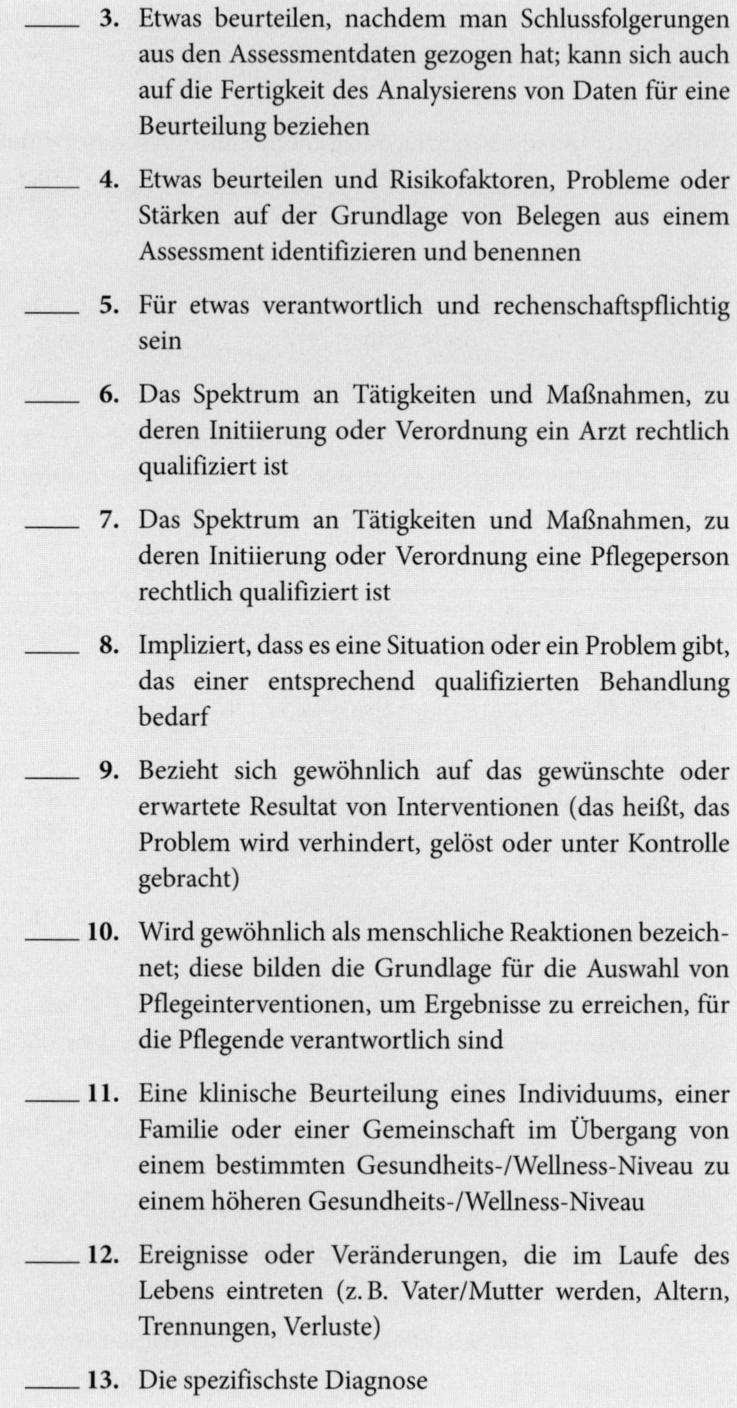

____ **3.** Etwas beurteilen, nachdem man Schlussfolgerungen aus den Assessmentdaten gezogen hat; kann sich auch auf die Fertigkeit des Analysierens von Daten für eine Beurteilung beziehen

____ **4.** Etwas beurteilen und Risikofaktoren, Probleme oder Stärken auf der Grundlage von Belegen aus einem Assessment identifizieren und benennen

____ **5.** Für etwas verantwortlich und rechenschaftspflichtig sein

____ **6.** Das Spektrum an Tätigkeiten und Maßnahmen, zu deren Initiierung oder Verordnung ein Arzt rechtlich qualifiziert ist

____ **7.** Das Spektrum an Tätigkeiten und Maßnahmen, zu deren Initiierung oder Verordnung eine Pflegeperson rechtlich qualifiziert ist

____ **8.** Impliziert, dass es eine Situation oder ein Problem gibt, das einer entsprechend qualifizierten Behandlung bedarf

____ **9.** Bezieht sich gewöhnlich auf das gewünschte oder erwartete Resultat von Interventionen (das heißt, das Problem wird verhindert, gelöst oder unter Kontrolle gebracht)

____ **10.** Wird gewöhnlich als menschliche Reaktionen bezeichnet; diese bilden die Grundlage für die Auswahl von Pflegeinterventionen, um Ergebnisse zu erreichen, für die Pflegende verantwortlich sind

____ **11.** Eine klinische Beurteilung eines Individuums, einer Familie oder einer Gemeinschaft im Übergang von einem bestimmten Gesundheits-/Wellness-Niveau zu einem höheren Gesundheits-/Wellness-Niveau

____ **12.** Ereignisse oder Veränderungen, die im Laufe des Lebens eintreten (z. B. Vater/Mutter werden, Altern, Trennungen, Verluste)

____ **13.** Die spezifischste Diagnose

____ **14.** Die spezifischsten Maßnahmen, die erforderlich sind, um ein Problem zu verhindern, zu lösen oder unter Kontrolle zu bringen

____ **15.** Ein Problem, das der definitiven Diagnose und Behandlung durch einen qualifizierten Arzt bedarf; auch Fachpflegepersonen dürfen einige dieser Probleme behandeln

____ **16.** Das Wissen und die Fertigkeit haben, um eine Tätigkeit durchzuführen oder eine Meinung zu äußern

____ **17.** Die Kompetenz und Berechtigung haben, um eine Tätigkeit durchzuführen

____ **18.** Objektive (angegebene) Daten, die bekanntermaßen mit einer Diagnose einhergehen

____ **19.** Beschließen, dass ein Problem nicht besteht

____ **20.** Subjektive (angegebene) Daten, die mit einer Diagnose einhergehen

3. Differenzieren zwischen Pflegediagnosen und medizinischen Diagnosen

a) Tragen Sie vor den Sätzen, in denen Merkmale von Pflegediagnosen beschrieben werden, ein «P» ein. Lassen Sie die übrigen Felder frei.

____ **1.** … behandelt meist Probleme der Anatomie und Physiologie.

____ **2.** … beinhaltet Gesundheitsprobleme, wie sie aus den einzigartigen menschlichen Sichtweisen der Patienten heraus identifiziert werden.

____ **3.** Die definitive Diagnose wird oft durch medizinische diagnostische Untersuchungen validiert.

____ **4.** … befasst sich meist mit aktuellen oder potenziellen Problemen mit menschlichen Reaktionen auf Krankheit oder Veränderungen im Leben.

____ **5.** Zeichen und Symptome bessern sich nach von Pflegenden verordneten Interventionen nicht.

____ **6.** Zeichen und Symptome bessern sich nach von Pflegenden verordneten Interventionen.

b) Tragen Sie vor jedem der folgenden Probleme, bei denen es sich um eine Pflegediagnose handelt, ein «P» ein. Lassen Sie die übrigen Felder frei.

____ **1.** Blutung, b/d Gerinnungsstörungen

____ **2.** Unwirksame Atemwegsclearance, b/d reichliches Sekret

____ **3.** Verletzungsgefahr, b/d allgemeine Schwäche

____ **4.** Intravenöse Therapie

____ **5.** Unwirksames Coping, b/d mangelnde/fehlende Ressourcen

____ **6.** Hautschädigung (Blase an der rechten Großzehe), b/d einen Druckpunkt am Gips

____ **7.** Potenzielle Herzarrhythmien, b/d niedrigen Kaliumspiegel

____ **8.** Diabetes

____ **9.** Aspirationsgefahr, b/d Schwierigkeiten mit reichlichem Sekret

____ **10.** Potenzielle Mangelernährung, b/d die Verordnung, nüchtern zu bleiben

____ **11.** Mangelernährung, b/d schwachen Appetit

____ **12.** Beeinträchtigte körperliche Mobilität, b/d verordnete Bettruhe

____ **13.** Pneumothorax (kollabierte Lunge)

____ **14.** Potenzielle Thrombusbildung, b/d Anlage einen venösen Shunts.

4. **Vergleichen und Gegenüberstellen:** Nennen Sie einen Punkt, in dem sich das DB- und das VVMF-Modell gleichen und einen, in dem sie sich unterscheiden.

Versuchen Sie es einmal selbst

1. **Lernen Sie mehr darüber, wie Sie Patienten helfen, mit chronischen Krankheiten und Behinderungen selbst zurechtzukommen.** Lesen und besprechen Sie nachstehenden Artikel, in dem es darum geht, wie die Anwendung evidenz-basierter Lernprinzipien zur Ermächtigung von Patienten beim Übernehmen von Fertigkeiten in Verbindung mit gesunden Verhaltensweisen beitragen kann. Sie können zu diesem Artikel auch einen Fortbildungstest machen.
   Suter, P. & Suter, N. (2008). Timeless principles of learning: A solid foundation for enhancing chronic disease self-management. *Home Healthcare Nurse, 26*(2), 82–88.
2. **Lernen Sie, wie wichtig es ist, gesunde Arbeitsumfelder zu schaffen und zu erhalten.** Schauen Sie sich die Healthy Work Environment Standards unter http://www.aacn.org/AACN/hwe.nsf/vwdoc/HWEHomePage an und besprechen Sie sie.
3. **In manchen Fällen führen Diagnosefehler zum Missbrauch freiheitsbeschränkender Maßnahmen.** Gehen Sie mit einem Partner oder in einer Gruppe auf die folgende Web-Seite und erörtern Sie einige der dort wiedergegebenen wahren Fallgeschichten: http://groups.msn.com/SIDEEFFECTS/.
4. **Erörtern Sie mit einem Partner/einer Partnerin oder in einer Gruppe** die beiden folgenden Abschnitte «Zum Nachdenken» und «Stimmen».

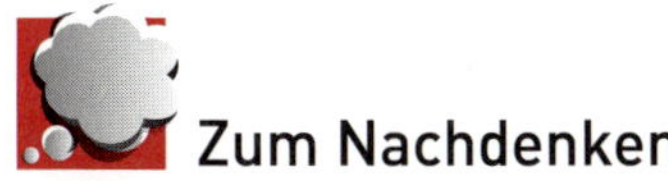

Zum Nachdenken

Ein Patient ist kein klinischer Versorgungspfad. Klinische Versorgungspfade wurden für bestimmte *Probleme*, nicht für bestimmte *Menschen* entwickelt.

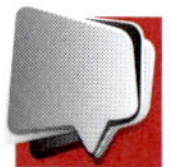

Stimmen

Vorhersagen, Verhindern von und Umgehen mit Gewalt

Der bedeutsamste Faktor, der beim Vorhersagen und Verhindern von und Umgehen mit Gewalt hilft, ist, nach früheren Gewaltepisoden zu fragen. Stellen Sie wütenden oder Hochrisikopatienten Fragen wie: «Haben Sie früher jemals die Kontrolle über sich verloren oder sind Sie schon einmal gewalttätig gewesen?» ... «Was tun Sie, wenn Sie das Gefühl haben, die Kontrolle über sich zu verlieren?» ... «Was können wir tun, wenn Sie sich so fühlen?»

Nico Oud, RN, MNSc, Dipl.N.Adm
(pers. Mitteilung, 2008)
[Weiterführende Literatur unter Walter/Nau/Oud (2012), Anm. d. Lek.]

Wie stellt man definitive Diagnosen?

Sowohl in der Pflege als auch in der Medizin ist es eine Herausforderung zu lernen, wie man eine definitive Diagnose stellt, das heißt, wie man die spezifischste, korrekteste Diagnose herausfindet. Dies gilt sowohl für die Lehrperson in ihrem Unterricht als auch für die Studierenden beim Lernen und hat zwei Gründe:

1. Wie so oft bei vielen komplexen Fertigkeiten, die im Laufe der Zeit durch Erfahrung gewonnen werden, vergessen klinische ExpertInnen, wie schwer es war, «die Grundlagen» zu erlernen, und erschweren es damit, Neulinge zu unterrichten.
2. Neulinge werden durch ihre Sorgen über das, was sie nicht wissen, überwältigt.

Stellen Sie es sich so vor: Den meisten von Ihnen ist der Gebrauch eines Computers zur zweiten Natur geworden. Sie tun dies nun schon so lange, dass Sie vergessen, wie entmutigend und mühselig Fertigkeiten am Computer zunächst sein können. Erst wenn Sie es einem Anfänger beibringen, erinnern Sie sich daran, wie schwer es am Anfang war. Sie ertappen sich bei zahlreichen Relativierungen und Aussagen wie: «Nun, gewöhnlich machen Sie ...», «... mit Ausnahme von ...», «Ja, ich weiß, dass ich das gesagt habe, aber nicht in diesem Fall ...», «Schreiben Sie sich das besser auf».

Dieser Abschnitt soll Ihnen beim Erlernen der Grundlagen helfen, um eine gute Diagnostikerin/ein guter Diagnostiker zu werden, und Ihnen überdies Instrumente und Strategien an die Hand geben, die Ihnen helfen, rascher vom zögerlichen Anfänger zum selbstbewussten Studierenden der Fertigkeiten des Diagnostizierens zu werden.

Lassen Sie uns damit beginnen, indem wir Prinzipien und Regeln betrachten, die für das Stellen von Diagnosen grundlegend sind.

Grundprinzipien und -regeln diagnostischen Denkens

- Wie in Abbildung 3-1 gezeigt, beinhaltet das **Stellen von Diagnosen** im Großen und Ganzen folgendes:

  1. Erstellen einer Liste möglicher Probleme/Diagnosen
  2. Ausschließen ähnlicher Probleme/Diagnosen
  3. Benennen aktueller und potenzieller Probleme und klären, was sie verursacht oder dazu beiträgt
  4. Feststellen von Risikofaktoren, um die man sich kümmern muss
  5. Identifizieren von Ressourcen, Stärken und Bereichen der Gesundheitsförderung.

Begründung: Diagnosen zu stellen erfordert, dass Sie nicht nur eine, sondern mehrere Möglichkeiten abwägen. *All die möglichen Probleme* aufzulisten gibt Ihnen eine visuelle Hilfe, über die Sie nachdenken können. *Andere, ähnliche Diagnosen* auszuschließen hilft sicherzustellen, dass Sie das Problem nicht falsch benennen. Sowohl das Problem als auch seine Ursache/n zu identifizieren zeigt, dass Sie es vollständig verstanden haben. Es hilft Ihnen auch beim Entscheiden, was Sie hinsichtlich des Problems tun. So mögen Sie beispielsweise zwei Personen mit Immobilität haben: Bei der einen ist die Ursache eine Lähmung nach Rückenmarkverletzung, bei der anderen ist es ärztlich verordnete Bettruhe – zwei ganz unterschiedliche Probleme. Risikofaktoren zu identifizieren und damit umzugehen ist proaktiv – es verhindert Probleme, bevor sie eintreten. Ressourcen und Stärken zu nutzen, um Gesundheit zu managen oder zu verbessern ist kosteneffektiv, es hilft, das Selbstwertgefühl des Patienten zu stärken, Situationen neu zu betrachten und sich dabei auf das Positive zu konzentrieren – angesichts von Problemen wird man leicht niedergeschlagen und vergisst die guten Dinge, die geschehen.

- **Seien Sie sich Ihrer Qualifikationen und Grenzen bewusst.** Holen Sie bei Bedarf Hilfe. **Begründung:** Menschen haben das Recht auf ein

Assessment durch eine qualifizierte Gesundheitsfachperson. Auch wenn Sie vielleicht meinen, das für ein Assessment und die Diagnose der Probleme nötige Wissen zu haben, müssen Sie – zum Schutze der Gesundheit Ihres Patienten und zu Ihrer eigenen rechtlichen Absicherung – feststellen, ob Sie auch berechtigt sind, es durchzuführen.

- **Seien Sie offen.** Vermeiden Sie Tendenzen, sich übermäßig durch frühere Erfahrungen, durch Informationen aus Patientenprotokollen oder durch andere Personen beeinflussen zu lassen. So kann es beispielsweise geschehen, dass Sie jemanden einschätzen, in dessen Akte anamnestisch bekannte Rückenschmerzen infolge chronischer Arthritis dokumentiert sind, und berücksichtigen dabei nicht, dass zunehmende Rückenschmerzen auch etwas anderes, wie beispielsweise ein Nierenproblem, bedeuten könnten. **Begründung:** Offen zu sein verhindert, dass Sie den «Tunnelblick», einen häufigen Fehler beim kritischen Denken, bekommen.

- **Diagnosen zu stellen bedeutet auch, die Hinweise (Zeichen und Symptome) Ihres Patienten mit dem Bild Ihrer Verdachtsdiagnosen «aus dem Lehrbuch» zu vergleichen. Begründung:** *Definitive Diagnosen* stellen Sie, wenn die Daten Ihres Patienten denen Ihrer Verdachtsdiagnose «aus dem Lehrbuch» sehr nahe kommen.

- **Benennen Sie die Probleme, indem Sie die Bezeichnungen verwenden, die den Assessmenthinweisen am nächsten kommen.** Wenn Sie beispielsweise den Verdacht auf *Angst* oder *Furcht* haben, so vergleichen Sie die Hinweise mit den bestimmenden Merkmalen oder Kennzeichen von Angst und Furcht. Gleichen die Hinweise eher denen von Angst, so benennen Sie das Problem als Angst. Gleichen sie eher denen von Furcht, bezeichnen Sie das Problem als Furcht. **Begründung:** Die Diagnose beruht darauf, zu erkennen, wann Patientenhinweise zu den Zeichen und Symptomen oder zu den bestimmenden Merkmalen bzw. Kennzeichen einer bestimmten Diagnose passen.

- **Wenn Sie den Verdacht auf ein bestimmtes Problem haben, suchen Sie nach weiteren Zeichen, Symptomen und Risikofaktoren in Verbindung mit dem Problem.** Wenn Sie beispielsweise auf Grund lokaler Schmerzen und einer Schwellung eine Infektion vermuten, dann suchen Sie auch nach anderen Zeichen einer Infektion (Fieber, Rötung, Wärme, Nässen/Ausfluss) **Begründung:** Eine Diagnose beruht auf Belegen. Je mehr Belege Sie haben, desto höher ist die Wahrscheinlichkeit, dass Sie richtig liegen.

▶ Regel

Denken Sie daran: Je mehr Hinweise, desto größer die Wahrscheinlichkeit, dass es stimmt. Je mehr Quellen, desto höher natürlich die Wahrscheinlichkeit.

- **Wenn Sie eine Diagnose stellen, untermauern Sie sie durch Belege.** Stellen Sie sich darauf ein, die Hinweise (Zeichen, Symptome, Risikofaktoren) zu nennen, die Sie dazu geführt haben, die Diagnose zu stellen. **Begründung:** Hinweise (Zeichen, Symptome, Risikofaktoren) sind wie «Kernstücke eines Puzzles»: Wenn Sie sie nicht haben, können Sie das Puzzle nicht abschließen und das Problem benennen. So mag Ihr Patient beispielsweise produktiven Husten und Fieber haben, was dazu führt, dass Sie eine Pneumonie vermuten. Der Arzt braucht Belege aus einer Röntgen-Aufnahme des Thorax, einer Sputumkultur und dem weißen Blutbild, um das Puzzle zu vervollständigen und die Diagnose zu stellen.
- **Beziehen Sie auch Probleme aus der Sicht des Patienten ein.** Bitten Sie ihn, seine drei größten Probleme zu nennen. **Begründung:** Der Patient kennt sich selbst am besten und muss in den diagnostischen Prozess eingebunden werden. Dinge, die der Patient als Problem betrachtet, sollten hohe Priorität erhalten.
- **Patienten klagen oft über zwei oder mehr miteinander verbundene Probleme.** Der erste Schritt besteht darin, das primäre Problem zu identifizieren, indem man sich *Beziehungen* zwischen und unter den Problemen anschaut. So mag jemand beispielsweise sowohl über *Angst* als auch über *Schlaflosigkeit* klagen. Unter Umständen regt sich die Person vor allem über die Schlaflosigkeit auf. Es liegt an Ihnen, das Primärproblem festzustellen, das wahrscheinlich die *Angst* ist. **Begründung:** Oft bewirkt ein Problem ein anderes. In diesem Fall verursacht die *Angst* möglicherweise die *Schlafstörung*.
- **Zwar ist Intuition ein wertvolles Instrument zur Problemerkennung, aber stellen Sie niemals eine Diagnose ausschließlich mittels Intuition.** Suchen Sie nach Belegen, um Ihre Intuition zu verifizieren (Infobox 3-6). **Begründung:** Die Diagnose beruht auf Belegen.
- **Suchen Sie nach Fehlern in Ihrem Denken: 1) Für welche sonstigen Probleme könnten die Hinweise stehen?** Wenn Ihnen beispielsweise

Infobox 3-6

So setzen Sie Intuition sicher ein

1. Gestehen Sie sich ein, dass Ihre Intuition Alarm gibt: «Hier gibt's ein Problem, beobachte diesen Patienten genau» oder «Dieser Patient braucht Hilfe» – auch wenn Sie keine Belege dafür haben, dass es ein Problem gibt. Achten Sie genau auf vorhandene Zeichen und Symptome, die das Vorliegen des von Ihnen vermuteten Problems belegen. (Dem Patienten, dem Arzt bzw. einer anderen Pflegeperson sollten Sie sagen: «Meine Intuition sagt mir, dass ...» oder «Ich habe das Gefühl, dass ...».)
2. Wenn Sie wissen, dass etwas nicht stimmt, aber nicht unmittelbar auf ein bestimmtes Problem hinweisen können, steigern Sie Häufigkeit und Intensität des Pflegeassessments, um engmaschig zu überwachen und Zeichen und Symptome frühzeitig zu entdecken.
3. Wägen Sie das Risiko möglicher Schäden infolge Ihrer Maßnahmen (Verschlechtern der Situation oder Schaffen neuer Probleme) gegen das Risiko der Untätigkeit (außer einer engeren Überwachung) ab, bevor Sie ausschließlich intuitiv handeln.

jemand erzählt, er habe zunehmend Schmerzepisoden in der linken Schulter infolge einer alten Verletzung, erwägen Sie die Möglichkeit, dass dieser Schmerz auch von einem Herzproblem herrühren könnte. **2) Was könnte den Zustand des von Ihnen vermuteten Problems beeinflussen?** Unter Umständen haben Sie beispielsweise die Möglichkeit einer Infektion des fehlenden Fiebers wegen ausgeschlossen. Nachdem Sie aber alle Daten überprüft haben, stellen Sie fest, dass ein Antiphlogistikum eingenommen wurde, das die Körpertemperatur senkt. **Begründung:** Wir alle sind anfällig für Fehlinterpretationen. Nach Denkfehlern zu suchen ist ein Prinzip kritischen Denkens, das Diagnosefehler verringern hilft.

- **Wenn Sie ein Problem übersehen oder falsch bezeichnen oder ein Problem finden, das gar nicht vorliegt, haben Sie einen diagnostischen Irrtum begangen,** der zu einer ungeeigneten, gefährlichen Behandlung führen kann. **Begründung:** Ein Fehler bei der Diagnose führt wahrscheinlich auch zu einem Fehler in der Behandlung. In Infobox 3-7 werden häufige Ursachen und mögliche Folgen diagnostischer Fehler aufgelistet. Infobox 3-8 zeigt eine Checkliste, die Ihnen hilft, diagnostische Fehler zu vermeiden.

Infobox 3-7

Diagnostische Fehler

Ursachen diagnostischer Fehler

- Überbewerten der Wahrscheinlichkeit einer Erklärung oder Unterlassen des Abwägens aller Daten auf Grund eines *eingeengten* Fokus.
  Beispiel: die Entscheidung, dass Angst eher durch psychischen Stress beeinflusst ist, statt zu überlegen, ob ein körperliches Problem, wie etwa eine unzureichende Sauerstoffversorgung, vorliegen könnte, das die Angst verursacht.
- Fortfahren zu *analysieren*, während Sie *handeln* sollten, um Hilfe herbeizuholen.
  Beispiel: weiter schauen, ob Umlagern und emotionale Unterstützung bei einem Atemproblem helfen, auch wenn beides nichts bewirkt.
- Fehlendes Erkennen persönlicher Verzerrungen (Bias) oder Annahmen.
  Beispiel: annehmen, dass jemand, der nicht täglich badet, ein schlechtes Selbstbild hat.
- Stellen einer zu allgemein gefassten Diagnose, d.h. nicht spezifisch genug bei der Auswahl einer Diagnosebezeichnung zur Benennung des Problems sein.
  Beispiel: Verwenden von *beeinträchtigte Urinausscheidung* anstelle von *Stressinkontinenz, b/d Schwäche der Blasensphinkter.*
- Unterlassene Aufnahme der korrekten Diagnose in die anfängliche Liste möglicher Probleme.
  Beispiel: Auflisten der Probleme der Non-Compliance, aber Auslassen der möglichen Probleme von *unwirksamem Coping* und *unwirksamem Therapiemanagement*.
- Zu rasches Vorgehen beim Erheben oder beim Analysieren der Daten.
  Beispiel: flüchtiges Assessment oder Wahl irgendeiner naheliegenden Diagnose, um rechtzeitig Bericht zu erstatten, statt der nächsten Pflegeperson mitzuteilen, dass Ihnen die Zeit davongelaufen ist.

Risiken diagnostischer Irrtümer

Wenn Sie ein Problem übersehen, falsch benennen oder nicht ganz verstehen, laufen Sie Gefahr, dass Folgendes geschieht:

- Sie beginnen mit Interventionen, die das Problem in Wahrheit verschlimmern.
- Sie unterlassen Interventionen, die für die Lösung des Problems wesentlich wären.
- Sie ermöglichen, dass Probleme bestehen oder fortschreiten, ohne auch nur zu erkennen, dass es sie gibt.
- Sie setzen wirkungslose Interventionen in Gang, die nur Zeit und Energie aller Beteiligten verschwenden.
- Sie beeinflussen Dritte dahingehend, dass Probleme in der inkorrekt beschriebenen Form bestehen.
- Sie schädigen Patienten und begeben sich in Gefahr, haftungsrechtlich zur Verantwortung gezogen zu werden.

Infobox 3-8

Anhand folgender Fragen vermeiden Sie diagnostische Irrtümer

- Nehmen Sie sich die Zeit, um sicherzugehen, dass Ihre Daten akkurat und vollständig sind?
- Vergleichen Sie Zeichen und Symptome Ihres Patienten mit der «Lehrbuchdarstellung» der von Ihnen vermuteten Diagnosen?
- Erkennen Sie Verzerrungen (Bias) und vermeiden Sie Werturteile?
- Erwägen Sie auch andere Probleme, für die die Hinweise sprechen könnten?
- Suchen Sie nach Fehlern in Ihrem Denken?
- Identifizieren Sie die Ursache/n des Problems/der Probleme?
- Beziehen Sie auch ein, was der Patient als Probleme betrachtet?
- Wählen Sie die eine oder mehreren spezifischsten diagnostischen Bezeichnungen, die das Problem bzw. die Probleme am besten beschreiben?
- Informieren Sie den Patienten (und seine Bezugspersonen) darüber, was Sie als Probleme ansehen?
- Bitten Sie jemanden, Sie zu überprüfen, wenn Sie sich nicht sicher sind?
- Validieren Sie die Diagnose mit dem Klienten?

- **Die Diagnose ist erst vollständig, wenn Sie außer den Problemen auch die Stärken, Ressourcen und Bereiche zur Verbesserung der Gesundheit identifiziert haben** (Infobox 3-9). **Begründung:** Stärken herauszuarbeiten ist der Schlüssel zur Effizienz: Bei der Pflegeplanung greifen Sie auf diese Stärken zurück. Bei jeder Begegnung mit einem Patienten sollten Pflegende in Übereinstimmung mit *Healthy People 2010* aktiv Bereiche der Gesundheitsförderung betrachten. Welchen besseren Weg gibt es, um den Pflegebedarf zu senken, als Menschen zu motivieren, ihre Gesundheit selbst zu verbessern? Erfolgreiche Pflegende sind auch gute Lehrende.
- **Teilen Sie dem Patienten Ihre Diagnosen mit und fragen Sie ihn, ob er versteht, was sie bedeuten.** Fragen Sie ihn – sofern angemessen – ob er mit Ihrer Meinung übereinstimmt. **Begründung:** Patienten haben das Recht auf Information über Diagnosen und müssen beim Erstellen des Pflegeplans Partner sein.

Abbildung 3-3 zeigt die ersten beiden Seiten eines Instruments, das als Leitfaden kritischen Denkens dient. Das vollständige Instrument kann unter

Infobox 3-9

Identifizieren von Ressourcen und Stärken

1. **Stellen Sie der Person (und den Bezugspersonen) die Hauptfragen:**
   - Können Sie mir etwas über sich erzählen, das Sie als Stärken, als gesunde Aspekte betrachten?
   - Fallen Ihnen Dinge ein, die keine echten Probleme sind, die Sie jedoch verbessern möchten?
   - Was sind Ihrer Ansicht nach die besten Ressourcen, die Ihnen helfen können?
2. **Ordnen Sie Daten zu Clustern,** die ein normales oder positives Funktionieren anzeigen. Benennen Sie diese Bereiche als Stärken und teilen Sie sie der Person und ihren Bezugspersonen mit. So könnten Sie beispielsweise sagen: «Sie haben sich entschlossen, Hilfe zu suchen, und das ist gut so.» **Begründung:** Diese Strategie hilft Ihnen wie der versorgungsbedürftigen Person, sich sowohl auf Stärken als auch auf Probleme zu konzentrieren.
3. **Listen Sie die Stärken auf,** die Ihnen helfen werden, die erkannten Probleme zu verhindern, zu lösen oder unter Kontrolle zu bringen. **Begründung:** Dies sind die Stärken, deren Sie sich bedienen, um einen effizienten Pflegeplan zu erstellen.

Beispiele

- **Körperliche Stärken:** Der Klient ...
  - ... ist bei guter Gesundheit.
  - ... betätigt sich jeden Tag körperlich und hat eine ausgezeichnete kardiologische und respiratorische Leistungsreserve.
  - ... ernährt sich ausgewogen.
  - ... zeigt körperliche Adaptation.
  - ... hat einen kräftigen oberen Rumpf und kräftige Arme (zur Kompensation einer Paraplegie).
- **Psychische und persönliche Stärken:** Der Klient ...
  - ... zeigt ein effektives Coping.
  - ... kommt mit chronischen Schmerzen durch Einsatz gelenkter Imagination und sorgsamen Umgang mit Analgetika zurecht.
  - ... ist motiviert.
  - ... möchte unabhängig und gesund sein.
  - ... verfügt über Kenntnisse.
  - ... zeigt, dass er das Management der Gesundheitsversorgung und verfügbare Ressourcen versteht.
  - ... zeigt gute Problemlösungsfertigkeiten.
  - ... ist in der Lage, den Therapieplan der Tochter im Hinblick auf optimale Ergebnisse und Durchführbarkeit anzupassen.
  - ... verfügt über starke Unterstützungssysteme.

Instrument zur Gesamtanalyse
Leitfaden für diagnostisches Denken

Anmerkung: Dieses Instrument wurde konzipiert für ***StudienanfängerInnen***, die für ***erwachsene Patienten*** sorgen. Es ist nicht dazu gedacht, Standard-Assessment-Instrumente zu ersetzen. Vielmehr hilft es Ihnen, eine eingehende Analyse durchzuführen, um ***Schlussfolgerungen*** aus den dabei dokumentierten Daten ***zu ziehen***. Zwar führt Sie dieser Leitfaden zu einem systematischen Herangehen an die Diagnose, ersetzt jedoch nicht die Notwendigkeit unabhängiger Urteilsbildung oder die Fähigkeit, Grundprinzipien diagnostischen Denkens anzuwenden. Die stete Anwendung dieses Instruments wird Ihnen beim Entwickeln von Gewohnheiten helfen, anhand derer Sie Ihr Herangehen an die Diagnose nach Prioritäten ordnen.

Unter steter Ausrichtung auf die Pflege, um das Selbstmanagement des Patienten, seine biopsychosoziale Funktion und seine Lebensqualität zu maximieren, führt Sie dieses Instrument durch den Prozess des Nachdenkens über Pflegebelange. Es umfasst Prinzipien der *funktionellen Gesundheitsmuster* von Gordon (2013) und der *Bedürfnishierarchie* von Maslow und berücksichtigt die Empfehlungen in *Healthy People 2010* (z. B. Screening auf Depression). Es regt Sie auch an, auf Krankheiten zu prüfen, die oft in Krankheitsmanagementprogrammen enthalten sind. Um Ihnen beim Ordnen nach Prioritäten zu helfen, werden Fragen entsprechend den Punkten aufgelistet, über die Sie frühzeitig nachdenken müssen (z. B. ob Zeichen und Symptome durch eine übertragbare Krankheit verursacht werden).

Diese Selbsteinschätzungsinstrumente stehen zum *ausschließlich persönlichen Gebrauch durch Studierende* kostenfrei zum Herunterladen zur Verfügung unter www.AlfaroTeachSmart.com. Klicken Sie auf ***Publications*** und dann auf ***Handouts***.

1. Listen Sie die Aufnahmediagnosen und die aktuell wichtigsten Probleme entsprechend den Angaben des Patienten, der Familie und der Patientenakte auf.

2. Schließen Sie eine Infektion oder übertragbare Krankheit aus (überprüfen Sie auf Fieber, Erschöpfung, Schmerzen, Rötung, Wärme, Schwellung, Nässen/Ausfluss, Exposition gegenüber einer übertragbaren Krankheit oder einer toxischen Substanz; Auslandsreise).

3. Schließen Sie aus, dass die Zeichen und Symptome des Patienten eigentlich medizinische Probleme sind. Berücksichtigen Sie alle eingenommenen Medikamente (einschließlich freiverkäuflicher Medikamente und Phytotherapeutika). Fragen Sie sich folgendes:

- ☐ Nebenwirkungen?
- ☐ Überdosierung?
- ☐ Arzneimittelwechselwirkungen?
- ☐ Allergie oder unerwünschte Wirkungen?

4. Schließen Sie aus, dass die Zeichen und Symptome des Patienten eigentlich allergische Reaktionen sind oder sich auf eine anamnestisch bekannte Operation oder ein Trauma zurückführen lassen. Überprüfen Sie, ob anamnestisch folgendes bekannt ist:

- ☐ Arthritis oder Rückenschmerzen
- ☐ Asthma oder andere Lungenkrankheiten
- ☐ Blutungsstörungen
- ☐ Karzinome (Mamma-, Prostata-, sonstige Karzinome)
- ☐ dekompensierte Herzinsuffizienz/Herzkrankheit
- ☐ neurologische Störungen
- ☐ Depression/Störungen der geistigen Gesundheit
- ☐ Diabetes
- ☐ Hypertonie
- ☐ Infektion/HIV
- ☐ Adipositas
- ☐ Nierenleiden
- ☐ Schilddrüsenerkrankung
- ☐ Gefäßleiden/Kreislaufstörungen
- ☐ Wundheilungsstörungen
- ☐ Operation/Trauma
- ☐ Hautprobleme
- ☐ sonstige Erkrankungen/Probleme:

5. Hat es eine signifikante Gewichtsabnahme bzw. -zunahme gegeben? (Gehen Sie bis zu 6 Wochen zurück. Denken Sie daran, dass eine Gewichtsabnahme unklarer Genese ernsthafte medizinische Probleme, wie Krebs oder Diabetes, anzeigen kann. Eine Gewichtszunahme unklarer Genese kann eine ernste Nieren-, Herz- oder Schilddrüsenerkrankung anzeigen.)

6. Stellen Sie das Rauchverhalten und seine Rolle bei den aktuellen Problemen fest.

RaucherIn? ☐ Ja ☐ Hat mit dem Rauchen aufgehört ☐ Hat nie geraucht Päckchen pro Tag: ______

7. Schließen Sie bei Frauen vor der Menopause (Alter < 55 Jahre) die Möglichkeit einer Schwangerschaft aus. (Viele Medikamente, diagnostische Untersuchungen und Behandlungen schädigen den Feten.)

Instrument zur Gesamtanalyse Leitfaden für diagnostisches Denken				
8. Schließen Sie folgende Probleme bzw. entsprechende Risikofaktoren aus:				
	Kreisen Sie Zutreffendes ein.			
☐ Atmen oder Husten oder Oxygenierung/Sauerstoffversorgung?	Ja	Nein	GP[1]	MP[2]
☐ Blutdruck, Puls, Blutung, Kreislauf?	Ja	Nein	GP	MP
☐ Schmerzen, Steifigkeit oder Beschwerden?	Ja	Nein	GP	MP
☐ Körpertemperatur oder Schwitzen?	Ja	Nein	GP	MP
☐ Die Fähigkeit zu denken oder die Umgebung wahrzunehmen?	Ja	Nein	GP	MP
☐ Kommunikation (Sehen, Hören oder Sprechen)?	Ja	Nein	GP	MP
☐ Essen, Verdauung oder Ernährung?	Ja	Nein	GP	MP
☐ Stuhlgang?	Ja	Nein	GP	MP
☐ Dehydratation, Ödem oder Störung des Elektrolythaushalts?	Ja	Nein	GP	MP
☐ Bewegung, Bewegungsumfang oder Aktivitätsintoleranz?	Ja	Nein	GP	MP
☐ Exantheme, Hautprobleme, Ulzera oder Gewebedurchblutung?	Ja	Nein	GP	MP
☐ Schlaf?	Ja	Nein	GP	MP
☐ Infektion (anfällig oder ansteckend für Dritte)?	Ja	Nein	GP	MP
☐ Sicherheit (Verletzungs- oder Sturzgefahr, Schwäche oder Krampfanfälle)?	Ja	Nein	GP	MP
☐ Angst, Coping oder Stressmanagement?	Ja	Nein	GP	MP
☐ Drogen- oder Alkoholabhängigkeit?	Ja	Nein	GP	MP
☐ Wachstums- und Entwicklungsstörungen?	Ja	Nein	GP	MP
☐ Veränderungen der Lebensweise (z. B. Scheidung, Umzug, neuer Elternteil)?	Ja	Nein	GP	MP
☐ Rollen, Beziehungen, Sexualität oder Selbstwertgefühl?	Ja	Nein	GP	MP
☐ Schulungsbedarf beim Patienten oder bei der Familie?	Ja	Nein	GP	MP
☐ Schwierigkeiten zuhause oder am Arbeitsplatz?	Ja	Nein	GP	MP
☐ Die Fähigkeit zu gewünschten und notwendigen Aktivitäten?	Ja	Nein	GP	MP
☐ Persönliche, religiöse, spirituelle, kulturelle Überzeugungen?	Ja	Nein	GP	MP
☐ Ethische Fragen?	Ja	Nein	GP	MP
☐ Sozioökonomische Fragen?	Ja	Nein	GP	MP

So ordnen Sie nach Prioritäten:

Probleme zeigen sich gewöhnlich als Cluster (Patienten haben selten nur ein Problem). Schauen Sie sich Obiges genau an und überlegen Sie, ob es Beziehungen zwischen den Problemen gibt, bevor Sie zur nächsten Seite übergehen. So tragen Schmerzen beispielsweise zu Depression oder Bewegungsstörungen bei, Schmerz ist ein wichtiges Problem. Wenn Sie nicht sicher sind, ob ein Problem vorliegt, sammeln Sie mehr Daten.

GP[1] = Gefahr eines Problems (Zeichen und Symptome fehlen, aber Risikofaktoren sind erkennbar)
MP[2] = mögliches Problem (Daten unzureichend, aber Sie vermuten ein Problem

Abbildung 3-3: Auszug eines Instruments (S. 1 und 2), das als Leitfaden kritischen Denkens dient (Quelle: www.AlfaroTeachSmart.com. Klicken Sie auf *Publications* und dann auf *Handouts*. Verwendung kostenfrei *nur zum persönlichen Gebrauch durch Studierende*)

www.AlfaroTeachSmart.com heruntergeladen werden. Die kontinuierliche Anwendung eines solchen Instruments kann Ihnen helfen, ein gutes diagnostisches Denken zu entwickeln.

Patienten als Partner bei der Diagnose

Um Irrtümer zu verringern und die Ergebnisse zu verbessern müssen Patienten und ihre Familien in der Versorgung aktive Partner sein (Cartoon 3-1). Dazu gehört auch, aktiv in die Diagnosestellung eingebunden zu sein. Nur allzu oft kommen Patienten ohne konkrete Orientierung in das Gesundheitsversorgungssystem – sie haben nicht weiter daran gedacht zu entscheiden, was ihre wichtigsten Probleme sind. Um die Effizienz und die Ergebnisse zu verbessern, erhalten Patienten vielerorts inzwischen Formulare, die ihnen helfen, ihre wichtigsten Belange darzustellen, bevor sie dem Arzt oder der Pflegeperson gegenübertreten.

Die Entwicklung von Instrumenten, die Patienten beim Einschätzen ihrer Probleme und deren Ursachen helfen, spart Zeit und verbessert die Akkuratesse und Genauigkeit. Das Selbsteinschätzungsinstrument für Patienten in Abbildung 3-4 sowie das Fokusassessmentinstrument in Kapitel 2 (s. S. 100 ff.) sind Beispiele für diese Art von Instrumenten.

▶ Regel

Pflegen Sie Partnerschaftlichkeit mit dem Patienten, um Probleme herauszuarbeiten. Helfen Sie Patienten, ihre Probleme nach Prioritäten zu ordnen, indem Sie Fragen stellen wie: «Was sind Ihre drei größten Probleme?» Verifizieren Sie Ihre Ansichten, indem Sie den Patienten fragen, ob er versteht und zustimmt. Beispiel: «Könnte es sein, dass Sie trinken, um mit Ihren Schmerzen zurechtzukommen?» **Begründung:** Das Herausarbeiten von Problemen sollte stets damit beginnen, dass zunächst der Patient gefragt wird.

Umfassendes Selbsteinschätzungsinstrument für Patienten

Hinweis für unsere Patienten-PartnerInnen: Da Sie sich selbst am besten kennen, möchten wir, dass Sie informierte, beteiligte PartnerInnen Ihrer Pflege sind. Studien zufolge zeigen Menschen, die aktiv an Entscheidungen über ihre Versorgung bzw. Pflege beteiligt sind, wahrscheinlich die besten Ergebnisse. Denken Sie bei allen Aspekten Ihrer Versorgung bzw. Pflege an die folgenden Speak-up*-Schritte von der Joint Commission.

- ☐ Melden Sie sich, wenn Sie Fragen oder Bedenken haben. Wenn Sie etwas nicht verstehen, fragen Sie noch einmal nach. Es ist Ihr Körper und Ihr Recht, Bescheid zu wissen.
- ☐ Achten Sie auf die Pflege bzw. Versorgung, die Sie erhalten. Versichern Sie sich, dass Sie die richtigen Behandlungen und Medikamente von den richtigen Gesundheitsfachpersonen bekommen. Nehmen Sie nichts als gegeben hin.
- ☐ Informieren Sie sich über Ihre Diagnose, die Testprozeduren und Ihren Behandlungsplan.
- ☐ Bitten Sie ein Familienmitglied oder eine befreundete Person, Ihr Fürsprecher zu sein.
- ☐ Informieren Sie sich darüber, welche Medikamente Sie einnehmen und warum. Medikationsfehler sind die häufigsten Irrtümer in der Gesundheitsversorgung.
- ☐ Gehen Sie in Kliniken, Ambulanzen, chirurgische Zentren und andere Formen von Organisationen der Gesundheitsversorgung, die rigorose Vor-Ort-Evaluationen nach etablierten State-of-the-Art-Qualitäts- und -Sicherheitsstandards, wie sie die Joint Commission bietet, durchlaufen haben.
- ☐ Beteiligen Sie sich an allen Entscheidungen über Ihre Behandlung. Sie stehen im Mittelpunkt des Gesundheitsversorgungsteams.

1. Konzentrieren Sie sich und helfen Sie uns, Prioritäten zu setzen.
Nennen Sie uns Ihre drei größten Probleme oder Sorgen.

2. Bitte nennen Sie alle aktuellen medizinischen Probleme.

3. Nennen Sie alle Operationen, denen Sie sich unterzogen haben, einschließlich des jeweiligen Datums.

4. Für Frauen: Wann hatten Sie Ihre letzte Regelblutung?

5. Rauchen Sie? ☐ Ja ☐ Habe mit dem Rauchen aufgehört ☐ Habe nie geraucht ☐ Päckchen pro Tag: ____

Sollten Sie rauchen, empfehlen wir dringend, damit aufzuhören. Bitte fragen Sie nach Informationen über das Aufgaben des Rauchens. Sie können es schaffen, mit Unterstützung!

* Speak-up-Ansatz mit freundlicher Genehmigung der Joint Commission.

Die ersten beiden Seiten des Instruments. Das vollständige Instrument kann unter www.AlfaroTeachSmart.com heruntergeladen werden.

Umfassendes Selbsteinschätzungsinstrument für Patienten

6. Trinken Sie Alkohol? ☐ Ja ☐ Nein ☐ Wenn ja, wie viel pro Woche?

7. Nennen Sie Allergien und Medikamente (incl. freiverkäuflicher Medikamente und Phytotherapeutika)

Allergien:

Substanz	Dosis	Wie oft eingenommen?	Letzte Einnahme?	Verordnender Arzt?

8. Könnte eines Ihrer Symptome medikamentös bedingt sein?

☐ Nebenwirkungen?
☐ Überdosierung?
☐ Arzneimittelwechselwirkungen?
☐ Allergie oder unerwünschte Wirkungen?

9. Welche Screening-Tests wurden bei Ihnen durchgeführt (z. B. Koloskopie, Mammographie)?

10. Kreuzen Sie an, was bei Ihnen familienanamnestisch bekannt ist:

☐ Krebs
☐ Herzkrankheit
☐ Diabetes
☐ Hypertonie
☐ Glaukom
☐ Störungen der geistigen Gesundheit
☐ Sonstiges

11. Kinder/Schwangerschaften

Anzahl lebender Kinder: ____ Anzahl verstorbener Kinder: ____
Für Frauen: Anzahl der Schwangerschaften: ____

Abbildung 3-4: Selbsteinschätzungsinstrument für Patienten (Auszug, S. 1 und 2)
(Quelle: © 2006, R. Alfaro-LeFevre. Alle Rechte vorbehalten. Vervielfältigung nur zum persönlichen Gebrauch oder zu Studienzwecken · 6161 SE Landing Way #9 · 4/15 Stuart · FL 34997 · Tel. 001 772 220 6873 · Fax 001 772 283 7772 · www.AlfaroTeachSmart.com)

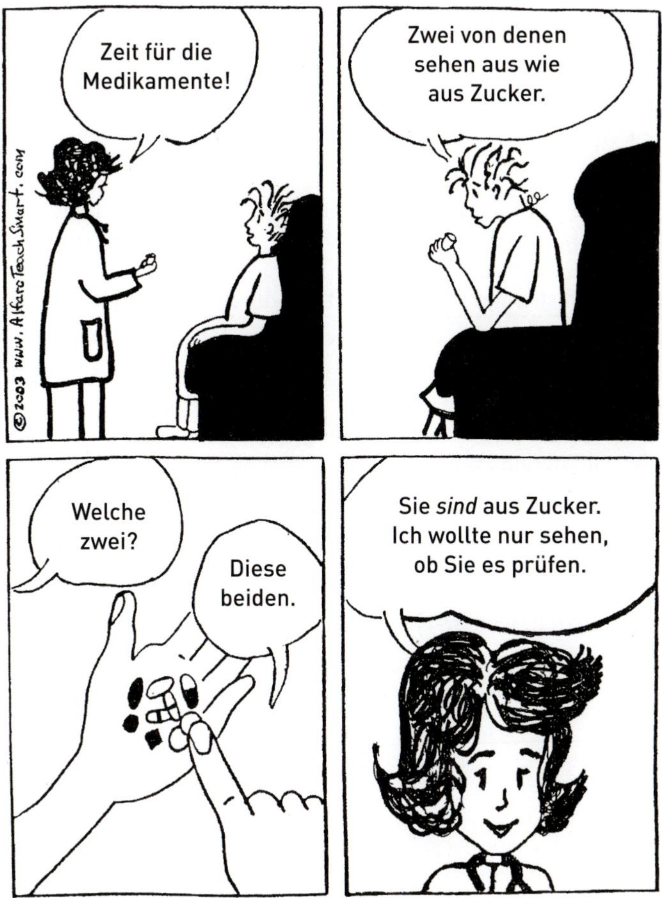

Cartoon 3-1: Der Patient sollte seinen Pflegeplan mit überwachen.

Klären von Ursachen und Einfluss- bzw. Risikofaktoren

Probleme sind erst dann vollständig herausgearbeitet, wenn Sie verstehen, was sie verursacht oder beeinflusst. Es folgen einige Schritte, die getan werden müssen, um Einflussfaktoren zu identifizieren. Dabei wird berücksichtigt, wie wichtig es ist, sich auf die Person als Ganzes statt nur auf die Krankheit/en zu konzentrieren:

1. Fragen Sie den Patienten und seine Familie etwa folgendes:
   - Was verursacht Ihrer Ansicht nach das Problem/die Probleme oder trägt dazu bei?

- Wie wirken sich Ihre Symptome auf Ihre Fähigkeit zu Aktivitäten des täglichen Lebens aus?
- Wie hat sich Ihr Leben verändert?
- Wie kommen Sie mit diesen Veränderungen zurecht?
- Welche Ressourcen (persönliche, gemeinschaftliche) könnten Ihnen helfen?

2. Stellen Sie fest, ob es Faktoren gibt, die durch das Entwicklungsalter, die Krankheit, die Behandlung oder Veränderungen der Lebensweise bedingt sind und zu dem Problem/den Problemen des Patienten beitragen könnten.
3. Finden Sie heraus, ob es kulturelle, sozioökonomische, ethnische oder spirituelle Faktoren gibt, die das Problem/die Probleme beeinflussen könnten.
4. Überprüfen Sie Ihre sonstigen Ressourcen der Datenerhebung (z. B. Patientenakten, weitere Gesundheitsfachpersonen, Literaturübersicht), um weitere Faktoren herauszufinden, die das Problem/die Probleme verursachen oder beeinflussen könnten.

▶ Regel

Ihre *Diagnose* ist erst vollständig, wenn Sie alle Faktoren, welche die von Ihnen identifizierten Probleme verursachen (oder sie beeinflussen) geklärt haben. Sie müssen *alle Einflussfaktoren* bestimmen, um über Folgendes entscheiden zu können: a) die wichtigsten Faktoren, die angegangen werden müssen; b) was getan werden muss, um das Problem anzugehen. Das Diagramm in **Abbildung 3-5** zeigt, dass das Problem *Hautschädigung* viele Einflussfaktoren haben kann. In **Abbildung 3-6** wird ein Arbeitsblatt wiedergegeben, das Ihnen hilft, beim Bestimmen der Einflussfaktoren eines Problems systematisch vorzugehen.

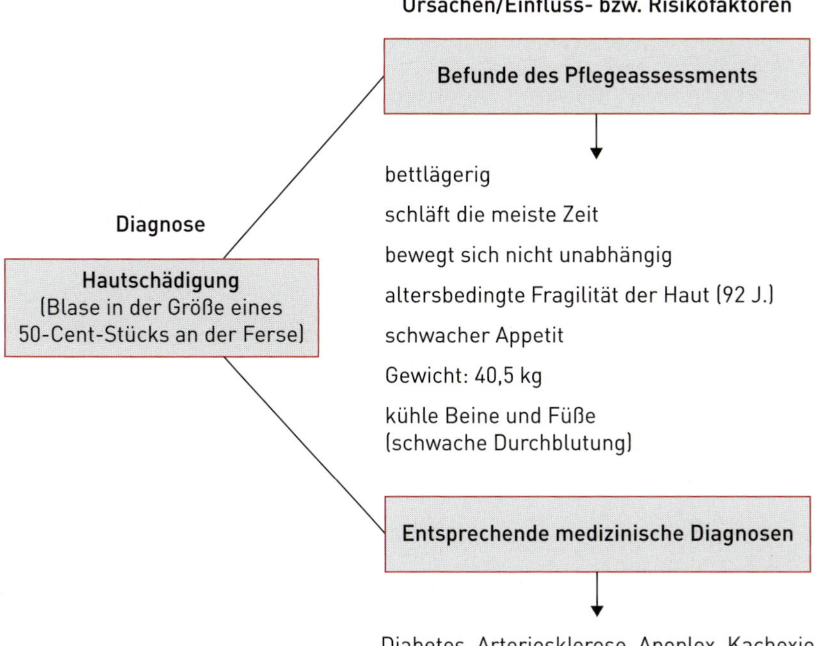

Abbildung 3-5: Diagramm mit Diagnose und Einflussfaktoren

▶ Regel

Fragen Sie sich stets, ob die von Ihnen identifizierten Zeichen und Symptome möglicherweise ein medizinisches Problem darstellen könnten, das des eingehenden Assessments durch eine qualifiziertere Fachkraft bedarf. Wenn Sie beispielsweise für jemanden mit chronischer Obstipation sorgen, so stellen Sie sicher, dass das Problem durch einen Arzt evaluiert wurde.

Abbildung 3-7 zeigt, wie eine Pflegeperson im Vergleich zu einem Arzt die Ursache einer Obstipation feststellt. Beachten Sie, dass bei der medizinischen Evaluation untersucht wird, ob die Obstipation Zeichen eines nicht diagnostizierten Krebsleidens ist.

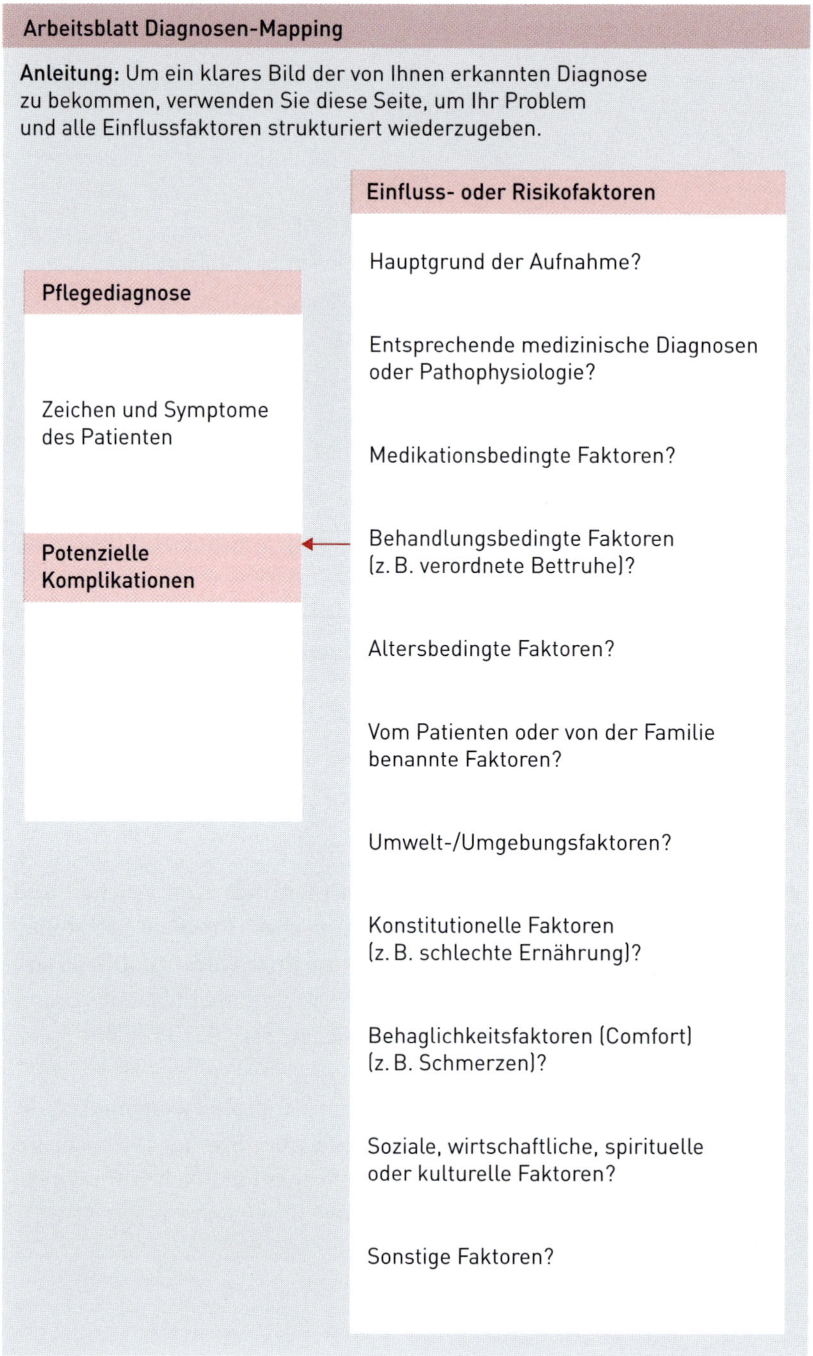

Arbeitsblatt Diagnosen-Mapping

Anleitung: Um ein klares Bild der von Ihnen erkannten Diagnose zu bekommen, verwenden Sie diese Seite, um Ihr Problem und alle Einflussfaktoren strukturiert wiederzugeben.

Pflegediagnose

Zeichen und Symptome des Patienten

Potenzielle Komplikationen

Einfluss- oder Risikofaktoren

Hauptgrund der Aufnahme?

Entsprechende medizinische Diagnosen oder Pathophysiologie?

Medikationsbedingte Faktoren?

Behandlungsbedingte Faktoren (z. B. verordnete Bettruhe)?

Altersbedingte Faktoren?

Vom Patienten oder von der Familie benannte Faktoren?

Umwelt-/Umgebungsfaktoren?

Konstitutionelle Faktoren (z. B. schlechte Ernährung)?

Behaglichkeitsfaktoren (Comfort) (z. B. Schmerzen)?

Soziale, wirtschaftliche, spirituelle oder kulturelle Faktoren?

Sonstige Faktoren?

Abbildung 3-6: Arbeitsblatt zum systematischen Bestimmen der Einflussfaktoren eines Problems

Um Syndrompflegediagnosen zu stellen, vergleichen Sie Zeichen und Symptome Ihres Patienten mit den bestimmenden Merkmalen oder Kennzeichen der von Ihnen vermuteten Diagnose (siehe *Inaktivitätssyndrom* versus *Vergewaltigungssyndrom*).

Um Gesundheitsförderungspflegediagnosen zu stellen, vergleichen Sie die Äußerungen Ihres Patienten über den Wunsch nach verbesserter Gesundheit mit den bestimmenden Merkmalen oder Kennzeichen der Gesundheitsförderungsdiagnose, die Sie für geeignet halten. Setzen Sie die Formulierung *Bereitschaft für ein/e verbesserte/s …* vor den Diagnosentitel, z. B. *Bereitschaft für eine verbesserte elterliche Fürsorge.*

Mapping von Diagnosen

Nachdem wir jetzt mehr darüber wissen, wie das Gehirn mit Informationen umgeht, haben wir begonnen, Probleme und Diagnosen mehr als Konzept-Map bzw. Diagramm darzustellen. Aussagen scheinen das Gehirn einzuengen: Manchmal verbringen wir mehr Zeit damit, über die *Regeln* von Aussagen als über die *Daten* nachzudenken. Concept-Mapping und das Erstellen von Diagrammen fördern Freiheit und erlauben Ihnen, ein Bild davon zu zeichnen, wie Sie Beziehungen zwischen Kernaspekten eines gegebenen Problems sehen (z. B. Abb. 3-5). Beziehungen herauszuarbeiten ist ein zentrales Prinzip kritischen Denkens und ganz entscheidend dafür, korrekte Diagnosen zu stellen. Für detaillierte Leitlinien zur Anwendung von Mapping siehe «Nuts and Bolts of Mapping» unter www.AlfaroTeachSmart.com.

Denken Sie über die folgenden Veränderungen im Denken darüber nach, wie Diagnosen dokumentiert werden sollten.

▸ Altes und gegenwärtiges Denken

Altes Denken

1. Studierende müssen lernen, zweiteilige Aussagen niederzuschreiben, in denen das Problem und seine Ursache unter Verwenden von «beeinflusst durch» (b/d) genannt werden, um Problem und Ursache miteinander zu verknüpfen. Beispiel: Hautschädigung (Blase an der linken Ferse), b/d Druck auf der linken Ferse.

2. Studierende müssen nur diejenigen Ursachen von Pflegediagnosen identifizieren, die sich durch unabhängige Pflegemaßnahmen beheben lassen.
3. Studierende dürfen sich *nur* auf das Identifizieren von Problemen konzentrieren, die von Pflegenden unabhängig gemanagt werden.

Gegenwärtiges Denken

1. Zweiteilige summarische Aussagen sind zwar hilfreich, können aber kritisches Denken schon in frühen Stadien einschränken: Probleme haben oft mehrere Ursachen und Einflussfaktoren. Manche Studierenden können ihrem Denken u. U. besser Ausdruck verleihen, indem sie den diagnostischen Prozess durch Concept-Mapping oder ein Diagramm darstellen. Bei Ersterem müssen Studierende wissen, wie man die Diagnosen entsprechend den einrichtungsinternen Verfahrensrichtlinien an ihrem Arbeitsplatz dokumentiert.
2. Studierende müssen lernen, tiefer nachzudenken und *alle* Faktoren zu identifizieren, die zu einem Problem beitragen. Wenn sie alle Faktoren betrachten, können sie entscheiden, was sie unabhängig tun werden und was sie weiterverweisen müssen, um die Betreuung *aller* Faktoren sicherzustellen.
3. Studierende müssen sich ebenso sehr auf das Identifizieren von Zeichen und Symptomen konzentrieren, die potenzielle medizinische Probleme und Komplikationen anzeigen können, wie sie es beim Identifizieren ausschließlich pflegerischer Probleme tun.

Verfassen diagnostischer Aussagen im PES- oder PR-Format

Wie bereits erläutert, kann die Anwendung sehr spezifischer Regeln für das Formulieren von Diagnosen das kritische Denken in frühen Stadien der Problemanalyse einschränken. Bisweilen kann jedoch das Abfassen einer diagnostischen Aussage nach eingehender Analyse kritisches Denken fördern, weil es Sie zwingt, die *wichtigsten* Elemente zusammenzufassen. In diesem Abschnitt wird erläutert, wie man unter Anwendung der PES-Methode (Problem/«problem», Einflussfaktoren/«etiology», Symptome und

Zeichen/ «signs and symptoms») und der PR-Methode (Problem/«problem», Risikofaktoren/«risk factors») genannt, schriftliche zusammenfassende Aussagen verfasst.

Anwendung der PES- oder PR-Methode:

1. Nennen Sie das Problem.
2. Verwenden Sie «beeinflusst durch» (b/d), um das Problem mit seiner Ätiologie, der Ursache oder den Einfluss- bzw. Risikofaktoren zu verknüpfen.
3. Nennen Sie die Zeichen und Symptome, die belegen, dass die Diagnose vorliegt, und verwenden Sie «angezeigt durch» (a/d).

▶ Beispiel

1. Aktuelle Pflegediagnose (dreiteilige zusammenfassende Aussage)

Problem:	beeinträchtigte Kommunikation *beeinflusst durch*
Einflussfaktoren:	Sprachbarriere *angezeigt durch*
Symptome und Zeichen:	ausschließliches Sprechen und Verstehen von Spanisch.

2. Risikopflegediagnose (zweiteilige zusammenfassende Aussage)

Problem:	Gefahr einer Hautschädigung *beeinflusst durch*
Risikofaktoren:	exzessives Schwitzen und Bettlägerigkeit.

▶ Regel

Seien Sie beim Abfassen summarischer Aussagen so explizit wie möglich: Fügen Sie nach dem PES- oder PR-Format «sekundär beeinflusst durch» (s/b/d) hinzu, um zentrale beeinflussende Probleme anzusprechen (z. B. *Dekubitus* an der linken Hüfte, b/d Bettlägrigkeit und Sensibilitätsverlust, *s/b/d* Rückenmarkverletzung).

Es folgt eine Checkliste, um sicherzugehen, dass Sie die wichtigsten Informationen in Ihre zusammenfassenden Darstellungen von Pflegediagnosen aufnehmen.

▶ Checkliste für das Abfassen diagnostischer Aussagen

- Beruht die Aussage auf Belegen aus dem Pflegeassessment?
- Ist die Aussage spezifisch und klar?
- Wurde die Aussage in allgemein akzeptierter Terminologie abgefasst?
- Beschreibt die Aussage sowohl das Problem als auch seine Ursache?
- Wurde die Aussage in einer Weise abgefasst, dass Dritte mit demselben Wissen und derselben Erfahrung ihr mit hoher Wahrscheinlichkeit zustimmen?
- Spiegelt die Aussage ein Problem wider, zu dessen Betreuung Sie autorisiert sind?
- Haben Sie «beeinflusst durch» verwandt, um das Problem und seine Ursache miteinander zu verknüpfen?
- Haben Sie, soweit indiziert, «angezeigt durch» hinzugefügt?

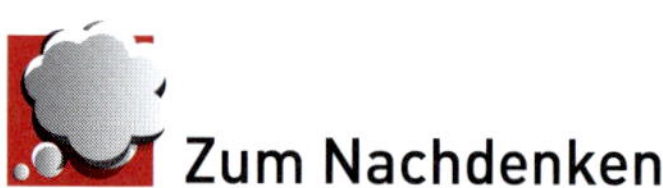

Zum Nachdenken

Der Bestätigungsfehler – ein häufiger diagnostischer Fehler

Hüten Sie sich vor dem Bestätigungsfehler – der menschlichen Neigung, nur Belege zu sehen, die Ihre anfänglichen Ansichten unterstützen. Eine meiner Kolleginnen beispielsweise arbeitet als Fachpflegeperson in einer Notaufnahme. Eine Pflegende berichtete, sie habe soeben eine Patientin mit Appendizitis aufgenommen, und nannte alle Zeichen und Symptome, welche die Diagnose Appendizitis unterstützen (z. B. rechtsseitiger Unterleibsschmerz, Erbrechen und Appendizitis in der Familienanamnese). Als die Fachpflegeperson die Patientin untersuchte, fragte sie nach der letzten Regelblutung, führte eine körperliche Untersuchung durch, ordnete Untersuchungen an und fand eine lebensbedrohende ektope Schwangerschaft.

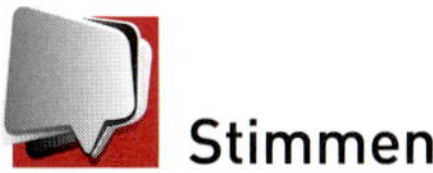

Stimmen

Nicht alle Probleme sind gleich – Stellen Sie die Ursache fest

Um Gesundheitsstörungen zu behandeln sollten Sie sicher sein, auch die zugrundeliegenden Ursachen zu verstehen. So sprechen beispielsweise Studien dafür, dass sich chronische Wunden biologisch von akuten Wunden, wie chirurgischen Schnitten, unterscheiden und damit auch einer anderen Behandlung bedürfen. Akute Wunden folgen normalerweise der «Heilungskaskade» des Körpers in vorhersehbarer und geordneter Weise. Chronische Wunden, wie etwa ein Dekubitus, sind hingegen gewöhnlich in der entzündlichen Heilungsphase «blockiert» und erfordern einen intensiven, evidenzbasierten Behandlungsplan. Eine lokale Wundpflege, ohne die korrekte unterstützende Versorgung auf der Grundlage der Ätiologie oder Ursache, funktioniert da nicht!

Elizabeth A. Ayello, PhD, RN, CS, CWOCN (pers. Mitteilung, 2008)

Der Unterschied zwischen ExpertInnen und AnfängerInnen im Diagnostizieren

Es gibt reichlich Belege dafür, dass erfahrenes Problemlösen [...] abhängt von: 1) reichlichen Vorerfahrungen, die bei der Routinelösung von Problemen durch Mustererkennung genutzt werden können [...] und 2) ausgefeilte konzeptionelle Kenntnisse, die sich auf die mitunter problematische Situation anwenden lassen. [...] Der Hauptunterschied zwischen erfahrenen Klinikern und Studierenden besteht darin, dass ExpertInnen bessere Hypothesen aufstellen, das heißt, sie haben von Anfang an die besseren Vermutungen, was das Problem sein könnte. [11] *Dr. Geoffrey Norman*

☺Placebos – Allheimittel?

Einer meiner Lieblingscartoons zeigt einen Fernsehbildschirm mit einem Fläschchen Tabletten. Darunter steht: Placebo™ – Gegen hohes Cholesterin, Allergien, Sodbrennen, Schlaflosigkeit, Arthritis und Restless-Legs-Syndrom. Fragen Sie Ihren Arzt, ob Placebo™ gut für Sie ist. [11]

▶ Übung zum kritischen Denken VIII

Erkennen, Concept-Mapping und Stellen von Pflegediagnosen

Lesen Sie für diese Sitzung die Seiten 193 bis 214. Die Beispielantworten beginnen auf Seite 421.

I. **Erkennen von Pflegediagnosen.** Dieser Abschnitt wurde konzipiert, damit Sie lernen, Pflegediagnosen zu erkennen, indem Sie Daten mit bestimmenden Merkmalen oder Kennzeichen und mit Einflussfaktoren bestimmter Diagnosen vergleichen.
Nachstehend finden Sie acht häufige Pflegediagnosen (Buchstabe a bis h). Nach den Diagnosen werden acht imaginäre Personen beschrieben, die stationär aufgenommen wurden (Nr. 1 bis 8). Schreiben Sie neben jede Nummer den Buchstaben der Diagnose, die am besten zu den Patientendaten passt. Tun Sie, um die Diagnose zu stellen, folgendes: 1) Schauen Sie sich die Daten an. 2) Wählen Sie eine mögliche Pflegediagnose aus den verfügbaren aus. 3) Schlagen Sie die Diagnose im Kapitel «Pflegediagnosen zum Nachschlagen» ab Seite 353 nach und vergleichen Sie die Daten mit den bestimmenden Merkmalen oder Kennzeichen und den Einflussfaktoren der gewählten Diagnose. Jeder Buchstabe sollte nur einmal verwandt werden.

a) Aspirationsgefahr

b) Aktivitätsintoleranz

c) Angst

d) Gefahr einer Hautschädigung

e) Furcht

f) Unwirksamer Atemvorgang

g) Unwirksame Atemwegsclearance

h) Hautschädigung.

1. ____ Assessmentdaten von Frau Bach:
Subjektive Daten (SD): Sie sagt, sie fühle sich ständig müde. **Objektive Daten (OD):** Lungen frei, wird nach ca. 5 m Gehen kurzatmig, Herzfrequenz steigt nach ca. 5 m Gehen auf 130/min, anämisch (Hämoglobin 7 g/dl).

2. ____ Assessmentdaten von Johann Bart:
   SD: Sagt, seine Kiefer seien gestern verdrahtet worden, klagt über Übelkeit.
   OD: Kiefer ist verdrahtet und geschlossen.

3. ____ Assessmentdaten von Karl Lindner:
   SD: Sagt, er fühle sich «irgendwie nervös», kann aber nicht genau sagen, warum.
   OD: Unruhig, blickt um sich, nimmt nur schwach Blickkontakt auf.

4. ____ Assessmentdaten von David Landau:
   SD: Sagt, er fürchte sich davor, sich selbst eine Injektion zu verabreichen; sagt, er lebe allein und mache sich Sorgen, dass etwas schief gehen könne, wenn er allein sei und sich selbst eine Injektion gebe.
   OD: Hält nur schwach Blickkontakt, ist unruhig.

5. ____ Assessmentdaten von Tim Doerner:
   SD: Sagt, er sei seit 2 Wochen erkältet und habe nun Schmerzen im unteren Thorax; sagt, er habe das Gefühl, husten zu müssen, es sei aber zu schmerzhaft.
   OD: Atmung 34/min, Puls 128/min, kann husten, wenn Brustkorb von mir gestützt wird, hustet zähen, weißen Schleim ab.

6. ____ Assessmentdaten von Elisabeth Hendrix:
   SD: Sagt, sie habe Probleme mit Harninkontinenz.
   OD: Trägt eine Vorlage, Perineum ist gerötet und wund.

7. ____ Assessmentdaten von Maria Eipert:
   SD: Sagt, sie hätte seit 5 Jahren ein leichtes Emphysem, das sich nun zu verschlechtern scheint; sagt, sie würde kurzatmig, wenn sie ein Stockwerk Treppen steige; sagt, sie habe niemals adaptive Atemtechniken erlernt.
   OD: Exspiratorisches Giemen in beiden Lungen; kann Atembremse nicht demonstrieren; Atmung bis zu 48/min nach einem Stockwerk Treppensteigen.

8. ____ Assessmentdaten von Margaret Wolartowski:
   SD: Sagt, sie fürchte sich vor Bewegungen auf Grund von Schmerzen in der Hüfte.
   OD: 92 Jahre alt; sehr dünn; gestern wurde eine Hüftnagelung durchgeführt; Haut sehr trocken, zurzeit keine erkennbare Schädigung.

II. Concept-Mapping von Pflegediagnosen

1. Erläutern Sie in drei bis fünf Sätzen, warum die Darstellung von Diagnosen mittels Concept-Mapping oder in Diagrammen kritisches Denken fördert.

2. Zeichnen Sie eine Konzept-Map des diagnostischen Prozesses. (In diesem Fall gibt es keine Beispielantwort. Vergleichen Sie Ihre Konzept-Map mit der einer Kollegin oder erläutern Sie sie jemandem.)

III. Formulieren von Pflegediagnosen: summarische Aussagen

Teil A

1. **Üben Sie das Herausarbeiten von Problemen, Einflussfaktoren und Symptomen und Zeichen (PES).** Schauen Sie sich die folgenden Pflegediagnosen an. Ziehen Sie einen Kreis um das Problem, unterstreichen Sie die Ursache (Ätiologie oder beeinflussende Faktoren) und lassen Sie die Zeichen und Symptome, wie sie sind:

   a) Drangurininkontinenz, beeinflusst durch das Unvermögen, große Mengen an Urin zu halten, angezeigt durch Blasenentleerung unmittelbar nach Erkennen des Bedürfnisses, die Blase zu entleeren

   b) vorwegnehmendes Trauern, beeinflusst durch den anstehenden Tod der Mutter, angezeigt durch Äußerungen extremer Trauer über den bevorstehenden Tod.

2. **Erläutern Sie in einem bis drei Sätzen,** warum Sie beim Abfassen von Risikopflegediagnosen weder Zeichen und Symptome noch bestimmende Merkmale oder Kennzeichen betrachten.

Teil B – Üben des PES- bzw. PR-Systems beim Formulieren von Diagnosen

Die in jeder der folgenden klinischen Situationen dargestellten Daten passen zu einer der folgenden Diagnosen: Machtlosigkeit, Mangelernährung, unwirksame Atemwegsclearance. Schauen Sie sich jeden Fall an, suchen Sie die dazu passende Diagnose heraus und schreiben Sie eine dreiteilige diagnostische Aussage im PES- bzw. PR-Format.

1. Stefan zeigt folgende Hinweise (Zeichen und Symptome):
   Subjektive Daten (SD): Bittet um Hilfe beim Abhusten von Sekret; sagt, er bekäme die Atemwege durch Absaugen frei.
   Objektive Daten (OD): Reichlich Sekret aus einem Tracheostoma
   Pflegediagnose:

2. Robert zeigt folgende Hinweise (Zeichen und Symptome):
   SD: Gibt an, er habe auf Grund einer Depression seit 2 Wochen keinen Appetit mehr.
   OD: 4,5 kg Gewichtsabnahme seit der letzten Konsultation; 6,75 kg weniger als das empfohlene Gewicht
   Pflegediagnose:

3. Lilly zeigt folgende Hinweise (Zeichen und Symptome):
   SD: Gibt an, sie sei depressiv und habe keine Kontrolle über ihre täglichen Aktivitäten.
   OD: Tetraplegie; hat einen rigorosen Tagesplan für Physiotherapie
   Pflegediagnose:

Teil C

Die in jeder der folgenden klinischen Situationen dargestellten Daten passen zu einer der folgenden Diagnosen: *Gefahr der unwirksamen Atemwegsclearance, mögliches unwirksames individuelles Coping, Gefahr eines Flüssigkeitsdefizits, mögliches unwirksames Sexualverhalten.* Schauen Sie sich jeden Fall an, suchen Sie die dazu passende Diagnose heraus und schreiben Sie eine zweiteilige diagnostische Aussage, in der das Problem und seine Ursache benannt werden.

1. Hr. Richard ist bettlägerig, mit Gipsverbänden an beiden Beinen. Er scheint wütend und hat geäußert, er wolle mit niemandem reden. Sie haben gemerkt, dass er Streit mit seiner Freundin hatte.
   Pflegediagnose:

2. Fr. Kapelli hat eine Körpertemperatur von 38,3 °C. Sie schläft viel und hat einen schwachen Appetit. Sie trinkt etwa 2 Liter am Tag, wenn Sie ihr Flüssigkeit anbieten und sie zum Trinken auffordern.
   Pflegediagnose:

3. Bei Herrn Raubach wurde heute unter Vollnarkose die Gallenblase entfernt. Sein Pflegeassessmentbogen zeigt, dass er seit 20 Jahren ein Päckchen Zigaretten pro Tag raucht. Er hat produktiven Husten.
   Pflegediagnose:

4. Sie sehen Frau Schmalbach 3 Monate nach einer Hysterektomie in der Sprechstunde. Sie sagt, sie fühle sich körperlich wohl, aber emotional sei sie noch nicht wieder ganz sie selbst. Sie sagt, sie würde leicht wütend, weine viel und mache sich Sorgen, dass die Hysterektomie sie emotional und körperlich beeinträchtigen würde.
   Pflegediagnose:

Versuchen Sie es einmal selbst

1. **Problembasiertes Lernen** – eine Art des Lernens, die Ihnen hilft, durch praktische Erfahrung etwas über bestimmte klinische Probleme zu lernen – ist ein ausgezeichneter Weg, um Ihre Fähigkeit des Diagnostizierens und Erkennens klinischer Probleme zu verbessern. Fragen Sie Ihren Instruktor, Mentor oder Manager nach den zehn häufigsten Problemen bzw. Diagnosen, denen Sie im klinischen Setting wahrscheinlich begegnen werden. Dann schätzen Sie jeden Ihrer Patienten auf diese häufigen Probleme ein. Sie werden feststellen, dass Sie diese Probleme rasch «im Kopf haben». Sie werden leicht erkennen können, wenn bei einem Ihrer Patienten eines dieser häufigen Probleme vorliegt und Sie werden beim NCLEX daran denken. Für einige hervorragende Quellen zu problembasiertem Lernen schauen Sie unter http://www.pbli.org/bibliography/articles.htm#n nach.
2. **Diskutieren Sie mit einem Partner oder in einer Gruppe** die Abschnitte «Zum Nachdenken» und «Stimmen» auf Seite 214–215.

Erkennen potenzieller Komplikationen

Ein wichtiger Bestandteil des Identifizierens aktueller und potenzieller Probleme ist, potenzielle Komplikationen (PK) vorherzusagen. Denken Sie an die folgende Definition, die auch weiter oben schon erwähnt wurde, sowie die anschließende Regel.

Potenzielle Komplikationen. Probleme, die auf Grund bestehender Diagnosen, einer Behandlung, einer intensiven Überwachung oder diagnostischer Untersuchungen auftreten können.

▶ Regel

Potenzielle Komplikationen (PK) zu verhindern erfordert, die beim Auftreten der Komplikationen sichtbaren Zeichen und Symptome frühzeitig zu erkennen. Beispiel: Wenn Sie jemanden mit gebrochenen Rippen haben, schlagen Sie «gebrochene Rippen» nach und schauen Sie, welche entsprechenden Komplikationen es üblicherweise gibt (Pneumo- und Hämothorax). Schlagen Sie dann die Zeichen und Symptome eines Pneumo- bzw. Hämothorax nach (Thoraxschmerz; beschleunigte Atmung; das Gefühl, nicht genügend Luft zu bekommen; verminderte Atemgeräusche), da dies die Zeichen und Symptome sind, nach denen Sie suchen müssen.

Ihre Fähigkeit, potenzielle Komplikationen vorherzusagen, wird mit zunehmendem Pflegewissen und wiederholten Erfahrungen beim Einschätzen von Personen mit verschiedenen Arten von Problemen zunehmen. Manches Wissen lässt sich nur durch klinische Erfahrung erwerben. So müssen Sie beispielsweise viele Lungen auskultieren, bevor Sie *abnorme Atemgeräusche* rasch und problemlos erkennen. Die folgenden Leitlinien können Ihnen helfen, im besten Interesse Ihres Patienten zu handeln, indem Sie sicherstellen, dass potenzielle Komplikationen verhindert, entdeckt und rechtzeitig behandelt werden.

Leitlinien – Erkennen potenzieller Komplikationen

- **Melden Sie alle abnormen Daten, solange Sie sich beim Identifizieren potenzieller Komplikationen noch nicht sicher fühlen.** Was als Einzelhinweis erscheinen mag, kann bei einer erfahreneren Person schon Bedenken auslösen.
- **Denken Sie daran, dass Komplikationen oft ganz unauffällig einsetzen.** Zeichen und Symptome verschlechtern sich schrittweise über einen Zeitraum hinweg. Vergleichen Sie Ihre Daten stets mit denen, die

von anderen in den vergangenen 24 bis 48 Stunden (bisweilen auch länger) aufgezeichnet wurden. Wenn Sie beispielsweise eine Körpertemperatur von 37,5 °C messen, so vergleichen Sie diesen Wert mit den Temperaturen der vergangenen 24–48 Stunden.

- **Schauen Sie sich alle eingenommenen Medikamente an.** Oft tragen Medikamente zu den Komplikationen bei. Setzen Sie die auf Seite 200 beschriebene Gedächtnisstütze ein.
- **Erwägen Sie die Möglichkeit allergischer Reaktionen** (auf neue Medikamente, auf Farbstoffe, wie sie bei diagnostischen Untersuchungen verwandt werden, oder auf sonstige Umweltfaktoren). Wenn Sie eine Allergie feststellen, folgen Sie den internen Verfahrensrichtlinien Ihrer Einrichtung, um die Allergie auf eine Weise zu dokumentieren, die dieses Problem auch für andere Betreuungspersonen deutlich kennzeichnet. Vielleicht müssen Sie dem Patienten ein spezielles Armband anlegen und die Allergie an einem bestimmten Ort dokumentieren.
- **Sichten Sie klinische Versorgungspfade, einrichtungsinterne Verfahrensrichtlinien, Prozeduren, Protokolle und Standards, die die Situation Ihres Patienten betreffen** (z. B. für den Umgang mit Thoraxdrainagen). Diese führen Sie oft zum Assessment bestimmter Zeichen und Symptome, die Sie melden müssen, um auf potenzielle Komplikationen hin zu überwachen.
- **Schlagen Sie die häufigen Komplikationen der aktuellen medizinischen Probleme des Patienten nach.**
- **Seien Sie sich über die neueren Diagnostik- oder Therapiemodalitäten im Klaren.** Stellen Sie fest, ob sie häufig von potenziellen Komplikationen begleitet werden. So sind beispielsweise Thrombosen, Embolien und Blutungen potenzielle Komplikationen eines Herzkatheters.
- **Lesen Sie Patientenakten** (klinische Anamnese, Ergebnis der körperlichen Untersuchung, Pflegeanamnese und Ergebnis der körperlichen Untersuchung, Verlaufsberichte, Konsilien, diagnostische Untersuchungen). Sorgen Sie dafür, sich frühere medizinische Probleme bewusst zu machen, da sie oft auf zukünftige Probleme hindeuten.
- **Klären Sie in komplexen Situationen mit dem erstversorgenden Arzt oder der Fachpflegeperson.** Sagen Sie beispielsweise: «Mit diesem Patienten ist ja einiges los. Gibt es bestimmte Zeichen und Symptome, über die wir Sie informieren sollen?»

Regel

Um potenzielle Komplikationen zu dokumentieren, verwenden Sie «PK», gefolgt von einem Doppelpunkt, nennen Sie dann die potenzielle Komplikation [9]. Beispiel: PK: Pneumothorax.

Brauchen Sie einen Mentor oder eine Online-Quelle für Medikamente und Krankheiten?

Schauen Sie sich das U.S. Public Health Mentoring Program unter http://phs-nurse.org/MentoringProgram.htm an. Für aktuelle klinische Informationen über Medikamente und Krankheiten und über Patientenbroschüren gehen Sie auf die Seite http://www.medscape.com/druginfo.

Erkennen von Problemen, die multi- oder interdisziplinäre Ansätze erfordern

Beim letzten Punkt, über den wir in diesem Kapitel sprechen, geht es um das Erkennen von Problemen, die multidisziplinärer Ansätze bedürfen. Der Schlüssel zu kosteneffektiven Ergebnissen liegt darin, frühzeitig zu erkennen, dass Probleme so komplex sind, dass Sie andere Disziplinen, wie die Beschäftigungs- und die Physiotherapie, einbeziehen müssen. Die wichtigste Frage, die Sie stellen müssen, um herauszufinden, ob Sie Probleme haben, die multidisziplinärer Ansätze bedürfen, lautet: **Ist es bei umfassenderer Betrachtung der Situation dieser Person wahrscheinlich,** dass sie die gewünschten Ergebnisse unter alleinigem Einsatz von Pflegeerfahrung und -management im erwarteten Zeitrahmen erreichen kann? Lautet die Antwort: «Nein», so beginnen Sie mit entsprechenden Überweisungen.

Wenn das Ergebnis für eine gesunde Frau nach einer Hysterektomie beispielsweise lautet: «Wird am ersten Tag nach der Hysterektomie umhergehen», könnten Sie erwarten, dieses Ergebnis ausschließlich unter Einsatz von Pflegeressourcen zu erreichen. Sollten bei dieser Frau jedoch weitere Begleitprobleme bestehen, wie etwa Schwierigkeiten beim Gehen infolge neuromuskulärer Probleme, dann sollten Sie erwägen, beim Planen und Durchführen des Gehens einen Physiotherapeuten hinzuzuziehen.

Übung zum kritischen Denken IX

Vorhersagen potenzieller Komplikationen
Erkennen von Problemen, die multidisziplinäre Ansätze erfordern
Zusammenfassen aller Punkte

Lesen Sie für diese Sitzung die Seiten 220 bis 223. Beispielantworten zu jeder Frage finden Sie ab Seite 421.

Teil I

Üben Sie das Erkennen potenzieller Komplikationen. Stellen Sie sich vor, Sie würden jemanden mit den unten genannten Problemen versorgen. Schreiben Sie hinter die Buchstaben «PK» die Komplikationen, die Sie berücksichtigen müssen.

1. Intravenöse Therapie
   PK:

2. Gehirnerschütterung
   PK:

3. Myokardinfarkt
   PK:

4. Absaugen von Magensaft
   PK:

Teil II

Nehmen Sie ein Blatt Papier und listen Sie die Pflegediagnosen und potenziellen Komplikationen sowie die Stärken auf, die Sie in den folgenden Aufnahmedaten erkennen.

Aufnahmedaten von Fr. Gärtner,
aufgenommen wegen einer Gehirnerschütterung

Subjektive Daten

- Sagt, sie habe Kopfschmerzen und fühle sich schwindlig, wenn sie den Kopf vom Kissen hebe.
- Äußert Sorgen darüber, dass sich ihr Mann um die beiden Kinder kümmert, «weil er nicht gut mit ihnen umgeht».

- Sagt, sie fürchte sich vor Krankenhäusern und Nadeln.
- Sagt, sie habe niemals außerhalb von Zuhause gearbeitet, weil ihre Kinder sie bräuchten.
- Sagt: «Ich kann nicht im Bett bleiben und die Bettpfanne benutzen, wie es der Arzt gesagt hat.»

Objektive Daten

- Alter: 31, Größe: 150 cm, Gewicht: 72 kg
- Temperatur: 36,9 °C
- Puls: 78/min, regelmäßig
- Atmung: 22/min, mühelos
- Blutdruck: 128/72 mmHg
- Bewegt alle Extremitäten mit gleicher Kraft.
- Beide Pupillen reagieren gleichmäßig auf Licht.
- Großes Hämatom über der rechten Stirn
- Abdomen weich, nicht schmerzempfindlich, adipös
- Periphere Pulse kräftig
- Intravenöse Infusion am rechten Arm bei 30 ml/h.

NCLEX* und dieses Kapitel

- Beim Ordnen von Diagnosen nach Prioritäten gehen physiologische Bedürfnisse allen übrigen vor. Oberste Priorität haben Fragen der Atmung und abnorme Laborwerte. Auch Suizidgefahr, Sicherheit und Infektion haben Priorität.
- Versichern Sie sich, alle Daten in der Frage bemerkt und verknüpft zu haben. Eine zentrale Information zu übersehen kann Sie zur falschen Antwort weisen. *Analyse* und *Anwendung* sind die Fragen auf dem höchsten Niveau.
- Erwarten Sie Fragen zu allen wichtigen Fachbereichen der Pflege sowie zu Vorausverfügungen, ferner zu den Themen Infektionen, Verletzungen und Fehlerprävention, Familiensysteme und kulturelle Vielfalt, gesetzliche Rechte und Verantwortlichkeiten, Bioterrorismus, Reaktion auf Katastrophen, menschliche Sexualität und geistige Gesundheit.

Zusammenfassung/Zentrale Punkte

- Auf Seite 158 findet sich eine visuelle Zusammenfassung der Diagnose – des grundlegenden zweiten Schrittes im Pflegeprozess – in Zusammenhang mit dem VVMF-Modell.
- Die diagnostischen Verantwortlichkeiten Pflegender nehmen stetig zu, wobei Pflegende auf allen Ebenen ihn höherem Maße für das Verhindern, Diagnostizieren und Behandeln von Gesundheitsstörungen rechenschaftspflichtig sind.
- Der Begriff der Diagnose hat rechtliche Implikationen. Er impliziert nämlich, dass es ein Problem gibt, das einer qualifizierten Behandlung bedarf. Sofern Sie keine Fachpflegeperson sind, ist es Ihnen durch bundesstaatliches Recht untersagt, unabhängig medi zinische Diagnosen zu stellen. Sie sind jedoch rechenschaftspflichtig dafür, dem Assessment – und der Weitergabe – von Zeichen und

* Die Autorin dankt Deanne Blach (www.deanneblach.com) und Judith Miller (www.judymillernclexreview.com) für ihre Hilfe beim Entwickeln der NCLEX-Tipps.

Symptomen, die anzeigen, dass sich eine qualifiziertere Fachkraft als Sie selbst darum kümmern muss, hohe Priorität einzuräumen.

- Die Rollen Pflegender werden heutzutage durch die Anwendung klinischer Versorgungspfade, der computergestützten Diagnose, eine multidisziplinäre Praxis, die sich wandelnden Bedürfnisse der Gesellschaft und die wachsende Wissensgrundlage der Pflege beeinflusst.
- Mit der Ausweitung des Gebietes der Informatik nehmen auch Standardvokabularien stetig zu. Verwenden Sie die Begriffe, die von der Einrichtung, in der Sie tätig sind, gefordert werden.
- Den Patienten als Partner in die Diagnostik einzubinden, ist ein wichtiges Element, um Irrtümer zu verhindern und die vorherrschenden Probleme herauszufinden.
- Machen Sie die Prinzipien und Regeln der Diagnose, wie sie in diesem Kapitel dargestellt werden, zu einer Denkgewohnheit, um ein kompetenter Diagnostiker zu werden und zu wissen, wie Sie auf NCLEX-Fragen antworten und mit elektronischen Programmen zur Unterstützung der Entscheidungsfindung umgehen.
- Das Mapping von Diagnosen und das Berücksichtigen aller Faktoren, die zu den Diagnosen beitragen, sind der Schlüssel für das Erstellen eines umfassenden Behandlungsplans.
- Wenn Sie eine zusammenfassende Aussage zur Beschreibung der von Ihnen gestellten Diagnosen machen müssen, verwenden Sie das PES- oder PR-System, wie auf Seite 212 beschrieben.
- Sichten Sie dieses Kapitel auf wichtige Regeln, Darstellungen und Diagramme, die überall hervorgehoben werden. Vergleichen Sie dann Ihren Stand in Bezug auf die erwarteten Lernergebnisse auf Seite 156–157.

Quellen

1. American Nurses Association. (2004). *Nursing scope and standards of performance and standards of clinical practice.* Washington, DC: American Nurses Publishing.
2. American Nurses Association. (2004). *Nursing scope and standards of performance and standards of clinical practice.* Washington, DC: American Nurses Publishing.
3. Buppert, C. (2008). The legal distinction between the practice of medicine and the practice of nursing. *The Journal for Nurse Practitioners, 4*(1), 22–24.
4. American Nurses Association, (2003). *Nursing: A social policy statement* (2nd ed.). Washington, DC: American Nurses Publishing.
5. American Nurses Association. (2004). *Nursing scope and standards of performance and standards of clinical practice.* Washington, DC: American Nurses Publishing.
6. North American Nursing Diagnosis Association International (NANDA-I). (2008). *Nursing diagnoses: Definitions and classification 2007–2006.* Philadelphia: Author.
7. Herdmann, H. (2007). President's message. *NANDA E-news.* Retrieved March 22, 2007, from http://www.fernley.com/nanda-enews/winter07/content.html#1
8. North American Nursing Diagnosis Association International (NANDA-I). (2008). *Nursing diagnoses: Definitions and classification 2007–2006.* Philadelphia: Author.
9. Carpenito-Moyet, L. (2008). *Nursing Diagnosis: Application to clinical practice* (12th ed.).
10. Norman, G. (1998). Problem-solving skills, solving problems, and problem-based learning. *Medical Education,* 22, 279.
11. Margulies, J. (2008). Cartoon in *The (Hackensack, NJ) Record.* Retrieved May 8, 2008, from www.northjersey.com/margulies

4 Pflegeplanung

Kapitelübersicht

Ein dokumentierter Plan, der klar, zielgerichtet und aktuell ist, unterscheidet eine sichere, effektive von einer planlosen (oder gar gefährlichen) Pflege.
Dieses Kapitel hilft Ihnen beim Erwerb der Fertigkeiten, die Sie benötigen, um einen Plan zu erstellen, der zentralen Standards entspricht und eine sichere, effiziente Pflege sichert. Hier lernen Sie die vier Hauptzwecke des Pflegeplans und untersuchen, wie man Prioritäten setzt und entscheidet, welche Probleme dokumentiert werden *müssen*. Sie lernen Prinzipien und Regeln des Entwickelns patientenzentrierter Ergebnisse und individuell gestalteter Pflegeinterventionen. Sie klären überdies Ihre Verantwortlichkeiten hinsichtlich des Dokumentierens eines umfassenden Plans, darunter auch, wie Sie Standardpflegepläne und elektronische Pflegepläne einsetzen.

▶ ANA-Standards mit Bezug zu diesem Kapitel [1]

Standard 3: Ergebnisidentifikation. Die examinierte Pflegeperson identifiziert erwartete Ergebnisse eines auf den Patienten und die Situation individuell zugeschnittenen Plans.

Standard 4: Planung. Die examinierte Pflegeperson erstellt einen Plan, in dem Strategien und Alternativen zur Erreichung erwarteter Ergebnisse verordnet werden.

Übungen zum kritischen Denken

- **Übung zum kritischen Denken X**
  Anwenden von Standards, Setzen von Prioritäten und Klären erwarteter Ergebnisse
- **Übung zum kritischen Denken XI**
  Festlegen von Interventionen und Sicherstellen, dass der Plan adäquat dokumentiert wird.

Lernziele

Nach der Lektüre dieses Kapitels sollten Sie in der Lage sein, …

- … die vier Hauptzwecke des Pflegeplans zu beschreiben.
- … zu erläutern, wie die Gedächtnisstütze EASE Ihnen hilft, sich an die vier Hauptkomponenten des Pflegeplans zu erinnern.
- … den Unterschied zwischen Initialplanung und fortlaufender Planung zu erläutern.
- … die fünf Punkte zu benennen, die Prioritäteneinschätzungen beeinflussen.
- … zu entscheiden, wie Sie Prioritäten setzen, wenn Sie sich das nächste Mal im klinischen Setting befinden.
- … vier Gründe zu nennen, warum spezifische, messbare Ergebnisse der Schlüssel einer effektiven Planung sind.
- … die Beziehung zwischen Ergebnissen und Verantwortlichkeit darzulegen.
- … Entscheidungen hinsichtlich der Übernahme von Verantwortung zu treffen.
- … zu erklären, wie wichtig es ist, klinische, funktionelle und lebensqualitätsbezogene Ergebnisse zu betrachten.
- … zu erörtern, wie man Standardpläne einsetzt (z. B. klinische Versorgungspfade, Leitlinien, elektronische Pläne).
- … die Rolle des Case-Managements beim Planen einer effizienten, kosteneffektiven Pflege zu erläutern.

- … zu erörtern, wie man beim Festlegen von Pflegeinterventionen Risiken und Nutzen abwägt.
- … einen umfassenden Pflegeplan zu erstellen und zu dokumentieren.
- … Patientenakten zu evaluieren, um festzustellen, ob der Pflegeplan adäquat dokumentiert wird.

Kritisches Denken beim *Planen*

Wir haben untersucht, was man benötigt, um beim *Assessment* und bei der *Diagnose* kritisch zu denken. Lassen Sie uns nun das Denken untersuchen, das Sie bei der *Planung* brauchen – dem Schritt, in dem Sie den Pflegeplan entwickeln und dokumentieren. Denken Sie daran, dass ein dokumentierter Plan, der klar, zielgerichtet und aktuell ist, den Unterschied zwischen einer sicheren, effektiven und einer planlosen (oder gar gefährlichen) Pflege ausmacht

Ob Sie nun Ihre eigenen Pläne erstellen oder Standardpläne verwenden: Dieses Kapitel hilft Ihnen, zu erlernen, wie Sie sicherstellen, dass die Pläne für Ihre Patienten heutigen Standards entsprechen und für Ihre Patienten Sicherheit bedeuten.

Die vier Hauptzwecke des Pflegeplans

Der dokumentierte Pflegeplan dient folgenden Zwecken:

1. Er regelt die Pflege und die Dokumentation.
2. Er fördert Kommunikation zwischen Betreuungspersonen und damit die Kontinuität der Pflege.
3. Er führt zu einer Akte, die später zur Evaluation und Forschung sowie für juristische Angelegenheiten dienen kann.
4. Er liefert eine Dokumentation von Gesundheitsversorgungsbedürfnissen zur Erstattung durch Medicare, Medicaid und andere Versicherungen.

Um die obigen Zwecke zu erreichen, muss der Pflegeplan die im folgenden Kasten genannten Komponenten enthalten.

▶ Die Hauptkomponenten des Pflegeplans

Das Wort **EASE** (dt.: Leichtigkeit) hilft Ihnen, sich die vier Hauptkomponenten des Pflegeplans zu merken:

E **E**rwartete Ergebnisse

A **A**ktuelle und potenzielle Probleme

S **S**pezifische Interventionen

E **E**valuation/Verlaufsbericht.

Initialplanung versus fortlaufende Planung

Betrachten Sie **Abbildung 4-1**, die zeigt, dass Planung einen zentralen Bestandteil der Intervention, d. h. der Umsetzung des Plans in die Praxis, darstellt (s. a. Abb. 1-3).

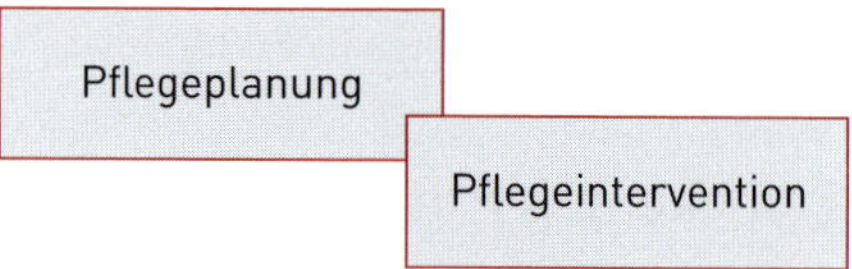

Abbildung 4-1: Pflegeplanung und Pflegeintervention

Dieses Kapitel konzentriert sich auf die Initialplanung, indem es Ihnen hilft, zu lernen, wie man einen Pflegeplan erstellt und dokumentiert, der Praxisstandards erfüllt und das Pflegemanagement allen an der Versorgung Ihres Patienten Beteiligten vermittelt.

Im nächsten Kapitel geht es um die fortlaufende Planung von Tag zu Tag, die Sie bei der *Implementierung*, d. h. den Pflegeinterventionen, durchführen. Berücksichtigen Sie beim Lesen dieses Kapitels die folgenden Regeln.

▶ Regel

Der Plan, den Sie in dieser Phase dokumentieren, lenkt Interventionen, die während der Implementierung durchgeführt werden. Es liegt in *Ihrer* Verantwortung, dafür zu sorgen, dass der Plan …

1. … individuell auf den Patienten zugeschnitten ist, und dass die einzigartigen Umstände eines jeden Patienten (z. B. Alter, Gesundheitszustand, Kultur, Werte, Fähigkeiten, Wünsche und Ressourcen) berücksichtigt werden.
2. … gemäß den internen Verfahrensrichtlinien und Prozeduren der Einrichtung dokumentiert wird. Denken Sie daran, dass kritisches Denken erfordert, Informationen auf standardisierte Weise zu dokumentieren (s. Kap. 2).

▶ Regel

Ihre Fähigkeit, Beziehungen aufzubauen und mündlich und schriftlich gut zu kommunizieren, unterscheidet eine kompetente und effiziente von einer nachlässigen, unprofessionellen und fehleranfälligen Pflege.

Tabelle 4-1 zeigt die Phasen der Planung in Zusammenhang mit der Erstellung eines initialen Pflegeplans.

Tabelle 4-1: Phasen der Pflegeplanung

- Sich um dringende Prioritäten kümmern
- Klären erwarteter Ergebnisse (Resultate)
- Entscheiden, welche Probleme dokumentiert werden müssen
- Festlegen individuell zugeschnittener Pflegeinterventionen
- Sicherstellen, dass der Plan adäquat dokumentiert wird

Stimmen

Das Wohlbefinden des Patienten hängt vom Kommunizieren und In-Beziehung-Treten ab.

«Pflege ist unglaublich relational. [...] Wir werden in die intimsten Augenblicke im Leben von Menschen einbezogen, die noch Minuten zuvor Fremde waren. [...] Wir können Menschen nicht wirklich pflegen, ohne sie zu kennen, ohne ihre Werte, Ängste, Überzeugungen, Beziehungen und Lebenspläne zu kennen. So werden wir täglich tief in Beziehungsarbeit gedrängt, die an unser eigenes Dasein als Mensch auf Weisen rührt, die nicht immerabsehbar sind. [...] Wir brauchen einander nicht nur zur Unterstützung und um uns zu verstehen, sondern weil die Pflegeerfordernisse unserer Patienten nicht nur auf unsere Schicht oder unseren Arbeitstag begrenzt sind. Um gute Arbeit zu leisten, um etwas im Leben unserer Patienten und ihrer Familien zu bewegen, muss unsere Arbeit kontinuierlich, koordiniert und kommunikativ gut vermittelt werden – von Schicht zu Schicht und von Pflegeperson zu Pflegeperson.»

Gladys Campbell, RN, MSN [3]

Anwenden von Standards

Bevor wir uns darum kümmern, wie man einen Initialplan erstellt, lassen Sie uns das *Anwenden von Standards* betrachten, etwas, das für alle Phasen der *Planung* gilt.

Die Standards, die Sie anwenden müssen, werden bestimmt durch:

- das Gesetz: Die Pflegeverordnungen und -vorschriften Ihres Bundesstaates umreißen das Spektrum pflegerischen Handelns. Auch die Pflegeberufsorganisation Ihres Bundesstaates (State Board of Nursing) umreißt, was Ihnen erlaubt ist und was nicht.
- nationale Praxisstandards, wie die der ANA oder der Canadian Nurses Association.
- Berufsfachorganisationen, wie die Emergency Nurses Association und die Critical Care Association, die Standards für die Fachpraxis entwickeln.
- die Joint Commission: Diese mächtige Zulassungskörperschaft hat detaillierte Standards entwickelt, die eingehalten werden müssen, um die Zulassung zu behalten.

- die Agency for Healthcare Research and Quality (AHRQ): Diese Organisation entwickelt, überprüft und aktualisiert Leitlinien, um Leistungsanbieter im Gesundheitswesen darin zu unterstützen, häufige klinische Zustände zu verhindern, zu diagnostizieren und zu betreuen.
- Ihren Arbeitgeber: Jede Einrichtung entwickelt üblicherweise ihren individuellen Set von Standards (Pflegestandards, Leitlinien, einrichtungsinterne Verfahrensrichtlinien, Prozeduren, klinische Versorgungspfade, Standardpflegepläne usw.).

Klinische Entscheidungsfindung

Denken Sie beim Durchlesen dieses Kapitels daran, dass das Ziel Ihrer *Planung* letztlich darin besteht, klinische Entscheidungen im besten Interesse Ihres Patienten zu fällen.

Schauen Sie sich die Konzept-Map in **Abbildung 4-2** genau an. Sie hilft Ihnen, zu entscheiden, wann Sie einen eigenständigen Plan erstellen und wann Sie Hilfe holen sollten.

Schmerzmanagement, Management freiheitsbeschränkender Maßnahmen und Sicherheitsstandards für Patienten

Da wir uns auch weiterhin auf evidenzbasierte Pflege konzentrieren, werden nationale Standards für häufige Probleme von Patienten, wie etwa Schmerzmanagement, das Management freiheitsbeschränkender Maßnahmen, Infektionskontrolle und Patientensicherheit ständig weiter ausgearbeitet und aktualisiert. Diese Standards liefern fokussierte, umfassende Ansätze, um zu verhindern, dass der Patient unnötig leidet. Sie helfen auch, Kosten zu senken. Fragen Sie nach einrichtungsinternen Verfahrensrichtlinien und Prozeduren hinsichtlich des Schmerzmanagements, der Anwendung freiheitsbeschränkender Maßnahmen und der Prävention von Infektionen, Stürzen und Fehlern, wenn Sie in ein neues klinisches Setting kommen. Stellen Sie sicher, diese auch in den Pflegeplan aufzunehmen.

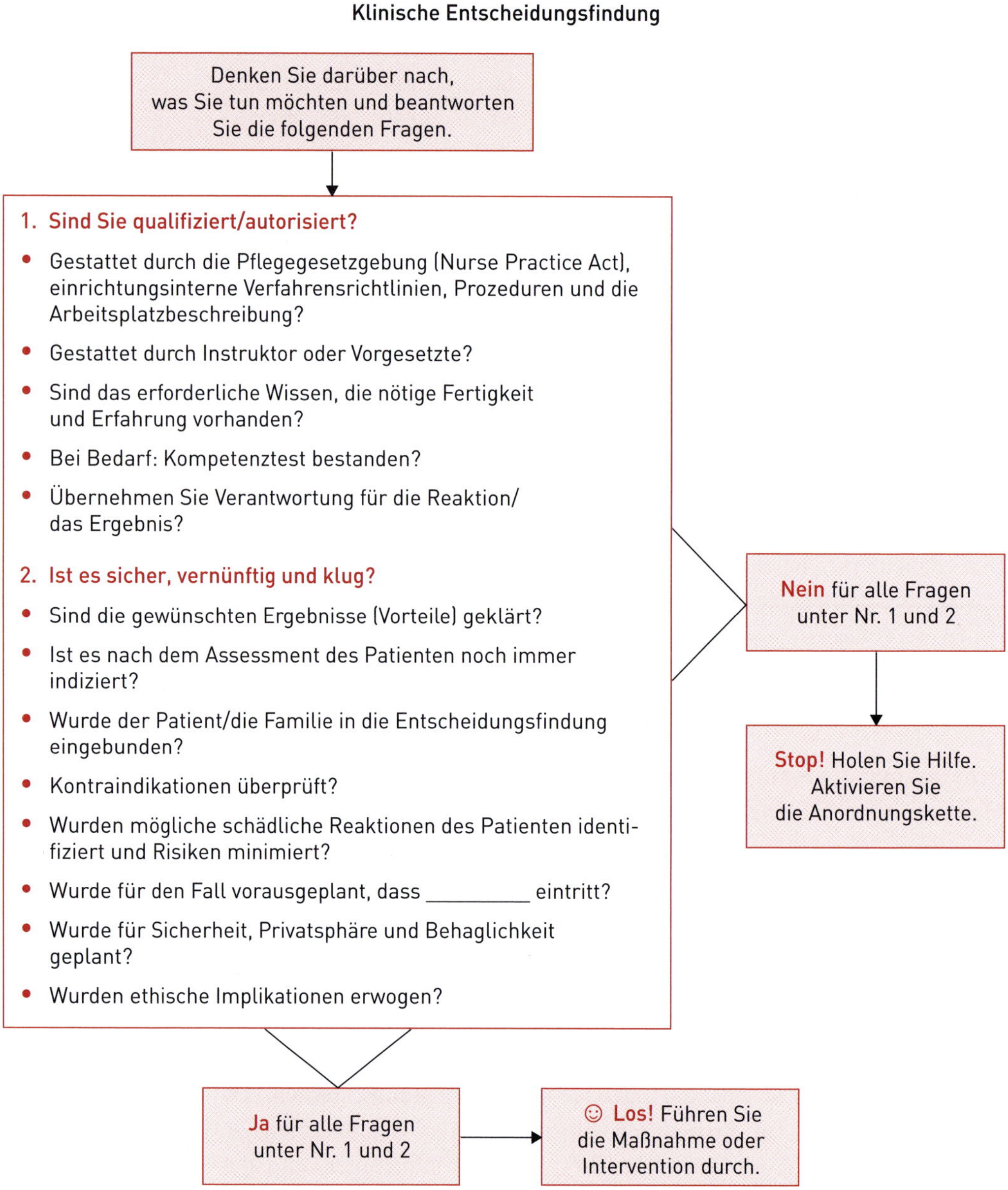

Klinische Entscheidungsfindung

Denken Sie darüber nach, was Sie tun möchten und beantworten Sie die folgenden Fragen.

1. Sind Sie qualifiziert/autorisiert?

- Gestattet durch die Pflegegesetzgebung (Nurse Practice Act), einrichtungsinterne Verfahrensrichtlinien, Prozeduren und die Arbeitsplatzbeschreibung?
- Gestattet durch Instruktor oder Vorgesetzte?
- Sind das erforderliche Wissen, die nötige Fertigkeit und Erfahrung vorhanden?
- Bei Bedarf: Kompetenztest bestanden?
- Übernehmen Sie Verantwortung für die Reaktion/das Ergebnis?

2. Ist es sicher, vernünftig und klug?

- Sind die gewünschten Ergebnisse (Vorteile) geklärt?
- Ist es nach dem Assessment des Patienten noch immer indiziert?
- Wurde der Patient/die Familie in die Entscheidungsfindung eingebunden?
- Kontraindikationen überprüft?
- Wurden mögliche schädliche Reaktionen des Patienten identifiziert und Risiken minimiert?
- Wurde für den Fall vorausgeplant, dass __________ eintritt?
- Wurde für Sicherheit, Privatsphäre und Behaglichkeit geplant?
- Wurden ethische Implikationen erwogen?

Nein für alle Fragen unter Nr. 1 und 2 → **Stop!** Holen Sie Hilfe. Aktivieren Sie die Anordnungskette.

Ja für alle Fragen unter Nr. 1 und 2 → ☺ **Los!** Führen Sie die Maßnahme oder Intervention durch.

Abbildung 4-2: Eigenständig vorgehen oder Hilfe holen?

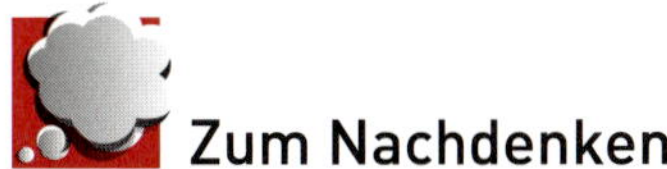

Zum Nachdenken

Stellen Sie sicher, dass Ihr Plan auch die Einbindung des Patienten zeigt.

Schmerzmanagement verbessert signifikant die Fähigkeit Ihres Patienten, das zu seiner Heilung Nötige zu tun. In den Initiativen zur Qualitätsverbesserung der American Pain Society und den Standards der Joint Commission wird betont, dass Sie

1) dem Patienten versprechen müssen, dass Schmerzmanagement zentraler Bestandteil des Plans sein wird,
2) einen Weg festlegen müssen, um Schmerzen zu überwachen, prompt zu behandeln und die Reaktion zu evaluieren, und
3) Informationen über Analgetika und nichtmedikamentöse Interventionen für Patienten, Familien und Personal leicht zugänglich vorhalten müssen.

Mehr Informationen finden Sie unter www.thejointcommission.com oder www.ampainsoc.org, der Web-Seite der American Pain Society, einer multidisziplinären Schulungs- und Wissenschaftsorganisation, die Menschen mit Schmerzen dienen soll.

Standardpläne und elektronische Pläne

In vielen Fällen haben Sie heute Standard- oder Computerpläne, die Ihre Pflege leiten. Diese Instrumente sind hilfreich, weil sie Trends ausmachen und Sie anregen, über zentrale Dinge nachzudenken, die Sie in den Plan aufnehmen müssen. Wenn Sie beispielsweise die Diagnose «Diabetes» eingeben, bittet der Computer Sie, zu überlegen, ob Sie um ein Konsil durch eine Ernährungsberaterin nachsuchen sollten, die mit dem Patienten die Anforderungen an die Ernährung bespricht. Bedenken Sie jedoch folgende Regel.

▶ Regel

Standardpläne und elektronische Pläne sind Leitfäden, die im Allgemeinen – aber nicht immer vollkommen – auf *individuelle Situationen von Patienten* **zutreffen.** Sie selbst sind verantwortlich dafür, zu unterscheiden, was zutrifft und was nicht, und die Pflege entsprechend individuell zu gestalten.

Dringende Prioritäten beachten

Manche Pflegende werden Ihnen sagen, *Planung* beginne damit, *Prioritäten zu setzen*. Andere werden Ihnen sagen, sie beginne damit, *Ergebnisse zu klären*. In gewisser Weise haben beide Recht. Tun Sie für den Anfang zwei Dinge:

1. Stellen Sie fest, welche dringenden Probleme vorliegen (z. B. solche, die sofortiges Handeln erfordern), bevor Sie sich Zeit nehmen, Ergebnisse zu klären.
2. Nachdem Sie sich um dringende Prioritäten gekümmert haben, legen Sie die *insgesamt* erwarteten Ergebnisse – gewöhnlich als Entlassungsergebnisse bezeichnet – fest. Damit wissen Sie, welche Prioritäten im Gesamtbild der Versorgung des Patienten zu setzen sind.

Denken Sie beispielsweise darüber nach, wie sich Ihre Prioritäten unterscheiden würden, wenn Sie die Pflege für zwei Patienten mit folgenden Entlassungsergebnissen zu planen hätten:

1. Drei Tage nach der Operation wird der Patient nach Hause entlassen und ist in der Lage, Wundversorgung zu demonstrieren.
2. Drei Tage nach der Operation wird der Patient zur Wundversorgung und medizinischen Betreuung in eine entsprechende Fachpflegeeinrichtung entlassen.

Wenn Ihr Patient seine Wunde zuhause selbst versorgt, geben Sie der Unterweisung in Wundpflege hohe Priorität. Wird er hingegen in eine Fachpflegeeinrichtung entlassen, hat die Unterweisung in Wundpflege niedrigere Priorität und kann, je nach den Fähigkeiten des Patienten, sogar unangemessen sein.

Sie sehen, dass es für die Prioritätensetzung ganz entscheidend ist, schon frühzeitig in der Planungsphase gewünschte Ergebnisse festzulegen. Bevor Sie zum Abschnitt über das Klären erwarteter Ergebnisse übergehen, sollten Sie sich **Infobox 4-1** genau anschauen, wo Grundprinzipien des Prioritätensetzens wiedergegeben werden, ferner **Infobox 4-2**, in der das kritische Denken während der *Planung* umrissen wird, und **Infobox 4-3**, in der Indikatoren kritischen Denkens in Bezug auf Planung aufgelistet werden. Nehmen Sie sich auch ein wenig Zeit, um darüber nachzudenken, wo in Bezug auf jeden der Indikatoren kritischen Denkens Sie stehen.

Infobox 4-1

Grundprinzipien des Vorgehens bei dringenden Prioritäten

1. **Wählen Sie eine Methode, um Prioritäten zuzuweisen und verwenden Sie sie konstant.** So verwenden manche Pflegende beispielsweise zum Identifizieren anfänglicher Prioritäten die **ABC**-Methode (Sicherstellen, dass Atemwege [*airways*], Atmung [*breathing*] und Kreislauf [*circulation*] nicht bedroht sind).

2. **Maslow's Bedürfnishierarchie** ist ebenfalls ein gutes Modell, um Prioritäten zu setzen:
   - **Priorität 1 –** physiologische Bedürfnisse: lebensbedrohende Probleme (oder Risikofaktoren), die eine Bedrohung für physiologische Bedürfnisse darstellen (z. B. Probleme mit der Atmung, dem Kreislauf, der Ernährung, Hydratation und Ausscheidung, der Temperaturregulation und des körperlichen Wohlbefindens)
   - **Priorität 2 –** körperliche Sicherheit und Versorgungssicherheit: Probleme (oder Risikofaktoren), die eine Bedrohung für die körperliche Sicherheit und die Versorgungssicherheit darstellen (z. B. Gefahrenquellen in der Umgebung, Furcht)
   - **Priorität 3 –** Liebe und Zugehörigkeit: Probleme (oder Risikofaktoren), die eine Bedrohung für das Gefühl, geliebt zu werden und Teil von etwas zu sein, darstellen (z. B. Isolation oder Verlust einer geliebten Person)
   - **Priorität 4 –** Selbstwertgefühl: Probleme (oder Risikofaktoren), die eine Bedrohung für das Selbstwertgefühl darstellen (z. B. das Unvermögen, normale Tätigkeiten auszuführen)
   - **Priorität 5 –** Selbstverwirklichung: Probleme (oder Risikofaktoren), die eine Bedrohung für die Fähigkeit, persönliche Ziele zu erreichen, darstellen.

3. **Probleme präsentieren sich gewöhnlich als Cluster. Studieren Sie die Beziehungen zwischen den Problemen, um wichtige Prioritäten festzulegen.** Weisen Sie Problemen, die zu anderen Problemen beitragen, hohe Priorität zu. Wenn beispielsweise jemand Thoraxschmerzen und Atembeschwerden hat, so hat das Schmerzmanagement hohe Priorität, weil Schmerzen vermehrt Stress verursachen und den Sauerstoffbedarf erhöhen.

Folgende Tipps enthalten zusätzliche Strategien, um Prioritäten zu setzen:

- **Fragen Sie: «Um welche Probleme muss ich mich unmittelbar kümmern und was könnte geschehen, wenn ich damit noch warte?»** Ergreifen Sie sofort die geeigneten Maßnahmen, um mit der Therapie zu beginnen, wie angezeigt (z. B. indem Sie die verantwortliche

Pflegeperson benachrichtigen und mit Maßnahmen zur Verringerung des Problems beginnen).

- **Identifizieren Sie Probleme mit einfachen Lösungen und beginnen Sie mit Maßnahmen zu deren Bewältigung** (z. B. Umlagern einer Person, um deren Atmung zu verbessern, einen Freund oder Angehörigen bitten, zu kommen). Bisweilen haben einfache Maßnahmen große Auswirkungen auf den physischen und psychischen Zustand.
- **Erstellen Sie eine erste Problemliste, indem Sie aktuelle und potenzielle Probleme sowie – falls bekannt – deren Ursachen identifizieren.** Diese Methode liefert Ihnen eine visuelle Darstellung, über die Sie nachdenken können, ob etwas fehlt und ob ein Problem zu einem anderen beitragen könnte.

Infobox 4-2

Kritisches Denken bei der *Planung* – zehn zentrale Fragen

1. **Welche hauptsächlichen Ergebnisse (erkennbare vorteilhafte Resultate) erwarten wir nach Abschluss des Pflegeplans speziell bei dieser Person, Familie oder Gruppe?** Beispiel: Drei Tage nach der Operation wird die Person ohne Zeichen einer Infektion entlassen und ist in der Lage, für sich selbst zu sorgen.

2. **Welche Probleme, Risiken oder Fragen müssen angegangen werden, um die Hauptergebnisse zu erreichen?** Die Beantwortung dieser Frage hilft Ihnen, Prioritäten zu setzen. Betrachten Sie eingehend Ihre Problemliste und engen Sie sie auf diejenigen Probleme ein, um die Sie sich kümmern *müssen*.

3. **Wie sehen die Umstände aus, welcher Kontext besteht?** Betrachten Sie Fragen wie: Um wen geht es (z. B. Kind, Erwachsener, Gruppe)? Sind die Probleme akut oder chronisch und von welchen Faktoren werden sie beeinflusst: Wann, wo und wie sind sie beispielsweise entstanden? Welche Werte und Überzeugungen hat der Patient und aus welcher Kultur stammt er?

4. **Welches Wissen ist erforderlich?** Nötig sind alle in Kapitel 1 genannten Indikatoren kritischen Denkens in Bezug auf Wissen (s. S. **70 ff.**). Sie müssen sich auch ganz klar der Umstände bewusst sein, wie in Punkt 3 (s. o.) beschrieben.

5. **Wie viel Raum bleibt für Fehler?** Beispiel: In welchem der folgenden Fälle bleibt mehr Raum für Fehler?
   - Sie versuchen zu entscheiden, ob Sie einem gesunden Kind wegen eines Hitzeausschlags eine einmalige Dosis Paracetamol verabreichen, ohne dies mit dem Arzt abzuklären.

- Sie haben ein Kind, das seit 3 Tagen an einem Fieber erkrankt ist, und die Mutter möchte wissen, ob sie weiter Paracetamol geben soll, ohne dies mit dem Arzt abzuklären.
  Wenn Sie an den ersten der oben genannten Fälle gedacht haben, liegen Sie richtig. Im zweiten Fall bestehen die Symptome bereits seit 3 Tagen, ohne dass eine Diagnose vorliegt. Wenn Sie den Fehler machen, weiterhin Paracetamol zu verabreichen, ohne dies mit dem Arzt abzuklären, maskieren Sie eventuell Symptome, die ärztlicher Betreuung bedürfen.

6. **Wie viel Zeit habe ich/haben wir?** Seien Sie hinsichtlich der Zeit, die Sie mit dem Patienten haben, realistisch. Führen Sie durch, was Sie können, und erwägen Sie Überweisungen zur weiteren Betreuung bzw. Nachsorge.

7. **Welche Ressourcen können helfen?** Zu den Humanressourcen gehören in der klinischen Pflegeausbildung Tätige, der Pflegelehrkörper, die Schulleiterin, erfahrenere Pflegende, Fachpflegepersonen, KollegInnen, Bibliothekare und andere Gesundheitsfachpersonen (PharmazeutInnen, ErnährungsberaterInnen, PhysiotherapeutInnen, Ärzte und Ärztinnen).
   Auch der Patient und seine Familie sind wertvolle Ressourcen: Beide kennen sich selbst am besten. Zu den Informationsressourcen gehören: Texte, Artikel, Computerdatenbänke und Software zur Unterstützung der Entscheidungsfindung, nationale Praxisrichtlinien, Dokumente der Einrichtung (z. B. Leitlinien, einrichtungsinterne Verfahrensrichtlinien, Prozeduren, Assessmentformulare).
   Berücksichtigen Sie auch finanzielle Ressourcen, wie zum Beispiel kostenlose kommunale Programme und Dienstleistungen.

8. **Welche Perspektiven müssen berücksichtigt werden?** Die bedeutsamste zu berücksichtigende Perspektive ist die des Patienten.
   Weitere wichtige Perspektiven sind die von zentralen Interessenvertretern (z. B. Bezugs- und Betreuungspersonen), relevanten Dritten (z. B. Versicherungsgesellschaften) sowie Standards, die für die jeweiligen Probleme des Patienten gelten.

9. **Was beeinflusst das Denken?** Verdeutlichen Sie sich Werte und Überzeugungen sowie einseitige Neigungen und Motivationen zentraler Interessenvertreter (z. B. Familien, Versicherungsgesellschaften).

10. **Was müssen wir tun, um die unter Punkt 2 identifizierten Probleme, Fragen und Risiken zu verhindern, zu managen oder zu beseitigen?** Benennen Sie spezifische Interventionen mit dem Ziel, die Ergebnisse zu erreichen, mit den Problemen, Fragen und Risiken zurechtzukommen sowie Ziel, Funktion, Unabhängigkeit und Wohlbefinden zu fördern.

Infobox 4-3

Wichtige Indikatoren kritischen Denkens in Bezug auf intellektuelle Fertigkeiten, die für die *Planung* nötig sind

Pflegeprozess und Fertigkeiten in der Entscheidungsfindung

Die Person ...

- ... wendet beim Planen, Geben und Adaptieren von Pflege Standards und Prinzipien an.
- ... erwägt mehrere Erklärungen und Lösungen.
- ... legt individuelle Ergebnisse fest, konzentriert sich auf Resultate.
- ... managt Risiken, sagt Komplikationen vorher, fördert Gesundheit, Funktion und Wohlbefinden; sieht Folgen und Implikationen vorher – plant entsprechend voraus.
- ... setzt Prioritäten und trifft rechtzeitig Entscheidungen; bindet zentrale Interessenvertreter in Entscheidungen ein.
- ... wägt Risiken und Nutzen ab; gestaltet Interventionen individuell.
- ... kommuniziert effektiv, und zwar mündlich und schriftlich.
- ... identifiziert ethische Fragen und Angelegenheiten und ergreift entsprechende Maßnahmen.
- ... findet und verwendet technische Informationen und Humanressourcen.

Weitere, damit verbundene Fertigkeiten

Die Person ...

- ... fördert und erleichtert Teamarbeit (konzentriert sich auf gemeinsame Ziele; hilft und ermutigt andere, auf ihre Weise beizutragen).
- ... delegiert in geeigneter Weise; führt, inspiriert und motiviert Dritte.
- ... zeigt systemisches Denken (zeigt Bewusstsein für die wechselseitigen Beziehungen in und zwischen Gesundheitsversorgungssystemen).
- ... geht befähigte Partnerschaften mit Patienten, Familien, Gleichgestellten und MitarbeiterInnen ein.
- ... schult Patienten, sich selbst und andere.
- ... geht Konflikte auf faire Weise an; fördert positive zwischenmenschliche Beziehungen.
- ... erleichtert und steuert Veränderungen.

Klären erwarteter Ergebnisse (Resultate)

In den ANA-Standards wird betont, wie wichtig es ist, Ergebnisse schon frühzeitig im Pflegeprozess zu benennen [1]. Manche Pflegende betrachten das *Benennen von Ergebnissen* sogar als «sechsten Schritt» im Pflegeprozess. Wie im NCLEX betrachten auch wir es in diesem Buch als integralen Bestandteil der *Planung*.

▶ Regel

Frühzeitige Klärung erwarteter Ergebnisse (des bei jedem Patienten nach den Interventionen erwarteten Nutzens) ist der Schlüssel zu Sicherheit und Effizienz. Wenn Sie das erwartete Ergebnis von Interventionen – und die Belege, die dafür sprechen, dass Sie diese Ergebnisse wahrscheinlich auch erreichen werden – nicht kennen, sollten Sie überhaupt nicht intervenieren, weil Sie Ihr Handeln und Ihre Maßnahmen nicht *durchdacht* haben.

Erwartete (gewünschte) Ergebnisse sind Beschreibungen dessen, was der Patient wann zu tun in der Lage sein wird.

Ergebnisbeschreibungen dienen drei Hauptzwecken:

1. **Ergebnisse sind die «Messlatten» für den Pflegeplan.** Sie selbst bestimmen den Erfolg des Plans, indem Sie herausfinden, ob der Patient die erwarteten Ergebnisse erreicht hat. Nehmen wir beispielsweise an, Sie hätten das erwartete Ergebnis: «*Der Patient wird mit der Fähigkeit entlassen, am dritten Tag nach der Operation selbsttätig den Verband zu wechseln*». Ist er am dritten Tag nach der Operation auch dazu in der Lage?
2. **Ergebnisse leiten Interventionen.** Im oben erwähnten Fall müssen Sie beispielsweise sicherstellen, dass der Patient die nötige Unterweisung und Übung erhält, um Verbände zu wechseln.
3. **Ergebnisse sind motivierende Faktoren.** Ein fester Zeitpunkt, bis zu dem Dinge erledigt sein müssen, bringt jeden dazu, auf denselben Zeitpunkt hinzuarbeiten.

Ergebnisse versus Indikatoren

Auch wenn die Begriffe *Ergebnisse* und *Indikatoren* bisweilen synonym verwandt werden, unterscheiden sie sich ein wenig: Indikatoren sind die *spezifischen, messbaren Daten, die anzeigen, dass ein Ergebnis erreicht wurde.* Schauen Sie sich die Beispiele im Kasten genau an, um diese Definition besser zu verstehen.

▶ Ergebnisse versus Indikatoren

Beispielergebnisse	Entsprechende Indikatoren
Nach 2 Tagen wird der Patient mithilfe schriftlicher Arzneimittelinformationen Wissen über den Medikationsplan demonstrieren.	• Nennt alle Namen, Wirkungen, Dosierungen, Darreichungsformen und Nebenwirkungen der Arzneimittel. • Erläutert, wie und wann Arzneimittel einzunehmen sind, dazu auch, ob sie nüchtern oder nach einer Mahlzeit einzunehmen sind und was zu tun ist, wenn man eine Einnahme vergessen hat. • Demonstriert verschiedene Verabreichungstechniken (z. B. Injektionstechnik, falls zutreffend). • Listet Zeichen und Symptome auf, die gemeldet werden müssen.
Wahrt eine intakte Haut.	• Die Haut zeigt keine Zeichen von Verfärbung oder Reizung. • Kontrolle der Risikofaktoren dokumentiert auf Verlaufsbogen gem. Protokoll (z. B. Pat. ist ausreichend ernährt und mit Flüssigkeit versorgt, wird stündlich umgelagert, Hautpflege alle 8 Stunden).

▶ Regel

Die Begriffe Gesamtziele, Teilziele, Ergebnisse und Indikatoren werden oft synonym verwand, unterscheiden sich jedoch. *Gesamt-* und *Teilziele* beziehen sich auf die Absicht (z. B.: «Unser Ziel ist es, diese Person etwas über Diabetes zu lehren»). *Ergebnisse* und *Indikatoren* beziehen sich auf bestimmte *Resultate* (z. B.: «Wie erkennen wir, ob diese Person auch tatsächlich gelernt hat, was sie über Diabetes wissen muss?»).

Prinzipien patientenzentrierter Ergebnisse

Sorgen Sie dafür, mit folgenden Prinzipien patientenzentrierten Ergebnissen vertraut zu sein, um das NCLEX zu bestehen und im klinischen Setting erfolgreich zu sein:

1. **Ergebnisse beschreiben den jeweiligen spezifischen Nutzen, den Sie nach der Pflege beim Patienten zu sehen erwarten.** In manchen Fällen, etwa bei einem Neugeborenen, können die Ergebnisse beschreiben, was Sie bei einer Betreuungsperson erwarten (z. B.: «Der Vater wird das Kind auf sichere Weise baden»).

   - **Kurzfristige Ziele** beschreiben die schon frühzeitig erwarteten Vorteile von Pflegeinterventionen (z. B.: «Wird morgen in der Lage sein, ohne Assistenz ins Bad zu gehen»).

   - **Langfristige Ziele** beschreiben die Vorteile, die zu einem bestimmten Zeitpunkt nach der Implementierung des Plans erwartet werden (z. B.: «Wird in der Lage sein, innerhalb von 10 Tagen nach der Operation dreimal täglich unabhängig bis zum Ende des Flurs zu gehen»).

2. **Ergebnisse können sich auf *Probleme* oder *Interventionen* beziehen:**

   - **Ergebnisse für Probleme** besagen, was Sie erwarten, beim Patienten zu beobachten, nachdem die Probleme gelöst oder unter Kontrolle sind (z. B.: «Der Patient hat keine Zeichen einer Infektion»).

   - **Ergebnisse von Interventionen** besagen, was Sie erwarten, beim Patienten zu beobachten, nachdem eine Intervention durchgeführt wurde. Beispiel: Wenn Sie das Tracheostoma einer Person absaugen, erwarten Sie, dass die Atemgeräusche nach dem Absaugen klarer klingen). Wenn Sie den jeweiligen Nutzen, den Sie nach der Pflege beim Patienten erwarten, nicht deutlich erkennen können, sollten Sie nicht intervenieren.

   Abbildung 4-3 zeigt ein Diagramm zur Bestimmung von Ergebnissen.

3. **Um hochspezifische Ergebnisse zu formulieren, sollten Sie die folgenden Komponenten aufnehmen (s. Kasten).**

So legen Sie Ergebnisse für Probleme und Interventionen fest

1. Zur Festlegung erwarteter Ergebnisse für PROBLEME:
Benennen Sie das Problem. Kehren Sie es dann um,
um die spezifische gewünschte Verbesserung zu zeigen (s. u.).

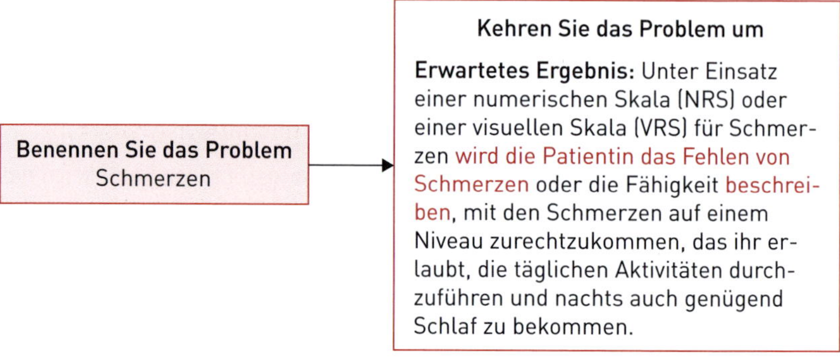

2. Zur Festlegung erwarteter Ergebnisse von INTERVENTIONEN:
Benennen Sie die Intervention und dann den spezifischen Nutzen,
den Sie nach der Intervention beim Patienten erwarten (s. u.).

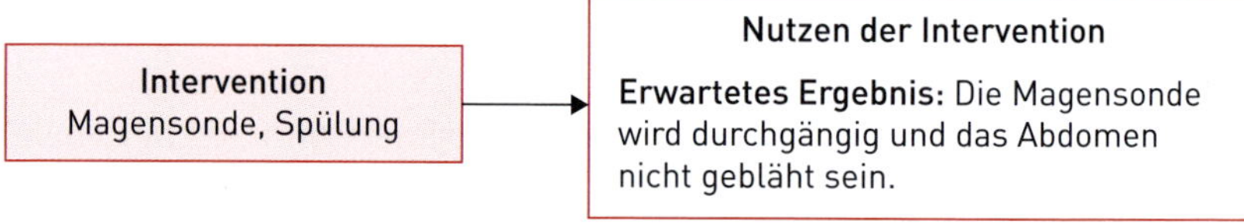

Abbildung 4-3: Diagramm zur Bestimmung von Ergebnissen
(Quelle: © 2008, AlfaroTeachSmart.com. Keine Wiedergabe ohne Genehmigung)

▶ Fünf Komponenten von Ergebnisformulierungen

Subjekt: Wer ist die Person, von der erwartet wird, das Ergebnis zu erreichen (z. B. Patient oder Elternteil)?

Verb: Welche Maßnahmen muss die Person ergreifen, um das Ergebnis zu erreichen?

Bedingung: Unter welchen Umständen muss die Person die Maßnahmen durchführen?

Leistungskriterien: Wie gut muss die Person die Maßnahmen durchführen?

Zielzeit: Bis wann muss die Person die Maßnahmen erwartungsgemäß durchführen?

Beispiel: «Die Eltern werden das Neugeborene bis zum 8. Mai im Zimmer unabhängig waschen.»

4. **Verwenden Sie messbare Verben** (solche, die Dinge beschreiben, welche Sie sehen, fühlen, riechen oder hören können). Nehmen wir an, Sie schreiben ein Ergebnis für eine Frau wie folgt: «Wird verstehen, wie man eine sterile Technik anwendet». Das Wort *verstehen* ist vage und daher nicht messbar. Fragen Sie sich, wie Sie wirklich herausfinden können, ob sie versteht. Der einzige Weg, auf dem Sie wirklich erfahren können, wie gut sie versteht, ist, dass sie die sterile Technik tatsächlich beschreibt und vorführt.

   Im Folgenden werden einige Beispiele genannt.

   - **Messbare Verben. Verwenden Sie Verben wie diese, um genau zu sein:**

auflisten	halten
ausdrücken	nicht mehr haben
ausüben	husten
berichten	identifizieren
beschreiben	kommunizieren
demonstrieren	mitteilen
durchführen	verbalisieren
feststellen	gewinnen/haben werden
gehen	verlieren/nicht mehr haben werden.

   - **Nicht messbare Verben. Verwenden Sie diese Verben nicht:**

akzeptieren	verstehen
denken	wissen
fühlen/spüren	würdigen.

5. **Berücksichtigen Sie affektive, kognitive und psychomotorische Ergebnisse, wie sie in den drei folgenden Punkten beschrieben werden:**

   - **affektiver Bereich:** Ergebnisse in Verbindung mit Veränderungen in Einstellungen, Gefühlen oder Werten (z. B. die Entscheidung, dass sich die Essgewohnheiten ändern müssen).

- **kognitiver Bereich:** Ergebnisse, bei denen es um erworbenes Wissen oder intellektuelle Fertigkeiten geht (z. B. das Erlernen der Zeichen und Symptome eines diabetisches Schocks).
- **psychomotorischer Bereich:** Ergebnisse, bei denen es um die Entwicklung motorischer Fertigkeiten geht (z. B. das Gehen mit Unterarmgehstützen beherrschen lernen).

In Tabelle 4-2 finden sich Beispiele für Verben, die bei affektiven, kognitiven und psychomotorischen Ergebnissen oft verwandt werden. Die folgenden Leitlinien helfen Ihnen, erwartete Ergebnisse zu klären.

Tabelle 4-2: Verben, die für die drei Domänen stehen (Beispiele)

Kognitiv	Affektiv	Psychomotorisch
lehren	ausdrücken	demonstrieren
erörtern	mitteilen	praktizieren
identifizieren	zuhören	durchführen
beschreiben	kommunizieren	gehen
auflisten	berichten	verabreichen
erkunden		geben

Leitlinien – Festlegen patientenzentrierter Ergebnisse

❍ **Seien Sie realistisch und betrachten Sie:**

- den Gesundheitszustand des Patienten, die Gesamtprognose
- die erwartete Aufenthaltsdauer
- Wachstum und Entwicklung
- Werte des Patienten und kulturelle Überlegungen
- weitere für den Patienten geplante Therapien
- verfügbare menschliche, materielle und finanzielle Ressourcen

- Risiken, Vorteile und aktuelle wissenschaftliche Belege
- Zustandsänderungen, die anzeigen, dass Sie die üblichen erwarteten Ergebnisse modifizieren müssen.

❍ **Verhalten Sie sich gegenüber Patienten und Familien als Partner, indem Sie Ergebnisse gemeinsam festlegen und andere zentrale Mitglieder des Gesundheitsversorgungsteams einbinden.** Sollten die Ergebnisse im Vorhinein durch Standardpläne festgelegt sein, informieren Sie die Beteiligten darüber und bitten Sie sie um deren Zustimmung, dass diese Ergebnisse sich auch erreichen lassen.

❍ **Entwickeln Sie in komplexen Fällen sowohl kurz- als auch langfristige Ergebnisse.** Nutzen Sie kurzfristige Ergebnisse als Meilensteine für langfristige Ergebnisse.

❍ **Versichern Sie sich, dass die Ergebnisse und Indikatoren messbar sind, das heißt, dass sie etwas beschreiben, was Sie an der Person hören, sehen, fühlen oder riechen können, um nachzuweisen, dass die Ergebnisse erreicht wurden.** Verwenden Sie messbare, beobachtbare Verben (s. o. unter Punkt 4).

❍ **Wenden Sie die Prinzipien patientenzentrierter Ergebnisse an, wie auf Seite 245 umrissen.**

❍ **Benennen Sie pro Indikator nur eine Verhaltensweise.** Wenn Sie zwei Verhaltensweisen aufschreiben müssen, schreiben Sie auch zwei Indikatoren dazu, um jedes Verhalten einzeln auswerten zu können.

▶ Beispiel

Falsch: Bis zum 15.12. erläutert er die Rolle des Insulins im Kohlenhydratstoffwechsel und verabreicht sich Insulin selbst.
Richtig: Bis zum 15.12. erläutert er die Rolle des Insulins im Kohlenhydratstoffwechsel. Bis zum 15.12. verabreicht er sich Insulin selbst.

❍ **Manchmal finden sich Ergebnisse und Indikatoren für die Probleme Ihres Patienten bereits in Standardplänen.** Vergleichen Sie die Situation Ihres Patienten sorgfältig mit den Standardplänen und entscheiden Sie, ob sich die Indikatoren für die spezielle Situation Ihres Patienten eignen.

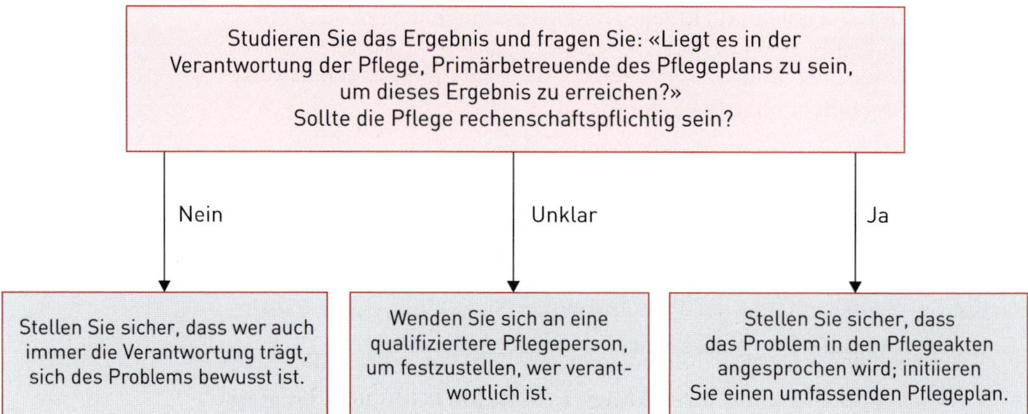

Abbildung 4-4: Entscheidungsfindungsprozess nach dem Erarbeiten erwarteter Ergebnisse

Die Beziehung zwischen Ergebnis und Verantwortlichkeit

Ergebnisse festzulegen hilft Ihnen, über die Verantwortlichkeit zur Lösung von Problemen zu entscheiden. Schauen Sie sich **Abbildung 4-4** genau an. Sie stellt den Entscheidungsfindungsprozess dar, nachdem Sie erwartete Ergebnisse ausgearbeitet haben.

Klinische und funktionelle Ergebnisse, Lebensqualitätsergebnisse

Da sich Pflegende ganzheitlich auf den Patienten ausrichten, ist es Ihre Rolle, klinische und funktionelle Ergebnisse sowie Lebensqualitätsergebnisse zu berücksichtigen, wie an dieser Stelle erläutert wird.

Klinische Ergebnisse beschreiben den erwarteten Zustand medizinischer, pflegerischer oder multidisziplinärer Probleme zu bestimmten Zeitpunkten nach der Behandlung. Es geht darum, ob die Probleme gelöst wurden oder bis zu welchem Grad sie sich gebessert haben.

Beispiele:

- Entfernen der Thoraxdrainage am 3. postoperativen Tag
- 2 Tage nach der Aufnahme ist die Lunge frei, keine Infektionszeichen
- 3 Tage nach Operation fähig, Wundpflege zu demonstrieren.

Funktionelle Ergebnisse beschreiben die Fähigkeit einer Person, in Bezug auf gewünschte übliche Aktivitäten zu funktionieren.

Beispiele:

- Vier Tage nach einem totalen Kniegelenkersatz wird Herr Buchholz in eine Reha-Einrichtung entlassen und in der Lage sein, zweimal täglich das Bein bei gestrecktem Kniegelenk aktiv anzuheben und Übungen des Bewegungsumfangs durchzuführen.
- Sechs Monate nach einem totalen Kniegelenkersatz wird Herr Buchholz an seinen Arbeitsplatz als Polizeibeamter zurückkehren und in der Lage sein, seiner üblichen Arbeitsplatzbeschreibung als Polizist nachzukommen, d. h. zwei bis drei Stockwerke Treppen zu steigen, an einer Verfolgung zu Fuß teilzunehmen usw.

Lebensqualitätsergebnisse konzentrieren sich auf zentrale Faktoren, welche die Fähigkeit eines Menschen beeinträchtigen, das Leben zu genießen und persönliche Ziele zu erreichen.

Beispiele:

Die Person …

- … gibt an, der Schmerz sei während der zentralen Aktivitäten und im Schlaf erträglich.
- … hat keine Depression.
- … stellt fest, das übliche Schlafverhalten sei wieder normal.
- … ist in der Lage, wieder Arbeits- und Freizeitaktivitäten durchzuführen.

Für einige Gesundheitsstörungen haben wir sehr spezifische Indikatoren, die für Probleme entwickelt wurden und messen, ob sich die Pflege positiv auf das Leben des Patienten auswirkt. So beinhalten beispielsweise Indikatoren für Asthma bei Kindern eine Abnahme der Besuche in der Notaufnahme und vermehrte Anwesenheit in der Schule.

Entlassungsergebnisse und Entlassungsplanung

Frühzeitig Entlassungsergebnisse zu benennen und mit der Entlassungsplanung zu beginnen sind die Markenzeichen von Effizienz. Heutzutage beginnt die beste Entlassungsplanung mit der ambulanten Patientenschulung schon vor der Aufnahme und begleitet den Patienten durch das Versorgungskontinuum bis einschließlich nach der Entlassung. [2]

Entlassungsergebnisse werden in weitgefassten Begriffen abgefasst und beschreiben das Niveau an Assistenz, welche die Person wahrscheinlich zuhause benötigt (z. B.: «Wird nach Hause entlassen, wobei die Ehefrau die Versorgung übernimmt und alle 2 Wochen eine häusliche Pflegekraft kommt»). An diese Aussagen können sich die Indikatoren anschließen,

Infobox 4-4

Fragebogen zur Entlassungsplanung

1. Gibt es zuhause Probleme in folgenden Punkten:

• Heizung	ja	nein	möglicherweise
• Heißes/kaltes Wasser	ja	nein	möglicherweise
• Strom	ja	nein	möglicherweise
• Kühlschrank/Gefriertruhe	ja	nein	möglicherweise
• Kochen	ja	nein	möglicherweise
• Sanitäre Einrichtungen	ja	nein	möglicherweise
• Treppen	ja	nein	möglicherweise
• Zugänglichkeit für Rollstuhl	ja	nein	möglicherweise

2. Steht eine erforderliche Transportmöglichkeit zur Verfügung?
3. Wie ist der Patient telefonisch zu erreichen?
4. Wird die Person Folgendes benötigen:

• Assistenz bei Aktivitäten des tägliche Lebens	ja	nein	möglicherweise
• Assistenz bei Medikamenten	ja	nein	möglicherweise
• Assistenz bei Behandlungen	ja	nein	möglicherweise
• Zusätzliche Schulung	ja	nein	möglicherweise
• Fortlaufendes Pflegeassessment	ja	nein	möglicherweise
• Kommunale Ressourcen oder Überweisungen	ja	nein	möglicherweise

5. Nennen Sie verfügbare Unterstützungssysteme (z. B. Familie, hilfsbereite Nachbarn).

welche den erwarteten Status der Patientenprobleme bei der Entlassung beschreiben (z. B.: «Abdominaldrainagen entfernt» oder «Demonstriert Wundpflege» usw.). **Infobox 4-4** zeigt einen Fragebogen zur Entlassungsplanung, der Ihnen hilft, schon frühzeitig damit zu beginnen. **Abbildung 4-5**

«Häuslicher» Weg zur Genesung von einer Herzoperation – Was täglich zu tun ist				
Aktivität	*Gesundheit*	*Medikamente*	*Selbstpflege*	*Gründe, mehr Informationen einzuholen*
Gehen Sie viermal täglich spazieren. 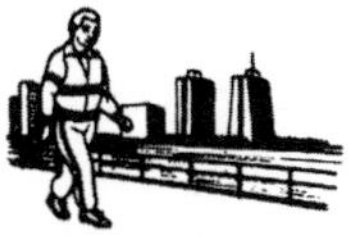 Machen Sie Ihre Übungen wie verordnet. Ruhen Sie sich aus. Schränken Sie in der 1. Woche Besucher ein (3–4 Personen für 30 min/Tag. Nehmen Sie sexuelle Aktivitäten wieder auf, wenn Sie bereit sind. Helfen Sie nach 2 Wochen bei leichter Hausarbeit.	Tun Sie alles Folgende jeweils etwa zur gleichen Tageszeit: Überprüfen Sie Ihre Operationswunden. Messen Sie Ihre Körpertemperatur oral und rufen Sie an, wenn sie über 37,8 °C liegt. 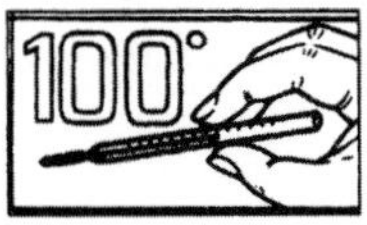 100° Messen Sie Ihren Puls über 1 min (normal: 60–120/min). 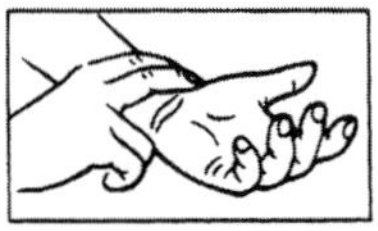 Wiegen Sie sich und rufen Sie an, wenn Sie an einem Tag mehr als 900 g zunehmen.	Nehmen Sie Ihre Medikamente wie verordnet. 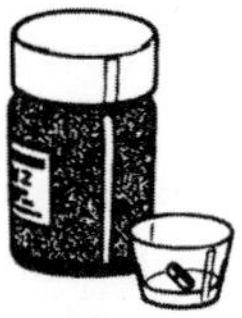 Trinken Sie täglich mehrere Glas Wasser. 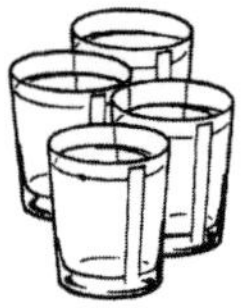	Legen Sie die Füße hoch, wenn Sie sich ausruhen. 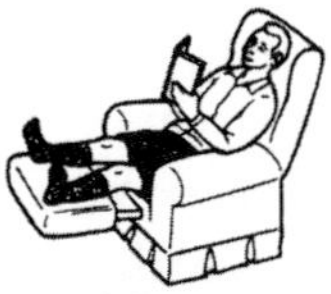 Duschen/baden Sie entsprechend den Instruktionen. Lesen Sie die Etiketten von Nahrungsmitteln auf Fettzufuhr, Cholesterin- und Natriumgehalt. Essen Sie gesund! Probieren Sie neue Rezepte aus. 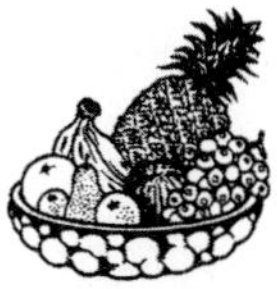 Tragen Sie Kompressionsstrümpfe, falls verordnet.	Telefonnummer der Pflegestation: 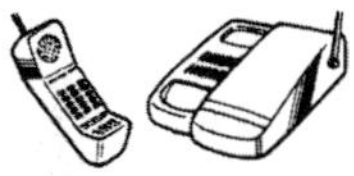 ____________. *Rufen Sie Ihren Arzt, wenn ...* ... Ihre Herzfrequenz/Ihr Puls unter 60/min oder über 120/min liegt. ... Sie schweren Schüttelfrost haben oder: ungewöhnliche Kurzatmigkeit oder Fieber über 37,8 °C (oral) oder Gewichtszunahme über 900 g/Tag oder 2,25 kg/Woche oder gerötete oder nässende Operationswunden oder Thoraxschmerz oder irgendeine Frage oder ein Anliegen.

Abbildung 4-5: Klinischer Versorgungspfad für die häusliche Versorgung
(Quelle: adaptiert nach dem durch *The North Carolina Baptist Hospitals* in Winston-Salem, NC, entwickelten Pfad)

zeigt einen klinischen Versorgungspfad für die häusliche Versorgung, der mit dem Patienten vor der Aufnahme wegen einer Herzoperation erörtert wird. Sie sehen, wie dieser klinische Versorgungspfad Patienten erkennen hilft, was sie nach dem Verlassen der Klinik erwartet.

Case-Management

Case-Management – eine Pflegemethode mit dem Ziel, durch optimalen Einsatz von Ressourcen Ergebnisse zu verbessern und Kosten zu senken – ist essenzieller Bestandteil der *Planung*. Heutzutage erwartet man von Pflegenden in Kliniken und Gemeinden, frühzeitig zu erkennen, wenn Patienten Probleme zeigen, die zusätzliche Ressourcen erfordern könnten, um rechtzeitig Ergebnisse zu erzielen. Nehmen wir beispielsweise an, bei Ihrem paraplegischen Patienten würde eine routinemäßige Cholezystektomie durchgeführt. Diese Person wird wahrscheinlich zusätzliche Bedürfnisse haben, die eine Person im Vollbesitz ihrer körperlichen Kräfte nicht hätte. Fragen Sie daher in der Planungsphase schon frühzeitig: «Hat diese Person ungewöhnliche oder multiple Gesundheitsstörungen oder Behinderungen?» Wenn ja, überlegen Sie, ob Sie Ihren Manager um zusätzliche Ressourcen, wie etwa einen am Pflegeplan beteiligen Case-Manager, bitten sollten.

Entscheiden, welche Probleme dokumentiert werden müssen

Die Entscheidung darüber, welche Probleme dokumentiert werden müssen, wird beeinflusst durch Ihr Wissen und Ihre Kenntnisse über:

- den Gesundheitszustand der Person insgesamt und erwartete Entlassungsergebnisse
- die erwartete Dauer des Kontakts mit dem Patienten. (Sie müssen realistisch sein hinsichtlich der Probleme, die in der zugemessenen Zeit angegangen werden können bzw. müssen.)
- die Wahrnehmung von Prioritäten durch den Patienten. Wenn dieser Ihren Prioritäten nicht zustimmt, wird der Plan kaum Erfolg haben.

- eventuell dafür gültige Standardpläne. Gibt es beispielsweise klinische Versorgungspfade, Leitlinien, Protokolle, Prozeduren oder Standardpläne, in denen es um die täglichen Prioritäten für die besonderen Situationen dieses Patienten geht?

▶ Regel

Richten Sie sich stets nach den einrichtungsinternen Verfahrensrichtlinien und Prozeduren für die Dokumentation des Pflegeplans. Sie sind ausgelegt für die Sicherheit des Patienten und um Sie haftungsrechtlich zu schützen. Patientenakten müssen vermitteln, dass Pflegende sich aller wichtigen Pflegeprioritäten bewusst sind und darauf reagieren. Manche Probleme müssen u. U. nicht im Pflegeplan dokumentiert werden, weil sie in anderen Teilen der Patientenakte angesprochen werden. So wird beispielsweise die Pflege eines Foley-Katheters gewöhnlich in den Manualen einrichtungsinterner Verfahrensrichtlinien und Prozeduren angegeben.

Es gibt drei Hauptschritte, um festzustellen, welche Probleme dokumentiert werden müssen:

1. Erstellen Sie eine Liste der Probleme Ihres Patienten.
2. Entscheiden Sie, welche Probleme angegangen werden müssen, um die *Gesamtergebnisse* der Pflege zu erreichen.
3. Stellen Sie fest, welche Dokumentation bestimmt, wie jedes Problem behandelt wird (z. B. durch ärztliche Verordnung oder durch Verordnung einer Fachpflegeperson, durch Befolgen von Protokollen, durch einen klinischen Versorgungspfad, einen von der Pflegeperson individuell zugeschnittenen Plan oder durch Selbstmanagement des Patienten).

Um dem gesamten Gesundheitsversorgungsteam alle wichtigen Probleme mitzuteilen, stellen Sie sicher, dass sich eine aktuelle Problemliste mit einer Zusammenfassung früherer und aktueller Probleme an deutlich sichtbarer Stelle in der Patientenakte befindet.

Beachten Sie beispielsweise Infobox 4-5, die Ihnen ein Bild des Status aller Patientenprobleme vermittelt.

Infobox 4-5

Beispiel für eine multi-/interdisziplinäre Problemliste

Problem	Beginn	Status
Diabetes	2/2005	Siehe Verlaufsbogen Insulin und Blutzucker. Verabreicht sich Insulin selbst.
Angst/Coping	2/2005	Geht einmal pro Woche zur Fachpflegeperson, um sich beraten zu lassen.
Ersatz des rechten Kniegelenks	4/2005	Geht selbstständig; Physiotherapie zweimal pro Woche.
Arthritis	1995	gut unter Kontrolle (keine Medikamente)
Hypertonie	1992	stabil – siehe Medikationsplan
Asthma	1995	stabil – siehe aktuelle Inhalatoren
Laminektomie	1996	symptomfrei

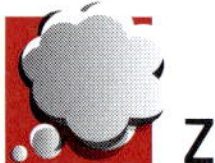

Zum Nachdenken

Verneinende Fragen zu stellen hilft, Prioritäten zu setzen

Stellen Sie sich verneinende Fragen, wenn Sie darüber entscheiden, was Sie im Plan dokumentieren. Verneinende Fragen beginnen mit: «*Was könnte geschehen, wenn ich nicht ...?*» Beispiel: *Was könnte dieser Person geschehen, wenn ich dieses Problem nicht im Pflegeplan anspreche?* Oder: *Was könnte geschehen, wenn ich **nicht** über dieses Problem berichte?* Sich diese Art von Fragen zu stellen hilft Ihnen, sich auf das Wichtigste zu konzentrieren.

Lautet die Antwort: *Es kann nicht viel passieren*, wissen Sie, dass das Problem niedrige Priorität hat.

Wenn Ihnen die Antwort Sorgen bereitet, wissen Sie, dass das Problem hohe Priorität hat.

Regel

Versichern Sie sich, dass jegliche Probleme, Diagnosen oder Risikofaktoren, die das Erreichen des Ergebnisses behindern, an irgendeiner Stelle der Patientenakte angesprochen werden. Dies erfordert u. U., einen Standardplan hinzuzufügen, zu modifizieren oder einen eigenen, individuell zugeschnittenen Plan zu erstellen.

Übung zum kritischen Denken X

Standards anwenden, Prioritäten setzen und erwartete Ergebnisse klären

Lesen Sie für diese Sitzung die Seiten 234 bis 251. Die Beispielantworten finden Sie ab den Seiten 421.

Teil I – Standards anwenden und Prioritäten setzen

1. Nennen Sie mindestens drei Standards, die für Ihre Pflegepraxis gelten.
2. Welchen vier Hauptzwecken dient der Pflegeplan?
3. Nennen Sie unter Anwendung der Gedächtnisstütze «EASE» (erwartete Ergebnisse, aktuelle und potenzielle Probleme, spezifische Interventionen, Evaluation/Verlaufsbericht) die vier Komponenten des Pflegeplans und jeweils ein Beispiel.
4. Listen Sie fünf Faktoren auf, die Einfluss darauf haben können, wie Sie Prioritäten setzen.
5. Wenn Sie jemanden mit den folgenden Problemen hätten, welches Problem müssten Sie dann sofort behandeln, und warum müssten Sie dies tun?
   a) Diarrhö
   b) Schwere Dyspnö
   c) Gefahr eines Flüssigkeitsdefizits.
6. Welche Beziehung besteht zwischen dem *Identifizieren erwarteter Entlassungsergebnisse* und dem *Setzen von Prioritäten*?

Teil II – Erwartete Ergebnisse klären

1. Welches sind die drei Hauptzwecke von Ergebnissen?
2. Welche vier Worte werden bisweilen synonym verwandt und bedeuten gewöhnlich das gewünschte Resultat von Interventionen?
3. Welche zwei der vier Begriffe, die Sie unter Punkt 2 genannt haben, gelten als die spezifischsten?
4. Was müssen Sie tun, wenn …
   a) … Sie ein Ergebnis erarbeitet haben und beschließen, dass es *nicht* in der Verantwortung der Pflege liegt, sich damit zu beschäftigen, um die Ergebnisse zu erreichen?
   b) … das Problem *in* der Verantwortung der Pflege liegt?
5. Welche Verantwortlichkeiten haben Sie während der Planung in Bezug auf das Case-Management? (3 Sätze oder weniger)

Teil III – Ergebnisse formulieren

1. Warum ist es wichtig, beim Identifizieren von Ergebnissen messbare Verben zu verwenden? Nennen Sie drei Beispiele für messbare Verben.
2. Welches sind die fünf Komponenten von Ergebnisformulierungen?
3. Stellen Sie fest, welche der folgenden Ergebnisse *korrekt* formuliert sind. Identifizieren Sie, was in den *falsch* formulierten Aussagen nicht stimmt.
   a) Kennt bis 4. 1. die vier grundlegenden Nahrungsmittelgruppen.
   b) Demonstriert den Gebrauch der Unterarmgehstütze ohne Assistenz bis Samstag.
   c) Hat bis zum 5. 11. einen besseren Appetit.
   d) Listet bis zum 5. 9. die für einen sterilen Verbandwechsel nötigen Materialien auf.
   e) Geht am Tag nach der Operation unabhängig im Flur umher.
   f) Versteht, wie wichtig es ist, eine salzfreie Diät einzuhalten.

g) Geht bis zum 4. 3. mit ihrem Gehstock zum Bad.

h) Nimmt bis zum 9. 1. um 2,25 kg ab.

i) Hat bis Donnerstag weniger Schmerzen.

4. Notieren Sie zu jeder Diagnose bzw. jedem Problem ein entsprechendes Ergebnis:

   a) beeinträchtigte Mundschleimhaut, b/d schlechte Mundpflege

   b) Gefahr einer Hautschädigung, b/d ständige Diarrhö

   c) beeinträchtigte verbale Kommunikation, b/d das Unvermögen, Deutsch zu sprechen.

Teil IV – Affektive, kognitive und psychomotorische Ergebnisse erkennen üben

Stellen Sie für jedes der folgenden Ergebnisse fest, ob es im affektiven, kognitiven oder psychomotorischen Bereich liegt. Verwenden Sie «a» für affektiv, «k» für kognitiv und «p» für psychomotorisch. (Jedes Ergebnis kann in mehr als einem Bereich liegen.)

a) Demonstriert, wie man die Fertignahrung für ihr Baby sterilisiert.

b) Berichtet über Gefühle in Bezug auf die Heimkehr.

c) Erörtert die Beziehung zwischen Blutzuckerspiegeln und Essen.

d) Verabreicht sich entsprechend den morgendlichen Blutzuckerwerten selbst Insulin.

Festlegen von Pflegeinterventionen

Pflegeinterventionen sind Maßnahmen, welche die Pflegeperson durchführt, um …

1. … den Gesundheitszustand und das Ansprechen auf Behandlungen zu überwachen.

2. … Risiken zu vermindern.

3. … Probleme zu lösen, zu verhindern oder damit umzugehen.

4. … bei den Aktivitäten des täglichen Lebens (Baden usw.) zu helfen.
5. … ein optimales Gefühl körperlichen, seelischen und spirituellen Wohlbefindens zu fördern.
6. … Patienten die Informationen zu geben, die sie benötigen, um Entscheidungen auf der Grundlage von Informationen zu treffen und unabhängig zu sein.

Pflegeinterventionen werden in zwei Kategorien unterteilt:

- **direkte Pflegeinterventionen:** Maßnahmen durch direkte Interaktion mit Patienten, wie beispielsweise jemandem zu helfen, aus dem Bett zu aufzustehen und jemanden über Diabetes zu unterrichten.
- **indirekte Pflegeinterventionen:** Maßnahmen, die abseits vom Patienten, aber in seinem Interesse durchgeführt werden. Diese Maßnahmen sollten das Gesundheitsversorgungsumfeld gestalten und die interdisziplinäre Zusammenarbeit fördern, wie beispielsweise das Überwachen der Ergebnisse von Laboruntersuchungen und die Kontaktaufnahme mit einem Sozialarbeiter.

Die Berücksichtigung sowohl der direkten als auch der indirekten Interventionen hilft, die Zeit einer Pflegenden auszuweisen. Wenn Sie sich nur darauf konzentrieren, was die Pflegeperson direkt am Patienten tut, übersehen Sie eine Menge Pflegezeit, die mit anderen sehr wichtigen Pflegetätigkeiten verbracht wird.

Assessment – Überwachen des Gesundheitszustands und der Reaktionen auf Pflege

Beim Planen von Pflege ist es wichtig, zu berücksichtigen, welche Assessments durchgeführt werden müssen, um den Status zu überwachen. Ein *Assessment* kann spezifisch geplant werden, um Probleme zu entdecken oder zu evaluieren oder um die Reaktionen auf Interventionen zu überwachen. Im Grunde ist das *Assessment* Teil einer jeden Intervention. Aus Ihrem Plan sollte deutlich werden, dass Sie sich der Notwendigkeit bewusst sind, die Person an drei wesentlichen Zeitpunkten einzuschätzen:

1. **bevor Sie handeln,** um sicher zu sein, dass die Maßnahme sicher und angemessen ist

2. **während Sie handeln,** um auf unerwünschte Wirkungen hin zu überwachen

3. **nachdem Sie gehandelt haben,** um die Reaktion zu überwachen.

Patientenedukation – Befähigen von Patienten und Familien

Patienten hinsichtlich ihrer Gesundheit und ihres Behandlungsplans zu unterweisen und sie zu motivieren, sich an ihrer eigenen Pflege zu beteiligen, ist der Schlüssel, um sie dazu zu befähigen, selbst ihr bester Fürsprecher und ihre beste Betreuungsperson zu werden. Die Unterweisung kann geplant werden, um das Wissen einer Person über ein bestimmtes Problem zu erhöhen (z. B. Diabetesschulung) oder sie kann Teil einer Intervention sein und zu deren Begründung dienen (z. B. zur Verdeutlichung der Begründung für das Abhusten und die Vollatmung, während Sie der Person beim Abhusten und bei der Vollatmung helfen). Ergreifen Sie bei jeder Begegnung mit einem Patienten die Gelegenheit zu Unterweisungen. Planen Sie in komplexen Situationen sorgfältig, was Sie lehren möchten und wie Sie es tun möchten. Da Lehren eine komplexe Fertigkeit ist, zu der auch gehört, auf viele verschiedene Faktoren zu achten, seien folgende Leitlinien vorgeschlagen, um Ihnen beim Planen einer Unterweisung zu helfen.

Leitlinien – Planen einer Patientenedukation

- Schätzen Sie die Lernbereitschaft und das Vorwissen ein, bevor Sie einen Schulungsplan erstellen.
- Fragen Sie nach bevorzugten Lernstilen. Beispiel: Ein «Leser» möchte vielleicht zunächst ein Informationsblatt lesen, während ein «Macher» sich eventuell zunächst einmal mit Gerätschaften beschäftigen möchte. Passen Sie sich eher dem bevorzugten Lernstil des Patienten an als umgekehrt.
- Legen Sie erwartete Lernergebnisse gemeinsam mit dem Patienten fest, damit Sie beide wissen, was gelernt und beherrscht werden muss. Beispiel: «Hätten Sie Lust, bis Donnerstag zu lernen, wie man eine Injektion verabreicht?»
- Planen Sie eine dem Lernen förderliche, störungsfreie Umgebung.

- Benennen Sie aktive Lernerfahrungen. Verwenden Sie Beispiele, Spiele und audiovisuelle Medien.
- Verwenden Sie einfache Begriffe und lehren sie *Grundbegrifflichkeiten*, bevor Sie zu komplexerem Stoff übergehen.
- Planen Sie Lernerfahrungen, um auf Erfolgen aufzubauen.
- Ermutigen Sie dazu, Fragen zu stellen und zum Ausdruck zu bringen, dass das Gelehrte verstanden wurde. Beispiel: «Bitte scheuen Sie sich nicht, Fragen zu stellen, ganz gleich, wie unbedeutend sie scheinen mögen. Etwas Neues zu lernen ist nicht leicht. Es ist sehr wichtig, dass Sie dies verstehen.»
- Planen Sie Lernschritte.
- Geben Sie nicht zu viel Information auf einmal.
- Gehen Sie im Lerntempo der Person voran.
- Räumen Sie Zeit ein, um zu erörtern, wie man vorangekommen ist (fragen Sie z. B. die Person, wie sie voranzukommen glaubt) und um das Gelernte zusammenzufassen.
- Finden Sie Wege, um Bezugspersonen in die Unterweisung einzubinden. Besorgen Sie für Personen mit Deutsch als Fremdsprache einen Übersetzer und suchen Sie nach Informationsblättern und -broschüren (s. Kasten) in ihrer Sprache.

▶ Beispiele für Informationsblätter

Laden Sie Informationsblätter und -broschüren zur Patientenschulung (in Englisch und Spanisch) zu verschiedenen häufigen Gesundheitsstörungen und -problemen herunter unter:

- http://nursing.advanceweb.com/SpecialPages/NW/PatientHandouts.aspx (Englisch)
- http://nursing.advanceweb.com/Editorial/Content/editorial.aspx?CTIID=1497 (Spanisch). [Dt.: www.patientenedukation.de]

Beratung und Coaching: Menschen bei informierten Entscheidungen helfen

Menschen zu beraten und zu coachen, um ihnen bei den nötigen Veränderungen im Leben zu helfen, – oder um ihnen zu helfen, Entscheidungen hinsichtlich ihrer Gesundheitsversorgung zu treffen – ist eine weitere wichtige Pflegeintervention, die Teil des Plans sein kann. Zum Beraten und Coachen gehören oft auch das Unterweisen und das Wiederholen zentraler Punkte des Pflegeplans, wie etwa des Überprüfens, wie Diabetiker mit dem Einhalten ihrer Diät und des Medikationsplans zurechtkommen. Zum Beraten und Coachen gehören auch, Motivationen zu erkunden und in Zeiten der Anpassung an neue Umstände Unterstützung anzubieten. Durch Anwendung von Lehrtechniken und Techniken der therapeutischen Kommunikation können Sie wertvolle psychologische und intellektuelle Unterstützung leisten und dadurch den Stress, der mit Entscheidungen hinsichtlich des Gesundheitsmanagements verbunden ist, reduzieren. Wenden Sie beim Beraten ethische Prinzipien (s. S. 58 ff.) an und fördern Sie Unabhängigkeit. Weisen Sie die Betreffenden darauf hin, dass informiert zu sein den Schlüssel darstellt, um auf der Grundlage ihrer eigenen Werte und Überzeugungen gute Entscheidungen treffen zu können.

Konsultieren und Überweisen: Schlüssel zur multidisziplinären Versorgung

Die geeigneten Konsultationen und Überweisungen zu veranlassen sind der Grundstein der Pflege in der multidisziplinären Praxis. Nehmen wir beispielsweise an, Sie haben jemanden, dem es schwer fällt, Tabletten zu schlucken. Dann sollten Sie denken: ‹Ich frage mich, ob nicht der Apotheker eine bessere Art und Weise kennt, Medikamente zu verabreichen› (z. B. in flüssiger Form). Wenn jemand nicht isst, weil er das Essen in der Klinik nicht mag, denken Sie daran, das Problem an die Ernährungsberaterin weiterzuleiten, damit andere Mahlzeiten serviert werden können. Gehen Sie sicher, dass Sie auch erkennen, wenn die Pflege Ihres Patienten von Ihrer Beratung mit anderen Pflegenden und Gesundheitsfachpersonen profitieren würde.

Selbst wenn kein Bedarf an formellen Konsultationen oder Überweisungen besteht, werden Sie angesichts der heutzutage komplexen Situationen wahrscheinlich feststellen, dass Sie sich regelmäßig mit anderen ExpertInnen beraten.

Interventionen individuell gestalten

Die von Ihnen ausgewiesenen Interventionen sollten jeweils zum Ziel haben, …

- … Gesundheitsstörungen und -gefahren zu entdecken, zu verhindern und zu managen.
- … eine optimale Funktion und Unabhängigkeit und optimales Wohlbefinden zu fördern.
- … die gewünschten Ergebnisse auf sichere und effiziente Weise zu erreichen.

Um individuell zugeschnittene Interventionen festzulegen, müssen Sie im Kontext der jeweiligen besonderen Patientensituation folgende Fragen beantworten:

1. Was kann getan werden, um die Risiken oder Ursachen dieses Problems auf ein Mindestmaß zu senken?
2. Was kann getan werden, um mit dem anstehenden Problem zurechtzukommen?
3. Wie kann ich Interventionen so gestalten, dass Präferenzen des Patienten einbezogen und zugleich die erwarteten Ergebnisse erreicht werden?
4. Mit welcher Wahrscheinlichkeit bekommen wir im Vergleich zu den gewünschten auch unerwünschte Reaktionen auf die Interventionen (und was können wir tun, um die Risiken zu senken und die Wahrscheinlichkeit günstiger Reaktionen zu erhöhen)?
5. Was muss bei dieser Intervention dokumentiert werden und wie oft sollte dies geschehen?

Abbildung 4-6 zeigt eine Konzept-Map der Festlegung von Interventionen für einen Patienten mit einer Pflegediagnose und einer potenziellen Komplikation.

Abbildung 4-7 zeigt ein Arbeitsblatt als Leitfaden beim Ausarbeiten spezifischer Interventionen.

	Pflegediagnose	**Potenzielle Komplikation**
	Flüssigkeitsdefizit, b/d geringe orale Zufuhr	PK: Arrhythmien, b/d niedriges Serumkalium
Zentrale Fragen	1. Was kann getan werden, um die Ursache(n) dieses Problems zu verhindern oder zu minimieren? 2. Wenn sich *nichts gegen die Ursache(n) tun lässt*, was lässt sich dann gegen das Problem tun? 3. Wie kann ich Interventionen so gestalten, dass sie bei diesem speziellen Patienten die erwarteten Ergebnisse bringen? 4. Wie können wir die Risiken unerwünschter Wirkungen auf ein Mindestmaß reduzieren?	1. Was kann getan werden, um die Ursache(n) dieses Problems zu verhindern oder zu minimieren? 2. Wenn sich *gegen die Ursache(n) nichts tun lässt*, was lässt sich dann gegen das Problem tun? 3. Wie kann ich Interventionen so gestalten, dass sie bei diesem speziellen Patienten die erwarteten Ergebnisse bringen? 4. Wie können wir die Risiken unerwünschter Wirkungen auf ein Mindestmaß reduzieren?
Von Pflegenden verordnete Interventionen	**Überwachen Sie die Zufuhr, bieten Sie bevorzugte Flüssigkeiten an, sorgen Sie dafür, dass täglich mindestens 2 Liter aufgenommen werden.** Welche Flüssigkeiten zu welchen Zeiten und in welchen Mengen genau aufgenommen werden müssen, um 2 Liter zu erreichen, ist in den Pflegeverordnungen zu spezifizieren. Erklären Sie, dass klare Flüssigkeiten ohne Kohlensäure Magenbeschwerden verhindern.	**Stellen Sie fest, welche Kaliumspiegel kürzlich gemessen wurden. Wenn diese Werte nicht zur Verfügung stehen, benachrichtigen Sie den Arzt oder die Fachpflegeperson. Melden und dokumentieren Sie Werte unter 3,5. Sorgen Sie für die Zufuhr kaliumreicher Nahrungsmittel.** (Wenden Sie sich an die Diätküche.) Lehren Sie, wie wichtig es ist, die Kaliumspiegel auf ambulanter Basis zu überwachen, und dass auch hohe Kaliumspiegel Probleme bereiten können. Bei Niereninsuffizienz können kaliumreiche Nahrungsmittel sogar hohe Kaliumspiegel bewirken, die tödlich sind.

Abbildung 4-6: Festlegen von Pflegeinterventionen (Beispiel)

Festlegen spezifischer Interventionen

ANLEITUNG: Sorgen Sie dafür, dass Interventionen für jede Situation spezifisch sind, indem Sie an das Problem, die bestimmenden Merkmale und Kennzeichen und das Ergebnis denken. Was muss in Bezug auf das Problem und die bestimmenden Merkmale und Kennzeichen getan werden? Wie können Sie das Ergebnis am besten erreichen? Füllen Sie die unten stehenden Kästen aus. Verwenden Sie bei Bedarf die Rückseite des Blattes.

(Führen Sie wichtige nachstehend auf.)

1. ______
2. ______
3. ______
4. ______

Was muss getan werden, um mit dem Problem und den bestimmenden Merkmalen und Kennzeichen zurechtzukommen und das gewünschte Ergebnis zu erreichen? Berücksichtigen Sie beim Festlegen Ihrer Interventionen die folgenden Fragen:

Was sollte eingeschätzt bzw. überwacht werden (und wie oft)?

Was sollte getan werden (Maßnahme/Intervention)?

Wie lassen sich Risiken minimieren?

Müssen Sie Präferenzen des Patienten einbeziehen?

Besteht bei der Intervention auch Schulungsbedarf?

Was muss bei der Intervention dokumentiert werden? Wie oft und wo sollte dies geschehen?

Abbildung 4-7: Arbeitsblatt zum Ausarbeiten spezifischer Interventionen

Evidenzbasierte Praxis: Risiken und Nutzen abwägen – proaktiv sein

Evidenzbasierte Praxis erfordert, dass Sie über die Forschungsergebnisse Bescheid wissen, welche die Anwendung der von Ihnen benannten Interventionen stützen. Wenn man Sie fragt: «Woher wissen Sie, dass diese Intervention funktioniert?», sollten Sie in etwa wie folgt antworten können: «Im Lehrbuch steht es so», «Sie entspricht unseren Protokollen und internen Verfahrensrichtlinien hier in der Klinik» oder «Sie wird in nationalen Leitlinien für Praxisstandards empfohlen». Es geht darum, dass Sie die Aussagekraft der Belege, die Ihre Intervention stützen, kennen sollten.

Wägen Sie die Risiken einer potenziellen *Schädigung* gegen die Wahrscheinlichkeit, die *gewünschten Resultate* zu erzielen, ab, bevor Sie eine Intervention auswählen. Stellen Sie dazu folgende Fragen:

1. Wie belastbar sind die Belege, die dafür sprechen, dass die von mir geplante Intervention auch wirklich funktioniert?
2. Wie groß ist die Wahrscheinlichkeit, dass wir bei diesen speziellen Patienten und in dieser speziellen Situation auch tatsächlich die gewünschte Reaktion sehen?
3. Was kann schlimmstenfalls geschehen, wenn diese Intervention durchgeführt wird, und wie groß ist die Wahrscheinlichkeit, dass es tatsächlich eintritt?
4. Welche Maßnahmen können wir ergreifen, um die Chancen einer Schädigung auf ein Minimum zu reduzieren?
5. Was könnte geschehen, wenn wir bei diesem Problem bzw. diesen Risikofaktoren nichts tun?

▶ Suchen Sie nach evidenzbasierter Pflege alter Menschen?

Besuchen Sie die Web-Seite des Hartford Institute for Geriatric Nursing (ConsultGeriRN.org). Dort finden Sie Ressourcen für Pflegende in klinischen und Ausbildungssettings.

Leitlinien – Individuelle Gestaltung von Pflegeverordnungen

Die folgenden Leitlinien helfen Ihnen, Ihre Pflegeverordnungen individuell zu gestalten:

- **Schätzen Sie die Person ein, um Ausgangswerte festzustellen,** und zwar für aktuelle Zeichen, Symptome und Risikofaktoren des Problems.
- **Prüfen Sie, ob ärztliche Verordnungen vorliegen** (z. B. für Medikamente, Diät, körperliche Betätigung, diagnostische Untersuchungen usw.).
- **Sollten Sie Standardpläne verwenden (z. B. klinische Versorgungspfade, Protokolle, vorgedruckte oder elektronische Pläne), denken sie daran, dass Sie für Folgendes verantwortlich sind:**
  - Entdecken von Veränderungen im Zustand des Patienten, die eine Kontraindikation für die Anwendung dieses Plans darstellen könnten.
  - eine gute Beurteilung, welche Teile der Pläne anwendbar sind und welche nicht.
  - Erkennen, wenn Probleme durch den Plan nicht abgedeckt sind und Herausfinden anderer Wege, um sie anzugehen. So haben manche Einrichtungen beispielsweise eine zusätzliche Seite, die in die Akte eingelegt werden kann, um Situationen anzusprechen, die «aus dem Rahmen fallen».
  - Hinzufügen individueller Anforderungen seitens des Patienten (z. B. ein Gehrahmen) an entsprechenden Stellen.

▶ Regel

Um Patienten vor Fehlern und Sie selbst vor rechtlichen Problemen zu schützen, sollten Sie Standardpläne und elektronische Pläne kritisch einsetzen. Vergleichen Sie die Umstände, in denen sich Ihr Patient befindet, mit dem Standardplan bzw. dem elektronischen Plan. Entscheiden Sie, was zutrifft und was nicht und was fehlt. Modifizieren Sie dann die Interventionen, soweit angezeigt, durch Hinzufügen, Löschen oder Ändern.

- **Beschließen Sie, Therapiepläne auf potenzielle Komplikationen hin zu überwachen:** Welche Fokusassessments müssen durchgeführt werden, um den Status von Zeichen und Symptomen zu überwachen? Wie oft müssen Assessments dokumentiert werden, um Trends auszumachen?
- **Erarbeiten Sie Interventionen, welche die dem Problem zugrundeliegenden Ursachen oder Risikofaktoren auf ein Minimum reduzieren und das erwartete Ergebnis erreichen helfen.** Wenn Sie beispielsweise «Verletzungsgefahr, b/d chronische Muskelschwäche» mit dem Ergebnis «Demonstriert sicheres Gehen mithilfe eines Gehrahmens» vorliegen haben, dann gestalten Sie die Interventionen so, dass sich dabei zeigt, dass die Person einen Gehrahmen verwenden wird. (Lassen Sie die Person beispielsweise den Gebrauch des Gehrahmens beim Umhergehen unter verschiedenen Umständen üben, wie etwa beim treppauf und treppab Gehen und beim Gang zum Bad.)
- **Wenn Sie nichts gegen die Ursachen oder Risikofaktoren tun können, entscheiden Sie, was sich gegen das Problem tun lässt.** Ist ein Mensch beispielsweise todkrank und hat Angst, können Sie nichts gegen die Tatsache tun, dass diese Person sterben muss, aber Sie können durch Beratung und therapeutische Kommunikation etwas gegen die Angst tun.
- **Sorgen Sie dafür, dass die Interventionen sich mit anderen Therapien decken, etwa indem Sie nach der Physiotherapie eine Ruhepause einräumen.**
- **Berücksichtigen Sie die Vorlieben der Person.** Lassen Sie sich vom Patienten darüber informieren, wie und wann die Interventionen durchgeführt werden. Gestalten Sie möglichst viel individuell.
- **Eruieren Sie die wissenschaftliche Begründung** (Belege) für geplante Maßnahmen.
- **Schaffen Sie Gelegenheiten zur Schulung** (z. B. indem Sie zu allen Maßnahmen jeweils die Begründung erläutern).
- **Konsultieren Sie andere Fachpersonen, falls angezeigt** (Arzt, Fachpflegeperson, Physiotherapeut).
- **Tun Sie vor dem Verordnen jeglicher Maßnahme Folgendes:**

  1. Wägen Sie Risiken und Nutzen der Durchführung von Maßnahmen ab.

2. Entscheiden Sie, ob Sie bereit sind, Verantwortung für die Reaktionen auf die Interventionen, die Sie delegieren, zu übernehmen (s. Infobox 5-1 und 5-2 auf S. 298–299).

3. Spezifizieren Sie Ihre Verordnungen: Denken Sie an «Sehen, tun, lehren, dokumentieren», d. h. an das, was einzuschätzen (zu sehen), zu tun, zu lehren und zu dokumentieren ist. Nehmen wir beispielsweise an, Sie versorgen jemanden nach einer Unterleibsoperation und erkennen «Gefahr einer unwirksamen Selbstreinigungsfunktion der Atemwege, b/d chronisches Rauchen und Schmerzen an der Operationswunde», so könnten Ihre Verordnungen etwa folgendermaßen aussehen:
   - Einschätzen der Atemgeräusche alle 4 Stunden
   - Unterstützen der Person beim Abhusten und bei Atemübungen, mit einem Kissen und der Hand auf der Operationswunde, alle 4 Stunden
   - Betonen, wie wichtig Abhusten und Vollatmung sind
   - Dokumentieren der Atemgeräusche und der Sputumproduktion einmal pro Schicht und nach Bedarf
   - Ermutigen der Person, die gegenwärtige Erkrankung dazu zu nutzen, um mit dem Rauchen aufzuhören.

In folgendem Kasten wird zusammengefasst, was in Ihren Pflegeverordnungen enthalten sein sollte.

▶ Das sollte in Ihren Pflegeverordnungen enthalten sein

Datum: das Datum, an dem Sie die Verordnung ausstellen

Verb: die durchzuführende Maßnahme

Subjekt: die durchführende Person

Beschreibender Satz: Wie, wann, wo, wie oft, wie lang oder wie viel?

Unterschrift: Unterschreiben Sie stets auf die gleiche Weise.

Beispiel: (Datum von heute) Unterstützen der Patientin beim Stehen am Bettrand, zweimal täglich für 10 min, während sie ihr Rückenkorsett trägt. R. Alfaro-LeFevre, RN

Sichern der adäquaten Dokumentation des Plans

Die letzte Phase des *Planens* besteht im Sicherstellen, dass der Plan adäquat dokumentiert wird: Sie müssen sicher sein, dass alle Probleme und Risiken, die angegangen werden müssen, um die Gesamtergebnisse der Pflege zu erzielen, irgendwo in der Patientenakte dokumentiert werden.

Formulare und Methoden zum Dokumentieren des Pflegeplans werden auf die Bedürfnisse der Pflegenden und Patienten in jedem einzelnen Setting individuell zugeschnitten. Denken Sie beim Wechsel von einem Arbeitsplatz zum anderen an folgende Regel.

▶ Regel

Sie sind verantwortlich, dafür zu sorgen, dass der Plan für Ihren Patienten den speziellen Standards der jeweiligen Einrichtung entspricht. Versichern Sie sich, dass irgendwo in der Patientenakte Belege für die vier Komponenten des Pflegeplans zu finden sind, wie sie in der Gedächtnisstütze **EASE** (s. S. 232) wiedergegeben werden.

In **Infobox 4-6** werden zentrale Punkte zur Evaluation des Pflegeplans genannt, um zu entscheiden, ob er aktuellen Standards gerecht wird.

Multidisziplinäre Pläne

Bei multidisziplinären Plänen arbeiten alle Disziplinen (Pflege, Medizin, Diätetik etc.) nach demselben Plan. Multidisziplinäre Ansätze bringen «das jeweils Beste aus allen Welten» zusammen. Bedenken Sie jedoch, dass Sie als Pflegeperson die meiste Zeit am Krankenbett verbringen. Es ist Ihre Aufgabe, sich kontinuierlich auf menschliche Reaktionen – darauf, wie die Person als Ganzes wahrscheinlich auf den Plan reagiert – zu konzentrieren und darauf zu achten, dass die individuellen Bedürfnisse und Wünsche Ihres Patienten im Plan berücksichtigt werden.

Infobox 4-7 liefert ein Beispiel für einen multidisziplinären Plan mit einer Problemliste und einer Darstellung nach der SOAP-Methode, einem Verfahren, bei dem subjektive und objektive Daten, die Analyse und der Pflegeplan angesprochen werden. Die **Abbildungen 4-8** bis **4-10** zeigen Beispiele

Infobox 4-6

Checkliste zur Evaluation des Pflegeplans

1. Wurde der Plan mit dem Patienten (und, falls angemessen, mit Bezugspersonen und anderen beteiligten Leistungsanbietern im Gesundheitswesen) entwickelt?

2. Haben Sie darin angesprochen:
   - aktuelle und potenzielle Probleme, die gemanagt werden müssen, um die Gesamtergebnisse auf sichere Weise und rechtzeitig zu erreichen?
   - Probleme, die individuell gestaltete Pflegeinterventionen statt Routineinterventionen erfordern?

3. Haben Sie für den Fall, dass Sie Probleme erkannt haben, die nicht im Pflegeplan stehen, sichergestellt, dass diese an irgendeiner Stelle in der Patientenakte angesprochen werden? So könnte beispielsweise die Betreuung bei einer Thoraxdrainage durch ärztliche Verordnung geschehen.

4. Haben die Ergebnisse folgende Merkmale:
   - Wurden sie aus den Diagnosen oder Problemen hergeleitet?
   - Sind sie messbar?
   - Wurden sie gemeinsam mit dem Patienten und anderen wichtigen Beteiligten formuliert?
   - Sind sie realistisch und erreichbar?
   - Wurden sie gemäß den Regeln verfasst (patientenzentriert; messbare Verben; klar hinsichtliches Wer, Was, Wann, Wie und Wo?

5. Haben die Pflegeverordnungen folgende Merkmale:
   - Beinhalten sie Interventionen, die darauf ausgerichtet sind, die *zugrundeliegende Ursache* oder die Risikofaktoren des Problems oder, wenn dies nicht möglich ist, das *Problem selbst* zu behandeln?
   - Geben Sie den Interventionen eine klare Ausrichtung, indem Sie das Was, Wann, Wo und Wieviel ansprechen.
   - Wurde der Einsatz von Ressourcen und Stärken integriert?
   - Hat jede der verordnenden Personen unterschrieben?

6. Hat der Plan folgende Merkmale:
   - Gibt er die aktuellen einrichtungsinternen Verfahrensrichtlinien und Praxisstandards wieder?
   - Finden Forschungsprinzipien und wissenschaftliche Grundsätze Anwendung?
   - Werden entwicklungsbezogene, psychosoziale, spirituelle und biologische Bedürfnisse angesprochen?
   - Enthält er Interventionen zur Gesundheitsförderung und Schulung des Patienten?
   - Sorgt er für Kontinuität? Das heißt, ist er beispielsweise leicht zugänglich, klar und präzise?
   - Zielt er auf Kostensenkung ab und fördert zugleich Verbraucherfreundlichkeit und Komfort?

Infobox 4-7

Multidisziplinäre Akte und SOAP-Dokumentation

Beschreibung: Beispiel für eine multidisziplinäre Akte, bei der alle Disziplinen ihre Eintragungen in dieselbe Akte machen und dabei eine interdisziplinäre Problemliste (s. u., Punkt I) und eine SOAP-Dokumentation (s. u., Punkt II) erstellen.

I. Beispiel für eine Problemliste

Datum der Diagnose	Problem	Datum der Lösung
5.1.	1. *Apoplex* (erkannt durch den Arzt)	
	2. *Gefahr einer Hautschädigung, b/d Bettlägerigkeit* (erkannt durch die Pflege)	
	3. *Gangunsicherheit* (erkannt durch den Physiotherapeuten)	
7.1.	4. *Körperbildstörung* (erkannt durch die Pflege)	
8.1.	5. *Harnwegsinfekt* (erkannt durch den Arzt)	13.1.

II. Beispiel für eine SOAP-Dokumentation*

S: subjektive Daten	«Auf meiner rechten Seite spüre ich nichts mehr.»
O: objektive Daten	Fehlende Reflexe rechtsseitig. Liegt schlapp im Bett, nach rechts gebeugt. Hat einen etwa 5 cm großen, geröteten Bereich an der rechten Hüfte.
A: Analyse	*Gefahr einer Hautschädigung, b/d rechtsseitigen Verlust der Sensibilität und Bettlägerigkeit*
P: Plan	Verhindern der Hautschädigung Alle 2 Stunden Überwachen des Rückens und der Hüften auf Zeichen verminderter Durchblutung an Druckpunkten Alle 2 Stunden von der Seite auf den Rücken und wieder auf die Seite umlagern Superweich-Matratze ins Bett legen

* Nach der anfänglichen Planung fügen manche Einrichtungen «I» (Implementierung) und «E» (Evaluation) hinzu, wodurch das Akronym zu «SOAPIE» wird.

Interdisziplinärer Reha-Pflegeplan					
Name des Patienten:	Robert Kirk	**Alter:** 75	**Gr.:** 168 cm	**KG:** 84,2 kg	**Überprüfung der Pflege:**
		Diät:		**Konf.:** kathol.	
Primärdiagnose:		**Allergien:** Sulfa			**Woche vom:** 14.7.2005
TEP r. Hüftgel., 1.7.2005		**Aufnahmedatum:**	7.7.2005		
		Erwartetes Entlassungsdatum:	21.7.2005		
Hausarzt:	McGwire				

Primärprobleme	**Pflegemanagement**	**Status**	**Anmerkungen**
Schmerzmanagement	Reha-Team	aktuell	Unter Kontrolle; siehe Verlaufsblatt. Pat. beteiligt sich an Therapie.
Beeinträchtigte Mobilität	Reha-Team	aktuell	Gehen mit Gehrahmen und Assistenz, 3-mal tgl.
Störungen der ADL	Reha-Team	aktuell	Minimale Assistenz
Verzögerte Wundheilung	Wundpflegeteam	aktuell	OP-Wunde rechte Hüfte 2 cm offen; geringe Menge rosafarbenes Exsudat
Begleiterkrankungen			
Parkinson-Krankheit	Dr. Kostyo	aktuell	Stabil unter Medikamenten seit 1995
Dauerdefibrillator mit Schrittmacher (links)	Dr. Foster	aktuell	Unter Kumarin seit 2001; siehe Antikoagulanzien-Verlaufsblatt. Schrittmacherfrequenz eingestellt auf 60/min; wird kontrolliert. Letzte Überprüfung vor OP am 15. 6.
Glaukom beidseits	Dr. Bell	aktuell	Stabil unter Medikamenten seit 1999
Diabetes	Dr. Flynn	aktuell	Misst Blutzucker selbst und verabreicht sich Insulin selbst

Entlassungsplanung			
Erwartete Entlassung: 21.7.1005	**Konsultiert:**		**Sonstiges:**
Entlassungsergebnis: nach Hause; Ehefrau als primär Betreuende; unabhängig mit Gehrahmen; 2 Visiten pro Woche durch erfahrene Pflegeperson	Case-Manager:	J. Knox	Antikoagulanzien-Dokumentationen an Dr. Foster
	Häusliche Pflege:	Visiting Nurses Association (VNA)	

Abbildung 4-8: Beispiel einer ersten Seite eines interdisziplinären Pflegeplans (Quelle: © 2004 Terri Patterson, RN, MSN, CRRN, FIALCP, www.nursingconsultation.com)

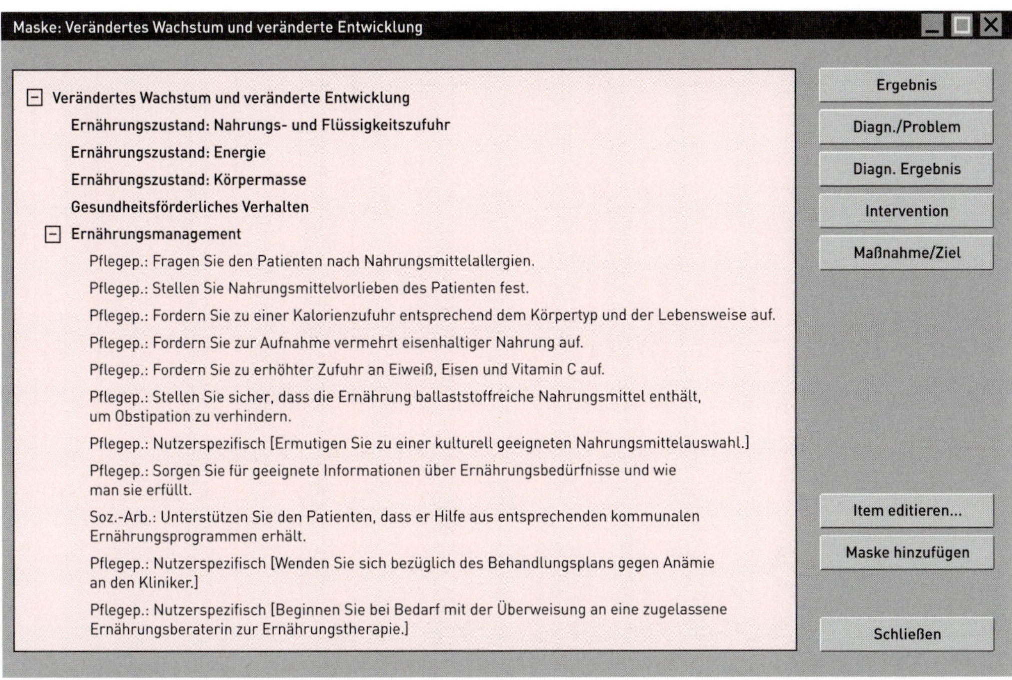

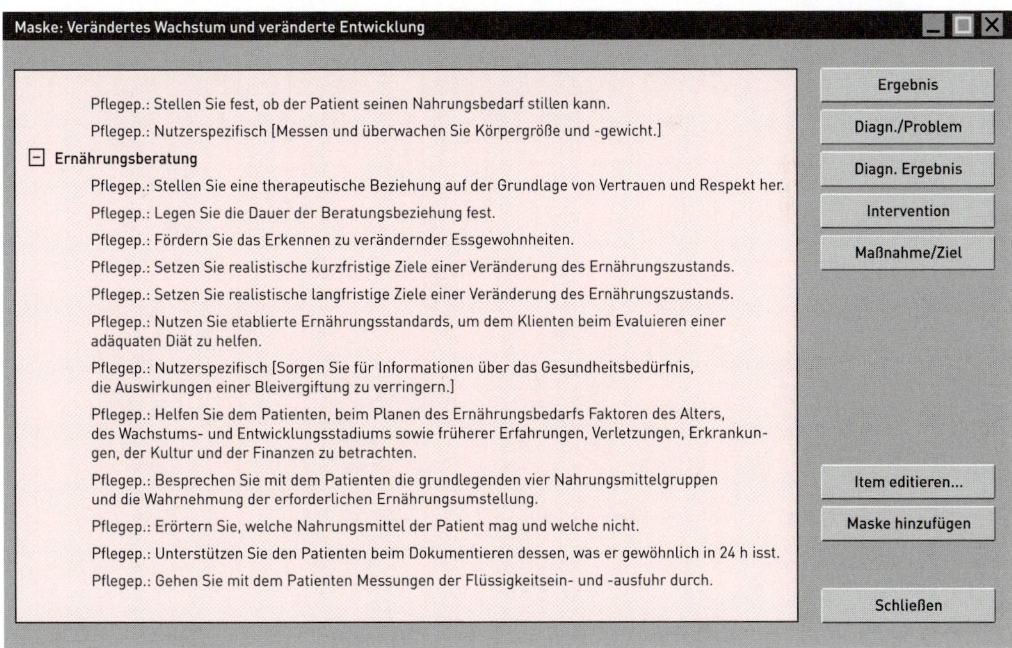

Abbildung 4-9: Zwei Bildschirmmasken als Beispiele für einen computerisierten Pflegeplan (Quelle: Wiedergabe aus der CareManager-Software mit Genehmigung von Ergo Partners, LC, www.ergopartners.com)

Totaler Kniegelenkersatz, Tag der OP (Datum) ___	**Totaler Kniegelenkersatz,** 1. Tag post OP (Datum) ___	**Totaler Kniegelenkersatz,** 2. Tag post OP (Datum) ___
KÖRPERLICHES ASSESSMENT & BEHANDLUNG		
___ Pers. Gegenstände namentlich gekennzeichnet und gesichert ___ ___ ___ Vitalzeichen alle 15 min, 3-mal bis Pat. stabil, dann 4-mal stündlich, danach alle 4 h ___ ___ ___ ___ **Vitalzeichen normal, Temp. < 38,3 °C** ___ ___ ___ Lunge beids. frei, nicht produktiver Husten, keine Dyspnö ___ ___ ___ Sauerstoff gem. Verordnung ___ ___ ___ Giebelohr, Abhusten und Vollatmung stündl., falls wach ___ ___ ___ Ein- und Ausfuhr jede Schicht ___ ___ ___ Übelkeit u. Erbrechen tolerabel mit o. ohne Med. ___ ___ ___ Erbrechen ohne Blut ___ ___ ___ Trägt Antithrombosestrümpfe ___ ___ ___ Haut ohne Schäden ___ ___ ___ Im Bett Unterschenkelmanschette zur intermittierenden pneumatischen Kompression oder Kompressionsstrümpfe ___ ___ ___ Beginn mit kontrollierten passiven Bewegungen ___ ___ ___ ___ I.v.-Zugang frei, Injektionsstelle ohne Rötung ___ ___ ___ ___ **Wach und orientiert x 3, Sprache deutlich** ___ ___ ___ ___ **Normale neurovaskuläre Tests (alle 2 h)** ___ ___ ___ ___ **Hemovac durchgängig und Vakuum intakt** ___ ___ ___ ___ **Hemovac-Drainage < 500 cm^3 in 8 h** ___ ___ ___ ___ **Wundverband sauber, trocken und intakt**	___ Morgentoilette abgeschlossen ___ ___ ___ Vitalzeichen alle 4 h ___ ___ ___ ___ **Vitalzeichen normal, Temp. < 38,3 °C** ___ ___ ___ Giebelrohr, Abhusten und Vollatmung stündl., falls wach ___ ___ ___ Lunge beids. frei, nichtproduktiver Husten, keine Dyspnö ___ ___ ___ Sauerstoffsättigung > 92 %, O_2 abgesetzt ___ ___ ___ Ein- und Ausfuhr jede Schicht ___ ___ ___ I.v.-Zugang abgeklemmt mit Kochsalz-Block ___ ___ ___ Übelkeit und Erbrechen tolerabel mit o. ohne Med. ___ ___ ___ Erbrechen ohne Blut ___ ___ ___ Trägt Antithrombosestrümpfe ___ ___ ___ Antithrombosestrümpfe ½ h entfernt, Fersen ohne Rötung ___ ___ ___ Haut ohne Schäden ___ ___ ___ Unterschenkelmanschette zur intermittierenden pneumatischen Kompression oder Kompressionsstrümpfe im Bett ___ ___ ___ Kontrollierte passive Bewegungen ___ ___ Maßnahmen für Schiene/anlegen (falls verordnet) ___ ___ ___ ___ **Wach und orientiert x 3, Sprache deutlich** ___ ___ ___ ___ **Normale neurovaskuläre Tests (jede Schicht)** ___ ___ ___ Hemovac entfernt ___ Zeit für Wechsel des Wundverbandes: ___ ___ Klammern/Naht intakt ___ Wunddrainage: minimale Menge, seriös/blutig-seriös	___ Morgentoilette abgeschlossen ___ ___ ___ Vitalzeichen alle 4 h ___ ___ ___ ___ **Vitalzeichen normal, Temp. < 38,3 °C** ___ ___ ___ Giebelrohr, Abhusten und Vollatmung alle 4 h, falls wach ___ ___ ___ Lunge beids. frei, nichtproduktiver Husten, keine Dyspnö ___ ___ ___ Ein- und Ausfuhr jede Schicht ___ ___ ___ Kochsalz-Block ohne Rötung ___ ___ ___ Trägt Antithrombosestrümpfe ___ ___ ___ Antithrombosestrümpfe ½ h entfernt, Fersen ohne Rötung ___ ___ ___ Haut ohne Schäden ___ ___ ___ Unterschenkelmanschette zur intermittierenden pneumatischen Kompression oder Kompressionsstrümpfe im Bett ___ ___ ___ Kontrollierte passive Bewegungen ___ ___ Schiene angelegt (falls verordnet) ___ ___ ___ ___ **Wach und orientiert x 2, Sprache deutlich** ___ ___ ___ ___ **Normale neurovaskuläre Tests (jede Schicht)** ___ Zeit für Wechsel des Wundverbandes: ___ ___ Klammern/Naht intakt ___ Wunddrainage: minimale Menge, seriös/bluig-seriös
PSYCHOSOZIALES ASSESSMENT		
___ Räumlich orientiert ___ ___ ___ Effektives Coping ___ Schläft gut: ☐ mit Med., ☐ ohne Med.	___ ___ ___ Effektives Coping ___ Schläft gut: ☐ mit Med., ☐ ohne Med.	___ ___ ___ Effektives Coping ___ Schläft gut: ☐mit Med., ☐ohne Med.
TEST/LABORUNTERSUCHUNGEN		
___ Weitere Test innerhalb normaler Grenzen ___	___ Hämoglobin & Hämatokrit ≥ 9/26 ___ ___ Chem-7 innerhalb normaler Grenzen ___ Kniegelenkrevision: Kulturen ohne Wachstum ___ Sonstige: ___	___ Hämoglobin & Hämatokrit ≥ 9/26 ___ ___ Sonstige: ___ ___ Finale Kniegelenkrevision: Kulturen ohne Wachstum
SCHMERZKONTROLLE/-MEDIKATION		
___ ___ ___ I.v.-Gabe von Antibiotika ___ ___ ___ Eisbeutel auf PO-Wunde ___ ___ ___ Schmerzkontrolle: ☐ spinal, ☐ epidural, ☐ PCA ___ ___ ___ Vom Pat. angegebener Schmerzpegel 3 (0 bis 10) ___	Transfusion falls verordnet: ☐ AB, ☐ BB, ☐ DD Anzahl Transfusionen: ___ ___ ___ ___ I.v.-Antibiotika abgeschlossen ___ ___ ___ ☐ spinal, ☐ epidural, ☐ PCA, abgesetzt ___ ___ ___ Vom Pat. angegebener Schmerzpegel 3 (0 bis 10) ___	**Anbieten oraler Analgetika 30 min vor Therapie n. Bed.** ___ ___ ___ Vom Pat. angegebener Schmerzpegel 3 (0 bis 10)
ERNÄHRUNG		
___ ___ Aus dem Bett auf einem Stuhl	___ ___ Ernährung erweitert und toleriert	___ ___ ___ Weder Übelkeit noch Erbrechen, übliche Ernährung

AUSSCHEIDUNG		
___ ___ Blasenkatheder gelegt ___ ___ Urin klar, Ausfuhr ≥ 30 cm³/h ___ ___ Darmgeräusche vorh., Abdomen weich	___ ___ Blasenkatheder entfernt ___ ___ Miktion einer ausreichenden Menge ___ ___ Darmgeräusche vorh., Abdomen weich	___ ___ ___ Miktion einer ausreichenden Menge ___ ___ ___ Darmgeräusche vorh., Abdomen weich
ATIVITÄT & THERAPIE		
___ ___ Allgemeiner Plan & Begleiterkrankungen dokumentiert ___ ___ ___ Bettgalgen angebracht ___ ___ ___ Im Bett Fersen hochgelagert ___ Saß auf der Bettkante/stand neben Bett, 6–12 h post OP ___ Umhergehen mit partiellem Knieersatz ___	___ ___ ___ Bettgalgen angebracht ___ ___ ___ Im Bett und bei gestrecktem Knie Fersen hochgelagert ___ ___ Geht ins Bad mit Gehrahmen oder Unterarmgehstützen, verwenden 3:1-Toilettenstuhl ___ ___ ___ Evaluation durch Physio-/Beschäftigungstherap. abgeschlossen, Pflegeplan erstellt ___ ___ Ziele festgelegt (Ergebnis-/Reha-Formular) ___ ___ Evaluation wie vor der OP ___ ___ Akte überprüft	___ Bettgalgen entfernt ___ ___ ___ Im Bett und bei gestrecktem Knie Fersen hochgelagert ___ ___ Hat Sportkleidung an ___ ___ ___ Aus dem Bett für 2–3 Mahlzeiten ___ ___ ___ Geht ins Bad mit Gehrahmen oder Unterarmstützen/ Assistenz ___ **Instruktion und Praxis:** ___ ___ ___ Rumpfbeuge ___ ___ ___ ___ Transfer zur Bettkante ___ ___ ___ ___ Auf der Bettkante sitzen/in den Stand kommen ___ ___ ___ Aufstehen ___
Instruktion und Praxis: ___ ___ Wadenpumpe: ___ ___ Übungen d. Quadrizeps u. Glutäus	**Instruktion und Praxis:** ___ ___ Rumpfbeuge ___ ___ ___ Transfer zur Bettkante ___ ___ ___ Auf der Bettkante sitzen/in den Stand kommen ___ ___ ___ Aufstehend ___ ___ ___ Aus dem Bett auf einen Stuhl ___ ___ ___ Gehen auf ebenem Grund ___ ___ Hilfsmittel ___ Entfernung ___ **Gymnastikübungen:** ___ Wadenpumpe/Übungen d. Quadrizeps u. Glutäus ___ Rutschen auf d. Ferse d. belasteten Fußes ___ Aktives Anheben d. Beines bei gestrecktem Kniegelenk ___ SAQ rechts ___ SAQ links ___ Evaluation d. Gruppe d. unteren Extremitäten ___ Streckung Halbe Stärke Beugen im Sitzen Quadrizeps Bein ___ RK ___ ___ ___ ___ ___ ___ LK ___ ___ ___ ___ ___ ___ Ausdauer ___ ___ Instruktion im Aufbau d. erhöhten Toilettensitzes	**Techn. Behandlung** ___ ___ ___ Gehen auf ebenem Grund ___ Hilfsmittel ___ Entfernung ___ ___ ___ Transfer zur Toilette ___ ___ ___ Toilettenhygiene ___ ___ ___ Pflege d. äußeren Erscheinung ___ ___ ___ Waschen OE/Rumpf/UE ___ ___ ___ Ankleiden UE ___ ___ ___ Ankleiden OE ___ ___ ___ Socken/Schuhe ___ ___ ___ Schiene an/ab ___ **Gymnastikübungen:** ___ Wadenpumpe/Übungen d. Quadrizeps u. Glutäus ___ Rutschen auf d. Ferse d. belasteten Fußes ___ Aktives Anheben d. Beines bei gestrecktem Kniegelenkt ___ SAQ rechts ___ SAQ links ___ Abduktion/Adduktion ___ Streckung Halbe Stärke Beugen im Sitzen Quadrizeps Bein ___ RK ___ ___ ___ ___ ___ ___ LK ___ ___ ___ ___ ___ ___ Ausdauer ___ ___ Instruktion im Aufbau d. erhöhten Toilettensitzes

Abbildung 4-10: Ausschnitt aus einem klinischen Versorgungspfad bei totalem Kniegelenkersatz. Dieser Abschnitt des Versorgungspfades zeigt die Art der klinischen Behandlung oder die Maßnahmen zur Versorgung des Patienten, die am Tag der Operation und während der ersten 2 Tage postoperativ bei einem Patienten auszuführen sind, der sich einem Totalersatz des Kniegelenks unterzieht. Das begleitende Dokumentationsformular des Versorgungspfades dient der Dokumentation jeglicher Abweichungen vom Versorgungspfad.
Abkürzungen: GK = gesamtes Knie; BK = Bettkante; Chem-7 = Testkombination (Na^+, K^+, Cl^-, $HCO3^-$, BUN, Krea, Gluc); PCA = patientenkontrollierte Analgesie; SAQ = Kniestreckung im Liegen (*short arc quad*); OE = obere Extremität; UE = untere Extremität; TKE = totaler Kniegelenkersatz; RK = rechtes Knie; LK = linkes Knie; 3:1-Toilettenstuhl = Toilettenstuhl neben dem Bett, über der Toilette und als Duschstuhl
(Quelle: Wiedergabe mit Genehmigung des Inova Mount Vernon Hospital, Alexandria, VA)

Totaler Kniegelenkersatz, Tag der OP (Datum) ______	**Totaler Kniegelenkersatz,** 1. Tag post OP (Datum) ______	**Totaler Kniegelenkersatz,** 2. Tag post OP (Datum) ______
SCHULUNG		
___ Totaler-Gelenkersatz-Paket ausgehändigt an Pat. ___ Erlaubtes und Untersagtes nach d. OP; Übungen am Bett **Patient instruiert in/zeigt, dass er Folgendes versteht:** ___ Giebelrohr, Abhusten und Vollatmung ___ Beladung d. Knies ___ Bettmobilität, Gebrauch der Bettpfanne ___ Schmerzmanagement, PCA/CAAD	**Patient instruiert in/zeigt, dass er Folgendes versteht:** ___ Giebelrohr, Abhusten und Vollatmung ___ Wadenpumpe und Übungen des Quadrizeps/Glutäus ___ Schmerzmanagement ___ Belastung d. Knies ___ **Familienschulung angesetzt für:**	**Patient instruiert in/zeigt, dass er Folgendes versteht:** ___ Giebelrohr, Abhusten und Vollatmung ___ Schmerzmanagement ___ Erlaubtes und Untersagtes ___ Belastung d. Knies ___ Familie anwesend zur Schulung
ENTLASSUNGSPLANUNG		
___ Beteiligung der Familie bestärkt ___ Pflegepers. füllt Formular f. Entlassungsergebnisse aus	___ Plan durchgesehen mit Pat./Familie ___ Transport bei Entlassung geklärt ______ ___ Entlassungsverordnungen bestätigt	___ Häusliche Ausrüstung besprochen und bestellt ___ Pat. hält Versorgungspfad ein ___ Überweisungen ausgefüllt: ___ Einverst. m. Aufkl., ___ häusl. Pflge, ___ OP, ___ subakute Reha
SONSTIGES		
ANMERKUNGEN D. CHIRURGEN		
OP-Bericht in Verlaufsbericht	___ Untersuchung wie oben, Abweichungen notiert ___ Aufzeichnungen vom Vortag durchgesehen ___ Plan: Versorgungspfad fortsetzen	___ Untersuchung wie oben, Abweichungen notiert ___ Aufzeichnungen vom Vortag durchgesehen ___ Plan: Versorgungspfad fortsetzen

IDENTIFIKATION D. PATIENTEN		Initialen	Uhrzeit	**Totaler Kniegelenkersatz, 1. Tag post OP**		Initialen	Uhrzeit	**Totaler Kniegelenkersatz, 2. Tag post OP**		Initialen	Uhrzeit
	#RN D oder #A				#RN D oder #A				#RN D oder #A		
	#RN E				#RN E				#RN E		
	#RN N oder #P				#RN N oder #P				#RN N oder #P		
	Physiotherapeut				Physiotherapeut				Physiotherapeut		
	Beschäftigungstherapeut				Beschäftigungstherapeut				Beschäftigungstherapeut		
	Case-Manager				Case-Manager				Case-Manager		
	Arzt				Arzt				Arzt		
	Techniker				Techniker				Techniker		
	Sonstige				Sonstige				Sonstige		

Abbildung 4-10: (Fortsetzung)

Allgemeiner Plan

Knie ☐ rechts ☐ Erst-OP

Diagnose: ____________

☐ links ☐ Revision ☐ beidseits ☐ 1 Kompartiment

Größere Entlastungen: ____________

Belastungsstatus (mit Gehrahmen oder 2 Unterarmgehstützen):

☐ unbelastet ☐ 25 % ☐ 50 % ☐ volle Belastung, soweit vertragen

Schiene: ____________

Herzschrittmacher: ____________

Antikoagulation: ☐ JA ☐ NEIN

Abweichung vom allgem. Plan

☐ Ja

Siehe Abweichungsdokumentationspfad

Tag: ____________

Begleiterkrankungen: (Pers.-Nr./Initialen)

__/__ Diabetes	__/__ Hypertonie	__/__ Herzinsuffizienz	__/__ koronare Herzkrankheit
__/__ Hypothyreose	__/__ Asthma	__/__ benigne Prostatahyperplasie	__/__ chron.-obstrukt. Bronchitis
__/__ Adipositas	__/__ Koronarbypass	__/______	__/______

Tag/Uhrzeit	Tag des Versorgungspfades	Abweichung/Problem	Maßnahmen/Ergebnis	Initialen

Abbildung 4-10: (Fortsetzung)

für verschiedene Pflegepläne. Denken Sie daran, dass Pläne Studierender gewöhnlich länger, theoretischer und sehr umfassend sind, weil sie dazu dienen, deren Wissen über verschiedene Theorien und alle Details des Pflegeprozesses einzuschätzen.

▶ Übung zum kritischen Denken XI

Interventionen festlegen und sicherstellen, dass der Plan adäquat dokumentiert wird

Lesen Sie für diese Sitzung die Seiten 259 bis 273. Die Beispielantworten finden Sie ab den Seiten 421 ff.

Teil I – Interventionen festlegen

1. Worum geht es beim Einteilen von Interventionen in direkte und indirekte Interventionen? (3 Sätze oder weniger)
2. Auf welche Weise helfen die Worte «sehen», «tun», «unterweisen» und «dokumentieren» Ihnen, daran zu denken, was Sie beim Festlegen von Interventionen berücksichtigen müssen?
3. Welche zwei Fragen müssen Sie nach dem Identifizieren eines Problems stellen, um Interventionen festzulegen?
4. Erläutern Sie, wie man Risiken und Nutzen abwägt. (5 Sätze oder weniger)

Teil II – Üben des individuellen Zuschnitts von Interventionen auf der Grundlage von Problemen und Ergebnissen

Nennen Sie für jedes der hier aufgeführten Probleme und Ergebnisse einige geeignete Pflegeinterventionen, mit denen sich das Ergebnis erreichen ließe.

1. Gefahr einer Hautschädigung, b/d verordnete Bettruhe und Verlust der Sensibilität in den unteren Extremitäten
Ergebnis: Hält die Haut intakt.
Indikatoren: Fehlen von Rötung oder Reizung; tägliches Dokumentieren der Betreuung von Risikofaktoren in einem Hautprotokoll.
Nennen Sie geeignete Pflegeinterventionen:

2. Gefahr einer unwirksamen Selbstreinigungsfunktion der Atemwege, b/d operationsbedingte Thoraxschmerzen
Ergebnis: Zeigt eine effektive Selbstreinigungsfunktion der Atemwege.
Indikatoren: Hustet alle 3 Stunden effektiv ab; Lunge beidseits frei.
Nennen Sie geeignete Pflegeinterventionen:

3. Obstipation, b/d unzureichende körperliche Betätigung und inadäquate Flüssigkeits- und Ballaststoffzufuhr, a/d keinen Stuhlgang seit 4 Tagen
Ergebnis: Berichtet und zeigt, dass die Obstipation verschwunden ist.
Indikatoren: Tägliche weiche Stühle; betätigt sich 20 min pro Tag körperlich; trinkt mind. 2000 ml/d; zeigt eine adäquate Ballaststoffzufuhr.
Nennen Sie geeignete Pflegeinterventionen:

Teil III – Überwachen, um potenzielle Komplikationen zu entdecken

Nennen Sie für jedes der folgenden Probleme potenzielle Komplikationen und erstellen Sie einen Plan zur entsprechenden Überwachung. (Für diesen Abschnitt müssen Sie u. U. eine zusätzliche Ressource, wie etwa ein medizinisch-chirurgisches Lehrbuch, verwenden.)

1. Intravenöse Infusion mit 25 ml/h
Potenzielle Komplikationen:
Überwachungsplan zur Erkennung potenzieller Probleme:

2. Insulinabhängiger Diabetes
Potenzielle Komplikationen:
Überwachungsplan zur Erkennung potenzieller Probleme:

3. Foley-Katheter
Potenzielle Komplikationen:
Überwachungsplan zur Erkennung potenzieller Probleme:

Teil IV – Sicherstellen, dass der Plan adäquat dokumentiert wird

Welche vier Punkte im Plan müssen Sie überprüfen, um sicher zu sein, dass er adäquat dokumentiert wurde? (Verwenden Sie dazu die EASE-Gedächtnisstütze.)

Versuchen Sie es einmal selbst

Üben Sie das Abwägen von Risiken und Nutzen und das Entscheiden über Interventionen. Betrachten Sie die Interventionen in den folgenden Situationen und entscheiden Sie, ob Sie sie verordnen würden und ob Sie etwas tun könnten, um die Begleitrisiken auf ein Mindestmaß zu reduzieren.

1. Ihre Nachbarin ruft Sie um 22.00 Uhr an und erzählt Ihnen, ihr Neunjähriger habe Windpocken, sei allgemein reizbar und fühle sich unwohl. Sie fragt, ob Sie es für gut hielten, wenn sie ihm Children's Tylenol® [Paracetamol für Kinder, Hersteller: Johnson & Johnson; im Mai 2010 wg. angeblicher Qualitätsmängel von der FDA zurückgerufen; A. d. Ü.] gäbe.
   Was würden Sie ihr sagen? Was hätten Sie ihr gesagt, wenn es sich um Acetylsalicylsäure gehandelt hätte? Schlagen Sie die Substanzen erst nach, bevor Sie antworten.

2. Herr Hansmann ist noch schwach von seiner Bettruhe. Er gibt an, depressiv zu sein, weil er von anderen abhängig geworden sei. Inzwischen darf er allein ins Bad gehen und bittet darum, seine tägliche Körperpflege dort ohne Aufsicht durchführen zu dürfen. Sie sind besorgt, dass er im Bad ausrutschen könnte.
   Würden Sie für ihn verordnen, dass er seine Morgentoilette im Bad allein durchführen darf? Wenn ja, was würden Sie tun, um die Risiken zu minimieren?

3. Ihr Patient hat linksseitig eine Thoraxdrainage und möchte nicht auf diese Seite gedreht werden, weil es schmerzhaft ist. Obwohl seine recht Lunge noch durch einen früheren Krankheitsprozess beeinträchtigt ist, besteht er darauf, nur auf die rechte Seite gedreht zu werden.
   Würden Sie ihm erlauben, sich nur auf die rechte Seite zu drehen? Wenn ja, was würden Sie tun, um die Risiken zu minimieren?

4. Erörtern Sie mit einer Kollegin/einem Kollegen oder in einer Gruppe die Implikationen aus den Abschnitten *Stimmen* und *Zum Nachdenken* in diesem Kapitel.

NCLEX* und dieses Kapitel

- Wesentlich = Sicherheit. Wenn Sie das Wort *wesentlich* in der Frage sehen (z. B.: *Welche wesentlichen Maßnahmen müssen Sie planen?*), geht es bei der Antwort gewöhnlich um etwas, das Sie tun müssen, damit die Sicherheit des Patienten gewahrt ist.
- Gehen Sie davon aus, dass Fragen zur Überwachungsrolle (Assessmentrolle) in Bezug auf Prozeduren und die Verabreichung von Medikamenten kommen. Beispiel: *Was schätzen Sie vor, während und nach der Prozedur ein? Was schätzen Sie vor, während und nach der Verabreichung von Medikamenten ein?*
- Achten Sie auf «Zeitrahmen»-Worte, wie beispielsweise *bei der Aufnahme, vor der Entlassung, unmittelbar vor der Operation* oder *eben zurückgekehrt aus/von*: Diese Worte bestimmen die korrekte Antwort.
- Visualisieren und identifizieren Sie die Ergebnisse (Resultate) jeder Antwort: Ist dies jeweils erwünscht?
- Stellen Sie sich auf viele Fragen zum Prioritäten-Setzen (s. S. 238 ff.) und zum Delegieren von Pflege (s. Kap. 5, S. 299 ff.) ein. Fragen Sie: Wenn ich nur Eins für diesen Patienten tun kann, was könnte dies dann sein? Denken Sie daran: «Sorgen Sie dafür, dass sie atmen und ihre Sicherheit gewahrt ist.» Wenn eine Frage unklar ist, denken Sie an «Sicherheit».

Zusammenfassung/Zentrale Punkte

- Der dokumentierte Pflegeplan dient vier Hauptzwecken:
  1) Er gibt der Pflege und Dokumentation eine Ausrichtung.
  2) Er fördert Kommunikation und Kontinuität der Pflege.
  3) Er führt zu einer Dokumentation, die später zur Evaluation und Forschung sowie für rechtliche Belange dienen kann.
  4) Er liefert eine Dokumentation der Gesundheitsversorgungsbedürfnisse zu Versicherungszwecken.

* Die Autorin dankt Deanne Blach (www.deanneblach.com) und Judith Miller (www.judymillernclexreview.com) für ihre Hilfe beim Entwickeln der NCLEX-Tipps.

- Ganz gleich, ob Sie Ihren eigenen Plan erstellen oder einen Standardplan einsetzen: Sie sind verantwortlich für die Einhaltung einrichtungsinterner Verfahrensrichtlinien und Prozeduren, um sicherzustellen, dass der Plan individuell gestaltet ist.
- Die Gedächtnisstütze **EASE** hilft Ihnen, an die vier Hauptkomponenten des Pflegeplans (**E**rwartete Ergebnisse, **A**ktuelle und potenzielle Probleme, **S**pezifische Interventionen, **E**valuation/Verlaufsbericht) zu denken.
- Die Anwendung lokaler und nationaler Standards ist der Schlüssel für die Entwicklung eines sicheren, effektiven Plans. Abbildung 4-2 zeigt eine Konzept-Map für klinische Entscheidungen.
- Die Anfangsplanung beinhaltet, sich um dringende Prioritäten zu kümmern und dann die erwarteten Pflegeergebnisse festzulegen. Ergebnisse für *Probleme* besagen, was Sie beim Patienten zu beobachten erwarten, wenn die Probleme gelöst oder unter Kontrolle sind. Ergebnisse von *Interventionen* besagen, welchen Nutzen Sie bei einem Patienten nach der Durchführung einer Intervention zu beobachten erwarten. Wenn Sie beispielsweise das Tracheostoma einer Person absaugen, erwarten Sie, dass die Atemgeräusche anschließend klarer sind. Wenn Sie den Nutzen, den Sie nach der Pflege bei einem Patienten zu sehen erwarten, nicht klar identifizieren können, sollten Sie nicht intervenieren.
- Den Erfolg des Planes bestimmen Sie, indem Sie herausfinden, ob der Patient die erwarteten Ergebnisse erreicht hat. Verwenden Sie beim Abfassen von Ergebnissen messbare Verben (s. S. 247). Ergebnisse können für affektive, kognitive und psychomotorische Bereiche verfasst werden (s. Punkt 5, S. 248).
- Patientenakten müssen deutlich machen, dass sich Pflegende aller wichtigen Pflegeprioritäten bewusst sind und darauf reagieren. Manche Probleme müssen u. U. nicht im Pflegeplan dokumentiert werden, weil sie in anderen Teilen der Akte angesprochen werden. So wird beispielsweise die Pflege eines Blasenverweilkatheters in den Handbüchern einrichtungsinterner Verfahrensweisen und Prozeduren behandelt.
- Die von Ihnen benannten Interventionen müssen individuell auf den Patienten zugeschnitten sein und Folgendes zum Ziel haben:

1) Gesundheitsprobleme und -risiken entdecken, verhindern und managen, 2) optimale Funktion und Unabhängigkeit sowie optimales Wohlbefinden fördern, 3) die gewünschten Ergebnisse sicher und effizient erreichen.

- Evidenzbasierte Praxis fordert von Ihnen, die Aussagekraft der Belege zu kennen, die den Einsatz der von Ihnen gewählten Interventionen stützen.
- Sichten Sie dieses Kapitel auf wichtige Regeln, Darstellungen und Diagramme, die überall hervorgehoben werden. Vergleichen Sie dann Ihren Stand in Bezug auf die erwarteten Lernergebnisse auf Seite 230–231.

Quellen

1. American Nurses Association. (2004). *Nursing scope and standards of performance and standards of clinical practice.* Washington, DC: American Nurses Publishing.
2. Merriman, M. (2008). Pre-hospital discharge planning: Empowering elderly patients through choice. *Critical Care Nursing Quarterly, 31*(1), 52–58.
3. Campbell, G. (1997). President's note. *AACN News, 14*(8), 2.

5 Implementierung – Pflegeintervention

Kapitelübersicht

Während es im vorangehenden Kapitel darum ging, einen *anfänglichen* Pflegeplan zu erstellen, hilft Ihnen dieses Kapitel dabei, Ihre Verantwortlichkeiten bei der *Umsetzung des Plans in die Praxis* zu verstehen. Hier lernen Sie, wie man Übergabeberichte erstellt und entgegennimmt, wie man sich organisiert, Prioritäten setzt und seine Zeit optimal nutzt. Sie erkunden, welche wichtigen Themen Sie für das NCLEX und die klinische Praxis kennen müssen:

1) Wie ordnet man Pflege nach Prioritäten?
2) Wann ist es angemessen, Pflege an Dritte zu delegieren und wie lässt sich dies sicher und effektiv bewerkstelligen?

Sie studieren Ihre Rolle als PflegekoordinatorIn und erkennen, wie wichtig es ist, den Plan geistig aufgeschlossen und aktiv umzusetzen, indem Sie Reaktionen des Patienten überwachen und über Wege zur Verbesserung der Pflege nachdenken. Und schließlich lernen Sie zentrale Prinzipien, die Ihnen beim Dokumentieren in handschriftlichen wie elektronischen Dokumentationssystemen helfen.

▶ ANA-Standards mit Bezug zu diesem Kapitel [1]

Standard 5: Implementierung. Die examinierte Pflegeperson setzt denn erstellten Plan um.
Standard 5a: Die examinierte Pflegeperson koordiniert die Pflege.

Standard 5b: Die examinierte Pflegeperson wendet Strategien zur Förderung der Gesundheit und eines sicheren Umfelds an.
Standard 6: Evaluation. Die Pflegeperson evaluiert den Fortschritt in Richtung auf das Erreichen von Ergebnissen.

Übungen zum kritischen Denken

- **Übung zum kritischen Denken XII**
  Delegieren, Case-Management, klinische Versorgungspfade und Pflegebesonderheiten
- **Übung zum kritischen Denken XIII**
  Prinzipien effektiven Dokumentierens.

Lernziele

Nach der Lektüre dieses Kapitels sollten Sie in der Lage sein, …

- … zu erörtern, wie Sie sich darauf vorbereiten, einen Übergabebericht entgegenzunehmen, wenn Sie das nächste Mal in Ihr klinisches Setting kommen.
- … Strategien zu erarbeiten, um sich zu organisieren und Prioritäten zu setzen, wenn Sie das nächste Mal in Ihr klinisches Setting kommen.
- … zu erläutern, wie die Schlagworte «einschätzen», «erneut einschätzen», «überarbeiten», «dokumentieren» auf die Durchführung von Interventionen zutreffen.
- … zu beschreiben, wie Sie Risiken und Nutzen abwägen, um die Wahrscheinlichkeit eines Schadens durch eine Intervention zu senken.
- … zu erörtern, wie man «Sicherheitsnetze» erstellt, damit Patienten während der *Implementierung* sicher sind.
- … Prinzipien des Delegierens anzuwenden, wenn Sie entscheiden, wie Sie Maßnahmen an eine nichtexaminierte Hilfskraft delegieren.

- … Ihre Rolle in Bezug auf das Case-Management und Pflegebesonderheiten anzusprechen.
- … die Merkmale effektiver Dokumentationssysteme zu beschreiben.
- … unter Einhalten der internen Verfahrensrichtlinien und Prozeduren einer jeden Einrichtung, in der Sie arbeiten, effektiv zu dokumentieren.
- … zu erörtern, wie Sie das nächste Mal in Ihrem klinischen Setting einen sachlichen, strukturierten Übergabebericht geben.

Implementierung – Umsetzen des Plans in die Tat

Abbildung 5-1 zeigt, wie die *Implementierung* – das Umsetzen des Plans in die Tat – wie eine «Brücke» zwischen *Planung* und *Evaluation* (Sie planen, Sie implementieren, Sie evaluieren) wirkt.

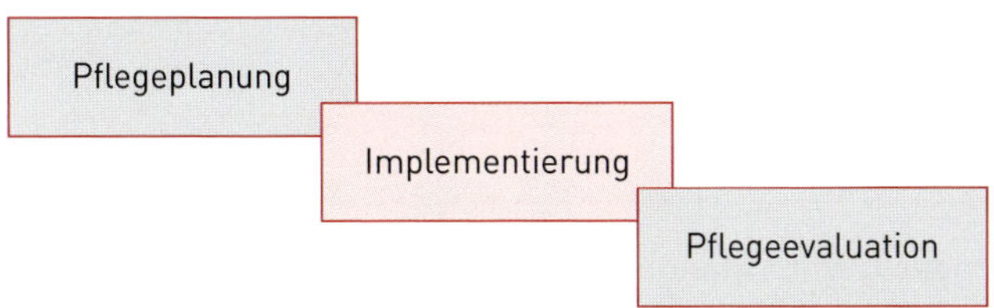

Abbildung 5-1: Implementierung als Brücke zwischen Pflegeplanung und -evaluation

Aus zwei Hauptgründen ist die *Planung* Teil der *Implementierung*:

1. Der während der *Planung* entwickelte Plan lenkt Ihr Handeln während der *Implementierung*.
2. Den Plan in die Tat umzusetzen bedeutet, sicherzustellen, dass es immer noch angemessen ist, Prioritäten zu setzen und, soweit angezeigt, die Feinabstimmung des Plans vorzunehmen. Sie setzen den Plan nicht einfach nur um, sondern Sie überwachen Patienten engmaschig, um Reaktionen auf Interventionen festzustellen.

Die *Evaluation* ist Teil der *Implementierung*, weil das Überwachen von Reaktionen bedeutet, zu evaluieren, wie Ihr Patient auf die Behandlung reagiert. Täglich müssen Sie fragen: Wie gut kommt mein Patient im Hinblick auf die insgesamt erwarteten Ergebnisse voran?

Tabelle 5-1: Maßnahmen bei der Implementierung

- Vorbereiten eines Übergabeberichts und Empfangen eines solchen
- Tägliches Setzen von Prioritäten
- Einschätzen der Angemessenheit von Interventionen und der Bereitschaft dazu
- Durchführen von Interventionen und Reassessment, um Reaktionen festzustellen
- Sofortige Umstellungen (Überarbeitungsansätze) bei Bedarf
- Anfertigen von Aufzeichnungen zur Überwachung des Fortschritts und Übermittlung der Pflege
- Durchführen der Übergabe (Übergabebericht)

In diesem Kapitel lernen Sie, wie man den Plan auf sichere, effektive und strukturierte Weise umsetzt – auf eine Weise, die die Wahrscheinlichkeit erhöht, dass die benötigten Ergebnisse erreicht und zugleich Irrtümer und andere unerwünschte Resultate verhindert werden. Der Schwerpunkt liegt auf den in **Tabelle 5-1** wiedergegebenen Aktivitäten.

▶ Regel

Ihre Fähigkeit, mit Patienten, Familien, Kolleginnen und Kollegen und anderen Fachpersonen zu kommunizieren (effektiv zuzuhören, zu sprechen und zu schreiben) unterscheidet eine kompetente, effiziente von einer nachlässigen, unprofessionellen und fehleranfälligen Pflege.

Indikatoren kritischen Denkens in Bezug auf die Implementierung

Die Implementierung ist anspruchsvoll, da sie oft erfordert, dass Sie alle fünf Schritte des Pflegeprozesses zusammensetzen, während Sie zugleich sehr rasch nachdenken, um schnell Entscheidungen zu treffen. Auf Routinebasis müssen Sie …

1. … Patienten einschätzen, um sicher zu sein, dass sich deren Zustand nicht geändert hat und Interventionen noch immer angemessen sind.
2. … erkennen, wenn sich Diagnosen oder Probleme geändert haben.

3. … Planen, bevor Sie handeln.
4. … Pflegemaßnahmen durchführen.
5. … Reaktionen sorgsam evaluieren und Ihren Ansatz revidieren, soweit angezeigt.

▶ Regel

Denken Sie an «einschätzen, erneut einschätzen, überarbeiten, dokumentieren»:

- *Schätzen* Sie Patienten *ein*, bevor Sie Pflegemaßnahmen durchführen.
- *Schätzen* Sie sie *erneut ein*, um festzustellen, wie sie nach der Durchführung von Pflegemaßnahmen reagieren.
- *Überarbeiten* Sie Ihren Ansatz, soweit angezeigt.
- *Dokumentieren* Sie Reaktionen des Patienten und jegliche Änderungen im Plan.

Auf Grund der Komplexität der *Implementierung* beziehen sich alle in den Infoboxen 1-8 bis 1-10 genannten Indikatoren kritischen Denkens auf diese Phase.

Erstellen und Empfangen eines Übergabeberichts

Bei der Implementierung besteht Ihre erste Handlung darin, Übergabeberichte zu erhalten. Sie werden so genannt, weil die Pflege von einer Pflegeperson an eine andere übergeben wird [2]. Vorbereitet zu sein und konzentriert zu bleiben ist entscheidend, um einen sachlichen und relevanten Bericht zu erhalten – einen Bericht, der Ihnen hilft, sich schon früh am Tag zu organisieren und Prioritäten zu setzen.

Vorbereiten eines Übergabeberichts

Sich auf einen Übergabebericht vorzubereiten – etwas über Patientenprobleme zu erfahren, häufige Behandlungen nachzuschlagen, Charts zu lesen und schon früh auf Station zu sein – ist der Schlüssel zur Effizienz. Allzu oft ist im Laufe des Tages keine Zeit, um Charts zu lesen und die Betreuung bei häufigen Problemen nachzuschlagen. Wenn Sie sich Zeit nehmen, um sich auf den Tag vorzubereiten, fühlen Sie sich selbstsicherer, sind kompetenter und können mit einer zeitgerechten Pflege beginnen.

Empfangen eines Übergabeberichts

Einen sachlichen, relevanten Übergabebericht zu erhalten, ist aus mehreren Gründen nicht einfach:

1. Am Ende einer Schicht und zu Beginn der nächsten gibt es oft Unterbrechungen und Ablenkungen.
2. Es gibt so viel Information aufzunehmen, dass man kaum schnell genug schreiben kann.
3. Pflegende, die Bericht erstatten, sind oft erschöpft oder kennen den Patienten so gut, dass sie vergessen, Ihnen die einzigartigen Aspekte der Pflege zu nennen, die Sie wirklich kennen müssen.

Ein Standardinstrument auszufüllen, bei dem sichergestellt ist, dass die wichtigsten Informationen von einer Betreuungsperson zur nächsten übermittelt werden, verhindert Fehler durch Auslassen. Selbst wenn Sie unterbrochen werden oder müde sind, hilft Ihnen das Instrument, sich auf die Aufgabe zu konzentrieren.

▶ Regel

Um eine effektive Kommunikation zwischen Betreuungspersonen zu fördern, wird es in vielen Fällen unbedingt erforderlich sein, dass Sie bestimmte Weitergabeverfahren für das Erstatten und den Erhalt eines Übergabeberichts einhalten. Das SBAR-Kommunikationsinstrument (s. S. 109) ist ein Beispiel für ein Übergabeinstrument. Im folgenden Kasten werden Ressourcen genannt, anhand derer Sie mehr über solche Instrumente lernen können.

▶ Erfahren Sie mehr über Übergabeinstrumente

a) Laden Sie sich unter http://www.aorn.org/PracticeResources/ToolKits/PatientHandOffToolKit/ folgende Komponenten eines Übergabeinstrumenten-Sets herunter:

- Hand-off Tool Kit Executive Summary
- Research in the Health Care Industry
- Hand-off Communication Tools Overview
- Sample Patient Hand-off Tools
- Recommendations for Perioperative Patient Hand-off
- Policy Guidance for Hand-offs
- Presentation on Standardizing Hand-offs for Patient Safety
- Perioperative Hand-off Talking Points
- Additional Hand-off Resources.

b) Erfahren Sie unter http://www.ahrq.gov/qual/teamstepps/ etwas über evidenzbasierte Strategien und Instrumente zur Verbesserung der Leistung und der Patientensicherheit.

Wenn es kein Standardinstrument gibt, das Sie für Übergabeberichte ausfüllen müssen, entwickeln Sie selbst eins, statt auf einem leeren Blatt Papier zu arbeiten. **Abbildung 5-2** zeigt ein persönliches Arbeitsblatt, das ich für mich selbst entwickelt habe, als ich auf einer Intensivstation gearbeitet habe.

Täglich Prioritäten setzen

Während der *Implementierung* Prioritäten zu setzen erfordert, dass Sie dieselben Prinzipien des Prioritätensetzens anwenden, wie sie in dem Kasten auf Seite 239 ff. angesprochen werden. Nehmen Sie sich ein paar Minuten Zeit, um sich diesen Kasten noch einmal anzuschauen.

Der folgende Abschnitt vermittelt Ihnen weitere Strategien, die Ihnen helfen, täglich Prioritäten zu setzen, wenn Sie sich um mehr als einen Patienten kümmern.

Name: Hr. Franz	Zimmer: 145
Alter: 62	Med. Diagn.: Angina
Dr. Harzer	Pflegediagn.: Aktivitätsintoleranz
Geisteszustand: i.O.	Ernährung: regulär, kein Kaffee
Atemwege: i.O.	I.v.: Heparin-Block an der Hand
Lunge: frei	Schmerzen? Seit gestern keine
Sauerstoff: 2 l pro Kanüle Herzrhythmus: regelm. – keine ventrikulären Extrasystolen	<u>Relevante Anamnese</u> Hypertonie
GI:	
UG:	<u>Spezielle Belange:</u> – Belastungstest morgen – Möchte einen Priester wg. Kommunion
Haut: i.O.	
Aktivitätseinschränkungen: nur aus dem Bett zum Stuhl	
EKG: i.O. Na i.O. Cl i.O. K 3,5 CO_2 i.O.	
Vitalzeichen: 98^4 – 72 – 22 140/90	Blutzucker: i.O.
Blutgase: i.O.	O_2-Sättigung: i.O.

Abbildung 5-2: Von der Autorin entwickeltes persönliches Arbeitsblatt aus der Zeit ihrer Tätigkeit auf einer Intensivstation. Es hatte eine zentrale Funktion bei der *Selbstorganisation* und beim Erkennen von Daten, die beim Bericht ausgelassen worden waren. So deuten beispielsweise die beiden Lücken hinter «GI» (Gastrointestinaltrakt) und «UG» (Urogenitaltrakt) auf fehlende Informationen in diesen Kategorien hin (siehe Seite 342).

Strategien – Prioritäten für mehrere Patienten setzen

1. **Machen Sie rasche Anfangsrunden** bei Ihren Patienten, auf denen Sie kurz das Gesamtbild prüfen, wie es ihnen geht. Tun Sie dies vorzugsweise, bevor Sie berichten oder sich hinsetzen, um den Pflegeplan zu studieren. **Begründung:** Dies hilft Ihnen beim Herausarbeiten von

Problemen, die Ihrer unmittelbaren Aufmerksamkeit bedürfen, und es hilft Ihnen, die aktuellen Patienten mit dem in Verbindung zu bringen, was Sie während des Berichts hören oder in Patientenakten lesen.

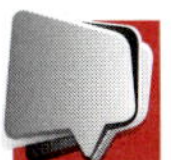

Stimmen

PflegehelferInnen und Patienten in die Übergabe einzubinden, verbessert Ergebnisse. «Ganz besonders möchte ich hervorheben, wie wichtig es ist, dass examinierte Pflegepersonen und PflegehelferInnen Übergaben *gemeinsam* durchführen. Ich habe mit etwa 160 Kliniken gearbeitet und einige Beinahe-Katastrophen gesehen. Der Übergabebericht ist der perfekte Moment für eine effektive Anfangsausrichtung und eine kooperative Planung zwischen examinierten Pflegenden und PflegehelferInnen, wobei die PflegehelferInnen, deren Schicht zu Ende geht, Patientenrufe beantworten können. In einem Bericht zwischen PflegehelferInnen sah ich, wie eine Pflegehelferin darüber sprach, dass der Patient Symptome hatte, die mir wie von einem Schlaganfall schienen. Die Pflegehelferin, deren Schicht zu Ende ging, berichtete der ankommenden Pflegehelferin, es sei nur zusätzliche Hilfe beim Umhergehen erforderlich! All dies ruft natürlich nach der Frage, welches Pflegemodell Sie anwenden [...] die Aufgaben müssen gute Prinzipien des Delegierens und der Überwachung widerspiegeln. An manchen Orten findet die Übergabe inzwischen am Bett des Patienten statt, um sicherzugehen, dass der Patient und seine Familie von Anfang an eingebunden sind.» [3]

Ruth Hansten, RN, MBA, PhD, FACHE [4]

▶ Regel

Verwenden Sie in Übereinstimmung mit nationalen Zielen der Patientensicherheit bei einem Assessment und bei der Pflege mindestens zwei singuläre Identifizierungsmerkmale, um sicher zu sein, dass Sie den richtigen Namen und den richtigen Patienten haben [5]. Fragen Sie beispielsweise die Person nach ihrem Namen und Geburtsdatum und überprüfen Sie auch das Erkennungsarmband, um sicher zu sein, dass es übereinstimmt.

2. **Verifizieren Sie sofort nach dem Übergabebericht** entscheidende Informationen, wie etwa I.v.-Infusionen, das Funktionieren von Geräten usw. **Begründung:** Informationen zu verifizieren, die Sie während des Übergabeberichts bekommen haben, verhindert Missverständnisse

und hilft Ihnen und der Pflegeperson, deren Schicht endet, Probleme zu klären, solange Sie noch beide anwesend sind.

3. **Führen Sie schnelle Prioritätenassessments durch und identifizieren Sie dringende Probleme** (d. h. solche, die eine unmittelbare Bedrohung für den Patienten darstellen, wie z. B. Thoraxschmerzen oder ein I.v.-Zugang, dessen Verbindung sich gelöst hat) und ergreifen Sie geeignete Maßnahmen (z. B., indem Sie bei Bedarf Hilfe holen). **Begründung:** Die Dinge in Bewegung zu bringen, um schwere Probleme zu korrigieren, ist wichtiger als sich Zeit zu nehmen, um alle Probleme des Patienten zu analysieren.

4. **Nennen Sie die bedeutsamen Probleme Ihres Patienten** in Bezug auf die für diesen Tag erwarteten Ergebnisse und beantworten Sie folgende Fragen:

   - Welche Probleme müssen heute gelöst werden und was geschieht, wenn ich weiter abwarte?
   - Welche Probleme müssen heute überwacht werden und was könnte geschehen, wenn ich dies nicht tue?
   - Welches sind die zentralen Probleme bzw. Probleme, die ich heute lösen muss, um die geplanten Gesamtergebnisse der Pflege zu erreichen?
   - An welchen Problemen des Patienten kann ich heute realistischerweise arbeiten?

Begründung: Sie können an einem Tag nur eine begrenzte Leistung erbringen. Diese Fragen zu beantworten hilft Ihnen beim Entscheiden, was *heute* getan werden muss.

▶ Regel

Setzen Sie Prioritäten in partnerschaftlichem Einvernehmen mit Patienten. Beginnen Sie die Pflege damit, dass Sie den Patienten und seine Familie nach deren eigenen Prioritäten für den Tag fragen, etwa indem Sie sagen: «Was ist für Sie heute das Wichtigste, bei dem ich Ihnen helfen soll?» Dies stimmt auf eine gemeinsame Zielsetzung ein. So können Sie vermeiden, Vermutungen darüber anzustellen, was für Ihre Patienten wichtig sein könnte, und Annahmen Ihrer Patienten erkennen, die beispielsweise unrealistische Erwartungen haben.

5. **Legen Sie die Interventionen fest, die durchgeführt werden müssen, um die Probleme auf Ihrer Problemliste zu verhindern, zu lösen oder zu managen.** Listen Sie diese Interventionen zusammen mit Routineaufgaben wie Baden und Mahlzeiten auf. **Begründung:** Dies hilft Ihnen, einen besseren Überblick der Aufgaben des Tages zu bekommen, was Ihnen wiederum hilft, Fragen zu beantworten, wie: Was muss zuerst getan werden? Und: Wie kann ich meine Zeit am besten nutzen? So können sie beispielsweise ein Routinebad vornehmen und gleichzeitig Probleme mit dem Coping erörtern.

6. **Entscheiden Sie, was der Patient oder Bezugspersonen selbst tun können, was Sie an Dritte delegieren können und was Sie selbst tun müssen** (Infobox 5-1 und 5-2). **Begründung:** Den Patienten und seine Familie zu ermutigen, möglichst unabhängig zu sein, hilft ihnen, ihre Pflege selbst zu übernehmen. Oft wissen der Patient und seine Familie nicht, was von ihnen an Eigeninitiative erwartet wird und was nicht. Der angemessene Einsatz einer weniger qualifizierten Hilfe erlaubt Ihnen, mehr Zeit mit der Bewältigung von Aufgaben zu verbringen, welche die fachliche Erfahrung einer examinierten Pflegeperson erfordern.

7. **Erstellen Sie ein persönliches Arbeitsblatt für die Dinge, die heute zu erledigen sind, und schauen Sie häufig darauf.** Stellen Sie dabei sicher, dass die Tagesroutine auf Station berücksichtigt wird (z. B. beim Servieren der Mahlzeiten). **Begründung:** Im Laufe des Tages erfahren Sie wahrscheinlich eine Menge Ablenkungen. Verlassen Sie sich nicht auf Ihr Gedächtnis. Zwar sollte die tägliche Stationsroutine Ihre Handlungen nicht diktieren, es ist jedoch wesentlich, sie zu berücksichtigen, wenn der Zeitplan festgelegt wird. So ist es beispielsweise frustrierend für Pflegende wie Patienten, wenn Mahlzeiten während eines Bades ankommen oder Patienten zu ungelegener Zeit zur Physiotherapie gerufen werden.

Delegieren der Pflege, nicht der Verantwortlichkeit

Da Pflegenden heutzutage oft Führungsrollen übertragen werden, besteht eine wichtige Pflegekompetenz darin, Pflege angemessen delegieren zu können. Um staatliche Examina (NCLEX) zu bestehen und ein sicherer, effektiver Kliniker zu sein, sollten Sie sicher sein, dass Sie auch mit den in

Infobox 5-1

Zentrale Punkte des Delegierens

Literaturempfehlung: Hansten, R., Jackson, M. (2009). *Clinical Delegation Skills: A Handbook for Professional Practice.* 4th Ed. Sudbury, MA: Jones and Bartlett Publishers

Definition des Delegierens: Übertragen der Autorität zur Durchführung einer ausgewählten Aufgabe in einer ausgewählten Situation an ein kompetentes Individuum unter gleichzeitigem Beibehalten der Verantwortlichkeit für Resultate

- **Denken Sie an die «fünf R» des Delegierens:**
  1. **die richtige Aufgabe** (eine, die nicht ausschließlich in den Bereich der Pflegepraxis fällt) ...
  2. **... an die richtige Person** (jemand für die Aufgabe Qualifiziertes und Kompetentes) ...
  3. **... in der richtigen Situation** (s. Infobox 5-2: *Wann ist es richtig, zu delegieren?*) ...
  4. **... mit der richtigen Kommunikation** (klar und präzise beim Beschreiben der Aufgabe, des Ziels und dessen, was Sie dokumentiert haben wollen) ...
  5. **... unter der richtigen Evaluation** (soweit angezeigt, zeitgerechte Evaluation der Reaktion des Patienten und der Leistung der durchführenden Person während und nach Abschluss der Aufgabe).
- **Delegieren Sie in vollem Bewusstsein ...**
  1. ... der Berufsordnung Ihres Bundesstaates und anwendbarer Standards, Verfahrensweisen und Prozeduren. Beispiel: Was Sie an wen delegieren dürfen, kann von Bundesstaat zu Bundesstaat und von Einrichtung zu Einrichtung variieren.
  2. ... der speziellen Arbeitsplatzbeschreibung und Kompetenzen der Person.
  3. ... der Frage, ob das erforderliche Wissen und die benötigten Fertigkeiten vorhanden sind (beim Delegieren an Patienten oder Betreuungspersonen aus der Familie).

Infobox 5-1 und 5-2 wiedergegebenen Prinzipien des Delegierens gut vertraut sind.

Infobox 5-2

Wann ist es sicher, zu delegieren?

(Quelle: R. Alfaro-LeFevre workshop handouts, © 2008)

Delegieren Sie, wenn ...	Delegieren Sie nicht, wenn ...
• ... der Patient stabil ist. • ... die Aufgabe innerhalb der Arbeitsplatzbeschreibung und der Fähigkeiten des Mitarbeiters liegt. • ... die Zeit, welche die examinierte Pflegeperson mit dem Patienten verbringt, sich nicht wesentlich verkürzt.	• ... ein komplexes Assessment, Denken und Urteilsvermögen erforderlich sind. • ... das Ergebnis der Aufgabe unvorhersehbar ist. • ... erhöhte Gefahr einer Schädigung des Patienten besteht. Beispiel: Die Blutentnahme aus einer Arterie kann schwerere Komplikationen hervorrufen als eine Venenpunktion. • ... Problemlösen und Kreativität erforderlich sind.

▶ Regel

Sie selbst **sind verantwortlich für die Ergebnisse der Pflege, die Sie delegieren [6].** Nehmen wir beispielsweise an, Sie delegieren die Pflege eines Kindes an Janna, eine Krankenpflegehelferin. Diese sagt dann der Mutter, sie möge auf das Kind aufpassen, während sie selbst zum Mittagessen gehe. Wenn die Mutter dann zur Toilette geht und dem Kind währenddessen etwas geschieht, sind Sie verantwortlich.

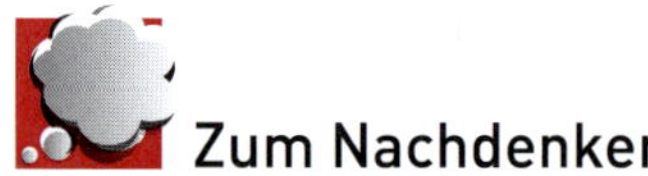

Zum Nachdenken

Überprüfen Sie die Resultate selbst, wenn Sie Pflege delegiert haben
Die Resultate der von Ihnen delegierten Pflege zu überprüfen hilft, die Sicherheit von Patienten zu wahren, schützt Sie selbst vor gesetzlicher Haftung und hält zu einer guten Pflege an: Menschen, denen Sie Pflege delegieren, erfüllen ihre Aufgabe wahrscheinlich besser, wenn sie wissen, dass Sie die *Resultate* überprüfen.

Pflege koordinieren

In nationalen Praxisstandards wird betont, dass Pflegende für das Koordinieren der Pflege während der *Implementierung* und das Dokumentieren der Pflegekoordination verantwortlich sind [1]. Als die Pflegeperson verbringen Sie am meisten Zeit mit dem Patienten, achten Sie daher darauf, welche Pflege der Patient insgesamt erhält. Denken Sie über seinen Behandlungsplan nach und wie dieser sich auf ihn auswirkt. Fordern Sie Patienten auf, Ihnen zu sagen, wenn es Dinge gibt, die sie gern anders organisiert hätten. So sollten beispielsweise Frühaufsteher eine Physiotherapie auch morgens erhalten. Dokumentieren Sie auf jeden Fall, wie sich die Pflege als Ganzes am besten im Pflegeplan koordinieren lässt.

▶ Regel

Denken Sie daran, wie wichtig es ist, vorauszudenken, beim Handeln zu denken und zu reflektieren [7, 8]. Denken Sie voraus (seien Sie proaktiv – antizipieren Sie, was geschehen könnte und wie Sie vorbereitet sein können).
Denken Sie beim Handeln (achten Sie darauf, was beim handelnden Denken in Ihrem Kopf vorgeht, während Sie Informationen sammeln und zusammensetzen).
Reflektieren Sie (denken Sie über Ihr Denken nach, um zu entscheiden, was Sie aus dem Geschehen lernen können, was Ihr Denken beeinflusst hat und was Sie das nächste Mal besser machen können. Dies erfordert gewöhnlich den Dialog mit anderen Personen oder das Führen eines Tagebuchs, um Ihre Gedanken nach außen zu tragen.)

Überwachen von Reaktionen – Assessment und Reassessment

Das Überwachen des Patientenstatus und der Reaktionen auf Pflege – Patienten vor und nach der Durchführung von Interventionen einzuschätzen und Ihren Ansatz bei Bedarf zu revidieren – ist ein entscheidender Teil der *Implementierung*. Um die Sicherheit des Patienten zu gewährleisten, müssen Sie die Reaktionen auf Interventionen engmaschig überwachen: Wie reagiert der Patient? Erhalten Sie die erwarteten Resultate? Wenn nicht, warum nicht? Ein Rezept für Katastrophen besteht darin, einen Plan blind in die Tat umzusetzen, ohne die Reaktionen des Patienten zu beobachten. Gehen Sie nicht von Annahmen aus. Machen Sie sich klar, wie wichtig es ist, aufgeschlossen einzuschätzen, wie in folgendem Beispiel geschildert.

▶ Beispiel

Zur Bedeutung eines aufgeschlossenen Assessments. Während der Übergabe sagte man Hanna, der Pflegenden in der Spätschicht: «Frau Ross ist eine schwierige Patientin, sie möchte nicht umhergehen. Als Hanna dann später zu Frau Ross ging, um ihr ihre Medikamente zu geben, fragte sie sie, was sie so müde mache. Frau Ross antwortete, sie habe seit Wochen nicht gut geschlafen, weil sie vor kurzem erfahren habe, dass ihre Tochter an Brustkrebs erkrankt sei und sie Angst habe, sie zu verlieren. Dies war eine wichtige, bislang unbekannte Information. Hanna konnte dann mit Frau Ross über deren Ängste sprechen und einen positiven Ausblick bieten, indem sie erklärte, dass ein frühzeitig erkanntes Mammakarzinom eine gute Prognose hat. Später am Abend ging Frau Ross umher und sprach darüber, wie sehr es sie dränge, nach Hause zu kommen.

▶ Regel

Nehmen Sie jede Begegnung mit einem Patienten zum, Anlass, seinen geistigen und körperlichen Zustand zu beobachten und ihn zu befähigen, für sich selbst zu sorgen (durch Unterweisen, Coaching usw.). Wenn Sie beispielsweise jemandem beim Baden helfen, schätzen Sie den Zustand seiner Haut ein, indem Sie den ganzen Körper betrachten, und beurteilen Sie seinen Geisteszustand, indem Sie therapeutische Kommunikationstechniken einsetzen. Dies ist auch eine Gelegenheit, um gute Hautpflege zu lehren.

Durchführen von Pflegeinterventionen

Die Durchführung von Interventionen beinhaltet, sie vorzubereiten, durchzuführen, die Reaktionen festzustellen und die nötigen Änderungen vorzunehmen.

In Kapitel 4 finden sich auf Seite 259 ff. und 264 Strategien zur individuellen Gestaltung von Interventionen.

In diesem Abschnitt wird besprochen, wie man Interventionen *implementiert.*

Proaktiv sein – Sicherheit, Behaglichkeit (Comfort) und Effizienz fördern

Die adäquate Vorbereitung vor einer Intervention unterscheidet eine riskante, gefährliche Pflege, die sowohl Sie selbst als auch den Patienten strapaziert, von einer effizienten, sicheren Pflege, die das Wohlbefinden fördert und Resultate bringt.

Fragen Sie sich vor einer Intervention Folgendes:

- Bin ich qualifiziert und ist die Intervention vernünftig (s. Abb. 4-2)?
- Was könnte ich benötigen?
- Was könnte schief gehen?
- Was kann ich tun, um das zu verhindern?
- Und bin ich darauf vorbereitet, um damit zurechtzukommen, wenn es eintritt?
- Ist mein Patient bereit?
- Was kann ich tun, um es zu erleichtern?
- Gibt es einrichtungsinterne Verfahrensrichtlinien und Prozeduren, die ich beachten müsste?

Implementierung und evidenzbasierte Praxis

In nationalen Praxisstandards wird die Notwendigkeit hervorgehoben, den Pflegeplan unter Anwendung evidenzbasierter Interventionen zu implementieren. Gehen Sie als eher gedanklich statt aufgabenorientierte Pflegeperson sicher, die Frage beantworten zu können: «Welche Belege sprechen dafür, dass diese Interventionen wahrscheinlich funktionieren?» In manchen Fällen werden in den einrichtungsinternen Verfahrensrichtlinien und Prozeduren mehrere Forschungsstudien zitiert, welche die geplanten Interventionen stützen. Bei anderen wissen Sie u. U. nur, dass diese Interventionen in einem zuverlässigen Text empfohlen werden. Wie dem auch sei, geben Sie sich nicht mit der Antwort: «So machen wir's immer» zufrieden. Versichern Sie sich, auch die Aussagekraft der hinter den Interventionen stehenden Belege zu verstehen.

Leitlinien – Vorbereitung auf das Handeln

- **Gehen Sie den Plan durch und prüfen Sie, ob Sie die Begründung und die Prinzipien hinter den Interventionen verstehen.** Wenn Sie die Prinzipien und die Begründung nicht kennen, wären Sie außerstande, die Prozedur bei Bedarf anzupassen. Unter Umständen erkennen Sie nicht einmal, wenn die Intervention nicht länger indiziert ist.
- **Entscheiden Sie, ob Sie kompetent und qualifiziert sind,** um die Interventionen durchzuführen. Wenn nicht, holen Sie Hilfe.
- **Finden Sie heraus, ob es relevante Prozeduren, Protokolle, Leitlinien oder Standards der Einrichtung gibt,** in denen besprochen wird, wie Sie die Interventionen durchführen sollten.
- **Schätzen Sie den aktuellen Zustand des Patienten ein** und entscheiden Sie, ob die Interventionen noch angemessen sind.
- **Sagen Sie mögliche Ergebnisse vorher.** Machen Sie sich ein Bild von dem, was Sie im Begriff sind, zu tun, und denken Sie darüber nach, was geschehen könnte, was schief gehen könnte und was Sie dann tun:
  - Wägen Sie Risiken und Nutzen ab (s. S. 267).
  - Erarbeiten Sie Wege, um Risiken einer Schädigung des Patienten oder Ihrer selbst zu senken.

- Stellen Sie fest, wie Sie Wohlbefinden fördern und Stress für den Patienten verringern können. Wenn beispielsweise zu erwarten ist, dass jemand lange Zeit sitzt, holen Sie einen bequemen Stuhl und sorgen Sie für Ablenkung.

- **Verschaffen Sie sich die erforderlichen Ressourcen** (z. B. Gerätschaften, Personal) und versichern Sie sich, genügend Zeit und eine der Durchführung der Interventionen förderliche Umgebung einzuplanen.
- **Binden Sie den Patienten und seine Bezugspersonen ein.** Erklären Sie, was getan werden wird, warum es getan wird und wie lange es dauert. Ermutigen Sie sie, Fragen zu stellen, Anregungen zu machen und Bedenken zu äußern.

▶ Regel

Fragen Sie sich vor einer Intervention: Ist mir klar, was ich tun werde, wie ich es tun werde und *warum* es bei dieser bestimmten Person angezeigt ist?

Kritisches Denken – Was tun, wenn etwas schief geht?

Selbst wenn Sie in vollem Umfang vorbereitet sind, erhalten Sie auf Ihre Interventionen u. U. nicht die gewünschte Reaktion. Lassen Sie uns betrachten, was Sie tun, wenn Sie nicht die gewünschte Reaktion erhalten, wenn das Problem keine Besserung zeigt oder wenn die Situation durch das, was Sie taten, schlimmer wurde.

Wenn Sie nicht die gewünschte Reaktion erhalten, sollten Sie dies als dringende Warnung nehmen, die Ihnen sagt: «Hier stimmt etwas nicht.» Halten Sie inne und stellen Sie sich ein paar zentrale Fragen:

1. **Habe ich die Interventionen korrekt durchgeführt?** Wenn Sie beispielsweise jemanden abgesaugt haben, der verschleimt klang, bei dem jedoch kein Schleim kam, hatten Sie dann genügend Unterdruck und haben Sie die Sonde auch in die richtige Richtung gelenkt?
2. **Ist die Diagnose korrekt oder hat sich das Problem oder seine Ursache geändert?** Nehmen wir beispielsweise an, Sie versorgen eine Frau mit Tachykardie, deren Herzfrequenz nach entsprechender Medikation

nicht erwartungsgemäß sinkt. Ihre nächste Frage sollte in etwa lauten: Könnte etwas anders die Tachykardie verursachen oder dazu beitragen? Könnten Angst, Fieber oder ein Atemproblem diese hohe Herzfrequenz verursachen?

3. **Gibt es andere Interventionen, die diese Intervention ergänzen können und damit ihre Effektivität steigern?** So würden beispielsweise eine Rückeneinreibung und ein einfühlsames Gespräch bei einer Person, die Angst hat, die Wirkung eines Anxiolytikums wahrscheinlich erhöhen.

4. **Was könnte ich übersehen haben?** Sollte ich eine zweite Meinung einholen?

5. **Wenn Sie einen Fehler machen,** ergreifen Sie sofort Schritte, um den Schaden für den Patienten auf ein Minimum zu begrenzen. Folgen Sie dann den einrichtungsinternen Verfahrensrichtlinien und Prozeduren für das Melden und Dokumentieren von Fehlern.

▶ Regel

Überwachen Sie Reaktionen des Patienten sorgsam, während Sie Pflegemaßnahmen durchführen. Wenn Sie nicht die gewünschte Reaktion erhalten, so finden Sie den Grund heraus und korrigieren Sie entsprechend, bevor Sie fortfahren.

▶ Regel

In den Zuständigkeiten des Institute of Medicine wird die Notwendigkeit zur Kooperation hervorgehoben, um dafür zu sorgen, dass Patienten sicher sind. Arbeiten Sie an der Schaffung von «Sicherheitsnetzen», die Fehler verhindern oder auf ein Minimum reduzieren. So wie sich die Spieler eines Fußballteams positionieren, um sich zu unterstützen, wenn ein gegnerischer Spieler durchbricht, sollten auch Sie auf die Möglichkeit menschlichen Versagens achten. Finden Sie auf kooperative Weise Wege, um Fehler zu verhindern, zu finden und dafür zu sorgen, dass die Patienten sicher sind.

Case-Management – klinische Versorgungspfade und Pflegebesonderheiten

Wenn Sie einen klinischen Versorgungspfad, wie den in Abbildung 4-10 gezeigten, als Richtschnur Ihrer Versorgung verwenden, so werden Ihnen dadurch täglich Prioritäten gesetzt, solange Sie nicht eine Pflegebesonderheit identifizieren. Eine Pflegebesonderheit gilt als aufgetreten, wenn ein Patient das Ergebnis nicht innerhalb des in einem Versorgungspfad gesetzten Zeitrahmens erreicht hat. Wenn es in dem klinischen Versorgungspfad beispielsweise heißt: «Am zweiten Tag nach der Operation wird der Patient drei Mal täglich aus dem Bett aufstehen und sich auf einen Stuhl setzen», es dem Patienten jedoch nicht gut genug geht, um drei Mal täglich aufzustehen, so ist dies eine Pflegebesonderheit.

Was tun Sie, wenn Sie eine Pflegebesonderheit erkennen? Pflegebesonderheiten sollten Sie zu zusätzlichen Assessments veranlassen, um festzustellen, ob die Verzögerung gerechtfertigt ist oder ob Maßnahmen ergriffen werden müssen, um die Wahrscheinlichkeit zu erhöhen, dass das Ergebnis erreicht wird.

▶ Regel

Gehen Sie bei der Anwendung klinischer Versorgungspfade oder anderer Standardpläne nie davon aus, dass Ihr Patient bereit ist, planmäßig Fortschritte zu machen: Achten Sie auf Pflegebesonderheiten. Wenn Sie eine Pflegebesonderheit erkennen, überlegen Sie, ob Sie eines eingehenden Assessments und der Behandlung wegen Kontakt zu weiteren professionellen Ressourcen aufnehmen sollten.

In **Tabelle 5-2** finden sich Beispiele für kritisches und nichtkritisches Denken bei der Anwendung klinischer Versorgungspfade.

Ethische und rechtliche Belange

Wir haben bereits angesprochen, dass Sie rechtlich und ethisch für den Schutz der Privatsphäre Ihres Patienten verantwortlich sind. Ethisch (und in manchen Fällen auch rechtlich) sind Sie für die emotionalen Ergebnisse Ihrer Interventionen ebenso verantwortlich wie für die körperlichen. In

Tabelle 5-2: Klinische Versorgungspfade sind kein Ersatz für kritisches Denken

Beispiele für kritisches Denken beim Einsatz eines klinischen Versorgungspfades	Beispiele für nichtkritisches Denken beim Einsatz eines klinischen Versorgungspfades
«Mit diesem Versorgungspfad bin ich vertraut [...] Ich frage mich, wie es diesem speziellen Patienten im Hinblick auf die für dieses Problem vorgesehene Pflege geht.»	«Ich habe einen Versorgungspfad für diesen Patienten, daher sollte es eine leichte und unkomplizierte Angelegenheit sein, da ich ja schon weiß, was die Probleme sein werden.»
«Es wird Zeit brauchen, um zu durchdenken, was genau mit diesem Patienten los ist, aber die sollte ich mir auch nehmen.»	«Ich habe absolut keine Zeit, um alles durchzugehen, was ich wirklich brauche, um diesen Patienten zu verstehen. Am besten, ich halte mich an den Versorgungspfad.»

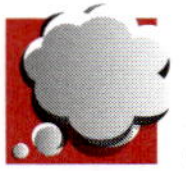

Zum Nachdenken

Evidenzbasierte Praxis stellt Annahmen zu freiheitsbeschränkenden Maßnahmen in Frage
Viele Menschen gehen davon aus, es würde agitierte Patienten vor Schaden bewahren, wenn man sie freiheitsbeschränkenden Maßnahmen unterwirft. Die Belege zeigen jedoch im Gegenteil, dass körperliche und chemische (medikamenteninduzierte) freiheitsbeschränkende Maßnahmen in Wirklichkeit Ursache schwerer Verletzungen sowie emotionaler und körperlicher Probleme sein können. [2]

Die neun Richtigen des Verabreichens von Medikamenten
Um kritisches Denken für alle an der Versorgung des Patienten Beteiligten zu fördern, folgen Sie den «neun Richtigen des Verabreichens von Medikamenten»: richtiger Patient, richtiges Medikament, richtige Dosis, richtige Verabreichungsart, richtige Begründung, richtige Häufigkeit, richtige Dokumentation sowie das Recht des Patienten, abzulehnen und in Medikamenten(einnahme) unterwiesen zu werden.

Fürsorgen ist mehr als einfach nur nett sein
Fürsorgen bedeutet mehr als einfach nur freundlich und nett zu sein. Patienten schätzen diese Art des Fürsorgens, aber was sie noch mehr wünschen, sind kenntnisreiche, kompetente Pflegende, die ihre Pflege engmaschig überwachen. Sie möchten Pflegende, die das Pflegemanagement mehrfach sorgfältig überprüfen und Fürsprache leisten, wenn etwas nicht stimmt oder sich verbessern ließe.

manchen Bundesstaaten verstößt es beispielsweise gegen das Gesetz, jemandem am Telefon mitzuteilen, dass er AIDS hat. Sie müssen es dem Betreffenden persönlich sagen und für Beratung und Unterstützung sorgen. Hier noch ein Beispiel: Nehmen wir an, bei Ihrem Patienten wird ein Tumor im Gesicht entfernt und der Standardplan sieht vor, ihm eine Broschüre mit graphischen Darstellungen der plastischen Rekonstruktion auszuhändigen. Als kluge Pflegeperson müssen Sie eine Reaktion vorhersehen, also bleiben Sie bei der Person und sorgen Sie für Unterstützung.

▶ Übung zum kritischen Denken XII

Delegieren, Case-Management, klinische Versorgungspfade und Pflegebesonderheiten

Lesen Sie für diese Sitzung die Seiten 298 bis 308. Die Beispielantworten finden Sie ab Seite 421.

1. Nehmen wir an, eine der vielen am heutigen Tage zu bewältigenden Aufgaben bestünde darin, eine 30-jährige Frau nach einer Routine-Cholezystektomie zum ersten Mal aus dem Bett aufstehen zu lassen.
   a) Würden Sie diese Aufgabe delegieren?
   b) Warum bzw. warum nicht?
2. Lesen Sie die Regel auf Seite 299.
   a) Warum ist die Pflegende verantwortlich dafür, dass das Kind wegläuft? (Ein bis zwei Sätze)
   b) Was hätte die Pflegende tun können, um die Wahrscheinlichkeit zu senken, dass es wegläuft? (Ein bis zwei Sätze)
3. Beantworten Sie jede der folgenden Fragen in drei bis fünf Sätzen.
   a) Wie schätzen Sie einen Patienten auf eine Pflegebesonderheit ein?
   b) Was würden Sie tun, wenn Sie auf eine Pflegebesonderheit stoßen, und warum würden Sie es tun?
   c) Was kann dem Patienten geschehen, wenn Sie übersehen, dass er eine Pflegebesonderheit zeigt?
   d) Was kann Ihnen selbst geschehen, wenn Sie übersehen, dass er eine Pflegebesonderheit zeigt?

Versuchen Sie es einmal selbst

Erörtern Sie mit einer Kollegin/einem Kollegen oder in einer Gruppe die Implikationen aus den Abschnitten *Stimmen* und *Zum Nachdenken* in diesem Kapitel.

Dokumentieren

Nach der Pflege sollte Ihre nächste Priorität darin bestehen, Assessments, Interventionen und Reaktionen des Patienten auf die Pflege aufzuzeichnen, und zwar aus zwei Gründen:

1. **Aufzuschreiben, was Sie beobachtet und getan haben, lässt Sie oft auch an etwas anderes denken, das Sie einschätzen oder tun müssen.** So dokumentieren Sie vielleicht gerade ein Assessment des Abdomens und sehen, dass Sie vergessen haben, zu schauen, ob die Magensonde richtig funktioniert.
2. **Solange Ihr Gedächtnis noch frisch ist, sind Sie wahrscheinlich akkurater und gründlicher.**

Der Zweck des Dokumentierens

Ihre Dokumentationen dienen hauptsächlich folgenden Zwecken, und zwar …

1. **… dem Übermitteln von Pflege** an andere Gesundheitsfachpersonen, denen es möglich sein muss, herauszufinden, was Sie taten und wie es der Person geht.
2. **… der Unterstützung Ihrer selbst und anderer beim Erkennen von Reaktionsmustern** und Veränderungen des Zustands. (Sie arbeiten Muster heraus, indem Sie die Dokumentationen über einen Zeitraum hinweg vergleichen.)
3. **… dem Sicherstellen einer evidenzbasierten Pflege.** In den meisten Dokumentationssystemen werden Sie aufgefordert, Informationen und Interventionen zu dokumentieren, die erwiesenermaßen innerhalb eines bestimmten Zeitrahmens durchgeführt werden müssen (z. B. die

Verabreichung eines Antibiotikums innerhalb einer bestimmten Zeit nach dem Anlegen der Blutkulturen).

4. **… als Grundlage für die Evaluation,** Forschung und Verbesserung der Pflegequalität.
5. **… zur Erstellung eines rechtsrelevanten Dokuments,** das einmal vor Gericht verwandt werden kann, um die Art der geleisteten Pflege zu evaluieren. Ihre Akten können Ihr bester Freund oder Ihr schlimmster Feind sein. Ihre beste Verteidigung, dass Sie etwas tatsächlich beobachtet oder getan haben, ist die Tatsache, dass Sie es notiert haben.
6. **… als Validierung** zur Kostenerstattung durch einen Versicherungsträger. Es heißt: «Wenn es nicht dokumentiert wurde, zahlen wir nicht.»

▶ Regel

In vielen Fällen bestimmen heute Standards, welche Information dokumentiert wird und wer es zu tun hat. Gehen Sie auf jeden Fall die einrichtungsinternen Verfahrensrichtlinien und Prozeduren für das Dokumentieren sowie den Abschnitt «Berichten und Dokumentieren» (s. S. 142–149) durch.

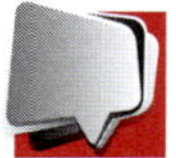

Stimmen

Wir machen Dokumentationsregeln nicht, aber wir müssen sie befolgen

«Alle mit der Diagnose Pneumonie aufgenommenen Patienten benötigen innerhalb der ersten 4 Stunden ein Antibiotikum, oder Medicare bezahlt uns nicht. Prüfen Sie das doppelt und dreifach. Wenn Ihr Patient eine Stauungsinsuffizienz hat, gehen Sie sicher, dass Sie die Entlassungsinstruktionen für ihn dokumentiert haben, selbst wenn die Stauungsinsuffizienz nur anamnestisch bekannt ist, oder wir werden nicht bezahlt!!! Ja!!! Ja!!! Die Versorgung des Patienten steht in der Pflege immer an erster Stelle. Wir müssen das Spiel halt mitmachen. Letztlich bedeutet es eine bessere Versorgung des Patienten!»

Rundschreiben auf einem Anwendungsprogramm für E-Mail-Mailinglisten für die Personalentwicklung

Verschiedene Arten des Dokumentierens

Es gibt verschiedene Arten des Dokumentierens, da sich solche Systeme fast ebenso rasch ändern, wie Sie «Computer» sagen können. Je nach der Art des Settings, in dem Sie arbeiten, verwenden Sie u. U. eine der folgenden Dokumentationsmethoden oder eine Kombination davon. Diese Methoden werden oft in elektronische Patientenakten integriert, die im letzten Punkt der folgenden Aufstellung angesprochen werden:

- **quellenorientiertes Dokumentieren:** Pflegende verwenden separate Akten aus anderen Disziplinen. Sie dokumentieren einen narrativen, chronologischen Bericht über den Tag des Patienten (**Abb. 5-3**).
- **Fokusdokumentation:** Sie verwenden Schlagworte zur Identifikation des Problems oder der Angelegenheit, die Sie in der Akte ansprechen, und wenden als Richtschnur beim Dokumentieren die Gedächtnisstütze DARA (*D*aten, *A*ktion, *R*eaktion, *A*ktion) an (**Abb. 5-4**).
- **multidisziplinäres Dokumentieren:** Alle Gesundheitsfachpersonen – Pflegende, Ärzte, Ernährungsberaterinnen etc. – machen ihre Eintragungen in derselben Akte (**Abb. 5-5**).

Datum und Uhrzeit	Probleme und Diagnosen	Pflegeassessments und Anmerkungen
8.5.09 8.00 Uhr	*Gefahr einer unwirksamen Atemwegs-clearance, b/d zähes Sekret* *Gefahr eines Flüssigkeitsdefizits, b/d geringe Flüssigkeitszufuhr*	Hustet zähen, weißen Schleim ab. Er macht es gut, muss aber daran erinnert werden, noch daran zu arbeiten. An den Lungenbasen ein paar isolierte Rasselgeräusche. Aufgefordert, Flüssigkeiten zu sich zu nehmen; Säfte trinkt er gut. Apfelsaft am Bett. ______ H. Laird, RN
10.00 Uhr		Aus dem Bett und auf dem Stuhl für 1/2 h. Sagt, er sei sehr erschöpft, hält sich aber fest auf den Beinen. Ließ große Menge an klarem, gelbem Urin. Ermöglichte ihm, vor dem Lungenfunktionstest zu ruhen. ______ H. Laird, RN
11.00 Uhr		Im Rollstuhl zu Spezialtests der Lungenfunktion ______ H. Laird, RN
12.30 Uhr		Rückkehr im Rollstuhl. Mit Unterstützung wieder ins Bett. Aß sein gesamtes Mittagessen. Sagte, er sei das erste Mal wieder hungrig gewesen. ______ H. Laird, RN

Abbildung 5-3: Beispiele für quellenorientierte, narrative Pflegeaufzeichnungen

Datum	Fokus	Verlaufsnotizen
8. 5. 7.00 Uhr	Wundpflege	D – Sagt, er habe seine Meinung hinsichtlich der häuslichen Wundpflege durch die Ehefrau geändert. Sagt, er wolle selbstständig sein und die Wundpflege selbst übernehmen. A – Aufgefordert, sich heute ein Video über Wundpflege anzuschauen. R – Bat, sich das Video nach der morgendlichen Pflege anschauen zu dürfen. A – Erhielt das Video zum Anschauen am Nachmittag. T. Patterson, RN

Abbildung 5-4: Beispiel für eine Fokusdokumentation unter Verwendung der Gedächtnisstütze DARA (*D*aten, *A*ktion, *R*eaktion, *A*ktion)

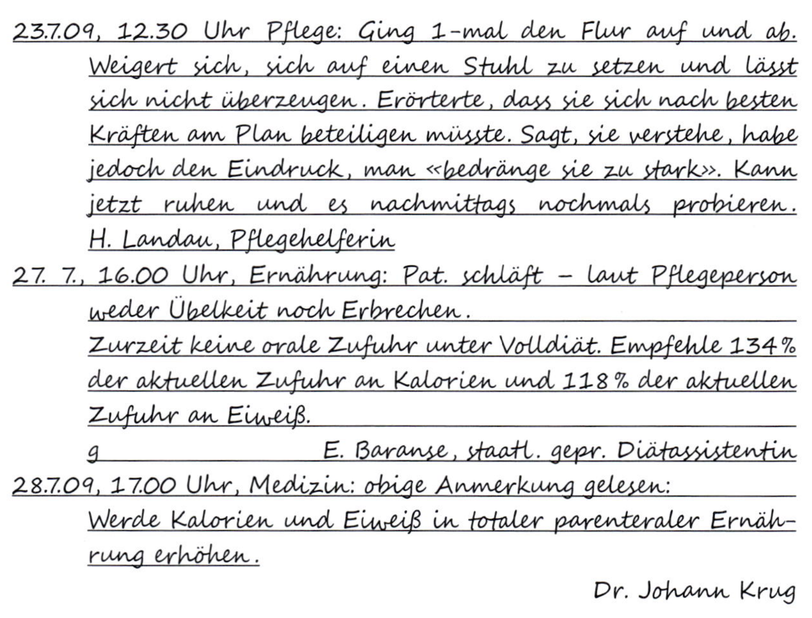

23.7.09, 12.30 Uhr Pflege: Ging 1-mal den Flur auf und ab. Weigert sich, sich auf einen Stuhl zu setzen und lässt sich nicht überzeugen. Erörterte, dass sie sich nach besten Kräften am Plan beteiligen müsste. Sagt, sie verstehe, habe jedoch den Eindruck, man «bedränge sie zu stark». Kann jetzt ruhen und es nachmittags nochmals probieren.
H. Landau, Pflegehelferin

27. 7., 16.00 Uhr, Ernährung: Pat. schläft – laut Pflegeperson weder Übelkeit noch Erbrechen.
Zurzeit keine orale Zufuhr unter Volldiät. Empfehle 134 % der aktuellen Zufuhr an Kalorien und 118 % der aktuellen Zufuhr an Eiweiß.
g E. Baranse, staatl. gepr. Diätassistentin

28.7.09, 17.00 Uhr, Medizin: obige Anmerkung gelesen:
Werde Kalorien und Eiweiß in totaler parenteraler Ernährung erhöhen.
Dr. Johann Krug

Abbildung 5-5: Beispiel für eine multidisziplinäre, handschriftliche Dokumentation

- **Dokumentation im Flussdiagramm:** Sie verwenden spezielle Bögen oder Bildschirmfelder zur Eingabe von Fokusassessments, um den Status bestimmter Zustände des Patienten nachzuverfolgen, wie in **Abbildung 5-6** gezeigt.
- **Dokumentation der Abweichungen (*charting by exception*):** Sie beziehen sich auf Stationsstandards, Verfahrensrichtlinien und Protokolle in der Patientenakte und machen narrative Notizen nur dann, wenn sich die Daten des Patienten ändern oder die Pflege von der Norm abweicht. Ein Beispiel zeigt **Abbildung 5-7.**
- **Dokumentation durch Zusatzblätter (*addendum sheet charting*):** Sie verwenden Ergänzungsakten, indem Sie für jede Art von Situation separate Blätter hinzufügen (z. B. zusammenfassende Entlassungsbögen, Schulungsbögen). Ein Beispiel zeigt **Abbildung 5-8.**

Flussdiagramm: Assessment des Abdomens*

Datum/Uhrzeit	8.8., 7.00	8.8., 19.00	9.8., 7.00	9.8., 19.00	10.8., 7.00	10.8., 19.00
Bauchumfang	120 cm	130 cm	120 cm	115 cm	110 cm	
Zeichen/ Symptome	Schmerzen bei +3 Blähung	k. V.	Schmerzen bei +2 Blähung	Schmerzen bei +2 Blähung	schmerzfrei Blähung, aber geringer	
Darmgeräusche	keine	k. V.	leichte	leichte	Aktivität ↑	
Flüssigkeit aus Magensonde	geringe Menge, grün	k. V.	k. V.	k. V.	k. V.	
Stuhlgang	keiner	k. V.	k. V.	Darmwinde	Darmwinde ↑	
Initialen d. Pflegeperson	RAL	DL	RAL	DL	RAL	

* Tragen Sie «k. V.» ein, wenn es keine Veränderung gibt.

Abbildung 5-6: Beispiel für eine Dokumentation im Flussdiagramm

Normale Assessmentparameter bei Säuglingen
Anmerkung: Im Folgenden werden normale Befunde eines Assessments von Kopf bis Fuß aufgelistet. Wenn Ihr Assessment des Säuglings Daten ergibt, die sich mit den genannten normalen Assessmentparametern decken, haken Sie das entsprechende Kästchen ab und setzen Sie Ihre Initialen daneben. Sollten die Assessmentbefunde von den genannten Normalwerten *abweichen*, setzen Sie einen Asterisk (*) in das Kästchen und Ihre Initialen daneben und erläutern Sie die Abweichung in der Pflegedokumentation. Unterschreiben Sie *erst dann*, wenn Sie jeden Bereich sorgfältig eingeschätzt und mit den normalen Parametern verglichen haben.
Kopf: Weich, eben, Fontanellen; Nähte angenähert; normales Haar; weder Infektionen noch Läuse, Läsionen, Schnittverletzungen oder Hämatome. ☐
Augen, Ohren, Nase, Rachen: Pupillen seitengleich, reagieren auf Licht und Akkommodation. Fokussiert angemessen. Reagiert angemessen auf Stimmen. Kein Ziehen an den Ohren, kein Ausfluss. Trommelfell perlmuttfarben, äußere Gehörgänge frei. Nasengänge durchgängig, ohne Ausfluss. Mund und Rachen ohne Läsionen. Feuchte, rosa Schleimhäute. Trachea mittig und Hals biegsam. Würgreflex vorhanden. Schlucken und Saugen normal. Keine Lymphadenopathie. ☐
Atmung: Frequenz altersgerecht. Atemgeräusche versikulär über die gesamte Lunge und bronchial über den Hauptbronchien, ohne Nebengeräusche. Weder Nasenflügelatmung noch Retraktionen. Kein Husten. ☐
Herz u. Kreislauf: Herzfrequenz normal, im altersgerechten Rahmen. Keine zusätzlichen Herztöne. Pulse beidseits zufriedenstellend. Keine Zyanose (Lippen und Nagelbetten). Kein Ödem, rasche kapilläre Wiederauffüllung. ☐
Haut: Warm, trocken und intakt. Turgor normal. Keine geröteten Bereiche, Exantheme, Hämatome, Läsionen, Knoten oder Abschürfungen. Feuchte, rosa Schleimhäute. ☐
Magen u. Darm: Abdomen weich und nicht schmerzempfindlich, mit Darmgeräuschen in allen vier Quadranten. Keine Hernien, verträgt Nahrung. Stuhl normal (Rhythmus, Konsistenz, Farbe). ☐
Neurologische, orthopädische und urologische Parameter siehe Seite 2. Unterschrift Pflegeperson: ____________________ Datum: ________ Uhrzeit: ______

Abbildung 5-7: Beispiel für Basis-, Ausgangspflegedaten mit normalen Assessment-Parametern für Säuglinge und Anweisungen für das Dokumentieren der Ausnahmen (*charting by exception*)

Schulungsdokumentation Antikoagulanzien

Name: Johann Roche **Alter:** 75 **Diagnose:** chronisches Vorhofflimmern

Primärer Care-Manager zuhause: er selbst **Substanz:** Warfarin

	Schulung (Datum)				Ergebnis erreicht
Anmerkung: Fordern Sie den Patienten auf, sich an die Patientenbroschüren zu halten, statt zu versuchen, alles im Gedächtnis zu behalten. Geben Sie dem Patienten am ersten Tag der Schulung ein Blankoformular dieser Seite und ein ausgefülltes Exemplar bei der Entlassung. **Erwartete Ergebnisse:** **Am 11. 7. sollten Sie in der Lage sein, ...**					
1. ... einen Ordner mit Schulungsbroschüren vorzulegen, der zum Nachschlagen dient, und benennen, wo im Haus er sich befindet.	7. 7. RA	9. 7. DL			9. 7. DL
2. ... zu erklären, warum eine Medikation mit Antikoagulanzien und die engmaschige Überwachung der Antikoagulanzien-Blutspiegel ganz entscheidend ist.	7. 7. RA	9. 7. DL			9. 7. DL
3. ... anzugeben, wann und wo Ihr erster Termin zur Blutuntersuchung (PT, INR) stattfindet.	7. 7. RA	9. 7. DL			9. 7. DL
4. ... zu beschreiben: ❒ Substanz, Wirkung und Bestimmen der Dosis ❒ Substanzen mit Einfluss auf die Dosierung (z. B. ASS, NSAR, Vit. K) ❒ Nahrungsmittel mit Einfluss auf die Dosierung, die zu meiden sind ❒ Einschätzen auf ungewöhnliche Blutungen ❒ Vermeiden von Verletzungen oder Hämatomen (z. B. Verwenden eines elektr. Rasierers) ❒ Behandeln von Schnittverletzungen und Hämatomen, um Verletzung und Blutung zu minimieren ❒ die Bedeutung, anhaltende Kopfschmerzen zu melden.	7. 7. RA	9. 7. DL			9. 7. DL
5. ... zu erklären, warum Folgendes gemeldet werden muss: ❒ ungewöhnliche Blutungen oder Hämatome ❒ Informieren jedes Arztes und Zahnarztes über die Einnahme von Antikoagulanzien	7. 7. RA	7. 7. DL			9. 7. DL
6. ... einen Patientenausweis oder ein Medaillon mit sich zu führen, worin der Medikamentenname eingetragen ist.	7. 7. RA	9. 7. DL			9. 7. DL

Anmerkungen/Verlaufsnotizen:

7. 7. – Schulung begonnen vor der Operation. Geht gut mit den Broschüren um. RA
9. 7. – Wartet auf seinen Patientenausweis. DL

Unterschrift d. Patienten: ________

Unterschrift d. für die Entlassung verantwortlichen Pflegeperson: ________

Abbildung 5-8: Dokumentation durch Zusatzblätter (*addendum sheet charting*), hier am Beispiel der Patientenschulung

- **Elektronische Patientenakten:** Sie dokumentieren direkt im Computer und haben gewöhnlich Felder für obligate Eingaben, die Sie ausfüllen müssen. Ziel der elektronischen Patientenakte ist, Informationen leicht zu dokumentieren und wieder abzurufen. Der Einsatz der elektronischen Patientenakte ist noch in der Entwicklung, die sich an verschiedenen Orten in unterschiedlichen Stadien befindet. Sie können davon ausgehen, dass die elektronische Patientenakte an Gewicht gewinnt, da sie sich zu Dokumentationen entwickelt, die auf der Grundlage von Standards entstehen [10]. Diese Standards werden für eine stromlinienförmige, evidenzbasierte Pflege sorgen.

Welche Dokumentationsmethode auch immer Sie verwenden, das Ziel ist dasselbe, nämlich eine Dokumentation mit folgenden Eigenschaften zu führen:

- akkurat, sachlich und vollständig
- strukturiert und standardisiert
- zeitgerecht und leicht zugänglich (das heißt, es sollte Ihnen leicht fallen, zeitgerecht zu dokumentieren, und für andere leicht sein, die benötigte Information zu finden).

Prinzipien effektiven Dokumentierens

Da Sie wahrscheinlich mit einem breiten Spektrum von Dokumentationsmethoden arbeiten – von handschriftlichen Verfahren bis zur elektronischen Akte – ist es wichtig für Sie, universelle Prinzipien effektiven Dokumentierens zu erlernen.

Die Anwendung folgender Prinzipien wird Ihnen helfen, sich von einer Dokumentationsmethode auf eine andere umzustellen. Sie wird Ihnen auch helfen, Fragen zur Dokumentation im NCLEX zu beantworten.

1. **Wenn andere Ihre Dokumentation lesen, sollten sie darin Folgendes vorfinden:**
   - **Erstassessment und Folgeassessments:** Was haben Sie beobachtet, als Sie dem Patienten das erste Mal begegnet sind, und was haben Sie bei den nachfolgenden Begegnungen beobachtet (besonders vor und nach Interventionen)?
   - **Status von Patientenproblemen:** Welche Zeichen und Symptome hat der Patient zurzeit?

- **Interventionen und Pflege:** Was taten Sie, um die Bedürfnisse des Patienten zu erfüllen?
- **Reaktionen des Patienten (Pflegeergebnisse):** Welche Resultate haben Sie beobachtet?
- **besondere Beachtung der Sicherheit oder unerwünschter Ergebnisse:** Was taten Sie, um die Sicherheit des Patienten zu gewährleisten? Was taten Sie, wenn der Patient nicht in gewünschter Weise reagierte?
- **die Fähigkeit der Person, nach der Entlassung mit dem Pflegebedarf zurechtzukommen:** Was haben Sie beobachtet und getan, damit der Patient mit seiner eigenen Pflege wahrscheinlich zurechtkommen kann?

2. **Effektive Dokumentationssysteme sollten …**
   - **… auf die Arten von Problemen zugeschnitten sein,** die in der Patientenpopulation der Einrichtung häufig vorkommen. Sie sollten Pflegende dazu bringen, zentrale Pflegeaspekte zu dokumentieren.
   - **… die Anwendung des Pflegeprozesses widerspiegeln und rechtlich solide sein.**
   - **… doppeltes Dokumentieren unterbinden,** d. h. verhindern, dass an zwei verschiedenen Orten dasselbe dokumentiert wird.
   - **… die Qualität von Patientenakten steigern** und zugleich die mit Dokumentieren verbrachte Zeit verkürzen.
   - **… so konzipiert sein, dass zentrale Patienteninformationen (z. B. Assessments und Interventionen) leicht abrufbar sind** und damit die Kommunikation, Evaluation, Forschung und Qualitätsverbesserung fördern.

Weitere Leitlinien für das Dokumentieren finden sich in Kapitel 2 (s. S. 142–149).

Effektiv dokumentieren lernen

Effektiv zu dokumentieren erfordert Wissen, Erfahrung und die Anwendung von Prinzipien effektiven Dokumentierens. Je besser Sie in der Lage sind, Assessments durchzuführen und zwischen normalen und abnormen Befunden zu unterscheiden, desto mehr verbessert sich auch Ihr Dokumentieren. Außerdem ist es wichtig, zwei Dinge zu tun:

1. Üben Sie die jeweilige Art des Dokumentierens, die Sie verwenden werden, bevor Sie sich ins klinische Setting begeben.
2. Lesen Sie Dokumentationen, um aus realen Situationen zu lernen. Stellen Sie sich dabei Fragen wie: Welches sind die Diagnosen? Wo sind die Belege dafür, dass die Diagnosen existieren? Was wird getan, um sie zu behandeln? Und wie reagiert die Person?

Leitlinien – Dokumentieren während der Implementierung

- **Um Auslassungen und Veränderungen des Patientenstatus zu erkennen,** dokumentieren Sie möglichst frühzeitig.
- **Denken Sie darüber nach, was Sie dokumentieren,** indem Sie Fragen stellen wie: Habe ich etwas übersehen? Und: Wie lässt sich das von mir Dokumentierte mit dem vergleichen, was vor mir dokumentiert wurde? Dies hilft Ihnen, Veränderungen des Zustands schon frühzeitig zu erkennen.
- **Dokumentieren Sie wichtige Maßnahmen sofort,** um sicher zu sein, dass Dritte wissen, dass die Maßnahme abgeschlossen wurde.
- **Dokumentieren Sie jede Abweichung von der Norm** (z. B. Anomalien der Atmung, des Kreislaufs, des Geisteszustands und des Verhaltens) sowie jede entsprechend getroffene Maßnahme (z. B. ob Sie die Anomalie gemeldet oder auf irgendeine Weise interveniert haben).
- **Seien Sie präzise.** Ihre Notizen sollten eine Beschreibung und zeitliche Reihenfolge des Ablaufs der Ereignisse liefern und dabei die Fragen des Was, Wann, Wie und Wo beantworten.
- **Konzentrieren Sie sich auf bedeutsame Probleme oder Ereignisse, die vermitteln, was heute *anders* ist** an der Person. Dokumentieren Sie

beispielsweise *«ging ohne Unterstützung ins Bad»* nur dann, wenn es ungewöhnlich ist.

- **Halten Sie sich an die Fakten.** Vermeiden Sie eine vorurteilsgeladene Sprache.

Beispiel

Richtig: «Schreit: ‹Bleibt mir besser alle vom Leib oder ich schlage jemanden›.»
Falsch: «wütend und aggressiv».

- **Seien Sie spezifisch.** Verwenden Sie keine vagen Begriffe.

Beispiel

Richtig: «Der Verband am Abdomen zeigt einen Bereich mit hellrosa Sekret von etwa 15 cm Durchmesser.»
Falsch: «Habe geringe Menge Sekret am Bauchverband festgestellt.»

- **Seien Sie knapp und dennoch deskriptiv.** Sie müssen keine vollständigen Sätze schreiben. Verwenden Sie Adjektive und genehmigte Abkürzungen, um ein gutes Bild der Tätigkeiten und Beobachtungen zu liefern, wie z. B.: «Aus dem Bett auf den Stuhl für ½ h – klagt über leichten Schwindel im Stehen, bewegte sich aber gut.

Regel

Schauen Sie sich die Listen mit den nicht zu verwendenden Worten und Abkürzungen an und verwenden Sie nur genehmigte Abkürzungen.

- **Unterzeichnen Sie stets auf die gleiche Weise mit Ihrem Namen,** indem Sie unter jeden Ihrer Einträge Ihren ersten Vornamen, den Nachnamen und die Berufsbezeichnung setzen (z. B.: R. Alfaro-LeFevre, RN).

- **Wenn Sie vergessen, etwas zu dokumentieren, holen Sie es baldmöglichst nach** und halten Sie dabei die Prozeduren für Nachträge ein.

▶ Beispiel

»17. 5., 15.00 Uhr, Nachtrag: Stuhl war positiv für Blut um 10.00 Uhr heute Morgen. Dr. Eyler verständigt. *R. Alfaro-LeFevre, RN.*»

- **Wenn Sie bei der Dokumentation einen Fehler machen, korrigieren Sie ihn entsprechend den Verfahrensrichtlinien der Einrichtung.** Verbergen Sie einen Fehler nicht. Streichen Sie ihn vielmehr durch, markieren Sie ihn als Fehler und setzen Sie Ihre Initialen daneben, um zu zeigen, dass es sich um einen Fehler handelt.

▶ Beispiel

»17. 5., 15.00 Uhr: ~~Ging zum Röntgen.~~ Fehler, *RAL*

- **Dokumentieren Sie die Weigerung, den verordneten Therapieplan einzuhalten,** ebenso wie die Ablehnung der von Ihnen ergriffenen Maßnahmen. Beispiel: «Weigert sich, zur Physiotherapie zu gehen. Sagt: «Die nützt ja doch nichts.» Dr. Franz und Ricarda Habermann in der Physiotherapie benachrichtigt.

Gedächtnisstützen für das Dokumentieren

Folgende Gedächtnisstützen können Ihnen helfen, an einige häufige Vorgehensweisen beim Dokumentieren narrativer Notizen zu denken.

AIRA (Assessment, Intervention, Reaktion, Aktion). Dokumentieren Sie die von Ihnen beobachteten Assessmentdaten, die durchgeführten Interventionen, die Reaktion des Patienten auf die Interventionen und jede Maßnahme, die Sie auf der Grundlage der Reaktion ergriffen haben.

DARA (Daten, Aktion, Reaktion, Aktion). Dieses Akronym hat dieselbe Bedeutung wie das vorangehende.

SOAP, SOAPIE (*s*ubjektive Daten, *o*bjektive Daten, *A*nalyse, *P*lan; die vorigen plus *I*ntervention, *E*valuation. Dokumentieren Sie die subjektiven und objektiven Daten, die Sie erhoben haben, Ihre Analyse dessen, worauf die Daten hindeuten (Ihre Schlussfolgerung) und den Plan. Bei SOAPIE fügen Sie außerdem Ihre Intervention(en) und die Evaluation (Patientenreaktion) nach der bzw. den Intervention(en) hinzu. Siehe das Beispiel auf Seite 273.

▶ Übung zum kritischen Denken XIII

Dokumentieren

Lesen Sie für diese Sitzung die Seiten 311 bis 321. Die Beispielantworten finden Sie ab Seite 421.

1. Nennen Sie die sechs wichtigsten Zwecke des Dokumentierens.
2. Nennen Sie zwei Gründe, warum Sie im Anschluss an die Pflege möglichst bald dokumentieren sollten.
3. Nehmen Sie ein Blatt Papier und schreiben Sie eine Notiz, in der unter Verwendung der Gedächtnisstütze AIRA folgende Ereignisse dokumentiert werden:
   Eine Patientin ruft Sie in ihr Zimmer und sagt Ihnen, sie habe das Gefühl, an Schleim zu ersticken, fürchtet sich wegen der Schmerzen an der Operationswunde jedoch, zu husten. Sie verhelfen ihr zu einer besseren Position im Bett und zeigen ihr dann, wie man die Operationswunde mit dem Kissen abstützt. Sie hustet einen grauen Schleimpfropf ab und dankt Ihnen für Ihre Hilfe. Sie auskultieren ihre Lunge, die frei erscheint. Sie betonen, wie wichtig es ist, Schmerzen anzugeben, um sie behandeln und ihre Fähigkeit, abzuhusten, unterstützen zu können.
4. Was ist falsch an den folgenden beiden Auszügen aus Pflegedokumentationen?
   a) 8. 5., Patient ist schwierig und unkooperativ. R. Alfaro-LeFevre, RN
   b) 8. 5., Patient scheint verwirrt. R. Alfaro-LeFevre, RN.

5. Nehmen wir an, Sie hätten die nachstehende Pflegenotiz in die falsche Akte eingetragen. Korrigieren Sie sie unter Verwendung einer akzeptierten Methode für das Korrigieren von Dokumentationsfehlern:
   8. 5., hellgrüne Flüssigkeit aus Magensonde.

Berichten (Übergabebericht bei Schichtwechsel)

Wie bei Übergabeberichten die Sie entgegennehmen, sollten auch Ihre eigenen Berichte akkurat, sachlich und strukturiert sein. Was Sie sagen und wie Sie es sagen kann in der Qualität der Pflege, die Ihr Patient erhält, einen großen Unterschied ausmachen.

Folgende Leitlinien sollen Ihnen helfen, gute Berichtsgewohnheiten anzunehmen.

Leitlinien – Erstellen eines Übergabeberichts

- **Folgen Sie einrichtungsinternen Verfahrensrichtlinien und Prozeduren und wenden Sie für Ihren Übergabebericht dieselben Regeln an wie für die Entgegennahme eines Übergabeberichts.** Schauen Sie sich den Abschnitt *Erstellen und Empfangen eines Übergabeberichts* (s. S. 291–293) noch einmal an.
- **Seien Sie spezifisch.** Verwenden Sie keine vagen Begriffe.

▶ Beispiel

Richtig: «Die Atemfrequenz von Frau Martin ist auf 32/min gestiegen. Ihre Herzfrequenz beträgt 122/min und ihre Körpertemperatur 38,3 °C.»

Falsch: «Frau Martin scheint Atembeschwerden zu haben.»

Richtig: «Ich gab Frau Martin wegen Schmerzen an der Operationswunde um 17.10 Uhr 8 mg Morphin i. m.»

Falsch: «Etwa um 17.00 Uhr gab ich Frau Martin ein Schmerzmittel.»

- **Wenn Sie eine Schlussfolgerung ziehen, sichern Sie sie durch Belege ab** (z. B.: «Scheint wegen ihres Ehemannes verärgert – weint und sagt, er würde sie nicht unterstützen»).
- **Beschreiben Sie den Zustand aller invasiven Zugänge** (z. B. I. v.-Zugänge, Blasenverweilkatheter, Magensonde).
- **Betonen Sie abnorme Befunde** (z. B. Rasseln in der Lunge, abnorme Vitalzeichen) und Abweichungen von Routinen (z. B.: «Dieser Patient erhält vor der Operation keine Medikamente»).

Den Plan aktuell halten und Ihren Tag evaluieren

Auch wenn im nächsten Kapitel spezifische Leitlinien für die Evaluation beschrieben werden, ist es wichtig, schon an dieser Stelle darauf hinzuweisen, dass Sie während der Implementierung darüber nachdenken sollten, wie die Dinge laufen, den Fortgang überwachen und den Plan bei Bedarf aktualisieren. Nehmen Sie sich Zeit, um darüber nachzudenken, wie Ihr Tag verlaufen ist, wie Sie Stress abbauen und Ihre Effizienz verbessern können. Denken Sie dabei an folgende Standards (s. Kasten).

▶ Professionelle Leistungsstandards der ANA zur Evaluation der Pflege und der persönlichen Leistung [1]

Pflegequalität: Die Pflegeperson evaluiert systematisch die Qualität und Effektivität der Pflegepraxis.

Einschätzung der Leistung: Die Pflegeperson evaluiert ihre eigene Pflegepraxis im Hinblick auf professionelle Praxisstandards sowie relevante Statuten und Regularien.

Infobox 5-3 enthält die Art von Fragen, die Sie täglich stellen sollten, um sicher zu gehen, dass der Pflegeplan auf dem neuesten Stand gehalten wird. In Infobox 5-4 werden Fragen genannt, die Sie sich zur Evaluation Ihres Arbeitstages selbst stellen sollten.

Infobox 5-3

Feststellen, ob der Pflegeplan aktuell ist

- Zeigt Ihr Patient noch immer das im Plan ausgewiesene Problem?
- Hat Ihr Patient Probleme, die *nicht* im Pflegeplan genannt werden, aber den Fortschritt in Richtung auf das Erreichen des Ergebnisses hemmen können?
- Sind die erwarteten Ergebnisse noch realistisch?
- Sind die Interventionen noch relevant?

Infobox 5-4

Evaluieren Ihres Arbeitstages

Fragen Sie sich:

- Wie ist der Tag im Allgemeinen verlaufen?
- Habe ich alles geschafft, was ich hätte schaffen sollen?
- Habe ich herausgefunden, was ich noch lernen muss?
- Sollte ich Informationen nachschlagen oder mir Rat bei einer erfahreneren Pflegeperson holen?
- Habe ich mich gut organisiert und meine Prioritäten gut setzen können?
- Welche Faktoren beeinflussen, wie ich Prioritäten setze und meinen Tag strukturiere?
- Wie viel Zeit bringe ich mit interdisziplinären Pflegeinterventionen zu?
- Wie viel Zeit bringe ich mit unabhängigen Pflegeinterventionen zu?
- Könnte ich mehr tun?
- Versuche ich, zu viel zu tun?
- Verhalte ich mich kollegial?
- War ich klar und spezifisch beim Delegieren von Maßnahmen und in der Kommunikation mit Dritten?
- Beziehe ich Patienten und deren Familien als Partner in die Pflege ein?
- Wie würden mich meine Patienten in Bezug auf die Erfüllung ihrer speziellen Bedürfnisse evaluieren?
- Was sollte ich morgen ändern?

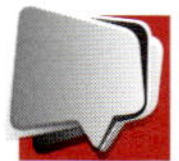

Stimmen

«Wenn ich unter Stress stehe, beherzige ich den Rat von Flugbegleiterinnen: Setzen Sie die Sauerstoffmaske zuerst sich selbst auf.»

Randy Pausch, Autor von The Last Lecture

Man kann nicht mehr als arbeiten

«Zu viele von uns brennen aus in dem Versuch, alles zu schaffen. Ich weiß, dass ich ‹all die Kleinigkeiten›, die ich gerne täte, nicht tun kann. Auf meinem Heimweg von der Arbeit ermahne ich mich selbst: ‹Gib Dein Bestes und mach Dir um den Rest keine Sorgen›.»

Jeanne Regn, RN, Staff Nurse (pers. Mitt., 2008)

NCLEX* und dieses Kapitel

- Erwarten Sie Fragen mit Fallszenarien zum Delegieren (Was sollten Sie delegieren, an wen und wann?) sowie zum Prioritätensetzen (Was sollten Sie *als Erstes* tun?). Zum Setzen von Prioritäten siehe Seite 238–240. Zum Delegieren siehe Seite 298–299.
- Wenn Ihnen Fragen zur Durchführung von Interventionen gestellt werden, denken Sie an «Assessment, Reassessment, Revision, Dokumentation», wie in der Regel auf Seite 240–242 und 301 ff. beschrieben.
- Gehen Sie davon aus, dass pharmakologische Fragen kommen, in denen die Rechte des Patienten hinsichtlich der Verabreichung von Arzneimitteln angesprochen werden (s. *Zum Nachdenken*, S. 307).
- Denken Sie an die Sicherheitsstandards für Patienten auf Seite 302 ff.
- Um Fragen hinsichtlich dessen, was Sie in der Patientenakte dokumentieren sollten, zu beantworten, schauen Sie sich die Gedächtnisstützen auf Seite 320 an und wenden Sie die auf Seite 316–317 beschriebenen Prinzipien effektiven Dokumentierens an.

* Die Autorin dankt Deanne Blach (www.deanneblach.com) und Judith Miller (www.judymillernclexreview.com) für ihre Hilfe beim Entwickeln der NCLEX-Tipps.

Zusammenfassung/Zentrale Punkte

- Während es im letzten Kapitel hauptsächlich darum ging, einen Ausgangspflegeplan zu erstellen und zu dokumentieren, handelt dieses Kapitel davon, den Plan *in die Tat umzusetzen.* Abbildung 5-1 zeigt, wie die *Implementierung* als Brücke zwischen *Planung* und *Evaluation* dient.
- Die *Implementierung* erfordert, dass Sie den Plan aktiv und aufgeschlossen umsetzen und dabei ständig sowohl die Reaktionen des Patienten als auch Ihre eigene Leistung einschätzen und wieder neu einschätzen.
- Menschliche Reaktionen sind unvorhersehbar. Überwachen Sie sie sorgfältig – seien Sie flexibel und ändern Sie Vorgehensweisen bei Bedarf zeitgerecht. Dokumentieren Sie Ihre Änderungen in der Patientenakte und im Pflegeplan.
- Versichern Sie sich, dass Sie wissen, wie man effektiv delegiert (s. S. 298 ff.).
- Der Schlüssel der Implementierung liegt darin, zu wissen, wie man täglich Prioritäten setzt und positive Beziehungen zu Patienten, Familien und KollegInnen aufbaut.
- Mit Praxis und Erfahrung lernt man auch effektives Dokumentieren. Halten Sie *stets* die einrichtungsinternen Verfahrensrichtlinien und Prozeduren für das Kommunizieren von Pflege (Dokumentieren und Übergabeberichte) ein.
- Vermeiden Sie das Dumping-Syndrom, d. h. das Abladen von Daten in einem Computer, wo sie dann vergessen werden. Solange Sie nicht darüber nachdenken, was Sie dokumentieren, denken Sie nicht kritisch. Arbeiten Sie Muster heraus, betrachten Sie Dinge aus höherer Warte und finden Sie heraus, was Sie übersehen haben könnten.
- Ein wichtiger Teil der *Implementierung* besteht darin, zu evaluieren, wie Ihr Tag verlief, und festzustellen, auf welchen Wegen Sie strukturierter und weniger gestresst sein können.
- Sichten Sie dieses Kapitel auf wichtige Regeln, Darstellungen und Diagramme, die überall hervorgehoben werden. Vergleichen Sie dann Ihren Stand in Bezug auf die erwarteten Lernziele und -ergebnisse auf Seite 288–289.

Quellen

1. American Nurses Association. (2004). *Nursing scope and standards of performance and standards of clinical practice.* Washington, DC: American Nurses Publishing.
2. Haig, K., Sutton, S., & Whittington, J. (2006). SBAR: A shared mental model for improving communication between clinicians. *Journal of Quality and Patient Safety, 32*(3), 167–175. Retrieved April 22, 2008, from http://www.jcipatientsafety.org/fpdf/psp/SBAR.pdf
3. Caruso, E. (2007).The evolution of nurse-to-nurse bedside report on a medical-surgical cardiology unit. *MEDSURG Nursing, 16*(1), 18–22.
4. Hansten, R. (2008). Listserv posting.
5. The Joint Commission. (2008). *National safety goals.* Retrieved April 18, 2008, from http://www.jointcommission.org/PatientSafety/NationalPatientSafetyGoals/08_hap_npsgs.htm
6. Hansten, R., & Jackson, M. (in press). *Clinical delegation skills: A handbook for professional practice* (4th ed.). Sudbury, MA: Jones and Bartlett Publishers.
7. Alfaro-LeFevre, R. (2008). *Critical thinking indicators: Evidence-based version.* Retrieved April 26, 2008, from http://www.alfaroteachsmart.com/cti.htm
8. Alfaro-LeFevre, R. (2009). *Critical thinking and clinical judgment: A practical approach to outcome-focused thinking* (4th ed.). Philadelphia: Saunders-Elsevier.
9. MSN Group. (n.d.). *Side effects: Restraint and seclusion* [Web page]. Retrieved April 26, 2008, from http://groups.msn.com/SIDEEFFECTS/restraint.msnw
10. Yellowlees, P., Marks, S., Hogarth, M., & Turner, S. Standards-based, open-source electronic health record systems: A desirable future for the U.S. health industry. *Telemedicine and e-Health, 14*(3), 284–288.

6 Pflegeevaluation

Kapitelübersicht

Während es in Kapitel 5 darum ging, wie wichtig eine *fortlaufende Evaluation* während der *Implementierung* (Assessment und Reassessment von Patienten zur Überwachung von Erstreaktionen auf Pflege) ist, lernen Sie an dieser Stelle, wie Sie eine umfassende Evaluation durchführen, die Ihnen hilft, zu entscheiden, ob der Patient entlassen werden kann. Außerdem erkunden Sie Ihre Verantwortlichkeiten hinsichtlich der Teilnahme an Studien zur Qualitätsverbesserung und zur evidenzbasierten Praxis, wie sie in den Kernkompetenzen des Institute of Medicine (IOM) angesprochen werden. Und schließlich bekommen Sie Einblicke in die Bedeutung der Qualitätsverbesserung durch Untersuchen von Ergebnissen (Resultaten), Prozessen (Wegen zu den Resultaten) und Strukturen (Settings, Umfelder), in denen Sie Ergebnisse erzielen.

▸ ANA-Standards mit Bezug zu diesem Kapitel [1]

Standard 7: Evaluation. Die examinierte Pflegeperson evaluiert den Fortschritt in Richtung auf das Erreichen des Ziels.

Übungen zum kritischen Denken

- **Übung zum kritischen Denken XIV**
  Festlegen, wie das Ziel erreicht wird; Identifizieren von Variablen mit Einfluss auf die Zielerreichung und Entscheiden, ob der Patient entlassen wird
- **Übung zum kritischen Denken XV**
  Qualitätsverbesserung und Fehlerprävention.

Lernziele

Nach der Lektüre dieses Kapitels sollten Sie in der Lage sein, …

- … festzustellen, wo Ihre Patienten im Hinblick auf die Zielerreichung stehen.
- … die Schritte der umfassenden Evaluation eines individuellen Pflegeplans zu beschreiben.
- … ihre Patienten zu evaluieren, um zu entscheiden, ob sie entlassen werden können, ob Sie fortfahren oder ob Sie den Plan überarbeiten müssen.
- … die Beziehung zwischen Patientenergebnissen und der Art, in der Gesundheitssysteme interagieren, zu erörtern.
- … zu erklären, warum es wichtig ist, alle drei Arten von Evaluationsstudien – Ergebnis-, Prozess- und Strukturstudien – zu betreiben, um die Pflegequalität zu verbessern.
- … die vier Hauptverantwortlichkeiten in Bezug auf die Qualitätsverbesserung zu beschreiben.
- … Wege zu benennen, wie man Fehler verhindern und die Zufriedenheit der KonsumentInnen fördern kann.
- … an Forschungsstudien und Studien zur evidenzbasierten Praxis teilzunehmen, um die Pflegequalität zu verbessern.

Kritische Evaluation als Schlüssel zu Spitzenleistungen in der Pflege

Die kritische Evaluation – das sorgsame, bewusste Würdigen verschiedener Aspekte der Pflege des Patienten – ist der Schlüssel für Spitzenleistungen in der Pflege. Sie trennt Pflegepraktiken, die dazu verurteilt sind, Fehler zu wiederholen, von Pflegepraktiken, die sicher und effizient sind und sich stetig verbessern. Meist werden Sie am Evaluieren eines individuellen Pflegeplans beteiligt sein. Unter Umständen werden Sie aber auch aufgefordert, bei einer anderen Art der Evaluation – der Qualitätsverbesserung – mitzuwirken. Ziel von Studien zur Qualitätsverbessrung ist, Patientengruppen oder bestimmte Pflegeaspekte zu evaluieren, um die Qualität der Pflege für alle zu verbessern. In diesem Kapitel wird als Erstes betrachtet, wie man einen individuellen Pflegeplan evaluiert, dann wird erörtert, was Sie aus der Sicht der Qualitätsverbesserung wissen müssen.

Die Evaluation und die übrigen Schritte im Pflegeprozess

Die Evaluation beinhaltet, alle übrigen Schritte des Pflegeprozesses zu untersuchen, wie in **Abbildung 6-1** dargestellt. In der folgenden Regel geht es um die wichtigste Beziehung zwischen Evaluation und Planung.

▶ Regel

Angenommen, Ihre Diagnosen seien akkurat und die von Ihnen entwickelten Ergebnisse seien angemessen, so lautet die ultimative Frage, die bei der *Evaluation* zu beantworten ist: Hat der Patient die bei der Planung festgelegten Ergebnisse erreicht?

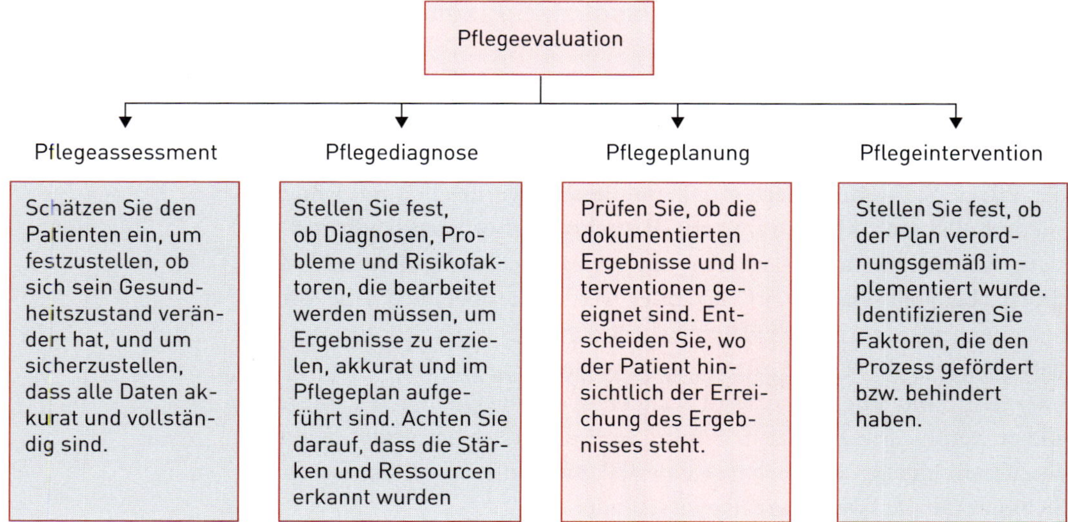

Abbildung 6-1: Beziehung zwischen der Evaluation und den übrigen Schritten des Pflegeprozesses

Evaluieren eines individuellen Pflegeplans

In Zusammenhang mit dem Evaluieren eines individuellen Pflegeplans beinhaltet die Evaluation Folgendes:

- feststellen, ob das Ergebnis erreicht wurde
- identifizieren von Variablen (Faktoren), die das Erreichen des Ergebnisses beeinträchtigen
- entscheiden, ob der Patient entlassen wird, ob man fortfährt oder ob man den Plan ändert.

Im Folgenden werden Leitlinien vorgeschlagen, um zu evaluieren, ob das Ergebnis erreicht wurde.

Leitlinien – Feststellen, ob das Ergebnis erreicht wurde

- Schätzen Sie den Patienten ein, um den gegenwärtigen Gesundheitszustand zu bestimmen und seine Bereitschaft herauszufinden, das Erreichen des Ergebnisses zu testen.
- Listen Sie die Ergebnisse auf, die bei der Planung angesetzt wurden.

▶ **Beispiel**

Geht am 3. 7. mit Unterarmgehstützen und ohne Hilfe den gesamten Flur entlang.

- Vergleichen Sie, was die Person zu leisten vermag, mit dem Ergebnis.

▶ **Beispiel**

Kann ohne Unterstützung den gesamten Flur entlang gehen, wird jedoch gegen Ende des Flurs unsicher.

- Entscheiden Sie, in welchem Umfang das Ergebnis erreicht wurde, indem Sie folgende Fragen beantworten:
  - Wurden die Ergebnisse vollständig erreicht?
  - Wurden die Ergebnisse teilweise erreicht?
  - Wurden die Ergebnisse überhaupt nicht erreicht?
- Dokumentieren Sie Ihre Befunde in der Patienten- oder Klientenakte (Verlaufsbericht, Pflegeplan).

Variablen identifizieren, die das Erreichen des Ergebnisses beeinträchtigen

Variablen (Faktoren) zu identifizieren, die sich negativ auf das Erreichen des Ergebnisses auswirken, heißt zu entscheiden, welche Dinge die Fähigkeit Ihres Patienten beeinflusst haben, die gewünschten Ergebnisse zu erreichen. Dies erfordert ein tiefgreifendes Assessment des Patienten, die Analyse seiner Akte und die Einbindung des Patienten, der Familie und der zentralen Betreuungspersonen, um folgende Fragen zu beantworten:

- Inwieweit war der Patient an der Festlegung der erwarteten Ergebnisse und an der Feinabstimmung der Interventionen beteiligt?
- Waren die Ergebnisse und Interventionen realistisch und diesem Individuum angemessen?

- Wurden die Interventionen lückenlos implementiert, wie verordnet?
- Wurden Probleme und Risiken erkannt und *frühzeitig* betreut?
- Was meint die Person selbst zum Erreichen der Ergebnisse und zum Pflegeplan?
- Welche Faktoren haben den Fortschritt gehemmt?
- Welche Faktoren haben den Fortschritt gefördert?
- Haben wir die aktuellsten evidenzbasierten Praxisstrategien angewandt?

Entscheiden, ob der Patient entlassen werden kann

Der letzte Schritt besteht darin, zu entscheiden, ob man den Patienten entlässt, mit dem Plan fortfährt, wie er ist, oder ihn ändert, indem man neue Ansätze aufnimmt, die mehr Aussicht auf Erfolg haben:

- **Fahren Sie mit dem Plan fort,** wenn die Person die Ergebnisse nicht erreicht hat und lediglich mehr Zeit braucht.
- **Ändern Sie den Plan,** wenn die Person die Ergebnisse nicht erreicht hat und Sie neue Probleme oder Risiken erkannt haben, um die man sich kümmern muss, oder effizientere Interventionen gefunden haben.
- **Beenden Sie den Plan und entlassen Sie die Person,** wenn sie die Ergebnisse erreicht hat, keine weiteren betreuungsbedürftigen Probleme oder Risikofaktoren mehr zeigt und in der Lage ist, die Pflege selbst zu übernehmen.

Infobox 6-1 zeigt Schritte, um diesen Plan abzuschließen.

Infobox 6-1

Schritte zur Beendigung des Pflegeplans

1. Fragen Sie den Patienten und seine Familie, wie sie die häusliche Pflege bewältigen werden. Zu den Fragen, die man bei der Entlassung stellt, siehe Infobox 4-4.
2. Geben Sie mündliche und schriftliche Instruktionen zu:
   - Behandlungen, Medikationen, Aktivitäten, Diät
   - Zeichen und Symptomen, bei denen der Arzt zu benachrichtigen ist
   - kommunalen Ressourcen und wie man sie erhält.
3. Bitten Sie die Person, Ihnen zu wiederholen (oder zu zeigen), was sie gelernt hat. Dabei können Notizen oder Instruktionen als Gedächtnisstütze dienen.
4. Beenden Sie den Plan und entlassen Sie den Patienten entsprechend den internen Verfahrensrichtlinien der Einrichtung, wenn die Person (oder Betreuungsperson) zeigt, dass sie weiß, wie sie mit der Gesundheitsversorgung zuhause zurechtkommt.

▶ Übung zum kritischen Denken XIV

Standards anwenden, Prioritäten setzen, erwartete Ergebnisse klären

Lesen Sie für diese Sitzung die Seiten 332 bis 335. Die Beispielantworten finden Sie ab den Seiten 421.

Teil I

Vergleichen Sie bei jeder der folgenden Ziffern die Ergebniskriterien mit den genannten beobachtbaren Patientendaten. Setzen Sie ein «E» an den Rand, wenn das Ergebnis erreicht wurde. Nehmen Sie ein «T», wenn es teilweise, und ein «N», wenn es nicht erreicht wurde.

1. Ergebnis: Demonstriert Autoinjektion von Insulin unter aseptischer Technik.
   Beobachtbare Daten: Vermag eine Injektion gut zu verabreichen, aber ich musste zunächst darauf hinweisen, dass sie unbemerkt die Nadel kontaminiert hatte.

2. Ergebnis: Demonstriert sicheres Gehen mit Unterarmgehstützen, einschließlich des Treppauf- und -abgehens.
   Beobachtbare Daten: Demonstriert die Fähigkeit, Unterarmgehstützen zum Gehen und Treppensteigen in beide Richtungen sicher zu verwenden.
3. Ergebnis: Schildert die Wirkung verstärkter körperlicher Betätigung auf den Insulinbedarf.
   Beobachtbare Daten: Sagt, der Insulinbedarf werde durch verstärkte körperliche Betätigung nicht erhöht.
4. Ergebnis: Hält die Haut frei von Zeichen einer Reizung.
   Beobachtbare Daten: Die Haut ist bis auf einige gerötete Bereiche an beiden Ellenbogen intakt.
5. Ergebnis: Listet die Zeichen und Symptome einer Infektion auf.
   Beobachtbare Daten: Nennt Schmerzen, Schwellung und Rötung.

Teil II

- Woher Wissen Sie, ob Sie den Plan abschließen, fortsetzen oder verändern? (3 Sätze)

Qualitätsverbesserung

Das Konzept der Qualitätsverbesserung beruht auf der Philosophie, dass das Verbessern der Qualität von Gesundheitsversorgung ein niemals endender Prozess ist: Was heute als akzeptable Qualität gilt, mag morgen unter dem Standard liegen, vor allem angesichts moderner Fortschritte, wie Diagnose- und Therapiemodalitäten, elektronisches Informationsmanagement und Kommunikationsmethoden.

▶ Regel

Grundlegend sollen Studien zur Qualitätsverbesserung die Frage beantworten: «Wie können wir aus der Sicht der Kosten, der Lebensqualität und der Zufriedenheit der KonsumentInnen die aktuellsten Belege heranziehen, um Ergebnisse zu verbessern?»

Evidenzbasierte Praxis

Evidenzbasierte Praxis – die Umstellung von traditionellen Ansätzen («Wir tun es so, weil wir es immer so getan haben») auf evidenzbasiertes Vorgehen («Wir tun es so, weil die aktuellsten Studien dafür sprechen, dass dies die beste Art ist, es zu tun») – ist das tragende Element der Qualitätsverbesserung [2]. Denken Sie über die Implikationen in folgendem Beispiel nach.

▶ Beispiel

Traditionell haben wir gelehrt, dass Mundpflege der Hygiene wegen und um Probleme im Mund zu verhindern nötig ist. Der Forschung zufolge kann eine schlechte Mundpflege dazu führen, dass Bakterien den Mund- und Rachenraum besiedeln. Diese Besiedelung ist ein entscheidender Faktor der Entstehung einer nosokomialen (in der Klinik erworbenen) Infektion. Die Belege sagen uns, dass wir Patienten der Gefahr einer tödlichen *Pneumonie* aussetzen, wenn wir Leitlinien der Mundpflege nicht strikt einhalten. [3]

Bedenken Sie, dass evidenzbasierte Praxis mehr bedeutet als nur das «Anwenden von Forschung». Sie bedeutet die Integration der *besten Forschung* und *Expertenmeinungen* sowie *Patientenwerte*, um die besten Ergebnisse zu erzielen. [4] In den Kernkompetenzen des Institute of Medicine (IOM, siehe http://www.iom.edu) wird hervorgehoben, dass Sie in der Lage sein müssen, sich so viel wie möglich an Lern- und Forschungsaktivitäten zu beteiligen [5]. Sie mögen vielleicht nicht über das Wissen verfügen, um Forschungsprojekte durchzuführen, jedoch hilft Ihnen dieses Kapitel dabei, herauszufinden, welchen Beitrag Sie zur Forschung, Qualitätsverbesserung und evidenzbasierten Praxis (s. Kasten) leisten können.

▶ Erfahren Sie mehr über evidenzbasierte Praxis.

Schauen Sie sich folgende Web-Seiten an:

- **Agency for Health Care Research and Quality (AHRQ),** die führende Bundesbehörde, die mit dem Übersetzen von Forschungsergebnissen betraut ist, um die Qualität, Sicherheit, Effizienz und Effektivität klinischer Praktiken zu verbessern: www.ahrq.gov.
- Das **Academic Center for Evidence-Based Practice (ACE)**, ein universitätsbasiertes Zentrum mit der Aufgabe, innovative, auf dem neuesten Stand befindliche, evidenzbasierte Praxis, Forschung und Ausbildung in interdisziplinärem Kontext voranzutreiben: http://www.acestar.uthscsa.edu/.

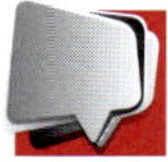

Stimmen

Schnelle Einsatzteams verbessern Pflegequalität und Sicherheit des Patienten

«Eine Durchsicht der Literatur und unsere Erfahrung zeigen, dass hauptsächlich drei systemische Punkte zu Problemen mit der Sicherheit und der Pflegequalität beitragen: 1) Fehler bei der Planung (incl. Assessments, Behandlungen, Zielen), 2) fehlende Kommunikation (zwischen Patient und Personal, unter den MitarbeiterInnen, zwischen Personal und Arzt, 3) fehlendes Erkennen von Verschlechterungen des Patientenzustands. Das schnelle Einsatzteam – manchen auch als Notfallteam bekannt – ist ein Team von KlinikerInnen, das Erfahrung in Intensivversorgung direkt ans Bett des Patienten bringt, noch bevor dieser in die Abwärtsspirale eines Atem- oder Herzstillstands gerät. Einfach gesagt besteht die Aufgabe des schnellen Einsatzteams darin, Erfahrung in Intensivversorgung direkt ans Bett des Patienten (oder wo immer sie benötigt wird) zu bringen.» [6]

Institute for Health Care Improvement

Zufriedenheit des Konsumenten: Wertmaximierung

Die Evaluation gibt uns das nötige Feed-back, um die Zufriedenheit der Konsumenten einzuschätzen und den Wert der Gesundheitsversorgung zu maximieren. Um uns als Dienstleister in der Gesundheitsversorgung zu verbessern und erfolgreich zu sein, müssen wir sowohl die Bedürfnisse als auch die Wünsche von KonsumentInnen berücksichtigen. Schauen Sie sich

Infobox 6-2 an, wo die Arten von Ergebnissen wiedergegeben werden, die zu untersuchen sind, um die Zufriedenheit des Konsumenten zu evaluieren und den Wert einer Pflegeperson zu zeigen.

Gesundheitsversorgungssysteme interagieren und beeinflussen Ergebnisse

Um Strategien für den Umgang mit Problemen auszuarbeiten und beim Patienten die besten Ergebnisse zu erzielen, müssen Sie sich anschauen, wie Gesundheitsversorgungssysteme organisiert sind und wie sich alle gemeinsam auf die Versorgung des Patienten und deren Ergebnisse auswirken. Wenn Sie beispielsweise in einer Einrichtung arbeiten, in der es Probleme mit der Lieferung von Bettwäsche gibt, so besteht das schlimmste Problem nicht unbedingt in Patienten, die ihres Bettzeugs wegen unglücklich sind. Das schlimmste Problem kann in verschwendeter Pflegezeit bestehen, indem Pflegende ihre wertvolle Zeit mit dem Versuch verbringen, Bettwäsche zu finden (oder auszuleihen). Wertvolle Pflegezeit geht verloren und Dinge, die von Pflegenden getan werden müssen, werden unterlassen oder hastig ausgeführt.

Infobox 6-2

Pflege verbessern und ihren Wert maximieren

Um Pflege zu verbessern und den Wert zu maximieren ist es entscheidend, Daten über folgende Ergebnisse des Gesundheitszustands zu erheben, zu analysieren und zu dokumentieren:

- **Lebensqualität:** Gefühl des Wohlbefindens, evtl. Vorliegen einer Depression, Erfolg einer Behandlung von Schmerzen
- **funktioneller Status:** Arbeitsfähigkeit, Unabhängigkeit und die Möglichkeit zu Lieblingsaktivitäten
- **Zufriedenheit des Patienten:** Verbraucherfreundlichkeit, Effizienz und Pflegekosten; das Gefühl, dass das Personal aufmerksam ist und jede Person als Individuum betrachtet
- **Messgrößen der Compliance:** Was getan wird, um dem Patienten zu helfen, deckt sich mit dem Behandlungsplan.
- **Auswirkungen von Schulungsinterventionen:** die Fähigkeit, nach einer Schulung selbst mit der Pflege zurechtzukommen.

▶ Regel

Patientenergebnisse – ob es Patienten gut geht oder nicht – werden in hohem Maße davon beeinflusst, wie Gesundheitsversorgungssysteme interagieren. So werden Patienten beispielsweise unmittelbar davon beeinflusst, ob die Diätküche, die Apotheke und die Pflege zusammenkommen, um rechtzeitig eine essenzielle Ernährung und Behandlungen durchzuführen.

Drei Arten der Evaluation: Ergebnis- Prozess- und Strukturevaluation

Um eine gründliche Überwachung von Praktiken der Gesundheitsversorgung sicherzustellen, werden in Studien der Qualitätsverbesserung drei Arten von Evaluation betrachtet:

1. **Ergebnisevaluation:** untersucht die Resultate oder Ergebnisse von Pflege. Beispiel: Wurden Ergebnisse erreicht? Sind die Menschen mit der Pflege zufrieden?
2. **Prozessevaluation:** untersucht, wie die Pflege geleistet wurde. Beispiel: Wurden Assessments und Interventionen gleichmäßig und zeitgerecht durchgeführt?
3. **Strukturevaluation:** untersucht das Setting, in dem die Pflege stattfindet. Beispiel: Waren die physische Umgebung, die Personalverteilung sowie die Organisations- und Kommunikationspraktiken adäquat für ein effizientes Pflegemanagement?

Betrachtet man alle drei Arten der Evaluation (Ergebnis-, Prozess- und Strukturevaluation), sorgen sie für eine umfassende Untersuchung des Pflegemanagements.

In Infobox 6-3 finden sich Beispiele für Fragen zu allen drei Studienarten.

Infobox 6-3

Beispiele für Fragen in den drei Arten von Studien zur Qualitätsverbesserung

- **Ergebnisevaluation (konzentriert sich auf Resultate):** Wie viele Ihrer Patienten mit notfallmäßiger Darmoperation bekommen eine Infektion, die ausreicht, um die Entlassung zu verzögern?
- **Prozessevaluation (konzentriert sich auf die geleistete Pflege):** An welchem Punkt erhielt jeder unserer Patienten, bei denen eine notfallmäßige Darmoperation durchgeführt wurde, zum ersten Mal Antibiotika?
- **Strukturevaluation (konzentriert sich auf das Setting):** In welchem Setting erhielt jeder unserer Patienten, bei denen eine notfallmäßige Darmoperation durchgeführt wurde, Antibiotika (z.B. Notaufnahme, OP, chirurgische Abteilung)?

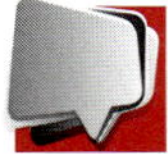

Stimmen

«Die bedeutsamen Probleme, denen wir heute gegenüberstehen, lassen sich nicht auf derselben Ebene des Denkens lösen, auf der wir standen, als wir sie geschaffen haben.

Albert Einstein

Die Verantwortlichkeiten von Stationsleitungen

StationsleiterInnen sind verantwortlich für die Teilnahme an der Qualitätsverbesserung (meist zur Datenerhebung und zum Nachhalten von Ergebnissen). Auch wenn Studien zur Qualitätsverbesserung lang und kompliziert erscheinen mögen, sind sie der Schlüssel, um Ihre Tätigkeit effizienter zu gestalten und Ihre eigene nächste Erfahrung oder die Ihrer Familie als Patient zu einer besseren zu machen.

Als Pflegeperson in direktem Kontakt mit dem Patienten können Sie einen wertvollen Beitrag zur Qualitätsverbesserung leisten:

- **Engagieren Sie sich und denken Sie analytisch über Ihre Praxis nach.** Als Pflegeperson bringen Sie die meiste Zeit mit Patienten zu. Wenn Sie menschliche Probleme oder Probleme mit internen Verfahrensrichtlinien oder Prozeduren der Klinik sehen, geben Sie diese an Ihre Vorgesetzte weiter.

- **Denken Sie daran, dass es wichtig ist, wie Sie dokumentieren.** Die Akten, die Sie durch fortlaufende Dokumentation erstellen, liefern die Grundlage für eine Forschung, die sowohl von den KonsumentInnen von Gesundheitsversorgung als auch von Pflegenden profitieren kann. Machen Sie sich klar, dass die aus den Akten gewonnene Information für die Qualitätsverbesserung essenziell ist, wenn Sie gebeten werden, für diese Studien zusätzliche Dokumentationen vorzunehmen.
- **Arbeiten Sie daran, sich selbst zu verbessern.** Denken Sie ständig darüber nach, wie Sie strukturierter und auf die Bedürfnisse Ihrer Patienten besser vorbereitet sein können. Seien Sie kreativ, denken Sie darüber nach, wie Sie Ihre Beschränkungen überwinden können. Beispiel: Ich selbst habe das auf Seite 294 gezeigte Arbeitsblatt entwickelt, um mein Problem mit der Selbstorganisation während des Übergabeberichts zu überwinden. Viele Pflegende führen Notizen und Quellen mit sich, die helfen, sich an bestimmte Informationen zu erinnern.

▶ Einfluss Pflegender auf Patientenergebnisse

Lernen Sie etwas darüber, welchen Einfluss Pflegende auf Patientenergebnisse nehmen. Schauen Sie sich die Webseite der National Database of Nursing Quality Indicators (NDNQI)® an: eine Fundgrube für pflegesensible Indikatoren (http:///nursingworld.org/MainMenuCategories/ThePracticeofProfessionalNursing/PatientSafetyQuality/NDNQI/NDNQI_1.aspx). Hier finden Sie Daten, die die Pflege und Patientenergebnisse miteinander verknüpfen.

Stimmen

Ganzheitliche und komplementäre Therapien verbessern Ergebnisse

«Die Qualität zu verbessern heißt, alle Aspekte der Gesundheitsversorgung zu berücksichtigen. Dies beinhaltet auch die Überlegung, ob ganzheitliche und komplementäre Therapien Resultate verbessern und den Bedarf an Behandlungen, etwa durch Medikamente, verringern können. So dient beispielsweise die Musiktherapie dazu, Kindern mit Zerebralparese zu helfen, ihr Gleichgewicht zu verbessern. Sie hilft Überlebenden eines Apoplex, wieder gehen zu lernen und Frauen in den Wehen, weniger Schmerzen zu spüren. Musiktherapie kann entscheiden über Rückzug oder Bewusstheit, Isolation oder Interaktion, chronische Schmerzen oder Wohlbefinden, kurz: über Demoralisierung oder Würde.» [7]

American Music Therapy Association

Verhindern von Fehlern und Infektionsübertragung

Da wir der Sicherheit des Patienten auch in Zukunft höchste Priorität einräumen, sind auch mehr Studien zur Qualitätsverbesserung zu erwarten, deren Schwerpunkt darauf liegt, wie wir die Gefahr von Irrtümern und Infektionen verringern können. Achten Sie unbedingt darauf, einrichtungsinterne Verfahrensrichtlinien zur Verhinderung der Übertragung von Infektionen zu befolgen, vor allem bei Prozeduren der Handhygiene. Machen Sie sich klar, dass jeder Fall eines unvorhergesehenen Todes oder eines dauerhaften Funktionsverlustes in Zusammenhang mit einer in der Klinik erworbenen Infektion als erheblicher Fehler gelten und als schwerwiegendes Ereignis (*sentinel event*) gewertet werden wird (**Infobox 6-4**).

Als Pflegeperson, die die meiste Zeit mit Patienten verbringt, sind Sie in der besten Position, um zu erkennen, ob Probleme im System bestehen, welche die Gefahr von Irrtümern erhöhen, etwa, wenn es ähnlich aussehende oder mit ähnlich klingenden Namen versehene Arzneimittel gibt. Achten Sie stets auf fehleranfällige Situationen. Übernehmen Sie Verantwortung und sprechen Sie darüber mit Ihrer Vorgesetzten. Finden Sie Möglichkeiten, «Sicherheitsnetze» in Prozeduren einzubauen, um Fehler frühzeitig abfangen zu können oder um sicherzustellen, dass die wirklich großen Fehler nicht auftreten. Kooperieren Sie, um Fehler zu verhindern.

Infobox 6-4

«Gefährliches Ereignis», «Beinahe-Unfall» und «gefährlicher Zustand»

(Quelle: http://www.jointcommission.org/SentinelEvents/)

- **Gefährliches Ereignis (*sentinel event*).** Ein unerwarteter Vorfall mit Tod oder schweren körperlichen oder seelischen Schäden oder einem entsprechenden Risiko. Ein *schwerer Schaden* beinhaltet besonders den Verlust einer Gliedmaße oder einer Funktion. Die Formulierung «oder einem entsprechenden Risiko» bedeutet jede Abweichung vom üblichen Pflegeprozess und die erhebliche Chance eines schweren unerwünschten Ergebnisses, wenn der Vorfall erneut eintritt. Dies gilt beispielsweise bei einem Bruch der Prozeduren, der dazu führt, dass Pflegende nicht prüfen, ob das richtige Bein für die Amputation markiert wurde und dann das falsche abgenommen wird. Der Begriff «*sentinel*» wird verwandt auf Grund seiner Beziehung zum Begriff «Wache»: ein Soldat, der Wache steht, damit seine Leute in Sicherheit sind. Gefährliche Ereignisse sind so ernst, dass sie unmittelbar untersucht werden müssen, um die Pflege zu gewährleisten und sicherzustellen, dass sie sich nicht wiederholen.
- **Beinahe-Unfall (*near miss*).** Alles, was während des Pflegeprozesses geschieht und sich zwar nicht auf das Ergebnis auswirkt, bei erneutem Auftreten aber die signifikante Chance eines schweren unerwünschten Ergebnisses beinhalten würde. Ein Beinahe-Unfall wäre es beispielsweise, wenn ein Arzt beinahe an der falschen Stelle operieren würde, dies jedoch rechtzeitig bemerkt würde. Beinahe-Unfälle gelten als gefährliche Ereignisse (*sentinel events*), werden jedoch u. U. nicht von der JCAHO unter ihrer Sentinel Event Policy überprüft.
- **Gefährlicher Zustand (*hazardous condition*).** Jedes Zusammenkommen von Umständen (ausgenommen der Zustand oder die Erkrankung, deretwegen der Patient behandelt wird), das die Wahrscheinlichkeit eines gefährlichen Ereignisses signifikant erhöht.

Bitten Sie in komplizierten Situationen, etwa bei einer komplizierten Berechnung, eine Kollegin, Sie zu überprüfen. Irrtümer zu verhindern liegt in der gemeinsamen Verantwortung *aller*. Wenn Fehler auftreten, suchen Sie nach der Hauptursache, nach den Faktoren, die dazu beitragen. So könnte es beispielsweise viele Ursachen haben, warum jemand ein falsches Medikament verabreicht, wie etwa ein Wissensdefizit, schlecht markierte

Flaschen, Stress durch Überarbeitung oder überstundenbedingte Erschöpfung. Infobox 6-5 zeigt, wie sich Fehler verhindern lassen.

Infobox 6-5

Drei Wege, um Fehler zu vermeiden

Zwar zeigen Studien, dass die meisten Fehler aus grundlegenden Schwächen in der Art der Organisation des Gesundheitssystems resultieren, jedoch sind wir alle gemeinsam verantwortlich dafür, die Sicherheit des Patienten zu gewährleisten:

1. Achten Sie auf Dinge, die Sie tun und die Risiken für Fehler schaffen können.
2. Melden Sie Systeme, welche die Sicherheit von Patienten nicht adäquat schützen. Lassen Sie es beispielsweise die Abteilung für Risikomanagement wissen, wenn Ihnen eine mögliche Änderung einer einrichtungsinternen Verfahrensrichtlinie oder Prozedur einfällt, die die Möglichkeit menschlichen Versagens verringern könnte.
3. Befähigen Sie Ihre Patienten, indem Sie sie lehren, was sie erwartet und indem Sie sie wissen lassen, dass das Wichtigste, was sie tun können, um Fehler zu verhindern, darin besteht, sich aktiv am Management ihrer eigenen Pflege zu beteiligen.

▶ Regel

In der evidenzbasierten Praxis wird hervorgehoben, wie wichtig es ist, die Sicherheit des Patienten zu gewährleisten, indem man nach den Hauptursachen von Fehlern sucht. Stellen Sie sich um von einer «Kultur des Anschuldigens», in der die Mitarbeiter Fehler aus Angst vor Strafmaßnahmen verbergen, auf eine «Kultur der Sicherheit», in der das Dokumentieren von Fehlern hohe Priorität hat, indem fehleranfällige Systeme identifiziert werden und gemeinsam an der Entwicklung von Systemen gearbeitet wird, in denen Patienten sicher sind.

Zum Nachdenken

Ernährungsangelegenheiten und Haushaltsführung sind Ihre Aufgabe

Gestatten Sie sich nicht, in die Mentalität des «Das geht mich nichts an» zu verfallen. Wenn es ein Problem gibt, das die Pflege des Patienten verzögert oder stört, ob es um fehlende Bettwäsche, ständig zu spät kommende Mahlzeiten oder Transportpersonal geht, das schlecht ausgerüstet kommt, um Patienten zu Untersuchungen zu bringen, so ist es Ihre Aufgabe, sicherzustellen, dass diese Probleme angegangen werden.

Vermeiden Sie provisorische Lösungen, solche, die nur vorübergehend Abhilfe schaffen, wie etwa, sich ständig Bettwäsche auszuleihen oder Ihre Zeit damit zuzubringen, die Küche ständig wegen desselben Problems anzurufen. Berichten Sie vielmehr Ihrem Vorgesetzten über diese Probleme, damit die AbteilungsleiterInnen zentrale Belange gemeinsam ansprechen können.

▶ Übung zum kritischen Denken XV

Qualitätsverbesserung und Fehlerprävention

Lesen Sie für diese Sitzung die Seiten 336 bis 345. Die Beispielantworten finden Sie ab Seite 421.

1. Erklären Sie in fünf oder weniger Sätzen bzw. Teilsätzen, warum Studien zur Qualitätsverbesserung wichtig sind.
2. Warum ist es wichtig, bei der Durchführung von Studien zur Qualitätsverbesserung Ergebnis, Prozess und Struktur zu betrachten?
3. Erstellen Sie mit dem Schwerpunkt auf mindestens drei verschiedenen Ansätzen der Fehlerprävention einen persönlichen Plan zur Risikoreduktion in Ihrer Pflegepraxis.
4. Worin unterscheiden sich das gefährliche Ereignis (*sentinel event*), der Beinahe-Unfall (*near-miss*) und ein gefährlicher Zustand (*hazardous condition*)?
5. Welche drei Hauptverantwortlichkeiten haben Sie bei der Fehlerprävention?

Versuchen Sie es einmal selbst

1. **Gehen Sie auf die Homepage der Agency for Healthcare Research and Quality (http://www.ahrq.gov).** Dort finden Sie reichlich Informationen für KonsumentInnen (z. B. wie man mit dem Rauchen aufhört und Gesundheitspläne einschätzt) und für Kliniker (z. B. Praxisleitlinien und Informationen über Ergebnisse und die Effektivität klinischer Praktiken). Suchen Sie sich ein paar für Sie interessante Themen heraus und schauen Sie, was Sie lernen können.
2. **Schauen Sie sich die Links zu Indikatoren der Patientensicherheit an** unter http://www.qualityindicators.ahrq.gov/.
3. **Erörtern Sie mit einer Kollegin/einem Kollegen oder in einer Gruppe:** 1) die Zusammenfassung des Pflegeprozesses auf der 1. Umschlaginnenseite und 2) die Implikationen des Abschnitts *Stimmen* in diesem Kapitel.

NCLEX* und dieses Kapitel

- Fragen mit Schwerpunkt auf der Evaluation sind komplex und erfordern eine eingehende Analyse und Interpretation. Nehmen Sie sich Zeit und lesen Sie die Schlagworte sorgfältig, um sicher zu sein, dass Sie die Frage wirklich verstehen. So werden Fragen zur Evaluation beispielsweise tendenziell etwa wie folgt abgefasst: «Welche Bemerkung (welches Verhalten) zeigt, dass der Klient die Prozedur (oder Diät oder Krankheit) versteht bzw. nicht versteht?»
- Gehen Sie bei Fragen zur Pharmakologie davon aus, dass Sie gebeten werden, zu evaluieren, ob das Medikament gewirkt hat. Beispiel: Welche Daten würden Ihnen sagen, dass das Antibiotikum die beabsichtigte therapeutische Wirkung gehabt hat?
- Wenn sich eine Frage um das Evaluieren von Pflege dreht, suchen Sie nach einer Antwort, bei der es um das Assessment der *Reaktion des Patienten* geht.

* Die Autorin dankt Deanne Blach (www.deanneblach.com) und Judith Miller (www.judymillernclexreview.com) für ihre Hilfe beim Entwickeln der NCLEX-Tipps.

- Wenn eine Prozedur beschrieben wird, denken Sie darüber nach, ob sie *korrekt* oder *inkorrekt* beschrieben wird.
- Wenn es im Ansatz der Frage darum geht, welche weitere Schulung erforderlich ist, zeigt dies, dass der Klient das Ziel nicht erreicht hat.

Zusammenfassung/Zentrale Punkte

- Eine sorgsame, bewusste und detaillierte Evaluation verschiedener Aspekte der Pflege des Patienten ist der Schlüssel zu herausragenden Leistungen in der Pflege.
- In Zusammenhang mit dem Pflegeprozess bezieht sich Evaluation gewöhnlich darauf, die Effektivität eines individuellen Pflegeplans zu bestimmen. Beispiel: Hat der Patient die Ergebnisse in zeitgerechter, effizienter Weise erreicht?
- In Zusammenhang mit der Qualitätsverbesserung bezieht sich Evaluation auf fortlaufende Studien an Patientengruppen, um die Effektivität von Pflegepraktiken zu untersuchen.
- In umfassenden Studien der Qualitätsverbesserung werden Ergebnisse (Resultate), der Prozess (die Art, in der Pflege geleistet wurde) und die Struktur (das Setting, in dem Pflege geleistet wurde) evaluiert.
- Bei kontinuierlicher Verbesserung muss untersucht werden, wie Gesundheitssysteme interagieren und sich auf die Patientenergebnisse auswirken.
- Als Pflegeperson sind Sie in ausgezeichneter Position, um zu erkennen, wenn es Systemprobleme gibt, die die Gefahr von Irrtümern erhöhen. Achten Sie stets auf fehleranfällige Situationen und melden Sie sie Ihrem Vorgesetzten.
- Sie selbst sind verantwortlich für die Verbesserung Ihrer Fähigkeit, Patienten zu dienen und Probleme in Bezug auf andere Abteilungen (z. B. Küche und Apotheke) zu erkennen und zu melden. Kooperieren Sie mit KollegInnen und anderen Personen, um Sicherheitsnetze zu entwickeln, die Fehler verhindern oder frühzeitig feststellen.

- Sichten Sie dieses Kapitel auf wichtige Regeln, Darstellungen und Diagramme, die überall hervorgehoben werden. Vergleichen Sie dann Ihren Stand in Bezug auf die erwarteten Lernergebnisse auf Seite 330.

Quellen

1. American Nurses Association. (2004). *Nursing scope and standards of performance and standards of clinical practice.* Washington, DC: American Nurses Publishing.
2. Alfaro-LeFevre, R. (2009). *Critical thinking and clinical judgment: A practical approach to outcome-focused thinking* (4th ed.). Philadelphia: Saunders-Elsevier.
3. American Association of Critical-Care Nurses. (2006). Practice alert: Oral care in the critically ill. *AACN News,* 23, 1–2. Retrieved April 29, 2008, from http://classic.aacn.org/AACN/aacnnews.nsf/GetArticle/ArticleThree238.
4. Sackett, D., et al. (2000). *Evidence-based medicine: How to practice and teach EBM.* Edinburgh, Scotland: Churchill, Livingstone.
5. Institute of Medicine. (2003). *Health professions education: A bridge to quality.* Washington DC: Author.
6. Institute for Health Care Improvement. (n.d.) *Establish a Rapid Response Team.* Retrieved April 30, 2008, from http://www.ihi.org/IHI/Topics/CriticalCare/IntensiveCare/Changes/EstablishaRapidResponseTeam.htm
7. American Music Therapy Association. Retrieved April 30, 2008, from the AMTA Web site: http://www.musictherapy.org/fraqs.html#WHAT_IS_MUSIC_THERAPY.

Anhang

Kurzleitfaden Pflegediagnosen

Zur Struktur dieses Abschnitts. Alphabetisch geordnet soll dieser Abschnitt Ihnen einen leichten Zugang zu grundlegenden Informationen über häufig zu beobachtende Pflegediagnosen verschaffen, die von NANDA International (NANDA-I) zur klinischen Erprobung angenommen wurden. Dieser Abschnitt wurde in drei Teile unterteilt.

Teil 1 – Häufige Pflegediagnosen. Teil 1 ist eine alphabetische Aufstellung der in diesem Abschnitt genannten Pflegediagnosen. Eine Aufstellung entsprechend den funktionellen Verhaltensmustern nach Gordon findet sich auf Seite 437. Für eingehende Informationen zu *allen* Pflegediagnosen siehe die neueste Ausgabe von NANDA-I (2010) sowie Doenges et al. (2013) deren amerikanische Ausgabe alle 3 Jahre von der NANDA-I (www.nanda.org) aktualisiert wird, sowie das «Lehrbuch Pflegediagnosen» von Carpenito-Moyet (2013). Die meisten Diagnosen in diesem Abschnitt werden als *aktuelle Diagnosen* aufgelistet (z. B. *Diarrhö* anstelle von *Gefahr der Diarrhö*). Bedenken Sie, dass alle Diagnosen in diesem Abschnitt sowohl als aktuelle als auch als Risikodiagnosen vorliegen können. Gelegentlich wird die Diagnose *nur* als Risikodiagnose aufgeführt, und zwar deshalb, weil es sich um ein medizinisches Problem handeln würde, wenn es eine aktuelle Pflegediagnose wäre. So ist beispielsweise *Aspirationsgefahr* eine häufige Diagnose, für deren Betreuung Pflegende unabhängig verantwortlich sind. Wird *Aspirationsgefahr* jedoch zur *Aspiration*, so bedarf diese Diagnose unmittelbar ärztlicher Aufmerksamkeit.

[Die von Alfaro-LeFevre als *häufig* eingeschätzten Pflegediagnosen wurden mit einem ● gekennzeichnet. Alle weiteren Pflegediagnosen der NANDA-I wurden mit normalen Aufzählungspunkten ❍ aufgelistet. Anm. d. Lek.].

Teil 2 – Beschreibung der Bereiche der NANDA-I-Taxonomie II

Teil 3 – Kurzleitfaden Pflegediagnosen. Die in diesem Abschnitt genannten Definitionen sind – soweit nicht anders formuliert – NANDA-I-Definitionen, die in einigen Fällen der Klarheit halber geringfügig adaptiert wurden. Die unter den Überschriften «Bestimmende Merkmale und Kennzeichen» und «Einfluss- bzw. Risikofaktoren» aufgeführten Faktoren wurden adaptiert aus: *Pflegediagnosen: Definitionen und Klassifikation (NANDA-I, 2010)* [1] und Doenges et al. (2013).*

* Von der Autorin ergänzte Pflegediagnose, die nicht auf der NANDA-I (2010) Liste aufgeführt ist.

Teil 1 – Häufige Pflegediagnosen

Die diagnostischen Kernbegriffe wurden bei den jeweiligen Pflegediagnosen **fett** hervorgehoben. (Anm. d. Hrsg.)

- ● **Aktivitäts**in**toleranz**
- ○ **Aktivitäts**in**toleranz**, Gefahr einer
- ○ **Aktivitätenplanung**, unwirksame
- ○ **Allgemeinzustands (Verkümmerung) des Erwachsenen**, Verschlechterung des
- ● **Angst**
- ○ **Angst**, Todes-
- ○ **Anpassungsvermögen**, reduziertes intrakranielles
- ● **Aspiration**sgefahr
- ● **Atemvorgang**, unwirksamer
- ● **Atemwegsclearance**, unwirksame (Selbstreinigung der Atemwege)
- ○ **Beschäftigung**sdefizit
- ○ **Beziehung**, Bereitschaft für eine verbesserte
- ○ **Bindung**, Gefahr einer beeinträchtigten
- ○ **Blutung**sgefahr
- ○ **Blutzuckerspiegel**s, Gefahr eines in**stabil**en
- ● **Coping**, defensives
- ○ **Coping**, gefährdendes familiäres
- ○ **Coping**, verhindertes familiäres
- ● **Coping**, unwirksames
- ○ **Coping**, unwirksames gemeinschaftliches
- ○ **Coping**, Bereitschaft für ein verbessertes
- ○ **Coping**, Bereitschaft für ein verbessertes familiäres
- ○ **Coping**, Bereitschaft für ein verbessertes gemeinschaftliches
- ● **Denkprozesse**, gestörte
- ● **Diarrhö**
- ○ **Durchblutung**sstörung, Gefahr einer gastrointestinalen
- ○ **Durchblutung**sstörung, Gefahr einer kardialen
- ● **Durchblutung**sstörung, periphere
- ○ **Durchblutung**sstörung, Gefahr einer renalen
- ○ **Durchblutung**sstörung, Gefahr einer zerebralen
- ● **Dysreflexie**, autonome
- ○ **Dysreflexie**, Gefahr einer autonomen
- ○ **Elektrolyt**un**gleichgewicht**s, Gefahr eines
- ○ **Elterliche Fürsorge**, beeinträchtigte
- ○ **Elterlichen Fürsorge**, Gefahr einer beeinträchtigten
- ○ **Elterliche Fürsorge**, Bereitschaft für eine verbesserte
- ○ **Energiefeld**störung
- ○ **Entscheidung**sfindung, Bereitschaft für eine verbesserte
- ○ **Entscheidung**skonflikt
- ○ **Entwicklung**, Gefahr einer verzögerten
- ○ **Erholung**, verzögerte postoperative

- ○ **Ernährung**, Bereitschaft für eine verbesserte
- ● **Ernährung**, Mangel-
- ● **Ernährung**, Über-
- ○ **Ernährung**, Gefahr einer Über-
- ○ **Erstickungs**gefahr
- ● **Familienprozesse**, beeinträchtigte
- ○ **Familienprozesse**, unterbrochene
- ○ **Familienprozesse**, Bereitschaft für verbesserte
- ● **Fatigue**
- ● **Flüssigkeit**sdefizit
- ○ **Flüssigkeit**sdefizits, Gefahr eines
- ○ **Flüssigkeit**shaushalt, Bereitschaft für einen verbesserten
- ○ **Flüssigkeit**süberschuss
- ○ **Flüssigkeitsvolumen**s, Gefahr eines unausgeglichenen
- ● **Furcht**
- ○ **Gasaustausch**, beeinträchtigter
- ● **Gedächtnisleistung**, beeinträchtigte
- ○ **Gehfähigkeit**, beeinträchtigte
- ○ **Gelbsucht**, neonatale
- ○ **Gesundheit**sschädigung, Gefahr einer
- ● **Gesundheitsverhalten**, gefahrengeneigtes
- ● **Gesundheitsverhalten**, unwirksames
- ● **Gewalttätigkeit**, Gefahr einer fremdgefährdenden
- ● **Gewalttätigkeit**, Gefahr einer selbstgefährdenden
- ○ **Gewebe**schädigung
- ○ **Harnverhalt**
- ● **Haushaltsführung**, beeinträchtigte
- ● **Haut**schädigung
- ○ **Haut**schädigung, Gefahr einer
- ● **Herzleistung**, verminderte
- ○ **Hoffnung**, Bereitschaft für gesteigerte
- ● **Hoffnung**slosigkeit
- ○ **Hyperthermie**
- ○ **Hypothermie**
- ○ **Identität**, gestörte persönliche
- ● Im**mobilität**ssyndroms, Gefahr eines
- ○ **Immunisierung**sstatus, Bereitschaft für einen verbesserten
- ● **Infektions**gefahr
- ○ **Interaktion**, beeinträchtigte soziale
- ● **Isolation**, soziale
- ○ **Kindliches Verhalten**, desorganisiertes
- ○ **Kindlichen Verhalten**s, Bereitschaft für eine verbesserte Organisation des
- ○ **Kindlichen Verhalten**s, Gefahr eines desorganisierten
- ○ **Kindstod**es, Gefahr eines plötzlichen
- ○ **Körperbild**störung
- ● **Körpertemperatur**, Gefahr einer unausgeglichenen

● **Kommunikation**, beeinträchtigte
● **Kommunikation**, beeinträchtigte verbale
❍ **Kommunikation**, Bereitschaft für eine verbesserte
❍ **Konflikt**, moralischer
❍ **Kontamination**
❍ **Kontamination**sgefahr
❍ **Kummer**, chronischer
● **Lagerung**sschadens, Gefahr eines perioperativen
❍ **Latexallergische Reaktion**
❍ **Latexallergischen Reaktion**, Gefahr einer
❍ **Lebensstil**, bewegungsarmer
❍ **Leberfunktion**sstörung, Gefahr einer
● **Macht**losigkeit
❍ **Macht**losigkeit, Gefahr einer
❍ **Management der eigenen Gesundheit**, Bereitschaft für ein verbessertes
● **Management der eigenen Gesundheit**, unwirksames
❍ **Management eines Therapieprogramms**, effektives
❍ **Management von Therapieprogrammen**, unwirksames gemeinschaftliches
❍ **Management**, unwirksames familiäres **Therapie-**
❍ **Menschenwürde**, Gefahr einer beeinträchtigten
● **Mobilität**, beeinträchtigte körperliche
❍ **Mobilität im Bett**, beeinträchtigte
❍ **Mobilität mit dem Rollstuhl**, beeinträchtigte
❍ **Motilität**, dysfunktionale gastrointestinale
❍ **Motilität**, Gefahr einer dysfunktionalen gastrointestinalen
● **Mundschleimhaut**, geschädigte
● **Mutter-Fötus-Dyade**, Gefahr einer gestörten
● **Neglect**
● **Neurovaskulären** Störung, Gefahr einer peripheren
❍ Non**compliance**
● **Obstipation**
❍ **Obstipation**sgefahr
❍ **Obstipation**, subjektiv empfundene
❍ **Orientierung**sstörung
● **Posttrauma**tisches Syndrom
❍ **Posttrauma**tischen Syndroms, Gefahr eines
❍ **Relokationsstresssyndrom** (Ortswechselbedingtes Stresssyndrom)
❍ **Relokationsstresssyndrom**s, Gefahr eines (Ortswechselbedingtes Stresssyndrom)
❍ **Religiosität**, beeinträchtigte
❍ **Religiosität**, Gefahr einer beeinträchtigten
❍ **Religiosität**, Bereitschaft für eine vertiefte
❍ **Resilienz**, Beeinträchtigte individuelle
❍ **Resilienz**, Bereitschaft für eine verbesserte
❍ **Resilienz**, Gefahr einer beeinträchtigten
❍ **Rollenkonflikt**, elterlicher
● **Rollenüberlastung** der pflegenden Bezugsperson

- ❍ **Rollenüberbelastung** der pflegenden Bezugsperson, Gefahr einer
- ❍ **Rollenverhalten**, unwirksames
- ● **Saug-/Schluck**störung des Säuglings
- ❍ **Schlaf**, Bereitschaft für einen verbesserten
- ❍ **Schlaf**mangel
- ❍ **Schlaf**muster, gestörtes
- ● **Schlaf**störung
- ● **Schluck**störung
- ● **Schmerz**, akuter
- ● **Schmerz**, chronischer
- ❍ **Schock**gefahr
- ❍ **Schwangerschafts-, Geburts- und Wochenbettverlauf**, Bereitschaft für einen verbesserten
- ❍ **Selbstbestimmung**, Bereitschaft für eine verbesserte
- ❍ **Selbstfürsorge**, Bereitschaft für eine verbesserte
- ❍ **Selbstkonzept**, Bereitschaft für ein verbessertes
- ❍ **Selbstschutz**, unwirksamer
- ❍ **Selbstverletzung**
- ❍ **Selbstverletzung**sgefahr
- ❍ **Selbstvernachlässigung**
- ● **Selbstversorgung**sdefizit Essen und Trinken
- ● **Selbstversorgung**sdefizit Sich Kleiden
- ● **Selbstversorgung**sdefizit Körperpflege
- ● **Selbstversorgung**sdefizit Toilettenbenutzung
- ❍ **Selbstwert**gefühl, chronisch geringes
- ❍ **Selbstwert**gefühls, Gefahr eines situationsbedingten geringen
- ● **Selbstwert**gefühl, situationsbedingtes geringes
- ● **Sexualverhalten**, unwirksames
- ❍ **Sexuelle Funktion**sstörung
- ❍ **Sinnfindung**, Bereitschaft für eine verbesserte
- ● **Sinnkrise**
- ❍ **Sinnkrise**, Gefahr einer
- ❍ **Spontanatmung**, beeinträchtigte
- ❍ **Stillen**, erfolgreiches
- ❍ **Stillen**, unterbrochenes
- ● **Stillen**, unwirksames
- ❍ **Stressüberlastung**
- ❍ Stuhlin**kontinenz**
- ● **Sturz**gefahr
- ● **Suizid**gefahr
- ❍ **Thermoregulation**, unwirksame
- ❍ **Transferfähigkeit**, beeinträchtigte
- ● **Trauern**
- ❍ **Trauern**, erschwertes
- ❍ **Trauerns**, Gefahr eines erschwerten
- ❍ **Übelkeit**

- ❍ **Umhergehen**, ruheloses
- ❍ **Urinausscheidung**, beeinträchtigte
- ❍ **Urinausscheidung**, Bereitschaft für eine verbesserte
- ● Urinin**kontinenz**, Drang-
- ❍ Urinin**kontinenz**, Gefahr einer Drang-
- ❍ Urinin**kontinenz**, funktionelle
- ❍ Urinin**kontinenz**, Reflex-
- ● Urinin**kontinenz**, Stress-
- ● Urinin**kontinenz**, totale
- ❍ Urinin**kontinenz**, Überlauf-
- ❍ **Vereinsamung**sgefahr
- ● **Vergewaltigung**ssyndrom
- ❍ **Vergewaltigung**ssyndrom: gemischte Reaktion
- ❍ **Vergewaltigung**ssyndrom: stumme Reaktion
- ❍ **Vergiftung**sgefahr
- ● **Verletzung**sgefahr
- ❍ **Verletzung**, Gefahr einer vaskulären
- ❍ **Verleugnung**, unwirksame
- ● **Verwirrtheit**, akute
- ❍ **Verwirrtheit**, Gefahr einer akuten
- ● **Verwirrtheit**, chronische
- ❍ **Wachstums**, Gefahr eines unproportionalen
- ● **Wachstum** und Entwicklung, verzögerte(s)
- ❍ **Wahrnehmung**sstörung, auditiv
- ❍ **Wahrnehmung**sstörung, gustatorisch
- ❍ **Wahrnehmung**sstörung, kinästhetisch
- ❍ **Wahrnehmung**sstörung, olfaktorisch
- ❍ **Wahrnehmung**sstörung, taktil
- ❍ **Wahrnehmung**sstörung, visuell
- ❍ **Weaning**, erschwertes
- ● **Wissen**sdefizit
- ❍ **Wissen**, Bereitschaft für vermehrtes
- ❍ **Wohlbefinden**, beeinträchtigtes
- ❍ **Wohlbefinden**, Bereitschaft für ein verbessertes
- ❍ **Zahnstatus**, beeinträchtigter

Quelle

NANDA international (2010): Pflegediagnosen – Klassifikation 2009–2011. Kassel: Recom.

Teil 2a – Bereiche/Domänen der NANDA-I-Taxonomie II (2010)

Bereich 1: Gesundheitsförderung: das Bewusstsein des Wohlbefindens oder der Normalität einer Funktion und die Strategien, die dazu dienen, die Kontrolle darüber zu behalten und das Wohlbefinden oder die Normalität der Funktion zu fördern.

Bereich 2: Ernährung: die Aktivitäten der Aufnahme, des Assimilierens und der Nutzung von Nährstoffen zum Zwecke der Erhaltung und Wiederherstellung von Geweben sowie zur Energieproduktion.

Bereich 3: Ausscheidung und Austausch: Sekretion und Exkretion von Stoffwechselendprodukten und Abfallstoffen aus dem Körper.

Bereich 4: Aktivität/Ruhe: Produktion, Erhaltung, Verbrauch oder Gleichgewicht von Energiequellen.

Bereich 5: Wahrnehmung/Kognition: das menschliche Informationsverarbeitungssystem einschließlich Aufmerksamkeit, Orientierung, Empfinden, Wahrnehmung, Erkenntnisvermögen und Verstand

Bereich 6: Selbstwahrnehmung: sich seiner selbst bewusst sein.

Bereich 7: Rollen/Beziehungen: die positiven oder negativen Verbindungen und Verhältnisse zwischen Personen oder Gruppen und die Mittel, durch die diese Verbindungen demonstriert werden.

Bereich 8: Sexualität: sexuelle Identität, Sexualfunktion und Fortpflanzung.

Bereich 9: Coping (Bewältigungsverhalten)/Stresstoleranz: mit Lebensereignissen bzw. Lebensprozessen fertig werden.

Bereich 10: Lebensprinzipien: Grundsätze, die der Ausführung, dem Denken und dem Verhalten in Bezug auf Handlungen, Gewohnheiten oder Institutionen zu Grunde liegen und als wahr oder von innerem Wert erachtet werden (z. B. Werte und Überzeugungen).

Bereich 11: Sicherheit/Schutz: Freiheit von Gefahr, körperlicher Verletzung oder Schädigung des Immunsystems, Bewahrung vor einem Verlust und Schutz der Sicherheit und Geborgenheit.

Bereich 12: Wohlbefinden: Gefühl geistigen, körperlichen oder sozialen Wohlbefindens oder Wohlfühlens.

Bereich 13: Wachstum/Entwicklung: altersgerechte Zunahme von körperlichen Dimensionen, Organsystemen und/oder Erreichen von Meilensteinen der Entwicklung.

Teil 2b – Pflegediagnosen gegliedert nach der NANDA-I-Taxonomie II

Die diagnostischen Kernbegriffe wurden bei den jeweiligen Pflegediagnosen **fett** hervorgehoben. (Anm. d. Hrsg.)

1. Gesundheitsförderung
(Gesundheitsbewusstsein, Gesundheitsmanagement)

Gesundheitsverhalten, unwirksames
Haushaltsführung, beeinträchtigte
Immunisierungsstatus, Bereitschaft für einen verbesserten
Management der eigenen Gesundheit, Bereitschaft für ein verbessertes
Management der eigenen Gesundheit, unwirksames
Management eines Therapieprogramms, effektives
Management von Therapieprogrammen, unwirksames gemeinschaftliches
Management, unwirksames familiäres **Therapie-**
Selbstvernachlässigung

2. Ernährung
(Nahrungsaufnahme, Verdauung, Absorption, Stoffwechslung, Flüssigkeitszufuhr)

Blutzuckerspiegels, Gefahr eines in**stabil**en
Elektrolytun**gleichgewicht**s, Gefahr eines
Ernährung, Bereitschaft für eine verbesserte
Ernährung, Mangel-
Ernährung, Über-
Ernährung, Gefahr einer Über-
Flüssigkeitsdefizit
Flüssigkeitsdefizits, Gefahr eines
Flüssigkeitshaushalt, Bereitschaft für einen verbesserten
Flüssigkeitsüberschuss
Flüssigkeitsvolumens, Gefahr eines unausgeglichenen
Gelbsucht, neonatale
Leberfunktionsstörung, Gefahr einer
Saug-/Schluckstörung des Säuglings
Schluckstörung

3. Ausscheidung und Austausch
(Harntraktfunktion, Magen-Darm-Funktion, Hautfunktion, Respiratorische Funktion)

Diarrhö
Gasaustausch, beeinträchtigter
Harnverhalt
Motilität, dysfunktionale gastrointestinale
Motilität, Gefahr einer dysfunktionalen gastrointestinalen
Obstipation
Obstipationsgefahr
Obstipation, subjektiv empfundene **Spontanatmung**, beeinträchtigte
Stuhlin**kontinenz**
Urinausscheidung, beeinträchtigte

Urinausscheidung, Bereitschaft für eine verbesserte
Urinin**kontinenz**, Drang-
Urinin**kontinenz**, Gefahr einer Drang-
Urinin**kontinenz**, funktionelle
Urinin**kontinenz**, Reflex-
Urinin**kontinenz**, Stress-
Urinin**kontinenz**, totale
Urinin**kontinenz**, Überlauf-

4. Aktivität/Ruhe

(Schlaf/Ruhe, Aktivität/Bewegung, Energiehaushalt, kardiovaskuläre/pulmonale Reaktionen, Selbstversorgung)

Aktivitätsin**toleranz**
Aktivitätsin**toleranz**, Gefahr einer
Atemvorgang, unwirksamer
Beschäftigungsdefizit
Blutungsgefahr
Durchblutungsstörung, Gefahr einer kardialen
Durchblutungsstörung, periphere
Durchblutungsstörung, Gefahr einer gastrointestinalen
Durchblutungsstörung, Gefahr einer renalen
Durchblutungsstörung, Gefahr einer zerebralen
Energiefeldstörung
Fatigue
Gehfähigkeit, beeinträchtigte
Herzleistung, verminderte
Im**mobilität**ssyndroms, Gefahr eines
Lebensstil, bewegungsarmer
Mobilität, beeinträchtigte körperliche
Mobilität im Bett, beeinträchtigte
Mobilität mit dem Rollstuhl, beeinträchtigte
Erholung, verzögerte postoperative
Schlaf, Bereitschaft für einen verbesserten
Schlafmangel
Schlafmuster, gestörtes
Schlafstörung
Schockgefahr
Selbstversorgungsdefizit Essen und Trinken
Selbstversorgungsdefizit Sich Kleiden
Selbstversorgungsdefizit Körperpflege
Selbstversorgungsdefizit Toilettenbenutzung
Selbstfürsorge, Bereitschaft für eine verbesserte
Spontanatmung, beeinträchtigte
Transferfähigkeit, beeinträchtigte
Weaning, erschwertes

5. Wahrnehmung/Kognition
(Aufmerksamkeit, Orientierung, Empfindung/Wahrnehmung, Kognition, Kommunikation)

Aktivitätsplanung, unwirksame
Denkprozesse, gestörte
Gedächtnisleistung, beeinträchtigte
Kommunikation, beeinträchtigte verbale
Kommunikation, Bereitschaft für eine verbesserte
Neglect
Orientierungsstörung
Umhergehen, ruheloses
Verwirrtheit, akute
Verwirrtheit, Gefahr einer akuten
Verwirrtheit, chronische
Wahrnehmungsstörung, auditiv
Wahrnehmungsstörung, gustatorisch
Wahrnehmungsstörung, kinästhetisch
Wahrnehmungsstörung, olfaktorisch
Wahrnehmungsstörung, taktil
Wahrnehmungsstörung, visuell
Wissensdefizit
Wissen, Bereitschaft für vermehrtes

6. Selbstwahrnehmung
(Selbstkonzept, Selbstwertgefühl, Körperbild)

Hoffnungslosigkeit
Identität, gestörte persönliche
Körperbildstörung
Machtlosigkeit
Machtlosigkeit, Gefahr einer
Menschenwürde, Gefahr einer beeinträchtigten
Selbstbestimmung, Bereitschaft für eine verbesserte
Selbstkonzept, Bereitschaft für ein verbessertes
Selbstwertgefühl, chronisch geringes
Selbstwertgefühls, Gefahr eines situationsbedingten geringen
Selbstwertgefühl, situationsbedingtes geringes
Vereinsamungsgefahr

7. Rollenbeziehungen
(Fürsorgerollen, Familienbeziehungen, Rollenverhalten)

Beziehung, Bereitschaft für eine verbesserte
Bindung, Gefahr einer beeinträchtigten
Elterliche Fürsorge, beeinträchtigte

Elterlichen Fürsorge, Gefahr einer beeinträchtigten
Elterliche Fürsorge, Bereitschaft für eine verbesserte
Familienprozesse, beeinträchtigte
Familienprozesse, unterbrochene
Familienprozesse, Bereitschaft für verbesserte
Rollenkonflikt, elterlicher
Rollenüberlastung der pflegenden Bezugsperson
Rollenüberbelastung der pflegenden Bezugsperson, Gefahr einer
Rollenverhalten, unwirksames
Interaktion, beeinträchtigte soziale
Stillen, erfolgreiches
Stillen, unterbrochenes
Stillen, unwirksames

8. Sexualität
(Sexuelle Identität, Sexualfunktion, Fortpflanzung)

Mutter-Fötus-Dyade, Gefahr einer gestörten
Schwangerschafts-, Geburts- und Wochenbettverlauf, Bereitschaft für einen verbesserten
Sexualverhalten, unwirksames
Sexuelle Funktionsstörung

9. Coping/Stresstoleranz
(Posttraumatische Reaktionen, Coping-Reaktionen, neurobehavioraler Stress)

Angst
Angst, Todes-
Anpassungsvermögen, reduziertes intrakranielles
Coping, defensives
Coping, gefährdendes familiäres
Coping, verhindertes familiäres
Coping, unwirksames
Coping, unwirksames gemeinschaftliches
Coping, Bereitschaft für ein verbessertes
Coping, Bereitschaft für ein verbessertes familiäres
Coping, Bereitschaft für ein verbessertes gemeinschaftliches
Dysreflexie, autonome
Dysreflexie, Gefahr einer autonomen
Furcht
Gesundheitsverhalten, gefahrengeneigtes
Kindliches Verhalten, desorganisiertes
Kindlichen Verhaltens, Bereitschaft für eine verbesserte Organisation des
Kindlichen Verhaltens, Gefahr eines desorganisierten

Kummer, chronischer
Posttraumatisches Syndrom
Posttraumatischen Syndroms, Gefahr eines
Relokationsstresssyndrom (Ortswechselbedingtes Stresssyndrom)
Relokationsstresssyndroms, Gefahr eines (Ortswechselbedingtes Stresssyndrom)
Resilienz, Beeinträchtigte individuelle
Resilienz, Bereitschaft für eine verbesserte
Resilienz, Gefahr einer beeinträchtigten
Stressüberlastung
Trauern
Trauern, erschwertes
Trauerns, Gefahr eines erschwerten
Vergewaltigungssyndrom
Vergewaltigungssyndrom: gemischte Reaktion
Vergewaltigungssyndrom: stumme Reaktion
Verleugnung, unwirksame

10. Lebensprinzipien
(Werte, Glaubenseinstellungen, Werte-/Glaubens-/ Handlungs-Kongruenz)

Entscheidungsfindung, Bereitschaft für eine verbesserte
Entscheidungskonflikt
Hoffnung, Bereitschaft für eine gesteigerte
Konflikt, moralischer
Non**compliance**
Religiosität, beeinträchtigte
Religiosität, Gefahr einer beeinträchtigten
Religiosität, Bereitschaft für eine vertiefte
Sinnfindung, Bereitschaft für eine verbesserte
Sinnkrise
Sinnkrise, Gefahr einer

11. Sicherheit/Schutz
(Infektion, physische Verletzung, Gewalt, Umweltgefahren, Abwehrprozess, Thermoregulation)

Aspirationsgefahr
Atemwegsclearance, unwirksame (Selbstreinigung der Atemwege)
Erstickungsgefahr
Gewebeschädigung
Gewalttätigkeit, Gefahr einer fremdgefährdenden
Gewalttätigkeit, Gefahr einer selbstgefährdenden
Gesundheitsschädigung, Gefahr einer
Hautschädigung
Hautschädigung, Gefahr einer

Hyperthermie
Hypothermie
Immunisierungsstatus, Bereitschaft für einen verbesserten
Infektionsgefahr
Kindstodes, Gefahr eines plötzlichen
Körpertemperatur, Gefahr einer unausgeglichenen
Kontamination
Kontaminationsgefahr
Lagerungsschadens, Gefahr eines perioperativen
Latexallergische Reaktion
Latexallergischen Reaktion, Gefahr einer
Mundschleimhaut, geschädigte
Neurovaskulären Störung, Gefahr einer peripheren
Selbstschutz, unwirksamer
Selbstverletzung
Selbstverletzungsgefahr
Sturzgefahr
Suizidgefahr
Thermoregulation, unwirksame
Vergiftungsgefahr
Verletzungsgefahr
Verletzung, Gefahr einer vaskulären
Zahnstatus, beeinträchtigter

12. Wohlbefinden (Comfort) (physisches Wohlbefinden, umfeldbezogenes Wohlbefinden, soziales Wohlbefinden)

Isolation, soziale
Schmerz, akuter
Schmerz, chronischer
Wohlbefinden, beeinträchtigtes
Wohlbefinden, Bereitschaft für ein verbessertes
Übelkeit

13. Wachstum/Entwicklung (Wachstum, Entwicklung)

Allgemeinzustands (Verkümmerung) des Erwachsenen, Verschlechterung des
Entwicklung, Gefahr einer verzögerten
Wachstums, Gefahr eines unproportionalen
Wachstum und Entwicklung, verzögerte(s)

Quellen

NANDA international (2010): Pflegediagnosen – Klassifikation 2009–2011. Kassel: Recom.

Teil 3 – Kurzleitfaden Pflegediagnosen

Aktivitätsintoleranz

Ungenügende physiologische oder psychische Energie, um erforderliche oder erwünschte alltägliche Aktivitäten durchzuhalten oder abzuschließen

Bestimmende Merkmale und Kennzeichen

subjektive

- Äußerungen über Müdigkeit
- Äußerungen über Schwäche
- Unbehagen [Brustschmerzen] bei körperlicher Anstrengung/Belastung
- Dyspnö bei körperlicher Anstrengung/Belastung
- [äußert, dass Aktivität nicht erwünscht ist und/oder kein Interesse daran besteht].

objektive

- abnorme Herzfrequenz als Reaktion auf Aktivität/Belastung
- abnorme Blutdruckveränderung als Reaktion auf Aktivität/Belastung
- EKG-Veränderungen auf Grund von Arrhythmien
- EKG-Veränderungen auf Grund einer Ischämie
- [Blässe, Zyanose].

Beeinflussende Faktoren

- Allgemeine Schwäche
- Bewegungsarme bzw. sitzende Lebensweise
- Bettruhe, Bettlägerigkeit [Inaktivität]
- Missverhältnis zwischen Sauerstoffangebot und -bedarf, [kardiovaskuläre/pulmonäre Veränderungen, beeinträchtigter Sauerstofftransport]
- Immobilität
- [Kognitive Defizite/Gemütszustand; sekundär beeinflusst durch eine kardiologische/pulmonale Grundkrankheit oder eine Depression]
- [Schmerzen, Schwindel, extreme physische/psychische Belastung]

Klinische Warnhinweise

Aktivitätsintoleranz wird oft beeinflusst durch eine gestörte Atmungs-, Herz- oder Kreislauffunktion. Melden Sie ein plötzliches Einsetzen von Aktivitätsintoleranz sofort.

Siehe auch *Fatigue, Immobilitätssyndrom*

Angst

Unbestimmtes Gefühl des Unbehagens oder der Bedrohung, das von einer autonomen Reaktion begleitet wird (häufig unbestimmte oder dem Individuum unbekannte Quelle); eine Besorgnis, die durch die vorweggenommene Gefahr hervorgerufen wird. Es ist ein Warnsignal für drohende Gefahr und ermöglicht dem Individuum, Maßnahmen zum Umgang mit der Gefahr einzuleiten.

Bestimmende Merkmale und Kennzeichen

subjektive

verhaltensbezogene Merkmale
- geäußerte auf Grund der Veränderung von Lebensereignissen
- Schlafstörung.

emotionsbezogene Merkmale
- bedauernd
- verstört
- besorgt
- ängstlich
- Gefühle der Unzulänglichkeit
- Unsicherheit
- nervös
- beunruhigt
- schmerzhaft erhöhte Hilflosigkeit
- andauernde erhöhte Hilflosigkeit
- [Gefühl drohenden Untergangs]
- [Hoffnungslosigkeit].

kognitive Merkmale
- Furcht vor unspezifischen Konsequenzen
- Bewusstsein über die physiologischen Symptome.

physiologische Merkmale
- unsicheres Auftreten.

Sympathikus
- trockener Mund
- Herzklopfen
- Schwäche
- Atembeschwerden
- Anorexie
- Diarrhö.

Parasympathikus
- Kribbeln in den Extremitäten
- Übelkeit
- Abdominalschmerz
- Diarrhö
- häufiges Wasserlassen/Wasserlösen
- verzögertes Wasserlassen/Wasserlösen
- Mattigkeit
- Schlafstörung
- [Brust-, Rücken-, Nackenschmerzen].

objektive

verhaltensbezogene Merkmale
- verminderter Blickkontakt
- Umherblicken
- Mustern
- Wachsamkeit
- bedeutungs- und ziellose Bewegung [Scharren mit den Füßen, Hand-, Armbewegungen]
- Herumzappeln
- Ruhelosigkeit
- verminderte Leistungsfähigkeit
- [Weinen/Weinerlichkeit]
- [Immobilität].

affektive Merkmale
- erhöhte Vorsichtigkeit
- selbstfokussiert
- Reizbarkeit
- übererregt
- seelischer Schmerz
- verunsichert.

kognitive Merkmale
- Beschäftigung
- beeinträchtigte Aufmerksamkeit
- Konzentrationsschwierigkeiten
- Vergesslichkeit
- verminderte Problemlösungsfähigkeit
- verminderte Lernfähigkeit
- Grübeln
- Neigung, andere zu beschuldigen
- Gedankenblockade
- Verwirrtheit
- eingeschränktes Wahrnehmungsfeld.

physiologische Merkmale
- zitternde Stimme
- Zittern
- Händezittern
- erhöhte Anspannung
- angespannte Gesichtszüge
- verstärkte Transpiration
- vermehrtes Schwitzen.

Sympathikus
- kardiovaskuläre Erregung
- Gesichtsrötung
- oberflächliche Vasokonstriktion
- erhöhter Puls

- verstärkte Atmung
- erhöhter Blutdruck
- Pupillenerweiterung
- Zuckungen
- gesteigerte Reflexe.

Parasympathikus

- Harndrang
- tiefer Blutdruck
- tiefer Puls.

Beeinflussende Faktoren

- [Unbewusster Konflikt über grundsätzliche Werte und Lebensziele]
- *Veränderung der/des:*
  - ökonomischen Status
  - Umfelds
  - Gesundheitszustands
  - Interaktionsmuster
  - Rollenfunktion
  - Rollenstatus
- Exposition gegenüber Toxinen (Giften ausgesetzt sein)
- familiärer Bezug [Herkunft]
- Vererbung
- zwischenmenschliche Ansteckung
- zwischenmenschliche Übertragung
- entwicklungsbedingte Krise
- situationsbedingte Krisen
- Stress
- Suchtmittelmissbrauch
- Todesdrohung [wahrgenommene oder aktuelle]
- *Bedrohung des/der:*
  - ökonomischen Status
  - Umwelt [Sicherheit]
  - Gesundheitszustands [fortschreitende, behindernde, terminale Erkrankung]
  - Interaktionsmuster
  - Rollenfunktion
  - Rollenstatus
  - Selbstkonzepts [wahrgenommene oder aktuelle], [unbewusster Konflikt]
- [unbefriedigte Bedürfnisse]
- [positive oder negative Selbstbeeinflussung]
- [physiologische Faktoren wie Hyperthyreose, Lungenembolie, Herzrhythmusstörungen, Phäochromozytom, medikamentöse Therapie, z. B. mit Steroiden, usw.]

Klinische Warnhinweise

Plötzliches Einsetzen von Angst kann vor allem bei älteren Menschen ein Frühsymptom von Hypotonie, Hypoxämie, Sepsis oder Koronarerkrankungen sein. Überwachen Sie sorgfältig die Vitalzeichen.

Siehe auch *Furcht*

Aspirationsgefahr

Risiko, dass feste oder flüssige Stoffe und/oder Sekrete aus dem Magen-Darm-Trakt oder dem Mund-Rachen-Raum in die Trachea oder Bronchien gelangen

Risikofaktoren

- Reduzierter Bewusstseinszustand [Sedierung/Anästhesie]
- unterdrückter Husten[reflex]
- unterdrückter Würgereflex
- Schluckstörung [Unfähigkeit der Epiglottis und der echten Stimmbänder, sich zu bewegen, um die Trachea zu verschließen]
- gesichtschirurgischer Eingriff
- Trauma im Gesichtsbereich, [angeborene Fehlbildungen]
- chirurgischer Eingriff am Nacken
- Trauma im Nackenbereich, [angeborene Fehlbildungen]
- chirurgischer Eingriff in der Mundhöhle

- Trauma im Mundbereich, [angeborene Fehlbildungen]
- verdrahtete Kiefer
- Situationen, die eine Oberkörperhochlagerung verhindern [Schwäche, Lähmung]
- unvollständiger Verschluss des unteren Ösophagussphinkters [Hiatushernie oder eine andere Krankheit, welche den Antirefluxmechanismus beeinflusst]
- verzögerte Magenentleerung
- reduzierte gastrointestinale Motilität
- erhöhter Magendruck
- erhöhter Magenrestinhalt
- Tracheotomie
- liegender endotrachealer Tubus [übermäßig oder ungenügend aufgeblasener Cuff des endotrachealen Tubus]
- Magen-Darm-Sonden
- Sondennahrung [-ernährung]
- Medikamentengabe

Siehe auch *Unwirksame Atemwegsclearance, Schluckstörung*

Unwirksame Atemwegsclearance

Unfähigkeit, Sekrete oder Verlegungen/ Obstruktionen der Atemwege zu beseitigen, um die Atemwege frei zu halten

Bestimmende Merkmale und Kennzeichen

subjektive

- Dyspnö

objektive

- verminderte Atemgeräusche
- hinzukommende, abnorme Atemgeräusche [Knistern, Rasseln, Karcheln, Keuchen, Pfeifen, Giemen]
- unproduktiver Husten
- fehlender Husten
- übermäßiges Sputum
- veränderte Atemfrequenz
- veränderter Atemrhythmus
- Schwierigkeiten zu sprechen
- geweitete Augen
- Ruhelosigkeit
- Zyanose.

Beeinflussende Faktoren

umgebungsbezogene
- Rauchen
- passives Rauchen
- Einatmen von Rauch.

verlegte Atemwege (Obstruktion)
- Sekretstau
- Sekrete in den Bronchien
- Exsudat in den Alveolen
- übermäßiger Schleim
- Spasmus in den Atemwegen
- Fremdkörper in den Atemwegen
- Vorliegen eines künstlichen Atemweges.

physiologische
- chronisch obstruktive Lungenerkrankung (COPD)
- Asthma
- allergisch veränderte Atemwege
- Hyperplasie der Bronchialwände
- neuromuskuläre Störung
- Infektion.

Siehe auch *Aspirationsgefahr; unwirksamer Atemvorgang*

Unwirksamer Atemvorgang

Inspiration und/oder Exspiration, die nicht zu einer ausreichenden Belüftung der Lungen führen

Bestimmende Merkmale und Kennzeichen

subjektive

- [Kurzatmigkeit].

objektive

- Dyspnö [Zyanose, abnorme arterielle Blutgaswerte, Anm. d. dt. Hrsg.]
- Orthopnö [Zyanose, abnorme arterielle Blutgaswerte, Anm. d. dt. Hrsg.]
- Bradypnö
- Tachypnö
- Veränderungen der Atemtiefe
- verlängerte Ausatmungsphase
- Atmen mit Lippenbremse
- vermindertes Atemminutenvolumen
- verminderte Vitalkapazität
- verminderter inspiratorischer Druck
- verminderter exspiratorischer Druck
- Einsatz der Atemhilfsmuskulatur
- Einnahme der 3-Punkte-Stellung/Kutscherstellung
- Veränderungen der Brustkorbbewegungen [paradoxe Atemmuster]
- Nasenflügelatmung [Atemgeräusche/Grunzen]
- vergrößerter Durchmesser des Brustkorbs.

Beeinflussende Faktoren

- Neuromuskuläre Schädigung
- neurologische Schädigung
- neurologische Störung
- Rückenmarksverletzung
- neurologische Unreife
- muskuloskeletale Beeinträchtigung
- Knochendeformation
- Brustkorbdeformation
- Angst, [Panikattacken]
- Schmerzen
- beeinträchtigte Wahrnehmung
- kognitive Beeinträchtigung
- Fatigue [geschwächte Kondition]
- Ermüdung der Atemmuskulatur
- Körperposition/Lagehaltung
- Adipositas
- Hyperventilation
- Hypoventilationssyndrom [Veränderungen des normalen $O_2 : CO_2$-Verhältnisses (z. B. Lungenerkrankungen, pulmonale Hypertonie, Atemwegsobstruktion, O_2-Therapie bei COPD)]

Klinische Warnhinweise

Melden Sie einen anhaltenden unwirksamen Atemvorgang, der nicht sofort auf pflegerisch verordnete Interventionen anspricht. Dies ist vor allem bei Verwirrtheit oder starker Angst wichtig, weil beide Zeichen einer Hypoxämie sind.

Siehe auch *Aktivitätsintoleranz, unwirksame Atemwegsclearance*

Defensives Coping

Wiederholte Projektion einer falsch-positiven Selbsteinschätzung als Selbstschutz gegen eine empfundene Bedrohung des positiven Selbstbildes

Bestimmende Merkmale und Kennzeichen

subjektive

- Verleugnung offensichtlicher Probleme
- Verleugnung offensichtlicher Schwächen
- Schuldprojektion
- Projektion der Verantwortung
- Überempfindlichkeit gegenüber Kritik
- Überempfindlichkeit gegenüber Kränkungen
- Erhabenheit [Grandiosität]

- Rationalisierung von Misserfolgen
- [Nichtannehmen oder Zurückweisen von Hilfe].

objektive

- überhebliche Haltung anderen gegenüber
- Schwierigkeit, Beziehungen aufzubauen [Vermeidung enger, persönlicher Beziehungen]
- Schwierigkeit, Beziehungen aufrechtzuerhalten [Vermeidung enger, persönlicher Beziehungen]
- feindseliges Lachen [aggressives Verhalten]
- sich lächerlich [lustig] machen über andere [aggressives Verhalten]
- Schwierigkeit, die Wahrnehmung der Realität zu prüfen
- Realitätsverzerrung
- fehlende Teilnahme an der Therapie
- fehlende Teilnahme an der Behandlung
- fehlendes Durchhaltevermögen während der Therapie
- fehlendes Durchhaltevermögen während der Behandlung
- [Aufmerksamkeit suchendes Verhalten].

Beeinflussende Faktoren

- Konflikt zwischen der Selbstwahrnehmung und dem Wertesystem
- unzureichendes Unterstützungssystem
- Versagensangst
- Angst vor Demütigung
- Angst vor Konsequenzen
- fehlendes Durchhaltevermögen
- geringer Grad des Vertrauens in andere
- geringer Grad an Selbstvertrauen
- Unsicherheit
- unrealistische Erwartungen an sich selbst.

Siehe auch *unwirksames Coping*

Unwirksames Coping

Unfähigkeit, eine verlässliche Bewertung der Stressfaktoren durchzuführen; eine unangemessene Wahl von angewendeten Reaktionen und/oder die Unfähigkeit, vorhandene Ressourcen zu nutzen

Bestimmende Merkmale und Kennzeichen

subjektive

- Äußerungen über die Unfähigkeit, nach Unterstützung zu fragen
- Äußerung einer Coping-Unfähigkeit
- Schlafstörung
- Fatigue
- Missbrauch chemischer Substanzen
- [Klagen über muskuläre/emotionale Anspannung, Appetitlosigkeit].

objektive

- fehlendes zielgerichtetes Verhalten
- fehlende Lösung eines Problems [inkl.]
- ❍ Unfähigkeit, sich mit Informationen zu befassen
- ❍ Schwierigkeit, Informationen zu organisieren [mangelndes selbstbewusstes Verhalten]
- Nutzung von Coping-Formen, die ein anpassendes Verhalten behindert [inkl. der Nutzung unangemessener Abwehrmechanismen und verbaler Manipulation]
- unangemessenes Problemlösungsverhalten
- Unfähigkeit, der Rollenerwartung zu entsprechen
- Unfähigkeit, Grundbedürfnisse zu befriedigen [inkl. des Auslassens von

Mahlzeiten, keiner oder nur geringer körperlicher Betätigung, keiner Zeit für sich selbst/keine Ferien]
- verminderte Inanspruchnahme sozialer Unterstützung
- destruktives Verhalten anderen gegenüber
- schlechte Konzentration
- Veränderung der gewohnten Kommunikationsmuster
- hohe Krankheitsrate [inkl.] Hypertonie, Ulzera, Colon irritabile, häufige Kopf-/Nackenschmerzen]
- geht Risiken ein
- destruktives Verhalten sich selbst gegenüber [inkl. übermäßigen Essens/Rauchens/Trinkens von Alkohol, Missbrauch verordneter/rezeptfreier Medikamente, Gebrauch illegaler Drogen].

Beeinflussende Faktoren

- Situationsbedingte Krise
- Krise im Reifeprozess
- hohes Maß an Bedrohung
- unzureichende Gelegenheit, sich auf Stressoren einzustellen
- gestörte Muster der Bedrohungsbeurteilung
- unzureichendes Maß an Vertrauen in die Coping-Fähigkeit
- unzureichendes Maß der Kontrollwahrnehmung
- Unsicherheit
- unzureichende vorhandene [verfügbare] Ressourcen
- unangemessene soziale Unterstützung aufgrund der Eigenschaften der Beziehungen
- gestörte Muster des Spannungsabbaus
- Unfähigkeit, Kräfte für die Anpassung zu schonen
- Geschlechtsunterschiede bei Coping-Strategien
- [Überarbeitung, keine Ferien, zu viele Abgabetermine]
- [Schädigung des Nervensystems; kognitive, sensorische, wahrnehmungsbezogene Beeinträchtigung, Gedächtnisverlust]
- [starke, chronische Schmerzen].

Diarrhö

Passage von dünnem, unförmigem Stuhl

Bestimmende Merkmale und Kennzeichen

subjektive

- Abdominalschmerz
- Stuhldrang
- Verkrampfen [Krämpfe].

objektive

- vermehrte Darmgeräusche
- mindestens drei wässrige Stühle pro Tag.

Beeinflussende Faktoren

psychologische
- hoher Stresslevel
- Angst.

situationsbedingte
- Missbrauch von Laxanzien
- Alkoholmissbrauch
- Giftstoffe
- Kontaminationen
- Nebenwirkungen der [von] Medikamente[n]
- Strahlung
- Sondennahrung
- Reisen.

physiologische
- Entzündung
- Reizung
- infektiöse Prozesse
- Parasiten
- Malabsorption.

Klinische Warnhinweise

Melden Sie eine exzessive oder anhaltende Diarrhö, da sie sofort ärztlich evaluiert werden sollte. Dies ist vor allem bei Kleinkindern wichtig.

Gestörte Denkprozesse

Störung der kognitiven Vorgänge und Aktivitäten

Bestimmende Merkmale und Kennzeichen

subjektive

- [Beziehungsideen, Halluzinationen, Wahnvorstellungen].

objektive

- falsche Interpretation der Umgebung
- unangemessenes Denken
- Egozentrik
- Gedächtnismangel, [Konfabulation]
- Hypervigilanz
- Hypovigilanz
- kognitive Dissonanz [beeinträchtigte Fähigkeit, Gedanken nachzuvollziehen, Entscheidungen zu treffen, Probleme zu lösen, abstrakt oder begrifflich zu denken, zu rechnen; ungeordnete Denkabläufe]
- Ablenkbarkeit, [veränderte Aufmerksamkeitsspanne]
- unangemessenes Sozialverhalten.

Beeinflussende Faktoren

- Zu bearbeiten.
- [physiologische Veränderungen, Altern, Hypoxie, Kopfverletzung, Mangel-/Fehlernährung, Infektionen]
- [biochemische Veränderungen, Medikamente, Suchtmittelmissbrauch]
- [Schlafentzug]
- [psychische Konflikte, emotionale Veränderungen, Geisteskrankheiten].

Autonome Dysreflexie

Lebensbedrohliche, ungehemmte autonome Reaktion des Nervensystems auf einen schädlichen Reiz nach einer Rückenmarksverletzung auf Höhe von Th7 oder oberhalb von Th7

Bestimmende Merkmale und Kennzeichen

subjektive

- Kopfschmerz (diffuser Schmerz in verschiedenen Bereichen des Kopfes, der nicht auf eine Nervenverteilungsregion beschränkt ist)
- [Parästhesien:]
  - Frösteln
  - verschwommenes Sehen
  - Brustschmerz
  - metallischer Geschmack im Mund
  - verstopfte Nase.

objektive

- paroxysmale Hypertonie [plötzlich auftretender periodisch erhöhter Blutdruck bei einem systolischen Druck von mehr als 140 mmHg und einem diastolischen Druck von mehr als 90 mmHg]
- Bradykardie
- Tachykardie
- Diaphorese (oberhalb der Verletzung)
- rote Flecken auf der Haut (oberhalb der Verletzung)
- Blässe (unterhalb der Verletzung)
- Horner-Syndrom [Pupillenverengung, partielles Herabhängen des Oberlides, Enophthalmus und manchmal eine

fehlende Schweißsekretion auf der betroffenen Gesichtshälfte]
- Bindehautschwellung
- pilomotorischer Reflex [Gänsehaut nach Kühlung der Haut]
- Sensibilitätsstörung.

Beeinflussende Faktoren

- Blasendehnung [Kathetereinlage, Spülung]
- Darmdehnung [Verstopfung]
- Hautirritation
- Wissensdefizit des Pflegenden
- Wissensdefizit des Patienten
- [sexuelle Erregung, Menstruation, Schwangerschaft, Wehen und Entbindung]
- [Extreme in der Umgebungstemperatur].

Klinische Warnhinweise

Diese Diagnose erfordert sofortige Korrekturmaßnahmen (z.B. Anheben des Kopfteils des Bettes, Beseitigen oder Korrektur von Faktoren, die unter «Beeinflussende Faktoren/Risikofaktoren» genannt werden). Wenn der Zustand nicht sofort auf die Erstbehandlung anspricht, wird wahrscheinlich eine Notfallbehandlung mit medikamentöser Intervention erforderlich.

Gefahr einer beeinträchtigten Eltern-Kind-Bindung

Eine Unterbrechung des interaktiven Prozesses zwischen Eltern/wichtigen Bezugspersonen und dem Kind, der die Entwicklung einer schützenden und fürsorglichen gegenseitigen Beziehung gefährdet.

Risikofaktoren

- Unfähigkeit der Eltern, persönliche Bedürfnisse zu befriedigen
- mit der Elternrolle verbundene Angst
- Suchtmittelmissbrauch
- Frühgeburt; krankes Kind, das aufgrund von Verhaltenseinschränkungen keinen Kontakt zu den Eltern aufnehmen kann
- Trennung; physische Kontaktbarrieren
- Mangel an Privatheit
- [Eltern, die selbst wenig Bindung erlebt haben]
- [Unsicherheit bezüglich Vaterschaft; Schwangerschaft ist Folge von Vergewaltigung/sexuellem Missbrauch]
- [schwierige Schwangerschaft und/oder Geburt (tatsächlich oder wahrgenommen)].

Beeinträchtigte elterliche Fürsorge

Unfähigkeit der Hauptbezugsperson(en), eine Umgebung zu schaffen, zu erhalten oder wiederherzustellen, in der ein Kind optimal wachsen und sich entwickeln kann

Bestimmende Merkmale und Kennzeichen

subjektive

Eltern
- Äußerungen über die Unfähigkeit, die Bedürfnisse des Kindes zu befriedigen
- Äußerungen über die Unfähigkeit, das Kind unter Kontrolle zu haben
- negative Äußerungen über das Kind
- Äußerungen von Frustration
- Äußerungen über eine rollenbezogene Unzulänglichkeit.

objektive

Säugling oder Kind

- häufige Erkrankungen
- häufige Unfälle
- Gedeihstörung
- geringe Schulbildung
- geringe kognitive Entwicklung
- geringe soziale Kompetenz
- Verhaltensstörungen
- Vorkommen von Traumata (z. B. physisch und psychologisch)
- Vorkommen von Missbrauch
- fehlende Bindung
- fehlende Trennungsangst
- Weglaufen.

Eltern

- mangelnde Mutter-Kind-Interaktion
- mangelnde Eltern-Kind-Interaktion
- geringe Eltern-Kind-Interaktion
- wenig Liebkosungen
- ungenügende Bindung
- ungenügende Erhaltung der Gesundheit des Kindes
- unsichere häusliche Umgebung
- ungenügende Organisation der Kinderbetreuung
- ungenügende Stimulation (z. B. visuell, taktil, auditiv)
- ungenügende pflegerische [fürsorgerische] Fertigkeiten
- inkonsistentes Verhaltensmanagement
- Unflexibilität, die Bedürfnisse des Kindes zu befriedigen
- häufig strafend
- Zurückweisung des Kindes
- Feindseligkeit gegenüber dem Kind
- Vernachlässigung des Kindes
- Kindsmissbrauch
- Vernachlässigung des Kindes
- Verlassenheit [Aussetzen des Kindes].

Beeinflussende Faktoren

Säugling/Kind

- Frühgeburt
- Mehrlingsgeburt
- nicht das gewünschte Geschlecht
- Krankheit
- Trennung vom Elternteil
- schwieriges Temperament
- Streit wegen elterlichen Erwartungen
- behindernde Bedingungen [behindernde/r Erkrankung/Zustand]
- Entwicklungsverzögerung
- veränderte Wahrnehmungsfähigkeiten
- Aufmerksamkeitsdefizit-/Hyperaktivitätsstörung (ADHS).

wissensbezogene

- fehlendes Wissen über Kindesentwicklung
- fehlendes Wissen über die Aufrechterhaltung der Gesundheit des Kindes
- fehlendes Wissen über elterliche Fähigkeiten
- Unfähigkeit, auf Signale des Säuglings zu reagieren
- unrealistische Erwartungen [an sich selbst, den Säugling, den Partner]
- Mangel an Bildung
- eingeschränkte kognitive Funktion
- Mangel an kognitiver Bereitschaft für die Elternschaft
- mangelnde Kommunikationsfähigkeiten.
- Bevorzugung körperlicher Bestrafung.

physiologische

- körperliche Krankheit.

psychologische

- junge Eltern
- fehlende pränatale Vorsorge
- schwierige Geburt
- große Anzahl von Schwangerschaften
- kurz aufeinander folgende Schwangerschaften
- Schlafunterbrechung
- Schlafmangel
- Depression

- Vorgeschichte einer psychischen Krankheit
- Vorgeschichte des Suchtmittelmissbrauchs
- Behinderung.

soziale

- vorhandene Belastung (z. B. finanziell, juristisch, kürzliche Krise, kulturelle Veränderung [Umzug in ein anderes Land oder innerhalb desselben Landes])
- berufliche Probleme
- Arbeitslosigkeit
- finanzielle Schwierigkeiten
- Umzüge
- ärmliches [schwaches] häusliches Umfeld
- situationsbedingt geringes Selbstwertgefühl
- chronisch geringes Selbstwertgefühl
- Mangel an familiärem Zusammenhalt
- Ehekonflikt
- Veränderungen im Familienzusammenhalt
- unzureichende Kinderbetreuung
- Rollenbelastung [Rollenüberlastung]
- allein erziehender Elternteil
- Vater des Kindes ist nicht einbezogen
- Mutter des Kindes ist nicht einbezogen
- Mangelndes elterliches Vorbild [Rollenmodell]
- fehlendes elterliches Rollenmodell [Vorbild]
- fehlende Wertschätzung der Elternschaft
- Unfähigkeit, die Bedürfnisse des Kindes über die eigenen zu stellen
- ungeplante Schwangerschaft
- ungewollte Schwangerschaft
- niedrige sozioökonomische Schicht
- Armut
- fehlende Ressourcen
- fehlende Transportmöglichkeiten
- mangelhafte Problemlösungsfähigkeiten
- unangepasste [fehlangepasste] Coping-Strategien
- fehlende soziale Unterstützungsnetzwerke
- soziale Isolation
- Vorgeschichte eines ausgeübten Missbrauchs
- Vorgeschichte von erlebtem Missbrauch
- juristische Probleme.

Gefahr einer beeinträchtigten elterlichen Fürsorge

Risiko der Hauptbezugsperson(en), die Unfähigkeit zu entwickeln, eine Umgebung zu schaffen, zu erhalten oder wiederherzustellen, in der ein Kind optimal wachsen und sich entwickeln kann

Risikofaktoren

Säugling/Kind

- Frühgeburt
- Mehrlingsgeburt
- nicht das gewünschte Geschlecht
- Krankheit
- Trennung vom Elternteil
- schwieriges Temperament
- Streit wegen elterlichen Erwartungen
- behindernde Bedingungen [behindernde/r Erkrankung/Zustand]
- Entwicklungsverzögerung
- veränderte Wahrnehmungsfähigkeiten
- Aufmerksamkeitsdefizit-/Hyperaktivitätsstörung (ADHS).

wissensbezogene

- fehlendes Wissen über Kindesentwicklung
- fehlendes Wissen über die Aufrechterhaltung der Gesundheit des Kindes

- fehlendes Wissen über elterliche Fähigkeiten
- Unfähigkeit, auf Signale des Säuglings zu reagieren
- unrealistische Erwartungen [an sich selbst, den Säugling, den Partner]
- Mangel an Bildung
- eingeschränkte kognitive Funktion
- Mangel an kognitiver Bereitschaft für die Elternschaft
- mangelnde Kommunikationsfähigkeiten
- Bevorzugung körperlicher Bestrafung.

physiologische
- körperliche Krankheit.

psychologische
- junge Eltern
- fehlende pränatale Vorsorge
- schwierige Geburt
- große Anzahl von Schwangerschaften
- kurz aufeinander folgende Schwangerschaften
- Schlafunterbrechung
- Schlafmangel
- Depression
- Vorgeschichte einer psychischen Krankheit
- Vorgeschichte des Suchtmittelmissbrauchs
- Behinderung.

soziale
- vorhandene Belastung (z. B. finanziell, juristisch, kürzliche Krise, kulturelle Veränderung [Umzug in ein anderes Land oder innerhalb desselben Landes])
- berufliche Probleme
- Arbeitslosigkeit
- finanzielle Schwierigkeiten
- Umzüge
- ärmliches [schwaches] häusliches Umfeld
- situationsbedingt geringes Selbstwertgefühl
- chronisch geringes Selbstwertgefühl
- Mangel an familiärem Zusammenhalt
- Ehekonflikt
- Veränderungen im Familienzusammenhalt
- unzureichende Kinderbetreuung
- Rollenbelastung [Rollenüberlastung]
- allein erziehender Elternteil
- Vater des Kindes ist nicht einbezogen
- Mutter des Kindes ist nicht einbezogen
- mangelndes elterliches Vorbild [Rollenmodell]
- fehlendes elterliches Rollenmodell [Vorbild]
- fehlende Wertschätzung der Elternschaft
- Unfähigkeit, die Bedürfnisse des Kindes über die eigenen zu stellen
- ungeplante Schwangerschaft
- ungewollte Schwangerschaft
- niedrige sozioökonomische Schicht
- Armut
- fehlende Ressourcen
- fehlende Transportmöglichkeiten
- mangelhafte Problemlösungsfähigkeiten
- unangepasste [fehlangepasste] Coping-Strategien
- fehlende soziale Unterstützungsnetzwerke
- soziale Isolation
- Vorgeschichte eines ausgeübten Missbrauchs
- Vorgeschichte von erlebtem Missbrauch
- juristische Probleme.

Beeinträchtigte Familienprozesse

Chronisch desorganisierte psychosoziale, geistige und physiologische Funktionen im Familienverbund, die zum Konflikt, zur Verleugnung von Problemen, zu Widerstand gegenüber Veränderung, zu unwirksamer Problemlösung und einer Reihe von sich selbst aufrechterhaltenden Krisen führen

Bestimmende Merkmale und Kennzeichen

subjektive

Gefühle

- Angst/Ängstlichkeit
- Anspannung
- Leid
- verringertes Selbstwertgefühl
- Gefühl der Wertlosigkeit
- andauernde Abneigung/Unmut/Verbitterung
- Wut
- unterdrückter Zorn
- Frustration
- Schamgefühl
- Verlegenheit
- Kränkung
- Traurigkeit
- Schuld
- emotionale Isolation
- Einsamkeit
- Verlassenheit
- Machtlosigkeit
- Unsicherheit
- Hoffnungslosigkeit
- Zurückweisung
- Verantwortung für das Verhalten des Alkoholikers
- Verletzbarkeit
- Misstrauen
- Depression
- Feindseligkeit
- Furcht/Angst
- Verwirrtheit
- Unzufriedenheit
- Verlust
- anders sein als andere
- sich missverstanden fühlen
- emotionale Kontrolle durch andere
- nicht geliebt werden
- mangelnde Identität
- verwirrte Zuneigungsbekundungen und Mitleidsgefühle
- Verlassenheit
- Launenhaftigkeit
- Erfolglosigkeit.

Rollen und Beziehungen

- Verleugnung der Familie
- Verschlechterung der Familienbeziehungen
- gestörte Familiendynamik
- unzureichende Kommunikation unter den Ehepartnern
- Eheprobleme
- gestörte Intimität
- veränderte Rollenfunktion
- unterbrochene Familienrollen
- inkonsistente elterliche Fürsorge/Erziehung
- geringe Wahrnehmung der elterlichen Unterstützung
- chronische Familienprobleme
- Fehlen von Beziehungsfähigkeiten
- fehlender Zusammenhalt
- unterbrochene Familienrituale
- Zurückweisungsmuster
- ökonomische Probleme
- vernachlässigte Verpflichtungen.

objektive

Gefühle

- unterdrückte Emotionen.

Rollen und Beziehungen

- verschlossene Kommunikationssysteme
- triangulierende Familienbeziehungen
- verringerte Fähigkeit der Familienmitglieder, zu einer Beziehung zu finden, die gemeinsames Wachstum und Reifung ermöglicht
- Familie zeigt keinen Respekt für die Individualität ihrer Mitglieder
- Familie zeigt keinen Respekt für die Autonomie ihrer Mitglieder.

verhaltensbezogene

- Alkoholmissbrauch

- Suchtmittelmissbrauch außer Alkohol
- Nikotinabhängigkeit
- Ermöglichung, das Verhaltensmuster des Trinkens von Alkoholika aufrechtzuerhalten [Substanzgebrauch]
- unzureichendes Verständnis des Alkoholismus
- fehlendes Wissen über Alkoholismus [Substanzmissbrauch]
- besondere Familienanlässe sind auf Alkoholkonsum fokussiert
- Rationalisierung [Rationalisieren]
- Verleugnung von Problemen
- Ablehnung, Hilfe zu holen
- Unfähigkeit, Hilfe angemessen anzunehmen
- unangemessene Äußerung von Wut
- Beschuldigen
- Kritisieren
- verbaler Kindesmissbrauch
- verbaler Missbrauch des Elternteils
- verbaler Missbrauch des Ehepartners
- Lügen
- gebrochene Versprechen
- mangelnde Verlässlichkeit
- Manipulation
- Abhängigkeit
- Unfähigkeit, viele verschiedene Gefühle zu akzeptieren
- Unfähigkeit, viele verschiedene Gefühle auszudrücken
- Schwierigkeit mit intimen Beziehungen
- verringerter körperlicher Kontakt
- strenge Selbstbeurteilung
- Schwierigkeit, Spaß zu haben
- Selbstbeschuldigung
- Isolation
- nicht bewältigte Trauer
- Suche nach Bestätigung
- Suche nach Anerkennung
- beeinträchtigte Kommunikation
- kontrollierende Kommunikation
- widersprüchliche Kommunikation
- paradoxe Kommunikation
- Machtkämpfe
- unwirksame Problemlösungsfähigkeiten
- mangelnder Umgang mit Konflikten
- Ausrichtung auf Spannungsabbau anstatt auf Zielerreichung
- Unruhe
- eskalierender Konflikt
- Chaos
- beeinträchtigte Konzentration [Konzentrationsstörung]
- beeinträchtigte schulische/akademische Leistungen der Kinder
- Versagen beim Bewältigen oder Ausführen von entwicklungsbedingten Aufgaben
- Schwierigkeit mit den Übergängen von Lebensphasen
- Unfähigkeit, die emotionalen Bedürfnisse der Familienmitglieder zu befriedigen
- Unfähigkeit, die Sicherheitsbedürfnisse der Familienmitglieder zu befriedigen
- Unfähigkeit, die spirituellen Bedürfnisse der Familienmitglieder zu befriedigen
- Unfähigkeit, sich der Veränderung anzupassen
- Unreife
- stressbezogene körperliche Krankheiten
- Unfähigkeit, Hilfe [Gesundheit] anzunehmen
- Unfähigkeit, konstruktiv mit den traumatischen Erfahrungen umzugehen.

Beeinflussende Faktoren

- Alkoholmissbrauch, [suchterzeugende Substanzen]
- familiäre Vorgeschichte von Alkoholismus
- familiäre Vorgeschichte von Widerstand gegenüber einer Behandlung
- unzureichende Coping-Fähigkeiten
- suchtgefährdete Persönlichkeit

- fehlende Problemlösungsfähigkeiten
- biochemische Einflüsse
- genetische Prädisposition.

Fatigue

Ein überwältigendes, anhaltendes Gefühl der Erschöpfung und eine verminderte Fähigkeit, körperliche und geistige Arbeit auf gewohntem Niveau zu leisten

Bestimmende Merkmale und Kennzeichen

subjektive

- Äußerung über einen überwältigenden Energiemangel
- Äußerung über einen fortwährenden Energiemangel
- Unfähigkeit, die Alltagsroutine zu bewältigen
- Unfähigkeit, das übliche Aktivitätsniveau aufrechtzuerhalten
- [wahrgenommenes] Bedürfnis nach zusätzlicher Energie[, um Routinetätigkeiten durchzuführen und abzuschließen]
- gesteigertes Ruhebedürfnis
- Müdigkeit
- Unfähigkeit, die Energie trotz Schlaf zu regenerieren
- Schuldgefühle, den Pflichten nicht nachzukommen
- beeinträchtigte Libido
- Zunahme an Klagen über körperliche Beschwerden.

objektive

- Lethargie
- Teilnahmslosigkeit
- schläfrig
- Energiemangel
- beeinträchtigtes Konzentrationsvermögen
- Desinteresse in Bezug auf die Umgebung
- In-sich-Gekehrt-Sein
- verringerte Leistungsfähigkeit, [erhöhte Unfallneigung].

Beeinflussende Faktoren

psychologische
- Stress
- Angst
- langweiliger Lebensstil
- Depression.

umgebungsbezogene
- Lärm
- Lichtverhältnisse
- Luftfeuchtigkeit
- Temperatur.

situationsbedingte
- Erwerbstätigkeit
- kritische [negative] Lebensereignisse.

physiologische
- vermehrte körperliche Anstrengung
- Schlafmangel
- Schwangerschaft
- Krankheitszustände
- Mangelernährung
- Anämie
- schlechter Allgemeinzustand
- [veränderte chemische Vorgänge im Körper (z. B. durch Medikamente, Drogenentzug, Chemotherapie)].

Furcht

Reaktion auf eine wahrgenommene Bedrohung, die bewusst als Gefahr erkannt wird

Bestimmende Merkmale und Kennzeichen

subjektive

- Aussage über Besorgnis
- Aussage über Aufregung

- Aussage, sich zu fürchten
- Aussage über Panik
- Aussage über Schrecken
- Aussage über Beunruhigung
- Aussage, sich geängstigt zu haben
- Aussage über verminderte Selbstsicherheit
- Aussage über erhöhte Anspannung
- Aussage über Nervosität.

kognitive

- Benennung des Furcht auslösenden Objekts
- Reiz wird als Bedrohung empfunden.

physiologische

- Anorexie
- Übelkeit
- Fatigue
- trockener Mund
- [Herzklopfen].

objektive

kognitive

- verminderte Leistungsfähigkeit
- verminderte Lernfähigkeiten [oder]
- verminderte Problemlösungsfähigkeit.

Verhalten

- erhöhte Wachsamkeit
- Vermeidungsverhalten
- angriffiges Verhalten
- Impulsivität
- eingeschränkter Fokus auf die Ursache der Furcht

physiologische

- erhöhter Puls
- Erbrechen
- Diarrhö
- Muskelanspannung
- erhöhte Atemfrequenz
- Dyspnö
- erhöhter systolischer Blutdruckwert
- Blässe
- verstärkte Transpiration
- Pupillenerweiterung.

Beeinflussende Faktoren

- Immanenter Ursprung (z. B. plötzlicher Lärm, Höhe, Schmerz, Verlust körperlicher Unterstützung)
- angeborene Auslöser (Neurotransmitter)
- phobischer Auslöserreiz
- erlernte Reaktion (z. B. Konditionierung, Prägung durch andere oder Identifikation mit anderen)
- mangelndes Vertrauen in die Umgebung [Unvertrautheit mit der Art der Umgebung]
- Verlust des Unterstützungssystems während einer potenziellen Stresssituation [z. B. Spitalaufenthalt, Spitalbehandlungen/Therapien]
- Sprachbarriere
- Wahrnehmungsbeeinträchtigung.

Siehe auch *Angst*

Flüssigkeitsdefizit

Verminderung des intravaskulären, interstitiellen und/oder intrazellulären Flüssigkeitsvolumens. Dieser Zustand bezieht sich auf Dehydratation, Wasserverlust ohne Veränderung des Natriumgehalts

Bestimmende Merkmale und Kennzeichen

subjektive

- Durst
- Schwächegefühl.

objektive

- reduzierte Urinausscheidung
- erhöhte Urinkonzentration
- reduzierte Venenfüllung
- reduziertes Pulsvolumen [oder]

- reduzierter Pulsdruck
- plötzlicher Gewichtsverlust (außer im dritten Raum [Kompartment])
- reduzierter Blutdruck
- erhöhte Pulsfrequenz
- erhöhte Körpertemperatur
- reduzierte Gewebespannung [reduzierter Turgor] der Zunge
- reduzierte Hautspannung [reduzierter Hautturgor]
- trockene Haut
- trockene Schleimhäute
- Veränderung des psychischen Zustands
- erhöhter Hämatokrit [Hkt].

Beeinflussende Faktoren

- Aktiver Verlust [z. B. Blutung, Magen-Darm-Ableitung/-Drainage, akute/prolongierte Diarrhö, Wunden, abdomineller Tumor, Verbrennungen, Fisteln, Aszites (drittes Kompartment), hyperosmotische Röntgenkontrastmittel]
- Versagen regulatorischer Mechanismen [z. B. Fieber/thermoregulatorische Reaktion, Schädigung der Nierentubuli]

Klinische Warnhinweise

Melden Sie das Einsetzen von Verwirrtheit, Hypotonie oder Arrhythmien. Sie können eine Störung des Elektrolythaushalts oder eine Hypovolämie anzeigen, die sofortige ärztlich verordnete Interventionen erfordern.

Anmerkung der Autorin: Es besteht – wenn überhaupt – dann nur ein geringer Unterschied zwischen diesem Begriff und dem Begriff der Dehydratation.

Flüssigkeitsüberschuss

Erhöhte isotonische Flüssigkeitsretention

Bestimmende Merkmale und Kennzeichen

subjektive

- Orthopnö [Atembeschwerden]
- Angst.

objektive

- Ödeme
- Anasarka
- Gewichtszunahme innerhalb eines kurzen Zeitraums
- Einfuhr übersteigt Ausfuhr
- Oligurie
- hinzukommende, abnorme [akzidentelle] Atemgeräusche [Karcheln, Rasseln]
- Veränderungen des Atemmusters
- Dyspnö
- erhöhter Zentralvenendruck
- Jugularvenenstauung
- positiver hepatojugulärer Reflux
- Herzton S3
- Lungenstauung
- Pleuraerguss
- veränderter Pulmonalarteriendruck [Veränderungen des Pulmonalarteriendrucks]
- Blutdruckveränderungen
- Veränderung des psychischen Zustands
- Unruhe
- Veränderung des spezifischen Gewichts
- reduziertes Hämoglobin
- reduzierter Hämatokrit
- Azotämie (Anstieg von Harnstoff-, Kratininwerten im Blut)
- veränderte Elektrolytwerte.

Beeinflussende Faktoren

- Beeinträchtigte Regulationsmechanismen [z. B. Syndrom eines unangemessenen antidiuretischen Hormons, verminderte Plasmaeiweiße wie bei Mangelernährung, Fisteln mit Eiweißverlusten, Brandwunden, Organversagen]
- übermäßige Flüssigkeitszufuhr
- übermäßige Natriumzufuhr
- [medikamentöse Therapien, wie z. B. mit Chlorpropamid, Tolbutamid, Vincristin, Tryptilinen und Carbamazepin].

Klinische Warnhinweise

Melden Sie zunehmende Ödembildung, Husten oder Kurzatmigkeit sofort, da dies Zeichen einer dekompensierten Herzinsuffizienz sein können, die wiederum zu einem lebensbedrohenden Lungenödem fortschreiten können.

Beeinträchtigte Gedächtnisleistung

Unfähigkeit, sich an Teile von Informationen oder Verhaltensweisen zu erinnern oder diese abzurufen

Bestimmende Merkmale und Kennzeichen

subjektive

- [berichtetes] Erleben von Vergesslichkeit
- Unfähigkeit, sich an Ereignisse zu erinnern
- Unfähigkeit, sich an sachliche Informationen [oder vertraute Personen, Orte, Gegenstände] zu erinnern

objektive

- [beobachtetes Erleben von Vergesslichkeit]
- Unfähigkeit zu bestimmen, ob eine Handlung ausgeführt wurde
- Unfähigkeit, neue Fertigkeiten zu erlernen
- Unfähigkeit, neue Fertigkeiten zu behalten
- Unfähigkeit, neue Informationen zu erlernen
- Unfähigkeit, neue Informationen im Gedächtnis zu behalten
- Unfähigkeit, eine bereits gelernte Fertigkeit auszuführen
- Vergisst, eine Handlung zu einer geplanten Zeit auszuführen.

Beeinflussende Faktoren

- Hypoxie
- Anämie
- unausgeglichener Flüssigkeits- und Elektrolythaushalt
- reduzierte Herzleistung
- neurologische Störungen [z. B. Hirnverletzung/-erschütterung]
- übermäßige Störungen durch die Umgebung, [manischer Zustand, Dämmerzustand, traumatisches Ereignis]
- [Suchtmittelgebrauch/-missbrauch, Medikamentenwirkung]
- [Alter].

Unwirksames Gesundheitsverhalten

Unfähigkeit, Hilfen zur Gesunderhaltung zu erkennen, zu organisieren und/oder herauszufinden

Bestimmende Merkmale und Kennzeichen

- Fehlendes ausgedrücktes Interesse an der Verbesserung des gesundheitsbezogenen Verhaltens
- [dokumentierte Zwangshandlungen].

objektive

- erwiesenes Wissensdefizit über grundlegende Gesundheitspraktiken
- Unfähigkeit, Verantwortung für das Erreichen grundlegender Gesundheitspraktiken zu übernehmen
- anamnestisch bekannter Mangel an gesundheitsorientiertem Verhalten
- erwiesene mangelnde Anpassung an Umgebungsveränderungen
- beeinträchtigte Unterstützung im persönlichen Bereich
- [beobachtete Zwangshandlungen].

Beeinflussende Faktoren

- Mangelnde Kommunikationsfähigkeiten [schriftlich, verbal und/oder nonverbal]
- Nicht erreichte Entwicklungsstufen
- Unfähigkeit, angemessene Entscheidungen [Beurteilungen] zu treffen
- Beeinträchtigung der Wahrnehmung
- kognitive Beeinträchtigung
- verminderte feinmotorische Fertigkeiten [oder]
- verminderte grobmotorische Fertigkeiten
- fehlende feinmotorische Fertigkeiten [oder]
- fehlende grobmotorische Fertigkeiten
- unzureichendes individuelles Coping [oder]
- unzureichendes familiäres Coping
- erschwertes Trauern
- Sinnkrise
- unzureichende Ressourcen (z. B. Ausstattung, finanzielle Mittel).

Gefahr einer selbstgefährdenden Gewalttätigkeit

Risiko für Verhaltensweisen einer Person, sich selbst physischen, emotionalen und/ oder sexuellen Schaden zuzufügen

Risikofaktoren

- 15–19 Jahre alt
- über 45 Jahre alt
- Familienstand (ledig, verwitwet, geschieden)
- berufliche Probleme (z. B. arbeitslos, kürzlicher Verlust des Arbeitsplatzes/ beruflicher Misserfolg)
- Berufstätigkeit (Führungskraft, Geschäftsführer/Selbstständiger, Fachkraft, angelernter Arbeiter)
- konfliktreiche zwischenmenschliche Beziehungen
- familiärer Hintergrund (z. B. chaotisch oder konfliktreich, Suizid innerhalb der Familie)
- sexuelle Orientierung (bisexuell [aktiv], homosexuell [inaktiv])
- physische Gesundheitsprobleme (z. B. Hypochondrie, chronische oder terminale Krankheit)
- psychische Gesundheitsprobleme (z. B. starke Depression [bipolare Störung], Psychose, starke Persönlichkeitsstörung, Alkoholismus oder Drogenmissbrauch)
- emotionale Probleme (z. B. Hoffnungslosigkeit, [gehobene oder gedrückte Stimmungslage], Verzweiflung, gesteigerte Angst, Panik, Wut, Feindseligkeit)
- mehrere Suizidversuche in der Vorgeschichte
- Suizidgedanken (häufig, intensiv, anhaltend)

- Planung eines Suizids (deutlich und klar bezüglich Letalität, Methode, der zur Verfügung stehenden Mittel)
- fehlende persönliche Ressourcen (z. B. geringe Leistungen, geringe Einsicht, fehlender und schlecht kontrollierter Affekt)
- fehlende soziale Ressourcen (z. B. schlechte Verhältnisse, sozial isoliert, teilnahmslose Familie)
- verbale Hinweise (z. B. über den Tod sprechen, «es wäre besser ohne mich», Fragen nach tödlichen Medikamentendosen)
- verhaltensbezogene Hinweise (z. B. Schreiben aussichtsloser Liebesbriefe, Richten wütender Botschaften an eine Bezugsperson, die die Person abgelehnt hat, Weggeben persönlicher Gegenstände, Abschließen einer großen Lebensversicherung)
- autoerotische sexuelle Handlungen.

Beeinträchtigte Haushaltsführung

Unfähigkeit, selbstständig für eine sichere, entwicklungsfördernde, unmittelbare Umgebung zu sorgen

Bestimmende Merkmale und Kennzeichen

subjektive

- Haushaltsmitglieder äußern, dass sie Schwierigkeiten haben, ein gemütliches [sicheres] Heim zu schaffen [beizubehalten].
- Haushaltsmitglieder bitten um Unterstützung in der Haushaltsführung.
- Haushaltsmitglieder sprechen von Schulden.
- Haushaltsmitglieder sprechen von finanziellen Schwierigkeiten.

objektive

- unordentliche Umgebung [oder]
- schmutzige Umgebung
- widerliche Gerüche
- ungeeignete Temperatur im Haushalt
- Vorhandensein von Ungeziefer
- wiederholtes Auftreten von unhygienischen Zuständen
- wiederholt auftretende Infektionen aufgrund mangelnder Hygiene
- Mangel an notwendiger Ausstattung
- nicht verfügbare Kochausrüstung
- mangelhafte Kleidung
- mangelhafte Bettwäsche
- fehlende Kleidung
- fehlende Bettwäsche
- überforderte Familienmitglieder

Beeinflussende Faktoren

- Erkrankung
- Verletzung
- unzureichende Familienorganisation
- unzureichende Familienplanung
- unzureichende finanzielle Mittel
- beeinträchtigte Funktionsweise
- fehlende Vorbilder
- ungewohnter Umgang mit Nachbarschaftshilfe
- fehlendes Wissen
- unzulängliche Unterstützungssysteme.

Hautschädigung

Veränderte Epidermis (Oberhaut) und/ oder Dermis (Lederhaut)

Bestimmende Merkmale und Kennzeichen

subjektive

- [Klagen über Hautjucken, Schmerz, Gefühllosigkeit im betroffenen Gebiet/in der Umgebung].

objektive

- Schädigung der Hautoberfläche der Oberhaut (Epidermis)
- Zerstörung von Hautschichten der Lederhaut (Dermis)
- Schädigung von Körperstrukturen.
- Eindringen in Körperstrukturen.

Beeinflussende Faktoren

äußere
- Hyperthermie
- Hypothermie
- chemische Substanz
- Strahlung
- Medikamente
- körperliche Immobilisierung
- Luftfeuchtigkeit
- Feuchtigkeit [Ausscheidungen, Sekrete]
- mechanische Faktoren (z. B. Scherkräfte, Druck, freiheitseinschränkende Maßnahmen), [Trauma: Verletzung/ Operation]
- Altersextreme.

innere
- veränderter Ernährungszustand (z. B. Fettleibigkeit, Kachexie)
- Stoffwechselstörungen
- Veränderungen des Flüssigkeitshaushalts
- hervortretende Knochen
- Veränderung des Turgors, [Ödeme]
- beeinträchtigte sensorische Empfindung
- veränderte Pigmentierung
- entwicklungsbezogene Faktoren
- immunologische Defizite
- Durchblutungsstörungen (z. B. AvK)
- [psychogene Faktoren].

Verminderte Herzleistung

Das vom Herzen ausgeworfene Blut genügt den metabolischen Anforderungen des Körpers nicht

Bestimmende Merkmale und Kennzeichen

subjektive

veränderte(r) Herzfrequenz/ Herzrhythmus
- Herzklopfen.

veränderte Vorlast
- Müdigkeit.

veränderte Nachlast
- Dyspnö.

veränderte Kontraktilität
- Orthopnö.
- paroxysmale nächtliche Dyspnö.

verhaltensbezogen/emotional
- Angst.

objektive

veränderte(r) Herzfrequenz/ Herzrhythmus
- Arrhytmien
- Tachykardie
- Bradykardie
- Veränderungen im EKG.

veränderte Vorlast
- Jugularvenenstauung
- Ödeme
- Gewichtszunahme
- erhöhter ZVD
- verminderter Zentralvenendruck (ZVD)
- erhöhter pulmonal-arterieller Verschlussdruck (PAWP)
- verminderter pulmonal-arterieller Wedge-Druck (PAWP)
- Herzgeräusche.

veränderte Nachlast
- Dyspnö
- feuchtkalte Haut

- Veränderungen der Hautfarbe [Haut und Schleimhäute] [Zyanose, Blässe]
- verlängerte kapillare Rückfüllung
- verminderte periphere Pulse
- Schwankungen in den Blutdruckmesswerten
- verminderter systemischer Gefäßwiderstand (SVR)
- erhöhter systemischer Gefäßwiderstand (SVR)
- verminderter pulmonaler Gefäßwiderstand (PVR)
- erhöhter pulmonaler Gefäßwiderstand (PVR)
- Oligurie.

veränderte Kontraktilität

- Rasseln
- Husten
- verminderte Herzauswurfleistung
- verminderter Schlagvolumenindex (SVI)
- verminderter Herzindex
- verminderter linksventrikulärer Schlagarbeitsindex (LSWI)
- Herzgeräusche S3
- Herzgeräusche S4.

verhaltensbezogen/emotional

- Ruhelosigkeit.

Beeinflussende Faktoren

- Veränderte Herzfrequenz [Überleitung]
- veränderter Rhythmus [Überleitung]
- verändertes Schlagvolumen:
  - veränderte Vorlast [z. B. verminderter venöser Rückstrom]
  - veränderte Nachlast [z. B. verminderter Gefäßwiderstand]
  - veränderte Kontraktilität [z. B. Ruptur des Ventrikelsptums, Ventrikelaneurysma, Papillarmuskelruptur, Klappenerkrankung]

Anmerkung der Autorin

Die bestimmenden Merkmale oder Kennzeichen dieses Problems stellen eher ein medizinisches Problem als eine Pflegediagnose dar.

Siehe auch *Aktivitätsintoleranz*

Hoffnungslosigkeit

Ein subjektiver Zustand, in dem ein Individuum begrenzte oder keine Alternativen oder persönliche Wahlmöglichkeiten sieht und unfähig ist, Energie für sich selbst zu mobilisieren

Bestimmende Merkmale und Kennzeichen

subjektive

- verbale Hinweise (z. B. mutloser Inhalt, «Ich kann nicht», Seufzen) [Glaube, dass sich nichts ändern wird, dass Probleme immer bestehen bleiben].

objektive

- Passivität
- reduzierte Verbalisierung
- reduzierter Affekt
- reduzierter Appetit
- reduzierte Reaktion auf Reize
- [verminderte kognitive Funktionsfähigkeit, Probleme mit Entscheidungen/dem Denken, Regression]
- fehlende Beteiligung an der eigenen Versorgung
- gestörtes Schlafmuster [erhöhte/verminderte Schlafdauer]
- [Sich-]Abwenden während Gesprächen
- Achselzucken als Antwort in Gesprächen

- fehlende Eigeninitiative [sozialer Rückzug]
- Schließen der Augen
- [Teilnahmslosigkeit/Desinteresse gegenüber Bezugsperson(en) (Kinder, Partner)]
- [Wutausbrüche]
- [Substanzmissbrauch].

Beeinflussende Faktoren

- Anhaltende Aktivitätseinschränkung verursacht Isolation [, die Isolation verursacht]
- verschlechterter körperlicher Zustand [ein sich verschlechternder körperlicher Zustand]
- lang andauernder Stress
- Verlassenheit
- verlorener Glaube [Verlust des Glaubens] an spirituelle Kraft
- verlorener Glaube [Verlust des Glaubens] an transzendente Werte.

Siehe auch *Sinnkrise*

Infektionsgefahr

Erhöhtes Risiko des Eindringens von pathogenen Organismen

Risikofaktoren

- Unzureichende primäre Abwehrmechanismen (z. B. verletzte Haut, traumatisiertes Gewebe, verminderte ziliäre Clearance, Flüssigkeitsstau, Veränderung des pH-Werts, veränderte Peristaltik)
- unzureichende sekundäre Abwehrmechanismen (z. B. niedriges Hämoglobin, Leukopenie, unterdrückte Entzündungsreaktionen)
- ungenügende erworbene Immunität
- Immunsuppression
- Gewebezerstörung
- erhöhte Exposition gegenüber pathogenen Erregern in der Umgebung
- invasive Eingriffe
- chronische Krankheit
- Mangelernährung
- Trauma
- pharmazeutische Wirkstoffe (z. B. Immunsuppressiva, [Antibiotika])
- prolongierter (hoher) [vorzeitiger] Blasensprung
- unzureichende Kenntnisse, sich vor pathogenen Keimen zu schützen.

Gefahr eines Immobilitätssyndroms

Risiko einer Verschlechterung der Körpersysteme aufgrund einer angeordneten oder unvermeidbaren muskuloskelettalen Inaktivität

Risikofaktoren

- Starke Schmerzen, [chronische Schmerzen]
- Lähmung [andere neuromuskuläre Schädigung]
- mechanische Immobilisierung
- verordnete Immobilisierung
- veränderter Bewusstseinszustand
- [chronische körperliche oder psychische Krankheit]

Anmerkung der Autorin

Diese Diagnose eignet sich, wenn Interventionen darauf abzielen, physiologische und psychosoziale Integrität zu fördern und Komplikationen der Immobilität zu verhindern.

Soziale Isolation

Von einem Individuum erlebtes Gefühl des Alleinseins, das als von anderen auferlegt und als negativer oder bedrohlicher Zustand empfunden wird

Bestimmende Merkmale und Kennzeichen

subjektive

- Drückt Gefühle des von anderen auferlegten Alleinseins aus
- erlebt das Gefühl der Verschiedenheit gegenüber anderen
- drückt Gefühle aus, zurückgewiesen zu werden
- drückt Werte aus, die von der dominanten kulturellen Gruppe nicht akzeptiert werden
- Unfähigkeit, die Erwartungen anderer zu erfüllen
- unzureichende Lebensinhalte
- Interessen entsprechen nicht dem Entwicklungsstand
- fühlt sich unsicher in der Öffentlichkeit.

objektive

- Fehlen einer unterstützenden Bezugsperson/unterstützender Bezugspersonen – [Familie, Freunde, Gruppe]
- trauriger Affekt
- abgestumpfter Affekt
- Verhalten entspricht nicht dem Entwicklungsstand
- projiziert Feindseligkeit
- Hinweis auf [Belege für] Behinderung (z. B. physisch, psychisch)
- Krankheit
- unkommunikativ
- zurückgezogen
- fehlender Blickkontakt
- Beschäftigung mit den eigenen Gedanken
- sich wiederholende Handlungen
- bedeutungslose Handlungen
- will allein sein
- lebt in einer Subkultur
- zeigt Verhalten, das von der dominanten kulturellen Gruppe nicht akzeptiert wird.

Beeinflussende Faktoren

- Faktoren, die zu fehlenden zufrieden stellenden Beziehungen beitragen (z. B. Verzögerung im Ausführen entwicklungsbedingter Aufgaben)
- unreife Interessen
- Veränderungen des psychischen Zustands
- Veränderungen in der physischen Erscheinung
- veränderter Zustand des Wohlbefindens
- nicht akzeptiertes soziales Verhalten
- nicht akzeptierte soziale Werte
- unangemessene persönliche Ressourcen
- Unfähigkeit, sich auf zufrieden stellende persönliche Beziehungen einzulassen
- [traumatische Ereignisse oder Vorfälle, die körperlichen und/oder seelischen Schmerz verursachen].

Beeinträchtigte Kommunikation

Verminderte, verzögerte oder fehlende Fähigkeit, ein System von [verbalen und nonverbalen] Zeichen zu empfangen, zu verarbeiten, weiterzugeben und/oder zu nutzen

Bestimmende Merkmale und Kennzeichen

subjektive

- [Sorgen des Klienten, sich gegenüber anderen verständlich zu machen]
- [Sorgen des Klienten, die Richtung des Sprechers orten zu können]
- [Weigerung zu sprechen]
- [Schwierigkeiten, die vorherschende Landessprache zu verstehen oder zu sprechen].

objektive

- [Wiederholen von Fragen, ohne offensichtlich deren Inhalt verstanden zu haben]
- [unangemessene oder fehlende sprachliche Reaktion]
- [fehlende Übereinstimmung zwischen verbalen und nonverbalen Botschaften]
- [Stottern, undeutliche Aussprache, Wortfindungsstörungen]
- [fehlende oder schwache Stimme]
- [Verwirrtheit]
- [Verwendung von Zeichensprache].

Beeinflussende Faktoren

- Folgen einer zerebalen Beeinträchtigung (motorische/sensorische Aphasie)
- Beeinträchtigungen des auditorischen Systems, des Hörens
- verminderte Fähigkeit, Worte auszusprechen
- Sprachbarrieren
- fehlende Privatssphäre
- beeinträchtigte Denkprozesse.

Siehe auch *Beeinträchtigte verbale Kommunikation*

Beeinträchtigte verbale Kommunikation

Verminderte, verzögerte oder fehlende Fähigkeit, ein System von Zeichen zu empfangen, zu verarbeiten, weiterzugeben und/oder zu nutzen

Bestimmende Merkmale und Kennzeichen

subjektive

- [Berichte des Klienten über Schwierigkeiten, sich zu äußern].

objektive

- Unfähigkeit, die Sprache des Pflegenden [die lokal vorherrschende Sprache] zu sprechen
- spricht mit Schwierigkeiten
- Schwierigkeit, Sätze zu formulieren
- Stottern
- undeutliche Aussprache
- spricht nicht
- nicht sprechen können
- bewusste Weigerung, zu sprechen
- Schwierigkeit, Wörter [oder Sätze] zu artikulieren (z. B. Stimmlosigkeit, Stammeln, Dysarthrie)
- Schwierigkeit, Gedanken sprachlich auszudrücken (z. B. Aphasie, Dysphasie, Apraxie, Dyslexie)
- unangemessene Ausdrucksweise, [unaufhörliches Sprechen, lose Gedankenverknüpfungen, Ideenflucht]
- Schwierigkeit, das übliche Kommunikationsmuster zu verstehen
- Schwierigkeit, das übliche Kommunikationsmuster aufrechtzuerhalten
- fehlender Blickkontakt
- Schwierigkeit der selektiven Aufmerksamkeit
- partielle Sehstörung
- totale Sehstörung

- Schwierigkeit, Mimik einzusetzen
- Unfähigkeit, Mimik einzusetzen
- Schwierigkeit, Körpersprache einzusetzen
- Unfähigkeit, Körpersprache einzusetzen
- Dyspnö
- Desorientierung in Bezug auf Personen
- räumliche Desorientierung
- zeitliche Desorientierung
- Formulierungsschwierigkeiten
- [Gebrauch von nonverbalen Zeichen (z. B. Gesichtsausdruck, Gesten, Hilfe suchende Blicke, Sich-Abwenden)]
- [Unfähigkeit, die Sprache zu modulieren]
- [Aussage entspricht nicht dem beabsichtigten Inhalt]
- [Frustration, Wut, Feindseligkeit].

Beeinflussende Faktoren

- Verminderte Hirndurchblutung
- Gehirntumor
- anatomischer Defekt (z. B. Gaumenspalte, Veränderungen des neuromuskulär-visuellen Systems, des auditorischen Systems, des Sprechapparats)
- Abweichungen im Bezug zum Entwicklungsalter
- körperliches Hindernis (z. B. Tracheostoma, Intubation)
- physiologische Zustände [z. B. Dyspnö]
- verändertes zentrales Nervensystem
- Schwächung des muskuloskeletalen Systems
- psychologische Einschränkungen (z. B. Psychose, fehlende Reize)
- emotionale Zustände [Depression, Panik, Wut]
- Stress
- Hindernisse in der Umgebung
- kulturelle Unterschiede
- fehlende Informationen
- Nebenwirkungen der Medikation
- verändertes Selbstwertgefühl
- verändertes Selbstkonzept
- veränderte Wahrnehmungen
- fehlende Bezugspersonen.

Siehe auch *Beeinträchtigte Kommunikation*

Gefahr einer unausgeglichenen Körpertemperatur

Risiko, dass die Körpertemperatur nicht im Normbereich aufrechterhalten werden kann

Risikofaktoren

- Altersextreme
- Gewichtsextreme
- extreme Umgebungstemperaturen
- Kleidung ist der Umgebungstemperatur nicht angemessen
- Dehydration
- Inaktivität
- übermäßige Aktivität
- gefäßverengende Medikamente
- gefäßerweiternde Medikamente
- Sedierung [Gebrauch oder Überdosis gewisser Medikamente oder Folge von Narkosewirkung]
- Krankheiten, die die Temperaturregulation beeinflussen [z. B. systemische oder lokalisierte Infektionen, Neoplasien, Tumore, kollagene/vaskuläre Erkrankung]
- Verletzungen, die die Temperaturregulation beeinflussen
- veränderte Stoffwechselrate.

Gefahr eines perioperativen Lagerungsschadens

Risiko von unbeabsichtigten anatomischen und physischen Veränderungen, die auf die Lagerung oder Ausstattung zurückzuführen sind, die während des invasiven/chirurgischen Eingriffs eingesetzt wurden

Risikofaktoren

- Desorientierung [Desorientiertheit]
- sensorische Wahrnehmungsstörungen [Störungen des Sensoriums oder der Wahrnehmung] auf Grund einer Anästhesie
- Immobilisierung
- Muskelschwäche, [vorbestehende Schädigungen im Bewegungsapparat]
- Adipositas
- Kachexie
- Ödeme
- [hohes Alter].

Unwirksames Management der eigenen Gesundheit

Verhaltensmuster zur Steuerung und Integration eines Therapieprogramms zur Behandlung einer Krankheit und deren Folgen in das tägliche Leben, das nicht geeignet ist, spezifische Gesundheitsziele zu erreichen

Bestimmende Merkmale und Kennzeichen

subjektive

- äußert den Wunsch, die Krankheit und das Therapieprogramm zu bewältigen
- äußert Schwierigkeiten mit dem angeordneten Therapieprogramm.

objektive

- Unvermögen, das Behandlungsprogramm in die tägliche Routine einzubauen
- Unvermögen, Maßnahmen zu ergreifen, die die Risikofaktoren reduzieren
- trifft im täglichen Leben Entscheidungen, die das Erreichen von Gesundheitszielen verunmöglichen
- [unerwartet beschleunigte Entwicklung der Krankheitssymptome].

Beeinflussende Faktoren

- Komplexität des Gesundheitssystems
- Komplexität des Therapieprogramms
- Entscheidungskonflikte
- wirtschaftliche Schwierigkeiten
- überzogene Ansprüche (z. B. eigene Ansprüche, Ansprüche seitens der Familie)
- Familienkonflikt
- Verhaltensmuster der Familie bezüglich Gesundheit und Pflege
- Unzureichende Anzahl von Handlungshinweisen
- Wissensdefizit
- Art der Therapie/Behandlung:
  - wahrgenommene Hindernisse
  - wahrgenommener Schweregrad
  - wahrgenommene Anfälligkeit
  - wahrgenommene Vorteile
- Machtlosigkeit
- Mangel an sozialer Unterstützung.

Beeinträchtigte körperliche Mobilität

Einschränkung der unabhängigen, zielgerichteten Bewegung des Körpers oder von einer oder mehreren Extremität(en)

Bestimmende Merkmale und Kennzeichen

subjektive

- [Klagen über Schmerzen/Unbehagen bei Bewegung, Unwilligkeit gegenüber Bewegung].

objektive

- begrenzte Bewegungsfähigkeit
- begrenzte Fähigkeit, grobmotorische Fertigkeiten auszuüben
- begrenzte Fähigkeit, feinmotorische Fertigkeiten auszuüben
- Schwierigkeit, sich zu drehen
- verlangsamte Bewegungen
- ruckartige Bewegungen
- unkoordinierte Bewegungen
- bewegungsinduzierter Tremor
- verminderte (langsamere) Reaktionsfähigkeit
- posturale Instabilität
- Veränderungen des Gangbilds
- findet Ersatz für eigene Bewegung (z. B. vermehrte Aufmerksamkeit gegenüber Aktivitäten anderer, Kontrollverhalten, Konzentration auf Aktivitäten, die vor der Krankheit/Behinderung ausgeführt werden konnten)
- Belastungsdyspnö.

Empfohlene Klassifikation des Funktionsniveaus:

0 Vollständige Unabhängigkeit
1 braucht Hilfsmittel oder Gerät
2 braucht Hilfe, Überwachung oder Anleitung einer Person
3 braucht Hilfe einer Person und Hilfsmittel oder Geräte
4 Abhängigkeit, macht nicht aktiv mit.

Beeinflussende Faktoren

- Bewegungsarmer Lebensstil
- Aktivitätsintoleranz
- Inaktivität
- Konditionsabbau
- reduzierte Ausdauer
- begrenzte kardiovaskuläre Ausdauer
- reduzierte Muskelkraft
- reduzierte Muskelkontrolle
- reduzierte Muskelmasse
- Gelenksteife
- Kontrakturen
- Integritätsverlust knöcherner Strukturen
- Schmerzen
- Unwohlsein/Beschwerden
- neuromuskuläre Beeinträchtigung
- muskuloskeletale Beeinträchtigung
- beeinträchtigte Wahrnehmung
- kognitive Beeinträchtigung
- Entwicklungsverzögerung
- depressive Stimmung
- Angst
- Mangelernährung
- Veränderter Zellstoffwechsel
- Body-Mass-Index liegt über dem altersentsprechenden 75-%-Perzentil
- Fehlendes Wissen über den Wert der körperlichen Aktivität
- Kulturbedingte Einstellung zu altersgerechten Aktivitäten
- Fehlende Unterstützung durch die Umgebung (z. B. physische oder soziale)
- Verordnete Bewegungseinschränkungen
- Medikation
- Widerstreben, Bewegung einzuleiten

Siehe auch *Aktivitätsintoleranz, Gefahr eines Immobilitätssyndroms, Selbstversorgungsdefizit*

Mangelernährung

Nährstoffzufuhr, die den Stoffwechselbedarf nicht deckt

Bestimmende Merkmale und Kennzeichen

subjektive

- Bericht über Nahrungszufuhr, die unter der empfohlenen täglichen Menge liegt
- Mangel an Nahrungsmitteln
- fehlendes Interesse am Essen
- Abneigung gegen das Essen
- Bericht über verändertes Geschmacksempfinden
- das Gefühl, keine Nahrung zu sich nehmen [verdauen] zu können
- Sättigungsgefühl sofort nach der Nahrungsaufnahme
- Bauchschmerzen
- Bauchkrämpfe
- fehlende Informationen
- Fehlinformationen
- falsche Vorstellungen
- [Anmerkung: Die Autorinnen betrachten diese Merkmale/Symptome eher als beeinflussendeFaktoren/Einflussfaktoren denn als bestimmende Merkmale/Symptome.].

objektive

- Körpergewicht liegt 20 % oder mehr unter dem Idealgewicht [in Bezug auf Größe und Körperbau], [vermindertes Unterhautfett/verminderte Muskelmasse]
- Gewichtsverlust bei angemessener Nahrungsaufnahme
- übermäßige Darmgeräusche
- Diarrhö
- Steatorrhö [Fettstuhl]
- Schwäche der Schluck- und Kaumuskulatur
- geringer Muskeltonus
- entzündete Wangentasche [Mundhöhle]
- blasse Schleimhäute
- kapillare Fragilität (Gefäßbrüchigkeit)
- [ausgeprägter] Haarausfall [oder vermehrter Körperhaarwuchs (Lanugo)]
- [Aussetzen der Menstruation]
- [abnorme Laborbefunde (z. B. vermindertes Albumin, Gesamteiweiß, Eisenmangel, Elektrolytungleichgewicht)].

Beeinflussende Faktoren

- Unfähigkeit, Nahrung zu sich zu nehmen
- Unfähigkeit, Nahrung zu verdauen
- Unfähigkeit, Nährstoffe aufzunehmen
- biologische Faktoren
- psychologische Faktoren
- ökonomische Faktoren
- [erhöhter Stoffwechselbedarf, z. B. bei Verbrennungen]
- [fehlende Informationen, Fehlinformation, falsche Vorstellungen].

Geschädigte Mundschleimhaut

Schädigung der Lippen und/oder des weichen Gewebes der Mundhöhle

Bestimmende Merkmale und Kennzeichen

subjektive

- Xerostomie [Mundtrockenheit]
- oraler Schmerz
- Beschwerden im Mundraum
- berichtet über einen schlechten Geschmack im Mund
- vermindertes Geschmacksempfinden
- Schwierigkeiten beim Essen
- Schwierigkeiten beim Schlucken.

objektive

- belegte Zunge
- glatte, atrophische Zunge
- Landkartenzunge
- blasse Mundschleimhaut
- blasses Zahnfleisch
- Stomatitis
- Hyperämie
- Zahnfleischhyperplasie
- Makroplasie
- Bläschen
- Knötchen
- Papeln
- weiße Flecken/Leukoplakie
- weiße Beläge
- schwammartige Flecken
- weißes, quarkähnliches Exsudat
- orale Läsionen
- orale Geschwüre
- Fissuren
- Blutungen
- Cheilitis
- Abschuppung
- Schleimhautabtragung
- eitriger Ausfluss
- eitrige Exsudate
- Vorliegen von Krankheitserregern
- vergrößerte Mandeln
- Ödeme
- Mundgeruch, [Zahnkaries]
- Rückgang des Zahnfleischs
- Taschen tiefer als 4 mm
- rote Gewebeverdichtung (z. B. Hämangiome) [oder]
- bläuliche Gewebeverdichtung (z. B. Hämangiome)
- Schwierigkeiten beim Sprechen.

Beeinflussende Faktoren

- Dehydration
- Nahrungskarenz länger als 24 Stunden
- Mangelernährung
- reduzierter Speichelfluss
- Nebenwirkungen von Medikamenten
- verminderter Hormongehalt [-spiegel] (Frauen)
- Mundatmung
- fehlendes Wissen über angemessene Mundhygiene
- unwirksame Mundhygiene
- Hindernisse bei der Mundpflege
- Hindernisse beim Zugang zur professionellen Versorgung
- mechanische Faktoren (z. B. schlecht sitzende Zahnprothese, Zahnklammer, Sonden [endotracheal/nasogastral], chirurgischer Eingriff in der Mundhöhle)
- Verlust der Unterstützungsstrukturen [unterstützender Strukturen]
- Trauma
- Lippenspalte [oder]
- Gaumenspalte
- chemische Reizmittel (z. B. Alkohol, Tabak, säurehaltige Nahrung, Medikamente, regelmäßige Einnahme von Inhalaten oder anderen giftigen Substanzen)
- Chemotherapie
- Immunsuppression
- Immunreduktion
- reduzierte Thrombozytenzahl
- Infektion
- Bestrahlungstherapie [Strahlentherapie]
- Stress
- Depression.

Klinische Warnhinweise

Schlechte Mundpflege von hospitalisierten oder geschwächten Personen erhöht die Gefahr einer unwirksamen Atemwegsclearance und Pneumonie.

Neglect

Beeinträchtigung in der sensorischen und motorischen Reaktion, der kortikalen Repräsentation und räumlichen Wahrnehmung des Körpers und des unmittelbaren Umfelds, gekennzeichnet durch eine fehlende Aufmerksamkeit für eine Seite zugunsten einer Überaufmerksamkeit für die andere Seite. Ein linksseitiger Neglect ist schwer wiegender und anhaltender als ein rechtsseitiger Neglect.

Bestimmende Merkmale und Kennzeichen

subjektive

- [Angaben über das Gefühl, dass jener Körperteil gar nicht zu einem selbst gehöre].

objektive

- merkliches Abschweifen der Augen [wie magnetisch hingezogen] auf die nicht vernachlässigte Seite zu Reizen und Aktivitäten auf dieser Seite
- merkliches Abschweifen des Kopfs [wie magnetisch hingezogen] auf die nicht vernachlässigte Seite zu Reizen und Aktivitäten auf dieser Seite
- merkliches Abschweifen des Rumpfes [wie magnetisch hingezogen] auf die nicht vernachlässigte Seite zu Reizen und Aktivitäten auf dieser Seite
- kann die Augen nicht zur vernachlässigten Halbseite bewegen, trotz wahrgenommener Reize in diesem Bereich
- kann den Kopf nicht zur vernachlässigten Halbseite bewegen, trotz wahrgenommener Reize in diesem Bereich
- kann die Extremitäten nicht zur vernachlässigten Halbseite bewegen, trotz wahrgenommener Reize in diesem Bereich
- kann den Rumpf nicht zur vernachlässigten Halbseite bewegen, trotz wahrgenommener Reize in diesem Bereich
- kann Personen nicht wahrnehmen, die sich von der vernachlässigten Seite her nähern
- Geräuschverschiebung auf die nicht vernachlässigte Seite
- scheint sich der Lagerung [Stellung im Raum] der vernachlässigten Extremität nicht bewusst zu sein
- fehlende Sicherheitsvorkehrungen in Bezug auf die vernachlässigte Seite
- kann die Nahrung von dem Tellerbereich nicht aufnehmen, der sich auf der vernachlässigten Körperseite befindet
- kann die vernachlässigte Seite nicht ankleiden
- kann die äußere Erscheinung der vernachlässigten Seite nicht pflegen
- Schwierigkeit, sich an Details der mental repräsentierten vertrauten Ereignisse zu erinnern, die auf der vernachlässigten Seite liegen
- beim Schreiben wird nur eine vertikale Hälfte der Papierseite benutzt
- kann keine Zeilen auf der Papierhälfte wegstreichen, die sich auf der vernachlässigten Körperseite befinden
- beim Lesen Ersetzen von Buchstaben, um alternative Wörter zu bilden, die dem eigentlich intendierten Wort in der Länge ähnlich sind
- verzerrte Zeichnung auf der Papierhälfte, die sich auf der vernachlässigten Körperseite befindet
- Nichtvervollständigen der Zeichnung auf der Papierhälfte, die sich auf der vernachlässigten Körperseite befindet
- anhaltende/stetige visuell-motorische Handlungen auf der nicht vernachlässigten Seite
- Verlagerung der Schmerzwahrnehmung auf die nicht vernachlässigte Seite.

Beeinflussende Faktoren

- Hirnschaden aufgrund von zerebrovaskulären Problemen
- Hirnschaden aufgrund von neurologischen Erkrankungen
- Hirnschaden aufgrund eines Traumas
- Hirnschaden aufgrund eines Tumors
- linksseitige Hemiplegie nach Apoplexie in der rechten Gehirnhälfte
- Hemianopsie.

Obstipation

Verringerung der normalen Ausscheidungsfrequenz, begleitet von erschwerter oder unvollständiger Stuhlpassage und/ oder Passage von sehr hartem, trockenem Stuhl

Bestimmende Merkmale und Kennzeichen

subjektive

- Veränderung im Stuhlausscheidungsmuster
- Unfähigkeit, Stuhl auszuscheiden
- verringerte Häufigkeit
- verringertes Stuhlvolumen
- erhöhter abdomineller Druck
- rektales Völlegefühl
- Gefühl des rektalen Drucks
- Abdominalschmerz
- Schmerz bei der Stuhlentleerung
- Übelkeit
- Erbrechen
- Verdauungsstörung
- Kopfschmerz
- generalisierte Fatigue.

objektive

- harter, geformter Stuhl
- Pressen bei der Stuhlentleerung [beim Stuhlgang]
- hypoaktive Darmgeräusche
- hyperaktive Darmgeräusche
- Borborygmen (Magenknurren)
- gedehntes Abdomen
- Bauchdeckenspannung mit tastbarem Muskelwiderstand
- Bauchdeckenspannung ohne tastbaren Muskelwiderstand
- tastbare Masse im Abdomen
- tastbare Masse im Rektum
- dumpfes abdominelles Klopfgeräusch
- weicher, pastenähnlicher Stuhl im Rektum
- sickernder, flüssiger Stuhl
- hellrotes Blut im Stuhl
- starke Flatulenz
- Anorexie
- untypische Merkmale bei älteren Menschen (z. B. Veränderung des psychischen Zustands, Urininkontinenz, unerklärliche Stürze, erhöhte Körpertemperatur).

Beeinflussende Faktoren

funktionell
- unregelmäßige Stuhlentleerungsgewohnheiten
- unangemessene Toilettenbenutzung (z. B. richtiger Zeitpunkt, Körperhaltung zum Ausscheiden, Intimsphäre)
- ungenügende physische Aktivität
- Bauchmuskelschwäche
- kürzlich erfolgte Änderungen in der Umgebung
- Verleugnung aus Gewohnheit
- Gewohnheit, Stuhldrang nicht zu beachten.

psychologisch
- emotionaler Stress
- Depression
- geistige Verwirrtheit.

pharmakologisch
- Antilipidämika
- Überdosis an Laxanzien
- Kalziumkarbonat

- aluminiumhaltige Antazida
- nichtsteroidale antiinflammatorische Wirkstoffe [nichtsteroidale Antiphlogistika]
- Opiate
- Anticholinergika
- Diuretika
- Eisensalze
- Phenothiazine
- Sedativa
- Sympathomimetika
- Wismutsalze
- Antidepressiva
- Kalziumkanalblocker [Kalziumantagonisten]
- Antikonvulsiva.

mechanisch

- Hämorrhoiden
- Schwangerschaft
- Adipositas
- rektaler Abszess
- rektales Geschwür
- rektaler Prolaps
- rektale Analfissuren
- rektale Analstrikturen
- Rektozele
- Prostatavergrößerung
- postoperative Obstruktion
- neurologische Beeinträchtigung
- Morbus Hirschsprung
- Tumoren
- unausgeglichene Elektrolytwerte.

physiologisch

- schlechte Essgewohnheiten
- Veränderung der gewohnten Nahrung
- verändertes Essverhalten
- ungenügende Zufuhr von Ballaststoffen
- ungenügende Flüssigkeitszufuhr
- Dehydration
- unzureichender Gebisszustand
- unzureichende Mundpflege
- reduzierte gastrointestinale Motilität.

Klinische Warnhinweise

Chronische Obstipation kann ein Zeichen von Darmkrebs sein. Eine unbehandelte Obstipation kann zu Koteinklemmung und Darmverschluss führen.

Gefahr einer peripheren neurovaskulären Störung

Risiko einer Unterbrechung der Durchblutung, der Sensibilität oder der Bewegungsfähigkeit einer Extremität

Risikofaktoren

- Frakturen
- Trauma
- Gefäßverschluss
- mechanische Kompression (z. B. Stauschlauch, Stock, Gips, Klammer, Verband, freiheitseinschränkende Maßnahmen)
- orthopädische Operationen
- Immobilisierung
- Verbrennungen.

Klinische Warnhinweise

Melden Sie Veränderungen gegenüber den Ausgangswerten der neurovaskulären Assessmentbefunde, die nicht unmittelbar auf von Pflegenden verordnete Interventionen ansprechen, damit Maßnahmen ergriffen werden können, um einen irreversiblen neuromuskulären Schaden zu verhindern.

Posttraumatisches Syndrom

Anhaltende, fehlangepasste Reaktion auf ein traumatisches, überwältigendes Ereignis

Bestimmende Merkmale und Kennzeichen

subjektive

- intensive Träume
- intensive Gedanken
- Albträume
- Durchleben vergangener Gefühlszustände (Flashbacks), [exzessives Sprechen über das traumatische Ereignis]
- Herzklopfen
- Kopfschmerzen
- [Verlust des Interesses an gewohnten Aktivitäten, Verlust des Gefühls von Intimität/Sexualität]
- Hoffnungslosigkeit
- Schamgefühl
- Schuld[gefühl], [Äußern von Schuldgefühlen des Überlebens oder des dazu nötigen Verhaltens wegen]
- Angst
- Furcht
- Trauern
- Depression
- berichtet, sich benommen zu fühlen
- Reizung der Magenschleimhaut, [Veränderung des Appetits, Schlafstörungen/Schlaflosigkeit, chronische Erschöpfung/leichte Ermüdbarkeit]
- Konzentrationsschwierigkeiten.

objektive

- Hypervigilanz
- übermäßige Schreckreaktion
- Reizbarkeit
- neurosensorische Reizbarkeit
- Wut
- Zorn
- Aggression
- Vermeidungsreaktion
- Verdrängungsreaktion
- Entfremdung
- Verleugnung
- Distanziertheit
- psychogene Amnesie
- Stimmungsschwankungen, [schlechte Impulskontrolle/Explosivität]
- Panikattacken
- Entsetzen
- Suchtmittelmissbrauch [Substanzmissbrauch]
- zwanghaftes Verhalten
- Enuresis (bei Kindern)
- Vergewaltigung
- [Schwierigkeiten mit zwischenmenschlichen Beziehungen, Abhängigkeit von anderen, Versagen bei der Arbeit/in der Schule].

Phasen

- *akuter Subtyp:* beginnt innerhalb von 6 Monaten und dauert nicht länger als 6 Monate
- *chronischer Subtyp*: dauert länger als 6 Monate
- *verzögerter Subtyp:* Latenzzeit von 6 Monaten oder länger [vor dem Auftreten von Symptomen].

Beeinflussende Faktoren

- Ereignis[se] außerhalb der menschlichen Auffassungsgabe
- schwer wiegende Bedrohung der eignen Person
- schwer wiegende Selbstverletzung
- ernsthafte Bedrohung eines nahestehenden Menschen
- schwere Verletzung eines nahe stehenden Menschen
- schwere Unfälle (z. B. Arbeitsunfall, Autounfall)
- Missbrauch (physischer und/oder psychosozialer)

- Opfer von Kriminalität
- [Vergewaltigung]
- Zeuge einer Verstümmelung [sein]
- Zeuge eines gewaltsamen Todes [sein]
- Katastrophen
- plötzliche Zerstörung der eigenen Wohnstätte
- plötzliche Zerstörung der eigenen Gemeinschaft
- Epidemien
- Kriege
- ehemalige(r) Kriegsgefangene(r)
- Folter
- tragisches Ereignis mit zahlreichen Toten.

Siehe auch *Vergewaltigungssyndrom*

Rollenüberlastung pflegender Bezugspersonen

Wahrgenommene Schwierigkeiten pflegender Angehöriger/Laien in ihrer Fürsorgerolle.

Bestimmende Merkmale und Kennzeichen

subjektive[7]

Pflegeaufwand

- Sich sorgen um Dinge wie körperliche und seelische Gesundheit des Pflegeempfängers und deshalb den Pflegeempfänger in eine Institution geben müssen und sich auch darum sorgen, wer den Pflegeempfänger betreuen wird, falls dem Pflegenden etwas zustoßen sollte

körperlicher Gesundheitszustand der Pflegeperson

- gastrointestinale Störungen (z. B. leichte Magenkrämpfe, Erbrechen, Durchfall, wiederholte Magenschleimhautentzündungen und -geschwüre)
- Gewichtsveränderungen, Hautausschläge, Kopfschmerzen, Hypertonie, kardiovaskuläre Erkrankung, Diabetes, Erschöpfung.

psychischer Gesundheitszustand der Pflegeperson

- sich depressiv fühlen; Wut; Stress; Frustration; zunehmende Nervosität
- gestörter Schlaf
- fehlende Zeit, um eigene Bedürfnisse zu befriedigen.

sozioökonomischer Gesundheitszustand der Pflegeperson

- Veränderung der gewohnten Freizeitaktivitäten; verhinderte Karrieremöglichkeiten.

Beziehung: Pflegeempfänger – Pflegeperson

- Schwierigkeiten, des Leiden des Pflegeempfängers mit anzusehen
- Trauer/Unsicherheit bzgl. der veränderten Beziehung zum Pflegeempfänger.

Familienprozess

- Sorgen um das Familienmitglied.

objektive

Pflegeaufwand

- Schwierigkeiten, die erforderlichen Aufgaben auszuführen/zu vollenden
- Eingenommen-Sein von der Pflegeroutine
- Veränderung der Pflegeerfordernisse/des Pflegeaufwandes.

psychischer Gesundheitszustand der Pflegeperson

- Ungeduld; zunehmende emotionale Labilität; Somatisierung
- beeinträchtigtes individuelles Coping.

---

7 80 % der pflegenden Angehörigen berichten über eines oder mehrere dieser Merkmale.

sozioökonomischer Gesundheitszustand der Pflegeperson
- geringe Arbeitsproduktivität, Rückzug vom sozialen Leben.

Familienprozesse
- Familienkonflikte.

Beeinflussende Faktoren

Mögliche ursächliche oder beeinflussende Faktoren

Gesundheitszustand des Pflegeempfängers
- Schwere und Chronizität der Erkrankung des Pflegeempfängers
- unvorhersagbare Krankheitsverlaufskurve; unstabiler Gesundheitszustand der Pflegeempfängers
- zunehmende/r Pflegebedarf und Abhängigkeit
- problematische Verhaltensweisen des Pflegeempfängers; psychologische oder kognitive Probleme
- Sucht oder Co-Abhängigkeit des Pflegeempfängers.

Pflegeaufwand
- Entlassung eines Familienmitglieds nach Hause, das einen hohen Pflegeaufwand erfordert [Frühgeburt, angeborene Missbildung/ Fehlfunktion]
- Unvorhersehbarkeit der Pflegesituation; 24-Stunden-Verantwortlichkeit; Menge/Komplexität der Aufgaben
- fortwährende Veränderung des Pflegebedarfs; Dauer der Pflege (Jahre).

Gesundheitszustand der Pflegeperson
- körperliche Probleme; psychologische oder kognitive Probleme
- Unfähigkeit, die eigenen oder die Erwartungen anderer zu erfüllen; unrealistische Erwartungen an sich selbst
- unzureichend ausgebildete Bewältigungsformen
- Sucht oder Co-Abhängigkeit des pflegenden Angehörigen.

sozioökonomische
- widerstreitende Rollenerwartungen
- Entfremdung von Familie, Freunden und Kollegen; soziale Isolation von anderen
- unzureichende Erholung.

Beziehung: Pflegeempfänger – Pflegeperson
- unrealistische Erwartungen des Pflegeempfängers an die Pflegeperson
- in der Vorgeschichte bereits belastete Beziehung zwischen Pflegeperson und Pflegeempfänger
- mentaler Zustand des Pflegeempfängers behindert die Konversation
- Missbrauch oder Gewaltanwendung.

Familienprozesse
- Vorgeschichte unzureichend ausgebildeter familiärer Bewältigungsformen oder eines gestörten familiären Copings.

Ressourcen
- ungeeignete Umgebung zur Ausübung der Pflege, z. B. Unterkunft, Temperatur, Sicherheit
- ungeeignete Ausstattung zur Ausübung der Pflege; unzureichende Transportmöglichkeiten
- unzureichende finanzielle Situation
- unerfahrenheit mit Pflegesituationen; unzureichende Zeit, körperliche Kraft; mangelnde Unterstützung
- fehlendes Privatleben der Pflegeperson
- Wissensdefizit oder erschwerter Zugang zu kommunale Ressourcen; unzureichende Dienstleistungen in der Gemeinde (z. B. Altenpflege, Erholungsmöglichkeiten); Hilfestellung und Unterstützung (formell/informell)
- Pflegeperson ist von der Entwicklung her nicht bereit, die Rolle des Pflegenden zu übernehmen, z. B. jugendliche Erwachsene, die Eltern mittleren Alters pflegen muss.

Saug-/Schluckstörung des Säuglings

Beeinträchtigte Fähigkeit eines Säuglings, zu saugen oder den Saug-/Schluckvorgang zu koordinieren, die zu einer unzureichenden oralen Ernährung zur Deckung des Stoffwechselbedarfs führt

Bestimmende Merkmale und Kennzeichen

subjektive

- [Die Betreuungsperson gibt an, dass der Säugling weder fähig ist, mit dem Saugen einzusetzen noch wirksam zu saugen.]

objektive

- Unfähigkeit, einen wirksamen Sog herzustellen
- Unfähigkeit, einen wirksamen Sog aufrechtzuerhalten
- Unfähigkeit, Saugen, Schlucken und Atmen zu koordinieren.

Beeinflussende Faktoren

- Frühgeburt
- neurologische Beeinträchtigung
- neurologische Verzögerung
- Überempfindlichkeit im Mund
- anhaltende Nahrungskarenz
- anatomische Auffälligkeiten.

Schlafstörung

Unterbrechung der Dauer und Qualität des Schlafs, die zu einer Beeinträchtigung im Alltag führt

Bestimmende Merkmale und Kennzeichen

subjektive

- Patient berichtet über Einschlafschwierigkeiten.
- Patient berichtet über Durchschlafschwierigkeiten.
- Patient berichtet über zu frühes Aufwachen.
- Patient berichtet über Unzufriedenheit mit dem Schlaf (gegenwärtig [gängig]).
- Patient berichtet über nicht erholsamen Schlaf.
- Patient berichtet über Schlafstörungen, die Nachwirkungen am nächsten Tag hervorrufen.
- Patient berichtet über Energiemangel.
- Patient berichtet über Konzentrationsschwierigkeiten.
- Patient berichtet über Stimmungsveränderungen.
- Patient berichtet über verschlechterten Gesundheitszustand.
- Patient berichtet über verschlechterte Lebensqualität.
- Patient berichtet über vermehrte Unfälle.

objektive

- beobachteter Energiemangel
- beobachtete Veränderungen der Gefühlsregungen [des Affekts]
- vermehrtes Fehlen (z. B. Arbeit/Schule).

Beeinflussende Faktoren

- Einnahme von Stimulanzien
- Einnahme von Alkohol
- Medikation
- geschlechtsbedingte Hormonschwankungen
- Stress (z. B. Grübeln vor dem Einschlafen)

- Depression
- Furcht
- Angst
- Trauer
- Beeinträchtigung des normalen Schlafmusters (z. B. Reise, Schichtarbeit)
- Unterbrechungen des Schlafs [durch Interventionen]
- elterliche Verpflichtungen
- unangemessene/unangepasste Schlafhygiene [gängig]
- Aktivitätsmuster (z. B. Zeiten, Umfang)
- physisches Unbehagen (z. B. [Körpertemperatur], Schmerz, Kurzatmigkeit, Husten, gastroösophagealer Reflux, Übelkeit, Inkontinenz/Harndrang)
- Umgebungsbedingte Faktoren (z. B. lärmige, zu helle, zu dunkle Umgebung, (ungewohnte/unangenehme Umgebungstemperaturen/-feuchtigkeit, unbekannte Situation)
- häufige Nickerchen während des Tages.

Schluckstörung

Abnormales Funktionieren des Schluckvorgangs, verbunden mit strukturellen oder funktionellen Veränderungen der Mundhöhle, des Rachens oder der Speiseröhre

Bestimmende Merkmale und Kennzeichen

subjektive

Beeinträchtigung der ösophagealen Phase

- Beschwerde [äußert], dass «etwas stecken geblieben ist»
- Odynophagie (Schmerzen beim Schlucken)
- Nahrungsverweigerung
- Mengeneinschränkung
- Sodbrennen
- epigastrischer Schmerz
- nächtliches Husten
- nächtliches Aufwachen.

objektive

Beeinträchtigung der oralen Phase

- schwaches Saugen, mit [der Folge von] unwirksamem Umschließen der Brustwarzen
- verlangsamte Bolusbildung
- mangelnde Zungenbewegung, um einen Bolus zu formen
- verfrühter Eintritt des Bolus
- unvollständiger Lippenschluss
- Nahrung wird aus dem Mund geschoben
- Nahrung fällt/läuft aus dem Mund
- mangelndes Kauvermögen
- Husten vor dem Schluckvorgang
- Verschlucken vor dem Schluckvorgang
- Würgen vor dem Schluckvorgang
- fragmentierter Schluckakt
- abnormale Funktion in der oralen Phase (durch Schlucktest nachgewiesen)
- Unfähigkeit, Mundhöhle zu leeren
- Sammeln der Nahrung in der [den] Wangentasche[n]
- nasaler Reflux
- Sialorrhö (Speichelfluss)
- unbeabsichtigter Speichelfluss aus dem Mund
- lange Essenszeit[en], wobei wenig verzehrt wird.

Beeinträchtigung der pharyngealen Phase

- Nahrungsverweigerung
- veränderte Kopfstellungen
- verzögerter Schluckvorgang
- mehrfache Schluckvorgänge
- unwirksames Anheben des Larynx

- abnorme Funktion in der pharyngealen Phase (durch Schlucktest nachgewiesen)
- Verschlucken
- Husten
- Würgen
- nasaler Reflux
- gurgelnde Stimme
- unklares Fieber
- wiederkehrende [rezidivierende] Lungeninfektionen.

Beeinträchtigung der ösophagealen Phase

- beobachteter Hinweis auf [Beleg für] Probleme während des Schluckens (z. B. Nahrung bleibt in der Mundhöhle, Husten/Verschlucken)
- abnormale Funktion in der ösophagealen Phase (durch Schlucktest nachgewiesen)
- Überstrecken des Kopfes (z. B. nach hinten lehnen während oder nach den Mahlzeiten)
- wiederholtes Schlucken
- Bruxismus (nächtliches Zähneknirschen)
- unklare Reizbarkeit zur Essenszeit
- sauer riechender Atem
- Reflux des Mageninhalts (feuchtes Aufstoßen)
- Erbrochenes auf dem Kopfkissen
- Erbrechen
- Hämatemesis (Erbrechen von Blut).

Beeinflussende Faktoren/ Risikofaktoren

angeborene Defizite

- Verhaltensbedingte Ernährungsprobleme
- Zustände, die mit einer starken Hypotonie einhergehen
- angeborene Herzerkrankung
- Gedeihstörung
- Sondenernährung in der Vorgeschichte
- Mechanische Obstruktion (z. B. durch: Ödem, Tracheostoma, Tumor)
- neuromuskuläre Störung (z. B. verringerter oder fehlender Würgereflex, verringerte Kraft oder Beweglichkeit der Kaumuskulatur, Sensibilitätsstörung in der Mundhöhle, Fazialisparese)
- Protein-Energie-Mangelernährung
- Atemstörungen
- selbstverletzendes Verhalten
- Anomalien der oberen Atemwege,

neurologische Probleme

- Achalasie (Ösophagusobstruktion)
- erworbene anatomische Schädigungen
- zerebrale Lähmung
- Hirnnervenbeteiligung
- Entwicklungsverzögerung
- Defekte der Speiseröhre
- gastroösophageale Refluxkrankheit
- Kehlkopfabnormalitäten
- Kehlkopfdefekte
- Nasaldefekte
- Defekte im Nasenrachenraum
- Störungen im Mund-Rachen-Raum
- Frühgeburt
- Trachealdefekte
- Traumata
- Schädel-Hirn-Trauma
- Anomalien der oberen Atemwege

angeborene Schädigung

- Anomalien der oberen Atemwege, mechanischer Verschluss (z. B. Ödem, Tracheostoma, Tumor), Vorgeschichte: enterale Sondenernährung
- neuromuskuläre Störung (z. B. verminderter oder fehlender Schluckreflex, verminderte Kraft oder Beweglichkeit der Kaumuskeln und der am Schluckvorgang beteiligten Muskeln, Wahrnehmungsstörung, Fazialisparese), Zustände, die mit starker Hypotonie einhergehen
- Erkrankungen des Atmungssystems, angeborene Herzerkrankung
- verhaltensbedingte Ernährungsprobleme, selbstverletzendes Verhalten

- Gedeihstörung, Proteinmangelernährung.

neurologische Probleme
- Defekte des Nasen-Rachen-Raums, Anomalien des Oropharynx/des Larynx, Defekte an der Trachea/am Larynx/am Ösophagus
- gastroösophagale Refluxerkrankung, Achalasie
- Traumata, erworbene anatomische Defekte, Hirnnervenbeteiligung, Schädel-Hirn-Trauma, Entwicklungsverzögerung, Zerebralparese
- Frühgeburt.

Siehe auch *Aspiratiosngefahr*

Sinnkrise

Beeinträchtigte Fähigkeit, Bedeutung und Sinn des Lebens durch Inbeziehungsetzen mit sich selbst, anderen, Kunst, Musik, Literatur, Natur und/oder einer höheren Macht zu erleben und einzubeziehen

Bestimmende Merkmale und Kennzeichen

subjektive

Beziehung zu sich selbst
- drückt fehlende Hoffnung aus
- drückt fehlenden Sinn des Lebens aus
- drückt einen Mangel an Gelassenheit (z. B. Frieden) aus
- drückt fehlende Liebe aus
- drückt fehlende Selbstvergebung aus
- drückt fehlenden Mut aus
- [Äußern von] Wut
- drückt fehlende Akzeptanz aus
- drückt fehlende Lebensinhalte aus
- [Äußern von] Schuld[gefühl].

Beziehung zu Anderen
- verweigert die Interaktion mit Bezugspersonen
- verweigert die Interaktion mit spirituellen Führern
- äußert, vom Unterstützungssystem getrennt zu sein
- drückt das Gefühl der Entfremdung aus.

Beziehung zu Kunst, Musik, Literatur, Natur
- Unfähigkeit, früheren Stand der Kreativität auszudrücken (z. B. Singen/Musik hören/Schreiben)
- fehlendes Interesse an der Natur
- fehlendes Interesse, spirituelle Literatur zu lesen.

Beziehung zu einer höheren Macht
- plötzliche Veränderungen der spirituellen Handlungen
- Unfähigkeit oder Unvermögen zu beten
- Unfähigkeit oder Unvermögen, an religiösen Handlungen teilzunehmen
- Unfähigkeit oder Unvermögen, das Übersinnliche zu erfahren
- drückt Gefühle der Hoffnungslosigkeit aus
- Wunsch nach Kontakt mit einem religiösen Führer
- drückt aus, zu leiden
- drückt aus, wütend auf Gott zu sein
- drückt aus, verlassen zu sein.

objektive

Beziehung zu sich selbst
- schlechtes Coping.

Beziehung zu einer höheren Macht
- Unfähigkeit oder Unvermögen, in sich zu kehren.

Beeinflussende Faktoren

- Aktives Sterben
- Einsamkeit
- soziale Entfremdung

- Selbstentfremdung
- fehlende soziokulturelle Einbindung
- Angst
- Schmerz
- Lebensveränderung
- chronische Krankheit [der eigenen oder einer anderen Person]
- Tod
- [In-Frage-Stellen des Überzeugungs-/Wertesystems (z. B. moralische/ethische Implikationen einer Therapie)].

Suizidgefahr

Risiko einer selbst zugefügten, lebensbedrohlichen Verletzung

Risikofaktoren

verhaltensbezogene
- Suizidversuche in der Anamnese
- Kauf einer Schusswaffe
- Sammeln von Medikamenten
- ein Testament verfassen
- sein Testament ändern
- Weggeben von Besitztümern
- plötzliche euphorische Erholung von einer tiefen Depression
- Impulsivität
- markante Änderungen des Verhaltens
- markante Änderungen der Einstellung
- markante Änderungen in den schulischen Leistungen.

sprachliche
- droht, sich selbst zu töten
- äußert das Verlangen, zu sterben.

situationsbezogen
- alleinstehend
- pensioniert
- finanzielle Unsicherheit
- Ortswechsel
- Institutionalisierung [Leben/Einweisung in eine/r Einrichtung]]
- Verlust der Autonomie
- Verlust der Selbstständigkeit
- Vorhandensein einer Schusswaffe im Haus
- Leben/Unterbringung [Jugendlicher] außerhalb des üblichen (familiären) Milieus (z. B. Jugendstrafanstalt, Gefängnis, Resozialisierungseinrichtung, Wohngruppe).

psychologische [psychische]
- anamnestisch bekannte Suizide in der Familie
- erfahrener Missbrauch in der Kindheit
- Suchtmittelmissbrauch [Substanzmissbrauch]
- psychiatrische/s Leiden/Störung (z. B. Depression, Schizophrenie, bipolare Störung)
- Schuld[gefühle]
- lesbische oder homosexueller Jugendliche(r).

demographische
- Alter (z. B. ältere Menschen, junge männliche Erwachsene, Jugendliche)
- Rasse (z. B. Weißer, amerikanischer Ureinwohner)
- männliches Geschlecht
- geschieden
- verwitwet.

physische
- physische Krankheit
- terminale Erkrankung
- chronischer Schmerz.

soziale
- Verlust einer wichtigen Beziehung
- unterbrochenes Familienleben
- schlechte Unterstützungssysteme
- soziale Isolation
- Trauer
- Einsamkeit
- Hoffnungslosigkeit
- Hilflosigkeit
- juristische Probleme
- disziplinarische Probleme
- gehäuft auftretende Suizide.

Klinische Warnhinweise

Fragen Sie suizidgefährdete Personen ausdrückliche danach, ob Suizidgefahr (Gedanken, Plan, Mittel) besteht. Bringen Sie sie dazu, ein Versprechen abzugeben oder einen Vertrag zu schließen, innerhalb eines bestimmten Zeitrahmens keinen Suizidversuch zu unternehmen. Beispiel: «Können Sie mir versprechen, dass Sie mich rufen, wenn Sie das Gefühl haben, Sie könnten sich Schaden zufügen, bevor ich Sie am Morgen sehe?»

Akuter Schmerz

Unangenehme sensorische und emotionale Erfahrung, die von aktuellen oder potenziellen Gewebeschädigungen herrührt oder als solche Schädigungen beschrieben werden kann (International Association for the Study of Pain); plötzlicher oder allmählicher Beginn mit einer Intensität von leicht bis schwer und einem erwarteten oder vorhersagbaren Ende und einer Dauer von weniger als 6 Monaten

Bestimmende Merkmale und Kennzeichen

subjektive

- verbale Äußerung über Schmerz
- [verschlüsselte Äußerungen (u. U. geringer bei Klienten < 40 Jahren, Männern und bestimmten kulturellen Gruppen)]
- veränderter Appetit.

objektive

- beobachtete Schmerzzeichen
- sich schützende Gesten [Schutz-/Schonhaltung]
- Schonhaltung [Lagerung zur Vermeidung von Schmerzen]
- maskenhaftes Gesicht ([z. B.] Augen sind glanzlos, abgekämpfter Ausdruck, starre oder zerstreute Bewegung, Grimasse)
- auffälliges Verhalten (z. B. Ruhelosigkeit, Stöhnen, Schreien, Wachsamkeit, Reizbarkeit, Seufzen)
- ablenkende Verhaltensweisen (z. B. Auf- und Abgehen, andere Personen aufsuchen und/oder nach anderen Aktivitäten suchen, wiederholende Aktivitäten)
- [veränderter Muskeltonus (schlaff bis rigide/starr)]
- Diaphorese (Schwitzen)
- veränderter Blutdruck
- veränderte Herzfrequenz
- veränderte Atemfrequenz
- Pupillenerweiterung
- Ichbezogenheit [Nach-innen-gewandt-Sein]
- eingeschränkter Fokus (z. B. veränderte Zeitwahrnehmung, beeinträchtigte Denkprozesse, reduzierte Interaktion mit Personen und dem Umfeld)
- Schmerzerfassung
- Abwehrhaltung
- Schlafstörung.

Beeinflussende Faktoren

- Verletzungsursachen (biologisch, chemisch, physikalisch, psychisch)

Klinische Warnhinweise

Melden Sie das Ersteinsetzen von Schmerzen und Schmerzen, die sich nicht bessern. Denken Sie daran, dass beim DNQP nationale Expertenstandards für die Betreuung bei Schmerzen erhältlich sind [Anm. d. Lek.].

Siehe auch *Chronischer Schmerz*

Chronischer Schmerz

Unangenehme sensorische und emotionale Erfahrung, die von aktuellen oder potenziellen Gewebeschädigungen herrührt oder als solche Schädigungen beschrieben werden kann (International Association for the Study of Pain); plötzlicher oder allmählicher Beginn mit einer Intensität von leicht bis schwer, konstant oder wiederholend auftretend, ohne ein erwartetes oder vorhersagbares Ende und von mehr als 6 Monaten Dauer

Bestimmende Merkmale und Kennzeichen

subjektive

- Verbale Äußerung über Schmerz
- Angst, sich wieder zu verletzen
- veränderte Fähigkeit, frühere Aktivitäten fortzuführen
- veränderte Schlafmuster
- Schmerzerfassung [Verschlüsselte Äußerung über Schmerz]
- Fatigue
- Anorexie
- [ausschließlich mit dem Schmerz beschäftigt sein]
- [verzweifelte Suche nach möglichen Alternativen/Therapien zur Linderung/Kontrolle der Schmerzen].

objektive

- Beobachtete Schonhaltung
- Abwehrhaltung
- Reizbarkeit
- Ruhelosigkeit
- maskenhaftes Gesicht [z.B. Augen sind glanzlos, abgekämpfter Ausdruck, starre oder zerstreute Bewegung, Grimasse]
- Selbstfokussierung [Nach-innen-gewandt-Sein]
- reduzierte Interaktion mit anderen
- Depression
- Atrophie der beteiligten Muskelgruppen
- Sympathikus-Reaktionen (z.B. Temperatur, Kälte, Veränderung der Körperposition, Überempfindlichkeit).

Beeinflussende Faktoren/ Risikofaktoren

- Chronische physische Behinderung
- chronische psychosoziale Behinderung.

Klinische Warnhinweise

Menschen mit chronischen Schmerzen zeigen u.U. nicht die üblichen vegetativen Reaktionen in Zusammenhang mit Schmerzen (erhöhter Blutdruck und Puls). Eventuell erscheinen sie sogar schmerzfrei (z.B. Lächeln, Lachen). Dies ist jedoch gewöhnlich eine Folge der Bemühungen, die Schmerzen durch Ablenkung zu überwinden, und sollte nicht als ein Zeichen dafür gelten, dass die Person eigentlich gar keine Schmerzen hat.

* Siehe auch *Akuter Schmerz*

Selbstversorgungsdefizit Körperpflege Selbstversorgungsdefizit Ernährung Selbstversorgungsdefizit Sich-Kleiden Selbstversorgungsdefizit Toilettenbenutzung

Eine Beeinträchtigung der Fähigkeit, folgende Aktivitäten für sich selbst auszuführen oder abzuschließen: Essen, Körperpflege, Sich-Kleiden/äußere Erscheinung, Toilettenbenutzung.

Bestimmende Merkmale und Kennzeichen

Selbstversorgungsdefizit Essen und Trinken

- Unfähigkeit, Nahrung für die Aufnahme vorzubereiten
- Unfähigkeit, Gefäße [Behälter] zu öffnen
- Unfähigkeit, mit dem Besteck umzugehen
- Unfähigkeit, Nahrung mit Geschirr bzw. Besteck aufzunehmen
- Unfähigkeit, Nahrung vom Gefäß in den Mund zu befördern
- Unfähigkeit, Nahrung sicher zu sich zu nehmen
- Unfähigkeit, Nahrung im Mund zu bewegen
- Unfähigkeit, Nahrung zu zerkauen
- Unfähigkeit, Essen zu schlucken
- Unfähigkeit, eine Tasse oder ein Glas hochzuheben
- Unfähigkeit, Hilfsmittel einzusetzen
- Unfähigkeit, ausreichend Nahrung zu sich zu nehmen
- Unfähigkeit, eine Mahlzeit zu verzehren
- Unfähigkeit, Nahrung in einer gesellschaftsfähigen Weise zu sich zu nehmen.

Selbstversorgungsdefizit Körperpflege

- Unfähigkeit, an Waschutensilien zu gelangen
- Unfähigkeit, den Körper zu waschen
- Unfähigkeit, an die Wasserquelle zu gelangen
- Unfähigkeit, das Waschwasser zu regulieren
- Unfähigkeit, das Bad [die Wanne] zu erreichen
- Unfähigkeit, den Körper abzutrocknen.

Selbstversorgungsdefizit Sich-Kleiden

- Unfähigkeit, Kleidungsstücke auszuwählen
- Unfähigkeit, Kleidung aufzunehmen
- Unfähigkeit, den Oberkörper anzukleiden
- Unfähigkeit, den Unterkörper anzukleiden
- Unfähigkeit, Socken anzuziehen
- Unfähigkeit, Schuhe anzuziehen
- Unfähigkeit, die Kleidungsstücke auszuziehen
- Unfähigkeit, Reißverschlüsse zu benutzen
- Unfähigkeit, Hilfsmittel einzusetzen
- Unfähigkeit, das eigene Erscheinungsbild zufriedenstellend zu gestalten [zu wahren]
- beeinträchtigte Fähigkeit, an Kleidung zu gelangen
- beeinträchtigte Fähigkeit, die notwendigen Kleidungsstücke anzuziehen
- beeinträchtigte Fähigkeit, die notwendigen Kleidungsstücke auszuziehen
- beeinträchtigte Fähigkeit, Kleidungsstücke zu schließen, zu befestigen bzw. zurechtzurücken
- Unfähigkeit, die Schuhe wegzuräumen
- Unfähigkeit, die Socken wegzuräumen
- beeinträchtigte Fähigkeit, die Schuhe anzuziehen

- beeinträchtigte Fähigkeit, Socken anzuziehen
- beeinträchtigte Fähigkeit, die Schuhe auszuziehen
- beeinträchtigte Fähigkeit, die Socken auszuziehen.

Selbstversorgungsdefizit Toilettenbenutzung

- Unfähigkeit, zur Toilette oder zum Nachtstuhl zu gelangen
- Unfähigkeit, die Kleidung für den Toilettengang zu handhaben
- Unfähigkeit, auf der Toilette oder dem Nachtstuhl zu sitzen [sich darauf zu setzen]
- Unfähigkeit, von der Toilette oder vom Nachtstuhl aufzustehen
- Unfähigkeit, eine angemessene Toilettenhygiene durchzuführen
- Unfähigkeit, die Toilette zu spülen oder den Nachtstuhl zu leeren.

Beeinflussende Faktoren

Selbstversorgungsdefizit Essen und Trinken

- kognitive Beeinträchtigung
- reduzierte Motivation
- Beschwerden
- Hindernisse in der Umgebung
- Fatigue
- muskuloskeletale Beeinträchtigung
- neuromuskuläre Beeinträchtigung
- Schmerz
- beeinträchtigung der Wahrnehmung
- ausgeprägte Angst
- Schwäche.

Selbstversorgungsdefizit Körperpflege

- kognitive Beeinträchtigung
- reduzierte Motivation
- Hindernisse in der Umgebung
- Unfähigkeit, einzelne Körperteile wahrzunehmen
- Unfähigkeit, räumliche Verhältnisse wahrzunehmen
- muskuloskeletale Beeinträchtigung
- neuromuskuläre Beeinträchtigung
- Schmerz
- Beeinträchtigung der Wahrnehmung
- ausgeprägte Angst
- Schwäche.

Selbstversorgungsdefizit Sich-Kleiden

- kognitive Beeinträchtigung
- reduzierte Motivation
- Unbehagen
- Hindernisse in der Umgebung
- Müdigkeit/Erschöpfung/Fatigue
- muskuloskeletale Beeinträchtigung
- neuromuskuläre Beeinträchtigung
- Schmerz
- beeinträchtigung der Wahrnehmung
- ausgeprägte Angst
- Schwäche.

Selbstversorgungsdefizit Toilettenbenutzung

- kognitive Beeinträchtigung
- reduzierte Motivation
- Hindernisse in der Umgebung
- Müdigkeit
- beeinträchtigter Mobilitätszustand
- beeinträchtigte Transferfähigkeit
- muskuloskeletale Beeinträchtigung
- neuromuskuläre Beeinträchtigung
- Schmerzen
- beeinträchtigte Wahrnehmung
- ausgeprägte Angst
- Schwäche.

Chronisch geringes Selbstwertgefühl

Lang anhaltende negative Selbsteinschätzung/Gefühle über sich selbst oder die eigenen Fähigkeiten

Bestimmende Merkmale und Kennzeichen

subjektive

- [selbstentwertende Äußerungen]
- Ausdruck der Scham

- Ausdruck von Schuld
- schätzt sich selbst als unfähig ein, mit Ereignissen umzugehen
- weist positives Feedback über sich selbst zurück
- übertreibt negatives Feedback über sich selbst.

objektive

- zögert, neue Dinge auszuprobieren
- zögert, neue Situationen auszuprobieren
- häufige Erfolglosigkeit im bisherigen Leben [in der Arbeit oder in anderen wichtigen Lebensbereichen]
- passt sich übermäßig an
- abhängig von der Meinung anderer
- fehlender Blickkontakt
- fehlendes Durchsetzungsvermögen
- passiv
- unentschlossenes Verhalten
- [sucht exzessiv nach Bestätigung].

Beeinflussende Faktoren

- Wiederholte negative Verstärkung
- wiederholte Misserfolge
- fehlende Zuneigung
- fehlende Anerkennung
- fehlende Gruppenzugehörigkeit
- empfundener Mangel an Zugehörigkeit
- empfundener Mangel an Respekt von anderen
- empfundener Widerspruch zwischen dem Selbst und kulturellen Normen
- empfundener Widerspruch zwischen dem Selbst und spirituellen Normen
- traumatisches Ereignis
- traumatische Situation
- unzureichende Anpassung an den Verlust
- psychiatrische Störung[en]
- [Fixierung auf eine frühere Entwicklungsstufe]
- [persönliche Vulnerabilität].

Gefahr der Selbstverletzung

Risiko eines absichtlichen selbstverletzenden Verhaltens mit einhergehenden nichttödlichen Gewebeschäden, um psychische Spannungen abzubauen

Risikofaktoren

- Adoleszenz
- Gleichaltrige, die sich selbst verletzen
- Isolation von Gleichaltrigen
- Dissoziation
- Depersonalisation
- psychotischer Zustand (z. B. Befehlshalluzinationen)
- Charakterstörung
- Borderline-Syndrom
- emotional gestört
- verzögerte Entwicklung des Individuums
- Autist
- selbstverletzendes Verhalten in der Anamnese
- anamnestisch bekannte Unfähigkeit, längerfristige Konsequenzen abzusehen
- Vorgeschichte der Unfähigkeit, Lösungen herbeizuführen
- Erkrankungen in der Kindheit
- chirurgischer Eingriff während der Kindheit
- sexueller Missbrauch in der Kindheit
- erfahrene Misshandlungen in der Kindheit
- Körperbildstörung
- Essstörungen
- unwirksames Coping
- Perfektionismus
- negative Gefühle (z. B. Depression, Zurückweisung, Selbsthass, Trennungsangst, Schuld, Depersonalisation)
- geringes Selbstwertgefühl
- instabiles Körperbild

- instabiles Selbstwertgefühl
- schlechte Kommunikation zwischen Eltern und Jugendlichem
- fehlende familiäre Vertrauensperson
- Gefühl der Bedrohung durch (aktuellen/potenziellen) Verlust einer wichtigen Beziehung (z.B. Verlust eines Elternteils, Freund)
- gestörte zwischenmenschliche Beziehungen
- Einsatz von Manipulation, um förderliche Beziehungen zu anderen herzustellen
- Alkoholismus in der Familie
- Scheidung in der Familie
- Gewalt zwischen den Eltern
- anamnestisch bekannte selbstverletzende Verhaltensweisen in der Familie
- Leben in ungewohnter [nicht herkömmlicher] Umgebung (z.B. Pflegeunterbringung, Gruppenpflege oder institutionelle Versorgung)
- Inhaftierung
- Unfähigkeit, Anspannung sprachlich zu äußern
- steigende, unerträgliche Spannung
- Notwendigkeit schnellen Stressabbaus
- unwiderstehlicher Drang, sich selbst zu schneiden
- unwiderstehlicher Drang, sich selbst zu verletzen
- Impulsivität
- labiles Verhalten
- sexuelle Identitätskrisen
- Suchtmittelmissbrauch.

Unwirksames Sexualverhalten

Ausdruck von Sorge bezüglich der eigenen Sexualität

Bestimmende Merkmale und Kennzeichen

subjektive

- Äußerung von Schwierigkeiten im Sexualverhalten
- Äußerung von Schwierigkeiten bei Sexualaktivitäten
- Äußerungen zu Einschränkungen im Sexualverhalten
- Äußerungen zu Einschränkungen bei Sexualaktivitäten
- Äußerungen über Veränderungen bei Sexualaktivitäten
- Äußerungen über Veränderungen im Sexualverhalten
- Veränderungen in der Beziehung zu nahe stehenden Personen
- Veränderungen beim Erlangen der sexuellen Rolle
- Wertkonflikte
- [Ausdruck von Gefühlen wie Entfremdung, Einsamkeit, Verlust, Machtlosigkeit, Ärger].

Beeinflussende Faktoren

- Wissensdefizit bezüglich alternativer Reaktionen auf gesundheitsbezogene Veränderungen, veränderte Körperfunktion oder -struktur, Krankheit oder medizinische Behandlung
- fehlende Fertigkeiten bezüglich alternativer Reaktionen auf gesundheitsbezogene Veränderungen, veränderte Körperfunktion oder -struktur, Krankheit oder medizinische Behandlung
- fehlende Privatsphäre
- beeinträchtige Beziehung zu einer nahestehenden Person
- Fehlen von Bezugspersonen
- unwirksames Rollenmodell
- fehlendes Rollenmodell
- Konflikte mit der sexuellen Orientierung

- Konflikte mit abweichenden Präferenzen
- Furcht vor einer Schwangerschaft
- Angst vor Ansteckung mit einer sexuell übertragbaren Erkrankung.

Unwirksames Stillen

Unzufriedenheit oder Schwierigkeit, die eine Mutter, ein Säugling oder ein Kind während des Stillprozesses erlebt

Bestimmende Merkmale und Kennzeichen

subjektive

- nicht zufriedenstellender Stillvorgang/-prozess
- anhaltend wunde Brustwarzen nach der ersten Stillwoche
- unzureichende Entleerung jeder Brust bei jedem Stillen
- Mangel an Milch
- wahrgenommener Mangel an Milch.

objektive

- beobachtbare Anzeichen einer unangemessenen Nahrungsaufnahme des Säuglings [Abnahme der Zahl nasser Windeln, unangemessene Gewichtsabnahme/unangemessene Gewichtszunahme]
- nicht anhaltendes Saugen an der Brust
- ungenügende Gelegenheiten, an der Brust zu saugen
- Unfähigkeit des Säuglings, die Brustwarze richtig zu fassen
- Säugling krümmt sich an der Brust
- Säugling schreit an der Brust
- sträubt sich gegen das Anlegen
- Säugling schreit innerhalb der ersten Stunde nach dem Stillen
- Säugling ist innerhalb der ersten Stunde nach dem Stillen unruhig
- reagiert nicht auf andere beruhigende Maßnahmen
- keine beobachtbaren Zeichen einer Oxytozinausschüttung.

Beeinflussende Faktoren

- Frühgeburt
- Anomalie des Säuglings
- schlechter Saugreflex des Säuglings
- Säugling wird zusätzlich [oft oder wiederholt] mit einer künstlichen Brustwarze ernährt
- Angst der Mutter
- Gefühl der Ambivalenz der Mutter
- Wissensdefizit
- frühere Misserfolge mit Stillen
- Unterbrechung beim Stillen
- fehlende Unterstützung durch den Partner
- fehlende Unterstützung durch die Familie
- Brustanomalie der Mutter
- frühere Brustoperation.

Sturzgefahr

Erhöhte Anfälligkeit für Stürze, die zu körperlichen Schäden führen können

Risikofaktoren

Erwachsene
- Stürze in der Vorgeschichte
- Gebrauch eines Rollstuhls
- Gebrauch von Hilfsmitteln (z. B. Gehwagen [Gehrahmen], Gehstock)
- 65 Jahre oder älter
- alleinstehend
- Prothese der unteren Gliedmaßen.

physiologische
- Vorliegen einer akuten Krankheit
- postoperative Zustände
- Sehstörung

- Hörstörung
- Arthritis
- orthostatische Hypotonie
- Ohnmachtsgefühl beim Strecken des Kopfes
- Ohnmachtsgefühl beim Drehen des Kopfes
- Schlaflosigkeit
- Anämien
- Gefäßerkrankung
- Tumore in Verbindung mit Erschöpfung und eingeschränkter Mobilität
- Stuhldrang, [Harndrang]
- Inkontinenz
- Diarrhö
- postprandiale Blutzuckerschwankungen
- beeinträchtigte körperliche Mobilität
- Fußprobleme
- reduzierte Kraft der unteren Extremität
- Beeinträchtigung des Gleichgewichts
- Gangunsicherheit
- propriozeptive Defizite
- Neuropathie.

kognitive

- beeinträchtigter Geisteszustand.

Medikamente

- Antihypertensiva
- Angiotensin-Konversionsenzym (ACE)-Hemmer
- Diuretika
- trizyklische Antidepressiva
- Anxiolytika
- Hypnotika
- Tranquilizer
- Narkotika/Opiate
- Alkoholkonsum.

Umwelt

- freiheitseinschränkende Maßnahmen
- Wetterbedingungen (z. B. nasse Böden, Eis)
- unordentliche Umgebung
- Überwürfe und Teppichläufer
- fehlende rutschfeste Materialien im Bad
- fehlende rutschfeste Unterlage in der Dusche
- unbekannter Raum
- schwach beleuchteter Raum.

Kinder

- < 2 Jahre alt
- männliches Geschlecht bei einem Alter < 1 Jahr
- fehlende Treppensicherung
- fehlende Fenstersicherung
- fehlende Autogurte
- unbeaufsichtigtes Kind auf einer erhöhten Oberfläche ([z. B.] Bett, Wickeltisch)
- Bett steht in der Nähe des Fensters
- fehlende Elternaufsicht.

Trauern

Ein normaler komplexer Prozess mit emotionalen, physischen, geistigen, sozialen und intellektuellen Reaktionen und Verhaltensweisen, in dem Individuen, Familien und Gemeinschaften ihren aktuellen, vorweggenommenen oder wahrgenommenen Verlust im Alltag zum Ausdruck bringen

Bestimmende Merkmale und Kennzeichen

subjektive

- Wut
- Schmerz
- Verzweiflung
- Schuld[zuweisungen]
- Veränderung im Aktivitätsniveau
- Veränderungen der Schlafmuster
- Veränderung der Traummuster
- spricht dem Verlust Sinn zu
- persönliches Wachstum
- erlebte Erleichterung.

objektive

- Distanziertheit
- Desorganisation
- psychologisches [psychisches] Leid
- panisches Verhalten
- hält die Verbindung zur verstorbenen Person aufrecht
- Veränderungen der Immunfunktion
- Veränderungen der neuroendokrinen Funktion
- Leiden.

Beeinflussende Faktoren/ Risikofaktoren

- Vorhergesehener Verlust eines wichtigen Objekts (z. B. Besitz, Beruf, Status, Wohnstätte, Teile und Funktionen des Körpers)
- vorhergesehener Verlust einer Bezugsperson
- Tod einer Bezugsperson
- Verlust eines wichtigen Objekts (z. B. Besitz, Beruf, Status, Wohnstätte, Teile und Prozesse des Körpers).

Überernährung

Nährstoffzufuhr, die den Stoffwechselbedarf übersteigt

Bestimmende Merkmale und Kennzeichen

subjektive

- beeinträchtigtes Essverhalten (z. B. Essen während der Ausübung anderer Aktivitäten)
- Essen als Reaktion auf äußere Reize (z. B. Tageszeit, soziale Situation)
- Nahrungszufuhr überwiegend gegen Tagesende
- Essen als Reaktion auf innere Reize außer Hunger (z. B. Angst)
- sitzende Tätigkeit.

objektive

- Körpergewicht liegt 20 % über dem Idealgewicht in Bezug auf Körpergröße und Körperbau [adipös].
- Trizepshautfalte > 25 mm bei Frauen, > 15 mm bei Männern.
- [prozentualer Körperfettanteil > 22 % bei feingliedrigen Frauen/> 15 % bei feingliedrigen Männern].

Beeinflussende Faktoren

- Übermäßige Nahrungszufuhr im Verhältnis zum Stoffwechselbedarf.

Urininkontinenz, Stress-

Plötzlicher Verlust von Urin während Aktivitäten, die den intraabdominalen Druck erhöhen

Bestimmende Merkmale und Kennzeichen

subjektive

- berichtet von unwillkürlichem Abgang geringer Urinmengen bei fehlender Detrusorkontraktion
- berichtet von unwillkürlichem Abgang geringer Urinmengen bei fehlender Blasenüberdehnung
- berichtet von unwillkürlichem Abgang geringer Urinmengen bei Belastung
- berichtet von unwillkürlichem Abgang geringer Urinmengen beim Husten
- berichtet von unwillkürlichem Abgang geringer Urinmengen beim Lachen
- berichtet von unwillkürlichem Abgang geringer Urinmengen beim Niesen.

objektive

- beobachteter unwillkürlicher Abgang geringer Urinmengen bei Belastung [z. B. Heben, Belastungsgymnastik]
- beobachteter unwillkürlicher Abgang geringer Urinmengen beim Niesen
- beobachteter unwillkürlicher Abgang geringer Urinmengen beim Lachen
- beobachteter unwillkürlicher Abgang geringer Urinmengen beim Husten
- beobachteter unkontrollierter Abgang geringer Urinmengen bei fehlender Detrusorkontraktion
- beobachteter unwillkürlicher Abgang geringer Urinmengen bei fehlender Blasenüberdehnung.

Beeinflussende Faktoren

- Degenerative Veränderungen der Beckenmuskulatur
- schwache Beckenmuskulatur
- hoher intraabdominaler Druck [z. B. bei Adipositas, Schwangerschaft]
- intrinsische Sphinkterinsuffizienz (ISD).

Urininkontinenz, Totale

Kontinuierlicher und unvorhersagbarer Urinabgang

Bestimmende Merkmale und Kennzeichen

subjektive

- konstanter Urinabgang zu unvorhersagbaren Zeiten ohne ungehemmte Blasenkontraktionen/-spasmen oder Blasendehnung
- Nykturie
- fehlende Blasenfüllung [bewusste Wahrnehmung]
- fehlende perineale Füllung [bewusste Wahrnehmung]
- ist sich der Inkontinenz nicht bewusst.

objektive

- erfolglose refraktorische Behandlungen der Inkontinenz.

Beeinflussende Faktoren

- Neuropathie, die die Übertragung des Reflexes [Reflexbogen] verhindert, der den Füllungszustand der Blase signalisiert
- neurologische Störung [zerebrale Läsionen]
- unabhängige Kontraktion des Detrusorreflexes [unabhängige Kontraktion des Detrusors]
- traumatische Verletzung der Rückenmarksnerven [Zerstörung der sensorischen oder motorischen Neuronen unterhalb der Höhe der Verletzung]
- Erkrankung mit Auswirkung auf die Rückenmarknerven [Zerstörung der sensorischen oder motorischen Neuronen unterhalb der Höhe der Verletzung]
- anatomisch bedingt (Fistel).

Siehe auch *Urininkontinenz, Stressurininkontinenz, Drangurininkontinenz*

Urininkontinenz, Drang-

Unwillkürlicher Urinabgang, der kurz nach einam starken Harndrang auftritt

Bestimmende Merkmale und Kennzeichen

subjektive

- berichtet von Harndrang
- berichtet von unwillkürlichem Urinabgang, begleitet von Blasenkontraktionen
- berichtet von unwillkürlichem Urinabgang, begleitet von Blasenspasmen
- berichtet von der Unfähigkeit, die Toilette rechtzeitig zu erreichen, um Urinabgang zu vermeiden.

objektive

- beobachtete Unfähigkeit, die Toilette rechtzeitig zu erreichen, um Urinabgang zu vermeiden.

Beeinflussende Faktoren/ Risikofaktoren

- Verringerte Blasenkapazität
- Blaseninfektion
- atrophische Urethritis
- atrophische Vaginitis
- Alkoholaufnahme
- Koffeinzufuhr
- [erhöhte Flüssigkeitsszufuhr]
- Einnahme von Diuretika
- Kotstauung
- Detrusor-Hyperaktivität mit beeinträchtigter Blasenkontraktilität.

Vergewaltigungssyndrom

Anhaltende, fehlangepasste Reaktion auf eine erzwungene, gewalttätige sexuelle Penetration gegen den Willen und das Einverständnis des Opfers

Bestimmende Merkmale und Kennzeichen

subjektive

- Verlegenheit
- Demütigung
- Schamgefühl
- Schuld[gefühle]
- Schuldgefühle [Selbstbeschuldigungen]
- Verlust der Selbstachtung
- Hilflosigkeit
- Machtlosigkeit
- Schock
- Furcht
- Angst
- Wut
- Rachegedanken/Rachefantasien
- Albträume
- Schlafstörungen
- Beziehungsveränderung[en]
- Störung der Sexualfunktion.

objektive

- physisches Trauma [z. B. Abschürfungen, Gewebsreizungen], Muskelverspannung/-spasmen]
- Muskelspannung
- Muskelspasmen
- Verwirrtheit
- Desorganisation [Desorganisiertheit]
- beeinträchtigte Entscheidungsfindung
- Unruhe [Agitiertheit]
- übersteigerte Wachsamkeit
- Aggression
- Stimmungsschwankungen
- Verletzbarkeit [Vulnerabilität]
- Abhängigkeit
- Depression
- Suchtmittelmissbrauch
- Suizidversuche
- Verleugnung
- Phobien
- Paranoia
- dissoziative Störung[en].

Beeinflussende Faktoren

- Vergewaltigung [tatsächliches oder versuchtes sexuelles Eindringen]

Klinische Warnhinweise

Bei dieser Diagnose verbessert die Überweisung zu einer Fachberatung die Ergebnisse.

Chronische Verwirrtheit

Irreversible, lang andauernde und/oder fortschreitende Verschlechterung von Intellekt und Persönlichkeit, gekennzeichnet durch eine verminderte Fähigkeit, Umweltreize zu interpretieren; verminderte intellektuelle Denkfähigkeit, und angezeigt durch Störungen des Gedächtnisses, der Orientierung und des Verhaltens

Bestimmende Merkmale und Kennzeichen

objektive

- klinischer Nachweis für eine organische Schädigung
- veränderte Interpretation
- veränderte Reaktion auf Reize
- fortschreitende kognitive Beeinträchtigung
- lange bestehende kognitive Beeinträchtigung
- keine Veränderung im Bewusstheitsgrad
- beeinträchtigte Sozialkontakte
- beeinträchtigtes Kurzzeitgedächtnis
- beeinträchtigtes Langzeitgedächtnis
- Persönlichkeitsveränderung.

Beeinflussende Faktoren

- Alzheimer-Krankheit [Demenz vom Alzheimer-Typ]
- Korsakoff-Syndrom
- Multiinfarkt-Demenz
- zerebrovaskuläres Ereignis
- Kopfverletzung.

Akute Verwirrtheit

Plötzliches Auftreten von reversiblen Störungen des Bewusstseins, der Aufmerksamkeit, Kognition und Wahrnehmung, die sich über einen kurzen Zeitraum entwickeln

Bestimmende Merkmale und Kennzeichen

subjektive

- Halluzinationen [visuell/auditiv]
- [übertriebene emotionale Reaktionen].

objektive

- Schwankungen in der Kognition
- Schwankungen im Bewusstheitsgrad
- Schwankungen in der psychomotorischen Aktivität [Tremor, Körperbewegungen]
- gesteigerte Agitiertheit
- erhöhte Ruhelosigkeit
- Sinnestäuschungen [unangemessene Reaktionen]
- fehlende Motivation, Dinge mit zweckgerichtetem Verhalten zu beginnen
- fehlende Motivation, Dinge mit zweckgerichtetem Verhalten zu Ende zu führen
- fehlende Motivation, Dinge mit zielgerichtetem Verhalten zu Ende zu führen.

Beeinflussende Faktoren

- Alkoholmissbrauch
- Drogen-, Medikamentenmissbrauch [Reaktion auf/Wechselwirkung von Medikamente/n, Anästhesie/Operation, Stoffwechselstörungen]
- Unregelmäßigkeiten im Schlaf-Wach-Zyklus
- Alter über 60 Jahre
- Delir [darunter epilepsiebedingtes Fieber (nach einem Anfall/an Stelle eines Anfalls), toxische und traumatische]
- Demenz
- [Wiederauftreten/Verschlechterung einer chronischen Krankheit, Hypoxämie]
- [starker Schmerz].

Wissensdefizit

Fehlen oder Mangel an kognitiven Informationen bezogen auf ein bestimmtes Thema [Mangel an spezifischen Informationen, die für den Klienten/seine Angehörigen notwendig sind, um sinnvolle Entscheidungen in Zusammenhang mit dem Gesundheitszustand/Therapien/Veränderungen der Lebensweise zu treffen.]

Bestimmende Merkmale und Kennzeichen

subjektive

- Äußerung des Problems
- [Ersuchen um Informationen]
- [Äußerungen, die auf Missverständnisse hinweisen].

objektive

- ungenaues Umsetzen von Anweisungen
- ungenaue Testdurchführung
- unangemessene Verhaltensweisen (z. B. hysterisch, feindselig, agitiert, apathisch)
- nicht angemessene/übertriebene Verhaltensweisen
- [Entwicklung einer vermeidbaren Komplikation].

Beeinflussende Faktoren

- Fehlender Zugang zu Informationen
- mangelndes Erinnerungsvermögen
- Fehlinterpretation von Informationen, [ungenaue/unvollständige Informationen]
- Unvertrautheit mit Informationsquellen
- kognitive Einschränkung
- fehlendes Interesse am Lernen, [Wunsch des Klienten, keine Informationen zu erhalten].

Quellen

Doenges M. E.; Moorhouse M. F.; Geissler-Murr A. C. (2013). Pflegediagnosen und Maßnahmen. Bern: Huber. Für alle Ergänzungen in [eckigen Klammern].

NANDA International (2010). Pflegediagnosen – Klassifikation und Definitionen. Kassel: Recom

Beispielantworten zu den Übungen in kritischem Denken

Übung zum kritischen Denken I

1. a) *Assessment* beinhaltet, den Patienten zu untersuchen und zu interviewen, um seinen Gesundheitszustand zu bestimmen. Bei der *Diagnose* analysieren Sie Patienteninformationen und arbeiten die Probleme heraus, die pflegerischer oder medizinischer Behandlung bedürfen. Bei der *Planung* werden die erwarteten Ergebnisse bzw. Resultate festgelegt und der Behandlungsplan wird erstellt und dokumentiert. Bei der *Implementierung* setzen Sie den Plan um. Und schließlich entscheiden Sie bei der Evaluation, ob der Patient die erwarteten Ergebnisse erreicht hat und modifizieren oder beenden den Plan, soweit angezeigt. **b)** Umschreiben Sie jeden der in Infobox 1-1 (s. S. 40) aufgeführten Vorteile. **2.** Die Anwendung des Pflegeprozesses wird in nationalen Praxisstandards gefordert. Er bildet die Grundlage für Fragen in Examina vor der staatlichen Prüfungskommission. Er fördert kritisches Denken im klinischen Setting. Er ist erforderlich bei der Arbeit von Pflegenden in Kliniken mit «Magnetstatus». **3.** Die bei der *Diagnose* erkannten Probleme beruhen auf den während des *Assessments* gesammelten Informationen. Die bei der *Planung* benannten Ergebnisse beruhen auf den bei der *Diagnose* festgestellten Problemen. Die bei der *Implementierung* eingesetzten Interventionen beruhen auf den bei der *Planung* benannten Problemen. **4.** Die Diagnose hängt von akkuraten Assessmentdaten ab. Wenn sie in der *Diagnose* gut ist, muss sie auch beim *Assessment* gut sein. **5.** Erstellen Sie ein Poster, in dem die zehn wichtigsten Punkte im Kasten auf Seite 49 angesprochen werden und hängen Sie es ins Stationszimmer oder auf den Gang. Halten Sie eine Besprechung darüber ab, wie wichtig es ist, den Erwartungen des Patienten zu entsprechen. Geben Sie den Patienten kurze Evaluationsbögen, um ihre Zufriedenheit mit ihrer Pflege zu evaluieren (Pflegende achten mit größerer Wahrscheinlichkeit auf die Erwartungen der Patienten, wenn sie von diesen evaluiert werden).

Übung zum kritischen Denken II

1. Sie können dies entscheiden, indem Sie sich selbst an den auf Seite 70–74 genannten Indikatoren kritischen Denkens messen.

Übung zum kritischen Denken III

Teil I, 1. a) Wie fühlen Sie sich? **b)** Wie war Ihr Essen? **c)** Wie geht es Ihnen damit, hier zu sein? **d)** Beschreiben Sie, was Sie fühlen. Sagen Sie mir, wie Sie sich fühlen. **2. a)** Sie sind also seit einem Monat immer wieder mal krank? Was verstehen Sie unter «immer wieder mal krank»? **b)** Sie haben das Gefühl, nie würde Ihnen etwas gelingen. Was ist geschehen? **c)** Sie haben Schmerzen in der Flanke, die kommen und gehen. Können Sie das noch ein wenig erläutern? **d)** Seit einer Woche fühlen Sie sich seltsam. Was meinen Sie mit «seltsam»? **3. a)** O, **b)** SF, **c)** E, **d)** S, **e)** O, **f)** G, **g)** E, **h)** S, **i)** O, **j)** S, **k)** SF. **4. d)** Wie geht es Ihnen dabei, Martin Nahrung einzugeben? **h)** Wie wäre es, wenn Ihre Familie zu Besuch käme? **j)** Was halten Sie davon, mehr zu üben? **Teil II, 1. a)** Hier hat sich eine Menge Schmutz festgesetzt. Woher stammt er? **b)** Ich spüre eine Beule an Ihrem Hinterkopf. Wie ist es dazu gekommen? Tut es weh, wenn ich sie berühre? **c)** Sie atmen ein wenig schnell. Wie geht es Ihnen? **d)** Ihr Auge scheint entzündet zu sein. Wie fühlt es sich an? **2. a)** Zeigen Sie mir, wo (und untersuchen Sie diesen Bereich). Was könnte Ihrer Ansicht nach die Ursache sein? **b)** Zeigen Sie mir, wo (und untersuchen Sie diesen Bereich). Erzählen Sie mir mehr darüber, wie es sich anfühlt. **c)** Das ist ein häufiges Zeichen für eine Infektion. Lassen sie uns eine Urinprobe nehmen (und lassen Sie sie untersuchen). **d)** Wo spüren Sie dieses Geblähtsein? Im Magen? An den Knöcheln? Wo? (Und untersuchen Sie diesen Bereich.). **3. c)**

Übung zum kritischen Denken IV

Teil I, 1) 51 Jahre alt, keine Schmerzen, fühlt sich besser, fühlt sich erleichtert; leugnet, lustlos und matt zu sein. **2)** Resultate der Laboruntersuchungen, langsames Sprechen, häufiges Seufzen, Vitalzeichen. **Teil II, a)** Alle in Teil I unter den Ziffern 1 und 2 genannten Daten. **b)** Der körperliche Zustand scheint sich zu bessern. Er fühlt sich wohler, scheint matt/müde. **Teil III, 1)** Sicher valide: Laboruntersuchungen, langsames Sprechen, häufiges Seufzen. Wahrscheinlich valide: 51 Jahre alt, keine Schmerzen, fühlt sich besser, Vitalzeichen. Möglicherweise valide: matt/müde. **2)** Vergleichen Sie Alter und Geburtsdatum. Stellen Sie sondierende Fragen, um festzustellen, wie behaglich sich der Patient fühlt: «Sind Sie sicher, dass Sie keine Beschwerden haben?» Achten Sie auf nonverbale Zeichen von Unbehagen (z. B. Reiben der Brust mit der Hand). Bringen Sie gehaltvolle Zeit mit ihm zu und erörtern Sie, wie es ihm körperlich und seelisch geht. Überprüfen Sie noch einmal die Vitalzeichen.

Übung zum kritischen Denken V

1) Sie müssen beides tun, damit sowohl mögliche Pflegeprobleme als auch medizinische Probleme leichter erkannt werden. **2) Körpersysteme: Atmung:** 5, 6, 8, 10, 13, 14; **Herz:** 6; **Kreislauf:** 6, 15; **Magen/Darm:** 9; **Nervensystem:** --; **Urogenitalsystem:** --, wobei Sie hier allerdings Punkt 11 (Entbindung) genannt haben könnten. **Haut:** --. **Ganzheitliches Pflegemodell:** Darin werden Daten entsprechend den funktionellen Gesundheitsmustern strukturiert, Sie hätten aber auch ein anderes Modell wählen können. **Ernährung und Stoffwechsel:** 5, 6, 9, 10, 11, 13, 14, 15; **Ausscheidung:** ---; **Aktivität und Bewegung:** 3, 8; **Kognition und Perzeption:** ---, **Schlaf und Ruhe:** 8; **Selbstwahrnehmung und Selbstkonzept:** 11; **Rollen und Beziehungen:** 2, 3, 7; **Sexualität und Reproduktion:** 1, 2; **Bewältigungsverhalten und Stresstoleranz:** 10, 12; **Werte und Überzeugungen:** 4. **3)** Sie sollten darüber nachdenken, wie Sie die fehlende Information einholen.

Übung zum kritischen Denken VI

1) a) N, **b)** A, **c)** N, **d)** A, **e)** A, **f)** N, **g)** A, **h)** A, **i)** N, **j)** A.

Übung zum kritischen Denken VII

1. a) Sie können eine Maßnahme durchführen, wenn Sie dazu qualifiziert sind (wenn Sie die Kompetenz gezeigt haben und autorisiert wurden). **b)** Siehe Tabelle 3-1 auf Seite 168. **2. 1)** q, **2)** f, **3)** b, **4)** a, **5)** g, **6)** c, **7)** k, **8)** m, **9)** l, **10)** o, **11)** d, **12)** j, **13)** e, **14)** p, **15)** n, **16)** h, **17)** i, **18)** r, **19)** t, **20)** s. **3. a)** 2, 4 und 6 sollten ein «**P**» **bekommen. b)** Folgende sind Pflegediagnosen: 2, 3, 5, 6, 9, 11, 12. **4)** Beide Modelle konzentrieren sich auf die Behandlung von Gesundheitsproblemen. Das VVMF-Modell ist stärker auf frühzeitige Intervention ausgerichtet, um potenzielle Komplikationen zu verhindern oder zu managen.

Übung zum kritischen Denken VIII

I. 1) b, **2)** a, **3)** c, **4)** e, **5)** g, **6)** h, **7)** f, **8)** d. **II. 1)** Diagnosen in Form von Maps und Diagrammen fördern kritisches Denken, weil es weniger Regeln gibt, was Ihnen erlaubt, sich eher auf das Denken als auf Formulierungsregeln zu konzentrieren. Oft kommt das Gehirn mit Maps besser zurecht als mit Worten. Dies gilt vor allem für Menschen, bei denen die rechte Hemisphäre dominant ist. **III. Teil A, 1 a)** Problem: Dranginkontinenz. Ursache: das Unvermögen, große Mengen Urin bei sich zu behalten. Zeichen und Symptome: Miktion unmittelbar nach Wahrnehmung des Miktionsdrangs. **b)** Problem: vorwegnehmendes Trauern, b/d den bevorstehenden Tod der Mutter. Zeichen und Symptome: Äußerungen extremer Trauer über den bevorstehenden Tod. **2)** Wenn sie Zeichen und Symptome hätten, würde es sich um aktuelle Pflegediagnosen handeln. **Teil B, 1)** Unwirksame Selbstreinigungsfunktion der Atemwege, b/d reichlich Sekret, a/d das Unvermögen, die Trachea ohne Absaugen zu reinigen. **2)** Mangelernährung, b/d schwachen Appetit, a/d Körpergewicht 6,75 kg unter dem empfohlenen Gewicht. **3)** Machtlosigkeit, b/d Tetraplegie und einen rigorosen Physiotherapieplan, a/d Angaben über Depression und das Gefühl, keine Entscheidungsmöglichkeiten zu haben. **Teil C, 1) Mögliches individuelles unwirksames Coping. 2)** Gefahr eines Flüssigkeitsmangels, b/d Fieber. **3)** Gefahr einer unwirksamen Selbstreinigungsfunktion der Atemwege, b/d anamnestisch bekanntes Rauchen und kürzliche Vollnarkose. **4) Mögliches unwirksames Sexualverhalten.**

Übung zum kritischen Denken IX

Teil I, 1) PK: Thrombusbildung, Phlebitis, Extravasation, Flüssigkeitsüberlastung, b/d intravenöse Flüssigkeitszufuhr. **2)** PK: Hirnschwellung, Blutung, erhöhter intrakranieller Druck, b/d Gehirnerschütterung. **3)** PK: Arrhythmien, Hypotonie, Schock, dekompensierte Herzinsuffizienz, Lungenödem, Reinfarkt, Embolus, zerebrovaskuläres Ereignis, Herzstillstand, b/d Myokardinfarkt. **4)** PK: Störung des Elektrolythaushalts, Blähung des Abdomens, Blutung, Fehlplatzierung der Sonde, b/d eine Magensonde.

Teil II: Sie würden eine Frage stellen wie: «Wenn man die Situation des Patienten als Ganzes betrachtet, wird er dann auch tatsächlich in der Lage sein, die gewünschten Ergebnisse im erwarteten Zeitrahmen allein durch pflegerische Erfahrung im Planen und Durchführen der Versorgung zu erreichen?» **Teil III:** Stärken: normale Vitalzeichen, bewegt alle Extremitäten mit gleicher Kraft, kräftige periphere Pulse, weiches Abdomen, Pupillen gleich weit. Pflegediagnosen: Verletzungsgefahr, b/d Schwindel; Gefahr einer beeinträchtigten Urinausscheidung, b/d das Unvermögen, die Bettpfanne zu benutzen; Furcht, b/d die Hospitalisierung, a/d Äußerungen der Furcht vor Kliniken und Nadeln. Potenzielle Komplikationen: Anstieg des intrakraniellen Drucks, Blutung, Phlebitis oder Extravasation an der Punktionsstelle.

Übung zum kritischen Denken X

Teil I, 1) die Berufsordnung Ihres Bundesstaates, die ANA-Standards, die Standards der Fachorganisationen (wenn Sie auf der Station eines Fachbereichs, wie etwa einer Entbindungsstation arbeiten), die Standards der Joint Commission, die individuellen Standards der Einrichtung, in der Sie tätig sind. **2) Fördert Kommunikation; lenkt Pflege und Dokumentation; liefert eine Akte, die zur Evaluation und Forschung dienen kann; liefert Versicherungsgesellschaften eine Dokumentation dessen, was für die Versorgung nötig ist. 3)** Erwartete Ergebnisse (z. B. kleidet sich bei der Entlassung ohne Hilfe an); aktuelle und potenzielle Probleme (z. B. Selbstversorgungsdefizit: An- und Auskleiden); spezifische Interventionen (z. B. den Patienten dreimal täglich das Auf- und Zuknöpfen üben lassen; Evaluation/Verlaufsbericht (z. B.: ist in der Lage, Kleidung bei minimaler Unterstützung auf- und zuzuknöpfen. **4)** Prioritätenwahrnehmung des Patienten, Verstehen des Gesamtbildes des Problems, Prognose des Patienten und Gesundheitszustand insgesamt, erwartete Dauer des Aufenthalts oder Kontakts, Vorliegen klinischer Leitlinien oder klinischer Versorgungspfade für die spezifische Situation. **5)** Schwere Dyspnö. Schwere Atemstörungen haben oberste Priorität, sofern der Patient keine Blutung hat. **6)** Die Entlassungsergebnisse als Ganzes zu kennen hilft Ihnen, zu entscheiden, welche Probleme hohe Priorität erhalten müssen, um rechtzeitig auf die Entlassung vorbereitet zu sein. **Teil II, 1)** Ergebnisse dienen der Ausrichtung von Interventionen, motivieren Patienten und Betreuungspersonen und werden dazu verwandt, um den Fortschritt zu evaluieren. **2)** Ergebnis, Indikator, lang- und kurzfristiges Ziel. **3)** Ergebnis und Indikator. **4 a)** Melden Sie dieses Problem der Person, die für das Erreichen des jeweiligen Ergebnisses verantwortlich ist. **b)** Erstellen Sie einen Pflegeplan zur Behandlung des Problems und beginnen Sie mit der Durchführung. **5)** Jede Pflegeperson ist verantwortlich dafür, Patienten herauszufinden und zu melden, bei denen Case-Management erforderlich sein könnte (d.h. Patienten, die u.U. zusätzlicher Ressourcen bedürfen, um die erwarteten Ergebnisse rechtzeitig zu erreichen). **Teil III, 1)** Messbare Verben helfen jedem, sich kontinuierlich auf beobachtbare Daten zu konzentrieren, anhand derer Sie erfahren, wie gut der Patient im Hinblick auf das Erreichen des Ziels vorankommt. Beispiele für messbare Verben siehe Seite 247–248. **2) Subjekt:** Wer ist die Person, von der erwartet wird, das Ziel zu erreichen? **Verb:** Welche Maßnahmen muss die Person ergreifen, um das Ziel zu erreichen? **Bedingung:** Unter welchen Umständen muss die Person die Maßnahmen durchführen? **Leistungskriterien:** Wie gut soll die Person die Maßnahmen durchführen können? **Zielzeitpunkt:** Bis wann soll die Person die Maßnahmen erwartungsgemäß durchführen können? **3)** Folgende Punkte sind falsch: **a)** Das Verb ist nicht messbar. **c)** Unspezifisch. Wie würden wir messen, was mit «wird sich bessern» gemeint ist? **f)** Kein Zeitrahmen genannt. Das Verb ist weder messbar noch beobachtbar. **i)** Das Verb ist nicht messbar. **4 a)** Wird am 15. Januar gesund aussehendes Zahnfleisch ohne Rötung oder Reizung zeigen. **b)** Wird keine Zeichen und Symptome eines Hautschadens im Rektalbereich zeigen und der Bereich wird sauber gehalten werden. **c)** Wird in der Lage sein, Grundbedürfnisse durch Wort- und/oder Bildkarten und bei Bedarf durch einen Dolmetscher mitzuteilen. **Teil IV, a)** kognitiv, psychomotorisch; **b)** affektiv; **c)** kognitiv; **d)** kognitiv, psychomotorisch.

Übung zum kritischen Denken XI

Teil I, 1). Das Unterteilen von Interventionen in direkte und indirekte erlaubt Ihnen, Pflegeaktivitäten und in direktem Kontakt mit Patienten verbrachte Zeit sowie Tätigkeiten und Zeit, die mit Aktivitäten im Interesse des Patienten, aber nicht in direktem Kontakt mit ihm verbracht wurde (z.B. die Analyse von Laboruntersuchungen) zu untersuchen. **2)** Sehen = Was muss in Bezug auf die Intervention eingeschätzt oder beobachtet werden? Tun = Was muss getan werden? Lehren = Was muss gelehrt oder bestärkt werden? Dokumentieren = Was muss in Bezug auf die Intervention dokumentiert werden? **3)** Was kann hinsichtlich der Ursache(n) dieses Problems getan werden? Was lässt sich tun, um eben dieser Person zu helfen, dieses spezifische Ergebnis zu erreichen? **4)** Siehe 1 bis 5 auf Seite 267. **Teil II, 1)** Überwachen Sie bei jedem Lagewechsel den Zustand der Haut, vor allem über knöchernen Vorsprüngen. Legen Sie ans Bett einen Plan für zweistündliches Umlagern unter maximaler Beteiligung des Klienten. Legen Sie eine Wechseldruckmatratze auf das Bett. Stellen Sie eine adäquate Vitamin-C- und Eiweißzufuhr sicher. Halten Sie die Laken sauber, trocken und faltenlos. **2)** Präoperativ: Stellen Sie fest, was der Patient und seine Familie über Abhusten und Vollatmung mit Abstützen der Operationswunde wissen. Unterweisen Sie gemäß Indikation und lassen Sie es den Patienten erneut demonstrieren. Postoperativ: Überwachen Sie auf Schmerzen an der Operationswunde und verabreichen Sie Medikamente, bevor die Schmerzen zu stark sind. Lehren Sie, wie wichtig es ist, um Analgetika zu bitten, bevor die Schmerzen stark sind, die Lage zu wechseln, frühzeitig umherzugehen, abzuhusten und tief durchzuatmen. Dokumentieren Sie nach Verabreichen der Analgetika das Ausmaß der Schmerzen. Dokumentieren Sie alle 4 Stunden die Atemgeräusche. Helfen Sie dem Klienten am Tag der Operation und am Tag darauf, alle 2 Stunden abzuhusten und tief durchzuatmen. **3)** Überwachen Sie den täglichen Stuhlgang. Lehren Sie die Beziehung zwischen körperlicher Betätigung, Ernährung, Flüssigkeitszufuhr und Ausscheidung über den Darm. Erstellen Sie einen Plan zur Steigerung der Ballaststoff- und Flüssigkeitszufuhr und zur schrittweisen Steigerung der körperlichen Betätigung (z. B. Treppensteigen, statt den Fahrstuhl zu benutzen). **Teil III, 1)** PK: Extravasation, Phlebitis, Thrombose, Flüssigkeitsüberlastung, Infektion. Plan: Befolgen Sie die klinikinternen Verfahrensrichtlinien oder die Pflegestandards für eine I.v.-Therapie. Überwachen Sie die Vitalzeichen alle 4 Stunden. Überwachen Sie die I.v.-Injektionsstelle alle 4 Stunden auf Zeichen und Symptome einer Infektion, Extravasation, Phlebitis und Thrombose. Weisen Sie den Patienten an, Beschwerden oder eine Schwellung am Injektionsort zu melden. **2)** PK: Hypo-/Hyperglykämie. Plan: Befolgen Sie die klinikinternen Verfahrensrichtlinien oder die Pflegestandards für DiabetikerInnen. Dokumentieren Sie die tägliche Kalorienzufuhr. Dokumentieren Sie alle 4 Stunden den Blutzuckerwert. Weisen Sie den Patienten an, Symptome von Schwindel oder jegliches «merkwürdige Gefühl» zu melden. **3)** PK: Infektion, Blockierung des Katheters, Blutung. Plan: Befolgen Sie die klinikinternen Verfahrensrichtlinien und die Standards für Foley-Katheter. Überwachen Sie die Körpertemperatur alle 4–8 Stunden. Überwachen Sie Farbe, Geruch und Menge des Urins. Dokumentieren Sie alle 8 Stunden Ein- und Ausfuhr. Überwachen Sie den Harnröhrenausgang auf Ausfluss oder eine Blutung. Weisen Sie den Patienten an, Beschwerden am Katheter oder in der Blase zu melden. **Teil IV:** Erwartete Ergebnisse, aktuelle und potenzielle Probleme, spezifische Interventionen, Evaluation/Verlaufsbericht.

Übung zum kritischen Denken XII

1 a) Nein. **b)** Weil sie zum ersten Mal aufsteht und Sie nicht definitiv wissen, wie sie reagieren wird (s. a. Infobox 5-2, S. 299). **2 a)** Die Pflegeperson ist rechenschaftspflichtig, weil Pflegende für die Ergebnisse delegierter Pflege rechenschaftspflichtig sind. **b)** Die Pflegeperson hätte eine weitere Hilfskraft engagieren können, um das Kind zu überwachen, oder sie könnte die Mutter unmissverständlich darauf hingewiesen haben, ihr Kind auf keinen Fall unbeaufsichtigt zu lassen. (Diese hätte vielmehr rufen sollen, wenn sie den Wunsch gehabt hätte, ins Bad zu gehen oder was auch immer zu tun.) **3 a)** Sie führen ein vollständiges Assessment durch und stellen fest, ob der Patient dem Pflegeplan gemäß vorankommt. Wenn der Plan beispielsweise einen klinischen Versorgungspfad enthält, der besagt: «Die Thoraxdrainage wird am 2. Tag nach der OP entfernt sein», der Patient aber noch immer eine Thoraxdrainage hat, so haben Sie eine Pflegeabweichung identifiziert. **b)** Sie sollten ein zusätzliches Assessment durchführen, um festzustellen, ob die Verzögerung gerechtfertigt ist oder ob Maßnahmen ergriffen werden müssen, damit der Patient das Ergebnis umso wahrscheinlicher erreicht. **c)** Unter Umständen unterbleiben zusätzliche Assessments und Interventionen, die nötig sind, damit der Patient vorankommt, was dazu führt, dass der Patient Schaden erleidet oder dass sich seine Genesung verzögert. **d)** Wenn der Patient Schaden erleidet, werden Sie u. U. der Fahrlässigkeit bezichtigt. Wenn sich die Genesung verzögert, werden Sie u. U. bezichtigt, eine Pflege unter Standard geleistet zu haben.

zum kritischen Denken XIII

1) Siehe «Der Zweck des Dokumentierens» auf Seite 309–310. **2)** Sie werden akkurater sein, wenn die Information in Ihrem Gedächtnis noch frisch ist. Ihre Handlungen zu dokumentieren, bringt Sie oft auf die Idee, dass Sie vergessen haben, etwas anderes zu tun, das Sie hätten tun sollen. **3)** AIRA. A – Sagt, sie hätte das Gefühl, zu ersticken, fürchtet sich aber wegen der Schmerzen an der Operationswunde, zu husten. I – Wird instruiert, wie man die Operationswunde mit einem Kissen abstützt. R – Hustete einen grauen Schleimpfropf ab. Lungen frei. A – Hervorheben, wie wichtig es ist,

Schmerzen anzugeben, um eine bessere Atmung und besseres Abhusten zu fördern. **4 a)** Es ist willkürlich und wird nicht durch Belege gestützt. **b)** Es wird nicht durch Belege gestützt. Es wird eine Meinung statt Fakten geäußert. **5)** Sie sollten die Anmerkung durchgestrichen und dann das Wort «Fehler», gefolgt von Ihren Initialen, geschrieben haben. Alternativ hätten Sie tun sollen, was immer die einrichtungsinternen Verfahrensrichtlinien an Ihrer Schule oder klinischen Einrichtung besagen.

Übung zum kritischen Denken XIV

Teil I, 1) T. **2)** E. **3)** N. Der Insulinbedarf wird durch die erhöhte körperliche Betätigung beeinflusst. **4)** T. **5)** T. Auch Fieber und Wärme sind Zeichen einer Infektion. **Teil II.** Fahren Sie mit dem Plan fort, wenn der Patient die Ergebnisse nicht erreicht hat, Sie haben jedoch keinerlei Faktoren identifiziert, die die Pflege behindert oder verbessert hätten. Modifizieren Sie den Plan, wenn die Ergebnisse nicht erreicht wurden und Sie Faktoren identifiziert haben, die die Pflege verbessert oder behindert haben. Beenden Sie den Plan, wenn der Patient die Ergebnisse erreicht hat und die Fähigkeit zeigt, sich selbst zu versorgen.

Übung zum kritischen Denken XV

1) Die aus diesen Studien gewonnenen Informationen verbessern die Qualität und Effizienz der Versorgung des Patienten und helfen, Wege zu finden, um die Zufriedenheit Pflegender mit ihrem Arbeitsplatz zu erhöhen. **2)** Die Betrachtung aller drei Formen der Evaluation – Ergebnisse (Resultate), Prozess (Methode) und Struktur (Setting) – ergibt eine umfassende Untersuchung des Pflegemanagements. **3)** Ich werde einrichtungsinterne Verfahrensrichtlinien und Prozeduren sorgsam befolgen, ohne einen Schritt zu überspringen. Ich werde auch auf Dinge achten, die ich tue und die mich fehleranfällig machen, und ich werde Vorgehensweisen erarbeiten, um sie zu verhindern (z. B. indem ich jemanden bitte, zu warten, wenn er mich sprechen möchte und ich gerade Medikamente stelle). Ich werde Dinge melden, die uns alle fehleranfällig machen (z. B. eine ständige personelle Unterbesetzung). Ich werde meine Patienten ermutigen, eine aktive Rolle im Umgang mit ihrer Gesundheitsversorgung zu übernehmen. **4)** Siehe Infobox 6-4, S. 344. **5)** Achten Sie stets auf fehleranfällige Situationen. Übernehmen Sie Verantwortung und melden Sie sie Ihrem Vorgesetzten. Finden Sie Wege zum Einbau von «Sicherheitsnetzen» in Prozeduren, um Fehler frühzeitig zu erkennen oder zu verhindern, dass große Fehler vorkommen. Arbeiten Sie kooperativ, um Fehler zu verhindern. Ziehen Sie bei komplizierten Berechnungen eine Kollegin oder einen Pharmazeuten hinzu, um Ihre Berechnungen zu überprüfen.

Vier Rollen der Advanced Practice Nurse (APN)

Definition: Pflegende, die nach 2- bis 4-jähriger Ausbildung das Examen ihres Bundesstaates bestanden haben, bezeichnen wir als *Registered Nurse* (RN). *Advanced Practice Nurse* (APN) hingegen ist ein Oberbegriff für zugelassene Registered Nurses mit *fachspezifischer Fortbildung.*

APNs können in jeder der im Folgenden genannten Rollen tätig sein. Die Zulassungsbedingungen unterscheiden sich je nach Fachgebiet und Bundesstaat.

Clinical Nurse Specialist (CNS) [1]

Zugelassene Registered Nurses, die einen Master- oder Doktortitel als CNS haben und klinische Experten einem bestimmten Pflegebereich sind, und zwar im Sinne:

- einer Population (z. B. Pädiatrie, Geriatrie, Gynäkologie)
- einer Krankheit oder eines medizinischen Fachbereichs (z. B. Diabetes, Onkologie)
- einer Art der Pflege (z. B. psychiatrische Pflege, Reha-Pflege)
- einer Art von Problem (z. B. Schmerzen, Wunden, Stress).

Neben der direkten Pflege des Patienten beeinflusst die CNS Patientenergebnisse, indem sie Pflegenden Fachberatung gibt, an der Ausbildung und Schulung Pflegender mitwirkt und Verbesserungen in Gesundheitsversorgungssystemen vornimmt. Die Forschung zur Praxis der CNS zeigt eine Verbesserung der Ergebnisse, wie etwa:

- Senkung der Klinikkosten und verkürzte Aufenthaltsdauern
- Verringerung der Notaufnahmen

- verbesserte Praktiken des Schmerzmanagements
- erhöhte Zufriedenheit der Patienten
- Senkung medizinischer Komplikationen bei stationär behandelten Patienten.

Nurse Practitioner (NP) [2]

Zugelassene Registered Nurses mit einem Master- oder Doktortitel als Nurse Practitioner und mit fortgeschrittener klinischer Erfahrung, was es ihnen ermöglicht, die meisten üblichen und viele chronische Krankheiten zu diagnostizieren und zu betreuen, und zwar entweder unabhängig oder als Teil des Gesundheitsversorgungsteams.

Nurse Practitioners leisten einiges von der Versorgung, die früher nur von Ärzten betrieben wurde, und sind in den meisten Bundesstaaten befähigt, Medikamente zu verordnen. In Zusammenarbeit mit einem Arzt leistet ein Nurse Practitioner im Zeitraum der speziellen Bedürfnisse eines Patienten eine qualitativ hochwertige, kosteneffektive und individuell zugeschnittene Pflege.

Der Schwerpunkt liegt hauptsächlich auf Gesunderhaltung, Krankheitsprävention, Beratung und Patientenschulung in einem breiten Spektrum von Settings. Unter starker Betonung der Primärversorgung arbeiten Nurse Practitioners auf mehreren Fachgebieten, darunter Neonatologie, Hebammenwesen, Pädiatrie, Gesundheit in der Schule, Familien- und Erwachsenengesundheit, Frauengesundheit, geistige Gesundheit, häusliche Pflege, Geriatrie und Akutversorgung.

Certified Registered Nurse Anesthetist (CRNA) [1]

Zugelassene Registered Nurses mit einem Mastertitel in Anästhesie. Sie führen die Anästhesie bei Patienten in Zusammenarbeit mit Chirurgen, Anästhesisten, Zahnärzten, Podologen und anderen qualifizierten Gesundheitsfachpersonen durch.

Wird die Anästhesie durch einen Nurse Anesthesist durchgeführt, gilt sie als pflegerische Praxis, geschieht dies durch einen Anästhesisten, spricht man von medizinischer Praxis. CRNA leisten jährlich etwa 65 % aller Anästhesien bei Patienten in den USA.

Certified Nurse-Midwife (CNM) [4]

Zugelassene Registered Nurses mit akademischer Fortbildung (Diplom oder Mastertitel als Hebamme). Versorgen Frauen und Neugeborene mit dem Schwerpunkt auf den Bedürfnissen von Individuen und Familien nach physischer Versorgung, emotionaler und sozialer Unterstützung und nach aktiver Einbindung entsprechend den kulturellen Werten und persönlichen Vorlieben.

Gesetze und Verordnungen hinsichtlich der Ausübung der Nurse-Midwifery und des Berufs als Hebamme ändern sich rasch. Wenden Sie sich an die Ordnungsbehörden des jeweiligen Bundesstaates (gewöhnlich die Pflegekammer, aber u. U. auch die Ärztekammer bzw. die jeweiligen Organisationen der Medizin, des öffentlichen Gesundheitswesens, der Hebammen, der Medizinkünste, der alternativen Gesundheitsversorgung, menschlicher Ressourcen oder der Gesundheits- und Umweltkontrolle).

Quellen

1. Association of Clinical Nurse Specialists. *What is a clinical nurse specialist?* Abgerufen unter: http://www.nacns.org
2. American College of Nurse Practitioners. *What is a nurse practitioner?* Abgerufen unter: http://wwwacnpweb.org/i4a/pages/index.cfm?pageid=3479
3. American Association of Nurse Anesthesists. *Questions and Answers: A career in nurse anesthesia.* Abgerufen unter: http://www.aana.com/becomingcrna.aspx?ucNavMenu_TSMenuTargetID=18&ucNavMenu_TSMenuTargetType=4&ucNavMenu_TSMenuID=6&id=109
4. American College of Nurse-Midwives. *A career in Midwifery.* Abgerufen unter: http://www.midwife.org/index.cfm

Dead on!! – Den Nagel auf den Kopf: ein Spiel zur Förderung kritischen Denkens

Anleitung: Bei diesem Spiel geht es darum, sicher zu sein, dass Sie zentralen Teilen des Denkens die erforderliche Zeit und Aufmerksamkeit widmen und daher ein Denken fördern, das eher «den Nagel auf den Kopf trifft» (*dead on* – A. d. Ü.). **Nehmen Sie sechs Bällchen und schreiben Sie mit wasserfestem Marker je einen der Buchstaben D, E, A, D, O, N** darauf. Beginnen Sie mit Bällchen «**D**» und werfen Sie es jemandem in der Gruppe zu. Bitten Sie die Gruppe, sich auf die Beantwortung der nachstehend unter «**D**» aufgeführten Fragen zu konzentrieren. Nachdem Sie erschöpfend über das D-Bällchen nachgedacht haben, verfahren Sie ebenso mit den übrigen Bällchen. Sorgen Sie dafür, jeweils auf das aktuelle Bällchen *konzentriert zu bleiben*. Wenn beispielsweise jemand beim ersten Bällchen eher Gefühle als Fakten äußert, weisen Sie darauf hin, dass Emotionen den Regeln zufolge erst angesprochen werden, wenn Bällchen «**E**» ansteht.

D = Data (Daten)

- Welche *Daten (Fakten)* haben Sie?
- Welche *Daten (Fakten)* brauchen Sie noch?
- Welche *Annahmen* haben Sie getroffen und welche Daten könnten dafür oder dagegen sprechen?

E = Emotions (Emotionen)

- Welche Emotionen («Bauchgefühle») gibt es Ihrerseits bzw. von Seiten anderer?

- Was sagt Ihnen Ihre Intuition und welche Daten könnten dafür oder dagegen sprechen?
- Wie wirken sich Wertvorstellungen auf Ihr eigenes Denken bzw. das Denken anderer aus?

A = Advantages (Vorteile)

- Welche Vision gibt es? Welches sind die Vorteile bzw. der Nutzen und die wichtigsten erwünschten Ergebnisse?
- Welches sind die speziellen Vorteile (Nutzen/Ergebnisse) für *andere*?
- Welches sind die speziellen Vorteile (Nutzen/Ergebnisse) für *Sie selbst*?

D = Disadvantages (Nachteile)

- Was könnte schief gehen? (Welche Risiken gibt es?)
- Welche speziellen Unannehmlichkeiten bzw. Risiken bestehen für *andere*?
- Welche speziellen Unannehmlichkeiten bzw. Risiken bestehen für *Sie selbst*?
- Welche Probleme oder Fragen *müssen* angegangen werden, um Resultate zu bekommen?
- Wie viel Arbeit wird nötig sein, und haben Sie die nötigen Ressourcen?

O = Out of the box (Über den Tellerrand …)

- Schauen Sie über den Tellerrand – denken Sie über kreative Ansätze nach.
- Was können wir tun, um die Nachteile zu verringern?
- Was können wir tun, um mit größerer Wahrscheinlichkeit den Nutzen und die Vorteile zu sehen?
- Wie kann Technologie helfen?
- Welche Forschungsarbeiten und -ergebnisse gibt es, die hier zutreffen könnten?
- Welche personelle Ressourcen oder Expertisen können helfen?

N = Now what? (Und nun?)

- Welche Probleme, Risiken oder Fragen *müssen* angesprochen werden?
- Wer sind die zentralen Interessenvertreter? (Wer ist am stärksten betroffen?)
- Welche professionellen, kommunalen und informellen Ressourcen können eine Hilfe sein?
- Wie lautet der Plan? (Welche Interventionen müssen Sie durchführen, um Resultate zu bekommen und Risiken zu vermeiden?)
- Was impliziert dies alles?
- Was haben wir ausgelassen, als wir über die übrigen Bällchen gesprochen haben? (Gehen Sie alle Bällchen noch einmal durch.)

Quellen

Häufig verwandte NANDA-Diagnosen, geordnet nach Marjory Gordons funktionellen Gesundheitsverhaltensmustern

1. Gesundheitsverhaltensmuster: Wahrnehmung und Umgang mit der eigenen Gesundheit

Energiefeldstörung
Erstickungsgefahr
*Gesundheitsmanagementdefizit**
*Gefahr eines Gesundheitsmanagementdefizits**
unwirksames Gesundheitsverhalten
Bereitschaft für einen verbesserten Immunisierungsstatus
Infektionsgefahr
Kontamination
Kontaminationsgefahr
Gefahr einer Gesundheitsschädigung
Noncompliance
*Gefahr einer fehlenden Compliance**
Gefahr eines perioperativen Lagerungsschadens
unwirksamer Selbstschutz
Sturzgefahr
unwirksames Management der eigenen Gesundheit
unwirksames familiäres Therapiemanagement
unwirksames gemeinschaftliches Management von Therapieprogrammen
effektives Management eines Therapieprogramms
Bereitschaft für ein verbessertes Management der eigenen Gesundheit
Vergiftungsgefahr
Verletzungsgefahr

2. Gesundheitsverhaltensmuster: Ernährung und Stoffwechsel

Gefahr eines instabilen Blutzuckerspiegels
Aspirationsgefahr

Verschlechterung des Allgemeinzustands (Verkümmerung) des Erwachsenen
Ernährung, Bereitschaft für eine verbesserte
neonatale Gelbsucht
Gewebeschädigung
Hautschädigung
Gefahr einer Hautschädigung
Gefahr eines Elektrolytungleichgewichts
Gefahr eines Flüssigkeitsdefizits
Flüssigkeitsdefizit
Bereitschaft für einen verbesserten Flüssigkeitshaushalt
Gefahr eines unausgeglichenen Flüssigkeitsvolumens
Flüssigkeitsüberschuss
Hyperthermie
Hypothermie
Gefahr einer unausgeglichenen Körpertemperatur
latexallergische Reaktion
Gefahr einer latexallergischen Reaktion
Gefahr einer Leberfunktionsstörung
Mangelernährung
geschädigte Mundschleimhaut
unwirksames Stillen
unterbrochenes Stillen
erfolgreiches Stillen
Saug-/Schluckstörung des Säuglings
Schluckstörung
Übelkeit
Gefahr der Überernährung
Überernährung
unwirksame Thermoregulation
beeinträchtigter Zahnstatus

3. Gesundheitsverhaltensmuster: Ausscheidung

Diarrhö
Drangurininkontinenz
Gefahr einer Drangurininkontinenz
Harnverhalt
dysfunktionale gastrointestinale Motilität
Gefahr einer dysfunktionalen gastrointestinalen Motilität
Obstipation
Obstipationsgefahr
*intermittierende Obstipation**
subjektiv empfundene Obstipation
Reflexurininkontinenz
Stressurininkontinenz
Stuhlinkontinenz

beeinträchtigte Urinausscheidung
Bereitschaft für eine verbesserte Urinausscheidung
funktionelle Urininkontinenz
Überlaufurininkontinenz
totale Urininkontinenz

4. Gesundheitsverhaltensmuster: Aktivität und Bewegung

Aktivitätsintoleranz
Gefahr einer Aktivitätsintoleranz
reduziertes intrakranielles Anpassungsvermögen
unwirksamer Atemvorgang
unwirksame Atemwegsclearance (Selbstreinigung der Atemwege)
erschwertes Weaning
Beschäftigungsdefizit
Blutungsgefahr
bewegungsarmer Lebensstil
beeinträchtigte Mobilität im Bett
*Dekubitus**
*Dekubitusgefahr**
periphere Durchblutungsstörung
Gefahr einer gastrointestinalen Durchblutungsstörung
Gefahr einer kardialen Durchblutungsstörung
Gefahr einer renalen Durchblutungsstörung
Gefahr einer zerebralen Durchblutungsstörung
autonome Dysreflexie
Gefahr einer autonomen Dysreflexie
Gefahr einer verzögerten Entwicklung
*ntwicklungsverzögerung: Selbstversorgungsfähigkeiten**
verzögerte postoperative Erholung
Fatigue
beeinträchtigter Gasaustausch
beeinträchtigte Gehfähigkeit
beeinträchtigte Haushaltsführung
verminderte Herzleistung
Gefahr eines Immobilitätssyndroms
Gefahr eines plötzlichen Kindstodes
*Kontrakturgefahr**
beeinträchtigte körperliche Mobilität
Gefahr einer peripheren neurovaskulären Störung
beeinträchtigte Mobilität mit dem Rollstuhl
*totales Selbstversorgungsdefizit**
Schockgefahr
Selbstversorgungsdefizit Essen und Trinken
Selbstversorgungsdefizit Sich-Kleiden
Selbstversorgungsdefizit Körperpflege

Selbstversorgungsdefizit Toilettenbenutzung
beeinträchtigte Spontanatmung
beeinträchtigte Transferfähigkeit
ruheloses Umhergehen
Gefahr eines desorganisierten kindlichen Verhaltens
desorganisiertes kindliches Verhalten
Bereitschaft für eine verbesserte Organisation des kindlichen Verhaltens
Gefahr einer vaskulären Verletzung
Gefahr eines unproportionalen Wachstums
Verzögerte(s) Wachstum und Entwicklung

5. Gesundheitsverhaltensmuster: Schlaf und Ruhe

*Einschlafstörung**
gestörtes Schlafmuster
Schlafmangel
Bereitschaft für einen verbesserten Schlaf
*Tag-Nacht-Umkehr**

6. Gesundheitsverhaltensmuster: Kognition und Perzeption

Unwirksame Aktivitätsplanung
*Aufmerksamkeitsdefizit**
gestörte Denkprozesse
Entscheidungskonflikt
Bereitschaft für eine verbesserte Entscheidungsfindung
beeinträchtigte Gedächtnisleistung
*nicht kompensierter Gedächtnisverlust**
*Gefahr einer kognitiven Beeinträchtigung**
Neglect
Orientierungsstörung
akuter Schmerz
chronischer Schmerz
*Selbstmanagementdefizit: chronischer Schmerz**
akute Verwirrtheit
Gefahr einer akuten Verwirrtheit
chronische Verwirrtheit
Wahrnehmungsstörung (näher zu bestimmen: visuell, auditiv, kinästhetisch, gustatorisch, taktil, olfaktorisch)
*nicht kompensierter Wahrnehmungsverlust**
Wissensdefizit
Bereitschaft für vermehrtes Wissen
*sensorische Deprivation**
*sensorische Überstimulation**
beeinträchtigtes Wohlbefinden

7. Gesundheitsverhaltensmuster: Selbstwahrnehmung und Selbstkonzept

Angst
*leichte Angst**
*moderte Angst**
*schwere Angst**
*vorwegnehmende Angst**
reaktive Depression*
Furcht
Hoffnungslosigkeit
Bereitschaft für gesteigerte Hoffnung
Gefahr einer selbstgefährdenden Gewalttätigkeit
gestörte persönliche Identität
Körperbildstörung
Machtlosigkeit
Gefahr einer Machtlosigkeit
beeinträchtigte individuelle Resilienz
Bereitschaft für eine verbesserte Resilienz
Gefahr einer beeinträchtigten Resilienz
Bereitschaft für eine verbesserte Selbstfürsorge
Selbstvernachlässigung
chronisch geringes Selbstwertgefühl
situationsbedingtes geringes Selbstwertgefühl
Gefahr eines situationsbedingten geringen Selbstwertgefühls
Bereitschaft für ein verbessertes Selbstkonzept
Todesangst
Vereinsamungsgefahr

8. Gesundheitsverhaltensmuster: Rollen und Beziehungen

*Ungelöster Abhängigkeits-/Unabhängigkeitskonflikt**
Gefahr einer beeinträchtigten Bindung
Bereitschaft für eine verbesserte Beziehung
beeinträchtigte elterliche Fürsorge
Gefahr einer beeinträchtigten elterlichen Fürsorge
Bereitschaft für eine verbesserte elterliche Fürsorge
*schwache Eltern-Kind-Bindung**
*Eltern-Kind-Trennung**
elterlicher Rollenkonflikt
*Entwicklungsverzögerung: soziale Fähigkeiten**
*Entwicklungsverzögerung: kommunikative Fähigkeiten**
beeinträchtigte Familienprozesse
unterbrochene Familienprozesse
Bereitschaft für verbesserte Familienprozesse
Gefahr einer fremdgefährdenden Gewalttätigkeit
beeinträchtigte soziale Interaktion

soziale Isolation
beeinträchtigte verbale Kommunikation
Bereitschaft für eine verbesserte Kommunikation
chronischer Kummer
Gefahr einer gestörten Mutter-Fötus-Dyade
Relokationsstresssyndrom (ortswechselbedingtes Stresssyndrom)
Gefahr eines Relokationsstresssyndroms (ortswechselbedingtes Stresssyndrom)
Rollenüberlastung der pflegenden Bezugsperson
Gefahr einer Rollenüberlastung der pflegenden Bezugsperson
unwirksames Rollenverhalten
Bereitschaft für einen verbesserten Schwangerschafts-, Geburts- und Wochenbettverlauf
erschwertes Trauern
Gefahr eines erschwerten Trauerns
Trauern

9. Gesundheitsverhaltensmuster: Sexualität und Reproduktion

sexuelle Funktionsstörung
unwirksames Sexualverhalten
Vergewaltigungssyndrom
Vergewaltigungssyndrom: stumme Reaktion
Vergewaltigungssyndrom: gemischte Reaktion

10. Gesundheitsverhaltensmuster: Bewältigungsverhalten und Stresstoleranz

Gefahrengeneigtes **Gesundheitsverhalten**
Bereitschaft für ein verbessertes Coping
defensives Coping
unwirksames Coping
*vermeidendes Coping**
verhindertes familiäres Coping
gefährdendes familiäres Coping
Bereitschaft für ein verbessertes familiäres Coping
Bereitschaft für ein verbessertes gemeinschaftliches Coping
unwirksames gemeinschaftliches Coping
posttraumatisches Syndrom
Gefahr eines posttraumatischen Syndroms
Selbstverletzung
Selbstverletzungsgefahr
Stressüberlastung
Suizidgefahr
*beeinträchtigtes Unterstützungssystem**
unwirksame Verleugnung

11. Gesundheitsverhaltensmuster: Werte und Überzeugungen

Gefahr einer beeinträchtigten Menschenwürde
moralischer Konflikt
beeinträchtigte Religiosität
Gefahr einer beeinträchtigten Religiosität
Bereitschaft für eine vertiefte Religiosität
Bereitschaft für eine verbesserte Selbstbestimmung
Sinnkrise
Gefahr einer Sinnkrise
Bereitschaft für ein verbessertes Wohlbefinden
Bereitschaft für eine verbesserte Sinnfindung

** von Marjory Gordon selbst entwickelte Pflegediagnosen*
(Stand: Februar 2013)

Quellen

Gordon, M. (2013): Handbuch Pflegediagnosen. 5. A., Bern: Huber
NANDA international (2010): Pflegediagnosen – Klassifikation 2009–2011. Kassel: Recom.

Gute Lernumfelder, Standards für gesunde Arbeitsplätze, Schaffen einer Kultur der Sicherheit

Was macht ein gutes Lernumfeld aus?

Nach Angaben Studierender machen folgende Punkte ein gutes Lernumfeld aus:

1. Personal und Lehrpersonen sind zugänglich und fördern Selbstwertgefühl und Selbstvertrauen, indem sie Lernenden freundlich gegenübertreten und echtes Interesse an ihnen als Person zeigen.
2. Ein guter Teamgeist, in dem jeder mit dem anderen in einer Atmosphäre von Vertrauen und Respekt auf gemeinsame Ziele hinarbeitet und der Studierenden das Gefühl vermittelt, zu einem Team zu gehören.
3. Durch Anwendung flexibler und effizienter Ansätze werden hohe Standards gewahrt, die auf Individuen statt auf Aufgaben zugeschnitten sind.
4. Lehren und Lernen sind essenzielle Merkmale und integraler Bestandteil täglicher Aktivitäten der Organisation.
5. Personal und Lehrende, die lernbegierig sind und unter denen eine fortlaufende Entwicklung aktiv gefördert wird; Informationen werden weitergegeben und Gelegenheiten zum Lernen geschaffen und gut genutzt.

Quelle: Hand, H. (2006). Promoting effective teaching and learning in the clinical setting. *Nursing Standard, 20*(39), 55–63. Heruntergeladen am 18. Juni 2006 unter: http://www.nursing-standard.co.uk/archives/ns/vol20-39/pdfs/v20n39p5563.pdf.

Was sind Standards für einen gesunden Arbeitsplatz?

Standards für das Einrichten und Bewahren einer gesunden Umgebung am Arbeitsplatz sind eine Grundlage für die Schaffung eines Klimas, das kritisches Denken fördert, indem es für eine respektvolle, heilende und menschliche Atmosphäre sorgt. In diesen Standards wird die Notwendigkeit folgender Punkte hervorgehoben:

1. effektive Kommunikation
2. echte Kooperation
3. effektive Entscheidungsfindung
4. angemessene Ausstattung mit Personal
5. bedeutungsvolle Anerkennung
6. eine authentische Führung.

Ein sicheres und respektvolles Umfeld zu haben erfordert, *jeden* dieser Standards einzuhalten, weil Sie Studien zufolge keine effektiven Ergebnisse erzielen, wenn auch nur *einer* von ihnen als optional gilt.

Quelle: American Association of Critical Care Nurses. (n.d.) Healthy work environment backgrounder. Heruntergeladen am 8. Mai 2006 unter: https://www.aacn.org/AACN/pubpolcy.nsf/Files/HWEPosStat/$file/HWE%20BG%20Color%206.21.04.pdf.

Schaffen einer Kultur der Sicherheit

In einer Kultur der Sicherheit fühlt sich jede/r für die Sicherheit verantwortlich und ist stets darum bestrebt. Jede/r – z. B. Pflegende, Ärzte und mit der Versorgung der Patienten befasste Techniker – achtet auf seinen Nächsten und findet es in Ordnung, unsichere Verhaltensweisen aufzuzeigen, etwa, wenn jemand sich die Hände nicht gewaschen hat oder wenn eine Schutzbrille getragen werden sollte. Sicherheit geht vor dem individuellen Ego und vor dem Druck, Aufgaben mit wenig Hilfe oder in kurzer Zeit zu bewältigen. Die Organisation schätzt und belohnt solche Aktionen.

Empfohlene Literatur:

Center for Disease Control and Prevention: Links für die Themen «gesunder Arbeitsplatz», «Gewalttätigkeit und Verletzung», «Prävention» und andere unter http://www.cdc.gov/.

Positionspapier zur Gewalt am Arbeitsplatz, heruntergeladen am 8. Mai 2006 unter: https://www.aacn.org/AACN/pubpolcy.nsf/Files/Workplace%20Violence%20Position%20Statement/$file/Workplace%20Violence%204.12.04.pdf.

Aussage der AACN vor dem IOM Committee on Work Environment for Nurses and Patient Safety. Heruntergeladen am 8. Mai 2006 unter: http://www.aacn.org/aacn/pubpolcy.nsf/92712bceed60b1878825688e00776c1f/1138e880af4cafe788256cc60001ff73?OpenDocument.

Quellen

R. Alfaro-LeFevre Workshop Handouts, © 2006–2007.

Beispiele aus der Pflegeinterventionsklassifikation (NIC)

Beispiele für Bezeichnungen aus der Pflegeinterventionsklassifikation (NIC)

Für eine umfassende Liste mit den dazugehörigen Pflegeaktivitäten siehe die kommende Ausgabe von McCloskey-Dochterman, J.; Bulechek, G. M. (2013) Pflegeinterventionsklassifikation (NIC). Bern: Huber
[Die fett gesetzten Einzelbuchstaben hinter den Pflegeinterventionen verweisen darauf, dass sich die Intervention auch einer anderen Klasse zuordnen lässt. Anm. d. Lek.]

1 Physiologie: grundlegend

Pflege, die körperliche Funktionen unterstützt

A Umgang mit Aktivität/Übungen

Interventionen zur Organisation und Unterstützung körperlicher Aktivitäten und für Erhaltung und Einsatz von Energien

0200 Bewegungsförderung
0201 Bewegungsförderung: Krafttraining
0202 Bewegungsförderung: Stretching
0221 Bewegungstherapie: Fortbewegungsfähigkeit
0222 Bewegungstherapie: Gleichgewicht
0224 Bewegungstherapie: Gelenkbeweglichkeit
0226 Bewegungstherapie: Muskelbeherrschung
5612 Edukation: vordnete Aktivität/Bewegung **S**
0180 Energiemanagement
0140 Förderung der Körperbewegung und -haltung

B Umgang mit Ausscheidungen

Interventionen zur Entwicklung und Erhaltung regelmäßiger Stuhl- und Urinausscheidungsgewohnheiten und Umgang mit Komplikationen aufgrund von veränderten Strukturen

0640 Blasenentleerungsanregung
1876 Blasenkatheterpflege
0550 Blasenspülung
0560 Beckenbodentraining
0570 Blasentraining
0580 Blasenkatheterisierung
0582 Blasenkatheterisierung: intermittierend
0420 Darmspülung
0430 Defäkationsmanagement
0440 Darmtraining
0460 Diarrhömanagement
0470 Flatulenzreduktion
0620 Harnretentionspflege
0450 Obstipations-/Koteinklemmungsmanagement
0630 Pessarmanagement
0490 Rektumprolaps-Management
1804 Selbstversorgungsunterstützung: Toilettenbenutzung **F**
0410 Stuhlinkontinenzpflege
0412 Stuhlinkontinenzpflege: Enkopresis **Z**
0480 Stomapflege **L**
0600 Toilettentraining
0590 Urinausscheidungsmanagement
0610 Urininkontinenzpflege
0612 Urininkontinenzpflege: Enuresis **Z**

C Umgang mit Immobilität

Interventionen zum Umgang mit einer eingeschränkten Körperbewegungsfähigkeit und entsprechenden Folgen

0940 Extensionspflege
0762 Gips-/Kunststoffverbandpflege: trocken
0764 Gips-/Kunststoffverbandpflege: frisch
0740 Immobilitätspflege
6580 Körperliches Fixieren **V**
0840 Lagerung
0846 Lagerung: Rollstuhl
0960 Patiententransfer
0910 Schienen
1806 Selbstversorgungsunterstützung: Transfer **F**

D Unterstützung bei Ernährung

Interventionen zur Veränderung oder Erhaltung des Ernährungsstatus

5614 Edukation: verordnete Diät **S**
5246 Ernährungsberatung
1100 Ernährungsmanagement
1120 Ernährungstherapie
1160 Ernährungsüberwachung
1056 Enterale Ernährung
1030 Essstörungsmanagement
1050 Essenreichen **F**
1280 Gewichtsabnahme: Unterstützung
1260 Gewichtsmanagement
1240 Gewichtszunahme: Unterstützung
1080 Magensonde einlegen
1874 Magensondenpflege
1020 Nahrungskarenz/-aufbau
1803 Selbstversorgungsunterstützung: Essen und Trinken **F**
1860 Schlucktraining **F**
1200 Vollständige parenterale Ernährung **G**

E Förderung des körperlichen Wohlbefindens

Interventionen zur Förderung des Wohlbefindens unter Anwendung von physikalischen Techniken

1320 Akupressur
1330 Aromatherapie
1480 Einfache Massage
1570 Emesismanagement
1340 Kutane Stimulation
1450 Nauseamanagement
1440 Prämenstruelles Syndrom (PMS) – Betreuung
1460 Progressive Muskelentspannung
3550 Pruritusmanagement **L**
1400 Schmerzmanagement
5465 Therapeutische Berührung
1540 Transkutane elektrische Nervenstimulation (TENS)
6482 Umgebungsmanagement: Wohlbehagen
1380 Wärme-/Kälteanwendungen

F Unterstützung der Selbstpflege

Interventionen zur Gewährleistung oder Unterstützung von Routineaktivitäten des täglichen Lebens

1630 An- und Auskleiden
1650 Augenpflege

1610 Baden
1050 Essenreichen **D**
6462 Demenz – Baden/Waschen des Patienten **V**
1660 Fußpflege
5603 Fußpflege – Schulung **S**
1670 Haarpflege
1750 Intimpflege
1620 Kontaktlinsenpflege
1680 Nagelpflege
1710 Mund-/Zahnpflege, prophylaktische
1720 Mund-/Zahnpflege
1730 Mund-/Zahnpflege, therapeutische
1640 Ohrenpflege
1870 Pflege ableitender Systeme
1770 Postmortale Pflege
1780 Prothesenpflege
1850 Schlafförderung
1860 Schlucktraining **D**
1800 Selbstversorgungsunterstützung
1801 Selbstversorgungsunterstützung: Waschen/Körperhygiene
1802 Selbstversorgungsunterstützung: An- und Auskleiden/Pflege der äußeren Erscheinung
1803 Selbstversorgungsunterstützung: Essen und Trinken **D**
1804 Selbstversorgungsunterstützung: Toilettenbenutzung **B**
1806 Selbstversorgungsunterstützung: Transfer **C**
1805 Unterstützen bei der Selbstverorgung: IADL

2 Physiologie: komplex

Pflege, die die homöostatische Regulation unterstützt

G Umgang mit dem Elektrolyt-/Säure-Basen-Haushalt

Interventionen zur Regulierung des Elektrolyt/Säure-Basen-Gleichgewichts und Vorbeugung gegen Komplikationen
4232 Blutentnahme: arteriell **N**
2000 Elektrolytmanagement
2001 Elektrolytmanagement: Hyperkalzämie
2002 Elektrolytmanagement: Hyperkaliämie
2003 Elektrolytmanagement: Hypermagnesiämie
2004 Elektrolytmanagement: Hypernatriämie
2005 Elektrolytmanagement: Hyperphosphatämie
2006 Elektrolytmanagement: Hypokalzämie
2007 Elektrolytmanagement: Hypokaliämie

2008 Elektrolytmanagement: Hypomagnesiämie
2009 Elektrolytmanagement: Hyponatriämie
2010 Elektrolytmanagement: Hypophosphatämie
2020 Elektrolyt-Überwachung
2080 Flüssigkeits-/Elektrolytmanagement **N**
2100 Hämodialysepflege
2110 Hämofiltrationspflege
2120 Hyperglykämie-Management
2130 Hypoglykämie-Management
2150 Peritonealdialysepflege
1910 Säure-Basen-Management
1911 Säure-Basen-Management: Metabolische Azidose
1912 Säure-Basen-Management: Metabolische Alkalose
1913 Säure-Basen-Management: Respiratorische Azidose **K**
1914 Säure-Basen-Management: Respiratorische Alkalose **K**
1920 Säure-Basen-Überwachung
1200 Vollständige Parenterale Ernährung **D**

H Umgang mit Medikamenten

Interventionen zur Unterstützung der erwünschten Wirkung von pharmakologischen Agenzien

2840 Anästhetikaverabreichung **J**
2210 Analgetikaverabreichung
2214 Analgetikaverabreichung: intraspinal
2300 Arzneimittelverabreichung
2308 Arzneimittelverabreichung: aural
2311 Arzneimittelverabreichung: broncho-pulmonal
2316 Arzneimittelverabreichung: dermal
2301 Arzneimittelverabreichung: enteral
2312 Arzneimittelverabreichung: intradermal
2313 Arzneimittelverabreichung: intramuskulär
2303 Arzneimittelverabreichung: intraossär
2302 Arzneimittelverabreichung: interpleural
2314 Arzneimittelverabreichung: intravenös
2320 Arzneimittelverabreichung: nasal
2304 Arzneimittelverabreichung: oral
2310 Arzneimittelverabreichung: okulär
2315 Arzneimittelverabreichung: rektal
2317 Arzneimittelverabreichung: subkutan
2318 Arzneimittelverabreichung: vaginal
2307 Arzneimittelverabreichung: zerebroventrikulär
2390 Arzneimittelverordnung
2240 Chemotherapie-Management **S**
5616 Edukation: verordnete Medikation **S**
2280 Hormonsubstitutionstherapie

6430	Medikamentöse Ruhigstellung **V**
2380	Medikationsmanagement
2400	Patientenkontrollierte Analgesie-Unterstützung (PCA)
2260	Sedierung
2440	Venenverweilkatheterpflege **N**
2319	Verabreichen von Medikamenten: intraspinal

I Neurologische Pflege

Interventionen zur Optimierung der neurologischen Funktionen

2560	Dysreflexiemanagement
2570	Elektrokrampftherapie – Betreuung
2550	Förderung der Hirndurchblutung
2590	Hirndrucküberwachung (ICP)
2540	Hirnödem-Management
2680	Krampfanfall-Management **V**
0844	Lagerung: neurologisch
2760	Neglectmanagement
2620	Neurologische Überwachung
2690	Prävention: Krampfanfallfolgen
2720	Prävention: Subarachnoidalblutung
2660	Sensibilitätsstörungsmanagement
1878	Ventrikeldrainagepflege

J Perioperative Pflege

Interventionen zur Gewährleistung von Pflege vor, während und nach Operationen

2840	Anästhetikaverabreichung **H**
2900	Chirurgische Assistenz
5610	Edukation: präoperativ **S**
2860	Eigenbluttransfusion **N**
3582	Hautpflege am Entnahmeort eines Hauttransplantats **L**
3583	Hautpflege am Ort des Transplantats **L**
6545	Infektionskontrolle: intraoperativ
0842	Lagerung: OP
2930	Operationsvorbereitung
2870	Postananästhesiepflege
2880	Präoperative Koordination **Y**
2920	Prävention: iatrogene OP-Schäden **V**
3902	Temperatruregulation: intraoperativ **M**
3000	Zirkumzision – Versorgung **W**

K Atemunterstützung

Interventionen zur Förderung der Durchgängigkeit der Atemwege und des Gasaustauschs

3160 Absaugen der Atemwege
3250 Abhustenförderung
6412 Anaphylaxiemanagement **V**
3200 Aspirationsprophylaxe **V**
3210 Asthmamanagement
3350 Atmungsüberwachung
3390 Atemunterstützung
3140 Atemwegsmanagement
3180 Atemwegsmanagement: Endotrachelatuben
3310 Beatmungsentwöhnung
3270 Endotracheale Extubation
3120 Intubation und Freihalten der Atemwege
4106 Lungenemboliepflege **N**
3300 Maschinelle Beatmung
1913 Säure-Basen-Management: Respiratorische Azidose **G**
1914 Säure-Basen-Management: Respiratorische Alkalose **G**
3320 Sauerstofftherapie
3230 Sekretentleerungsbehandlung
1872 Thoraxdrainagepflege

L Umgang mit der Haut/Wunden

Interventionen zur Erhaltung oder Wiederherstellung der Gewebeintegrität

3460 Blutegeltherapie
3520 Dekubituspflege
3540 Dekubitusprophylaxe **V**
3500 Druckentlastung
3590 Hautassessment
3584 Hautpflege
3582 Hautpflege am Entnahmeort eines Hauttransplantats **J**
3583 Hautpflege am Ort des Transplantats **J**
3420 Pflege nach Amputation
3550 Pruritusmanagement **E**
0480 Stomapflege **B**
3480 Überwachen der unteren Extremitäten
3440 Wundpflege: Primärer Wundverschluss
3620 Wundnaht
3660 Wundpflege
3662 Wundpflege: geschlossene Drainage
3680 Wundspülung

M Thermoregulation

Interventionen zur Erhaltung der Körpertemperatur in einem normalen Rahmen

3740 Fieberbehandlung
3780 Hitzschlagbehandlung
3800 Hypothermiebehandlung
3840 Prävention: maligne Hyperthermie **U**
3900 Temperaturregulation
3902 Temperaturregulation: intraoperativ **J**

N Erhaltung der Gewebeperfusion

Interventionen zur Optimierung der Zirkulation von Blut und Flüssigkeiten im Gewebe

4090 Arrhythmiemanagement
4232 Blutentnahme: arteriell **G**
4234 Blutentnahme: Blutspende
4238 Blutentnahme: venös
4020 Blutstillung
4021 Blutstillung: Uterus, antenatal **W**
4022 Blutstillung: gastrointestinal
4024 Blutstillung: nasal
4026 Blutstillung: Uterus, postpartal **W**
4028 Blutstillung: Wunde
4160 Blutungskontrolle
4010 Blutungsprophylaxe
4030 Bluttransfusion
4240 Dialysezugang – Pflege
4035 Entnahme von Kapillarblut
2080 Flüssigkeits-/Elektrolytmanagement **G**
4120 Flüssigkeitshaushaltsmanagement
4130 Flüssigkeitshaushaltüberwachung
4150 Hämodynamische Regulation
4170 Hypervolämiemanagement
4180 Hypovolämiemanagement
4200 Intravenöse Therapie
4210 Invasive hämodynamische Überwachung
4044 Kardiologische Akutpflege
4040 Kardiologische Pflege
4046 Kardiologisch-rehabilitative Pflege
4064 Kardiovaskuläre Pflege: apparativ
4062 Kardiovaskuläre Pflege: arterielle Insuffizienz
4066 Kardiovaskuläre Pflege: venöse Insuffizienz
4106 Lungenemboliepflege **K**
4235 Phlebotomie: Dauerkatheter
4070 Prävention: Durchblutungsstörungsfolgen
4050 Prävention: kardiale Belastungsschäden

4110 Prävention: Thromboembolie
4140 Reanimation: Volumenersatz
4250 Schockmanagement
4254 Schockmanagement: kardiogen
4256 Schockmanagement: vasogen
4258 Schockmanagement: Volumen
4260 Schockprävention
4092 Temporärer Herzschrittmacher – Management
4104 Thromboemboliepflege
4190 Venenkanülierung
2440 Venenverweilkatheterpflege **H**
4220 Zentralvenenkatheterpflege

3 Verhalten

Pflege, die psychosoziale Funktionen unterstützt und Veränderungen des Lebensstils erleichtert

O Verhaltenstherapie

Interventionen zur Verstärkung oder Förderung erwünschter Verhaltensweisen oder zur Veränderung unerwünschter Verhaltensweisen
4512 Alkoholentzugsbehandlung
4310 Beschäftigungstherapie
4514 Drogenentzugsbehandlung
4340 Durchsetzungsvermögenstraining
4480 Eigenverantwortungsförderung
4410 Gemeinsame Zielsetzung
4380 Grenzsetzung
4370 Impulskontrolltraining
4330 Kunsttherapie **Q**
6926 Lichttherapie: Regulierung der Stimmungslage/des Schlafs
4390 Milieutherapie
4400 Musiktherapie **Q**
4490 Raucherentwöhnungsunterstützung
4510 Suchtmittelmissbrauchsbehandlung
4500 Suchtmittelprävention
4430 Therapeutisches Spielen **Q**
4320 Tiergestützte Therapie **Q**
4516 Überdosisbehandlung
4350 Verhaltensmanagement
4354 Verhaltensmanagement: Selbstverletzendes Verhalten
4356 Verhaltensmanagement: Sexualverhalten
4352 Verhaltensmanagement: Überaktivität/Aufmerksamkeitsdefizit

4360 Verhaltensmodifikation
4362 Verhaltensmodifikation: soziale Fähigkeiten
4470 Verhaltensmodifikationsunterstützung
4420 Vertragsschließung mit Patient

P Kognitive Therapie

Interventionen zur Verstärkung oder Förderung erwünschter kognitiver Funktionen oder zur Veränderung unerwünschter kognitiver Funktionen

4640 Aggressionskontrolle
4680 Bibliotherapie
4860 Erinnerungstherapie
4760 Gedächtnistraining
4700 Kognitive Restrukturierung
4720 Kognitive Stimulation
5540 Lernbereitschaftsförderung **S**
5520 Lernerleichterung **S**
4820 Realitätsorientierung

Q Verbesserung der Kommunikation

Interventionen zur Unterstützung der Gewährleistung und des Empfangs von verbalen und nonverbalen Mitteilungen

4920 Aktives Zuhören
4974 Kommunikationsverbesserung: Hörbehinderung
4976 Kommunikationsverbesserung: Sprachbehinderung
4978 Kommunikationsverbesserung: Sehbehinderung
5000 Komplexer Beziehungsaufbau
5020 Konfliktmediation
4330 Kunsttherapie **O**
4400 Musiktherapie **O**
4430 Therapeutisches Spielen **O**
4320 Tiergestützte Therapie **O**
5100 Verbesserung der Sozialisation

R Unterstützung des Coping-Verhaltens

Interventionen zur Unterstützung anderer Personen, eigene Stärken zu entwickeln, sich an Funktionsveränderungen anzupassen oder ein höheres Funktionsmaß zu erreichen

5210 Angeleitete Antizipation **Z**
5340 Anwesenheit
5240 Beratung
5460 Berührung
5230 Copingverbesserung
5270 Emotionale Unterstützung

5250 Entscheidungsfindungsunterstützung **Y**
5426 Entwicklungserleichterung: spirituell
5424 Förderung religiöser Rituale
5360 Freizeittherapie
5242 Genetische Beratung **W**
5450 Gruppentherapie
5310 Hoffnungsvermittlung
5320 Humor
5480 Klärung von Wertvorstellungen
5220 Körperbildverbesserung
5470 Patientenaufklärung: Wahrheit vermitteln
5260 Pflege Sterbender
5422 Prävention religiöser Abhängigkeit
5350 Relokationssyndrom – Linderung
5370 Rollenförderung **X**
5300 Schuldverarbeitungserleichterung
5390 Selbsteinschätzungsverbesserung
5430 Selbsthilfegruppennutzung
5400 Selbstwertgefühlsverbesserung
5248 Sexualberatung
5380 Sicherheitsförderung
5420 Spirituelle Unterstützung
5330 Stimmungsmanagement
5290 Trauerarbeitserleichterung
5294 Trauerarbeitserleichterung: perinataler Kindstod **W**
5410 Traumatherapie bei Kindern
5440 Unterstützungssystemförderung
5280 Verzeihungsförderung /Verzeihungserleichterung

S Patientenedukation

Interventionen zur Unterstützung des Lernprozesses
2240 Chemotherapie-Management **H**
5606 Edukation: Einzelperson
5604 Edukation: Gruppe
5610 Edukation: präoperativ **J**
5630 Edukation: Kleinkindernährung **Z**
5632 Edukation: Kleinkindsicherheit **Z**
5602 Edukation: Krankheitsprozess
5618 Edukation: Maßnahme/Behandlung
5620 Edukation: psychomotorische Fertigkeiten
5622 Edukation: Safer Sex
5626 Edukation: Säuglingsernährung **Z**
5628 Edukation: Säuglingssicherheit **Z**
5624 Edukation: Sexualität
5612 Edukation: verordnete Aktivität/Bewegung **A**

5614 Edukation: verordnete Diät **D**
5616 Edukation: verordnete Medikation **H**
5562 Elternberatung: Adoleszenten **Z**
5566 Elternberatung: Kindererziehung **Z**
5568 Elternberatung: Säugling **Z**
5580 Erfahrungsbezogene Patienteninformation
6784 Familienplanung: Empfängnisverhütung **W**
5603 Fußpflege – Schulung **F**
5510 Gesundheitsbildung **c**
5540 Lernbereitschaftsförderung **P**
5520 Lernerleichterung **P**
5634 Schulung: Ausscheidungstraining **Z**
5605 Schulung: Stimulieren eines Säuglings **Z**

T Förderung des psychischen Wohlbefindens

Interventionen zur Förderung des Wohlbefindens unter Anwendung von psychologischen Techniken
5900 Ablenkung
5820 Angstminderung
5840 Autogenic Training
5860 Biofeedback
5880 Beruhigung
6040 Einfache Entspannungstherapie
6000 Einfache gelenkte Imagination
5920 Hypnose
5960 Meditatonserleichterung
5922 Selbsthypnose – Fördern/Erleichtern

4 Sicherheit

Pflege, die den Schutz gegen Schäden unterstützt

U Krisenmanagement

Interventionen zur Gewährleistung einer unmittelbaren, kurzfristigen Hilfe in psychischen und physiologischen Krisen
7170 Anwesenheit der Familie – Förderung **X**
6240 Erste Hilfe
6140 Kardiopulmonales Reanimationmanagement
6160 Krisenintervention **U**
6160 Krisenintervention **R**
6200 Notfallpflege
6260 Organspendenbeschaffung

3840 Prävention: maligne Hyperthermie **M**
6320 Reanimation
6340 Suizidprävention **V**
6362 Triage: Katastrophenfall
6364 Triage: Notfallzentrum
6366 Triage: Telefon
6300 Vergewaltigungstrauma-Behandlung

V Risikobewältigung

Interventionen zum Einsatz risikoreduzierender Aktivitäten und zur weiteren langfristigen Überwachung der Risiken

6410 Allergiemanagement
6412 Anaphylaxiemanagement **K**
3200 Aspirationsprophylaxe **K**
6600 Bestrahlungsmanagement
6522 Brustuntersuchung
3540 Dekubitusprophylaxe **L**
6440 Delirmanagement
6460 Demenzpflege
6462 Demenz – Baden/Waschen des Patienten **F**
6520 Gesundheits-Screening **d**
6510 Halluzinationsmanagement
6530 Immunisierungs-/Impfmanagement **c**
6540 Infektionskontrolle
6550 Infektionsprävention
6630 Isolation
6580 Körperliches Fixieren **C**
2680 Krampfanfall-Management **I**
6430 Medikamentöse Ruhigstellung **H**
6400 Missbrauchsprävention
6404 Missbrauchsprävention: Betagte Menschen
6402 Missbrauchsprävention: Kind **Z**
6408 Missbrauchsprävention: religiös
6403 Missbrauchsprävention: LebenspartnerIn
6650 Pflegeassessment
6500 Prävention: Brandstiftung
6590 Prävention: Blutleerefolgeschaden
6470 Prävention: Entweichung
2920 Prävention: Iatrogene OP-Schäden **J**
6560 Prävention: Lasertherapieschaden
6570 Prävention: Latexallergie
6420 Räumliche Einschränkung
6610 Risikoabschätzung **d**
6654 Sicherheitsassessment
6648 Sportverletzungsprävention: Jugendliche **Z**

6490 Sturzprävention
6340 Suizidprävention **U**
6480 Umgebungsmanagement
6487 Umgebungsmanagement: Gewaltprävention
6486 Umgebungsmanagement: Sicherheit
9050 Unfallverhütung: Fortbewegungsmittel **d**
6680 Vitalzeichenüberwachung
6450 Wahnmanagement

5 Familie

Pflege, die die Familie unterstützt

W Pflege bei Entbindungen/Geburtshilfliche Pflege

Interventionen zur Unterstützung der Vorbereitung einer Entbindung und des Umgangs mit psychischen und physiologischen Veränderungen vor, während und direkt nach der Entbindung

6870 Abstillen
6700 Amnioninfusion
4021 Blutstillung: Uterus, antenatal **N**
4026 Blutstillung: Uterus, postpartal **N**
6720 Entbindung
7104 Familienintegritätsförderung: Werdende Familie
6784 Familienplanung: Empfängnisverhütung **S**
6786 Familienplanung: Unfruchtbarkeit
6788 Familienplanung: ungeplante Schwangerschaft
7160 Fertilitätserhaltung
6771 Fetale Überwachung: antepartal
6772 Fetale Überwachung: intrapartal
6830 Geburtsleitung und -betreuung
6834 Geburtsleitung und -betreuung: Risikoentbindung
6760 Geburtsvorbereitung
5242 Genetische Beratung **R**
7886 Infertilitätsmanagement
6840 Känguruhen
1875 Nabelkatheterpflege
6880 Neugeborenenpflege
6890 Neugeborenenüberwachung
6900 Nicht-ernährungsbezogenes Saugen
6950 Pflege bei Schangerschaftsabbruch
6924 Phototherapie: Neugeborenes
6972 Reanimation: Fetus
6974 Reanimation: Neugeborenes

6612 Risikoabschätzung: werdende Familie
6800 Risikoschwangerschaftspflege
6750 Schnittentbindungspflege
6960 Schwangerenbetreuung
5247 Schwangerschaftsberatung
1054 Stillförderung
6656 Spätschwangerschaftsassessment
5294 Trauerarbeitserleichterung: perinataler Kindstod **R**
6982 Ultraschalluntersuchung: begrenzte geburtshilfliche
6481 Umgebungsmanagement: Eltern-Kind-Bindung
6850 Wehenanregung
6860 Wehenhemmung
6930 Wochenbettpflege
3000 Zirkumzision – Versorgung **J**

X Pflege im Lebensverlauf

Interventionen zur Unterstützung der Funktionen einer Familieneinheit und zur Förderung von Gesundheit und Wohlbefinden der Familienmitglieder während des gesamten Lebensverlaufs
7170 Anwesenheit der Familie – Förderung **U**
7100 Familienintegritätsförderung
7130 Familienprozesserhaltung
7150 Familientherapie
7140 Familienunterstützung
7110 Förderung der Familienbeteiligung
7180 Haushaltführungsunterstützung
7260 Kurzzeitpflege
7120 Mobilisieren der Familie
6614 Risikoabschätzung: genetische
5370 Rollenförderung **R**
7040 Unterstützung Pflegender Angehöriger/Laien

Z Pflege bei der Kindererziehung / Kinderpflege

Interventionen zur Unterstützung der Erziehung von Kindern
5210 Angeleitete Antizipation **R**
6710 Bindungsförderung
5630 Edukation: Kleinkinderernährung **S**
5632 Edukation: Kleinkindsicherheit **S**
5626 Edukation: Säuglingsernährung **S**
5628 Edukation: Säuglingssicherheit **S**
5562 Elternberatung: Adoleszenten **S**
5566 Elternberatung: Kindererziehung **S**
5568 Elternberatung: Säugling **S**

6824 Entwicklungsfördernde Pflege
8272 Entwicklungsförderung: Adoleszenten
8274 Entwicklungsförderung: Kind
8300 Förderung der Erziehung
7200 Förderung der Normalisierung
8340 Förderung der Widerstandskraft
1052 Flaschenernährung
7280 Geschwisterunterstützung
6402 Missbrauchsprävention: Kind **V**
6820 Säuglingspflege
5634 Schulung: Ausscheidungstraining **S**
5605 Schulung: Stimulieren eines Säuglings **S**
6648 Sportverletzungsprävention: Jugendliche **V**
5244 Stillberatung
0412 Stuhlinkontinenzpflege: Enkopresis **B**
0612 Urininkontinenzpflege: Enuresis **B**

6 Gesundheitssystem

Pflege, die eine effektive Anwendung des Gesundheitspflegesystems unterstützt

Y Vermittlung im Gesundheitssystem

Interventionen zur Unterstützung der Schnittstelle zwischen Patient/Familie und dem Gesundheitspflegesystem
7560 Besuchserleichterung
7440 Beurlaubungserleichterung
7320 Case-Management **c**
5250 Entscheidungsfindungsunterstützung **R**
7380 Finanzressourcenunterstützung
7400 Gesundheitssystemorientierung
7410 Kostengutsprache-Einholungsermächtigung
7330 Kulturelle Vermittlung
7310 Patientenaufnahme
7460 Patientenrechtsschutz
2880 Präoperative Koordination **J**
7500 Selbsterhaltungsunterstützung
6485 Umgebungsvorbereitung: Häusliche
7370 Verlegungs-/Entlassungsplanung

a Umgang mit dem Gesundheitssystem

Interventionen zur Gewährleistung und Verbesserung der unterstützenden Dienstleistungen für die Ausübung von Pflege

7710 Arztassistenz
7726 Anleitung: Schüler/Student
7620 Betäubungsmittelkontrolle
7650 Delegation
8550 Finanzressourcen-Management c
7880 Gerätemanagement
7630 Kostenbegrenzung
7690 Laborergebnisinterpretation
7820 Laborproben-Management
7610 Laboruntersuchungen am Patientenbett
7840 Materialmanagement
7722 Mitarbeitereinarbeitung
7660 Notfallwagenkontrolle
7700 Peer Review
7850 Personalentwicklung
7760 Produktevaluation
7800 Qualitätsüberwachung
7830 Teamsupervision
7680 Untersuchungsassistenz
7640 Versorgungspfadentwicklung

b Informationsmanagement

Interventionen zur Erleichterung der Kommunikation über die Gesundheitspflege

7960 Austauschen von Gesundheitsinformationen
8140 Dienstübergabe
7920 Dokumentation
7930 Eidesstattliche Aussage
7980 Ereignisbericht
8120 Forschungsdatensammlung
7970 Gesundheitspolitikbeobachtung c
7910 Konsultation
8020 Multidisziplinäre Patientenbesprechung
8100 Pflegeüberleitung
8060 Verordnungsübertragung
6658 Teleassessment
8180 Telefonberatung
8190 Telefonische Nachsorge

7 Gemeinde

Pflege, die die Gesundheit von Gemeinden unterstützt

c Förderung der Gemeinde-Gesundheit

Interventionen zur Förderung der Gesundheit der gesamten Gemeinde

7320 Case-Management **Y**
8550 Finanzressourcen-Management **a**
8500 Gemeindegesundheitsentwicklung
5510 Gesundheitsbildung **S**
7970 Gesundheitspolitikbeobachtung **b**
6530 Immunisierungs-/Impfmanagement **V**
8700 Programmentwicklung

d Umgang mit Gemeinde-Risiken

Interventionen zur Unterstützung der Entdeckung oder Verhinderung von Gesundheitsrisiken in der gesamten Gemeinde

6652 Gemeindeassessment
6520 Gesundheits-Screening **V**
8820 Infektionskrankheiten-Management
8840 Katastrophenfallvorbereitung: Gemeinde
6610 Risikoabschätzung **V**
8810 Terroranschlag mit chemischen und biologischen Mitteln – Vorbereitetsein
6489 Umgebungsmanagement: Arbeitssicherheit
6484 Umgebungsmanagement: Gemeinde
8880 Umweltrisikoprävention
9050 Unfallverhütung: Fortbewegungsmittel **V**

Beispiele für Bezeichnungen aus der Pflegeergebnisklassifikation (NOC)

Für eine umfassende Liste siehe die aktuelle Ausgabe von Johnson, M.; Maas, M. L.; Moorhead, S.: Pflegeergebnisklassifikation (NOC), Verlag Hans Huber, Bern, 2005, 2013.

Adhärenzverhalten
Akzeptanz: Gesundheitszustand
Anpassung des Neugeborenen
Auflösung von Trauer
Ausdauer
Ausmaß des Leidens
Ausmaß von Zufriedenheit
Belastungsfaktoren der/des pflegenden Angehörigen
(Blut-)Gerinnungsstatus
Blutzuckerkontrolle
Copingverhalten der Familie
Effektivität der Herzauswurfleistung
Einsamkeit
Entscheidungsfähigkeit
Erholung von einer Vernachlässigungssituation
Flüssigkeitshaushalt
Flüssigkeitszufuhr
Fortbewegung: Gehen
Fortbewegung: Rollstuhl
Freizeitgestaltung
Gedächtnisleistung
Gelenkbewegung: passive
Gesundheitsförderliches Verhalten

Gesundheitsförderndes Verhalten
Gesundheitsüberzeugungen
Hoffnung
Immunisierungsverhalten
Kognitive Fähigkeit
Kompensation von Hörbeeinträchtigungen
Kompetenz einer Gemeinde
Kontrolle über verzerrte Wahrnehmung
Kontrolle von Aggression
Kontrolle von Angst
Kontrolle von Asthma
Kontrolle von Depression
Konzentration
Körperbild
Kreislaufstatus
Lebensqualität
Reaktion auf medikamentöse Therapie
Risikokontrolle
Schmerzkontrolle
Seelisches Wohlbefinden
Selbstbestimmte Versorgung
Selbstwertgefühl
Sicherheitsverhalten: Persönliches
Skelettfunktion
Status des Fetus: während der Entbindung
Stillen: Abstillen
Symptomkontrolle
Wachstum
Wärmeregulation
Wissen: Krankheitsprozess
Wohlbefinden der/des pflegenden Angehörigen
Würdevolles Sterben

Glossar

analysieren. Informationen untersuchen und in Kategorien einordnen, um festzustellen, ob sie ins Gesamtbild hineinpassen könnten.

antizipiert. Erwartet oder vorhergesehen.

ärztliche Verordnungen. Interventionen, die von einem Arzt oder einer Fachpflegeperson zur Behandlung eines medizinischen Problems verordnet wurden.

Assessment. Der erste Schritt des Pflegeprozesses, in dem Sie als Vorbereitung auf den zweiten Schritt – die Diagnose – Daten (Informationen) erheben und strukturieren.

Assessmentinstrument. Ein gedrucktes oder elektronisches Formular, mit dem gewährleistet werden soll, dass beim Assessment zentrale Informationen gesammelt und dokumentiert werden. [Im engeren Sinne messen Assessmentinstrumente die Merkmale einzelner Pflegephänomene, wie Schmerz, Angst oder Machtlosigkeit. Anm. d. Lek.].

Ätiologie. Etwas, das bekanntermaßen eine Krankheit verursacht.

Ausgangsdaten. Informationen, welche die Gesundheit des Patienten vor dem Beginn der Erkrankung beschreiben (Daten zum Pflegebeginn).

Autorität. Die Macht oder das Recht, zu handeln zu verordnen oder eine abschließende Entscheidung zu treffen.

Bedürfnis. Eine Forderung, deren Erfüllung Stress abbaut und ein Gefühl von Angemessenheit und Wohlbefinden fördert.

beruflicher Leistungsstandard. Feststellungen, in denen ein Niveau kompetenten Verhaltens in der beruflichen Rolle beschrieben wird.

Case-Management. Ein Ansatz der Versorgung des Patienten, der darauf abzielt, Patientenergebnisse zu verbessern und zugleich die Gesamtkosten und die Dauer oder Inzidenz von Klinikaufenthalten zu senken.

Datenbasisassessment. Umfassende, beim Erstkontakt mit dem Patienten gesammelte Daten, um Informationen über alle Aspekte der Gesundheit des Patienten zu gewinnen.

Datenbasisformular. Siehe *Assessmentinstrument.*

definitive Diagnose. Die spezifischste, korrekteste bzw. genaueste Diagnose.

definitive Interventionen. Die spezifischste, zur Verhinderung, Lösung oder Kontrolle eines Gesundheitsproblems nötige Behandlung.

Delegation. Die Übertragung der Verantwortung für die Durchführung einer Tätigkeit bei gleichzeitiger Wahrung der Rechenschaftspflicht.

Depletion. Völlige oder teilweise Entleerung von etwas.

Diagnose. 1) Der zweite Schritt des Pflegeprozesses; 2) der Prozess des Analysierens von Daten und des Zusammenfügens miteinander verbundener Hinweise/Merkmale, um über den Gesundheitszustand zu urteilen; 3) die Meinung oder das Urteil nach Abschluss des Diagnoseprozesses.

diagnostischer Irrtum. Tritt auf, wenn ein Gesundheitsproblem übersehen oder inkorrekt identifiziert wurde.

diagnostisches Denken. Eine Methode des Denkens, welche den spezifischen, bewussten Einsatz kritischen Denkens beinhaltet, um zu Schlussfolgerungen hinsichtlich des Gesundheitszustands zu kommen.

diagnostizieren. Auf der Grundlage von Belegen aus einem Assessment ein Urteil fällen und ein Problem identifizieren [ein pflegerisches Phänomen unterscheidend beurteilen, Anm. d. Lek.].

direkte Daten. Informationen, die unmittelbar am Patienten erhoben werden.

direkte Pflegeinterventionen. Maßnahmen, die anhand von Interaktionen mit Patienten durchgeführt werden (z. B. indem man jemandem aus dem Bett hilft oder eine Schulung zum Thema Diabetes durchführt).

Einflussfaktor. Etwas, von dem bekannt ist, dass es mit einer bestimmten Diagnose einhergeht [deren Entstehung begünstigt oder verursacht, Anm. d. Lek]. Siehe auch *Risikofaktor.*

einrichtungsinterne Verfahrensrichtlinien. Siehe *Leitlinien.*

Empathie. Verstehen der Gefühle und Wahrnehmungen eines Menschen, ohne dabei dieselben Gefühle oder denselben Standpunkt zu teilen (vgl. *Sympathie*).

Ergebnis. Das Resultat verordneter Interventionen; bezieht sich gewöhnlich auf das gewünschte Resultat von Interventionen (d. h. darauf, dass das Problem verhindert, gelöst oder unter Kontrolle gebracht wurde) und beinhaltet einen bestimmten Zeitrahmen, innerhalb dessen das Erreichen des Ziels erwartet wird.

Ergebnisse im affektiven Bereich. Messbare Ziele, bei denen es um Veränderungen von Einstellungen, Gefühlen oder Werten geht.

Ergebnisse im kognitiven Bereich. Messbare Ziele, bei denen es um den Erwerb von Wissen oder Fertigkeiten geht.

evidenzbasierte Praxis. Klinische Handlungsweisen, in denen sich *beste Forschung* mit *klinischer Erfahrung* und *Werten des Patienten* vereinen, um die besten Ergebnisse zu erzielen. Erfordert, die Aussagekraft der Belege zu kennen, die Ihre Interventionen stützen.

Fokusassessment. Datenerhebung, die sich auf das Sammeln von Informationen über ein bestimmtes Problem oder einen bestimmten Zustand konzentriert.

fürsorgendes Verhalten. Eine Form des Handelns, die Verständnis und Respekt für die Ideale, Werte, Gefühle, Bedürfnisse und Wünsche des anderen zeigt.

Hinweise. Einzelinformationen [Merkmale, Symptome], die Sie dazu bringen, hinsichtlich eines Gesundheitszustands eine Schlussfolgerung zu ziehen.

humanistisch. Siehe *fürsorgendes Verhalten.*

Indikatoren. Konkrete, sichtbare Verhaltensweisen, die beobachtet werden können, um festzustellen, ob das Ergebnis erreicht wurde (z. B. die Bewegung eines Gelenks, das Fehlen von Hautrötung).

indirekte Daten. Informationen aus anderen Quellen als dem Patienten (z. B. von der Ehefrau einer Person).

indirekte Pflegeinterventionen. Maßnahmen, die abseits vom Patienten, aber im Interesse eines Patienten oder einer Patientengruppe getroffen werden. Diese Maßnahmen sind auf das Management des Gesundheitsversorgungsumfelds und die interdisziplinäre Zusammenarbeit gerichtet.

Interessenvertreter. Diejenigen, welche von dem Pflegeplan am stärksten betroffen sind, z. B. Patienten, Familien, Betreuungspersonen und Kostenträger.

Intervention. Eine Maßnahme, die durchgeführt wird, um Probleme zu verhindern oder zu bearbeiten oder um das Wohlbefinden und Funktionieren eines Menschen zu maximieren.

Intuition. Etwas wissen, ohne über stützende Belege zu verfügen.

Kennzeichen. Ein Cluster von Hinweisen (Zeichen, Symptome und Risiko- bzw. beeinflussende Faktoren), die oft mit einer bestimmten Pflegediagnose einhergehen.

Klientenziel. Siehe *klientzentriertes Ergebnis.*

klientzentriertes Ergebnis. Eine Aussage, in der ein messbares Verhalten eines Klienten, einer Familie oder einer Gruppe beschrieben wird, die das gewünschte Ergebnis von Interventionen widerspiegelt, das heißt, dass das Problem oder die Probleme verhindert oder gelöst wurden oder unter Kontrolle sind.

klinischer Versorgungspfad. Ein Standardplan, der den Verlauf der Genesung und der zur Erreichung von Ergebnissen nötigen täglichen Pflege für ein bestimmtes Gesundheitsproblem innerhalb eines bestimmten Zeitrahmens vorhersagt.

Kompetenz. Die Qualität, über das nötige Wissen und die erforderliche Geschicklichkeit zu verfügen, um eine Handlung auf sichere und angemessene Weise unter verschiedenen Umständen durchführen zu können.

kritisch. Charakterisiert durch sorgfältige und exakte Evaluation und Beurteilung.

kritischer Versorgungspfad. Siehe *klinischer Versorgungspfad.*

langfristiges Ziel. Ein Ziel, von dem man erwartet, es erst über einen relativ langen Zeitraum – gewöhnlich Wochen oder Monate – hinweg zu erreichen.

Lebensprozesse. Ereignisse oder Veränderungen, die im Leben eines Menschen eintreten (z. B. Aufwachsen, Altern, Reifen, Mutter/Vater werden, Umzug, Trennungen, Verluste).

Leitlinien. Dokumente, in denen umrissen wird, wie Pflege in bestimmten Situationen zu erfolgen hat. Siehe auch *Protokolle, einrichtungsinterne Verfahrensrichtlinien, Prozeduren, Standards* und *Pflegestandard.*

medizinische Diagnose. Ein Problem, das der definitiven Diagnose durch einen qualifizierten Arzt oder eine Fachpflegeperson bedarf.

medizinischer Bereich. Tätigkeiten und Maßnahmen, zu deren Durchführung oder Verordnung ein Arzt gesetzlich qualifiziert ist.

medizinischer Prozess. Die Methode, deren sich Ärzte bedienen, um die Diagnose von Krankheiten oder einem Trauma voranzutreiben. Der medizinische Prozess konzentriert sich hauptsächlich auf Probleme mit der Struktur und Funktion von Organen oder Systemen.

Merkmale. Siehe *Kennzeichen.*

multidisziplinärer Plan. Ein Plan, der kooperativ von zentralen Angehörigen des Gesundheitsversorgungsteams (z. B. aus der Pflege, Physiotherapie, Medizin) erstellt wird.

objektive Daten. Messbare und beobachtbare Daten (z. B. Blutdruck, Puls, diagnostische Untersuchungen).

Palliativversorgung/-pflege. Versorgung bzw. Pflege, die Schmerzen und Leiden lindert, aber nicht heilt.

Person der Primärversorgung. Die Gesundheitsfachperson, die vorgesehen ist, sich um die Betreuung der wichtigen medizinischen Probleme des Patienten zu kümmern. Dies kann ein Arzt oder eine Fachpflegeperson sein.

Pflegeabweichung. Ein Fall, in dem ein Patient Aktivitäten oder Ergebnisse nicht in dem Zeitrahmen erreicht hat, der in einem klinischen Versorgungspfad vermerkt ist. Eine Pflegeabweichung löst ein zusätzliches Assessment aus, bei dem festgestellt werden soll, ob die Verzögerung gerechtfertigt ist oder ob Maßnahmen ergriffen werden müssen, damit der Patient das Ergebnis mit größerer Wahrscheinlichkeit erreicht.

Pflegediagnose. Eine klinische Beurteilung über die Reaktionen eines Individuums, einer Familie oder einer Gemeinschaft auf aktuelle oder potenzielle Gesundheitsprobleme und Lebensprozesse. Pflegediagnosen bilden die Grundlage zur Auswahl von Pflegeinterventionen zur Erreichung von Ergebnissen, für die die Pflegeperson verantwortlich ist. Pflegediagnosen werden oft als menschliche Reaktionen bezeichnet, weil wir uns als Pflegende darauf konzentrieren, wie Menschen auf Veränderungen der Gesundheit oder der Lebensumstände – etwa auf eine Krankheit oder Elternschaft – reagieren.

Pflege-Map. Siehe *klinischer Versorgungspfad.*

pflegerischer Bereich. Tätigkeiten und Maßnahmen, zu deren Durchführung oder Verordnung eine Pflegeperson gesetzlich qualifiziert ist.

Pflegestandard. Ein Dokument, in dem das Mindestmaß an Routinepflege für alle Patienten in bestimmten Situationen umrissen wird. Der Schwerpunkt liegt darauf, was bei dem Patienten zu beobachten sein wird, damit Sie erkennen, dass die Pflege geleistet wurde. Siehe auch *Leitlinien.*

Praxisstandard. Ein Dokument, in dem umrissen wird, was die Pflegeperson bei der Pflege in bestimmten Situationen tun wird. Siehe auch *Leitlinien.*

proaktiv. Eine Art zu denken und sich zu verhalten, bei der Verantwortung für die eigenen Handlungen übernommen wird und Probleme verhindert werden, bevor sie eintreten (stammt von lat. «vorher handeln»).

Prognose. Der vorhergesagte Verlauf oder das Ergebnis einer Erkrankung oder eines Traumas.

Protokolle. Siehe *Leitlinien*.

Prozeduren. Siehe *Leitlinien*.

psychomotorische Ergebnisse. Messbare Ziele, bei denen es darum geht, Fertigkeiten zu erwerben, die eine bewusste, spezifische Muskelkoordination erfordern, um eine Tätigkeit (z. B. das Gehen mit Unterarmgehstützen) durchzuführen.

qualifiziert. Das Wissen, die Fertigkeit und die Autorität haben, um eine Maßnahme/Handlung durchzuführen.

qualitätvolle Versorgung. Kosteneffektive Gesundheitsversorgung, welche die Wahrscheinlichkeit erhöht, die gewünschten Resultate zu erreichen, und die Wahrscheinlichkeit unerwünschter Resultate senkt.

rechenschaftspflichtig. Für etwas verantwortlich und haftbar sein.

Risikodiagnose. Ein Gesundheitsproblem, das entstehen kann, wenn keine Präventivmaßnahmen getroffen werden.

Risikofaktor. Etwas, von dem bekannt ist, dass es ein bestimmtes Problem verursacht oder dazu beiträgt. So trägt z. B. eine verminderte Sehfähigkeit zur Verletzungsgefahr bei.

Rückschluss. Eine Schlussfolgerung aus einem Hinweis oder aus Hinweisen des Patienten.

Standardpflegeplan. Ein vorformulierter Plan, der als Leitfaden dienen kann, um die Erstellung und Dokumentation eines Pflegeplans zu beschleunigen. Siehe auch *Leitlinien*.

Standards. Maßgebliche Aussagen, anhand derer der Pflegeberuf die Verantwortlichkeiten beschreibt, für die seine Angehörigen rechenschaftspflichtig sind. Siehe auch *Leitlinien*.

subjektive Daten. Informationen, die der Patient oder Klient der Pflegeperson beim Assessment mitteilt; werden gewöhnlich dokumentiert als: «Patient sagt: …».

Sympathie. Dieselben Gefühle haben wie eine andere Person (vgl. *Empathie*).

Symptom. Subjektive Daten, die eine Anomalie anzeigen.

Syndromdiagnose. Ein Cluster von Pflegediagnosen, die oft mit einer bestimmten Situation oder einem bestimmten Ereignis einhergehen.

Untersuchungsgewohnheiten. Denkgewohnheiten, die Ihre Fähigkeit stärken, nach der Wahrheit zu suchen (z. B. Einhalten der Regeln der Logik).

Urteil. Eine Meinung, die nach dem Analysieren und Kombinieren von Informationen gebildet wird.

von Pflegenden verordnete Intervention. Eine Maßnahme, die gesetzlich von einer Pflegeperson verordnet oder in Gang gesetzt werden kann.

Zeichen. Objektive Daten, die eine Anomalie aufzeigen.

Abkürzungen

Abkürzungen allgemein

AACN	American Association of Critical Care Nurses
a/d	angezeigt durch
ABC	«airway, breathing, cardiac, and circulatory status»
ACE	Academic Center for Evidence-Based Practice
AHRQ	Agency for Healthcare Research and Quality
AJN	American Journal of Nursing
ANA	American Nurses Association
ANCC	American Nurses Credentialing Center
AORN	Association of Perioperative Registered Nurses
ARN	Association of Rehabilitation Nurses
b/d	beeinflusst durch
CT	«critical thinking», kritisches Denken
DHHS	U. S. Department of Health and Human Services
EKG	Elektrokardiogramm
FDA	Food and Drug Administration
HIPAA	Health Insurance Portability and Accountability Act
IOM	Institute of Medicine
ISMP	Institute for Safe Medication Practices
JCAHO	*Joint Commission on Accreditation of Healthcare Organizations*
MRSA	methicillinresistenter *Staphylococcus aureus*
NANDA	Markenname der internationalen Pflegediagnosenklassifikation (vorher: North American Nursing Diagnosis Association)
NANDA-I	NANDA International
NCLEX	National Council Licensure Examination
NDNQI	National Database of Nursing Quality Indicators
NIC	Nursing Interventions Classification, Pflegeinterventionsklassifikation

NOC	Nursing Outcomes Classification, Pflegeergebnisklassifikation
OP	Operation
PES	«*p*roblem»/Problem, «*e*tiology»/Ätiologie, «*s*igns and symptoms»/Zeichen und Symptome
PK	potenzielle Komplikation/en
PRS	«*p*roblem»/Problem, «*r*elated factors»/beeinflussende Faktoren, «*s*igns and symptoms»/Zeichen und Symptome
QPA	«quick priority assessment», schnelles Prioritätenassessment
QuIC	Quality Interagency Coordination Task Force
s/b/d	sekundär beeinflusst durch
SBAR	«*s*ituation»/Situation, «*b*ackground»/Hintergrund, «*a*ssessment»/Assessment, «*r*ecommendation»/Empfehlung
SIAST	Saskatchewan Institute of Applied Sciences & Technology
USPSTF	U. S. Preventive Services Task Force

Berufsbezeichnungen und akademische Grade

AA	Associate of Arts
AAA	Associate of Applied Arts
AAS	Associate of Applied Science
AB	Bachelor of Arts
AD	Associate Degree Nurse
AS	Associate of Science
BA	Bachelor of Arts
BArch	Bachelor of Architecture
BBA	Bachelor of Business Administration
BD	Bachelor of Divinity
BDSc	Bachelor of Dental Science
BEd	Bachelor of Education
BFA	Bachelor of Fine Arts
BMus	Bachelor of Music
BN	Bachelor of Nursing
BS	Bachelor of Science
BSc (Soc SC-Nurs)	Bachelor of Science (Nursing)

BTh	Bachelor of Theology
CCRN	Critical Care Registered Nurse
CEN	Certified Emergency Nurse
CMT	Clinical Midwife Teacher
CNM	Certified Nurse-Midwife; Clinical Nurse Manager
CNN	Community Nursery Nurse
CNS	Clinical Nurse Specialist
CRNA	Certified Registered Nurse Anesthetist
DBA	Doctor of Business Administration
DCH	Diploma in Child Health
Dip NEd	Diploma in Nursing Education
DMus	Doctor of Music
DN	Doctor of Nursing
DNS	Doctor of Nursing Science
DNSc	Doctor of Nursing Science
DTh	Doctor of Theology
DVetM	Doctor of Veterinary Medicine
EdD	Doctor of Education
EN	Enrolled Nurse
FP-NP	Family Practice Nurse Practitioner
G-NP	Geriatric Nurse Practitioner
JD	Doctor of Jurisprudence (Law)
LLB	Bachelor of Laws
LPN	Licensed Practical Nurse
LVN	Licensed Vocational Nurse
MA	Master of Arts
MBA	Master of Business Administration
MD	Doctor of Medicine
MEd	Master of Education
MFA	Master of Fine Arts
MLS	Master of Library Science
MMus	Master of Music
MN	Master of Nursing
MPA	Master of Public Administration
MPH	Master of Public Health
MS	Master of Science
MScN	Master of Science in Nursing
MSEd	Master of Science of Education
MSEng	Master of Science of Engineering
MSN	Master of Nursing Science

MSNR	Master of Science in Nursing with Research
MTh	Master of Theology
MTD	Midwife Teachers' Diploma
ND	Nursing Doctorate
NP	Nurse Practitioner
NP/C	Nurse Practitioner/Certified
ONS	Oncology Nurse Specialist
PhD	Doctor of Philosophy
P-NP	Pediatric Nurse Practitioner
RGN	Registered General Nurse
RM	Registered Midwife
RMN	Registered Mental Nurse
RN	Registered Nurse
RNA	Registered Nurse Anesthesist
RNT	Registered Nurse Tutor
RSCN	Registered Sick Children's Nurse
SCM	State Certified Midwife
SpEd	Specialist in Education
ST	Speech Therapist
TNCC	Trauma Nurse Core Course

Deutschsprachiges Literaturverzeichnis

Pflegediagnosen im Kontext von Pflegeprozess, -theorien und -klassifikationen

Zusammenstellung von Jürgen Georg, Stand: Januar 2013

Pflegetheorien und -modelle

Abt-Zegelin, A.; Schnell, M.W. (Hrsg.) (2005). Sprache und Pflege. 2. A., Bern: Huber.

Benner, P. (2012). Stufen zur Pflegekompetenz. From Novice to Expert. 2. A., Bern: Huber.

Brandenburg, H.; Dorschner, S. (2013) (Hrsg.): Pflegewissenschaft 1. 3. A., Bern: Huber.

Clark, J. (2003): Naming Nursing. Bern: Huber. [vgr.]

Chinn, P.L.; Kramer, M.K. (1996). Pflegetheorie. Konzepte – Kontext – Kritik. Wiesbaden: Ullstein Mosby. [vgr.]

Dennis, C.M. (2001). Dorothea Orem. Selbstpflege- und Selbstpflegedefizit-Theorie. Bern: Huber.

Ewers, G. (1998): Theorien und Prinzipien der Pflegepraxis. Wiesbaden: Ullstein Medical. [vgr.]

Fawcett, J. (1998): Konzeptuelle Modelle der Pflege im Überblick. Bern: Huber.

Fawcett, J. (1999): Spezifische Theorien der Pflege im Überblick. Bern: Huber.

Krohwinkel, M. (2008): Rehabilitierende Prozesspflege am Beispiel von Apoplexiekranken. Fördernde Prozesspflege als System. 3. A., Bern: Huber.

Meleis, A.I. (1999): Pflegetheorie. Gegenstand, Entwicklung und Perspektiven des theoretischen Denkens in der Pflege. Bern: Huber.

Orem, D. (1996). Strukturkonzepte der Pflegepraxis. Bern: Huber. [vgr.]

Peplau, H.E. (2009). Zwischenmenschliche Beziehungen in der Pflege. 2. A., Bern: Huber.

Roper, N.; Logan, W.W.; Tierney, A.J. (2009) : Das Roper-Logan-Tierney-Modell. Basierend auf den Lebensaktivitäten (LA). 2. A., Bern: Huber.

Schaeffer, D.; Moers, M.; Steppe, H.; Meleis, A. (Hrsg.) (2008). Pflegetheorien. Beispiele aus den USA. 2.A. Bern: Huber.
Steppe, H. (2003). «Die Vielfalt sehen, statt das Chaos zu befürchten». Ausgewählte Werke. Huber: Bern.
Walker, L. O.; Avant, K. C. (1998). Theoriebildung in der Pflege. Ullstein Medical, Wiesbaden. [vgr.]
Ziegler, S. (1997): Theoriegeleitete Pflegepraxis. Wiesbaden: Ullstein Medical. [vgr.]

Pflegekonzepte

Houldin, A. D. (2003): Pflegekonzepte in der onkologischen Pflege. Bern: Huber.
Käppeli, S. (Hrsg.) (2000): Pflegediagnostik unter der Lupe. 2. A. Zürich: ZEFP.
Käppeli, S. (Hrsg.) (1998): Pflegekonzepte 1. – Phänomene im Erleben von Krankheit und Umfeld. Bern: Huber.
Käppeli, S. (Hrsg.) (1999): Pflegekonzepte 2. – Phänomene im Erleben von Krankheit und Umfeld. Bern: Huber.
Käppeli, S. (Hrsg.) (2000): Pflegekonzepte 3. – Phänomene im Erleben von Krankheit und Umfeld. Bern: Huber.
Kollak, I.; Kim, S. (1999). Pflegetheoretische Grundbegriffe. Bern: Huber.
Reed, F. C. (2013): Pflegekonzept Leiden. Bern: Huber
Sauter, D.; Abderhalden, C.; Needham, I.; Wolff, S. (2011): Lehrbuch psychiatrische Pflege. 4. A., Bern: Huber.

Pflegeklassifikationen

Clark, J. (2003): Naming Nursing. Bern: Huber.
ICN (2002): Internationale Klassifikation der Pflegepraxis (ICNP). Bern: Huber.
Johnson, M.; Maas, M.; Moorhead, S. (2005): Pflegeergebnisklassifikation (NOC). Bern: Huber.
Johnson, M.; Bulecheck, G.; McCloskey, J.; Maas, M.; Moorehead, S. (2013): PFLEGE – Diagnosen Interventionen Ergebnisse. Verknüpfungen von NANDA, NIC und NOC. Bern: Huber.
Fischer, W. (2002): Diagnosis Related Groups (DRGs) und Pflege. Bern: Huber [vgr.].
McCloskey, J. C.; Bulechek, G. M. (2013): Pflegeinterventionsklassifikation (NIC). Bern: Huber.
Moorhead, S. et al. (2013): Pflegeergebnisklassifikation (NOC). 2. A., Bern: Huber.
NANDA International (2010): Pflegediagnosen – Klassifikation 2009–2011. Kassel: Recom.
NANDA International (2013): Pflegediagnosen – Klassifikation 2012–2014. Kassel: Recom.
V. d. Bruggen, H. (2002): Pflegeklassifikationen. Bern: Huber.
Saba, V. (2010): Pflegepraxisklassifikation – CCC. Bern: Huber.
Sass, H. et al. (2003): Diagnostische Kriterien DSM-IV-TR. Göttingen: Hogrefe.

Pflegeprozess, Critical Pathways

Arets, J.; Obex, F.; Vaessen, J.; Wagner, F. (1999): Professionelle Pflege 1. Bern: Huber.
Alfaro LeFevre R. (2013): Pflegeprozess und kritisches Denken. Bern: Huber.
Brobst, R. et al. (2007): Der Pflegeprozess in der Praxis. 2. A., Bern: Huber.
Brobst, R.; Georg, J. et al. (2013): Der Pflegeprozess in der Praxis. 3. A., Bern: Huber.
Dykes, P. C.; Wheeler, K. (Hrsg.) (2002): Critical Pathways – Interdisziplinäre Versorgungspfade. Bern: Huber
Johnson, M. (Hrsg.) (2002): Interdisziplinäre Versorgungspfade. Bern: Huber.
May, H.; Edwards, P.; Brooker, D. (2011): Professionelle Pflegeprozessplanung. Personzentrierte Pflegeplanung für Menschen mit Demenz. Bern: Huber.
Stefan, H., Eberl, J., Schalek, K., Streif, H., Pointner, H. (2005): Praxishandbuch Pflegeprozess. Lernen – Verstehen – Anwenden. Wien: Facultas.
Wilkinson, J. M. (2012): Das Pflegeprozess-Lehrbuch. Bern: Huber.

Pflegeassessment

Bartholomeyczik, S.; Halek, M. (Hrsg.) (2009): Assessmentinstrumente in der Pflege. Hannover: Schlütersche.
Becker, S.; Kaspar, R.; Kruse, A. (2011). H. I.L.DE. – Heidelberger Instrument zur Erfassung der Lebensqualität demenzkranker Menschen. Bern: Huber.
Garms-Homolovà, V.; Gilgen, R.; InterRAI. (2000): RAI 2.0. Bern: Huber.
Garms-Homolovà, V.; InterRAI. (2001): Assessment für die häusliche Versorgung und Pflege. Resident Assessment Instrument – Home Care (RAI HC 2.0). Bern: Huber.
Gupta, A. (2012): Assessmentinstrumente für alte Menschen. Bern: Huber.
Gordon, M. (2013): Assessment Notes. Bern: Huber.
Käppeli, S. (1991): Das Erstgespräch. Fragen zur Erfassung der Patienten-Situation. Interner Leitfaden, Unispital Zürich. Zürich.
Lauber, A.; Schmalstieg, P. (2012): Wahrnehmen und beobachten. 3. A., Stuttgart: Thieme.
Mackway-Jones, K.; Marsden, J.; Windle J. (Hrsg.) (2011). Ersteinschätzung in der Notaufnahme. 3. A. Bern: Huber.
Niklaus, T.; Pientka, L. (1999): Funktionelle Diagnostik. Wiebelsheim: Quelle & Meyer.
Potter, P. A.; Weilitz, P. B. (2005): Pflegeanamnese und Pflegediagnostik. München: Elsevier. [vgr.]
Reuschenbach B.; Mahler C. (Hrsg.) (2011): Pflegebezogene Assessmentinstrumente. Internationales Handbuch für Pflegeforschung und -praxis. Bern: Huber.
Schulz, H. (2002). FIM Manual. Messung der Funktionalen Selbständigkeit (Functional Independence Measure). Meerbusch. [http:// www.fim-pflegeplanung.de/PDF/PI Kitteltaschenbuch2004.pdf].
Wilkinson, J. M. (2012).: Das Pflegeprozess-Lehrbuch. Bern: Huber.
Zerwekh J.; Gaglione T.; Miller C. J. (2008): Pflegeassessment und körperliche Untersuchung. Bern: Huber.

Pflegediagnosen-Handbücher und Arbeitsbücher

Ackley, B. J.; Ladwig, G. B. (2011): Nursing Diagnosis Handbook. St. Louis: Mosby.

Carpenito-Moyet, L. J. (2013): Lehrbuch Pflegediagnosen. Bern: Huber.

Carpenito-Moyet, L. J. (2011): Handbook of Nursing Diagnosis. Philadelphia: Lippincott.

Collier, I.; McCash, K. E.; Bartram, J. M. (1998): Arbeitsbuch Pflegediagnosen. Wiesbaden: Ullstein Medical. [vgr.]

Doenges, M.; Moorhouse M. F. (2003): Pflegediagnosen und Maßnahmen. 3. A., Bern: Huber.

Doenges, M.; Moorhouse M. F. (2013): Pflegediagnosen und Maßnahmen. 4. A., Bern: Huber.

Ehmann, M.; Völkle, I. (2012): Pflegediagnosen in der Altenpflege. 3. A., München: U&F (Elsevier).

Gordon, M. (2003): Handbuch Pflegediagnosen. 4. A., München: U&F (Elsevier).

Gordon, M. (2013): Handbuch Pflegediagnosen. 5. A., Bern: Huber.

Gordon, M. (2013): Assessment Notes. Bern: Huber.

Heuwinkel-Otter, A.; Nümann-Dulke, A.; Matscheko, N. (2011): Pflegediagnosen für die Kitteltasche. Heidelberg: Springer.

Heuwinkel-Otter, A.; Nümann-Dulke, A.; Matscheko, N. (Hrsg.) (2008): Menschen pflegen. Pflegediagnosen Beobachtungstechniken Pflegemaßnahmen. Heidelberg: Springer.

Jaffe, M. S.; Skidmore Roth, L. (2000): Pflegeassessment, -diagnosen und Pflegeinterventionen in der ambulanten Pflege. Bern: Huber.

Lunney, M. (2007): Arbeitsbuch Pflegediagnostik. Pflegerische Entscheidungsfindung, kritisches Denken und diagnostischer Prozess – Fallstudien und -analysen. Bern: Huber

Maas, M.; Buckwalter, K. et al. (2001): Nursing Care of older adults – Nursing Diagnosis – Interventions – Outcomes. St. Louis: Mosby.

NANDA International (2005): Pflegediagnosen – Klassifikation 2005–2006. Bern: Huber [vgr.].

NANDA International (2010): Pflegediagnosen – Klassifikation 2009–2011. Kassel: Recom.

NANDA International (2013): Pflegediagnosen – Klassifikation 2012–2014. Kassel: Recom.

Stefan, H.; Allmer, F. et al. (2009): Praxis der Pflegediagnosen (POP). 5. A., Wien: Springer.

Stolte, K. M. (2013): Pflegediagnosen in der Gesundheitsförderung und Patientenedukation. Bern: Huber.

Townsend, M. (2012): Pflegediagnosen in der psychiatrischen Pflege. 3. A., Bern: Huber.

Weissenbacher, M.; Horvath, E. (2008): Pflegediagnosen für die Kinder- und Jugendlichenpflege. Wien: Springer.

Pflegediagnosen-Hintergrundinformationen

Alfaro LeFevre R. (2013): Pflegeprozess und kritisches Denken. Bern: Huber.
Arets, J.; Obex, F.; Vaessen, J.; Wagner, F. (2012): Professionelle Pflege. 4. A., Bern: Huber.
Brobst, R., Georg, J. (2013): Der Pflegeprozess in der Praxis. 3. A., Bern: Huber.
Domenig, D. (Hrsg.) (2007): Transkulturelle Kompetenz. 2. A., Bern: Huber.
Evers, G. (1998): Theorien und Prinzipien der Pflegepraxis. Wiesbaden: Ullstein/Medical [vergr.].
Eveslage, K. (2006): Pflegediagnosen: Praktisch und effizient. Berlin/Heidelberg: Springer.
Gordon, M., Bartolomeyczik, S. (2001): Pflegediagnosen – Theoretische Grundlagen. München: Elsevier.
Heuwinkel-Otter, A.; Nümann-Dulke, A.; Matscheko, N. (Hrsg.) (2008): Menschen pflegen. Pflegediagnosen Beobachtungstechniken Pflegemaßnahmen. Heidelberg: Springer.
Käppeli, S. (Hrsg.) (2000): Pflegediagnostik unter der Lupe. 2. A. Zürich: ZEFP.
Lunney, M. (2007): Arbeitsbuch Pflegediagnostik. Pflegerische Entscheidungsfindung, kritisches Denken und diagnostischer Prozess – Fallstudien und -analysen. Bern: Huber
Powers, P. (1999). Der Diskurs der Pflegediagnosen. Bern: Huber.
NANDA International (2010): Pflegediagnosen – Klassifikation 2009–2011. Kassel: Recom.
NANDA International (2013): Pflegediagnosen – Klassifikation 2012–2014. Kassel: Recom.
Sauter, D.; Abderhalden, C.; Needham, I.; Wolff, S. (2011): Lehrbuch psychiatrische Pflege. 4. A., Bern: Huber.
Schrems, B. (2003): Der Prozess des Diagnostizierens in der Pflege. Wien: Facultas/UTB.
Schrems, B. (2008): Verstehende Pflegediagnostik. Wien: Facultas/UTB.
Wilkinson, J. M. (2012): Das Pflegeprozess-Lehrbuch. Bern: Huber.

Pflegediagnosen und Pflegeinterventionen: Monografien

Bienstein, C.; Fröhlich, A. (2012): Basale Stimulation – Die Grundlagen. 7. A., Bern: Huber.
Bischofberger, I. (2008): Das kann ja heiter werden – Humor und Lachen in der Pflege. 2. A., Bern: Huber.
Borker, S. (2002): Nahrungsverweigerung. Bern: Huber. [vgr.]
Buchholz, T.; Schürenberg, A. (2009): Basale Stimulation in der Pflege alter Menschen. 3. A., Bern: Huber.
Buchholz, T.; Schürenberg, A. (2013): Basale Stimulation in der Pflege alter Menschen. 4. A., Bern: Huber.
Carr, E. C.; Mann, E. (2010): Schmerz und Schmerzmanagement. Bern: Huber.
Chellel A. (2002): Reanimation – Praxishandbuch für Pflegende. Bern: Huber.

Fitzgerald-Miller, J. (2003): Coping fördern – Machtlosigkeit überwinden – Hilfen zur Bewältigung chronischen Krankseins. Bern: Huber.

Gottschalck, T. (2007): Mundhygiene und spezielle Mundpflege. Bern: Huber.

Hayder, D.; Kuno E.; Müller M. (2012): Kontinenz – Inkontinenz – Kontinenzförderung. 2. A., Bern: Huber.

Hill Rice, V. (Hrsg.) (2005): Stress und Coping. Bern: Huber.

Kitwood, T. (2005): Demenz. Bern: Huber.

Layer, M. (2003). Rhythmische Einreibungen nach Wegman/Hauschka. Bern: Huber.

Lindesay, J.; MacDonald A.; Rockwood K. (2009): Akute Verwirrtheit. Bern: Huber.

Lind, S. (2007): Die Pflege demenzkranker Menschen, 2. A., Bern: Huber.

Lind, S. (2011): Fortbildungsprogramm Demenzpflege. Bern: Huber.

London, F. (2010): Informieren, Schulen, Beraten – Praxishandbuch zur Patientenedukation. 2. A., Bern: Huber.

Maietta, L.; Hatch, F. (2012): Kinaesthetics Infant Handling. 2. A., Bern: Huber.

Marshall, M.; Allan, K. (2011). «Ich muss nach Hause» – Ruhelos umhergehende Menschen mit einer Demenz verstehen. Bern: Huber.

May, H.; Edwards, P.; Brooker, D. (2012) : Professionelle Pflegeprozessplanung – Personzentrierte Pflegeplanung für Menschen mit Demenz. Bern: Huber.

Marx, A.; Poser, M.; Theßeling, A. (2012): Pflegetransparenzkriterien im Griff. Bern: Huber.

Milisen, K.; De Maesschalck, L.; Abraham, I. (Hrsg.) (2004): Die Pflege alter Menschen in speziellen Lebenssituationen, modern – wissenschaftlich – praktisch. Berlin/Heidelberg: Springer [vgr.].

Morgan, K.; Closs, J. (2000): Schlaf, Schlafstörungen, Schlafförderung. Bern: Huber.

Philipps, J. (2001): Dekubitus und Dekubitusprävention. Bern: Huber.

RCM (2004): Erfolgreiches Stillen. Bern: Huber.

Runge, M.; Rehfeld, G. (2001): Mobil bleiben – Pflege bei Gehstörungen und Sturzgefahr. Hannover: Schlüthersche.

Sachweh, S. (2012): Noch eine Löffelchen – Effektive Kommunikation in der Altenpflege. 3. A., Bern: Huber.

Salter, M. (1998): Körperbild und Körperbildstörungen. Wiesbaden: Ullstein Medical. [vgr.]

Schärer-Santschi, E. (Hrsg.) (2011): Trauern. Bern: Huber.

Schröck, R.; Drerup, E. (Hrsg.) (2001): Bangen und Hoffen. Freiburg: Lambertus.

Schröder, G.; Kottner, J. (2012): Dekubitus und Dekubitusprophylaxe. Bern: Huber.

Thio, B. (2013): Praxishandbuch Pruritus. Hautjucken einschätzen, erkennen und behandeln. Bern: Huber.

Tideiksaar, R. (2008): Stürze und Sturzprävention. 2. A., Bern: Huber.

Weide v. d., M. (2001): Inkontinenz – Pflegediagnosen und -interventionen. Bern: Huber.

Zegelin, A. (2013): «Festgenagelt sein» – Der Prozess des Bettlägerigwerdens. Bern: Huber.

Zylicz, Z.; Twycross, R.; Jones E. A. (2009): Pruritus. Bern: Huber.

Pflegeinterventionen – Übersichtswerke

Arets, J.; Obex, F.; Vaessen, J.; Wagner, F. (1999): Professionelle Pflege 2 – Fähigkeiten und Fertigkeiten. Bern: Huber.

Kirschnik, O. (2010): Pflegetechniken von A–Z. Stuttgart: Thieme.

Lauber, A.; Schmalstieg, P. (2012): Pflegerische Interventionen. 2. A., Stuttgart: Thieme.

McCloskey, J. C.; Bulechek, G. M. (2013): Pflegeinterventionsklassifikation (NIC). Bern: Huber.

Sauter, D.; Abderhalden, C.; Needham, I.; Wolff, S. (2011): Lehrbuch psychiatrische Pflege. 4. A., Bern: Huber.

Pflegeergebnisse

Applebaum, R.; Straker, J.; Geron, S. (2004): Patientenzufriedenheit. Bern: Huber.

JCAHO (2002): Ergebnismessung in der Pflege. Bern: Huber.

Johnson, M.; Maas, M.; Moorhead, S. (2005): Pflegeergebnisklassifikation. Bern: Huber.

Moorhead, S. et al. (2013): Pflegeergebnisklassifikation (NOC). 2. A., Bern: Huber.

King, C. R.; Hinds, P. S. (2001): Lebensqualität. Pflege- und Patientenperspektiven. Bern: Huber.

Pflegeinformatik

Güttler, K.; Schoska, M.; Görres, S. (Hrsg.) (2010): Pflegeinformatik mit IT-Systemen. Bern: Huber.

Hannah, K. J.; Ball, M. J.; Edwards, M. J. A., Hübner, U. H. (Hrsg.) (2002): Pflegeinformatik. Springer: Heidelberg. [vgr.]

Schär, W.; Laux, H. (2003): Pflegeinformatik in der klinischen Praxis. München: Elsevier. [vgr.]

Zusammenstellung von Jürgen Georg, Stand: 1-2013.

Fachartikel (Auswahlliste)

Baumberger, D.; Bürki Sabbioni, S.; Abderhalden, C.; Müller Staub, M.; Schneider, C.; Schweingruber, R.; Vogel, D. & Widmer, R. (2004): Grundlagen für die Erstellung der Pflegedokumentation im Berner Klinikinformationssystem (BEKIS): Expertenbericht zuhanden der Gesundheits- und Fürsorgedirektion des Kantons Bern (GEF), April.

Bäumer, R.; Georg, J. (2006): Die onkologische Pflege. In: Dempke, W. Hämatoonkologie. Bern: Huber.

Bernhard-Just, A.; Hillewerth, K.; Holzer-Pruss, C.; Paprotny, M.; Zimmermann Heinrich, H. (2009): Die elektronische Anwendung der NANDA-, NOC- und NIC – Klassifikationen und Folgerungen für die Pflegepraxis. Pflege, 22 (6), 443–454.

Braamt, U.; Berkemeier, J. (2009): Qualitätssicheruung mittels NANDA-Pflegediagnosen in der LWL-Klinik Herten: Den Pflegeprozess gestalten. Pflegezeitschrift, 62 (2), 97–101.

Burri, B.; Odenbreit, M.; Schärer, S. (2010): Elekronische Pflegedokumentation: Zum Papier zurückehren möchte niemand. Krankenpflege, 103 (4), 16–18.

Chang, R. (1999): Pflegediagnosen und die Konstruktvalidität von Schmerz, Selbstpflegedefizit und eingeschränkter körperlicher Mobilität. Pflege & Gesellschaft, 5:25–32.

Freund, K. C. (2008). Pflegequalitätsentwicklung und -leistungsdarstellung durch die Pflegeklassifikationen NANDA – NOC – NIC. Pflegewissenschaft, 9 (11), 601–613.

Friesacher, H. (1999): Verstehende, phänomenologisch-biographische Diagnostik. Dr. med. Mabuse 24, 120:54–60.

Georg, J. (1994): Erkennen – Benennen – Beurteilen. Pflegediagnosen – Eine Einführung in ein neues Konzept. Pflege aktuell 48, 10:586–588.

Georg, J.; Stankowski, J. (1995): Pflegediagnosen – Entwicklung – Gegenstand – Bedeutung. Die Schwester/Der Pfleger 34, 3:128–134.

Georg, J. (1997): Pflegediagnosen als Mittel zur Qualitätssicherung. Wiesbaden: Hessisches Sozialministerium – Pflegereferat.

Georg, J. (1997): Pflegediagnosen – Verbindung von Forschung und Praxis. Forum Sozialstation 21, Nr. 87/Juni, 38–42.

Georg, J. (1997): Pflegediagnosen bei Bewegungseinschränkungen. In: Duijfjes, J.; Georg, J.; Frowein, M.: Heben – Tragen – Mobilisieren. Berlin/Wiesbaden: Ullstein Mosby.

Georg, J. (1997): Pflegeklassifikationssysteme. In: Zegelin, A. (Hrsg.) Sprache und Pflege. Berlin/Wiesbaden: Ullstein Mosby.

Georg, J. (1998): Pflegediagnosen und -assessment in der Intensivpflege. Plexus. 6, 1:29–33.

Georg, J. (1997): Pflegediagnosen – Ein effektives Instrument der Pflegepraxis. Stuttgart: MDK-Baden Württemberg.

Georg, J. (1998): Psychische und physische Situation des Stomapatienten – am Beispiel der Pflegediagnose Körperbildstörung. In: Peters-Gawlik, M.: Praxishandbuch Stomapflege. Wiesbaden: Ullstein Medical.

Georg, J. (1998): Einführung in «Pflegestandards in der Neurologie». In: Tucker, S. M.: Pflegestandards in der Neurologie, Wiesbaden: Ullstein Medical.

Georg, J. (1999/2006): Pflegediagnosen. Fernstudiengang Pflege, FH Jena, Jena.

Georg, J. (1999/2006): Einführung in die Arbeit mit Pflegediagnosen. Fernstudiengang Pflege, FH Jena, Jena.

Georg, J. (1999/2006): Pflegediagnosen und Pflegetheorie. Fernstudiengang Pflege, FH Jena, Jena.

Georg, J. (2002); Bähr, M.: Pflegediagnosen in der Alten- und Langzeitpflege. NOVA 33, 1:11–13.

Georg, J. (2002): Erschöpfung bei alten Menschen. – Pflegeassessment, -diagnose und -interventionen. NOVA 33, 3:6–10.

Georg, J. (2002): Mobilität und beeinträchtigte körperlichen Mobilität. – Pflegeassessment, -diagnose und -interventionen. NOVA 33, 5:6–9.

Georg, J. (2002): Ekel und Körperbild. NOVA 33, 9:21–23.

Georg, J. (2002): Übelkeit und Erbrechen – Pflegeassessment, -diagnose und -interventionen. NOVA 33, 11:22–24.
Georg, J. (2002): Spiritualität und existenzielle Verzweiflung. NOVA 33, 12:40–42.
Georg, J. (2003): Atemstörungen bei alten Menschen. NOVA 34, 3:6–8.
Georg, J. (2002): Spiritualität und existenzielle Verzweiflung. NOVA 33, 12:40–42.
Georg, J. (2003): Beschäftigungsdefizit – Pflegeassessment, -diagnose und -interventionen. NOVA 34, 4:36–39.
Georg, J. (2003): Misshandlung alter Menschen – Pflegeassessment, -diagnose und -interventionen. NOVA 34, 6:18–23.
Georg, J. (2003): Flüssigkeitsdefizite und Trinkförderung – Pflegeassessment, -diagnose und -interventionen. NOVA 34, 7:11–13.
Georg, J. (2003): Sturzgefahr und -prävention bei alten Menschen. NOVA 34, 9:40–44.
Georg, J. (2003): Pflegediagnosen bei Schlaganfall. NOVA 34, 10:12–15.
Georg, J. (2003): Suizidgefahr – Pflegeassessment, -diagnose und -interventionen. NOVA 34, 11:14–16.
Georg, J. (2003): Schlafstörung – Pflegeassessment, -diagnose und -interventionen. NOVA 34, 12:20–23.
Georg, J. (2004): Selbstwertgefühl bei alten Menschen NOVA 35, 1:9–11.
Georg, J. (2004): Machtlosigkeit bei alten Menschen. NOVA 35, 2:14–17.
Georg, J. (2004): Selbstversorgung und Selbstversorgungsdefizite bei alten Menschen. NOVA 35, 3:12–15.
Georg, J. (2004): Hautassessment – Hautveränderungen – Hautpflege bei alten Menschen. NOVA 35, 4:28–31.
Georg, J. (2004): Gesundheitsverhalten alternder Männer. NOVA 35, 5:14–15.
Georg, J. (2004): Prostataerkrankungen – Pflegediagnosen und Pflegeinterventionen. NOVA 35, 5:18–21.
Georg, J. (2004): Entscheidungskonflikte bei alten Menschen. NOVA 35, 6:14–16.
Georg, J. (2004): Therapiemanagement alter Menschen. – Pflegeassessment, -diagnosen und -interventionen. NOVA 35, 7/8:17–19.
Georg, J. (2004): Einsamkeit – Vereinsamungsgefahr bei alten Menschen. NOVA 35, 9:9–11.
Georg, J. (2004): Pflegeassessment in der Langzeitpflege. NOVA 35, 10:15–19.
Georg, J. (2004): Die Parkinson-Krankheit bei älteren Menschen. NOVA 35, 11:11–14.
Georg, J. (2004): Beratungsbedarf – Wissensdefizite erkennen und ausgleichen. Pflege aktuell 58, 12:648–659.
Georg, J. (2005): Entwurzelt – Relokationsstress bei alten Menschen. NOVA 36, 1:10–13.
Georg, J. (2005): Aktivitätsintoleranz bei alten Menschen. NOVA 36, 2:17–19.
Georg, J. (2005): Obstipation bei alten Menschen. NOVA 36, 3:30–32.
Georg, J.; Müller Staub, M. (2005): Pflegediagnosen aktuell – Interview mit Marjory Gordon. NOVA 36, 4:18–20.
Georg, J., Gordon, M.; Müller Staub, M. (2005). Pflegediagnosen sind die Zukunft. Pflege Aktuell, 59(6), 354–357.
Georg, J. (2005): Rollenüberlastung pflegender Angehöriger. NOVA 36, 6:24–26.
Georg, J. (2005): Hoffnung und Hoffnungslosigkeit. NOVA 36, 9:26–27.
Georg, J. (2005): Klassifikationssysteme in der Pflege. In: Abt-Zegelin, A.; Schnell, M. W. (Hrsg.): Sprache und Pflege. Bern: Huber: 131–146.

Georg, J. (2005): Alte Menschen, die das Stürzen fürchten. NOVA 36, 9:11–13.

Georg, J. (2005): Alte Menschen beraten – Wissensdefizite erkennen und ausgleichen. NOVA 36, 10:34–36.

Georg, J. (2005): Wohlbefinden bei alten Menschen fördern. Comfort – Konzept – Diagnose – Intervention. NOVA 36, 11:10–13.

Georg, J. (2005): Wachsen, Werden und Vergehen – Das Failure-to-thrive-Syndrom. NOVA 36, 12:26–28.

Georg, J. (2005): Fehlende Kooperationsbereitschaft bei alten Menschen. NOVA 37, 1:29–31.

Gordon, M.; Georg, J.; Müller Staub, M. (2005). Bewusstsein für den pflegediagnostischen Prozess entwickeln. Krankenpflege, 4, 14–16.

Gordon, M., Georg, J.; Müller Staub, M. (2005): Interview mit Dr. Marjory Gordon. In: PRINTERNET, die wissenschaftliche Fachzeitschrift für die Pflege 3/05, 189–191.

Georg, J. (2006): Schmerzen bei alten Menschen. NOVA 37, 2:15–17.

Georg, J. (2006): Verändertes Sexualverhalten bei alten Menschen. NOVA 37, 3:29–31.

Georg, J. (2006): Schlaf und Schlafförderung. In: Hömberg, R.: Psychosomatik kompakt. Bern: Huber: 117–136.

Georg, J. (2006): Beeinträchtigte Kommunikation bei alten Menschen. NOVA 37, 4:15–17.

Georg, J.; Cignacco, E. (2006): Hebammendiagnosen und deren Bedeutung für die Professionalisierung des Hebammenberufs. In: Cignacco, E.: Hebammenarbeit, Bern: Huber: 255–281.

Georg, J. (2006): Familien im Fokus – Familienbezogene Pflegediagnosen. NOVA 37, 5:16–18.

Georg, J. (2006): Lügen und Leugnen – Unwirksame Verleugnung bei alten Menschen. NOVA 37, 6:26–28.

Georg, J. (2006): Wenn der Körper sich selbst belügt – Phantomschmerz. NOVA 37, 6:20.

Georg, J. (2006): Soziale Isolation bei älteren Frauen. NOVA 37, 7/8:14–17.

Georg, J. (2006): Pflegediagnosen in der onkologischen Pflege. Lehrbrief für die Weiterbildung zur Breast Care Nurse, Kalkar: DGGP – Gesellschaft für Gesundheits- und Pflegewissenschaft mbH.

Georg, J. (2006): Misshandelte alte Menschen. Alzheimer INFO 45 Sommer: 14–17.

Georg, J. (2006): Schlafstörungen behandeln. Forum Sozialstation 30, Nr. 141/August: 20–23.

Georg, J. (2006): Gestörte persönliche Identität bei alten Menschen. NOVA 37, 9:25–27.

Georg, J. (2006): Selbstvernachlässigung alternder Menschen. NOVA 37, 10:28–31.

Georg, J. (2006): Ressourcen erkennen und fördern – Gesundheitsförderungspflegediagnosen. NOVA 37, 11:10–12.

Georg, J. (2006): Spuren der Vergangenheit – Posttraumatische Syndrome. NOVA 37, 12:12–14.

Georg, J. (2007): Syndrom-Pflegediagnosen – Wenn alles zusammenkommt. NOVA 38, 1:10–12.

Georg, J. (2007): Chronische Verwirrtheit bei alten Menschen. NOVA 38, 2:32–34.

Georg, J. (2007): Pflegediagnosen bei chronischen Wunden. NOVA 38, 3:22–24.

Georg, J. (2007): Überernährung – Assessment, Diagnose, Interventionen. NOVA 38, 4:16–19.

Georg, J. (2007): Depressionen – Assessment und Pflegediagnosen. NOVA 38, 5:27–29.
Georg, J. (2007): Prozessgestaltung in der Pflege. In: Haubrock, M.; Schär, W.: Betriebswirtschaft und Management. Bern: Huber: 514–530.
Georg, J. (2007): Klinisches Risikomanagement. In: Haubrock, M.; Schär, W.: Betriebswirtschaft und Management. Bern: Huber: 491–499.
Georg, J. (2007): Pflegeprozess, -diagnosen und -assessment strukturiert nach Virginia Henderson. In: Elzer, M.; Sciborski, C.: Kommunikative Kompetenzen in der Pflege. Bern: Huber: 304–306.
Georg, J. (2007): Pflegediagnosenliste zum Assessmentbogen nach Virginia Henderson. In: Elzer, M.; Sciborski, C.: Kommunikative Kompetenzen in der Pflege. Bern: Huber: 306–314.
Georg, J. (2007): Ungewissheit – Leben auf dünnem Eis. NOVA 38, 6:28–30.
Georg, J. (2007): Wachsen im Wandel. NOVA 38, 6:34–35.
Georg, J. (2007): Balance- und Gangstörungen bei alten Menschen. NOVA 38, 7/8:12–14.
Abt-Zegelin, A.; Georg, J. (2007): «Sieht man was?» – Körperbildstörungen in der Pflege. Dr. med. Mabuse 32, 168 (Juli/August): 32–34.
Georg, J. (2007): Pflegediagnosen im Migrationskontext. In: Domenig, D. (Hrsg.) Transkulturelle Kompetenz. Bern: Huber: 287–300.
Georg, J. (2007): Alkoholismusbedingt! Gestörte Familienprozesse. NOVA 38, 9:18–20.
Georg, J. (2007): Trauerreaktionen bei alten Menschen. NOVA 38, 10:23–25.
Georg, J. (2007): Zum Weglaufen? Ruheloses Umhergehen bei alten Menschen. NOVA 38, 11:12–14.
Georg, J. (2007): Stressüberlastung bei der Pflege alter Menschen. NOVA 38, 12:10–12.
Georg, J. (2008): Risikopflegediagnosen und Risikomanagement. NOVA 39, 1:22–25.
Georg, J. (2008): Vitalfunktion: Temperaturregulation bei alten Menschen. NOVA 39, 2:20–23.
Georg, J. (2008): Altershaut erkennen und pflegen. NOVA 39, 3:17–20.
Georg, J. (2008): Selbstbestimmt altern (PDx Autonomieverlust). NOVA 39, 4:10–12.
Georg, J. (2008): Pflegediagnosen-News. NOVAcura 39, 5:18–20.
Georg, J. (15. 5. 2008): Pflegediagnosen und -diagnostik – Eine Einführung. CNE. online, Thieme http://www.thieme.de/cne/inhalte/fortbildung 208/pflegediagnosen.html.
Georg, J. (2008): Stoffwechselbezogene Pflegediagnosen. NOVAcura 39, 7/8:32–35.
Glanz, S.; Voss, F.; Georg, J. (2008): Pflegediagnosen in der forensischen Psychiatrie. In: Schmidt-Quernheim F.; Hax-Schoppenhorst, Th.: Professionelle forensische Psychiatrie. Bern: Huber: 250-272.
Georg, J. (2008): Diagnostisch scheitern. NOVAcura 39, 9:20–22.
Georg, J. (2008): Abwehrgeschwächt und atmungsgefährdet. NOVAcura 39, 10:10–13.
Georg, J. (2008): Der Dingsda aus Dingenskirchen – Beeinträchtigte Gedächtnisleistung im Alter (4). NOVAcura 39, 11:14–17.
Georg, J. (2008): Alltagsbeeinträchtigungen. NOVAcura 39, 12:24–26.
Georg, J. (2009): Aus dem Takt. NOVA 40, 1:18–21.
Georg, J. (2009): Selbstversorgungsdefizite beim An- und Auskleiden. NOVA 40, 3:19–21.
Georg, J. (2009): Schmerzchronifizierung. NOVA 40, 4:17–19.

Georg, J. (2009): Pflegediagnosen bei chronischen Wunden. Clinicum 2:1–2.

Georg, J. (2009): Pflegediagnosen bei Menschen mit geistiger Behinderung. NOVA 40, 5:17–19.

Georg, J. (2009): Polyneuropathie. NOVA 40, 6:16–17.

Georg, J. (2009): Neuropathische Schmerzen und Hautjucken «wegpfeffern». NOVA 40, 6:28–29.

Georg, J. (2009): Todesangst. NOVA 40, 7/8:30–31.

Georg, J. (2009): Prozessgestaltung in der Pflege. In: Haubrock, M.; Schär, W. (Hrsg.): Betriebswirtschaft und Management. Bern: Huber: 546–564.

Georg, J. (2009): Klinisches Risikomanagement. In: Haubrock, M.; Schär, W. (Hrsg.): Betriebswirtschaft und Management. Bern: Huber: 516–528.

Schär, W.; Georg, J. (2009): Entlassungsmanagement. In: Haubrock, M.; Schär, W. (Hrsg.): Betriebswirtschaft und Management. Bern: Huber: 485–498.

Georg, J. (2009): Pflegewissens- und -entscheidungsfindungsmodell. In: Georg, J. (Hrsg.): Pflege 2010 – Huber Pflegekalender. Bern: Huber: 201.

Georg, J. (2009): Rollenüberlastung pflegender Angehöriger – Gefahren und Chancen. NOVA 40, 9:12–13.

Georg, J. (2009): Ausser Kontrolle geraten. (Das PLST-Modell bei Menschen mit Demenz). NOVA 40, 12:14–16.

Georg, J. (2010): Concept Mapping. NOVA 41, 1:46–48.

Georg, J. (2010): Vernachlässigte und sich selbst vernachlässigende alten Menschen. NOVA 41, 2:22–24.

Georg, J. (2010): Leben auf Sparflamme – Mangelernährung bei alten Menschen. NOVA 41, 3:30–31.

Georg, J. (2010): Frailty – Gebrechlichkeit alternder Menschen. NOVA 41, 4:10–12.

Georg, J. (2010):– Pruritus bei alten Menschen. NOVA 41, 5:30–32.

Georg, J. (2010): Orientierungsstörungen bei alten Menschen. NOVA 41, 6:17–19.

Georg, J. (2010): Resilienz – Unwiderstehlich widerständig werden. NOVA 41, 9:2–4.

Georg, J. (2010): Dinge auf die lange Bank schieben [PD ineffektive Aktivitätenplanung]. NOVA 41, 11/12:22–23.

Georg, J. (2010): Gordons funktionelle Gesundheitsverhaltensmuster. NOVA 41, 11/12:10–12.

Georg, J. (2011): Ein Alterungsproblem – Muskelschwund und Gebrechlichkeit. NOVA 42, 2:54–55.

Georg, J. (2011): Ruheloses Umhergehen (Wandering) aus pflegediagnostischer und chronopflegerischer Sicht. In: Marshall, M; Allan, K.: «Ich muss nach Hause». Ruhelos umhergehende Menschen mit einer Demenz verstehen. Bern: Huber.

Georg, J. (2011): Ein Alterungsproblem – Muskelschwund und Gebrechlichkeit. NOVA 42, 1:54–55

Georg, J. (2011): Bewegungsmangel bei alten Menschen. NOVA 42, 1:24–26

Georg, J. (2011): Positive Pflege. NOVA 42, 2:18–20

Georg, J. (2011): Hoffnung und Hoffnungslosigkeit. Pflegen psychosozial 2, 4:8–11.

Georg, J. (2011): Total Pain oder chronifiziertes Schmerzsyndrom. NOVA 42, 3:13–15

Georg, J. (2011): Ruheloses Umhergehen aus pflegediagnostischer und chronopflegerischer Sicht. In: Marshall, M.; Allan, K. (2011): «Ich muss nach Hause». Bern: Huber: 189–221.

Georg, J. (2011): Gastrointestinale Motilitätsstörungen. NOVA 42, 4:36–39.
Georg, J. (2011): Haut auf Haut – Intertrigo bei alten Menschen. NOVA 42, 4:40–42.
Georg, J. (2011): «Ganz gezielt». NOVA 42, 6:14–17.
Georg, J. (2012): Patientenedukation – Diagnosen und Interventionen. NOVA 43, 3:13–16.
Georg, J. (2012): Positive Patientenedukation – Patientenedukation, Pflegediagnosen und positive Pflege. PADUA 7, 2:87–93.
Georg, J. (2012): Selbstversorgung, -fürsorge oder Selbstpflege. NOVAcura 43, 3:18–20.
Georg, J.; Schick, U.-M. (2012): Stabilität und Instabilität bei alten Menschen. 43, 4:21–24.
Georg, J. (2012): Mut ist gut (PDx Bereitschaft für vermehrten Mut). NOVAcura 43, 5:12–14.
Georg, J. (2012): Schlafförderndes Verhalten. praxis: wissen: psychosozial 3, 9:18–21.
Georg, J. (2012): Stuhlinkontinenz. NOVAcura 43, 6:28–30.
Georg, J. (2012): Blowin‘ in the wind – Flatulenz und Flatulenzmanagement. NOVAcura 43, 6:23–26.
Georg, J. (2012). Exkurs: Pflegediagnosen. In: Marx A., Poser M., Theßeling A. (2012). Pflegetransparenzkriterien im Griff. Bern: Huber: 85-105, 187–193.
Georg, J. (2012): Gefahr einer beeinträchtigten Menschenwürde. NOVAcura 43, 8: 19–21.
Georg, J.: Protektive Systeme alter Menschen. NOVAcura 43 (2012) 9: 19–21.
Georg, J.: Kognitive Pflege. NOVA 43 (2012) 10: 12–14.
Gottschalk, T.; Dassen, T.; Zimmer, S. (2003): Assessment-Instrumente zur pflegerischen Beurteilung des Mundes. Ein Literaturreview. Pflege 16, 5:273–282.
Heering Ch. (1999): Konzeptuelle Überlegungen u. Erfahrungen z. Integration der Pflegediagnostik in Curricula der Pflegeausbildung. PflegePädagogik 3:21–24.
Käppeli, S. (1995): Pflegediagnosen in der Akutpflege. Pflege 8, 2:113–120.
Müller Staub, M. (2004): Pflegeklassifikationen im Vergleich (Teil 1). PrInterNet, 5:296–312.
Müller Staub, M. (2004): Pflegeklassifikationen im Vergleich (Teil 2). PrInterNet, 6:359–377.
Müller Staub, M; Smoliner, A.; Odenbreit, M.; Widmer, R.; Knoth, S. (2004): Stellungnahme zum Artikel «Ergebnisse einer quantitativen Datenauswertung mittels ENP in deutschen und österreichischen Einrichtungen». PrInterNet, 11:585–588.
Müller Staub, M.; Georg, J. (2006): Ohne Pflegediagnosen verschwindet die Pflege: Interview mit M. Lunney. Krankenpflege 11:20–23.
Müller Staub, M.; Georg, J. (2006): Pflegediagnostik: Genauigkeit ist nicht dichotom. Interview mit M. Lunney. PR-Internet (11), 629–634.
Müller Staub, M. (2007). Klinische Entscheidungsfindung in der Pflege. NOVA 38 (2), 38–40.
Müller Staub, M.; Georg, J. (2006): Ohne Pflegediagnosen verschwindet die Pflege: Interview mit M. Lunney. Krankenpflege, 99 (11), 20–23.
Müller Staub, M. (2006): Auswirkungen von Pflegediagnosen auf Pflegeinterventionen und -ergebnisse. PrInterNet 7 (7–8), 444–447.
Müller Staub, M. (2006): Klinische Entscheidungsfindung und kritisches Denken im pflegediagnostischen Prozess. Pflege 19 (5), 275–279.

Müller Staub, M.; Stuker-Studer, U. (2006): Klinische Entscheidungsfindung: Förderung des kritischen Denkens im pflegediagnostischen Prozess durch Fallbesprechungen. Pflege 19 (5), 281–286.

Müller Staub, M.; Georg, J. (2006): Pflegediagnostik: Genauigkeit ist nicht dichotom. Interview mit M. Lunney. PrInterNet 8 (11), 629–634.

Müller Staub, M.; Needham, I.; Odenbreit, M.; Lavin, M. A.; van Achterberg, T. (2007): Pflegediagnosen, -interventionen und -ergebnisse: Anwendung und Auswirkungen auf die Pflegepraxis: Eine systematische Literaturübersicht. Pflege 20 (6), 352–371.

Müller Staub, M.; Frauenfelder, F.; Odenbreit, M.; Stefan H.; Delic, S.; Iseli, T.; Holzer-Pruss, C. (2007): Stellungnahme ENP – European Nursing Care Pathways. PrInter-Net 20 (9) 563–566.

Müller Staub, M. (2008): Evaluation der Einführung von Pflegediagnostik. Krankenpflege 101 (6), 34.

Müller Staub, M. (2008): Pflegediagnosen: Theoretisch fundierte Umsetzung. Krankenpflege 101 (2), 27.

Müller Staub, M. (2008): Pflegediagnostik – Einführung und Umsetzung: Für mehr Qualität im Pflegeprozess. Pflegezeitschrift 61 (2), 68–69.

Müller Staub, M. (2008): Pflegebedarf und elektronische Patientenakte. Pflege 21 (4), 211–214.

Müller Staub, M. (2008): Pflegediagnostik: Hintergründe und Tipps fürs Pflegemanagement. Pflegewissenschaft 10 (7), 443–445.

Müller Staub, M. (2008): Pflegediagnosen als Sprache für die Pflege: Erklären können, was und warum man etwas tut. Pflegezeitschrift 61 (11), 632–634.

Müller Staub, M. (2008): Förderung der Pflegediagnostik und ihr Beitrag zu patientenorientierten Kostenmodellen. In: W. Oggier, A. Walter, S. Reichlin, M. Egli (Hrsg.): Handbuch Gesundheitswesen Schweiz im Umbruch (S. 1–8). Sursee: Trend Care AG, eHealthCare.ch.

Müller Staub, M.; Needham, I.; Lunney, M.; Odenbreit, M.; Lavin, M. A.; van Achterberg, T. (2008): Qualität von Pflegediagnosen, -interventionen und -ergebnissen: Kriterien und Operationalisierung des Meßinstruments Q-DIO. Pflege 21 (5), 327–338.

Müller Staub, M. (2009): Qualitätserhöhung durch Pflegediagnosen? Unterricht Pflege 14 (1), 20–22.

Müller Staub, M. (2009): Studien zum Einsatz von Pflegeklassifikationen. Pflegezeitschrift 62 (6), 354–359.

Müller Staub, M. (2009): Eine Studie zur Einführung von NANDA-I Pflegediagnosen, Pflegeinterventionen und pflegesensiblen Patientenergebnissen. Pflegewissenschaft 11(12), 688–696.

Müller Staub, M. (2010): E-Dok: Einsatz und Nutzen von Pflegeklassifikationen. Swiss Medical Informatics 69, 28–29.

Müller Staub, M.; Needham, I.; Odenbreit, M.; Lavin, M. A.; van Achterberg, T. (2010): Geführte klinische Entscheidungsfindung zur Einführung von Pflegediagnosen – eine cluster-randomisierte Studie. Pflegewissenschaft 12(04), 233–240.

Müller Staub, M.; Lunney, M.; Lavin, M. A.; Needham, I.; Odenbreit, M.; van Achterberg, T. (2010): Testtheoretische Gütekriterien des Q-DIO, eines Instruments zur Messung der Qualität der Dokumentation von Pflegediagnosen, -interventionen und -ergebnissen. Pflege 23 (2), 119–128.

Müller Staub, M.; Schären, M. (2011): Unerhörter Qualitätsschub. Schauplatz Spitex 24 (1), 24–26.

Müller Staub, M. (2012). Pflege und DRG. In: M. Poser (Hrsg.): Lehrbuch Stationsleitung. Bern: Huber.

Odenbreit, M. (2010a): Entwicklung und Implementierung der elektronischen Pflegedokumentation der Solothurner Spitäler AG: Eine Erfolgsstory. Swiss Medical Informatics 69 (2), 23–27.

Odenbreit, M. (2010b): Pflegeleistung und DRG: Sichtbar durch Pflegediagnosen? Paper presented at the DRG und elektronische Pflegedokumentation: Risiken und Chancen. from http://www.pflege-pbs.ch/kongresse/100125/kongress100125.html.

Odenbreit, M. (2011): Eigene Software wurde implementiert. Krankenpflege, 104 (3), 13–14.

Paans, W.; Müller-Staub, M. (2010): DRG und Elektronische Pflegedokumentation: Risiken und Chancen. Pflegewissenschaft, 12 (6): 379–380.

Schaffert-Witvliet, B. (2003): Juckreiz ohne Hautmanifestation – Welche State of the Art Pflegeinterventionen? Pflege 16, 5:257–264.

Schnepp, W. (1994): Pflegediagnosen: Voraussetzungen, Entwicklung und Grenzen. Pflege aktuell 48, 12:730–731.

Schönau, E.; Heering, C.; Müller Staub, M. (2009). Evidenz-basierte Pflege und diagnostische Genauigkeit. Krankenpflege 102 (2),15–17.

Sowinski, C.; Georg, J. (2006): Pflegediagnosen in der Altenpflege (Poster), KDA, Köln.

Sowinski, C.; Georg, J. (2006): Ein neuer Weg zu mehr Pflegequalität. – Pflegediagnosen eröffnen Möglichkeiten einer einheitlichen Pflegesprache. Pro Alter, KDA 38, I: 35–38.

Widmer, R. (2006): Grundlagen für die Pflegepraxis – Assessmentinstrumente und Pflegeklassifikationen. NOVA 37, 1:21–23.

Zusammenstellung von Jürgen Georg, ergänzt von Maria Müller Staub, Stand: 1-2013

Fachzeitschrift – Pflegediagnosen ‹engl.›

International Journal of Nursing Terminologies and Classifications
350 Main Street
Malden, MA 02148-5020, USA
E-Mail: rose_mary@earthlink.net
WEB: http://www.blackwellpublishing.com/journal.asp?ref=1541-5147

Fachzeitschrift – Alten und Langzeitpflege

NOVAcura – Fachmagazin für die Alten- und Langzeitpflege (ink. regelmässigen Beiträgen über Pflegediagnosen, -interventionen und -ergebnisse)
Verlag Hans Huber
Längass Strasse 76
3000 Bern 9
E-Mail: zeitschriften@hanshuber.com
Internet: http://www.verlag-hanshuber.com/zeitschriften

Expertenstandards (www.dnqp.de)

1. Expertenstandard: Dekubitusprophylaxe in der Pflege (2010)
2. Expertenstandard: Entlassungsmanagement in der Pflege (2009)
3. Expertenstandard: Schmerzmanagement in der Pflege bei akuten Schmerzen (2011)
4. Expertenstandard: Sturzprophylaxe in der Pflege (2006)
5. Expertenstandard: Förderung der Harnkontinenz in der Pflege (2007)
6. Expertenstandard: Pflege von Menschen mit chronischen Wunden (2009)
7. Expertenstandard: Ernährungsmanagement zur Sicherstellung und Förderung der oralen Ernährung in der Pflege (2010)
8. Schmerzmanagement bei chronisch nicht-malignen Schmerzen (2013)

Zusammenstellung von Jürgen Georg, Stand: 1-2013

Über die Autorin

Als dynamische Moderatorin ist Rosalinda Alfaro-LeFevre, RN, MSN, bekannt dafür, schwierige Inhalte leichtverständlich zu machen und erhielt den AJN Book of the Year Award sowie den Sigma Theta Tau Best Pick Award. Sie ist Mitglied der National League for Nursing Academy of Nursing Education. Über Kanada kam sie mit 10 Jahren aus Argentinien in die USA und ist national wie international wohlbekannt. Ihre Arbeiten gibt es in sieben Sprachen. Sie hat über 20 Jahre klinische Erfahrung – meist auf kardiologischen und allgemeinen Intensivstationen und in der Notaufnahme – und unterrichtete in Pflegeprogrammen auf der Ebene Associated-Degree und Baccalaureate. Zurzeit ist sie Vorsitzende von Teaching Smart/Learning Easy in Stuart, Florida, einer Gesellschaft, die sich der Unterstützung von Menschen beim Erwerb intellektueller und zwischenmenschlicher Fertigkeiten widmet, die im Umgang mit den heutigen Herausforderungen an die eigene Person und am Arbeitsplatz nötig sind. Mehr über Rosalinda Alfaro-LeFevre erfahren Sie unter www.AlfaroTeachSmart.com.

Rosalinda Alfaro-LeFevre, RN, MSN, ANEF
Vorsitzende
Teaching Smart/Learning Easy
Stuart, Florida
www.AlfaroTeachSmart.com

Doris Margaret Alfaro

(mit Urenkelin Emma Riley)

14. Juni 1920 – 13. Dezember 2005

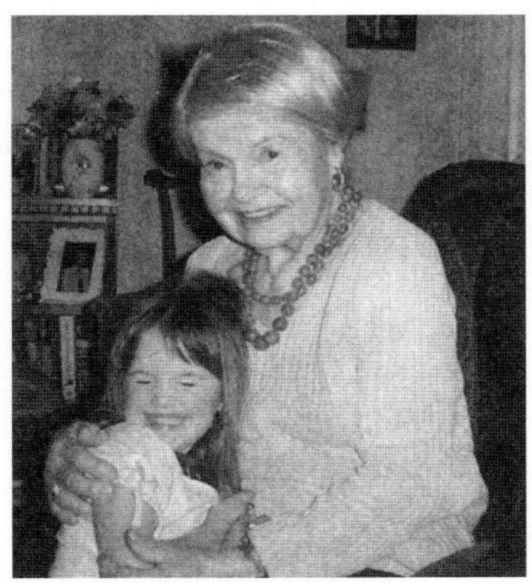

Der erste Tag an der Pflegeschule begann für meine Mutter während des Zweiten Weltkriegs mit einer 6-stündigen Zugfahrt von Blackpool nach Derbyshire, England. Bei der Ankunft um 16.00 Uhr gab man ihr eine Uniform und erwartete, dass sie sich ab 18.00 Uhr um Patienten kümmert (oft sagte sie: «Kannst Du Dir das vorstellen?»). Zwei Jahre später begegnete sie meinem Vater, Santiago, einem Argentinier, der zur britischen Armee ging. Nach ihrem Abschluss im Chesterfield Royal Hospital im Jahre 1944 verbrachte Mutter die meiste Zeit ihres Lebens damit, sechs Kinder großzuziehen und lebte dabei in England, Argentinien, Kanada und den USA. Wenn sich jedoch die Notwendigkeit ergab, zog sie ihre Uniform wieder an und tat, was ihr Freude machte: Pflegen.

Herausgeberin der deutschsprachigen Ausgabe

Prof. Dr. Maria Müller Staub (RN, EdN, PhD) Professorin Acute Care, Forschung & Entwicklung Pflege und Master of Science Pflege, Zürcher Hochschule für Angewandte Wissenschaften ZHAW, Winterthur, Schweiz & Inhaberin Pflege PBS, Bronschhofen, Schweiz.

Frau Prof. Dr. Müller Staub erlangte ihren PhD in Pflegewissenschaft an der Radboud University Njimegen (NL). Vorher erwarb sie den Master of Nursing Science an der Universität Maastricht. Sie studierte auch zwei Jahre in den USA, unter anderem am Chatham College Pittsburgh je ein Semester Gesundheitsvorsorge, Gesundheitspsychologie sowie Entwicklungspsychologie. Sie belegte Pflegetheorien und Forschung im Master of Nursing Science Programm der Universität Pittsburgh und Clinical Assessment an der Duquesne Universität. In den USA interviewte sie Fakultätsmitglieder bezüglich Pflegetheorien und Ausbildungsgängen und besuchte Einrichtungen des Gesundheitswesens, wo sie Befragungen zum Pflegeverständnis, zur Pflegeorganisation (managed care/clinical pathways), zu Pflegediagnostik und -dokumentation sowie zur Rolle der Pflegenden mit verschiedenen Ausbildungsabschlüssen machte.

Vorher hatte sie an der Hochschule IAP Zürich ein Diplom in Supervision/OE und an der Kaderschule SRK, Aarau, ein Diplom als Berufsschullehrerin in Pflege erlangt. Das Diplom als Pflegefachfrau erwarb sie an der Krankenpflegeschule Diakonissenhaus Bern.

Frau Prof. Dr. Müller Staub lehrt und forscht an der ZHAW mit Schwerpunkt Akutpflege. Sie ist zuständig für Pflegeforschung und Forschungstransfer, ebenso unterrichtet sie Klinische Entscheidungsfindung und Pflegediagnostik.

Zugleich arbeitet sie selbständig unter dem Namen Pflege PBS (Projekte, Beratung und Schulungen). Ihre Schwerpunkte sind Pflegediagnosen, Pflegedokumentation, Pflegequalität, Klinische Informationssysteme, e-Health und DRGs. Sie leitet Projekte zur Einführung von Pflegediagnosen in die

Pflegepraxis und in Softwareprogramme. Als Beraterin wirkt Frau XXX sie bei der Entwicklung elektronischer Pflegedokumentationssyteme mit.

Prof. Dr. Müller Staub verfügt über langjährige Erfahrungen als Schulleiterin, als Dozentin, als Projektleiterin Curriculumsentwicklung auf Universitätsstufe, als Co-Promotorin von Doktoranden sowie als Führungsperson. Praktische Pflegeerfahrungen machte sie auf medizinischen und chirurgischen Abteilungen sowie in der Pflege von Frauen mit gynäkologischen Erkrankungen. Sie war wissenschaftliche Mitarbeiterin im Notfallzentrum eines Universitätsspitals und schult Pflegefachpersonen in der Akutpflege, in der spitalexternen Pflege sowie im Langzeitbereich. Sie lehrt an internationalen Pflegelehrgängen und ist Autorin von über 160 Publikationen. Mehrere ihrer Veröffentlichungen gehören zu den zehn meist zitierten Werken der jeweiligen peer-reviewed Zeitschriften. Frau Müller Staub wurde mehrfach mit internationalen Würdigungen und Preisen ausgezeichnet.

E-Mail: muellerstaub@me.com

BeraterInnen und PrüferInnen

Danksagung

Ohne die zeitgerechten und aufschlussreichen Nachbearbeitungen und den Rat der auf den folgenden Seiten genannten ExpertInnen wäre dieses Buch nicht möglich gewesen. Die Autorin möchte auch den ÜbersetzerInnen früherer Ausgaben danken: Aiko Emoto und Kumiko Hongo (Japanisch), Maria Teresa Luis (Spanisch) sowie Maria Augusta Soares, Miriam de Abreu Almeida und Valéria Giordani Araújo (Portugiesisch).

USA

Carolyn E. Adams, EdD, RN, NEA-BC
Professor and Director of the Graduate Program
Jefferson College of Health Sciences
Roanoke, Virginia

Ledjie Ballard, CRNA, MSN
Independent Practitioner
Outpatient & Office Anesthesia
Affiliate Clinical Faculty
University of Washington
Seattle, Washington

Suzanne C. Beyea, RN, PhD, FAAN
Director of Nursing Research
Dartmouth-Hitchcock Medical Center
One Medical Center Drive
Lebanon, New Hampshire

Susan A. Boyer, Med, RN
Director
Vermont Nurse Internship Project
Windsor, Vermont

Hilda Brito, TN, C, MSN
Director of Education
Kendall Regional Medical Center
Miami, Florida

Deanne A. Blach, MSN, RN
Nurse Educator
DB Productions
Green Forest, Arkansas

Susan Carper, RN, BS
Community Aging & Retirement Services
Port Richey, Florida

Bette Case, PhD, RN, BC
Chicago, Illinois

Darnell H. Cockram, EdD, RN
Educational Consultant
Martinsville, Virginia

Barbara J. Cohen, MsEd
Broomall, Pennsylvania

Bette Case Di Leonardi, PhD, RN, BC
Independent Consultant
Chicago, Illinois

Karen Elechko, RN, MSN
Golden Memory Clinic Coordinator
Veteran Affairs Medical Center Coatesville
Coatesville, Pennsylvania

Carol Ann Esche, DNP, RN, MA, CAN
Assistant Professor
University of Maryland School of Nursing
Baltimore, Maryland

Mark J. Fisher, MS, RN
Faculty Instructor
University of Oklahoma Health Sciences Center
College of Nursing
Oklahoma City, Oklahoma

Deborah L. Freyman, RN, MSN, MA
Nursing Faculty
National Park Community College
Hot Springs, Arkansas

Rebecca S. Frugé, RN, PhD
Director, Graduate Nursing Program
Universidad Metropolitana
San Juan, Puerto Rico

Pauline McKinney Green, PhD, RN
Associate Professor
Howard University
College of Nursing
Washington, DC

Cecilia G. Grindel, PhD, RN, CMSRN
Associate Director, Undergraduate Programs
Byrdine F. Lewis School of Nursing
Georgia State University
Atlanta, Georgia

Elizabeth E. Hand, MS, RN, CCRN
Acuta Care Education Specialist
Hand-on Nursing, PLLC
Tulsa, Oklahoma

Ruth Hansten, PhD, FACHE, MBA, BSN
President
Hansten Healthcare
Port Ludlow, Washington

Dan Hankinson
Consulting Dragons
Stuart, Florida

Cheryl Herndon, ARNP, CNM, MSN
Director Aesthetic Services
Women's Health Specialists
Jensen Beach, Florida

Kim J. Herrington, RN. MSN
Associate Professor of Nursing
Louisiana State University at Alexandria
Alexandria, Louisiana

Robert Hess, RN, PhD, FAAN
Executive Vice President
Continuing Education Programming
Nursing Spectrum CE
Gannett Healthcare Group
Falls Church, Virginia

Donna D. Ignatavicius, MS, RN, Cm
President, DI Associates, Inc.
Placitas, New Mexiko

Frances J. Jessup, RN, BSN
Wound Care Specialist
Valdosta, Georgia

Sharon E. Johnson, MSN, RNC, CNA
Director, Home Health
Home Care Network
Jefferson Health System
Wayne, Pennsylvania

Suzanne Hall Johnson, MN, RN, CNS
Director
Hall Johnson Consulting
Lakewood, Colorado

Helen S. Joline, RN, BA
Duxbury, Massachusetts

Jackie H. Jones, EdD, RN, MSN
Assistant Professor, Department of Nursing
North Georgia College & State University
Dahlonega, Georgia

Elaine Bishop Kennedy, EdD, RN
Professor, Nursing
Wor-Wic Community College
Salisbury, Maryland

Nancy Konzelmann, MS, RN-BC, CPHQ
Nurse Education Specialist
St. Joseph's Healthcare System
Paterson, New Jersey

Corrine R. Kurzen, RN, MEd, MSN
Author and Consultant
Lafayette Hill, Pennsylvania

Heidi Pape Laird
Systems Designer
Partners HealthCare
Boston, Massachusetts

Sherry Lifsey, MSN, RN, BC
Manager, Clinical Education
Columbus Regional Medical Center
Columbus, Georgia

Marina Espiritu Lutz, MSN, RN
Faculty, Division of Nursing and Health Sciences
Neumann College
Aston, Pennsylvania

Angélica Y. Matos-Ríos, RN, DNS
Professor and Director
Graduate Dept. of Nursing
Medical Science Campus
University of Puerto Rico
San Juan, Puerto Rico

Patricia McCarthy, RN, MS
Associate Chief, Nursing Service for Education
VA Health Care System
Palo Alto, California

Marycarol McGovern, PhD, RN
Assistant Professor
College of Nursing
Villanova University
Villanova, Pennsylvania

Melani McGuire, RN, BSN
Staff Nurse, Emergency Dept.
Paoli Memorial Hospital
Paoli, Pennsylvania

Barbara N. McLaughlin, DNSc, RN, CNE
Associate Professor
Community College of Philadelphia
Philadelphia, Pennsylvania

Judith C. Miller, RN, MS
Nursing Tutorial & Consulting Services
Henniker, New Hampshire

Barbara A. Musinski, RN, C, BS
Independent Consultant
West Palm Beach, Florida

Jan Nash, RN, MS, PhD
Vice President, Patient Services
Paoli Memorial Hospital
Paoli, Pennsylvania

Charles L. Nola
Aerospace Engineer
Madison, Alabama

Nancy O'Donnell, RN, BSN, MSN
Interim Director, Nursing
J. Sargeant Reynolds Community College
Richmond, Virginia

Marilyn H. Oermann, PhD, RN, FAAN
Professor, College of Nursing
Wayne State University
Detroit, Michigan

Lourdes Maldonado Ojeda, EdD, RN
Dean, School of Health Sciences
Universidad Metropolitana
San Juan, Puerto Rico

Dawne DeVoe Olbrych, RN, MS
Instructor
Ellis Hospital School of Nursing
Schenectady, New York

Kathleen D. Pagana, PhD, RN
Professor Emeritus, Lycoming College
Pagana Seminars & Presentations
Williamsport, Pennsylvania

Terri Patterson, RN, MSN, CRRN, FIALCP
President
Nursing Consultation Services Ltd.
Plymouth Meeting, Pennsylvania

William F. Perry, MA, RN
Informatics Consultant
Creekspace Informatics
Beavercreek, Ohio

James Riley
JBR Advisors, LLC
Richmond, Virginia

Mathew Riley, BA
Therapeutic Staff Support
Chester County Regional Educational Services Inc.
Downingtown, Pennsylvania

Michael Riley, LMSW, LPC, EMT-Paramedic
Safety Analyst
Praesidium Inc.
Arlington, Texas

Mary Anne Rizzolo, EdD, RN, FAAN
Senior Director of Professional Development
National League for Nursing
New York, New York

Tami J. Rogers, BSN, MSN, DVM
Professor of Nursing
Valencia Community College
Orlando, Florida

Karen Moore Schaefer, DNSc, RN
Director – Undergraduate Nursing
Temple University
Philadelphia, Pennsylvania

Rosalee J. Seymour, EdD, RN
Editor-in-Charge of Informatics Education OJNI
Associate Professor
Eastern Tennessee State University College of Nursing
Johnson City, Tennessee

Rose Sherman, Ed.D, RN, CNAA
Robert Wood Johnson Nurse Executive Fellow
Director, Nursing Leadership Institute
Christine E. Lynn College of Nursing
Florida Atlantic University
Boca Raton, Florida

Remedios A. Solarte, MSN, RN, NP
Nursing Faculty
Oakland Community College
Waterford, Michigan

Melva J. Solon, BSN, MSN, RN
Danville, Illinois

Maria Sophocles, MD
Princeton, New Jersey

Susanne Nancy Suchy, MSN, RN
Instructor, Nursing Department
Henry Ford Community College
Dearborn, Michigan

Carol Taylor, RN, PhD
Director, Center for Clinical Bioethics
Assistant Professor, Nursing
Georgetown University
Washington, DC

Brent W. Thompson, DNSc, RN
Associate Professor
Department of Nursing
West Chester University
West Chester, Pennsylvania

Joan Timalonis, RN, MSN
Assistant Professor of Nursing
Cedar Crest College
Allentown, Pennsylvania

Elizabeth M. Tsarnas, ARNP, BC
Clinical Director
Volunteers in Medicine Clinic
Stuart, Florida

Theresa M. Valiga, EdD, RN, FAAN
Director of the Institute for Educational Excellence
Duke University School of Nursing
Durham, North Carolina

Linda S. Weinberg, RN, MSN
Nursing Faculty
West Chester University
Community and Diabetes Educator
Chetser County Hospital
West Chester, Pennsylvania

Gracie S. Wishnia, PhD, RN C (Gerontology)
Nursing Faculty
Spalding University School of Nursing
Louisville, Kentucky

Tony C. Wortham, RN, MSN
Professor, Nursing Department
Madisonville Community College
Madisonville, Kentucky

International

Miriam de Abreu Almeida, RN, PhD
Professor, School of Nursing
Federal University of Rio Grande do Sul
Porto Alegre, Brasilien

Emilia Campos de Carvalho, RN, PhD
Professor, College of Nursing
University of São Paulo at Ribeirão Preto
Ribeirão Preto, Brasilien

Dame June Clark, PhD, RN, FRCN
Professor Emeritus
School of Health Science
University of Wales Swansea
Wales, Großbritannien

Judy Boychuk Duchscher, RN, PhD
Executive Director, Nursing the Future
Faculty, Nursing Education
Saskatchewan Institute of Applied Sciences & Technology (SIAST)
Saskatoon SK, Kanada

Aiko Emoto
Professor Emeritus
Saniku Gakuin College
Chiba, Japan

Bernie Garrett, PhD, BA (Hons), RN
Assistant Professor
University of British Columbia School of Nursing
Vancouver, British Columbia, Kanada

Maria Teresa Luis, RN
Professor of Medical-Surgical Nursing
University of Barcelona
Barcelona, Spain

Isabel Amélia Costa Mendes
Director
WHO Collaborating Center for Nursing Research Development
Professor, College of Nursing
University of São Paulo at Ribeirão Preto
Ribeirão Preto, Brasilien

Jeanne Michel, RN, MSN
Assistant Professor
Department of Nursing
University of São Paulo
São Paulo, Brasilien

Nico Oud, RN, MNSc, Dipl.N.Adm
Consultant and Trainer of Aggression Management
«Connecting»
Amsterdam, Niederlande

Ann Paterson, RN, MA, MRCNA
Senior Lecture in Nursing & Midwifery
RMIT University
Bundoora, West Campus
Melbourne, Australia

Joanna Profetto-McGrath, PhD, RN
Interim Dean and Associate Professor
Nursing Department
University of Alberta
Edmonton, Alberta, Kanada

Yvonne Stillwell, RN, BA, PG Dip, MBS
Nurse Manager
Nursing Practice Development
MidCentral District Health Board
Palmerston North, Neuseeland

Catherine Jean Thorpe, RN, RM, DipIC, Health Nursing, BAdmin
Deputy Director, Nursing
Groote Schuur Hospital Observatory
Capetown, Südafrika

Sachwortverzeichnis

P